FACHBUCHHDLG.ZOWE
53115 BONN   VK 25088
THIEME VERLAGSGRUPPE
SCHOLZ, Notfallmedizin, A3,
978-3-13-112783-9   EUR   69,99 [D]
RNR 482129400 vom 07.04.2015

9 783131 127839

D1696439

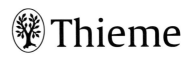

Notfallmedizin

Herausgegeben von

Jens Scholz
Peter Sefrin
Bernd W. Böttiger
Volker Dörges
Volker Wenzel

Mit Beiträgen von

N. Aurbek	A. Gries	C. Madler	J. Schallhorn
J. Bardutzky	B. Griewing	L. Mahlke	T. Schlechtriemen
B. Bein	O. Gutzeit	V. Meineke	J. Scholz
E. Biermann	T. Hachenberg	J. Meixensberger	S. Schwab
R. Blomeyer	J. Hauke	H. M. Messelken	J. Schwamberger
B. W. Böttiger	G. Heller	T. Messer	A. Seekamp
L. Brandt	M. Helm	A. Michalsen	P. Sefrin
D. Brix	F. Herbstreit	Hp. Moecke	M. Sikinger
H. Brugger	H. Herff	M. Mohr	D. Singer
F. X. Brunner	T. Heyne	S. Neuhoff	D. Stratmann
M. W. Büchler	R. Holzbach	S. Oppermann	L. Szinicz
G.-D. Burchard	B. Hossfeld	P. Paal	H. M. Thiermann
C. Byhahn	H. B. Huttner	F.-G. B. Pajonk	C. Tiltscher
W. R. Dombrowsky	T. Jantzen	O. Peschel	W. Toepfer
V. Dörges	K.-G. Kanz	S. Piper	H. Trimmel
H. Dörr	C. Kill	F.-A. Pitten	W. Ummenhofer
B. Durrer	M. Kinn	T.-M. Radda	U. van Laak
W. Eisenmenger	W. Kirchinger	P. Rechenbach	W. G. Voelckel
E.-J. Finke	R. Klose	F. Reifferscheid	A. Walther
M. Fischer	H. Krause	S. Riedl	V. Wenzel
C. W. Flesche	L. Lampl	H. Riedmiller	J. Werner
D. Frangoulidis	A. Lechleuthner	M. Roessler	C. Wiegert
A. Gabel	W. Lederer	A. Roosen	S. Wirtz
K. Gerlach	W. Loos	P. Rupp	J. Wnent
R. Gottschalk	T. Luiz	S. G. Russo	V. Ziegler
J.-T. Gräsner	D. Lüttje	F. Salomon	M. Zürcher

3., vollständig überarbeitete und erweiterte Auflage

235 Abbildungen

Georg Thieme Verlag
Stuttgart · New York

Impressum

*Bibliografische Information
der Deutschen Nationalbibliothek*

Die Deutsche Nationalbibliothek verzeichnet diese Publikation in der Deutschen Nationalbibliografie; detaillierte bibliografische Daten sind im Internet über http://dnb.d-nb.de abrufbar.

1. Auflage 1999; unter der Herausgeberschaft von
G. Hempelmann, H. A. Adams und P. Sefrin
2. Auflage 2008; unter der Herausgeberschaft von
J. Scholz, P. Sefrin, B. W. Böttiger, V. Dörges und V. Wenzel

Wichtiger Hinweis: Wie jede Wissenschaft ist die Medizin ständigen Entwicklungen unterworfen. Forschung und klinische Erfahrung erweitern unsere Erkenntnisse, insbesondere was Behandlung und medikamentöse Therapie anbelangt. Soweit in diesem Werk eine Dosierung oder eine Applikation erwähnt wird, darf der Leser zwar darauf vertrauen, dass Autoren, Herausgeber und Verlag große Sorgfalt darauf verwandt haben, dass diese Angabe **dem Wissensstand bei Fertigstellung des Werkes** entspricht.

Für Angaben über Dosierungsanweisungen und Applikationsformen kann vom Verlag jedoch keine Gewähr übernommen werden. **Jeder Benutzer ist angehalten,** durch sorgfältige Prüfung der Beipackzettel der verwendeten Präparate und gegebenenfalls nach Konsultation eines Spezialisten festzustellen, ob die dort gegebene Empfehlung für Dosierungen oder die Beachtung von Kontraindikationen gegenüber der Angabe in diesem Buch abweicht. Eine solche Prüfung ist besonders wichtig bei selten verwendeten Präparaten oder solchen, die neu auf den Markt gebracht worden sind. **Jede Dosierung oder Applikation erfolgt auf eigene Gefahr des Benutzers.** Autoren und Verlag appellieren an jeden Benutzer, ihm etwa auffallende Ungenauigkeiten dem Verlag mitzuteilen.

© 3. Aufl., 2013 Georg Thieme Verlag KG
Rüdigerstraße 14
70469 Stuttgart
Deutschland
Telefon: +49/(0)711/8931-0
Unsere Homepage: www.thieme.de

Geschützte Warennamen (Marken) werden **nicht** besonders kenntlich gemacht. Aus dem Fehlen eines solchen Hinweises kann also nicht geschlossen werden, dass es sich um einen freien Warennamen handelt.

Das Werk, einschließlich aller seiner Teile, ist urheberrechtlich geschützt. Jede Verwertung außerhalb der engen Grenzen des Urheberrechtsgesetzes ist ohne Zustimmung des Verlags unzulässig und strafbar. Das gilt insbesondere für Vervielfältigungen, Übersetzungen, Mikro-verfilmungen und die Einspeicherung und Verarbeitung in elektronischen Systemen.

Zeichnungen: Barbara Gay, Bremen; Malgorzata & Piotr Gusta, Paris; Andrea Schnitzler, Innsbruck; Angelika Brauner, Hohenspreißenberg
Umschlaggestaltung: Thieme Verlagsgruppe
Umschlagfotos: Hauptmotiv von Günther Dullnig, Innsbruck; Bild links oben: ADAC Luftrettung, München; Bild links Mitte: PD Dr. Corinna Velik-Salchner, Innsbruck; Bild links unten: Dr. René El-Attal, Innsbruck
Redaktion: Susanne Schimmer, Aldingen
Satz: medionet Publishing Services Ltd., Berlin
gesetzt aus Adobe CS5
Druck: L.E.G.O. s.p.A., in Lavis (TN)

ISBN 978-3-13-112783-9   1 2 3 4 5 6
Auch erhältlich als E-Book:
eISBN (PDF) 978-3-13-158983-5

Vorwort zur 3. Auflage

Durch die Terroranschläge der letzten Jahre in London, Madrid und Oslo sowie durch die Tragödie bei der Duisburger Loveparade wurde die Notfallmedizin weltweit medial exponiert. Diese Präsenz in den Medien bedeutet aber auch, dass etwaige Probleme von den Medien sehr schnell ohne Rücksicht auf eine komplexe Situation und erheblichen Zeitdruck aus dem Gesamtzusammenhang herausgerissen werden, um die maximale Wirkung und damit die höchstmögliche Auflage zu erreichen. Daraus ergeben sich ungeahnte Schwierigkeiten.

Nirgendwo in der Medizin stehen auch gravierende Entscheidungen unter einem so enormen Druck wie in der Notfallmedizin. Kann sonst innerklinisch durch eine umfassende Anamnese und unter Einsatz einer umfangreichen Diagnostik sowie ggf. in Absprache mit einem Konsiliarius eine genaue Diagnose gestellt und die darauf basierende Therapie initiiert werden, bedarf es in der Notfallmedizin immer sehr schneller Entscheidungen vor Ort, die auf einem möglichst umfassenden Wissen und fundierter praktischer notärztlicher Erfahrung fußen sollten. Nur dadurch lässt sich auch sicherstellen, dass die Notfallmedizin auch im plötzlichen Rampenlicht wie z. B. bei medial beleuchteten Großschadensfällen gut dasteht – diese 100%ige Professionalität soll aber auch bei „kleinen" Lagen immer sichergestellt werden.

Bei den meisten Notfallpatienten tritt eine lebensgefährliche Verletzung oder Erkrankung plötzlich auf, wodurch diese Patienten sofort auf die kompetente Hilfe anderer Menschen angewiesen sind. Während technische Innovationen in der Notfallmedizin vieles erleichtert haben, darf die individuelle Kompetenz des Notarztes und des gesamten Notfallteams auf gar keinen Fall vernachlässigt werden. Gerade das Leben der am schwersten erkrankten oder verletzten Notfallpatienten hängt unmittelbar von der Qualität der am Notfallort geleisteten medizinischen Versorgung ab. Daher ist es von größter Wichtigkeit, dass das gesamte Notfallteam sein Wissen regelmäßig auffrischt und sich auch über den individuellen Kenntnis- und Erfahrungsstand klar bewusst ist.

Alarmierende Berichte von Fehlintubationen am Einsatzort zeigen, dass eine lückenlose Kombination aus initialer Ausbildung und kontinuierlicher einschlägiger klinischer Praxis, Fortbildung und Rezertifizierung notwendig ist, um vorhandenes Wissen auch tatsächlich in der Akutversorgung zur Rettung von Menschenleben umzusetzen. Notfallpatienten sind nicht in der Lage, sich ihren Arzt auszusuchen. Deshalb müssen wir alle gute Leser und Lehrer sein, um global vorhandenes Wissen auf breiter Ebene 24 Stunden am Tag an jedes Krankenbett und an jeden noch so ungewöhnlichen Einsatzort zu transportieren – und dadurch die optimale Versorgung der uns anvertrauten Notfallpatienten sicherzustellen.

In den letzten Jahren sind einige klinisch-wissenschaftliche Innovationen erarbeitet worden, von denen gerade Notfallpatienten profitieren. So können z. B. das neurologische Leistungsvermögen und das Überleben nach einer erfolgreichen kardiopulmonalen Reanimation durch die Anwendung der milden therapeutischen Hypothermie deutlich verbessert werden, wenn dieses Wissen nicht nur bekannt ist, sondern auch bei den richtigen Patienten fachgerecht im klinischen Alltag eingesetzt wird. Eine erfolgreiche Umsetzung auch neuer Konzepte in der alltäglichen klinischen Praxis bedeutet oft das Überwinden von persönlichen, finanziellen, institutionellen, fachlichen oder sogar politischen Widerständen – dieses Buch soll Ihnen auch hierfür Argumente und Rückhalt bieten.

Leider bietet die Medizin aber nur bei wenigen Interventionen „harte" Daten in Form von prospektiven, randomisierten klinischen Studien an; umso wichtiger ist die kritische und integre Bewertung der Datenlage durch unsere erfahrenen und in der Fachwelt anerkannten Buchautoren. Gleichzeitig müssen wir auch die Grenzen unserer Möglichkeiten erkennen und respektieren, wenn wir im Einzelfall nichts mehr tun können. Gerade in einer Zeit immer knapper werdender Ressourcen sollen unsere therapeutischen Möglichkeiten so zielgerichtet eingesetzt werden, dass möglichst viele Patienten möglichst gut von unserer Arbeit und von unserem Wissen profitieren und möglichst wenige Ressourcen verschwendet werden.

Die hier vorliegende 3. Auflage des bereits etablierten Lehrbuches Notfallmedizin aus dem Jahr 1999 ist eine komplette Neubearbeitung. Wir haben dabei sehr großen Wert darauf gelegt, dass die Autoren der jeweiligen Kapitel ausgewiesene Experten im deutschsprachigen Raum sind, um eine State-of-the-Art-Darstellung und eine bestmögliche Diskussion der Themen zu gewährleisten. Sie werden schnell feststellen, dass die Kombination aus persönlicher klinischer Erfahrung, wissenschaftlicher Kompetenz und didaktischem Geschick der Autoren Lernen und Fortbildung auf sehr hohem Niveau ermöglichen. So wird eine hervorragende Orientierung aufgrund aktueller und von Experten bewerteter Information gewährleistet, auch um angesichts der täglich auf uns alle einströmenden Informationsflut den Überblick nicht zu verlieren. In dieser Auflage werden die Abbildungen farbig wiedergegeben, um die Anschaulichkeit des Werkes zu erhöhen. Alle Autoren haben zielgerichtete Kapitel erstellt, sodass wir ein übersichtliches Werk vorliegen haben, das dennoch das gesamte Spektrum der interdisziplinären Notfallmedizin widerspiegelt. Notfallmediziner arbeiten meist in separaten Rettungsteams, sodass ein gegenseitiger Erfahrungsaustausch oft nicht während der unmittelbaren klinischen Tätigkeit stattfinden kann.

Umso wichtiger ist ein nicht nur informationsreiches, sondern geradezu unterhaltsames Buch.

Ein gutes Buch ist nur möglich mit hervorragenden Autoren der jeweiligen Kapitel; ihnen allen sei an dieser Stelle ganz herzlich gedankt für ihre Mühe und ihr Engagement, das in der Regel außerhalb jeglicher normaler Arbeitszeiten stattgefunden hat. Ebenso möchten wir uns herzlich bei Frau Korinna Engeli, Frau Dr. Kristina Michael, Frau Ursula Biehl-Vatter vom Georg Thieme Verlag und bei Frau Susanne Schimmer von der manuskriptwerkstatt bedanken, die in unermüdlicher und unauffälliger Arbeit hinter den Kulissen dieses Buch erst möglich gemacht haben.

Wir freuen uns sehr, wenn wir von Ihnen – positive und negative – konstruktive Kritik erfahren. Wissenschaft und damit klinische Versorgungsstrategien sind immer im Fluss und es ist nie zu früh, bereits jetzt die nächste Auflage dieses Buches zu planen.

Wir danken Ihnen für Ihr Vertrauen und wünschen Ihnen viel Freude beim Lesen.

Ihre

Prof. Dr. Jens Scholz, Kiel
jens.scholz@uksh.de

Prof. Dr. Peter Sefrin, Würzburg
sefrin@agbn.de

Prof. Dr. Bernd W. Böttiger DEAA FESC FERC, Köln
bernd.boettiger@uk-koeln.de

Prof. Dr. Volker Dörges, Kiel
volker.doerges@uksh.de

Prof. Dr. Volker Wenzel MSc FERC, Innsbruck
volker.wenzel@uki.at

Im Herbst 2012

Anschriften

Herausgeber

Böttiger, Bernd W., Univ.-Prof. Dr. med.
Universitätsklinikum Köln
Klinik für Anästhesiologie und Operative Intensivmedizin
Kerpener Straße 62
50937 Köln

Dörges, Volker, Prof. Dr. med.
Universitätsklinikum Schleswig-Holstein
Campus Kiel
Klinik für Anästhesiologie und Opeative Intensivmedizin
Arnold-Heller-Straße 3 (Haus 12)
24105 Kiel

Scholz, Jens, Prof. Dr. med.
Universitätsklinikum Schleswig-Holstein
Arnold-Heller-Straße 3
24105 Kiel

Sefrin, Peter, Prof. Dr. med.
Universitätsklinik für Anästhesiologie
Zentrum für Operative Medizin
Oberdürrbacher Straße 6
97080 Würzburg

Wenzel, Volker, Univ.-Prof. Dr., MSc, FERC
Medizinische Universität Innsbruck
Universitätsklinik für Anästhesie und Intensivmedizin
Anichstraße 35
6020 Innsbruck
Österreich

Mitarbeiter

Aurbek, Nadine
Institut für Pharmakologie und Toxikologie
der Bundeswehr
Neuherbergstraße 11
80937 München

Bardutzky, Jürgen, Prof. Dr. med.
Neurologische Universitätsklinik Freiburg
Neurozentrum
Breisacher Straße 64
79106 Freiburg

Bein, Berthold, Prof. Dr. med.
Universitätsklinikum Schleswig-Holstein
Campus Kiel
Klinik für Anästhesiologie und Operative Intensivmedizin
Arnold-Heller-Straße 3 (Haus 12)
24105 Kiel

Biermann, Elmar, Dr. iur.
Berufsverband Deutscher Anästhesisten (BDA)
Roritzerstraße 27/IV
90419 Nürnberg

Blomeyer, Ralf, Dr. med.
Institut für Notfallmedizin
der Berufsfeuerwehr Köln
Scheibenstraße 13
50737 Köln

Brandt, Ludwig, Prof. Dr. med., M.Sc.
artmeier-brandt-consulting GbR
Ernst-Udet-Straße 9
85764 Oberschleißheim

Brix, David, Dr. med.
Caritas-Krankenhaus Bad Mergentheim gGmbH
Klinik für Urologie
Uhlandstraße 7
97980 Bad Mergentheim

Brugger, Hermann, Univ.-Doz. Dr. med.
Institut für Alpine Notfallmedizin
Europäische Akademie Eurac Research
Drususallee 1
39100 Bozen
Italien

Brunner, Franz Xaver, Prof. Dr. med. Dr. med. dent.
Klinikum Augsburg Süd
Klinik für Hals-Nasen-Ohren-Heilkunde
Sauerbruchstraße 6
86179 Augsburg

Büchler, Markus W., Prof. Dr. med.
Universitätsklinikum Heidelberg
Klinik für Allgemein-, Viszeral- und Transplantationschirurgie
Im Neuenheimer Feld 110
69120 Heidelberg

Burchard, Gerd-Dieter, Prof. Dr. med.
Universitätsklinikum Hamburg-Eppendorf
Bernhard-Nocht-Institut für Tropenmedizin
Bernhard-Nocht-Straße 74
20359 Hamburg

Byhahn, Christian, Prof. Dr. med.
Klinik für Anästhesiologie, Intensivmedizin
und Schmerztherapie
Klinikum der Johann Wolfgang-Goethe Universität
Theodor-Stern-Kai 7
60596 Frankfurt

Anschriften

Dombrowsky, Wolf R., Prof. Dr.
Steinbeis Hochschule Berlin
Gürtelstraße 29/30
10247 Berlin

Dörr, Harald, Dr. med.
Institut für Radiobiologie
der Bundeswehr
Neuherbergstraße 11
80937 München

Durrer, Bruno, Dr. med.
Caremed Praxis
3822 Lauterbrunnen
Schweiz

Eisenmenger, Wolfgang, Prof. Dr. med.
Institut für Rechtsmedizin
der Universität München
Nußbaumstraße 26
80336 München

Finke, Ernst-Jürgen, Dr. med.
Thorner Straße 9
80993 München

Fischer, Matthias, Prof. Dr. med.
Klinik am Eichert
Klinik für Anästhesiologie, Operative Intensivmedizin,
Notfallmedizin und Schmerztherapie
Eichertstraße 3
73035 Göppingen

Flesche, Christian W., Dr. med.
Krankenhaus Cuxhaven
Klinik für Anästhesiologie, Intensivmedizin,
Notfallmedizin und Schmerztherapie
Altenwalder Chaussee 10–12
27474 Cuxhaven

Frangoulidis, Dimitrios, Dr. med.
Institut für Mikrobiologie der Bundeswehr
Neuherbergstraße 11
80937 München

Gabel, Andreas, Dr. med.
Mathystr. 23
76133 Karlsruhe

Gerlach, Klaus, Priv.-Doz. Dr. med.
MARE Klinikum GmbH + Co KG
Eckernförder Straße 219
24119 Kronshagen

Gottschalk, René, Prof. Dr. med.
Amt für Gesundheit der Stadt Frankfurt/Main
Breite Gasse 28
60313 Frankfurt

Gräsner, Jan-Thorsten, Priv.-Doz. Dr. med.
Universitätsklinikum Schleswig-Holstein
Campus Kiel
Klinik für Anästhesiologie und Operative Intensivmedizin
Schwanenweg 21
24105 Kiel

Gries, André, Prof. Dr. med., DEAA
Universitätsklinikum Leipzig
Zentrale Notaufnahme/Notaufnahmestation
Liebigstraße 20, Haus 4
04103 Leipzig

Griewing, Bernd, Prof. Dr. med.
Neurologische Klinik
Von-Guttenberg-Straße 10
97616 Bad Neustadt

Gutzeit, Oliver, Dr. med.
Universitätsklinikum Heidelberg
Zentrum für Schmerztherapie und Palliativmedizin
Klinik für Anästhesiologie
Im Neuenheimer Feld 100
69120 Heidelberg

Hachenberg, Thomas, Prof. Dr. Dr. med
Universitätsklinikum Magdeburg A.ö.R.
Universitätsklinik für Anästhesiologie und Intensivtherapie
Leipziger Straße 44
39120 Magdeburg

Hauke, Jens, Dr. med.
Bundeswehrkrankenhaus
Abteilung Anästhesie und Intensivmedizin
Oberer Eselsberg 40
89081 Ulm

Heller, Gilbert, Dr. med.
Universitätsklinikum Schleswig-Holstein
Campus Kiel
Klinik für Anästhesiologie und Operative Intensivmedizin
Schwanenweg 21
24105 Kiel

Helm, Matthias, Dr. med.
Bundeswehrkrankenhaus Ulm
Abteilung Anästhesiologie und Intensivmedizin
Oberer Eselsberg 40
89081 Ulm

Herbstreit, Frank, Dr. med.
Universitätsklinikum Essen
Anästhesiologie und Intensivmedizin
Hufelandstraße 55
45147 Essen

Herff, Holger, Dr. med.
Universitätsklinikum Köln (AöR)
Klinik für Anästhesiologie und Operative Intensivmedizin
Kerpener Straße 62
50937 Köln

Heyne, Tim, Dr. med.
Georg-August-Universität
Universitätsmedizin Göttingen
Zentrum Anästhesiologie, Rettungs- und Intensivmedizin
Robert-Koch-Straße 40
37075 Göttingen

Holzbach, Rüdiger, Dr. med.
LWL-Kliniken Warstein und Lippstadt
Franz-Hegemann-Straße 23
59581 Warstein

Hossfeld, Björn, Dr. med.
Bundeswehrkrankenhaus
Abteilung Anästhesiologie und Intensivmedizin
Sektion Notfallmedizin
Oberer Eselsberg 40
89081 Ulm

Huttner, Hagen B., Priv.-Doz. Dr. med.
Universitätsklinikum Erlangen
Neurologische Klinik
Schwabachanlage 6
91054 Erlangen

Jantzen, Tanja, Prof. Dr. med.
Intensivverlegungsdienst
Mecklenburg-Vorpommern
Moltkeplatz 3
19370 Parchim

Kanz, Karl-Georg, Priv.-Doz. Dr. med.
Klinikum der Universität München
Chirurgische Klinik Innenstadt
Notfallmedizin/Schockraum
Nußbaumstraße 20
80336 München

Kill, Clemens, Priv.-Doz. Dr. med.
Universitätsklinikum Gießen, Marburg GmbH
Standort Marburg
Zentrum für Notfallmedizin
Baldingerstraße
35043 Marburg

Kinn, Michael
Universitätsklinikum Heidelberg
Klinik für Anästhesiologie
Im Neuenheimer Feld 110
69120 Heidelberg

Kirchinger, Werner, Dr. med.
Institut für Strahlenschutz
Ingolstädter Landstraße 1
85764 Oberschleißheim

Klose, Roderich, Prof. Dr. med.
ehem. Berufsgenossenschaftliche Unfallklinik
Abteilung Anästhesie, Intensivmedizin und Schmerztherapie
Friedrich-von-Bodelschwingh-Straße 25A
67071 Ludwigshafen

Krause, Henning, Dr. med.
Bundeswehrkrankenhaus Hamburg
Abteilung für Anästhesie
Lesserstraße 180
22049 Hamburg

Lampl, Lorenz, Prof. Dr. med.
Bundeswehrkrankenhaus
Anästhesiologie und Intensivmedizin
Luftrettungsstation Christoph 22
Oberer Eselsberg 40
89081 Ulm

Lechleuthner, Alex, Prof. Dr. Dr.
Berufsfeuerwehr Köln
Institut für Nofallmedizin
Scheibenstraße 13
50737 Köln

Lederer, Wolfgang, Prof. Dr.
Medizinische Universität Innsbruck
Universitätsklinik für
Anästhesiologie und Intensivmedizin
Anichstraße 35
6020 Innsbruck
Österreich

Loos, Wolfgang, Priv.-Doz. Dr. med. Dr. med. habil.
Marktplatz 1
85598 Baldham

Luiz, Thomas, Dr. med.
Fraunhofer Institut IESE
Fraunhofer-Platz 1
67663 Kaiserslautern

Anschriften

Lüttje, Dieter, Prof. Dr. med.
Klinikum Osnabrück GmbH
Krankenhaus Natruper Holz
Medizinische Klinik IV Geriatrie und Palliativmedizin
Sedanstraße 115
49090 Osnabrück

Madler, Christian, Prof. Dr. med.
Westpfalz Klinikum GmbH
Institut für Anästhesiologie und Notfallmedizin I
Hellmut-Hartert-Straße 1
67655 Kaiserslautern

Mahlke, Lutz, Dr. med.
St. Vincenz-Krankenhaus
Klinik für Unfallchirurgie und Orthopädie
Am Busdorf 2
33098 Paderborn

Meineke, Viktor, Prof. Dr. med.
Institut für Radiobiologie der Bundeswehr
Neuherbergstraße 11
80937 München

Meixensberger, Jürgen, Prof. Dr. med.
Universitätsklinikum Leipzig
Klinik und Poliklinik für Neurochirurgie
Liebigstraße 20
04103 Leipzig

Messelken, Hans Martin, Dr. med.
Klinik am Eichert
Klinik für Anästhesiologie, Operative Intensivmedizin, Notfallmedizin und Schmerztherapie
Eichertstraße 3
73035 Göppingen

Messer, Thomas, Priv.-Doz. Dr. med.
Danuvius Klinik GmbH
Fachklinik für Psychiatrie, Psychotherapie und Psychosomatik Pfaffenhofen
Krankenhausstraße 68
85276 Pfaffenhofen

Michalsen, Andrej, Dr. med., M.P.H./Univ. of Texas
Abteilung für Anästhesiologie und Intensivmedizin
Waldburg-Zeil Klinik Tettnang
Emil-Münch-Straße 16
88069 Tettnang

Moecke, Heinzpeter, Prof. Dr. med.
Asklepioskliniken Hamburg GmbH
Konzernbereich Medizin & Wissenschaft
Lohmühlenstraße 5
20099 Hamburg

Mohr, Michael, Prof. Dr. med.
Ev. Diakonie-Krankenhaus
Anästhesiologie und Intensivmedizin
Gröpelinger Heerstraße 406
28239 Bremen

Neuhoff, Stephan, Dipl.-Ing.
Berufsfeuerwehr Köln
Scheibenstraße 13
50737 Köln

Oppermann, Stefan, Prof. Dr. med.
Institut für Notfallmedizin
Eiffestraße 664b
20537 Hamburg

Paal, Peter, Priv. Doz. Dr. med., DESA, EDIC
Medizinische Universität Innsbruck
Universitätsklinik für Anästhesie und Intensivmedizin
Anichstraße 35
6020 Innsbruck
Österreich

Pajonk, Frank-Gerald Bernhard, Prof. Dr. med.
Georg-August-Universität Göttingen
Klinik für Psychiatrie und Psychotherapie
Von-Siebold-Straße 5
37075 Göttingen

Peschel, Oliver, Priv.-Doz. Dr. med.
Institut für Rechtsmedizin
der Universität München
Nußbaumstraße 26
80336 München

Piper, Swen, Prof. Dr. med.
Stadtklinik Frankenthal
Anästhesie und Intensivmedizin
Elsa-Brändström-Straße 1
67227 Frankenthal

Pitten, Frank-Albert, Priv.-Doz. Dr. med.
Institut für Krankenhaushygiene und Infektionskontrolle GbR
Siemensstraße 18
35394 Gießen

Radda, Th.-Michael, Prim. Univ.-Prof. Dr. med.
Sozialmedizinisches Zentrum Ost
der Stadt Wien – Krankenhaus
Augenabteilung
Langobardenstraße 122
1220 Wien
Österreich

Rechenbach, Peer, Dr.
Behörde für Inneres und Sport Hamburg
Abteilung für Feuerwehr, Rettungsdienst,
Zivil- und Katastrophenschutz sowie
Zivil-militärische Zusammenarbeit
Johanniswall 4
20095 Hamburg

Reifferscheid, Florian, Dr. med.
Universitätsklinikum Schleswig-Holstein
Campus Kiel
Klinik für Anästhesiologie und Operative Intensivmedizin
Arnold-Heller-Straße 12, Haus 3
24105 Kiel

Riedl, Stefan, Prof. Dr. med., M.Sc.
Allgemein Chirurgische Klinik
Klinik am Eichert
Eichenstraße 3
73035 Göppingen

Riedmiller, Hubertus, Univ.-Prof. Dr. med.
Universitätsklinikum Würzburg
Klinik und Poliklinik für Urologie und Kinderurologie
Oberdürrbacher Straße 6
97080 Würzburg

Roessler, Markus, Dr. med., DEAA, EDIC
Georg-August-Universität
Universitätsmedizin Göttingen
Zentrum Anästhesiologie, Rettungs- und Intensivmedizin
Robert-Koch-Straße 40
37075 Göttingen

Roosen, Alexander, Priv.-Doz. Dr. med.
Klinikum der Universität München
Klinikum Großhadern
Urologische Klinik und Poliklinik
Marchioninistraße 15
81377 München

Rupp, Peter, Dr. med.
Föhrenweg 9
3700 Spiez
Schweiz

Russo, Sebastian Giuseppe, Priv.-Doz. Dr. med.
Universitätsmedizin Göttingen
Zentrum Anästhesiologie, Rettungs- und Intensivmedizin
Robert-Koch-Straße 40
37075 Göttingen

Salomon, Fred, Prof. Dr. med.
Klinikum Lippe-Lemgo GmbH
Klinik für Anästhesiologie
und Operative Intensivmedizin
Rintelner Straße 85
32657 Lemgo

Schallhorn, Jörg
Niedersächsisches Ministerium für Inneres und Sport
Reservat B 23
Lavesallee 6
30169 Hannover

Schlechtriemen, Thomas, Dr. med.
Zweckverband für Rettungsdienst
und Feuerwehralarmierung Saar
Saarpfalz-Park 9
66450 Bexbach

Schwab, Stefan, Prof. Dr. med.
Universitätsklinikum Erlangen
Neurologische Klinik
Schwabachanlage 6
91054 Erlangen

Schwamberger, Johannes, Mag.
Tiroler Landeskrankenanstalten GmbH
Anichstraße 35
6020 Innsbruck
Österreich

Seekamp, Andreas, Prof. Dr. med.
Universitätsklinikum Schleswig-Holstein
Campus Kiel
Klinik für Unfallchirurgie
Arnold-Heller-Straße 3 (Haus 18)
24105 Kiel

Sikinger, Marcus, Dr. med.
Klinik Siloah, Siloah Ärzte AG
Anästhesie
Worbstrasse 324
3073 Gümligen
Schweiz

Singer, Dominique, Prof. Dr. med.
Universitätsklinikum Hamburg-Eppendorf
Zentrum für Geburtshilfe, Kinder- und Jugendmedizin
Sektion Neonatologie und Pädiatrische Intensivmedizin
Martinistraße 52
20246 Hamburg

Stratmann, Dieter, Dr. med.
Märchenweg 13
32429 Minden

Szinicz, Ladislaus, Prof. Dr. med.
ehem. Institut für Pharmakologie und Toxikologie
der Bundeswehr
Neuherbergstraße 11
80937 München

Thiermann, Horst M., Prof. Dr. med.
Institut für Pharmakologie und Toxikologie
der Bundeswehr
Neuherbergstraße 11
80937 München

Tiltscher, Cordula, Dr. med.
Danurius Klinik Pfaffenhofen
Krankenhausstraße 68
85276 Pfaffenhofen

Toepfer, Wolfgang, Dr. med.
Einsatzflottille 2, Sanitätsdienst
Opdenhoffstraße 24
26384 Wilhelmshaven

Trimmel, Helmut, Prim. Dr. med., MSc
Landesklinikum Wiender Neustadt
Abteilung für Anästhesie, Notfall- und Allgemeine Intensivmedizin
Corvinusring 3–5
2700 Wiener Neustadt
Österreich

Ummenhofer, Wolfgang, Prof. Dr. med.
Departement Anästhesie
Universitätsspital
Spitalstrasse 21
4031 Basel
Schweiz

van Laak, Ulrich, Dr. med.
Schifffahrtmedizinisches Institut der Marine
Abteilung I
Maritime Medizin
Kopperpahler Allee 120
24119 Kronshagen

Voelckel, Wolfgang G., Prof. Dr. med., M.Sc.
Institut für Anästhesiologie und Intensivmedizin AUVA
Unfallkrankenhaus Salzburg
Dr. Franz Rehrl Platz 5
5010 Salzburg
Österreich

Walther, Andreas, Prof. Dr. med.
Katharinenhospital Stuttgart
Klinik für Anästhesiologie und Intensivmedizin
Kriegsbergstraße 60
70174 Stuttgart

Werner, Jens, Prof. Dr. med.
Sektion Pankreaschirurgie
Chirurgische Universitätsklinik
Abteilung Allgemein-, Viszeral- und Transplantationschirurgie
Im Neuenheimer Feld 110
69120 Heidelberg

Wiegert, Carola, Dr. med.
Otto-von-Guericke-Universität Magdeburg
Klinik für Anästhesiologie und Intensivmedizin
Leipziger Straße 44
39120 Magdeburg

Wirtz, Sebastian, Dr. med.
Asklepios Klinik Barmbek
Abteilung für Anästhesiologie und
operative Intensivmedizin
Rübenkamp 220
22291 Hamburg

Wnent, Jan, Dr. med.
Universitätsklinikum Schleswig-Holstein
Campus Lübeck
Klinik für Anästhesiologie
Ratzeburger Allee 160
23538 Lübeck

Ziegler, Volker, Dr. med.
Neurologische Klinik GmbH
Rhön-Klinikum AG
Von-Guttenberg-Straße 10
97616 Bad Neustadt

Zürcher, Mathias, Priv.-Doz. Dr. med.
Departement Anästhesie
Universitätsspital Basel
Spitalstrasse 21
4031 Basel
Schweiz

Inhaltsverzeichnis

Teil I: Grundlagen

1 Historische Einführung 28
L. Brandt
- 1.1 Entstehung der modernen Notfallmedizin 29
- 1.2 Zur Entwicklung der Organisation des Rettungswesens 30
- 1.3 Atemspende 31
- 1.4 Herzmassage 34
- 1.5 Sauerstoff und intravenöse Therapie 35
- 1.6 Elektrische Maßnahmen 35

2 Ethische Aspekte 37
M. Mohr
- 2.1 Einleitung 37
- 2.2 Was bedeutet „Ethik"? 37
- 2.3 Konkretisierung in der Praxis 39
- 2.4 ERC-Richtlinien 41

Teil II: Allgemeine Notfallmedizin

3 Notfallmedizinische Begriffsdefinitionen 46
P. Sefrin
- 3.1 Notfall und Akutfall 46
- 3.2 Notfallmedizin 46
- 3.3 Sonstige Begriffe 48

4 Notfallsimulation 50
S. G. Russo
- 4.1 Simulation 50
- 4.2 Millers Lernpyramide 50
- 4.3 Crisis Resource Management in der Notfallsimulation 53
- 4.4 Grenzen der Notfallsimulation 55

5 Untersuchung und Überwachung des Notfallpatienten 57
M. Helm, J. Hauke, L. Lampl
- 5.1 Eigensicherung des Rettungsdienstes 57
- 5.2 Allgemeiner Ablauf 58
- 5.3 Elementardiagnostik 59
- 5.4 Erweiterte Diagnostik 60
- 5.5 Apparative Diagnostik und Monitoring 63

6 Telemedizin 71
V. Ziegler, B. Griewing, P. Sefrin
- 6.1 Versorgungsszenarien mit Kommunikationstechnologien allgemein 71
- 6.2 Versorgungsszenarien mit Kommunikationstechnologien in Anwendung auf spezifische Krankheitsbilder 72
- 6.3 Fazit 75

7 Techniken in der Notfallmedizin 77
A. Gries, M. Sikinger
- 7.1 Venöse Zugänge 77
- 7.2 Intraossärer Zugang 81
- 7.3 Arterielle Punktion 83
- 7.4 Notfallthorakotomie, Pleurapunktion, Pleuradrainage 83
- 7.5 Koniotomie im Notarztdienst 86
- 7.6 Spezielle Lagerungen in der Notfallmedizin 89

8 Atemwegsmanagement 96
V. Dörges, C. Byhahn
- 8.1 Notfallmedizinische Gegebenheiten 96
- 8.2 Indikationen für eine präklinische Sicherung der Atemwege 97
- 8.3 Techniken zur Sicherung der Atemwege 98
- 8.4 Lagekontrolle des künstlichen Atemwegs 105
- 8.5 Algorithmus 107

9 Nicht invasive Beatmung in der Notfallmedizin ... 110
C. Kill, M. Roessler

- 9.1 Funktionsprinzip der nicht invasiven Beatmung ... 110
- 9.2 Nicht invasive Beatmung in der Praxis der Notfallmedizin ... 111

10 Kardiopulmonale Reanimation ... 115
H. Herff, B. W. Böttiger, V. Dörges, V. Wenzel

- 10.1 Pathophysiologie des Kreislaufstillstands ... 116
- 10.2 Basismaßnahmen (Basic Life Support) ... 116
- 10.3 Erweiterte Reanimationsmaßnahmen ... 118
- 10.4 EKG-Analyse und Defibrillation ... 121
- 10.5 Medikamente bei der CPR ... 123
- 10.6 Postreanimationsphase ... 125
- 10.7 Reanimation von Kindern ... 127

11 Todesfeststellung und Leichenschau ... 131
W. Eisenmenger, O. Peschel

- 11.1 Begriffsbestimmung und Aufgabe der Leichenschau ... 131
- 11.2 Gesetzliche Regelungen ... 131
- 11.3 Praktische Durchführung ... 134
- 11.4 Besondere Arten der Todesfeststellung und Leichenschau ... 139

12 Volumenersatz und Schockbekämpfung im Rettungsdienst ... 142
W. G. Voelckel, H. Trimmel

- 12.1 Grundlagen ... 142
- 12.2 Kontroversen der Volumenersatztherapie ... 145
- 12.3 Volumenersatz beim Verbrennungstrauma ... 149
- 12.4 Volumenersatz im Kindesalter ... 149
- 12.5 Typische Fehler im präklinischen Traumamanagement ... 150
- 12.6 Zukünftige Therapieoptionen ... 150
- 12.7 Fazit für die Praxis ... 151

13 Narkose im Rettungsdienst ... 154
B. Bein, J.-T. Gräsner, J. Scholz

- 13.1 Indikationsstellung ... 154
- 13.2 Patientenvorbereitung und weiteres Vorgehen ... 155
- 13.3 Narkosemedikamente im Rettungsdienst ... 158
- 13.4 Analgesie: Opiode ... 160
- 13.5 Muskelrelaxation ... 161

14 Schnittstelle Klinik – Rettungsdienst ... 164
G. Heller

- 14.1 Übernahme von Patienten aus der Klinik zur Verlegung ... 164
- 14.2 Übergabe von Patienten vom Rettungsdienst an die Klinik ... 165
- 14.3 Bauliche und organisatorische Voraussetzungen ... 165

Teil III: Spezielle Notfallmedizin

15 Kardiologische Notfälle ... 172
P. Rupp

- 15.1 Herzinsuffizienz ... 172
- 15.2 Kardiales Lungenödem und kardiogener Schock ... 173
- 15.3 Koronare Herzerkrankung ... 174
- 15.4 Akute Rhythmusstörungen ... 180
- 15.5 Notfälle bei Herzschrittmacherpatienten ... 193
- 15.6 Notfälle bei Patienten mit automatischem implantierbarem Kardioverter-Defibrillator-System ... 198
- 15.7 Arterielle Hypertonie ... 199
- 15.8 Hypotonie ... 200
- 15.9 Gefäßnotfälle ... 201
- 15.10 Aneurysma dissecans ... 202

16 Lungenembolie ... 206
A. Walther, B. W. Böttiger

- 16.1 Ursachen und Risikofaktoren ... 206
- 16.2 Symptomatik ... 206
- 16.3 Pathophysiologie ... 207
- 16.4 Einteilung ... 207
- 16.5 Diagnostik ... 207
- 16.6 Therapie ... 209

17 Pneumologische Notfälle 213
P. Rupp

17.1 Asthma bronchiale 213
17.2 Spontanpneumothorax 215
17.3 Hyperventilation 216
17.4 Hämoptoe 217

18 Gastroenterologische Notfälle 219
P. Rupp

18.1 Akutes Abdomen 219
18.2 Gastrointestinale Blutungen ... 220

19 Infektiologische Notfälle 222
P. Rupp

19.1 HIV und Postexpositionsprophylaxe 222
19.2 Infektiöse Meningitis, Enzephalitis, Myelitis 223
19.3 HIV-Infektion 225
19.4 Anthrax 226

20 Nephrologische Notfälle 228
P. Rupp

20.1 Akutes Nierenversagen 228
20.2 Chronisches Nierenversagen ... 229

21 Endokrinologische Notfälle 231
P. Rupp

21.1 Hypoglykämie 231
21.2 Coma diabeticum 232
21.3 Thyreotoxische Krise 232
21.4 Myxödemkoma 233
21.5 Akute Nebennierenrindeninsuffizienz, Nebennierenkrise 233
21.6 Hypophysäres Koma 234
21.7 Hyperkalzämische Krise 234
21.8 Hypokalzämische Krise 235

22 Allergische und anaphylaktische Reaktionen 237
A. Walther, B. W. Böttiger

22.1 Pathophysiologie und Pathogenese 237
22.2 Ursachen der Anaphylaxie 237
22.3 Klinik 237
22.4 Diagnose und Differenzialdiagnose 238
22.5 Therapie 238

23 Störungen im Wasser- und Elektrolythaushalt 241
S. Piper

23.1 Störungen im Wasserhaushalt 241
23.2 Störungen im Elektrolythaushalt 242

24 Notfälle in der Allgemeinchirurgie 247
S. Riedl, J. Werner, M. W. Büchler

24.1 Akutes Abdomen 247
24.2 Spezifische Erkrankungen als Ursache des akuten Abdomens 250

25 Unfallchirurgie und Orthopädie 260
A. Seekamp, L. Mahlke

25.1 Verletzungsbedingte Notfälle 260
25.2 Sport- und Überlastungsverletzungen .. 274
25.3 Nicht verletzungsbedingte Notfälle des Bewegungsapparats 276

26 Notfälle aus der Neurochirurgie 279
J. Meixensberger

26.1 Schädel-Hirn-Trauma 279
26.2 Spinales Trauma 288

27 Neurologische Notfälle 293

27.1 Grundlagen 293
J. Bardutzky, H. B. Huttner, S. Schwab
27.2 Zerebrovaskuläre Erkrankungen 294
J. Bardutzky, H. B. Huttner, S. Schwab
27.3 Entzündliche Erkrankungen des zentralen Nervensystems 302
H. B. Huttner, J. Bardutzky, S. Schwab
27.4 Status epilepticus 304
H. B. Huttner, J. Bardutzky, S. Schwab
27.5 Neuromuskuläre Erkrankungen 306
H. B. Huttner, J. Bardutzky, S. Schwab

28 Psychiatrische Notfälle . . . 310
T. Messer, C. Tiltscher, F.-G. Pajonk

- 28.1 Häufigkeit, Diagnostik, allgemeine Therapieprinzipien . . . 310
- 28.2 Häufige psychiatrische Syndrome im Notarzt- und Rettungswesen und deren Behandlung . . . 313
- 28.3 Spezielle psychiatrische Krankheitsbilder 314
- 28.4 Rechtliche Aspekte . . . 317

29 Drogennotfälle . . . 320
M. Kinn, F.-G. Pajonk, R. Holzbach

- 29.1 Alkohol . . . 320
- 29.2 Benzodiazepine . . . 322
- 29.3 Barbiturate . . . 323
- 29.4 Ketamin . . . 323
- 29.5 Cannabis . . . 324
- 29.6 Ecstasy, Amphetamine und synthetische Rauschmittel . . . 324
- 29.7 Liquid XTC/GHB (Gammahydroxybuttersäure) . . . 325
- 29.8 Heroin und andere Opiate . . . 325
- 29.9 Kokain . . . 326
- 29.10 LSD (d-Lysergsäure-Diäthylamid)/ Halluzinogene . . . 327
- 29.11 PCP (Phenylcyclidinpiperidin) . . . 327
- 29.12 Schnüffelstoffe . . . 328
- 29.13 Lachgas (N_2O) . . . 328
- 29.14 Mischkonsum . . . 328

30 Psychosoziale Notfälle . . . 330
T. Luiz, C. Madler

- 30.1 Hintergrund . . . 330
- 30.2 Definition . . . 330
- 30.3 Epidemiologie . . . 330
- 30.4 Ursachen . . . 330
- 30.5 Gründe für die Alarmierung des Rettungsdienstes . . . 331
- 30.6 Vorgehen an der Einsatzstelle . . . 331
- 30.7 Perspektiven . . . 335

31 Notfallmedizin im Alter . . . 337
D. Lüttje

- 31.1 Besonderheiten bei Anamnese und Erstuntersuchung in der präklinischen Traumatologie und in der Notaufnahme . 338
- 31.2 Besonderheiten bei der Erstversorgung in der präklinischen Traumatologie und in der Notaufnahme . . . 339
- 31.3 Psychiatrische Notfallsituationen . . . 341
- 31.4 Internistische Notfallsituationen . . . 341

32 End of Life – Notfallmedizin am Lebensende . . . 345
O. Gutzeit

- 32.1 Notfallmedizin der Gegenwart . . . 345
- 32.2 Die Besonderheit bei der Versorgung von Palliativpatienten in der Notfallmedizin . 346
- 32.3 Stolpersteine bei der Versorgung von Patienten in Palliativsituation . . . 347
- 32.4 Patientenautonomie unter Notfallbedingungen am Lebensende . . . 347
- 32.5 Sterbebegleitung in der Notfallmedizin . 347
- 32.6 Schlussbemerkung . . . 348

33 Notfälle aus der Gynäkologie und Geburtshilfe . . . 350
W. Loos, F. Salomon

- 33.1 Gynäkologische Notfälle . . . 350
- 33.2 Geburtshilfliche Notfälle . . . 351

34 Pädiatrische Notfälle . . . 359
D. Singer

- 34.1 Notfälle bei Neugeborenen . . . 359
- 34.2 Notfälle im Kindesalter . . . 370

35 Notfälle aus der Hals-Nasen-Ohren-Heilkunde und der Mund-Kiefer-Gesichts-Chirurgie . . . 388
F. X. Brunner, T. Hachenberg, C. Wiegert

- 35.1 Atemnot . . . 388
- 35.2 Weichteil- und Knochenverletzungen . . . 390
- 35.3 Akute Entzündungs- und Schmerzzustände . . . 395
- 35.4 Fremdkörper . . . 397
- 35.5 Stenosierende Prozesse im Oropharynx-, Larynx- und Trachealbereich . . . 399

36 Notfälle aus der Augenheilkunde 402
T.-M. Radda

36.1	Einleitung 402	36.3	Notfälle mit hoher Dringlichkeit 404
36.2	Notfälle mit höchster Dringlichkeit 402	36.4	Notfälle mit relativer Dringlichkeit 405

37 Urologische Notfälle 409
D. Brix, A. Roosen, H. Riedmiller

37.1	Verletzungen von Urogenitalorganen 409	37.2	Erkrankungen von Urogenitalorganen 411

38 Intoxikation 415
P. Rupp

38.1	Ursachen 415	38.4	Allgemeine Therapiegrundsätze 417
38.2	Klinik 415	38.5	Spezielle Vergiftungen 420
38.3	Diagnostik 416	38.6	Giftnotrufzentralen 426

39 Verbrennungen und Hitzeschäden 428
R. Klose

39.1	Grundlagen 428	39.3	Inhalationstrauma 438
39.2	Verbrennungen 429	39.4	Sonstige Hitzeschäden 441

40 Stromunfälle 445
W. Lederer

40.1	Unfallvermeidung und Verhalten bei Stromunfällen 445	40.2	Pathophysiologie und klinische Manifestation 447
		40.3	Notfallmedizinische Versorgung 448

41 Schuss- und Explosionsverletzungen 451
K.-G. Kanz

41.1	Pathophysiologie 451	41.2	Therapie 454

42 Lawinenunfall und Kälteschäden 457
H. Brugger

42.1	Akzidentelle Hypothermie 457	42.3	Örtliche Erfrierung 463
42.2	Lawinenunfall 459		

43 Wasserunfälle 465
U. van Laak

43.1	Begriffsbestimmung, Gemeinsamkeiten und Abgrenzung 465	43.3	Akzidentelle Hypothermie / Immersionstrauma 469
43.2	Ertrinken / Submersionstrauma 466	43.4	Tauchunfall 474

44 Notfälle unter Tage 478
F. Herbstreit

44.1	Besonderheiten unter Tage 478	44.4	Brände und Großschadenslagen unter Tage . 481
44.2	Grubenrettungswesen 478		
44.3	Einsatz des Rettungsdienstes unter Tage 480		

45 Höhen- und Flugmedizin 483
A. Gabel

45.1	Historie, Definitionen und Aufgabenfelder . 483	45.3	Höhenmedizinische Notfälle 486
45.2	Physikalische und physiologische Grundlagen 484	45.4	Flugmedizinische Notfälle 487

46 Strahlenschäden 492
W. Kirchinger

46.1	Einteilung der Strahlenschäden am Menschen 492	46.2	Notfallmedizinische Aspekte 493
		46.3	Akutes Strahlensyndrom 497

47 Chemische Schäden und Gefahrstoffunfall ... 500
R. Blomeyer, S. Neuhoff

47.1	Einsatzplanung ... 500		47.4	Medizinische Versorgung ... 503
47.2	Detektion ... 501		47.5	Dekontamination ... 505
47.3	Gefährdungsbeurteilung ... 502		47.6	Biomonitoring ... 507

Teil IV: Organisation des Rettungsdienstes

48 Die Bedeutung logistischer Aspekte für die Notfallmedizin ... 510
T. Luiz, V. Dörges

- 48.1 Einführung ... 510
- 48.2 Eckpunktepapier zur notfallmedizinischen Versorgung ... 510
- 48.3 Herausforderungen ... 511
- 48.4 Einsatzstrategien für die Golden Hour Diseases ... 512

49 Bodengebundener Rettungsdienst ... 517
P. Sefrin

- 49.1 Aufgaben ... 517
- 49.2 Allgemeine Organisation ... 517
- 49.3 Rendezvous- und Stationssystem ... 518
- 49.4 Intensivtransport ... 519
- 49.5 Sonderfahrzeuge ... 520

50 Luftrettungsdienst ... 522
L. Lampl, T. Schlechtriemen

- 50.1 Aufgabenstellung und Begriffsbestimmung ... 522
- 50.2 Charakteristika der Luftrettung im Vergleich zur bodengebundenen Rettung ... 522
- 50.3 Arbeitsbedingungen ... 527
- 50.4 Kontraindikationen gegen einen Lufttransport ... 527
- 50.5 Aspekte der Flugsicherheit ... 527

51 Seenotrettung ... 530
C.W. Flesche, W. Toepfer

- 51.1 Zivile Maritime Notfallvorsorge ... 530
- 51.2 SAR-Dienst der Marine ... 535

52 Bergrettung ... 539
B. Durrer

- 52.1 Gebirgsmedizin ... 539
- 52.2 Anforderungen an den Bergrettungsarzt ... 539
- 52.3 Rettungsmöglichkeiten ... 539
- 52.4 Entscheidungsalgorithmus einer Bergrettungsaktion ... 541
- 52.5 Medizinische Maßnahmen am Notfallort ... 543
- 52.6 Rettungsrisiko ... 545

53 Nichtärztliches Personal ... 547
P. Sefrin

- 53.1 Entwicklung der Qualifikation des Rettungsdienstpersonals ... 547
- 53.2 Verschiedene Qualifikationen des Rettungsdienstpersonals ... 547
- 53.3 Tätigkeit im Rettungsdienst ... 549

54 Ärztliches Personal ... 550
P. Sefrin, D. Stratmann

- 54.1 Notarzt ... 550
- 54.2 Leitender Notarzt ... 552
- 54.3 Ärztlicher Leiter Rettungsdienst ... 554
- 54.4 Arzt in der Notaufnahme ... 556

55 Crew Resource Management ... 558
W. Ummenhofer, M. Zürcher

- 55.1 Organisationsversagen ... 558
- 55.2 CRM – Crew Resource Management ... 559
- 55.3 Kommunikation ... 560
- 55.4 Teamarbeit ... 560
- 55.5 Crew Resource Training ... 561

56 Burn-out der Retter – Gratifikationskrisen in der Notfallmedizin ... 564
A. Michalsen

56.1	Problembeschreibung ... 564	56.3	Epidemiologie ... 564
56.2	Begriffsbestimmung und Alternativbegriff ... 564	56.4	Prävention und Therapie ... 566

57 Aufgaben einer Leitstelle im Rettungsdienst ... 569
P. Rechenbach

57.1 Ziele und Aufgaben einer Leitstelle im Rettungsdienst ... 569

58 Primäreinsatz ... 576
F. Reifferscheid

58.1	Grundlagen ... 576	58.3	Dokumentation ... 581
58.2	Einsatzablauf ... 579		

59 Sekundäreinsatz ... 583
F. Reifferscheid

59.1	Begriffsbestimmung ... 583	59.5	Disposition ... 585
59.2	Indikation ... 583	59.6	Transport ... 587
59.3	Fahrzeuge ... 584	59.7	Dokumentation ... 588
59.4	Personal ... 585		

60 Innerklinischer Notfall ... 590
T. Jantzen, J.-T. Gräsner

60.1	Gegenwärtige Situation ... 590	60.4	Management innerklinischer Notfälle ... 593
60.2	Epidemiologische Daten ... 590	60.5	Perspektiven ... 595
60.3	Vermeiden innerklinischer Notfallsituationen ... 591		

61 Technische Rettung ... 599
T. Heyne

61.1	Grundlagen ... 599	61.3	Rettungstechniken ... 603
61.2	Allgemeiner Ablauf ... 600	61.4	Lkw-Rettung ... 604

62 Hochkontagiöse lebensgefährliche Erkrankungen ... 607
G.-D. Burchard, K. Gerlach

62.1	Erkrankungen ... 607	62.3	Maßnahmen bei Verdacht auf eine hochkontagiöse Erkrankung ... 609
62.2	Verdacht auf bioterroristischen Angriff ... 609		

63 Hygiene im Rettungsdienst ... 614
F.-A. Pitten, P. Sefrin

63.1	Verantwortlichkeit und rechtliche Grundlagen ... 614	63.5	Hygienemaßnahmen bei Infektionstransporten ... 615
63.2	Aus- und Weiterbildung ... 614	63.6	Hygienische Händedesinfektion ... 617
63.3	Schutzimpfungen ... 615	63.7	Hygienepraxis im Rettungsdienst ... 617
63.4	Standardhygienemaßnahmen ... 615	63.8	Ver- und Entsorgung, Abfallentsorgung ... 618

64 Dokumentation und Qualitätsmanagement ... 620
M. Fischer, H. M. Messelken

64.1	Dokumentation im Rettungsdienst ... 620	64.2	Qualitätsmanagement im Rettungsdienst ... 624

65 Spezielle Rechtsfragen ... 632
E. Biermann

65.1	Aufnahmepflicht der Krankenhäuser ... 632	65.4	Pflichtennotstand ... 636
65.2	Hilfspflicht der Ärzte ... 632	65.5	Pflichtenkollision ... 636
65.3	Hilfspflicht nach § 323 c StGB ... 634	65.6	Fixierung ... 637

65.7	Kollision von Garantenpflicht und Hilfspflicht ... 637	65.10	Alkoholisierte Patienten ... 641
65.8	Ende der Hilfspflicht ... 637	65.11	Ärztliche Eingriffe zur Unterstützung hoheitlicher Maßnahmen ... 641
65.9	Unkooperative Patienten ... 640		

Teil V: Großschadensereignisse

66 Alarm- und Einsatzplan des Krankenhauses ... 646
S. Wirtz, Hp. Moecke, H. Krause, S. Oppermann

66.1	Planung – allgemeiner Teil ... 646	66.3	Gesetzliche Grundlagen ... 651
66.2	Planung – spezieller Teil ... 649		

67 Massenanfall von Verletzten – Strukturfragen ... 653
A. Lechleuthner

67.1	Grundlagen ... 653	67.3	Qualitätssicherung von MANV-Einsätzen 658
67.2	Einsatzorganisation in Komponenten ... 655	67.4	Wiederkehrende Probleme ... 658

68 Ärztliche Aspekte ... 663
A. Lechleuthner

68.1	Grundlagen ... 663	68.5	Medizinische Maßnahmen an der Einsatzstelle ... 665
68.2	Voraussetzung für eine wirksame LNA-Funktion ... 663	68.6	Herausragendes Organisationsinstrument des LNA – die Übersichtsdokumentation 665
68.3	Gestaltung von LNA-Dienstplänen und Einsätzen ... 664	68.7	Qualitätssicherung der LNA-Funktion ... 666
68.4	Priorisierung von Patienten – Sichtungskategorien ... 664		

69 Schnelleinsatzgruppen ... 668
J. Wnent

69.1	Definition einer Schnelleinsatzgruppe ... 668	69.3	Materielle und personelle Ausstattung ... 669
69.2	Aufgaben und Schwerpunkte ... 668		

70 Unterstützung durch die Bundeswehr bei Massenanfall ... 672
B. Hossfeld, L. Lampl

70.1	SAR-Rettungshubschrauber ... 673	70.4	Einsatz von technischem und medizinischem Spezialgerät ... 674
70.2	Großraumrettungshubschrauber (GRH) . 673	70.5	Mobile und modulare Sanitätseinrichtungen 674
70.3	Flächenflugzeuge zum Patiententransport . 673	70.6	Alarmierung ... 675

71 Terroristische Anschläge ... 677
Hp. Moecke, S. Oppermann, P. Rechenbach, J. Schallhorn, S. Wirtz

71.1	Bedrohungspotenzial ... 677	71.5	Prozesse im Einsatz ... 679
71.2	Fallbeispiel: Madrid ... 678	71.6	Personalbedarf ... 683
71.3	Abwehrbereitschaft ... 679	71.7	Materiallogistik ... 683
71.4	Sichtung ... 679	71.8	Aus- und Fortbildung ... 684

72 Schäden durch ABC-Kampfmittel ... 686

72.1	A-Gefahren ... 686 *V. Meineke, H. Dörr*	72.3	C-Gefahren ... 701 *H. M. Thiermann, L. Szinicz, N. Aurbek*
72.2	B-Gefahren ... 689 *E.-J. Finke, R. Gottschalk, D. Frangoulidis*		

73 Panikreaktion und Massenphänomene 707
W. R. Dombrowsky, F.-G. Pajonk

73.1	Panikereignisse und öffentliche Wahrnehmung 707	73.4	Distanzierung als Panikprävention 710
73.2	Vom Pan-Kultus zum sozialen „Normenkontrollverfahren" 708	73.5	Empirische Panikforschung 712
73.3	Biologischer Reduktionismus versus Natur-Kultur-Interaktion 709	73.6	Panikmache und Angstinstrumentalisierung 712
		73.7	Panikvermeidung 713

74 Umgang mit den Medien 716
V. Wenzel, J. Schwamberger, P. Paal

74.1	Ärzte und Medien 716	74.5	Wie und wann informiert man die Medien? 719
74.2	Was bei Medienarbeit alles schiefgehen kann 716	74.6	Wie beantwortet man eine Medienanfrage? 720
74.3	Ein Tierversuch und Emotionen 717		
74.4	Was haben wir gelernt? 719	74.7	Wie agiert man bei unerwarteten Problemen? 720

Sachverzeichnis 722

Abkürzungen Notfallmedizin

A., Aa.	Arteria, Arteriae
AAO	Alarm- und Ausrückeordnung
AAST	American Association for the Surgery of Trauma
ACD-CPR	Kompressions-Dekompressions-CPR
ACE	Angiotensin converting Enzyme
AChE	Azetylcholinesterase
AchR	Azetylcholinrezeptor
ACLS	Advanced cardiac Life Support
ACSCOT	American College of Surgeons, Committee on Trauma
ADAC	Allgemeiner Deutscher Automobilclub
ADP	Adenosindiphosphat
AED	Automatic external Defibrillator
AEGL	Acute Exposure Guideline Levels
AES	Alkoholentzugssyndrom
agswn	Arbeitsgemeinschaft der Südwestdeutschen Notärzte
AGW	Arbeitsplatzgrenzwert
AHA	American Heart Association
AICD	automatisch implantierbares Kardioverter-Defibrillator-System
AKS	akutes Koronarsyndrom
ALEP	Alarm- und Einsatzplan
ÄLRD	Ärztlicher Leiter Rettungsdienst
ALTE	Apparent Life-threatening Events
AMS	Acute Mountain Sickness
ANR	Arbeitskreis Notfallmedizin und Rettungswesen
ANTS	Anaesthesists non-technical Skills
ANV	akutes Nierenversagen
AP	Angina pectoris
APGAR	Atmung, Puls, Grundtonus, Aussehen, Reflexe
ARDS	Acute respiratory Distress Syndrome
ARI	akute respiratorische Insuffizienz
ARS	Acute Radiation Syndrome
ASR	Achillessehnenreflex
ASS	Azetylsalizylsäure
ATF	Analytische Task Force
ATLS	Advanced Trauma Life Support
AVP	Arginin-Vasopressin
BÄK	Bundesärztekammer
BAND	Bundesvereinigung der Arbeitsgemeinschaften der Notärzte Deutschlands
BayRDG	Bayrisches Rettungsdienstgesetz
BBE	Brandbekämpfungseinheit
BBiG	Berufsbildungsgesetz
BChE	Butyrylcholinesterase
BGA	Blutgasanalyse
BGB	Bürgerliches Gesetzbuch
BGH	Bundesgerichtshof
BHP	Behandlungsplatz
BHR	Bauchhautreflex
BLS	Basic Life Support
BNP	Brain natriuretic Peptide
BOS	Behörden und Organisationen mit Sicherheitsaufgaben
BrCN	Bromzyan
BSG	Blutkörperchensenkungsgeschwindigkeit
BSR	Bizepssehnenreflex
BURP	Backward upward rightward Pressure
BWS	Brustwirbelsäule
CAST	Cardiac Arrest Simulation Training
CBF	zerebraler Blutfluss
CBV	zerebrales Blutvolumen
CCHF	Crimean-Congo-Haemorrhagic-Fever
CCOT	Critical Care Outreach Team
CCT	kraniales Computertomogramm
CICN	Chlorzyan
CLE	Consequential Late Effects
CMS	Chronic Mountain Sickness
CN–	Zyan
CO	Kohlenmonoxid
CO_2	Kohlendioxid
COPD	Chronic obstructive pulmonary Disease
COX	Zyklooxygenase
CPAP	Continuous positive Airway Pressure
CPP	Cerebral Perfusion Pressure
CPPV	Continuous positive Pressure Ventilation
CPR	kardiopulmonale Reanimation
CRM	Crew bzw. Crisis Resource Management
CRS	Cutaneous Radiation Syndrome
CWC	Chemiewaffenkonvention
DCS	Decompression Sickness
DGGG	Deutsche Gesellschaft für Gynäkologie und Geburtshilfe
DGzRS	Deutsche Gesellschaft zur Rettung Schiffbrüchiger
DHB	Dehydrobenzperidol
DIC	Disseminated intravascular Coagulation
DICOM	Digital Imaging and Communications in Medicine
DIVI	Deutsche Interdisziplinäre Vereinigung für Intensivmedizin
DLRG	Deutsche Lebens-Rettungs-Gesellschaft e.V.
DRF	Deutsche Rettungsflugwacht
DWI	diffusionsgewichtete MRT-Sequenz
ECMO	extrakorporale Membranoxygenierung
EDD	Esophageal Detector Device
EHEC	enterohämorrhagische Escherichia coli
EL	Elevated Liver Enzymes
ELT	Endless-Loop-Tachykardie
ERC	European Resuscitation Council
ERCP	endoskopisch retrograde Cholangiopankreatikografie
ERPG	Emergency Response Planning Guidelines
ESC	European Society of Cardiology
ETC	ösophagotrachealer Kombitubus
ETW	Einsatztoleranzwert
EUG	Extrauteringravidität

EVD	externe Ventrikeldrainage		ILCOR	International Liaison Committee on Resuscitation
FAST	Focused abdominal Sonography for Trauma bzw. Face Arms Speech Time		ILMA	Intubationslarynxmaske
FCKW	Fluorchlorkohlenwasserstoffe		IMO	International Maritime Organization
FMS	Funkmeldesystem		IMS	Ionenmobilitätsspektrometer
FNA	Feinnadelaspiration		INM	Institut für Notfallmedizin und Medizinmanagement
FT-IR	Fourier-Transformations-Infrarot-Spektrometer		iNOS	induzierbare NO-Synthetase
FWDV	Feuerwehrdienstvorschrift		i.o.	intraossär
GBS	Guillain-Barré-Syndrom		IPPV	intermittierende positive Druckbeatmung
GC-MS	Gaschromatograf mit Massenspektrometer		IRTW	Infektionsschutzrettungswagen
GCS	Glasgow Coma Scale		ISMM	Internationale Gesellschaft für Gebirgsmedizin
GDA	Gefahrstoffdetektoren-Array		ISS	Injury Severity Score
GGVE	Gefahrgutverordnung Eisenbahn		ISTA	Aortenisthmusstenose
GGVS	Gefahrgutverordnung Straße		ITH	Intensivtransporthubschrauber
GHB	Gammahydroxybuttersäure		ITV	Inspiratory Threshold Valve
GIS	gastrointestinales Strahlensyndrom		ITW	Intensivtransportwagen
GIT	Gastrointestinaltrakt		i.v.	intravenös
GRH	Großraumhubschrauber		IVIG	intravenöse Immunglobuline
GRTW	Großrettungswagen		IVP	Intravenous Pyelogram
H	Hämolyse		KCN	Kaliumzyanid
HACE	High Altitude Cerebral Edema		KED	Kendrick Extrication Device
HAPE	High Altitude Pulmonary Edema		KEL	Krankenhauseinsatzleitung
HAPH	High Altitude Pulmonary Hypertension		KG	Körpergewicht
HbCO	Hämoglobinkohlenmonoxidkonzentration		KHK	koronare Herzerkrankung
HBO	hyperbare Oxygenierung		KIT	Kriseninterventionsteam
HCN	Blausäure		KOF	Körperoberfläche
HEMS	Helicopter Emergency Medical Service		KrfVO	Verordnung über die Krankenfürsorge auf Kauffahrteischiffen
HES	Hydroxyethylstärke		KRINO	Kommission für Krankenhaushygiene und Infektionsprävention
HF	Herzfrequenz		KS	Kompartmentsyndrom
HIB	Haemophilus influenzae B		KUS	Kompressionsultraschall
HIT	heparininduzierte Thrombozytopenie		LAGA	Länderarbeitsgemeinschaft
HIT	Herzbeuteltamponade; Intoxikation, Thrombose		Lig., Ligg.	Ligamentum, Ligamenta
HK	Havariekommando		LMA	Larynxmaske
HKL	Herzkatheterlabor		LNA	Leitender Notarzt
HKV	Vereinbarung über die Errichtung des Havariekommandos		LP	Low Platelets
HUS	hämolytisch-urämisches Syndrom		LSD	Lysergsäurediethylamid
HWS	Halswirbelsäule		LT	Larynxtubus
HZV	Herzzeitvolumen		LTS	Larynxtubus S
IABP	intraaortale Ballonpumpe		M., Mm.	Musculus, Musculi
IAH	intraabdominale Hypertension		MAP	Mean arterial Pressure
IABP	intraaortale Ballongegenpulsation		MANI	Massenanfall an Infektionskranken
ICAO	International Civil Aviation Organization		MANV	Massenanfall von Verletzten
ICB	intrazerebrale Blutung		MBI	Maslach Burn-out Inventory
ICD	Implantable Cardioverter Defibrillator		MC	Medical Coordinator
ICP	intrazerebraler Druck		MEES	Mainzer Emergency Evaluation Score
ICR	Interkostalraum		MET	Medical Emergency Team
ICRP	International Commission on Radiological Protection		MG	Myasthenia gravis
IE	internationale Einheit		MIND	minimaler Notarztdatensatz
IgE	Immunglobulin E		Mio.	Million
IfSG	Infektionsschutzgesetz		MODS	Multiple Organ Dysfunction Syndrome
IHT	Inhalationstrauma		MPA	Maritime Patrol Aircraft
IKAR	Internationale Kommission für Alpine Rettungsarbeit		MRCC	Maritime Rescue Coordination Center
			MRSA	methicillinresistenter Staphyolococcus aureus
			MTT	Mean Transit Time

MWBO	Musterweiterbildungsordnung	REMPAN	Radiation Emergency Medical Preparedness and Assistence Network
m. w. N.	mit weiteren Nachweisen		
N., Nn.	Nervus, Nervi	RettAssG	Rettungsassistentengesetz
NA	Notarzt	RH	Rettungshelfer
NACA	National Advisory Commitee for Aeronautics	RKI	Robert Koch-Institut
NAEMSP	National Association of Emergency Medical Services Physicians	RLS	Rettungsleitstelle
		RPGN	rapid progrediente Glomerulonephritis
NASCIS	North American Spinal Cord Injury Study	ROS	Reactive Oxygen Species
NAW	Notarztwagen	ROSC	Return of spontaneous Circulation
NEF	Notarzteinsatzfahrzeug	RR	Riva-Rocci
NIV	Non-invasive Ventilation	RRT	Rapid Response Team
NK	Nervenkampfstoff	RS	Rettungssanitäter
NMH	niedermolekulares Heparin	RSV	Respiratory syncytial Virus
NO	Stickstoffmonoxid	RSZ	regionales Strahlenschutzzentrum
NOMI	Non-occlusive Mesenterial Ischemia	RTH	Rettungshubschrauber
NSE	neuronspezifische Enolase	rtPA	rekombinanter Gewebeplasminogenaktivator
NSTEMI	Nicht-ST-Hebungsinfarkt	RTS	Revised Trauma Score
NTE	Neuropathy Target Esterase	RTW	Rettungswagen
NTS	Non-technical Skills	SA	Sanitäter
NVS	neurovaskuläres Strahlensyndrom	SAB	Subarachnoidalblutung
OCR	okulozephaler Reflex	SAPV	spezialisierte ambulante palliativ-medizinische Versorgung
ÖAMTC	Österreichischer Automobil-, Motor- und Touring-Club		
		SAR	Suche und Rettung (Search and Rescue)
OP	Operation bzw. phosphororganische Verbindung	SARS	Severe acute respiratory Distress Syndrome
		s.c.	subkutan
OPIDN	Organophosphate-induced delayed Neuropathy	SCIWORA	Spinal Cord Injury without radiographic Abnormalities
OrgL	Organisatorischer Leiter Rettungsdienst	SEG	Schnelleinsatzgruppe
OVCW	Organisation zum Verbot chemischer Waffen	SeuchRNeuG	Seuchenrechtsneuordnungsgesetz
PAF	plättchenaktivierender Faktor	SGB	Sozialgesetzbuch
PCI	perkutane Koronarintervention	SH	Sanitätshelfer
PEA	pulslose elektrische Aktivität	SHT	Schädel-Hirn-Trauma
PEEP	positiver endexspiratorischer Druck	SIDS	Sudden Infant Death Syndrome
PEF	Peak expiratory Flow	SIRS	Systemic inflammatory Response Syndrome
PEG	Paul-Ehrlich-Gesellschaft	SJS	Stevens-Johnson-Syndrom
PEP	Postexpositionprophylaxe	SKAT	Schwellkörperautoinjektion
PFAST	Prehospital focused abdominal Sonography for Trauma	s.l.	sublingul
		SMR	standardisierte Mortalitätsratio
PFC	persistierende fetale Zirkulation	SOS-NET	Schlaganfall-Ostsachsen-Netzwerk
PID	Photoionisationsdetektor	SPEED	Sudden Pacemaker Emergencies and Electrical Disorders
PMT	Pacemaker-mediated Tachycardia		
p.o.	per os	S-RTW	Schwerlast-Rettungswagen
PPHN	persistierende pulmonale Hypertension des Neugeborenen	SSK	Strahlenschutzkommission
		SSSS	Staphylococcal scalded Skin Syndrome
PSA	persönliche Schutzausrüstung	SSW	Schwangerschaftswoche
PSR	Patellarsehnenreflex	StAKoB	Ständige Arbeitsgemeinschaft der Kompetenz- und Behandlungszentren
PTC	Patienten-Transport-Compartment		
PTCA	perkutane transluminale Koronarangioplastie	STCW	Standards of Training, Certification and Watchkeeping
PTE	Patiententransporteinheit		
PTT	partielle Thromboplastinzeit	STEMI	ST-Hebungsinfarkt
PWI	perfusionsgewichtete MRT-Sequenz	STEMO	Stroke-Einsatz-Mobil
RA	Rettungsassistent	STENO	Schlaganfallnetzwerk mit Telemedizin in Nordbayern
RCC	Rescue Coordination Center		
RDD	Radiological Dispersal Devices	StGB	Strafgesetzbuch
RDS	Respiratory Distress Syndrome	StPO	Strafprozessordnung
Rega	Schweizerische Rettungsflugwacht („Re" von Rettungsflugwacht und „ga" von Garde aérienne)	STIKO	Ständige Impfkommission am Robert Koch-Institut
		Sv	Sievert

TA	telemedizinischer Arbeitsplatz		UFH	unfraktioniertes Heparin
TCRA	Traumatic cardiorespiratory Arrest		UIAA	Union Internationale des Associations des Alpinistes
TEMPIS	telemedizinisches Projekt zur integrierten Schlaganfallversorgung		Ü-MANV	überregionale Hilfe beim Massenanfall von Verletzten
TEN	toxische epidermale Nekrolyse		UN	United Nations
TESS	Telemedizin beim Schlaganfall in Schwaben		VA	Verletztenablage
TMAS	Telemedical Maritime Assistance Service		VAH	Verbund für angewandte Hygiene
T-POD	Trauma pelvic othotic Device		VEGF	Vascular endothelial Growth Factor
TPR	Tibialis-posterior-Reflex		VHF	virales hämorrhagisches Fieber
TS	Technical Skills		VKOF	verbrannte Körperoberfläche
Tsd.	Tausend		VT	ventrikuläre Tachykardie
TSH	thyreoidstimulierendes Hormon		VVT	Verletztenversorgungsteam
TSR	Trizepssehnenreflex		WADEM	World Association for Disaster and Emergency Medicine
TTP	thrombozytisch-thrombozytopenische Purpura		WAG	Windenabseilgerät
TUIS	Transport-Unfall-Informations- und Hilfeleistungssystem		WFNS	World Federation of Neurological Surgeons
UAP	instabile Angina pectoris		WHO	World Health Organization
UAW	unerwünschte Arzneimittelwirkung		WMS	Wilderness Medical Society
UCG	Urethrozystogramm		WPW	Wolff-Parkinson-White-Syndrom
UEG	untere Explosionsgrenze		ZVK	zentraler Venenkatheter

Quellenverzeichnis

Abb. 4.2 a, b	Dr. E. A. Nickel, Simulationsteam Universität Göttingen		Abb. 8.8	Timmermann A, Byhahn C, Wenzel V et al. Handlungsempfehlung für das präklinische Atemwegsmanagement. Für Notärzte und Rettungsdienstpersonal. Anästh Intensivmedizin 2012; 53: 294–308
Abb. 5.2	Firma Welch Allyn Service GmbH, Jungingen			
Abb. 5.3	Firma Physio-Control Germany Sales GmbH		Abb. 9.1	Roessler M, Kill C. Nicht invasive Beatmung in der präklinischen Notfallmedizin. Notfallmedizin up2date 2010; 5: 301
Abb. 5.4	Fitzal S. Untersuchung und Überwachung des Notfallpatienten. In: Hempelmann G, Adams HA, Sefrin P, Hrsg. Notfallmedizin. Stuttgart: Thieme; 1999: 21–40		Abb. 9.2	Roessler M, Kill C. Nicht invasive Beatmung in der präklinischen Notfallmedizin. Notfallmedizin up2date 2010; 5: 303
Abb. 5.5	Fitzal S. Untersuchung und Überwachung des Notfallpatienten. In: Hempelmann G, Adams HA, Sefrin P, Hrsg. Notfallmedizin. Stuttgart: Thieme; 1999: 21–40		Abb. 9.3	Roessler M, Kill C. Nicht invasive Beatmung in der präklinischen Notfallmedizin. Notfallmedizin up2date 2010; 5: 303
Abb. 5.6	Fitzal S. Untersuchung und Überwachung des Notfallpatienten. In: Hempelmann G, Adams HA, Sefrin P, Hrsg. Notfallmedizin. Stuttgart: Thieme; 1999: 21–40		Abb. 9.4	Roessler M, Kill C. Nicht invasive Beatmung in der präklinischen Notfallmedizin. Notfallmedizin up2date 2010; 5: 306
Abb. 7.7a	VBM Medizintechnik GmbH		Abb. 13.1	Adams HA, Flemming A, Friedrich L, Ruschulte H. Taschenatlas Notfallmedizin. 2. Aufl. Stuttgart: Thieme; 2011: 31
Abb. 7.9	Firma Laerdal Medical, Puchheim			
Abb. 7.10	medida GmbH & Co. KG		Abb. 13.2	Dr. Florian Reifferscheid, Universität Kiel, Klinik für Anästhesiologie und Operative Intensivmedizin
Abb. 7.12	Ferno Transportgeräte GmbH			
Abb. 7.14	Firma Laerdal Medical, Puchheim			
Abb. 7.15	SAM Medical Products – www.sammedical.com		Abb. 13.3	Dr. Florian Reifferscheid, Universität Kiel, Klinik für Anästhesiologie und Operative Intensivmedizin
Abb. 7.16	www.RedVac.com			
Abb. 7.17	Ferno Transportgeräte GmbH		Tab. 19.1	Deutsche AIDS-Gesellschaft e. V.
Abb. 8.1	Karl Storz GmbH & Co. KG, Tuttlingen		Abb. 24.1	Hirner A, Weise K. Chirurgie. 2. Aufl. Stuttgart: Thieme; 2008: 643
Abb. 8.3 a, b	Karl Storz GmbH & Co. KG, Tuttlingen			

Quellenverzeichnis

Abb. 35.3	Prof. Dr. Christoph Arens, Klinik für Hals-Nasen- und Ohrenkrankheiten, Universitätsklinik Magdeburg
Abb. 40.1	Dr. Peter Kronberger, Univ.-Klinik für Plastische und Wiederherstellungschirurgie, Innsbruck
Abb. 40.2	Dr. Albert Reiter, Anästhesie und Allgemeine Intensivmedizin, Landesklinikum Mostviertel, Amstetten
Abb. 42.3	Brugger H, Durrer B, Adler-Kastner L et al. Field management of avalanche victims. Resuscitation 2001; 51: 7–15
Abb. 44.2	MSA Auer GmbH
Abb. 45.1	Stadtarchiv Ulm und Archiv Otto-Lilienthal-Museum, Anklam, www.lilienthal-museum.de
Abb. 45.4	Simulatorzentrum der LFT – Lufthansa Flight Training, Frankfurt/M.
Abb. 45.5	Prof. Dr. A. Mühlberger, Universität Würzburg
Abb. 46.1	Dr. A. Lösler, Fachklinik Hornheide
Abb. 46.2	Dr. A. Lösler, Fachklinik Hornheide
Abb. 48.1 a, b	DRF Luftrettung
Abb. 50.1 a	ADAC-Luftrettung GmbH
Abb. 51.1	Foto Dr. J. Kohfahl, Dr. C. Flesche
Abb. 51.2	Die Seenotretter (DGzRS)
Abb. 51.7 a, b	Die Seenotretter (DGzRS)
Abb. 56.1	Michalsen A, Hillert A. Burnout in Anästhesie und Intensivmedizin – Teil 2: Epidemiologie und Bedeutung für die Versorgungsqualität. Anaesthesist 2011b; 60: 36; with kind permission of Springer Science + Business Media
Abb. 59.3	Foto H. Rasmussen, mit freundlicher Genehmigung der HDM Luftrettung
Abb. 59.4	Arbeiter-Samariter-Bund Schleswig-Holstein e. V.
Abb. 60.1	dokuform, Lübeck
Abb. 61.4	Foto F. Jaenke, Rettungshubschrauber Christoph 11, Station Villingen-Schwenningen
Abb. 61.5	Foto R. Knoll, Weber Rescue Systems, Güglingen
Abb. 64.2	AK Notfallmedizin der DGAI
Abb. 64.4	AQAI GmbH
Abb. 64.5	Sektion NIS der DGU/AUC GmbH
Abb. 69.1	Deutsches Rotes Kreuz, Kreisverband Lübeck e. V.
Abb. 69.2	Deutsches Rotes Kreuz, Kreisverband Lübeck e. V.
Abb. 69.3	Deutsches Rotes Kreuz, Kreisverband Lübeck e. V. (Fotograf: H. Maurer)
Abb. 69.4	Deutsches Rotes Kreuz, Kreisverband Lübeck e. V.
Abb. 69.5	Deutsches Rotes Kreuz, Kreisverband Lübeck e. V.
Abb. 69.6	Deutsches Rotes Kreuz, Kreisverband Lübeck e. V.
Abb. 69.7	Deutsches Rotes Kreuz, Kreisverband Lübeck e. V.
Abb. 70.2	Bundeswehr, mit freundlicher Genehmigung
Abb. 71.1 a, b	Beck A, Bayeff-Filloff M, Kanz KG, Sauerland S. Algorithmus für den Massenanfall von Verletzen an der Unfallstelle. Notfall Rettungsmed 2005; 8: 466–473, Figs. 1, 2; with kind permission of Springer Science + Business Media
Abb. 74.1	Tiroler Tageszeitung

Teil I

Grundlagen

1 Historische Einführung

L. Brandt

▶ **Älteste Wiederbelebungsmethoden.** Der Wunsch, einen in Not geratenen Mitmenschen vor dem drohenden Tod zu bewahren, ist sicher einer der Urtriebe des „Herdentiers" Mensch. Die dazu verwendeten Maßnahmen waren ursprünglich wohl eher vom Instinkt geleitet, als von Vernunft und Überlegung bestimmt. Man versuchte, den leblos scheinenden Körper durch Anrufen zu erwecken, durch Rütteln, Schlagen oder Schmerzreize zu einer Reaktion zu veranlassen. Gelang dies nicht, wartete man ab, registrierte das Auskühlen des Körpers und versuchte, durch Auflegen von Asche oder frischem Tiermist Wärme zuzuführen. Half auch dies nicht, wartete man weiter zu. Fortschreitende Auskühlung, Totenflecke und zunehmender Geruch waren schließlich die Zeichen des unumkehrbaren Endes. Der Kampf mit dem Tod war verloren, der Leichnam wurde bestattet oder verbrannt.

▶ **Inversionsmethode.** Der Mensch wählte für seine ersten Ansiedlungen die Ufer von Flüssen und Seen; Wasser war zum Überleben notwendig, konnte aber auch den Tod bedeuten: Der Ertrinkungsunfall war wohl eine der häufigsten akzidentellen Todesursachen in früherer und frühester Zeit. Mutmaßlich hatte der Verunglückte über seine Körperöffnungen zu viel Wasser aufgenommen. Man hielt die Ertrunkenen kopfüber oder hängte sie an den Füßen auf, damit das durch Mund und Nase eingetretene Wasser den Körper auf dem gleichen Weg wieder verlassen konnte. Jahrtausende alte Abbildungen aus der Zeit Ramses II. (ca. 1300 v. Chr.) geben ein Zeugnis von dieser als „Inversionsmethode" bezeichneten Aktion (▶ Abb. 1.1).

Die Inversionsmethode war bis in unsere Tage hinein populär (vgl. Wilhelm Buschs Gedicht „Der Lohn einer guten Tat") und wurde in verschiedensten Variationen angewandt.

▶ **Mund-zu-Mund-Beatmung.** Auch die Methode der Mund-zu-Mund-Beatmung ist viele Jahrtausende alt. Im hebräischen „Talmud" wird vom „Geheimnis der Hebammen" berichtet. Asphyktische Neugeborene wurden auf diese Art wiederbelebt. Im „Alten Testament" erfährt man im 2. Buch der Könige von der Wiederbelebung eines Knaben durch den Propheten Elisa mithilfe der Mund-zu-Mund-Beatmung (2. Könige 4, 32–35): „Als Elischa in das Haus kam, lag das Kind tot auf seinem Bett. Er ging in das Gemach, schloß die Tür hinter sich und dem Kind und betete zum Herrn. Dann trat er an das Bett und warf sich über das Kind; er legte seinen Mund auf dessen Mund, seine Augen auf dessen Augen, seine Hände auf dessen Hände. Als er sich so über das Kind hinstreckte, kam Wärme in dessen Leib. Dann stand er auf, ging im Haus einmal hin und her, trat wieder an das Bett und warf sich wieder über das Kind. Da nieste es siebenmal und öffnete die Augen."

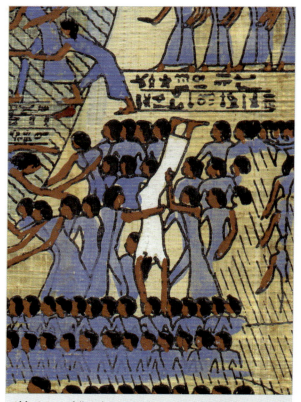

Abb. 1.1 Notfallmedizin. Ausschnitt aus einem Relief im Ramesseum in West-Theben. Bei der Schlacht von Kadesh (13. Jh. v. Chr.) schlugen die Truppen Ramses II. die Hethiter über den Fluss Orontes in die Flucht. Dabei ertrank deren König. Seine Soldaten versuchten, ihn mithilfe der Inversionsmethode wiederzubeleben.

Gleich mehrfach wird auch im Neuen Testament über die (Wieder-)Erweckung von (Schein-)Toten erzählt, ohne dass jedoch die dazu verwendeten Methoden erwähnt würden:

- die Tochter des Jairus wird ins Leben zurückgeholt (Lukas 8, 40–56),
- der Jüngling von Nain entsteigt wiederbelebt dem Sarg (Lukas 7, 11–17),
- selbst Lazarus, der bereits Zeichen des sicheren Todes aufweist („Herr, er riecht aber schon, denn es ist bereits der vierte Tag"), kann wiedererweckt werden (Johannes 11, 17–44).

Erfolgreiche Wiederbelebungen scheinen im Altertum nichts Ungewöhnliches gewesen zu sein. In der römischen Literatur (Celsus, Plinius) waren es die beiden Ärzte Appolonius von Tyana und Asklepiades von Bithynien, die durch solche Wundertaten zu großem Ansehen gelangten. Die Unkenntnis der sicheren Todeszeichen und die daraus resultierende Gefahr der Verbrennung oder Bestattung noch Lebender, d. h. Scheintoter, eröffnete den Ärzten jener Zeit die Möglichkeit, sich immer wieder mit solchen Taten zu profilieren.

▶ **Scheintod.** Die Angst davor, lebendig begraben zu werden, hat sich bis in unsere Tage gehalten, berechtigterweise, wie Berichte aus der Tagespresse immer wieder zeigen. Die Einrichtung von Leichenhäusern auf Friedhöfen und die modernen Vorschriften im Umgang mit Verstorbenen sind die direkten Konsequenzen aus diesen Erfahrungen. In der 2. Hälfte des 18. Jh. stellte Johann Peter Frank in seinem „System einer vollständigen medicinischen Polizey" fest: „Die Zahl der lebendig Begrabenen ist gewiß größer als die Zahl der Selbstmörder." Die versehentliche Bestattung Scheintoter wurde zu einem zentralen Thema der medizinischen Literatur des 18. und 19. Jh. (z. B. J. J. Brühier, A. de Haen, P. G. Hensler, J. C. F. Scherff, A. G. Richter, C. W. Hufeland). Auch die populären Literaten jener Zeit griffen diese Urangst immer wieder auf (Gottfried Keller, Friederike Kempner, Alfred de Musset, Edgar Allen Poe, Arthur Schnitzler).

▶ **Reanimation im frühen Mittelalter.** Relativ wenig ist über die Maßnahmen bekannt, die im Altertum zur Wiederbelebung angewandt wurden. Erwähnt wurden bereits die Inversionsmethode und die Mund-zu-Mund-Beatmung. Hierzu geben zum ersten Mal die Ärzte des Mittelalters Auskunft. Der im 6. Jh. n. Chr. lebende Aetius von Amida schildert in seinem „Tetrabiblon" Reanimationsmaßnahmen bei Erhängten und Ertrunkenen: „Zum Bewußtsein zurückgebracht werden bisweilen die Gehenkten, indem man ihnen Essig in den Mund gießt mit Pfeffer oder Brennesselsamen. ... Den Gehenkten, die noch leben, hilft ein in die Nase geblasenes Niesmittel und Venensektion im Ellbogen. Lasse sie auch trinken Pfeffer mit sehr scharfem Essig und zwinge sie, sich zu erbrechen. Auf die zusammengekniffenen Teile des Halses müßt Ihr warme Ölumschläge legen oder warmen Anis oder Gänsefett und mit weicher Wolle den Hals einwickeln, um ihn zu erwärmen." Die Ertrunkenen solle man „außerdem ... zuerst mit dem Kopf nach unten aufhängen, und sie zwingen, das eingeschluckte Wasser auszuspeien, indem man sie mit einer Feder oder mit dem Finger reizt und von außen her mittels Drücken mit den Händen der Spannung des Bauches zu Hilfe kommt". Ähnlich äußert sich im 7. Jh. n. Chr. Paulus von Aegina in seiner „De re medica".

▶ **Reanimation im späten Mittelalter.** Trotz dieser erfolgversprechenden Ansätze trat der Gedanke der Wiederbelebung im späten Mittelalter und in der frühen Neuzeit wieder in den Hintergrund. Ein Grund dafür mag die christliche Überzeugung gewesen sein, das Leben auf Erden sei nichts weiter als die Vorstufe zum ewigen Leben im Himmel, der Tod und damit das Ende dieses „irdischen Jammertals" eine Erlösung. Auch die Ärzte waren der Überzeugung, dass der Versuch einer Einflussnahme auf den Zeitpunkt des Todes einem Aufbegehren gegen den Plan Gottes gleichkäme, wie Paracelsus in seiner „Philosophia sagax" formulierte: „Es stirbt kein Mensch, dessen Tod nicht vorher geweissagt würde. ... Denn so genau und gut ist alles am Menschen von Gott gezählt, dass es nicht ein Härlein gibt, das nicht von Gott gezählt worden wäre. So wohl, wie alles am Menschen gezählt wird, so sehr wird auch dafür gesorgt, dass ihm Weissagungen übermittelt werden, betreffs seiner Zukunft, seiner Geburt, seines Todes, seines Lebenswandels und Endes."

1.1 Entstehung der modernen Notfallmedizin

▶ **Reanimation in der Neuzeit.** Es dauerte nicht weniger als bis zum 17. Jh., ehe man akzeptierte, dass, ungeachtet bzw. durchaus in Konsens mit der göttlichen Vorsehung, das Gebot der christlichen Nächstenliebe die Aufforderung implizierte, seinem vom Tod bedrohten Mitmenschen Hilfe angedeihen zu lassen.

Es musste deshalb wohl auch ein Pfarrer sein, Sebastian Weiss aus Dittersbach auf dem Eigen in der Lausitz, der kurz nach dem Dreißigjährigen Krieg die erste dem Autor bekannte Schrift mit Berichten über und Empfehlungen zur Wiederbelebung Ertrunkener zum Druck gab. Sie trägt den Titel: „Kurtzer Bericht und Handgrieff / Wie man mit denen Personen / groß und klein / so etwan in eusserste Wassers = Gefahr / durch Gottes Verhängnis / gerathen / nicht zu lange im Wasser gelegen: Doch gleichsam für Tod herausgezogen werden / gebähren und umbgehen solle: Damit nechst Göttlicher Gnade sie (da noch etwan ein Leben in ihnen / über Menschliche Vernunft seyn möchte) könten erhalten werden" (▶ Abb. 1.2).

▶ **Reanimation von Ertrunkenen.** Es sollten noch einmal nahezu 100 Jahre vergehen, ehe die erste offizielle Aufforderung zur Hilfeleistung bei Ertrinkungsunfällen erfolgte. Im Jahr 1740 wurde auf Befehl Ludwigs XV. in Frankreich ein „Avis, concernant les personnes noyées qui paraissent mortes et qui ne l'étant pas, peuvent recevoir des secours pour être rappelées à la vie" („Bericht, wie man denjenigen, welche man ertrunken zu sein glaubt, zu Hilfe kommen solle") erlassen, dessen Autor R. A. F. de Réaumur sich auf Erfahrungen stützte, die einige Jahre zuvor im „Schweizer Merkur" bekannt gemacht worden waren. Schnell verbreitete sich der Bericht über ganz Europa und wurde zur Grundlage unzähliger staatlicher Verordnungen. Zum endgültigen Durchbruch verhalf der Idee der Wiederbelebung die Gründung der „Maatschappij tot Redding van Drenkelingen" am 6. August 1767 in Amsterdam.

▶ **Ausweitung der Reanimationsmaßnahmen.** In dem Maße, wie die Verordnungen auch in küstenfernen Regionen zunehmend Verbreitung fanden, wurden die Wiederbelebungsmaßnahmen nicht mehr nur auf Ertrunkene beschränkt, sondern auf Erhängte, Erfrorene, Erstickte, Vergiftete, vom Blitz Erschlagene und auf andere Arten

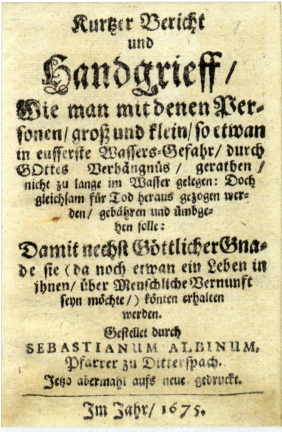

Abb. 1.2 Notfallmedizin. Titelblatt eines Nachdrucks der Schrift des Lausitzer Pfarrers Sebastian Weiss aus Dittersbach in der Lausitz über die Wiederbelebung Ertrunkener.

Verunglückte ausgedehnt. Größte Verdienste um die Verbreitung des Wiederbelebungsgedankens erwarb sich die im April 1774 in London gegründete „Royal Humane Society", die sich v.a. um die qualitative Verbesserung der Reanimationsmaßnahmen und eine entsprechende Belohnung erfolgreicher Bemühungen verdient machte. Sie diente als Vorbild für die Gründung der modernen Rettungsgesellschaften im 19. und 20. Jh., wie der „Wiener Freiwilligen Rettungsgesellschaft" durch J. Mundy im Jahr 1881 und des „Deutschen Samaritervereins" durch F. von Esmarch im Jahr 1882.

1.2 Zur Entwicklung der Organisation des Rettungswesens

▶ **Erste-Hilfe-Vereinigungen.** Mundys „Wiener Freiwillige Rettungsgesellschaft" und Esmarchs „Deutscher Samariterverein" gehörten zu den ersten Institutionen, die versuchten, den Gedanken von einer ersten Hilfe bei Unglücksfällen aller Art nicht nur ideell zu verbreiten, sondern auch die entsprechenden organisatorischen Voraussetzungen für eine schnelle und effiziente Anwendung geeigneter Maßnahmen zu schaffen.

▶ **Instrumentarium zur Erstversorgung.** Neben der Ausbildung der potenziellen Helfer gehörten hierzu die Entwicklung und Verbesserung geeigneten Instrumentariums sowie die Schaffung von Möglichkeiten, dieses im Bedarfsfall schnell zur Hand zu haben.

Bereits die „Maatschappij tot Redding van Drenkelingen" in Amsterdam hatte an der Küste in bestimmten Distanzen Rettungskästen anbringen lassen, ein Überbleibsel davon stellen noch heute die an allen Gewässern zur Verfügung stehenden Rettungsringe dar. Auch die „Royal Humane Society" in England ließ Rettungskästen, sog. „Resuscitation Sets", wie sie in den Schriften von C. Kite und J. Curry empfohlen wurden, an bestimmten, der Öffentlichkeit bekannt gemachten und zugänglichen Plätzen deponieren.

▶ **Transportmöglichkeiten.** Ein weiteres Problem bestand in der Schaffung geeigneter Transportmöglichkeiten, um die Verunglückten oder Verwundeten nötigenfalls an einen Ort transportieren zu können, wo eine suffiziente Erste Hilfe möglich war. Das Transportproblem stellte sich v. a. da, wo am Ort der Verletzung eine Primärversorgung nicht möglich war, z.B. an der Kriegsfront. Die Verletzten mussten schnellstmöglich aus dem Kampfgeschehen herausgeschafft und in Einheiten, die in sicherer Entfernung von der Front waren, versorgt werden.

▶ **Versorgung von Kriegsverletzten.** Das früheste Beispiel der Einrichtung eines „Frontlazaretts" enthält die Darstellung der Schlacht von Kadesh aus dem 13. Jh. v. Chr. im Ramses-Tempel von Abu Simbel. Dort ist dargestellt, wie hinter der Front ein am Bein verletzter Soldat Ramses II. von einem Arzt versorgt wird (▶ Abb. 1.3).

Auch in den Homerischen Epen aus dem 8. Jh. v. Chr. wird die Versorgung von Verletzten hinter der Front beschrieben. Erinnert sei hier nur an die berühmte Abbildung aus dem Trojanischen Krieg, die zeigt, wie Achilles seinem Kampfgefährten Patroklos Erste Hilfe leistet.

▶ **Akutchirurgie.** Das Zeitalter der modernen Kriegschirurgie und damit auch gleichzeitig der Akutversorgung von Verletzten begann im 16. Jh. mit Ambroise Paré (1510–1590), dem Vater der französischen Chirurgie. Über seine Verdienste um die Akutchirurgie kann man bei Hirsch („Biographisches Lexikon der hervorragenden Ärzte aller Zeiten und Völker") nachlesen: „Niemand vor Paré hat soviel für die Chirurgie getan wie er, niemand mit so praktischem Talent, erfinderischem Geist und reich an Hilfsmitteln sich mit derselben beschäftigt. Er eröffnete neue Wege, wußte seine vieljährigen kriegschirurgischen Erfahrungen nutzbar zu machen, indem er sich an die einfache Naturbeobachtung hielt und dadurch die Chirurgie aus ihrer langen Kindheit heraustreten ließ."

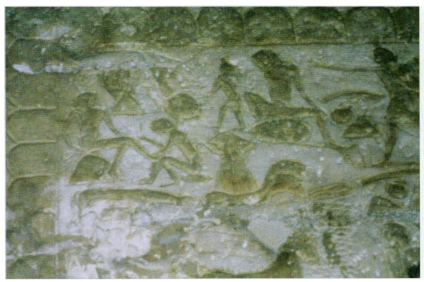

Abb. 1.3 Notfallmedizin. Darstellung eines Feldlazaretts in der Schlacht von Kadesh (13. Jh. v. Chr.); Ramses-Tempel in Abu Simbel. Der ägyptische Pharao Ramses II. kämpfte in der Schlacht von Kadesh gegen die Hethiter und ließ dieses Ereignis gleich mehrfach bildlich festhalten: in Abydos, im Ramesseum von Theben, in Karnak, in Luxor, in Abu Simbel und in Derr.

Ein anderer Kriegschirurg, ebenfalls Franzose, setzte beinahe 300 Jahre später die Tradition von Paré fort.

▶ **Fliegende Ambulanzen.** Dominique-Jean Larrey (1766–1842), der Leibarzt Napoleons I., richtete erstmals „fliegende Ambulanzen" ein, welche die nur schwer beweglichen Feldlazarette, die den schnellen Truppenbewegungen kaum nachkommen konnten, ersetzten. Wenn man so will, kam hier zum ersten Mal der Gedanke auf, der Arzt solle zum Verletzten kommen und nicht der Verletzte zum Arzt.

▶ **Neutralität der Sanitätsdienste.** In jener Zeit entstand auch die Idee, nicht nur den Verletzten aus den eigenen Reihen Erste Hilfe zu leisten, sondern auch dem verletzten Feind. Dieser humanitäre Gedanke erlebte seine weltweite Anerkennung in der *Genfer Konvention vom 22. August 1864*, die das Prinzip der Neutralität der Sanitätsdienste festschrieb und unter dem Zeichen des *Roten Kreuzes* weltweit verbreitete.

▶ **Arbeits- und Verkehrsunfälle.** Mit der industriellen Revolution in der Mitte des 19. Jh. und dem Beginn des Städtebaus entstanden neben der Kriegsfront weitere Kumulationspunkte akuter Lebensgefährdung durch Verletzungen, nämlich die Industriebetriebe, die Baustellen und der Straßenverkehr. Als im Jahr 1886 auf einer Großbaustelle in Berlin mehrere Handwerker verunglückten, entstand der Gedanke, den *„Arbeiter-Samariter-Bund"* zu gründen, der dann am 29. November 1888 realisiert wurde. Einer der berühmtesten Förderer dieses Vereins war der Kieler Chirurg *Friedrich von Esmarch* (1823–1908), der das erste Lehrbuch für Erste Hilfe herausgab.

2 weitere Hilfsorganisationen, deren Aktivitäten nach einer fast 1000-jährigen Geschichte bis heute ungebrochen sind, dürfen in diesem Zusammenhang nicht unerwähnt bleiben: die *Johanniter* und der *Malteser Hilfsdienst*, die beide ihre Wurzeln im 6. Jh. n. Chr. auf Geheiß Papst Gregors des Großen gegründeten Xenodochium (Hospital) in Jerusalem haben.

1.3 Atemspende

Mit einer Atemspende beginnt nach christlichem Verständnis die Geschichte der Menschheit: „Da formte Gott, der Herr, den Menschen aus Erde vom Ackerboden und blies in seine Nase den Lebensatem. So wurde der Mensch zu einem lebendigen Wesen" (Genesis 2,7).

▶ **Mund-zu-Mund-Beatmung.** Erwähnt wurde die Mund-zu-Mund-Beatmung bereits zur Wiederbelebung eines Knaben durch den Propheten Elisa und als „Geheimnis" der jüdischen Hebammen. Tatsächlich wurde diese Methode im Rahmen der Neugeborenenreanimation über Jahrtausende angewandt, im Gegensatz zur Wiederbelebung erwachsener Menschen, wo sie erst seit Mitte des 18. Jh. Anwendung fand, lange nachdem die künstliche Beatmung mit Hilfsmitteln bereits praktiziert wurde. Im 16. Jh. wurde die Mund-zu-Mund-Beatmung von dem Italiener Paolo Bagellardo in dessen „Libellus de aegritudinis infantium et de morbis puerorum" empfohlen, im 17. Jh. von Alfonso Borelli („De motu animalium") und schließlich im 18. Jh. von dem Franzosen Antoine Portal, der sinngemäß Folgendes schrieb: „Das wirksamste und einfachste Mittel atemlose neugeborene Kinder wiederzubeleben, ist das Einblasen der Luft in die Brust der Neugeborenen, es sei, daß man seinen eigenen Mund auf den des Kindes legt oder daß man dies mit einem Röhrchen versucht" (▶ Abb. 1.4).

▶ **Tracheotomie.** Die Sicherung freier Atemwege durch Tracheotomie geht auf den bereits erwähnten Asklepiades von Bithynien im 1. Jh. n. Chr. zurück. Einer Sage nach soll allerdings bereits Alexander der Große einem seiner Soldaten, der an einem verschluckten Knochen zu ersticken

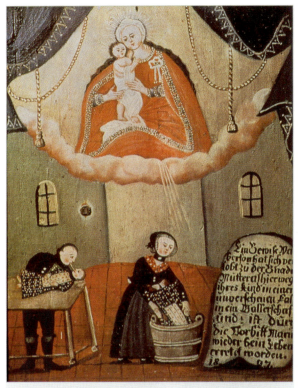

Abb. 1.4 Notfallmedizin. Reanimation eines Kindes, das in einen Wasserbottich gefallen war, durch Mund-zu-Mund-Beatmung unter Zuhilfenahme eines Röhrchens. Votivtafel aus der Wallfahrtskirche Sammerei in Niederbayern, 1807.

drohte, die Trachea mit dem Schwert geöffnet haben, damit dieser wieder Luft bekäme. Als Notfallmaßnahme im Rahmen der Wiederbelebung Ertrunkener wurde die Tracheotomie im Jahr 1714 von Georg Detharding zum ersten Mal wieder erwähnt. Die zentrale Bedeutung der Atmung für das Überleben wurde anhand tierexperimenteller Studien im 16. Jh. durch Andreas Vesalius und im 17. Jh. durch den Engländer Robert Hooke nachgewiesen. Der schottische Chirurg John Hunter fasste in der 2. Hälfte des 18. Jh. die Bedeutung der Atmung in dem einfachen Satz zusammen: „Alles, was zur Wiederherstellung der Arbeit des Herzens notwendig ist, ist die Wiederherstellung der Atmung."

▶ **Beatmungsgeräte.** Das erste Beatmungsgerät war ein einfacher Blasebalg. Bereits im 13. Jh. soll er im arabischen Kulturraum angewandt worden sein, auch Paracelsus empfahl im 16. Jh. seine Verwendung. Weil er einfach zu handhaben und überall schnell verfügbar war – in nahezu jedem Haus gab es eine offene Feuerstelle –, wurde er schnell zum Notfallbeatmungsgerät schlechthin.

Erst im Jahr 1827 machte ihm der französische Physiologe Jean-Jacques-Joseph Leroy d'Étoilles den Garaus.

▶ **Wiederentdeckung der Mund-zu-Mund-Beatmung.** Neben der Beatmung mit dem Blasebalg entdeckte man um die Mitte des 18. Jh. die Mund-zu-Mund-Beatmung als geeignete Maßnahme auch zur Wiederbelebung erwachsener Menschen wieder. Der Avis Ludwigs XV. aus dem Jahr 1740 enthält dazu die folgende Bemerkung: „Noch ein kräftiges Mittel, zu welchem man ebenmäßig zu Zeiten Zuflucht genommen, um die Ersäuften wieder zurechte zu bringen, ist auch dieses gewesen, daß man durch ein Röhrlein ihnen warmen Othem in den Mund geblasen. Man lieset bei dem Borello, daß ein Diener seinen verstorbenen Herren, durch Einblasen des warmen Othems in dessen Mund wieder lebendig gemacht".

Die erste Beschreibung einer Reanimation mit Hilfe einer Mund-zu-Mund-Beatmung in der neueren medizinischen Literatur erschien im Jahr 1744 in der Edinburgher Zeitschrift „Medical Essays and Observations" unter dem Titel „A Man dead in Appearance, recovered by distending the Lungs with Air". Autor war der Chirurg William Tossach. Die Idee wurde von John Fothergill in London („Die Mund-zu-Mund-Beatmung kann jeder durchführen, ohne Zeitverlust, ohne Kosten, mit wenig Aufwand und noch weniger Erfahrung. ... Sie ist möglicherweise das einzige Mittel, von dem man mit Recht behaupten kann, daß es sehr viel nützt, aber niemals schadet") und Jacques Jean Brühier in Frankreich begeistert aufgenommen, in der Neubearbeitung des Avis Ludwigs XV. im Jahr 1752 wurde sie bereits als erste Wiederbelebungsmaßnahme angeführt.

▶ **Manuelle Atemtechnik.** Als um die Mitte des 19. Jh. die Beatmung mit dem Blasebalg in Verruf geriet, trat auch die Methode der Mund-zu-Mund-Beatmung zunehmend in den Hintergrund. Mit dem Jahr 1856 begann eine neue Ära der künstlichen Atmung, das Zeitalter der manuellen Techniken. In diesem Jahr erschien in London Marshall Halls Publikation zur „Prone and postural respiration in drowning", die er selbst auch als „postural method" oder „ready method" bezeichnete, weil sie sofort und überall, auch durch Laien, angewendet werden konnte (▶ Abb. 1.5).

Halls Methode war folgende: Während der Ertrunkene mit dem Gesicht auf den Boden gelegt wurde, kniete der Helfer neben ihm und fasste mit der einen Hand die Schulter, mit der anderen die Hüfte. Durch Ziehen des Ertrunkenen zur Seite erfolgte die Einatmung, durch langsames Loslassen die Ausatmung. Auf diese Art wurden pro Atemzyklus 70–240 ccm Luft ausgetauscht. Wegen ihrer Einfachheit wurde die Methode nach Marshall Hall sehr schnell von der Royal Humane Society akzeptiert und verbreitete sich innerhalb kürzester Zeit über ganz Europa.

Nur 2 Jahre nach der Beschreibung der manuellen Atemtechnik nach Marshall Hall erschien im „British Medical Journal" ein Bericht von Henry R. Silvester mit dem Titel „A new method of resuscitating stillborn children, and of restoring persons apparently drowned or dead". Darin beschrieb dieser eine Methode der künstlichen Atmung,

1.3 Atemspende

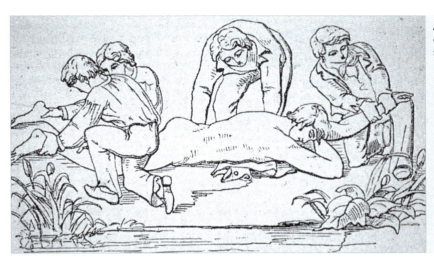

Abb. 1.5 Notfallmedizin. Darstellung der manuellen Methode nach Marshall Hall (Lancet, 25. Oktober 1856).

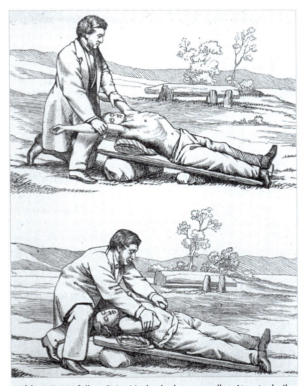

Abb. 1.6 Notfallmedizin. Methode der manuellen Atemtechnik nach Silvester.

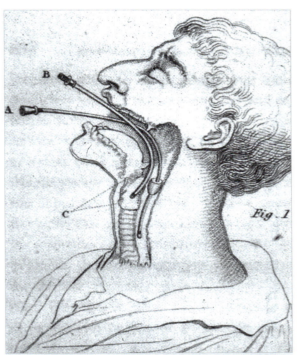

Abb. 1.7 Notfallmedizin. Darstellung einer orotrachealen Intubation zur Wiederbelebung; Tafel aus James Curry's „Observations on apparent death" aus dem Jahr 1815.

bei der der Patient mit einem Kissen unter den Schultern auf dem Rücken lag. Die Zunge wurde herausgezogen und festgehalten. Die Inspiration erfolgte in der Art, dass die Arme nach kranial und seitwärts gezogen wurden, bei der Exspiration wurden sie seitlich gegen den Thorax geführt und dieser sanft ausgedrückt. Auf diese Art wurden Atemzugvolumina von 300–500 ccm erreicht (▶ Abb. 1.6).

▶ **Moderne Beatmungsgeräte und Intubation.** In den darauffolgenden Jahren wurde noch eine ganze Reihe von Methoden manueller Atemtechnik entwickelt (Richardson, Pacini, Bain, Howard, Schäfer); keine von ihnen erlangte jedoch die Bedeutung der Silvester-Methode. Als dann schließlich in den 1880er-Jahren mit den Entwicklungen von Fell, O'Dwyer, Kuhn und Dräger das Zeitalter der modernen Beatmungsgeräte hereinbrach, traten die manuellen Methoden zunehmend in den Hintergrund.

Die endotracheale Intubation zur Sicherung der Atemwege war bereits zu Beginn des 19. Jh. von James Curry empfohlen worden (J. Curry, „Observations on apparent death, Second Edition", 1815; ▶ Abb. 1.7).

1.4 Herzmassage

▶ **Vorläufer der Herzmassage.** Andreas Vesalius war 1543 der erste, der eine Beeinflussung der Herztätigkeit durch mechanische Maßnahmen beschrieb. Ihm gelang es, allein durch Beatmung flimmernde Hundeherzen wieder zum Schlagen zu bringen. Diese Experimente wurden mehr als 100 Jahre später von Robert Hooke erfolgreich wiederholt. Bis zur Anwendung der ersten zielgerichteten Herzmassage vergingen dann jedoch noch einmal mehr als 200 Jahre.

Dem Gedanken der extrathorakalen Herzmassage sehr nahe kam im Jahr 1804 Jakob Fidelis Ackermann mit seinen Empfehlungen zur Wiederbelebung: „… und dann sucht ein zweiter Gehilfe mit der Hand die Knorpel der unteren wahren Rippen, und die obere Bauchgegend niederzudrücken, und durch diese Handleistung die eingeblasene Luft zum Theil wieder auszudrücken, größtentheils aber auch das in den Venenstämmen und dem rechten Herzen stockende Blut gegen die Lungen auszutreiben, um dieselben mit der eingeblasenen Luft in Berührung zu setzen".

▶ **Erste Herzmassage an Hunden.** Moritz Schiff führte im Jahr 1874 in Florenz an Hunden nach einem chloroforminduzierten Kreislaufstillstand die erste erfolgreiche (direkte) Herzmassage nach vorausgehender Thorakotomie durch. Er war in erster Linie an den Ursachen des Kreislaufstillstands während Chloroformnarkose interessiert. Bei seinen Experimenten hatte er zwar insoweit Erfolg, als er den Kreislauf der chloroformierten Hunde wieder in Gang bringen konnte, die Tiere starben jedoch infolge der hypoxischen Hirnschädigung. Nur 4 Jahre später, im Jahr 1878, publizierte Rudolf Böhm seine ersten Erfahrungen mit der extrathorakalen Herzmassage. Da aber auch er erst 5–10 min nach dem Herzkreislaufstillstand mit der Reanimation begann, verstarben auch seine Tiere an zerebralen Komplikationen bzw. an einem Lungenödem.

▶ **Herzmassage am Menschen.** Der Schweizer Chirurg Paul Niehans führte im Jahr 1888 die erste offene Herzmassage an einem Menschen durch. Es handelte sich dabei um einen 40-jährigen Mann, der während einer Strumaoperation unter Chloroformnarkose einen Herzstillstand erlitten hatte. Leider war die Reanimation erfolglos. Ebenso erging es den Franzosen Tuffier und Hallion, die im Jahr 1898 vor der „Societé de Chirurgie" über eine direkte Herzmassage bei einem 24-jährigen Patienten berichteten, bei dem 5 Tage nach einer Appendektomie eine Lungenembolie aufgetreten war. Auch der Chirurg Maag war bei einer am 24. Oktober 1900 durchgeführten direkten Herzmassage bei einem 27-jährigen Patienten nach Chloroformsynkope nur kurzfristig erfolgreich. Sein Patient verstarb nach 11 h, ohne das Bewusstsein wiedererlangt zu haben. Erst 1 Jahr später überlebte der erste Patient nach offener Herzmassage.

Der norwegische Arzt Kristian Igelsrud reanimierte eine 43-jährige Frau nach Chloroformsynkope während einer abdominalen Uterusexstirpation. Da man mit der Thorakotomie nicht lange zögerte, konnte man bereits 3–4 min nach Einsetzen des Herzstillstands mit der Massage beginnen.

▶ **Externe Herzmassage.** Auch die indirekte, geschlossene Herzmassage fand bald nach den ersten experimentellen Erfahrungen am Tier durch Boehm ihre klinische Anwendung. Der Göttinger Chirurg Maass berichtete im Jahr 1892 über 2 erfolgreiche Anwendungen nach Chloroformsynkope. Im Februar 1904 gelang es dem Chirurgen George Crile in Cleveland, einen Patienten nach Thyreoidektomie durch Anwendung der externen Herzmassage wiederzubeleben.

Dennoch blieb die externe Herzmassage umstritten. Ein Grund mag darin liegen, dass sie als manuelle Methode in Konkurrenz zu den damals noch üblichen manuellen Techniken der Atemspende trat. Es ist leicht einsehbar, dass eine respiratorische Reanimation nach Silvester die gleichzeitige Anwendung der extrathorakalen Herzmassage unmöglich machte. Ein zweiter Grund mag darin zu suchen sein, dass die Methode niemals richtig den Ort ihrer ersten praktischen Anwendung, den Operationssaal, verlassen hat.

▶ **Zugangsweg zur direkten Herzmassage.** Die hauptsächliche Indikation zur Herzmassage sah man lange Zeit lediglich im sog. „Chloroformkollaps" gegeben. Und was lag näher, als ein „chirurgisches" Problem auch chirurgisch mit einer direkten Herzmassage anzugehen. So lässt sich auch erklären, warum der abdominale, transdiaphragmale Zugang zur direkten Herzmassage in der ersten Hälfte unseres Jahrhunderts der Zugangsweg der Wahl blieb. Laparotomiert hatte man den Patienten ohnehin schon, eine zusätzliche Thorakotomie wollte man ihm, und sich selbst als Chirurg, nach Möglichkeit ersparen.

▶ **Renaissance der externen Herzmassage.** Und so blieben die Kenntnisse über die geschlossene Herzmassage über mehr als ein halbes Jahrhundert verborgen, wogegen die experimentellen Physiologen sie längst in ihr Standardrepertoire aufgenommen hatten. So berichteten z.B. Gurvich und Juniev im Jahr 1947 über die Entwicklung von Kondensator-Defibrillatoren: „Sollten zwischen dem Einsetzen des Flimmerns und der ersten Anwendung der Defibrillation mehr als ein- bis eineinhalb Minuten vergehen, so ist es absolut notwendig, eine Herzmassage durch Druck auf den Thorax durchzuführen." Ihre Renaissance erlebte die externe Herzmassage jedoch erst wieder im Jahr 1960, mit den Publikationen von Kouwenhoven, Jude und Knickerbocker. Etwa um die gleiche Zeit wurde von Paul M. Zoll der präkordiale Faustschlag als Erstmaßnahme einer mechanischen Stimulation des Herzens empfohlen.

1.5 Sauerstoff und intravenöse Therapie

▶ **Reanimation und Sauerstoff.** Sehr bald nach seiner Entdeckung durch Scheele (1771), Priestley (1775) und Lavoisier (1785) wurde der Sauerstoff zur Anwendung bei Reanimationen empfohlen. Erste Hinweise finden sich bereits im Jahr 1776 bei John Hunter in einer Fußnote seiner „Proposals for the Recovery of People apparently drowned": „Perhaps the dephlogisted air, described by Dr. Priestley, may prove more efficacious than common air". Eine ähnliche Formulierung findet sich in der im Jahr 1780 von J. C. F. Scherff verfassten „Anzeige der Rettungsmittel bei Leblosen und in plötzliche Lebensgefahr Geratenen": „Vielleicht würde die Luft, welche von Doktor Priestley mit dem Namen der Dephlogosticierten beleget wird, mit mehr Nutzen als die gewöhnliche Luft eingeblasen werden; doch sind mir noch keine Erfahrungen dafür bekannt geworden; ohngeachtet der Rath eines Hunters immer viel Obacht verdienet, und, nach Priestleys Erfahrungen, die Thiere in einer solchen Luft nicht nur viel länger leben, sondern sie sich auch bey vielen Prüfungen wohl sechsmal besser, als die gemeine Luft, bewiesen hat."

▶ **Beatmungsgerät für Sauerstoff.** Im Verlauf des 19. Jh. wurde Sauerstoff, jetzt auch schon als „Oxygen" oder „Lebensluft" bezeichnet, zunehmend „der atmosphärischen oder aus der Lunge eines Dritten ausgehauchten Luft" vorgezogen. Schließlich stellte B. Lauder Brunton um die Jahrhundertwende ein Gerät vor, das eine Beatmung mit reinem Sauerstoff nun auch technisch ermöglichte.

▶ **Intravenöse Therapie.** Die Entdeckung des Blutkreislaufs durch William Harvey im Jahr 1628 dürfte den Anstoß dazu gegeben haben, neben der seit Jahrtausenden bewährten oralen und rektalen Behandlung auch die unmittelbare Applikation in die Blutbahn mittels einer „Chirurgia infusoria" zu versuchen. Die erste Erwähnung eines solchen Versuchs findet man in den Tagebüchern von Samuel Pepys, einem Sekretär des englischen Flottenamts. Am 16. Mai 1664 notierte er: „Nach einer Weile gingen wir zur Akademie der Wissenschaften, und ich sah ein Experiment, bei dem ein Hund durch Opium getötet wurde, das in einen seiner Hinterläufe injiziert wurde. Er (Dr. Pearse) und Dr. Clarke hatten allerdings größte Mühe, die Venen zu treffen, und die Sache musste mehrmals wiederholt werden. Als sie ihm schließlich eine geringe Menge Opium verabreicht hatten, schlief der Hund ein und lag einfach nur so da, bis wir ihn aufschnitten." Nach den ersten Erfahrungen durch Robert Boyle, Timothy Clarke und Christopher Wren in England empfahl in Berlin der kurfürstliche Leibarzt Johann Sigismund Elsholtz in seiner im Jahr 1665 erschienenen „Clysmatica nova", bei Schwäche der Kräfte, Ohnmacht und Kollaps die Injektion von Flüssigkeiten direkt in die Blutgefäße zu versuchen. Die vermutlich erste dezidierte Empfehlung, Substanzen zur Wiederbelebung intravasal zu verabreichen, gab der Düsseldorfer Medizinalrat Johann Peter Brinckmann in dem im Jahr 1772 gedruckten „Beweis der Möglichkeit, dass einige Leute lebendig können begraben werden". Im Kapitel „Von den Mitteln, wodurch die unvollkommene Todte wiederum können belebet werden", schreibt er: „Wenn aber diese und die übrige noch anzuführende andere reitzende Mittel nicht helfen wollen den vermeintlich todten zu beleben, so würde ich ein Mittel vorschlagen, woran man m seinem eines Wissens in diesen Vorfällen noch nicht gedacht hat. Ich meyne nemlich, das Einspritzen von lauwarmem Wasser in eine dem Herzen nahe gelegene Blutader. Man könnte sich hiezu die Blutadern am Arm, oder vielleicht noch wohl besser die Drosselader erwählen."

Etwa zur gleichen Zeit erwähnte John Hunter die Möglichkeit eines intravasalen Therapieversuchs zur Wiederbelebung, wenn auch mit einiger Skepsis: „I have not mentioned injecting stimulating substances directly into the veins, though it might be supposed a proper expedient: because, in looking over my experiments on that subject, I found none where animal life received increase" (J. Hunter: „Proposals for the Recovery of People apparently drowned", 1776).

▶ **Injektionsspritze und -kanüle.** Mit Entwicklung der Injektionsspritze und -kanüle durch Pravaz und Wood um die Mitte des 19. Jh. wurde die intravasale Therapie zunehmend auch in die Reanimationskonzepte integriert. Die moderne Katecholamintherapie stand ab Beginn des 20. Jh. nach Isolierung des Adrenalins zur Verfügung.

1.6 Elektrische Maßnahmen

Erste Empfehlungen zum Einsatz elektrischer Maßnahmen bei einer Wiederbelebung finden sich in den 1770er-Jahren. In seiner „Anzeige der hauptsächlichsten Rettungsmittel derer, die auf plötzliche Unglücksfälle leblos geworden sind, oder in naher Lebensgefahr schweben" des Altonaer Arztes Philipp Gabriel Hensler schreibt dieser, man solle nach Versagen konventioneller Reanimationsmethoden „... die weitere Stärkung aber und die neue Belebung der erschlafften Nerven den Aerzten überlassen, die, vielleicht selbst den elektrischen Schlag nicht unnötig finden werden". Der bereits erwähnte John Hunter jedoch äußerte sich in seinen „Proposals" aus dem Jahr 1776 auch zur Elektrotherapie eher zurückhaltend: „How far electricity may be of service, I know not; but it may, however, be tried, when every other method has failed."

▶ **Elektroschock.** Aber bereits 12 Jahre später gelang es dem Engländer Charles Kite, ein 3-jähriges Kind nach einem Fenstersturz durch einen Elektroschock wiederzubeleben. Das Gerät, das er dazu verwendete, bestand aus einer Kleistschen oder Leidener Flasche als Stromquelle und 2 isolierten Handstücken, vergleichbar mit den Pad-

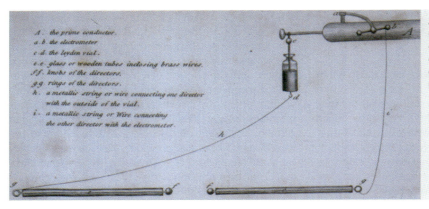

Abb. 1.8 Notfallmedizin. Tafel aus Charles Kite's „Essay on the recovery of the apparently dead", 1788. Mit diesem „Defibrillator" konnte Kite eine Reihe erfolgreicher Reanimationen durchführen.

deln eines modernen Defibrillators (▶ Abb. 1.8). Für Kite war die Elektrizität „… der stärkste Stimulus, über den wir verfügen. … sind wir nicht berechtigt anzunehmen, daß dieser den Herzschlag wieder herzustellen vermag, d.h. unseren großen Wunsch nach einer Wiederbelebung des Kreislaufs erfüllt?"

Konkreter im Bezug auf eine direkte elektrische Stimulation des Herzens äußerte sich wenige Jahre später der bereits früher erwähnte James Curry, der in seinen „Popular observations on apparent death" aus dem Jahr 1792 feststellte, dass „… bei der Beendigung des Lebens durch Sturz, Schlag oder Blitz beide Kammern des Herzens im selben Augenblick zu schlagen aufhören, sodass es möglich erscheint, ihre Kontraktionen zu erneuern, wenn es gelingt, ihre Sensibilität wiederherzustellen. Stimuli jedweder Art haben diese Eigenschaft, aber keiner in dem Ausmaß wie die Elektrizität."

▶ **Moderne elektrische Reanimation.** Dennoch blieb der Nutzen einer Beeinflussung der Herztätigkeit durch Elektrizität sowohl zur Defibrillation wie auch zur Rhythmustherapie bis zum Ende des 19. Jh. umstritten. Erst als im Jahr 1899 die experimentellen Erfahrungen von Joseph Priestley, der bereits mehr als 100 Jahre zuvor (1766), Tiere mit elektrischem Strom getötet hatte, ohne jedoch die Todesursache klären zu können, von Prevost und Batelli wieder aufgegriffen und experimentell überprüft wurden, begann die moderne Ära der elektrischen Reanimation.

Im Jahr 1947 berichteten Claude S. Beck und seine Mitarbeiter im JAMA über die erste erfolgreiche intrathorakale Defibrillation bei einem 14-jährigen Jungen („Der Patient erholte sich vollständig ohne erkennbaren neurologischen oder kardialen Restdefekt"). Schließlich berichteten im Jahr 1956 Zoll und Linnenthal über erfolgreiche externe Defibrillationen zur Beendigung von Kammerflimmern bei 4 Patienten, von denen allerdings 3 später verstarben.

Aus diesen Erfahrungen leitete Zoll die folgende Empfehlung: „When unexpected cardiac arrest occurs in the operating room, external electric stimulation and external electric defibrillation comprise a combined technique for cardiac resuscitation before recourse to the more formidable and dramatic procedure of cardiac massage."

Nahezu nahtlos schließen sich daran die Empfehlungen der „American Heart Association" aus den Jahren 1974 und 1980 zur Anwendung der Defibrillation an: „Die schnellstmögliche Anwendung der Defibrillation ist die Hauptdeterminante für das Überleben bei einem Kreislaufstillstand infolge Kammerflimmern. Deshalb sollte bei Patienten mit Kammerflimmern die Defibrillation immer zum frühestmöglichen Zeitpunkt durchgeführt werden."

Literatur

Weiterführende Literatur
[1] **Ahnefeld** FW, Brandt L, Safar P, Hrsg. Notfallmedizin – Historisches und Aktuelles. Fa. Laerdal: Eigenverlag; 1992
[2] **Brandt** L, Hrsg. Illustrierte Geschichte der Anästhesie. Stuttgart: Wissenschaftliche Verlagsgesellschaft; 1997

2 Ethische Aspekte

M. Mohr

2.1 Einleitung

Charakteristisch für den präklinischen notfallmedizinischen Einsatz sind Patienten mit plötzlich eingetretenen, oft vital bedrohlichen Gesundheitsstörungen, die unter Zeitdruck, bei unvollständigen Informationen sowie mit begrenzten diagnostischen und therapeutischen Mitteln versorgt werden müssen. Trotz dieser besonderen Erschwernisse unterliegt der Notfalleinsatz den gleichen ethischen Anforderungen wie jede andere medizinische Maßnahme. Wann treten ethische Konflikte auf und wie lassen sich diese lösen?

> **Merke**
>
> In der Notfallmedizin gibt es keine Sonderethik, nur besondere Bedingungen!

Zentrale medizinische Herausforderung in der Notfallmedizin ist der *Herz-Kreislauf-Stillstand*. Ethische Fragen sind hier von herausragender Bedeutung:
- Muss bei einem Kreislaufstillstand ausnahmslos mit Wiederbelebungsbemühungen begonnen werden?
- Darf von einer grundsätzlichen Zustimmung des Patienten ausgegangen werden?
- Sind solche Maßnahmen immer eine Hilfe zum Wohle des Patienten?
- Wann können solche Bemühungen nicht mehr zur gebotenen Reaktion zählen?

Das Vorgehen beim Herz-Kreislauf-Stillstand soll exemplarisch für Konfliktsituationen in der Notfallmedizin im Mittelpunkt der nachfolgenden ethischen Analyse stehen. An welchen Regeln und Grundsätzen kann sich der Notarzt orientieren? Wesentlich ist die Kenntnis der relevanten ethischen Grundsätze und möglicher Begründungsstrategien für die eigenen Entscheidungen.

> **Merke**
>
> Die Kenntnis ethischer Grundsätze befähigt zur qualifizierten und nachvollziehbaren Begründung (not)ärztlicher Entscheidungen in Konfliktsituationen.

2.2 Was bedeutet „Ethik"?

2.2.1 Terminologie

Die Begriffe „Moral" und „Ethik" werden oft synonym verwendet. „Moral" bezeichnet die Gesamtheit der in einer Gruppe oder Gesellschaft beachteten Regeln und dient der Charakterisierung eines positiven Handelns (Beckmann 1997 [3]). Was ist angemessen, sittlich richtig und moralisch positiv?

> **Merke**
>
> Ethik als philosophische Disziplin beschäftigt sich mit den Prinzipien und Normen von Moralkonzepten und analysiert diese auf ihre Begründungfunktion (Beckmann 1997 [3]).

Die ethische Reflexion soll in den Stand versetzen, moralisches Handeln im Einzelfall zu begründen. Welche theoretischen Grundlagen stehen hinter dem, was als moralisch gut oder angemessen verstanden wird? Nun muss man zunächst nicht unbedingt ein Fachmann für Ethik sein, um moralisch korrekt zu handeln. Dies kann im Einzelfall durchaus auch auf der Grundlage von Erfahrung und Intuition geschehen, unter Orientierung an den Sitten und der Sittlichkeit einer Gesellschaft. Die Fragen in der Ethik lauten: Aufgrund welcher Grundsätze und Regeln ist eine bestimmte Handlung moralisch geboten? Die ethische Analyse führt eine Einzelfallentscheidung zurück auf die zugrundeliegenden allgemeinen Normen und Prinzipien. Ethische Kompetenz befähigt dazu, die dem eigenen moralisch korrekten Handeln zugrundeliegenden Normen und Prinzipien zu kennen und neu anzuwenden (Beckmann 1997 [3]).

> **Merke**
>
> Moral muss man besitzen, Ethik muss man kennen.

2.2.2 Ethische Theorien

Welche Normenkonstellation oder welches theoretische Konzept soll als Begründung für moralisch angemessenes Handeln herangezogen werden? Ist eine Handlung moralisch richtig, weil sie beispielsweise pflichtgemäß erfolgt, weil sie das beste Ergebnis hervorbringt oder weil sie in angemessener Haltung des Handelnden vorgenommen wird? Gängige ethische Begründungstheorien befassen sich mit diesen Fragen:

- Orientiert sich das Handeln an bestimmten moralischen Vorgaben oder Pflichten (Deontologie)?
- Welche moralische Qualität weisen die Folgen der Handlung auf, etwa im Sinne einer Nutzenmaximierung (Utilitarismus)?
- Sind Haltung und Einstellung des Handelnden moralisch angemessen (Tugendethik)?

Solche Begründungstheorien sind abhängig von persönlichen Überzeugungen und werden beeinflusst von religiösen oder ideologischen Einschätzungen.

2.2.3 Begründungshierarchie

An der Schnittstelle von Philosophie und Medizin haben die beiden amerikanischen Philosophen Beauchamp und Childress ein Modell zur ethischen Begründungshierarchie entwickelt, das auf 4 Ebenen basiert und entscheidende Vorteile aufweist. Es ist einfach und schnell zu verstehen und die persönlich, also beispielsweise weltanschaulich geprägte Auseinandersetzung über die Frage, welche ethische Theorie die bessere ist, tritt deutlich in den Hintergrund (Beauchamp u. Childress 2009).

Merke

Die 4 Ebenen der ethischen Begründungshierarchie (Beauchamp u. Childress 2009 [2]):
- ethische Theorien,
- Prinzipien,
- Regeln und Pflichten,
- Entscheidungen und Handlungen.

Praxistipp

Bei der Herz-Lungen-Wiederbelebung ist die ethische Begründungshierarchie von unten nach oben zu lesen (▶ Abb. 2.1; Beauchamp u. Childress 2009 [2]). Der Reanimationsversuch ist eine medizinische (Be)Handlung. Ausgehend von der Erkenntnis bzw. Diagnose, dass ein Kreislaufstillstand vorliegt, wird die Entscheidung zur Reanimation getroffen (unterste Ebene). Als Rechtfertigung dient die Regel, dass der Mensch grundsätzlich leben will und das Recht hat, zu überleben. Zusätzlich greifen die allgemeine Hilfeleistungspflicht und die Garantenstellung der professionellen Helfer (nächsthöhere Ebene der Regeln und Pflichten). Solche Regeln und Pflichten beruhen auf ethischen Prinzipien wie der Respektierung des Patientenwunsches (Autonomie) oder des Nutzens und der Schadensabwendung (Ebene der Prinzipien).

Regeln und Pflichten haben einen engeren Bezug zum Kontext, Prinzipien dagegen einen grundsätzlichen Charakter und dienen zur Begründung der Regeln und Pflichten. Ethische Theorien bilden den ideologischen Überbau, können im Einzelfall zur Rechtfertigung der Prinzipien herangezogen werden, sind aber nicht zwingend in die ethische Begründung des Handelns einzubeziehen (Beauchamp u. Childress 2009 [2]).

2.2.4 Vier ethische Prinzipien

Kernstück der Begründungshierarchie ist die Ebene der Prinzipien. Ausgehend von unterschiedlichen ethischen Theorien und persönlichen Überzeugungen ist es durchaus möglich, sich übereinstimmend auf allgemeine Prinzipien zu verständigen, an denen sich moralisch angemessenes Handeln orientieren kann (Beauchamp u. Childress 2009 [2]):

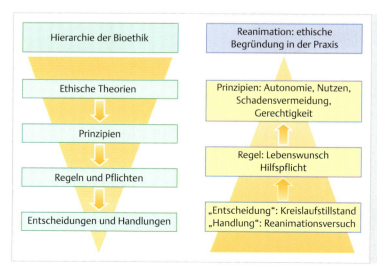

Abb. 2.1 Begründungshierarchie in der Bioethik (links) und die ethische Begründung medizinischen Handelns in der Praxis am Beispiel der Reanimation (rechts): Rückführung von Entscheidung und Handlung auf allgemeine ethische Prinzipien, ohne Rückgriff auf in der Regel kontroverse ethische Theorien.

Merke

4 Prinzipien als Grundlage ethisch begründeten Handelns (Beauchamp u. Childress 2009 [2]):
- das Prinzip des Respekts vor der Autonomie,
- das Prinzip der Schadensvermeidung,
- das Prinzip des Nutzens,
- das Prinzip der Gerechtigkeit.

Autonomie

Dem Prinzip des Respekts vor der Autonomie entspricht das Recht auf Selbstbestimmung und die Achtung vor der freien Willensäußerung des Patienten. Einzig der Patient hat das Recht, festzulegen, was in seinem Interesse ist. Das Patientenwohl orientiert sich nicht an der Vorstellung des Arztes oder der Gesellschaft, sondern einzig am Interesse des Patienten (Beckmann 1997 [3]).

Die gesellschaftliche Diskussion in der jüngeren Vergangenheit etwa zur Bedeutung von Patientenverfügungen lässt erkennen, dass sich innerhalb der 4 Prinzipien eine Rangfolge entwickelt hat. War die Arzt-Patienten-Beziehung vormals stark von einem paternalistischen Vorgehen geprägt, im Sinne einer ärztlichen Entscheidungs- und Verantwortungsübernahme für den Patienten, so hat sich mittlerweile das Selbstbestimmungsrecht des Patienten als vorrangiges Prinzip etabliert. Dies spiegelt sich auch in der höchstrichterlichen Rechtsprechung wieder: An oberster Stelle steht die Autonomie des Individuums (BGH 2003 [6]).

Merke

Der Respekt vor der Autonomie des Patienten ist das führende Prinzip bei der Entscheidungsfindung in der Medizin, auch in der Notfallmedizin!

Schadensvermeidung

Dem Prinzip der Schadensvermeidung entspricht das alte „*primum nihil nocere*". Durch die ärztliche Heilkunst darf dem Patienten kein zusätzliches Leid zugefügt werden.

Nutzen

Das Prinzip des Nutzens findet sich schon in den Regeln „*bonum facere*" und „*salus aegroti suprema lex est*". Die Medizin soll dem Patienten helfen und sein Wohlbefinden fördern.

Beide Prinzipien finden sich bereits im Eid des Hippokrates: „In welches Haus ich auch immer eintrete, werde ich es tun zum Wohle des Kranken" sowie „Und ich will mich enthalten von allem, was gefährlich oder schädlich ist. Ich werde keine tödliche Arznei irgendjemand geben, auch nicht, wenn er darum bittet, noch werde ich einen solchen Rat dazu geben" (Kleeberg 1979 [13], S. 14 f.).

Gerechtigkeit

Das Prinzip der Gerechtigkeit beinhaltet einen gerechten und fairen Umgang mit dem Patienten und den zur Verfügung stehenden Ressourcen. Ärztliches Handeln erfolgt unabhängig vom Ansehen der Person unter gerechter Verteilung der Mittel.

2.3 Konkretisierung in der Praxis

2.3.1 Aufklärung und Einwilligung

Voraussetzung für die Behandlung eines entscheidungsfähigen Patienten sind seine Aufklärung und Einwilligung. Der Arzt informiert über die geplanten Maßnahmen, weist auf alternative Verfahren hin und klärt über Nutzen und Risiken der einzelnen Vorgehensweisen auf. Der bewusstseinsklare, in seiner Urteilsfähigkeit nicht eingeschränkte Patient entscheidet sich frei und unbeeinflusst für eine der möglichen Alternativen. Der hier in seiner idealen Form dargestellte Prozess wird auch als *Informed Consent* bezeichnet. Die Arzt-Patienten-Beziehung zeichnet sich durch beidseitige Mitwirkung, erfolgreiche Kommunikation, gegenseitigen Respekt und eine gemeinsame Entscheidungsfindung aus (Jonsen et al. 2006 [12]).

Praxistipp

Auch in der Notfallmedizin gilt zunächst das Selbstbestimmungsrecht des Patienten und als Voraussetzung für eine medizinische Behandlung die allgemeine Verpflichtung zur Aufklärung und zum Einholen seiner Einwilligung.

In einer plötzlichen Notsituation mit infolge der akuten gesundheitlichen Bedrohung eingeschränkter Entscheidungsfähigkeit tritt diese Verpflichtung oftmals zurück. Der Patient kann nicht über Rechte und Pflichten aufgeklärt werden, er kann nicht einwilligen. Doch führt der Bewusstseinsverlust auch zum Autonomieverlust? Aus philosophischer Sicht kann der Mensch seine Autonomie und damit auch seine Würde nicht verlieren. Autonomie als Verfasstheit ist zu unterscheiden von der Selbstbestimmung, die abhängig ist von der Daseinsform: Durch Bewusstlosigkeit eingeschränkt ist nicht die essenzielle Seite der menschlichen Autonomie, sondern lediglich die funktionale (Beckmann 1997 [3]).

Ethische Aspekte

> **Merke**
>
> Ist der Patientenwille notfallbedingt nicht eindeutig zu erkennen, so greifen die nachgeordneten Prinzipien der Schadensabwendung und des Nutzens. Es gilt die grundsätzliche Vorgabe: im Zweifel für das Leben.

2.3.2 Patientenverfügungen

Eine Patientenverfügung ist eine schriftliche Festlegung eines einwilligungsfähigen Volljährigen für den Fall seiner Einwilligungsunfähigkeit, ob er in bestimmte, zum Zeitpunkt der Festlegung noch nicht unmittelbar bevorstehende Untersuchungen seines Gesundheitszustands, Heilbehandlungen oder ärztliche Eingriffe einwilligt oder sie untersagt. So lautet die Definition im 3. Gesetz zur Änderung des Betreuungsrechts von 2009, kurz auch „Patientenverfügungsgesetz" genannt (Bundesgesetzblatt 2009: www.bgbl.de). Die Abfassung einer Patientenverfügung ist Ausdruck des Selbstbestimmungsrechts. In den „Empfehlungen der Bundesärztekammer und der Zentralen Ethikkommission bei der Bundesärztekammer zum Umgang mit Vorsorgevollmacht und Patientenverfügung in der ärztlichen Praxis" wird die Auffassung unterstrichen, dass eine eindeutige Patientenverfügung den Arzt direkt bindet (Bundesärztekammer 2010[4]).

> **Merke**
>
> Die Umstände des präklinischen Notfalleinsatzes mit der Verpflichtung zum unverzüglichen Handeln erschweren die Berücksichtigung von Patientenverfügungen. Zusätzlich wird der Notarzt in seiner Entscheidungsfindung durch mangelnde Informationen zum Patientenwillen eingeschränkt.

▶ **Handeln in Notsituationen.** Die Bundesärztekammer betont in ihren Empfehlungen, dass in Notsituationen, in denen der Wille des Patienten nicht bekannt ist und für die Ermittlung individueller Umstände keine Zeit bleibt, die medizinisch indizierte Behandlung einzuleiten ist, die im Zweifel auf die Erhaltung des Lebens gerichtet ist. Der Arzt darf davon ausgehen, dass es dem mutmaßlichen Willen des Patienten entspricht, den ärztlich indizierten Maßnahmen zuzustimmen (Bundesärztekammer 2010[4]). Im weiteren Verlauf müssen Entscheidungen, die im Rahmen einer Notfallsituation primär getroffen wurden, daraufhin überprüft werden, ob sie noch indiziert und vom Patientenwillen getragen werden. Diese Überprüfung kann im Einzelfall einen sekundären Therapieabbruch zur Folge haben.

Notärzte mit Erfahrungen im Umgang mit Patientenverfügungen in einer präklinischen Notfallsituation halten diese grundsätzlich für hilfreich, doch geben sie an, auch bei Vorliegen einer Verfügung die Entscheidungen in Abhängigkeit von den weiteren Umständen des Einsatzes (Notfallbedingungen, Grunderkrankung, Prognose) zu treffen (Gerth et al. 2005[9]).

> **Praxistipp**
>
> Als Ausdruck des autonomen Patientenwillens haben Patientenverfügungen Bindungswirkung, obwohl es für ihr unbedingtes Wirksamwerden in der Reanimationssituation derzeit noch an verlässlichen Mechanismen fehlt, mit denen ihre handlungsleitende Gültigkeit in der Kürze der zur Verfügung stehenden Zeit sicher eingeschätzt werden könnte (Deutscher Beirat 2004[7], 107f). Daher gilt der Grundsatz: im Zweifel für das Leben, also mit Wiederbelebungsbemühungen beginnen.

Spezielle Notfallverfügungen in einheitlicher und kurzer Form mit klaren Aussagen zu notfallmedizinisch relevanten Fragen wie der Ablehnung eines kardiopulmonalen Reanimationsversuchs könnten die Berücksichtigung des Patientenwillens in einer Notfallsituation erleichtern (Gerth et al. 2009[10]).

2.3.3 Suizid

Dem Suizid liegen oftmals krankhafte psychische Störungen (beispielsweise Depressionen, Schizophrenien oder chronischer Alkoholismus) oder eine situative Verzweiflung zugrunde. Eine genaue Klärung der ursächlichen Zusammenhänge ist bei einem Notfalleinsatz kaum möglich.

> **Praxistipp**
>
> Ausgehend von der Überlegung, dass einem Suizidversuch eine therapierbare Ursache zugrunde liegen kann, ergibt sich zunächst die grundsätzliche ethische Verpflichtung zur Lebenserhaltung und Schadensabwendung und für den Rettungsdienst die Indikation zur Intervention und Lebensrettung.

Findet die Hilfspflicht bei einem Suizidversuch ihre Grenze am Selbstbestimmungsrecht des Betroffenen? Im Einzelfall können etwa eine unheilbare Erkrankung und der absehbare Tod zu der Entscheidung der Selbsttötung geführt haben, d.h., dem Handeln liegt ein freier, nach ernsthafter Abwägung getroffener Entschluss zugrunde („Bilanzsuizid"). Aus Respekt vor der Selbstbestimmung und dem Wunsch des Patienten könnte ein solch bedachtes Vorgehen ethisch akzeptabel sein. Ein Verzicht auf rettendes Eingreifen ist aber umstritten, sowohl aus religiöser als auch aus juristischer Sicht (Nationaler Ethikrat 2006[14]). In der Regel ist für das Rettungsteam in der Akutsituation des Suizidversuchs eine Überprüfung der Hintergründe nicht möglich und daher Hilfe indiziert.

Die Grenzen einer Patientenverfügung als Instrument zur Ermittlung des Patientenwillens in einer Notfallsituation sind auch bei einem Suizidversuch gegeben und es greifen wieder die bereits oben zitierten Empfehlungen der Bundesärztekammer, dass in Notfallsituationen unverzüglich die indizierten Maßnahmen einzuleiten sind. Dieses Vorgehen wird auch in den aktualisierten Grundsätzen zur ärztlichen Sterbebegleitung empfohlen (Bundesärztekammer 2011[5]).

2.3.4 Versorgungsengpässe/Katastrophenmedizin

Notfallmedizinische Ressourcen müssen zunächst in vergleichbarem Maße jedem Notfallpatienten zur Verfügung stehen. Doch auch die Notfallmedizin hat ökonomische Rahmenbedingungen. Bei einem Einsatz muss immer geprüft werden, wieweit es vertretbar ist, dass Einsatzkräfte und Material bei einem Patienten gebunden werden und so möglicherweise zur Hilfe für einen anderen nicht mehr verfügbar sind.

Entscheidungen im Umgang mit Versorgungsengpässen gehören in vielen Bereichen der Medizin zur Routine (Intensivbetten, Notfallpatienten im Nachtdienst). Der Massenanfall von Verletzten, etwa bei einem Großschadensfall, kann aufgrund begrenzter Ressourcen schon bei der Sichtung die Festlegung einer Versorgungsreihenfolge („Priorisierung") bis hin zum Versorgungsausschluss („Triage") erforderlich machen.

> **Praxistipp**
>
> Im Großschadens- oder Katastrophenfall wird sich die Festlegung der Reihenfolge der Patientenversorgung („Triage") an der individuellen Behandlungsnotwendigkeit orientieren: Lebensrettung geht vor Leidenslinderung.

Mögliche Strategien können das Vorgehen nach dem Zufallsprinzip oder in chronologischer Abfolge sein: auf eine aktive Auswahl wird verzichtet, die Reihenfolge der medizinischen Versorgung ist rein zufällig bzw. in Abhängigkeit von dem zeitlichen Zugriff auf den Patienten (Illhardt 2001[11]).

2.4 ERC-Richtlinien

2.4.1 Grundlagen

Die 2010 aktualisierten Empfehlungen des European Resuscitation Councils (ERC) zur Ethik der Reanimation und Entscheidungen am Lebensende beziehen sich auf die genannten 4 grundlegenden ethischen Prinzipien (ERC 2010, zitiert nach Bahr 2010[1]):

- Es dürfen keine paternalistischen Entscheidungen über den Kopf des autonomen Patienten hinweg getroffen werden, obwohl die Berücksichtigung der Autonomie im Notfall häufig schwierig sein kann.
- Die Verpflichtung, zum Wohl des Patienten zu handeln, wird bei einem Kreislaufstillstand im Allgemeinen bedeuten, eine Reanimation zu versuchen.
- Bei aussichtslosen Fällen kann es aber auch darum gehen, weiteres Leid und Schaden durch den Verzicht auf Wiederbelebungsbemühungen zu vermeiden.
- Gerechtigkeit bedeutet besonders die gerechte Verteilung der Ressourcen, damit in einer medizinischen Notlage allen in gleicher Weise geholfen werden kann.

Als ergänzende ethische Elemente werden die Berücksichtigung der Würde des Patienten und ein aufrichtiger Umgang genannt.

Die Leitlinien betonen die international zunehmende Bedeutung von Vorausverfügungen hinsichtlich einer Therapiebegrenzung am Lebensende, mit unterschiedlicher gesetzlicher Bindungswirkung. Verwiesen wird aber auch auf die Unsicherheiten, die bei der Einschätzung von Patientenverfügungen in einer Reanimationssituation entstehen können: Der Lebenswille wird unterschätzt, die Verfügung bezieht sich eher auf das Endstadium einer chronischen Erkrankung und nicht auf den plötzlichen Herztod. Ferner können Patienten unter veränderten Bedingungen ihre Meinung ändern.

2.4.2 Verzicht auf Reanimationsversuche

Bisher gibt es keine validen Instrumente zur Prognosestellung bei einem Kreislaustillstand, um ein schlechtes Outcome mit hoher Sicherheit voraussagen zu können. Der Wert von Prädiktoren für eine fehlende Überlebenschance ist begrenzt. Entscheidungen zum Therapieverzicht bewegen sich immer in einer Grauzone. Daher ist es unvermeidlich, dass Wertungen getroffen werden müssen. Sinnlos sind Wiederbelebungsmaßnahmen, wenn kein Nutzen im Sinne einer Lebensverlängerung mit akzeptabler Qualität zu erwarten ist (Bahr 2010[1]).

> **Praxistipp**
>
> Es gibt keinen ethischen Unterschied zwischen einem primären Verzicht auf einen Reanimationsversuch und einem sekundären Abbruch.

Bei einem plötzlichen Kreislaufstillstand in einer präklinischen Situation ohne weitere Informationen wird man zunächst mit Wiederbelebungsmaßnahmen beginnen und erst danach Zeit finden, Fragen zu stellen. Spätere Erkenntnisse können das Einstellen der Bemühungen rechtfertigen.

2.4.3 Abbruch von Reanimationsversuchen

Wiederbelebungsversuche bleiben in der großen Mehrzahl erfolglos. Die Entscheidung, die Bemühungen einzustellen, basiert in der Regel auf dem fehlenden Ansprechen auf die Maßnahmen. Letztlich muss jedoch jeder Fall individuell beurteilt werden. Hilfreich ist es, wenn in standardisierten Anweisungen definiert wird, wer die schwere Entscheidung zu treffen hat, auf Reanimationsbemühungen zu verzichten oder diese zu beenden.

Praxistipp

Bei der Entscheidung über einen Abbruch sind darüber hinaus folgende Punkte zu berücksichtigen:
- Eine Asystolie dauert trotz regelrechten Einsatzes erweiterter Wiederbelebungsbemühungen länger als 20 min und dem Geschehen liegt keine reversible Ursache zugrunde.
- Prüfung jeder Entscheidung im Einzelfall, besondere Bedingungen erfordern spezifische Entscheidungen (Ertrinken, Hypothermie etc.).
- Fortsetzung der Reanimationsbemühungen bei persistierendem Kammerflimmern.
- Ein Kind stellt eine Sondersituation dar.
- Zusätzliche Informationen (Patientenverfügung) können den Abbruch rechtfertigen.

Kernaussagen

Einleitung
Die Kenntnis ethischer Grundsätze soll zu einer nachvollziehbaren ethischen Begründung des Handelns führen.

Was bedeutet „Ethik"?
Ethik als philosophische Disziplin analysiert Prinzipien und Normen von Moralkonzepten. Die ethische Begründungshierarchie (Beauchamp & Childress 2009 [2]) umfasst 4 Ebenen: ethische Theorien, Prinzipien, Regeln und Pflichten sowie Entscheidungen und Handlungen. Kernstück der Begründungshierarchie sind 4 Prinzipien: Respekt vor der Autonomie des Patienten, Schadensvermeidung, Nutzen und Gerechtigkeit. Der Respekt vor der Autonomie des Patienten ist das führende Prinzip bei der ärztlichen Entscheidungsfindung.

Konkretisierung in der Praxis
In der Notfallmedizin gibt es keine Sonderethik, nur besondere Bedingungen. Auch hier gilt zunächst das Selbstbestimmungsrecht des Patienten und als Voraussetzung für eine medizinische Behandlung seine Aufklärung und Einwilligung. Ist der Patientenwille nicht eindeutig zu erkennen, so greifen die nachgeordneten Prinzipien der Schadensabwendung und des Nutzens. Es gilt die grundsätzliche Vorgabe: im Zweifel für das Leben.

Als Ausdruck des autonomen Patientenwillens haben Patientenverfügungen Bindungswirkung. Die Umstände des Rettungseinsatzes mit der Verpflichtung zum unverzüglichen Handeln erschweren aber die Berücksichtigung. Oftmals muss zunächst gehandelt werden, Fragen werden später gestellt.

Bei einem Suizidversuch sind zunächst Hilfsmaßnahmen zur Lebenserhaltung indiziert, eine Prüfung der Hintergründe ist unter Notfallbedingungen kaum möglich. Im Großschadens- oder Katastrophenfall wird sich die Versorgung an der individuellen Behandlungsnotwendigkeit orientieren: Lebensrettung geht vor Leidenslinderung (Triage).

ERC-Richtlinien
Die Empfehlungen beziehen sich auf die genannten 4 Prinzipien.

Es gibt keinen ethischen Unterschied zwischen einem primären Therapieverzicht und einem sekundären Therapieabbruch.

Verzicht auf Reanimationsbemühungen:
- es gibt klare Hinweise, dass der Versuch aussichtslos ist,
- der Versuch steht den ausdrücklichen Wünschen des Patienten entgegen.

Abbruch von Reanimationsbemühungen:
- Asystolie > 20 min trotz Wiederbelebungsbemühungen; keine reversible Ursache,
- Prüfung im Einzelfall ist erfolgt,
- zusätzliche Informationen (Patientenverfügung) können den Abbruch rechtfertigen,
- *cave:* Kind ist Sondersituation.

Literatur

Referenzen
[1] **Bahr** J. Ethik der Reanimation und Entscheidungen am Lebensende. Übersetzung der Sektion 10 der Leitlinien zur Reanimation 2010 des European Resuscitation Council. Notfall Rettungsmed 2010; 13: 727–744
[2] **Beauchamp** TL, Childress JF. Principles of Biomedical Ethics. 6th ed. New York: Oxford University Press; 2009
[3] **Beckmann** JP. Zur Frage der ethischen Legitimation von Handeln und Unterlassen angesichts des Todes. In: Mohr M, Kettler D, Hrsg. Ethik in der Notfallmedizin: Präklinische Herz-Lungen-Wiederbelebung. Berlin: Springer; 1997: 57–67
[4] **Bundesärztekammer.** Empfehlungen der Bundesärztekammer und der Zentralen Ethikkommission bei der Bundesärztekammer zum Umgang mit Vorsorgevollmacht und Patientenverfügung in der ärztlichen Praxis. Dtsch Ärztebl 2010; 107: A877–882
[5] **Bundesärztekammer.** Grundsätze der Bundesärztekammer zur ärztlichen Sterbebegleitung. Dtsch Ärztebl 2011; 108: A346–348
[6] **Bundesgerichtshof** (BGH). Mitteilung der Pressestelle Nr. 52/2003. Im Internet: www.bundesgerichtshof.de; Stand: 10.08.2011
[7] **Deutscher Beirat für Erste Hilfe und Wiederbelebung.** Reanimation – Empfehlungen für die Wiederbelebung. Hrsg. von der Bundesärztekammer. 3. Aufl. Köln: Deutscher Ärzte-Verlag; 2004: 107–109
[8] **European Resuscitation Council.** Guidelines for Resuscitation 2010 Section 10. The ethics of resuscitation and end-of-life decisions. Resuscitation 2010; 81: 1445–1451

[9] **Gerth** MA, Kettler D, Mohr M. Patientenverfügungen in der präklinischen Notfallmedizin – eine Befragung von Notärzten. Anasthesiol Intensivmed Notfallmed Schmerzther 2005; 40: 743–749

[10] **Gerth** MA, Mohr M, Buggenhagen H et al. Brauchen wir eine spezielle Notfallverfügung? – Ergebnisse einer Pilotbefragung. Der Notarzt 2009; 25: 189–193

[11] **Illhardt** FJ. Die Triage – ein Stachel im medizinischen Ethos der Entscheidungen. Zeitschr med Ethik 2001; 47: 193–199

[12] **Jonsen** AR, Siegler M, Winslade WJ. Klinische Ethik. 5. Aufl. Köln: Deutscher Ärzte-Verlag; 2006

[13] **Kleeberg** J. Eide und Bekenntnisse in der Medizin. München: S. Karger 1979; 14–15

[14] **Nationaler Ethikrat.** Selbstbestimmung und Fürsorge am Lebensende. 13. Juli 2006. Im Internet: www.ethikrat.org; Stand: 10.08.2011

Teil II

Allgemeine Notfallmedizin

3 Notfallmedizinische Begriffsdefinitionen

P. Sefrin

3.1 Notfall und Akutfall

Durch die Tatsache, dass zur Versorgung von vermeintlichen oder echten Notfällen verschiedene Versorgungssysteme zum Einsatz kommen, werden die damit im Zusammenhang verwendeten Begrifflichkeiten häufig verwechselt oder durcheinandergeworfen. Aus diesem Grunde erscheint eine klare Abgrenzung differenter Situationen und Zuständigkeiten erforderlich.

Begriffe aus dem Bereich der Notfallmedizin sind in der Deutschen Industrienorm (DIN 13050, Stand 2008) unter der Überschrift „Rettungswesen – Begriffe" definiert. Unabhängig davon haben sich allerdings inzwischen Definitionen etabliert, die sich im täglichen Umgang eingebürgert haben.

3.1.1 Notfall

Um sich der Notfallmedizin als speziellen Teilbereich der Medizin zu nähern, muss zunächst der Notfall definiert werden.

> **Definition**
>
> Ein Notfall ist ein plötzlich eingetretenes Ereignis, das eine unmittelbar Gefahr für Leben und Gesundheit des Patienten bedeutet. Die vitalen Funktionen sind durch Verletzung oder akute Erkrankung bedroht, gestört oder ausgefallen. (Gemäß DIN 13050: Ein Notfall ist ein Ereignis, das unverzüglich Maßnahmen der Notfallrettung erfordert.)

Es handelt sich bei einem Notfall im medizinischen Sinne somit um Patienten, bei denen vordergründig eine Veränderung der Funktionen Bewusstsein, Atmung und Kreislauf vorliegt.

Die Bundesärztekammer unterscheidet grundsätzlich 2 Systeme für die medizinische Versorgung von Akut- und Notfällen. Die niedergelassenen Ärzte gewährleisten gemäß SGB V im Zuge des Sicherstellungsauftrags die Gesamtversorgung von Patienten innerhalb und außerhalb der Sprechstundenzeiten und versorgen die nicht unmittelbar lebensbedrohlich erscheinenden Krankheitsfälle. Für die vital bedrohlichen Notfälle im Rahmen des Rettungsdienstes ist die notärztliche Versorgung vorgegeben, für die in den Rettungsdienstgesetzen der Länder ein Zustand festgeschrieben ist, bei dem ohne sofortige Hilfeleistung erhebliche gesundheitliche Schäden zu befürchten sind.

3.1.2 Akutfall

Der Akutfall der Bundesärztekammer wird auch synonym als *Notfallsituation* bezeichnet.

> **Definition**
>
> Eine Notfallsituation ist ein plötzlich eintretender Zustand, der mit einer akuten Bedrohung oder dem Gefühl einer solchen einhergeht, ohne dass eine gegenwärtige Bedrohung vorliegt.

Es handelt sich damit um ein akut entstehendes, lokalisiertes pathologisches Geschehen, allerdings verbunden mit der Gefahr zusätzlicher örtlicher oder allgemeiner Schädigungen. Medizinisch kann es sich um einen akut entstandenen Schaden, aber auch um eine Aggravierung oder Dekompensation eines chronischen Leidens handeln, das z. B. mit heftigen Schmerzen verbunden ist.

Die Abgrenzung des lebensbedrohlichen Notfalls von der akuten Notfallsituation (ohne vitale Bedrohung) aufgrund dessen der Patient außerhalb der Sprechstunde ärztliche Hilfe sucht, erfolgt nach dem vorherrschenden Symptom. Im Bereich des vertragsärztlichen Notfall- bzw. Bereitschaftsdienstes liegt es im Ermessen des Patienten oder seiner Angehörigen, was als Notfall eingestuft wird. Der Ausschluss eines Notfalls kann nur nach persönlicher Inaugenscheinnahme durch den Arzt erfolgen.

3.2 Notfallmedizin

Die Versorgung von Notfällen und Notfallsituationen (Akutfällen) erfolgt mit Mitteln und Möglichkeiten der Notfallmedizin. Die Notfallmedizin ist wesentlicher Bestandteil der notärztlichen Tätigkeit im präklinischen Bereich – auch als Rettungsmedizin bezeichnet. Notfallmedizin im präklinischen Bereich ist die Versorgung eines breiten Spektrums von Notfällen, die mit einer begrenzten Ausstattung an Geräten und Medikamenten, eingeschränkten diagnostischen Möglichkeiten und eingeschränkter personeller Assistenz unter besonderen psychologischen Bedingen zu bewältigen ist. Im europäischen Bereich wird der Begriff der „Akutmedizin" gleichbedeutend verwendet. Zunehmend wird auch die Erstversorgung von Notfallpatienten in der Notaufnahme als „klinische Notfallmedizin" bezeichnet.

3.2 Notfallmedizin

> **Definition**
>
> Notfallmedizin umfasst die Erkennung und sachgerechte Behandlung drohender oder eingetretener medizinischer Notfälle, die Wiederherstellung und Aufrechterhaltung der vitalen Funktionen sowie die Wiederherstellung und Aufrechterhaltung der Transportfähigkeit.

Hieraus wird andererseits ersichtlich, dass die notfallmedizinische Versorgung obligater Bestandteil des gesetzlich geregelten, medizinischen Gesamtversorgungskonzepts ist.

> **Definition**
>
> Dem entspricht auch die Definition der Notfallmedizin in der DIN 13050: Notfallmedizin umfasst die Erkennung und sachgerechte Behandlung drohender oder eingetretener medizinischer Notfälle, die Wiederherstellung und Aufrechterhaltung der vitalen Funktionen.

▶ **Tätigkeitsbereich der Notfallmedizin.** Die Notfallmedizin umfasst heute sowohl den präklinischen wie klinischen Bereich. Inzwischen ist neben der Tätigkeit im Bereich des Rettungsdienstes das Arbeitsfeld der *klinischen Notaufnahme* hinzugekommen, nachdem sich im klinischen Bereich ein Wandel vollzogen hat. Im klinischen Bereich konzentriert sich die Notfallmedizin auf die *Akutversorgung* vital bedrohter oder gestörter Patienten (Notfallpatienten), wobei die materielle und personelle Beschränkung nicht im gleichen Maße wie in der Präklinik greift. Eine Unterscheidung zwischen allgemeiner und spezieller Notfallmedizin ist durch die durchzuführenden Maßnahmen definiert, wobei die allgemeinen Maßnahmen sich vornehmlich am vordergründigen Symptom orientieren, während die speziellen Maßnahmen auf die Notfalldiagnose ausgerichtet sind. Die allgemeine Notfallmedizin versorgt den Patienten, bis ein definierter, spezifischer Behandlungsweg eingeschlagen werden kann.

Die klinische Notfallmedizin umfasst die Sichtung (= Ersteinschätzung der Behandlungsdringlichkeit), die Diagnostik und die zeitsensitive Therapie mit Übernahme des Patienten in definierte Behandlungspfade.

▶ **Transport von Intensivpatienten.** Eine Mittelstellung zwischen Präklinik und einem speziellen klinischen Bereich nimmt die Versorgung im Rahmen des Transports von Intensivpatienten ein. Der Intensivtransport mit gesonderten Rettungsdienstfahrzeugen ist ein Sekundärtransport zur Beförderung eines intensivmedizinisch überwachungs- und behandlungspflichtigen Patienten, bei dem Notarzt und Rettungspersonal mit besonderer intensivmedizinischer Qualifikation erforderlich sind (DIN 13050).

▶ **Versorgung der Vitalfunktionen.** Der präklinische und der klinische Bereich in der Notaufnahme haben die interdisziplinäre Sichtweise und die Konzentration auf die Versorgung der Vitalfunktionen gemeinsam. Dabei muss auf die diagnostischen, logistischen und therapeutischen Verfahrensweisen der jeweiligen Fachdisziplin zurückgegriffen werden, nachdem die auf einer Verdachtsdiagnose beruhende symptombezogene Vorgehensweise im Vordergrund steht. Trotz dieser Gemeinsamkeiten gibt es für den Notfallmediziner situations- und organisationsbedingt zwischen der Präklinik und der Klinik erhebliche Unterschiede. Während dem Notfallmediziner in der Notaufnahme neben routiniertem Assistenzpersonal eine Reihe von aussagekräftigen diagnostischen Hilfsmitteln zur Verfügung stehen, muss in der Präklinik organisationsbedingt darauf verzichtet werden. Basis der dringlichen therapeutischen Entscheidungen sind neben der persönlichen Erfahrung und Routine einfache Hilfsmittel wie Notfall-EKG oder Pulsoxymetrie.

▶ **Aufgaben der Notfallmedizin.** Die Bundesärztekammer definiert in ihrem gesundheitspolitischen Programm aus dem Jahre 1994 die Notfallmedizin als eine schnell zu leistende präklinische Medizin zur Abwendung unmittelbarer Lebensgefahr oder zur Verhinderung schwerer gesundheitlicher Schäden mit den Mitteln der Intensivmedizin direkt am Notfallort.

Die Notfallmedizin besitzt heute nicht mehr den Charakter eines improvisierenden Handelns, sondern hat die Ebene einer fortgeschrittenen, auf die besonderen Verhältnisse der Präklinik und Klinik adaptierten medizinischen Disziplin erreicht. Gerade für die Akutphase verschiedener Krankheitsbilder gibt es neue Erkenntnisse, die für die Primärtherapie von Bedeutung sind. Gelingt es durch die notfallmedizinische Intervention, eine isolierte Störung zu beseitigen, ist damit zunächst auch die Gefahr der Ausdehnung auf andere Organe und Funktionen gebannt. Im Rahmen der Erstversorgung lassen sich die Ursachen einer Lebensbedrohung jedoch meist nicht oder nicht vollständig beseitigen, sodass hier vielfach nur eine präklinische, symptomatische Intensivtherapie eingeleitet werden kann.

▶ **Ärztliche Notfallversorgung.** Aufgrund der zeitlichen Dringlichkeit und der Komplexität der Schäden wurde die Erstversorgung von Notfallpatienten, v.a. außerhalb der Klinik, zunehmend zu einer Aufgabe von Ärzten. In einem Urteil des Bundesgerichtshofs aus dem Jahre 1992 (III / ZR1978 / 91) wird Sozialversicherten und Familienangehörigen ein Anrecht auf eine ärztliche Notfallversorgung, unter Berücksichtigung des jeweiligen Standes der medizinischen Wissenschaft und Technik, zugestanden. Die zu erbringende Leistung wird ausschließlich von der Schwere der Erkrankung oder des Traumas bestimmt. Dies impliziert, dass entsprechende Handlungs- und Versorgungskonzepte von den jeweiligen medizinischen Fachgesellschaften festgelegt werden. Nur durch notfallmedizinische *Richt- oder Leitlinien* kann die Basis für eine verpflichtende Qualitätskontrolle geschaffen werden.

3.3 Sonstige Begriffe

▶ **Notfallpatient.** Im Mittelpunkt der notfallmedizinischen Versorgung steht der Notfallpatient, der in den Rettungsdienstgesetzen der Länder definiert ist. Der Notfallpatient ist definiert durch Veränderungen seines Gesundheitszustands, der unverzüglich medizinische Hilfe erforderlich macht.

> **Definition**
> Notfallpatienten sind Verletzte oder Erkrankte, die sich in Lebensgefahr befinden oder bei denen schwere gesundheitliche Schäden zu befürchten sind, wenn sie nicht unverzüglich medizinische Hilfe erhalten.

Aus der Definition wird deutlich, dass es sich bei Notfallpatienten sowohl um Verletzte, die bei verschiedenen Traumatisierungen zu beklagen sind, als auch um Patienten mit akuten Erkrankungen aus verschiedenen Fachdisziplinen sowie um Patienten mit Intoxikationen handeln kann.

> **Definition**
> Dieser Tatsache wird die Definition in der DIN 13050 (Stand 2007 – Entwurf) eher gerecht, die den Notfallpatienten folgendermaßen definiert:
> Ein Patient, der sich in der Folge Erkrankung, Verletzung oder aus sonstigen Gründen in unmittelbarer oder zu erwartender Lebensgefahr befindet, die eine Notfallversorgung und / oder Überwachung und einen geeigneten Transport zu weiterführenden diagnostischen Einrichtungen oder medizinischer Behandlung erfordert.

▶ **Weitere notfallmedizinische Definitionen.** Über diese Definition des Notfallpatienten hinaus gibt es weitere notfallmedizinische Definitionen, die in der DIN 13050 „Rettungswesen – Begriffe", Stand 2008, festgeschrieben sind:

- *Notfallrettung* ist die organisierte Hilfe, die in ärztlicher Verantwortlichkeit erfolgt und die Aufgabe hat, bei Notfallpatienten am Notfallort lebensrettende Maßnahmen oder Maßnahmen zur Verhinderung schwerer gesundheitlicher Schäden durchzuführen, ggf. ihre Transportfähigkeit herzustellen und diese Personen ggf. unter Aufrechterhaltung der Transportfähigkeit und Vermeidung weiterer Schäden in eine weiterführende Versorgungseinrichtung zu befördern.
- *Notarzt:* Ein Arzt in der Notfallrettung, der über eine entsprechende Qualifikation verfügt.
- *Notfall:* Ein Ereignis, das unverzüglich Maßnahmen der Notfallrettung erfordert.
- *Transportfähigkeit*: Zustand eines Verletzten oder Erkrankten, bei dem die lebenswichtigen Körperfunktionen gesichert sind und bei dem durch geeignete Maßnahmen eine Zunahme bestehender oder weiterer Schäden verhindert wird.
- *Notfallpatient:* Ein Patient, der sich infolge von Erkrankung, Verletzung oder aus sonstigen Gründen in unmittelbarer oder zu erwartender Lebensgefahr befindet, die eine Notfallversorgung und/oder Überwachung und einen geeigneten Transport zu weiterführenden diagnostischen Einrichtungen oder medizinische Behandlung erfordert.
- *Unfall:* Ein plötzliches, unvorgesehenes und durch äußere Ursachen eintretendes Ereignis, das zu einem Schaden an Personen und/oder Sachen führt.
- *Sichtung:* Ärztliche Beurteilung und Entscheidung über die Priorität der medizinischen Versorgung von Patienten hinsichtlich Art und Umfang der Behandlung sowie über Zeitpunkt und Ziel des Transports.
- *Erste Hilfe:* Sie umfasst medizinische, organisatorische und betreuende Maßnahmen an Erkrankten oder Verletzten mit einfachen Mitteln unter Einbeziehung des Notrufs.

> **Kernaussagen**
>
> **Notfall und Akutfall**
> Ein Notfall ist ein plötzlich eintretendes Ereignis, das eine unmittelbare Gefahr für Leben und Gesundheit bedeutet und notfallmedizinische Maßnahmen erfordert.
>
> Davon abzugrenzen ist der Akutfall (Notfallsituation) als plötzlich eintretender Zustand, der mit einer akuten Bedrohung oder dem Gefühl einer solchen einhergeht, ohne dass unbedingt eine momentane Bedrohung vorliegen muss.
>
> Die Einordnung eines vermeintlichen Akutfalls als Notfall liegt im Bereich der vertragsärztlichen Versorgung im Rahmen des ärztlichen (Notfall-)Bereitschaftsdienstes im Ermessen des Patienten oder seiner Angehörigen.
>
> **Notfallmedizin**
> Notfallmedizin ist die Wiederherstellung und Aufrechterhaltung der vitalen Funktionen.
>
> Sowohl im präklinischen wie im klinischen Bereich wird unter dem Zeitdruck und der Komplexität der Schäden eine Akutversorgung differenten Umfangs mit Konzentration auf die Versorgung der Vitalfunktionen erfolgen müssen.
>
> Kennzeichen der Notfallmedizin sind ein breites Spektrum von Notfällen und die dadurch bedingte Interdisziplinarität.
>
> Notfallmedizinische Richt- oder Leitlinien sind die Basis für eine verpflichtende Qualitätskontrolle.

Sonstige Begriffe

Weitere Begriffe und notfallmedizinische Definitionen sind in der DIN 13050 (Rettungswesen – Begriffe) festgeschrieben:

- Notfallpatienten sind Verletzte oder Erkrankte, die sich in Lebensgefahr befinden oder bei denen schwere gesundheitliche Schäden zu befürchten sind, wenn sie nicht unverzüglich medizinische Hilfe erhalten.
- Notfallrettung ist die organisierte Hilfe, die in ärztlicher Verantwortlichkeit erfolgt.

4 Notfallsimulation

S. G. Russo

4.1 Simulation

Vor dem Hintergrund der medizinischen Ausbildung kann unter dem Begriff der *Simulation* eine Vielzahl vom Ausbildungsmöglichkeiten subsumiert werden: von computerbasierten Simulationsprogrammen über Patientendarsteller, einfachen Übungsmodellen, Kadavermodellen bis hin zu hochkomplexen, computerbasierten Patientensimulatoren. Allen gemein ist das Bestreben, klinische Realitäten nachzuahmen. Vorrangiges Ziel ist es hierbei, die Übertragung von theoretischem Wissen in die klinische Praxis vorzubereiten bzw. zu erleichtern.

4.1.1 Simulatorsysteme

Simulatoren können nach ihrer Komplexität unterschieden werden. PC-Simulatoren sind Computerprogramme, die klinische Fälle beschreiben. Diese Fälle werden vom Auszubildenden „gelöst". Je nach Lösungsweg kann sich der klinische Fall unterschiedlich entwickeln. Eine Vermittlung von praktischen Fähigkeiten ist hierbei nicht möglich.

▶ **Low-Fidelity-Simulatoren.** Einfache Übungsmodelle (z. B. Atemwegstrainer oder Reanimationspuppen) gehören zu den sog. Low-Fidelity-Simulatoren. Sie erlauben das Üben von einfachen, praktischen Maßnahmen. Ebenfalls zu den Low-Fidelity-Simulatoren können erweiterte Reanimationspuppen (auch Mega-Code-Trainer) gezählt werden. Sie eignen sich, z. B. durch das Einspielen verschiedener Herzrhythmen, gut für das Trainieren von Reanimationsmaßnahmen oder für die einfache Traumaversorgung.

▶ **High-Fidelity-Simulatoren.** Von Low-Fidelity-Simulationen können modellbasierte, auch als High-Fidelity-Simulatoren bezeichnete Simulatoren differenziert werden. Der grundsätzliche Unterschied zwischen Low-Fidelity- (auch Skill-Trainer genannt) und High-Fidelity-Simulatoren ist, dass Letztere neben den Möglichkeiten des Skill-Trainings auch in der Lage sind, dem Anwender Rückmeldung zu klinischen Parametern zu geben. Hierzu gehören sämtliche Vitalparameter sowie Palpationsbefunde (peripherer und zentraler Puls), Auskultationsbefunde (Herztöne, Atemgeräusche) und ggf. die Pupillenmotilität. Die Verwendung von pharmakologischen und physiologischen Modellen ermöglicht die automatisierte Reaktion des Simulators auf durchgeführte Maßnahmen (z. B. Medikamentengabe, Atemwegssicherung).

▶ **Intermediate-Fidelity-Simulatoren.** Übungsmodelle, die sich in ihren Möglichkeiten zwischen einfachen Skill-Trainer und komplexen High-Fidelity-Simulatoren befinden, können als Intermediate-Fidelity-Simulatoren bezeichnet werden. Ohne Anspruch auf Vollständigkeit gibt ▶ Tab. 4.1 einen Überblick über die Eigenschaften und Möglichkeiten beispielhaft ausgewählter Simulatoren.

4.2 Millers Lernpyramide

Bereits 1990 wurde von Miller, ursprünglich diskutiert im Rahmen von Überprüfungsmöglichkeiten klinischer Fähigkeiten, die nach ihm benannte Lernpyramide vorgestellt (Miller 1990 [10]). Hierbei werden in Bezug auf einen Anwender 4 Kompetenzstufen unterschieden: „knows", „knows how", „shows how", „does". Übertragen auf die Notfallmedizin würde dies, z. B. für die Defibrillation, bedeuten:

- Stufe 1: Der Anwender weiß, dass im Falle von Kammerflimmern eine Defibrillation die korrekte Therapieoption darstellt.
- Stufe 2: Der Anwender weiß, wie eine Defibrillation grundsätzlich durchgeführt wird.
- Stufe 3: Der Anwender ist in der Lage, die Durchführung einer Defibrillation zu demonstrieren.
- Stufe 4: Der Anwender führt die Defibrillation im Gesamtkontext einer Reanimation (sicher und zum korrekten Zeitpunkt) aus.

▶ **Fähigkeiten.** Medizinische Ausbildungsinhalte können in technische sowie nicht technische Fähigkeiten unterschieden werden. Zu den technischen Fähigkeiten gehören klassische Aufgaben der notfallmedizinischen Versorgung, wie z. B. die eben beschriebene Defibrillation oder aber auch die Anlage von Venenverweilkanüle und Drainagen oder die Atemwegssicherung sowie die Durchführung der Herzdruckmassage. Vor allem für sehr dynamische und zeitkritische Bereiche wie die Notfallmedizin spielen jedoch auch nicht technische Fähigkeiten eine entscheidende Rolle. Zu diesen gehören u. a. Aspekte des Teamtrainings (Führungs- und Folgeverhalten, Nutzung von Ressourcen, Kommunikation) sowie Fragen der zielgerichteten Entscheidungsfindung mit regelmäßiger Reevaluation der getroffenen Maßnahmen und planerischem Vorgehen (s. Crisis Resource Management).

4.2.1 Notfallsimulation als Ausbildungsmöglichkeit

Medizinisches Handeln muss im Sinne einer Professionalisierung in letzter Instanz auch am Patienten geübt werden. Dennoch erleichtert Simulation den Wissenstransfer theoretischen Wissens in die klinische Anwendung und

4.2 Millers Lernpyramide

Tab. 4.1 Beispiele verschiedener Simulatoren mit ausgewählter Darstellung technischer Eigenschaften zum Zeitpunkt der Manuskripterstellung.

Simulatorhersteller	Autonome Pupillenreaktion	Veränderungen der oberen Atemwege	Physiologisches Lungenmodell	Atemweggeräusche	Herztöne	Möglichkeit der HDM	Möglichkeit der Defibrillation	Automatische Medikamentenerkennung	Programmierbare Szenarios	Physiologisches Modell	Anschluss an externes Monitoring	Erweiterbare Module	Mobilität (interne Batterien, WLAN)	Kabellose Steuerung	Klassifizierung	Kosten	Mega-Code-Training	Notfall-CRM inkl. Mobilität	Bemerkungen
HAL 3000er-Serie Gaumard	√	√	(√)	√	√	√	√	√	√	(√)	EKG, etCO$_2$, SPO$_2$	T	√	√	I/H	+	(+)	++	simulierte Zyanose, Trauma-Kit mit Puls und RR-abhängiger arterieller Blutung
iStan Meti	√	-	-	√	√	√	√	√	√	√	EKG	T	√	√	I	++	(+)	++	Schwitzen, Tränen, Speichelfluss
SimMan3G Laerdal	√	√√	(√)	√	√	√	√	√	√	(√)	EKG	T	√	√	I/H	++	(+)	++	simulierte Zyanose, Krampfanfälle, Schwitzen, Tränen- und Speichelfluss
SimMan Essential	-	(√)	-	√	√	√	√	-	√	-	EKG	T	√	√	I	+	+	+	
SimBaby Laerdal	-	√	-	√	√	√	√	-	√	-	EKG	-	-	-	I	++	(+)	+	Fontanelle veränderbar
Newborn Team Trainer Gaumard	-	-	-	-	√	√	-	-	√	-	EKG	-	√	√	L/I	++	+	(+)	
ResuciAnne Laerdal	-	-	-	-	-	√	√	-	-	-	EKG	-	√	√	L	-	++	-	
MegaCode W Ambu	-	-	-	-	-	√	√	√	-	-	EKG	-	√	√	L	-	++	-	
HPS METI	√	-	√	√	√	√	√	√	√	√√	toto	-	-	-	F	+++	-	(+)	Relaxometrie, Atemgasanalyse, Erweiterungen: PICCO-Monitoring, BIS, TIVA/TCI-Pumpen. Der HPS ist derzeit der einzige Simulator, der sämtliche physiologische Parameter generiert und mit externen Monitoringsystemen abnehmen lässt

CRM = Crisis Resource Management; Klassifikation: L = Low Fidelity, I = Intermediate Fidelity, H = High Fidelity, F = Full-Scale, Kosten: − = unter 10 Tsd. €, + = 30–50 Tsd. €, ++ = 50–100 Tsd. €, +++ = über 100 Tsd. €; Mega-Code-Training: − = nicht geeignet, + = möglich, ++ = sehr gut möglich, (+) = technisch möglich, jedoch für das Ausbildungsziel technisch übertrieben; Notfall-CRM, inkl. Mobilität: − = nicht möglich, + = möglich, ++ = sehr gut geeignet, (+) = mit Einschränkungen; weitere Informationen unter: www.gaumard.com, www.laerdal.com, www.ambu.com, www.meti.com

schließt damit die große Lücke vom theoretischen Wissensgewinn zur unmittelbaren Umsetzung am Patienten. Dies gilt auch für die technischen Fähigkeiten.

> **Merke**
>
> Vor allem nicht technische Fähigkeiten können durch die Verwendung von Simulatoren hervorragend geübt und professionalisiert werden. Dies gilt insbesondere für die Gestaltung von Simulationsszenarien (Rall et al. 2002 [11]).

▶ **Kosten.** Durch die Anschaffung der Materialien, der Bereitstellung der Räumlichkeiten, v. a. aber des in der Verwendung der Simulatoren und der Gestaltung von Szenarien erfahrenen Personals ist für die Verwendung von Simulation mit einem hohen Kostenaufwand zu rechnen. Vor dem Hintergrund eines rationalen Einsatzes verschiedenster Lehrmethoden müssen das Kosten-Nutzen-Verhältnis betrachtet und die angestrebten Ausbildungsziele klar definiert werden.

▶ **Wissenstransfer.** Die Stufen 1 und 2 der Miller-Lernpyramide („*Wissen*" und „*Wissen wie*") können im Sinne eines Frontalunterrichts oder Selbststudiums z. B. durch Vorlesungen, Übungsbücher, Lehrfilme u. a. umgesetzt werden. Skill-Trainer bieten sich an, die Vermittlung praktischer Fertigkeiten zu lehren (Stufen 2 und 3; „*Wissen wie*", „*Präsentieren wie*"). Im fließenden Übergang erscheint die Vermittlung von klinischen Zusammenhängen und Maßnahmen – die, wie im Falle der Notfallmedizin, zeitkritisch und mit unmittelbarem Einfluss auf den Zustand des Patienten auftreten – den Intermediate- und High-Fidelity-Simulatoren vorbehalten zu sein (Stufe 4 „*Aktives Handeln*"). ▶ Abb. 4.1 spiegelt die fließenden Übergänge hinsichtlich der technischen und nicht technischen Lernziele mithilfe verschiedener Ausbildungsmöglichkeiten wider.

▶ **Didaktischer Ausbildungsablauf.** Insgesamt stellt sich damit auch ein sinnvoller, didaktischer Ablauf der Ausbildung dar: Im Anschluss an eine theoretische Wissensvermittlung (Teil 1), folgt der Transfer in einzelne praktischen Tätigkeiten (Teil 2), die im Anschluss im Rahmen eines Simulationsszenarios in einen sinnvollen Handlungsablauf integriert werden (Teil 3).

4.2.2 Simulationsszenarien

In der notfallmedizinischen Ausbildung ist die Implementierung von Simulationsszenarien seit Längerem bekannt. Das Üben einer Reanimation in sog. Mega-Code-Trainings oder auch im Rahmen vom European Resuscitation Council (ERC) zertifizierten Anwenderkursen als Cardiac Arrest Simulation Training (CAST) sind letztlich nichts anderes als die Integration eines Patientensimulators in die medizinische Ausbildung, bei der im Sinne der 3. Kompetenzstufe nach Miller die Anwendung einzelner Maßnahme in einem Gesamtkontext demonstriert wird.

Gegenüber dem Lernen am Patienten bietet die Verwendung von Patientensimulatoren innerhalb von simulierten Szenarien dabei folgende Vorteile (modifiziert nach Timmermann et al. 2007 [13]):

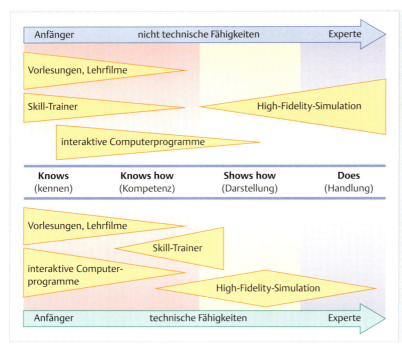

Abb. 4.1 Grafische Darstellung der geeigneten Simulatorenart für technische bzw. nicht technische Ausbildungsziele. Hierbei werden verschiedene Kompetenzniveaus nach Miller berücksichtigt (Miller 1990 [10]). Je breiter der durch das jeweilige Dreieck abgedeckte Bereich ist, desto eher eignet sich der gewählte Simulator für das gewünschte Ausbildungsziel.

- Schaffen einer sicheren Lernsituation für den Auszubildenden, ohne Gefahr zu laufen, einem echten Patienten zu schaden.
- Das klinische Szenario kann beliebig oft wiederholt werden.
- Das Szenario kann zu jedem Zeitpunkt unterbrochen werden, um Differenzialdiagnosen oder alternative Therapieoptionen zu besprechen.
- Der Schwierigkeitsgrad und die primären Lehrinhalte können an die Bedürfnisse und den Ausbildungstand des Auszubildenden angepasst werden.

4.2.3 Gestaltung einer Notfallsimulation

Die Frage, in wie viel simulierte Realität (z. B. Reanimation nicht im Schulungsraum, sondern im Rettungswagen) ein Szenario eingebettet sein muss, um einen erfolgreichen Wissenstransfer bzw. eine ausreichende Vorbereitung für die Versorgung des Patienten zu erreichen, scheint v. a. für die Integration von technischen Fertigkeiten in einen sinnvollen Handlungsablauf wissenschaftlich noch nicht ausreichend geklärt. Einigkeit besteht jedoch darüber, dass der simulierte, klinische Fall *realistisch* sein muss, um für den Auszubildenden sinnvolles Erleben und Lernen zu ermöglichen. Ein gut dargestelltes Szenario mit einem gut ausgebildeten Dozenten unter Einsatz einer einfachen Reanimationspuppe erscheint für einen Lernerfolg besser zu sein als ein hochkomplexes, jedoch unrealistisches, laienhaftes Simulationsszenario (Rall et al. 2002 [11]).

Für die Gestaltung eines Simulationsszenarios bietet sich grundsätzlich folgendes Vorgehen an:
- Das Szenario wird von einer – entsprechend der Art des Szenarios – Kleingruppe gemeinsam bearbeitet. Damit verteilt sich die Verantwortung, die Aufgabe bzw. den klinischen Fall zu lösen, auf mehrere Schultern.
- Als Vorbereitung auf das Szenario sollte eine realistische, klinische Situation beschrieben werden. Es bietet sich hierfür an, dass vom Dozenten erlebte, reale Situationen als Fallbeispiele dienen. Ziel ist es, die Auszubildenden auf die sie erwartende Situation vorzubereiten und einzustimmen (Briefing).
- Im Laufe des Szenarios sollte der Simulator klinische Rückmeldung auf medizinische Maßnahmen der Auszubildenden geben.
- Nach Beendigung des Szenarios werden die gewählten Maßnahmen strukturiert besprochen, wesentliche Elemente des klinischen Falles hervorgehoben und der klinische Fall zusammengefasst (De-Briefing).

4.2.4 Simulatoren für die Notfallsimulation

Im Grundsatz müssen sich die Ausbildungsmethoden und Konzepte von erwachsenen und pädiatrischen Patienten nicht unterscheiden. In der Tat sind im Bereich der Low-Fidelity-Simulatoren pädiatrische Simulatoren auch seit Längerem bekannt. Obgleich bereits 1999 der erste High-Fidelity-Simulator für ein Kind zwischen 5 und 7 Jahren zur Verfügung stand (Meti PediaSIM, Medical Education Technologies Inc., Sarasota, Florida, USA), sind Baby- und Kleinstkindsimulatoren erst seit 2005 erhältlich (Eich et al. 2007 [5]). Mittlerweile hat es eine enorme Entwicklungsproduktivität verschiedener Anbieter gegeben, sodass verschiedenste Simulatoren von unterschiedlicher Komplexität zur Verfügung stehen. Nahezu alle Hersteller bieten vom Baby- über den Kinder- bis hin zum Erwachsenensimulator alle Altersgruppen mit unterschiedlich komplexen Simulatormodellen an. ▶ Tab. 4.1 stellt ausgewählte Simulatoren beispielhaft gegenüber und versucht, potenzielle Vor- und Nachteile sowie sinnvolle Einsatzmöglichkeiten derzeit erhältlicher Low- bis High-Fidelity-Simulatoren für die Notfallsimulation aufzuzeigen.

Für die präklinische Notfallsimulation eignen sich Simulatoren, die sich gegenüber äußeren Einflüssen robust zeigen. Diese Notwendigkeit widerspricht in Teilen einer ausgefeilten, technischen Komplexität. So wäre im Rahmen einer präklinischen Simulation, im Gegensatz zur intensivmedizinischen oder auch anästhesiologischen Simulation, die Möglichkeit einer veränderten Lungencompliance weniger von Bedeutung. Gleichzeitig ist für die Gestaltung von Szenarien außerhalb eines fixen Unterrichtsraums die Mobilität, z. B. durch eine kabellose Steuerung eines Simulators, Grundvoraussetzung (▶ Abb. 4.2a, b).

4.3 Crisis Resource Management in der Notfallsimulation

Komplexe Simulatorsysteme sind in Hochrisikobereichen wie der Luftfahrt, dem Militär oder auch der Kernkraft seit Längerem etabliert und gelten als erfolgreiche Methode, um Fehler und gefährliche Zwischenfälle durch das Trainieren kritischer Situation zu reduzieren. Die Anästhesie war einer der ersten medizinischen Bereiche, in den das Konzept des Crew (oder auch Crisis) Resource Management (CRM) Einzug gehalten hat. Wegbereitend hierfür war vornehmlich die Arbeitsgruppe von David Gaba, die bereits Anfang der 1990er-Jahre den Begriff des Anesthesia Crisis Resource Management (A-CRM) beschrieben hat (Howard et al. 1992 [8]).

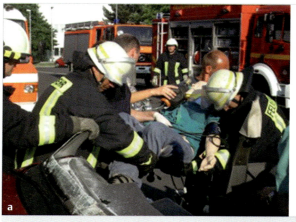 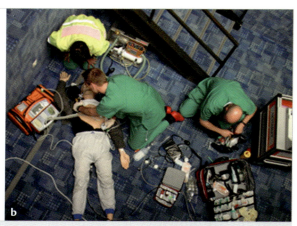

Abb. 4.2a, b Mobile Simulation mithilfe eines Patientensimulators (Quelle: Fotos von Dr. E. A. Nickel, Simulationsteam Universität Göttingen, mit freundlicher Genehmigung). Anmerkung des Verfassers: Wie auch in der Realität sind nicht alle abgebildeten Maßnahmen perfekt und bedurften einer entsprechenden Nachbesprechung.
a Am Beispiel eines Verkehrsunfalls mit notwendiger technischer Rettung.
b Am Beispiel einer Reanimation im Besucherbereich eines Krankenhauses.

▸ **Simulation als Technik zur Zielerreichung.** Vor allem für den Bereich des CRM gilt, dass Simulation nicht primär als Technologie verstanden werden darf, sondern als *Technik*, um ein Unterrichtsziel zu erreichen (Gaba 2007[7]). Hierbei geht es weniger um die Vermittlung von technischen Fähigkeiten (Miller Stufe 1–3), sondern vornehmlich um die Darstellung und Erfahrung nicht technischer (oder auch nicht fachlicher) Kompetenzen. Zu diesen gehören u.a.:
- Kommunikation,
- Nutzung von Ressourcen,
- Planung,
- Reevaluation,
- Teammanagement.

▸ **Realitätsnähe.** Um dieses Ziel zu erreichen, scheint eine möglichst große Realitätsnähe hilfreich zu sein. Selbst High-Fidelity-Simulatoren sind bisher nur eingeschränkt in der Lage, die gesamte menschliche Physiologie zu imitieren (z.B. Zyanose, Schwitzen, Temperaturveränderungen). Daher erscheint es hilfreich, die Rahmenbedingungen möglichst realistisch zu gestalten. Dazu gehört nicht nur, dass der Anwender alle gewünschten (invasiven) Maßnahmen in Echtzeit auch tatsächlich durchführen muss, sondern auch, das *Eintauchen* in die Simulation z.B. durch entsprechende Bereichskleidung, Beleuchtung, Rollenspieler (als Chirurgen oder als Angehörige) zu erleichtern. Weiterhin sollte die Steuerung des Simulators von einem separaten Raum aus erfolgen. Ziel soll sein, dass der Anwender die Simulationssituation vergisst, das Gefühl bekommt, einen echten Patienten zu betreuen, und somit – v.a. in Bezug auf die nicht technischen (CRM-)Fertigkeiten – dasselbe Verhalten zeigt wie in der Realität.

▸ **Rahmenbedingungen.** Die Rahmenbedingungen, unter denen die Versorgung von Notfallpatienten stattfindet, zeichnen sich v.a. aus durch (modifiziert nach Rall et al. 2002[11]):
- eine ausgesprochene Dynamik: Behandlungsprioritäten können sich kurzfristig ändern,
- eine besondere Komplexität: parallele Ereignisse an der Einsatzstelle,
- eine starke Abhängigkeit von externen Faktoren: Rahmenbedingungen der Einsatzstelle, Diagnose des Patienten sowie unvorhersehbarer Verlauf der Erkrankung oder Verletzung,
- das Arbeiten im Team: medizinische Interventionen werden in der Regel vom gesamten Team durchgeführt; dabei ergeben sich häufig überlappende oder auch konkurrierende Hierarchien,
- ausgesprochenen Zeitdruck: er kann durch den schnellen Verlauf der Erkrankung, das zeitabhängige Outcome der Patienten („golden hour") oder auch durch extern ausgeübten Zeitdruck (Folgeeinsatz, Alarmierung von der Intensivstation) bedingt sein.

▸ **Faktor Mensch.** Seit der Jahrtausendwende wird die Aufmerksamkeit zunehmend auf den „Faktor Mensch" im Rahmen von Prozess- und Fehleranalysen gelenkt. Für die Anästhesie postulierte Gaba, dass bis zu 70% aller Zwischenfälle (zunächst unabhängig von ihrer letztlichen Bedeutung für das Outcome der Patienten) vermeidbar wären (Gaba 2000[6]). Gleiches wurde von verschiedenen Autoren auch für die Versorgung nicht anästhesiologischer, innerklinischer Patienten beschrieben. Nach einer Übersichtsarbeit von de Vries et al. erleben knapp 10% aller innerklinischen Patienten einen Zwischenfall (z.B. im Rahmen invasiver Maßnahmen, von diagnostischen Maßnahmen, im Zusammenhang einer medikamentösen Therapie u.a.; de Vries et al. 2008[3]). 44% der beschriebenen Zwischenfälle erschienen vermeidbar, je 7% dieser vermeidbaren Zwischenfälle führten entweder zu dauerhaften Schäden oder zum Tode der Patienten.

▶ **Vermeidbare präklinische Vorkommnisse.** Es gibt so gut wie keine Zahlen hinsichtlich der Inzidenz vermeidbarer präklinischer Vorkommisse. Darauf zu schließen, dass es sie daher nicht gäbe, wäre jedoch gänzlich falsch; im Gegenteil, aufgrund der oben beschriebenen präklinischen Rahmenbedingungen ist vielmehr davon auszugehen, dass vermeidbare Zwischenfälle und Fehler regelmäßig anzutreffen sind. Fehlende Daten lassen sich eher darauf zurückführen, dass potenziell vermeidbare, jedoch unter Umständen lebensbedrohliche Zwischenfälle aus Angst vor (beruflichen) Konsequenzen nicht offengelegt werden (Jennings u. Stella 2011 [9]).

Fallbeispiel

Die Fehlerursache bzw. die Entstehung eines Zwischenfalls findet sich häufig nicht im Bereich fehlenden (medizinischen) Wissens, sondern vielmehr in der Schwierigkeit, praktisches Wissen in der Realität abzurufen und umzusetzen. Als Beispiel aus der Notfallmedizin könnte folgenden Situation dienen:

Im Rahmen bereits laufender Reanimationsmaßnahmen bei einem Patienten mit Kammerflimmern ergeben sich für den notärztlichen Kollegen unerwartete Probleme während der Atemwegssicherung. Parallel bemüht sich der Rettungsassistent um die Platzierung einer Venenverweilkanüle. Dies gelingt zunächst nicht. Ein 3. Kollege, bisher mit der Durchführung der externen Herzdruckmassage beauftragt, versucht, jeweils einem der beiden Kollegen Hilfe zu leisten (z. B. durch laryngeale Manipulationen bei der Laryngoskopie). Die Aufmerksamkeit der Kollegen fokussiert sich auf ihr aktuelles Problem bzw. distrahiert sie von ihrer eigentlichen Aufgabe. Als Folge wird die externe Herdruckmassage nicht mehr effektiv (intermittierend gar nicht) durchgeführt. Weiterhin werden die von den aktuellen Leitlinien empfohlenen 2 min bis zur erneuten Rhythmuskontrolle deutlich überschritten. Einem Praktikanten, aktuell ohne konkrete Aufgabe und die Situation von extern beobachtend, fällt dieses „falsche" Vorgehen auf. Er wagt es jedoch aufgrund seiner hierarchischen Position nicht, den Kollegen einen Hinweis zu geben.

Davon ausgehend, dass alle beteiligten Kollegen die aktuellen Empfehlungen der Reanimation kennen und grundsätzlich in der Lage sind, die Atemwege zu sichern, eine Venenverweilkanüle zu legen und eine effektive Herzdruckmassage durchzuführen: Hat einer der Kollegen einen Fehler gemacht? Wer oder was trägt „*Schuld*" an der offensichtlich suboptimalen Patientenversorgung?

▶ **Fehlersuche und Schuldzuweisung.** Im Sinne des CRM ist es wichtig, dass eine Fehlersuche nicht mit Schuldzuweisung verwechselt wird. Vielmehr geht es um das Erlernen und die Anwendung nicht technischer Fähigkeiten. Im Falle unseres Beispiels finden sich nahezu alle o. g. CRM-Kernkriterien (Kommunikation, Nutzung von Ressourcen, Planung, Reevaluation, Teammanagement) als verbesserungswürdig wieder.

▶ **Nachbesprechung.** Einen zentralen Beitrag zum Lerneffekt trägt die Nachbesprechung, das De-Briefing bei. Eine offene Diskussionskultur sollte eine Selbstanalyse der Teilnehmer ermöglichen, um die Erlebnisse der komplexen Simulation in einen individuellen Lerneffekt umsetzen zu können. Mit dem Ziel, nicht technische Fähigkeiten zu schärfen, sollte der Fokus einer Diskussion weniger auf medizinisch-fachlichen Aspekten, sondern vielmehr auf Fragen des CRM liegen.

Merke

Vor dem Hintergrund eines offenen Umgangs mit Fehlern (Fehlerkultur) sind direkte Schuldzuweisungen unbedingt zu vermeiden.

4.4 Grenzen der Notfallsimulation

Simulation bleibt am Ende eine mehr oder weniger reale Abbildung der Realität. Die vollständige Übertragbarkeit simulatorbasierter Fähigkeiten auf die Anwendung am Patienten ist jedoch nicht immer gegeben. Dies gilt v. a. für die technischen Fähigkeiten, sodass eine Perfektionierung letztlich am Patienten vollzogen werden muss.

Merke

Nicht technische Fähigkeiten können durch Simulation nahezu grenzenlos trainiert werden.

So müssen z. B. Kommunikationsprobleme nicht erst in der *echten* Situation erlebt werden; sie können gut und effektiv durch eine adäquate, realitätsnahe Simulation sichtbar und erlebbar gemacht werden. Besonders hierfür ist der materielle und v. a. personelle Aufwand erheblich. Die Simulation als Technik (und nicht Technologie) kann nur erfolgreich sein, wenn sich der Simulationsteilnehmer auf die simulierte Realität einlässt. Dies wird durch eine reale Darstellung (Simulationspatienten, Monitoring, medizinischen Geräte, Rollenspieler usw.) erleichtert (Dieckmann et al. 2008 [4]).

Inwieweit der Aufwand, v. a. hinsichtlich eines CRM-Kurses, in der longitudinalen Betrachtung den Nutzen (im Sinne einer erhöhten Patientensicherheit) rechtfertigt, ist seit Längerem Gegenstand wissenschaftlicher Diskussion (Bruppacher et al. 2010 [1], Russo et al. 2007 [12]). Den Beweis zu erbringen, dass durch aufwendiges Simulationstraining weniger Patienten zu Schaden kommen als es ohne Simulationstraining der Fall wäre, erscheint methodisch sehr schwierig. Selbstverständlich ist es einfacher, den Effekt einer Vorlesung durch eine theoretische Vor- und Nachhertestung zu überprüfen. Das Fehlen eines evidenzbasierten Nachweises dieses Vorteils darf allerdings nicht als ein grundsätzliches Fehlen eines solchen fehlinterpretiert werden.

Welch großen Einfluss die Darstellung von CRM-Kriterien hat, zeigt eine Arbeit von Castelao und Mitarbeitern. Die Autoren konnten in einer prospektiv-randomisierten Studie zeigen, dass ein 90-minütiges CRM-Seminar die Gruppenleistung im Rahmen eines standardisierten Reanimationsszenarios signifikant verbesserte. Dies galt sowohl für nicht technische Fähigkeiten (Kommunikation, Planung, Reevaluation) als auch für „harte" Reanimationsparameter, wie z. B. die sog. No Flow Time (Castelao et al. 2011 [2]). Bemerkenswert: Eine besonders hohe Realitätsnähe bestand innerhalb des CRM-Seminars nicht.

Kernaussagen

Simulation
Unter dem Begriff der Simulation wird eine Vielzahl von Ausbildungsmöglichkeiten verstanden, die durch Verwendung verschiedenster Simulationssystemen die Übertragung von theoretischem Wissen in die klinische Praxis vorbereiten bzw. erleichtern soll.

Millers Lernpyramide
Millers Lernpyramide verweist, übertragen z. B. auf die Defibrillation, auf folgende Kernkompetenzen:
- Stufe 1 („knows"): Defibrillation ist bei Kammerflimmern die korrekte Therapieoption.
- Stufe 2 („knows how"): Durchführung der Defibrillation ist grundsätzlich bekannt.
- Stufe 3 („shows how"): Anwendung der Defibrillation kann demonstriert werden.
- Stufe 4 („does"): Sichere und korrekte Ausführung der Defibrillation im Gesamtkontext einer Reanimation.

Crisis Resource Management in der Notfallsimulation
Durch realitätsnahe Simulationsszenarien kann Crisis Resource Management im Team unter kontrollierten Bedingungen geübt werden, um die Notfallversorgung zu optimieren.

Grenzen der Notfallsimulation
Die Grenzen der Notfallsimulation liegen v. a. im Bereich der haptischen Wahrnehmung. Klinische Qualitäten wie z. B. Wärme, Kälte, Kaltschweiß, Sekretbildung, Gewebewiderstände oder auch Zyanose können nur in begrenztem Maße dargestellt werden. Nicht technische Fähigkeiten können allerdings nahezu grenzenlos trainiert werden.

Literatur

Referenzen
[1] **Bruppacher** HR, Alam SK, LeBlanc VR et al. Simulation-based training improves physicians' performance in patient care in high-stakes clinical setting of cardiac surgery. Anesthesiology 2010; 112: 985–992
[2] **Castelao** EF, Russo SG, Cremer S et al. Positive impact of crisis resource management training on no-flow time and team member verbalisations during simulated cardiopulmonary resuscitation: a randomised controlled trial. Resuscitation 2011; 82: 1338–1343
[3] **de** Vries EN, Ramrattan MA, Smorenburg SM et al. The incidence and nature of in-hospital adverse events: a systematic review. Qual Saf Health Care 2008; 17: 216–223
[4] **Dieckmann** P, Rall M, Eich C et al. Role playing as an essential element of simulation procedures in medicine. Z Evid Fortbild Qual Gesundhwes 2008; 102: 642–647
[5] **Eich** C, Timmermann A, Russo SG et al. Simulator-based training in paediatric anaesthesia and emergency medicine – thrills, skills and attitudes. Br J Anaesth 2007; 98: 417–419
[6] **Gaba** DM. Anaesthesiology as a model for patient safety in health care. BMJ 2000; 320: 785–788
[7] **Gaba** DM. The future vision of simulation in healthcare. Simul Healthc 2007; 2: 126–135
[8] **Howard** SK, Gaba DM, Fish KJ et al. Anesthesia crisis resource management training: teaching anesthesiologists to handle critical incidents. Aviat Space Environ Med 1992; 63: 763–770
[9] **Jennings** PA, Stella J. Barriers to incident notification in a regional prehospital setting. Emerg Med J 2011; 28: 526–529
[10] **Miller** GE. The assessment of clinical skills/competence/performance. Acad Med 1990; 65: S63–67
[11] **Rall** M, Schaedle B, Zieger J et al. Innovative training for enhancing patient safety. Safety culture and integrated concepts. Unfallchirurg 2002; 105: 1033–1042
[12] **Russo** SG, Eich C, Barwing J et al. Self-reported changes in attitude and behavior after attending a simulation-aided airway management course. J Clin Anesth 2007; 19: 517–522
[13] **Timmermann** A, Eich C, Russo SG et al. Teaching and simulation. Methods, demands, evaluation and visions. Anaesthesist 2007; 56: 53–62

5 Untersuchung und Überwachung des Notfallpatienten

M. Helm, J. Hauke, L. Lampl

5.1 Eigensicherung des Rettungsdienstes

An der Notfallstelle und auf der Anfahrt dorthin sind die Mitarbeiter des Rettungsdienstes einem vielfältigen Gefahrenpotenzial ausgesetzt. Als problematisch erweist sich hierbei, dass speziell Notärzte darauf trainiert sind, schnell auf den Kern der medizinischen Lage zu fokussieren, um zügig notfallmedizinische Entscheidungen treffen zu können. Leider blenden sie dabei das Umfeld mit seinem Gefahrenpotenzial häufig aus (Friedrich 2006[5]).

> **Merke**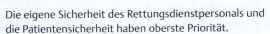
> Die eigene Sicherheit des Rettungsdienstpersonals und die Patientensicherheit haben oberste Priorität.

Neben der persönlichen Schutzausrüstung, deren Bestandteile in ▶ Tab. 5.1 zusammengefasst sind, gehört zu den Basisvorbereitungen:
- regelmäßige Schulung und sorgfältige Auswahl der Einsatzfahrer,
- intensive gedankliche Auseinandersetzung mit typischen Gefahrensituationen im rettungsdienstlichen Alltag,
- Basiskenntnisse in Gefahrenabschätzung und Verhalten bei Feuerwehreinsätzen oder polizeilichen Lagen.

5.1.1 Einsatzfahrten mit Sonderrechten

Nach einer Untersuchung der Bundesanstalt für Straßenwesen erhöht sich das Risiko für einen Unfall mit Todesfolge bei Einsatzfahrten mit Sonderrechten um ein Vielfaches (Schmiedel u. Unterkofler 1986[11]). Als Ursache werden zumeist inadäquate Reaktionen anderer Verkehrsteilnehmer vermutet. Diese führen jedoch in der Regel erst in Verbindung mit Fehlern des Einsatzfahrers zu Unfällen.

5.1.2 Routineeinsatz in häuslicher Umgebung

Bereits das Betreten eines Privatgrundstücks kann aufgrund unzureichend beleuchteter, konstruktiv mangelhafter oder nicht griffiger Wegeflächen (Schnee, Glatteis!) oder aufgrund von Haustieren Verletzungsgefahren für das Rettungsteam bergen.

Tab. 5.1 Persönliche Schutzausrüstung.

Grundsätzlich zu tragen	Auf dem Fahrzeug mitzuführen und situationsabhängig zu tragen
• Einsatzjacke mit Reflektorstreifen und Rückenschild • Sicherheitsschuhe mindestens knöchelhoch • medizinische Einmalhandschuhe	• Feuerwehrhelm • Feuerwehrhandschuhe • Schutzbrille • Infektionsschutzausstattung

Von intoxikierten oder psychotischen Patienten sowie deren Umfeld gehen nicht selten verbale und körperliche Aggressionen gegenüber dem Rettungsdienst aus.

5.1.3 Einsatzstellen mit Feuerwehr, Wasserwacht und anderen technischen Spezialkräften

In den klassischen, aber selteneren Szenarien wie Brand, Gefahrgutlage, Verschüttung, Silounfall, Ertrinkungsunfall oder Eisunfall gelten definierte Gefahrenbereiche, in denen ausschließlich die spezialisierten und geschützten Einsatzkräfte agieren. An vereinbarten sicheren Übergabepunkten am Rand des Gefahrenbereichs erfolgt die Übernahme des Patienten durch den Rettungsdienst. Sofern die Risikoabschätzung durch die technische Einsatzleitung korrekt ist und gut kommuniziert wird, bleibt das Risiko für den Rettungsdienst in diesen Szenarien überschaubar.

In typischen Alltagssituationen wie Verkehrsunfall, Bahnunfall oder Betriebsunfall agieren technische Rettung und Rettungsdienst gemeinsam im Gefahrenbereich. Als typische Gefahrenquellen sind hier laufender Verkehr, instabile Fahrzeuge und Fahrzeugteile, Brandgefahr, laufender Bahnverkehr auf Parallelgleisen, potenziell spannungsführende Kabel, Baustellenbetrieb oder gefährliche technische Betriebsbereiche zu nennen. Der Rettungsdienst unterliegt hier dem gleichen Risiko wie die technischen Rettungskräfte und muss daher angemessene persönliche Schutzausstattung tragen und sich situationsgerecht verhalten.

5.1.4 Einsatz bei polizeilichen Konflikt- und Gefahrenlagen

Zunehmend ist der Rettungsdienst auch in polizeiliche Konflikt- und Gefahrenlagen mit eingebunden. Der adäquaten Einsatzvorbereitung kommt demnach ein hoher Stellenwert zu.

▶ **Einsatzvorbereitung.** Ziel der Einsatzvorbereitung ist die Erhöhung der Sicherheit für die (medizinischen) Einsatzkräfte. In der konkreten Einsatzlage bedeutet dies (Friedrich 2006[5]):
- professionelles Informationsmanagement der Rettungsleitstelle,
- Informationsgewinnung durch die eingesetzten Rettungskräfte bereits auf der Anfahrt zur Notfallstelle,
- Einsatzabsprachen im Team,
- mentale Vorbereitung.

▶ **Eigensicherungstaktik im konkreten Einsatzfall.** Bereits auf der Anfahrt zum Konfliktobjekt müssen grundlegende Informationen zum Einsatzraum und zur Lage gewonnen werden. Zudem ist für die Einsatzkräfte wichtig zu eruieren, ob
- der Einsatz mit oder ohne Anwesenheit der Polizei erfolgt und ob
- die Polizeikräfte sich bereits vor Ort befinden und ob
- die Lage bereits gesichert ist oder noch nicht.

Im Zweifel sollte die Konfliktstelle nicht direkt angefahren werden, sondern ist in sicherer Entfernung davon das Eintreffen der Polizei und/oder die Sicherung der Lage abzuwarten.

> **Praxistipp**
>
> Das Einsatzfahrzeug stellt einen gewissen „Schutzraum" dar. Die Einsatzkräfte sollten deshalb beim Aussteigen aus ihrem Fahrzeug stets bedenken, dass sie auch einen „Schutzraum" verlassen! (Friedrich 2006[5])

Bei der Annäherung an das Konfliktobjekt sind folgende Punkte zu beachten:
- Annäherung nur nach vorheriger Absprache und nur im Team (Einzelaktionen sollten unterlassen werden),
- Mitführung der kompletten Ausrüstung von Anfang an,
- Absprachen mit der Polizei zu treffen,
- bei Dunkelheit Handlampen mitführen,
- auf dem Weg zum Konfliktobjekt stets auf Personen in diesem Bereich achten,
- bei Annäherung über das Treppenhaus: langsame und kontrollierte Annäherung im Team (dabei Abstand halten, den Blick und das Gehör nach oben richten!),
- Vorgehen an der Tür zum Konfliktobjekt: sich seitlich zum Türrahmen, abgesetzt von der Türschwelle, aufstellen; in jedem Fall nicht vor die Türfüllung stellen; sich der Person vorsichtig nähern – dabei insbesondere auf deren Hände achten (hat die Person einen gefährlichen Gegenstand oder gar eine Waffe in den Händen?),
- im Nahbereich der Person reaktionsbereit bleiben – dabei insbesondere auch auf das Umfeld achten.

> **Praxistipp**
>
> Im Notfall sofortiger Rückzug in einen geschützten Bereich vornehmen (z. B. Einsatzfahrzeug oder einen angrenzenden Raum) oder gar wegfahren – falls notwendig auch unter Zurücklassung der Ausrüstung (Friedrich 2006[5]).

Zeigen die Konfliktpersonen ein Abwehrverhalten oder kommt es gar zu einem Angriff auf die Rettungskräfte, so empfiehlt sich folgende Vorgehensweise (Friedrich 2006[5]):
- Ruhe bewahren und Abstand einnehmen bzw. Distanz beibehalten! Nicht auf die Person zugehen!
- Versuchen, die Person zu beruhigen – dabei stets auf die Hände der Person achten.
- Signale der Aufmerksamkeit und Entschlossenheit senden.
- Im Falle eines gefährlichen Angriffs: gegen die Person beherzt mit Hilfsmitteln eingreifen (z.B. Sitzstuhl als „Distanzhalter").
- Ggf. Rückzug aus dem Zimmer in einen anderen (gesicherten) Raum – Raum gegen Zutritt versperren und von der Tür wegbleiben.
- Notruf absetzen (via Funk bzw. Mobiltelefon).

▶ **Gefahrenpotenziale beim Einsatz von RTH.** Diese werden in Kap. 50 „Luftrettung" eingehend erläutert.

5.2 Allgemeiner Ablauf

Die Untersuchung und Überwachung des Notfallpatienten sind elementare Bestandteile des notärztlichen Handelns. Die notfallmedizinische Diagnostik verläuft dabei in 2 Phasen (▶ Abb. 5.1).

Elementardiagnostik. Das vordringliche Ziel der ersten Phase – der sog. „Elementardiagnostik" – ist das rasche Erkennen einer möglichen akuten Vitalgefährdung des Notfallpatienten und ggf. die sofortige Therapie dieser Störung durch lebensrettende Sofortmaßnahmen. Im Mittelpunkt dieser Phase steht demnach die Überprüfung der Vitalfunktionen (ABCD):
- Atmung (*A*irway und *B*reathing),
- Herz und Kreislauf (*C*irculation) sowie
- Bewusstsein (*D*isability).

Die Reihenfolge von Diagnostik und Sofortmaßnahmen richtet sich in Anlehnung an den Therapiealgorithmus des American College of Trauma Surgeons (Advanced Trauma Life Support, ATLS) nach der Abfolge, mit der gleichzeitig

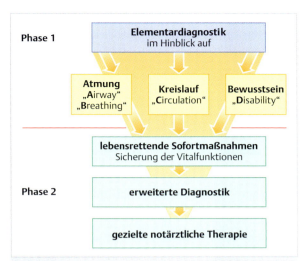

Abb. 5.1 Notärztlicher Handlungsplan: Phasen der Diagnostik und Therapie.

- Untersuchung des Notfallpatienten mit Überprüfung der Vitalfunktionen und der Erfassung von Leitsymptomen,
- Verlaufsbeobachtung zur Überprüfung therapeutischer Maßnahmen an der Notfallstelle und während des Transports.

Der (präklinische) Notfallpatient ist hinsichtlich Morbidität und Mortalität als „zeitsensibel" einzustufen. Beispielhaft sei in diesem Zusammenhang der Patient mit einer „intraabdominellen Hämorrhagie" angeführt: Zeitliche Verzögerungen im Notfallmanagement um jeweils 3 min gehen bei dieser Patientengruppe mit einer Erhöhung der Mortalität um jeweils 1 % einher (Clarke et al. 2002 [2]).

vorliegende Vitalstörungen zu einer perakuten Schädigung des Organismus führen können (ACS 2004 [1]).

▶ **Erweiterte Diagnostik.** Erst nachdem eine vitale Bedrohung des Patienten ausgeschlossen bzw. abgewendet werden konnte, beginnt die 2. Phase der Notfalldiagnostik. Ziel dieser sog. erweiterten notfallmedizinischen Diagnostik ist es, unter Einbeziehung der präklinisch zur Verfügung stehenden Möglichkeiten eine *Erstdiagnose* zu erheben, die als Basis für eine gezielte notärztliche Therapie dient.

Bei der so erhobenen Erstdiagnose handelt es sich häufig nicht um eine definitive Enddiagnose, sondern vielmehr um eine Verdachtsdiagnose. Die Befürchtung, präklinisch nur unzureichend eine adäquate Notfalldiagnose stellen zu können, ist unbegründet. So wird der Beitrag einer apparativen Diagnostik zur Diagnosefindung auf lediglich 5 % geschätzt (Dailey 1992 [3]). Den weitaus größten Anteil zur Diagnosefindung tragen mit 85 % vielmehr die Anamneseerhebung sowie die Evaluation der Begleitumstände und mit 10 % die körperliche Untersuchung bei (Lehmann u. Schmucker 1994 [8]).

> **Merke**
>
> Der wichtigste Monitor ist demnach der Notarzt selbst.

▶ **Apparative Diagnostik und Monitoring.** Der Bereich der Diagnostik und des Monitorings gliedert sich in folgende Teilprozesse, die häufig parallel bzw. eng verknüpft ablaufen:
- Erhebung der Begleitumstände (Genese),
- Erhebung der Notfallanamnese,

5.3 Elementardiagnostik

> **Merke**
>
> Ziel dieser „Elementardiagnostik" ist das rasche Erkennen einer möglichen akuten Vitalgefährdung des Notfallpatienten und ggf. die sofortige und ebenso konsequente Therapie dieser Störung durch lebensrettende Sofortmaßnahmen.

5.3.1 Überprüfung der Atmung

Die Überprüfung der Atmung gliedert sich in 2 Teilbereiche, nämlich der Überprüfung des *Atemwegs* (Airway) sowie der *Atmung* selbst (Breathing):
- Zunächst ist zu differenzieren, ob überhaupt eine Atmung vorhanden ist. Bei fehlender Eigenatmung muss sofort überprüft werden, ob eine Atemwegsverlegung vorliegt. Falls ja, muss diese unmittelbar beseitigt werden.
- Ist eine Atmung vorhanden, ist zu prüfen, ob eine akut bedrohliche Atemfunktionsstörung vorliegt.

5.3.2 Überprüfung von Herz und Kreislauf

Die Überprüfung der *Circulation* erfolgt ebenso einfach wie rasch durch Palpation zentraler Pulse (A. carotis oder A. femoralis):
- Bei fehlendem zentralem Puls ist unverzüglich mit der kardiopulmonalen Reanimation zu beginnen.
- Sind Pulse vorhanden, so kann über die Pulsqualität indirekt auf den Blutdruck geschlossen werden. Zusätzlich können durch die Palpation des Pulses Informationen über Puls- bzw. Herzfrequenz und den Herzrhythmus gewonnen werden.

5.3.3 Überprüfung des Bewusstseins

Die Überprüfung des Bewusstseins (Disability) erfolgt primär durch klares und lautes Ansprechen des Patienten:
- Reagiert der Patient sofort und adäquat auf Ansprache, ist er als *bewusstseinsklar* einzustufen.
- Reagiert der Patient nicht auf Ansprache, sind Schmerzreize zu setzen. Reagiert der Patient weder auf Ansprache noch auf Schmerzreize, ist er als *bewusstlos* einzustufen. Es handelt sich dabei um einen akut bedrohlichen Zustand. In diesem Fall folgt unmittelbar die Überprüfung von Atmung und Circulation.
- Reagiert der Patient zwar nicht auf Ansprache, aber mehr oder minder adäquat auf Schmerzreize, so ist er als *bewusstseinsgetrübt* einzustufen.

5.4 Erweiterte Diagnostik

5.4.1 Erhebung der Begleitumstände

Im Rahmen der notärztlichen Diagnostik hat die Evaluation der Begleitumstände einen hohen Stellenwert.

Traumatologische Notfälle

▶ **Notfallstelle und Unfallsituation.** Eine besondere Bedeutung kommt der Evaluation der Begleitumstände bei traumatologischen Notfällen zu. Wichtige Fragen in diesem Zusammenhang sind beispielsweise:

- Welche Gefahren (z. B. Feuer, Rauch, Gefahrgut) sind an der Unfallstelle zu erwarten?
- Wie hoch ist die Anzahl und wie ist die Position der beteiligten Fahrzeuge bzw. verletzten Personen?
- In welchem Zustand befindet sich die Straße (Nässe, Eis- oder Schneeglätte)?
- Wurden Fahrzeuginsassen getötet? Ist dies der Fall, so müssen die überlebenden Fahrzeuginsassen primär als schwerverletzt bzw. als potenziell polytraumatisiert eingestuft werden.

▶ **Unfallhergang und Unfallmechanismus.** Aus dem Unfallhergang bzw. Unfallmechanismus lassen sich wiederum – in Kombination mit den klinischen Zeichen – wichtige Rückschlüsse auf mögliche Verletzungen bzw. Verletzungsmuster ziehen.

▶ **Sturz aus großer Höhe.** Bei Stürzen aus großer Höhe können die Ermittlung der Sturzhöhe sowie die Auffindungssituation richtungsweisend sein. Im Vordergrund stehen Verletzungen der Wirbelsäule und des Rückenmarks sowie die traumatische Aortenruptur. Bei Sturzhöhen von 3 m oder mehr muss grundsätzlich von einer Polytraumatisierung ausgegangen werden.

▶ **Besonderheiten bei älteren Patienten.** Insbesondere bei älteren Patienten sollte grundsätzlich die Möglichkeit einer *zugrundeliegenden schweren Erkrankung* in Betracht gezogen werden, die die eigentliche Ursache für das vordergründige Trauma sein könnte.

Nicht traumatologische Notfälle

▶ **Alter, Auffindungsort und Auffindungssituation.** Bei nicht traumatologischen Notfällen spielt die Erhebung der Begleitumstände eine nicht minder wichtige Rolle hinsichtlich der Eruierung möglicher Ursachen für den vorliegenden Notfall. Von Bedeutung sind in diesem Zusammenhang das Alter des Patienten, der Auffindungsort sowie die Auffindungssituation. Klassische Beispiele sind:
- die junge, bewusstlose Person in einem sozialen Brennpunkt mit umherliegenden Spritzenbestecken, was auf einen Drogennotfall hindeutet,
- das Kind oder die ältere Person im Pflegebett mit Heimoxygenator, Absaugpumpe und Pflegeutensilien, die einen primär respiratorischen Notfall erwarten lassen,
- die bewusstlose Person, die auf der Toilette kollabiert ist, nachdem sie beim Stuhlgang gepresst hatte und ein akutes vaskuläres Ereignis intrakraniell oder koronar auslöste.

5.4.2 Erhebung der Anamnese

Auch in der Notfallmedizin kommt der Anamnese eine diagnostische Schlüsselrolle zu. Ziel ist es, angesichts des herrschenden Zeitdrucks rasch und gezielt die wesentlichen Informationen zu erheben, aus denen sich diagnostische und therapeutische Weichenstellungen ableiten. Daher erfolgt die Anamneseerhebung im Sinne der „horizontalen Arbeitsteilung" parallel zu anderen diagnostischen und therapeutischen Maßnahmen.

▶ **Dokumente und Informationen.** Dazu zählen:
- aktuelle Arztbriefe,
- Pflegekurven,
- Medikationspläne,
- Patientenausweise (z. B. Allergie, Marcumar, Anästhesiekomplikationen, Schrittmacher, Endokarditis),
- Patientenverfügungen und -vollmachten,
- Hausarzt- und Facharztadressen und
- Medikamentenvorräte.

▶ **Fremdanamnese.** In Abhängigkeit von der Kommunikationsfähigkeit des Patienten ist es fast immer sinnvoll, Angehörige, Zeugen und ggf. Dolmetscher hinzuzuziehen, um ein möglichst vollständiges Bild zu erhalten.

▶ **Anamnesegespräch.** Dies beginnt mit einer persönlichen Vorstellung des Notarztes und einer relativ offenen Einstiegsfrage und setzt sich in einer sachlichen und vertrauensvollen Gesprächsführung fort, die dennoch straff und zielorientiert ist und überwiegend geschlossene Fragen auf einfachem sprachlichen Niveau verwendet.

Traumatologischer Notfall

Beim traumatologischen Notfall stehen im Vordergrund:
- Unfallhergang und -zeitpunkt sowie
- Auftreten und Dauer einer Bewusstlosigkeit.

Eine primär neurologische oder kardiozirkulatorische Ursache ist stets in Betracht zu ziehen. Besonderes Augenmerk sollte dabei auf die Einnahme von Thrombozytenaggregationshemmern gelegt werden, weil sie sich zunehmender Beliebtheit erfreuen, über lange Halbwertszeiten verfügen und ihre Wirkung im Rahmen der konventionellen Gerinnungsdiagnostik bei Klinikaufnahme nur unzureichend erfasst wird.

> **Praxistipp**
>
> Vor Analgosedierung oder Narkoseeinleitung sollte analog zum innerklinischen Vorgehen versucht werden, Nüchternheit, Allergien, stattgehabte Operationen bzw. Vornarkosen sowie erbliche Muskelerkrankungen (maligne Hyperthermiedisposition) abzufragen. Bei Frauen vor der Menopause muss immer nach der Möglichkeit einer bestehenden Schwangerschaft gefragt werden.

Das AMPLE-Abfrageschema, das sich im angelsächsischen Sprachraum großer Beliebtheit erfreut, trägt insbesondere beim Traumapatienten zur Vollständigkeit der Anamnese bei (Tab. 5.2).

Nicht traumatologischer Notfall

Bei nicht traumatologischen Notfällen sind Anlass und Zeitpunkt sowie Geschwindigkeit des Symptombeginns und das derzeit führende Beschwerdebild von Interesse.

Bei Patienten mit Amnesie oder Bewusstseinsstörungen ist relevant, ob
- eine Synkope,
- ein Sturz oder
- ein Krampfanfall

beobachtet wurden, die Begleitverletzungen erwarten lassen. Bei unbeobachtetem Eintreten derartiger Symptome muss herausgefunden werden, wann der Patient zuletzt beschwerdefrei gesehen wurde. Die Rekonstruktion der präklinischen Zeitabläufe ist heutzutage vor dem Hintergrund der jeweils empfohlenen Zeitfenster für Lysetherapie oder andere revaskularisierende Interventionen von entscheidender Wichtigkeit.

Ferner sind bisher vorgenommene Eigenmedikationen (z. B. Nitrospray, „Asthmaspray") sowie Maßnahmen der ersten Hilfe durch Angehörige (z. B. Beschwerdelinderung durch Lagerungsmaßnahmen) ebenso zu erfragen wie die Grunderkrankungen, Dauermedikationen, der behandelnde Hausarzt, der Zeitpunkt des letzten Arztkontakts sowie Ort und Zeitraum des letzten stationären Aufenthalts.

Bei offenkundig hochgradig pflegebedürftigen Patienten oder Vorliegen maligner Grunderkrankungen sollte aktiv nach Patientenverfügungen bzw. Absprachen mit Hausarzt oder Heimleitung bezüglich palliativen Vorgehens geforscht werden.

Tab. 5.2 Einfaches Abfrageschema zur Anamnese bei Traumapatienten (nach ACS 2004 [1]).

Akronym	Englisch	Deutsch
A	Allergies	Allergien
M	Medications	Medikamente
P	Past Illness / Pregnancy	Vorerkrankungen/Schwangerschaft
L	Last Meal	Nüchternheit
E	Events/Environment related to Injury	Verletzungsanlass/-umstände

5.4.3 Untersuchung des Notfallpatienten

Erstes Bild des Gesamtzustands

Bereits im Zuge der Elementardiagnostik und des Anamnesegesprächs macht sich der Notarzt ein erstes Bild über den Gesamtzustand des Patienten und erfasst folgende offensichtliche Aspekte:
- Hautfarbe,
- Hautbeschaffenheit,
- Ernährungszustand,
- Körperhaltung,
- grobe psychische Auffälligkeiten.

Eingehende körperliche Untersuchung

▶ **Kraniokaudale Systematik.** Die eingehende körperliche Untersuchung folgt zweckmäßigerweise einer kraniokaudalen Systematik, um keine wichtigen Befunde zu übersehen.

▶ **Bewusstseinszustand.** Der Bewusstseinszustand wird über die grobe Einschätzung (klar/getrübt/bewusstlos) im Rahmen der Elementardiagnostik hinaus anhand der Glasgow-Koma-Skala (GCS) in den Funktionalitäten „Augen öffnen", „beste verbale Kommunikation" und „beste motorische Antwort" beurteilt und einer Skala zwischen 3 und 15 zugeordnet (Tab. 5.3).

Tab. 5.3 Beurteilung des Bewusstseinszustands und des neurologischen Defizits nach der Glasgow-Koma-Skala. Es wird jeweils die beste Reaktion jeder Funktionalität bewertet (Teasdale u. Jennett 1974 [12]).

Verhalten	Antwort	Score
Augen öffnen	spontan	4
	auf Anruf	3
	auf Schmerzreiz	2
	fehlend	1
beste motorische Antwort	gezielt auf Aufforderung	6
	gezielt auf Schmerzreiz	5
	ungezielt auf Schmerzreiz	4
	Beugesynergismen	3
	Strecksynergismen	2
	keine Bewegung	1
verbale Antwort	orientiert	5
	verwirrt	4
	inadäquat	3
	unverständlich	2
	keine	1
maximale Punktsumme		15

▶ **Pupillen.** Die Pupillen werden hinsichtlich Form (rund oder entrundet) und Ausgangsgröße (eng, mittel, weit) sowie Motorik (Pupillenreaktion bei Lichteinfall) im Seitenvergleich beurteilt.

▶ **Inspektion des Schädels.** Bei der Inspektion des Schädels weist das Austreten von Blut und Liquor aus Nase oder Ohren auf Schädelbasisfrakturen im Bereich der Frontobasis oder der Felsenbeinregion hin.

▶ **Palpation des Schädels.** Die Palpation des Schädels erfasst Wunden, Stufenbildung und Druckschmerzhaftigkeit. Insbesondere okzipitale Wunden werden bei bewusstlosen Patienten häufig übersehen, wenn sie nicht durch eine starke Blutung imponieren und die gründliche Palpation des Hinterkopfs unterbleibt.

▶ **Inspektion der Mundhöhle.** Durch Inspektion der Mundhöhle werden enorale Blutungsquellen ausgeschlossen (z. B. Zungenbissverletzung), die in ihrem Ausmaß unterschätzt werden, wenn der Patient das Blut konsequent schluckt.

▶ **Untersuchung der Halswirbelsäule.** Die Untersuchung der Halswirbelsäule beschränkt sich auf die Palpation der Dornfortsätze und möglicher Stufen oder Druckdolenzen und die Frage nach Schluckproblemen, die Hinweis auf ein prävertebrales Hämatom geben können. Eine Funktionsprüfung auf Bewegungsumfang und Schmerzhaftigkeit unterbleibt präklinisch zugunsten einer frühzeitigen und großzügigen Indikationsstellung zur HWS-Immobilisation.

▶ **Schultergürtel.** Der Schultergürtel wird auf Stabilität und Druckschmerzhaftigkeit untersucht.

▶ **Inspektion des Thorax.** Bei der Inspektion des Thorax werden neben Prellmarken und Gurtmarken sowie Hämatomen und offenen Wunden symmetrische Atemexkursionen, ein forcierter Einsatz der Atemhilfsmuskulatur und eine obere Einflussstauung beurteilt.

▶ **Palpation des Thorax.** Bei der Palpation des Thorax werden Krepitationen bei Rippen- oder Sternumfrakturen sowie das typische Knistern eines Hautemphysems ertastet.

▶ **Auskultation des Thorax.** Durch Auskultation der Thoraxorgane werden die Atemgeräusche im Seitenvergleich sowie Herztöne, Herzgeräusche und die Regelmäßigkeit der Herzaktionen beurteilt.

▶ **Inspektion des Abdomens.** Die Inspektion des Abdomens beschreibt Prellmarken, Gurtmarken und Hämatome und Wunden und ihre Beziehungen zu den blutungsgefährdeten parenchymatösen Organen Leber und Milz.

▶ **Palpation des Abdomens.** Die Palpation des Abdomens erfasst die Spannung der Bauchdecken, Resistenzen und Schmerzpunkte. In der Frühphase nach Trauma schließen weiche Bauchdecken eine intraperitoneale Verletzung jedoch keineswegs aus.

▶ **Inspektion und Untersuchung des Beckens.** Becken und Beckenorgane werden auf äußere Verletzungszeichen inspiziert. Durch vorsichtige anteriorposteriore oder bilaterale Kompression der Beckenschaufeln lässt sich zwar eine instabile Fraktur des Beckens nicht gänzlich ausschließen, aber zumindest eine Instabilität des vorderen Beckenrings erkennen.

▶ **Inspektion und Untersuchung der Extremitäten.** Obere und untere Extremität werden auf äußere Verletzungen, Fehlstellungen und Längendifferenzen untersucht. Die großen Gelenke passiv oder – wenn möglich – aktiv durchbewegt und periphere Durchblutung, Motorik und Sensibilität im Seitenvergleich überprüft.

▶ **Inspektion und Untersuchung der Körperrückseite.** Die Rückseite des Patienten sollte, wenn es Verletzungsmuster und Einsatzablauf zulassen, im Rahmen der Umlagerung per Schaufeltrage oder durch Drehung en bloc auf offene Wunden, BWS-/LWS-Klopfschmerz oder Gegenstände (z. B. Glasscherben, Steine), die Druckstellen verursachen können, untersucht werden.

Tab. 5.4 Grob orientierende Beurteilung des Hirnnervenstatus.

Modalität	Hirnnerv	Aktion
Visus und Okulomotorik	II, III, IV, VI	Pupillenreaktion, Augenmotilität, Frage: Doppelbilder
Mimik	VII	Grimassieren, Mund spitzen
Gleichgewichtssinn	VIII	Frage: Drehschwindel, Fallneigung

Besonderheiten bei nicht traumatologischen Notfällen

Bei nicht traumatologischen Notfällen wird der vorgestellte universelle Untersuchungsgang entsprechend der vorherrschenden Symptomatik adaptiert. Analog zu den Meldebildern der Rettungsleitstellen ist es sinnvoll, die Beschwerdebilder „Bewusstseinsstörung", „kardiale Störung", „respiratorische Störung" und sonstiges „akutes Schmerzereignis" anhand der Leitsymptome zusammenzufassen und die körperliche Untersuchung darauf zu fokussieren. Dabei ist jedoch vor allzu ausgeprägtem diagnostischem „Schubladendenken" zu warnen, da wichtige Befunde übersehen werden könnten.

▶ **Neurologischer Notfall.** Die Bewusstseinsstörung bzw. der neurologische Notfall erfordern neben einer differenzierten Beurteilung von Bewusstsein und psychischem Zustand auch eine kurze, orientierende Erhebung des Hirnnervenstatus (Tab. 5.4).

Bei Bewusstseinsstörungen aufgrund von Intoxikationen können endogene oder exogene Toxine teilweise am Patientengeruch wahrgenommen werden.

▶ **Kardiozirkulatorischer Notfall.** Die Leitsymptome des kardiozirkulatorischen Notfalles in der Akutsituation sind durch das akute Pumpversagen und die Gegenregulationsmechanismen geprägt. Dazu zählen Schockzeichen wie Blässe und gestörte akrale Durchblutung im Rahmen der Zentralisation, aber auch die obere Einflussstauung und feuchte Rasselgeräusche bei der Lungenauskultation.

▶ **Respiratorischer Notfall.** Beim respiratorischen Notfall imponieren die Leitsymptome Zyanose, Dyspnoe, Orthopnoe und pathologische Atemmuster bereits bei flüchtiger Inspektion.

▶ **Akuter Schmerz.** Der akute Schmerzzustand, der nicht mit einem akuten Koronarsyndrom in Verbindung gebracht wird, erfordert eine gründliche Schmerzanamnese hinsichtlich Auslöser, Lokalisation, Stärke, Verlauf und Schmerzcharakter. Durch Palpation (z. B. Abdomen) oder Perkussion (z. B. Nierenlager) werden Schmerzpunkte und -auslöser eingegrenzt und Begleitreaktionen wie Überwärmung oder Abwehrspannung erfasst.

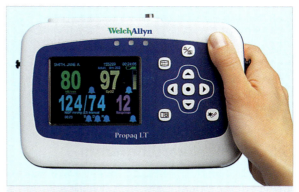

Abb. 5.2 Kompakter Multiparametermonitor mit Pulsoxymetrie, Elektrokardiogramm sowie nicht invasiver, automatischer Blutdruckmessung (Quelle: Firma Welch Allyn Service GmbH, mit freundlicher Genehmigung).

5.5 Apparative Diagnostik und Monitoring

5.5.1 Grundlagen

▶ **Klinische Beobachtung und apparatives Monitoring.** Grundlage für die präklinische Überwachung des Notfallpatienten ist die klinische Beobachtung durch den Notarzt. Zusätzlich hierzu wird ein apparatives Monitoring durchgeführt.

> **Merke**
>
> Klinische Beobachtung und apparatives Monitoring ergänzen sich gegenseitig und ermöglichen bei kombinierter Anwendung eine adäquate präklinische Überwachung des Notfallpatienten.

▶ **Bewährte apparative Monitoringverfahren.** Zu den bewährten und etablierten apparativen Monitoringverfahren im Bereich der präklinischen Notfallmedizin zählen aktuell:
- Elektrokardiogramm,
- Blutdruckmessung,
- Pulsoxymetrie,
- Kapnometrie/Kapnografie,
- Körpertemperaturmessung,
- Bestimmung des Blutzuckers.

Anwendung finden sowohl Einzelgeräte für das jeweilige Monitoringverfahren als auch Kombinationsgeräte, die unterschiedliche Monitoringverfahren in einem Gerät vereinen (▶ Abb. 5.2).

Untersuchung und Überwachung des Notfallpatienten

Praxistipp

Sowohl die klinische Beobachtung als auch das apparative Monitoring sollten nie getrennt voneinander angewendet und bewertet werden, sondern immer nur in der Zusammenschau beider Verfahren. Der wichtigste Monitor ist der Notarzt selbst.

5.5.2 Elektrokardiogramm

Die kontinuierliche Ableitung eines Elektrokardiogramms (EKG) gehört heute zum Standardmonitoring jedes Notfallpatienten. Daneben stellt das EKG aber das entscheidende apparative Hilfsmittel zur Diagnostik und Therapie kardialer Notfälle dar.

In der Regel ist das EKG-Gerät in einen portablen Defibrillator integriert und bildet mit diesem eine kompakte Diagnose- und Therapieeinheit (▶ Abb. 5.3).

▶ **Extremitätenableitungen.** Die Ableitung nach Einthoven erlaubt die Registrierung der 3 Standardableitungen I–III. Als Standardableitung wird meist die Ableitung II verwendet.

Durch eine zusätzliche (4.) Elektrode können neben den 3 bipolaren Standardableitungen nach Einthoven, die 3 unipolaren Ableitungen nach Goldberger (aVR, aVL, aVF) registriert werden.

▶ **Ableitung über Defibrillatorelektroden.** Eine weitere gebräuchliche Variante stellt die Ableitung des EKG über 2 Elektroden – den Defibrillatorelektroden (Hard-Paddles oder großflächige Klebeelektroden, sog. Patches) – dar.

▶ **Diagnostisches Spektrum.** Mit der Ableitung des EKG über (2) 3 bzw. 4 Elektroden können Störungen der Herzfrequenz und des Herzrhythmus, die Funktion eines Herzschrittmachers sowie die Differenzierung eines Herzstillstands ausreichend beurteilt werden.

Merke

Zur Diagnostik einer Myokardischämie und insbesondere vor der geplanten Durchführung einer präklinischen Lysetherapie ist hingegen die EKG-Ableitung über 10 Elektroden unabdingbar. Mit dieser Anordnung sind hinreichend Schädigungen des Herzmuskels (Ischämie oder Läsion) lokalisierbar.

5.5.3 Blutdruckmessung

Ebenso wie die kontinuierliche EKG-Ableitung zählt die arterielle Blutdruckmessung (RR, benannt nach Riva Rocci) zum Standardmonitoring jedes Notfallpatienten. Grundsätzlich kann der Blutdruck *invasiv* oder *nicht invasiv* gemessen werden. Im Bereich der präklinischen Notfallmedizin wird in aller Regel die schnell und einfach durchzuführende (intermittierende) nicht invasive Blutdruckmessung bevorzugt.

Nicht invasive Blutdruckmessung

Bei der nicht invasiven Blutdruckmessung unterscheidet man die *manuelle Blutdruckmessung* mit oder ohne Stethoskop sowie die automatische *oszillometrische Blutdruckmessung*.

Praxistipp

Die Blutdruckmanschette sollte etwa 2/3 des Oberarms bedecken bzw. die Breite der Blutdruckmanschette sollte etwas mehr als den Durchmesser der Extremität betragen. Zu breite Manschetten ergeben „falsch niedere", zu schmale Manschetten „falsch hohe" Blutdruckwerte. Im Zweifelsfall sollte immer an beiden Armen gemessen werden. Seitendifferente Blutdruckwerte finden sich u. a. bei Aortenisthmusstenose und dissezierendem Aortenaneurysma.

▶ **Manuelle palpatorische Blutdruckmessung.** Bei der manuellen palpatorischen Blutdruckmessung kann lediglich der systolische Blutdruck ermittelt werden.

▶ **Manuelle auskultatorische Blutdruckmessung.** Mit dieser Messmethodik können also sowohl systolischer als auch diastolischer Blutdruck bestimmt werden.

▶ **Automatische oszillatorische Blutdruckmessung.** Die automatische oszillometrische Blutdruckmessung bietet die Möglichkeit der automatisierten Blutdruckmessung in variablen Zeitabständen.

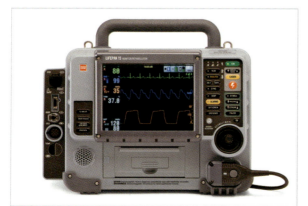

Abb. 5.3 Defibrillator Lifepak 15 – Monitor/Defibrillator mit den Funktionen: EKG-Überwachung, Defibrillation, Kardioversion, transthorakaler Schrittmacher, Kapnografie und nicht invasiver Blutdruckmessung (Quelle: Firma Physio-Control Germany Sales GmbH, mit freundlicher Genehmigung).

Invasive Blutdruckmessung

Die direkte, invasive arterielle Blutdruckmessung ist unter allen Methoden die genaueste. Zudem bietet sie den Vorteil einer kontinuierlichen Blutdrucküberwachung. Für den Bereich des Primärrettungsdienstes ist diese Methode jedoch wenig praktikabel. Im Rahmen des Sekundärrettungsdienstes bzw. Intensivtransports hingegen ist die invasive Blutdruckmessung ein Standardverfahren.

5.5.4 Pulsoxymetrie

Die Pulsoxymetrie erlaubt die nicht invasive kontinuierliche Messung der partiellen *Sauerstoffsättigung* des arteriellen Blutes (pSaO$_2$). Zudem wird die *Pulsfrequenz* erfasst. Das Prinzip der Pulsoxymetrie macht sich das unterschiedliche Extinktionsverhalten von oxygeniertem und desoxygeniertem Hämoglobin zunutze.

▶ **Prinzip der Pulsoxymetrie.** In der Regel werden sog. Transmissionssensoren verwendet, bei denen eine im Sensor eingebaute Lichtquelle Licht mit 2 unterschiedlichen Wellenlängen (in der Regel rotes Licht von 660 nm und infrarotes Licht von 940 nm) emittiert. Entsprechend der empirischen und applikationsortspezifischen Kalibration werden als Messort in der Regel die Finger verwendet (▶ Abb. 5.4).

▶ **Sauerstoffsättigung des Hämoglobins.** Die Pulsoxymetrie gibt Auskunft über die Sauerstoffsättigung des funktionell intakten Hämoglobins (die sog. partielle Sauerstoffsättigung pSaO$_2$). Nicht funktionelle, pathologische Hämoglobine wie z. B. COHb oder MetHb werden mit den gebräuchlichen Zweiwellenlängenpulsoxymetern nicht erfasst.

> **Praxistipp**
>
> Als Faustregel gilt, dass bei hohen Konzentrationen pathologischer Hämoglobine (z. B. COHb, MetHb, CNHb) mit konventionellen Pulsoxymetern meist „falsch hohe" SaO$_2$-Werte gemessen werden, d. h., dass die Oxygenation des Patienten als „zu gut" eingestuft wird.

▶ **Sauerstoffdissoziationskurve.** Die Beziehung zwischen Sauerstoffsättigung (SaO$_2$) und Sauerstoffpartialdruck (PaO$_2$) wird durch die Sauerstoffdissoziationskurve wiedergegeben (▶ Abb. 5.5). Dabei gilt folgende Faustregel:
- Normalwerte: pSaO$_2$ > 95 %,
- Hypoxie: pSaO$_2$ < 90 %,
- „Zyanose" erkennbar bei pSaO$_2$ < 80 %.

▶ **Messgenauigkeit.** Die Messgenauigkeit der Pulsoxymeter liegt – je nach Hersteller – bei ± 2 %.

▶ **Anwendungsgrenzen.** Hyperoxien, d. h. paO$_2$-Werte > 100 mmHg, können methodisch bedingt nicht erfasst werden. Ebenso können mithilfe der Pulsoxymetrie keine Aussagen über den arteriellen Sauerstoffgehalt sowie über den arteriellen Kohlendioxidpartialdruck (paCO$_2$) getroffen werden. Anwendungsgrenzen finden sich auch bei stark zentralisierten und unterkühlten Patienten.

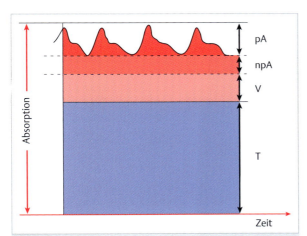

Abb. 5.4 Absorption und Modulation des vom Sensor des Pulsoxymeters emittierten Lichtes.
pA = pulsatile Absorption durch das arterielle Blut während der Systole, npA = nicht pulsatile Absorption des arteriellen Blutes während der Diastole, V = Absorption durch venöses Blut, T = Absorption durch das Gewebe (Knochen, Fett, Muskel, Knorpel etc.). Die Differenz zwischen dem Spitzenwert der pulsatilen arteriellen Absorption (pA + npA + V + T) und der Basisabsorption (npA + V + T) ergibt die arterielle Pulsation, woraus die arterielle Sauerstoffsättigung ermittelt wird (Quelle: Fitzal 1999 [4]).

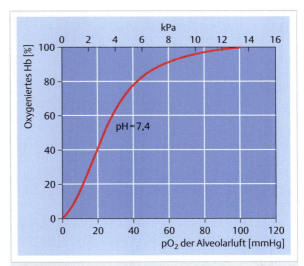

Abb. 5.5 Sauerstoffbindungskurve als Beziehung zwischen dem Sauerstoffpartialdruck der Alveolarluft und dem prozentualen Anteil des oxygenierten Hämoglobins (Hb) am Gesamthämoglobin (Quelle: Fitzal 1999 [4]).

5.5.5 Kapnometrie und Kapnografie

Definition
Die Messung des endexspiratorischen Kohlendioxidpartialdrucks im Atemgas wird als *Kapnometrie* bezeichnet. Unter *Kapnografie* hingegen versteht man die Messung des Kohlendioxids im Atemgas unter Angabe der inspiratorischen und exspiratorischen Konzentration in der Atemluft mit einer grafischen Darstellung der Messwerte über den gesamten Atemzyklus.

Da die Kapnografie eine kontinuierliche Beurteilung über den gesamten Ventilationszyklus ermöglicht, ist sie der Kapnometrie im klinischen Gebrauch überlegen (▶ Abb. 5.6).

Der endexspiratorische CO_2-Partialdruck wird in der Regel in mmHg angegeben.

Methodik
Verwendung finden sog. Infrarotabsorptionskapnometer, bei denen man die Fähigkeit des CO_2-Moleküls zur Lichtabsorption im infraroten Bereich nutzt. Dabei wird Licht mit einer Wellenlänge von 4,26 µm verwendet, das in der Atemluft praktisch ausschließlich von CO_2 absorbiert wird. Dieses wird von einer Lichtquelle emittiert, durch den Atemgasstrom geleitet und von einem Detektor erfasst.

Praxistipp

Als Faustregel gilt, dass der endexspiratorische CO_2-Partialdruck 2–5 mmHg niedriger ist als der arterielle CO_2-Partialdruck. Bei Störungen des Ventilations-Perfusions-Verhältnisses kann diese arteriell-endtidale CO_2-Differenz jedoch erheblich zunehmen.

Dabei wird der endtidale CO_2-Partialdruck deutlich niedriger als der arterielle CO_2-Partialdruck. Ursache dafür können beispielsweise eine verminderte Perfusion der Lunge bei Schock und Lungenarterienembolie oder eine verringerte Ventilation bei Lungenkontusion, Aspiration oder Pneumonie sein.

Sicherheitsmonitoring
In gleicher Weise wie die Pulsoxymetrie erweitert die Kapnografie als nicht invasives, kontinuierliches Monitoringverfahren, im Sinne eines „objektivierenden" Faktors, die begrenzten klinischen Möglichkeiten des Notarztes. In diesem Zusammenhang ist die besondere Bedeutung der Kapnometrie als zuverlässige Verifikationsmöglichkeit der endotrachealen Tubuslage bei der Notfallintubation und die Rolle der Kapnografie als „Sicherheitsmonitoring" im Rahmen einer Notfallbeatmung hervorzuheben.

▶ **Kombination von Pulsoxymetrie und Kapnometrie.** Bei guter Präoxygenierung und Beatmung mit hohen inspiratorischen Sauerstoffanteilen reagiert die Pulsoxymetrie häufig viel zu träge, um eine Tubusfehllage oder eine Beatmungsdiskonnektion zeitgerecht feststellen zu können. Das Ausbleiben der Exspiration von CO_2 bei Diskonnektion oder vollständigem Abknicken von Tubus oder Beatmungsschlauch wird hingegen unmittelbar detektiert. Die Kombination von Pulsoxymetrie und Kapnometrie ist innerklinisch in der Lage, 93 % aller vermeidbaren Narkosezwischenfälle durch rechtzeitige Detektion eines Beatmungsproblems zu verhindern (Tinker et al. 1989 [13]).

▶ **Anwendungsgrenzen.** Die Grenzen der Kapnografie liegen bei Patienten im Kreislaufstillstand, die beispielsweise bei fulminanter Lungenembolie oder insuffizienter Herzdruckmassage zu wenig Kohlendioxid abatmen, um eine endotracheale Tubuslage sicher zu verifizieren. Eine endobronchiale Lage bei zu tiefer Intubation lässt sich

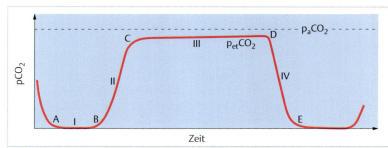

Abb. 5.6 Normales Kapnogramm während Exspiration und Inspiration (Quelle: Fitzal 1999 [4]).
Phase I (A–B): Ende der Inspirations- und Beginn der frühen Exspirationsphase; zunächst kein CO_2-Anstieg durch Ausatmung von Totraumluft.
Phase II (B–C): steiler CO_2-Anstieg durch Einstrom von Alveolarluft.
Phase III (C–D): endexspiratorische Plateaubildung durch Ausatmung von homogenem Alveolargas. D: endexspiratorischer CO_2-Spitzenwert. Annäherung des endexspiratorischen und arteriellen CO_2-Partialdrucks: Bei normalen Ventilations-Perfusions-Verhältnissen beträgt die arteriell-alveoläre CO_2-Differenz lediglich 2–5 mmHg.
Phase IV (D–E): Beginn der Inspirationsphase mit steilem CO_2-Abfall auf praktisch Null.

kapnometrisch nicht detektieren. Hier wird die bilaterale Thoraxauskultation auf Seitengleichheit des Atemgeräuschs empfohlen.

> **Merke**
>
> Veränderungen des Kapnogramms weisen entweder auf patientenbedingte Ursachen bzw. Störungen oder aber auf Störungen des Beatmungssystems hin. Dabei gilt als Faustregel, dass schnell einsetzende Veränderungen grundsätzlich gefährlicher einzustufen sind als langsam einsetzende Veränderungen.

Diagnostischer Stellenwert

Aufgrund einer Vielzahl von Einflussfaktoren ist die Interpretation der Kapnografie weit schwieriger als die der Pulsoxymetrie.

Patientenbedingte Veränderungen der exspiratorischen CO_2-Konzentration können *respiratorische, zirkulatorische* oder *metabolische Ursachen* haben:
- Metabolische Einflüsse sind im Bereich der präklinischen Notfallmedizin eher zu vernachlässigen. Eine Ausnahme bildet die ausgeprägte (akzidentelle) Hypothermie, die zu einer deutlichen Abnahme des exspiratorischen CO_2 führen kann.
- Dahingegen sind kardiozirkulatorische Einflüsse sehr vielfältig. So führt eine Abnahme des Herzzeitvolumens infolge von Schock oder arterieller Lungenembolie zu einem Abfall des exspiratorischen CO_2.
- Akute Veränderungen der Compliance oder Resistance von Lunge und Thorax als typische respiratorische Ursachen können zur Hypoventilation und zu konsekutivem Anstieg des exspiratorischen CO_2 führen. Die mitunter schwierige Aufgabe des Notarztes ist es dann, anhand klinischer Befunde die zugrundeliegende Störung zu differenzieren und spezifisch zu therapieren. Beispielhaft seien intrathorakale (z. B. Pneumothorax) und extrathorakale restriktive Veränderungen (z. B. Pressen durch inadäquate Narkosetiefe) genannt.

Obstruktionen äußern sich durch eine charakteristisch abgeflachte Steigung des Expirationsschenkels im Kapnogramm. Auch hier müssen intrapulmonale Obstruktionen (z. B. Bronchospasmus, Verlegung der tiefen Atemwege) von iatrogenen obstruktiven Störungen (z. B. zu tief eingeführter Tubus, nicht vollständig abgeknickter Tubus oder Beatmungsschlauch) anhand klinischer Kriterien abgegrenzt werden.

> **Merke**
>
> Das „Abarbeiten" einer akut aufgetretenen pathologischen Veränderung des Kapnogramms beginnt immer mit einer zügigen Überprüfung des Beatmungssystems und schließt Ventilator, kompletten Verlauf der Beatmungsschläuche einschließlich Beatmungsventil, Tubuskonnektion, Tubustiefe, Zustand der Tubusfixierung und Cuffdruck ein. Parallel wird eine aktuelle Erhebung des hämodynamischen Status initiiert und eine Einschätzung der Narkosetiefe vorgenommen. Erst dann ist es sinnvoll, Mutmaßungen über akute pathologische Lungenveränderungen anzustellen.

Ein prognostischer Stellenwert wird der Kapnometrie beim Kreislaufstillstand zugeschrieben. Nach 20 min laufender kardiopulmonaler Reanimation besitzt ein endtidaler CO_2-Wert über 10 mmHg eine hohe Sensitivität und Spezifität hinsichtlich des Überlebens des Patienten (Levine et al. 1997 [9]).

Therapeutischer Stellenwert

Über die Früherkennung akuter Beatmungsstörungen hinaus trägt die Kapnografie zur präklinischen Beatmungsoptimierung bei, wovon verschiedene Patientengruppen nachweislich profitieren. Für Patienten in der Postreanimationsphase sowie für Schädel-Hirn-Traumatisierte existieren beispielsweise eindeutige Empfehlungen zur Normokapnie und damit Normoventilation. Die Qualität der präklinischen Beatmung ist jedoch bei alleinigem Einsatz der Pulsoxymetrie oft unzureichend, da sie nur Aussagen zur Oxygenation des Patienten und nicht zur Ventilation erlaubt. Die präklinische Handbeatmung am Beatmungsbeutel resultiert beispielsweise aufgrund zu hoher Frequenzen und inadäquat hoher Tidalvolumina häufig in exzessiven Hyperventilationen. Auch die frequenzkontrollierte Beatmung an Notfallrespiratoren bietet, bei Einstellung des Atemminutenvolumens nach Faustformeln, keinen Schutz vor Hyper- oder Hypoventilation und sollte mithilfe der Kapnografie jeweils individuell adaptiert werden (Helm et al. 2003 [7]).

> **Praxistipp**
>
> Bei Vorliegen eines Schädelhirntraumas in Verbindung mit schwerem Thoraxtrauma wird wegen der ausgeprägten arteriell-endtidalen CO_2-Partialdruckdifferenz der Stellenwert der Kapnografie gelegentlich infrage gestellt. In der Praxis hat es sich jedoch bei diesem speziellen Patientenkollektiv bewährt, einen endtidalen CO_2-Partialdruck um 25–30 mmHg anzustreben, um eine Normoventilation mit einem arteriellen CO_2-Partialdruck von 35–40 mmHg zu erzielen.

5.5.6 Körpertemperaturmessung

Nicht nur in der Alpin- und Seenotrettung, sondern auch in der alltäglichen präklinischen Patientenversorgung der gemäßigten Breiten spielt die akzidentelle Hypothermie eine häufig unterschätzte Rolle.

▶ **Risikofaktoren.** Als Risikofaktoren gelten lange Liegedauer, kühle Umgebungstemperatur, Intoxikation und Verbrennung. Beim Trauma wurden darüber hinaus hohes Patientenalter, Einklemmung und Polytrauma als Risikofaktoren identifiziert und eine Inzidenz von 49,6 % für Hypothermien (Körperkerntemperatur < 36 °C) beobachtet (Helm et al. 1995 [6]).

▶ **Symptomatik.** Als unerwünschte Folgen stehen in der Akutversorgung schwer beherrschbare Herzrhythmusstörungen und Koagulopathien im Vordergrund. Da nur 4,4 % der hypothermen Patienten in der oben zitierten Studie klinische Symptome zeigten, kommt der Körpertemperaturmessung eine besondere Bedeutung zu.

Praxistipp

Auch bei internistischen und neurologischen Krankheitsbildern, wie beispielsweise beim Auffinden einer bewusstlosen Person ohne weitere anamnestische Hinweise, müssen eine Hypothermie oder Fieber frühzeitig diagnostiziert werden, weil sich daraus gravierende Weichenstellungen für das weitere therapeutische Vorgehen ergeben (Russo et al. 2005 [10]).

▶ **Messort und Messmethode.** Der Messort muss repräsentativ für die Körperkerntemperatur und ihre Veränderungen sein. Er sollte gut zugänglich sein, sodass die Messung praktikabel, ohne aufwendige Lagerungsmanöver, hygienisch, sicher, schnell und präzise auch bei Kindern und unkooperativen Patienten durchgeführt werden kann.

Merke

Aufgrund räumlicher Nähe und verwandter Gefäßversorgung repräsentiert das Trommelfell die Körperkerntemperatur, die im zentralen Regulationsorgan, dem Hypothalamus, vorherrscht. Durch Infrarotthermometer lässt sich die Tympanontemperatur schnell, sicher und mit – für notfallmedizinische Belange – hinreichender Genauigkeit bestimmen. Der Messbereich der verwendeten Thermometer muss im Gegensatz zu klassischen Fieberthermometern jedoch auch den Bereich der Hypothermie zuverlässig erfassen.

5.5.7 Sonografie

Merke

Während innerklinisch die abdominelle Notfallsonografie FAST (Focused abdominal Sonography for Trauma) einen hohen Stellenwert innerhalb moderner Schockraumalgorithmen besitzt, wird ihr präklinischer Einsatz PFAST (Prehospital focused abdominal Sonography for Trauma) zurzeit kontrovers diskutiert. Die Untersuchung beschränkt sich primär auf eine Fragestellung: den Nachweis freier intraperitonealer Flüssigkeit, der anhand von 5 standardisierten Schallkopfeinstellungen geführt werden muss (▶ Abb. 5.7, Walcher et al. 2006 [14]).

▶ **Einsatzmöglichkeiten von PFAST.** Diese Beschränkung ermöglicht es dem speziell geschulten Untersucher, der nicht das gesamte Repertoire der abdominellen Sonografie beherrschen muss, mit vertretbarem Zeitaufwand und hoher Sensitivität sowie Spezifität eine lebensbedrohliche intraabdominale Blutung zu diagnostizieren (Walcher et al. 2006 [14]). Dadurch können frühzeitig wichtige therapeutische und einsatztaktische Konsequenzen

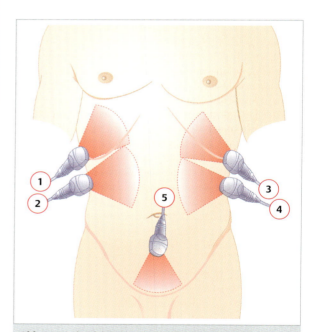

Abb. 5.7 Reihenfolge der Schallkopfeinstellungen in der präklinischen Sonografie:
1 Lateral-diaphragmaler Längsschnitt rechts: Pleuraraum, subphrenisch.
2 Lateral-kaudaler Längsschnitt rechts: Morison-Pouch, perihepatisch, Retroperitoneum.
3 Lateral-diaphragmaler Längsschnitt links: Pleuraraum, subphrenisch, perisplenisch.
4 Lateral-kaudaler Längsschnitt links: Koller-Pouch, Retroperitoneum.
5 Medianer Unterbauchschnitt quer / längs: retro- und paravesikal.

gezogen werden, wie beispielsweise die Auswahl und gezielte Vorabinformation der geeigneten Zielklinik.

▶ **Anwendungsgrenzen.** Extraperitoneale Blutungsquellen wie beispielsweise Beckenfrakturen, Oberschenkelfrakturen und retroperitoneale Hämatome, die ebenfalls lebensbedrohlich und zeitkritisch sein können, werden im Rahmen der PFAST jedoch nicht sicher erfasst.

5.5.8 Laboruntersuchungen

▶ **Blutglukosebestimmung.** Die Blutglukosebestimmung ist bislang die einzige routinemäßig durchgeführte Laboruntersuchung in der präklinischen Notfallmedizin.

> **Merke**
>
> Da die Hypoglykämie eine Vielzahl verschiedener, völlig unspezifischer Symptome bieten kann, lässt sie sich beim bewusstseinsgetrübten Patienten praktisch nie anhand klinischer Zeichen sicher ausschließen. Die Blutzuckerbestimmung sollte daher als obligater Bestandteil im Untersuchungs- und Versorgungsablauf jedes Notfallpatienten, vorzugsweise im Zusammenhang mit der Schaffung des intravenösen Zugangs, fest verankert sein.

▶ **Weitere Labortests.** Weitere Labortests wie *semiquantitative Troponinbestimmungen* im Schnelltest sind im hausärztlichen Bereich zunehmend gebräuchlich. Aufgrund des Zeitbedarfs für die Durchführung des Tests und der verzögerten Kinetik der Troponinisoenzyme nach Infarkt bietet der Schnelltest in der präklinischen Notfallmedizin keine erkennbaren Vorteile gegenüber präziser Anamneseerhebung und klinischer Untersuchung in Verbindung mit dem 12-Kanal-EKG und hat sich bislang nicht durchgesetzt.

> **Kernaussagen**
>
> **Eigensicherung des Rettungsdienstes**
> Die eigene Sicherheit des Rettungsdienstpersonals und die Patientensicherheit haben oberste Priorität, wobei die Reihenfolge der Aufzählung gilt.
>
> **Allgemeiner Ablauf**
> Die präklinische Untersuchung und Anamneseerhebung beginnt grundsätzlich erst nach Ausschluss einer möglichen Eigengefährdung des Rettungsteams und trägt zu 95 % zur Diagnosefindung bei.
>
> **Elementardiagnostik**
> Zunächst werden die Vitalparameter überprüft, in der Reihenfolge der ABCD-Regel, beginnend mit „Airway", „Breathing", „Circulation" und „Disability" (= Bewusstsein). Störungen der Vitalfunktionen werden unmittelbar therapiert. Anschließend erfolgt die erweiterte Diagnostik.

Erweiterte Diagnostik
Die *Kenntnis von Unfallmechanismus, Krafteinwirkung und Auffindesituation* trägt wesentlich zum Verständnis des Verletzungsmusters oder der Erkrankung und damit zu einer gezielteren Diagnostik bei. Sie muss daher präklinisch erlangt und an die Weiterbehandelnden übermittelt werden.

Bei der *Anamneseerhebung* kommt es darauf an, rasch und gezielt die Informationen zu erhalten, die zur diagnostischen Einordnung des Notfallgeschehens notwendig sind. Neben der Eigenanamnese spielen fremdanamnestische Angaben und Dokumente eine wichtige Rolle.

Die *körperliche Untersuchung* folgt im Grundsatz einem kraniokaudalen Vorgehen. Bei Vorliegen von Leitsymptomen beispielsweise für neurologische, respiratorische oder kardiozirkulatorische Beschwerdebilder erfolgt ein symptombezogen adaptierter Untersuchungsgang.

Eine zu frühe Fokussierung auf ein Beschwerdebild kann jedoch zum Übersehen von Begleitverletzungen oder Begleiterkrankungen führen.

Apparative Diagnostik und Monitoring
Die apparativen Untersuchungs- und Überwachungsmöglichkeiten bereichern das diagnostische Instrumentarium des Notarztes, ohne eine fundierte klinische Untersuchung und Anamneseerhebung zu ersetzen.

▶ **Elektrokardiogramm und Blutdruckmessung.** Die Beurteilung der Herzströme und die nicht invasive Blutdruckmessung stellen zusammen mit der Pulsoxymetrie das absolut unverzichtbare Basismonitoring in der Notfallmedizin dar.

Die moderne präklinische Infarkttherapie setzt darüber hinaus die Fähigkeit zur Analyse des 12-Kanal-EKG voraus.

▶ **Pulsoxymetrie und Kapnometrie/Kapnografie.** Die Pulsoxymetrie stellt ein nahezu ideales Monitoringverfahren für die Notfallmedizin dar, weil sie schnell, kontinuierlich und nicht invasiv relativ zuverlässige und einfach zu interpretierende Daten zur respiratorischen und zirkulatorischen Situation liefert.

Bei beatmeten Patienten muss sie zwingend um die Kapnometrie/Kapnografie ergänzt werden, um eine hinreichend sichere Beatmung, beginnend bei der endotrachealen Intubation, zu gewährleisten. Die Pulsoxymetrie überwacht die Oxygenierung des Patienten, die Kapnometrie die Ventilation.

Über die Funktion als Sicherheitsmonitoring hinaus bietet die Kapnometrie/Kapnografie diagnostische Optionen und trägt zur Verbesserung der Beatmungstherapie bei. Die Interpretation der gewonnenen Daten ist jedoch schwieriger als bei der Pulsoxymetrie.

▶ **Körpertemperaturmessung.** Mit der Infrarotmessung der Tympanontemperatur steht ein sehr praktikables und relativ genaues Verfahren zu Bestimmung der Körperkerntemperatur zur Verfügung.

▶ **Sonografie.** Welche Fragestellungen sich dadurch mit vertretbarem Zeitaufwand und hinreichender Sicherheit durch Notärzte beantworten lassen und welche Patientengruppen davon profitieren, ist derzeit Gegenstand wissenschaftlicher Untersuchungen.

▶ **Laboruntersuchungen.** Die präklinische Bestimmung der Blutglukose stellt eine unverzichtbare diagnostische Maßnahme dar. Sie ist allerdings die einzige Laboruntersuchung, die einen Stellenwert in der präklinischen Notfallmedizin besitzt.

Literatur

Referenzen

[1] **American College of Surgeons Committee on Trauma.** Advanced Trauma Life Support (ATLS) for Doctors. Initial Assessment and Management. Student Course Manual. 7th ed. Chicago; 2004: 11–40
[2] **Clarke** JR, Trooskin SZ, Doshi PJ et al. Time to laparotomy for intra-abdominal bleeding from trauma does affect survival for delays up to 90 minutes. J Trauma 2002; 52: 420–425
[3] **Dailey** RH. Approach to the patient to in the emergency department. In: Rosen P, Barkin RM, eds. Emergency Medicine. Concepts and Clinical Practice. St. Louis: Mosby Year Book; 1992: 22–37
[4] **Fitzal** S. Untersuchung und Überwachung des Notfallpatienten. In: Hempelmann G, Adams HA, Sefrin P, Hrsg. Notfallmedizin. Stuttgart: Thieme; 1999: 21–40
[5] **Friedrich** H. Eigensicherung im Rettungsdienst: Situationsgerechtes Verhalten in Konflikt- und Gefahrenlagen. Edewecht: Stumpf & Kossendey; 2006
[6] **Helm** M, Lampl L, Hauke J, Bock KH. Akzidentelle Hypothermie bei Traumapatienten: Von Relevanz bei der präklinischen Notfallversorgung? Anaesthesist 1995; 44: 101–107
[7] **Helm** M, Schuster R, Hauke J, Lampl L. Tight control of prehospital ventilation by capnography in major trauma victims. Br J Anaest 2003; 90: 327–332
[8] **Lehmann** U, Schmucker P. Die Fundamente der Notfalldiagnose: Leitsymptome, Begleitumstände, Anamnese und körperliche Untersuchung. In: Madler C, Jauch KW, Werdan K, Hrsg. Das NAW-Buch: Praktische Notfallmedizin. München: Urban & Schwarzenberg 1994: 77–87
[9] **Levine** RL, Wayne MA, Miller CC. End-tidal carbon dioxide and outcome of out-of-hospital cardiac arrest. N Engl J Med 1997; 337: 301–306
[10] **Russo** S, Timmermann A, Radke O et al. Akzidentelle Hypothermie in häuslicher Umgebung. Bedeutung der präklinischen Temperaturmessung. Anaesthesist 2005; 54: 1209–1214
[11] **Schmiedel** R, Unterkofler M. Unfallursachen bei Unfällen von Rettungsfahrzeugen im Einsatz. Bundesanstalt für Straßenwesen 1986; Bericht 17
[12] **Teasdale** G, Jennett B. Assessment of coma and impaired consciousness: A practical scale. Lancet 1974; 2: 81–84
[13] **Tinker** JH, Dull DL, Caplan RA et al. Role of monitoring in prevention of anaesthetic mishaps: a closed claims analysis. Anesth 1989; 71: 541–546
[14] **Walcher** F, Weinlich M, Conrad G et al. Prehospital ultrasound imaging improves management of abdominal trauma. Br J Surg 2006; 93: 238–242

Weiterführende Literatur

[15] **Lackner** CK, Ruppert M, Lazarovici M, Stolpe E. Anwenderperformance und -variabilität der Glasgow-Coma-Skala: Prospektive Studie zur Reliabilität der GCS-Anwendung in der Akutmedizin. Notfall Rettungsmed 2002; 5: 173–185

6 Telemedizin

V. Ziegler, B. Griewing, P. Sefrin

Definition

Mit dem Begriff Telemedizin wird der Einsatz kommunikativer Technologien zum Zwecke der medizinischen Diagnostik und Therapie bei der Überbrückung räumlicher Distanzen (Stanberry 2000[20]) bezeichnet. Es wird dabei die Kommunikation zwischen Arzt zu Arzt sowie zwischen Arzt zu Patient unterschieden.

In den letzten Jahrzehnten hat die Weiterentwicklung und Nutzung dieser Technologien in der Medizin erheblich zugenommen. Heute können die verschiedensten Daten, wie Personendaten, Laborwerte, Texte, Bilder, Röntgenbilder, Videos oder komplexe Bildsequenzen (CT- und MRT-Untersuchungen) übertragen werden. Für Letztere wurde in den 1980er-Jahren ein eigener Übertragungsstandard (Digital Imaging and Communications in Medicine = DICOM) entwickelt (National Electrical Manufacturers Association 1985[15]).

Nicht nur technische Gesichtspunkte, wie die Entwicklung von Sensoren zur Übertragung von einzelnen Parametern (Blutdruck, Sauerstoffsättigung, EKG usw.), oder die stabile und sichere Datenübertragung und -verarbeitung, sondern auch ökonomische und patientenbezogene Aspekte, wie die Handhabung der Geräte, Compliance, Akzeptanz und der Datenschutz, spielen hierbei für den Einsatz in der Regelversorgung eine wichtige Rolle.

In der Notfallmedizin gibt es grundsätzlich 2 unterschiedliche Anwendungsbereiche:
- Auf der einen Seite bestehen unterstützende Systeme, wie die funkärztliche Beratung bei einem Notfall auf See oder wie ein Telenotarztsystem (Med-on-@ix) bzw. die Verbringung der Intensiveinheit zum Notfallort mit telematischer Anbindung an die Klinik (mobile Stroke Unit, STEMO).
- Auf der anderen Seite wurden regional gebundene telemedizinische Initiativen für spezifische Krankheitsbilder, wie Herzinfarkt, Schlaganfall und Trauma entwickelt, die auch die häufigsten Notfallindikationen im Rettungsdienst darstellen (Lay 2002[11]).

6.1 Versorgungsszenarien mit Kommunikationstechnologien allgemein

6.1.1 Funkärztliche Beratung bei Notfällen auf See

Die funkärztliche Beratung bei medizinischen Notfällen auf See kann in Deutschland (Medico Cuxhaven) auf eine knapp 80-jährige Geschichte zurückblicken (Flesche et al. 2004[4]). Sie ist damit auch weltweit eine der ältesten Institutionen dieser Art, die nach heutiger Definition Telemedizin betreibt. Für die Seefahrt sind einfache und robuste Systeme notwendig, sodass im Wesentlichen Satellitentelefone, E-Mail und Digitalfotos zur Anwendung kommen. In Cuxhaven steht eine weltweite, 24-stündige, notfallmedizinische Hotline zur direkten und sofortigen Beratung durch Telemedizin mit in der maritimen Notfallmedizin erfahrenen Fachärzten zur Verfügung. Der Funkarzt ersetzt in vielen Fällen den Hausarzt des Seemanns. Die häufigsten medizinischen Probleme bestehen in akuten Verletzungen, Herz-Kreislauf- und Magen-Darm-Erkrankungen (Flesche u. Jalowy 2007[5]).

6.1.2 Telemedizin im Sanitätsdienst der Bundeswehr

Die Anwendung der Telemedizin im Sanitätsdienst der Bundeswehr basiert auf einer speziell auf handelsüblichen IT-Komponenten zusammengestellten und besonders abgenommenen Personalcomputerplattform, dem sog. telemedizinischen Arbeitsplatz (TA) in Verbindung mit verschiedenen Peripheriemodulen mit speziellen Anforderungen und Fragestellungen.

▶ **Fernbefundung und Fernarchivierung.** Die Suche nach einer Möglichkeit zur Fernbefundung und Fernarchivierung von Röntgenbildern war im Sanitätsdienst der Bundeswehr der Auslöser für das Projekt „Telemedizin". Zunächst stützte man sich auf ein Modul „Röntgenscanner". Mit dem großflächigen, hochauflösenden Durchleuchtungsscanner wurden Röntgenbildfolien in den Sanitätseinrichtungen im Auslandseinsatz eingescannt und auf einem beigestellten Datenverarbeitungs-PC mit den zugehörigen Bildangaben versehen. Inzwischen verfügt die Bundeswehr auch in den Auslandseinsätzen über digitale Röntgenanlagen. Somit entfallen die Belichtung von Röntgenbildfolien und der anschließende Scan-Vorgang. Die digitalisierten Röntgenaufnahmen können nun ohne Qualitätsverlust über den TA in die radiologischen

> **Merke**
>
> Die prästationäre EKG-Übertragung mittels Telemedizin in klar definierten Herzinfarktnetzwerken führt zu einer schnelleren und damit signifikant besseren Herzinfarktversorgung.

> **Merke**
>
> Vorteil für den Notfallmediziner ist, dass durch die telemedizinische Übertragung die Schlaganfallexpertise auch in ländlichen Gebieten besteht, sodass die Transportentfernungen zu einer geeigneten Zielklinik verkürzt werden.

6.2.2 Schlaganfall

Der neurologische Notfall (ca. 21%) ist nach den Herz-Kreislauf-Erkrankungen (ca. 32%) die zweithäufigste Notarztindikation im bayerischen Rettungsdienst. Auf Platz 3 folgen die Verletzungen (ca. 13%) und erst an 4. Stelle die Verkehrsunfälle (ca. 10%). Innerhalb der ZNS-Notfälle ist der Schlaganfall die häufigste Diagnose (46,1%), gefolgt von Krampfanfällen (32,2%), psychischen Erkrankungen (15,5%) und sonstigen Vorfällen (11,8%). Diese Daten wurden aus über 200000 Notarzteinsätzen in Bayern aus den Jahren 1995–1999 abgeleitet (Lay 2002 [11]).

▶ **Systemische Lyse mit rtPA.** Aktuell besteht mit der systemischen Lyse mit rtPA die einzige zugelassene kausale Therapie des ischämischen Schlaganfalls in einem engen Zeitfenster. Seit November 2011 haben die positiven Ergebnisse der ECASS-3-Studie (Hacke et al. 2008 [6]), die die Lyse beim Schlaganfall im Zeitfenster bis 4,5 h untersuchte, Eingang in die Zulassungskriterien gefunden. Trotz der Erweiterung des Lyse-Zeitfensters auf 4,5 h nach Symptombeginn bleibt der Schlaganfall ein zeitkritischer Notfall, der möglichst rasch einer Klinik mit neurologischer Expertise in der Schlaganfallversorgung zugeführt werden sollte.

▶ **Telemedizinsysteme in der akuten Schlaganfallversorgung.** Die meisten dieser Systeme unterstützen die Vernetzung verschiedener Kliniken mit klinischer Untersuchung des Patienten über Videokonferenz und Fernbefundung der zerebralen Schnittbildgebung. Diese kommen insbesondere in den weniger dicht besiedelten Gebieten zur Anwendung. Die bekanntesten sind (Audebert et al. 2009 [1]):
- TEMPIS (Telemedizinisches Projekt zur integrierten Schlaganfallversorgung),
- STENO (Schlaganfallnetzwerk mit Telemedizin in Nordbayern),
- TESS (Telemedizin beim Schlaganfall in Schwaben),
- SOS-NET (Schlaganfall-Ostsachsen-Netzwerk).

Bei allen diesen Projekten werden Kliniken, die entweder keine neurologische Abteilung haben oder nicht über eine ausreichende und dauerhafte neurologische Schlaganfallexpertise verfügen, über eine oder mehrere Kliniken mit überregionaler Schlaganfallexpertise in der akuten Schlaganfallversorgung unterstützt.

▶ **Schlaganfallscores zur präklinischen Triage.** Ein wesentliches Problem in der Schlaganfallversorgung ist, dass der Patient nicht rechtzeitig eine Klinik für die kausale Therapie erreicht. Zum einen liegt es am nicht bzw. zu späten Erkennen der Schlaganfallsymptome, zum anderen werden Patienten in eine nicht geeignete Klinik eingewiesen. Durch ein entsprechendes präklinisches Triagesystem kann dieser Prozess unterstützt werden. Diesbezüglich wurden mehrere Schlaganfallscores nach entsprechendem Training des nichtärztlichen Rettungsdienstpersonals prähospital bezüglich Sensitivität und Spezifität untersucht:
- LAPSS – Los Angeles Prehospital Stroke Screen (Kidwell et al. 2000 [9]),
- MASS – Melbourne Ambulance Stroke Screen (Bray et al. 2005 [2]),
- CPSS – Cincinnati Prehospital Stroke Scale (Liferidge 2004 [12]).

Im Stroke-Angel-Projekt wurde gezeigt, dass der LAPSS mit einer Sensitivität von 69% und einer Spezifität von 85% nicht ausreichend für den prähospitalen Einsatz ist (Ziegler et al. 2008 [22]).

> **Praxistipp**
>
> Aktuell wird der einfach gehaltene Gesicht-Arm-Sprach-Test (FAST) für die präklinische Anwendung im Rettungsdienst favorisiert (Kleindorfer et al. 2007 [10]).

Beispiel Stroke Angel

Bei Stroke Angel werden, vergleichbar mit Cardio Angel, persönliche Daten aus der Versichertenkarte in das Angel-Pad (Touchscreencomputer) eingelesen. Wichtige schlaganfallspezifische anamnestische Angaben werden anhand einer Checkliste abgefragt und in den Computer eingegeben, um anschließend noch während der Anfahrt des Rettungswagens via Mobilfunk (GPRS/UMTS) an die Zielklinik übermittelt zu werden. So kann sich diese bereits vor Ankunft des Patienten über den Patienten genau informieren und alle erforderlichen Vorbereitungen treffen. Damit wurde v. a. die Kommunikation zwischen Rettungsdienst/Notarzt und Klinik und damit die wichtige Schnittstelle am Übergang Präklinik/Klinik verbessert. Insbesondere innerklinisch wurden die Prozesse durch die Dokumentation und Analyse der intrahospitalen Zeiten optimiert. So wurde die Zeit bis zum CT (Door-to-CT) von 52 min (ohne Stroke Angel 2005) auf 28 min im Jahr 2009 mit Stroke Angel reduziert, außerdem konnte die Lyserate über alle Patienten, die auf der Stroke Unit aufgenommen wurden, von 6 % (2005) auf 16,9 % (2009) bei stabilen Mortalitätsparametern gesteigert werden (Ziegler et al. 2011 [23]).

Mobile Stroke Unit, STEMO (Stroke-Einsatz-Mobil)

Die „Mobile Stroke Unit" und das „STEMO" sind 2 Projekte, die Anteile der klinischen Arbeit zum Patienten bringen und eine telemedizinische Anbindung an die Zentrale in der jeweiligen Klinik haben:
- Im Jahr 2009 wurde die erste mobile Stroke Unit an der Universitätsklinik für Neurologie im Saarland gestartet. Die Kooperationspartner sind die neurologische Klinik, die Kliniken für Neuroradiologie und Anästhesiologie des Universitätsklinikums des Saarlands, die MEYTEC GmbH, das Deutsche Rote Kreuz (DRK) Kreisverband Homburg/Saar und der Rettungszweckverband Saar, Bexbach (Walter et al. 2010 [21]).
- Das 2. Projekt STEMO wurde am 01.01.2010 in Berlin unter der Leitung der neurologischen Klinik der Charité und den Partnern Berliner Feuerwehr, MEYTEC GmbH und BRAHMS AG gestartet. Beide Projekte haben die Verkürzung der Zeit bis zum Behandlungsbeginn bei Patienten mit akutem Schlaganfall zum Ziel. Die ersten Auswertungen im Saarland ergaben im Schnitt eine Zeit vom Anruf bis zur Therapieentscheidung (Call-to-Therapy-Decision) von 35 min (Walter et al. 2010 [21]).

Die oben beschriebenen ersten Ergebnisse sind ermutigend, allerdings wird hierbei ein extrem hoher Aufwand für ein Krankheitsbild präklinisch betrieben, der nach Ansicht der Autoren in einem Ballungszentrum noch gerechtfertigt werden kann, aber für die Flächenversorgung aktuell ungeeignet erscheint.

Neben dem primären Notfallteam fahren ein mit einem CT ausgestatteter Rettungswagen mit Rettungsassistent und einem in der Behandlung von Schlaganfällen geschulten Arzt mit Notarztqualifikation zum Patienten. Vor Ort können somit ein CT des Zerebrums zum Ausschluss einer Blutung oder einer schon sichtbaren Infarktdemarkation sowie ein Notfalllabor (kleines Blutbild, INR, aPTT, Glukose, Amylase, GPT) durchgeführt werden.

Merke
Der prähospitale Einsatz von Kommunikationstechnologien führt durch die elektronische Datenerfassung und Messung intrahospitaler Zeiten zu einer deutlichen prozessuralen Verbesserung der akuten Schlaganfallversorgung.

6.2.3 Trauma

Die Deutsche Gesellschaft für Unfallchirurgie (DGU) hat für Traumapatienten das Konzept der Versorgung innerhalb eines Traumanetzwerks entwickelt. Die wichtigsten Ziele hierbei sind der Erhalt und die Verbesserung der flächendeckenden Versorgungsqualität von Schwerverletzten durch verbesserte Kommunikation, abgestimmte Versorgungsstandards und qualitätsgestützte Kooperation sowie die Steigerung der Effizienz durch Nutzung vorhandener Ressourcen, z. B. Bildung eines regionalen oder überregionalen Traumazentrums unter Beteiligung mehrerer, nah beieinander liegender Einrichtungen.

In der Definition der Bestandteile eines Traumanetzwerks steht u.a. die Einrichtung von präklinischen und klinischen Telekommunikationssystemen, die es den Rettungsdiensten und den teilnehmenden Kliniken ermöglicht, bereits an der Unfallstelle oder in der Notaufnahme wesentliche Befunde zu übermitteln, um die notwendigen Konsequenzen für die Einleitung lebenserhaltender Maßnahmen ohne Zeitverzögerung ziehen zu können (DGU Traumanetzwerk). Im Traumanetzwerk Nord-West gibt es erste Erfahrungen mit mobilen Applikationen zur Verbesserung der Kommunikation zwischen Notarzt, Leitstelle und Krankenhaus (Juhra et al. 2009 [8]).

Merke
Die Einrichtung präklinischer und klinischer Telekommunikationssysteme ist integrativer Bestandteil eines Traumanetzwerks.

6.3 Fazit

Viele der o.g. telemedizinischen Anwendungen sind Pilotprojekte bzw. noch nicht finalisierte Arbeiten in der Versorgungsforschung. Die Übertragung in die Regelversorgung ist bisher selten. Falls sie vorhanden ist, ist sie regional gebunden. Die Ursachen hierfür sind vielfältig. Zunächst muss die Technologie 24 h an 7 d/Woche zuverlässig anwendbar sein. Dies ist eine unabdingbare Voraussetzung für die ärztliche und rettungsdienstliche Akzeptanz. Juristische Aspekte und der Datenschutz müssen berücksichtigt werden. Außerdem müssen die Finanzierung von Hardware, von Software und der Support geregelt sein. Aktuell ist die Finanzierung im niedergelassenen und stationären Bereich noch unzureichend abgebildet. Gegner der neuen Technologien beklagen den Verlust der direkten Arzt-Patient-Beziehung, die vor dem Hintergrund der gesamtgesellschaftlichen Entwicklung zu einem wünschenswerten Zustand werden könnte.

Ein großer Vorteil beim Einsatz der telemedizinischen Anwendungen ist die drastische Steigerung der Datenqualität als bedeutender Effekt der stringenten elektronischen Datenverarbeitung. Diese erlaubt eine komplexe Datenerfassung in der Erstversorgung am Notfallort und reduziert typische Kommunikationsfehler, wie z. B. Missverständnisse bei Namen und Begriffen oder mehrfaches Nachtelefonieren wegen fehlender Angaben.

Aber die neuen Kommunikationstechnologien sind auch erwünscht und gefordert. Vor allem in Versorgungsnetzwerken sind sie integrativer Bestandteil (s. Trauma-, Herzinfarktnetzwerk). Ebenso gibt es Bestrebungen bei verschiedenen Institutionen, wie der Bundesärztekammer und politischen Verbänden, die Entwicklung und Einführung in die Regelversorgung zu fördern.

Kernaussagen

Versorgungsszenarien mit Kommunikationstechnologien allgemein

Die funkärztliche Beratung bei Notfällen auf See unterstützt die Laienversorgung in Notfallsituationen, organisiert professionelle Hilfe und ersetzt hausärztliche Leistungen.

Die telemetrische Befundübertragung aus dem Ausland ermöglicht die Einholung einer Second Opinion bei der Behandlung von Soldaten der Bundeswehr.

Med-on-@ix begleitet die notärztliche bzw. rettungsdienstliche Notfallversorgung und kann bei medizinischen oder organisatorischen Problemen helfen.

Versorgungsszenarien mit Kommunikationstechnologien in Anwendung auf spezifische Krankheitsbilder

Die Anwendung neuer Telekommunikationstechnologien bei spezifischen Krankheitsbildern unterstützt die Notfallversorgung durch checklistenbasierte Abfragen mit den für die jeweilige Krankheit wichtigen Daten.

Die elektronische Datenerfassung führt zu einer Überprüfbarkeit der Abläufe und verbessert damit die Qualität des notfallmedizinischen Versorgungsprozesses.

Die mobilen Stroke Units sind mit CT und Minilabor ausgestattete Rettungswagen mit in der Schlaganfallversorgung geschulter neurologischer ärztlicher Besetzung. Durch Verbringung der Notfalleinheit zum Patienten soll eine Zeitersparnis bis zur Lysetherapie erreicht werden.

Literatur

Referenzen

[1] **Audebert** HJ, Berger K, Boy S et al. Telemedizin in der akuten Schlaganfallversorgung. Review und Empfehlungen des Kompetenznetzes Schlaganfall. Akt Neurol 2009; 36: 82–90
[2] **Bray** JE, Martin J, Cooper G et al. Paramedic identification of stroke: community validation of the Melbourne ambulance stroke screen. Cerebrovasc Dis 2005; 20: 28–33
[3] **Deutsche Gesellschaft für Unfallchirurgie**, DGU. Trauma-Netzwerk. Ziele Trauma Netzwerk. Im Internet: http://www.dgu-traumanetzwerk.de; Stand: 19.08.2011
[4] **Flesche** CW, Jalowy A, Inselmann G. Telemedizin in der Hochseeschifffahrt – Hightech aus Tradition. Med Klin 2004; 99: 163–168
[5] **Flesche** CW, Jalowy A. Funkärztliche Beratung bei medizinischen Notfallsituationen in der Kauffahrteischifffahrt. Dtsch Med Wochenschr 2007; 132: 463–464
[6] **Hacke** W, Kaste M, Bluhmki E et al. for the ECASS Investigators. Thrombolysis with Alteplase 3 to 4.5 hours after acute ischemic stroke. N Engl J Med 2008; 359: 1317–1329
[7] **INM** – Institut für Notfallmedizin und Medizinmanagement und agswn – Arbeitsgemeinschaft der Südwestdeutschen Notärzte. Eckpunktepapier für die Notfallmedizinische Versorgung der Bevölkerung in Klinik und Präklinik. Ulm, München; November 2007
[8] **Juhra** C, Vordemvenne T, Hartensuer R et al. Telematics in acute trauma care. Stud Health Technol Inform 2009; 143: 467–71
[9] **Kidwell** CS, Starkman S, Eckstein M et al. Identifying stroke in the field. Prospective validation of the Los Angeles prehospital stroke screen (LAPSS). Stroke 2000; 31: 71–76
[10] **Kleindorfer** DO, Miller R, Moomaw CJ et al. Designing a message for public education regarding stroke: does FAST capture enough stroke? Stroke 2007; 38: 2864–2868
[11] **Lay** A. Auswertung der Notarzteinsätze in Bayern auf dem DIVI-Protokoll als Basis für ein präklinisches Qualitätsmanagement [Dissertation]. Würzburg: Medizinische Fakultät der Bayerischen Julius-Maximilians-Universität zu Würzburg; 2002
[12] **Liferidge** AT, Brice JH, Overby BA et al. Ability of laypersons to use the Cincinnati Prehospital Stroke Scale. Prehosp Emerg Care 2004; 8: 384–387
[13] **Maier** SK, Ahlersmann D, Jung J et al. Reduced contact-to-balloon time in ST-elevation myocardial infarction as a consequence of formalized data analysis and feedback: One-year results of the German Multicenter FITT-STEMI-Trial. Circulation 2009; 120: S 869
[14] **Naß** E, Renno C, Rörtgen D et al. Forschungsprojekt Med-on@ix: Telemedizin im Rettungswesen. Dtsch Arztebl 2010; 107(14): A-668
[15] **National Electrical Manufacturers Association**. Digital Imaging and Communications. National Electrical Manufacturers Association. Chicago; 1985
[16] **Oberhoff** M, Murr D, Rashid A et al. Evaluation STEMI-Versorgung am St. Elisabeth Krankenhaus Bad Kissingen 2008 – 18.7.2010. Vortrag beim Angel-Workshop am 15.10.2010
[17] **Scholz** KH, Hilges H, Ahlersmann D. Contact-to-Balloon time and door-to-balloon time after initiation of a formalized data feedback in patients with acute ST-elevation myocardial infarction. Am J Cardiol 2008; 101: 46–52
[18] **Silber** S, Borggrefe M, Hasenfuß G et al. Kommentare zu den Leitlinien der Europäischen Gesellschaft für Kardiologie (ESC) zur Diagnostik und Therapie von Patienten mit ST-Streckenhebungsinfarkt (STEMI). Kardiologe 2010; 4: 84–92
[19] **Skorning** M, Bergrath S, Rörtgen D et al. „E-Health" in der Notfallmedizin – das Forschungsprojekt Med-on-@ix. Anaesthesist 2009; 58: 285–292
[20] **Stanberry** B. Telemedicine: barriers and opportunities in the 21st century. J Intern Med 2000; 247: 615–628
[21] **Walter** S, Kostpopoulos P, Haass A et al. Bringing the hospital to the patient: First treatment of stroke patients at the emergency site. PLoS ONE 5(10): e13758. DOI: 10.1371/journal.pone.013758
[22] **Ziegler** V, Rashid A, Müller-Gorchs M et al. Mobile computing systems in preclinical care of stroke: Results of the stroke angel initiative within the BMBF project PerCoMed. Anaesthesist 2008; 57: 677–685
[23] **Ziegler** V, Rashid A, Griewing, B. Prähospitale Telemedizin beim neurologischen Notfall. Nervenheilkunde 2011; 30: 21–24

7 Techniken in der Notfallmedizin

A. Gries, M. Sikinger

7.1 Venöse Zugänge

Die Punktion einer Vene und das Anlegen eines sicheren intravenösen Zugangs sind für jeden Notfallpatienten obligat. Der Venenzugang ist dabei die Voraussetzung sowohl für die Volumentherapie als auch für eine adäquate Pharmakotherapie. Die Punktion einer peripheren Vene ist in der Regel ein komplikationsloses Verfahren, das auch in Notfallsituationen meist leicht gelingt und inklusive vorbereitender Maßnahmen auch unter hygienischen Gesichtspunkten nur wenige Minuten Zeit in Anspruch nimmt. Diese Tatsache rechtfertigt die Anlage eines intravenösen Zugangs auch bei Patienten, die keiner akuten Pharmakotherapie bedürfen, bei denen aber im Zeitverlauf therapiebedürftige Komplikationen auftreten können. Dies gilt auch für den Fall, dass nur eine einmalige intravenöse Medikamentenapplikation vorgesehen sein sollte.

> **Merke**
>
> Der Verzicht auf die Anlage eines periphervenösen Venenzugangs unter dem Aspekt der Zeitersparnis und eines schnellen Transports sollte nur wenigen Ausnahmesituationen vorbehalten bleiben.

▶ **Venenverweilkanülen.** Die heute gebräuchlichen Venenverweilkanülen (▶ Abb. 7.1) sind aus silikonisiertem PVC oder Teflon und daher flexibel und gefäßschonend. Zur eigentlichen Gefäßpunktion haben die Kunststoffkanülen einen Stahlmandrin, der nach erfolgreicher Punktion zurückgezogen und in einem Sicherheitsbehälter für medizinischen Abfall entsorgt wird. Falls die Venenverweilkanüle über keine eigene Zuspritzmöglichkeit verfügt, muss zwischen Kanüle und Infusionsleitung ein 3-Wege-Hahn installiert werden.

In den letzten Jahren finden zunehmend auch Venenverweilkanülen mit Schutzvorrichtung für den Stahlmandrin nach Punktion Verwendung.

Die Auswahl des Kanülenlumens muss zweckmäßig sein und sich an den Bedürfnissen des Notfallpatienten orientieren (▶ Tab. 7.1). Entscheidend für die Flussrate ist weniger der Punktionsort als vielmehr das Kanülenlumen. Dabei dient eine Farbkodierung der verschiedenen Kanülendurchmesser der schnellen Identifikation.

7.1.1 Technik der peripheren Venenpunktion

Prinzipiell wird die Venenpunktion an der oberen Extremität von möglichst distal nach proximal hin durchgeführt. Somit kann nach einer Fehlpunktion eine weiter proximal gelegene Vene erneut punktiert werden. Die Venen des Handrückens sind in der Regel gut sichtbar, von geradem Verlauf und direkt subkutan gelegen. Gerade jedoch bei älteren Patienten oder chronisch Kranken sind sie häufig brüchig und subkutan leicht verschieblich.

▶ **Vorgehen.** Nachdem der Patient über die geplante Maßnahme informiert wurde, erfolgt zunächst die Stauung am Oberarm, idealerweise mit einer Blutdruckmanschette, die auf ca. 40 mmHg aufgepumpt wird.

> **Praxistipp**
>
> Ein Herabhängen der Extremität erleichtert die venöse Füllung.

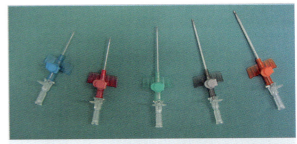

Abb. 7.1 Venenverweilkanülen unterschiedlicher Größe.

Tab. 7.1 Durchmesser und Durchflussraten von Venenverweilkanülen.

Gauge	22 G	20 G	18 G	17 G	16 G	14 G
Farbe	blau	rosa	grün	weiß	grau	orange
Außendurchmesser [mm]	0,8	1,0	1,2	1,4	1,7	2,0
Innendurchmesser [mm]	0,6	0,8	1,0	1,2	1,4	1,7
Durchfluss [ml/min]	31	54	80	125	180	270

Nachdem die Haut über der Punktionsstelle großzügig mit Desinfektionsmittel unter Berücksichtigung der vorgeschriebenen Einwirkzeit gesäubert wurde, wird zunächst die Hand des Patienten umfasst und mit dem Daumen die Haut etwas weiter distal der gewählten Punktionsstelle gespannt. Dadurch wird ein Wegrollen des Gefäßes vor der Kanüle weitgehend verhindert. Die Punktion der Vene sollte direkt durch die Haut in einem Einstichwinkel von etwa 30–45° zur Hautoberfläche erfolgen. Sobald Blut in das Schauglas der Kanüle zurückströmt, wird der Einstichwinkel abgeflacht und die Stahlkanüle wenige Millimeter weiter in das Gefäßlumen eingeführt. Danach wird die Kunststoffkanüle über den Stahlmandrin hinweg weiter in die Vene vorgeschoben. Nach dem Öffnen der Stauung wird die Venenverweilkanüle sicher mit einem dafür vorgesehenen Pflaster gegen Zug fixiert (▶ Abb. 7.2).

Danach sollte die Stahlkanüle unter Kompression der Vene entfernt und eine Infusion angeschlossen werden. Die Verwendung sog. Sicherheitskanülen, bei denen die Kanüle irreversibel in einen Schutzschild einrastet oder in einer Kanülenschutzkammer versenkt wird, bietet für alle Beteiligten sowohl während als auch nach dem Gebrauch einen sicheren Schutz vor Nadelstichverletzungen.

> **Praxistipp**
>
> Nach dem Zurückziehen aus der Vene ist die Gefahr einer Nadelstichverletzung mit dem kontaminierten Stahlmandrin für alle Beteiligten am größten. Die Kanüle muss danach umgehend in einer dafür vorgesehenen Abwurfbox entsorgt werden.

▶ **Komplikationen.** Bleiben die Venen auch nach der Stauung nicht sichtbar, sollte die Stauung kurz geöffnet werden, um sie danach am herabhängenden Arm erneut anzulegen. Auch das sanfte Beklopfen der Einstichregion und ein wiederholter Faustschluss können die Venen besser zur Darstellung bringen. Liegt die Kunststoffkanüle nach dem Zurückziehen des Stahlmandrins paravasal, darf dieser nicht erneut in die Kunststoffkanüle eingeführt werden. Eine abgeknickte Kunststoffkanüle könnte dadurch abgeschert werden und im Gewebe verbleiben. Infusionskanülen, die paravasal liegen, sollten allerdings nicht gleich entfernt werden, um bei einer erneuten Stauung derselben Extremität größere Blutungen zu verhindern. Nach erfolgreicher Punktion kann dann die paravasal gelegene Kanüle entfernt und die Einstichstelle mit einem sterilen Tupfer versorgt werden.

7.1.2 Weitere Punktionsstellen

Prinzipiell eignen sich neben den Handrückenvenen auch alle anderen Armvenen zur Punktion (▶ Abb. 7.3).
- Die *V. cephalica*, die an der radialen Unterarmbeugeseite geradlinig in Längsrichtung des Oberarms verläuft, bietet sich zur Kanülierung proximal des Handgelenks an.
- In der Ellenbeuge werden daneben auch die *V. mediana cubiti* und die *V. basilica* sichtbar, die sich im Notfall ebenfalls zur Punktion mit einer großlumigen Kanüle eignen.

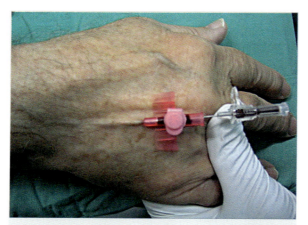

Abb. 7.2 Korrekt intravasal platzierte Venenverweilkanüle der Größe 20 G.

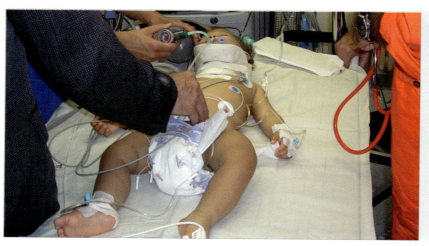

Abb. 7.3 Punktion der V. saphena magna links und einer Handrückenvene bei einem Kleinkind nach Sturz.

- Am Unterschenkel kann in gleicher Weise die *V. saphena magna* kanüliert werden, die etwa 5 cm proximal des Sprunggelenks an der medialen Unterschenkelseite kranialwärts zieht.

7.1.3 Alternativen

In besonderen Notfallsituationen kann auch die Punktion stammnaher Venen indiziert sein.

▶ **Vena jugularis externa.** Die V. jugularis externa verläuft sichtbar am Hals vom Kieferwinkel über den M. sternocleidomastoideus und mündet dann nicht mehr sichtbar über die V. cervicalis superior in die V. jugularis interna.

Praxistipp

Die Punktion der V. jugularis externa ist v. a. im Rahmen der Reanimation der Punktionsort der ersten Wahl, da sie trotz schlechter Kreislauffunktion häufig gut kanülierbar bleibt und über den thoraxnahen peripheren Venenzugang mit entsprechend kurzen Einschwemm- und Anschlagszeiten für Medikamente zu rechnen ist.

Bei der Punktion liegt der Patient in der Regel auf dem Rücken, wobei der Kopf im Nacken leicht überstreckt und zur Gegenseite hin gewendet wird. Zur besseren Darstellung des Gefäßes kann durch Trendelenburg-Lagerung der venöse Rückstrom zum Herzen hin verbessert oder durch die Beatmung der intrathorakale Druck erhöht werden.

Die Punktionstechnik der V. jugularis externa gleicht derer anderer Venen, wobei insbesondere darauf zu achten ist, die Haut über der Punktionsstelle, ohne das Gefäß vollständig zu komprimieren, möglichst straff zu ziehen, um ein Ausweichen der Vene vor der Nadel zu verhindern.

▶ **Vena femoralis.** Die Punktion der V. femoralis in der Leiste ist insbesondere bei hypovolämen Patienten mit kollabierten peripheren Venen in Betracht zu ziehen. Infolge bindegewebeartiger Adhäsionen ist die Vene in ihrem Verlauf durch die Lacuna vasorum aufgespannt und auch im Schockzustand meist offen und punktierbar.

Unabhängig davon, ob ein Venenkatheterset oder eine großlumige Venenverweilkanüle verwendet werden, sollte die Punktionskanüle mit einer kochsalzbefüllten Spritze versehen werden. Der Punktionsort befindet sich unterhalb des Leistenbands etwa 1 cm weit medial des tastbaren Pulses der A. femoralis. Nach der Hautpunktion wird die Nadel schräg in kranialer Richtung vorgeschoben, bis dunkelrotes Blut aspiriert werden kann, das nach Absetzen der Spritze nicht pulsiert. Bei der versehentlichen Punktion der Arterie sollte die Kanüle bei korrekter intravasaler Lage nicht entfernt, sondern verschlossen, sicher fixiert und als arterieller Zugang gekennzeichnet werden.

7.1.4 Zentraler Venenkatheter

Die Punktion thoraxnaher zentraler Venen ist wegen des vergleichsweise hohen Zeitaufwands, der nicht gerade seltenen Sofortkomplikationen (z. B. die arterielle Punktion, Pleurapunktion) sowie der eingeschränkten Sterilität und den mittlerweile flächendeckend vorgehaltenen Systemen zur i. o. Punktion unter Notfallbedingungen nur wenigen ausgesuchten Situationen vorbehalten.

▶ **Präklinische Indikationen.** Folgende präklinische Indikationen für die Anlage eines zentralen Venenkatheters (ZVK) sind denkbar:
- Es ist unmöglich, einen periphervenösen oder intraossären Zugang zu etablieren. Dies kann im Rahmen eines manifesten Volumenmangelschocks der Fall sein, aber auch unter schwierigen anatomischen Verhältnissen, z. B. bei einer Adipositas per magna.
- Die Anlage eines Schnellinfusionskatheters oder einer Schrittmacherschleuse ist erforderlich.
- Es besteht die Notwendigkeit, hoch wirksame Substanzen – wie etwa Katecholamine – kontinuierlich zu applizieren. Dies kann z. B. in der Stabilisierungsphase nach einer Reanimation der Fall sein. Allerdings sollte der benötigte Zeitaufwand unter eingeschränkten präklinischen Bedingungen immer gegen einen zügigen Transport und eine definitive Versorgung in der Klinik abgewogen werden.

Seldinger-Technik

Sowohl unter klinischen als auch unter präklinischen Bedingungen wird die Anlage eines ZVK nahezu ausschließlich in Seldinger-Technik durchgeführt. Vorteilhaft ist dabei die Möglichkeit, einen dicklumigen Katheter bei geringer Gefäßtraumatisierung einzubringen.

Merke

Gerade bei der Anlage eines ZVK unter Notfallbedingungen ist ein streng steriles Vorgehen indiziert.

▶ **Vorgehen.** Die eigentliche Venenpunktion erfolgt mit einer dünnlumigen Stahlkanüle mit aufgesetzter Spritze. Wurde das Lumen der Vene getroffen, kann leicht dunkelrotes Blut aspiriert werden. Danach wird der Einstichwinkel abgeflacht und die Kanüle wenige Millimeter im Gefäßlumen weiter vorgeschoben. Nach sicherer Fixierung der Kanüle mit der einen Hand wird die Spritze mit der anderen Hand entfernt und der flexible Führungsdraht über die Punktionskanüle in das Gefäßlumen eingeführt. Der Draht muss dabei leicht und ohne Widerstand im Gefäß vorzuschieben sein. Nach dem Entfernen der Punktionskanüle über den Seldinger-Draht, der als Führung für den Verweilkatheter in das Gefäß dient, wird ein Dilatator über den Draht vorgeschoben, Haut und Faszie werden bougiert und sogleich wieder entfernt. Dies gewährleistet das problemlose Einführen des Katheters durch das Gewebe. Nachdem der Venenkatheter erfolgreich platziert wurde, kann der Führungsdraht entfernt und erneut Blut aspiriert werden.

Praxistipp
Präklinisch ist die freie Aspiration von nicht pulsierendem Blut die einzige Möglichkeit, die korrekte intravenöse Lage zu überprüfen.

Der Katheter wird dann mit einer Haltenaht fixiert und die Punktionsstelle mit sterilen Kompressen abgedeckt.

Praxistipp
Zentrale Venenkatheter dürfen nur nach Prüfung auf Rückläufigkeit in Betrieb genommen werden.

▶ **Komplikationen.** Werden beim Vorschieben des Venenkatheters in das Gefäßlumen Herzrhythmusstörungen im EKG beobachtet, können diese durch eine intrakardiale Katheterlage hervorgerufen und nach dem Zurückziehen des Katheters um wenige Zentimeter beseitigt werden.

Punktion der Vena subclavia

Unter erschwerten Notfallbedingungen ist der Zugangsweg über die V. subclavia möglicherweise technisch einfacher zu etablieren. Einerseits wird das Lumen der V. subclavia durch Bindegewebestrukturen auch bei ausgeprägter Hypovolämie offen gehalten und bleibt damit katheterisierbar. Andererseits sind gerade bei Traumapatienten keine Manipulationen im Bereich der HWS und Lagerungsmaßnahmen des Kopfes zur Optimierung der Punktionsbedingungen notwendig. Weiterhin sind die anatomischen Leitstrukturen zur Identifikation des Punktionsortes knöchern. Sie werden von der Klavikula und der I. Rippe gebildet, wohingegen die anatomischen Orientierungshilfen zur V.-jugularis-interna-Punktion (M. sternocleidomastoideus und die A. carotis) unter Schockbedingungen möglicherweise schwer zu finden sind.

▶ **Vorgehen.** Die V. subclavia verläuft zwischen Schlüsselbein und I. Rippe zum Sternoklavikularbereich, wo sie sich mit der V. jugularis der gleichen Seite vereinigt. Im Bereich der Medioklavikularlinie verläuft das Gefäß unmittelbar unterhalb des Schlüsselbeins und kann dort auch punktiert werden. Dazu sticht man etwa 1–2 cm unterhalb der Klavikula in der Medioklavikularlinie ein und führt die Nadelspitze direkt unter die Klavikula. Dies geschieht am besten unter Knochenkontakt. Danach wird die Stichrichtung geändert und die Kanüle flach auf das Sternoklavikulargelenk hin zugeführt. In der Regel lässt sich bei erfolgreicher Punktion schlagartig dunkelrotes Blut aspirieren. Die Platzierung des Katheters erfolgt ebenfalls in Seldinger-Technik.

Merke
Gerade bei der Subklaviapunktion ist die richtige Lagerung des Patienten von entscheidender Bedeutung. Der Arm der Punktionsseite sollte ausgestreckt und eng am Körper anliegend gelagert werden, wobei eine leichter nach kaudal gerichteter Zug am Arm durch einen Helfer die Punktionsbedingungen verbessert.

▶ **Komplikationen.** Die häufigste und schwerwiegendste Komplikation der V.-subclavia-Punktion ist die parenchymatöse oder pleurale Verletzung mit der Entwicklung eines Pneumothorax. Bei vorliegendem Pneumothorax mit einliegender Thoraxdrainage sollte daher auf dieser Seite punktiert werden. Des Weiteren bestehen keine oder nur unzureichende Möglichkeiten der Gefäßkomprimierung bei versehentlicher arterieller Punktion, die gerade bei antikoagulierten Patienten zu erheblichen Blutungen führen kann.

Merke
Beidseitige Punktionsversuche der V. subclavia sollten unter allen Umständen vermieden werden.

Eine Verletzung der Pleurahöhle ist auch bei der Punktion der V. jugularis interna möglich, jedoch eher selten. Im Vordergrund stehen neben Nervenläsionen v. a. die Fehlpunktion der A. carotis und die damit verbundenen Blutungskomplikationen.

Punktion der Vena jugularis interna

▶ **Vorgehen.** Die V. jugularis interna kann im kaudalen Halsdreieck punktiert werden, unmittelbar bevor sie sich hinter dem Sternoklavikulargelenk mit der V. subclavia vereint. Die Vene zieht schräg unter dem M. sternocleidomastoideus den Hals hinab, kranial am medialen Rand des Muskels beginnend, und endet basal am lateralen Ansatz des Muskels am Sternum.

Als Rechtshänder tastet man mit der linken Hand die A. carotis mit 3 Fingern in ihrem Verlauf. Ist die A. carotis sicher identifiziert, erfolgt die Punktion mit einer Kanüle mit aufgesetzter Spritze in Höhe des Kehlkopfes und unmittelbar lateral der palpierenden Finger. Die Kanüle wird dann in einem 30°-Winkel nach lateral in Richtung Mamille vorgeschoben. Bisweilen kann die Vene beim Vorschieben der Kanüle unbemerkt durchstochen werden, sodass erst durch langsames Zurückziehen der Kanüle Blut aspirierbar ist.

Auch bei der Punktion der V. jugularis interna ist die Lagerung des Patienten für den Punktionserfolg von entscheidender Bedeutung. Dazu sollte der Kopf des Patienten leicht überstreckt und etwas zur Gegenseite hin gedreht werden.

> **Praxistipp**
>
> Nach erfolgreicher Blutaspiration sollte der Einstichwinkel abgeflacht und die Kanüle einige Millimeter weit in das Gefäßlumen vorgeschoben werden, um eine sichere intravasale Lage zu gewährleisten.

Die Platzierung des Katheters geschieht in bereits beschriebener Seldinger-Technik. Er muss durchschnittlich etwa 15–18 cm weit eingeführt werden.

Bei zunehmender Etablierung leistungsstarker und mobiler Sonografiegeräte spielt die sonografisch assistierte Punktion auch im Notfall eine immer größere Rolle.

7.1.5 Gefäßzugang beim Kind

Die Venenkanülierung bei kleinen Kindern erfordert auch unter optimalen klinischen Bedingungen ein gewisses Maß an Übung, Geschicklichkeit und Geduld. Umso mehr kann in der präklinischen Notfallsituation die Etablierung eines periphervenösen Zugangs beim (Klein-)Kind enorme Schwierigkeiten bereiten. Daher sollte von mehrfachen frustranen und zeitraubenden Punktionsversuchen abgesehen und frühzeitig eine alternative Möglichkeit in Betracht gezogen werden.

> **Merke**
>
> Insbesondere im Rahmen pädiatrischer Notfallsituationen hat sich der *intraossäre Zugang* etabliert. Er stellt heute eine gleichwertige Alternative zu einem periphervenösen Zugang dar. Das Verfahren ist schnell und mit geringem Trainingsaufwand einfach zu erlernen. Zudem ist die Erfolgsquote als sehr hoch und die Komplikationsrate als sehr niedrig einzustufen.

Scheint die Etablierung eines *periphervenösen Zugangs* dennoch aussichtsreich, eignen sich zur Punktion besonders:
- die V. saphena im Knöchelbereich,
- die V. radialis am Handgelenk sowie
- die V. jugularis externa am Hals.

▶ **Intramuskuläre Applikation.** Alternativ zur intravenösen Gabe kann gerade im Kindesalter auch die intramuskuläre Applikation von Medikamenten in Erwägung gezogen werden, die aber bestimmten Notfallsituationen vorbehalten sein sollte.

Kann eine intravenöse Kanülierung nicht zeitnah durchgeführt werden und ist die Anlage eines intraossären Zugangs zunächst nicht möglich, so kann eine intramuskuläre Medikamentenapplikation in den Oberschenkel (M. vastus lateralis) durchgeführt werden. Eine intramuskuläre Applikation von Ketanest und Dormicum ist gerade bei schwer verletzen, verbrannten oder stark agitierten Kindern eine probate Möglichkeit der Analgosedierung, bis ein definitiver Zugang zum Gefäßsystem etabliert werden kann. Allerdings muss gerade bei Traumapatienten mit einer deutlich verlängerten Anschlagszeit gerechnet werden.

7.2 Intraossärer Zugang

Eine Vielzahl von nationalen und internationalen Studien belegt die Effektivität eines intraossären Gefäßzugangs in pädiatrischen und erwachsenen Notfallsituationen. Die intraossäre Punktion stellt vom Funktionsprinzip grundsätzlich nichts anderes dar als die Punktion einer knöchernen Vene, die sowohl bei Kälte, als auch bei Vasokonstriktion oder Hypovolämie nicht kollabiert. Gemäß den aktuellen Leitlinien des ERC ist die Anlage einer intraossären Infusion bei vitaler Gefährdung von Kindern und Erwachsenen (z. B. bei Herz-Kreislauf-Stillstand oder schwerer hämodynamischer Instabilität) empfohlen, wenn die Anlage des intravenösen Zugangs misslingt oder ein hierfür erforderlicher inadäquater Zeitaufwand die zeitgerechte Versorgung des Notfallpatienten verzögert. Daher wird heute beim kritisch kranken Säugling bzw. Kleinkind im Notfall zunehmend auf periphervenöse Punktionsveruche zugunsten der primären Etablierung eines i.o. Zugangs verzichtet.

7.2.1 Systeme zur intraossären Punktion

Zur intraossären Punktion steht eine Vielzahl unterschiedlicher Systeme zur Verfügung. Die intraossären Kanülierungssysteme werden nach ihrem Funktionsprinzip in manuelle (z. B. Cool-Kanüle, Cook Critical Care, Bloomington, IN, USA), in halbautomatische (z. B. EZ-IO, Vidacare, San Antonio, Texas, USA) und automatische (z. B. BIG, Waismed, Caesarea, Isreal) Systeme unterteilt. Die meisten dieser Systeme gewährleisten eine hohe Erfolgsrate und eine rasche Insertionszeit bei guter Anwenderfreundlichkeit. Halbautomatische Systeme scheinen dabei unter Berücksichtigung eines adäquaten Trainings besonders günstige Ergebnisse zu garantieren.

> **Praxistipp**
>
> Als Routinezugang hat sich die Punktion der proximalen Tibia durchgesetzt.

▶ **Anatomische Hinweise.** Grundsätzlich eignen sich eine ganze Reihe von Knochen zur intraossären Punktion, wobei der ideale Punktionsort in Abhängigkeit von Patientenalter, dem verwendeten Verfahren sowie patientenseitiger Einschränkungen gewählt wird. In der Patientengruppe der unter 6-Jährigen ist die proximale Tibia der Punktionsort der ersten Wahl. Alternativ dazu können die distale Tibia an ihrer medialen Fläche 1–2 cm oberhalb des Malleolus medialis oder der distale Femur 1–2 cm oberhalb der Patella punktiert werden.

> **Merke**
> Eine sternale Punktion bei Kindern verbietet sich grundsätzlich aus anatomischen Gründen.

Bei erwachsenen Notfallpatienten wird in erster Linie die Punktion der proximalen Tibia an der medialen Fläche auf Höhe der Tuberositas tibiae empfohlen. Alternativ dazu können die distale Tibia an der medialen Fläche 1–2 cm oberhalb des Malleolus medialis oder der proximale Humerus punktiert werden.

▶ **Punktionstechnik.** Die Technik der intraossären Punktion wird im Folgenden anhand des Routinezugangswegs an der proximalen Tibia mit einer Standard-IO-Kanüle beschrieben (▶ Abb. 7.4a, b).

▶ **Vorbereitung.** Um die Frakturgefahr zu minimieren, muss zunächst ein festes Widerlager unter dem Kniegelenk geschaffen werden, indem das Bein z. B. durch zusammengerollte Tücher unterpolstert und dadurch fixiert wird. Alternativ dazu kann der Unterschenkel mit einer Hand von dorsal umfasst werden. Dadurch wird einerseits ein Widerlager erzeugt, welches das Bein fixiert, andererseits können so durch Spannung der Haut im Bereich der Punktionsstelle die Punktionsbedingungen verbessert werden. Die Punktionsstelle muss gründlich desinfiziert und möglichst mit einem durchsichtigen Lochtuch zur besseren anatomischen Orientierung abgedeckt werden.

▶ **Vorgehen.** Die IO-Kanüle wird zunächst an der Punktionsstelle, die sich 1–2 cm distal der Tuberositas tibiae an der anteromedialen Knochenfläche befindet, aufgesetzt und die darunterliegende Haut mit Daumen und Zeigefinger der anderen Hand zwischen anteriorer und medialer Tibiakante gespannt.

> **Praxistipp**
> Eine vorherige Hautinzision der Punktionsstelle bis auf das Periost kann die Punktion der Markhöhle erleichtern, da die Nadel nun direkt auf dem Knochen aufgesetzt werden kann.

Bei einem Einstichwinkel von 90° zur Hautoberfläche wird die IO-Kanüle unter konstantem axialem Druck und Rechts-links-Drehbewegungen in die Substantia compacta gebohrt, bis ein plötzlicher Widerstandsverlust den Eintritt in die Markhöhle anzeigt.

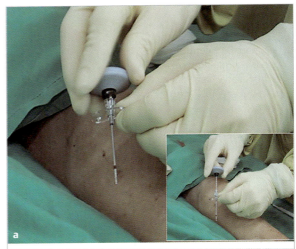

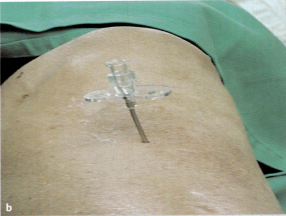

Abb. 7.4a, b Punktionstechnik.
a Standard-IO-Kanüle mit Trokar.
b Bereits platzierte IO-Kanüle in der proximalen Tibia.

Nach erfolgreicher Punktion wird die Kanüle mit einer Hand fixiert und der Trokar mit der anderen aus dem Schaftgewinde herausgedreht. Die Kanüle sollte nun federnd im Knochen fixiert sein. Die Aspiration von Blut oder Knochenmark bestätigt letztlich die korrekte Kanülenlage, wobei dies in einigen Fällen trotz sicherer Platzierung im Markraum unmöglich ist. Die anschließende Injektionsprobe sollte mit Kochsalzlösung durchführt werden, wobei keine Extravasatbildung im Bereich der Punktionsstelle auftreten darf.

Bei der Verwendung halbautomatischer Systeme (z. B. EZ-IO-System) zur intraossären Punktion wird die Kanüle ebenfalls senkrecht zur Hautoberfläche aufgesetzt und unter leichtem Anpressdruck mittels eines Bohrers in den Knochen eingebracht. Aktuell stehen 3 unterschiedliche Kanülengrößen für Kinder ab 3 kg Körpergewicht, für Erwachsene und für adipöse Patienten zur Verfügung.

> **Praxistipp**
>
> Während die eigentliche Punktion des Knochens gerade nach sorgfältiger Lokalanästhesie der Haut und des Periosts von vielen Patienten als wenig schmerzhaft beschrieben wird, so ist die Applikation von Flüssigkeit in den Gefäßraum des Knochens häufig extrem schmerzhaft. Eine langsame intraossäre Gabe eines Lokalanästhetikums kann hierbei sinnvoll sein.

> **Merke**
>
> Sollte die Kanüle nicht korrekt platziert werden können, wird auf weitere Punktionsversuche am gleichen Knochensegment verzichtet und eine andere Punktionsstelle gewählt.

Um eine Kanülendislokation während des Einsatzes zu vermeiden, sollte an die IO-Kanüle eine kurze, flexible Verbindungsleitung angeschlossen werden, die wiederum über einen 3-Wege-Hahn mit der eigentlichen Infusionslösung verbunden ist. Zur sicheren Fixierung wird die IO-Kanüle mit Schlitzkompressen unterpolstert und samt Infusionsleitung mit einer elastischen Binde zusätzlich am Bein fixiert. Darüber hinaus kann das Bein mit einem SAM-Splint (S. 83) immobilisiert werden.

> **Praxistipp**
>
> Die Risiken und Nebenwirkungen der intraossären Punktion als Notfallzugang sind insgesamt, gerade vor dem Hintergrund der Vorteile dieser Methode, als gering einzustufen. Die einzig absolute Kontraindikation zur Anlage einer IO-Kanüle ist eine Fraktur nahe der Punktionsstelle.

▶ **Komplikationen.** Die häufigste Frühkomplikation ist die Extravasation nach Kanülendislokation. Eine Osteomyelitis als Spätkomplikation tritt meistens in Zusammenhang mit einer sehr langen Kanülenverweildauer auf und hat demnach keine präklinische Relevanz. Berichte über die Entwicklung eines Kompartmentsyndroms oder von Abszessen im Bereich der Punktionsstelle sind als Seltenheit einzustufen.

Dennoch sollte die intraossäre Kanüle nach maximal 24 h, möglichst jedoch binnen 2 h nach Klinikaufnahme entfernt und durch einen peripher- oder zentralvenösen Zugang ersetzt werden.

▶ **Indikation.** Die Indikation zur intraossären Punktion umfasst alle Notfallsituationen bei pädiatrischen und erwachsenen Patienten, bei denen dringlich ein Gefäßzugang geschaffen werden muss, der konventionell nicht oder nur zeitlich verzögert etabliert werden kann. Nahezu alle gängigen Medikamente und Infusionslösungen, die in der Notfallmedizin intravenös appliziert werden, können sicher über einen IO-Zugang verabreicht werden. Hinsichtlich Dosierung, Anschlagszeit und Wirkdauer intraossär verabreichter Medikamente bestehen keine Unterschiede zur intravenösen Gabe. In Situationen mit absoluter Dringlichkeit, z.B. im Rahmen der kardiopulmonalen Reanimation oder dem schweren hämorrhagischen Schock, sollte dem IO-Zugang gegenüber der konventionellen Venenpunktion der Vorzug gegeben werden.

7.3 Arterielle Punktion

In der Notfallmedizin gibt es aus Sicht der Autoren nur in absoluten Ausnahmefällen eine Indikation zur arteriellen Kanülierung. Denkbar wären Szenarien, in denen präklinisch eine arterielle Punktion ohne Zeitverzögerung zwar noch gelingt, jedoch aufgrund der Progredienz des Krankheitsbilds mit einem raschen Kreislaufverfall des Patienten unmittelbar zu rechnen ist, der eine Arterienpunktion in der Akutversorgungsphase in der Klinik fast unmöglich macht.

Dagegen ist der arteriellen Druckmessung im Bereich der Intensivtherapie und damit auch des arztbegleitenden Interhospitaltransfers ein hoher Stellenwert einzuräumen.

7.4 Notfallthorakotomie, Pleurapunktion, Pleuradrainage

Die Anlage einer Thoraxdrainage beim thoraxverletzten Patienten mit Spannungspneumothorax gehört zur gängigen Praxis in der präklinischen Notfallmedizin, ist aber bezogen auf die Anzahl aller Notarzteinsätze vergleichsweise selten. Das schwere Thoraxtrauma, gerade im Rahmen von Mehrfachverletzungen, ist mit einer hohen Letalität behaftet, sodass eine adäquate und zeitnahe Versorgung bereits präklinisch erfolgen muss.

7.4.1 Klinische Untersuchung

Die Indikation zur präklinischen Anlage einer Thoraxdrainage stützt sich auf eine gute klinische Untersuchung ohne die innerklinisch verfügbaren apparativen Untersuchungsmethoden.

Die Basisuntersuchung beim Thoraxtrauma umfasst:
- die Auskultation,
- die Palpation,
- die Inspektion,
- evtl. die Perkussion,
- die Erhebung der Atemfrequenz und des Beatmungsdrucks beim beatmeten Patienten.

7.5 Koniotomie im Notarztdienst

Mittlerweile hat die Koniotomie in den Leitlinien und Empfehlungen internationaler Fachgesellschaften zum Management des schwierigen Atemwegs als Ultima Ratio einen festen Platz eingenommen. Jedoch ist ihr Einsatz aufgrund der vergleichsweise hohen Invasivität nur dann empfohlen, wenn andere Maßnahmen fehlschlagen oder nicht ausreichend schnell durchgeführt werden können (Kap. 8).

In der Präklinik ist der Koniotomie ein besonderer Stellenwert einzuräumen, da einerseits ein Zeitverlust bei der Atemwegssicherung inakzeptabel ist, andererseits einige in der Routineanästhesie gebräuchliche Hilfsmittel zum Atemwegsmanagement nicht flächendeckend zur Verfügung stehen.

7.5.1 Indikation

Praxistipp

Für die präklinische Notfallmedizin werden grundsätzlich 2 Szenarien unterschieden, in denen die Indikation zur Koniotomie gestellt wird.

- Die Maskenbeatmung und Intubation misslingen – der Patient kann nicht oxygeniert werden. In dieser klassischen „Cannot-ventilate-cannot-intubate-Situation" ist der Patient akut vital durch die Hypoxämie bedroht. Misslingen die alternativen Anwendungen der supraglottischen Beatmungshilfen (z. B. Larynxmaske, Larynxtubuse), oder stehen diese Hilfsmittel ausnahmsweise nicht zur Verfügung, muss die Koniotomie sofort durchgeführt werden (Kap. 8).
- Die endotracheale Intubation misslingt, wobei eine Oxygenierung über eine Gesichtsmaske oder über supraglottische Beatmungshilfen zwar möglich ist, aber für die weitere präklinische Versorgung als nicht ausreichend erscheint. Die Indikationsstellung zur präklinischen Koniotomie trotz aktuell möglicher Oxygenierung muss allerdings streng individuell abgewogen werden.

Dabei spielen folgende Überlegungen eine Rolle: Da bei Notfallpatienten aufgrund fehlender Nüchternheit immer von einem hohen Aspirationsrisiko ausgegangen werden muss, ist die endotracheale Intubation der „Goldstandard" zur notfallmäßigen Sicherung der Atemwege. Obwohl die in der präklinischen Notfallmedizin verwendeten supraglottischen Beatmungshilfen, wie z.B. die Larynxmaske und der Larynxtubus, die Aspirationsgefahr im Vergleich zur konventionellen Maskenbeatmung zwar deutlich verringern, bieten sie dennoch keinen sicheren Schutz, gerade bei schweren Blutungen aus dem Rachenraum. Eine frühzeitige Koniotomie ist aber auch dann indiziert, wenn die Oxygenierung durch supraglottische Atemwegshilfen zwar initial gelingt, aber aufgrund einer Schwellung der oberen Atemwege oder Halsweichteile im Rahmen von Verbrennungen oder allergischen Reaktionen mit einer vollständigen Obstruktion der oberen Atemwege im Zeitverlauf gerechnet werden muss.

7.5.2 Allgemeine Hinweise zur Technik

Die Lokalisation zur Anlage einer Koniotomie befindet sich in der unter der Haut tastbaren Lücke zwischen Schild- und Ringknorpel. Zwischen diesen beiden Strukturen spannt sich das Lig. cricothyroideum aus, die Zielstruktur der Koniotomie.

Für die Durchführung wurden verschiedene Verfahren beschrieben, die in anatomisch-chirurgische Präparationstechniken und Punktionsverfahren unterteilt werden.

Unabhängig davon, welche der Techniken zum Einsatz kommt, müssen folgende Anforderungen erfüllt sein:
- das Instrumentarium muss unmittelbar zu Verfügung stehen,
- leicht zu handhaben und
- mit einem Standardkonnektor zum Anschluss an die üblichen Beatmungseinheiten versehen sein.
- Das Verletzungsrisiko für benachbarte Strukturen muss so gering wie nur möglich sein.

7.5.3 Konventionelle chirurgisch-anatomische Präpariertechnik

Zur besseren anatomischen Orientierung sollte der Kopf des Patienten leicht überstreckt werden. Dabei ist die Gefahr durch eine moderate Überstreckung, auch bei bestehenden Halswirbelsäulenverletzungen, als klinisch eher gering einzustufen – jedenfalls sollte im Rahmen einer solchen Ausnahmesituation die Atemwegssicherung Priorität haben.

Schild- und Ringknorpel können mit dem Zeigefinger der Arbeitshand palpiert und der Schildknorpel mit Daumen und Zeigefinger der anderen Hand in Form eines nach kaudal offenen „V" fixiert werden.

Die Längsinzision der Haut wird nun von der Mitte des Schildknorpels beginnend bis zum Ringknorpel hin durchgeführt. Die Schnittlänge sollte dabei maximal 3,5 cm betragen und streng medial erfolgen, um das Verletzungsrisiko benachbarter Strukturen auf ein Minimum zu reduzieren (▶ Abb. 7.6).

Zunächst wird das Unterhautfettgewebe stumpf mit einer Präparierschere gespreizt, die Fascia praetrachealis gespalten und die infrahyoidale Muskulatur auseinandergedrängt, bis darunter das Lig. cricotyroideum sichtbar wird. Danach wird mit einem Skalpell die Querinzision des Lig. cricotyroideum durchgeführt. Unter Zuhilfenahme eines Kilian-Spekulums kann nun die Öffnung der Membrana cricothyroidea dargestellt werden, ohne dabei die beiden Knorpel visierartig auseinanderzudrängen.

Der Endotrachealtubus sollte zur besseren Stabilität und Führung mit einem Mandrin armiert werden. Die abgeschrägte Tubusspitze zeigt beim Einführen nach kranial. Der Tubus wird unter gleichzeitigem Zurückziehen des Kilian-Spekulums eingeführt und im Verlauf zuerst um 90° und dann um 180° in der Sagittalebene gedreht und nach kaudal vorgeschoben.

Nach Entfernen des Führungsstabs wird der Cuff geblockt und die Tubuslage auskultatorisch überprüft. Eine sichere Tubusfixation im Hautniveau kann sowohl mit Nahtmaterial als auch mit einer Mullbinde durchgeführt werden.

7.5.4 Perkutane Punktionsverfahren

Direkte Punktionstechnik

Vergleichbar dem chirurgischen Vorgehen, sollte der Kopf des Patienten ebenfalls leicht überstreckt werden. Vom Kopfende des Patienten aus wird zunächst die Lücke zwischen Schild- und Ringknorpel getastet. Danach wird die konkav vorgeformte Punktionskanüle (▶ Abb. 7.7a, b) zunächst mit einer 10-ml-Spritze konnektiert und unter kontinuierlichem Druck und Aspiration durch die Haut und die Membrana cricothyroidea in die Trachea vorgeschoben. Verschiedene Anwender empfehlen, die Spritze vorher mit wenigen Millilitern Kochsalzlösung zu befüllen, sodass die erfolgreiche Punktion der Trachea durch die Aspiration von Luftblasen erkannt werden kann. Die aufgesetzte Stoppvorrichtung soll dabei eine Verletzung der Trachealhinterwand und des Ösophagus verhindern.

Eine *Stichinzision* durch die Haut mit einem Skalpell kann den erforderlichen Kraftaufwand für die eigentliche Punktion verringern. Nach erfolgreicher Punktion der Trachea wird der Kunststoffkatheter über die Punktionskanüle in die Trachea vorgeschoben und nach obligatorischer Auskultationskontrolle mit einer Haltenaht fixiert.

Es werden verschiedene perkutane Kanülensets in unterschiedlichen Größen, steril verpackt und gebrauchsfertig angeboten. Dabei ist neben der persönlichen Erfahrung des Anwenders die Auswahl des Kanülenlumens von entscheidender Bedeutung. Die Punktion mit einer kleinen Kanüle (z.B. Ravussin-Kanüle) ist für die umgebenden Kehlkopfstrukturen zwar weniger traumatisch, jedoch kann eine ausreichende Ventilation mit einem Beatmungsbeutel oder einem Notfallrespirator aufgrund des geringen Kanülenquerschnitts unter Umständen unmög-

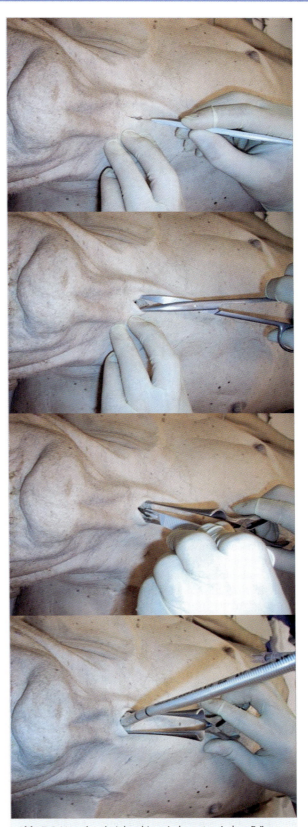

Abb. 7.6 Vorgehen bei der chirurgisch-anatomischen Präpariertechnik.

Techniken in der Notfallmedizin

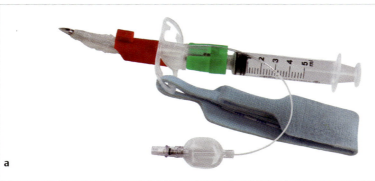

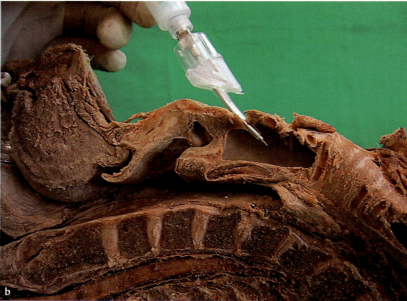

Abb. 7.7a, b Direkte Punktionstechnik.
a Zur direkten Punktion der Membrana cricothyroidea; Quicktrach II. (Quelle: VBM Medizintechnik GmbH, mit freundlicher Genehmigung).
b Platzierung der Kanüle am Leichenpräparat.

lich sein. In diesen Fällen muss die Reoxygenierung des Patienten über ein spezielles System zur transtrachealen Jetventilation erfolgen, das an eine zentrale Sauerstoff- oder Druckluftversorgung angeschlossen ist und manuell bedient wird (z. B. Manujet III).

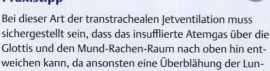

Praxistipp

Bei dieser Art der transtrachealen Jetventilation muss sichergestellt sein, dass das insufflierte Atemgas über die Glottis und den Mund-Rachen-Raum nach oben hin entweichen kann, da ansonsten eine Überblähung der Lunge mit Barotrauma droht. Da ein Teil des verabreichten Gasvolumens sofort über die oberen Luftwege wieder abströmt, sind deutlich höhere Atemminutenvolumina notwendig.

▶ **Kontraindikationen und Komplikationen.** Obwohl durch dieses Verfahren zumindest für einen gewissen Zeitraum die Oxygenierung wiederhergestellt werden kann, so ist ihr Einsatz aufgrund der Unmöglichkeit, eine adäquate Ventilation durchzuführen, limitiert und daher z. B. für Patienten mit Schädel-Hirn-Verletzungen ungeeignet. Daneben ist die Komplikationsrate der transtrachealen Jetventilation in der präklinischen Notfallsituation vergleichsweise hoch. Wird die Luft z. B. versehentlich in das paratracheale Gewebe insuffliert, droht die definitive Verlegung der Atemwege.

Koniotomiekanülen mit einem größeren Innendurchmesser, die mit einem blockbaren Cuff versehen sind, bieten den Vorteil einer effizienten Ventilation in Kombination mit einem sicheren Aspirationsschutz.

Seldinger-Technik

Vergleichbar dem Verfahren der direkten Punktionstechnik wird zunächst eine Punktionskanüle in der Trachea platziert (▶ Abb. 7.8). Nach erfolgreicher Punktion der Trachea wird ein Führungsdraht sicher intratracheal platziert und die Punktionskanüle wird über den liegenden Seldinger-Draht entfernt. Danach wird eine Hautinzision von ca. 0,5–1 cm beidseits neben dem Führungsdraht durchgeführt und der Stichkanal mit einem Dilatator erweitert, sodass nach dessen Entfernung die Koniotomie-

7.6 Spezielle Lagerungen in der Notfallmedizin

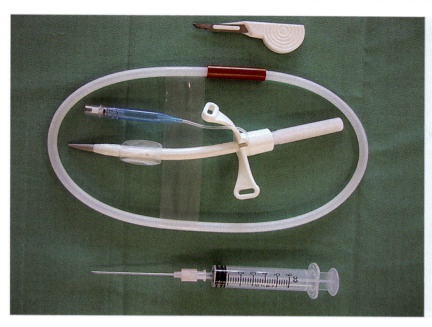

Abb. 7.8 Melker-Koniotomieset mit Punktionkanüle, Seldinger-Draht und blockbarer Trachealkanüle.

kanüle in die Trachea eingebracht und mit einer Haltenaht fixiert werden kann.

> **Merke**
>
> Die auskultatorische Lagekontrolle und die etCO$_2$-Kontrolle sind obligat.

7.5.5 Bewertung

Welchem Koniotomieverfahren im Notfall der Vorzug gegeben wird, ist von der klinischen Situation und letztlich von der Routine und Erfahrung des Notarztes abhängig.

Punktionskoniotomiesysteme im Allgemeinen haben den Vorteil, dass sie auf einer jedem Anästhesisten und Intensivmediziner gut vertrauten Technik beruhen, was in derartigen Ausnahmesituationen durchaus vorteilhaft sein kann. Daneben scheinen die Punktionsverfahren im Vergleich zur chirurgischen Technik mit einem geringeren Zeitaufwand verbunden und etwaige Blutungskomplikation durch die geringe Gewebetraumatisierung seltener zu sein.

Die Anwendung blockbarer Punktionssysteme mit einem größeren Kanülenquerschnitt bieten im Vergleich zu kleinen Punktionskanülen ohne Cuff verschiedene Vorteile: Neben der Möglichkeit der endotrachealen Absaugung kann eine adäquate Ventilation mit einem sicheren Aspirationsschutz gewährleistet werden.

Diese Vorteile bieten auch die chirurgischen Verfahren, wobei die unter Notfallbedingungen durchgeführte Koniotomie unter Umständen mit erheblichen Komplikationen behaftet sein kann. Dabei können Gefäßverletzungen zu erheblichen Blutungen führen und die Sichtverhältnisse bei weiterer Präparation derart verschlechtern, dass ein Zugang zu den Atemwegen eventuell unmöglich wird.

7.6 Spezielle Lagerungen in der Notfallmedizin

Generell kann jede erforderliche Lagerung eines Notfallpatienten mit der Kombination aus Trage und Vakuummatratze durchgeführt und während des Transports sicher aufrechterhalten werden. Die Vakuummatratze kommt in Deutschland anders als z.B. in den USA insbesondere als Standardimmobilisation bei Traumapatienten zum Einsatz, kann jedoch auch bei jeder Art von Patient als Lagerungshilfe dienen. Bei der Lagerung von Notfallpatienten gelten hierarchische Prinzipien. Dabei haben Lagerungsmaßnahmen zur Behandlung einer drohenden oder bereits eingetretenen vitalen Gefährdung (Schocklage, stabile Seitenlage) des Patienten Priorität vor stabilisierenden Lagerungsformen (Schienung von Extremitätenverletzungen).

> **Praxistipp**
>
> Die Kombination beider Lagerungsmaßnahmen ist dann als sinnvoll einzustufen, wenn die Ausführung der Einzelmaßnahme zeitnah und suffizient erfolgt und ausreichend Zugriff zum Patienten und zum Monitoring sichergestellt ist.

7.6.1 Stabile Seitenlage

Die stabile Seitenlage ist die Standardlagerung des bewusstlosen oder bewusstseinsgetrübten Patienten, der zu diesem Zeitpunkt eine suffiziente Spontanatmung besitzt und noch nicht intubiert ist. Bei der korrekten Ausführung der stabilen Seitenlage ist der Kopf im Atlantookzipitalgelenk überstreckt; der unten liegende Mundwinkel bildet den tiefsten Punkt der Lagerung. Dadurch können die Atemwege freigehalten und eine Aspiration verhindert werden. Die Kombination mit einer Schocklagerung ist generell möglich.

7.6.2 Schocklagerung

Die Schocklagerung ist die klassische Lagerung des hypotonen oder hypovolämen Patienten. Hierbei wird der Patient am besten mit der ganzen Trage in Kopf-tief-Position gebracht. Falls dies nicht möglich ist, werden die Beine etwa 30 cm angehoben.

7.6.3 Immobilisation der Wirbelsäule

Bei vielen Trauma- und Polytraumapatienten muss mit einer Begleitverletzung der Wirbelsäule gerechnet werden. Insbesondere Patienten mit Schädel-Hirn-Verletzungen weisen häufig auch Verletzungen der HWS auf. Daher ist die routinemäßige Immobilisation der Wirbelsäule ein fester Bestandteil der präklinischen Traumaversorgung. So stehen zahlreiche Hilfsmittel für die präklinische Immobilisation der Wirbelsäule bei Traumapatienten zur Verfügung, die sich in unterschiedliche Anwendungsbereiche und Indikationen gliedern.

Immobilisation der Halswirbelsäule

Die Immobilisation der HWS wird generell bei allen Verletzungen des Schädels, bei Akzelerations- und Dezelerationstraumen und bei Wasserunfällen durchgeführt. Bei der Verwendung von HWS-Zervikalstützen (z. B. Stifneck) wird die Halswirbelsäule in Neutralposition stabilisiert, ohne dabei einen achsengerechten Zug auszuüben. Die Abstützung erfolgt über die Schultern des Patienten, das Brustbein, Unterkiefer und das Hinterhaupt. Eine Aussparung über dem Kehlkopf und der Trachea ermöglicht das Tasten des Karotispulses.

Zur Anlage einer Stifneck wird der Kopf des Patienten durch einen Helfer möglichst von kranial umfasst und die HWS in Neutralposition stabilisiert. Der 2. Retter misst am Patienten den Abstand zwischen Unterkante des Kinns und dem Schulterplateau (in Querfingern seiner Hand) und wählt die entsprechende Größe der Schiene aus. Danach wird zuerst der ventrale Anteil der Schiene eng unter das Kinn geführt und am Brustbein angelegt, um dann den geöffneten Kragen der HWS-Schiene unter dem Nacken des Patienten durchzuführen. Danach wird die Schiene mittels Klettverband fixiert. Bei einer falsch angelegten Stifneck besteht die Gefahr einer unzureichenden Immobilisation oder einer Kompression der großen Halsgefäße mit der potenziellen Folge einer Steigerung des intrakraniellen Druckes und einer zerebralen Ischämie.

Gebräuchliche HWS-Immobilisationskragen lassen sich schnell auf die geeignete Größe einstellen und sind für Erwachsenen und Kinder erhältlich (Stifneck Select; ▶ Abb. 7.9). Eine Größenanpassung nach Anlegen der Schiene und eine Immobilisation in der Unfallposition sind mit neu entwickelten Zervikalstützen möglich (NeXSplint; ▶ Abb. 7.10).

Immobilisation der Wirbelsäule durch ein KED-System

Der Einsatz eines sog. Rettungskorsetts, z. B. KED-System (Kendrick Extrication Device), ermöglicht eine schonende Rettung besonders aus räumlich beengten Situationen, bei denen keine Tragen oder Schienen zum Einsatz kommen können.

Es handelt sich hierbei um ein steifes Rettungskorsett, das um den Rumpf des Patienten angelegt wird und eine Immobilisation der Wirbelsäule sowie des Kopfes ermöglicht. Der Patient kann bei einem korrekt angelegten KED-System (▶ Abb. 7.11) ohne großes Gefahrenpotenzial aus dem Fahrzeug oder einem Schacht gehoben werden.

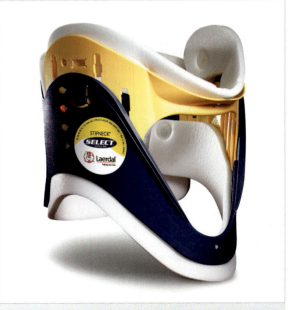

Abb. 7.9 Stifneck Select HWS-Immobilisationskragen (Quelle: Fa. Laerdal Medical, mit freundlicher Genehmigung).

7.6 Spezielle Lagerungen in der Notfallmedizin

Nach dem Anlegen einer Stifneck wird das KED-System zunächst in geöffnetem Zustand hinter den Rücken des sitzenden Patienten geschoben. Durch das Schließen und Zuziehen der 3 Rumpfgurte wird der Patient fixiert, wobei die Stabilisierung durch die eingearbeiteten Längsstäbe erfolgt. Zusätzlich verhindern die beiden Beingurte ein Herausrutschen aus dem Korsett. Durch Haltegriffe am Korsett sind ein schonender Transport oder eine Rettung in sitzender Position gewährleistet. Der nicht unerhebliche Zeitaufwand zur korrekten Anlage des KED-Systems muss allerdings bei der Einsatzplanung unbedingt einkalkuliert werden und darf die Patientenversorgung nicht verzögern.

Immobilisation mit der Schaufeltrage

Die Schaufeltrage (▶ Abb. 7.12) dient dem einfachen und schonenden Umlagern eines Patienten auf eine Vakuummatratze. Sie ist in der Regel aus Aluminium gefertigt und ermöglicht aufgrund ihrer Abmessungen die schnelle Rettung aus engen räumlichen Verhältnissen. Durch die schaufelähnliche Konstruktion der beiden Einzelteile wird das Unterschieben unter den Patienten erleichtert; Bewegungen des Verletzten werden auf ein Mindestmaß reduziert.

Nach Anlage einer HWS-Schiene werden die beiden Schaufeltragenteile rechts und links neben dem Patienten positioniert. Anschließend wird der Patient von einem Retter am Schultergürtel und an der Hüfte festgehalten, während der 2. Retter die Schaufelblätter einer Tragenhälfte vorsichtig unter den Patienten schiebt. Nach dem identischen Vorgehen auf der Gegenseite werden die Schnappschlösser am Kopf- und Fußende der Schaufeltrage vorsichtig geschlossen.

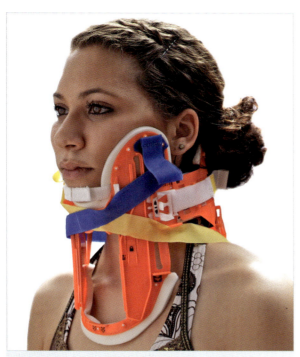

Abb. 7.10 NeXSplint (Quelle: medida GmbH & Co. KG).

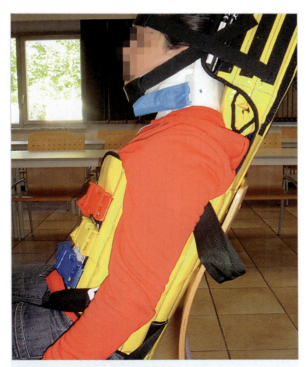

Abb. 7.11 Angelegtes KED-System.

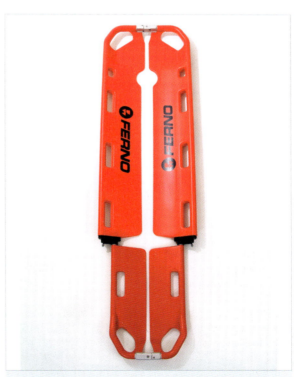

Abb. 7.12 Schaufeltrage mit Fixationsgurten (Quelle: Ferno Transportgeräte GmbH, mit freundlicher Genehmigung).

> **Merke**
> Eine Sicherung des Patienten mit Haltegurten auf der Schaufeltrage ist unbedingt erforderlich.

Immobilisation mit der Vakuummatratze

Bei der Vakuummatratze (▶ Abb. 7.13) handelt es sich um einen strapazierfähigen Kunststoffsack, der in Form und Größe an eine Luftmatratze erinnert. Die Füllung besteht aus kleinen Styroporkügelchen, die sich den Körperkonturen anpassen und nach Anmodellierung und Absaugung der enthaltenen Luft aus der Vakuummatratze eine harte und stabile Schale ergeben. Nach der routinemäßigen Anlage einer HWS-Immobilisationsschiene wird der Traumapatient mit der Schaufeltrage auf die Vakuummatratze umgelagert. Im noch belüfteten Zustand wird die Matratze v. a. an den frakturierten Körperregionen anmodelliert. Danach wird die Luft aus der Vakuummatratze mit einer Pumpe abgesaugt und der Patient mit Gurten gesichert. Mit dieser Technik ist eine effektive Immobilisation der unteren Extremität, des Beckens und des BWS- und LWS-Bereichs möglich.

Immobilisation mit dem Spine Board

Zur Rettung und Lagerung von Traumapatienten kommt v. a. im angloamerikanischen Raum, mittlerweile aber auch regelhaft im deutschen Rettungsdienst, vorwiegend zur schonenden Rettung traumatisierter Fahrzeuginsassen das sog. Spine Board zum Einsatz. Das aus Holz oder Kunststoff (▶ Abb. 7.14) bestehende Rettungsbrett ist am Rand mit länglichen Aussparungen versehen, die als Tragegriffe oder zur Fixierung der Gurte verwendet werden können. Die aus Kunststoff gefertigten Spine Boards sind häufig mit einem Schaumstoffkern versehen, sodass sie auch zur Rettung aus Gewässern oder auf Eisflächen zum Einsatz kommen. Nach dem Anlegen einer HWS-Schiene wird der Patient mit der Schaufeltrage auf das Spine Board platziert. Ist eine Schaufeltrage nicht vorhanden, kann der Patient vorsichtig auf das Spine Board gedreht werden. Kopf und HWS werden dann durch spezielle Fixierungssysteme auf dem Spine Board in Neutralposition ruhig gestellt. Durch mehrere Klettgurte wird der Patient auf dem Brett gesichert.

7.6.4 Schienung bei Extremitätenfrakturen

▶ **Extremitätendiagnostik.** Bei allen Verletzungen der oberen und unteren Extremität kann es sich um isolierte Verletzungen von knöchernen Strukturen oder Weichteilen und deren Kombination handeln. Durch unsachgerechte Erstversorgung einer Fraktur am Notfallort kann zum primär entstandenen Trauma ein zusätzliches Sekundärtrauma gesetzt werden. Deshalb sollte nach Einleitung lebensrettender Sofortmaßnahmen eine orientierende Extremitätendiagnostik erfolgen. Diese umfasst die Inspektion und Palpation und bewertet die Durchblutung, Motorik und Sensibilität der betroffenen Extremität. Beim wachen und kontaktfähigen Patienten wird die Diagnostik durch die Möglichkeit einer gezielten Befragung erleichtert. Den lebensrettenden Sofortmaßnahmen und der Erstdiagnostik folgen dann eine ausreichende Analgesie, schonende Rettungsmaßnahmen und

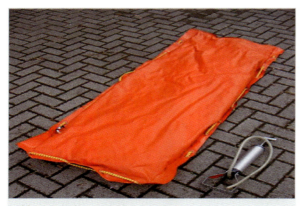

Abb. 7.13 Vakuummatratze mit Absaugpumpe.

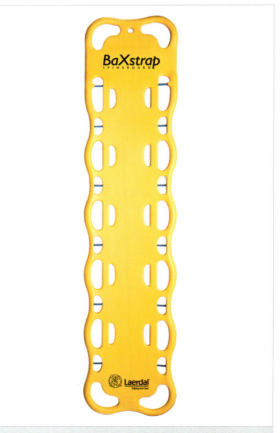

Abb. 7.14 Spineboard aus Kunststoff: BaXstrap (Quelle: Fa. Laerdal Medical, mit freundlicher Genehmigung).

7.6 Spezielle Lagerungen in der Notfallmedizin

eine sachgemäße Lagerung. Von zentraler Bedeutung bei offenen Frakturen ist die Infektionsverhütung durch sterile Wundabdeckung, wobei der einmal am Unfallort angelegte Verband bis zur definitiven operativen Versorgung auf der Wunde verbleibt.

▶ **Erstmaßnahmen der Frakturversorgung.** Die Erstmaßnahmen der Frakturversorgung bestehen in der Analgetikagabe, der Reposition und Ruhigstellung. Dabei ist die schnellstmögliche Beseitigung der Fehlstellung einer frakturierten Extremität durch Reposition eine adäquate Maßnahme zur Ausschaltung der Schmerzursache und wird von einigen Patienten auch ohne Analgetika toleriert. Ein vorsichtiger axialer und langsam ansteigender Zug und Gegenzug an der betroffenen Extremität nimmt die Spannung von Hautarealen über der Fraktur und den Zug von Nerven und Gefäßen. So wird dem zusätzlich drohenden Weichteilschaden durch die Reposition entgegengewirkt. Eine suffiziente Analgesie zur Reposition und zum Transport sollte jedoch keinem Patienten vorenthalten werden.

▶ **Wahl des Schienungsmaterials.** Die Wahl eines geeigneten Schienungsmaterials zur Behandlung von Extremitätenfrakturen ist mitunter entscheidend für den Therapieerfolg und bedeutsam für die Vermeidung sekundärer Schäden durch Lagerung und Transport. Traditionell werden immer noch am häufigsten pneumatische Schienen und Vakuumschienen zur präklinischen Frakturversorgung eingesetzt. Dabei bieten alternative Systeme wie z. B. die In-Line-Traction-Schienen oder die SAM-Splint-Schienen einige Vorteile.

SAM-Splint

Die SAM-Splint-Schiene (▶ Abb. 7.15) ist eine mit Verbundschaumstoff ummantelte Aluminiumplatte, die aufgrund ihres geringen Gewichts und ihrer hohen Anpassungsfähigkeit universell einsetzbar ist und nicht nur in der Notfalltherapie ihre Anwendung findet. Die SAM-Splint dient der Schienung von Frakturen jeder Art und bietet gegenüber Luftkammer- und Vakuumschienen gerade bei Frakturen des Oberarms oder der Finger entscheidende Vorteile. Eine Fixation offener Frakturen ist durch die freie Zugänglichkeit der Wunde ebenfalls gut möglich. Nach erfolgter Extension und Reposition der betroffenen Extremität wird die Schiene zunächst vorgeformt, an der Frakturstelle angelegt und die beiden benachbarten Gelenke mitgeschient. Die Fixierung erfolgt mit einer Mullbinde oder Pflasterstreifen. Ungeeignet ist die SAM-Splint zur HWS-Immobilisation und bei Frakturen, bei denen eine Extension aufrechterhalten werden muss.

Vakuumschienen

Vakuumschienen werden als Armschienen, Unterarmschienen sowie als Beinschienen mit und ohne Fußstütze angeboten (▶ Abb. 7.16). Durch Absaugen der Luft aus den mit Polystyrengranulat gefüllten Kammern wird die Schiene angeformt und erhärtet; sie stabilisiert dadurch die Extremität. Durch die vorhandenen Klettbänder kann die Schiene fixiert werden. Vakuumschienen eignen sich zur Immobilisation von Frakturen des Unterschenkels, des Unterarms und Sprunggelenks sowie zur Fixation von Gelenkfrakturen. Humerus- und Femurfrakturen hingegen werden aufgrund der fehlenden Immobilisation des Schulter- bzw. Hüftgelenks nur unzureichend mit einer Vakuumschiene stabilisiert. Prinzipiell bieten Vakuumschienen eine akzeptable Möglichkeit der Fixation, wobei ebenfalls keine Extension der Extremität aufrechterhalten werden kann.

> **Merke**
>
> Ein entscheidender Nachteil von Vakuumsystemen ist die Gefahr einer Verkürzung der Schiene durch Evakuieren von Luft aus den Kammern. Dadurch kann zum einen die Stabilität der Schiene beeinträchtigt und zum anderen ein Sekundärschaden provoziert werden.

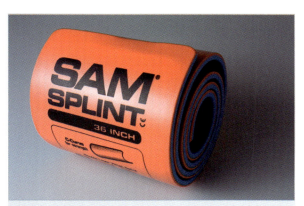

Abb. 7.15 SAM-Splint (Quelle: SAM Medical Products – www.sammedical.com, mit freundlicher Genehmigung).

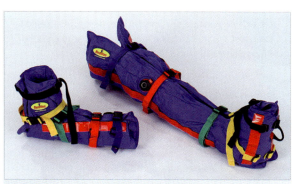

Abb. 7.16 Vakuumarm- und Beinschiene (Quelle: www.redvac.com, mit freundlicher Genehmigung).

Pneumatische Schienen, Luftkammerschienen

In der Regel werden unterschiedliche Größen pneumatischer Schienen für die Behandlung von Unterarm- und Unterschenkelfrakturen angeboten. Wie SAM-Splint- und Vakuumschienen sind auch sie vollständig röntgendurchlässig. Ein Vorteil von Luftkammerschienen liegt in der Anwendung bei offenen Frakturen, wo sie nach erfolgter Reposition und Extension der Extremität im aufgeblasenen Zustand eine Kompression auf Wunden und Blutungen ausüben und dadurch zur Blutstillung beitragen. Sicherlich problematisch ist in diesem Zusammenhang ein zu hoher Füllungsdruck, der durch Kompression von Nerven, Blutgefäßen und Weichteilen auch einen Sekundärschaden provozieren kann.

> **Praxistipp**
>
> Unerlässlich sind immer eine suffiziente Reposition der Fraktur und eine kontinuierliche Extension beim Anlegen einer pneumatischen Schiene. Die Überprüfung von Durchblutung, Motorik und Sensibilität der betroffenen Extremität ist nach deren Immobilisation in jedem Fall erforderlich.

In-Line-Traction-Schienen

Kendrick Traction Device. Dieses System dient der Schienung von Frakturen der unteren Extremität und gewährleistet eine permanente Extension. Es besteht aus einer in Segmente unterteilten Aluminiumstange, die auf die Beinlänge des Patienten eingestellt werden kann, einem Beckengurt sowie 3 Gummimanschetten zur Fixation der Stange an der betroffenen Extremität (▶ Abb. 7.17). Indikationsschwerpunkt ist die Versorgung von offenen oder geschlossenen Femurfrakturen.

> **Merke**
>
> Da die Fixierungspunkte des Kendrick Traction Device am Oberschenkel und am Sprunggelenk liegen, verbietet sich der Einsatz bei Beckenfrakturen, Hüftgelenkluxationen, Frakturen des distalen Unterschenkels und Kniegelenkverletzungen.

▶ **Donway Traction Splint.** Das Donway-System ist eine Extensionsschiene für den Einsatz bei offenen und geschlossenen Frakturen sowohl von Femur als auch proximaler Tibia und Fibula. Über ein Pumpsystem wird dabei die nötige Extension aufgebaut und der kontinuierliche Zug an der betroffenen Extremität über ein angeschlossenes Manometer überwacht. Die Fixationspunkte befinden sich in Höhe der Leiste und des oberen Sprunggelenks, sodass sich der Einsatz bei Becken- und Hüftverletzungen sowie Frakturen des distalen Unterschenkels wiederum

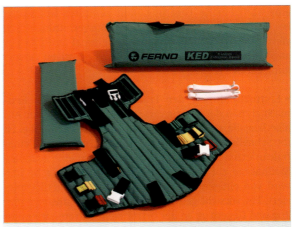

Abb. 7.17 Kendrick Extrication Device (Quelle: Ferno Transportgeräte GmbH, mit freundlicher Genehmigung).

verbietet. Das System kann für Patienten ab 8 Jahren und bis zu einer Körpergröße von 2,08 m eingesetzt werden; für Kinder zwischen 4 und 8 Jahren ist eine pädiatrische Version erhältlich.

> **Kernaussagen**
>
> **Venöse Zugänge**
> Ein sicherer intravenöser Zugang ist für jeden Notfallpatienten obligat.
>
> Unter Reanimationsbedingungen ist die V. jugularis externa Punktionsort der ersten Wahl.
>
> Die präklinische Anlage eines ZVK bleibt Ausnahmesituationen vorbehalten.
>
> **Intraossärer Zugang**
> Der Routinezugang bei Kindern und Erwachsenen ist die proximale Tibia.
>
> Die Anlage einer intraossären Infusion ist bei vitaler Gefährdung von Kindern und Erwachsenen empfohlen, wenn der intravenöse Zugang misslingt oder ein hierfür erforderlicher inadäquater Zeitaufwand die zeitgerechte Versorgung des Notfallpatienten verzögert.
>
> Alle gängigen Notfallmedikamente können intraossär verabreicht werden.

Arterielle Punktion
In der Notfallmedizin gibt es praktisch keine Indikation zur präklinischen Anlage einer intraarteriellen Kanüle.

Notfallthorakotomie, Pleurapunktion, Pleuradrainage
Der dringende Verdacht auf einen Spannungspneumothorax erfordert die sofortige Entlastung des pleuralen Überdrucks.

Grundsätzlich erfolgt die präklinische Anlage einer Thoraxdrainage bei intubierten und beatmeten Patienten im Sinne einer Minithorakotomie in stumpfer Präpariertechnik.

Koniotomie im Notarztdienst
Misslingen alternative Anwendungen supraglottischer Beatmungshilfen in der klassischen Cannot-ventilate-cannot-intubate-Situation, muss die Koniotomie unverzüglich durchgeführt werden.

Das technische Vorgehen richtet sich in erste Linie nach der Erfahrung und Routine seines Anwenders.

Um neben einer ausreichenden Oxygenierung auch eine suffiziente Ventilation sowie einen Aspirationsschutz zu gewährleisten, sollte die intratracheal eingebrachte Kanüle blockbar sein und einen möglichst großen Innendurchmesser besitzen.

Spezielle Lagerungen in der Notfallmedizin
Lagerungsmaßnahmen zur Behandlung einer vitalen Bedrohung haben eindeutige Priorität vor stabilisierenden Lagerungsformen.

8 Atemwegsmanagement

V. Dörges, C. Byhahn

8.1 Notfallmedizinische Gegebenheiten

8.1.1 Präklinische Notfallsituation

▶ **Besonderheiten des Atemwegsmanagements in Notfallsituationen.** Bei Notfallintubationen zur präklinischen Sicherung der Atemwege treten Schwierigkeiten und Komplikationen deutlich häufiger auf als während geplanter Narkoseeinleitungen (Doran et al. 1995[16]). Gründe hierfür sind neben patientenimmanenten Faktoren eine fehlende adäquate technische Ausstattung und die im Vergleich zur innerklinischen Situation stark veränderten Umgebungsbedingungen, wie z. B. Witterungseinflüsse oder mangelnde Beleuchtung, sowie der eingeschränkte Zugang zum Patienten.

Bei geplanten Narkoseeinleitungen kommt es je nach Patientengruppe bei 1–10 % zu Intubationsschwierigkeiten (Benumof 1991[6]). Kürzlich veröffentlichte Daten belegen eine im Vergleich zum innerklinischen Atemwegsmanagement deutlich erhöhte Inzidenz von Problemen bei der präklinischen Sicherung des Atemwegs (Thierbach et al. 2004[41]). In dieser Studie gelang das Atemwegsmanagement in 80 % der Fälle problemlos, während unerwünschte Ereignisse oder Komplikationen in 20 % dokumentiert wurden. Darüber hinaus stellte sich heraus, dass Patienten mit schwerem Trauma häufiger unerwünschte Ereignisse und Komplikationen aufwiesen als nicht traumatisierte Patienten. Insbesondere die Anzahl der für eine erfolgreiche Intubation benötigten Versuche war bei Traumapatienten erhöht.

▶ **Erschwertes Atemwegsmanagement.** Typische Erkrankungen und Verletzungen, die das Atemwegsmanagement in der Notfallmedizin erschweren können:
- Verletzungen oder Immobilisation der Halswirbelsäule,
- Mittelgesichts- und Kieferverletzungen,
- Verletzungen der Halsweichteile,
- Kehlkopf- und Trachealverletzungen (z. B. Erhängen, Angriffe gegen den Hals),
- thermische Verletzungen im Gesichts- und Halsbereich, Inhalationstrauma,
- Fremdkörperverlegung,
- Epiglottitis,
- stattgehabte Aspiration,
- intraorale und pharyngeale Schwellungen (z. B. Insektenstich, angioneurotisches Ödem).

Merke

In den genannten Studien war die Aspiration die am zweithäufigsten auftretende Komplikation. Da Notfallpatienten generell als nicht nüchtern gelten, ist bei ihnen die Wahrscheinlichkeit einer Regurgitation mit anschließender Aspiration von Mageninhalt deutlich erhöht.

▶ **Physiologische Gegebenheiten.** Der physiologische Mechanismus zum Schutz vor Regurgitation wird durch die Relaxation des unteren Ösophagussphinkters und das Erlöschen von Schutzreflexen, z. B. infolge eines Kreislaufstillstands, aufgehoben (Gabrielli et al. 2005[22]). Darüber hinaus wird das Aspirationsrisiko durch Herzdruckmassage, Maskenbeatmung oder Lagerungsmaßnahmen weiter erhöht. Daher sollte während Maskenbeatmung am nicht nüchternen Patienten der Krikoiddruck nach Sellick angewendet werden (Landsman 2004[30]), wodurch der Ösophagus verschlossen wird und damit zum einen der Einstrom von Luft mit der Gefahr einer Überblähung des Magens und zum anderen die Regurgitation von Mageninhalt in den Rachenraum verhindert wird. Beim Intubationsvorgang hingegen kann der Krikoiddruck – bei zweifelhaftem Nutzen bezüglich einer Senkung des Regurgitationsrisikos – zu einer Verschlechterung der Laryngoskopie führen und sollte daher nicht mehr angewendet werden (Harris et al. 2010[30]).

8.1.2 Logistische und personelle Besonderheiten

▶ **Empfehlungen des ILCOR.** In der präklinischen Notfallmedizin kann der Facharztstandard eines Anästhesisten nicht vorausgesetzt werden, das Atemwegsmanagement muss demnach häufig von diesbezüglich unerfahrenerem Personal durchgeführt werden. Die praktische Erfahrung in der Notfallmedizin ohne regelmäßige Tätigkeit in der Anästhesie reicht regelhaft jedoch nicht aus, um die einschlägigen Forderungen des ILCOR (International Liaison Committee on Resuscitation) zu erfüllen. Diese Empfehlungen fordern von jedem Notarzt nach entsprechender Einarbeitung die Intubation von mindestens 6–12 Notfallpatienten/Jahr (Anonymous 2005[1]). Bei einer präklinischen Intubationsrate von etwa 8 % wären demnach jährlich 75–150 Notarzteinsätze erforderlich, die insbesondere in notärztlichen Versorgungsbereichen mit einer geringen Einsatzfrequenz individuell nur im Ausnahmefall erreicht werden.

> **Merke**
>
> Dementsprechend häufig sind vom intubierenden Notarzt unbemerkte rechtsendobronchiale, aber auch ösophageale Tubusfehllagen mit entsprechend resultierenden sog. „Atemwegskatastrophen" (Cobas et al. 2009 [13], Timmermann et al. 2007 [43] u. 2007b [44], von Goedecke et al. 2007 [25]).

▶ **Erschwerende Faktoren.** Darüber hinaus kann eine Vielzahl unterschiedlicher Faktoren die Sicherung der Atemwege in der Notfallmedizin erschweren, wie eine nicht veränderbare Position des Patienten, extreme Licht- und Witterungsverhältnisse oder beengte räumliche Verhältnisse, wobei andererseits Maßnahmen zur Optimierung der Lagerung die Hypoxiezeit verlängern. Ist ein Patient z.B. nach einem Verkehrsunfall im Fahrzeug eingeklemmt und nur eingeschränkt zugänglich, so ist eine endgültige Sicherung der Atemwege mittels direkter Laryngoskopie erschwert oder sogar unmöglich. Sollte eine Atemwegssicherung in dieser Situation dennoch vor der technischen Rettung erforderlich sein, bietet sich der Gebrauch supraglottischer Beatmungshilfen an.

8.2 Indikationen für eine präklinische Sicherung der Atemwege

In Mitteleuropa sind akute Erkrankungen für mehr als 80% der Indikationen für eine präklinische Sicherung der Atemwege verantwortlich, während Traumapatienten hieran lediglich einen Anteil von 10–20% haben (Karch et al. 1996 [28]). Die häufigste Indikation zur Sicherung der Atemwege ist der Kreislaufstillstand.

> **Merke**
>
> Die folgenden 3 Kriterien gelten als allgemeine Indikationen für eine präklinische Sicherung der Atemwege:
> - Apnoe,
> - schwere respiratorische Insuffizienz,
> - Glasgow Coma Scale Score < 9.

Eine präklinische Intubation ist ebenfalls häufig indiziert bei polytraumatisierten oder schwer Schädel-Hirn-traumatisierten Patienten sowie bei hoher Aspirationsgefahr.

▶ **Dringlichkeit.** Die Dringlichkeit einer Sicherung der Atemwege in der Notfallmedizin wird in Abhängigkeit von der individuellen Diagnose in 3 Kategorien unterteilt:
- sofortige Intervention,
- notfallmäßige Intervention,
- dringliche Intervention.

▶ **Erforderliche Voruntersuchungen.** Das Ausmaß erforderlicher Voruntersuchungen sowie die Abwägung der mit den einzelnen Maßnahmen verbundenen Risiken sind in erster Linie von deren Dringlichkeit abhängig:

- Ein sofortiger orotrachealer Intubationsversuch sollte bei allen Patienten mit einem *Atemstillstand* vorgenommen werden, ohne jegliche weitere Untersuchungen zur Risikoabschätzung und Planung alternativer Verfahren.
- Patienten mit starker *Atemnot* oder *Bewusstseinsverlust* benötigen eine unmittelbare Therapie. Aber in diesen Fällen bleibt ein wenig Zeit für die Präoxygenierung des Patienten, für eine orientierende Untersuchung im Hinblick auf einen schwierigen Atemweg und für die Vorbereitung der adäquaten Ausrüstung für ein alternatives Atemwegsmanagement bei vermuteten Intubationsschwierigkeiten.
- Patienten mit *rasch zunehmender Schwellung im Bereich der oberen Luftwege* oder mit *Verletzungen der Thoraxwand* zeigen nicht immer die Anzeichen einer akuten respiratorischen Dekompensation, haben aber eine dringliche Indikation zur Sicherung der Atemwege. Parallel zu der frühestmöglichen Sauerstoffgabe können eine gezielte Untersuchung und eine kurze Anamnese durchgeführt werden. Somit gelingt es auch bei einer dringlichen Intervention, im Sinne einer Risikominimierung sowohl pharmakologische als auch technisch-apparative Besonderheiten zu berücksichtigen. Das Erkennen eindeutiger Hinweise für potenzielle Intubationsprobleme kann zur Vermeidung sog. „Atemwegskatastrophen" erheblich beitragen.

▶ **Prädiktoren für eine erschwerte Intubation.** Schnell und einfach zu erfassende Prädiktoren für eine erschwerte Intubation in der Notfallmedizin:
- eingeschränkte HWS-Beweglichkeit (HWS-Immobilisation, Stifneck, KED-System),
- Mikrogenie,
- Mundöffnung < 2 cm,
- Ankylose des Kiefergelenks,
- extreme Makroglossie,
- fortgeschrittene rheumatoide Arthritis,
- Missbildungssyndrome,
- Narbenbildung (wie Zustand nach Tumoroperationen, Verbrennungen, Bestrahlungen),
- Epiglottitis,
- atemwegsverlegende Tumoren.

▶ **Schwierige Intubation.** Eine Intubation wird als schwierig bezeichnet, wenn die erfolgreiche Platzierung des Endotrachealtubus durch einen „erfahrenen Arzt" (Facharztstandard Anästhesie) mit konventioneller Laryngoskopie mehr als 3 Versuche erfordert oder länger als 10 min dauert.

> **Praxistipp**
>
> Wenn weder die Intubation noch eine Beutel-Masken-Beatmung möglich ist, liegt eine Cannot-intubate-cannot-ventilate-Situation vor, in der keinerlei Zeit für weitere frustrane Intubationsversuche vergeudet werden darf. In diesem seltenen Fall ist der sofortige Wechsel auf eine alternative Technik zur Sicherung des Atemwegs zwingend erforderlich.

8.3 Techniken zur Sicherung der Atemwege

8.3.1 Monitoring

Insbesondere in schwierigen Situationen erfordert das erfolgreiche Atemwegsmanagement ein strukturiertes Vorgehen, dessen exakter Ablauf allen Beteiligten bekannt ist.

Folgende apparative Monitoringverfahren sind neben den bekannten klinischen Techniken für die kontinuierliche Überwachung während und nach erfolgter Sicherung der Atemwege erforderlich:
- Pulsoxymetrie,
- Kapnometrie oder Kapnografie.

▶ **Pulsoxymetrie.** Durch seine einfache Handhabung und die für den Patienten gefahrlose Anwendung ist die Pulsoxymetrie zu einem die Patientensicherheit verbessernden Routineverfahren des Atemfunktionsmonitorings in der Notfallmedizin geworden.

> **Praxistipp**
>
> Allerdings benötigt bei Apnoe der Abfall der partiellen Sauerstoffsättigung insbesondere bei ausreichend oxygenierten Patienten mehrere Minuten, weshalb die Pulsoxymetrie kein Verfahren zur Kontrolle der korrekten Tubuslage darstellt.

▶ **Kapnometrie.** Die Kapnometrie stellt hingegen ein sehr sicheres Verfahren zur Tubuslagekontrolle dar und ist daher bei Patienten mit intakter Kreislauffunktion die Methode der Wahl zur Verifikation der korrekten Tubuslage (Petroianu et al. 1995 [35]).

> **Praxistipp**
>
> Bei Vorliegen eines Kreislaufstillstands ist das Verfahren für diese Indikation nicht geeignet. Auch bei evtl. vorliegenden Ventilations-Perfusions-Störungen, wie z.B. bei Notfallpatienten mit Thoraxtrauma oder nach Aspiration, ist die Überprüfung einer adäquaten Ventilation nur bedingt möglich.

Allerdings erfüllt die Kapnometrie die Funktion eines Frühwarnsystems, indem sie frühzeitig Fehler im Beatmungssystem anzeigt, die durch fehlenden oder verminderten Rückfluss von CO_2 unmittelbar erkannt werden können (Ward u. Yealy 1998a [47] u. 1998b [48]). Neben den im Haupt- und Nebenstrom mittels Infrarotabsorption arbeitenden Geräten sind auch Messmethoden verfügbar, die durch Farbindikatorumschlag das Vorhandensein von CO_2 anzeigen. Diese Technik erlaubt lediglich die Verifikation der Tubuslage, jedoch nicht die Steuerung oder Überwachung einer kontrollierten Beatmung.

8.3.2 Sauerstoffgabe und Freimachen der Atemwege

Bei allen spontan atmenden Patienten sollte eine ausreichende Oxygenierung durch Sauerstoffinsufflation in adäquater Konzentration sichergestellt werden. Weiterhin müssen bei partieller oder totaler Atemwegsverlegung durch Flüssigkeiten oder feste Fremdkörper die Atemwege freigemacht werden. Dies erfolgt bei bewusstlosen Patienten entweder durch Absaugen der Flüssigkeit oder durch Fremdkörperextraktion mithilfe einer Magill-Zange unter laryngoskopischer Sicht (Lipp u. Dick 1995 [33]).

8.3.3 Maskenbeatmung

Die Maskenbeatmung ist eine weltweit verbreitete Technik, die regelmäßig zur Ventilation und Oxygenierung von Notfallpatienten eingesetzt wird und als eine der grundlegenden notfallmedizinischen Fertigkeiten immer wieder trainiert werden sollte. Über ein Beatmungsbeutel-Masken-System können eine assistierte und auch eine kontrollierte Beatmung durchgeführt werden. Ein hoher Sauerstoffflow (ca. 10 l/min) gewährleistet neben einer besseren Oxygenierung aufgrund des hohen inspiratorischen Sauerstoffanteils von ca. 60–70% insbesondere auch eine bessere Kompensation der Undichtigkeiten der Gesichtsmaske und einen ausreichenden Druckaufbau, um den Beatmungswiderstand zu überwinden. Ein inspiratorischer Sauerstoffanteil von 100% bei gleichzeitig extrem sparsamem Verbrauch ist jedoch nur bei Verwendung eines Demandventils zu realisieren.

▶ **Erschwerte Maskenbeatmung.** Aufgrund anatomischer oder pathophysiologischer Gegebenheiten, z.B. bei extrem übergewichtigen Patienten, kann die Maskenbeatmung jedoch erschwert oder ganz unmöglich sein. Eine Optimierung der Kopfposition des Patienten, das Halten der Maske in der passenden Größe mit 2 Händen, die Überstreckung des Kopfes und das Anheben des Unterkiefers sowie die frühzeitige Einlage eines Oro- oder Nasopharyngealtubus können das Zurückfallen der Zunge verhindern und erleichtern häufig die Beatmung.

In verschiedenen Studien konnte gezeigt werden, dass die sowohl von Notärzten als auch von Rettungsassistenten durchgeführte Maskenbeatmung infolge von Unerfahrenheit und mangelndem Training insuffizient sein kann (Lawes u. Baskett 1987 [31]), was u. a. auch zu einem erhöhten Risiko der Magenbelüftung mit nachfolgender Regurgitation und Aspiration führt (Stone et al. 1998 [39]). Der dramatische Abfall des unteren Ösophagusverschlussdrucks und der Compliance der Lungen im Kreislaufstillstand bereits nach wenigen Minuten beeinflusst ebenfalls die Verteilung des Atemgases bei Beatmung eines ungesicherten Luftwegs während der kardiopulmonalen Reanimation und führt zu einer deutlichen Mehrbelüftung des Magens mit den o. g. Folgen und zu einer zunehmenden Minderbelüftung der Lungen (Wenzel et al. 1998 [49]).

▶ **Nachteile der Maskenbeatmung.** Die Maskenbeatmung im Rahmen von Reanimationsmaßnahmen hat somit erhebliche Nachteile für den Patienten:
- Die Herzdruckmassage ist weniger effektiv, da sie mit der Maskenbeatmung synchronisiert werden muss.
- Tracheale/bronchiale Absaugung und endobronchiale Medikamentenapplikation sind nicht möglich.
- Die Abnahme der pulmonalen Compliance und des unteren Ösophagusverschlussdrucks erhöhen das Risiko der Magenbelüftung und damit der Regurgitation und Aspiration.

Versuche, mit kleineren Beatmungsbeuteln kleinere Tidalvolumina zu verabreichen, führten zwar zu einer deutlich verringerten Mageninsufflation, resultierten aber bei Nichtverfügbarkeit von Sauerstoff und dementsprechender Beatmung mit Raumluft (21 % Sauerstoff) in einer nicht ausreichenden Oxygenierung (Dörges et al. 2000a [17]). Diese Ergebnisse zeigen in Übereinstimmung mit früheren Untersuchungen, dass bei Verabreichung kleiner Atemzugvolumina von ca. 400–500 ml (6 ml/kgKG) möglichst frühzeitig eine maximale inspiratorische Sauerstoffkonzentration anzustreben ist.

> **Praxistipp**
>
> In den aktuellen internationalen Leitlinien zur kardiopulmonalen Reanimation wird als Kompromiss zwischen adäquatem Beatmungsvolumen, ausreichender Oxygenierung, vermindertem Risiko der Magenüberblähung und ausreichender Zeit für die Herzdruckmassage empfohlen, über 1 s das Tidalvolumen einzubringen, das eine normale Hebung des Brustkorbs bewirkt (Anonymous 2005 [1]).

8.3.4 Endotracheale Intubation

▶ **Vorteile gegenüber der Maskenbeatmung.** Die endotracheale Intubation ist ein weltweit verbreitetes Verfahren. Sie wird häufig als sog. Goldstandard bei der Sicherung der Atemwege bezeichnet. Das Einführen eines blockbaren Tubus in die Trachea zeigt wesentliche Vorteile gegenüber der Maskenbeatmung:

- Sichere Beatmung mit an die Erfordernisse des Patienten angepassten Beatmungsdrücken von bis zu ca. 50 mbar.
- Bestmöglicher Aspirationsschutz durch effektive Abdichtung der Trachea gegen das Eindringen fester und flüssiger Fremdkörper.
- Prinzipiell Möglichkeit der endobronchialen Applikation von Medikamenten, die jedoch gemäß der aktuellen Leitlinien des European Resuscitation Council zugunsten der intravenösen und intraossären Applikation nicht mehr empfohlen wird (Deakin et al. 2010 [14]).
- Möglichkeit der trachealen/bronchialen Absaugung.
- Erhöhte Effektivität der Herzdruckmassage durch Desynchronisation der Beatmung während der kardiopulmonalen Reanimation (CPR).

▶ **Indikationen.** Die allgemeinen Indikationen zur Intubation von Notfallpatienten beinhalten neben dem Atemstillstand alle Zustände, bei denen die Spontanatmung des Patienten so stark beeinträchtigt ist, dass weitere Schäden drohen. Hierzu zählen:
- schwere Atemnot oder Atemstörung,
- Polytrauma,
- schweres Schädel-Hirn-Trauma,
- hohes Regurgitations- und Aspirationsrisiko,
- Schmerzzustände, die nur durch eine Intubationsnarkose zu beherrschen sind.

> **Merke**
>
> Für die Durchführung der endotrachealen Intubation bestehen im Notfall keine Kontraindikationen. Jedoch sind bei Traumapatienten mit Verdacht auf eine HWS-Verletzung alle Maßnahmen unter achsengerechter Stabilisierung durch eine Hilfsperson („in-line-stabilisation") oder bei suffizient angelegtem Stifneck durchzuführen.

▶ **Nachteil der Methode.** Vor allem in der Notfallmedizin erfordert die erfolgreiche Durchführung der endotrachealen Intubation hervorragende Kenntnisse und große Erfahrung im Umgang mit dieser zum Teil doch komplexen Technik, was zusammen mit der zwingend erforderlichen Kontrolle und definitiven Verifikation der Lage der Tubusspitze in der Trachea durchaus als Nachteil dieser Methode bezeichnet werden kann. Die unerkannte ösophageale Fehlintubation und die akzidentelle, unbemerkte Extubation sind die gravierendsten Zwischenfälle beim Atemwegsmanagement, da sie innerhalb kürzester Zeit zu schwersten hypoxischen Schäden oder zum Tod des Patienten führen können (Cobas et al. 2009 [13], Timmermann et al. 2007a [43], von Goedecke et al. 2007 [25]). Hierdurch wird die essenzielle Bedeutung der primären und fortdauernden Kontrolle der Tubuslage noch einmal hervorgehoben.

▶ **Durchführung.** Bei der Intubation in der Notfallmedizin kommen regelhaft ein Laryngoskop mit einem gebogenen Spatel nach Macintosh in der entsprechenden

Atemwegsmanagement

Größe sowie ein mit einem Führungsstab versehener ausreichend dimensionierter Endotrachealtubus zur Anwendung. Bei Säuglingen und Kleinkindern hingegen werden häufig gerade Spatel nach Miller oder Foregger bevorzugt, da diese im Gegensatz zu gebogenen Spateln ein Aufladen der Epiglottis erlauben und damit insbesondere bei diesen kleinen Patienten die Sicht auf den Larynx und die Stimmbandebene verbessern können.

Die weit verbreitete Macintosh-Technik weist allerdings selbst bei sehr erfahrenen Anwendern eine signifikante Rate an Fehlversuchen auf. In einem derartigen Fall wird häufig versucht, den Tubus „blind" in der Trachea zu platzieren, meistens unter Zuhilfenahme eines deutlich über die Tubusspitze hinausragenden Führungsstabs oder Tubuswechselkatheters. Diese Technik des blinden Einführens eines Katheters in die Trachea mit anschließender Überfädelung eines Endotrachealtubus kann zwar in Einzelfällen zum Erfolg führen, beinhaltet neben einer hohen Misserfolgsrate aber insbesondere das Risiko einer Perforationsverletzung wichtiger Strukturen, einer ösophagealen Fehlintubation sowie einer mechanischen Traumatisierung des Kehlkopfs mit der Gefahr einer sich entwickelnden Cannot-intubate-cannot-ventilate-Situation bei wiederholten blinden Intubationsversuchen.

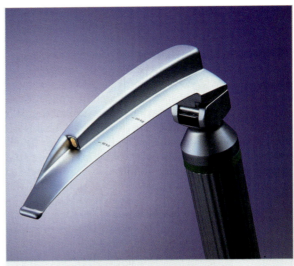

Abb. 8.1 Dörges-Universalspatel zur endotrachealen Intubation von Erwachsenen und Kindern ab 10 kgKG (Quelle: Karl Storz GmbH & Co. KG, Tuttlingen, mit freundlicher Genehmigung).

> **Praxistipp**
>
> Die Verwendung eines nicht über die Tubusspitze hinausreichenden Führungsstabs zum Biegen des Tubus in eine „Hockeyschlägerform" kann durchaus zum Erfolg führen, von wiederholten blinden Intubationsversuchen ist allerdings dringend abzuraten.

▶ **Spatelmodifikationen.** Aus dieser Problematik erklärt sich auch die Vielzahl der heute erhältlichen Spatelmodifikationen, wobei deren sinnvoller Einsatz in der Notfallmedizin begrenzt ist: Der McCoy-Spatel mit seiner konstruktionsbedingt bestehenden Möglichkeit, die Epiglottis ohne weitere achsendrehende oder -knickende Bewegungen anzuheben, kann in der Notfallmedizin insbesondere bei der vorsichtigen Intubation von Patienten mit Verdacht auf HWS-Verletzung unter achsengerechter Stabilisierung erfolgreich zum Einsatz kommen.

Der neu entwickelte Universalspatel nach Dörges kann bauartbedingt die Macintosh-Spatel der Größen 2–4 ersetzen und ist ab dem 2. Lebensjahr für alle Altersstufen problemlos einsetzbar. Die im Vergleich zum Macintosh-Spatel geringer ausgeprägte Krümmung des Spatelblatts erleichtert in Verbindung mit der sehr niedrigen Bauhöhe die schnelle Intubation von Notfallpatienten auch bei eingeschränkter Mundöffnung und durch den weniger geübten Anwender (▶ Abb. 8.1). Gerade in der präklinischen Notfallmedizin kann die Beschränkung auf nur noch 2 vorzuhaltende Spatelblätter (je 1 Säuglings- und 1 Universalspatel) zu einer effektiveren Nutzung des verfügbaren Stauraums und zu einer Reduktion von Kosten und Gewicht der Ausrüstung führen (Gerlach et al. 2003 [24]).

▶ **Schwierige Intubation.** Ist die direkte Laryngoskopie mit Sicht auf den Kehlkopf im ersten Versuch unmöglich, können folgende Maßnahmen dazu beitragen, die endotracheale Intubation auch bei schwierigen anatomischen Gegebenheiten erfolgreich durchzuführen:
- ggf. Vertiefung der Narkose,
- Lagerung des Kopfes in verbesserter Jackson-Position („Schnüffelstellung"),
- Durchführung des BURP-Manövers („backward upward rightward pressure"), um den Kehlkopf der optischen Achse des Intubateurs zu nähern,
- Wahl eines um 0,5–1,0 mm ID kleineren Tubus,
- Biegen des Tubus mithilfe eines Führungsstabs in eine „Hockeyschlägerform",
- Anwendung eines Laryngoskopspatels anderer Form oder Größe,
- Anwendung von Intubationskathetern (z. B. Eschmann-Stab, Aintree-Katheter),
- bei großer Erfahrung und vorsichtiger Anwendung Vorschieben des Führungsstabs um 1–2 cm über die Tubusspitze hinaus.

8.3.5 Blind nasale Intubation

Die blind nasale Intubation ist in der heutigen Notfallmedizin eine absolute Rarität. Sie erfordert große Erfahrung und sollte nur in ausgewählten Fällen zur Sicherung der Atemwege bei erhaltener Spontanatmung und ohne jeglichen Verdacht auf eine HWS- oder Schädelverletzung zur Anwendung kommen.

8.3.6 Technisch aufwendige Intubationsverfahren

▶ **Flexibles Intubationsfiberskop.** Flexible Intubationsfiberskope sind die effektivsten Hilfsmittel bei der erwartet schwierigen Intubation eines Patienten mit erhaltener Spontanatmung. Wenn ein flexibles Intubationsfiberskop mit einer kleinen, starken Batterielichtquelle ausgestattet ist, kann es auch beim präklinischen Atemwegsmanagement zum Einsatz kommen (Thierbach u. Lipp 1999 [40]). Der erfolgreiche Gebrauch flexibler Intubationsfiberskope bedarf allerdings einer großen Erfahrung und einer entsprechenden Logistik, wodurch die präklinischen Einsatzmöglichkeiten dieser Methode sicher auf wenige Zentren beschränkt bleiben werden.

▶ **Starres Intubationsendoskop.** Das ebenfalls mit einer starken Batterielichtquelle betriebene starre Intubationsendoskop nach Bonfils kann die Möglichkeiten für eine erfolgreiche endotracheale Intubation im Fall eines unerwartet schwierigen Atemwegs mithilfe der indirekten Laryngoskopie evtl. erweitern (Bein et al. 2004a [4] u. 2004b [5], Byhahn et al. 2007 [10]). Dieses starre Intubationsendoskop vereinfacht die orotracheale Intubation bei verschiedensten anatomischen Problemen, die eine direkte Laryngoskopie unmöglich machen, wie z. B.:
- eingeschränkte Mundöffnung,
- Immobilisation der HWS (▶ Abb. 8.2),
- große Zunge oder mandibuläre Retrognathie.

Merke

Diese Technik der Intubation mittels indirekter Laryngoskopie ist nicht aufwendiger als die Standardlaryngoskopie, bedarf aber ebenfalls der klinischen Erfahrung und ständiger Übung, weshalb der präklinische Einsatz dieser Technik ebenfalls noch auf einige wenige Zentren beschränkt ist (Byhahn et al. 2007 [10]).

▶ **Videolaryngoskop.** Videolaryngoskope mit Macintosh- oder speziell geformten Spateln (d-Blade, Glidescope) in allen Größen sind mittlerweile auch als robuste, akkubetriebene Kompaktversion für das Management des schwierigen Atemwegs verfügbar. Der Einsatz dieser Technik in der präklinischen Notfallmedizin erfährt zwar eine zunehmende Verbreitung, ist jedoch ebenfalls noch auf einige wenige Zentren beschränkt (Cavus et al. 2011a; ▶ Abb. 8.3a). Der wesentliche Unterschied zwischen den beiden am weitesten verbreiteten Systemen C-MAC und Glidescope besteht darin, dass das C-MAC-System über die Möglichkeit der direkten Laryngoskopie mittels Macintosh-Spatel eine Rückfallebene bietet, falls beispielsweise direkte Sonneneinstrahlung oder ein technischer Defekt des Monitors die Visualisierung der Strukturen auf dem Monitor nicht zulassen. Ferner erlaubt das C-MAC-System innerhalb weniger Sekunden, von einem Macintosh-Spatel auf den speziell gekrümmten d-Blade-Spatel zu wechseln, der beim anatomisch extrem schwie-

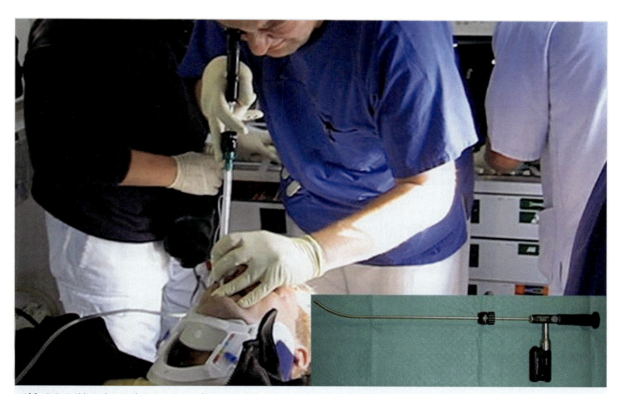

Abb. 8.2 Präklinische Intubation eines polytraumatisierten Patienten mit immobilisierter HWS. Mittels batteriebetriebenem Intubationsendoskop nach Bonfils.

Atemwegsmanagement

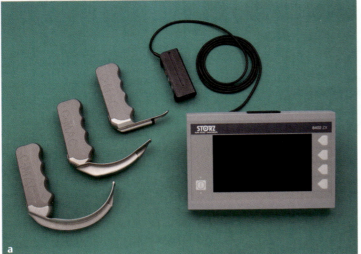 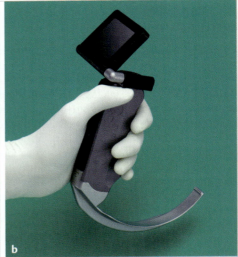

Abb. 8.3a, b Videolaryngoskopsysteme (Quelle: Karl Storz GmbH & Co. KG, Tuttlingen, mit freundlicher Genehmigung).
a C-MAC-PM-Videolaryngoskopsystem mit dem speziell geformten d-Blade sowie Spateln nach Macintosh und Miller (von links).
b C-MAC-PM-Videolaryngoskopsystem mit dem speziell geformten d-Blade.

rigen Atemweg den Macintosh-Spateln überlegen zu sein scheint (Cavus et al. 2011b [12]; ▶ Abb. 8.3b).

Insbesondere für den präklinischen Einsatz in der Notfallmedizin wurden platz- und gewichtssparende Videolaryngoskope mit einem kleinen Monitor direkt am Handgriff des Laryngoskops entwickelt, wie z.B. das McGrath-, Venner- oder C-MAC-PM-Videolaryngoskop (▶ Abb. 8.3a). Das C-MAC-PM-Videolaryngoskop bietet hier die Möglichkeit, bei extrem schwierigen Laryngoskopiebedingungen innerhalb weniger Sekunden von einem Macintosh-Spatel auf den oben beschriebenen d-Blade zu wechseln. Mit dem Pentax Airway Scope (AWS), dem Airtraq sowie dem King Vision Videolaryngoskop stehen weitere Systeme zur Verfügung, die den Endotrachealtubus in einer fixen Schiene führen und damit eine exakt mediale Einstellung der Glottisebene und entsprechende Übung des Anwenders erfordern. die Effektivität dieser Systeme kann heute noch nicht abschließend beurteilt werden.

8.3.7 Supraglottische Verfahren

Die zuverlässige Beherrschung alternativer Techniken zur Schaffung eines Zugangs zu den Atemwegen ist von entscheidender Bedeutung, wenn Routinemaßnahmen versagen. Intensives Training derartiger Situationen sowie das Vorgehen nach standardisierten Leitlinien und Algorithmen ermöglichen die Erkennung typischer Probleme und die unverzügliche Einleitung adäquater therapeutischer Maßnahmen. Da die supraglottischen Verfahren die blinde Platzierung der jeweiligen Beatmungshilfe erlauben, können die Atemwege während dieses Manövers nicht auf Traumatisierung, Blutung, Fremdkörper oder andere pathologische Zustände inspiziert werden.

Generell sind alle supraglottischen Verfahren bei Patienten kontraindiziert, die an einer Ingestion korrosiver Substanzen leiden oder eine starke Schwellneigung der oberen Atemwege, z.B. eine akut entzündliche Erkrankung wie eine Epiglottitis, aufweisen.

Bewertung supraglottischer Beatmungshilfen

Neben dem ösophagotrachealen Kombitubus (▶ Abb. 8.4a; Frass et al. 1987 [21], Lefrancois u. Dufour 2002 [32]) und der Standardlarynxmaske (▶ Abb. 8.4b; Brain et al. 1985 [8], Grayling et al. 2002 [26]) mit allen bekannten Vor- und Nachteilen haben sich in den vergangenen Jahren insbesondere die Intubationslarynxmaske (▶ Abb. 8.4c; Brain et al. 1997 [8], Baskett et al. 1998 [3], Timmermann et al. 2007b [44]), der Larynxtubus (▶ Abb. 8.4d; Dörges et al. 2000b [18], Kette et al. 2005 [29]) und der Larynxtubus S (▶ Abb. 8.4e; Dörges et al. 2003 [19], Thierbach et al. 2006 [42], Schalk et al. 2010 [37] u. 2011 [38], Dengler et al. 2011 [15]) in der präklinischen Praxis bewährt. Nicht unerwähnt bleiben sollen an dieser Stelle auch die LMA Supreme, die aufgrund ihrer Steifheit nicht nur einfach zu platzieren ist, sondern darüber hinaus auch höhere Leckagedrücke als die LMA Classic sowie die Möglichkeit der Magendrainage bietet, und die I-Gel-Larynxmaske. Beide Systeme sind jedoch aufgrund der gegenwärtig noch zu geringen Datenlage noch nicht in den ERC-Guidelines von 2010 erwähnt.

Der Kombitubus steht nur in 2 Größen zur Verfügung und ist für pädiatrische Anwendungen nicht geeignet. Auch die Intubationslarynxmaske kann erst ab einem Körpergewicht von > 30 kg angewendet werden; der kleinste verfügbare Tubusinnendurchmesser beträgt 6,0 mm. Die

8.3 Techniken zur Sicherung der Atemwege

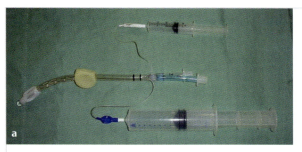
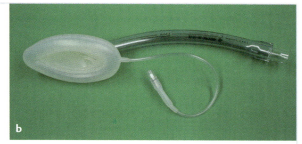
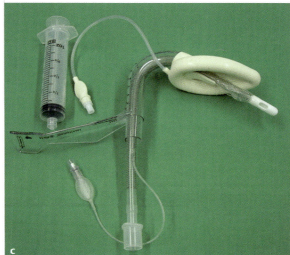
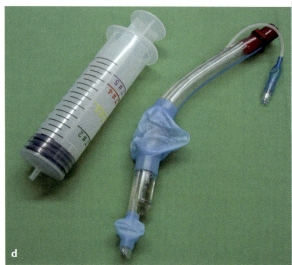
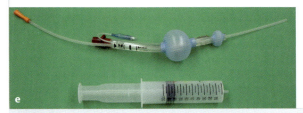

Abb. 8.4a–e Supraglottische Beatmungshilfen.
a Ösophagotrachealer Kombitubus.
b Larynxmaske „Classic" (Einmalartikel).
c Intubationslarynxmaske; mit eingelegtem Endotrachealtubus (Einmalartikel).
d Larynxtubus mit Blockerspritze (Einmalartikel).
e Larynxtubus S mit integriertem zweiten Lumen zur Platzierung einer Magensonde (Magensonde eingelegt) und Blockerspritze (Einmalartikel).

klassische Larynxmaske hingegen wird – ebenso wie der Larynxtubus und der Larynxtubus S – bereits in sehr kleinen Größen angeboten, die auch eine sichere Anwendung bei Säuglingen und Neugeborenen ermöglichen. Sowohl Larynxtuben, die klassische Larynxmaske als auch die Intubationslarynxmaske werden von der Industrie mittlerweile als Einmalartikel angeboten, was insbesondere für die Vorhaltung in der Notfallmedizin ökonomisch vorteilhaft ist.

▶ **Alternative zur endotrachealen Intubation.** In den aktuellen Leitlinien 2010 des ERC zur Reanimation wird die endotracheale Intubation zwar als die bestmögliche Technik zur Sicherung der Atemwege bezeichnet, supraglottische Hilfsmittel werden jedoch explizit als akzeptable Alternativen genannt (Deakin et al. 2010[14]).

Merke

Diese Alternativen werden als geeignet beschrieben für Anwender, die nur über geringe Erfahrung in der endotrachealen Intubation verfügen. Darüber hinaus sollten sie bei denjenigen Patienten zum Einsatz kommen, bei denen eine endotracheale Intubation nicht innerhalb kürzester Zeit mit wenigen Versuchen möglich ist.

▶ **Evidenzbasierte Bewertung.** Die supraglottischen Beatmungshilfen Kombitubus (ETC), Larynxmaske (LMA) und Larynxtubus (LT) werden als akzeptable, sicher anzuwendende und hilfreiche Alternativen zur endotrachealen Intubation empfohlen und nach evidenzbasierten Kriterien folgendermaßen bewertet und klassifiziert (Barnes et al. 2001[2]) – zum Zeitpunkt der Erstellung dieser Empfehlung war die Datenlage für die präklinische Anwendung der Intubationslarynxmaske und des Larynxtubus S für eine endgültige evidenzbasierte Eingruppierung noch nicht ausreichend:

- Die Platzierung von ETC, LMA und LT ist im Vergleich zur endotrachealen Intubation einfacher.
- Die Beatmung (Oxygenierung und Ventilation) mit diesen Beatmungshilfen ist der über einen Endotrachealtubus vergleichbar und einer Beutel-Masken-Beatmung definitiv überlegen.
- Die Komplikationsraten dieser Verfahren sind mit der der endotrachealen Intubation vergleichbar.
- ETC, LMA und LT können auch bei unmöglicher endotrachealer Intubation erfolgreich eingesetzt werden.
- Auch in den aktuellen ERC-Leitlinien ist eine evidenzbasierte Bewertung der supraglottischen Beatmungshilfen nicht möglich, da der überwiegende Teil der präklinischen und klinischen Studien die Endpunkte Einführzeit, Platzierungserfolg und Dichtigkeit bzw. Leckagedrücke untersuchte und Daten zum Endpunkt Outcome quasi nicht vorhanden sind (Deakin et al. 2010[14]).

> **Merke**
>
> Zumindest eine der dargestellten supraglottischen Beatmungshilfen muss jederzeit und unmittelbar verfügbar sein, wenn die endotracheale Intubation des Notfallpatienten mittels direkter oder indirekter Laryngoskopie aus welchem Grund auch immer nicht gelingt. Unabdingbare Voraussetzung für den erfolgreichen Einsatz in Notfallsituationen ist die sichere und routinierte Anwendung der jeweiligen Beatmungshilfe in der klinischen Praxis.

8.3.8 Chirurgischer Atemweg

▶ **Indikation.** Der chirurgische Atemweg ist die Ultima Ratio in allen Algorithmen zum Atemwegsmanagement. Dieses Verfahren ist dann indiziert, wenn eine Sicherung der Atemwege weder mittels endotrachealer Intubation noch mit einer der genannten alternativen Techniken gelingt und wenn darüber hinaus auch keine Maskenbeatmung möglich ist, also im Fall einer Cannot-intubate-cannot-ventilate-Situation. Insbesondere bei Patienten, die massiven Schwellungen im Mund-Rachen-Raum nach Insektenstichen oder Tumoren aufweisen, bei schweren Blutungen nach Gesichtsschädelverletzungen oder bei Verlegung der Atemwege durch nicht extrahierbare Fremdkörper kann die schnellstmögliche Anlage eines chirurgischen Atemwegs lebensrettend sein.

▶ **Krikothyreotomie.** Bei Jugendlichen und Erwachsenen wird üblicherweise eine Krikothyreotomie (Koniotomie) vorgenommen. Es handelt sich hierbei um das Einbringen eines Tubus bzw. einer Kanüle durch die Membrana cricothyroidea in die Trachea. In Deutschland stehen verschiedene industriell gefertigte Sets zur Verfügung, die entweder auf einem Einschrittverfahren (z.B. QuickTrach II, ▶ Abb. 8.5a) oder dem Dilatationsprinzip in Seldinger-Technik (z.B. Melker Emergency Cricothyrotomy Kit, ▶ Abb. 8.5b) beruhen.

> **Merke**
>
> Aufgrund von tubus- bzw. kanülenassoziierten Druckschäden am kranioventralen Rand des Ringknorpels mit konsekutiver narbiger Ausheilung und daraus resultierender Schrumpfung des zirkulären Ringknorpels mit der Gefahr einer subglottischen Trachealstenose als Spätfolge muss jedwede Koniotomie schnellstmöglich, d.h. innerhalb von Stunden, entweder in eine chirurgische Tracheotomie überführt oder der Patient oro- oder nasotracheal umintubiert werden.

▶ **Chirurgischer Atemweg bei Kindern.** Bei Kindern erfolgt der notfallmäßige Zugang zu den unteren Atemwegen ebenfalls über die Membrana cricothyroidea, jedoch wird anstatt einer Trachealkanüle oder eines Tubus eine dünne Kanüle eingelegt, über die eine sog. transtracheale Jetventilation vorgenommen wird. Hierzu stehen ebenfalls verschiedene Sets zur Verfügung, deren sichere und korrekte Anwendung im Notfall jedoch ein entsprechendes Training voraussetzt.

Abhängig von der verfügbaren Ausstattung, der Qualifikation des mit der Sicherung der Atemwege betrauten Personals und der ursächlichen Störung, welche die Sicherung der Atemwege erfordert, muss ein chirurgischer Atemweg präklinisch mit einer Häufigkeit zwischen 2 und 15% angelegt werden (Fortune et al. 1997[20], Gerich et al. 1998[23]). Durch die mittlerweile eigentlich zwingende Verfügbarkeit alternativer Beatmungshilfen insbesondere auch in der Notfallmedizin und durch einen hohen Ausbildungsstand des eingesetzten Personals kann die Inzidenz dieser sehr invasiven „Maßnahme der letzten Wahl" erheblich gesenkt werden. Dennoch sind für die Anlage eines chirurgischen Atemwegs beim respiratorischen Notfall schlussendlich 3 Dinge entscheidend:

- die zeitnahe Indikationsstellung,
- die Erfahrung mit dem jeweils verfügbaren Material und
- der Mut, rechtzeitig zu handeln.

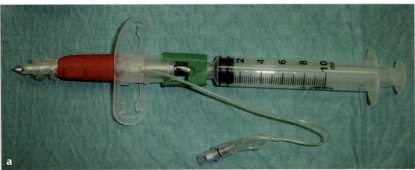
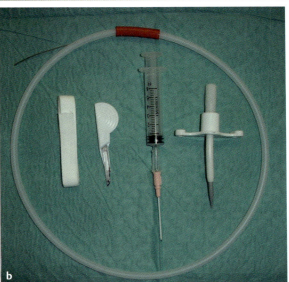

Abb. 8.5a, b Sets zur Krikothyreotomie.
a Quicktrach-II-Koniotomieset (Einschrittverfahren).
b Melker-Koniotomieset (Seldinger-Technik).

8.4 Lagekontrolle des künstlichen Atemwegs

▶ **Tubusfehllage.** Insbesondere beim Atemwegsmanagement in der Notfallmedizin beinhalten die verschiedenen Verfahren zur Sicherung der Atemwege allesamt das potenzielle Risiko einer unerkannten Fehllage, wobei die ösophageale Tubusfehllage häufig deletäre Auswirkungen hat (von Goedecke et al. 2007 [25]). Auch nach primär korrekter Positionierung kann es noch zu einer akzidentellen und unbemerkten Dislokation z. B. des Endotrachealtubus kommen. Insbesondere bei Säuglingen und Kleinkindern, deren Trachea eine Länge von deutlich unter 10 cm aufweist, besteht bereits bei geringsten Manipulationen die Gefahr der Luxation des Tubus aus der Trachea. Deshalb sind die kontinuierliche Überprüfung der korrekten Lage von Endotrachealtubus, supraglottischer Beatmungshilfe oder Trachealkanüle sowie deren Sicherung gegen akzidentelle Dislokation sowohl in der präklinischen als auch in der innerklinischen Notfallmedizin von essenzieller Bedeutung.

Merke

Mit Ausnahme der direkten oder indirekten Laryngoskopie zur Kontrolle des Tubusverlaufs zwischen den Stimmbändern gelten alle klinischen Tests und Verfahren als unsicher.

Unsichere Tests und Zeichen zur Kontrolle der endotrachealen Tubuslage:
- beidseitige Auskultation des Thorax (apikal, basal),
- Auskultation des Epigastriums,
- Beobachtung seitengleicher Thoraxexkursionen,
- Kondensation der Ausatemluft im Endotrachealtubus während der ersten Exspiration (Beschlagen des Tubus).

8.4.1 Methoden zur Kontrolle der Tubuslage

▶ **Kapnometrie.** Demgegenüber hat sich die Kapnometrie/-grafie (▶ Abb. 8.6) als wichtigste apparative Methode zur Verifizierung der Tubuslage in der klinischen Anästhesie etabliert. Dieses nahezu sichere Verfahren wird seit einigen Jahren auch zunehmend in der Notfallmedizin eingesetzt (Sanders 1989[36]) und muss mittlerweile gerade in diesem Bereich als obligatorisch gelten. Nach Euronorm DIN EN 1789 ist die Vorhaltung der Kapnometrie/-grafie auf nach dieser Norm ausgestatteten Rettungsmitteln zwingend. Somit entsteht für den Intubateur eine Haftung, wenn sich im Falle von medikolegalen Auseinandersetzungen herausstellt, dass das Rettungsmittel nicht adäquat ausgerüstet oder sogar die vorhandene und vorgeschriebene Ausrüstung nicht benutzt wurde. Nur bei Patienten mit Kreislaufstillstand bereitet die Verifizierung der korrekten Tubuslage Probleme. Die geringe Perfusion der Lunge während extrathorakaler Herzdruckmassage führt nicht zu endexspiratorischen Kohlendioxidkonzentrationen, die eine Differenzierung der Tubuslage zwischen Trachea und Ösophagus ermöglichen (Ornato et al. 1990[34]).

▶ **Ösophagusdetektionsmethode.** Ein weiteres nahezu sicheres Verfahren zur Verifizierung der Tubuslage ist die Ösophagusdetektionsmethode, die auf der Nutzung des im angloamerikanischen Sprachraum sog. „esophageal detector device" (EDD, ▶ Abb. 8.7) beruht. Bei dieser Methode wird mithilfe eines kleinen Gummiballons oder einer großvolumigen Spritze abrupt Luft aus dem Tubus gesaugt. Im Gegensatz zum muskulären Ösophagus kann die Trachea aufgrund ihrer Knorpelspangen bei dem dabei entstehenden Unterdruck nicht kollabieren. Deshalb kann sich der Gummiballon oder die Spritze nur bei endotrachealer Tubuslage füllen. Die Ösophagusdetektionsmethode wird bei Patienten mit Kreislaufstillstand gegenüber dem CO_2-Nachweis bevorzugt (Bozeman et al. 1996[7]). Beide Methoden sind Bestandteil der aktuellen Leitlinien des ERC zur kardiopulmonalen Reanimation (Deakin et al. 2010[14]).

Merke

Nahezu sichere Verfahren zur Kontrolle der endotrachealen Tubuslage:
- Kapnografie/Kapnometrie,
- Ösophagusdetektionsmethode (EDD).

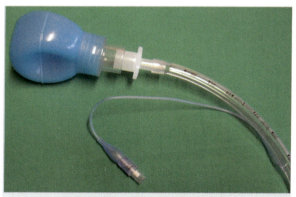

Abb. 8.7 Ösophagusdetektionsmethode zur Verifikation der trachealen Tubuslage.

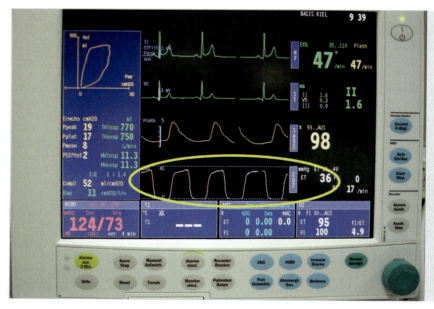

Abb. 8.6 Kapnografie integriert in Kompaktmonitor.

8.5 Algorithmus

In der Notfallmedizin hat sich im Atemwegsmanagement das Vorgehen nach standardisierten Algorithmen bewährt. Der nachfolgend dargestellte Algorithmus für das Notfallatemwegsmanagement beschreibt die Abfolge der verschiedenen dargestellten Verfahren (▶ Abb. 8.8; Timmermann et al. 2012 [45]). Er muss allerdings an interne Standards und die jeweils verfügbaren Techniken angepasst werden.

▶ **Erster Intubationsversuch.** Ist der erste Intubationsversuch nicht erfolgreich, so sollte er nach spätestens 30 s abgebrochen werden, um den Patienten mittels Maskenbeatmung zu oxygenieren (Anonymous 2005 [1]). Während der kardiopulmonalen Reanimation darf die Herzdruckmassage im Rahmen der Intubation sogar nur für maximal 10 s unterbrochen werden (Deakin et al. 2010 [14]). Falls auch die Maskenbeatmung nicht gelingt, besteht die für den Patienten extrem gefährliche und zeitkritische Cannot-intubate-cannot-ventilate-Situation, die einen sofortigen Wechsel auf ein alternatives, in der Regel supraglottisches Verfahren erfordert.

▶ **Weitere Intubationsversuche.** Auch bei erfolgreicher Maskenbeatmung sollten vergebliche Intubationsmanöver spätestens nach dem 3. Versuch beendet und alternative Verfahren angewendet werden, um die Oxygenierung sicherzustellen und um eine weitere Verschlechterung der Atemwegssituation, z. B. durch Auslösung von Schwellungen oder Blutungen, zu vermeiden. Falls auch diese Alternativen erfolglos bleiben, muss zur Sicherstellung einer adäquaten Oxygenierung ohne jegliche weitere Zeitverzögerung unverzüglich ein chirurgischer Atemwegszugang geschaffen werden.

▶ **Notwendigkeit der Intubation.** Die zentrale Frage, nämlich ob eine Intubation zwingend erforderlich ist oder ob die Oxygenierung des Patienten über einen alternativen Atemweg zunächst ausreicht, sollte in der Notfallmedizin bereits vor dem ersten Intubationsversuch gestellt und beantwortet werden (sog. „Plan B im Kopf haben"), damit bei Intubationsschwierigkeiten schneller und zielgerichteter entschieden und gehandelt werden kann.

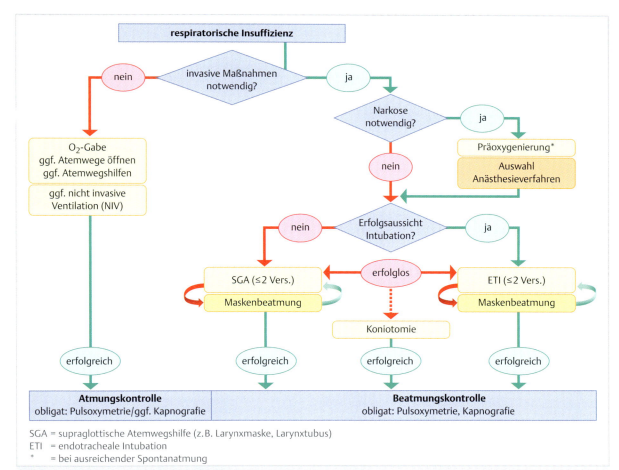

SGA = supraglottische Atemwegshilfe (z. B. Larynxmaske, Larynxtubus)
ETI = endotracheale Intubation
* = bei ausreichender Spontanatmung

Abb. 8.8 Algorithmus zum Atemwegsmanagement bei Notfallpatienten (nach Timmermann und Dörges; Quelle: Timmermann et al. 2012 [45], mit freundlicher Genehmigung).

Praxistipp

Nach jeder Platzierung eines Endotrachealtubus, einer alternativen supraglottischen Beatmungshilfe oder einer Trachealkanüle erfolgt obligatorisch die Lagekontrolle. Die Gesamtdauer bis zur Sicherung der Atemwege bei einem Patienten mit sofortiger oder notfallmäßiger Intubationsindikation darf auch bei auftretenden Komplikationen die individuelle Hypoxietoleranz des Patienten keinesfalls überschreiten.

Kernaussagen

Notfallmedizinische Gegebenheiten
Schlechte Beleuchtung, beengte räumliche Verhältnisse, eingeschränkter Zugang zum Patienten/Atemweg, Eigengefährdung, häufig Zusammenarbeit mit unbekanntem Personal, individuell unterschiedliche persönliche Qualifikation des Notarztes/Rettungsassistenten.

Indikationen für eine präklinische Sicherung der Atemwege
Apnoe, schwere respiratorische Insuffizienz, GCS < 9 sind allgemeine Indikationen für eine präklinische Sicherung der Atemwege. Bei Polytrauma, schwerem Schädel-Hirn-Trauma sowie bei hoher Aspirationsgefahr ist eine präklinische Intubation ebenfalls häufig indiziert.

Techniken zur Sicherung der Atemwege
Goldstandard ist die endotracheale Intubation, deren Erfolgsrate durch den Einsatz der Videolaryngoskopie erhöht werden kann. Mehrfache erfolglose Intubationsversuche führen nicht zur Sicherstellung der Oxygenierung, sondern gefährden den Patienten durch fortdauernde Hypoxie und zunehmende Traumatisierung der oberen Luftwege.

Der alternative Einsatz einer supraglottischen Beatmungshilfe muss daher rechtzeitig in Betracht gezogen werden („Plan B").

Sind weder Maskenbeatmung noch endotracheale Intubation möglich, muss zeitnah eine supraglottische Beatmungshilfe platziert werden, da in dieser akut lebensbedrohlichen Cannot-intubate-cannot-ventilate-Situation die schnellstmögliche Wiederherstellung der Oxygenierung des Patienten im Vordergrund steht und nicht mehr die endotracheale Intubation.

Gelingt die Oxygenierung auch mit der gewählten Beatmungshilfe nicht, bleibt meist keine Zeit, eine weitere supraglottische Beatmungshilfe einzusetzen. Bei drohender oder bereits eingetretener Hypoxie ist jetzt als Ultima Ratio umgehend ein chirurgischer Zugangsweg zu den Atemwegen zu schaffen.

Lagekontrolle des künstlichen Atemwegs
Die mittlerweile per Rechtsverordnung obligate Kapnometrie/-grafie oder – insbesondere im Kreislaufstillstand – die Ösophagusdetektionsmethode sind als nahezu sichere apparative Methoden zur Verifizierung der Tubuslage auch in der Notfallmedizin Standard, alle klinischen Tests und Verfahren gelten als unsicher.

Algorithmus
Ein Algorithmus für den schwierigen Atemweg sollte für jeden Rettungsdienstbereich maßgeschneidert auf die eigenen Möglichkeiten und Erfordernisse vorgehalten werden.

Literatur

Referenzen
[1] **Anonymous.** 2005 International consensus on cardiopulmonary resuscitation and emergency cardiovascular care science with treatment recommendations. Resuscitation 2005; 67: 157–341
[2] **Barnes** TA, MacDonald D, Nolan J et al., American Heart Association, International Liaison Committee on Resuscitation. Cardiopulmonary resuscitation and emergency cardiovascular care. Airway devices. Ann Emerg Med 2001; 37 (Suppl4): S145–151
[3] **Baskett** PJ, Parr MJ, Nolan JP. The intubating laryngeal mask. Results of a multicentre trial with experience of 500 cases. Anaesthesia 1998; 53: 1174–1179
[4] **Bein** B, Yan M, Tonner PH et al. A comparison of the intubating laryngeal mask airway and the Bonfils intubation fibrescope in patients with predicted difficult airways. Anaesthesia 2004a; 59: 668–674
[5] **Bein** B, Worthmann F, Scholz J et al. Tracheal intubation using the Bonfils intubation fibrescope after failed direct laryngoscopy. Anaesthesia 2004b; 59: 1207–1209
[6] **Benumof** JL. Management of the difficult adult airway with special emphasis on awake tracheal intubation. Anesthesiology 1991; 75: 1087–1110
[7] **Bozeman** WP, Hexter D, Liang HK et al. Esophageal detector device versus detection of end-tidal carbon dioxide level in emergency intubation. Ann Emerg Med 1996; 27: 595–599
[8] **Brain** AI, Mc Ghee TD, McAteer EJ et al. The laryngeal mask airway. Development and preliminary trials of a new type of airway. Anaesthesia 1985; 40: 356–361
[9] **Brain** AI, Verghese C, Addy EV et al. The intubating laryngeal mask. II: A preliminary clinical report of a new means of intubating the trachea. Br J Anaesth 1997; 79: 704–709
[10] **Byhahn** C, Meininger D, Walcher F et al. Prehospital emergency endotracheal intubation using the Bonfils intubation fiberscope. Eur J Emerg Med 2007; 14: 43–46
[11] **Cavus** E, Callies A, Doerges V et al. The C-MAC videolaryngoscope for prehospital emergency intubation: a prospectice, multicentre, observational study. Emerg Med J 2011a; 28: 650–653
[12] **Cavus** E, Neumann T, Doerges V et al. First clinical evaluation of the C-MAC D-Blade videolaryngoscope during routine and difficult intubation. Anesth Analg 2011b; 112: 382–385
[13] **Cobas** MA, De la Pena MA, Manning R et al. Prehospital intubations and mortality: a level 1 trauma center perspective. Anest Analg 2009; 109: 489–493
[14] **Deakin** CD, Nolan JP, Soar J et al. European Resuscitation Council guidelines for resuscitation 2010 section 4: Adult advanced life support. Resuscitation 2010; 81: 1305–1352
[15] **Dengler** V, Wilde P, Byhahn C et al. Präklinische Anwendung des Larynxtubus: Bietet der Larynxtubus S mit Magensonde Vorteile in der Notfallmedizin? Anaesthesist 2011; 60: 135–138
[16] **Doran** JV, Tortella BJ, Drivet WJ et al. Factors influencing successful intubation in the prehospital setting. Prehosp Disaster Med 1995; 10: 259–264
[17] **Dörges** V, Ocker H, Hagelberg S et al. Smaller tidal volumes with room air are not sufficient to ensure adequate oxygenation during bag-valve-mask ventilation. Resuscitation 2000a; 44: 37–41
[18] **Dörges** V, Ocker H, Wenzel V et al. The laryngeal tube: a new simple airway device. Anesth Analg 2000b; 90: 1220–1222

[19] **Dörges** V, Ocker H, Wenzel V et al. The laryngeal tube S: a modified simple airway device. Anesth Analg 2003; 96: 618–621
[20] **Fortune** JB, Judkins DG, Scanzaroli D et al. Efficacy of prehospital surgical cricothyrotomy in trauma patients. J Trauma 1997; 42: 832–836
[21] **Frass** M, Frenzer R, Rauscha F. Evaluation of the esophageal tracheal combitube in cardiopulmonary resuscitation. Crit Care Med 1987; 15: 609–611
[22] **Gabrielli** A, Wenzel V, Layon AJ et al. Lower esophageal sphincter pressure measurement during cardiac arrest in humans: potential implications for ventilation of the unprotected airway. Anesthesiology 2005; 103: 897–899
[23] **Gerich** TG, Schmidt U, Hubrich V et al. Prehospital airway management in the acutely injured patient: the role of surgical cricothyrotomy revisited. J Trauma 1998; 45: 312–314
[24] **Gerlach** K, Wenzel V, von Knobelsdorff G et al. A new universal laryngoscope blade: a preliminary comparison with Macintosh laryngoscope blades. Resuscitation 2003; 57: 63–67
[25] **von** Goedecke A, Herff H, Paal P et al. Field airway management disasters (Editorial). Anesth Analg 2007; 104: 481–483
[26] **Grayling** M, Wilson IH, Thomas B. The use of the laryngeal mask airway and Combitube in cardiopulmonary resuscitation; a national survey. Resuscitation 2002; 52: 183–186
[27] **Harris** T, Ellis DY, Foster L et al. Cricoid pressure and laryngeal manipulation in 402 pre-hospital emergency anaesthetics: essential safety measure or a hindrance to rapid safe intubation? Resuscitation 2010; 81: 810–816
[28] **Karch** SB, Lewis T, Young S et al. Field intubation of trauma patients. Am J Emerg Med 1996; 14: 617–619
[29] **Kette** F, Reffo I, Giordani G et al. The use of the laryngeal tube by nurses in out-of-hospital emergencies: preliminary experience. Resuscitation 2005, 66: 21–25
[30] **Landsman** I. Cricoid pressure indications and complications. Paediatr Anaesth 2004; 14: 43–47
[31] **Lawes** EG, Baskett PJ. Pulmonary aspiration during unsuccessful cardiopulmonary resuscitation. Intensive Care Med 1987; 13: 379–382
[32] **Lefrancois** DP, Dufour DG. Use of the esophageal tracheal combitube by basic emergency medical technicians. Resuscitation 2002; 52: 77–83
[33] **Lipp** M, Dick W. Airway occlusion as an emergency. Recognition and treatment (German). Internist 1995; 36: 765–768
[34] **Ornato** JP, Garnett AR, Glauser FL. Relationship between cardiac output and the end-tidal carbon dioxide tension. Ann Emerg Med 1990; 19: 1104–1106
[35] **Petroianu** G, Maleck W, Bergler WF et al. Preclinical control of intubation and artificial respiration. Animal experiment and literature review (German). Anaesthesist 1995; 44: 613–623

[36] **Sanders** AB. Capnometry in emergency medicine. Ann Emerg Med 1989; 18:1287–1290
[37] **Schalk** R, Byhahn C, Fausel F et al. Out-of-hospital airway management by paramedics and emergency physicians using laryngeal tubes. Resuscitation 2010; 81: 323–326
[38] **Schalk** R, Meininger D, Ruesseler M et al. Emergency airway management in trauma patients using the laryngeal tube suction. Prehosp Emerg Care 2011; 15: 347–350
[39] **Stone** BJ, Chantler PJ, Baskett PJF. The incidence of regurgitation during cardiopulmonary resuscitation: a comparison between the bag valve mask and laryngeal mask airway. Resuscitation 1998; 38: 3–6
[40] **Thierbach** A, Lipp M. Fiberoptic intubation in prehospital emergency medicine (German). Notfall und Rettungsmedizin 1999; 2: 105–110
[41] **Thierbach** A, Piepho T, Wolcke B et al. Erfolgsraten und Komplikationen bei der präklinischen Sicherung der Atemwege (German). Anaesthesist 2004; 53: 543–550
[42] **Thierbach** AR, Piepho T, Kleine-Weischede B et al. Comparison between the larangeal tube S and endotracheal intubation Simulation of securing the airway in an emergency situation. Anaesthesist 2006; 55: 154–159
[43] **Timmermann** A, Russo S, Eich C et al. Out-of-hospital esophageal and endobronchial intubations performed by emergency physicians. Anesth Analg 2007a; 104: 619–623
[44] **Timmermann** A, Russo SG, Rosenblatt WH et al. Intubating laryngeal mask airway for difficult out-of-hospital airway management: a prospective evaluation. Br J Anaesth 2007b; 99: 286–291
[45] **Timmerman** A, Byhahn C, Wenzel V et al. Handlungsempfehlung für das präklinische Atemwegsmanagement. Für Notärzte und Rettungsdienstpersonal. Anästh Intensivmedizin 2012; 53: 294–308
[46] **Timmermann** A, Byhahn C, Wenzel V et al. Handlungsempfehlung für das präklinische Atemwegsmanagement – für Notärzte und Rettungspersonal. Notfallmedizinup2date 2012; 7: 105–120
[47] **Ward** KR, Yealy DM. End-tidal carbon dioxide monitoring in emergency medicine. Part 1: Basic principles. Acad Emerg Med 1998a; 5: 628–636
[48] **Ward** KR, Yealy DM. End-tidal carbon dioxide monitoring in emergency medicine. Part 2: Clinical applications. Acad Emerg Med 1998b; 5: 637–646
[49] **Wenzel** V, Idris AH, Banner MJ et al. Influence of tidal volume on the distribution of gas between the lungs and the stomach in the nonintubated patient receiving positive pressure ventilation. Crit Care Med 1998; 26: 364–368

9 Nicht invasive Beatmung in der Notfallmedizin

C. Kill, M. Roessler

Die akute respiratorische Insuffizienz ist ein häufiger Grund für den Einsatz des Rettungsdienstes. Das Leitsymptom Luftnot wird im Gegensatz zu anderen akuten Erkrankungen vom Patienten frühzeitig und bedrohlich wahrgenommen, sodass der Notruf meist zu einem Zeitpunkt erfolgt, bei dem besonders beim Lungenödem gut therapeutisch interveniert werden kann. Die nicht invasive Beatmung (NIV) ist ein bestechend einfaches und gleichzeitig wirksames physikalisches Verfahren, das in den letzten Jahren große Verbreitung in der klinischen wie auch präklinischen Notfallmedizin gefunden hat.

In vielen Fällen kann mit der Anwendung der NIV die notwendige Zeit gewonnen werden, die für eine medikamentöse Rekompensation der zugrundeliegenden Störung benötigt wird. In der Mehrzahl der Fälle kann auch bei schwerer respiratorischer Insuffizienz das hohe Risiko einer Narkoseeinleitung und Intubation umgangen und Nachteile invasiver Beatmung in der Intensivtherapie vermieden werden (Timmermann et al. 2007 [9]).

9.1 Funktionsprinzip der nicht invasiven Beatmung

Das grundlegende Funktionsprinzip der NIV ist die Anwendung eines stetigen Überdrucks in den Atemwegen ohne eine Atemwegssicherung, also mittels verschiedener Maskentypen oder mittels spezieller Helmsysteme. Bei der Beschreibung der verschiedenen Druck-Zeit-Verlaufsmuster sind unterschiedliche Begriffsdefinitionen anzutreffen. Während der Begriff „Nicht invasive Beatmung" für Beatmungsformen mit wechselndem Druckniveau unstrittig ist, wird die Anwendung eines einzelnen Druckniveaus als Continuous positive Airway Pressure (CPAP) teilweise nicht unter NIV subsummiert (AWMF 2008 [3]). Da jedoch allen diesen Verfahren die gleichen Funktionsprinzipien zugrunde liegen, werden im Folgenden alle Verfahren unter NIV zusammengefasst.

9.1.1 Wirkungen der nicht invasiven Beatmung

Die Effekte der NIV basieren im Wesentlichen auf 2 Wirkmechanismen.

▶ **1. Wirkmechanismus.** Die 1. Wirkung findet im Bereich der Alveolen statt und hat besonders beim hypoxämischen respiratorischen Versagen mit Erhöhung des Rechts-links-Shunts große Bedeutung. Durch einen konstanten Überdruck wird wie beim PEEP der invasiven Beatmung ein schnelles alveoläres Recruitment mit einer Verbesserung der Belüftung zuvor nur partiell und gar nicht mehr belüfteter Alveolarabschnitte erreicht. Dies führt zu einer Verbesserung der Oxygenierung, wie sie mit einer reinen Sauerstoffinhalation alleine unter Umgebungsdruck nicht erreicht werden kann (sauerstoffrefraktäre Hypoxämie). Durch den positiven Atemwegsdruck wird ein partieller Kollaps stenosierter distaler Atemwegsabschnitte verringert, was die alveoläre Ventilation verbessert. Diese Verbesserung der alveolären Ventilation hat zusätzlich positiven Einfluss auf die hypoxische Vasokonstriktion im Pulmonalkreislauf und kann dadurch eine Rechtsherzbelastung reduzieren.

▶ **2. Wirkmechanismus.** Der 2. Wirkmechanismus besteht in der Verringerung der Atemarbeit und damit in der Entlastung der Atempumpe. Bereits die bloße Anwendung von CPAP verringert auch bei Patienten mit obstruktiver Ventilationsstörung die Atemarbeit signifikant. Durch eine inspiratorische Druckunterstützung wird dieser Effekt noch verstärkt (Appendini et al. 1994 [1]).

> **Merke**
>
> Beide Wirkmechanismen machen deutlich, dass die NIV als Sofortmaßnahme bei akuter respiratorischer Insuffizienz angewendet werden kann, auch wenn der genaue Pathomechanismus einer Störung zu Beginn der Therapie u. U. noch gar nicht gesichert ist (Roessler et al. 2012 [7]). Dies macht die NIV zu einer nahezu idealen Notfalltherapie, für deren Einsatz Kenntnisse im Umgang mit den technischen Systemen jedoch unabdingbar sind.

9.1.2 Technische Lösungen

Grundsätzlich existieren 2 verschiedene technische Lösungen zur NIV in der Notfallmedizin:
- die Verwendung einfacher Flow-Systeme ohne bewegte Teile oder
- die Verwendung moderner Transportrespiratoren, die über die entsprechenden Programmierungen für eine nicht invasive Beatmung verfügen.

▶ **Flow-Systeme.** Der große Vorteil einfacher Flow-Systeme ist deren geringer Anschaffungspreis sowie die extrem einfache Anwendbarkeit. Bei diesen Systemen wird über einen zumeist reinen Sauerstoffgasstrom mit speziellen Ventilen ein Überdruck abhängig vom eingestellten Gasfluss erzeugt. Bei dem Ventil nach Boussignac wird durch ein speziell gestaltetes System an Öffnungen im Inneren des nach außen offenen Ventils ein gerichteter Gasstrom ins Maskeninnere erzeugt, der den CPAP-Druck bewirkt. Je nach gewünschtem CPAP-Druck wird ein Flow von 10–30 l/min benötigt. Zusätzlich kann zwischen Maske und Ventil ein Medikamentenvernebler eingesetzt werden, der dann jedoch ebenfalls einen Sauerstoff-Flow-Anschluss benötigt. Wesentlicher Nachteil dieser Systeme ist der hohe Gasverbrauch mit entsprechend kurzen Betriebszeiten bei Verwendung außerhalb des Rettungswagens (Austin et al. 2010[2], Jerrentrup et al. 2009[4], Templier et al. 2003[8]). Die Anwendung des Flow-CPAP erfordert im Gegensatz zum NIV-Respirator keinerlei sonstige Einstellung und kann generell auch von Rettungsassistenten eingesetzt werden.

▶ **Transportrespirator.** Deutlich gassparender ist der Einsatz eines NIV-fähigen Respirators, der neben der Verwendung variabler inspiratorischer Sauerstoffkonzentrationen außer CPAP die zusätzliche Anwendung einer inspiratorischen Druckunterstützung oder/und wechselnder Druckniveaus (BIPAP/BILEVEL/BiVent/DuoPAP) sowie eine Reduzierung der inspiratorischen Sauerstoffkonzentration möglich macht. Allerdings erfordert die korrekte Einstellung der NIV bei den modernen Notfallrespiratoren fundierte Kenntnisse über die NIV sowie die spezifischen Gerätefunktionen, um Fehlfunktionen zu vermeiden.

Die Transportrespiratoren der neuesten Generation bieten zudem die Möglichkeit, den exspiratorischen Trigger einzustellen. Dieser bezeichnet den Gasfluss als Anteil des initialen Spitzenflusses in Prozent, auf den der Inspirationsfluss abfallen muss, um die Druckunterstützung zu beenden (Flow-Abbruchkriterium) und dem Patienten die Ausatmung zu gestatten. Ein anfänglich zu niedriger Wert kann vor allem bei Patienten mit obstruktiver Ventilationsstörung zu einer relativ langen Inspiration führen und deshalb dazu, dass der Patient gegen den noch laufenden inspiratorischen Gasstrom auszuatmen versucht.

9.1.3 Masken und Helmsysteme

Als Beatmungszugang (Interface) kommen bei der NIV verschiedene Masken (Nasen- oder Nasen-Mund-Masken) oder Helmsysteme zur Anwendung. In der Notfallmedizin haben sich Nasen-Mund-Masken bewährt. Spezielle Masken zeigen ihren Vorteil vor allem bei längerer Beatmungsdauer. Gleichwohl ist ein guter Maskensitz für eine effektive NIV wichtig, da bei Leckagen die Drücke nicht aufrechterhalten werden können, die Triggerfunktion unzuverlässig und ein übermäßiger Gasverbrauch die Folge ist. NIV-Helme haben sich bislang in der Notfallmedizin nicht durchgesetzt, da besonders Helme aus flexiblen Materialien störanfällig bezüglich der Triggerung und damit für den Transport eher ungeeignet sind.

9.2 Nicht invasive Beatmung in der Praxis der Notfallmedizin

9.2.1 Indikationen

Die NIV kann als nahezu universelle Notfalltherapie bei akuter respiratorischer Insuffizienz (ARI) eingesetzt werden, sofern einige wenige Kontraindikationen beachtet werden, die sich allesamt selbst erklären.

Mögliche Indikationen sind:
- Lungenödem (kardial/toxisch),
- exazerbierte COPD/Asthma,
- Pneumonie,
- Rauchgasinhalation mit CO-Intoxikation (ohne thermischen Schaden der Atemwege),
- Präoxygenierung.

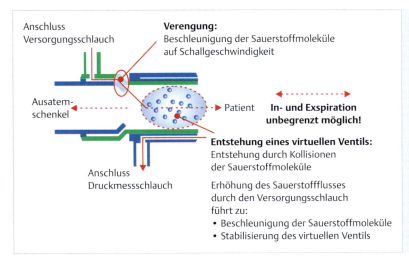

Abb. 9.1 Boussignac-Funktionsprinzip, Schemazeichnung (Quelle: Roessler u. Kill 2010[6]).

> **Merke**
>
> Zur Therapie der hypoxämischen ARI ist die NIV nach der S3-Leitlinie bereits bei einer SpO$_2$ <95 % unter O$_2$ und einer Atemfrequenz > 25/min indiziert.
>
> Bei Patienten mit hyperkapnischer ARI ist die NIV indiziert, wenn eine respiratorische Azidose vorliegt.

9.2.2 Absolute Kontraindikationen

Diese sind:
- fehlende Spontanatmung, Schnappatmung,
- fixierte oder funktionelle Verlegung der Atemwege,
- hohes Regurgitationsrisiko (gastrointestinale Blutung, Ileus).

Fehlende Nüchternheit ist keine Kontraindikation für NIV. Es existieren keine Daten, die ein erhöhtes Aspirationsrisiko durch den Einsatz der Maskenbeatmung bei erhaltenem Tonus des Ösophagussphinkters belegen.

9.2.3 Praktische Anwendung

Grundsätzlich sollte versucht werden zu unterscheiden, ob es sich um eine hypoxämische oder hyperkapnische ARI handelt. Aufgrund der Pathophysiologie werden bei der hypoxämischen ARI hohe CPAP-/PEEP-Werte (bis zu 10 mbar) bei niedriger Druckunterstützung angestrebt. Bei hyperkapnischer ARI wird ein moderater PEEP (3–6 mbar) bei hoher Druckunterstützung (10–20 mbar) angestrebt.

Hypoxämisches Versagen: Lungenödem

Beim akuten Lungenödem kann mit CPAP oftmals in kürzester Zeit eine deutliche Besserung der Sauerstoffsättigung und eine Verringerung der Atemfrequenz erzielt werden.

In der Praxis kann folgendes Vorgehen empfohlen werden:
- Anlage der Pulsoxymetrie und Feststellung der Vitalparameter einschließlich Atemfrequenz vor Behandlungsbeginn,
- Information des Patienten,
- Anpassung der Maske zunächst manuell ohne Haltebänder zur Gewöhnung,
- Beginn mit einem Druck von ca. 5 mbar,
- dann Steigerung auf 6–8 mbar mit reinem Sauerstoff.

▶ **Flow-CPAP-System.** Bei Flow-CPAP-Systemen muss lediglich der Sauerstoff-Flow so gewählt werden, dass der gewünschte Druck erreicht wird. Dabei müssen auf der Druckanzeige geringe Druckschwankungen zwischen Inspiration und Exspiration sichtbar sein. Toleriert der Patient das Verfahren, wird die Maske mit den Haltebändern am Kopf fixiert. Besonders bei bereits bewusstseinsgeminderten oder geschwächten Patienten muss unbedingt darauf geachtet werden, nicht mittels der Haltebänder das Kinn nach hinten zu ziehen und damit die Atemwege zu verlegen.

▶ **CPAP-Anwendung mit NIV-Respirator.** Beginn wie oben, erste Geräteeinstellung CPAP mit ca. 5 mbar, 100 % Sauerstoff, Flowtrigger 3 l/min, sofern einstellbar. Sorgfältige Beobachtung der Druck- und Flow-Kurve des Respirators zur Überwachung hinreichender Maskendichtigkeit. Eine Undichtigkeit der Maske kann sehr gut daran erkannt werden, dass die Flow-Kurve am Beatmungsgerät nicht atemsynchron deutlich sichtbar zwischen positiven und negativen Werten wechselt, sondern konstant positiv angezeigt wird. Wird CPAP gut toleriert, wird CPAP auf bis zu 10 mbar gesteigert.

In den meisten Fällen genügt beim Lungenödem CPAP ohne zusätzlichen Unterstützungsdruck (Peter et al. 2006 [5]). Bei zunehmender Erschöpfung und nur geringen Atemzugvolumina unter CPAP kann eine Unterstützung mit CPAP/ASB oder BIPAP/BILEVEL erfolgen (Roessler et al. 2012 [7]). Die hierzu erforderlichen Einstellungen sind nachfolgend bei der exazerbierten COPD detailliert beschrieben.

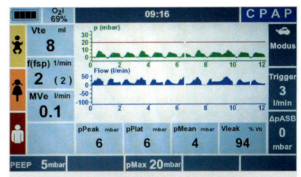

Abb. 9.2 Respiratorscreen undichte Maske, nur positiver Fluss (Quelle: Roessler u. Kill 2010 [6]).

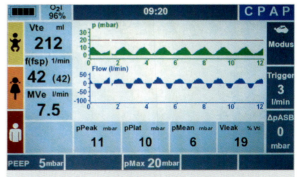

Abb. 9.3 Respiratorscreen dichte Maske, korrekte Flusskurve (Quelle: Roessler u. Kill 2010 [6]).

Hyperkapnisches, ventilatorisches Versagen: akute COPD-Exazerbation

Die akute Exazerbation einer vorbestehenden COPD ist eine häufige Ursache einer ARI, besonders im Winterhalbjahr.

> **Merke**
>
> Ist eine ventilatorische Insuffizienz das Leitsymptom – erkennbar an hohen Atemfrequenzen und niedrigen Atemzugvolumina –, stellt die inspiratorische Druckunterstützung die wirksamste Therapie zur Entlastung einer erschöpften Atempumpe dar, v. a. wenn die antiobstruktive Wirkung von Medikamenten nicht oder noch nicht ausreichend ist.

Ist kein Transportrespirator mit einer NIV im Sinne von PEEP + Druckunterstützung verfügbar, kann der Einsatz von CPAP ohne Druckunterstützung versucht werden. Allerdings ist unbedingt darauf zu achten, ob sich die Ventilation hierunter verbessert. In beiden Situationen sollte an die Möglichkeit gedacht werden, antiobstruktive Substanzen zu vernebeln.

Bei der schweren ventilatorischen Insuffizienz ist die wirksamste Therapie, die NIV bereits initial mit CPAP/ASB oder BIPAP/BILEVEL einzusetzen.

▶ **Geräteeinstellung CPAP/ASB.** PEEP 5 mbar, P_{insp} 10 mbar über PEEP, Flow-Trigger 3 l/min, insp. Sauerstoffkonzentration 60–100%, exspiratorischer Trigger initial ca. 50%. Nach Anpassung der Maske muss sorgfältig darauf geachtet werden, ob die Inspiration des Patienten zur Triggerung des Unterstützungsdrucks führt. Der Unterstützungsdruck kann – soweit es der Patient toleriert – auf 15–20 mbar gesteigert werden, bis die Ventilation ausreichend ist.

Wird die Druckunterstützung vom Patienten gut toleriert, kann die Inspirationsdauer vorsichtig durch Reduzierung des exspiratorischen Triggers verlängert; die Atemzugvolumina können erhöht werden.

Alternativ kann die ventilatorische Unterstützung mit BIPAP/BILEVEL erfolgen. Hierbei wird eine zusätzliche Ventilation durch den Wechsel zwischen zwei Druckniveaus erreicht, auf denen der Patient jeweils spontan atmen kann.

▶ **Geräteeinstellung BIPAP/BILEVEL/BiVent/DuoPAP.** PEEP 5 mbar, P_{insp} 10 mbar über PEEP, Flow-Trigger 3 l/min, insp. Sauerstoffkonzentration 60%, T_{insp} ca. 2 s, T_{exsp} ca. 4 s. Toleriert der Patient die NIV, kann der inspiratorische Druck langsam bis zu 15–20 mbar über PEEP gesteigert werden.

Ein Vorteil von BIPAP/BILEVEL/BiVent/DuoPAP im Vergleich zu CPAP/ASB kann die sichere Applikation der BIPAP/BILEVEL/BiVent/DuoPAP-Atemhübe sein, die unabhängig von Störungen durch unsichere oder fehlende Triggerung auch beim Ausbleiben einer Triggerung zeitgesteuert erfolgt (▶ Abb. 9.4).

▶ **Kapnografie.** So wie die SpO_2 zum Monitoring der Oxygenierung genutzt wird, sollte bei der NIV mit einem Respirator die Ventilation und die Decarboxylierung mit der Kapnografie überwacht werden. Allerdings muss beachtet werden, dass aufgrund oft niedriger Atemzugvolumina bei großem Maskentotraum sowie immer vorhandener Leckage die Werte des endtidalen CO_2 oft deutlich

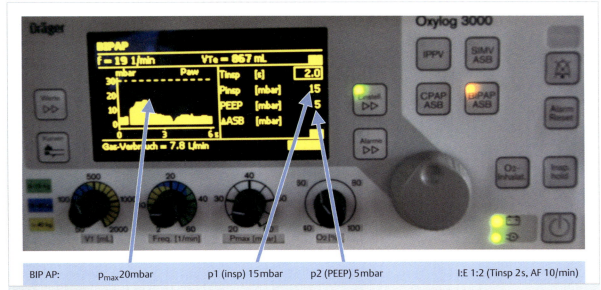

Abb. 9.4 Respiratorscreen BIPAP (Quelle: Roessler u. Kill 2010 [6]).

niedriger sind als die arteriellen Werte und deshalb nur eingeschränkten Rückschluss auf Veränderungen des $PaCO_2$ erlauben, jedoch sehr gut zur Überwachung der Atemfrequenz verwendet werden können.

▶ **Sedierung.** Sollte zur besseren Akzeptanz der NIV eine Sedierung notwendig sein, ist Morphin intravenös Mittel der Wahl, da es neben der sedierenden Wirkung auch das subjektive Gefühl der Atemnot aufgrund der Hyperkapnie dämpft (Roessler u. Kill 2010[6]).

9.2.4 Erfolgskontrolle und Therapieende

Wichtigster Parameter für den Erfolg jeder NIV-Behandlung ist die Reduktion der pathologisch erhöhten Atemfrequenz, die deshalb unbedingt regelmäßig erhoben werden muss. In den allermeisten Fällen zeigt sich innerhalb der ersten 15–60 min, ob sich der Zustand des Patienten verbessert oder weiter verschlechtert. Dennoch darf auch bei initial deutlicher Besserung die NIV nicht zu früh beendet werden, weil die positiven Effekte unter NIV bei zu früher Beendigung auch reversibel sein können. Typische Anwendungszeiten liegen bei 3–6 h, was bedeutet, dass eine präklinisch begonnene NIV zwingend innerklinisch fortgesetzt werden muss (Vital et al. 2008[10]). Hierzu müssen geeignete Behandlungsplätze mit denselben Interventionsmöglichkeiten wie für invasive Beatmung verfügbar sein.

Kernaussagen

Funktionsprinzip der nicht invasiven Beatmung
Funktionsprinzip der NIV ist die Reduktion des pulmonalen Rechts-links-Shunts und die Erleichterung der Atemarbeit. Sie kann deshalb als Sofortmaßnahme bei akuter respiratorischer Insuffizienz angewendet werden, auch wenn der genaue Pathomechanismus einer Störung zu Beginn der Therapie u. U. noch nicht gesichert ist.

Nicht invasive Beatmung in der Praxis der Notfallmedizin

Die NIV kann als nahezu universelle Notfalltherapie bei akuter respiratorischer Insuffizienz (ARI) eingesetzt werden, für deren Einsatz jedoch Kenntnisse im Umgang mit den technischen Systemen unabdingbar sind.

Einige wenige Kontraindikationen sind zu beachten. Absolute Kontraindikationen sind:
- fehlende Spontanatmung, Schnappatmung,
- fixierte oder funktionelle Verlegung der Atemwege,
- hohes Regurgitationsrisiko (gastrointestinale Blutung, Ileus).

Literatur

Referenzen

[1] **Appendini** L, Patessio A, Zanaboni S et al. Physiologic effects of positive end-expiratory pressure and mask pressure support during exacerbations of chronic obstructive pulmonary disease. Am J Respir Crit Care Med 1994; 149: 1069–1076
[2] **Austin** MA, Wills KE, Blizzard L et al. Effect of high flow oxygen on mortality in chronic obstructive pulmonary disease patients in prehospital setting: randomised controlled trial. BMJ 2010; 341: c5462
[3] **AWMF.** S3-Leitlinie: Nichtinvasive Beatmung als Therapie der akuten respiratorischen Insuffizienz. 1-6-2008. Deutsche Gesellschaft für Pneumologie und Beatmungsmedizin e.V. Ref Type: Generic
[4] **Jerrentrup** A, Ploch T, Kill C. CPAP im Rettungsdienst bei vermutetem kardiogenen Lungenödem. Notfall + Rettungsmedizin 2009; 12: 607–612
[5] **Peter** JV, Moran JL, Phillips-Hughes J et al. Effect of non-invasive positive pressure ventilation (NIPPV) on mortality in patients with acute cardiogenic pulmonary oedema: a meta-analysis. Lancet 2006; 367: 1155–1163
[6] **Roessler** M, Kill C. Nicht invasive Beatmung in der präklinischen Notfallmedizin. Notfallmedizin up2date 2010; 5: 297–312
[7] **Roessler** MS, Schmid DS, Michels P et al. Early out-of-hospital non-invasive ventilation is superior to standard medical treatment in patients with acute respiratory failure: a pilot study. Emerg Med J 2012; 29: 409–414
[8] **Templier** F, Dolveck F, Baer M et al. 'Boussignac' continuous positive airway pressure system: practical use in a prehospital medical care unit. Eur J Emerg Med 2003; 10: 87–93
[9] **Timmermann** A, Russo SG, Eich C et al. The out-of-hospital esophageal and endobronchial intubations performed by emergency physicians. Anesth Analg 2007; 104: 619–623
[10] **Vital** FM, Saconato H, Ladeira MT et al. Non-invasive positive pressure ventilation (CPAP or bilevel NPPV) for cardiogenic pulmonary edema. Cochrane Database Syst Rev 2008; CD005351

10 Kardiopulmonale Reanimation

H. Herff, B. W. Böttiger, V. Dörges, V. Wenzel

▶ **Basismaßnahmen und erweiterte Reanimationsmaßnahmen.** Die kardiopulmonale Reanimation (CPR) als Therapie des Kreislaufstillstands besteht aus Basismaßnahmen (Basic Life Support, BLS) und erweiterten Reanimationsmaßnahmen (Advanced Cardiac Life Support, ACLS).

Zu den sog. *Basismaßnahmen* gehören:
- künstliche Beatmung,
- Thoraxkompressionen,
- ggf. Defibrillation mittels automatischer Defibrillatoren.

Die *erweiterten Reanimationsmaßnahmen* umfassen u. a.:
- Defibrillation,
- Intubation,
- Applikation von Vasopressoren und Antiarrhythmika.

▶ **CPR-Leitlinien.** Die aktuellen CPR-Leitlinien sind anhand eines Evidence-based-Konzepts entstanden. Diese CPR Leitlinien wurden zuletzt vom European Resuscitation Council (ERC) und der American Heart Association (AHA) im Oktober 2010 publiziert (European Resuscitation Council 2010[5]). Da im Rahmen dieses Buchkapitels auch die Bezugnahme auf die aktuelle Studienlage aus Platzgründen limitiert ist, sei an dieser Stelle auf die Leitlinien 2010 oder auf die aktuelle Sekundärliteratur als Nachschlagewerk verwiesen (Wenzel et al. 2010[13];
▶ Tab. 10.1).

Tab. 10.1 Wichtige Änderungen oder besonders betonte Empfehlungen der CPR-Leitlinien 2010.

Thema	Beschreibung
Thoraxkompression	• 5–6 cm tief • Frequenz 100–120/min
Defibrillation	• sobald ein Defibrillator zur Verfügung steht, werden Kammerflimmern und pulslose ventrikuläre Tachykardien defibrilliert • während der Aufladung werden noch Thoraxkompressionen durchgeführt • nach der Defibrillation (Single-Shock-Strategie) sofort mit Basis-CPR fortfahren, um die Unterbrechung der Thoraxkompressionen minimal zu halten • Bedeutung des präkordialen Schlages wird zurückgestuft
Intubation	• die frühzeitige Intubation wird nicht mehr betont • der Intubationserfolg ist durch Kapnografie zu verifizieren • ein plötzlicher Anstieg im endtidalen Kohlendioxid kann auf die Wiedererlangung eines Spontankreislaufs hindeuten
Zugangswege	• Medikamente werden intravenös oder intraossär appliziert • endobronchiale Medikamentengabe wird nicht mehr empfohlen
Adrenalin	• Adrenalin wird beim Kammerflimmern erstmalig nach dem 3. Schock appliziert • bei PEA oder Asystolie wird Adrenalin weiterhin sofort appliziert • Repetition alle 3–5 min
Antiarrhythmika	• nach der 3. Defibrillation werden 300 mg Amiodaron in Kombination mit 1 mg Adrenalin appliziert (ggf. können bei Erfolglosigkeit später weitere 150 mg injiziert werden)
Atropin	• Atropin wird bei Asystolie oder PEA nicht empfohlen
Fibrinolyse	• bei Pulmonalembolie kann eine Fibrinolyse erwogen werden
Hypothermie	• alle Patienten sollen nach Wiedererlangung eines Spontankreislaufs für 12–24 h auf 32–34 °C gekühlt werden (auch nach nicht defibrillierbaren EKG-Rhythmen) • Hypothermie inhibiert die Aussagekraft von etablierten Prognosemarkern • Hypothermie wird jetzt auch für Neugeborene empfohlen; bei Kindern ist die Datenlage unklar, sodass keine explizite Empfehlung gegeben wird
PTCA	• Betonung des Nutzens der Koronarintervention nach erfolgreicher CPR
Pädiatrie	• auch professionelle Helfer sollten nicht mehr als 10 s auf die Pulsdiagnostik verwenden; bei fehlenden Lebenszeichen wird nach 10 s mit CPR begonnen • gecuffte Tuben werden als gleichwertig zu ungecufften Tuben angesehen

10.1 Pathophysiologie des Kreislaufstillstands

10.1.1 Respiratorische Störungen

Respiratorische Störungen führen über einen Sauerstoffmangel sekundär zum Pumpversagen des Herzens und sind v.a. beim Kleinkind die Hauptursache für einen Kreislaufstillstand (European Resuscitation Council 2010[5]), können jedoch auch beim älteren Kind und beim Erwachsenen einen Kreislaufstillstand verursachen. Beispiele sind:
- niedriger Sauerstoffpartialdruck in der Umgebungsluft,
- Störungen der zentralen Atemregulation,
- Störungen der Atemmechanik,
- Verlegung der Atemwege (Zunge, Bolusgeschehen),
- Störungen des alveolären Gasaustauschs,
- Ertrinken, Ersticken, Erhängen etc.

10.1.2 Kardiozirkulatorische Störungen

Herzrhythmusstörungen können die Pumpfunktion des Herzens direkt beeinflussen und das Herzzeitvolumen so stark reduzieren, dass praktisch kein Auswurf mehr zustande kommt. Erkrankungen des Herzens und der Gefäße, die zu einem myokardialen Pumpversagen führen können, sind:
- koronare Herzkrankung (KHK),
- akuter Myokardinfarkt,
- Lungenembolie,
- Schock,
- primäre und sekundäre Hypertrophien,
- Erkrankungen der Herzklappen,
- restriktive und dilatative Kardiomyopathien,
- Myokarditis,
- Perikardtamponade,
- Spannungspneumothorax.

10.1.3 Prävention

Bei einem Großteil der Patienten mit innerklinischem Kreislaufstillstand werden Störungen der Vitalfunktionen bereits vor dem eigentlichen Kreislaufkollaps festgestellt, aber unzureichend beachtet oder therapiert. Eine frühe Identifikation der veränderten Vitalparameter, rechtzeitiges Hinzuziehen erfahrener Ärzte und eine frühzeitige Verlegung auf eine Überwachungsstation können helfen, die Letalität zu reduzieren. Intensivpatienten sollten auf eine Überwachungsstation verlegt werden. Während der Nacht von einer Intensivstation auf eine Bettenstation verlegte Patienten hatten eine höhere Letalität als Patienten, die tagsüber verlegt wurden (Peberdy et al. 2008[10]).

10.2 Basismaßnahmen (Basic Life Support)

10.2.1 Diagnose eines Kreislaufstillstands

Die Symptome des akuten Kreislaufstillstands sind:
- fehlender Puls der A. carotis (gilt nicht für den Laienhelfer),
- Bewusstlosigkeit,
- Atemstillstand oder Schnappatmung sowie
- weite, reaktionslose Pupillen.

▶ **Puls.** Durch mehrere Studien konnte gezeigt werden, dass selbst professionelle Retter Schwierigkeiten hatten, das Fehlen oder Vorhandensein eines Pulses mit hinreichender Sicherheit festzustellen (Eberle et al. 1996[4]). Ungeübte Helfer sollten daher bei einem Patienten mit plötzlichem Kreislaufstillstand keine zeitaufwendige Suche nach einem Puls vornehmen, sondern lediglich nach indirekten Zeichen einer intakten Zirkulation wie Atmung, Husten oder Bewegungen des Patienten suchen. Fehlen diese, sollte unverzüglich mit der CPR begonnen werden.

▶ **Schnappatmung.** Da von Laienhelfern häufig agonale Schnappatmung der Patienten als normale Atmung fehlinterpretiert wurde und eine lebensrettende CPR unterblieb, empfehlen die CPR-Leitlinien, alle bewusstlosen Patienten mit „abnormaler" Atmung mittels Thoraxkompressionen und Beatmung zu reanimieren. Voraussetzung zur korrekten Beurteilung der Atmungsqualität ist das Freimachen der oberen Atemwege.

10.2.2 Thoraxkompressionen

Selbst bei optimalen CPR-Bedingungen und korrekt durchgeführten Thoraxkompressionen werden maximal 30% des normalen Herzzeitvolumens und höchstens 20% der normalen Gehirnperfusion erreicht. Da es in der Praxis aber offensichtlich immer wieder zu längeren Thoraxkompressionspausen oder zu unzureichender Thoraxkompressionstiefe kommt (Wik et al. 2005[14]), ist es essenziell, Unterbrechungen der Thoraxkompressionen so kurz wie möglich zu halten. Bei Erwachsenen liegt dem Kreislaufstillstand meist ein Kammerflimmern zugrunde und die Lungen und das arterielle Blut enthalten demnach zu CPR-Beginn noch ausreichend Sauerstoff. Daher werden die CPR-Maßnahmen nach der Diagnose des Kreislaufstillstands zur sofortigen Beendigung der Ischämie nun mit initial 30 Thoraxkompressionen begonnen, bevor beatmet wird. Nur bei Kindern oder bei Patienten mit eindeutig asphyktischer Genese des Kreislaufstillstands wird initial 5-mal ventiliert, bevor mit Thoraxkompressionen begonnen wird.

Koronardurchblutung

Die entscheidende hämodynamische Variable zur Wiederherstellung eines Spontankreislaufs ist der linksventrikuläre koronare Perfusionsdruck (Differenz aus mittlerem diastolischem Aortendruck und diastolischem rechtsatrialem Druck). Dieser ist v. a. von einer korrekten Durchführung der Thoraxkompressionen abhängig. Während eines Kreislaufstillstands sind die Koronararterien maximal dilatiert, sodass die koronare Durchblutung nahezu direkt mit dem koronaren Perfusionsdruck korreliert.

Merke

Da die linksventrikuläre Koronardurchblutung nur während der Diastole (= Entlastungsphase bei den Thoraxkompressionen) erfolgen kann, müssen die eingesetzten Maßnahmen darauf abzielen, einen möglichst hohen diastolischen Aortendruck aufzubauen.

Technik der Thoraxkompressionen

▶ Praxis:
- Der Helfer kniet (bei am Boden liegendem Patienten) oder steht (bei auf der Trage oder im Bett liegendem Patienten) seitlich zum Patienten.
- Optimaler Druckpunkt ist die kaudale Sternumhälfte in der Brustmitte; der Patient muss auf einer harten Unterlage liegen.
- Der Druck wird mit gestreckten Ellbogengelenken, übereinandergelegten Handballen und angehobenen Fingerspitzen senkrecht von oben ausgeübt.
- Die Kompressionstiefe der Herzdruckmassage sollte beim Erwachsenen mindestens 5 (bis maximal 6) cm betragen.
- Druck und Entlastungsphase sind gleich lang.
- In der Entlastungsphase sollten die Hände den Kontakt zum Patienten beibehalten, um den korrekten Druckpunkt nicht zu verlieren. Es darf jedoch keinesfalls Druck auf den Thorax ausgeübt werden (nicht abstützen!).
- Die Kompressionsfrequenz sollte 100–120/min betragen.
- Es wird immer im Verhältnis 30 Kompressionen zu 2 Beatmungen reanimiert (30:2).

Merke

Ziel ist es, mit möglichst wenigen Unterbrechungen effektive Thoraxkompressionen durchzuführen.

10.2.3 Freimachen der Atemwege

Hierzu wird der Kopf des Patienten in Rückenlage so weit wie möglich überstreckt und der Unterkiefer bei geschlossenem Mund angehoben (Esmarch-Handgriff). In dieser Position sollte an der Nase des Patienten ein Atemstrom wahrnehmbar sein. Ist dies nicht der Fall, z. B. bei Verlegung des Rachens, so muss die Mundhöhle inspiziert und ausgeräumt sowie bei Bedarf abgesaugt werden. Wenn für einen Laienhelfer dann keine oder nur eine abnormale Atmung wahrnehmbar ist, muss die CPR begonnen werden. Stellt dagegen ein professioneller Helfer eine ausreichende Kreislauffunktion fest, wird dementsprechend nur mit der Beatmung begonnen.

10.2.4 Beatmung bei ungeschütztem Atemweg

▶ **Klassische Methode.** Ohne Hilfsmittel gilt die klassische Methode der Mund-zu-Mund-/Mund-zu-Nase-Beatmung als Mittel der Wahl. Obwohl in aktuellen Studien vergleichbare Ergebnisse für Reanimationsmaßnahmen mit und ohne aktive Beatmung erzielt wurden, empfehlen die Richtlinien 2010 die Durchführung der Beatmung. Sieht sich ein Helfer dazu nicht in der Lage, so sollen ausschließlich Thoraxkompressionen durchgeführt werden. Ausgebildete Helfer können auch Hilfsmittel wie z. B. einen Oro- bzw. Nasopharyngealtubus (nach Guedel bzw. Wendl), eine Taschenmaske, ein Beutel-Masken-System oder bereits primär einen Larynxtubus verwenden, um den Atemweg möglichst frühzeitig zu sichern.

▶ **Sauerstoff.** Wann immer möglich, sollte zusätzlich Sauerstoff entweder direkt in den Beatmungsbeutel oder besser in einen auf den Beatmungsbeutel aufgesteckten Sauerstoffreservoirbeutel oder über ein Demandventil eingeleitet werden. Hierbei kann die inspiratorische Sauerstoffkonzentration auf 50 % bei direktem Anschluss, nahezu 90 % bei Verwendung eines Reservoirbeutels und 100 % bei einem Demandventil erhöht werden.

Merke

Viele Helfer neigen dazu, in einer Stresssituation wie einer CPR einen Patienten zu hyperventilieren. Ein hohes Atemminutenvolumen führt zu höheren intrapulmonalen Drücken, die den venösen Blutrückfluss zum Herzen und somit das durch Thoraxkompressionen erzielte Herzzeitvolumen reduzieren. Dementsprechend ist eine Hyperventilation mit einer deutlich schlechteren Überlebenswahrscheinlichkeit verbunden.

▶ **Überdruck und ungeschützter Luftweg.** Bei einem CPR-Patienten sinkt der untere Ösophagusverschlussdruck auf Werte unter 5 cm H_2O, sodass bei einer Beatmung mit Überdruck (erfordert in der Regel Beatmungsdrücke von 10–20 cm H_2O) und einem ungeschützten Atemweg ein Teil des Beatmungsvolumens in den Magen gelangt. Dies kann zu einer Regurgitation und Aspiration von Mageninhalt in die Lunge führen. Durch die stetige Erhöhung des intragastralen Druckes entsteht ein Zwerchfellhochstand, der wiederum eine normale Ausdehnung der Lunge bei der Beatmung verhindert. Die sich somit verschlechternde Lungencompliance erfordert höhere Beatmungsdrücke, was eine Umverteilung des Beatmungsvolumens in den Magen weiter verstärkt (Wenzel et al. 2001 [12]).

Ein Krikoiddruck (Sellick-Handgriff) kann zwar den Einstrom von Beatmungsgas in den Ösophagus verhindern, allerdings ist seine Effektivität nie in klinischen Studien gezeigt worden. Der Krikoiddruck kann jedoch durch Kehlkopfdeformation die Beatmung erschweren oder sogar unmöglich machen. Da er zudem auch eine Intubation bei erweiterten Reanimationsmaßnahmen verhindern kann, wird er in den Leitlinien 2010 explizit nicht mehr bei der Reanimation empfohlen.

▶ **Durchbrechung des Circulus vitiosus aus steigender Magenbeatmung und sinkender Compliance.** Ein Patient mit Kreislaufstillstand sollte so beatmet werden, dass sich der Thorax gerade sichtbar anhebt. Das resultierende Tidalvolumen sollte beim Erwachsenen ca. 500–600 ml betragen, was z.B. durch Verwendung eines kleineren (Kinder-)Beatmungsbeutels erreicht werden kann. Zudem sollte ein Beatmungshub nur über 1 s durchgeführt werden, um so die Beatmungszeit zu reduzieren und Zeit für lebensrettende Thoraxkompressionen zu gewinnen. Dabei ist ein möglichst hoher FiO_2 anzustreben.

▶ **Infektionsgefahr bei der Mund-zu-Mund-/Mund-zu-Nase-Beatmung.** Ein großer Teil von Helfern ist nicht bereit, an einer ihnen unbekannten Person eine Mund-zu-Mund-/Mund-zu-Nase-Beatmung durchzuführen. Ob man sich hierbei durch Kontakt mit Speichel mit dem HI-Virus infizieren kann, ist nicht vollständig geklärt (Wenzel et al. 2001 [12]). Belegt sind dagegen Einzelfälle einer Infektionsübertragung von Tuberkulose und dem Severe acute respiratory Distress Syndrome (SARS).

Unabhängig von einem möglichen Infektionsrisiko muss akzeptiert werden, dass Retter eine Mund-zu-Mund/Nase Beatmung schlichtweg ablehnen. Daher sollten in diesem Fall zumindest Thoraxkompressionen durchgeführt werden (Ewy u. Kern 2009 [6]).

▶ **Effektivitätskontrolle und Komplikationen.** Eine erfolgreiche CPR manifestiert sich am auffälligsten in einem „Engerwerden" der Pupillen sowie einer besseren Durchblutung der Haut und der Schleimhäute. Eine endexspiratorische CO_2-Messung gilt als Perfusionsindikator der Thoraxkompressionen, da erfolgreich reanimierte Patienten in der Regel eine 3-mal höhere endexspiratorische CO_2-Konzentration als erfolglos reanimierte Patienten haben. Frakturen von Sternum und Rippen kommen bei ungefähr 30 % aller CPR-Versuche vor. Verletzungen innerer Organe sowie ein Pneumothorax sind hingegen bei richtiger Technik selten. Ursachen dieser Komplikationen sind in erster Linie zu aggressive Thoraxkompressionen und ein falscher Druckpunkt.

10.3 Erweiterte Reanimationsmaßnahmen

10.3.1 Koordination der Maßnahmen

▶ **Thoraxkompressionen.** Auch bei den erweiterten CPR-Maßnahmen (ACLS) steht die möglichst ununterbrochene Durchführung der die Ischämie beendenden und einen Minimalkreislauf erzeugenden Thoraxkompressionen im Vordergrund (European Resuscitation Council 2010 [5]). Bis zu 75 % aller überlebenden Patienten eines Kreislaufstillstands verdanken dies den Basisreanimationsmaßnahmen und der Defibrillation allein.

▶ **Verhältnis Thoraxkompression und Beatmung.** Bei einem reanimationspflichtigen Patienten wird mit der CPR sofort im Verhältnis 30 Thoraxkompressionen zu 2 Beatmungen begonnen. Nach schnellstmöglicher EKG-Analyse erfolgt bei beobachtetem Kreislaufstillstand, falls erforderlich, eine einmalige Defibrillation mit biphasisch 150–200 Joule (360 J monophasisch). Ohne Abwarten einer EKG-Veränderung werden die Thoraxkompressionen dann fortgesetzt. Sofern der Patient in dieser Zeit nicht eindeutige Lebenszeichen zeigt, wird erst nach weiteren 2 min eine erneute EKG-Analyse durchgeführt.

▶ **Weitere Schritte.** Falls erforderlich, wird dann erneut einmalig mit nun maximaler Geräteenergie defibrilliert, nach weiteren 2 min erfolgt eine 3. Defibrillation und, falls erforderlich, die Vasopressorinjektion. Die EKG-Analysen und ggf. weitere Defibrillationen werden in 2-minütigem Abstand fortgesetzt sowie Adrenalin (1 mg) alle 3–5 min appliziert. Die Thoraxkompressionen werden erst bei ausreichend wiederhergestelltem Spontankreislauf eingestellt. Die Unterbrechungen der Thoraxkompressionen, z.B. zur Intubation, sind möglichst kurz zu halten. An mögliche reversible Ursachen des Kreislaufstillstands sollte gedacht werden.

> **Merke**
>
> Entsprechend der Anfangsbuchstaben 8 potenziell reversibler Ursachen eines Kreislaufstillstands werden diese aus mnemotechnischen Gründen unter dem Schlagwort der „4 H's (Hypovolämie, Hypoxie; Hypo-/Hyperkaliämie; Hypothermie) und HITS" (deutsche Übersetzung für „4 T's" aus dem Englischen: Herzbeuteltamponade; Intoxikation, Thrombose [kardial und pulmonal] sowie Spannungspneumothorax, ▶ Abb. 10.1) angegeben.

10.3 Erweiterte Reanimationsmaßnahmen

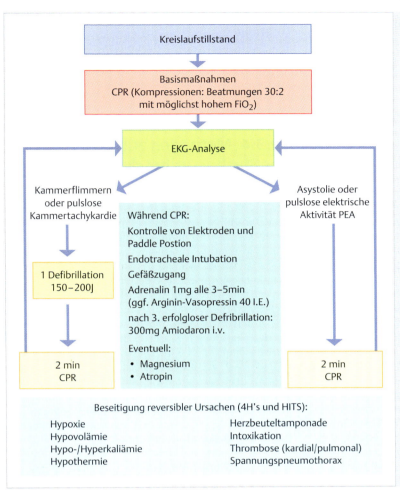

Abb. 10.1 ACLS-Algorithmus.

10.3.2 Mögliche reversible Ursachen eines Kreislaufstillstands

- Ein *Spannungspneumothorax* muss umgehend durch Punktion der Pleurahöhle oder Anlage einer Thoraxdrainage entlastet werden.
- Eine *Herzbeuteltamponade*, obgleich präklinisch sehr schwer zu diagnostizieren, können links paramedian unterhalb des Xiphoids punktiert werden.
- Spezifische Antidotgabe bei *Intoxikationen* ist ebenfalls nur selten möglich, kann aber bei klarer Indikationsstellung lebensrettend sein.
- Zur spezifischen Therapie von *pulmonalen Embolien während der Reanimation* steht die Fibrinolyse zur Verfügung.
- Eine *Hypoxie* muss bei der CPR grundsätzlich vermieden oder beseitigt werden.
- Ergibt sich der Verdacht auf eine ausgeprägte *Hypovolämie* nach Trauma, so erfolgt eine ausreichende Volumensubstitution.
- Elektrolytstörungen sind präklinisch kaum zu diagnostizieren. Innerklinisch sollte die Elektrolytkontrolle zum Standard jeder CPR gehören; entsprechend der Befunde ist zu substituieren. Bei ausgeprägter *Hyperkaliämie* bietet sich kurzfristig eine Kalziuminjektion an.
- *Hypotherme* Patienten stellen aufgrund der verlangsamten Stoffwechselprozesse eine besondere Patientengruppe dar. So kann die Hypothermie organprotektiv wirken; entsprechend sollte auch bei prolongierter CPR kein unterkühlter Patient präklinisch für tot erklärt werden („nobody is dead, until he or she is warm and dead").

Praxistipp

- Jeder Hypothermiepatient sollte auch unter laufender CPR auf eine Intensivstation gebracht und dort wiedererwärmt werden.
- Bei Körpertemperaturen unter 30 °C sollten keine Medikamente appliziert werden; ansonsten erfolgt die Injektion in doppelt verlängerten Intervallen: je normothermer der Patient, desto kürzer werden die Intervalle (European Resuscitation Council 2010 [5]).
- Bei einer Körpertemperatur unter 30 °C wird ein Patient mit Kammerflimmern 3-mal defibrilliert. Bleiben diese Versuche erfolglos, so sollte erst nach Erwärmen über 30 °C erneut defibrilliert werden.

- Eine CPR infolge einer Hypothermie ist keine Kontraindikation, die Patienten nach Wiederherstellung eines Spontankreislaufs mit milder therapeutischer Hypothermie weiterzubehandeln.

Merke

Nach erfolgter Sicherung der Atemwege wird mit möglichst hohem Sauerstoffanteil mit einer Frequenz von 10/min ohne Unterbrechung der Thoraxkompressionen beatmet.

10.3.3 Sicherung der Atemwege

Die endotracheale Intubation ist in arztbasierten Systemen die beste Methode zur Sicherung der Atemwege im Rahmen der CPR, auch wenn der Begriff „Goldstandard" nicht mehr verwendet wird, da sich – sicherlich auch aufgrund der relativ hohen Fehlintubationsrate bei wenig Trainierten, z. B. auch in Paramedic-Systemen – kein Überlebensvorteil gegenüber anderen Beatmungsformen gezeigt hat. Insbesondere in untrainierten bzw. unqualifizierten Händen können ösophageale Fehlintubationen den unmittelbaren Tod der Patienten zur Folge haben.

Im Sinn einer möglichst ununterbrochenen Durchführung der Basis-CPR-Maßnahmen kann die endgültige Sicherung der Atemwege entsprechend der Situation auch auf einen späteren Zeitpunkt verschoben werden. Sie sollte jedoch nach Wiedereinsetzen eines Spontankreislaufs noch vor dem Transportbeginn erfolgen. Die korrekte Lage des Endotrachealtubus muss nicht nur durch Auskultation, sondern auch durch qualitative endexspiratorische Kapnografie geprüft und bestätigt werden. Insbesondere bei sehr geringem Herzzeitvolumen kann ein niedriges endtidales Kohlendioxid eine ösophageale Tubuslage vortäuschen.

Cave
Ein Intubationsversuch sollte nur von in Intubationsmaßnahmen ausgebildeten und geübten Rettern vorgenommen werden und keinesfalls länger als 30 s dauern; die lebensrettenden Herzdruckmassagen sollten nicht länger als 10 s unterbrochen werden.

Der Einsatz von Videolaryngoskopen kann die Sichtbedingungen für die Intubation verbessern. Bei unmöglicher oder nicht zeitgerecht möglicher konventioneller Intubation können unabhängig von der Ursache von ausgebildetem Personal alternativ auch eine Larynxmaske, ein Larynxtubus oder ein Kombitubus zur Atemwegssicherung eingesetzt werden. Zu berücksichtigen ist allerdings – v. a. bei der Larynxmaske – ein im Vergleich zum Endotrachealtubus verringerter Aspirationsschutz.

Eine spezifische Empfehlung zugunsten eines speziellen alternativen Atemwegs kann derzeit nicht gegeben werden und hängt im Wesentlichen von der Erfahrung des Anwenders mit einer spezifischen Atemwegshilfe ab.

10.3.4 Methoden zur Verbesserung des Blutflusses bei der Herzdruckmassage

▶ **ACD-CPR.** Eine Technik zur Verbesserung des Blutflusses unter CPR ist die aktive Kompressions-Dekompressions-CPR (ACD-CPR) in Kombination mit dem Impedanzventil (Inspiratory Threshold Valve, ITV). Entscheidend für den Einstrom von Blut in den Thorax ist der geringe intrathorakale Unterdruck, der entsteht, wenn der Thorax entlastet wird und sich wieder in die Ruheposition zurückverformt. Dieser Unterdruck kann bei einer ACD-CPR gesteigert werden, indem der Thorax in der Entlastungsphase durch Zug einer Saugglocke am Sternum aktiv dekomprimiert wird. Dies erhöht den Blutrückfluss zum Herzen und bei der nächsten Thoraxkompression wird bei der gesteigerten Vorlast folglich das Auswurfvolumen erhöht. In klinischen Studien ließ sich mit diesem Verfahren allein kein Überlebensvorteil gegenüber der herkömmlichen Standard-CPR nachweisen (Lafuente-Lafuente u. Melero-Bascones 2004 [7]).

▶ **Einlassdruckventil/Impedance Threshold Device.** Zur weiteren Verbesserung dieser Technik wurde ein Einlassdruckventil (ITV) entwickelt, das auf den Beatmungstubus aufgesetzt wird. Dehnt sich der Brustkorb nach einer Kompression wieder aus oder wird er bei der ACD-CPR aktiv gedehnt, so verschließt das ITV die Atemwege gegen aus einem Beatmungsbeutel nachströmendes Gas. Dies erhöht den Unterdruck im Thorax weiter und folglich wird wiederum der Blutrückfluss zum Herzen verbessert. Eine aktive Beatmung über das Ventil ist jederzeit möglich.

In ersten klinischen Studien konnten mit dem ITV sowohl für die ACD-CPR als auch für die herkömmliche Standard-CPR eine erhöhte 24-h-Überlebensrate (European Resuscitation Council 2010 [5]) erreicht werden; in einer 2011 publizierten Studie zeigte sich erstmals eine erhöhte Krankenhausentlassungsrate (Aufderheide et al. 2011 [1]). Bisher gibt es keine eindeutige Empfehlung für oder wider das ITV-Konzept.

Offene Herzmassage und kardiopulmonaler Bypass

Bei der *offenen Herzmassage* wird durch eine Thorakotomie das Herz freigelegt und mit der Hand komprimiert, wodurch ein sehr hoher Blutdruck erzeugt werden kann.

Diese CPR-Technik kann nur bedingt oder in Ausnahmefällen empfohlen werden.

Eine Technik für die ausschließlich klinische Anwendung ist der *kardiopulmonale Bypass*. Aufgrund des Aufwands ist es aber fraglich, ob diese Technik je in der Routine eingesetzt werden wird. Einen festen Platz hat die Bypass-CPR bei der Reanimation von Patienten mit hypothermem Kreislaufstillstand.

10.4 EKG-Analyse und Defibrillation

10.4.1 Bedeutung der Defibrillation

Aus epidemiologischer Sicht ist *Kammerflimmern* die häufigste Ursache eines plötzlichen präklinischen Kreislaufstillstands bei Erwachsenen. Da bei diesem Herzrhythmus die Überlebenschance um etwa 10 % / min ohne Defibrillation sinkt, ist die möglichst frühzeitige Defibrillation essenziell.

▶ **Zeitpunkt des Notrufs.** Die CPR-Leitlinien 2010 empfehlen einzelnen Helfern, bei Erwachsenen initial den Notruf abzusetzen und dann erst mit der Basis-CPR zu beginnen, um möglichst frühzeitig einen Defibrillator zum Notfallort zu bringen. Die Defibrillation soll einen möglichst großen Anteil eines flimmernden Myokards mit unkontrollierten elektrischen Aktionen vollständig depolarisieren, um über eine kurz andauernde Asystolie den Schrittmacherzentren im Herzen die Rückkehr zu einem regulären Rhythmus zu ermöglichen.

▶ **AEDs.** Eine wichtige Strategie, um eine schnellstmögliche Defibrillation zu erreichen, ist die Vorhaltung von halbautomatischen Defibrillatoren, sog. „AEDs" – „Automatic external Defibrillator" – in Bereichen, in denen aufgrund eines hohen Publikumsverkehrs mit dem wiederholten Auftreten von Kreislaufstillständen gerechnet werden kann. Die AED-Geräte sind so konzipiert, dass sie potenziell von jedermann bedient werden können.

> **Praxistipp**
>
> In Bereichen, in denen in Erster Hilfe geschultes Personal zur Verfügung steht und in denen immer wieder einmal mit Reanimationsereignissen zu rechnen ist, wie z. B. in öffentlichen Bädern, Flughäfen und Bahnhöfen, sollten diese Ersthelfer gezielt in der Bedienung des AED geschult werden.

Der Erfolg einer Defibrillation hängt u.a. davon ab, wie viele Herzmuskelfasern gleichzeitig depolarisiert werden, d.h., der Strom soll durch eine möglichst große Herzmuskelmasse fließen. Entscheidend sind die richtige Elektrodenplatzierung sowie ein möglichst geringer transthorakaler Widerstand. Bei den meisten AEDs werden Klebeelektroden (Pads) verwendet. Sämtliche modernen AEDs arbeiten mit biphasischen Schockimpulsen.

10.4.2 EKG-Analyse

Sowohl bei den AEDs als auch bei den herkömmlichen Defibrillatoren steht die exakte EKG-Analyse im Vordergrund. Während diese bei den AEDs nach Tastendruck automatisch durch einen Chip erfolgt, wird bei herkömmlichen Geräten das EKG-Bild in den gewählten Ableitungen auf einem Monitor dargestellt und die Interpretation dem Anwender überlassen.

▶ **Asystolie.** Bei der herkömmlichen EKG-Analyse muss darauf geachtet werden, dass die Amplitudenverstärkung maximal eingestellt ist, da sonst eine fälschlicherweise angezeigte Nulllinie als Asystolie fehlinterpretiert werden könnte. Eine Verifikation erfolgt in einer zweiten Ableitung. Die Asystolie ist durch fehlende elektrische Erregungen, also eine klassische „Nulllinie" (Amplitude < 1 mV) im EKG gekennzeichnet. Im Herzen finden keine koordinierten oder auch unkoordinierten elektrischen Erregungen statt. Sie sind mit der schlechtesten Überlebensprognose verbunden.

▶ **Kammerflimmern/pulslose ventrikuläre Tachykardie.** Das Kammerflimmern ist im EKG durch einen oszillierenden Erregungsablauf sozusagen als „Sägezahnmuster" ohne Kammerkomplexe charakterisiert. Kammerflattern ist durch eine rhythmische Erregung größerer Myokardareale mit hoher Frequenz (> 250/min) gekennzeichnet. Meist geht dieser Rhythmus innerhalb kurzer Zeit in ein Kammerflimmern über. Gleiches gilt für die pulslose ventrikuläre Tachykardie mit breiten Kammerkomplexen, die aufgrund ihrer hohen Frequenz mit einem Kreislaufstillstand einhergehen kann.

▶ **Pulslose elektrische Aktivität.** Die pulslose elektrische Aktivität beschreibt eine organisierte elektrische Aktivität des Herzens ohne gleichzeitige mechanische Kontraktion. Bei dieser Form des Kreislaufstillstands kann das EKG trotz Pulslosigkeit einen Sinusrhythmus, alle Arten der Erregungsleitungsblockierung oder auch einen Kammerrhythmus aufweisen.

> **Praxistipp**
>
> Viele moderne Defibrillatoren für professionelle Helfer bieten im sog. halbautomatischen Modus die Möglichkeit, wie bei den AEDs das EKG-Bild auch automatisch analysieren zu lassen. Dies ist eine Zusatzoption, von der auch professionelle Helfer durchaus Gebrauch machen können.

10.4.3 Defibrillation

Ist durch einen professionellen Retter Kammerflimmern/-flattern oder eine pulslose ventrikuläre Tachykardie diagnostiziert worden, so ist die Indikation für eine Defibrillation gegeben.

▶ **Zeitpunkt.** Die CPR-Leitlinien 2010 empfehlen, unabhängig von inner- oder außerklinischem Kreislaufstillstand eine Defibrillation frühestmöglich durchzuführen, sobald ein Defibrillator zur Verfügung steht.

▶ **Biphasische Defibrillation.** Im Vergleich zur bis vor wenigen Jahren generell durchgeführten monophasischen Defibrillation (positiver Impuls, ohne nachfolgenden negativen Stromimpuls) besteht die gewählte Energieform bei der biphasischen Defibrillation aus einem positiven und einem nachfolgenden negativen Stromimpuls.

▶ **Energiemenge.** Die zu wählende Energiemenge ist vom Gerätetyp abhängig und wird vom Hersteller angegeben. Allgemein wird empfohlen, bei biphasischer Impulsform den ersten Schock mit 150–200 Joule abzugeben (abhängig vom Gerätetyp) und jeden weiteren Schock mit der maximal einstellbaren Energie, also 200–360 Joule bzw. bei monophasischer Impulsform für jeden Schock die Maximalenergie, also 360 Joule, zu verwenden.

▶ **Single Shock.** Mit der biphasischen Defibrillation änderte sich auch die Strategie von den 3er-Defibrillationsserien zur Single Shock Strategy hin. So beendet eine einzelne biphasische Defibrillation schon mit einer Wahrscheinlichkeit von über 95 % ein bestehendes Kammerflimmern (im Gegensatz zur monophasischen Defibrillation mit 59–68 %). Hingegen ist nach erfolgreicher Defibrillation eine etwaige Auswurfleistung des Herzens sehr niedrig. Der CPR-Patient hat also nach einer biphasischen Defibrillation sehr wahrscheinlich keinen defibrillierbaren Rhythmus mehr, andererseits jedoch auch noch keinen suffizienten Spontankreislauf und profitiert daher immer noch von der durch die Thoraxkompressionen erzeugten Perfusion (European Resuscitation Council 2010). Aus diesen Gründen wird deshalb seit den Leitlinien 2005 nur noch einmalig als Single Shock defibrilliert. Ein wesentlicher Vorteil der Single-Shock-Strategie ist zudem die Verkürzung der Thoraxkompressionspausen. Bei einem am Monitor beobachteten Kammerflimmern, im Herzkatheterlabor, nach einer Thorakotomie und schockbereitem Defibrillator soll dagegen noch 3-mal nacheinander in Serie defibrilliert werden. Eine EKG-Analyse erfolgt erst wieder nach 2 min, direkt vor einer evtl. erforderlichen weiteren Defibrillation. Nach einer erfolgreichen Defibrillation dann am „schlagenden Herzen" durchgeführte Thoraxkompressionen erhöhen die Gefahr für ein erneutes Kammerflimmern offensichtlich nicht.

Praxistipp

- Zur EKG-Analyse und Defibrillation werden die Thoraxkompressionen möglichst kurz unterbrochen.
- Nach schnellstmöglicher Analyse des EKG-Bildes wird bei entsprechender Indikation einmalig defibrilliert und ohne weitere EKG-Analyse werden die Thoraxkompressionen für 2 min wieder fortgeführt.
- Zur maximal kurzen Unterbrechung der Thoraxkompressionen wird mittlerweile sogar empfohlen, noch während des Ladens des Defibrillators weiter Thoraxkompressionen durchzuführen; eine Empfehlung, die jedoch besondere Vorsicht beim Auslösen des Schockes zum Schutz des beteiligten Personals erfordert.
- Bei einer Defibrillation ist jeglicher Körper- und Metallkontakt mit dem Patienten zu vermeiden. Die meisten Erwachsenen mit plötzlichem Kreislaufstillstand zeigen im EKG initial ein Kammerflimmern. Da die Überlebenschance bei diesen Patienten um 7–10 % / min ohne Defibrillation sinkt (Nolan al. 2012 [9]), wird beim beobachteten Kreislaufstillstand mit Kammerflimmern eine frühestmögliche Defibrillation dringend empfohlen.

Elektroden-, Paddle-Position

Der Erfolg einer Defibrillation hängt u. a. davon ab, wie viele Herzmuskelfasern gleichzeitig depolarisiert werden, d. h., der Strom soll durch eine möglichst große Herzmuskelmasse fließen. Entscheidend ist ein möglichst geringer transthorakaler Widerstand. Dieser kann durch großflächige Elektroden (8–12 cm Durchmesser) sowie Verwendung von Elektrodengel und kräftigen Anpressdruck bei Paddle-Defibrillation herabgesetzt werden. Großflächige Klebeelektroden (Patches) haben den Vorteil, den transthorakalen Widerstand herabzusetzen, und bieten zudem die Möglichkeit, schnell und sicher eine exakte EKG-Diagnose stellen zu können. Sie können weiterhin noch zur Schrittmacherstimulation verwendet werden.

Praxistipp

- Die Elektroden sind nicht auf nasser Haut zu verwenden, da sonst zwischen den Elektroden auf der Haut ein Kurzschluss entstehen kann. Bei nassgeschwitzten Patienten muss also unbedingt vor einer Defibrillation der Brustkorb zwischen den beiden Elektroden abgetrocknet werden.
- Wichtig ist bei der Elektrodenpositionierung, dass diese so weit voneinander entfernt aufgebracht werden, dass eine möglichst große Energiemenge das Myokard durchfließt. Insbesondere die apikale Elektrode sollte daher ausreichend weit lateral positioniert sein.
- Wenn rechts parasternal aufgrund z. B. eines Schrittmachers bei kleinem Thorax eine Elektrode nicht positioniert werden kann, ist die beidseits laterale Befestigung in der Axillarlinie eine weitere Alternative.

- Ein Überlegenheitsnachweis für eine spezifische Positionierung konnte bisher nicht gezeigt werden.

▶ **Platzierung der Elektroden.** Welche der beiden Elektroden an welcher der beiden vorgesehenen Positionen aufgesetzt wird, ist bei einer Defibrillation am geschlossenen Thorax bezüglich des Defibrillationserfolgs nicht relevant. Bei einer Defibrillation am geöffneten Thorax soll jedoch bei einer Stromflussrichtung von rechts oben nach links unten eine geringere Energiemenge erforderlich sein. Müssen Patienten mit implantierten Schrittmachern oder implantierten Kardioverter-Defibrillatoren (sog. ICD, Implantable Cardioverter Defibrillator) defibrilliert werden, sollten die Elektroden in einem Abstand von mindestens 10 cm zu den jeweiligen Implantaten aufgesetzt werden, um deren Beschädigung zu vermeiden.

▶ **Weitere Hinweise.** Um den CPR-Ablauf durch inadäquate ICD-Entladungen nicht negativ zu beeinflussen, kann der ICD durch Auflegen eines dafür vorgesehenen Magneten vorübergehend ausgeschaltet werden. Nach einer erfolgreichen Defibrillation müssen sämtliche implantierte elektronische Systeme gewartet und auf ihre Funktionsfähigkeit geprüft werden.

> **Merke**
>
> Der früher empfohlene präkordiale Schlag bei beobachtetem Eintritt eines Kammerflimmerns ist nicht ungefährlich. Seine Bedeutung wird in den aktuellen Leitlinien zurückgestuft. Bei Schwangeren und Kleinkindern ist er kontraindiziert.

▶ **Synchronisierte Defibrillation.** Im Falle der pulslosen ventrikulären Arrhythmie erfolgt die CPR gemäß dem Vorgehen beim Kammerflimmern – eine synchronisierte Defibrillation kann jedoch versucht werden. Dabei ist nach Auslösen der Schocktasten die verzögerte Energieabgabe zu beachten – keinesfalls dürfen deshalb Paddles vor erfolgter Schockabgabe vom Patienten entfernt oder dieser gar berührt werden!

> **Merke**
>
> Sind bei Asystolie p-Wellen vorhanden, so kann eine transthorakale Schrittmacherstimulation erfolgreich sein. Bei vollkommener Asystolie führt das Pacing allerdings zu keinen verbesserten Ergebnissen.

Tab. 10.2 Medikamente bei der CPR.

Medikament	Dosierung	Bemerkung
Adrenalin	1 mg	i.v., i.o. alle 3–5 min
Vasopressin	40 IU	i.v., i.o.
Amiodaron	300 mg	i.v., i.o. ggf. einmalig repetitiv 150 mg
Magnesium	2 g	i.v., i.o.
Thrombolyse	individuell	bei Verdacht auf Pulmonalembolie; z.B. Tenecteplase i.v.
Lipide 20%	initial Bolus, dann Infusion mit 15 ml/kg/h 2-malige Bolusrepetition möglich; Maximaldosis 12 ml/kgKG	bei Intoxikation mit Lokalanästhetika

10.5 Medikamente bei der CPR

Eine Übersicht zu Medikament, Dosierung und Zugangsweg zeigt ▶ Tab. 10.2.

10.5.1 Applikationswege

▶ **Intravenöser Zugang.** Als *erste Wahl* für die Medikamentenapplikation gilt der intravenöse Zugang. Sofern bereits vorhanden, sollte dabei ein zentralvenöser Zugang bevorzugt werden, da die Medikamente schneller ins zentrale Kompartiment gelangen. Die Anlage eines zentralen Venenkatheters unter CPR-Bedingungen wird nicht empfohlen. Nach periphervenöser Injektion sollten alle Medikamente mit mindestens 20 ml Kochsalzlösung, in der Regel über eine laufende Infusion, eingeschwemmt werden.

▶ **Intraossäre Injektion.** Sollte die Anlage eines venösen Zugangs in kurzer Zeit unmöglich sein, bietet sich sowohl bei Kindern als auch bei Erwachsenen die intraossäre Injektion als Zugangsweg der *zweiten Wahl* an.

▶ **Endobronchiale Applikation.** Der endobronchiale Zugangsweg wird nicht mehr empfohlen.

> **Praxistipp**
>
> - Aufgrund unklarer endobronchialer Pharmakokinetik sind der intravenöse oder der intraossäre Zugang zu bevorzugen. Die endobronchiale Applikation wird nicht mehr empfohlen.

- In vielen Fällen ist bei Reanimationspatienten die V. jugularis externa gestaut und bietet sich demnach als einfach zu punktierende Vene an, aus der Medikamente sehr schnell in das zentrale Kompartiment gelangen.

10.5.2 Vasopressoren

Adrenalin

Adrenalin bewirkt bei der CPR über seine α-adrenerge Erhöhung des peripheren Gefäßwiderstands eine Umverteilung des durch Thoraxkompressionen erzeugten Herzzeitvolumens zu den Organen Herz und Gehirn. Es gibt jedoch bisher keine prospektiven klinischen Studien, die belegen, dass Adrenalin im Vergleich zu Placebo die Überlebensrate bei Patienten mit Kreislaufstillstand verbessert.

Den positiven hämodynamischen Effekten des Adrenalins stehen als Nachteile gegenüber, dass Adrenalin den myokardialen Sauerstoffverbrauch des flimmernden Herzens durch übermäßige β-Rezeptor-Stimulation steigert, die subendokardiale Myokardperfusion vermindert sowie ventrikuläre Rhythmusstörungen und Herzversagen in der Postreanimationsphase begünstigt.

Große klinische Studien in den USA und Kanada zeigten, dass hohe Adrenalindosierungen das Reanimationsergebnis im Vergleich zu 1 mg Adrenalin/Zyklus nicht verbessern. Dementsprechend werden höhere Adrenalindosen derzeit nicht empfohlen.

> **Merke**
>
> Während einer CPR wird Adrenalin (1 mg alle 3–5 min i. v.) empfohlen. Bei persistierendem Kammerflimmern/pulsloser Kammertachykardie wird Adrenalin erstmalig nach der 3. Defibrillation appliziert; bei Asystolie oder pulsloser elektrischer Aktivität schnellstmöglich nach EKG-Diagnose.

Vasopressin

Als „Reserve-Vasopressor" steht neben Adrenalin Arginin-Vasopressin (AVP) zur Verfügung, das ebenfalls zu einer Verbesserung des Blutdrucks während der CPR führt.

In den letzten 10 Jahren fand man in zahlreichen, v. a. tierexperimentellen CPR-Untersuchungen einen Vorteil bei der Verwendung von AVP im Vergleich mit Adrenalin. In großen Studien zeigten sich AVP und Adrenalin als gleichermaßen wirksam bei der Behandlung des Kreislaufstillstands (Aung u. Htay 2005 [2]).

Während AVP v. a. einen Überlebensvorteil bei Patienten mit Asystolie bewirkte, wurde mit der Kombination von AVP und Adrenalin in einer Subgruppenanalyse bei Patienten mit Kammerflimmern, pulsloser elektrischer Aktivität und Asystolie sogar ein Vorteil bei der Krankenhausentlassung erreicht. In einer rezenten Studie zeigte sich bei einer Kombination aus Vasopressin (kumulativ ca. 70 IE), Adrenalin (kumulativ ca. 6 mg) und Methylprednisolon (40 mg) im Vergleich mit Adrenalin allein (kumulativ ca. 8 mg) bei der CPR eine signifikant höheren Klinikentlassungsrate (Mentzelopoulos et al. 2009 [8]). Wird mit Adrenalin kein Spontankreislauf erreicht, kann alternierend die Gabe von Vasopressin (40 IU) erwogen werden.

10.5.3 Antiarrhythmika

Amiodaron/Lidocain

Eine Verbesserung der Langzeitüberlebensrate konnte bislang für kein Antiarrhythmikum gezeigt werden. Daher wird basierend auf Expertenmeinung nach 3 Defibrillationsversuchen bei persistierendem Kammerflimmern oder ventrikulärer Tachykardie die intravenöse Gabe einer Dosis von 300 mg Amiodaron verdünnt in 20 ml 5 %-Glukoselösung empfohlen; eine Repetition der halben Dosis ist möglich (European Resuscitation Council 2010 [5]). Wenn der Patient bereits mit einem zentralvenösen Zugang versorgt ist, sollte Amiodaron aufgrund der starken Venenreizung zentralvenös appliziert werden. Das früher häufig verwendete Lidocain hat bei defibrillationsrefraktärem Kammerflimmern und pulsloser Kammertachykardie keinen bewiesenen Effekt, weswegen nach Möglichkeit und wenn verfügbar Amiodaron injiziert werden sollte.

Magnesium

Magnesium kann unter Umständen bei defibrillationsrefraktärem Kammerflimmern ebenfalls vorteilhaft sein. Seine routinemäßige Anwendung bei der CPR bringt offenbar keinen nachweisbaren Vorteil und wird daher nur bei Torsades-de-pointes-Kammertachykardien empfohlen. Bewiesen ist der Nutzen bei durch Hypomagnesiämie induzierten Herzrhythmusstörungen (European Resuscitation Council 2010 [5]). Daher kann innerklinisch eine Bestimmung des Magnesiumspiegels im Serum sinnvoll sein.

> **Merke**
>
> Amiodaron wird bei defibrillationsrefraktärem Kammerflimmern nach der 3. Defibrillation in einer Dosis von 300 mg intravenös appliziert (European Resuscitation Council 2010 [5]); ggf. Repetition mit 150 mg.

10.5.4 Natriumbikarbonat (Natriumhydrogenkarbonat)

Bisher konnte kein Vorteil durch die Injektion von Natriumbikarbonat gezeigt werden. Eine Verwendung von Natriumbikarbonat sollte im Rahmen der CPR daher nur bei exzessiver Hyperkaliämie, vorbestehender metabolischer Azidose oder bei Intoxikation mit trizyklischen Antidepressiva erwogen werden (European Resuscitation Council 2010 [5]).

10.5.5 Zusätzliche Medikamente

Atropin

Ein Nachweis eines Vorteils von Atropin zur totalen Vagolyse bei der Therapie einer Asystolie oder einer pulslosen elektrischen Aktivität mit Frequenzen unter 60/min konnte in klinischen Studien nie gezeigt werden und wird daher nicht mehr empfohlen.

Kalzium

Kalzium kann auf ein ischämisches Myokard toxisch wirken und sollte nur bei klarer Indikationsstellung wie Hypokalzämie, ausgeprägter Hyperkaliämie oder einer Überdosis von Kalziumantagonisten angewandt werden. Dann werden initial 10 ml Kalziumlösung 10 % (2,3 mmol Kalzium) appliziert, was auch wiederholt werden kann. Innerklinisch sollte der Kalziumspiegel im Serum kontrolliert werden.

Lipide

Bei einem durch eine Intoxikation mit Lokalanästhetika (oder anderen lipidlöslichen Substanzen) ausgelösten Kreislaufstillstand kann ein Patient von einer 20%igen Lipidlösung profitieren. Es wird zuerst ein intravenöser Bolus gegeben und dann eine Infusion mit 15 ml/kg/h gestartet. Es können bei ausbleibender Wirkung unter weiterlaufender Basisinfusion bis zu 3 Boli in 5-minütigen Abständen gegeben werden; die Maximaldosis beträgt 12 ml/kg 20 % Lipidlösung. Prospektive randomisierte Studien, die einen Überlebensvorteil belegen, stehen noch aus.

10.5.6 Prähospitale Fibrinolyse

Bei 50–70 % der CPR-Patienten ist ein Gefäßverschluss in Form eines akuten Myokardinfarkts, seltener auch einer fulminanten Lungenembolie Ursache des Kreislaufstillstands. Fibrinolytika bewirken eine Auflösung dieser gefäßverschließenden Thromben bzw. Emboli. Eine Vielzahl klinischer und experimenteller Daten weisen auf den möglichen Vorteil einer frühen Fibrinolyse in Bezug auf die mikrozirkulatorische Reperfusion, die Überlebensrate und die zerebrale Ischämietoleranz nach Kreislaufstillstand hin.

In der TROICA-Studie zeigte sich bei Patienten mit vermuteter kardialer Ursache des Kreislaufstillstands kein zusätzlicher positiver Effekt durch die Gabe von Tenecteplase bei prähospitaler Reanimation. Die wenigen in dieser Studie eingeschlossenen Patienten mit Lungenembolie überlebten allerdings nur, sofern sie fibrinolysiert wurden (nicht signifikant bei kleiner Fallzahl; Böttiger et al. 2008 [3]). Eine routinemäßige Applikation von Thrombolytika während der CPR ist somit – auch bei vermuteter kardialer Genese des Kreislaufstillstands – nicht indiziert. Bei vermuteter thrombotischer bzw. embolischer Genese eines Kreislaufstillstands kann eine Fibrinolyse erwogen werden. Eine Reanimation stellt per se keine Kontraindikation für eine Fibrinolyse dar.

> **Merke**
>
> Bei der Pulmonalarterienembolie kann die Fibrinolyse die Wirksamkeit der CPR verbessern. Die Reanimation sollte dann für mindestens 60–90 min weitergeführt werden.

10.6 Postreanimationsphase

10.6.1 Einstellen der Reanimationsmaßnahmen

Die Diagnose eines Hirntods kann während der CPR nicht gestellt werden.

> **Merke**
>
> Die Chancen, doch noch erfolgreich zu reanimieren, sind in der Regel dann gering, wenn auch nach 1-stündiger Reanimation keine spontane Aktivität zu erreichen ist, sondern lediglich eine elektrische Aktivität mit verlangsamten Kammerkomplexen resultiert oder ein Kammerflimmern mit ständigen Amplitudenverlusten anhält.

Die Vorhersage nicht erfolgreicher CPR-Versuche ist sehr komplex und daher sehr fehleranfällig. Deshalb kann hier keine allgemeingültige Entscheidungslinie angegeben werden. Die Einstellung des CPR-Versuchs ist eine individuelle Entscheidung des behandelnden Arztes, die aufgrund des initialen EKG-Rhythmus, ggf. der Durchführung von Laien-CPR, der Eintreffzeiten der Rettungskräfte, dem Reanimationsverlauf und auch der Berücksichtigung der bisherigen Lebensqualität des Patienten getroffen werden sollte. Ein Transport in eine Zielklinik unter laufender CPR, außer bei unterkühlten und ggf. im Einzelfall auch bei intoxikierten Patienten, ist meist sinnlos.

10.6.2 Allgemeine Intensivtherapie

In jedem Fall ist nach einer erfolgreichen CPR eine Intensivtherapie notwendig, um das bestmögliche Langzeitergebnis zu erreichen. Es gibt erste Hinweise darauf, dass eine Behandlung in einer Klinik mit großer Erfahrung im Bereich der Betreuung von CPR-Patienten und determinierten SOPs einen Überlebensvorteil bringen kann. Da von der Transportzeit ein solcher Einfluss derzeit nicht bekannt ist, könnte es daher sogar sinnvoll sein, Patienten nach CPR initial in entsprechende Zentren zu transportieren. Eine ausreichende Studienlage zu allgemeingültigen Empfehlungen ist allerdings derzeit noch nicht vorhanden.

Merke

Aufgrund der hohen Inzidenz der KHK unter CPR-Patienten ist eine schnellstmögliche Koronarintervention bei allen Patienten mit Anzeichen eines STEMI essenziell.

Da ST-Veränderungen nach CPR jedoch nur eingeschränkt verwertbar sind, sollte bei allen Patienten mit Verdacht auf eine KHK als Ursache des Kreislaufstillstands eine *Koronarintervention* erwogen werden. Eine Durchführung der PTCA unter milder therapeutischer Hypothermie scheint dabei sicher zu sein. Auch die zunehmende Bedeutung der PTCA nach CPR legt nahe, dass ein initialer Transport in ein Zentrum mit entsprechenden Kapazitäten sinnvoll sein könnte.

Allgemeine intensivmedizinische *Postreanimationsleitlinien* sind derzeit noch nicht vorhanden, sodass die Empfehlungen des Jahres 2010 häufig von anderen intensivmedizinischen Therapieschemata abgeleitet wurden (Blutglukose, Kreislauftherapie, Beatmung).

Die Patienten sind durch das sog. *Postreanimationssyndrom* gefährdet, also durch Hypotonie, Herzrhythmusstörungen, multiples Organversagen oder septische Inflammation. Im Sinne einer „early-goal-directed-therapy" gilt es, vergleichbar zur Sepsistherapie, nach einer Reanimation zuerst die Blutzirkulation zu stabilisieren, um die Sauerstoffversorgung peripherer Organe sicherzustellen.

Merke

Solange kein ausreichender Wachheitsgrad nach einer CPR erreicht ist, müssen die Patienten zur Sicherstellung einer ausreichenden Oxygenierung künstlich beatmet werden.

Zur Vermeidung einer Erhöhung des intrazerebralen Sauerstoffbedarfs sind Hyperthermien und Krampfanfälle umgehend zu therapieren.

Der Blutzuckerspiegel sollte kontrolliert werden; eine zu enge Einstellung birgt jedoch die Gefahr von Hypoglykämien. Ein Wert von über 180 mg/dl (10 mmol/dl) soll korrigiert werden. Nach erfolgreicher Reanimation soll der Sauerstoffanteil so tritriert werden, dass eine Sauerstoffsättigung von 94–98 % resultiert.

10.6.3 Therapeutische milde Hypothermie

▶ **Wirkung.** Eine Reduktion der Körpertemperatur führt u. a. auch über eine generelle Verlangsamung des Stoffwechsels der Hirnzelle nicht nur zu einer Herabsetzung des Glukose- und Sauerstoffverbrauchs, sondern auch zu einer verminderten Bildung freier Radikale. Diese reaktiven Sauerstoffverbindungen (Reactive Oxygen Species, ROS) führen über unspezifische Oxidationsvorgänge zu Zellschäden und spielen eine zentrale Rolle bei der Entstehung des postischämischen Reperfusionsschadens.

Außerdem inhibiert eine milde Hypothermie direkt die Aktivität apoptoseinduzierender Proteasen (Caspasen) und stabilisiert die Mitochondrienfunktion. Des Weiteren verzögert eine milde Hypothermie die reperfusionsbedingte Aktivierung von VEGF (Vascular endothelial Growth Factor) und damit indirekt die Freisetzung von zellmembranschädigendem Stickstoffmonoxid (NO; Popp et al. 2005 [11]).

Seit 1996 zeigten 3 prospektive, randomisierte Studien deutliche Vorteile für die nach einem Kreislaufstillstand durch Kammerflimmern und CPR mit milder Hypothermie therapierten Patienten (NNT von 6). Eine therapeutische Hypothermie ist wahrscheinlich ebenfalls bei Patienten mit initial nicht defibrillierbaren EKG-Rhythmen sinnvoll und wird deshalb empfohlen, auch wenn die Evidenz hierfür deutlich geringer ist.

▶ **Ziel.** Ziel ist es, den Patienten – am besten so schnell als möglich – nach Erlangen eines Spontankreislaufs, auf 32–34 °C Körperkerntemperatur zu kühlen. Dies kann z. B. über eine vom Notarzt infundierte Infusion von ca. 2 l 4 °C kalter Ringer-Lösung in Kombination mit einer Applikation von Kühlkissen geschehen.

Spätestens im Schockraum sollte mit den Kühlmaßnahmen begonnen werden. Dabei gilt, dass die Patienten generell analgosediert und ggf. auch muskelrelaxiert werden sollen, um ein körpereigenes Gegensteuern durch Kältezittern zu verhindern. Dies lässt sich insbesondere auch durch Pethidingabe unterstützen. Durch externe Kühlmethoden allein lässt sich auch bei Verwendung von Eispacks eine schnelle Kühlung nicht immer erreichen. Die Wiedererwärmung sollte mit maximal 0,25–0,5 °C/h sehr behutsam durchgeführt werden. Eine Hyperthermie ist im weiteren Verlauf unbedingt zu vermeiden.

Praxistipp

- Als ein effektives und einfach anzuwendendes sowie kostengünstiges Verfahren wird die Infusion von 30 ml/kgKG 4 °C kalter Vollelektrolytlösung über 30 min postuliert (Popp et al. 2005 [11]). In 1 h konnte so die Körpertemperatur um bis zu 3,5 °C gesenkt werden.
- Alternativ stehen innerklinisch spezielle Kühlkatheter mit entsprechenden Kühlgeräten zur Verfügung.

Merke

Bewusstlose erwachsene Patienten mit initialem Kammerflimmern sollten nach Wiederherstellung eines Spontankreislaufs für die folgenden 12–24 h auf eine Körperkerntemperatur von 32–34 °C abgekühlt werden. Auch entsprechende Patienten mit nicht defibrillierbaren initialen Rhythmen oder nach intrahospitalem Herz-Kreislauf-Stillstand können hiervon profitieren. Eine intensivmedizinische Überwachung mit strikter Kontrolle des Wasser- und Elektrolythaushalts sowie des Blutzuckerspiegels ist obligat. Die Hypothermie kann mit einer PTCA kombiniert werden.

10.6.4 Langzeitprognose

▶ **Neurologisches Defizit.** Eine Prognose nach einer CPR ist schwer zu stellen, da für jedes Prognoseverfahren eine Spezifität von 100 % zu fordern ist. Entscheidender Faktor für die oft unzureichende Erholung sind häufig die im Rahmen der Ganzkörperischämie und Reperfusion erlittenen Hirnschäden. Fehlen nach 3 Tagen bei komatösen Patienten noch jeglicher Pupillenreflex oder jegliche Schmerzantwort, ist die Prognose oft schlecht. Beidseitiges Fehlen der N_{20}-Komponente evozierter Potenziale über den N. medianus bei hypoxisch bedingten Komapatienten geht oft mit einer schlechten Prognose einher; allerdings ist der Einfluss therapeutischer Hyopthermie auf diesen Test nicht abschließend geklärt.

▶ **Serummarker.** Labortests wie die Bestimmung der neuronspezifischen Enolase (NSE) oder des Proteins S100-b geben letztlich nicht sicher genug Aufschluss über eine ggf. mangelnde Erholungsfähigkeit der Patienten. Bisher fehlen allerdings zuverlässige Trennwerte bezüglich der Prognose Tod und/oder vegetativer Status. Weiterhin gibt es bisher keine zuverlässigen Daten bezüglich des Einflusses milder therapeutischer Hyperthermie auf diese Parameter, was ihren Nutzen in der Praxis aufhebt. Ebenso gilt dies allgemein für EEG-Analysen bis zu 48 h nach der CPR. Daher gilt allgemein, die Entscheidung über die Einstellung der Intensivbemühungen nicht auf einzelne Prognosemarker zu stützen.

10.7 Reanimation von Kindern

Das primär kardiale Herzkreislaufversagen tritt beim Kind im Gegensatz zum Erwachsenen selten auf. Der Kreislaufstillstand im Kindesalter wird am häufigsten durch primär respiratorische Störungen ausgelöst, die zur Hypoxie und sekundär zum Stillstand des Herzens führen (Asphyxie). Die CPR wird deshalb hier mit 5 Beatmungen begonnen und erst im Anschluss werden Thoraxkompressionen durchgeführt. Da eine primär kardiale Ursache für einen Kreislaufstillstand bei Kindern unwahrscheinlich ist, sind hier primär immer externe Faktoren („4 H's und HITS") zumindest in Erwägung zu ziehen.

10.7.1 Freimachen der Atemwege – Fremdkörperaspiration beim Kind

Um die Atemwege beim Säugling freizumachen, muss lediglich das Kinn angehoben werden. Der Kopf darf keinesfalls maximal überstreckt werden. Bei einer Bolusverlegung sollte das noch bei Bewusstsein befindliche Kind, soweit möglich, zum Husten aufgefordert werden. Reichen die Hustenstöße nicht aus, werden Schläge auf den Rücken ausgeführt. Hierzu sollte das Kind mit leicht erniedrigtem Kopf in Bauchlage gehalten und dann sollten mit der flachen Hand kräftige Schläge zwischen die Schulterblätter ausgeführt werden. Auch Thoraxkompressionen, Schläge auf den Rücken im Wechsel mit Thoraxkompressionen oder Oberbauchkompressionen im Wechsel mit Thoraxkompressionen (nicht bei Kindern unter 1 Jahr: Verletzungsgefahr) können versucht werden. Die Entfernung von Fremdkörpern unterhalb der Glottis erfordert entsprechende Hilfsmittel.

10.7.2 Diagnose des Kreislaufstillstands

Beim Säugling ist der Karotispuls wegen des kurzen Halses schwer zu tasten. Es wird deshalb die Palpation der A. brachialis empfohlen. Alternativ kann bei größeren Kindern auch die A. femoralis palpiert werden. Dies setzt jedoch entsprechende Erfahrung und v. a. Übung voraus.

Merke

Neugeborene mit einer Herzfrequenz unter 60 Schlägen/min sind reanimationspflichtig.

Da die Pulskontrolle insbesondere bei kleinen Kindern auch für professionelle Helfer sehr schwierig sein kann, wird – um keine Zeit zu verlieren – auch diesen geraten, bei fehlenden Lebenszeichen sofort mit der CPR zu beginnen.

10.7.3 Beatmung

▶ **Mund-zu-Mund-und-Nase.** Sind keine Hilfsmittel vorhanden, erfolgt die Beatmung beim Säugling mittels Mund-zu-Mund-und-Nase-Beatmung, d.h., die Luft wird gleichzeitig in die Nase und in den Mund insuffliert.

Als Richtgröße für das Atemzugvolumen gilt die Faustregel: Atemzugvolumen (ml) = Körpermasse (kg) × 7.

Die Beatmungsfrequenz beträgt:
- für Neugeborene (Geburt bis 28. Tag) ca. 40/min,
- für Säuglinge (28. Tag bis 12 Monate) ca. 30–40/min,
- für Kleinkinder/Vorschulkinder (1.–6. Lebensjahr) ca. 20–30/min,
- für Schulkinder (6.–8. Lebensjahr) ca. 20/min.

▶ **Kinderintubation.** Ab der Pubertät gilt ein Kind nach den neuen CPR-Leitlinien als erwachsener Patient (European Resuscitation Council 2010[5]). Auch beim kindlichen Patienten ist die bestmögliche Sicherung der Atemwege mittels endotrachealer Intubation im Rahmen der CPR anzustreben. Für Helfer mit wenig Erfahrung in der Kinderintubation ist allerdings dabei zu bedenken, dass durch eine effektive Maske-Beutel-Beatmung eine schlechte Prognose – bedingt durch eine evtl. nicht erkannte ösophageale Fehlintubation – verhindert werden kann.

Insbesondere bei Kindern ist die Verifikation der Tubuslage oft schwierig, sodass die Intubation dem Geübten überlassen bleiben sollte. Blockbare Tuben werden als äquivalent zu den traditionell ungeblockten Kindertuben angesehen. Alternative Beatmungshilfen wie die Larynxmaske oder der Larynxtubus können laut den Leitlinien 2010 vom darin geübten Helfer angewandt werden; allerdings ist die Studienlage sehr eingeschränkt.

▶ **Asphyxie.** Da die häufigste Ursache des kindlichen Kreislaufstillstands die Asphyxie ist, beginnt die Kinderreanimation mit 5 Beatmungen, um die Alveolen initial mit Sauerstoff aufzusättigen. Nur bei bekannter kardialer Genese des Kreislaufstillstands und erhaltener Restfüllung der Lungen mit Sauerstoff beginnt die Reanimationssequenz mit initialen Kompressionen.

> **Merke**
>
> Ist der Helfer zu Reanimationsbeginn allein vor Ort, soll er deshalb initial mit der CPR beginnen, um die Minderversorgung des kindlichen Organismus mit Sauerstoff zu durchbrechen, und erst nach 1 Minute Reanimationsmaßnahmen Hilfe holen.

Während der Reanimation wird mit möglichst hohem Sauerstoffanteil beatmet; nach erfolgreicher Reanimation soll der Sauerstoffanteil so titriert werden, dass eine Sauerstoffsättigung von 94–98 % resultiert.

10.7.4 Thoraxkompressionen und Beatmung

▶ **Daumentechnik.** Bei Neugeborenen und Säuglingen wird die externe Herzdruckmassage mit der Daumentechnik (Hände des Helfers umfassen den Thorax, Fingerspitzen nach dorsal, Daumen liegen sternal) oder alternativ mit gestrecktem Zeige- und Mittelfinger (Ein-Helfer-Technik) durchgeführt. Der Druckpunkt liegt auf der unteren Sternumhälfte. Die Kompressionstiefe sollte ca. 1 Drittel des Thoraxdurchmessers betragen. Bei älteren Kindern kann eine einhändige Herzdruckmassage oder eine vorsichtige Herzdruckmassage wie beim Erwachsenen durchgeführt werden.

▶ **Anzahl der Kompressionen.** Kinder werden gemäß der Leitlinien des Jahres 2010 von Laienhelfern und professionellen Helfern, die allein vor Ort sind, ebenfalls im Verhältnis 30 Kompressionen zu 2 Beatmungen reanimiert. Damit soll der Ersthelfer nicht durch unterschiedliche Lehraussagen zu Erwachsenen und Kindern verwirrt werden. Professionelle Helfer sollten, sofern sie nicht allein vor Ort sind, im Verhältnis 15 Kompressionen zu 2 Beatmungen reanimieren. Die Kompressionsfrequenz beträgt ebenfalls 100 (bis max. 120) / min. Beim nicht intubierten Kind sollten die Kompressionspausen, in denen ventiliert wird, maximal 1,5 s lang sein.

> **Merke**
>
> Bis zu 1 Jahr gelten Kinder als Säuglinge, ab der Pubertät als Erwachsene. Entscheidend für das Vorgehen in der Praxis ist das durch den Helfer geschätzte Alter. Bestehen darüber Zweifel, werden Kinder unter entsprechender Reduktion der Beatmungsvolumina und einer Thoraxkompressionstiefe von 1 Drittel des Thoraxdurchmessers nach den Erwachsenenschemata (30:2) reanimiert.

10.7.5 Intraossärer Zugang

Der intraossäre Zugang (i.o.) stellt eine einfache, komplikationsarme und schnelle Alternative zum intravenösen Zugang dar und kann selbst mit minimalem Trainingsaufwand in weniger als 30 s gelegt werden. Es können sowohl Notfallmedikamente als auch Infusionslösungen intraossär appliziert werden. Aus diesem Grund hat sich diese Applikationsmethode v.a. beim Kindernotfall durchgesetzt und wird weltweit empfohlen und gelehrt.

> **Praxistipp**
>
> Spätestens nach 90 s oder nach 3 fehlgeschlagenen Venenpunktionsversuchen sollte auf die intraossäre Methode zurückgegriffen werden. Der endotracheale Zugang wird nicht mehr empfohlen.

10.7.6 Medikamente bei der Kinderreanimation

Als Vasopressor der Wahl steht Adrenalin in einer Standarddosis von 0,01 mg/kgKG i.v. oder i.o. zur Verfügung. Der Einsatz von Vasopressin ist für allgemeingültige Empfehlungen hier bisher zu wenig validiert. Bei defibrillationsrefraktärem Kammerflimmern kann Amiodaron eingesetzt werden (nach dem 3. Schock 5 mg/kgKG in Kombination mit Adrenalin). Der Einsatz von Magnesium bei weiterhin bestehendem Kammerflimmern ist nicht ausreichend validiert. Bei Torsade de pointes und Hypomagnesiämie ist Magnesium das Mittel der Wahl. Natriumbikarbonat und Atropin werden nicht empfohlen.

▶ **Defibrillation.** Kinder werden gemäß den Leitlinien 2010 sowohl monophasisch als auch biphasisch mit 4 J/kgKG defibrilliert. Gemäß dem Erwachsenenalgorithmus erfolgt nur jeweils ein Schock mit sofort wieder aufgenommenen Thoraxkompressionen. Erst nach 2 min folgen die nächste EKG-Analyse und ggf. eine weitere Defibrillation. AEDs werden für Kinder unter 1 Jahr nicht empfohlen. Bis zur Pubertät sollten ein spezieller Kindermodus und kleinere Elektroden gewählt werden.

10.7.7 Hypothermie

Eine milde therapeutische Hypothermie von 32–34 °C über 12–24 h wird bei Kindern im Gegensatz zu Neugeborenen (Kap. 34) und Erwachsenen weder empfohlen noch abgelehnt, da die Datenlage unzureichend ist. Die CPR-Leitlinien erwähnen nur, dass ein anhaltend komatöses Kind von einer Kühlung auf 32–34 °C für mindestens 24 h profitieren kann. In jedem Fall soll eine häufig nach Reanimation auftretende Hyperthermie vermieden werden.

> **Kernaussagen**
>
> **Pathophysiologie des Kreislaufstillstands**
> Beim Erwachsenen ist der Kreislaufstillstand zumeist kardial bedingt.
>
> **Basismaßnahmen (Basic Life Support)**
> Laien führen bei allen bewusstlosen Patienten mit „anormaler" (Schnapp-) oder fehlender Atmung eine CPR durch.
>
> Auf 30 Thoraxkompressionen mit einer Frequenz von 100/min folgen bei ungesichertem Atemweg 2 Beatmungen. Eine Hyperventilation ist zu vermeiden, ein möglichst hoher Sauerstoffanteil im Beatmungsgas ist anzustreben.
>
> Ziel ist die ununterbrochene Durchführung technisch korrekter Thoraxkompressionen zur Aufrechterhaltung eines Ersatzkreislaufs.
>
> Steht (kundigen) Laien ein automatischer externer Defibrillator zur Verfügung, wird schnellstmöglich defibrilliert.
>
> **Erweiterte Reanimationsmaßnahmen**
> Auch bei den erweiterten Maßnahmen muss für eine ununterbrochene Basis-CPR gesorgt werden.
>
> Nach Sicherung der Atemwege wird mit einer Frequenz von 10 Beatmungen/min nicht synchron zu den ununterbrochenen Thoraxkompressionen ventiliert.
>
> **EKG-Analyse und Defibrillation**
> Ergibt sich in der EKG-Analyse ein Kammerflimmern, so wird sobald möglich biphasisch einmalig mit 150–200 Joule defibrilliert (je nach Gerät; monophasisch immer mit 360 J, teilweise auch biphasisch bis 360 J).
>
> Danach wird die CPR sofort fortgesetzt; erst bei der nächsten EKG-Analyse nach 2 min erfolgt bei Änderung des EKG-Bildes eine Pulskontrolle, bei persistierendem Kammerflimmern erneut eine Defibrillation.
>
> **Medikamente bei der CPR**
> 1 mg Adrenalin wird bei defibrillierbaren Rhythmen erstmalig nach der 3. frustranen Defibrillation in Kombination mit 300 mg Amiodaron intravenös appliziert. Bei fehlendem CPR-Erfolg wird die Adrenalindosis alle 3–5 min wiederholt (einmalige Repetition von 150 mg Amiodaron möglich).
>
> Bei nicht defibrillierbaren EKG-Rhythmen wird Adrenalin injiziert, sobald ein Zugangsweg intravenös oder intraossär besteht.
>
> Bei Verdacht auf eine Pulmonalembolie kann eine Fibrinolyse durchgeführt werden.
>
> Lipid Resuscitation kann bei Verdacht auf eine Intoxikation mit Lokalanästhetika durchgeführt werden.
>
> **Postreanimationsphase**
> Alle initial überlebenden CPR-Patienten werden intensivmedizinisch betreut.
>
> Eine überaus effektive Innovation für bewusstlose Patienten ist die milde therapeutische Hypothermie mit 32–34 °C für 12–24 h (NNT = 6).

Reanimation von Kindern

Im Vordergrund steht bei Kindern die asphyktische Genese des Kreislaufstillstands; dementsprechend beginnt die Reanimationssequenz bei Kindern mit 5 Beatmungen.

Kinder werden von Laien oder einzelnen professionellen Helfern ebenfalls im Verhältnis 30 Thoraxkompressionen zu 2 Beatmungen reanimiert.

Professionelle Teams reanimieren Kinder mit erhöhter Beatmungsfrequenz: 15 Thoraxkompressionen zu 2 Beatmungen.

Literatur

Referenzen

[1] **Aufderheide** TP, Frascone RJ, Wayne MA et al. Standard cardiopulmonary resuscitation versus active compression-decompression cardiopulmonary resuscitation with augmentation of negative intrathoracic pressure for out-of-hospital cardiac arrest: a randomised trial. Lancet 2011; 377: 301–311
[2] **Aung** K, Htay T. Vasopressin for cardiac arrest: a systematic review and meta-analysis. Arch Intern Med 2005; 165: 17–24
[3] **Böttiger** BW, Arntz HR, Chamberlain DA et al. Thrombolysis during resuscitation for out-of-hospital cardiac arrest. N Engl J Med 2008; 359: 2651–2662
[4] **Eberle** B, Dick WF, Schneider T et al. Checking the carotid pulse check: diagnostic accuracy of first responders in patients with and without a pulse. Resuscitation 1996; 33(2): 107–116
[5] **European Resuscitation Council**. 2010 International Consensus on Cardiopulmonary Resuscitation and Emergency Care Science with Treatment Recommendations. Resuscitation 2010; 81(S1): e1–e332
[6] **Ewy** GA, Kern KB. Recent advances in cardiopulmonary resuscitation: cardiocerebral resuscitation. J Am Coll Cardiol 2009; 53(2): 149–157
[7] **Lafuente-Lafuente** C, Melero-Bascones M. Active chest compression-decompression for cardiopulmonary resuscitation. Cochrane Database 2004; Syst Rev: CD002751
[8] **Mentzelopoulos** SD, Zakynthinos SG, Tzoufi M et al. Vasopressin, epinephrine, and corticosteroids for in-hospital cardiac arrest. Arch Intern Med 2009; 169: 15–24
[9] **Nolan** J, Soar J, Wenzel J, Paal P. Cardiopulmonary resuscitation and management of cardiac arrest. Nature Review Cardiology 2012; 9: 499–511
[10] **Peberdy** MA, Ornato JP, Larkin GL et al., National Registry of Cardiopulmonary Resuscitation Investigators. Survival from in-hospital cardiac arrest during nights and weekends. JAMA 2008; 299(7): 785--792
[11] **Popp** E, Sterz F, Böttiger BW. Therapeutische milde Hypothermie nach Herz-Kreislauf-Stillstand. Anaesthesist 2005; 54: 96–104
[12] **Wenzel** V, Idris AH, Dörges V et al. The respiratory system during resuscitation: a review of the history, risk of infection during assisted ventilation, respiratory mechanics, and ventilation strategies for patients with an unprotected airway. Resuscitation 2001; 49: 23–34
[13] **Wenzel** V, Russo SG, Arntz HR et al. Kommentar zu den Leitlinien 2010 zur kardiopulmonalen Reanimation des European Resuscitation Council. Anaesthesist 2010; 59: 1105–1123
[14] **Wik** L, Kramer-Johansen J, Myklebust H et al. Quality of cardiopulmonary resuscitation during out-of-hospital cardiac arrest. JAMA 2005; 293: 299–304

11 Todesfeststellung und Leichenschau

W. Eisenmenger, O. Peschel

11.1 Begriffsbestimmung und Aufgabe der Leichenschau

Definition
Der leblose menschliche Körper wird bis zur verwesungsbedingten Aufhebung des Zusammenhangs seiner einzelnen Teile als Leiche bezeichnet.

Das fortdauernde allgemeine Persönlichkeitsrecht des Verstorbenen und das Totensorgerecht der Angehörigen verlangen einen besonderen Umgang mit dem Leichnam, nämlich seine Bestattung. Voraussetzung für die Bestattung ist die ärztliche Leichenschau. Die Aufgaben und Ziele der Leichenschau sind in ▶ Tab. 11.1 dargestellt.

11.2 Gesetzliche Regelungen

11.2.1 Veranlassung und Auftrag

In der Bundesrepublik Deutschland ist das Bestattungswesen auf *Länderebene* geregelt. Dies bedeutet, dass 16 verschiedene *Bestattungsgesetze und Verordnungen* existieren. Sie weichen zum Teil erheblich voneinander ab. Jeder Arzt muss sich deshalb über das Bestattungsgesetz des Bundeslandes, in dem er tätig ist, informieren (die meisten Landesärztekammern bieten über ihre Homepages entsprechende Links an).

▶ **Begriffsdefinitionen.** Allgemein wird unter Leichnam der Körper eines toten Menschen verstanden, bevor die verwesungsbedingte Dekomposition bis zur Skelettierung fortgeschritten ist. Besonderheiten bietet allerdings die Geburtssituation. Das *bundeseinheitliche Personenstandsgesetz* unterscheidet zwischen lebend und tot zur Welt gekommenen Kindern, wobei bei Letzteren eine gewichtsbezogene Unterteilung in Fehlgeburt und Totgeburt vorgenommen wird.

Eine totgeborene Leibesfrucht oder ein während der Geburt verstorbenes Kind mit einem Gewicht unter 500 g gilt als *Fehlgeburt*, erlangt nicht den Charakter einer Person, wird nicht in das Personenstandsregister eingetragen und kann sowohl bestattet wie auch „schicklich beseitigt" werden. Bei einem *totgeborenen Kind* von mindestens 500 g Gewicht (Totgeburt) wie auch bei jeder Lebendgeburt (zumindest eines der folgender Kriterien ist gegeben: Herz- bzw. Pulsschlag, Atmung, Pulsation der Nabelschnur), unabhängig von deren Geburtsgewicht, ist dagegen der Charakter einer menschlichen Person erfüllt. Sie muss in das Personenstandsregister eingetragen und der Tod und seine Umstände müssen durch eine Leichenschau festgelegt werden. Danach hat eine Bestattung zu erfolgen.

▶ **Leichenschau.** Die Leichenschau *muss durch Dritte veranlasst* werden. Die Bestattungsgesetze verpflichten hierfür in erster Linie die nächsten Angehörigen, etwaige Personensorgeberechtigte, leitende Ärzte in Krankenhäusern und Entbindungsheimen, Leiter von Pflegeheimen, Altenheimen usw., Schiffsführer und subsidiär die Polizei. Auch Personen, die beim Tod zugegen waren oder eine Leiche gefunden haben, werden in einigen Gesetzen ge-

Tab. 11.1 Aufgaben und Ziele der Leichenschau.

Aufgaben	Ziele
Sichere Todesfeststellung	• Vermeidung von Scheintodesfällen • Voraussetzung für bestimmte Organexplantationen
Aufdeckung nicht natürlicher Todesfälle, insbesondere strafbarer Handlungen	• Abgrenzung der Todesarten: natürlich – nicht natürlich • Feststellung vorsätzlicher und fahrlässiger Tötungen • Einschaltung der Polizei bzw. der Strafverfolgungsbehörden bereits bei Anhalt für nicht natürlichen Tod
Seuchenprophylaxe	• Feststellung übertragbarer Krankheiten
Beschaffung von Grundlagen zur Todesursachenstatistik	• Epidemiologie der Todesursachen • Voraussetzungen für Gesundheitsprophylaxe • Grundlagen der Gesundheitspolitik
Sicherung postmortaler Leistungsansprüche	• Tod durch Berufskrankheit • Unfalltod in der gesetzlichen und privaten Versicherung • Kausalitätsnachweis bei Spätfolgen

nannt. Insbesondere bei Notfalleinsätzen außerhalb von Wohnungen bzw. in Heimen, Lagern oder Sammelunterkünften sollte ein Arzt, der zur Leichenschau aufgefordert wird, die Rechtsposition des Auftraggebers klären, um spätere Kostenstreitigkeiten zu vermeiden.

11.2.2 Berechtigung und Verpflichtung zur Leichenschau

▶ **Berechtigung zur Leichenschau.** Bundesweit gilt, dass die *Leichenschau eine ärztliche Aufgabe* ist. Demnach ist jeder Arzt, unabhängig von einer eventuellen Fort- oder Weiterbildung, zur Durchführung der Leichenschau berechtigt.

Eine *Ausnahmeregelung* von der ärztlichen Leichenschau ist im Bestattungsgesetz Schleswig-Holsteins verankert: Auf verkehrsmäßig schlecht erreichbaren Inseln, auf denen kein Arzt ansässig ist, darf auch eine andere geeignete Person die Leichenschau durchführen und den Leichenschauschein ausstellen.

▶ **Verpflichtung zur Leichenschau.** Sehr viel divergenter sind die gesetzlichen Regelungen bezüglich der Verpflichtung zur Leichenschau (detaillierte Angabe dazu sind den jeweils aktuellen Bestattungsgesetzen der einzelnen Bundesländer zu entnehmen). Soweit die Bestattungsgesetze im konkrete Fall auch den Arzt verpflichten, der sich in der Funktion als Not[dienst]arzt beim gerade verstorbenen Patenten befindet, könnte es zu einer Pflichtenkollision (Notarztdienst vs. Pflicht zur Leichenschau) kommen. Deshalb existiert in den meisten Bundesländern mittlerweile eine sog. „Vorläufige Todesbescheinigung" (nur für Not[dienst]ärzte), die im Wesentlichen einer formellen Todesfeststellung entspricht. Die vollständige Leichenschau muss dann ein anderer Arzt vornehmen.

> **Merke**
> Im Zweifelsfall hat die Akutbehandlung eines Patienten Vorrang gegenüber der Leichenschau.

11.2.3 Zeitliche Disposition

Bei der gesetzlichen Regelung der zeitlichen Disposition zur Durchführung der Leichenschau mussten widerstreitende Interessen Berücksichtigung finden. Während die Feststellung des eingetretenen Todes mittels der sog. sicheren Todeszeichen verlangt, dass die zur Ausprägung Letzterer erforderliche Zeit verstreicht, erfordert die Aussicht auf erfolgreiche Reanimation den ärztlichen Einsatz so rasch wie möglich.

▶ **Unverzügliche Leichenschau.** Mit zunehmender Effizienz der notärztlichen Reanimation hat der Gesetzgeber folgerichtig die Interessenkollision so entschieden, dass dem *sofortigen Erscheinen* eines Arztes bei einer leblosen Person der Vorrang eingeräumt wurde. Daher verlangen nun fast alle Bestattungsgesetze, dass die Leichenschau *unverzüglich nach Auftragserteilung* durchgeführt wird. Lediglich einzelne Ländergesetze geben noch zusätzliche zeitliche Rahmenbedingungen vor (z. B. unverzüglich, spätestens jedoch innerhalb 6–24 h).

> **Merke**
> Unverzüglich ist juristisch definiert als „ohne schuldhaftes Zögern". Schuldhaft wäre ein Zögern nicht, wenn eine andere wichtige ärztliche Aufgabe konkurrierend wahrgenommen wird. Hierzu zählt insbesondere die Behandlung von Lebenden, speziell in Notfällen. Private Angelegenheiten haben dagegen zurückzustehen.

▶ **Nachtzeit.** Es fehlen weitgehend konkrete Regelungen zur Durchführung einer Leichenschau *zur Nachtzeit*. Zur sicheren Vermeidung juristischer Sanktionen empfiehlt sich auch in einem solchen Fall die unverzügliche Durchführung.

11.2.4 Sonderrechte

Die hier genannten Berechtigungen finden sich in nahezu allen Ländergesetzen.

▶ **Betretungsrecht.** Um eine Leichenschau durchführen zu können, bedarf es der direkten Inaugenscheinnahme und Untersuchung des Leichnams. Dies impliziert, dass der Leichenschauer *freien Zutritt* zu jeder Örtlichkeit haben muss, an der sich eine Leiche befindet (Einschränkung des Grundrechts der Unverletzlichkeit der Wohnung).

▶ **Auskunftsrecht.** Eine qualitätsgerechte Leichenschau erfordert die Einholung von Auskünften zur medizinischen Vorgeschichte. Ein behandelnder Arzt eines nunmehr verstorbenen Patienten kann sich gegenüber dem Leichenschauer nicht auf die *Schweigepflicht* nach § 203 Strafgesetzbuch (StGB) oder ein Schweigerecht berufen. Auf der anderen Seite unterliegen die Erkenntnisse des Leichenschauers, soweit sie nicht durch Meldepflichten den zuständigen Behörden zur Kenntnis gebracht werden müssen, der Schweigepflicht. Auch wenn aus dem Gesetzestext des § 203 StGB nicht ausdrücklich hervorgeht, dass Geheimnisse, die nach dem Tode eines Menschen dem Arzt bekannt geworden sind, der Schweigepflicht unterliegen, ist aus dem fortwirkenden Persönlichkeitsrecht des Menschen abzuleiten, dass ein solches Geheimnis ebenfalls geschützt werden muss.

11.2.5 Sonderpflichten

Meldepflichten

Das Personenstandsgesetz verpflichtet den Leichenschauer zur Mitteilung des eingetretenen Todes. Insofern muss die Schweigepflicht durchbrochen werden.

Um der Aufgabe gerecht zu werden, *strafbare Handlungen* ggf. erkennen und verfolgen zu können, muss die zuständige Behörde Kenntnis davon haben, dass eine solche Möglichkeit überhaupt in Betracht kommt. Deswegen sehen alle Bestattungsgesetze die *Pflicht zur Verständigung der Polizei* dann vor, wenn *Anhaltspunkte für nicht natürlichen Tod* bestehen, ebenso überwiegend bei *nicht geklärter Todesart* und bei *nicht bekannter Identität* eines Toten.

> **Merke**
>
> Soweit die Leichenschauscheine der Bundesländer bei Festlegung der Todesart die Rubrik *„nicht aufgeklärt bzw. ungeklärt"* enthalten, wird teilweise auch hier expressis verbis die Einschaltung der Polizei verlangt. Es empfiehlt sich grundsätzlich, in diesem Fall die Polizei zu verständigen.

Da die Leichenschau auch der *Seuchenprophylaxe* dient, verlangen praktisch alle Bestattungsgesetze über das als Leichenschauschein verwendete Formular die Angabe, ob der Verstorbene unter einer ansteckenden Krankheit im Sinne des Infektionsschutzgesetzes gelitten hat. Unabhängig davon verlangt das Infektionsschutzgesetz eine Mitteilung über den Tod an dort im Einzelnen aufgeführten Erkrankungen.

11.2.6 Sanktionen

Die Bestattungsgesetze und -verordnungen enthalten Strafandrohungen. Juristisch sind diese als *Ordnungswidrigkeiten* eingestuft und werden mit Geldbußen geahndet. Schließlich ist der Arzt bei Ausübung seines Berufs durch die *Berufsordnung* zur Sorgfalt verpflichtet. Dies betrifft auch die Durchführung der Leichenschau. Somit ist bei Verletzung der Sorgfaltspflicht auch eine berufsgerichtliche Ahndung möglich.

> **Merke**
>
> Unabhängig von den Sanktionen in den Bestattungsgesetzen können *Straftatbestände des Strafgesetzbuches* durch Falschangaben bei der Leichenschau verwirklicht sein, z. B. Beihilfe zu Tötungsdelikten durch vorsätzlich falsche Angaben.

> **Merke**
>
> Der Leichenschauer hat also sehr wohl zu überlegen, welche Mitteilungen er über die Erkenntnisse, die er bei einer Leichenschau gewonnen hat, im Gespräch mit Angehörigen, Kollegen oder Behörden weitergibt.

Veränderungsverbot

Grundsätzlich darf eine Leiche vor Durchführung der Leichenschau nicht eingesargt oder in Räume verbracht werden, die zur Aufbewahrung von Leichen bestimmt sind (Ausnahmeregelungen für Krankenhäuser und Entbindungsheime).

▶ **Spezielles Veränderungsverbot.** Der Leichenschauer muss die Möglichkeit haben, sich ein Bild von der unveränderten Auffindungssituation eines Verstorbenen zu machen. Ein spezielles Veränderungsverbot bezieht sich auf Todesfälle, bei denen Anhaltspunkte für einen nicht natürlichen Tod bestehen, oder bei unbekannten Personen. Hier dürfen Dritte bis zum Eintreffen des Leichenschauers nur Veränderungen vornehmen, die aus Gründen der öffentlichen Sicherheit zwingend erforderlich sind bzw. der Reanimation dienen. Spuren, die zur kriminalistischen Klärung eines Falles wichtig sind, dürfen nur unter dem Aspekt der unbedingten Notwendigkeit verändert werden.

▶ **Beschränkung der ärztlichen Maßnahmen.** Speziell für den Notarzt ergibt sich insofern eine gewisse Beschränkung seiner Maßnahmen, soweit diese nicht medizinisch unbedingt erforderlich sind. So sollte z. B. beim Zerschneiden der Kleidung, um den Brustkorb freizulegen, nicht wahllos diese an verschiedensten Stellen durchtrennt oder aufgerissen werden, sondern eine *selbstgewählte Regelhaftigkeit* angewandt werden, die es erlaubt, nachträglich noch die eigene Schnittführung von z. B. deliktbezogenen Beschädigungsspuren zu trennen.

▶ **Beweissicherung.** Die Tätigkeit des Leichenschauers unterliegt bei den genannten Voraussetzungen den spezifischen Belangen der Beweissicherung. Auch hier dürfen und sollen nur Veränderungen an der Leiche vorgenommen werden, die für die ordnungsgemäße Leichenschau unabdingbar notwendig sind (s.u.). Die Abnahme eines Strangulationswerkzeugs vor Erscheinen der Polizei bei offensichtlich länger zurückliegendem Todeseintritt ist hierbei ebenso ein Fehler wie das Herausziehen eines Stichwerkzeugs aus einer Wunde oder das Säubern der Körperoberfläche von Anhaftungen von Blut oder Sekreten.

11.3 Praktische Durchführung

11.3.1 Todesfeststellung

Es existieren verschiedene *Todesbegriffe*:
- klinischer Tod,
- endgültiger Tod,
- Hirntod,
- Scheintod.

Im Regelfall steht am Anfang der Todesdiagnose die Feststellung des *klinischen Todes* (definiert als Sistieren von Herztätigkeit, Kreislauf und Atmung, gleichzeitig oft weite und lichtstarre Pupillen, Tonusverlust und Reflexlosigkeit). Wird innerhalb einer bestimmten Zeit, die durch die Reanimationszeit des Gehirns bestimmt wird, der Herz- und Atemstillstand nicht behoben, kommt es zum *endgültigen Tod*. Damit werden Stillstand von Herz und Atmung irreversibel und es treten die *sicheren Todeszeichen* auf.

Als *sichere Todeszeichen* gelten
- Totenflecke (Livores),
- Totenstarre (Rigor),
- Fäulnis,
- nicht mit dem Leben zu vereinbarende Verletzungen.

▶ **Totenflecke.** Totenflecke entstehen durch die hypostatische Absenkung des Blutes im Gefäßsystem. Sie bilden sich demnach lagerungsabhängig an den tiefstgelegenen Partien des Körpers. Sie manifestieren sich zunächst als schwache, livide, fleckige Verfärbungen, an der in Rückenlage befindlichen Leiche zumeist zuerst an den seitlich-rückwärtigen Halspartien. Sie treten ab ca. 20–30 min nach dem Kreislaufstillstand auf (nach Reanimation ggf. deutlich später). Im Verlauf der nächsten 4–6 h *konfluieren* die fleckigen Verfärbungsbezirke und *werden flächenhaft*, wobei schon geringster Auflagedruck auf die Haut, z. B. durch Kleiderfalten, die Ausbildung verhindern kann. Innerhalb der ersten 6–8 h postmortal sind die Totenflecke vollständig umzulagern, danach nur noch unvollständig. *Wegdrückbar* mit leichtem Druck sind sie innerhalb von ca. 12 h, danach bedarf es zunehmenden Druckes. Immerhin gelingt es auch nach Tagen mit einer Pinzette oder einem Fingernagel, an umschriebener Stelle die Totenflecke kurzzeitig zum Verschwinden zu bringen.

Die *Geschwindigkeit des Auftretens* wie auch die *Intensität der Ausprägung* hängt vom Blutgehalt des Körpers ab. Bei tödlichen Blutverlusten können sie fast fehlen. Die typische *Farbe* ist bläulich violett. Sie wird durch den Sauerstoffgehalt der Erythrozyten festgelegt, der seinerseits die Farbe des Blutes bestimmt. Da bei Kälte die Sauerstoffbindungskapazität der Erythrozyten steigt, sind Totenflecken in kalter Umgebung heller rot. Bei Kohlenmonoxidvergiftung sind sie hellrot, wobei im Unterschied zu Kältetotenflecken alle Bereiche gleichfarbig und mehr leuchtend rot sind.

▶ **Totenstarre.** Die Totenstarre ist Folge des Zerfalls energiereicher Phosphate und von Glykogen in der Muskulatur. Damit fehlt die biochemische Energie für die Lösung der Vernetzung der Muskelfilamente. In der Regel bildet sich die Starre von kopf- nach fußwärts aus (sog. Nysten-Regel). Sie beginnt ca. 2 h postmortal an der Kaumuskulatur, bei Zimmertemperatur liegt eine vollständige Starre nach ca. 8–10 h vor. Höhere Temperaturen beschleunigen den Eintritt, tiefe verlangsamen ihn. Bei erheblichem Energieverbrauch umschriebener Muskelgruppen vor dem Tode kann es zu Abweichungen in der Reihenfolge des Auftretens kommen („Jogger-Starre"). Durch autolytischen Zerfall der Muskulatur löst sich die Starre wieder (dieser Vorgang ist damit extrem temperaturabhängig). Die Lösung setzt bei Zimmertemperatur durchschnittlich nach 48–72 h ein und führt zur vollständigen Lösung nach ca. 100–150 h. In der Frühphase kann die Totenstarre, die gewaltsam an einem Gelenk gebrochen wurde, wiederkehren. Dieses Phänomen ist bis zu ca. 7–8 h postmortal zu beobachten.

▶ **Autolyse und Fäulnis.** Autolyse und Fäulnis sind Zerfallserscheinungen der Körperzellen, entweder durch körpereigene Fermente oder durch Bakterieneinfluss. Beispiele für Autolyse sind die Ablösung oberster Hautschichten bzw. die Hämolyse. Beispiele für Fäulnis sind die Grünverfärbung der Haut oder das sog. durchschlagende Venennetz. Die früheste Grünverfärbung der Haut wird zumeist nach 1–2 Tagen am Unterbauch rechts über dem Zökum beobachtet, wegen der Nähe der dort zahlreich vorhandenen Bakterien zur Bauchdecke. Ursache ist die Bildung von Schwefel-Eiweiß-Verbindungen. Auch Autolyse bzw. Fäulnis sind stark temperaturabhängige Prozesse.

▶ **Nicht mit dem Leben vereinbare Verletzung.** In vielen Bestattungsgesetzen und Todesbescheinigungen wird heute auch die nicht mit dem Leben vereinbare Verletzung (z. B. Dekapitation) wie die sicheren Todeszeichen als Kriterium für den irreversiblen Todeseintritt anerkannt.

▶ **Scheintod.** Ein immer wieder auftretendes Problem bei der Todesfeststellung bilden sog. *Scheintodfälle*.

Bei ihnen ist, vergleichbar dem Winterschlaf mancher Tiere, die Funktion lebenswichtiger Organe so gedrosselt, dass eine *Vita minima* resultiert. Herzschlag und Atemtätigkeit sind dann ohne technische Hilfsmittel nicht feststellbar. Wichtig ist, die Ursachen des Scheintodes zu kennen und auf deren mögliches Vorliegen zu achten. Typisch sind Betroffene mit Intoxikationen in Verbindung mit Auskühlung, aber auch Stoffwechselkomata u. Ä. Bei leichtfertiger Feststellung des Todes trotz Vorliegen eines Scheintods kann der Vorwurf einer Tötung durch Unterlassung in Betracht kommen. So wurde gegen einen Leichenschauer wegen Tötung durch Unterlassung ermittelt, der einen kollabierten Patienten für tot erklärt und sich geweigert hatte, Reanimationsversuche durchzuführen, obwohl anwesende Sanitäter ihn zur Reanimation aufgefordert hatten und nach seinem Weggehen eine solche auch vorübergehend erfolgreich durchgeführt hatten, wenn auch schließlich ohne dauerhaften Erfolg.

> **Merke**
>
> Um Scheintodesfälle sicher auszuschließen, ist nur die Todesfeststellung unter Beobachtung mindestens eines sicheren Todeszeichens geeignet!

11.3.2 Todesart

Die Festlegung der Todesart ist deshalb von größter Bedeutung, weil damit darüber entschieden wird, ob die Ermittlungsbehörden vom Todesfall unterrichtet werden müssen oder nach der ärztlichen Leichenschau keinerlei weitere Untersuchungen oder Feststellungen mehr vorgenommen bzw. erhoben werden.

Aufgrund gesetzlicher Vorgaben ist der *natürliche Tod* vom *nicht natürlichen Tod* zu unterscheiden. Die meisten Bundesländer haben in ihrem Leichenschauschein darüber hinaus eine 3. Kategorie geschaffen: *nicht aufgeklärte Todesart*. § 159 der Strafprozessordnung (StPO) verlangt die Einschaltung der Staatsanwaltschaft bei Vorliegen eines nicht natürlichen Todes oder bei Auffinden einer unbekannten Leiche. Was unter nicht natürlichem Tod zu verstehen ist, wird allerdings nicht definiert.

▶ **Nicht natürlicher Tod.** Eine einheitliche gesetzliche Definition des nicht natürlichen Todes liegt nicht vor! In Bayern gilt die Todesart per Gesetz als nicht natürlich, wenn ein Tod durch Selbstmord, Unfall, strafbare Handlung – oder sonst durch Einwirkung von außen herbeigeführt – vorliegt.

Es ist in diesem Zusammenhang hervorzuheben, dass die Frage eines etwaigen Verschuldens für die Definition ohne Bedeutung ist, was speziell bei Todesfällen in unmittelbarem Zusammenhang mit ärztlichen Behandlungsmaßnahmen häufig missverstanden wird. Eine Asystolie bei Koronarangiografie ist in der Regel ein durch Einwirkung von außen herbeigeführter Tod und damit nicht natürlich, ohne dass dabei den Arzt ein Verschulden treffen muss bzw. trifft. Dieser Umstand führt regelmäßig zu Missverständnissen zwischen Leichenschauer und Polizei, die explizit nach einem Fremdverschulden fragt und häufig die rechtlichen Anforderungen an den Leichenschauer unberücksichtigt lässt.

Wichtig ist auch, dass „Hinweise" ausreichen, um einen nicht natürlichen Tod zu bescheinigen – dieser muss also keineswegs sicher oder bewiesen sein. Allein die Möglichkeit, dass auch ein natürlicher Tod in Betracht kommt, ist kein Kriterium gegen die Attestierung eines nicht natürlichen Todes. Die Verdachtsschwelle für die Bescheinigung eines nicht natürlichen Todes ist relativ niedrig anzusetzen (ggf. ausreichend schon der plötzliche Tod eines jungen Menschen ohne sonstige äußere Hinweise).

▶ **Natürlicher Tod.** Auch für den natürlichen Tod existiert keine einheitliche gesetzliche Definition. Nach der rechtsmedizinischen Definition liegt ein natürlicher Tod vor, wenn
- eine Person an einer bestimmt zu bezeichnenden Krankheit,
- aus innerer Ursache verstorben ist,
- derentwegen die Person von einem Arzt behandelt wurde
- und die das Ableben vorhersehbar gemacht hat.

Ergänzend ist angemerkt worden, dass in diesem Fall der Tod völlig unabhängig von rechtlich bedeutsamen Faktoren eingetreten sei. Durch diese Definitionsversuche wird nochmals klar, dass im Rahmen der Leichenschau nicht nur medizinische, sondern auch rechtliche Abwägungen eine wesentliche Rolle spielen.

Da keinerlei weitere Untersuchungen mehr stattfinden, verlangt die Bescheinigung eines natürlichen Todes ein hohes Maß an Sicherheit seitens des Leichenschauers.

Häufige Fehlerquellen bilden Spättodesfälle nach einem Trauma. Stirbt ein Patient z. B. mehrere Tage oder Wochen nach einem Trauma an einer Pneumonie oder Embolie, so wird nach medizinischem Verständnis dies als natürliche Folgekrankheit aufgefasst, nach juristischer Auslegung ist das Trauma aber auslösende Ursache für die Folgekomplikationen, sodass ein nicht natürlicher Tod vorliegt.

> **Merke**
>
> Steht am Anfang oder im Verlauf eines zum Tode führenden Krankheitsgeschehens ein Trauma bzw. eine sonstige Schädigung durch äußere Einwirkungen, so ist bei ununterbrochener Kausalkette der Tod, auch wenn er lange Zeit nach dem Primärereignis eintritt, nicht natürlich.

▶ **Nicht aufgeklärte Todesart.** Liegen weder die o. g. Vorgaben für die Annahme eines natürlichen Todes noch Hinweise für einen nicht natürlichen Tod vor, so kann in den meisten Bundesländern eine nicht geklärte Todesart bescheinigt werden. Problematisch kann dieses Verständnis bei sehr langen Zeiträumen einer Krankengeschichte werden. Wenn jemand z. B. viele Jahre nach einem Hirntrauma im epileptischen Anfall stirbt, wird der Leichenschauer nicht in der Lage sein, die Kausalkette zu überblicken.

11.3.3 Todesursache

▶ **Kausalkette.** Alle Leichenschauscheine verlangen die Angabe einer Kausalkette hinsichtlich der Todesursache. Dabei ist die letztliche Todesursache der Mechanismus, der zum irreversiblen Stillstand von Herz- und Atemtätigkeit geführt hat.

> **Merke**
> Da der Tod immer mit dem endgültigen Herzstillstand verbunden ist, besteht ein häufiger Fehler bei der Leichenschau darin, dass als Todesursache Herzstillstand, Herz-Kreislauf-Versagen oder Atemstillstand angegeben wird.

▶ **Klassische Kausalkette.** Eine klassische Kausalkette wäre demgegenüber als Angabe der Todesursache:
- Lungenembolie als Folge einer Beinvenenthrombose nach Unterschenkelfraktur („nicht natürlicher Tod"!) oder
- Herzinfarkt als Folge von Koronarthrombose als Folge von Koronarsklerose („natürlicher Tod").

Selbstverständlich ist eine solche stufenförmige Kausalkette oft nicht vorhanden. Gleichwohl sollte sich der Leichenschauer bemühen, ätiopathogenetische Überlegungen anzustellen. Zahlreiche Untersuchungen in der Pathologie haben ergeben, dass die bei der Leichenschau festgelegte Todesursache bei autoptischer Nachkontrolle zu etwa 40 % falsch ist. Über die Todesursachenstatistik hat dies Auswirkungen auf die Gesundheitspolitik, aber auch auf Renten- und Versicherungsleistungen. Einzige Alternative wäre die häufigere Vornahme von Sektionen.

11.3.4 Vorgehen/spezielle Fallkonstellationen

Zum praktischen Vorgehen hat sich folgender Vorschlag bewährt, von dem unter Berücksichtigung spezieller Einzelfälle entsprechend abzuweichen wäre:
- Todesfeststellung (sichere Todeszeichen etc.)
- Erhebung von Informationen über Identität, Vorgeschichte, Vorerkrankungen, Therapien, Auffindungssituation durch Gespräch mit Angehörigen, Auffindungszeugen, Polizei
  - wenn dabei Hinweis für nicht natürlicher Tod → POLIZEI verständigen
  - wenn daraus kein Hinweis für nicht natürlicher Tod, dann:
- Leiche entkleiden (vorher Fotodokumentation ideal, ggf. Hilfe von Bestattern etc. beim Entkleiden, Drehen)
  - wenn dabei Hinweise für nicht natürlichen Tod: abbrechen → POLIZEI
  - wenn dabei kein Hinweis auf nicht natürlichen Tod, dann:
- Untersuchung der entkleideten Leiche unter Einbeziehung aller Körperregionen einschließlich der Körperöffnungen, des Rückens und der behaarten Kopfhaut
  - wenn dabei Hinweise für nicht natürlichen Tod: abbrechen → POLIZEI
  - wenn dabei kein Hinweis auf nicht natürlichen Tod, dann:
- Todesart „nicht geklärt" oder „natürlich", je nach Vorgeschichte
- Ausstellen der Todesbescheinigung einschließlich aller Stempel
- ggf. Gespräch mit Angehörigen (beachte ggf. die Schweigepflicht) oder Polizei (kein Schweigerecht)

Da die Todesursache und damit die Festlegung der Todesart nur bei *genauer Kenntnis der Vorgeschichte* und intensiver Inspektion und Begutachtung der Leiche und der Ablebensumstände möglich ist, muss aus rechtsmedizinischer Sicht die Vornahme der Leichenschau an der *entkleideten Leiche* gefordert werden, wobei auch die *Rückseite* der Leiche und alle *Körperöffnungen* untersucht und Pflaster und Binden entfernt werden müssen. Dass diese Forderung oft nicht oder nicht vollständig erfüllt wird, ändert nichts an der Tatsache, dass sie ihre Berechtigung hat. Einige Bundesländer verlangen explizit die Entkleidung der Leiche, wenn ein natürlicher Tod bescheinigt werden soll. Auch (oder gerade?) ein kranker Mensch kann Opfer eines Tötungsdelikts werden. Deshalb darf eine für den Todeseintritt plausible Grunderkrankung kein Anlass sein, die Feststellungen zur Vorgeschichte und an der Leiche unvollständig oder unsorgfältig zu erheben.

▶ **Post-mortem-CT-Untersuchungen.** Sie gewinnen heute zunehmende Bedeutung in der rechtsmedizinischen Praxis. Durch eine CT kann die autoptische Diagnostik und Dokumentation verbessert und ergänzt, aber nicht ersetzt werden. Es kann damit weder ein nicht natürlicher Tod ausgeschlossen noch so differenziert untersucht werden, dass eine Obduktion obsolet wäre.

Spezielle Fallkonstellationen

▶ **Plötzlicher Tod ohne bekannte Vorerkrankung/ausreichende Beurteilungsmöglichkeit.** Problembewusstsein und größte Vorsicht sind erforderlich, wenn bei einem plötzlichen Tod ohne bekannte Vorerkrankung, bei der Leiche eines Unbekannten oder stark fäulnisveränderten Leichen eine Todesursache festgelegt werden soll. Handelt es sich bei dem Toten um eine ältere Person, fällt den Leichenschauern in aller Regel nur die koronare Herzkrankheit als Todesursache ein. Dabei ist das Spektrum der Todesursachen, das bei den Obduktionen angetroffen wird, ungeheuer breit.

Besonderer Kritikpunkt sind immer wieder Fälle, bei denen bei nicht natürlichem Tod, speziell bei vorsätzlichem Tötungsdelikt, *wichtige Befunde* durch den Leichenschauer *übersehen* wurden.

Solche Fälle werden v. a. dadurch gebahnt, dass die Leiche zur Leichenschau nicht entkleidet und an sämtlichen Körperregionen besichtigt wird. So wurde in der kriminalistischen Literatur darüber berichtet, dass 30 Stiche in den Rücken bei der Leichenschau nicht erkannt wurden.

▶ **Ersticken.** Besonders problemträchtig sind in dieser Hinsicht alle Formen des Erstickens, ganz speziell die Tötung durch Gewalteinwirkung gegen den Hals im Sinne des Drosselns oder Würgens. Gerade bei der Anwendung weicher Strangulationswerkzeuge oder einem einmaligem kräftigen primären Zugriff auf den Hals sind äußerliche Befunde am Hals bisweilen sehr spärlich oder fehlen völlig. Hier bedarf es unbedingt der gezielten Suche nach *feinsten Punktblutungen* (Petechien) in der Haut und den Schleimhäuten des Gesichts, nach denen speziell in den Konjunktiven und Lidhäuten, aber auch in der Lippenumschlagsfalte und Hinterohrregion bei guter Beleuchtung gesucht werden muss. Auch die eingehende *Besichtigung der Halshaut* einschließlich der Nackenhaut ist zwingende Voraussetzung für ein Erkennen solcher Tötungsdelikte.

▶ **Innere Blutungen.** Schwach ausgeprägte Totenflecke können ein Hinweis für schwere innere Blutungen sein. Speziell bei *stumpfer Gewalt gegen die Bauchregion* sind äußerlich zumeist keine Verletzungsbefunde erkennbar, da die Bauchdecken nachgiebig sind und meist keine sichtbaren Hämatome entstehen. Fußtritte oder Faustschläge mit Verletzungen der Leber, der Milz, des Pankreas oder des Mesenteriums können so der Feststellung entgehen.

▶ **Penetrierende Verletzungen.** Viele penetrierende Verletzungen mit kleinen Wunden, z. B. nach Stich oder Schuss, bluten nicht nach außen, da die unter der Haut gelegenen Muskelschichten sich im Laufe der Agonie verschieben und die Wundkanäle verlegen. Jede an der Haut haftende Blutkruste muss kritisch untersucht und jedes angebrachte Heftpflaster entfernt werden.

▶ **Stumpfe Gewalt.** Stumpfe Gewalt gegen den Schädel kann zu tödlichen Schädelhirntraumen führen, ohne dass äußerlich Wunden oder Schwellungen im Sinne sog. Beulen zur Beobachtung gelangen müssten. Insbesondere das subdurale Hämatom nach Faustschlägen oder das Schütteltrauma des Säuglings sind klassische Konstellationen, bei denen keine wesentlichen Befunde äußerlich sichtbar sein müssen.

▶ **Vergiftung.** Außerordentlich schwer ist die Diagnose einer Vergiftung, wenn nicht bereits Anhaltspunkte aus der Auffindungssituation entstehen. Äußere Anhaltspunkte können aufgefundene Medikamenten- oder Giftbehältnisse sein, aber auch sog. Fixer-Utensilien oder frische Injektionsstellen. Es muss auch auf Gifte mit vorgeschriebenen Warnfarben, wie Pflanzenschutzmittel, hingewiesen werden, weil vielen Ärzten die Warnfarben nicht bekannt sind (z. B. türkisblau bei E 605). Auch der Geruchssinn kann bei mancher Vergiftung, wie bei den Salzen der Blausäure mit ihrem bittermandelartigen Geruch, einen Hinweis liefern.

▶ **Erkennen allgemeiner Gefahrenquelle.** Eine besondere Gefahr beinhaltet die nachlässige Durchführung einer Leichenschau, wenn eine allgemeine Gefahrenquelle, die den Tod eines Menschen bedingt hat, als Ursache *nicht erkannt* wird und zu weiteren Todesfällen führt. Typisch hierfür ist das Nichterkennen einer *tödlichen Kohlenmonoxidvergiftung*, die auf einen defekten Durchlauferhitzer, Ofen oder Kamin zurückzuführen ist, oder eines *Stromtods* durch ein defektes elektrisches Gerät. Wenn weitere Personen durch solche Defekte versterben, kann dem Leichenschauer fahrlässige Tötung vorgeworfen werden.

▶ **Häufung gleichartiger Todesfälle.** Aus der Erfahrung der letzten Jahre muss auch auf eine besondere Problematik hingewiesen werden: Die *Tötung von Patienten* durch Pflegepersonal. Da diese Patientengruppe zumeist an gravierenden inneren Erkrankungen leidet, die den Todeseintritt zu jedem Zeitpunkt erklären können, fallen einzelne Todesfälle, die durch Überdosierung erforderlicher Medikamente oder durch weiche Bedeckung der Atemöffnungen herbeigeführt werden, bei der Leichenschau nicht auf, zumal durch Erkrankungen die Widerstandsfähigkeit reduziert wird und damit auffällige Abwehrverletzungen nicht zustande kommen. Lediglich die Häufung gleichartiger Todesfälle innerhalb der Dienstzeiten bestimmter Personen kann hier Anlass sein, Verdacht zu schöpfen und häufiger autoptische Kontrollen (ggf. einschließlich toxikologischer Untersuchungen) durchzuführen.

Letztlich muss dem Leichenschauer klar sein, dass ein gewisses Gespür und die notwendige Sorgfalt zusammenwirken müssen, um die Todesursache zu entdecken, wenn eine nicht natürliche Todesart in Betracht kommt.

▶ **Plötzlicher Kindstod.** Diese Todesfälle stellen die häufigste Todesursache außerhalb der Perinatalperiode im ersten Lebensjahr dar. In Mitteleuropa kann ein sog. *Wintergipfel* beobachtet werden. Bezüglich des *Lebensalters* treten um den 3., den 6. und den 8. Lebensmonat gehäuft Todesfälle auf. Jungen sind etwas häufiger betroffen als Mädchen. Kinder sehr junger Mütter, die Raucherinnen sind, und *Frühgeburten* sollen häufiger betroffen sein als ausgetragene Kinder, ebenso Säuglinge aus sozial schwächeren Schichten. Der Tod tritt zumeist ein, wenn die Säuglinge nach der Nahrungsaufnahme ins Bett gelegt werden. Wenn nach der üblichen Ruhezeit der Säugling nicht schreit bzw. die Mutter routinemäßig Nachschau hält, werden die Säuglinge tot im Bett gefunden. Da die Kinder bei der Auffindung bisweilen im Bettzeug eingewickelt sind, wurde und wird manchmal angenommen, dass ein Erstickungstod vorliege.

> **Definition**
>
> Als plötzlicher Kindstod, im englischen Sprachraum als Sudden Infant Death Syndrome (SIDS) bezeichnet, ist der Tod eines Säuglings bzw. eines Kleinkinds ohne vorangegangene eindeutige Krankheitssymptome und ohne den Tod erklärenden autoptischen Befund definiert.

Die *Ätiologie* ist bis heute nicht geklärt und es existieren zahlreiche Theorien. So wird wegen des Wintergipfels und häufig beobachteter, diskreter entzündlicher Veränderungen der Schleimhaut der Luftwege ein infektiöser Mechanismus vermutet. Virologische Untersuchungen des Myokards haben in bis zu 30 % der Fälle eine Myokarditis aufgedeckt. Andere Autoren vermuten tödliche Schlafapnoen bei unzureichender Reifung des Gehirns als Ursache. In jüngster Zeit wurde statistisch gezeigt, dass in Bauchlage gebettete Säuglinge häufiger Opfer des SIDS sind als Kinder in Rückenlage. Insgesamt wird nach wie vor diskutiert, dass es sich beim plötzlichen Kindstod um ein multifaktorielles Geschehen in einer Lebensperiode handeln könnte, in der die automatische Steuerung der lebenswichtigen Funktionen noch sehr störanfällig ist.

Differenzialdiagnostisch kommen *innere Erkrankungen* in der Folge nicht erkannter Missbildungen, hier speziell am Herzen und den großen Gefäßen, wie auch *klassische Infektionen* im Säuglingsalter in Betracht. Bei den nicht natürlichen Todesfällen sind *Unfälle mit Verwicklung* des Säuglings im Bettzeug oder die *Einklemmung des Halses* an kantigen Bettstrukturen mögliche Ursache eines Todes, ferner eine Tötung durch weiche Bedeckung, direkte stumpfe Traumata oder das sog. *Schütteltrauma*. Eigene Untersuchungen haben ergeben, dass dem *Vorliegen einzelner petechialer Blutungen* in den Lid- und/oder Bindehäuten der Augen in diesem Zusammenhang besondere Bedeutung zukommt.

> **Merke**
>
> Insgesamt ist eine sichere Abgrenzbarkeit zwischen natürlichem Tod infolge SIDS und den möglichen nicht natürlichen Todesursachen auch bei Fehlen äußerer Verletzungen allein durch die äußere Besichtigung im Rahmen der Leichenschau nicht mit so großer Sicherheit möglich, dass guten Gewissens ein natürlicher Tod bescheinigt werden kann.

Der Leichenschauer sollte bei allen medizinisch nicht absolut eindeutigen Todesfällen im Säuglings- und Kleinkindesalter versuchen, auf eine *Sektion* hinzuwirken. Vielen Eltern, die mit einem plötzlichen Kindstod konfrontiert werden, ist dies sogar ein eigenes Anliegen, weil erhebliche Schuldgefühle aus einem solchen Ereignis resultieren. Das Ergebnis der Autopsie sollte bei typischen SIDS-Fällen dazu benutzt werden, die Eltern von diesen Schuldgefühlen im ausführlichen Gespräch zu befreien. Es existieren Vereine betroffener Eltern, die bei der Bewältigung eines solchen Erlebnisses große Hilfe leisten.

> **Merke**
>
> Im Hinblick auf die doch relativ geringe Zahl außerhalb ärztlicher Überwachung versterbender Personen sei nochmals ausdrücklich darauf hingewiesen, dass lieber einmal mehr als weniger die Todesursache als unklar eingestuft werden sollte, mit der Folge, dass auch die Todesart gleichermaßen unklar bleibt, und damit die Polizei eingeschaltet wird.

11.3.5 Todeszeit

▶ **Exakte Festlegung.** Der Tod eines Menschen hat zahlreiche *juristische Konsequenzen*, so im Erb- und Versicherungsrecht. Gleichwohl ist weder der Todesbegriff noch der Todeszeitpunkt juristisch definiert; diese Aufgabe wurde der Medizin zugewiesen. Aus juristischer Sicht kommt der exakten Festlegung des *Todeszeitpunkts* wegen der oben angesprochenen Konsequenzen im Einzelfall große Bedeutung zu. Speziell im Erbrecht kann es von entscheidender Bedeutung sein, ob bei einem tödlichen Unfall oder einer Totauffindung mit annähernd gleichzeitigem Tod naher Verwandter der potenzielle Erbe vor dem Erblasser oder umgekehrt verstorben ist. Deswegen bestehen die Standesbeamten mancher Bundesländer auf absolut exakter Datierung des Todeszeitpunkts und berufen sich hierbei auf die Vorschriften ihrer Bundesländer bzw. auf § 336 Abs. 2 der Dienstanweisung für Standesbeamte.

In der Regel ist beim natürlichen Tod eine eindeutige Todeszeit anzugeben, wobei sich der Arzt hier auf Angaben von Zeugen verlassen darf (diese aber durchaus kritisch hinterfragen sollte). Wenn keine exakten Beobachtungen vorliegen, kann auch ein Zeitraum (zuletzt sicher gelebt – tot aufgefunden) angegeben werden. In Fällen ungeklärter Todesart oder eines nicht natürlichen Todes werden entsprechende Feststellungen von der Polizei getroffen, sodass es im Allgemeinen ausreichend ist, den Zeitpunkt der Totauffindung anzugeben.

Detailliertere Festlegungen können vom Leichenschauer nicht erwartet werden und sind im Zweifelsfall Gegenstand rechtsmedizinischer Begutachtung unter Einbeziehung der sicheren Todeszeichen, der Rektaltemperatur bzw. der Auskühlung der Leiche oder der Beurteilung supravitaler Reaktionen.

> **Merke**
>
> Alle postmortalen Veränderungen, die zur Todeszeitbestimmung herangezogen werden können, sind sehr stark temperaturabhängig. Darüber hinaus können auch andere Einflüsse wirksam werden, z. B. die Todesursache.

So laufen nach einer Sepsis Fäulnisveränderungen anders ab als im Normfall; beispielhaft sei auch erwähnt, dass die Reserve an energiereichen Phosphaten und Glykogen die Ausprägung und Lösung der Totenstarre ebenso beeinflusst wie der Blutgehalt die Ausprägung der Totenflecke.

> **Praxistipp**
>
> Entsprechend muss der Leichenschauer in solchen Fällen Vorsicht walten lassen und sollte im Leichenschauschein seine zeitlichen Angaben ggf. mit entsprechendem Kommentar versehen.

11.4 Besondere Arten der Todesfeststellung und Leichenschau

11.4.1 Hirntodfeststellung

Das Transplantationsgesetz von 1997 hat festgelegt, dass der Hirntod dem Individualtod entspricht und damit dessen Feststellung auch eine rechtlich akzeptierte Form der Todesfeststellung ist.

Die *Hirntoddiagnostik* ist in der Praxis auf Krankenhauspatienten, die als Organspender in Betracht kommen, beschränkt. Das Vorgehen ist in den Richtlinien des wissenschaftlichen Beirats der Bundesärztekammer von 1997 festgelegt.

11.4.2 Todesfeststellung unter Reanimationsbedingungen

Für den Notarzt stellt sich häufig das Problem der Todesfeststellung unter Reanimationsbedingungen. Er wird zu einer sterbenden oder vermeintlich leblosen Person gerufen und trifft entweder einen Patienten mit den Anzeichen des klinischen Todes an oder der klinische Tod tritt während seiner ärztlichen Maßnahme ein. In solchen Fällen kann natürlich nicht die Diagnose aus dem Vorliegen eines der sicheren Todeszeichen gestellt werden, da diese Zeichen einen mehr oder weniger langen Zeitraum zwischen dem endgültigen Ausfall der Vitalfunktionen und ihrem Entstehen voraussetzen. In diesen Fällen ist die einzig sinnvolle und kunstgerechte Maßnahme die sofortige kardiopulmonale Reanimation (wenn nicht eine entsprechende Kontraindikation besteht).

▶ **Abbruch der Reanimation.** Die entscheidende Frage ist, über welchen Zeitraum die Reanimation aufrechterhalten werden soll und muss, bevor eine dem Vorliegen eines der sicheren Todeszeichen vergleichbare Sicherheit für die Feststellung des Todes konstatiert werden kann.

In der Literatur wird teilweise die Meinung vertreten, dass nach etwa 30 min frustraner Bemühungen vom endgültigen Herz- und Kreislaufstillstand ausgegangen werden könne. Lediglich bei Patienten mit persistierendem Kammerflimmern oder ventrikulärer Tachykardie seien in der Folge auch nach längerem Intervall Reanimationen beobachtet worden (Bonnin et al. 1993 [2]). Andererseits ist wiederholt über Erfolge nach wesentlich längerer Reanimation berichtet worden (dazu sei hier nur auf 2 Arbeiten [Adams et al. 1996 [1], Konrad et al. 1997 [3]] verwiesen). Es ist daher unmöglich, einen auf alle Fälle zutreffenden Regelzeitraum für die Dauer der Reanimationsbemühungen zu definieren. Immer sind die Umstände des Einzelfalls zu würdigen, hier insbesondere das aktuelle Ereignis, die Grunderkrankung und der vorbestehende Allgemeinzustand.

> **Merke**
>
> Im Allgemeinen ist davon auszugehen, dass ein ernsthafter Reanimationsversuch erst nach 30–60 min beendet werden sollte. Dieses Limit gilt ausdrücklich nicht für *Sonderfälle* wie Unterkühlungen, Intoxikationen und v. a. in kaltem Wasser ertrunkene Kinder. Bei Letzteren liegen Beobachtungen vor, dass selbst nach mehr als 1 h nach der Rettung die Reanimation erfolgreich war und keine neurologischen Defizite resultierten.

▶ **Einsetzen der Reanimation.** Ein weiterer Aspekt ist die Zeit, die zwischen dem Eintritt des klinischen Todes und dem Einsetzen der Reanimation vergangen ist. Falls Laienhelfer unmittelbar nach dem Ereignis mit Reanimationsbemühungen begonnen haben, ist die Aussicht auf einen endgültigen Erfolg bekanntermaßen besser als bei zwischenzeitlichem Fehlen jedweder Reanimationsversuche.

Obwohl bei suffizienter Durchführung der Reanimation von einer Bewegung der Blutsäule in Herz und Gefäßen auszugehen ist, berichten erfahrene Notärzte über die Beobachtung schwacher Totenflecke, wenn mehr als 40–45 min frustraner Maßnahmen überschritten waren. Zumindest wäre in solchen Situationen von einem deutlich rascheren Auftreten erster Totenflecke auszugehen.

> **Merke**
>
> Somit stellt sich die Frage, ob allein aufgrund einer Mindestdauer der Reanimation die Todesdiagnose gestellt werden darf. Nordrhein-Westfalen hat für solche Fälle bereits eine Rubrik im Leichenschauschein geschaffen, in die eingetragen werden kann, dass nach einer genau zu beziffernden Dauer der Reanimationsbehandlung keine Herztätigkeit im EKG feststellbar war.

▶ **Transport.** Die einschlägigen Gesetze verbieten den Leichentransport in nicht dafür zugelassenen Kraftfahrzeugen. Solange der Tod aber nicht eindeutig festgestellt wurde, ist ein Verbringen in den RTW/NAW nicht untersagt. Wird während des Transports der Tod festgestellt, ist es gesetzlich gestattet, den Toten zu einem Aufbewahrungsort für Leichen zu transportieren.

11.4.3 Leichenschau vor der Feuerbestattung

Das Gesetz über die Feuerbestattung aus dem Jahre 1934 und dessen Durchführungsverordnung von 1938 sahen vor der Kremierung eine weitere amtsärztliche Leichenschau vor.

Verlangt wurde im Gesetz eine amtsärztliche Bescheinigung, dass sich kein Verdacht auf nicht natürlichen Tod ergeben habe. Könnten bestehende Zweifel letztlich nicht beseitigt werden, sei eine Leichenöffnung vorzunehmen.

Nach dem Krieg galt dieses Gesetz in den meisten Bundesländern als Landesgesetz weiter. In Baden-Württemberg, Bayern, Berlin und Rheinland-Pfalz wurde allerdings das Gesetz nicht in seiner ursprünglichen Form übernommen, sondern durch andere Bestimmungen ersetzt. Diese Bestimmungen verlangen z. B. in Berlin ebenfalls eine 2. Leichenschau durch einen Arzt des Landesinstituts für Gerichtliche und Soziale Medizin, grundsätzlich jedenfalls eine besondere Sorgfalt unter Einschaltung der Polizeibehörde hinsichtlich der Klärung möglicher Anhaltspunkte für einen nicht natürlichen Tod.

> **Kernaussagen**
>
> **Begriffsbestimmung und Aufgabe der Leichenschau**
> Der leblose menschliche Körper wird bis zur verwesungsbedingten Aufhebung des Zusammenhangs seiner einzelnen Teile als Leiche bezeichnet. Voraussetzung für die Bestattung ist die ärztliche Leichenschau.

Gesetzliche Regelungen

Das Bestattungswesen ist auf Länderebene geregelt. Die Pflicht zur Veranlassung der Leichenschau ist gesetzlich fixiert.

Jeder Arzt ist zur Leichenschau berechtigt; die Verpflichtung zur Leichenschau ist je nach Bundesland unterschiedlich geregelt. In der Regel ist die Leichenschau unverzüglich durchzuführen. Voraussetzungen sind ein Betretungs- und Auskunftsrecht. Bei Anhaltspunkten für ungeklärte Todesart oder nicht natürlichen Tod ist die Polizei zu verständigen. Ansteckende Krankheiten im Sinne des Infektionsschutzgesetzes sind anzugeben. Veränderungen an der Leiche dürfen nur insoweit vorgenommen werden, wie sie für die ordnungsgemäße Leichenschau unabdingbar notwendig sind. Verstöße gegen die Bestattungsgesetze sind mit Sanktionen bedroht. Auch können andere Straftatbestände erfüllt werden, so bei Übersehen einer allgemeinen Gefahrenquelle (besonders CO, Strom).

Praktische Durchführung

Am Anfang der Todesdiagnose steht die Feststellung des klinischen Todes, des Sistierens von Herztätigkeit, Kreislauf und Atmung. Sichere Todeszeichen sind Totenflecke, Totenstarre und Fäulnis. Beim Scheintod liegt eine Vita minima vor.

Die Festlegung natürlicher oder nicht natürlicher Todesart entscheidet über die Unterrichtung der Ermittlungsbehörden und hat weitreichende juristische Konsequenzen. Im Zweifelsfall empfiehlt sich die Einordnung als nicht aufgeklärte Todesart. Die Todesursache wird als Kausalkette angegeben; die letztliche Todesursache ist der Mechanismus, der zum irreversiblen Stillstand von Herz- und Atemtätigkeit geführt hat.

Die Vornahme der Leichenschau muss an der entkleideten Leiche erfolgen, wobei auch die Rückseite der Leiche und alle Körperöffnungen zu untersuchen sind, sofern ein natürlicher Tod bescheinigt werden soll. Sobald sich Hinweise für einen nicht natürlichen Tod ergeben, sind weitere Veränderungen der Leiche zu unterlassen.

Auch die Feststellung der Todeszeit hat weitreichende juristische Konsequenzen. Gegebenenfalls ist die rechtsmedizinische Begutachtung erforderlich.

Besondere Arten der Todesfeststellung und Leichenschau

Die Hirntoddiagnostik folgt den Richtlinien des wissenschaftlichen Beirats der Bundesärztekammer.

Die Todesfeststellung unter Reanimationsbedingungen ist besonders verantwortungsvoll und erfordert die genaue Würdigung der Einzelumstände.

Literatur

Referenzen

[1] **Adams** HA, Hempelmann G, Beigl B, Schmitz CS. Spezifische Risiken der aktiven Kompression-Dekompression bei kardiopulmonaler Reanimation: Ein Fallbericht. Anästhesiol Intensivmed Notfallmed Schmerzther 1996; 31: 325–327

[2] **Bonnin** M, Pepe P, Kimball K, Clark P. Distinct criteria for termination of resuscitation in the out-of-hospital setting. JAMA 1993; 270: 1457–142

[3] **Konrad** Ch, Schüpfer G, Wietlisbach M, Evequoz D. Präklinische Reanimation mit persistierender Asystolie über 40 Minuten: Wann sollten die Bemühungen terminiert werden? Der Notarzt 1997; 13: 92–94

Weiterführende Literatur

[4] **Madea** B, Dettmeyer R. Ärztliche Leichenschau und Todesbescheinigung. Dtsch Ärztebl 2003, 100(48): A3161–3179

[5] **Madea** B, Hrsg. Die Ärztliche Leichenschau. Berlin: Springer; 2006

[6] **Peschel** O, Eisenmenger W. Die wichtigsten Regeln für die Leichenschau. MMW 2007; 149(40): 38–43

[7] **Penning** R. Rechtsmedizin systematisch. Bremen: Uni-Med; 2006

[8] **Prokop** O, Göhler W. Forensische Medizin. Stuttgart: Fischer; 2005

[9] **Wissenschaftlicher Beirat der Bundesärztekammer**. Kriterien des Hirntodes. Entscheidungshilfen zur Feststellung des Hirntodes. Dtsch Ärzteblatt 1997; 94: C-957–C-964

12 Volumenersatz und Schockbekämpfung im Rettungsdienst

W. G. Voelckel, H. Trimmel

> „Es ist deutlich zu erkennen, dass die Leistung von heute die Verwirrung von morgen ist."
>
> (William D. Howells 1920)

12.1 Grundlagen

Polytrauma und hämorrhagischer Schock sind untrennbar miteinander verbundene Krankheitsbilder. Die gegenwärtig etablierten Therapiekonzepte zur Behandlung des Polytraumas basieren im Wesentlichen auf den medizinischen Erkenntnissen der großen kriegerischen Auseinandersetzungen des vergangenen Jahrhunderts.

▶ **Geschichtliche Entwicklung.** Noch während des 1. Weltkriegs hatte Cannon (Cannon et al. 1918 [5]) die Richtlinie vertreten, dass keine Flüssigkeit zugeführt werden sollte, bevor die Blutung des Verwundeten kontrolliert worden ist. Zu groß sei die Gefahr, dass der „Wundschock" unabwendbar werden könnte. Die Erkenntnisse des 2. Weltkriegs und des Koreakonflikts haben durch besseres Verständnis der Pathophysiologie des hämorrhagischen Schocks, der Transfusionsmedizin und der „endotrachealen Anästhesie" der modernen Kriegs- und Notfallmedizin zu ihrem Durchbruch verholfen.

Als logische Konsequenz gehören endotracheale Intubation und kontrollierte Beatmung, die Schaffung peripherer Gefäßzugänge sowie eine frühestmögliche Infusionstherapie heute zu den scheinbar unumstößlichen Eckpfeilern in der präklinischen Versorgung von Patienten im hämorrhagischen Schock. Eine mögliche Abkehr von diesen Paradigmen erscheint fernab unseres Vorstellungsvermögens und entbehrt zum gegenwärtigen Zeitpunkt (noch) einer hinreichenden wissenschaftlichen Evidenz.

▶ **Permissive Hypotension und kontrollierte Infusionstherapie.** Dennoch muss die Frage gestellt werden, ob unsere derzeitigen Therapiekonzepte tatsächlich die Überlebenswahrscheinlichkeit von polytraumatisierten Patienten erhöhen oder anders ausgedrückt, ob einzelne Interventionen möglicherweise mehr schaden als nützen. Als solche haben nicht nur die pointierte Arbeit von Bickell et al. (1994 [2]), sondern auch die Metaanalysen der Cochrane-Datenbank die Effektivität der Primärtherapie beim unkontrollierten hämorrhagischen Schock in Hinblick auf den Zeitpunkt und die verabreichten Infusionsvolumina infrage gestellt. Die nachfolgende wissenschaftliche Diskussion hat nunmehr zu einer differenzierteren Auseinandersetzung mit der Volumenersatztherapie beim Polytrauma im Allgemeinen sowie dem Konzept der permissiven Hypotension bzw. der „kontrollierten Infusionstherapie" im Speziellen geführt.

Trotz überzeugender tierexperimenteller Daten kann das Konzept der permissiven Hypotension nicht generell empfohlen werden: Therapieentscheidungen müssen immer nach individuellen Erfordernissen getroffen werden. Der Grund liegt auf der Hand: Kein Trauma gleicht dem anderen, und komplexe Verletzungsmuster erfordern ggf. auch scheinbar widersprüchliche Behandlungsziele. So steht die Notwendigkeit einer raschen Kreislaufstabilisierung beim Schädel-Hirn-Trauma im Widerspruch zu den möglichen Vorteilen einer permissiven Hypotension bei einer gleichzeitig vorliegenden unkontrollierbaren Blutung im Bauchraum.

> **Merke**
>
> Zusammengefasst steht derzeit nicht nur der klinische Beweis noch aus, dass eine „richtig indizierte" permissive Hypotension Leben rettet; es fehlen auch eindeutige, wissenschaftlich abgesicherte Anhaltspunkte wie viel und welche Infusionslösungen in welchen Situationen verabreicht werden sollten.

Dennoch können auch zum gegenwärtigen Zeitpunkt klare Richtlinien für die präklinische Behandlung von Patienten mit hämorrhagischem Schock formuliert werden. In den Mittelpunkt rücken jedoch zunehmend Aspekte wie eine möglichst kurze „on-scene time" und „time to definitive care" anzustreben, Fehler bei der Narkoseinduktion und Notfallbeatmung zu vermeiden und ggf. auch alternative Therapiekonzepte zu erwägen.

12.1.1 Trauma und Schock – Epidemiologie

Das Trauma ist unverändert die führende Todesursache junger Menschen vor Erreichen des 40. Lebensjahrs. In einer Welt, die von Veränderung gekennzeichnet ist, wird das Trauma zukünftig weiter an Bedeutung gewinnen. So ist zu erwarten, dass die Zahl der traumabedingten Todesfälle weltweit von derzeit ca. 5 Mio. bis 2020 auf mehr als 8,5 Mio. pro Jahr ansteigen wird. Als Unfalltodesursachen stehen das Schädel-Hirn-Trauma sowie der hämorrhagische Schock im Vordergrund.

Tab. 12.1 Letalität des Traumas.

Minuten	1–4 h nach dem Trauma	> 1 Woche nach dem Unfall
50 % Letalität	30 % Letalität	20 % Letalität
schweres SHT hohe Querschnittsläsion Ventrikelrupturen Abriss großer Gefäße	epi- und subdurale Hämatome Hämatopneumothorax Beckenfrakturen Leber-, Milz-, Gefäßläsionen	SIRS und Sepsis Multiorganversagen als Ausdruck eines protrahierten Schockgeschens
nicht beeinflussbar	vermeidbare Todesfälle	günstig beeinflussbar

Die Letalität des Traumas kann hinsichtlich der zeitlichen Abfolge differenziert betrachtet werden (▶ Tab. 12.1). Nicht erkannte bzw. nicht adäquat behandelte oder unkontrollierbare Blutungen verursachen innerhalb der ersten Stunden nach Trauma das Gros der „vermeidbaren Todesfälle".

Dem Leitsymptom Hypotension (systolischer Blutdruck < 90 mmHg) muss im Rahmen der Erstversorgung des Traumapatienten besondere Aufmerksamkeit geschenkt werden, da klinische Studien eine Korrelation von hypotensiven Blutdruckwerten und der Früh- sowie Spätmortalität nach Klinikaufnahme nachweisen konnten. In einer Kohortenstudie von Heckbert et al. 1998 war die traumatische, hämorrhagische Hypotension hoch prädiktiv für die Mortalität (54 %) und Morbidität im Sinne eines posttraumatischen Organversagens. Auch nur kurz andauernde hypotensive Phasen (< 10 min) vor oder innerhalb der ersten 24 h nach Aufnahme in der Intensivstation sind mit einer erhöhten Mortalität und intensivmedizinische Behandlungsdauer korreliert.

12.1.2 Pathophysiologie des hämorrhagischen Schocks

▶ **Komplexes zirkulatorisches und immunologisches Krankheitsbild.** Jeder signifikante Blutvolumenverlust führt zu einer systemischen Hypotension und folglich zu einer Minderperfusion der Organsysteme sowohl auf makro- als auch mikrozirkulatorischer Ebene. Aus der kapillären Hypoperfusion resultiert zwangsläufig eine zelluläre Hypoxämie mit deletären Konsequenzen. Durch tief greifende Störungen im Zellstoffwechsel und die konsekutive Freisetzung einer Vielzahl von Mediatoren und Sauerstoffradikalen kommt es letztlich zu einem irreversiblen Zell- und Gewebeschaden. Gleichzeitig führen Trauma und hämorrhagischer Schock auch zu nachhaltigen Störungen des Immunsystems. Die immunologischen und inflammatorischen Konsequenzen sind ebenso schwerwiegend wie die primären hämodynamischen Folgen einer Hämorrhagie und von entscheidender Bedeutung für die Entwicklung von Sepsis und Multiorganversagen und damit die Spätmortalität des Traumas.

Merke
Vereinfacht zusammengefasst ist der Volumenmangelschock ein multifaktorielles Krankheitsbild, bestehend aus Kreislaufversagen und gestörter Immunantwort. Erschwert wird diese komplexe Situation noch durch unerwünschte Reaktionen des Organismus auf therapeutische Interventionen im Sinne einer „Resuscitation Injury" (Santry 2010 [14]).

Es wird offensichtlich, dass die Suche nach geeigneten therapeutischen Ansätzen eine Vielzahl von Teilaspekten berücksichtigen muss.

▶ **Adrenalin und Noradrenalin.** Die Fähigkeit des Organismus, den pathophysiologischen Zustand der Hypovolämie temporär zu kompensieren, ist an eine Vielzahl von endokrinen bzw. neurohumoralen Mechanismen geknüpft. Durch Stimulation der Barorezeptoren wird eine sympathikoadrenerge Reflexantwort getriggert, die innerhalb von 30 s eine Freisetzung von Adrenalin aus dem Nebennierenmark und von Noradrenalin aus den peripheren Nervenendigungen zur Folge hat. Die vasokonstriktorischen Effekte der Katecholamine werden über postsynaptische α_1- und extrasynaptische α_2-Rezeptoren vermittelt. Eine gleichzeitige Stimulation der präsynaptischen α_2-Rezeptoren blockiert jedoch eine weitere Noradrenalinausschüttung aus den terminalen Nervenendigungen. Dieser negative Rückkopplungsmechanismus scheint einer der Gründe für die vaskuläre Dekompensation in der Spätphase des hämorrhagischen Schocks zu sein.

▶ **Arginin-Vasopressin.** Eine anhaltende Stimulation der sinoaortalen Hochdruckrezeptoren im Aortenbogen und Karotissinus sowie der Niederdruckrezeptoren im Herzen und der pulmonalen Gefäßstrombahn induziert die Ausschüttung von weiteren Stresshormonen.

So ist die Ausschüttung von Arginin-Vasopressin (AVP) bei mäßigen Blutdruckabfällen über die sinoaortalen Rezeptoren vermittelt, bei MAP-Werten < 30 mmHg jedoch Ausdruck einer zerebralen Ischämie. Typischerweise verläuft die AVP-Ausschüttung zweiphasig: ein initialer „Burst" ist gefolgt von einer anhaltenden Plateauphase.

Neben einer direkten, durch den V_1-Rezeptor vermittelten Vasokonstriktion potenziert AVP auch die vasokonstriktorischen Effekte von Angiotensin II und Noradrenalin. Aufgrund dieser synergistischen Effekte und der günstigen Verteilung der V_1-Rezeptoren in nicht vitalen Organsystemen, scheint AVP eine besondere Rolle in der Kompensation des hämorrhagischen Schocks einzunehmen. Die gefäßverengende Wirkung von AVP ist auch in der Spätphase des Schocks nicht eingeschränkt.

Ein weiterer Effekt von AVP ist die regionale Umverteilung der Perfusion: So konnte im Tierversuch und in einzelnen Fallberichten nach traumabedingtem, hypovolämem Kreislaufstillstand unter Vasopressin eine Umverteilung von Blut aus Muskulatur und Haut hin zu Herz und Gehirn erreicht werden. Die lebenswichtigen Organe wurden dadurch besser durchblutet, was mit einer höheren Überlebensrate verbunden war.

▶ **Angiotensin II und Noradrenalin.** Bei Angiotensin II und Noradrenalin führt eine exzessive Stickstoffmonoxid(NO)-Bildung in der Dekompensationsphase des hypovolämen Schocks zu einer signifikanten Abnahme der vasokonstriktorischen Effekte. Weitere Pathomechanismen im Ablauf des hämorrhagischen Schocks beruhen auf einer Aktivierung der induzierbaren NO-Synthetase (iNOS), der Zyklooxygenase(COX)-2, und des Interleukin 1b. In der Folge kommt es zu einer exzessiven Produktion von NO und Prostaglandinen, die über weitere Mediatoren eine inflammatorische Kaskade in Gang setzen, an deren Ende sich die schockspezifischen Mikrozirkulationsstörungen mit intravasaler Aktivierung der Gerinnung (DIC), des anaeroben Stoffwechsels, der ATP-Depletion, der Zellmembranschädigungen, Vasoplegie und Erythrozytenaggregation finden.

▶ **Phase der Dekompensation.** In der Phase der Dekompensation kommt es auf dem Boden einer profunden Gewebehypoxie und Azidose durch präkapilläre Vasoplegie und Dilatation bei Fortbestehen der postkapillären Vasokonstriktion zu vollständiger kapillärer Stase, massivem Austritt von Flüssigkeit sowie Sequestration von Makromolekülen und Erythrozyten ins Interstitium. Damit verbunden sind die irreversible Schädigung v.a. parenchymatöser Organe, die Apoptose und der Zelluntergang. In der Folge entwickeln sich SIRS, Sepsis und Multiorganversagen – häufig Todesursache in der 2. und 3. Woche nach einem Trauma.

12.1.3 Diagnose von Schock und Hämorrhagie

▶ **Präklinische Diagnostik.** Im Unterschied zum intrahospitalen Verlauf sind die Möglichkeiten der präklinischen Diagnostik limitiert: Lediglich die Parameter der Makrozirkulation – Blutdruck und Herzfrequenz – stehen messtechnisch zur Verfügung. Daher treten klinische Anzeichen der Hypovolämie wie Füllungszustand der Jugularvenen, Rekapillarisierungszeit, klinische Anzeichen der Zentralisation wie kühle, blasse Haut und Schleimhäute in den Vordergrund. Indirekte Hinweise kann auch die Pulsoxymetrie geben, die jedoch beim zentralisierten Patienten in aller Regel keine oder falsche Werte liefert.

> **Merke**
>
> Die präklinische Hypotension ist der wesentliche Prädiktor für die Schwere der Verletzung.

Sie spiegelt in aller Regel das Ausmaß des Blutvolumenverlusts wider. Dennoch maskiert eine frühe sympathoadrenerge Gegenreaktion den Blutvolumenverlust. Die sympathische arterioläre Vasokonstriktion führt zu einer Erhöhung des systemischen Gefäßwiderstands, zu einer Konstriktion venöser Kapazitätsgefäße und zu einer Zunahme der Herzfrequenz.

▶ **Sympathoadrenerger Kompensationsmechanismus.** Insgesamt ist die endogene Stressantwort mehr auf die Aufrechterhaltung des vaskulären Füllungszustands und damit des arteriellen Blutdruckes, als auf den Erhalt des Herzzeitvolumens ausgerichtet. Ohne sympathoadrenerge Kompensationsmechanismen kann ein Blutverlust von 15–20 % über 30 min nicht überlebt werden. Die endogene Stressantwort verdoppelt diesen Wert auf 30–40 %. Damit muss die Annahme, dass der arterielle Blutdruck direkt mit dem systemischen Blutfluss korreliert, verworfen werden.

Die Abnahme des Herzminutenvolumens erfolgt deutlich früher und ist in der Frühphase des Schocks weit ausgeprägter als das Absinken des arteriellen Blutdrucks.

Dieses Phänomen ist besonders bei jüngeren Patienten zu beobachten, deren hämodynamische Dekompensation dann oft plötzlich und unerwartet auftritt. Es ist daher höchst problematisch und irreführend, primäre Therapiemaßnahmen aufgrund eines scheinbar „normalen" systolischen Blutdrucks zurückzustellen. Im Umkehrschluss rechtfertigt jede Hypotension erweiterte Therapiemaßnahmen.

▶ **Hypotension und Outcome.** Ein zentrales Problem in der klinischen Einschätzung von Traumapatienten ist die Interpretation der Blutdruckwerte vor dem Hintergrund von Alter, Vorerkrankungen und medikamentöser Dauertherapie. Grundsätzlich ist ein systolischer Blutdruckwert von 110 mmHg bei einem Jugendlichen anders zu bewerten als bei einem älteren Patienten mit langjähriger Hypertonie. Dennoch kann in einem gewissen Umfang das Ausmaß der posttraumatischen Hypotension mit dem Outcome korreliert werden. In einem Patientenkollektiv von 2000 Patienten betrug die Mortalität bei Traumapatienten mit systolischen Blutdrücken über 110 mmHg lediglich 1 %, bei Werten zwischen 90 und 109 mmHg 5 %, und bei Werten unter 89 mmHg bereits 46% (Edelman et al. 2007 [6]). Neben einer möglicherweise linearen Beziehung zwischen einer Hypotension < 90 mmHg und Mortalität, sind wiederholte Phasen einer Hypotension auch bei zwischenzeitlich „normalen" Blutdruckwerten mit einer signifikant höheren Morbidität und Mortalität assoziiert (Bilello et al. 2011 [3], Heckbert et al. 1998 [7]).

Merke
Grundsätzlich ist eine präklinische Hypotension ein aussagekräftiger Prädiktor für die Notwendigkeit einer operativen Intervention.

Tab. 12.2 Parameter des Sauerstofftransports.

Zentrale Organsysteme	Parameter
Respiration	• O$_2$-Angebot • O$_2$-Aufnahme
Herz-Zeit-Volumen	Pumpleistung des Herzens
Gefäßsystem	• Füllungszustand • Gefäßtonus
Sauerstoffträger	Verfügbarkeit
Mikrozirkulation	• Flusseigenschaften • O$_2$-Abgabe ins Gewebe

Dies gilt insbesondere auch dann, wenn bei Klinikaufnahme normotensive Blutdruckwerte ermittelt werden (Lipsky et al. 2006 [11]). Daraus leitet sich die zwingende Notwendigkeit einer aussagekräftigen Dokumentation und differenzierten Übergabe von Notfallpatienten ab, deren Zustandsbild sich im Verlauf der präklinischen Behandlung wieder stabilisiert hat.

12.1.4 Rationale der Schocktherapie

▶ **Wiederherstellung der Homöostase.** Dem Maximalanspruch einer frühestmöglichen Widerherstellung der Homöostase kann meist nur mit einer zeitlichen Latenz entsprochen werden, sodass die Notfalltherapie zunächst darauf ausgerichtet sein muss, die Kompensationsphase des Schocks zu prolongieren. Dazu müssen alle der präklinischen Behandlung zugänglichen Parameter des Sauerstofftransports zu den zentralen Organsystemen optimiert werden (▶ Tab. 12.2).

Merke
Neben einer Verbesserung der Sauerstoffverfügbarkeit und einer Modulation des Gefäßtonus mit vasoaktiven Substanzen nimmt die Erhöhung des intravaskulären Volumens mittels Infusionslösungen oder Plasmaersatzstoffen die zentrale Rolle in der Behandlung des hämorrhagischen bzw. hypovolämen Schocks ein.

▶ **Blutungskontrolle und Infusionstherapie.** Die Zielsetzung eines Ausgleichs des Volumenmangels und der Wiederherstellung einer möglichst normalen Kreislauffunktion kann jedoch nur dann tatsächlich entsprochen werden, wenn die Blutungsquelle einer Kontrolle zugänglich ist. Vor diesem Hintergrund ermöglicht die Infusionstherapie eine Verbesserung der zuvor kompromittierten Durchblutung im Splanchnikus- und Hautgebiet sowie letztlich die Korrektur der Mikrozirkulationsstörung. Eine frühzeitige Blutungskontrolle und die nachfolgende Infusionstherapie können somit der Entwicklung eines irreversiblen Schockzustands entgegenwirken, wenn es gelingt, den anaeroben Stoffwechselzustand zu durchbrechen, die lokale Azidose zu korrigieren und somit einer Ausschüttung von Mediatoren der Schockkaskade entgegenzuwirken. In diesem Zusammenhang wird bereits offensichtlich, dass nicht nur die Menge und Qualität der Infusionslösungen, sondern auch der richtige Zeitpunkt einer Volumenersatztherapie von entscheidender Bedeutung sind.

▶ **Unerwünschte Effekte.** Neben dem unmittelbaren Nebenwirkungsprofil von Volumenersatzlösungen sind zahlreiche weitere unerwünschte Effekte zu nennen. Bei unkontrollierten Blutungen kann eine Erhöhung des systemischen Blutdrucks durch die Infusionstherapie auf normale oder „übernormale" Werte die Hämorrhagie weiter verstärken und zudem eine Koagulopathie durch Verdünnung der Gerinnungsfaktoren begünstigen. Nicht temperierte Infusionslösungen werden ferner eine bereits bestehende Hypothermie weiter verstärken.

Cave
Werden zum Wiederauffüllen des Kreislaufsystems große Infusionsmengen benötigt, so kann die zwangsläufige Abnahme der Hämoglobinkonzentration trotz Zunahme des Herz-Zeit-Volumens zu einer vital bedrohlichen Verdünnungsanämie mit nachfolgender zellulärer Ischämie führen.

Ohne zeitgerechten Ersatz von Sauerstoffträgern ist in diesen Fällen letztlich ein fataler Ausgang zu erwarten.

12.2 Kontroversen der Volumenersatztherapie

▶ **Behandlungsmaxime.** Oberstes Ziel bei der präklinischen Behandlung eines kritisch verletzten Patienten ist es, das Zeitintervall zwischen Trauma und definitiver Versorgung zu minimieren und gleichzeitig alle Erstbehandlungsmaßnahmen zu maximieren, die die Wahrscheinlichkeit erhöhen, dass der Patient lebend das Krankenhaus erreicht.

▶ **Kontroversen.** Aus dieser Behandlungsmaxime ergeben sich zwangsläufig Kontroversen:
- Ist unter dem Anspruch einer möglichst kurzen Prähospitalzeit möglicherweise der Verzicht auf Infusionstherapie besser als aggressiver Volumenersatz?
- Welche Maßnahmen erhöhen nicht nur die Überlebenswahrscheinlichkeit des Kollektivs, sondern auch diejenige des individuellen Patienten?
- Ist es zulässig, hypotensive Phasen bei einem Patienten mit einer präklinisch nicht beherrschbaren Blutung zu akzeptieren?
- Welche Volumenersatzmittel sind am besten geeignet, um einen Schockzustand zu durchbrechen?

Cave

Es gibt derzeit keine eindeutige Empfehlung, welche Dosis welcher Infusionslösung welchem Patienten zu welchem Zeitpunkt verabreicht werden soll.

Bei der Beantwortung dieser Fragen offenbart sich das Dilemma, dass Traumapatienten eine sehr heterogene Gruppe mit einem zwangsläufig äußerst variablen Verletzungsmuster sind und letztendlich differenzierte Behandlungsstrategien benötigen.

12.2.1 Verzicht auf präklinischen Volumenersatz

▶ **Präklinische Behandlungszeit.** Unter der Maxime, die prähospitale Behandlungszeit unter 25 (20?) min zu halten, muss kritisch hinterfragt werden, wie viel Zeit für das Aufsuchen einer peripheren Vene und die Anlage eines i.v. Zugangs verwendet werden darf. Mehrere Studien zeigen – insbesondere unter den schwierigen Bedingungen des prähospitalen Settings – dass bei erwachsenen Notfallpatienten 8–12 min erforderlich sein können, um eine Venenpunktion mit Platzierung einer Verweilkanüle durchzuführen. Ferner darf nicht vergessen werden, dass im Idealfall durch einen großlumigen Gefäßzugang (1,7 mm ID) etwa 200 ml/min infundiert werden können. Bei einer Verweilkanüle mit 1,2 mm ID beträgt die maximale Flussrate jedoch nur noch ca. 95 ml/min. Aus diesen Zahlen ist ersichtlich, dass unter Umständen bis zu 25 min verstreichen können, bis zumindest 1000 ml Infusionslösung appliziert sind.

▶ **Konsequenzen.** Daraus leiten sich 2 Konsequenzen ab. Bei geringen Blutverlusten (< 25 ml/min) und kurzen Transportzeiten (< 20 min) kann durch eine präklinisch begonnene Infusionstherapie wohl kaum ein wesentlicher Effekt auf den Blutdruck und noch weniger auf das Überleben erwartet werden. Anders stellt sich die Situation dar, wenn die Blutung mehr als 50–100 ml/min beträgt. Bei diesem Patientengut muss trotz Einleiten einer präklinischen Infusionstherapie mit einer Letalität von 20–35 % gerechnet werden. Unterbleibt jedoch eine notfallmedizinische Behandlung, so erhöht sich die Sterblichkeit auf 40–95 % (Rossi 1997 [13]).

12.2.2 Permissive Hypotension

▶ **Erhöhung des systemischen Blutdrucks.** Es steht außer Frage, dass auch und gerade bei Verletzungsmustern, die mit einer unkontrollierten Blutung vergesellschaftet sind, eine präklinische Kreislaufstabilisierung zwingend erforderlich ist, um das Überleben des Patienten zu ermöglichen. Vor dem Hintergrund, dass ein Anheben des Blutdrucks auf normale Werte durch exzessive Infusionstherapie möglicherweise mit schlechteren Überlebensraten verbunden ist und aufgrund weiterer unerwünschter Wirkungen von Volumenersatzmitteln, muss zwangsläufig die Option einer „limitierten" Infusionstherapie diskutiert werden.

▶ **Konzept der permissiven Hypotension.** Als solche ist die permissive Hypotension oder „hypotensive resuscitation" in den Mittelpunkt des Interesses gerückt. Sie beinhaltet alle therapeutischen Maßnahmen einschließlich der Volumenersatztherapie, die zu einer Erhöhung des systemischen Blutdrucks führen, ohne allerdings dessen „Normalisierung" anzustreben. Dieses Konzept wird durch Metaanalysen unterstützt, die zum gegenwärtigen Stand der Wissenschaft keinen Unterschied zwischen einer „frühen" und einer „späten" Volumenersatztherapie hinsichtlich des Outcomes von Traumapatienten zeigen konnten (Kwan et al. 2003 [8]). Der Nachweis steht jedoch noch aus, dass die permissive Hypotension anderen Therapieoptionen überlegen ist. Derzeit unbeantwortet ist auch die Frage, wie lange eine permissive Hypotension tolerabel ist. Im Tierexperiment erscheint ein Zeitfenster von 60–90 min akzeptabel (Li et al. 2011 [10]).

▶ **Definition eines Zielblutdrucks.** Zusätzlich besteht das Dilemma, dass die Toleranzbreite hinsichtlich einer Hypotension interindividuell stark unterschiedlich ist. Als Konsequenz aus diesen Widersprüchlichkeiten ist die Definition eines Zielblutdrucks von zumindest 90 mmHg systolisch eine klinisch praktikable Mindestgröße. Eine wichtige Rationale für diesen Wert ist die zerebrale Perfusion. Ein systolischer Blutdruck von 90 mmHg ist typischerweise mit einem arteriellen Mitteldruck von 60–65 mmHg, und somit bei normalen Hirndruckwerten (< 15 mmHg) mit einem zerebraler Perfusionsdruck (CPP) von 50 mmHg korreliert (CPP = mittlerer arterieller Blutdruck – intrazerebraler Druck). Dieser untere Grenzwert des physiologischen Autoregulationsbereichs markiert die Schwelle des Eintritts von Bewusstseinstörungen und EEG-Alterationen, wobei erneut die interindividuelle Schwankungsbreite, insbesondere bei einer vorbestehenden fixierten arteriellen Hypertonie, betont werden muss.

▶ **Neuromonitoring.** Es steht außer Frage, dass ein wesentlicher Eckpfeiler der notärztlichen Aufgabenstellung die Behandlung von Schmerz und Stress ist. Dennoch wird der Auftrag einer adäquaten Analgesie häufig und fälschlicherweise mit Analgosedierung gleichgesetzt. Oftmals kommen dabei Substanzen mit einem deutlichen psychomimetischen Effekt zum Einsatz. Grundsätzlich ist jedoch eine erhaltene Vigilanz bzw. Kontaktfähigkeit ein ausgezeichneter Parameter zur Beurteilung der Kreislaufsituation. Im militärmedizinischen Kontext sind unter der Prämisse einer maximalen Vereinfachung die Parameter „Bewusstseinsveränderung" (wenn kein begleitendes SHT vorliegt) und ein nicht mehr palpabler Radialispuls als Trigger für die Durchführung einer präklinischen Volumentherapie formuliert worden.

▶ **Schädel-Hirn-Trauma.** Für Patienten mit einem Schädel-Hirn-Trauma (SHT) sind Hypoxie, Hyperkapnie und Hypotension entscheidende Einflussfaktoren für die Entwicklung eines sekundären Hirnschadens und somit neben dem substanziellen Hirnschaden Prädiktoren für Mortalität und Morbidität. Für dieses Kollektiv ist ein zerebraler Perfusionsdruck von zumindest 60 mmHg zu fordern. Unter der Annahme von erhöhten intrazerebralen Druckwerten (> 20 mmHg) leitet sich als Behandlungsziel eine Blutdruckstabilisierung auf mittlere arterielle Blutdruckwerte von 80–90 mmHg ab, was in aller Regel einen systolischen Blutdruck von 120 mmHg erfordert. Das isolierte Schädel-Hirn-Trauma erfordert folglich eine optimale Kreislaufstabilisierung mittels einer adäquaten Volumenersatztherapie und ggf. auch dem frühzeitigen Einsatz von Vasopressoren.

▶ **SHT und Hämorrhagie.** Bei der Kombination von SHT und unkontrollierbarer Hämorrhagie besteht ein Behandlungsdilemma für die Präklinik, da die geforderten zerebralen Perfusionsdrücke mit einer durch die Volumenzufuhr verstärkten Blutungsgefahr „erkauft" werden müssen.

> **Merke**
> Die Stillung einer vtal bedrohlichen Blutung quoad vitam wird immer Vorrang vor einer operativen und intensivmedizinischen Versorgung des Schädel-Hirn-Traumas haben müssen.

Einer Reduktion der präklinischen Behandlungs- und Transportdauer kommt bei dieser Patientengruppe höchste Bedeutung zu. Hier wird man versuchen müssen, nach Sicherstellung einer adäquaten Oxygenierung und Ventilation durch verzögerungsfreien Transport rasch ein für die Definitivversorgung geeignetes Krankenhaus zu erreichen. Zur Kreislaufstabilisierung sind in einigen Fällen hyperosmolare Infusionslösungen indiziert.

12.2.3 Kristalloide oder Kolloide zur Volumenersatztherapie

Ungeachtet der Überlegungen hinsichtlich einer zurückhaltenden oder moderaten präklinischen Infusionstherapie hat das notfallmedizinische Paradigma einer Kreislaufstabilisierung Gültigkeit. Zwangsläufig stellt sich daher die Frage nach der „optimalen" Infusionstherapie nicht nur hinsichtlich des „Timings" und des zu verabreichenden Volumens, sondern auch bezüglich der Auswahl der verwendeten Substanzen. Aus den unterschiedlichen Betrachtungsweisen des europäischen und des amerikanischen Sprachraums resultierte über Jahre eine Art „Glaubenskrieg" zwischen den Anhängern einer alleinigen Gabe von kristalloiden Infusionslösungen und den Befürwortern von Kolloiden in der präklinischen Volumentherapie.

Die derzeit gebräuchlichsten kristalloiden Infusionslösungen sind die 0,9 % Kochsalzlösung und die Ringer-Laktat-Lösung. Typischerweise wird aufgrund des Risikos einer (hyperchlorämischen) Dilutionsazidose und einem scheinbar besseren Outcome im Tierexperiment zumeist dem Ringer-Laktat der Vorzug gegeben.

▶ **Dilutionsazidose.** Die Dilutionsazidose kann vereinfacht als eine iatrogene Störung bzw. als Symptom einer Bikarbonatverdünnung im gesamten Extrazellularraum infolge großer Infusionsvolumina, besonders bei Verwendung von 0,9 %iger Kochsalzlösung umschrieben werden.

Dennoch ist auch die Beimengung von Laktat bzw. die Zusammensetzung der Ringer-Laktat-Lösung nicht unproblematisch. Da Laktat vornehmlich hepatisch metabolisiert wird, konkurrieren in größerer Menge exogen zugeführtes Laktat und eine, aufgrund des anaeroben Stoffwechsels induzierte, endogene Laktazidose um den gleichen Abbauweg. Die dadurch bedingte Steigerung des Sauerstoffverbrauchs ist groß und muss bei bestehender globaler Gewebehypoxie im Rahmen eines hämorrhagischen Schocks berücksichtigt werden. Wird Laktat nicht adäquat umgesetzt, verstärkt Ringer-Laktat eine bereits bestehende Azidose.

Zuletzt versagt auch die laborchemische Laktatbestimmung, wenn nicht nur L-Laktat, sondern auch D-Laktat der Infusionslösung beigemischt wurde, da Letztere dem Labornachweis nicht zugänglich ist. Eine Forderung an eine ideale kristalloide Infusionslösung wäre daher die Beimischung der Pufferbase Bikarbonat in ihrer physiologischen Konzentration von 24 mmol/l, um den zuvor beschriebenen Störungen des Säure-Basen-Haushalts entgegenzuwirken (Zander et al. 2005 [15]).

▶ **Immunologische Aspekte.** Für Ringer-Laktat wurde im Tierexperiment eine Vielzahl von Nebenwirkungen identifiziert. Eine wesentliche Rolle scheint in diesem Zusammenhang die Exprimierung von Adhäsionsmolekülen für neutrophile Granulozyten und die Induktion des „oxidativen Bursts" zu spielen. Die daraus resultierenden Konsequenzen sind vielschichtig und betreffen u.a. die Lungengefäßstrombahn. Neben den bislang noch schwer zu interpretierenden immunologischen Auswirkungen der kristallinen Infusionslösungen ist eine „Überinfusion" mit schwerwiegenden Nebenwirkungen vergesellschaftet.

▶ **Überinfusion – ein klinisch relevantes Problem.** Neben einer Verstärkung der akuten Blutung durch die Erhöhung des systemischen Blutdrucks und Verdünnung von Gerinnungsfaktoren kann die unkritische Infusion von hohen Mengen kristalliner Lösung zur Ödembildung und Organminderperfusion (bis hin zum abdominellen Kompartmentsyndroms) führen: Multiorgandysfunktion und ein Anstieg der Mortalität sind die Folge. Bei mehr als 3000 Patienten konnte eine Gesamtinfusionsmenge von > 1,5 l kristalliner Infusionslösung als unabhängiger Prädiktor einer erhöhten Mortalität identifiziert werden. Bei Infusionsmengen von > 3 l war die Überlebenswahrscheinlichkeit bei Patienten > 70 Jahren ebenfalls signifikant vermindert (Ley et al. 2011[9]).

12.2.4 Kolloidale Infusionslösungen

▶ **Hydroxyethylstärke.** Unter den kolloidalen Infusionslösungen ist die Hydroxyethylstärke (HES) das derzeit gebräuchlichste Präparat. HES ist ein Makromolekül, das aus hydroxylierten und 1,4 glykosidisch verbundenen Glukosemolekülen hergestellt wird. Durch Substitution der Glukosemoleküle mit Hydroxyethylketten wird ein schneller Abbau durch Serumglykosidasen verhindert. Die Elimination kleiner Molekulargewichte erfolgt über die Nieren; bei höherem Molekulargewicht ist eine signifikante Aufnahme in das retikuloendotheliale System der Zelle zu erwarten. Gekennzeichnet durch das Molekulargewicht und den Hydroxyethylierungsgrad können die verfügbaren HES-Präparate – wie auch alle anderen kolloidalen Infusionslösungen – hinsichtlich ihrer maximalen Volumenwirkung, ihrer Volumenwirkdauer, der Halbwertszeit der Volumenwirkdauer und der maximal empfohlenen Dosis unterschieden werden.

> **Praxistipp**
>
> Typischerweise gelangt HES 130/0,4 in bilanzierter Elektrolytlösung in der Schocktherapie zum Einsatz, da für dieses Präparat ein guter Volumeneffekt von 110 % mit einer nur geringen Gerinnungsinterferenz beschrieben wurde. Trotz eher günstiger neuerer Resultate hinsichtlich des Nebenwirkungsprofils und der somit vertretbaren Tageshöchstdosis werden von den Herstellern maximale Infusionsmengen von 50 ml/kgKG genannt.

▶ **Gelatinepräparate.** Gelatinepräparate bestehen aus Polypeptiden tierischen Ursprungs und sind durch einen kürzer andauernden Volumeneffekt gekennzeichnet. Im Vergleich mit HES oder mit den Dextranen sind die negativen Auswirkungen auf das Gerinnungssystem weniger stark ausgeprägt und die Nierenfunktion ist nicht beeinträchtigt. Damit ergibt sich als Indikation für den Einsatz von Gelatinepräparaten entweder ein insgesamt überschaubarer Volumenbedarf oder die Notwendigkeit einer zusätzlichen Gabe von Kolloiden bei hohem Volumenumsatz, wenn die Gesamtdosismenge von HES erreicht wird.

▶ **Dextrane.** Dextrane haben keine Vorteile gegenüber den zuvor genannten Präparaten und sind zusätzlich mit dem höchsten Risiko einer allergisch-anaphylaktischen Reaktion vergesellschaftet. Damit spielen die Dextrane für den präklinischen Einsatz im Rahmen der Schocktherapie als alleiniges Kolloid keine Rolle, sind jedoch in einigen Spezialitäten als Alternative zu HES 6 % den hyperosmolaren Infusionslösungen beigemischt.

▶ **Immunologische Effekte der Kolloide.** Für HES ist ebenfalls die Induktion eines dosisabhängigen „oxidativen Bursts" der neutrophilen Granulozyten nachgewiesen worden. In einer retrospektiven Analyse hatten Patienten, die HES im Rahmen der Infusionstherapie erhielten, eine deutlich erhöhte Mortalität (21 % versus 11 %) sowie eine signifikant häufigere Wahrscheinlichkeit ein akutes Nierenversagen zu entwickeln (Lissauer et al. 2011[12]).

Hyperosmolare Kochsalz-Kolloid-Lösungen

Vor dem Hintergrund, dass insbesondere die Mikrozirkulationsstörung im hämorrhagischen Schock entscheidend zur Entwicklung eines irreversiblen Zustandsbilds beiträgt und osmotisch wirksame Substanzen effektiv intrazelluläre und interstitielle Flüssigkeit im intravaskulären Raum mobilisieren können, eröffnet der Einsatz von hyperosmolaren Infusionslösungen eine weitere Therapieoption.

▶ **Vorteile.** In einer typischen Zusammensetzung von 7,5 % NaCl und 6 % HES ergibt sich eine hyperosmolare isoonkotische Infusionslösung mit einer Osmolarität von 2750 mosmol/l. Die Gesamtinfusionsmenge dieser Spezialität ist auf 2 ml/kgKG limitiert. Eine regelhaft beobachtete Serumhypernatriämie (bis 175 mmol/l) nach Verabreichung dieser Infusionsmenge ist ohne klinische Nachteile reversibel.

▶ **Relativierung.** Auch wenn einiges für den Einsatz dieser Substanz insbesondere bei einem begleitenden Schädel-Hirn-Trauma und bei penetrierenden Traumen spricht, so konnte eine Metaanalyse der Cochrane Library keinen eindeutigen Überlebensvorteil im Vergleich zu etablierten Infusionsregimen aufzeigen. Ebenso wurde eine große multizentrische Studie nach 835 eingeschlossenen Traumapatienten mit hämorrhagischem Schock abgebrochen, da kein Überlebensvorteil im Vergleich zu normaler 0,9 % Kochsalzlösung nachgewiesen werden konnte (Bulger et al. 2010[4]). Obwohl positive Trends bei

Schädel-Hirn-Verletzten für einen vermutlich günstigen Effekt von hyperosmolaren Infusionslösungen in dieser Subgruppe sprechen, konnte in einem Kollektiv von über 1000 Patienten kein Vorteil hinsichtlich der Überlebenswahrscheinlichkeit bzw. der neurologischen Erholung nach 6 Monaten gezeigt werden.

▶ **Auswirkungen auf das Immunsystem.** Anders als bei isotonen kristallinen oder isoosmotischen kolloidalen Infusionslösungen konnte für die hypertonen Salzlösungen ein vorteilhafter Effekt auf das Immunsystem gezeigt werden. Im Tiermodell wurde die Aktivierung von neutrophilen Granulozyten ebenso wie die Exprimierung von Adhäsionsmolekülen vermindert. Der Stellenwert dieser möglicherweise günstigen Effekte ist zum gegenwärtigen Zeitpunkt jedoch noch unklar.

12.3 Volumenersatz beim Verbrennungstrauma

▶ **Traumatisch-hypovolämer Schock.** Patienten, die ein Verbrennungstrauma erleiden, sind bereits in der Frühphase nach der Verbrennung vital bedroht. Der Verbrennungsschock mit den bekannten Früh- und Spätfolgen steht hierbei im Vordergrund. Ursächlich für den intravasalen Volumenmangel ist der Abstrom von Plasma als Ausdruck eines thermisch induzierten Kapillarlecks. Die Anreicherung von Plasmaeiweißen in dem sich rasch entwickelnden Verbrennungsödem sowie immense Wasserverluste über die geschädigte Haut und der Wassereinstrom in die Zellen kennzeichnen den Verbrennungsschock als traumatisch-hypovolämen Schock. Zusätzlich führt eine konsekutive allgemeine Hypoproteinämie zum Abstrom von Wasser und zu einer Ödembildung auch in nicht verbrannte Gewebebezirke.

Merke

Bei Verbrennungen > 20 % der Körperoberfläche (KOF) des Erwachsenen und > 5–10 % im Kindesalter ist eine Infusionstherapie zwingend notwendig, wobei Art und Menge des Flüssigkeitsersatzes nicht nur über die Kreislaufstabilisierung, sondern auch über das Ausmaß des Verbrennungsödems entscheiden.

Bei einer entsprechenden Flüssigkeitssubstitution kann die Ödembildung zu Gewichtszunahmen von 10–15 % des ursprünglichen Körpergewichts führen.

▶ **Individuelle Infusionstherapie.** Für die Prognose ist das Zeitintervall zwischen Trauma und Therapiebeginn entscheidend. Als grobe Richtschnur zur Bestimmung der erforderlichen Infusionsmenge innerhalb der ersten 24 h kann die Parkland-Formel nach Baxter (1978 [1]) bei Verbrennungen II. und III. Grades verwendet werden.

Entsprechend der maximalen Flüssigkeitsverschiebung in der Ödemphase nach Verbrennungstrauma soll die Hälfte der so berechneten Infusionsmenge in den ersten 8 h verabreicht werden. Tatsächlich wird das Verbrennungsausmaß jedoch häufig überschätzt und es werden größere Flüssigkeitsvolumina infundiert. Eine „Überinfusion" ist wiederum mit einer schlechteren Prognose vergesellschaftet. Als Steuerungsgröße in der Klinik hat sich die Stundenharnmenge als geeignete Richtgröße durchgesetzt. Harnmengen von 0,5–1 ml/kgKG/h gelten hierbei als ausreichend.

▶ **Strategie am Notfallort.** Da sich die Schockphase nach einem Verbrennungstrauma erst innerhalb der ersten Stunden manifestiert, sind die Patienten bei Eintreffen des Notarztes typischerweise kreislaufstabil, sofern kein begleitendes Trauma vorliegt. Die Ödemphase des Verbrennungstraumas beginnt nach ca. 12 h und klingt nach 72 h langsam ab. Damit ist für die präklinische Versorgungsphase die Infusion von 1 l Ringer-Laktat pro Stunde als absolut ausreichend anzusehen.

▶ **Ringer-Laktat und HES.** Im Vordergrund steht hierbei die Infusion von Ringer-Laktat-Lösung. Dennoch ist die alleinige Verabreichung sehr großer Mengen kristalloider Infusionslösung mit dem Risiko der Ödembildung, der Gefahr einer Verminderung der Gewebeperfusion und der Entwicklung eines Kompartmentsyndroms verbunden. Eine logische Konsequenz ist eine mögliche Abkehr von der strikten Ablehnung von kolloidalen Infusionslösungen in der Frühphase, d.h. innerhalb der ersten oder aber ab der 6.–8. Stunde nach Trauma. In diesem Zusammenhang stellt die Hydroxyethylstärke in der Spezialität 6 % 130/0,4 das derzeit favorisierte Kolloid dar. Der Stellenwert von hyperosmolaren-hyperonkotischen Lösungen ist noch ungeklärt. Dennoch kann insbesondere bei begleitenden Traumen der Einsatz dieser Substanzen sinnvoll sein.

12.4 Volumenersatz im Kindesalter

Schwerstverletzte Kinder stellen eine besondere Herausforderung in der notfallmedizinischen Versorgung dar.

Merke

Aufgrund der hohen Kompensationsfähigkeit des kindlichen Organismus können relevante bzw. vital bedrohliche Volumenmangelzustände bis zuletzt unerkannt bleiben.

Ein schlagartiger Zusammenbruch des Kreislaufsystems mit einem dann häufig therapierefraktären Herzstillstand sind die Folge einer nicht erkannten Blutungssitua-

Tab. 12.3 Infusionsrichtlinien im Kindesalter.

	Beispiele	Kristalloide	Kolloide
schwerer drohender oder manifester Schock	Polytrauma, Blutungen, Sepsis Verbrennungen > 10 % KOF	20–40 ml/kgKG als Bolus i.v. oder i.o.	10 ml/kgKG als Bolus i.v. oder i.o.
mittel- bis geringer Volumenmangel	Infektion, Fieber, Hitzekollaps, Exsikkose Verbrennung < 10 % KOF	10–20 ml/kgKG in 10–20 min iv./i.o.	5–10 ml/kgKG in 10–20 min i.v./i.o.
Erhaltung	Offenhalten Venflon etc.	5–10 ml/kgKG pro h i.v./i.o.	

tion. Damit müssen alle Bemühungen auf das frühzeitige Erkennen eines Volumenmangels und den Beginn einer möglichst frühzeitigen Volumenersatztherapie ausgerichtet sein.

Als charakteristische Symptome des Schocksyndroms beim Kind sind die Tachypnoe, ein blasses oder marmoriertes Hautkolorit, eine Kapillarfüllung > 1 s sowie Bewusstseinsveränderungen hinweisend. Da auch die Messung des Blutdrucks häufig keine befriedigenden Ergebnisse liefert, ist die klinische Untersuchung mit der Palpation peripherer Pulse oftmals entscheidend. Idealerweise werden zur Durchführung einer präklinischen Volumenersatztherapie 1–2 periphere Venenzugänge angelegt, wobei nach spätestens 1–2 vergeblichen Punktionsversuchen oder nach spätestens 90 s ein intraossärer Zugang anzustreben ist.

Praxistipp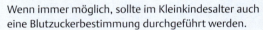

Wenn immer möglich, sollte im Kleinkindesalter auch eine Blutzuckerbestimmung durchgeführt werden.

Die Therapiemöglichkeiten der akuten Hypovolämie im Kindesalter sind aus ▶ Tab. 12.3 ersichtlich.

12.5 Typische Fehler im präklinischen Traumamanagement

Neben einer unkritischen Infusionstherapie, der Verzögerung des Patiententransports bedingt durch frustrane Versuche einer peripheren Gefäßpunktion sowie dem „Nichterkennen" einer nicht kontrollierbaren Blutung können Fehler in der Notfallbeatmung eine weitere Verschlechterung der Kreislaufsituation nach sich ziehen.

Die negativen Effekte einer intermittierenden positiven Druckbeatmung (IPPV) auf den Kreislauf sind seit mehr als 50 Jahren bekannt. Im Unterschied zur Spontanatmung, die in der Inspirationsphase von einem intrathorakalen Druckabfall begleitet ist und somit den Rückstrom von venösem Blut zum Herzen begünstigt, hat die IPPV einen gegenteiligen Effekt. Noch ausgeprägter ist die Abnahme des venösen Rückstroms unter kontinuierlicher positiver Druckbeatmung (CPPV). Ist zur Durchbrechung einer Hypoxämie oder Ventilationsstörung eine Notfallbeatmung indiziert, so sollte eine Normoventilation mit hohen inspiratorischen Sauerstoffkonzentrationen angestrebt werden. Im schweren hämorrhagischen Schock sollte solange wie möglich auf eine PEEP- bzw. CPPV-Beatmung verzichtet werden.

Merke

Wenn in einer kritischen Schocksituation das Konzept der permissiven Hypotension verfolgt wird, ist der kontrollierten Beatmung besondere Beachtung zu schenken.

12.6 Zukünftige Therapieoptionen

Die Zukunft der Schocktherapie wird sehr viel umfassender ansetzen und sich nicht ausschließlich auf das „Wiederbefüllen" des Gefäßsystems fokussieren. Vielmehr ist davon auszugehen, dass mittels einer gezielten Pharmakotherapie in endogene Kompensations- und Dekompensationsmechanismen der Schockkaskade eingegriffen werden kann. In diesem Zusammenhang liegen bereits erste vielversprechende Ergebnisse zur Anwendung von Arginin-Vasopressin sowie auch K(ATP)-Kanalblockern aus der Reihe der Sulfonylharnstoffe vor. Zusätzlich wird eine erheblich bessere Blutungskontrolle durch eine umfassende Beurteilung des Gerinnungssystems mittels Bed-Side-Monitoring möglich. Der gezielte, frühzeitige Einsatz von Gerinnungsfaktoren ist mittlerweile Bestandteil des Damage-Control-Resuscitation-Konzepts geworden. Dieses umfasst die „Hypotensive Resuscitation", die „Hemostatic Resuscitation" und die Damage Control Surgery". Zuletzt bleibt die Suche nach besseren Volumenersatzmitteln wie beispielsweise artifiziellen Sauerstoffträgern aus der Gruppe der synthetischen Perfuorocarbon-Emulsionen und der zellfreien, modifizierten Hämoglobinlösungen. Die bisherigen klinischen Studien konnten die hohen Erwartungen jedoch bislang leider nicht erfüllen.

12.7 Fazit für die Praxis

Volumenersatz und Schockbekämpfung im Rettungsdienst sind einem Wandel unterworfen. Insbesondere die Frage nach den Therapiekonzepten bei unkontrollierbaren Blutungen ist in den Mittelpunkt des Interesses gerückt. Eine präklinische Infusionstherapie darf nicht unreflektiert erfolgen und muss klare Zielvorgaben erfüllen.

Prinzipiell müssen Behandlungsentscheidungen anhand der Kernfrage, ob eine Blutung kontrollierbar ist oder nicht, getroffen werden:
- Patienten mit einer kontrollierbaren Blutung profitieren von einer Infusionstherapie.
- Bei Patienten mit einer nicht kontrollierbaren Blutungssituation müssen alle Anstrengungen unternommen werden, das Zeitintervall bis zur definitiven Blutungskontrolle zu minimieren.

Bei erwartet kurzen Transportzeiten kann die Infusionstherapie in den Hintergrund treten.

Praxistipp

Bei längeren präklinischen Intervallen erscheint das Konzept der „hypotensiven Reanimation" die derzeit geeignete Behandlungsstrategie. Dabei sollte ein Zielblutdruck von systolisch 90 mmHg angestrebt werden.

Für einen Volumenausgleich stehen Kristalloide und Kolloide sowie hyperosmolare Infusionslösungen zur Verfügung. Letztere können möglicherweise für die Kreislauftherapie beim Schwerverletzten mit Schädel-Hirn-Trauma vorteilhaft sein.

Kernaussagen

Grundlagen
Vermeidbare Todesfälle nach einem Trauma ereignen sich innerhalb der ersten 1–4 h. Die nicht erkannte und nicht kontrollierte Blutung steht hierbei im Mittelpunkt. Dem Leitsymptom „Hypotension" kommt daher besondere Bedeutung zu.

Physiologische Kompensationsmechanismen des hämorrhagischen Schocks sichern durch Vasokonstriktion und Zentralisation die Sauerstoffversorgung zentraler Organsysteme. Eine anhaltende Störung der Mikrozirkulation setzt jedoch eine Kaskade von inflammatorischen und prokoagulatorischen Mediatoren in Gang, die letztlich in der Entwicklung eines irreversiblen Schockzustands resultieren.

Die sympathoadrenerge Stressantwort des Organismus maskiert in der Frühphase der Hämorrhagie das Leitsymptom Hypotension. Die Dokumentation auch kurzzeitiger hypotensiver Phasen ist von Bedeutung für eine adäquate Übergabe und Weiterbehandlung von Traumapatienten im Schockraum.

Die Rationale der Infusionstherapie beim hämorrhagischen Schock ist eine Verbesserung des Füllungszustands des Gefäßsystems, um die Qualität der Makro- und Mikrozirkulation zu optimieren und somit die Sauerstoffversorgung gefährdeter Organsysteme sicherzustellen. Die Infusionstherapie stößt dort an ihre Grenzen, wo eine Blutungsquelle nicht kontrollierbar ist und durch den Volumenersatz Sauerstoffträger sowie Gerinnungsfaktoren auf kritische Werte verdünnt werden.

Kontroversen der Volumenersatztherapie
Nur wenn präklinische Maßnahmen zur Blutstillung möglich sind und der Volumenersatz ein progredientes Volumendefizit beseitigen kann, ist eine Verbesserung des Outcomes möglich.

Das Konzept der permissiven Hypotension bei der unkontrollierten Blutung beinhaltet alle therapeutischen Maßnahmen einschließlich der Volumenersatztherapie, die zu einer Erhöhung des systolischen Blutdrucks auf ca. 90 mmHg führen.

Eine nicht mehr gegebene Kontaktfähigkeit und nicht palpable Radialispulse sind aussagekräftige Parameter für einen sofortigen Beginn mit kreislaufstabilisierenden Maßnahmen.

Beim isolierten Schädel-Hirn-Trauma ist eine maximale Kreislaufstabilisierung auf normale oder hochnormale Werte zwingend.

Bei der Kombination von SHT und unkontrollierter Blutung hat die definitive Blutungskontrolle höchste Priorität. Beim Blutdruck- und Blutungsmanagement sind Kompromisse einzugehen.

Die frühzeitige Gabe von kristallinen Infusionslösungen ist neben der gezielten Indikationsstellung für kolloidale Infusionslösungen die Therapie der Wahl, wenn ein präklinischer Volumenersatz angestrebt wird.

Eine Überinfusion von kristallinen Lösungen ist mit einem schlechteren Outcome vergesellschaftet.

Die Auswirkungen von Infusionslösungen auf das Immunsystem sind bislang nur ansatzweise bekannt, werden aber zukünftig eine erhebliche Rolle in deren Auswahl und Dosierung spielen.

Ein eindeutiger Vorteil von kolloidalen versus kristallinen Infusionslösungen konnte auch in umfangreichen Metaanalysen nicht identifiziert werden.

Hyperosmolare, isoonkotische Infusionslösungen sind nach derzeitigem Wissensstand bei kreislaufinstabilen Patienten mit Schädel-Hirn-Trauma sowie bei penetrierenden Verletzungsmustern möglicherweise vorteilhaft. Ein Überlebensvorteil konnte jedoch bisher nicht gezeigt werden.

Volumenersatz beim Verbrennungstrauma

Für die präklinische Behandlung des Verbrennungstraumas kommt überweigend Ringer-Laktat-Lösung zum Einsatz.

Eine Infusionsmenge von 1 l Ringer-Laktat/h ist in der präklinischen Versorgungsphase unmittelbar nach dem Verbrennungstrauma ausreichend.

Kolloide (insbesondere HES) sind jedoch unter dem Aspekt einer geringeren Ödembildung und besseren Kreislaufstabilisierung auch in der initialen Schockphase nicht kontraindiziert.

Unter Berücksichtigung etablierter Formeln zur Flüssigkeitssubstitution sollte eine Individualisierung der Volumentherapie angestrebt werden. Eine wesentliche Richtgröße ist hierbei die Stundenharnmenge.

Volumenersatz im Kindesalter

Das Erkennen einer relevanten Hypovolämie im Kindesalter hat oberste Priorität.

Der intraossäre Zugang ist die erste Alternative wenn die Anlage einer Venenverweilkanüle nicht gelingt.

Typische Fehler im präklinischen Traumamanagement

Insbesondere in kritischen Kreislaufsituationen muss neben der Infusionstherapie auch der kontrollierten Beatmung besondere Bedeutung beigemessen werden. Fehler in der Beatmung von Notfallpatienten können einen Schockzustand weiter aggravieren.

Zukünftige Therapieoptionen

Die Zukunft der Schocktherapie wird neben der Suche nach „besseren Volumenersatzmitteln" durch eine frühzeitige, in Kompensations- und Dekompensationsmechanismen eingreifende Pharmakotherapie bestimmt werden.

Fazit für die Praxis

Prinzipiell müssen Behandlungsentscheidungen anhand der Kernfrage entschieden werden, ob eine Blutung kontrollierbar ist oder nicht. Patienten mit einer kontrollierbaren Blutung profitieren von einer Infusionstherapie.

Literatur

Referenzen

[1] Baxter CR. Problems and complications of burn shock resuscitation. Surg Clin North Am 1978; 58: 1313–1322
[2] Bickell WH, Wall MJJ, Pepe PE et al. Immediate versus delayed fluid resuscitation for hypotensive patients with penetrating torso injuries. N Engl J Med 1994; 331: 1105–1109
[3] Bilello JF, Davis JW, Lemaster D et al. Prehospital hypotension in blunt trauma: identifying the "crump factor". J Trauma 2011; 70: 1038–1042
[4] Bulger EM, May S, Brasel KJ et al. Out-of-hospital hypertonic resuscitation following severe traumatic brain injury: a randomized controlled trial. JAMA 2010; 304: 1455–1464
[5] Cannon W, Fraser J, Cowell E. The preventative treatment of wound shock. JAMA 1918; 70: 618–621
[6] Edelman DA, White MT, Tyburski JG, Wilson RF. Post-traumatic hypotension: should systolic blood pressure of 90-109 mmHg be included? Shock. 2007; 27:134–138
[7] Heckbert SR, Vedder NB, Hoffman W et al. Outcome after hemorrhagic shock in trauma patients. J Trauma 1998; 45: 545–549
[8] Kwan I, Bunn F, Roberts I. Timing and volume of fluid administration for patients with bleeding. Cochrane Database Syst Rev 2003; CD002245
[9] Ley EJ, Clond MA, Srour MK et al. Emergency department crystalloid resuscitation of 1.5 L or more is associated with increased mortality in elderly and nonelderly trauma patients. J Trauma 2011; 70: 398–400
[10] Li T, Zhu Y, Hu Y et al. Ideal permissive hypotension to resuscitate uncontrolled hemorrhagic shock and the tolerance time in rats. Anesthesiology 2011; 114: 111–119
[11] Lipsky AM, Gausche-Hill M, Henneman PL et al. Prehospital hypotension is a predictor of the need for an emergent, therapeutic operation in trauma patients with normal systolic blood pressure in the emergency department. J Trauma 2006; 61: 1228–1233
[12] Lissauer ME, Chi A, Kramer ME et al. Association of 6% hetastarch resuscitation with adverse outcomes in critically ill trauma patients. Am J Surg 2011; 202(1): 53–58
[13] Rossi R. Early care or quick transport? The effectiveness of preclinical treatment of emergency patients. Anaesthesist 1997; 46: 126–132
[14] Santry HP, Alam HB. Fluid resuscitation: Past, present and the future. Shock 2010; 33: 229–241
[15] Zander R, Adams HA, Boldt J et al. Requirements and expectations for optimal volume replacement. Anasthesiol Intensivmed Notfallmed Schmerzther 2005; 40: 701–719

Weiterführende Literatur

[16] Bond RF, Johnson G. Vascular adrenergic interactions during hemorrhagic shock. Fed Proc 1985; 44: 281–289
[17] Bulger EM, Jurkovich GJ, Nathens AB et al. Hypertonic resuscitation of hypovolemic shock after blunt trauma: a randomized controlled trial. Arch Surg 2008; 143: 139–148
[18] Bunn F, Roberts I, Tasker R, Akpa E. Hypertonic versus near isotonic crystalloid for fluid resuscitation in critically ill patients. Cochrane Database Syst Rev 2004; CD002045
[19] Cartotto RC, Innes M, Musgrave MA et al. How well does the Parkland formula estimate actual fluid resuscitation volumes? J Burn Care Rehabil 2002; 23: 258–265
[20] Chan L, Bartfield JM, Reilly KM. The significance of out-of-hospital hypotension in blunt trauma patients. Acad Emerg Med 1997; 4: 785–788
[21] Demling RH. The burn edema process: current concepts. J Burn Care Rehabil 2005; 26: 207–227
[22] Errington ML, Rocha ESM. Vasopressin clearance and secretion during hemorrhage in normal dogs and in dogs with experimental diabetes insipidus. J Physiol 1972; 227: 395–418
[23] Fewell JE, Abendschein DR, Carlson CJ et al. Continuous positive-pressure ventilation decreases right and left ventricular end-diastolic volume in the dog. Circ Res 1980; 46: 125–132
[24] Guyton AC. Circulatory shock and physiology of its treatment. In: Guyton AC, ed. Textbook of medical physiology. 8th ed. Philadelphia: Saunders; 1991: 263–271
[25] Hierholzer C, Billiar TR. Molecular mechanisms in the early phase of hemorrhagic shock. Langenbecks Arch Surg 2001; 386: 302–308
[26] Kreimeier U, Messmer K. Prehospital fluid resuscitation. Anaesthesist 1996; 45: 884–899
[27] Langeron O, Doelberg M, Ang ET et al. Voluven, a lower substituted novel hydroxyethyl starch (HES 130 / 0.4), causes fewer effects on coagulation in major orthopedic surgery than HES 200 / 0.5. Anesth Analg 2001; 92: 855–862

[28] **Lemburg** P. Volumenersatz in der Notfalltherapie bei Kindern. Monatsschr Kindrheilk 2001; 149: 470–475
[29] **Pieber** D, Horina G, Sandner-Kiesling A et al. Pressor and mesenteric arterial hyporesponsiveness to angiotensin II is an early event in haemorrhagic hypotension in anaesthetised rats. Cardiovasc Res 1999; 44: 166–175
[30] **Scheulen** JJ, Munster AM. The Parkland formula in patients with burns and inhalation injury. J Trauma 1982; 22: 869–871
[31] **Schortgen** F, Deye N, Brochard L. Preferred plasma volume expanders for critically ill patients: results of an international survey. Intensive Care Med 2004; 30: 2222–2229
[32] **Voelckel** WG, von Goedecke A, Fries D et al. Treatment of hemorrhagic shock. New therapy options. Anaesthesist 2004; 53: 1151–1167
[33] **Zenati** MS, Billiar TR, Townsend RN et al. A brief episode of hypotension increases mortality in critically ill trauma patients. J Trauma 2002; 53: 232–236; discussion 6–7

13 Narkose im Rettungsdienst

B. Bein, J.-T. Gräsner, J. Scholz

Die situationsgerechte Einleitung und Aufrechterhaltung einer Narkose ist eine elementare Fertigkeit, die jeder Notarzt sicher beherrschen muss. Die Sicherung der Atemwege und die Beatmung sind dabei genauso wichtig wie die adäquate Auswahl und Vorbereitung der hierfür erforderlichen Medikamente und Materialien.

Die Inzidenz des schwierigen Atemwegs ist im Rettungsdienst überproportional hoch (Timmermann et al. 2006[17]). Dementsprechend gelingt je nach Ausbildungs- und Trainingsstand des eingesetzten Personals die endotracheale Intubation häufig nicht (Stewart et al. 1984[15], Takeda et al. 2003[16], Wang et al. 2011[19]) bzw. ist der Anteil unerkannter ösophagealer Fehlintubationen mit 6–25% hoch (Jemmett et al. 2003[6], Jones et al. 2004[7], Katz u. Falk 2001[9]). Aufgrund der unmittelbaren Bedrohung der Vitalfunktionen bleibt häufig nur wenig Zeit für die Vorbereitung und die Narkoseeinleitung.

Im Gegensatz zur Narkose für elektive Eingriffe in der Klinik, die in der Regel nach ausreichender Nahrungs- und Flüssigkeitskarenz durchgeführt wird, gelten alle Patienten im Rettungsdienst durch ihr Trauma oder ihre Krankheit potenziell als „nicht nüchtern"; viele Patienten haben tatsächlich kurz vor dem Notfallereignis noch Nahrung zu sich genommen. Insofern ist bei allen Patienten eine Ileuseinleitung obligat.

Merke
Im Hinblick auf die genannten potenziellen Risiken muss die Indikation zur präklinischen Intubation immer kritisch hinterfragt und müssen Nutzen und Risiken sorgfältig gegeneinander abgewogen werden. Ist die Einleitung der Narkose vor Ort unumgänglich, so muss bereits vor Gabe der Induktionshypnotika ein alternatives Vorgehen im Falle einer fehlgeschlagenen Intubation mit dem Team kommuniziert worden sein.

Bei ca. 6% aller Patienten im Notarztdienst wird im Verlauf der Versorgung eine Intubation und Beatmung notwendig, bei etwa der Hälfte der Patienten müssen zur Narkoseeinleitung Hypnotika und Analgetika verwendet werden (Bernhard et al. 2006[2]).

Zu den häufigsten Indikationen für die Einleitung einer präklinischen Narkose zählen das Polytrauma und internistische Erkrankungen mit Einschränkung des Gasaustauschs oder eine schwere Kreislaufinsuffizienz. Patienten aller Altersgruppen können betroffen sein.

13.1 Indikationsstellung

Während die Indikation zur Intubation bei Patienten mit Polytrauma oder bei einem therapierefraktären Asthmaanfall mit ausgeprägter Hypoxämie trotz Sauerstoffinsufflation klar ist, ist sie in Situationen, in denen ein Transport eventuell auch ohne Narkose möglich wäre, weniger eindeutig zu stellen. Typische Beispiele sind der bewusstseinsgetrübte Patient nach apoplektischem Insult mit suffizientem Gasaustausch, Patienten mit einem Glasgow-Coma-Scale-Wert von 7 nach einem Krampfanfall oder der nach Analgetikagabe tief sedierte Patient. In diesen Fällen muss die Risikoabschätzung gesicherter Atemweg vs. mögliche Komplikationen der Narkose sehr sorgfältig und ggf. wiederholt erfolgen. Hier obliegt es der Erfahrung des Notarztes, ob er eine quasi „elektive" Narkoseeinleitung für sinnvoll und notwendig erachtet.

Dabei müssen in die Nutzen-Risiko-Abwägung auch regionale Gegebenheiten wie die Fahrstrecke in das nächste geeignete Krankenhaus und die mutmaßliche Weiterbehandlung in der aufnehmenden Klinik einbezogen werden. Ebenso spielt die Erfahrung des eingesetzten Notarzts eine Rolle. Ein in Atemwegssicherung und Narkose wenig erfahrener Notarzt wird sich im Zweifelsfall zu Recht eher gegen eine Narkose entscheiden. Weil im Bereich der Luftrettung die Kommunikation mit dem Patienten und die räumlichen Verhältnisse sowie die Möglichkeit eines Zwischenstopps eingeschränkter sind als während des bodengebundenen Transports, ist bei Lufttransporten die Indikation zur Intubation großzügiger zu stellen.

In den vergangenen Jahren wurde zur Durchführung einer präklinischen Narkose die endotracheale Intubation für unabdingbar gehalten. Auch derzeit stellt die endotracheale Intubation den Goldstandard der Atemwegssicherung bei einer Narkose im Rettungsdienst dar. Allerdings legen neuere Daten nahe, dass die Intubation in der Hand des wenig Geübten mit einer hohen Rate an Fehlschlägen und Komplikationen assoziiert ist (s.o.). Selbst in Deutschland, wo arztbesetzte Rettungsmittel flächendeckend eingesetzt werden, muss mit ca. 10% unerkannter ösophagealer Fehlintubationen gerechnet werden (Timmermann et al. 2007[18]).

Die Forderung, nur Ärzte mit entsprechender Expertise im Rettungsdienst einzusetzen, geht an der Realität vorbei. Tatsache ist, dass eine Narkose auch mit einer alternativen Atemwegssicherung durchgeführt werden kann, selbst wenn die endotracheale Intubation unbestreitbar viele wichtige Vorzüge bietet.

13.1.1 Vorteile der präklinischen Narkose

- Aspirationsschutz (bei Intubation),
- hohe inspiratorische Sauerstoffkonzentration möglich (FiO_2 1,0),
- Minderung des Sauerstoffverbrauchs bei erhöhter Atemarbeit (z. B. Thoraxtrauma) und gleichzeitig bestehender Hypoxämie,
- Vorbeugung von sekundären zerebralen und kardialen Schäden,
- optimale Schmerztherapie möglich.

13.1.2 Nachteile der präklinischen Narkose

- Risiko von Erbrechen und Aspiration,
- Risiko einer Herz-Kreislauf-Depression,
- potenziell Intubationsschwierigkeiten mit temporärer Hypoxie und möglichen Langzeitschäden,
- Einschränkung der neurologischen Beurteilbarkeit.

> **Merke**
>
> Indikationen zur Intubation (AGNN 2010 [1]):
> - Verbesserung eines schwer gestörten Gasaustauschs bei pulmonalen Diffusions- und Ventilationsstörungen jeder Genese,
> - Analgesierung und/oder Analgosedierung bei stärksten Schmerzzuständen, wenn die Analgesietiefe es erfordert,
> - Bewusstlosigkeit mit Aspirationsgefahr,
> - Verbesserung des Sauerstoffangebots im Rahmen der Therapie des Polytraumas oder Schädel-Hirn-Traumas,
> - schwerer Schock.

▶ **Durchführung der Narkose.** Neben der sorgfältigen Indikationsstellung durch den Notarzt stellen eine enge Kooperation und Kommunikation im Rettungsteam eine wesentliche Grundlage für die sichere Einleitung und Aufrechterhaltung einer Anästhesie dar.

13.2 Patientenvorbereitung und weiteres Vorgehen

Jeder Patient, bei dem im Rettungsdienst eine Narkose eingeleitet werden soll, benötigt 2 sicher intravasal liegende periphervenöse Zugänge. Spätestens nach erfolgter Einleitung sollte ein 2. Zugang etabliert werden, da es in der Praxis immer wieder zum Verlust eines Zugangs kommt, was zu Komplikationen und Patientengefährdung führen kann.

▶ **Monitoring.** Das Monitoring des Patienten umfasst vor der Intubation die Variablen:
- pulsoxymetrisch gemessene Sauerstoffsättigung,
- EKG,
- nicht invasiv gemessener Blutdruck.

▶ **Präoxygenierung.** Eine suffiziente Präoxygenierung vor elektiver Narkoseeinleitung ist obligat: Über eine dicht aufgesetzte Maske mit maximalem Sauerstoffflow wird der Patient bei ausreichender Spontanatmung so lange präoxygeniert, bis die Intubationsvorbereitungen abgeschlossen sind, mindestens jedoch 5 min.

> **Merke**
>
> Ist die Spontanatmung allerdings nicht ausreichend, muss bis zur Intubation trotz des bestehenden Aspirationsrisikos assistiert oder auch kontrolliert beatmet werden, da beim ateminsuffizienten Notfallpatienten eine sich progredient verschlechternde Hypoxie besteht.

▶ **Lagerung.** Die „verbesserte Jackson-Position" (Schnüffelstellung) zur Verbesserung der Sicht auf die Glottis bei der Laryngoskopie wird durch Unterpolsterung des Hinterkopfs um ca. 8 cm erreicht. Diese Lagerung muss jedoch vorsichtig und unter Rücksichtnahme auf eventuelle Verletzungen der Halswirbelsäule erfolgen (▶ Abb. 13.1a–c).

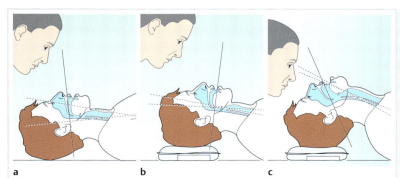

Abb. 13.1 a–c Optimierung der Sicht auf den Larynx durch Annäherung der pharyngealen und laryngealen Sichtachse bei der sog. „Schnüffelstellung" (Quelle: Adams et al. 2011).
a Verhältnis der Achsen bei Lagerung ohne Kopferhöhung.
b Teilweise Annäherung der Achsen bei Lagerung mit erhöhtem Kopf.
c Weitere Annäherung durch Überstrecken des Kopfes.

13.2.1 Schutz der Halswirbelsäule

Grundsätzlich sind durch Manipulationen wie die Laryngoskopie sekundäre neurologische Schäden bei einer vorliegenden Verletzung der Halswirbelsäule (HWS) denkbar. Die Inzidenz solcher Schäden hat aber nach Einführung immobilisierender Maßnahmen in den 1970er-Jahren signifikant abgenommen (Crosby 1992[3]).

▶ **In-Line-Stabilisierung.** Bei polytraumatisierten Patienten mit Verdacht auf Verletzung der HWS stellt die sog. manuelle In-Line-Stabililsierung der HWS während der direkten Laryngoskopie eine häufig geübte Praxis dar, obwohl keine ausreichende Evidenz für diese Maßnahme besteht. Während bei gesunden anästhesierten Probanden gezeigt wurde, dass durch manuelle In-Line-Stabilisierung die Bewegung der HWS um bis zu 50 % reduziert werden kann (Watts et al. 1997[21]), ist der Nutzen dieser Maßnahme bei tatsächlich instabilen HWS-Segmenten nicht ausreichend belegt. Studien an Leichen, in denen unterschiedliche Ausprägungen einer HWS-Instabilität simuliert wurden, erbrachten widersprüchliche Ergebnisse, die von reduzierter über unveränderte bis zu erhöhter Subluxation bei Anwendung der In-Line-Stabilisierung reichten (Manoach u. Paladino 2007[10]). Möglicherweise muss der intubierende Notarzt bei effektiver Stabilisierung erheblich größere Kräfte aufbringen, als ohne diese Maßnahme (Manoach u. Paladino 2009[11]), was eine Fallserie bei Freiwilligen nahelegt (Santoni et al. 2009[12]).

Außerdem muss berücksichtigt werden, dass es in mehreren Publikationen durch In-Line-Stabilisierung zu einer signifikanten Verschlechterung der Sicht auf die Glottis kam, wodurch der Zeitbedarf für die Intubation und die Wahrscheinlichkeit eines Misserfolgs zunahmen (Manoach u. Paladino 2007[10]). Da nur wenige (ca. 4%) aller traumatisierten Patienten auch eine Verletzung der HWS aufweisen und es nur sehr wenige Berichte über einen sekundären neurologischen Schaden durch die Intubation gibt (Manoach u. Paladino 2007[10]), muss der Notarzt vor Ort sorgfältig abwägen, ob er die In-Line-Stabilisierung für eine sinnvolle Maßnahme hält.

> **Praxistipp**
>
> Unter praktischen Gesichtspunkten ist es ratsam, eine In-Line-Stabilisierung dann anzuwenden, wenn dadurch eine zügige Intubation nicht behindert wird. Ansonsten sollte die Laryngoskopie sehr vorsichtig durchgeführt bzw. im Zweifelsfall auf eine alternative Atemwegssicherung ausgewichen werden.

▶ **Magensonde.** Das Einlegen einer Magensonde vor Intubation ist im Rettungsdienst unüblich. Die Magensonde sollte erst nach erfolgreicher Intubation und, vor allem bei Patienten mit Schädel-Hirn-Trauma (SHT), oral

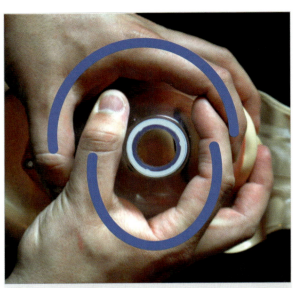

Abb. 13.2 Beidhändiger C-Griff zur optimierten Maskenbeatmung (Quelle: Dr. F. Reifferscheid, Universität Kiel, mit freundlicher Genehmigung).

erfolgen. Bei schwierigen Intubationsverhältnissen wird die Oxygenierung durch Maskenbeatmung sichergestellt. Hierbei kann ein Guedel-Tubus hilfreich sein. Bei erschwerter Maskenbeatmung ist es hilfreich, diese durch 2 Helfer durchzuführen, wobei einer die Maske mit dem sog. Doppel-C-Griff fest auf das Gesicht des Patienten drückt (▶ Abb. 13.2).

Um einer Insufflation des Magens und dadurch gesteigerter Aspirationsgefahr vorzubeugen, ist es notwendig, den Beatmungsbeutel langsam bis zu einer sichtbaren Thoraxexkursion zu entleeren.

13.2.2 Technische Vorbereitungen

Die präklinische Einleitung einer Narkose stellt für das gesamte Team oft eine ungewohnte und mit Stress verbundene Situation dar. Insofern sind klare und eindeutige Anweisungen im Sinne eines reibungslosen und komplikationslosen Ablaufs essenziell. Hierfür ist es unbedingt erforderlich, die benötigten Medikamente und den gewünschten Tubusinnendurchmesser sowie eine alternative Tubusgröße klar zu benennen. Um Spritzenverwechslungen und damit eine unnötige Patientengefährdung zu vermeiden, müssen die einzelnen Medikamente nach dem Aufziehen beschriftet und ggf. farblich gekennzeichnet werden (DIVI 2010[4]).

Weiterhin muss vor einer Narkoseeinleitung das gesamte benötigte Material auf Vollständigkeit und Funktionsfähigkeit überprüft werden.

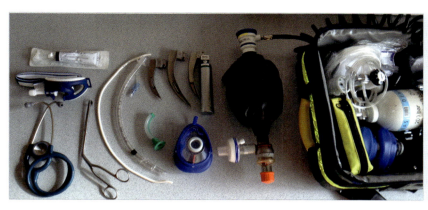

Abb. 13.3 Zur Intubation benötigte Materialien (Quelle: Dr. F. Reifferscheid, Universität Kiel, mit freundlicher Genehmigung).

13.2.3 Material zur Narkose/Intubation/Beatmung

Hierzu zählen folgende Gerätschaften (▶ Abb. 13.3):
- Intubationsbesteck inkl. Zubehör und kleinerem Tubus als Reserve,
- Alternativen zur endotrachealen Intubation (supraglottischer Atemweg),
- Beatmungsbeutel mit O_2-Anschluss und -reservoir sowie Beatmungsgerät,
- Absaugeinrichtung,
- Kapnografie.

▶ **Intubationsbesteck.** Das Intubationsbesteck besteht aus dem Handgriff mit integrierter Lichtquelle und einem in der Größe an den Patienten angepassten Laryngoskopspatel. Beim normalgewichtigen Erwachsenen wird in der Regel ein Laryngoskopspatel nach Macintosh der Größe 3 für den ersten Intubationsversuch verwendet. Kaltlichtlaryngoskope sind wegen ihrer hohen Lichtausbeute besonders gut geeignet.

Alternative Spatel sind meist präklinisch nicht verfügbar und in ihrer speziellen Handhabung auch nicht allen Anwendern bekannt. Ebenso werden derzeit Videolaryngoskope noch nicht als Standard auf den Rettungsmitteln mitgeführt; hier ist in naher Zukunft jedoch mit einer Nachrüstung zu rechnen.

▶ **Vorgehen.** Der ausgewählte Tubus wird nach Kontrolle des Cuffs auf Unversehrtheit mit eingeführtem Führungsstab vorbereitet. Hierbei ist darauf zu achten, dass der Führungsstab ohne Widerstand aus dem Tubus entfernt werden kann, da ein dazu notwendiger größerer Kraftaufwand die Gefahr einer Tubusdislokation erhöht. Eine Magill-Zange zur Führung der Tubusspitze oder zur Entfernung von pharyngealen oder laryngealen Fremdkörpern, eine Blockerspritze und ein Cuffdruckmesser sowie geeignetes Fixiermaterial komplettieren das Set.

> **Merke**
> Der für den Endotrachealtubus passende Führungsstab muss sich leicht aus dem Tubus entfernen lassen.

Zur Vorbereitung gehört obligatorisch auch das Bereitstellen einer alternativen, supraglottischen Atemwegshilfe wie z. B. des Larynxtubus oder der Larynxmaske für den Fall einer unmöglichen endotrachealen Intubation.

▶ **Alternativen.** Alternativen zur endotrachealen Intubation:
- Larynxmaske (Intubationslarynxmaske),
- Larynxtubus.

Der eingesetzte Beatmungsbeutel muss über eine Sauerstoffversorgung verfügen, die mittels Demandventil oder alternativ mittels Reservoirsystem eine Erhöhung der inspiratorischen Sauerstoffkonzentration ermöglicht. Das Beatmungsgerät wird auf Dichtigkeit, Ventilfunktion, Alarmfunktionen für Diskonnektion und Drucküberschreitung sowie auf den vorhandenen Sauerstoffvorrat überprüft. Außerdem wird vor Anschluss des Patienten eine adaptierte Einstellung der Beatmungsparameter vorgenommen.

Weiterhin muss eine funktionierende *Absaugeinrichtung* patientennah verfügbar sein.

▶ **Kontrolle.** Nach der Intubation ist die Kontrolle des endexspiratorischen CO_2 als einzig sicherer Indikator einer korrekten Tubuslage absolut obligat! Je nach technischer Ausführung der Messgeräte ist es sinnvoll, die Kapnometrie schon vor Intubation einzuschalten, da die Geräte häufig erst nach einer Aufwärmphase und Kalibration einsatzbereit sind (Takeda et al. 2003 [16]). Nach erfolgreicher Intubation wird der Patient auskultiert, um eine einseitige Tubusfehllage oder einen ggf. bestehenden Pneumothorax auszuschließen. Die Auskultation darf jedoch nicht zur Verifizierung der korrekten Tubuslage verwendet werden (Timmermann et al. 2007 [18]). Bei Zweifeln an der korrekten Tubuslage müssen eine erneute Laryngoskopie und ggf. ein neuer Intubationsversuch unternommen werden („if in doubt, take it out!").

Sichere Zeichen der korrekten Tubuslage:
- Messung von endtidalem CO_2,
- sichtbares Verschwinden des Tubus zwischen den Stimmbändern unter Laryngoskopie (gilt nur für einen Facharzt für Anästhesiologie).

Merke

Zur Kontrolle einer korrekten Tubuslage ist die Verwendung einer Kapnografie obligat.

▶ **Fixieren des Tubus.** Nach erfolgreicher Sicherung des Atemwegs ist das sorgfältige und sichere Fixieren des Tubus gegen eine unbeabsichtigte und unbemerkte Dislokation wichtig. Hierzu eignen sich in der Klinik häufig angewandte Pflaster, besser erscheint jedoch die Verwendung einer industriellen Fixierung wie beispielsweise dem Thomas-Holder, der zusätzlich einen Beißschutz bietet. Darüber hinaus sollte eine Person Kopf und Tubus des Patienten halten und sichern, insbesondere bei Lagerungsmaßnahmen wie der Immobilisation auf der Vakuummatratze, dem Transport auf der Schaufeltrage oder dem Umlagern im Schockraum.

▶ **Alternative Atemwegssicherung.** Spätestens nach dem 3. erfolglosen Intubationsversuch muss eine alternative Atemwegssicherung eingesetzt werden. Hierfür sind im Rettungsdienst Larynxtubus und Larynxmaske flächendeckend verfügbar und auch beim nichtärztlichen Personal zur Sicherung des Atemwegs etabliert.

Ist eine Beatmung auch mittels dieser alternativen Beatmungshilfen nicht möglich, muss ein chirurgischer Zugang zum Atemweg durch das Lig. cricothyreoideum geschaffen werden. Bei schwierigen Verhältnissen während der initialen Laryngoskopie sollte auch das Instrumentarium für den chirurgischen Atemweg rasch verfügbar sein. Dem Zitat von Scott aus dem Jahr 1986 ist in dieser Hinsicht nichts hinzuzufügen: „Patients do not die from a ‚failure to intubate'. They die either from failure to stop trying to intubate or from undiagnosed oesophageal intubation" (Scott 1986). Auf jeden Fall sollte dem Team ein strukturierter Algorithmus zum Management des schwierigen Atemwegs bekannt sein (vgl. Abb. 8.8, S. 97).

Merke

Ablauf der präklinischen Narkose:
- Indikationsstellung sorgfältig bedenken,
- Bekanntgabe der Entscheidung zur Narkoseeinleitung an das Rettungsdienstpersonal und ggf. Dritte (Feuerwehr) und den Patienten,
- wenn immer möglich, Arbeitsbedingungen optimieren,
- klare Ansage, welche Medikamente aufgezogen und welches Material vorbereitet werden sollen und Kennzeichnung der Medikamente,
- Präoxygenierung so lange wie möglich,
- „Plan B" bereithalten: alternative Beatmungsmöglichkeiten bereithalten,
- keine Narkoseeinleitung ohne Basismonitoring,
- 2 periphervenöse Zugänge,
- Kontrolle der suffizienten Beatmung durch Kapnometrie.

13.3 Narkosemedikamente im Rettungsdienst

In der Notfallmedizin tätige Ärzte sollten unterschiedliche Narkoseverfahren kennen, in der Praxis aber die Medikamente verwenden, mit denen die größte persönliche Erfahrung besteht. Medikamente, die im Rettungsdienst bei einer Narkose zum Einsatz kommen, sind idealerweise durch eine schnelle Anschlagzeit, gute Steuerbarkeit und minimale hämodynamische Nebenwirkungen gekennzeichnet.

Die präklinische Narkose besteht aus:
- einem Einleitungshypnotikum,
- einem Medikament zur Aufrechterhaltung der Narkose,
- einem Analgetikum sowie
- einem eventuell notwendigen Muskelrelaxans.

Im Gegensatz zur innerklinischen Versorgung steht im Notarztdienst nur eine begrenzte Auswahl an Medikamenten zur Verfügung. Im Folgenden ist eine Auswahl gängiger Substanzen aufgelistet. Die Dosierungen der jeweiligen Medikamente beruhen auf Erfahrungen aus dem klinischen Alltag (Schulte am Esch et al. 2011 [13]). Bei Notfallpatienten, die keine Prämedikation erhalten haben, sollte die Dosierung eher großzügig gewählt werden.

13.3.1 Hypnotika

Hypnotika bzw. Sedativa führen durch ihre Wirkung am zentralen Nervensystem zu einem schlafähnlichen Zustand. Sie wirken am ZNS unspezifisch dämpfend auf viele Funktionen.

13.3.2 Barbiturate

Barbiturate wie Thiopental-Natrium wirken an der Formatio reticularis durch Hemmung der Transmitterfreisetzung. Eine analgetische Wirkung besteht nicht. Versehentliche extravasale Medikamentenapplikation führt zu gravierenden Gewebeschädigungen. Außerdem zeigen Barbiturate ausgeprägte kardiodepressive Nebenwirkungen, sodass diese Medikamentengruppe eher selten zur Anwendung kommt.

Thiopental-Natrium

Handelsname: z. B. Trapanal.

Menge: 500 mg Trockensubstanz = 20 ml.

Wirkungseintritt: 40–60 s.

Wirkdauer: 10–14 min.

Halbwertszeit: 3–8 min.

Dosierung: 3–5 mg/kg.

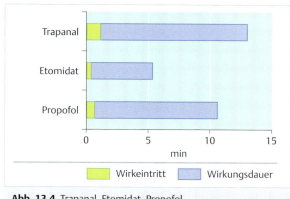

Abb. 13.4 Trapanal, Etomidat, Propofol.

13.3.3 Etomidat

Etomidat ist ein karboxyliertes Imidazolderivat. Es eignet sich aufgrund der gering ausgeprägten Kreislaufdepression gut für die Narkoseeinleitung bei kritisch kranken oder schwer verletzten Patienten. Wichtigste Nebenwirkung ist eine Suppression der Aktivität der Nebennierenrinde, die eine Langzeitanwendung in der Klinik unmöglich machte. Allerdings sind gerade in der jüngeren Zeit einige Studien erschienen, in denen Etomidat bereits bei Einmalgabe im Rahmen der Narkoseeinleitung negative Auswirkungen auf die Funktion der Nebennierenrinde zeigte und mit einer ungünstigen Überlebens- und Komplikationsrate beim schweren Trauma oder bei kritisch Kranken assoziiert war (Warner et al. 2009 [20], Jabre et al. 2009 [5]).

> **Cave**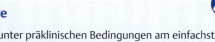
> Das unter präklinischen Bedingungen am einfachsten zu steuernde und anzuwendende Einleitungshypnotikum ist Etomidat. Allerdings sollte sein Einsatz nach neueren Studien wegen seines Einflusses auf die Nebennierenrindenfunktion möglichst vermieden werden.

Etomidat

- Handelsname: z. B. Etomidatelipuro.
- Menge: 20 mg = 10 ml.
- Wirkungseintritt: 15–20 s.
- Wirkdauer: 3–5 min.
- Halbwertszeit: 180–300 min.
- Dosierung: initial 0,15–0,3 mg/kg.

13.3.4 Propofol

Das in der Klinik sowohl für die Narkoseeinleitung als auch für die Narkoseführung eingesetzte Propofol senkt den Blutdruck stärker als Etomidat. Aufgrund der ungünstigen Wirkung von Etomidat auf die Nebennierenfunktion findet es zunehmend auch präklinisch Verwendung. Die Anwendung mittels Perfusor ist möglich.

Propofol

Handelsname: z. B. Disoprivan 1 %.

Menge: 200 mg = 20 ml.

Wirkungseintritt: 30 s.

Wirkdauer (▶ Abb. 13.4): 2–10 min.

Halbwertszeit: 40–200 min.

Dosierung: initial 1,5–2,5 mg/kg.

Zur Narkoseaufrechterhaltung 30–50 mg Boli oder 2–4 mg/kg/h über einen Perfusor.

13.3.5 Esketamin

Eine Sonderstellung in der Notfallmedizin nimmt Esketamin ein, eine Substanz, mit der dosisabhängig sowohl eine Analgesie als auch eine Narkoseeinleitung und Narkoseführung erreicht werden können. Außerdem bleiben sowohl Schutzreflexe als auch Eigenatmung des Patienten weitgehend erhalten, was eine Anwendung auch ohne sofortige Intubation ermöglicht. Eingeklemmte oder schlecht zugängliche Traumapatienten können daher mit Esketamin suffizient analgetisch behandelt werden.

Ein weiterer Vorteil der Substanz ist die Möglichkeit der intramuskulären Applikation, was bei unmöglichem venösem Zugang, aber dringend indizierter Analgesie eine vorübergehende Notlösung darstellen kann.

Wegen möglicher Albträume bei alleiniger Anwendung von Esketamin wird die Kombination mit einem Benzo-

Narkose im Rettungsdienst

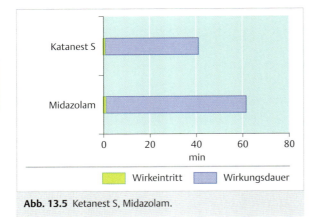

Abb. 13.5 Ketanest S, Midazolam.

diazepin empfohlen. Bei insuffizienter Spontanatmung kann es jedoch zur Hirndrucksteigerung kommen. Aufgrund seiner zentral vermittelten sympathomimetischen Wirkung ist Esketamin bei eingeschränkter Koronarreserve (beispielsweise beim akuten Koronarsyndrom) oder erhöhtem pulmonal-arteriellem Druck kontraindiziert. Bei hoher Dosierung oder schneller intravenöser Injektion ist eine Atemdepression möglich, daher sollte Esketamin in hohen Dosierungen nicht ohne die Möglichkeit zur Intubation verwendet werden.

Ketaminhydrochlorid

Handelsname: z. B. Ketanest-S.

Menge: 25 mg = 5 ml / 50 mg = 2 ml / 250 mg = 10 ml.

Wirkungseintritt: 30–300 s.

Wirkdauer (▶ Abb. 13.5): 10–40 min.

Halbwertszeit: 120–240 min.

Dosierung:
- 0,25–0,5 mg/kg i. v. bei Erhalt der Schutzreflexe zur Analgesie
- 0,5–2 mg/kg i. v. zur Narkoseeinleitung
- alternativ bei nicht vorhandenem venösen Zugang: 1–3 mg/kg i. m.

13.3.6 Benzodiazepine

Benzodiazepine werden aktuell im Rettungsdienst am häufigsten eingesetzt. Sie greifen am Benzodiazepinrezeptor an und unterscheiden sich untereinander in ihrer Wirkstärke und Halbwertszeit.

Als Medikament für die Narkoseeinleitung und -aufrechterhaltung steht mit Midazolam eine bewährte und aus dem klinischen Alltag bekannte Substanz zur Verfügung. Die Applikation ist grundsätzlich auch über einen Perfusor möglich, in der Praxis wird die Substanz jedoch eher repetitiv als Bolus verabreicht. Die geringe Kreislaufdepression wie auch die mittellange Wirkdauer sind für die Narkoseführung in der Notfallmedizin ideal. Für Benzodiazepine steht mit Flumazenil ein spezifischer Antagonist (Anexate) zur Verfügung, sodass bei versehentlicher Überdosierung eine schnelle Aufhebung der Wirkung realisiert werden kann.

Midazolam

Handelsname: z. B. Dormicum.

Menge: 5 ml = 5 mg/3 ml = 15 mg.

Wirkungseintritt: 60–180 s.

Wirkdauer: 45–90 min.

Halbwertszeit: 300 min.

Dosierung:
- 0,025–0,15 mg/kg i. v.,
- Boli von 5–15 mg.

13.4 Analgesie: Opiode

Bei der Auswahl des Analgetikums sollten die Vertrautheit im Umgang mit der Substanz und die pharmakologischen Eigenschaften unter besonderer Berücksichtigung der Bedingungen in der präklinischen Notfallmedizin in die Überlegungen einbezogen werden. Häufig stehen nur 2 oder 3 verschiedene Opioide zur Wahl. Als Wirkmechanismus steht die Stimulation zentraler μ-Opioid-Rezeptoren im Vordergrund.

Die Substanzen wirken unterschiedlich stark analgetisch, sedativ, atemdepressiv, antitussiv, emetisch, aber auch antiemetisch. *Unerwünschte Nebenwirkungen* sind: Atemdepression, Sedierung, Bradykardie, hypotensive Kreislaufstörungen, Pruritus, Bronchospasmus, Schweißausbrüche, Spasmen der Gallen- und Pankreaswege, Obstipation und Miosis.

Harte *Kontraindikationen* nach der Entscheidung zur präklinischen Narkose bestehen nicht, dies gilt auch für die strenge Indikationsstellung in der Gravidität und Stillzeit.

13.4.1 Sufentanil

Den meisten Anästhesisten und Intensivmedizinern ist Sufentanil aus dem täglichen Gebrauch bekannt. Die Substanz kann sowohl als Bolus als auch über einen Perfusor verabreicht werden. Allerdings fehlt die Zulassung als Analgetikum außerhalb der Intubationsnarkose, was die präklinischen Einsatzmöglichkeiten einschränkt.

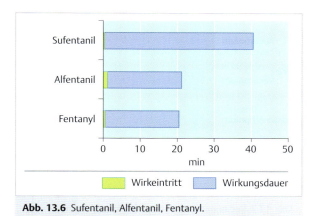

Abb. 13.6 Sufentanil, Alfentanil, Fentanyl.

Narkoseführung: 25–250 µg/kg i.v.

Analgetika wie Remifentanil, die mittels Perfusor verabreicht werden müssen, kommen in der präklinischen Notfallmedizin nicht zum Einsatz.

Merke

Zur Analgesie, Narkoseeinleitung und Narkoseführung steht mit Fentanyl eine bekannte Substanz zur Verfügung, die in geringen Dosierungen auch zur alleinigen Analgesie eingesetzt werden kann.

Sufentanil

Handelsname: z. B. Sufenta.

Menge: 0,01 mg = 2 ml / 0,05 mg = 10 ml oder 0,25 mg = 5 ml!

Wirkungseintritt: 10–20 s.

Wirkdauer (▶ Abb. 13.6): 40 min.

Halbwertszeit: 160 min.

Dosierung:
- initial 0,3–2 µg/kg i.v.
- 0,15–0,7 µg/kg i.v.

13.4.2 Fentanyl

Das im Rettungsdienst derzeit am häufigsten verwendete Opioid ist Fentanyl. Da die Substanz zur alleinigen Analgesie ohne zwingende Intubation zugelassen ist, deckt sie ein weites Spektrum von Indikationen im Rahmen der Notfallversorgung ab. Die kurze bis mittellange Wirkdauer, eine gering ausgeprägte Atemdepression bei niedriger Dosierung und die weitgehend fehlende Thoraxrigidität erhöhen die Patientensicherheit.

Fentanyl

Handelsname: z. B. FentanylCuramed/Janssen/Hexal.

Menge: 0,1 mg = 1 ml / 0,5 mg = 10 ml.

Wirkungseintritt: 10–20 s.

Wirkdauer: 20–30 min.

Halbwertszeit: 180–720 min.

Dosierung: Intubationsnarkose: initial 2–50 µg/kg i.v.

13.5 Muskelrelaxation

Die Auswahl an Muskelrelaxanzien zur präklinischen Narkoseeinleitung ist aufgrund der fehlenden Kühlmöglichkeiten im Rettungsdienst limitiert. Möglicherweise wird sich dies nach Novellierung der DIN 75079 für Notarzteinsatzfahrzeuge, in der nun eine Kühlmöglichkeit im Fahrzeug vorgesehen ist, ändern.

Zudem wird die Relaxierung des Patienten für Intubation und Transport kontrovers diskutiert. Es sind im Rettungsdienst Fälle von relaxierten, aber nicht ausreichend narkotisierten Patienten beschrieben. Weiterhin kommt es auch präklinisch nicht selten zu Fehlintubationen, die aufgrund fehlender oder nicht eingesetzter Überwachungseinrichtungen (z.B. Kapnometrie) nicht erkannt werden und für den Patienten bei kompletter Muskelrelaxation letale Folgen haben können (Timmermann et al. 2007 [18]). Die Relaxierung während des Transports ist beispielsweise bei Patienten indiziert, bei denen auch in ausreichend tiefer Narkose jedwede Bewegung ausgeschlossen werden soll, wie beispielsweise Hustenreflexe bei Schädel-Hirn-Verletzen oder Bewegungen bei Stichwunden mit Fremdkörpern in situ. CO_2-Monitoring des beatmeten Patienten ist hier verbindlich.

Da im Rettungsdienst Narkoseeinleitungen in der Regel als sog. „Schnelleinleitungen" durchgeführt werden, sind depolarisierende Muskelrelaxanzien noch weit verbreitet. Die Gabe von Succinylcholin als kurz wirksames Muskelrelaxans und eines kurz wirksamen Hypnotikums nach Präoxygenierung verbessert die Intubationsbedingungen und ist daher dem in der Intubation erfahrenen Anwender (aber auch nur diesem) zu empfehlen. Allerdings müssen die Kontraindikationen (massive Kaliumfreisetzung bei bettlägerigen Patienten) beachtet werden.

Seit Kurzem steht mit Sugammadex eine Substanz zur Verfügung, die als sog. Enkapsulator in der Lage ist, die Wirkung des mittellang wirksamen, nicht depolarisierenden Muskelrelaxans Rocuronium sehr schnell und spezifisch aufzuheben. Wegen des hohen Preises bleibt abzu-

Teil III

Spezielle Notfallmedizin

15 Kardiologische Notfälle

P. Rupp

15.1 Herzinsuffizienz

Definition

Aufgabe des Herzens ist es, Blut in ausreichender Menge zu fördern und damit die Sauerstoffversorgung des Körpers sowohl in Ruhe als auch unter Belastung sicherzustellen. Ein Herz ist suffizient, wenn es diese Aufgabe erfüllt, insuffizient, wenn es sie nicht erfüllt (Roskamm et al. 2004 [55]).

15.1.1 Chronische Herzinsuffizienz

Eine Herzinsuffizienz kann akut, z. B. im Rahmen einer Rhythmusstörung, eines großen Myokardinfarkts, eines Klappenausrisses oder einer Lungenarterienembolie auftreten oder sich chronisch, z. B. im Verlauf einer jahrelang bestehenden arteriellen Hypertonie, koronaren Herzerkrankung, einer Kardiomyopathie oder nach einem Myokardinfarkt entwickeln. Eine chronische Herzinsuffizienz kann schwer dekompensieren und die Symptomatik einer akuten Herzinsuffizienz aufweisen. Die chronische Herzinsuffizienz spielt notfallmedizinisch trotz ihrer enormen epidemiologischen Bedeutung (Prävalenz ca. 0,2–2 % der Bevölkerung, bei über 65-Jährigen 3–13 %) nur eine geringe Rolle.

▶ **Vorwärtsversagen.** Der Begriff bezeichnet eine unzureichende Förderleistung, die sich messtechnisch in einer erniedrigten Auswurfleistung bzw. einer arteriellen Hypotonie ausdrückt. Eine venöse Druckerhöhung besteht zunächst nicht. Die Folgen der Organminderperfusion stehen initial im Vordergrund. Die körperliche Leistungsfähigkeit nimmt ab, Konzentrationsschwäche und Schwindel treten auf.

▶ **Rückwärtsversagen.** Unter Rückwärtsversagen versteht man einen Zustand, bei dem eine definierte Förderleistung nur unter erhöhtem enddiastolischem Druck erbracht werden kann. Rückwärtsversagen führt zu einer Druckerhöhung in den vorgeschalteten Gefäßsystemen (linker Ventrikel: Lunge; rechter Ventrikel: Leber, V. cava) mit den entsprechenden Symptomen. In der Regel treten beide Formen kombiniert auf.

▶ **High- und Low-Output-Failure.** *High-Output-Failure* ist ein seltener Zustand nicht ausreichender Pumpleistung, bei dem das Herzminutenvolumen erhöht ist (z. B. bei Hyperthyreose, Anämie, Beri-Beri, AV-Fisteln). Beim häufigeren *Low-Output-Failure* ist, zuerst unter Belastung, später auch in Ruhe, das Herzminutenvolumen vermindert.

▶ **Systolische und diastolische Dysfunktion.** Weiterhin kann zwischen einer systolischen und einer diastolischen Dysfunktion differenziert werden.

▶ **Rechts- bzw. Linksherzinsuffizienz.** In fortgeschrittenen Stadien der Herzinsuffizienz sind meist beide Ventrikel von den Folgezuständen verminderte Organperfusion und Rückstau betroffen. In der Anfangsphase können bei langjähriger arterieller Hypertonie (chronisch) bzw. hypertensivem Notfall (akut) primär der linke Ventrikel, bei langjähriger pulmonaler Hypertonie (chronisch) oder Lungenembolie (akut) der rechte Ventrikel betroffen sein (Rechts- bzw. Linksherzinsuffizienz).

Ätiologie

Meist ist der Herzmuskel selbst, seltener sind andere intra- und extrakardiale Faktoren für die verminderte Pumpleistung verantwortlich. Häufige Ursachen sind koronare Herzerkrankung, Kardiomyopathien (dilatative, hypertrophe, restriktive oder toxische), hypertensive Herzerkrankung, Klappenvitien oder Cor pulmonale.

Therapie

Die Therapie der chronischen Herzinsuffizienz besteht in der Behandlung der Grundkrankheit (arterielle Hypertonie, Herzrhythmusstörungen, pulmonale Hypertonie, Revaskularisierung etc.) und in symptomatischer Behandlung. Dazu gehören Maßnahmen wie Verbesserung des kardiovaskulären Risikoprofils, ACE-Hemmer, AT_1-Rezeptorantagonisten, Betablocker, Aldosteronantagonisten (prognoseverbessernd), andere Diuretika und Herzglykoside (nicht prognoseverbessernd).

15.1.2 Akute Herzinsuffizienz

Notfallmedizinisch relevant sind nur die akute oder akut dekompensierte chronische Rechts-, Links- oder Globalherzinsuffizienz, unabhängig von der zugrundeliegenden Ursache.

Merke

Eine akute Beeinträchtigung der myokardialen Pumpfunktion und eine inadäquate Sauerstoffversorgung des Körpers kennzeichnen die akute Herzinsuffizienz. Die Unterscheidung zwischen akuter und akut dekompensierter chronischer Herzinsuffizienz ist für das therapeutische Vorgehen wichtig (Zerkowski u. Baumann 2006 [76]).

Ursachen

Häufigste Ursache der akut dekompensierten chronischen Herzinsuffizienz ist die arterielle Hypertonie, die der akuten Herzinsuffizienz der Myokardinfarkt. Weitere Ursachen können u.a. eine Myokarditis, eine Lungenarterienembolie, Vergiftungen mit kardiotoxischen Substanzen oder kreislaufwirksame Rhythmusstörungen sein. Eine Aortenklappenstenose bei noch erhaltener linksventrikulärer Pumpfunktion, massive Mitralstenosen, koronare Herzerkrankung oder eine Kardiomyopathie können zur akuten Dekompensation einer chronischen Herzinsuffizienz führen.

15.2 Kardiales Lungenödem und kardiogener Schock

Definition

Ein *Lungenödem* ist eine vermehrte extravaskuläre Flüssigkeitsansammlung in der Lunge. Pathophysiologisch steht der massive Anstieg des systemischen Gefäßwiderstands im Vordergrund (Kee u. Naughton 2010 [37]). Beim *kardiogenen Schock* nimmt die kardiale Pumpfunktion immer mehr ab, sodass es zur zunehmenden Zentralisation und Organminderperfusion kommt. Der Herzindex fällt unter 2 l / min / m², es kommt zum Vorwärtsversagen des linken Ventrikels mit Abfall des systemarteriellen Mitteldrucks unter 70 mmHg und einem Rückwärtsversagen mit Anstieg des pulmonalkapillären Verschlussdrucks über 18 mmHg (Hochmann et al. 1999 [33], Gehlbach u. Geppert 2004 [30]).

15.2.1 Pathophysiologie

▶ **Lungenödem.** Ein interstitielles Lungenödem mit vermehrter Flüssigkeitsansammlung im Interstitium kann vom alveolären mit Ödemflüssigkeit in den Alveolen unterschieden werden. In der Regel geht das interstitielle Ödem dem alveolären voraus, sie treten aber auch in Kombination auf. Neben dem kardial bedingten Lungenödem können toxische Einflüsse, Beinaheertrinken, Aufenthalt in großen Höhen oder stark erhöhter Hirndruck, Urämie sowie Sepsis, Schock und akute Pankreatitis zu einem Lungenödem führen. Ein vorgeschädigter linker Ventrikel kann den massiven Anstieg der Nachlast möglicherweise nicht mehr kompensieren, sodass es zum Abfall des Herzminutenvolumens kommt.

▶ **Kardiogener Schock.** Der kardiogene Schock zeichnet sich durch eine anhaltende arterielle Hypotension bei normalem oder erhöhtem intravasalem Volumen und durch periphere Minderperfusion aus. Die häufigste Ursache ist der akute Myokardinfarkt mit Beteiligung von mehr als 40 % der Muskelmasse.

15.2.2 Symptomatik

Gemeinsame Symptome aller Formen des Lungenödems sind:
- Atemnot,
- Tachypnoe und
- Zyanose.

Initial steht möglicherweise eine Spastik im Vordergrund (Asthma cardiale). Beim schweren alveolären Lungenödem sind Rasselgeräusche, Distanzrasseln und ggf. rötlich-schaumiger Auswurf zu beobachten. Bei akuter Dyspnoe unklarer Genese kann die Bestimmung von BNP zusammen mit Anamnese und klinischen Befunden helfen, zwischen kardialer und nicht kardialer Ursache der Dyspnoe zu unterscheiden (Saito 2010 [58]).

15.2.3 Präklinische Diagnostik

> **Merke**
>
> Für die präklinische Diagnostik und die nachfolgende Therapie ist die Differenzierung zwischen kardialer und nicht kardialer Genese des Lungenödems von besonderer Bedeutung und nicht immer einfach.

Präklinische Diagnostik und Monitoring umfassen:
- Anamnese und Inspektion des Patienten,
- Auskultation von Herz und Lunge,
- Puls- und Blutdruckmessung,
- Rhythmusüberwachung (EKG-Monitor),
- EKG mit 12 Ableitungen,
- Pulsoxymetrie,
- Blutzuckermessung.

In der Notfallaufnahme wird die Diagnostik durch Laboruntersuchungen (Herzenzyme, BNP, Blutbild, Gerinnung, Elektrolyte, Nierenfunktion, Leberwerte, Entzündungsparameter, arterielle Blutgase, Laktat und TSH), Röntgenthorax in 2 Ebenen und ggf. eine Echokardiografie ergänzt. Bei Patienten im kardiogenen Schock können eine invasive kontinuierliche Blutdruckmessung und ggf. ein Pulmonaliskatheter oder eine weniger invasive Messung des Herzminutenvolumens (z.B. Picco) notwendig werden.

15.2.4 Präklinische Therapie

> **Merke**
>
> Die Therapie des kardial bedingten Lungenödems besteht in der sofortigen Senkung von Vor- und ggf. Nachlast, der Verbesserung der Oxygenierung und der Kreislaufstabilisierung.

Die Therapie des Lungenödems umfasst:
- Immobilisierung,
- Sauerstoff,
- Lagerung (Oberkörper hoch, Beine tief),
- Anlage eines periphervenösen Zugangs,
- bei hyper- oder normotoner Ausgangslage: Glyzeroltrinitrat 0,4–1,2 mg s. l.; Repetition alle 3 min,
- bei persistierender Hypertonie: Urapidil i. v. 5–50 mg (Ziel RRsyst. um 160 mmHg),
- bei hypotoner Ausgangslage: vorsichtig fraktioniert Noradrenalin (Ziel: RRsyst. um 100 mmHg),
- Morphin i. v. (1:10 verdünnt), fraktionierte Gabe,
- ggf. Furosemid i. v. 20 mg,
- bei Tachyarrhythmia absoluta: Digoxin i. v. 0,4–0,6 mg oder
- ggf. Metoprolol bis 15 mg i. v. oder Verapamil bis 10 mg i. v.,
- bei anderen Rhythmusstörungen: adäquate antiarrhythmische Therapie,
- nicht invasive Beatmungsformen (CPAP),
- bei persistierender respiratorischer Insuffizienz: Intubation und (PEEP-)Beatmung bzw. alternativ Versuch einer NIV (Non-invasive Ventilation).

▶ **Akute Rechtsherzinsuffizienz.** Die akute Rechtsherzinsuffizienz, die nicht Folge einer akuten linkskardialen Dekompensation ist, ist meist identisch mit einer akuten Lungenarterienembolie oder einem rechtsventrikulären Infarkt, seltener ist eine Perikardtamponade Auslöser der Rechtsherzinsuffizienz.

15.3 Koronare Herzerkrankung

Definition

Das klinische Bild der Koronarinsuffizienz wird als koronare Herzerkrankung bezeichnet. Koronarinsuffizienz ist jede Beeinträchtigung des myokardialen Stoffwechsels, die auf einer Durchblutungsstörung beruht. Die koronare Herzerkrankung ist eine chronisch progrediente Erkrankung, in den westlichen Industrieländern die häufigste Herzerkrankung und zugleich die häufigste Todesursache. Durch die verbesserte Primärprävention nimmt die Prävalenz allerdings in den letzten Jahren stetig ab.

▶ **Ursachen.** Hauptursache der primären Koronarinsuffizienz ist die Koronarsklerose, der morphologisch normalerweise eine stenosierende oder okkludierende Koronarstenose, seltener eine Mikroangiopathie, zugrunde liegt. Funktionell kann es bei vorliegenden morphologischen Veränderungen zu einem Missverhältnis zwischen Sauerstoffbedarf und -angebot einzelner Bereiche oder des gesamten Myokards kommen.

15.3.1 Angina pectoris

Definition

Angina pectoris ist ein Syndrom mit ischämisch bedingtem, anfallsweise auftretendem, kardialem Schmerz.

Ursachen, Pathophysiologie
Pektanginöse Beschwerden treten auf, wenn der myokardiale Sauerstoffverbrauch das Angebot übersteigt. Der typische Schmerz ist retrosternal lokalisiert, tritt unter Belastung auf, nimmt unter fortwährender Belastung zu und klingt nach Belastungsabbruch wieder ab. Der Schmerzcharakter ist „viszeral", d. h. beklemmend, drückend, brennend, schnürend oder würgend. Wenn der Schmerz ausstrahlt, was gar nicht so typisch ist, so geschieht dies meist bilateral, teils bis in den Unterkiefer oder das Epigastrium, seltener unilateral. Der Schmerz dauert meist nur Minuten. Man kann anhand der beschriebenen Charakteristika die Angina pectoris in typisch (alle 3 Kriterien erfüllt), nicht typisch (1 oder 2 Kriterien nicht erfüllt) oder fraglich einteilen.

15.3.2 Akutes Koronarsyndrom
Terminologie

Definition

Jeder akute Thoraxschmerz, der durch eine koronare Insuffizienz verursacht wird, ist ein akutes Koronarsyndrom.

Der Begriff „Akutes Koronarsyndrom" (AKS) umfasst die 3 akuten Manifestationen der koronaren Herzkrankheit:
- ST-Hebungsinfarkt (STEMI),
- Nicht-ST-Hebungsinfarkt (NSTEMI) und
- instabile Angina pectoris (UAP).

▶ **Charakteristika der Formen.** Der STEMI zeichnet sich durch die charakteristische EKG-Veränderungen im 12-Kanal-EKG aus, der NSTEMI ist definiert als infarkttypischer Anstieg der kardialen Troponine ohne ST-Hebung, bei der UAP fehlen sowohl infarkttypische EKG-Veränderungen als auch der Troponinanstieg. NSTEMI und UAP werden auch als NSTE-AKS zusammengefasst (Bassand 2007 [7]). EKG Veränderungen beim NSTE-AKS sind sehr variabel. Treten typische Ischämiezeichen wie horizontale oder deszendierende ST-Strecken-Senkungen auf, so ist dies mit einer ungünstigeren Prognose vergesellschaftet.

Akute Koronarsyndrome sind die häufigste Ursache maligner Arrhythmien und des plötzlichen Herztods.

15.3 Koronare Herzerkrankung

> **Merke**
>
> Die präklinische Therapie dieser Krankheitsbilder ist im Wesentlichen identisch. Die therapeutischen Ziele sind einerseits die Behandlung akut lebensbedrohlicher Komplikationen (meist Rhythmusstörungen), andererseits der Erhalt der linksventrikulären Pumpfunktion und die Minimierung der Infarktausdehnung, um die Entwicklung einer Herzinsuffizienz zu vermeiden.

Ursachen, Pathophysiologie

Die Ursache eines AKS ist meist die Ruptur der Deckplatte einer lipidreichen, atheromatösen Plaque, seltener eine Erosion der Intima. Entzündliche Prozesse erhöhen die Gefahr der Plaqueruptur (Thygesen et al. 2007). Die Unversehrtheit der gerinnungshemmenden Endothelschicht wird unterbrochen, die intrinsische und extrinsische Gerinnungskaskade aktiviert.

Zunächst entsteht durch die Expression von GP-IIb/IIIa-Rezeptoren ein plättchenreicher Thrombus, der innerhalb der Plaques beginnt und sich in das Gefäßlumen hinein ausdehnt. Dieser thrombozytenreiche Thrombus kann fortgespült werden und in der Peripherie zu Mikroinfarkten führen, was, zusammen mit der Freisetzung vasoaktiver Substanzen (Serotonin, Thromboxan A_2), als Hauptursache des)-NSTEMI angenommen wird, oder das Gefäß teilweise oder ganz verschließen.

Je nach Ausprägung und Dauer der Ischämie kommt es zu einem Ungleichgewicht zwischen myokardialem Sauerstoffbedarf und -angebot mit entsprechender klinischer Symptomatik und ggf. Myokardnekrosen. Der Übergang der einzelnen Krankheitsbilder ist fließend. Wird ein komplett okkludierender Plättchenthrombus durch Fibrin stabilisiert, kommt es zum Vollbild des Myokardinfarkts.

Bereits 15–30 min nach Beginn der Ischämie treten erste Nekrosen auf. Der Stoffwechsel schaltet nach etwa 10 s auf anaerobe Glykolyse um. Der Sauerstoffbedarf des Herzens kann dadurch nicht gedeckt werden. Es kommt zum hypoxisch bedingten Zelltod. Das abgestorbene Gewebe wird abgeräumt und durch eine bindegewebige Narbe ersetzt.

Symptomatik

▶ **Typische Symptome.** Leitsymptom des AKS ist der akute, „viszerale", retrosternale Schmerz. Die Patienten sind unruhig, ängstlich, kaltschweißig und aschfahl. Ein Teil der Patienten berichtet über ausschließliche Rücken- oder Zahnschmerzen, es können Übelkeit und Erbrechen (in ca. 30% der Fälle) auftreten. Jeder 2. Patient klagt über Dyspnoe (Erdmann 2009 [26]). Je nach Größe des infarzierten Areals können Symptome der Linksherzinsuffizienz (20% linksventrikuläre Muskelmasse betroffen) oder des kardiogenen Schocks (40% der linksventrikulären Muskelmasse infarziert) wie protrahierte Hypotonie, Somnolenz und Bewusstlosigkeit hinzukommen. Bei der Mehrheit der Patienten treten im Verlauf Rhythmusstörungen auf.

▶ **Atypische Symptome und Risikogruppen.** Bis zu 50% der Patienten mit einem AKS haben nicht die typischen Symptome, 20–30% der Infarkte sind schmerzlos. Völlig symptomlose Infarkte sind selten, sie machen nur etwa 1–2% aller Infarkte aus und werden in der Regel später zufällig entdeckt. Die Letalität der atypischen Präsentationen ist höher als die der typischen Präsentationen, sodass es wichtig ist, diese nicht zu übersehen. Es gibt Risikogruppen, d. h. Patienten, die sich häufig mit atypischen Symptomen präsentieren.

Eine hohe Bereitschaft zum klinischen Anfangsverdacht eröffnet zusammen mit der Kenntnis der „typischen atypischen Symptome", der Risikogruppen und dem infarkttypischen Verlauf der kardialen Biomarker den Weg zur Sicherung der Diagnose.

> **Merke**
>
> **Atypische Symptome und Risikogruppen**
> Atypische Symptome:
> - Atemnot,
> - atypische Schmerzen (Art und Ort),
> - Übelkeit, Erbrechen, Schweißausbruch,
> - Schwäche,
> - Verwirrtheit,
> - Lungenödem,
> - Synkope.
>
> Risikogruppen:
> - junge Patienten (< 40 Jahre),
> - alte Patienten (> 75 Jahre),
> - Frauen,
> - Diabetiker.

Präklinische Diagnostik

In Anbetracht der Tatsache, dass die möglichst frühzeitige Behandlung die besten Ergebnisse zeigt, muss die Bevölkerung geschult werden, die Anzeichen eines Herzinfarkts zu erkennen und rasch den Rettungsdienst zu alarmieren. Dies gilt insbesondere für Angehörige von Risikopatienten. Die Diagnose „Akutes Koronarsyndrom" ergibt sich aus der Klinik, dem 12-Kanal-EKG und den typisch veränderten Biomarkern (Thygesen et al. 2007 [65]).

Praxistipp

Das 12-Kanal-EKG entscheidet über die Notwendigkeit einer sofortigen rekanalisierenden Therapie. Daher sollte bereits in der Prähospitalphase ein diagnostisches EKG geschrieben werden.

▶ **12-Kanal-EKG.** Das EKG ist von zentraler Bedeutung bei Diagnose und Risikostratifizierung. Die Forderung nach Ausstattung aller arztbesetzten Rettungsmittel mit 12-Kanal-EKG-Geräten wird in den offiziellen Empfehlungen erhoben (Hamm 2004a [31]). Entsprechende Geräte sind vom Rettungsdienst vorzuhalten, das Rettungsdienstpersonal ist im Erkennen eines akuten ST-Hebungsinfarkts zu schulen. Studien haben gezeigt, dass die prä- und innerklinische Sicherheit in der EKG-Interpretation identisch ist (Swor et al. 2006 [64], Masoudi et al. 2006 [44]). Ist eine präklinische Interpretation des EKG-Befunds nicht möglich, so kann eine computergestützte Auswertung oder die Funkübertragung des EKG sinnvoll sein. Durch die entsprechende Verbesserung der präklinischen Diagnostik kann die Zeit bis zum Beginn einer wiedereröffnenden Therapie entscheidend verkürzt werden (Arntz 2010 [5]).

Bei längeren Versorgungszeiten sollte eine Verlaufskontrolle durchgeführt werden, ebenso ist eine erneute EKG-Registrierung bei jedem erneuten Schmerzereignis erforderlich, da die diagnostische Aussagekraft eines einzelnen EKG eingeschränkt ist.

▶ **Diagnostische Kriterien.** Zu nennen sind (Fleischmann et al. 2011 [27], Antman et al. 2008 [4], Van de Werf et al. 2008 [68], Thygesen et al. 2007 [65]):

- Ein ST-Hebungsinfarkt (STEMI) liegt bei einer ST-Streckenhebung beim J-Punkt von 0,2 mV in den Brustwandableitungen bzw. von 0,1 mV in den Extremitätenableitungen vor. Die typischen Veränderungen müssen in mindestens 2 benachbarten Ableitungen nachweisbar sein.
- ST-Streckensenkungen von > 0,1 mV ab dem J-Punkt in > 2 Ableitungen haben bei NSTEMI die höchste diagnostische und prognostische Relevanz.
- Eine T-Welleninversion in mehreren Ableitungen ist weniger spezifisch und den vorhergehenden Kriterien an diagnostischer Wertigkeit unterlegen.
- Ein neu aufgetretener Linksschenkelblock entspricht von der diagnostischen Relevanz formal der STEMI-Situation. Praktisch einschränkend ist jedoch, dass EKG-Vorbefunde zum unmittelbaren Vergleich in der präklinischen Situation nur selten greifbar sind.
- Bei vorbekanntem Schenkelblockbild sowie bei Schrittmacherträgern ist die Beurteilbarkeit der Endstreckenveränderungen nur eingeschränkt möglich, die diagnostische Relevanz des EKG ist reduziert.

Praxistipp

Grundsätzlich schließt ein unauffälliges EKG ein AKS nicht definitiv aus. Das EKG darf somit nicht als Basis einer Ausschlussdiagnose herangezogen werden.

▶ **Biochemische Marker.** In der Klinik sind biochemische Marker, insbesondere die kardialen Troponine, zentraler Bestandteil bei der Diagnostik des AKS. Quantitative Troponinschnelltests stehen in der Präklinik in der Regel nicht zur Verfügung und werden in Leitlinien als nicht erforderlich beurteilt (Bassand et al. 2007 [7], Kushner et al. 2009 [40], Fleischmann et al. 2011 [27]).

▶ Tab. 15.1 fasst die Diagnostik des Myokardinfarkts zusammen.

Sonderfall Rechtsherzinfarkt

Bei 25–40% der Hinterwandinfarkte ist der rechte Ventrikel mit beteiligt. Dies ist im üblichen 12-Kanal-EKG nicht erkennbar. Die größere Infarktausdehnung bedingt eine höhere Komplikationsrate und Letalität. Daher ist bei jedem Hinterwandinfarkt, v. a. mit ST-Senkungen in V_3 und V_4 linkspräkordial, ein Rechts-EKG zu schreiben. Durch den Verlust der Pumpleistung im kleinen Kreislauf besteht eine erhebliche Gefahr einer Hypotonie und zusätzlichen Bradykardie.

Tab. 15.1 Diagnostik des Myokardinfarkts.

Diagnostik	Symptome
typische Klinik	- retrosternaler Thoraxschmerz - Dyspnoe - Vernichtungsgefühl, Unruhe, Todesangst - kalter Schweiß - fahlgraue Gesichtsfarbe - Übelkeit, Erbrechen - Schwächegefühl - Bewusstseinstrübung, Bewusstseinsverlust - ggf. niedriger Blutdruck
12-Kanal-EKG	- ST-Streckenhebungen: in 2 oder mehr benachbarten Extremitätenableitungen von > 0,1 mV oder 2 oder mehr benachbarten Brustwandableitungen von > 0,2 mV - oder neu aufgetretener Linksschenkelblock und typische Klinik - oder gegensinnige ST-Senkungen
Labor	- Myoglobin (2 h, geringe Sensitivität und Spezifität) - CK-MB-Masse (4–6 h) - Troponin I (4–6 h, höchste Sensitivität und Spezifität)

Anmerkung: supersensitive Troponintests zeigen möglicherweise früher einen Anstieg.

> **Praxistipp**
>
> Nach der Gabe von Morphin, Nitraten oder Diuretika kann es zum massiven Blutdruckabfall kommen, daher ist die Gabe von Nitraten zu unterlassen und nur so viel Morphin wie unbedingt nötig zu applizieren, stattdessen muss der Kreislauf durch Volumengabe stabilisiert werden.

Sonderfall Kokain

Die Lebenszeitprävalenz von Kokain beträgt 2%, der typische User ist zwischen 30–45 Jahre alt. Kokain hemmt den Reuptake von Noradrenalin und Dopamin an den präsynaptischen Adrenalinrezeptoren, wodurch Katecholamine am postsynaptischen Rezeptor akkumulieren. Dies führt zu massiven sympathikomimetischen Effekten und durch α-Rezeptor-Stimulation zur Vasospastik. Der erhöhte myokardiale Sauerstoffbedarf, die Vasokonstriktion (auch der Koronararterien) zusammen mit der unter Kokain gesteigerten Thrombogenese (Erhöhung der Thrombozytenzahl, Thrombozytenaktivierung und Plättchenaggregation) können ein AKS verursachen.

Etwa 30% der User erleiden ein AKS, das Infarktrisiko ist 7-fach erhöht. Dies ist leicht zu übersehen, da der Patient jung, das erste EKG oft unauffällig ist und eine Tachykardie, z. T. mit breiten QRS-Komplexen, besteht. Die Patienten sind hyperton und haben häufig eine CK-Erhöhung durch Rhabdomyolyse. Eventuell besteht eine Hyperthermie. Beim Auftreten eines AKS unter 45 Jahren muss daher immer an eine Kokaineinnahme gedacht und gezielt danach gefragt werden.

> **Praxistipp**
>
> Bei einem AKS, das durch Kokaineinnahme verursacht wurde, ist, obschon dafür wenig Evidenz vorliegt, aus einfachen pathophysiologischen Erwägungen heraus auf die Gabe von Betablockern zu verzichten. Erhöhte Blutdruckwerte werden mit Alphablockern (Urapidil) gesenkt, Unruhezustände mit Benzodiazepinen behandelt.

Bei initial negativem EKG und Troponin muss der Patient mindestens 12 h überwacht werden.

Sonderfall Tako-Tsubo-Syndrom

Das Tako-Tsubo-Syndrom wurde in den 1990er-Jahren in Japan erstbeschrieben (Satoh et al. 1990 [60]). Es handelt sich dabei um eine passagere linksventrikuläre Kardiopathie unklarer Ätiologie, die klinisch mit einer Angina-pectoris-Symptomatik imponiert. Überwiegend sind postmenopausale Frauen betroffen (Ueyama 2004 [67]). Echokardiografisch finden sich typischerweise apikale Wandbewegungsstörungen („apikales Ballooning"), die in der Regel nur Tage bis Wochen anhalten. Die Prognose ist günstig (Koulouris et al. 2010 [39]).

EKG-Veränderungen wie aszendierende oder deszendierende ST-Strecken, manchmal auch abnormale Q-Wellen und ein Anstieg der Herzenzyme (sowohl der Kreatininkinase inklusive MB-Fraktion wie auch des Troponins) sind typisch.

Auslösende Faktoren können psychische oder physische Überlastung, Alkohol oder andere Stressfaktoren sein. Die Ursachen der Wandbewegungsstörungen sind unklar. Ein apikal gelegenes, ischämisches Myokardareal wird vermutet, obwohl angiografisch keine Koronarstenose nachweisbar ist. Dies verursacht in der Folge eine linksventrikuläre Dysfunktion. Weiter werden multiple Vasospasmen unterschiedlicher Genese für die passagere Dys- und Hypokinesie verantwortlich gemacht (Zeb et al. 2011 [75], Koulouris et al. 2010 [39]). Neuere echokardiografische Befunde lassen ein hypertrophes basales Septum, das zu einer dynamischen Obstruktion des linken Ventrikels führt, vermuten (Merli et al. 2006). Dadurch wird der linke Ventrikel praktisch in 2 Kammern aufgeteilt. In der apikalen Kammer kommt es zur Druckerhöhung. Dies verschlechtert zusammen mit den erhöhten Katecholaminspiegeln den endokardialen koronaren Blutfluss.

Therapeutisch kommen Betablocker, Kalziumantagonisten, ACE-Hemmer und eine passagere Antikoagulation zum Einsatz.

Risikostratifizierung

Aufgabe des Notarztes ist es, unter Nutzung seiner diagnostischen Möglichkeiten eine valide Risikostratifizierung zu betreiben, um zu einem effektiven Management der vorhandenen Ressourcen beim akuten Koronarsyndrom beizutragen. Das individuelle Gesamtrisiko kann aus Anamnese, Klinik, Befund des 12-Kanal-EKG und ggf. biochemischen Markern beurteilt werden.

▶ **Klinik.** Leitsymptom des AKS ist der akute Thoraxschmerz über 20 min oder länger, der allerdings eine niedrige Spezifität aufweist. Bei jüngeren Patienten (< 40 Jahre), älteren (> 75 Jahre) Patienten, Frauen oder Diabetikern ist der Schmerz häufig atypisch. Der Schmerz ist dumpf, brennend und typischerweise retrosternal lokalisiert. Anamnestische Angaben über Risikofaktoren erhöhen die Eintrittswahrscheinlichkeit für ein AKS.

▶ **EKG.** Das EKG hat eine zentrale Bedeutung in Diagnostik und Risikostratifizierung. Daher muss ein diagnostisches 12-Kanal-EKG präklinisch oder spätestens 10 min nach Krankenhausaufnahme geschrieben werden (Hamm 2004a [31], Antman et al. 2008 [4], Van de Werf et al. 2008 [68]). Es ist nach 6–12 h und bei jeder Schmerzepisode zu wiederholen.

steht, allerdings unter dem Vorbehalt, dass eine PTCA erst über 90 min später begonnen werden könnte (Andersen et al. 2003 [1]). Die Kontraindikationen einer Lysetherapie müssen strikt beachtet werden. Die PTCA ist der Lyse grundsätzlich überlegen und reduziert die Sterblichkeit, die Rate an Schlaganfällen und Reinfarkten im Vergleich zur Thrombolyse. Dies gilt unter der Voraussetzung, dass die PTCA von einem erfahrenen Team durchgeführt wird (mehr als 40 Notfall-PTCAs pro Jahr) und die PTCA eine zeitliche Verzögerung von 90 min gegenüber der potenziellen Lyse nicht überschreitet (Ryan et al. 1999a [56] u. 1999b [57], Antman et al. 2008 [4], Kushner et al. 2009 [40]).

Behandlungsprinzipien – zusätzliche Therapie

▶ **Betablocker.** Neuere Untersuchungen belegen, dass in der Ära der Reperfusionstherapie die frühe und hoch dosierte intravenöse Betablockergabe einerseits keine Verbesserung des Outcomes erbringt, andererseits aber nicht selten zu einem kardialen Pumpversagen führen kann (Chen et al. 2005 [19], Antman et al. 2008 [4], Kushner et al. 2009 [40]). Die routinemäßige präklinische intravenöse Gabe von Betablockern wird daher nicht mehr empfohlen. Betablocker werden in der Regel innerklinisch, niedrig dosiert und peroral verabreicht. Ausnahmen davon sind möglicherweise stark hypertensive oder tachyarrhythmische Patienten ohne Hinweise auf das Vorliegen einer Herzinsuffizienz.

▶ **Antiarrhythmika.** Eine prophylaktische antiarrhythmische Therapie ist nicht indiziert.

▶ **ACE-Hemmer und AT-II-Rezeptorantagonisten.** ACE-Hemmer und AT-II-Rezeptorantagonisten p.o. gegeben senken die Mortalität bei Patienten mit AKS, v.a. bei Patienten mit Vorderwandinfarkt, Lungenstauung oder stark verminderter linksventrikulärer Auswurfleistung (< 40 %). Sie dürfen nur bei Blutdruckwerten über 100 mmHg systolisch verabreicht werden.

Praxistipp

Da die Gabe innerhalb der ersten 24 h nach Symptombeginn erfolgen kann, ist die Verabreichung im Rettungsdienst nicht notwendig.

▶ **Statine.** Statine reduzieren die Komplikationsrate beim AKS. Obschon eine eindeutige Evidenz für die prähospitale Phase fehlt und zum heutigen Zeitpunkt eine Applikation im Rettungsdienst nicht notwendig erscheint, lassen neuere Daten auf einen Nutzen der frühen Gabe von Statinen beim AKS schließen (Hulten et al. 2006 [35], Patti et al. 2007 [48]).

Therapie beim kardiogenen Schock und beim Rechtsherzinfarkt

▶ **Kardiogener Schock.** Ein kardiogener Schock ist eine typische Komplikation eines AKS mit einer Krankenhausmortalität von über 50 %.

Praxistipp

Patienten im kardiogenen Schock müssen umgehend eine Reperfusionstherapie, bevorzugt eine PTCA, erhalten.

▶ **Rechtsherzinfarkt.** Ein Rechtsherzinfarkt (Schock, keine Lungenstauung, Senkungen in V_3 und V_4 und ST-Hebungen von mehr als 1 mV in V_{3R} und V_{4R}) hat eine Mortalität von 30 % (Krankenhausmortalität bei „normalem" Infarkt < 10 %).

Praxistipp

Nitrate und andere Vasodilatatoren sind hier strikt kontraindiziert, eine Hypotonie muss mit Volumen behandelt werden. Die Patienten müssen rasch lysiert werden oder eine PTCA erhalten.

Therapiehinweise im Überblick

▶ Tab. 15.2 zeigt die wichtigsten Therapieabläufe im Überblick.

15.4 Akute Rhythmusstörungen

Definition

Jede Abweichung vom normalen Sinusrhythmus ist eine Rhythmusstörung.

15.4.1 Ursachen

Rhythmusstörungen sind meist Symptome einer kardialen oder extrakardialen Erkrankung, selten Ausdruck einer primären Rhythmuserkrankung, wie beispielsweise eines Präexzitationssyndroms. Die häufigste Ursache von Rhythmusstörungen ist die koronare Herzerkrankung, Elektrolytstörungen spielen eine häufig unterschätzte Rolle.

15.4 Akute Rhythmusstörungen

Tab. 15.2 Therapie des AKS.

	Notfalltherapie AKS im Rettungsdienst	Zusatztherapie AKS in der Notaufnahme	Nicht-ST-Hebungsinfarkt	Instabile Angina pectoris
Therapie-schema	• Immobilisierung des Patienten • Transport, möglichst in ein Zentrum mit Akut-PTCA • ggf. Sauerstoff • periphervenöser Zugang • ggf. Nitrate • Morphin (fraktioniert bis zur Schmerzfreiheit) • Azetylsalizylsäure 500 mg i.v. • Heparin 5000 i.E. i.v. oder • Enoxiparin 30 mg i.v. und 1 mg/kgKG s.c. bei STEMI • ggf. präklinische Lyse	• Metoprolol p.o. • Clopidogrel 300–600 mg p.o. • ggf. Captopril 6,25–12,5 mg p.o. • ggf. Atorvastatin 80 mg p.o. • ggf. schnellstmögliche PTCA/Lyse	• Intensivstation • *cave*: Entwicklung eines STEMI • bei Therapie-resistenz PTCA (Pollack et al. 2003)	• Chest Pain Unit • Morphin • ggf. Sauerstoff • ggf. Nitrate • ggf. Betablocker • ASS • Clopidogrel • Statine • Risikostratifizierung (Belastungs-EKG, Echo) • frühe PTCA

15.4.2 Symptomatik

Viele Rhythmusstörungen machen nur uncharakteristische oder gar keine Symptome, der Patient verspürt ein „Herzstolpern", eine Unruhe in der Brust, ein Kloßgefühl im Hals, Kopfdruck oder Hustenattacken. Es kann zu Schwächeanfällen, Müdigkeit, Leistungsminderung oder Panikattacken kommen. Im Gefolge von Rhythmusstörungen kann es aber auch zu hämodynamischen Auswirkungen, kardialen Symptomen (koronare und kardiale Insuffizienz) oder zu zentralen Ausfällen (Schwindel, Synkopen, Bewusstseinsverlust) bis hin zum plötzlichen Herztod kommen.

15.4.3 Präklinische Diagnostik

Ist es schon in der Klinik nicht immer möglich, Rhythmusstörungen exakt zu klassifizieren, so ist es in der präklinischen Phase mit ihren eingeschränkten diagnostischen Möglichkeiten unter Zeitdruck umso schwieriger, Rhythmusstörungen genau einzuordnen. Für die Praxis ist ein einfaches 5-Punkte-Schema ausreichend (▶ Tab. 15.3).

15.4.4 Präklinische Therapie

▶ **Verfahrensspektrum.** Zur Therapie akuter und chronischer Herzrhythmusstörungen steht heute eine große Auswahl unterschiedlicher Verfahren zur Verfügung. Ist die medikamentöse Therapie chronischer Rhythmusstörungen zugunsten von Schrittmachersystemen, implantierbarer Cardioverter-Defibrillator-Systeme, Katheterablation oder antitachykarder Chirurgie spätestens seit den beiden CAST-Studien (CAST 1989 [16], CAST II 1992 [17]) zunehmend in den Hintergrund getreten, spielen bei der Therapie akuter symptomatischer Rhythmusstörungen physikalische Maßnahmen und Antiarrhythmika nach wie vor eine wichtige Rolle. Supportive Maßnahmen wie

Tab. 15.3 5-Punkte-Schema zur präklinischen Diagnostik akuter Rhythmusstörungen.

Punkte	Faktoren	Symptomatik
1	Herzfrequenz	• schnell • normal • langsam
2	Rhythmus rhythmisch/arrhythmisch	• völlig regelmäßig • regelmäßiger Grundrhythmus • vereinzelt früh einfallende Schläge • Pausen • wechselnde Frequenzen • völlig arrhythmisch
3	Differenzierung des Ursprungsorts	• Kammerkomplex schmal: meist supraventrikulärer Rhythmus • Kammerkomplex breit: häufig ventrikulärer Rhythmus
4	Vorhofaktionen vorhanden	• ja • nein
5	Vorhof-/Kammerrelation	• Verhältnis 1:1, Überleitung normal • Verhältnis 1:1, Überleitung verlängert • mehr P als QRS-Komplexe • Kammerkomplex schmal • Kammerkomplex breit • mehr QRS-Komplexe als P

die Behandlung der Grunderkrankung und Ausgleich von Elektrolytstörungen sollten dabei aber nicht vergessen werden. Da fast alle Antiarrhythmika ein erhebliches Nebenwirkungspotenzial haben, muss vor der Einleitung einer antiarrhythmischen Therapie geprüft werden, ob diese in der präklinischen Phase überhaupt notwendig ist. Grundsätzlich werden nur symptomatische Patienten behandelt.

▶ **Kombination von Substanzen.** Im Notfall dürfen maximal 2 Antiarrhythmika kombiniert werden, um eine Potenzierung der Nebenwirkungen, insbesondere der proarrhythmischen Wirkungen, zu minimieren. Bei Versagen des 2. Antiarrhythmikums muss bei bradykarden Rhythmusstörungen ein externer Schrittmacher eingesetzt, bei tachykarden Rhythmusstörungen synchronisiert kardiovertiert werden. Nur die beiden extrem kurz wirksamen Antiarrhythmika Esmolol und Adenosin bilden eine Ausnahme von dieser Regel.

Eine Kombination von Substanzen der gleichen Klasse sollte ebenso unterbleiben wie die gemeinsame Gabe von Substanzen, die repolarisationsverlängernd wirken (z. B. Klasse Ia und III).

Cave

Strikt kontraindiziert ist die gleichzeitige oder aufeinanderfolgende Gabe von Klasse-II- und Klasse-IV-Antiarrhythmika, da deren kardiodepressorischen Wirkungen sich addieren.

▶ **Begleitendes EKG.** Vor, während und nach der i. v. Gabe von Antiarrhythmika ist eine kontinuierliche EKG-Ableitung, am besten aller 12 Ableitungen, erforderlich.

▶ **Applikation der Antiarrhythmika.** Antiarrhythmika sollten stets langsam und fraktioniert appliziert werden (Ausnahme: Adenosin, Atropin, Digitalis). Bei Sistieren der Rhythmusstörung ist die Applikation umgehend zu unterbrechen. Zu beachten ist, dass die Wirkung mancher Substanzen (z. B. Digitalis, Amiodaron) erst mit deutlicher Verzögerung erfolgt. Bei der Injektion von Klasse-I-Antiarrhythmika ist auf die Breite des QRS-Komplexes, bei

Tab. 15.4 Klassifizierung der Antiarrhythmika (Vaughan-Williams 1979 [69]).

Klasse	Wirkung	Kommentar
I	*Natriumkanalblocker, Natriumantagonisten:* direkter Membraneffekt Abnahme der maximalen Anstiegsgeschwindigkeit Hemmung des Natriumeinstroms frequenzabhängige Verlängerung der Refraktärdauer	Natriumantagonisten der Klasse Ia und Ic sind wirksam bei tachykarden, supraventrikulären und ventrikulären Rhythmusstörungen, Klasse Ib nur bei ventrikulären Rhythmusstörungen
Ia	Hemmung des Natriumeinstroms, des Kaliumausstroms und der Leitungsgeschwindigkeit, Aktionspotenzial und Refraktärzeitverlängerung QT- und QRS-Verlängerung (Chinidin, Procainamid, Ajmalin, Disopyramid, Spartein)	
Ib	Hemmung des Natriumeinstroms nur in abnormalen, depolarisierten Zellen Förderung des Kaliumeinstroms, deshalb Aktionspotenzial- und Refraktärzeitverkürzung Normalisierung des Ruhepotenzials QT-Verkürzung (Lidocain, Mexiletin, Tocainid, Phenytoin)	
Ic	wie Ia, aber ohne Einfluss auf Aktionspotenzialdauer und Refraktärzeit QRS-Verlängerung (Flecainid, Propafenon, Lorcainid)	
II	*Betarezeptorenblocker:* Minderung des β-adrenergen Einflusses auf das Myokard	Betablocker sind Antiarrhythmika mit bevorzugter Wirkung auf Rhythmusstörungen, die durch eine Sympathikusaktivierung ausgelöst wurden
III	*Kaliumkanalblocker, Kaliumantagonisten:* Hemmung des auswärts gerichteten Kaliumstroms Verlängerung der Repolarisation/Aktionspotenzialdauer dadurch Verlängerung der Refraktärdauer QTc-Verlängerung (Amiodaron, Sotalol)	Kaliumkanalblocker wirken bei allen Formen tachykarder Herzrhythmusstörungen Amiodaron und Sotalol haben zusätzlich Klasse-II-Eigenschaften, Amiodaron auch Klasse-I- und Klasse-IV-Eigenschaften reine Klasse-III-Antiarrhythmika sind Ibutilid, Dronedaron, Celivarone, Dofetilide, Azimilide und Tedisamil.
IV	*Kalziumkanalblocker, Kalziumantagonisten:* Hemmung der zellulären Erregungsabläufe vom Typ des „slow response" (Verapamil, Gallopamil, Diltiazem)	Kalziumkanalblocker werden hauptsächlich bei supraventrikulären Rhythmusstörungen mit Beteiligung des Sinus- und AV-Knotens eingesetzt

der von Klasse-III-Antiarrhythmika auf das QTc-Intervall zu achten.

Antiarrhythmisch wirkende Substanzen können nach verschiedenen Gesichtspunkten klassifiziert werden. Nach Vaughan-Williams, der bekanntesten Einteilung, werden 4 Gruppen nach der antiarrhythmischen Wirkung auf die verschiedenen Ionenkanäle und Rezeptoren unterschieden (▶ Tab. 15.4; Vaughan-Williams 1979[69]).

▶ **Nebenwirkungen.** Alle antiarrhythmisch wirksamen Substanzen haben zum Teil beträchtliche kardiale und extrakardiale Nebenwirkungen. An dieser Stelle sei besonders auf die proarrhythmischen Wirkungen hingewiesen, die alle Antiarrhythmika mehr oder weniger ausgeprägt aufweisen. Alle Antiarrhythmika der Klassen I–IV nach Vaughan-Williams können bradykarde Rhythmusstörungen auslösen. Darüber hinaus spielt die negativ inotrope Wirkung fast aller relevanten Antiarrhythmika gerade bei kreislaufinstabilen Patienten eine große Rolle und schränkt die Anwendbarkeit im Notfall möglicherweise ein.

15.4.5 Bradykarde Rhythmusstörungen

Präklinische Therapie

▶ **Atropin.** Therapiepflichtige bradykarde Rhythmusstörungen werden zunächst mit Atropin in einer Dosierung von 0,5 mg bis maximal 3 mg i. v. behandelt. Eine geringere Dosis als 0,5 mg kann paradoxe Effekte haben, 3 mg ist eine voll vagolytisch wirkende Dosis. Atropin wirkt parasympathikolytisch, die Sinusfrequenz nimmt zu und die Überleitung im AV-Knoten wird verbessert. Auf das ventrikuläre Reizbildungs- und Reizleitungssystem hat Atropin kaum Einfluss. Bei AV-Leitungsstörungen, deren Ursache infranodal liegt (AV-Block-II Typ Mobitz, AV-Block-III), ist Atropin unwirksam, möglicherweise sogar schädlich, da durch die Zunahme der Sinusaktivität der Blockierungsgrad zunehmen kann. Bei AV-Blockierungen, die im Rahmen eines Hinterwandinfarkts auftreten, ist Atropin in der Regel wirksam, da diese in der Regel intranodal lokalisiert sind. Falls der Rhythmus durch Atropingabe nicht ausreichend stabilisiert werden kann, ist ein Versuch mit β₁-mimetischen Katecholaminen gerechtfertigt, um die Situation zu verbessern, beispielsweise mit Orciprenalin in einer Dosierung von 0,5–1,0 mg i. v. (Deakin 2010a[23], Trappe 2010[66]).

▶ **Katecholamine.** Betamimetika stimulieren die Impulsbildung im Sinusknoten. Die Erregungsleitung im Vorhof, AV-Knoten und HIS-Purkinje-System nimmt zu und die Erregbarkeit heterotoper Automatiezentren steigt an. β₁-mimetisch wirksame Katecholamine wirken außerdem positiv inotrop und steigern den myokardialen Sauerstoffverbrauch, was v. a. beim Vorliegen einer koronaren Herzerkrankung ins Kalkül gezogen werden muss. Im Erfolgsfall macht die sehr kurze Halbwertszeit dieser Substanzen eine repetetive Gabe bzw. die kontinuierliche Infusion über Motorspritze notwendig. Die Gefahr speziell bei der Anwendung von Orciprenalin besteht in der Senkung des peripheren Widerstands und der möglichen Auslösung von Kammerflimmern. In den ERC-Richtlinien (Deakin 2010a[23]) wird daher Adrenalin in einer Dosierung von 2–10 µg/min der Vorzug gegeben, da die vasokonstringierenden Effekte des Adrenalins zu einem entsprechenden Blutdruckanstieg führen (Trappe 2010[66]).

▶ **Externe transthorakale Schrittmacherstimulation.** Bleibt auch die Gabe von Katecholaminen ohne ausreichende antibradykarde Wirkung, muss unverzüglich mit einer externen transthorakalen Schrittmacherstimulation begonnen werden (Trappe 2010[66]). Eine Stimulationsfrequenz von 60–70 Schlägen/min ist im Normalfall ausreichend, um eine hämodynamische Stabilisierung zu erreichen. Unter Monitorkontrolle muss nach Wahl der Schrittmacherfrequenz die niedrigste wirksame Stimulationsenergie gewählt werden, als Anhalt können etwa 100 mA als Ausgangsenergiestufe dienen. In den meisten Fällen ist eine milde Analgosedierung notwendig.

15.4.6 Beispiele bradykarder Rhythmusstörungen

(Bennet 2006[8])

Sinusbradykardie

Eine Sinusbradykardie ist ein vorübergehender oder andauernder Frequenzabfall unter 60/min, wobei die Erregung vom Sinusknoten ausgeht. Mögliche Ursachen sind Medikamente, degenerative oder entzündliche Prozesse (▶ Abb. 15.1).

▶ **Sinuatriale Leitungsblockierungen.** Ursache der im Oberflächen-EKG nur sehr schwer oder gar nicht diagnostizierbaren SA-Blockierungen können wie bei der Sinusbradykardie Einflüsse des autonomen Nervensystems,

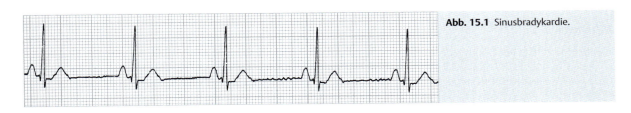

Abb. 15.1 Sinusbradykardie.

Kardiologische Notfälle

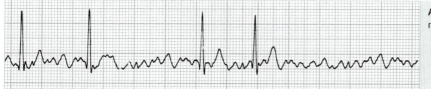

Abb. 15.2 Bradykardes Vorhofflimmern.

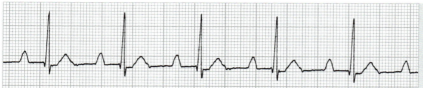

Abb. 15.3 AV-Block I.

Medikamente oder eine koronare Herzerkrankung sein. Die Erregungsleitung zwischen Sinusknoten und Vorhofmyokard ist hierbei in unterschiedlichem Ausmaß blockiert.

Bradykardes Vorhofflimmern

Eine regelmäßige Vorhofaktivität ist bei Vorhofflimmern im EKG nicht erkennbar (▶ Abb. 15.2). Die elektrische Vorhoffrequenz beträgt 350–600/min, meist aber über 400/min. Die Überleitung der Vorhofaktivität erfolgt völlig unregelmäßig, es resultiert eine absolute Arrhythmie. Die Kammerfrequenz ist abhängig von der Leitungskapazität des AV-Knotens.

Bei Kammerfrequenzen
- unter 60/min spricht man von einer Bradyarrhythmia absoluta,
- über 100/min von einer Tachyarrhythmia absoluta.

Durch die fehlende Vorhofkontraktion sinkt das Herzminutenvolumen um bis zu 30%. Ursachen sind häufig
- Mitralvitien,
- langjährige Hypertonie,
- KHK oder eine
- Kardiomyopathie.

Auch bei Hyperthyreose kann Vorhofflimmern (meist tachykard) auftreten.

> **Praxistipp**
>
> In der Notfallsituation sollte versucht werden, durch die Normalisierung der Kammerfrequenz eine hämodynamische Stabilisierung zu erreichen.

AV-Block I

Ein AV-Block I liegt vor, wenn jede Vorhoferregung übergeleitet wird und die PQ-Dauer 0,2 s überschreitet (▶ Abb. 15.3). Ein AV-Block I kann vagoton bedingt sein oder durch Medikamente wie Betablocker oder Digitalis verursacht werden. AV-Blockierungen I. Grades können aber auch bei jeder anderen Herzerkrankung vorkommen und bedürfen in der Regel keiner Therapie. Die Leitungsverzögerung ist in der Regel intranodal und hat eine gute Prognose.

AV-Block II

Beim AV-Block II kommt es zu vereinzelten oder periodischen AV-Leitungsblockierungen und konsekutiv zu Ausfällen der Kammersystolen. Insgesamt lassen sich 2 verschiedene Typen des AV-Blocks Grad II unterscheiden:
- Beim *AV-Block II Typ Wenckebach* (▶ Abb. 15.4) verlängert sich das PQ-Intervall kontinuierlich, bis eine Überleitung ausfällt. Die dadurch entstehende Pause ist stets kürzer als 2 PP-Intervalle. Von einer typischen Wenckebach-Blockierung spricht man, wenn die relative Zunahme der Überleitungszeit beim 2. Intervall am größten ist; ansonsten handelt es sich um eine atypische Form, die keineswegs selten ist. In ca. 70% der Fälle ist der Wenckebach-Block im AV-Knoten lokalisiert, in 30% im HIS-Bündel. Hier ist die atypische Form häufiger zu finden.
- Der *AV-Block II Typ Mobitz* (▶ Abb. 15.5) zeichnet sich durch einen Ausfall einer (seltener auch mehrerer) PQ-Überleitung(en) ohne vorhergehende Verlängerung des PQ-Intervalls aus. Die Blockierung liegt zu 1 Drittel im HIS-Bündel, zu etwa 2 Drittel darunter. In diesen Fällen resultiert daraus eine Verbreiterung des QRS-Komplexes. Aufgrund der Lokalisation der Blockierung meist im HIS-Bündel und darunter ist die Prognose des AV-Blocks II Typ Mobitz deutlich ungünstiger als die des Wenckebach-Typs. Er geht häufig in einen drittgradigen AV-Block über.

AV-Block III

Bei einem AV-Block III ist die AV-Überleitung auf Höhe des AV-Knotens, des HIS-Bündels oder der beiden Tawara-Schenkel vollkommen unterbrochen (▶ Abb. 15.6). Vorhof- und Kammeraktion erfolgen völlig unabhängig voneinander in der von ihren eigenen Schrittmachern vorgegebenen Frequenz. Es liegt eine blockbedingte AV-Dissoziation vor (im Gegensatz zur frequenzbedingten). Die Vorhofaktionen wandern aufgrund ihrer höheren Frequenz durch die Kammerkomplexe.

15.4 Akute Rhythmusstörungen

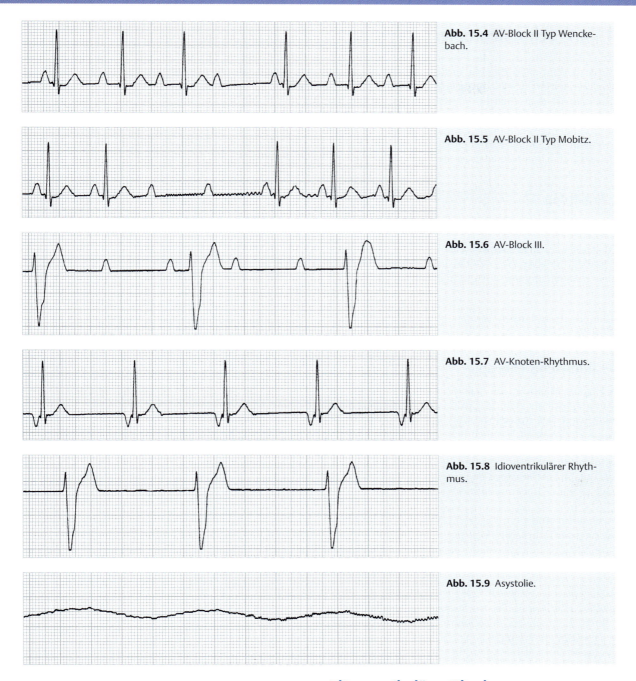

Abb. 15.4 AV-Block II Typ Wenckebach.

Abb. 15.5 AV-Block II Typ Mobitz.

Abb. 15.6 AV-Block III.

Abb. 15.7 AV-Knoten-Rhythmus.

Abb. 15.8 Idioventrikulärer Rhythmus.

Abb. 15.9 Asystolie.

Je nach Ort der Blockierung ist der QRS-Komplex normal breit oder schenkelblockartig deformiert. Bei Letzterem liegt ein idioventrikulärer Ersatzrhythmus mit schlechterer Prognose vor.

AV-Knoten-Rhythmus

Bei ausgeprägtem Vagotonus kann die Sinusknotenfrequenz unter die des AV-Knotens sinken, es resultiert ein AV-Knoten-Rhythmus (▶ Abb. 15.7).

Idioventrikulärer Rhythmus

Bei Ausfall sowohl des primären als auch des sekundären Schrittmachers oder bei komplettem AV-Block springen meistens nach einer kurzen asystolen Phase tertiäre, ventrikuläre Zentren ein. Dabei beträgt die Kammerfrequenz, je nach Lokalisation des tertiären Zentrums, zwischen 20 und 40/min (▶ Abb. 15.8).

Asystolie

Das Fehlen jeglicher elektrischer Aktivität wird als Asystolie bezeichnet (▶ Abb. 15.9).

15.4.7 Schmalkomplextachykardie

Grundsätzlich ist es für die Einleitung einer wirksamen antiarrhythmischen Therapie nicht unbedingt nötig, den auslösenden Arrhythmiemechanismus genau zu kennen, vielmehr ist eine einfache klinische Differenzierung in stabil oder instabil, schmaler Kammerkomplex (QRS < 0,12 s) oder breiter Kammerkomplex (QRS > 0,12 s) ausreichend. Regelmäßige können von nicht regelmäßigen Tachykardien unterschieden werden.

> **Praxistipp**
>
> Vor Beginn der medikamentösen Therapie sollten auslösende Faktoren wie Schmerz, Angst, Fieber, Hypoxie oder Hypovolämie überprüft werden, um die sog. Bedarfstachykardien, bei denen die ursächliche Behandlung im Vordergrund steht, herauszufiltern.

Instabile Tachykardien werden unverzüglich elektrisch kardiovertiert.

Präklinische Therapie

▶ **Vagales Manöver.** Bei stabilen Schmalkomplextachykardien wird als erste Maßnahme ein vagales Manöver eingeleitet. Das Trinken von kaltem Wasser oder ein Valsalva-Pressversuch kommen hierzu infrage. Die vorsichtige, einseitige Massage des Karotissinus kann ebenfalls erfolgreich sein, birgt aber, gerade bei älteren Patienten, die Gefahr, atheromatöse Plaques loszulösen und dadurch eine zerebrale Ischämie zu verursachen.

▶ **Adenosin.** Führt ein vagales Manöver nicht zur Terminierung der Tachykardie, folgt als nächster Schritt bei allen regelmäßigen Schmalkomplextachykardien die Gabe von Adenosin als schnellem Bolus i. v., beginnend mit 6 mg. Sollte diese Dosierung nicht ausreichend sein, ist die Wiederholung der Bolusgabe mit 12 mg und ggf. nochmals 12 mg erlaubt. Häufig wird dies zur Beendigung der Tachykardie führen. Insbesondere AV-Reentrytachykardien sprechen auf die Gabe von Adenosin hervorragend an. Adenosin stellt für regelmäßige Tachykardien mit schmalem Kammerkomplex das Mittel der ersten Wahl dar. Hat Adenosin nicht zum gewünschten Effekt geführt, kann häufig zumindest eine genauere diagnostische Einordnung erfolgen.

▶ **Digitalis.** Bei schnellem Vorhofflimmern oder -flattern ist Digitalis in einer Dosierung von 0,4–0,6 mg trotz seines langsamen Wirkungseintritts, ggf. auch in Kombination mit Betablockern oder Kalziumantagonisten, Mittel der ersten Wahl.

> **Merke**
>
> Digitalis ist das einzige positiv inotrop wirkende Antiarrhythmikum.

▶ **Kalziumantagonisten.** Bei Vorliegen hypertensiver Blutdruckwerte können bei allen regelmäßigen und nicht regelmäßigen supraventrikulären Tachykardien Kalziumantagonisten (z. B. Verapamil oder Diltiazem) eingesetzt werden (Colucci et al. 2010 [21]).

▶ **Betablocker.** Als Alternative kann bei fehlenden Kontraindikationen auch die Gabe kardioselektiver Betablocker erfolgen, z. B. Esmolol, dessen Halbwertszeit von 9 min allerdings die repetitive Gabe bzw. kontinuierliche Applikation über Motorspritze nach initialem Bolus von 40 mg i. v. notwendig macht. Eine Kombination von Kalziumantagonisten und Betablocker i. v. ist nicht zulässig.

▶ **Klasse-I-Antiarrhythmika.** Bei fehlendem Erfolg kann dann ein auch supraventrikulär wirkendes Klasse-I-Antiarrhythmikum wie Ajmalin, Flecainid oder Propafenon zum Einsatz kommen. Ajmalin muss mindestens über 10 min in einer Dosierung von maximal 1 mg / kgKG, Flecainid bis 2 mg / kgKG und Propafenon in einer Dosis von 1–2 mg / kgKG appliziert werden. Ajmalin und Flecainid, in geringeren Ausmaß auch Propafenon, sind negativ inotrop wirksam und haben proarrhythmische Wirkungen. Wegen der potenziell gefährlichen Nebenwirkungen sind Klasse-I-Antiarrhythmika in den europäischen Empfehlungen (Deakin 2010a [23] u. 2010b [24]) nicht mehr enthalten.

▶ **Klasse-III-Antiarrhythmika.** Alternativ kann auch hier eine Kurzinfusion von Amiodaron in einer Dosierung von 150–300 mg helfen.

▶ **Kardioversion.** Falls eine Terminierung der Tachykardie durch medikamentöse Maßnahmen nicht erreicht werden konnte, muss nach Einleitung einer Kurznarkose synchronisiert kardiovertiert werden. Die R-Zacken-getriggerte Kardioversion von Vorhofflimmern sollte monophasisch mit einer Energie von 200 J bzw. 120–150 J biphasisch, die von Vorhofflattern mit 100 J monophasisch bzw. 70 J biphasisch beginnen (Deakin 2010a [23]).

15.4.8 Breitkomplextachykardie

Ätiologie

Tachykardien mit breitem Kammerkomplex können ihren Ursprung entweder ventrikulär oder supraventrikulär mit aberrierender Leitung haben oder es kann ihnen ein Präexzitationssyndrom zugrunde liegen. Der Ursprung ventrikulärer Tachykardien liegt in der Regel distal der Bifurkation des HIS-Bündels. Infrage kommen die Tawara-Schenkel, Purkinje-Fasern oder das Ventrikelmyokard selbst. Durch das Oberflächen-EKG allein ist es nicht möglich, den genauen Ursprung zu lokalisieren. Häufigste Auslöser einer ventrikulären Tachykardie sind Reentrymechanismen. Abnorme Automatie und getriggerte Aktivität sind weitere mögliche Ursachen. Endet die ventrikuläre Tachykardie innerhalb von 30 s, wird sie als „nicht anhaltend" (non-sustained VT) bezeichnet, bei einer Dauer über 30 s als „anhaltend" (sustained VT). Bei gleicher Morphologie aller QRS-Komplexe innerhalb der Tachykardie spricht man von monomorpher, bei unterschiedlicher Konfiguration von polymorpher ventrikulärer Tachykardie. Die Spitzenumkehrtachykardie (Torsade de pointes) und die bidirektionale ventrikuläre Tachykardie (unterschiedliche QRS-Morphologie) stellen Sonderformen dar.

Differenzialdiagnose

Die differenzialdiagnostische Einordnung der Breitkomplextachykardien kann Schwierigkeiten bereiten. Der klinische Zustand des Patienten hilft bei der Differenzierung nicht. Einige Punkte können aber präklinisch helfen, die Treffsicherheit bei der Differenzierung zwischen supraventrikulärem und ventrikulärem Ursprung zu erhöhen:
- Für das Vorliegen einer Kammertachykardie sprechen höheres Alter und anamnestische Hinweise auf das Vorliegen einer organischen Herzerkrankung.
- Den eindeutigen Beweis liefern sog. Fusionsschläge, gemischt supraventrikulär/ventrikulär übergeleitete QRS-Komplexe.
- Bei AV-Dissoziation und niedriger Tachykardiefrequenz können in der Kammertachykardie einzelne normale QRS-Komplexe auftreten (vereinzelt normal übergeleitete Sinuserregungen), sog. „ventricular captures". Auch diese beweisen den ventrikulären Ursprung der Tachykardie.
- Eine Breite des QRS-Komplexes über 140 ms spricht ebenfalls für eine ventrikuläre Tachykardie.
- Eine weitere Maßnahme zur Einordnung wäre die Gabe eines schnellen Adenosinbolus in einer Dosierung von 6 mg i.v. Dies erlaubt, mit einiger Sicherheit zwischen ventrikulärem (keine Reaktion auf Adenosin) und supraventrikulärem Ursprung (zumindest kurzfristige Reduktion der Herzfrequenz) zu unterscheiden (Conti u. Curtis 2000 [22], Deakin 2010a [23]). Allerdings gibt es, obschon von den Guidelines (Deakin 2010a [23]) empfohlen, Hinweise, dass gerade idiopathische ventrikuläre Tachykardien häufig auf die Gabe von Adenosin reagieren (Lermann et al. 1996 [41], Diker et al. 1998 [25], Yeh et al. 1997 [74], Chiu u. Sequeira 2004 [20]).

Praxistipp

Im Zweifelsfall wird man in der präklinischen Phase breit therapieren und ein sowohl supra- als auch ventrikulär wirksames Antiarrhythmikum wie Amiodaron wählen.

▶ **Brugada-Kriterien.** Die sog. Brugada-Kriterien (Brugada 1991 [13]) helfen, eine ventrikuläre Tachykardie mit 95 % Sensitivität zu identifizieren:
- Fehlt in allen Brustwandableitungen ein RS-Komplex?
- Wenn nein: Ist das R-Scheitel-S-Intervall in einer Brustwandableitung > 100 ms?

- Wenn nein: Ist eine AV-Dissoziation nachweisbar?
- Wenn nein: Sind die morphologischen Kriterien für eine Kammertachykardie in $V_{1/2}$ und V_6 erfüllt?

Wenn alle Fragen mit nein beantwortet werden, so liegt in der Regel eine supraventrikuläre Tachykardie vor (Roskamm et al. 2004 [55]).

Präklinische Therapie

▶ **Klasse-III-Antiarrhythmika.** Bei Vorliegen einer stabilen VT ist nach Anlage eines periphervenösen Zugangs, Sauerstoffapplikation und kontinuierlicher EKG-Registrierung die Gabe von 300 mg Amiodaron als Kurzinfusion indiziert (Trappe 2010). Amiodaron hat neben seinem Klasse-III-Effekt auch betablockierende (Klasse II) sowie Klasse-I- und -IV-Eigenschaften, ist nicht oder wenig negativ inotrop und hat nur schwach proarrhythmische Effekte. So treten in wenig mehr als 1 % Torsade-de-pointes-Tachykardien auf. Weiterhin kann es zu teilweise reversiblen Korneaablagerungen kommen, Photosensibilität, Hyper- und Hypothyreosen bis hin zur thyreotoxischen Krise, Hepatopathien und Lungenfibrose.

Die maximale Dosierung liegt bei 5 mg/kgKG über 20–30 min, die Tageshöchstdosis sollte 1200 mg nicht überschreiten. Nach einer kumulativen Gesamtdosis von 7–10 g beträgt die Halbwertszeit 20–100 Tage.

Neuere Klasse-III-Antiarrhythmika wie Ibutilid, Azimilid und Tedisamil haben entweder spezielle Anwendungsgebiete (Ibutilid – Konversion von Vorhofflimmern) oder sind noch nicht zugelassen. Dronedaron ist eng mit dem Amiodaron verwandt, ist aber frei von Jod. Da bisher keine intravenöse Applikationsform existiert, spielt es notfallmedizinisch keine Rolle (Riera et al. 2008 [54], Hughes et al. 2010 [34]).

▶ **Klasse-I-Antiarrhythmika.** Alternativ können auch Klasse-I-Antiarrhythmika wie Ajmalin, Flecainid oder Propafenon eingesetzt werden. Aufgrund der häufigen Nebenwirkungen von Klasse-I-Substanzen werden heute hauptsächlich Klasse-III-Antiarrhythmika eingesetzt.

Praxistipp

Wenn die Gabe von Antiarrhythmika in Bezug auf die Rhythmusstörung (hier VT) nicht erfolgreich war, wird unverzüglich synchronisiert kardiovertiert.

▶ **Kardioversion.** Bei instabilen Verhältnissen wird primär kardiovertiert. Die zur Kardioversion benötigte Energie hängt von der Morphologie und der Frequenz der ventrikulären Tachykardie ab. Als erste Energiestufe sollte 200 J monophasisch oder 120–150 J biphasisch gewählt werden. Den Empfehlungen der Hersteller ist hierbei zu folgen. Bei Versagen der Kardioversion wird die Energie gesteigert (Deakin 2010a[23]). Transdermale Medikamentensysteme sind zuvor zu entfernen. Optimalerweise sollte die Kardioversion während maximaler Exspiration erfolgen.

15.4.9 Beispiele tachykarder Rhythmusstörungen

Sinustachykardie

Eine Sinustachykardie liegt dann vor, wenn die Frequenz des Sinusknotens über 100/min ansteigt (▶ Abb. 15.10). Meist ist sie eine Reaktion auf körperliche oder seelische Belastung, kann aber auch Ausdruck einer organischen kardialen oder extrakardialen Erkrankung sein.

▶ Therapie. Eine präklinische Therapie wird nur in den seltensten Fällen notwendig werden, falls ja, sollte primär die Ursache (z.B. Hypoxämie, Schmerzen, Hyperthyreose, Anämie, Fieber usw.) behandelt werden.

AV-Knoten-Reentrytachykardie

Paroxysmale, d.h. plötzlich auftretende AV-Knoten-Tachykardien (▶ Abb. 15.11) beruhen meist auf einem Reentrymechanismus. Man geht davon aus, dass der AV-Knoten eine longitudinale Dissoziation aufweist, also nicht aus einem homogenen Leitungsbündel, sondern aus mindestens 2 Leitungsbahnen mit unterschiedlichen elektrophysiologischen Eigenschaften besteht. Diese stellen das arrhythmogene Substrat dar (Anderson 1975[2]). Der Kammerkomplex ist meist schmal, die Tachykardiefrequenz liegt zwischen 160 und 220/min, Vorhofaktionen sind meist nicht bzw. kurz vor oder nach dem Ende des QRS-Komplexes sichtbar. Sind P-Wellen nachweisbar, so sind sie in den inferioren Ableitungen negativ, da die Vorhoferregung retrograd erfolgt.

Sehr selten gibt es eine nicht paroxysmale AV-junktionale Tachykardie, die durch eine gesteigerte Automatie entsteht.

AV-Reentrytachykardie

AV-Reentrytachykardien beruhen auf kongenitalen akzessorischen Leitungsbahnen zwischen Vorhof- und Kammermyokard. Leiten diese Bahnen auch antegrad, so kommt es zu einem Präexzitationssyndrom. Teile des oder das gesamte Vorhof- oder Kammermyokard werden dabei vorzeitig erregt.

Wolff-Parkinson-White-Syndrom

Das Wolff-Parkinson-White-Syndrom (WPW) ist durch
- eine verkürzte PQ-Zeit,
- Deltawelle (Verbreiterung des QRS-Komplexes wegen verlängerter Kammeranfangsschwankung mit trägem Initialteil auf über 120 ms) und
- anfallsweise auftretendes Herzrasen

gekennzeichnet (▶ Abb. 15.12). Sekundäre ST-Streckenveränderungen und T-Wellenveränderungen können bestehen. 20–30 % der Patienten neigen zu Vorhofflimmern. Dabei kann es bei Patienten mit kurzer Refraktärzeit der akzessorischen Bahn zu Kammerflimmern kommen.

▶ Therapie. Therapie der Wahl ist die Hochfrequenzablation des akzessorischen Bündels.

▶ AV-Reentrytachykardie. In der Regel kommt es beim WPW-Syndroms zu einer paroxysmalen AV-Reentrytachykardie auf dem Boden eines Makro-Reentrys. In über 80 % der Fälle wird die Erregung antegrad über das normale Erregungsleitungssystem und retrograd über die akzessorischen Bahnen geleitet (orthodrome AV-Reentrytachykardie). Antidrome AV-Reentrytachykardien, bei denen die antegrade Erregung über die akzessorische Bahn läuft, sind entsprechend selten. Die Deltawelle verschwindet hier in der Regel in den tachykarden Phasen.

Die differenzialdiagnostische Einordnung ist durch das häufige Auftreten eines Ermüdungsblocks während der Tachykardie nicht einfach. Unterschiedliche Lokalisation der akzessorischen Bahn, das Vorliegen einer ortho- oder antidromen Leitung und die je nach Tachykardiefrequenz

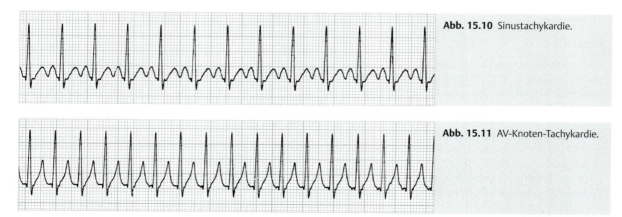

Abb. 15.10 Sinustachykardie.

Abb. 15.11 AV-Knoten-Tachykardie.

unterschiedliche Morphologie des QRS-Komplexes erschweren die Diagnostik. Die Tachykardiefrequenz beträgt in der Regel 180–250/min.

> **Praxistipp**
> Eine sorgfältige Anamnese kann bei der Diagnose helfen.

Vorhofflattern

Bei einer Vorhoffrequenz über 250/min wird von Vorhofflattern gesprochen. Die resultierende Kammerfrequenz ist von den Leitungseigenschaften des AV-Knotens abhängig. Der Ursprung liegt im rechten Vorhof. Man unterscheidet:
- Typ-I-Vorhofflattern („common type") mit typischen sägezahnartigen Flatterwellen und einer Frequenz von 250–350/min und
- Typ-II-Vorhofflattern („uncommon type") mit einer Frequenz von 250–450/min, das kein sägezahnähnliches Muster, sondern der Form nach eher normale P-Wellen aufweist.

Beim sog. unreinen Vorhofflattern ist die Abgrenzung zum Vorhofflimmern schwierig (Saoudi et al. 2001[59]). Ursache des Typ-I-Vorhofflatterns ist ein meist gegen den Uhrzeigersinn („counter-clockwise"), seltener im Uhrzeigersinn („clockwise") verlaufender Makro-Reentry um die Trikuspidalklappe. Der linke Vorhof ist nicht Bestandteil des Reentrykreises.

Typ-II-Vorhofflattern liegen ein „clockwise" verlaufender Reentrykreis, Mikro-Reentrymechanismen oder völlig atypische Erregungsabläufe zugrunde.

Wird jede 2. Vorhofaktion übergeleitet (2:1-Blockierung), so resultiert daraus eine Tachykardie mit schmalem Kammerkomplex und einer Frequenz von 130–170/min, typischerweise um 150–160/min.

▶ **Therapie.** Hat man den Verdacht, es könne Vorhofflattern mit einer 2:1-Überleitung vorliegen (▶ Abb. 15.13), so kann versucht werden, dieses durch eine vorübergehende höhergradige AV-Blockierung zu demaskieren. Geeignet dafür sind vagale Manöver oder, wenn auch dafür nicht zugelassen, die Gabe von Adenosin. Medikamentös kann durch die Gabe von Digitalis, Verapamil oder Betablocker die AV-Überleitung so weit gebremst werden,

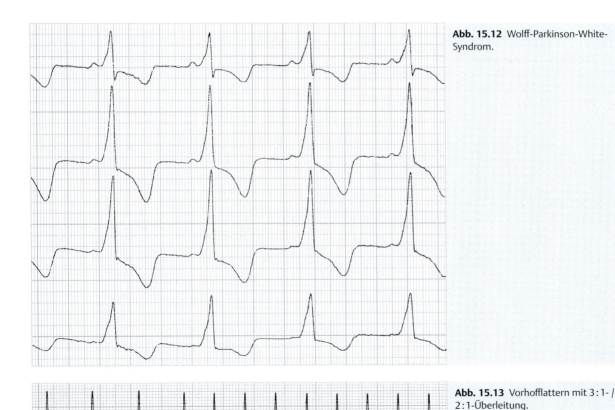

Abb. 15.12 Wolff-Parkinson-White-Syndrom.

Abb. 15.13 Vorhofflattern mit 3:1-/2:1-Überleitung.

dass eine 3:1- oder 4:1-Überleitung zur hämodynamischen Stabilisierung des Patienten führt.

Bei Therapieversagen und instabilen Patienten muss, nach Einleitung einer Kurznarkose, extern synchronisiert kardiovertiert werden.

Vorhofflimmern

Vorhofflimmern ist die häufigste anhaltende Rhythmusstörung (▶ Abb. 15.14). Die Ursache von Vorhofflimmern sind mehrere, sich überlagernde Mikro-Reentrykreise in den Vorhöfen. Man unterscheidet akutes (24–48 h bestehendes Vorhofflimmern) von chronischem Vorhofflimmern. Dieses kann sich als paroxysmales (Dauer Minuten bis Wochen), persistierendes (anhaltendes Vorhofflimmern, Überführung in Sinusrhythmus möglich) und permanentes Vorhofflimmern manifestieren (Nattel 2002 [47]).

Vorhofflimmern mit Kammerfrequenzen über 100/min bezeichnet man als Tachyarrhythmia absoluta.

▶ **Therapie.** Präklinisch steht die Frequenzkontrolle und hämodynamische Stabilisierung des Patienten im Vordergrund.

Monomorphe Kammertachykardie

Eine monomorphe Kammertachykardie (▶ Abb. 15.15) liegt vor, wenn alle QRS-Komplexe gleich konfiguriert sind (EKG mit 12 Ableitungen erforderlich).

Torsade de pointes

Die Spitzenumkehrtachykardie ist eine Sonderform der polymorphen ventrikulären Tachykardie mit beständig wechselndem QRS-Vektor (▶ Abb. 15.16). Ein angeborenes oder erworbenes Long-QT-Syndrom oder Medikamentennebenwirkungen können Ursache einer Torsade-de-pointes-Tachykardie sein (Liste unter http://www.azcert.org/medical-pros/drug-lists/drug-lists.cfm).

▶ **Therapie.** Als Mittel der ersten Wahl sollte hier Magnesium in einer Dosierung von 2 g langsam i. v. eingesetzt werden.

Kammerflimmern

Die Übergänge zwischen einer polymorphen Kammertachykardie, Kammerflattern und Kammerflimmern sind fließend. Bei einer Kammerfrequenz über 250/min und noch abgrenzbaren QRS-Komplexen kann von Kammerflattern gesprochen werden (▶ Abb. 15.17a, b).

Beim Kammerflimmern können keine QRS-Komplexe mehr abgegrenzt werden, im Oberflächen-EKG sind nur noch chaotische Flimmerwellen mit unterschiedlicher Amplitude und Form zu sehen. Hämodynamisch bedeutet Kammerflimmern einen Kreislaufstillstand.

> **Praxistipp**
>
> Die einzige erfolgversprechende Therapie des Kammerflimmerns besteht in der unverzüglichen Defibrillation.

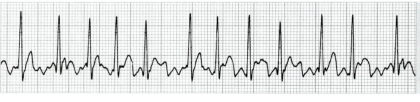

Abb. 15.14 Vorhofflimmern mit schneller Überleitung.

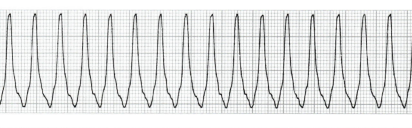

Abb. 15.15 Kammertachykardie, monomorph.

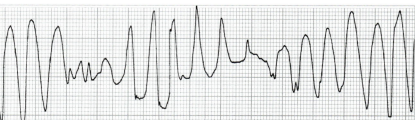

Abb. 15.16 Torsade de pointes.

15.4 Akute Rhythmusstörungen

Extrasystolen

Extrasystolen gehören zu den häufigsten Rhythmusstörungen. Sie können auch bei Gesunden auftreten.

> **Definition**
> Eine Extrasystole ist „eine Kontraktion des gesamten Herzens oder eines Herzteiles, ausgehend von einem Impuls, der abnorm ist, entweder in seinem Ursprung (ektop) oder im Zeitpunkt seines Auftretens (vorzeitig) oder in beidem. Die Extrasystole interferiert mit dem dominanten Rhythmus und hat bei wiederholtem Auftreten einen konstanten Folgeabstand zum vorhergehenden Schlag" (Scherf u. Schott 1953 [61]).

Der Ursprung einer Extrasystole kann vom Sinusknoten bis zum Kammermyokard sein. Die Grenze zwischen supraventrikulär und ventrikulär ist dabei in Einzelfällen nicht exakt zu ziehen. So gehört das HIS-Bündel anatomisch zum HIS-Purkinje-System und ist damit Teil des spezifischen Leitungssystems der Ventrikel. Elektrophysiologisch ändern sich aber Eigenschaften wie Aktionspotenzial oder Verteilung der Natrium- und Kalziumkanäle im Verlauf des HIS-Bündels stark, sodass keine genaue Abgrenzung getroffen werden kann. Klinisch betrachtet sind Extrasystolen, die vom HIS-Bündel ausgehen, supraventrikulären Ursprungs, da die Frequenz typisch für eine sekundäre Automatie ist und die Kammern gleichzeitig depolarisiert (schmaler Kammerkomplex) werden. Ausgelöst werden Extrasystolen durch Reentrymechanismen oder durch eine getriggerte Aktivität.

Supraventrikuläre Extrasystolen

Supraventrikuläre Extrasystolen (▶ Abb. 15.18) zeichnen sich zum einen durch eine das ganze Herz erfassende vorzeitige Kontraktion aus (mit Ausnahme der blockierten atrialen Extrasystole), zum anderen in der Regel durch eine normale Konfiguration des QRS-Komplexes. Nach einer supraventrikulären Extrasystole folgt eine nicht kompensatorische Pause.

▶ **Therapie.** Sie sind in aller Regel harmlos und bedürfen keiner Therapie.

Ventrikuläre Extrasystolen

Ventrikuläre Extrasystolen führen zu einer ausschließlichen Kontraktion der Kammer (Ausnahme: retrograde Vorhoferregung) und weisen einen stark deformierten, über 0,12 s verbreiterten QRS-Komplex auf. Einer ventrikulären Extrasystole folgt in der Regel eine kompensatorische Pause.

Man kann *monomorphe* (gleiche Konfiguration des QRS-Komplexes) und *polymorphe* ventrikuläre Extrasystolen unterscheiden (▶ Abb. 15.19a, b). Haben monomorphe Extrasystolen identische Kopplungsintervalle, so sind sie wahrscheinlich auch monotop, d.h. vom gleichen ektopen Erregungszentrum ausgehend. Als polytop werden sie bezeichnet, wenn sie neben differenter Morphologie auch ein unterschiedliches Kopplungsintervall aufweisen. Allerdings kann diese Unterscheidung nicht mit letzter Sicherheit getroffen werden, wenn nur eine EKG-Ableitung zur Verfügung steht.

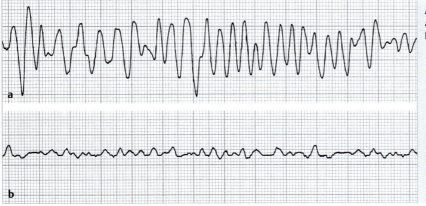

Abb. 15.17a, b Kammerflimmern.
a Grobes Kammerflimmern.
b Feines Kammerflimmern.

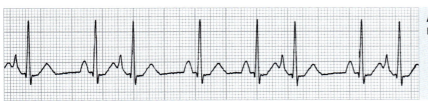

Abb. 15.18 Supraventrikuläre Extrasystolen.

Von einem *Bigeminus* (▶ Abb. 15.20) wird gesprochen, wenn auf jeden Normalschlag eine Extrasystole folgt, beim *Trigeminus* folgen auf den Normalschlag jeweils 2 Extrasystolen. Als *Couplet* werden 2, als *Triplet* 3 aufeinanderfolgende Extrasystolen bezeichnet.

Polymorphe ventrikuläre Extrasystolen, Couplets und 3er-Salven werden als *komplexe Extrasystolie* bezeichnet. Eine *nicht anhaltende ventrikuläre Tachykardie* liegt vor, wenn mehr als 3 ventrikuläre Extrasystolen unmittelbar nacheinander auftreten.

Als *R-auf-T-Phänomen* (▶ Abb. 15.21) bezeichnet man den Einfall der ventrikulären Extrasystole in die vulnerable Phase des Herzzyklus. Hier besteht die Gefahr der Auslösung von Kammerflimmern. Die früher übliche Klassifikation nach Lown ist heute obsolet.

Praxistipp

Eine Therapieindikation bei ventrikulären Extrasystolen besteht nur bei symptomatischen Patienten. Mittel der ersten Wahl sind Betablocker.

Bei bradykardem Grundrhythmus muss zunächst die Frequenz des Basisrhythmus gesteigert werden, da es sich bei den ventrikulären Extrasystolen um sog. „Escape Beats" handeln kann. Diese treten auf, wenn die Sinusfrequenz und die Frequenz des AV-Knotens niedriger sind als die Frequenz ventrikulärer Zentren.

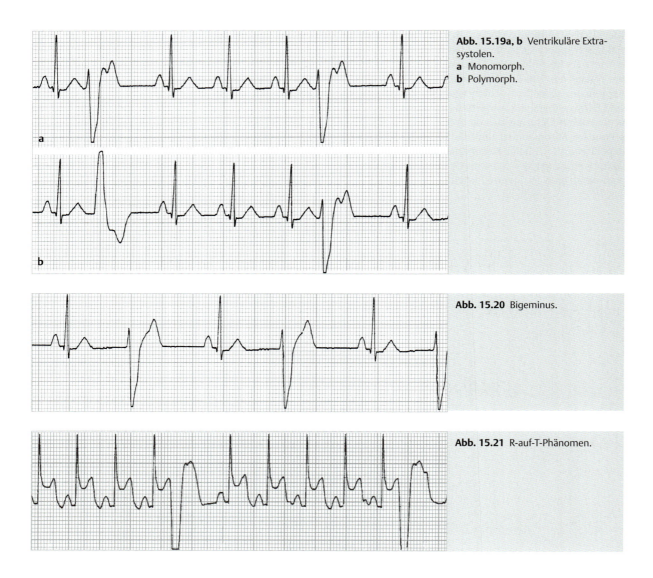

Abb. 15.19a, b Ventrikuläre Extrasystolen.
a Monomorph.
b Polymorph.

Abb. 15.20 Bigeminus.

Abb. 15.21 R-auf-T-Phänomen.

15.5 Notfälle bei Herzschrittmacherpatienten

Antibradykarde Schrittmacher stehen seit dem Beginn der 1960er-Jahre zur Verfügung und haben sich zu miniaturisierten Hochleistungscomputern entwickelt, die nur noch wenige Gramm wiegen.

Basiskenntnisse in der Arbeitsweise von Schrittmachersystemen sind notwendig, um Notfälle erkennen und behandeln zu können.

Grundsätzlich werden Einkammersysteme von Zweikammersystemen unterschieden, die eine physiologische Koordination von Vorhof- und Kammeraktion ermöglichen. Da reine Vorhofschrittmacher in der Regel keine Notfallsituation verursachen, beschränken sich die Ausführungen auf Zweikammersysteme sowie das ventrikuläre Einkammersystem.

15.5.1 Grundlagen der Schrittmachertechnologie

▶ **Stimulationsschwelle und Detektionsschwelle.** Ein Herzschrittmacher kann über seine Sonde(n) elektrische Signale des Herzens detektieren und Stimulationsimpulse abgeben. Damit das Myokard durch den Schrittmacherimpuls erregt wird, muss ein bestimmter Schwellenwert überschritten werden. Auch die Detektion hat einen Schwellenwert, Impulse mit geringerer Energie werden nicht detektiert. Die Programmierung des Aggregats blendet elektrische Signale unterhalb einer gewissen Spannung aus, um eine Überempfindlichkeit (Oversensing) des Schrittmachersystems und Störungen durch externe Signale zu verhindern. Bei der Implantation des Schrittmachers werden diese Grenzwerte durch die Programmierung des Aggregats festgelegt.

> **Merke**
>
> Sowohl die Stimulationsschwelle als auch die Detektionsschwelle können sich ändern, u. a. durch Sondenbruch oder -dislokation, durch Diskonnektion, Erosion, Herzinfarkt, antiarrhythmische Therapie, Hypoxie, Azidose und andere Faktoren.

▶ **Schrittmacherstimulationsmodi.** Die Schrittmacherstimulationsmodi werden international einheitlich mit Buchstaben kodiert (NPG-Code; Bernstein et al. 1987 [9]):
- der 1. Buchstabe steht für den Ort der Stimulation,
- der 2. für den Ort der Detektion,
- der 3. für die Art der Stimulation,
- der bedarfsweise vorhandene 4. Buchstabe beschreibt Zusatzfunktionen,
- der 5. mögliche antitachykarde Funktionen (▶ Tab. 15.5).

Tab. 15.5 3–5-stellige Kodierung (NPG-Code) der Funktion der Schrittmacheraggregate.

Position	Anzeige	NPG-Code
1. Position	Ort der Stimulation	V = Ventrikel A = Atrium D = Dual (Vorhof und Kammer) 0 = keine Stimulation
2. Position	Ort der Wahrnehmung	V = Ventrikel A = Atrium D = Dual (Vorhof und Kammer) 0 = keine Wahrnehmung
3. Position	Art der Stimulation (Betriebsmodus)	I = inhibiert (eine vom Schrittmacher wahrgenommene Herzeigenaktion inhibiert den Schrittmacherimpuls) T = getriggert (eine wahrgenommene Herzeigenaktion löst einen Schrittmacherimpuls aus) D = R-Wellen inhibiert, T-Wellen getriggert auf Ventrikelebene, P-Wellen inhibiert auf Vorhofebene 0 = keine spezielle Betriebsart
4. Position	Programmierbarkeit und Frequenzadaptation	R = Rate response (Frequenzanpassung) P = 1–2 Funktionen programmierbar M = multiprogrammierbar 0 = nicht programmierbar
5. Position	Antitachykardiefunktion	B = Burst S = Scanning (Stimulation mit progressivem Kopplungsintervall) E = externe Triggerung

Ein VVI-Schrittmacher ist demzufolge ein Aggregat, das im Ventrikel stimuliert, im Ventrikel detektiert und im Inhibitionsmodus betrieben wird. Sinkt die Herzeigenfrequenz des Patienten unter die programmierte Grenze, so stimuliert der Schrittmacher so lange die Herzkammer, bis die Eigenfrequenz wieder über die Inhibitionsfrequenz ansteigt. Ist die Inhibitionsfunktion abgeschaltet (z. B. bei Batterieerschöpfung), kommt es zu einer starrfrequenten Stimulation, die jegliche Herzeigenaktion missachtet und somit zum Äquivalent eines kompletten Entrance-Blocks.

Ein DDD-Schrittmacher stimuliert sowohl Vorhöfe als auch Herzkammern, erkennt die elektrischen Eigenaktionen in Vorhof und Kammer und wird sowohl im Trigger- als auch im Inhibitionsmodus betrieben. Im Triggermodus löst eine Vorhofaktion nach einer programmierten Pause eine Kammerstimulation aus (z. B. bei Patienten mit einem AV-Block III; Fröhlig et al. 2006 [29]).

Präklinische Therapie

▶ **Magnetauflage.** Die Magnetauflage ist im Notfall die einzige Möglichkeit, Einfluss auf das Schrittmachersystem selbst zu nehmen. Durch die große Zahl von Schrittmachersystemen und -programmierungen kann die Reaktion auf die Magnetauflage sehr unterschiedlich ausfallen. So kann entweder die Stimulationsenergie oder -frequenz (meist auf ca. 100/min) erhöht werden oder der Schrittmacher in eine starrfrequente Stimulation umschalten (V00- oder D00-Mode). Es besteht dann sozusagen ein künstlicher Entrance-Block.

Ist die Magnetfunktion nicht programmiert, so zeigt der Schrittmacher keine Reaktion auf die Auflage eines Magneten. Je nach Reaktion kann der Notarzt entscheiden, ob seine Maßnahme zur Stabilisierung des Patienten geführt hat.

▶ **Medikamentöse Therapie.** Abhängig von der zugrundeliegenden Fehlfunktion und der daraus resultierenden Rhythmusstörung kann man versuchen, den Herzeigenrhythmus zu beschleunigen (Atropin, Katecholamine) oder zu bremsen (Betablocker, Verapamil).

▶ **Externe Schrittmacherstimulation.** Hat der Patient eine therapiebedürftige Bradykardie oder Asystolie, die auf medikamentöse Therapieversuche nicht ausreichend reagiert hat, so kann ein externer Schrittmacher (im starrfrequenten Modus, V00) therapeutisch eingesetzt werden.

▶ **Externe Kardioversion.** Bei tachykarden Schrittmacherfehlfunktionen kann als Ultima Ratio extern synchronisiert kardiovertiert werden. Auf einen Sicherheitsabstand zum Schrittmacheraggregat ist zu achten, zum einen, um das Gerät nicht zu beschädigen, zum anderen, um hohe Ströme entlang der Elektroden zu vermeiden. Optimal wäre also eine anterior-posteriore Kardioversion mit Klebeelektroden oder in Seitenlage, aushilfsweise eine Kardioversion mit um 90° gedrehtem elektrischem Vektor. Es ist mit der niedrigsten Energie (50 Ws) zu beginnen.

Spezielle Krankheitsbilder

Schrittmacherträger können in akut lebensbedrohliche Situationen geraten durch:
- eine Schrittmacherfehlfunktion,
- eine schrittmachervermittelte hämodynamische Instabilität bei einer zugrundeliegenden Herzrhythmusstörung,
- eine hämodynamische Instabilität bei einem nicht optimal ausgewählten Schrittmachersystem bzw. einer nicht optimalen Programmierung.

Nur bei symptomatischen oder instabilen Patienten oder wenn die akute Gefahr der Auslösung von malignen ventrikulären Rhythmusstörungen besteht, wird bereits präklinisch therapiert. Grundsätzlich sollte der Patient, falls möglich, in eine Klinik mit Schrittmacherlabor transportiert werden (Buob et al. 2008 [14]).

Exit-Block

Ein vom Schrittmacher abgegebener Stimulationsimpuls bewirkt keine myokardiale Reizantwort. Im EKG sind „nackte" Spikes ohne nachfolgenden QRS-Komplex zu sehen. Je nach dem zugrundeliegenden Rhythmus bzw. der Herzfrequenz des Patienten kann eine bedrohliche Bradykardie bis Asystolie entstehen.

▶ **Therapie.** ▶ Abb. 15.22 zeigt den sog. SPEED-Algorithmus (Sudden Pacemaker Emergencies and electrical Disorders; nach Bohlscheid et al. 1999 [10]):
- Der erste Schritt ist die Auflage eines Magneten, um mit der möglichen Steigerung der Stimulationsenergie den Exit-Block zu beheben.
- Führt diese Maßnahme zum Erfolg, so wird der Patient mit liegendem Magneten in die Klinik transportiert.
- Ist die Reaktion auf die Magnetauflage nicht erfolgreich, so kann versucht werden, je nach Grundrhythmus, mit Atropin oder Adrenalin die Herzeigenfrequenz zu steigern.
- Schlägt auch die Gabe von Antiarrhythmika fehl, so stellt der externe Schrittmacher (V00-Mode) die letzte Möglichkeit dar, den Patienten zu stabilisieren.

Entrance-Block

Vorhof- oder Kammereigenaktionen werden vom Schrittmacher nicht mehr wahrgenommen. Im EKG sieht man starrfrequente Spikes, die nicht inhibiert werden (z. B. Stimulation sehr kurz nach dem QRS-Komplex).

15.5 Notfälle bei Herzschrittmacherpatienten

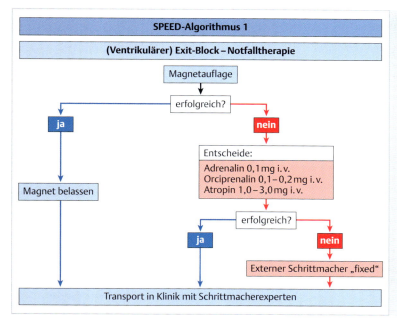

Abb. 15.22 Exit-Block.

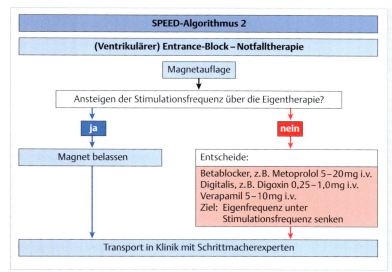

Abb. 15.23 Entrance-Block.

> **Merke**
>
> Durch eine Schrittmacherstimulation in die vulnerable Phase können Kammertachykardien, Kammerflattern oder Kammerflimmern ausgelöst werden.

▶ **Therapie.** Therapeutisch ist der Versuch, durch eine Magnetauflage die Schrittmacherfrequenz so anzuheben, dass keine Herzeigenaktion mehr stattfinden kann, der erste Schritt. Hat dies nicht den gewünschten Erfolg, so muss die Herzeigenfrequenz unter die Schrittmacherfrequenz gesenkt werden. Dies kann durch die Gabe von Betablockern oder Verapamil erreicht werden. Das therapeutische Ziel ist ein ausschließlicher Schrittmacherrhythmus ohne Herzeigenaktionen (▶ Abb. 15.23).

Dadurch kann keine Stimulation in die vulnerable Phase mehr erfolgen (Bohlscheid et al. 1999[10]).

Oversensing

Externe Störsignale werden fälschlicherweise als Eigenaktionen erkannt und führen zum Stimulationsausfall. Externe Störsignale können durch elektrische Geräte oder Muskelpotenziale verursacht werden. Im EKG sieht man evtl. externe Störsignale und trotz Bradykardie keine Schrittmacherstimulation. Eine bedrohliche Bradykardie oder Asystolie kann die Folge sein.

▶ **Therapie.** Therapeutisch sollte vorrangig versucht werden, das Störsignal zu beseitigen (▶ Abb. 15.24). Ist dies nicht möglich, kann versucht werden, durch Mag-

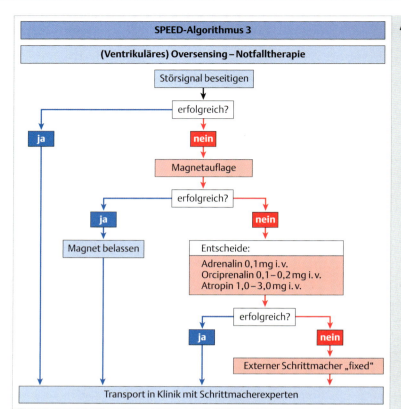

Abb. 15.24 Oversensing.

netauflage die Detektions- und Inhibitionsfunktion auszuschalten. Gelingt dies nicht, so muss die Eigenfrequenz medikamentös oder durch externe Schrittmacherstimulation angehoben werden (Kolb u. Schmitt 2006 [38], Fröhlig et al. 2006 [29]).

Schrittmachersyndrom

Durch fehlende Koordination zwischen Eigenaktion und Schrittmacherstimulation (z. B. VVI-Schrittmacher bei erhaltenem Sinusrhythmus) kommt es zur zeitgleichen Vorhof- und Kammerkontraktion. Der atriale Druckanstieg (geschlossene AV-Klappen) verursacht die Stimulation atrialer Barorezeptoren mit reflektorischem Blutdruckabfall. Dadurch können Schwindel und Synkopen entstehen. Im EKG sind konkurrierende Rhythmen zu sehen, die P-Wellen laufen in den QRS-Komplex hinein. Gelegentlich kann es zur retrograden Vorhoferregung kommen.

▶ Therapie. Therapeutisch sollte in erster Priorität die Eigenfrequenz über die Schrittmacherfrequenz gesteigert werden, um Schrittmacheraktionen zu inhibieren (▶ Abb. 15.25). Schlägt dies fehl, so kann durch Magnetauflage die Schrittmacherfrequenz über die Eigenfrequenz angehoben werden. Gelingt auch dies nicht, muss die Eigenfrequenz medikamentös unter die Schrittmacherfrequenz gesenkt werden (Bohlscheid et al. 1999 [10]).

AV-Crosstalk

Ein atrialer Stimulus wird von der ventrikulären Sonde detektiert und als Ventrikelsystole fehlinterpretiert. Dadurch wird die ventrikuläre Stimulation inhibiert. Im EKG sieht man eine regelrechte atriale, aber keine ventrikuläre Stimulation. Je nach Eigenfrequenz kann eine Bradykardie bis hin zur Asystolie daraus folgen.

▶ Therapie. Therapeutisch kann eine Magnetauflage die Detektions- und Inhibitionsfunktion ausschalten (▶ Abb. 15.26). Gelingt dies nicht, muss die Eigenfrequenz medikamentös oder durch externe Schrittmacherstimulation angehoben werden (Bohlscheid et al. 1999 [10]).

Pacemaker-mediated-Tachycardia (PMT)

Eine Vorhoftachykardie (Vorhofflimmern, -flattern oder -tachykardie) führt über die Triggerfunktion eines DDD-Schrittmachersystems zur schnellen Kammerstimulation (▶ Abb. 15.27). Moderne Schrittmachersysteme können eine PMT erkennen und automatisch die Triggerfunktion ausschalten. Im EKG sieht man eine schnelle ventrikuläre Stimulation, gelegentlich auch atriale Schrittmacherspikes. Der Patient kann im Rahmen der Tachykardie kardial oder koronar dekompensieren.

▶ Therapie. Als erster Schritt sollte versucht werden, über eine Magnetauflage die Detektions- und Inhibiti-

15.5 Notfälle bei Herzschrittmacherpatienten

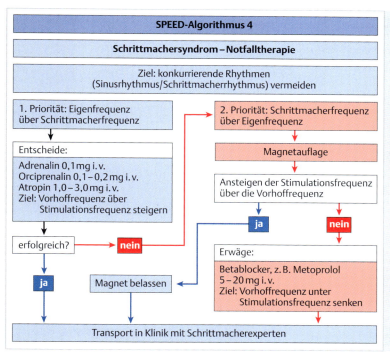

Abb. 15.25 Schrittmachersyndrom.

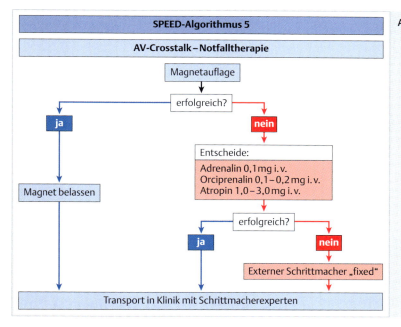

Abb. 15.26 AV-Crosstalk.

onsfunktion auszuschalten. Führt dies nicht zum Erfolg, muss die Vorhoffrequenz medikamentös oder bei instabilen Patienten durch externe Kardioversion gesenkt werden (Bohlscheid et al. 1999 [10]).

Endless-Loop-Tachykardie (ELT)

Eine ventrikuläre Extrasystole löst eine retrograde AV-Überleitung aus. Die dadurch erzeugte P-Welle wird von der atrialen Sonde detektiert, was über die Triggerfunktion einen ventrikulären Stimulus auslöst. Dies führt erneut zur retrograden Vorhoferregung. Dadurch entsteht eine Art Makro-Reentrymechanismus, der eine ELT unterhält (▶ Abb. 15.28). Moderne Schrittmachersysteme erkennen dies und unterbrechen den Loop. Im EKG ist eine sehr schnelle ventrikuläre Stimulation mit auffallend starrer Frequenz und evtl. P-Wellen kurz vor den ventrikulären Spikes zu erkennen.

▶ Therapie. Durch Magnetauflage kann die Detektions- und Triggerfunktion ausgeschaltet werden. Schlägt dies fehl, muss die retrograde Vorhoferregung medikamentös

Kardiologische Notfälle

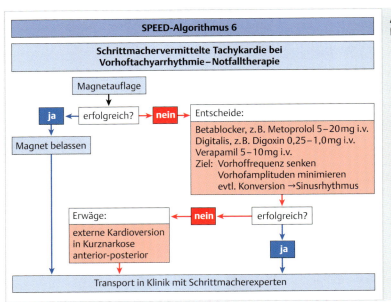

Abb. 15.27 Schrittmacherinduzierte Tachykardie (PMT).

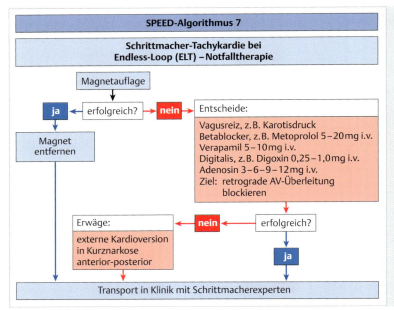

Abb. 15.28 Endless-Loop-Tachykardie.

oder elektrisch (Kardioversion) unterbrochen werden (Bohlscheid et al. 1999 [10]).

Schrittmachertotalausfall

Im EKG ist die die Schrittmacherimplantation verursachende Rhythmusstörung zu sehen.

▶ **Therapie.** Die Therapie folgt den Grundsätzen der Behandlung bradykarder Rhythmusstörungen.

15.6 Notfälle bei Patienten mit automatischem implantierbarem Kardioverter-Defibrillator-System

Die wachsende Zahl von Patienten mit malignen Rhythmusstörungen einerseits und die zunehmend kritische Betrachtung der medikamentösen Therapie chronischer Rhythmusstörungen andererseits haben zur Entwicklung automatischer implantierbarer Kardioverter-Defibrillator-Systeme (AICD) geführt. Notfälle mit diesen Geräten sind selten, manche Patienten alarmieren allerdings nach einer regelhaften Entladung des Geräts, die von ihnen als sehr unangenehm und schmerzhaft empfunden wird, den Notarzt.

Der AICD erkennt Kammerflimmern oder Kammerflattern zum einen an der Herzfrequenz, zum anderen am Fehlen isoelektrischer EKG-Anteile. Neuere Geräte sind sowohl für die antibradykarde als auch für die antitachykarde Stimulation geeignet und identifizieren auch eine ventrikuläre Tachykardie. Erkennt das Gerät Kammerflimmern oder eine ventrikuläre Tachykardie, gibt es in kürzester Zeit einen Schock ab. Notfallsituationen können sich zum einen aus dem Nichterkennen einer lebensbedrohlichen Rhythmusstörung durch das Gerät ergeben, die dann in üblicher Weise versorgt wird, zum anderen aus einer unkontrollierten, nicht indizierten, wiederholten Schockabgabe bei Rhythmusstörungen, die dieser Therapie eigentlich nicht bedürften (z. B. bei Vorhofflimmern). Sollten auch während des Transports wiederholt inadäquate Schockabgaben erfolgen, können die meisten Geräte durch Auflage eines Magneten inhibiert werden.

15.7 Arterielle Hypertonie

Definition

Eine arterielle Hypertonie liegt definitionsgemäß vor, wenn der systolische Blutdruck in Ruhe ohne Stress über 160 mmHg, der diastolische über 90 mmHg erhöht ist.

Eine genauere Übersicht gibt ▶ Tab. 15.6. (WHO, Mancia et al. 2007 [43]).

▶ **Ursachen.** In etwa 90 % der Fälle kann keine Ursache des erhöhten Blutdrucks gefunden werden (essenzielle Hypertonie). Bei jedem 10. Patienten liegt eine sekundäre Hypertonieform vor. Davon sind 90 % renal bedingt (je 1 Drittel unilateral bzw. bilateral renoparenchymatös und renovaskulär) und nur etwa 10 % der Fälle (also 1 % aller Hypertonieformen) haben andere Ursachen, wie z. B. ein Phäochromozytom oder Hirndruck.

▶ **Symptomatik.** Ein erhöhter Blutdruck zeigt erst spät und dann nur unspezifische körperliche Symptome wie Schwindel, Ohrensausen, Nervosität, Nasenbluten oder Hitzegefühl. Symptome einer Organschädigung, wie z. B. Herzinsuffizienz bei koronarer Herzerkrankung, sind bei unbehandelter Hypertonie nicht selten die erste Manifestation.

Auf Diagnostik, Folgeerkrankungen und Therapie der arteriellen Hypertonie im Allgemeinen soll in diesem Rahmen nicht eingegangen werden, da nur die hypertensive Notsituation und der hypertensive Notfall notfallmedizinisch interessant sind.

Tab. 15.6 Einteilung der arteriellen Hypertonie.

Einteilung	Werte
optimal	< 120 / < 80
normal	< 130 / < 85
noch normal	130–139 / 85–89
leichte Hypertonie (Schweregrad 1)	140–159 / 90–99
mittelschwere Hypertonie (Schweregrad 2)	160–179 / 100–109
schwere Hypertonie (Schweregrad 3)	> 180 / > 110
isoliere systolische Hypertonie	> 140 / < 90
systolische Grenzwerthypertonie	140–149 / < 90

15.7.1 Hypertensive Notsituation – hypertensive Dringlichkeit

Die früher übliche Bezeichnung „hypertensive Krise" wird heute nicht mehr verwendet (Joint National Committee on Prevention, Detection and Treatment of High Blood Pressure 2003 [36]).

Definition

Eine *hypertensive Dinglichkeit* („hypertensive urgency") liegt vor, wenn der Blutdruck ohne Organdysfunktionen massiv ansteigt, ein *hypertensiver Notfall* („hypertensive emergency"), wenn neben krisenhaftem Blutdruckanstieg akute Endorganschäden auftreten (z. B. akutes Linksherzversagen mit Lungenödem). Letztere erfordert eine rasche Blutdrucksenkung.

Für die Symptomatik und Einteilung ist nicht die absolute Höhe des Blutdrucks entscheidend, sondern die Geschwindigkeit des Anstiegs und das Ausmaß der Organschäden. Blutdruckhöhe, Anstiegsgeschwindigkeit und Grad der Vorschädigung des Gefäßsystems und der blutdrucksensiblen Organe bestimmen die Dringlichkeit und die Gefährdung.

▶ **Epidemiologie.** Hypertensive Notfälle sind selten. Sie treten bei weniger als 1 % der Hypertoniker auf und können selten auch Zeichen der Erstmanifestation einer arteriellen Hypertonie sein (Link et al. 2005 [42]).

▶ **Ursachen.** Ursache hypertensiver Notfälle ist meist eine vorbestehende arterielle Hypertonie, möglicherweise verbunden mit dem plötzlichen Absetzen der blutdrucksenkenden Medikamente. Seltener können auch ein Phäochromozytom, eine Nierenarterienstenose, ein Alkoholentzug oder Drogenmissbrauch (Kokain, Amphetamine) zu einer Blutdruckkrise führen. Ein krisenhafter

Blutdruckanstieg sollte immer Anlass sein, nach sekundären Hypertonieformen zu suchen.

▶ **Symptomatik.** Betroffen sind überwiegend das ZNS, das Herz und die Nieren. Es kann zu Kopfschmerzen, Übelkeit, Erbrechen, zerebralen Symptomen wie Halbseitenlähmung, Sprach- und Sehstörungen oder kardialen Symptomen wie akuter Linksherzinsuffizienz oder einem Angina-pectoris-Anfall kommen.

▶ **Präklinische Diagnostik.** Beim Vorliegen zerebraler Symptome sollte zur üblichen Diagnostik und dem normalen Monitoring eine orientierende neurologische Untersuchung hinzukommen, da nur so der aufnehmende Klinikarzt das Fortschreiten der Symptome beurteilen kann.

▶ **Präklinische Therapie.** Therapieziel ist das Absenken der Blutdruckwerte, um Endorganschäden zu vermeiden. Intensität und Geschwindigkeit der Blutdrucksenkung hängen vom Ausmaß und der Art der Endorganschädigung ab. Eine zu rasche und zu starke Blutdrucksenkung kann zu irreversiblen ischämischen Komplikationen führen (Link et al. 2005 [42], Rhoney 2009a [52] u. 2009b [53], Pergolini 2009 [49]):
- Beim Vorliegen schlaganfallähnlicher Symptome darf der Blutdruck, wenn überhaupt, nur bis auf Werte zwischen 160 und 180 mmHg systolisch gesenkt werden (Castillo et al. 2004 [18]). Eine zu starke Senkung des Blutdrucks vergrößert die ischämische Penumbra und das Ischämiegebiet, da im Bereich des verschlossenen Gefäßes die Selbstregulation der Hirndurchblutung aufgehoben ist und eine Senkung des Blutdrucks gleichzeitig den Perfusionsdruck des betroffenen Gehirnareals senkt.
- Bei kardialen und vaskulären Endorganschäden muss der Blutdruck um ca. 15–20 % vom Ausgangswert, systolisch initial nicht unter 160 mmHg und diastolisch nicht unter 100 mmHg gesenkt werden, in der ersten Stunde um nicht mehr als 40/20 mmHg.
- Bei einer hypertensiven Dringlichkeit genügt die langsame Blutdrucksenkung (Pilz 2004 [50]).

Die medikamentöse Therapie ergibt sich aus ▶ Tab. 15.7.

15.8 Hypotonie

Eine genaue Festlegung von Grenzwerten des Blutdrucks nach unten ist nicht möglich: Verbindliche Werte, die einen Normalzustand von einem krankhaften unterscheiden, fehlen. Die individuelle Toleranz gegenüber niedrigen Blutdruckwerten ist extrem unterschiedlich. Jugendliche oder asthenische Personen können normalerweise durchaus systolische Blutdruckwerte um 90 mmHg aufweisen, während ältere, an einen erhöhten Blutdruck adaptierte Patienten bereits bei systolischen Blutdruckwerten unter 140 mmHg oder höher symptomatisch werden können.

Tab. 15.7 Medikamentöse Therapie des hypertensiven Notfalls.

Krankheitsbild	Medikation
Angina pectoris / AKS	Glyzerolnitrat s. l. Betablocker ACE-Hemmer (Urapidil)
Linksherzinsuffizienz	Glyzerolnitrat s. l. ACE-Hemmer (Urapidil)
Aortendissektion	Betablocker Urapidil
zerebrale Organschädigung	Urapidil Betablocker ACE-Hemmer *cave:* zu starke Blutdrucksenkung bei zerebralen Symptomen!
Präeklampsie	Urapidil
Phäochromozytom	Urapidil

Definition

Die orthostatische Hypotonie ist definiert als Abfall des systolischen Blutdrucks um mindestens 20 mmHg oder des diastolischen um mindestens 10 mmHg im Stehen innerhalb von 3 min nach dem Aufstehen. Die orthostatische Hypotonie ist im Wesentlichen das einzige Krankheitsbild, das rettungsdienstliche Relevanz erlangen kann.

▶ **Ursachen.** Häufigste Ursachen:
- konstitutionelle Hypotonie: erhöhter Vagotonus und hohe Elastizität der Gefäße,
- orthostatische Hypotonie: unerwünschte Medikamentenwirkung.

Andere Ursachen eines Blutdruckabfalls wie akutes kardiales Pumpversagen, Hypovolämie, neurologische oder endokrinologische Erkrankungen (u. a. Hypothyreose, Nebennierenrindeninsuffizienz, Hypoaldosteronismus) werden unter den jeweiligen Erkrankungen besprochen.

▶ **Symptomatik.** Die Patienten sind müde, antriebs- und leistungsschwach, es kann Schwindel bis hin zur Synkope auftreten. Die Symptome sind in der Regel rasch reversibel, wenn die Patienten sich hinlegen.

▶ **Präklinische Diagnostik.** Die Diagnose ergibt sich aus sorgfältiger Anamnese und Messung des Blutdrucks an beiden Armen im Liegen und im Stehen. Bewusstseinsstörungen sind in der Regel nur von kurzer Dauer, sollten aber immer eine orientierende neurologische Untersuchung zur Folge haben.

▶ **Präklinische Therapie.** Eine Therapie wird nur in den seltensten Fällen notwendig werden. Bei anhaltender Hypotonie muss der Patient flach mit angehobenen Beinen gelagert werden. Sauerstoffapplikation sowie das Anlegen eines Venenzugangs sind dann obligat. Volumengabe und ggf. Applikation α-mimetischer Katecholamine können helfen, den Blutdruck zu normalisieren. Bei Bradykardie und arterieller Hypotonie (vasovagale Synkope) kann, wenn nötig, die Herzfrequenz mit Atropin angehoben werden.

15.9 Gefäßnotfälle

15.9.1 Akuter venöser Verschluss

> **Definition**
>
> Eine *Phlebothrombose* ist ein akuter kompletter oder inkompletter Verschluss im tiefen Venensystem, eine *Thrombophlebitis* eine thrombosierende Entzündung oberflächlicher Venen.

Eine akute tiefe Venenthrombose führt bei einem kompletten Verschluss der venösen und konsekutiv arteriellen Strombahn zu:
- Phlegmasia coerulea dolens mit extremer Schwellung der Extremität,
- möglichem Volumenmangelschock,
- Rhabdomyolyse,
- arterieller und venöser Gangrän.

Sie ist an der unteren Extremität 20-mal häufiger als an der oberen. Teilverschlüsse machen meist nur geringe klinische Symptome, verursachen aber wesentlich häufiger eine Lungenarterienembolie. Letztere ist in bis zu 30 % das erste Symptom einer tiefen Venenthrombose („Signalembolie").

▶ **Ursachen.** Eine tiefe Thrombose ist in aller Regel ein multifaktorielles Geschehen. Auslösend können hämodynamische Faktoren wie Stase, Bewegungsmangel und Immobilisierung sein, Störungen, die in der Gefäßwand lokalisiert sind (Trauma oder Operation) oder Störungen der Blutzusammensetzung wie Polyglobulie, Protein-C- bzw. Protein-S-Mangel, AT-III-Mangel oder aPL-Resistenz. Auch hormonelle Antikonzeptiva, Schwangerschaft oder Vorerkrankungen der Venen stellen pathogenetisch bedeutende Faktoren dar.

▶ **Symptomatik.** Schwellung, Ödem und Zyanose sind wegweisende Symptome der tiefen Venenthrombose. Eine gespannte, glänzende Hautverfärbung und deutliche Überwärmung deuten ebenfalls auf das Vorliegen einer tiefen Venenthrombose hin.

> **Merke**
>
> Eine Sicherung der Diagnose kann erst im Krankenhaus erfolgen.

▶ **Präklinische Diagnostik.** Eine sorgfältige Anamnese, Inspektion und körperliche Untersuchung erhärtet die Verdachtsdiagnose einer akuten tiefen Venenthrombose.

▶ **Präklinische Therapie.** Neben der routinemäßigen Gabe von Sauerstoff und der Anlage eines periphervenösen Zugangs ist die Hochlagerung und ggf. Kompression der betroffenen Extremität die einzige Maßnahme, die präklinisch möglich ist.

> **Praxistipp**
>
> Bei starken Schmerzen muss eine analgetische Therapie, beispielsweise durch fraktionierte und titrierte Gabe von Morphin, erfolgen.

15.9.2 Akuter arterieller Verschluss

> **Definition**
>
> Ein arterieller Verschluss ist ein akuter endovasaler Gefäßverschluss, der durch Kollateralen nicht oder nur ungenügend kompensiert wird.

Die Ischämietoleranz der Extremitäten beträgt etwa 5–6 h, danach kommt es zu irreversiblen Schäden und sekundären Kreislaufreaktionen. Die Mortalität steigt dann rasch an. Die unteren Extremitäten sind 20-mal häufiger betroffen als die oberen.

▶ **Ursachen.** Embolien sind in ca. 80 % der Fälle, akute arterielle Thrombosen in ca. 20 % für den Verschluss verantwortlich. Vorhofflimmern, Zustand nach Myokardinfarkt oder Herzwandaneurysma sind prädisponierende Faktoren für das Auftreten eines akuten arteriellen Verschlusses. Seltene Ursachen können arterioarterielle Embolien, akute Dissektion, Vasospasmen oder Trauma sein.

▶ **Symptomatik.** Die Leitsymptome des akuten arteriellen Verschlusses sind am besten in der sog. „6-P-Regel" nach Pratt erfasst:
- *Pain*: akut auftretender, „peitschenschlagartiger" Schmerz, der im weiteren Verlauf in einen dumpfen, brennenden Schmerz übergeht.
- *Pulselessness*: an der betroffenen Extremität distal des Verschlusses kein tastbarer Puls.

- *Paraesthesia*: Sensibilitätsstörungen, Taubheitsgefühl, Verminderung oder Aufhebung der Oberflächen- und Tiefensensibilität.
- *Paresis (Paralysis)*: Schwäche bis hin zur Lähmung der betroffenen Extremität.
- *Pallor*: Blässe der verschlossenen, nicht mehr durchbluteten Seite.
- *Prostration*: Schock (fakultativ, v. a. bei proximal gelegenen Verschlüssen).

▶ **Präklinische Diagnostik.** Das „klassische" Krankheitsbild mit den o. g. Symptomen wird selten verkannt.

Praxistipp

Wegweisend ist immer die Pulslosigkeit der betroffenen Extremität distal des Verschlusses.

▶ **Präklinische Therapie.** Die Extremität wird tief oder zumindest flach gelagert. Die Gabe von Sauerstoff und das Anlegen eines periphervenösen Zugangs sind selbstverständlich. Die Schmerzen werden durch fraktionierte Gabe eines Opioids bekämpft. Der Verbesserung der Hämodynamik dient die Infusion von 500 ml einer Vollelektrolytlösung. Wenn die Diagnose schon präklinisch eindeutig zu stellen ist, können 5000–10000 i. E. Heparin i. v. gegeben werden, um das Appositionswachstum des Thrombus zu verhindern.

15.10 Aneurysma dissecans

Definition

Ein Aneurysma ist eine pathologische Aufweitung des normalen Gefäßdurchmessers. Beim Aneurysma dissecans kommt es durch einen Einriss der Gefäßintima zur Ausbildung eines falschen Gefäßlumens im Bereich der Media:
- Beim Typ-A-Aneurysma (Stanford-Klassifikation) ist die Aorta ascendens betroffen; die Therapie ist akut chirurgisch.
- Das Typ-B-Aneurysma ist ohne Beteiligung der Aorta ascendens distal des Abgangs der A. subclavia und wird primär medikamentös therapiert.

▶ **Epidemiologie.** Die Inzidenz akuter aortaler Dissektionen liegt bei 5–100 : 100000; es handelt sich also um seltene Krankheitsbilder, bei steigender Häufigkeit im Alter.

▶ **Ursachen.** Meist liegt dem Aneurysma dissecans eine arterielle Hypertonie zugrunde, häufig mit einem akuten Trauma oder einem krisenhaften Blutdruckanstieg verbunden. Prädisponierende Faktoren sind neben der arteriellen Hypertonie u. a.:
- Alter,
- allgemeine Arteriosklerose,
- Schwangerschaft,
- Marfan-Syndrom.

▶ **Symptomatik.** Leitsymptom ist der akute, scharfe, plötzliche Schmerz, der beim thorakalen Aortenaneurysma einen Infarkt imitieren kann.

Je nach Lokalisation kann es zu Herzbeuteltamponade, kardiogenem Schock, Blutdruckdifferenz zwischen linkem und rechtem Arm und Neuauftreten eines Herzgeräuschs (akute Aorteninsuffizienz) kommen, beim Bauchaortenaneurysma tritt häufig ein dumpfer, abdominaler Schmerz auf. Die Ruptur des Aneurysmas führt zu:
- raschem Blutdruckabfall,
- Tachykardie,
- Schock.

Durch die Dissektion können verschiedene abgehende Arterienäste verschlossen werden; mit der Folge einer bunten Symptomatik, verursacht durch die Ischämie der verschiedenen Organe.

▶ **Präklinische Diagnostik.** In der präklinischen Diagnostik wird selten mehr als eine Verdachtsdiagnose möglich sein, da die Symptome und Befunde vieldeutig sind.

Cave

Bei klinischem Verdacht auf eine Aortendissektion muss unter engmaschiger Blutdruck- und EKG-Kontrolle sowie kontinuierlicher Messung der Sauerstoffsättigung so schnell und schonend wie möglich die nächste geeignete Klinik angefahren werden.

Dort helfen Echokardiografie und Angio-CT, die Diagnose zu sichern.

▶ **Präklinische Therapie.** Die präklinische Therapie beschränkt sich auf symptomatische, kreislaufstabilisierende Maßnahmen, wie:
- Sauerstoffgabe,
- venöser Zugang,
- suffiziente Analgesie.

Erhöhte Blutdruckwerte müssen rasch auf normale oder subnormale Werte gesenkt werden. Geeignete Medikamente sind i. v. applizierbare Betablocker, wie Esmolol, das sich aufgrund seiner kurzen Halbwertszeit und guten Steuerbarkeit anbietet, oder Metoprolol, das im weiteren Verlauf einfacher zu handhaben ist. Ziel sind ein systolischer Blutdruck unter 90–110 mmHg und eine Herzfrequenz unter 60 / min.

Kernaussagen

Herzinsuffizienz
Eine akute Beeinträchtigung der myokardialen Pumpfunktion und unzureichende Sauerstoffversorgung des Körpers kennzeichnen die akute Herzinsuffizienz.

Kardiales Lungenödem und kardiogener Schock
Die Therapie des kardial bedingten Lungenödems besteht in der sofortigen Senkung von Vor- und ggf. Nachlast, der Verbesserung der Oxygenierung und der Kreislaufstabilisierung.

Koronare Herzerkrankung
Manifestationsformen der koronaren Herzerkrankung sind die stabile Angina pectoris, das akute Koronarsyndrom und der plötzliche Herztod.

Akute Rhythmusstörungen
Jede Abweichung vom normalen Sinusrhythmus ist eine Rhythmusstörung.

Bradykarde werden von tachykarden, stabile von instabilen Rhythmusstörungen unterschieden.

Die Therapie folgt standardisierten Algorithmen.

Notfälle bei Schrittmacherpatienten
Notfälle können durch eine Schrittmacherfehlfunktion, durch eine schrittmachervermittelte hämodynamische Instabilität bei einer zugrundeliegenden Rhythmusstörung oder eine nicht optimale Programmierung verursacht werden.

Notfälle bei Patienten mit AICD
Notfallsituationen können sich zum einen aus dem Nichterkennen einer lebensbedrohlichen Rhythmusstörung durch das Gerät ergeben, die dann in üblicher Weise versorgt wird, zum anderen aus einer unkontrollierten, nicht indizierten, wiederholten Schockabgabe.

Der AICD wird meist durch die Auflage eines geeigneten Magneten inhibiert.

Arterielle Hypertonie
Notfallmedizinisch relevant sind nur die hypertensive Dringlichkeit und der hypertensive Notfall.

Eine hypertensive Dinglichkeit liegt vor, wenn der Blutdruck ohne Organdysfunktionen massiv ansteigt, ein hypertensiver Notfall, wenn neben krisenhaften Blutdruckanstieg akute Endorganschäden auftreten.

Eine zu rasche und zu starke Blutdrucksenkung kann zu irreversiblen ischämischen Komplikationen führen.

Hypotonie
Exakte Grenzwerte zur Definition einer Hypotonie fehlen.

Eine nicht durch einen Schock (kardiales Pumpversagen oder Volumenmangel) bedingte Hypotonie bedarf in der Regel keiner weiteren Behandlung.

Gefäßnotfälle
Akute Gefäßverschlüsse bedürfen dringend einer stationären Abklärung und weiteren Therapie.

Präklinisch stehen Analgesie, Lagerungsmaßnahmen und ggf. Antikoagulation im Vordergrund.

Aneurysma dissecans
Leitsymptom ist der akute, scharfe, plötzliche Schmerz.

Die präklinische Therapie beschränkt sich auf symptomatische Maßnahmen.

Literatur

Referenzen
[1] **Andersen** RH, Nielsen TT, Rasmussen K et al. for the DANAMI-2 Investigators. The Danish multicenter randomized trial on thrombolytic therapy versus acute coronary angioplasty in acute myocardial infarction. New Engl J Med 2003; 8: 349–356
[2] **Anderson** RH, Becker AE, Brechenmacher C, Davies MJ, Rossi L. The human atrioventricular junctional area. A morphological study of the A-V node and bundle Eur J Cardiol 1975; 3(1): 11–25
[3] **Antman** EM, Morrow DA, McCabe CH et al. Enoxaparin versus unfractionated heparin with fibrinolysis for ST-elevation myocardial infarction. N Engl J Med 2006; 354: 1477–1488
[4] **Antman** EM, Hand M, Sudney C et al. 2007 Focused update of the ACC/AHA 2004 Guidelines for the management of patients with ST-elevation myocardial infarction: a report of the American College of Cardiology/American Heart Association task force on practice guideline. Circulation 2008; 117: 296–329
[5] **Arntz** HR, Bossaert LL, Danchin N et al. Initiales Management des akuten Koronarsyndroms. Notfall Rettungsmed 2010; 13: 621–634
[6] **European Resuscitation Council.** Sektion 5 der Leitlinien zur Reanimation 2010. Im Internet zum Download: https://www.erc.edu/index.php/guidelines_download_2005/en/; Stand: 12.03.2012
[7] **Bassand** JP, Hamm CW, Ardissino D et al. Guidelines for the diagnosis and treatment of non-ST-segment elevation acute coronary syndromes. The task force for the diagnosis and treatment of non-ST-segment elevation acute coronary syndromes of the European Society of Cardiology. European Heart Journal 2007; 28: 1598–1660
[8] **Bennett** DH. Cardiac Arrhythmias. London: Hodder Arnold; 2006
[9] **Bernstein** AD, Camm AJ, Fletcher RD. The NASPE / BPEG generic pacemaker code for antibradyarrhythmia and adaptive-rate pacing and and antitachyarrhythmia devices. PACE 1987; 10: 794–799
[10] **Bohlscheid** V, Kronski D, Doering W. Schrittmachernotfälle – Achillesferse des Notarztes? Notarzt 1999; 15: 1–8
[11] **Bonnefoy** E, Lapostolle F, Leizorovicz A et al. Primary angioplasty versus prehospital fibrinolysis in acute myocardial infarction: a randomised study. Comparison of angioplasty and prehospital thrombolysis in acute myocardial infarction (CAPTIM) study group. Lancet 2002; 360: 825–829
[12] **Bonnefoy** E, Steg PG, Boutite F et al. Comparison of primary angioplasty and pre-hospital fibrinolysis an acute myocardial infarction (CAPTIM) trail: a 5-year follow-up. Eur Heart J 2009; 30: 1598–1606
[13] **Brugada** P, Brugada J, Mont L et al. A new approach to the differential diagnosis of a regular tachycardia with a wide QRS complex. Circulation 1991; 69: 1649–1659
[14] **Buob** A, Neuberger HR, Böhm M, Mewis C. Notfälle bei Patienten mit implantiertem Herzschrittmacher oder Defibrillator Emergencies in patients with pacemakers or implantable defibrillators. Dtsch Med Wochenschr 2008; 133(23): 1253–1258

[15] **Cabello** JB, Burls A, Emparanza JI et al. Oxygen therapy for acute myocardial infarction. Cochrane Database Syst Rev 2010; 6: CD007160
[16] **CAST** Investigators. Preliminary report, effect of encainide and flecainide on mortality in a randomized trial of arrhythmia suppression after myocardial infarction. New Engl J Med 1989; 321: 406–412
[17] **CAST** II. Effect of antiarrhythmic agent moricizine on survival after myocardial infarction. New Engl J Med 1992; 327: 227–233
[18] **Castillo** J, Leira R, García MM et al. Blood pressure decrease during the acute phase of ischemic stroke is associated with brain injury and poor stroke outcome. Stroke 2004; 35(2): 526–527
[19] **Chen** ZM, Pan HC, Chen YP et al. COMMIT (Clopidogrel and Metoprolol in Myocardial Infarction Trial) collaborative group. Early intravenous then oral metoprolol in 45,852 patients with acute myocardial infarction: randomised placebo-controlled trial. Lancet 2005; 366: 1622–1632
[20] **Chiu** C, Sequeira IB. Diagnosis and treatment of idiopathic ventricular tachycardia. AACN Clinical Issues: Advanced Practice in Acute & Critical Care 2004; 15: 449–461
[21] **Colucci** RA, Silver MJ, Shubrook J. Common types of supraventricular tachycardia: diagnosis and management. Am Fam Physician 2010; 15: 82(8): 942–952
[22] **Conti** JB, Curtis AB. Adenosine: Use as a diagnostic and therapeutic tool. Card Electrophysiol Rev 2000; 4: 227–232
[23] **Deakin** CD, Nolan JP, Soar J et al. Erweiterte Reanimationsmaßnahmen für Erwachsene (Advanced life support), Sektion 4 der Leitlinien zur Reanimation 2010 des European Resuscitation Council. Notfall Rettungsmed 2010a; 13: 559–620
[24] **Deakin** CD, Nolan JP, Soar J et al. European Resuscitation Council Guidelines for Resuscitation 2010. Section 4: Adult advanced life support. Resuscitation 2010b; 81: 1305–1352
[25] **Diker** E, Tezcan K, Ozdemir M, Göksel S. Adenosine sensitive left ventricular tachycardia. Pacing Clin Electrophysiol 1998; 21(Pt1): 134–136
[26] **Erdmann** E, Hrsg. Klinische Kardiologie. Berlin: Springer; 2009
[27] **Fleischmann** KE, Zègre-Hemsey J, Drew BJ. The new universal definition of myocardial infarction criteria improve electrocardiographic diagnosis of acute coronary syndrome. Journal of Electrocardiology 2011; 44: 69–73
[28] **Forest** RS, Shofer FS, Sease KL, Hollander JE. Assessment of the standardized reporting guidelines ECG classification system: the presenting ECG predicts 30-day outcomes. Ann Emerg Med 2004; 44(3): 206–212
[29] **Fröhlig** G, Carlson J, Jung J, Koglek W, Lemke B, Markewitz A, Neuzner J, eds. Herzschrittmacher- und Defibrillator-Therapie. Stuttgart: Thieme; 2006
[30] **Gehlbach** BK, Geppert E. The pulmonary manifestations of left heart failure. Chest 2004; 125: 669–682
[31] **Hamm** CW. Leitlinien: Akutes Koronarsyndrom (ACS). Teil 1: ACS ohne persistierende ST-Hebung. Z Kardiol 2004a; 93: 72–90
[32] **Hamm** CW. Leitlinien: Akutes Koronarsyndrom (ACS). Teil 2: ACS mit ST-Hebung. Z Kardiol 2004b; 93: 324–341
[33] **Hochmann** JS, Sleeper LA, Webb JG et al. Early revaskularization in acute myocardial infarctioncomplicated by cardiogenic shock. N Eng J Med 1999; 341: 625–634
[34] **Hughes** PJ, Freeman MK, Cohenour FV, Price EM. Dronedarone: an alternative to amiodarone? Consult Pharm 2010; 25(9): 555–569
[35] **Hulten** E, Jackson JL, Douglas K et al. Early, intensive statin use may improve outcomes in acute coronary syndrome. Arch Intern Med 2006; 166: 1814–1821
[36] **Joint National Committee on Prevention**, Detection and Treatment of High Blood Pressure. The seventh report of the Joint National Committee on Prevention, Detection and Treatment of High Blood Pressure. JAMA 2003; 2560–2572
[37] **Kee** K, Naughton MT. Heart Failure and the Lung. Circ J 2010; 74: 2507–2516
[38] **Kolb** C, Schmitt C. Mögliche Störungen von Herzschrittmachern und implantierten Defibrillatoren. Kardiologie up2date 2006; 2: 119–125
[39] **Koulouris** S, Pastromas S, Sakellariou D et al. Takotsubo cardiomyopathy: the „broken heart" syndrome. Hellenic J Cardiol 2010; 51(5): 451–457
[40] **Kushner** FG, Hand, Sidney C et al. M 2009 Focused Updates: ACC/AHA Guidelines for the management of patients with ST-elevation myocardial infarction (updating the 2004 guideline and 2007 focused update) and ACC/AHA/SCAI Guidelines on percutaneous coronary intervention (updating the 2005 guideline and 2007 focused update circulation 2009; 120: 2271–2306
[41] **Lerman** BB, Stein KM, Markowitz SM. Adenosine-sensitive ventricular tachycardia: a conceptual approach. J Cardiovasc Electrophysiol 1996; 7(6): 559–569
[42] **Link** A, Walenta K, Böhm M. Der hypertensive Notfall. Internist 2005; 46: 557–564
[43] **Mancia** G, De Backer G, Dominiczak A et al. 2007 Guidelines for the management of arterial hypertension. The task force for the management of arterial hypertension of the European Society of Hypertension (ESH) and of the EuropeanSociety of Cardiology (ESC). European Heart Journal 2007; 28: 1462–1536
[44] **Masoudi** FA, Magid DJ, Vinson DR et al. Implications of the failure to identify high-risk electrocardiogram findings for the quality of care of patients with acute myocardial infarction: results of the Emergency Department Quality in Myocardial Infarction (EDQMI) study. Circulation 2006; 114: 1565–1571
[45] **Merli** E, Sutcliffe S, Mauro G, Sutherland GGR. Tako-Tsubo cardiomyopathy: New insight into the possiple underlying pathophysiology. Eur J Echocardiography 2006; 7: 53–61
[46] **Morrison** LJ, Verbeek PR, McDonald AC et al. Mortality and prehospital thrombolysis for acute myocardial infarction: a metaanalysis. JAMA 2000; 283: 2686–2692
[47] **Nattel** S. New ideas about atrial fibrillation 50 years on. Nature 2002; 415(6868): 219–226
[48] **Patti** G, Pasceri V, Colonna G et al. Atorvastatin pretreatment improves outcomes in patients with acute coronary syndromes undergoing early percutaneous coronary intervention: results of the ARMYDA-ACS randomized trial. J Am Coll Cardiol 2007; 49: 1272–1278
[49] **Pergolini** MS. The management of hypertensive crises: a clinical review. Clin Ther 2009; 160(2): 151–157
[50] **Pilz** H. Der hypertensive Notfall. Hypertonie 2004; 8: 486–492
[51] **Pollack** CV, Roe MT, Peterson ED. 2002 Update to the ACC / AHA Guidelines for the management of patients with unstable angina an non-ST-elevation myocardial infarction: implications for emergency department practice. Ann Emerg M 2003; 41: 355–369
[52] **Rhoney** D, Peacock WF. Intravenous therapy for hypertensive emergencies, part 1. Am J Health Syst Pharm 2009; 15;66(15): 1343–1352. Erratum in: Am J Health Syst Pharm 2009a; 66(19): 1687
[53] **Rhoney** D, Peacock WF. Intravenous therapy for hypertensive emergencies, part 2. Am J Health Syst Pharm 2009b; 15;66(16): 1448–1457
[54] **Riera** AR, Uchida AH, Ferreira C et al. Relationship among amiodarone, new class III antiarrhythmics, miscellaneous agents and acquired long QT syndrome. Cardiol J 2008; 15(3): 209–219
[55] **Roskamm** H, Neumann FJ, Kalusche D, Bestehorn HJ, Hrsg. Herzkrankheiten. Berlin: Springer; 2004
[56] **Ryan** TJ, Antman EM, Brooks NH et al. Update: ACC / AHA Guidelines for the management of patients with acute myocardial infarction: executive summary and recommendations: a report of the American College of Cardiology / American Heart Association task force on practice guidelines (Committee on management of acute myocardial infarction). Circulation 1999a; 100: 1016–1030
[57] **Ryan** TJ, Antman EM, Brooks NH, Calif RM, et al. 1999 Update: ACC / AHA Guidelines for the management of patients with acute myocardial infarction: a report of the American College of Cardiology / American Heart Association task force on practice guidelines (Committee on management of acute myocardial infarction). J Am Coll Cardiol 1999b; 34: 890–911
[58] **Saito** Y. Roles of atrial natriuretic peptide and its therapeutic use. J Cardiol 2010; 56(3): 262–270
[59] **Saoudi** N, Cosio F, Waldo A. Classification of atrial flutter and regular atrial tachycardia according to electrophysiologic mechanism and anatomic base: a statement from a joint expert group from the Working Group of Arrhythmias of the European Society of Cardiology and the North American Society of Pacin and Electrophysiology. J Cardiovasc Electrophysiol 2001; 12: 852–866
[60] **Satoh** H, Tateishi H, Uchida T et al. Takotsubo-type cardiomyopathy due to multivessel spasm. In: Kodama K, Haze K, Hon M, eds. Clinical aspect of myocardial injury: from ischemia to heart failure (in japanese). Tokyo: Kagakuhyouronsya Co.; 1990: 56–64
[61] **Scherf** D, Schott A. Extrasystoles and allied arrhythmias. New York: Grune & Stratton; 1953
[62] **Steg** PG, Bonnefoy E, Chaubaud S et al. Impact of Tome to treatment on mortality after prehospital fibrinolysis or primary angioplasty. Circulation 2003; 108: 2851–2856
[63] **Stone** GW, Witzenbichler B, Guagliumi G et al. Bivalirudin during primary PCI in acute myocardial infarction. N Engl J Med 2008; 358: 2218–2230
[64] **Swor** R, Hegerberg S, McHugh-McNally A et al. Prehospital 12-lead ECG: efficacy or effectiveness? Prehosp Emerg Care 2006;10: 374–377
[65] **Thygesen** K, Alpert JS, White HD. Universal Definition of Myocardial Infarction. JACC 2007; 50: 2173–2195
[66] **Trappe** HJ. Vital bedrohliche brady- und tachykarde Herzrhythmusstörungen. Internist 2010; 51: 975–986

[67] **Ueyama** T. Emotional stress-induced Tako-tsubo cardiomyopathy: animal model and molecular mechanism. Annals of the New York Academy of Sciences 2004; 1018: 437–444
[68] **Van** de Werf F, Bax J, Betriu A et al. Management of acute myocardial infarctionin patients presenting with persistent ST-segment elevation. Eur Heart J 2008; 29: 2909–2945
[69] **Vaughan-Williams** EM. Classification of antiarrhythmic drugs. In: Sandoe E, Flensted-Jensen E, Olsen KH, ed. Cardiac arrhythmias Astra. Sondertalje Sweden; 1979: 449–472
[70] **Wallentin** L, Becker RC, Budaj A et al. Ticagrelor versus Clopidogrel in patients with acute coronary syndromes. N Engl J Med 2009; 361:1045–1157
[71] **Wijesinghe** M, Perrin K, Ranchord A et al. Rountine use of oxygen in the treatment of myocardial infarction: systematic review. Heart 2009; 95: 198–202
[72] **Wijns** W, Kolh P, Danchin N et al. Guidelines on myocardial revascularization: The task force on myocardial revascularisation of the European Society of Cardiology (ESC) and the European Association for Cardio-Thoracic Surgery (EACTS). Eur Heart J 2010; 31: 2501–2555
[73] **Wiviott** SD, Braunwald E, McCabe CH et al. Prasugrel versus Clopidogrel in patients with acute coronary syndromes. N Engl J Med 2007; 357: 2001–2015
[74] **Yeh** SJ, Wen MS, Wang CC et al. Adenosine-sensitive ventricular tachycardia from the anterobasal left ventricle. J Am Coll Cardiol 1997; 1: 30(5): 1339–1345
[75] **Zeb** M, Sambu N, Scott P. Takotsubo cardiomyopathy: a diagnostic challenge. Postgrad Med J 2011; 87: 51–59
[76] **Zerkowski** HR, Baumann G. HerzAkutMedizin. Darmstadt: Steinkopff; 2006

Weiterführende Literatur
[77] **Braunwald** E, Libby P, Bonow RO, Mann DL, Zipes DP, eds. Braunwalds Heart Disease. Saunders Elsevier; 2008
[78] **DiMarco** JP, Sellers TD, Lerman BB et al. Diagnostic and therapeutic use of adenosine in patients with supraventricular tachyarhythmias. J Am Coll Cardiol 1985; 6: 417–425
[79] **Haverkamp** W, Breithart G. Moderne Herzrhythmustherapie. Stuttgart: Thieme; 2003
[80] **Höltgen** R, Wieczorek M, Helms TM. Herzschrittmacher- und ICD-Kontrolle. Stuttgart: Thieme; 2007
[81] **Janaury** CT, Riddle JM. Early afterdepolarisations: mechanism of induction and block. A role for L-Type Ca^{2+} current. Circ Res 1989; 64: 977–990
[82] **Koster** RW, Dorian P, Chapman FW et al. A randomized trial comparing monophasic and biphasic waveform shocks for external defibrillation of atrial fibrillation. Am Heart J 2004; 147: e20
[83] **Rubart** M, Zipes DP. Genesis of cardiac arrythmias: electrophysiological considerations. In: Zipes DP, Libby P, Bonow RO, Braunwald E, eds. Braunwald's Heart Disease. A textbook of cardiovascular medicine. Philadelphia: Elsevier Saunders; 2005: 653–919
[84] **Sager** PT. Investigational class III antiarrhythmic agents. Cardiac Electophysiol Rev 2000; 4: 320–326
[85] **Stambler** BS. Update on intravenous Ibutilide. Cardiac Electrophysiol Rev 2000; 4: 2743–2747
[86] **Stults** KR, Brown DD, Cooley F, Kerber RE. Self-adhesive monitor / defibrillation pads improve prehospital defibrillation success. Ann Emerg Med 1987; 16: 872–877
[87] **Task Force of the Working Group on Arrhythmias of the European Society of Cardiology.** The Sicilian Gambit. A new approach to the classification of antiarrhythmic drugs based on their actions on arrhythmogenic mechanisms. Circulation 1991; 84: 1831–1851
[88] **Thiemann** DR, Coresh K, Schulman SP et al. Lack of benefit of intravenous thrombolysis in patients with myocardial infarction who are older than 75 years. Circulation 2000; 101: 2239–2246

16 Lungenembolie

A. Walther, B. W. Böttiger

Die jährliche Inzidenz der Lungenarterienembolie wird in westlichen Industrieländern mit 1–1,5 Fällen pro 1000 Personen angegeben. Nur in etwa 30 % der autoptisch gesicherten Fälle wird die Diagnose zu Lebzeiten gestellt. Die Inzidenz venöser Thromboembolien zeigt eine enge Altersabhängigkeit. Bei einer durchschnittlichen Letalitätsrate von 11 % innerhalb der ersten 2 Wochen nach Diagnosestellung versterben schätzungsweise ca. 40000 Patienten in der Bundesrepublik jährlich an den Folgen einer Lungenembolie (Torbicki et al. 2008 [8]).

> **Merke**
>
> Charakteristisch für die Lungenembolie ist eine hohe Frühletalität. Innerhalb von 2 h nach Symptombeginn ereignen sich bis zu 90 % aller Todesfälle.

16.1 Ursachen und Risikofaktoren

> **Definition**
>
> Unter einer Lungenarterienembolie versteht man den partiellen oder vollständigen embolischen Verschluss eines Lungenarterienastes, wobei sich der Verschluss entweder zentral im Bereich der A. pulmonalis, eines Hauptastes oder peripher im Bereich der Segment- bis Subsegmentarterien manifestieren kann.

▶ **Ursachen.** Die häufigste Ursache einer Lungenembolie ist die tiefe Beinvenenthrombose. Auch andere Embolieursachen wie Luft, Fett, Knochenmark, Palacos oder Amnionflüssigkeit können zur Lungenembolie führen. Der vorliegende Beitrag fokussiert auf die venöse Thromboembolie der Lunge.

Die häufigsten genetischen Defekte, die mit einem vermehrten Auftreten thromboembolischer Ereignisse behaftet sind, umfassen die APC-Resistenz (aktiviertes Protein C, APC), die in 90 % der Fälle durch Punktmutation des Faktors V verursacht wird, die Faktor-II-20210A-Mutation, die Hyperhomozysteinämie sowie den Antithrombin-, Protein-C- oder Protein-S-Mangel (Torbicki et al. 2008 [8]).

▶ **Risikofaktoren.** Die zunehmende Inzidenz der tiefen Beinvenenthrombose und der Lungenembolie mit steigendem Alter ist möglicherweise als Folge einer Komorbidität zu sehen, da Begleiterkrankungen ebenfalls als Risikofaktoren für thromboembolische Ereignisse zu werten sind. Schon kurzzeitige Immobilisation stellt einen prädisponierenden Faktor für venöse Thromboembolien dar.

Das Risiko einer venösen Thromboembolie ist nach der Schwangerschaft (post partum), durch die Einnahme oraler Antikontrazeptiva und durch postmenopausale Hormontherapie 2–9fach erhöht. Auch besteht eine Assoziation zwischen Malignomerkrankungen und einer erhöhten Inzidenz thromboembolischer Ereignisse (Torbicki et al. 2008 [8]).

Der Nachweis der Thromboemboliequelle gelingt zu 50–70 %. Die Inzidenz einer Lungenembolie ist abhängig von der Thromboslokalisation. Dabei steigt die Inzidenz für das Auftreten einer Lungenembolie bei tiefen Becken- und Beinvenenthrombosen von distal nach proximal an.

16.2 Symptomatik

Die klinischen Beschwerden im Rahmen der Lungenembolie sind unspezifisch und vielgestaltig und reichen in Abhängigkeit vom Schweregrad und der Lokalisation des thromboembolischen Ereignisses von symptomlosen Embolien bis hin zur fulminanten Lungenembolie mit vitaler Gefährdung.

> **Merke**
>
> Kein Risikofaktor, kein Symptom und kein klinischer Untersuchungsbefund können eine Lungenembolie nachweisen oder ausschließen.

Die häufigsten klinischen Symptome einer akuten Lungenembolie sind (Torbicki et al. 2008 [8]):
- Dyspnoe und Tachypnoe mit plötzlichem Beginn,
- Tachykardie,
- Thoraxschmerz,
- Synkopen und
- Hämoptysen.

Bei jedem anderweitig nicht zu erklärenden akuten kardiopulmonalen Krankheitsbild sollte immer frühzeitig auch an eine Lungenembolie gedacht werden. Ein Großteil der Embolien verläuft rezidivierend. Schweren Verläufen gehen in fast 70 % oligosymptomatische Ereignisse, sog. *Signalembolien*, voraus.

16.3 Pathophysiologie

Pathophysiologisch findet sich bei der Lungenembolie durch Einschwemmung thrombotischen Materials in die Lungenstrombahn ein plötzlicher Anstieg der rechtsventrikulären Nachlast. Durch die Zunahme der rechtsventrikulären Füllung wird das interventrikuläre Septum nach links verlagert, was die linksventrikuläre Füllung behindert. Daraus resultiert ein Abfall des linksventrikulären Schlagvolumens und des systemischen Blutdrucks. Die infolge des erhöhten rechtsventrikulären Druckes bereits verminderte rechtsventrikuläre Koronarperfusion fällt weiter ab. Dies führt letztlich zur Dekompensation des rechten Ventrikels.

Durch die Freisetzung humoraler, vasokonstriktorisch wirkender Mediatoren wird der Anstieg der rechtsventrikulären Nachlast noch verstärkt. Die Hypoxie des rechten Ventrikels wird durch eine embolieinduzierte und mediatorvermittelte Zunahme der Shuntfraktion verstärkt. Diese Zunahme der Shuntfraktion ist entweder intrapulmonal durch ein gestörtes Ventilations-Perfusions-Verhältnis oder intrakardial durch ein funktionell wiedereröffnetes Foramen ovale bedingt (Walther u. Böttiger 2008 [9]).

16.4 Einteilung

Im Gegensatz zu früheren Empfehlungen wird in den aktuellen ESC-Leitlinien ein praxisnahes Vorgehen zur initialen Risikostratifizierung vorgeschlagen. Bei einem klinischen Verdacht auf eine akute Lungenembolie sollte initial das Vorliegen eines (kardiogenen) Schocks oder einer persistierenden arteriellen Hypotension bestätigt oder ausgeschlossen werden, um so die voraussichtliche Höhe des Risikos abzuschätzen, dass der Patient während der Akutphase im Krankenhaus oder innerhalb von 30 Tagen an der Lungenembolie verstirbt (▶ Abb. 16.1; Torbicki et al. 2008 [8]).

> **Merke**
>
> Bei Verdacht auf Lungenembolie besteht ein grundsätzlicher Unterschied im diagnostischen Vorgehen zwischen klinisch stabilen („Nichthochrisiko") und instabilen („Hochrisiko") Patienten. Das Kriterium für Stabilität ist in erster Linie die Hämodynamik.

16.5 Diagnostik

Mittels Basisdiagnostik soll der klinische Verdacht einer Lungenembolie erhärtet, v.a. aber sollen differenzialdiagnostisch Erkrankungen als mögliche Ursache ausgeschlossen werden. Zur Basisdiagnostik zählen:

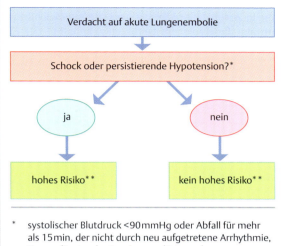

* systolischer Blutdruck <90 mmHg oder Abfall für mehr als 15 min, der nicht durch neu aufgetretene Arrhythmie, Hypovolämie oder Sepsis ausgelöst wurde
** Risiko der frühen lungenemboliebedingten Mortalität (Krankenhaus- oder 30-Tage-Mortalität)

Abb. 16.1 Risikostratifizierung.

- Röntgenthoraxaufnahme,
- EKG,
- Blutgasanalyse.

Jeder Parameter für sich ist zur Diagnose der Lungenembolie ungeeignet, alle zusammen sind aber geeignet, einen Gesamteindruck der Situation zu vermitteln.

16.5.1 Verdacht auf Nichthochrisiko-Lungenembolie

▶ **Erster Diagnoseschritt.** Der erste Diagnoseschritt sollte die Kombination von D-Dimer-Test und klinischer Wahrscheinlichkeit sein (▶ Abb. 16.2, ▶ Tab. 16.1; Torbicki et al. 2008, Wells et al. 1998). Der quantitative ELISA-Test mit einem Cut-off-Wert von 500 µg/l erreicht eine Sensitivität von nahezu 100%, jedoch nur eine relative Spezifität von etwa 40–70% in Abhängigkeit vom Lebensalter. Bei Patienten mit einem Lebensalter von mehr als 70 Jahren sinkt die Spezifität sogar unter 40% (Perrier et al. 1997 [7]). Normale D-Dimer-Plasmaspiegel in einer ELISA-Laborbestimmung schließen bei niedriger und mittlerer klinischer Wahrscheinlichkeit eine Thromboembolie der Lunge aus. Bei hoher klinischer Wahrscheinlichkeit einer Lungenarterienembolie ist unabhängig vom D-Dimer-Wert eine weiterführende Lungenemboliediagnostik zu fordern.

▶ **Zweiter Diagnoseschritt.** Beim normotensiven Patienten mit Verdacht auf Nichthochrisiko-Lungenembolie hat die *diagnostische Sicherheit* absolute Priorität, nicht zuletzt in Hinblick auf die Notwendigkeit (und mögliche Gefahren) einer Langzeitantikoagulation. Zahlreiche diagnostische Verfahren und Kombinationen von Unter-

Lungenembolie

suchungen sind grundsätzlich in der Lage, eine Lungenembolie zuverlässig nachzuweisen oder auszuschließen. Allerdings beschloss die Leitlinienkommission der ESC unter Berücksichtigung der publizierten Studien als auch der klinischen Realität in den europäischen Ländern, einen einheitlichen diagnostischen Algorithmus auf der Basis der Multidetektor-CT-Pulmonalisangiografie (MDCT) zu empfehlen (▶ Abb. 16.2). In diesem Zusammenhang ist allerdings Folgendes zu beachten:

- Bei mithilfe eines Scores ermittelter niedriger oder mittlerer klinischer Wahrscheinlichkeit gilt das Multidetektor-CT nur dann als positiv, wenn mehr als ein subsegmentaler Thrombus oder mindestens ein proximal liegender Thrombus nachgewiesen werden.
- Wenn anstatt eines MDCT ein Einzeldetektor-CT der „älteren" Generation durchgeführt wurde, ist bei negativem Befund auch eine Kompressionssonografie (Kompressionsultraschall: KUS) der unteren Extremitäten erforderlich, um eine LE mit Sicherheit auszuschließen.
- Bei negativem MDCT trotz hoher klinischer Wahrscheinlichkeit kann zur Erhöhung der diagnostischen Sicherheit eine weitere diagnostische Abklärung notwendig sein, insbesondere bevor eine endgültige Entscheidung gegen eine Antikoagulation getroffen wird. Eine konkrete Empfehlung diesbezüglich kann jedoch zum jetzigen Zeitpunkt nicht ausgesprochen werden (Torbicki et al. 2008). Ergebnisse von prospektiven Studien deuten allerdings darauf hin, dass bei einem negativen MDCT-Befund grundsätzlich keine Antikoagulation notwendig ist (Walther et al. 2009 [10], Torbicki et al. 2008 [8]).
- Es existieren auch – neben dem in ▶ Abb. 16.2 dargestellten Algorithmus – weitere validierte diagnostische Verfahren, die – alleine oder in Kombination – den zuverlässigen Ausschluss oder die Diagnose einer Lungen-

Tab. 16.1 Bestimmung der klinischen Wahrscheinlichkeit einer Lungenembolie (Wells et al. 1998 [11]).

Klinische Charakteristik	Score
Klinische Zeichen einer Venenthrombose	3,0
Lungenembolie wahrscheinlicher als eine andere Diagnose	3,0
Herzfrequenz > 100/min	1,5
Immobilisation oder Operation in den vergangenen 4 Wochen	1,5
frühere tiefe Venenthrombose oder Lungenembolie	1,5
Hämoptyse	1,0
Krebserkrankung (aktiv oder in den vergangenen 6 Monaten)	1,0
Wahrscheinlichkeit einer Lungenembolie	
gering	< 2,0
mittel	2,0–6,0
hoch	> 6,0

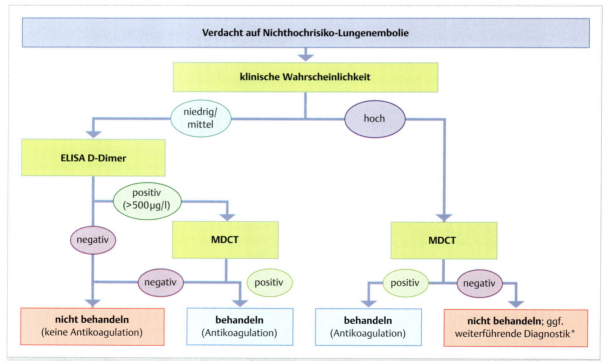

Abb. 16.2 Diagnostischer Algorithmus bei Verdacht auf Nichthochrisiko-Lungenembolie: hämodynamisch stabiler Patient. MDCT = Multidetektor-CT-Pulmonalisangiografie.

embolie ermöglichen (z.B. Ventilationsperfusionsszintigrafie oder Pulmonalisangiografie).

> **Merke**
> Bei nachgewiesener Nichthochrisiko-Lungenembolie ist eine Risikostratifizierung in ein niedriges bzw. mittleres Risiko in Anhängigkeit von Zeichen einer rechtsventrikulären Dysfunktion und Myokardschädigung indiziert.

Diese Einteilung kann, wie im folgenden Abschnitt dargestellt, in bestimmten Fällen zu einer Optimierung des therapeutischen Vorgehens beitragen.

Die bisher validierten Risikomarker lassen sich in 2 Gruppen einteilen:
- Marker der rechtsventrikulären (RV-)Dysfunktion: Dilatation, Hypokinesie oder Druckbelastung des rechten Ventrikels im Echokardiogramm, rechtsventrikuläre Dilatation im CT, BNP- oder NT-proBNP-Erhöhung, Erhöhung des Pulmonalisdrucks bei der Rechtsherzkatheterisierung,
- Biomarker der myokardialen Schädigung: Erhöhung des Herztroponins T oder I.

Risikostratifizierung

▶ **Echokardiografie.** Die Echokardiografie erlaubt den Nachweis kardialer und zentraler pulmonalarterieller Thromben, eine Einschätzung der rechtsventrikulären Dysfunktion und ist bei der Abgrenzung wichtiger Differenzialdiagnosen hilfreich.

Typische Zeichen einer hämodynamisch relevanten Lungenembolie sind:
- dilatierter, hypokinetischer rechter Ventrikel,
- Vorwölbung des interventrikulären Septums in Richtung des linken Ventrikels,
- Dilatation der proximalen Pulmonalarterien,
- Trikuspidalinsuffizienz,
- Dilatation der V. cava inferior mit fehlendem inspiratorischem Kollaps.

▶ **TEE.** Die transösophageale Echokardiografie (TEE) ist in der Detektion der Rechtsherzbelastung und im direkten Thrombusnachweis der transthorakalen Echokardiografie überlegen. Im Vergleich mit der Spiralcomputertomografie weist die TEE eine geringere Sensitivität bei gleicher Spezifität auf.

▶ **Herztroponine und natriuretische Peptide.** Aufgrund seines hohen negativ prädiktiven Wertes von 90–99% kann ein negativer Troponintest bei Aufnahme bei adäquater Antikoagulation mit hoher Zuverlässigkeit einen komplizierten Verlauf der Lungenembolie in der Akutphase ausschließen. Auch die natriuretischen Peptide BNP (Brain natriuretic Peptide) und N-terminal-pro BNP besitzen einen hohen negativ prädiktiven Wert, der fast bei 100% liegt (Becattini et al. 2007[2], Binder et al. 2005[3]).

16.5.2 Verdacht auf Hochrisiko-Lungenembolie

Der hämodynamisch instabile Patient mit Verdacht auf Hochrisiko-Lungenembolie stellt eine medizinische Notfallsituation dar. Die klinische Wahrscheinlichkeit ist in diesen Fällen (fast) immer hoch. Der empfohlene Algorithmus (▶ Abb. 16.3) auf der Basis der CT-Pulmonalisangiografie oder, alternativ, eines – in den meisten Fällen – transthorakalen Echokardiogramms ist in der Lage, eine fulminante Lungenembolie nachzuweisen und damit die Indikation zur sofortigen weiterführenden Therapie zu stellen. Bei einem negativen CT- oder Echobefund (keine Thromben oder rechtsventrikuläre Dysfunktion) muss dagegen nach anderen Ursachen des Schocks gesucht werden.

16.6 Therapie

Für normotensive Patienten mit nicht hohem Risiko ist die alleinige Antikoagulation die Therapie der Wahl. Nebenwirkungsreichere Interventionen wie Thrombolyse oder Embolektomie sind bei hämodynamisch instabilen Patienten mit hohem Risiko indiziert.

16.6.1 Antikoagulation

Nach Ausschluss von Kontraindikationen ist bei hämodynamisch instabilen Patienten mit hohem Risiko bereits bei dringendem Verdacht auf eine Lungenembolie die Heparingabe indiziert. Beim Erwachsenen werden initial 5000–10000 IE unfraktioniertes Heparin i.v. appliziert, anschließend eine 1,5–2-fache Verlängerung der partiellen Thromboplastinzeit (PTT) angestrebt.

▶ **Nicht hohes Risiko.** Für normotensive Patienten mit nicht hohem Risiko steht die Antikoagulation mit einem niedermolekularen Heparin (NMH) oder Fondaparinux in gewichtsadaptierter Dosierung im Vordergrund der Akuttherapie (Empfehlungsgrad I, Evidenzgrad A). Lediglich Patienten mit einem sehr hohen Blutungsrisiko oder schwerer Niereninsuffizienz sollten mit unfraktioniertem Heparin (UFH) behandelt werden (Torbicki et al. 2008[8]).

Eine Kontrolle der Antikoagulation durch regelmäßige Anti-Faktor-Xa-Aktivitätsbestimmung ist nicht erforderlich (Büller et al. 2004[8], Motsch et al. 2006[6]).

Eine Kontraindikation zur Heparingabe stellt die heparininduzierte Thrombozytopenie (HIT) Typ II dar. In diesem Fall kann auf Danaparoid oder Lepirudin ausgewichen werden.

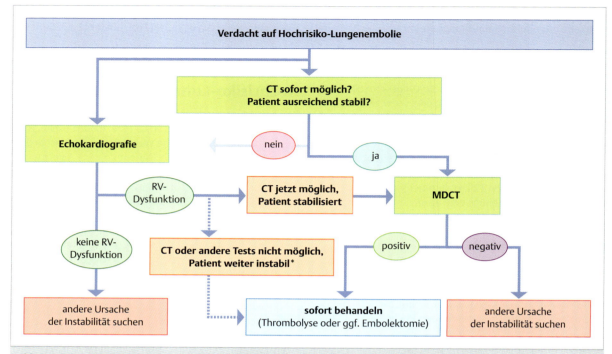

Abb. 16.3 Diagnostischer Algorithmus bei Verdacht auf Hochrisiko-Lungenembolie: hämodynamisch instabiler Patient. MDCT = Multidetektor-CT-Pulmonalisangiografie, RV = rechter Ventrikel.

▶ **Mittleres Risiko.** Patienten mit stabiler Hämodynamik zum Zeitpunkt der Diagnose, aber Nachweis einer RV-Dysfunktion und/oder myokardialer Schädigung können eine Letalitätsrate von 3–15 % aufweisen. Die therapeutischen Konsequenzen einer Einteilung in diese Kategorie sind allerdings – abgesehen von der Notwendigkeit einer stationären Behandlung und initialen Intensivüberwachung – noch nicht endgültig geklärt. Mit dem Stellenwert der Thrombolyse bei Lungenemboliepatienten mit mittlerem Risiko befasst sich aktuell eine große multizentrische europäische Studie (Pulmonary Embolism International Thrombolysis Study: EudraCT-Nr.: 2006-005328-18; Walther et al. 2009 [10], Torbicki et al. 2008 [8]).

▶ **Hohes Risiko.** Ist eine medikamentöse Stabilisierung des Kreislaufs erforderlich, ist aufgrund der hämodynamischen Veränderungen bei akuter Lungenembolie mit Abfall der rechtsventrikulären Koronarperfusion bei arterieller Hypotension Noradrenalin das initiale Katecholamin der Wahl. Falls erforderlich, so hat sich der zusätzliche Einsatz von Dobutamin bewährt. Eine Volumengabe ist meist nicht indiziert (Walther u. Böttiger 2008 [9]).

Der klinische Nutzen durch selektive Senkung des pulmonalarteriellen Druckes mittels inhalativem Stickstoffmonoxid (NO), Prostacyclinaerosol oder Sildenafil, ein Phosphodiesterase-5-Inhibitor, kann zum jetzigen Zeitpunkt noch nicht abschließend beurteilt werden (Ganière et al. 2006 [5], Walther u. Böttiger 2008 [9]). Die systemische Gabe von Vasodilatatoren zur Senkung des pulmonalvaskulären Widerstands ist kontraindiziert.

> **Praxistipp**
>
> Bei mechanischer Beatmung kann der positive intrathorakale Druck während der Beatmung die rechtsventrikuläre Belastung und den Septumshift verstärken. Die Verwendung geringer Tidalvolumina kann hier vorteilhaft sein.

Hämodynamisch instabile Patienten der Hochrisikogruppe haben eine ungünstige Prognose, wenn der rechte Ventrikel nicht umgehend entlastet wird. Im Gegensatz zu Heparin führt eine Kombination aus systemischer Thrombolyse mit Heparin bereits nach wenigen Minuten zur Verminderung der rechtsventrikulären Nachlast.

Zur klinischen Anwendung stehen verschiedene Thrombolytika und Therapieschemata zur Verfügung (▶ Tab. 16.2). Gegenwärtig sind Streptokinase, Urokinase und rekombinanter Gewebeplasminogenaktivator (rtPA) zur Therapie der Lungenembolie zugelassen.

> **Merke**
>
> Die Thrombolyse ist vor dem Hintergrund möglicher Komplikationen zeitlich möglichst eng zu begrenzen, da die Blutungsrate stärker von der Therapiedauer als von der Dosierung der Thrombolytika oder vom verwendeten Thrombolytikum abhängig zu sein scheint (Büller et al. 2004 [4], Torbicki et al. 2008 [8]).

16.6 Therapie

Tab. 16.2 Mögliche Lyseschemata (Büller et al. 2004 [4], Torbicki et al. 2008 [8]).

Therapie	Schema
Streptokinase	• 250 000 IU initial, danach 100 000 IU/h über 24 h oder • 1,5 Mio IU über 2 h
Urokinase	• 4400 IU/kgKG initial danach • 2200 IU/kgKG über 12 h
rekombinanter Gewebeplasminogenaktivator (rtPA)	• 100 mg über 2 h oder • 0,6 mg/kgKG über 15 min

Die periphervenöse Injektion des Thrombolytikums ist bedenkenlos möglich und bietet keine Nachteile gegenüber der intrapulmonalarteriellen Gabe.

16.6.2 Perioperative Thrombolyse

Mehr als 2 Drittel aller intrahospitalen Lungenembolien treten im chirurgischen Krankengut auf. Fallberichte und klinische Fallserien zeigen, dass der Einsatz von Thrombolytika auch perioperativ erfolgen kann. Die Thrombolytika sind ggf. in reduzierter Dosierung anzuwenden. Eine klare Empfehlung zur perioperativen Lyse lässt sich bisher allerdings nicht ableiten. Die Indikation zur perioperativen Thrombolyse stellt eine Einzelfallentscheidung dar und sollte in Abhängigkeit vom vorausgegangenen Eingriff ggf. nur bei Patienten mit massiver Lungenembolie und kardiogenem Schock gestellt werden (Walther u. Böttiger 2008 [9]).

In der Hochrisiko-Lungenembolie-Gruppe ist die katheterbasierte Thrombusfragmentation mit oder ohne lokale Thrombolyse oder in Einzelfällen die Pulmonalisthrombektomie unter extrakorporaler Zirkulation als Behandlungsalternative zu diskutieren.

16.6.3 Operative Embolektomie

Die Therapie der akuten Lungenembolie durch operative Embolektomie mithilfe der Herzlungenmaschine ist stets eine Einzelfallentscheidung. Eines der folgenden Kriterien sollte bei Indikationsstellung vorliegen (Torbicki et al. 2008 [8]):
- erfolgloser Lyseversuch,
- absolute Lysekontraindikationen.

16.6.4 Katheterembolektomie

Bei überwiegend zentralen Embolien und Lysekontraindikationen oder auch ausbleibendem Erfolg unter Thrombolyse stellen Katheterverfahren eine Behandlungsalternative dar. Neue Kathetertechnologien mit Rotationsköpfen oder selbst expandierende Stents zeigen weitere Möglichkeiten auf.

Aufgrund der hohen Frühletalität der Lungenembolie werden viele Patienten bereits während diagnostischer Untersuchungen oder vor Abschluss therapeutischer Maßnahmen reanimationspflichtig.

> **Praxistipp**
>
> Während der kardiopulmonalen Reanimation ist allein die rein mechanische Fragmentierung und Verlagerung der Emboli durch die Thoraxkompression von therapeutischer Bedeutung.

Ansonsten sehen die Empfehlungen für diese Patientengruppe primär die systemische Thrombolyse vor.

16.6.5 Rezidivprophylaxe nach Pulmonalarterienembolie

Überlappend zur Heparintherapie sollte eine orale Antikoagulation mit Kumarinderivaten begonnen werden. Die Dauer der Antikoagulation wird durch die begleitenden Risikofaktoren für ein erneutes thromboembolisches Ereignis mitbestimmt (▶ Tab. 16.3).

Tab. 16.3 Rezidivprophylaxe nach Lungenembolie – Dauer der Antikoagulation (Torbicki et al. 2008 [8], Agnelli u. Becattini 2010 [1]).

Erste Thromboembolie bei einem transienten (reversiblen) Risikofaktor	3 Monate
erste Thromboembolie bei idiopathische Genese oder isolierte Thrombophilie (Antithrombinmangel, Protein-C-/Protein-S-Mangel, Faktor-V-Leiden-Mutation, Prothrombin-20210-Genmutation, Homozysteinämie)	3 Monate – zeitlich unbegrenzt
erste Thromboembolie bei Antiphospholipidsyndrom oder kombinierter Thrombophilie (s.o.)	3 Monate – zeitlich unbegrenzt
rezidivierende Thromboembolie oder aktive Krebserkrankung	zeitlich unbegrenzt

Kernaussagen

Ursachen und Risikofaktoren
Die häufigste Ursache einer Lungenembolie ist die tiefe Beinvenenthrombose.

Schon kurzzeitige Immobilisation stellt einen prädisponierenden Faktor für venöse Thromboembolien dar.

Symptomatik
Die häufigsten klinischen Symptome sind Dyspnoe und Tachypnoe mit plötzlichem Beginn, Tachykardie, Thoraxschmerz, Synkopen und Hämoptysen.

Pathophysiologie
Pathophysiologisch findet sich bei der Lungenembolie durch Einschwemmung thrombotischen Materials in die Lungenstrombahn ein plötzlicher Anstieg der rechtsventrikulären Nachlast, was in der Folge über verschiedene Schritte letztlich zur Dekompensation des rechten Ventrikels führt.

Einteilung der Lungenembolie
Bei einem klinischen Verdacht auf eine akute Lungenembolie sollte initial das Vorliegen eines (kardiogenen) Schocks oder einer persistierenden arteriellen Hypotension bestätigt oder ausgeschlossen werden, um so die voraussichtliche Höhe des Risikos, der Patient könne während der Akutphase im Krankenhaus oder innerhalb von 30 Tagen an der Lungenembolie versterben, abzuschätzen.

Diagnostik
Bei Verdacht auf Lungenembolie besteht ein grundsätzlicher Unterschied im diagnostischen Vorgehen zwischen klinisch stabilen („Nichthochrisiko") und instabilen („Hochrisiko") Patienten. Das Kriterium für Stabilität ist in erster Linie die Hämodynamik. Zur Diagnostik stehen entsprechende Algorithmen zur Verfügung.

Therapie
Für normotensive Patienten mit nicht hohem und mittlerem Risiko steht die Antikoagulation mit einem niedermolekularen Heparin oder Fondaparinux in gewichtsadaptierter Dosierung im Vordergrund der Therapie.

Hämodynamisch instabile Patienten mit hohem Risiko bedürfen – abgesehen von allgemeinen kreislaufunterstützenden Maßnahmen und der Antikoagulation mit unfraktioniertem Heparin bereits bei Äußerung des klinischen Verdachts – einer sofortigen thrombolytischen Behandlung zur Entlastung des rechten Ventrikels. Bei absoluter Kontraindikation gegen die Lyse oder falls die Lysetherapie erfolglos bleibt, können operative oder Rekanalisationsverfahren angewendet werden.

Literatur

Referenzen

[1] **Agnelli** G, Becattini C. Acute pulmonary embolism. N Engl J Med 2010; 363: 266–274
[2] **Becattini** C, Vedovati MC, Agnelli G. Prognostic value of troponins in acute pulmonary embolism. A meta-analysis. Circulation 2007; 116: 427–433
[3] **Binder** L, Pieske B, Olschewski M et al. N-terminal pro-brain natriuretic peptide or troponin testing followed by echocardiography for risk stratificatiohn of acute pulmonary embolism. Circulation 2005; 112: 1573–1579
[4] **Büller** HR, Agnelli G, Hull RD et al. Antithrombotic therapy for venous thromboembolic disease: The Seventh ACCP Conference on antithrombotic and thrombolytic therapy. Chest 2004; 126: 401S–428S
[5] **Ganière** V, Feihl F, Tagan D. Dramatic beneficial effects of sildenafil in recurrent massive pulmonary embolism. Intensive Care Med 2006; 32: 452–454
[6] **Motsch** J, Walther A, Bock M, Böttiger BW. Update in the prevention and treatment of deep vein thrombosis and pulmonary embolism. Curr Opin Anaesth 2006; 19: 52–58
[7] **Perrier** A, Desmarais S, Goehring C et al. D-dimer testing for suspected pulmonary embolism in outpatients. Am J Respir Crit Care Med 1997; 156: 492–496
[8] **Torbicki** A, Perrier A, Konstantinides S. Guidelines on diagnosis and management of acute pulmonary embolism. Task Force for the Diagnosis and Management of Acute Pulmonary Embolism, European Society of Cardiology. Eur Heart J 2008; 29: 2276–2315
[9] **Walther** A, Böttiger BW. Lungenembolie. Wien Med Wochenschr 2008; 158/21–22: 610–614
[10] **Walther** A, Schellhaaß A, Böttiger BW, Konstantinides S. Diagnose, Therapie und Sekundärprophylaxe der akuten Lungenembolie. Anästhesist 2009; 58: 1048–1054
[11] **Wells** PS, Ginsberg JS, Anderson DR et al. Use of a clinical model for safe management of patients with suspected pulmonary embolism. Ann Intern Med 1998; 129: 997–1005

17 Pneumologische Notfälle

P. Rupp

17.1 Asthma bronchiale

Definition

Bronchialasthma ist eine chronische Entzündung der Atemwege, bei der Mastzellen, Eosinophile und T-Lymphozyten die wichtigsten Rollen spielen (WHO 2006 [10], NHLBI 2007 [6], GINA 2010 [5]). Es zeichnet sich durch die Trias
- bronchiale Hyperreaktivität,
- variable und rückbildungsfähige Atemwegsobstruktion sowie
- entzündliche Reaktion aus.

Bei der Exazerbation eines Asthmas wird zwischen milder, moderater und schwerer Exazerbation sowie drohendem Atemstillstand (GINA 2010 [5]) bzw. lebensbedrohlicher Exazerbation (NHLBI 2007 [6]) unterschieden.

17.1.1 Epidemiologie

Die Prävalenz des Asthma bronchiale in Deutschland beträgt für Erwachsene 5 %, für Kinder 10 %. In den verschiedenen Ländern schwankt die Prävalenz zwischen 2 % (Estland) und 12 % (Australien) mit steigender Tendenz in den letzten Jahren. Asthma ist die häufigste chronische Erkrankung bei Kindern. Die WHO schätzt die Mortalität des Asthma bronchiale für das Jahr 2005 bei insgesamt 300 Mio. Asthmakranken auf 255000 Todesfälle weltweit, bei vermutetem Anstieg um 20 % in den nächsten 10 Jahren (WHO 2010 [11]).

17.1.2 Pathophysiologie

▶ **Risikofaktoren.** Risikofaktoren für die Entwicklung eines Asthma bronchiale sind inhalative Allergene, Rauchen und chemische Noxen (WHO 2010 [11], GINA 2010 [5]).

▶ **Pathogenese.** Pathogenetisch sind 3 Faktoren ausschlaggebend:
- gesteigerter Tonus der Bronchialmuskulatur, durch den der typische Anfallscharakter des Asthmas und seine spontane oder therapeutisch bedingte Reversibilität verursacht werden,
- Dyskrinie; Sekretion von vermehrtem, zähem, glasigem Bronchialsekret, das der Patient aufgrund der hohen Viskosität nicht abhusten kann (Mukostase),
- entzündliches Ödem und dadurch erhöhter Strömungswiderstand, v. a. in den kleinen Atemwegen.

Die Obstruktion der Bronchioli führt zur Überblähung der Alveolen, zum sog. Air Trapping, der exspiratorische Atemwegswiderstand steigt an. Konsekutiv kommt es im weiteren Krankheitsverlauf zur Lungenüberblähung, die letztlich zur respiratorischen Partial- und schließlich Globalinsuffizienz führt. Die Atemarbeit nimmt erheblich zu, die Atemmittellage verschiebt sich zur Inspiration hin (Volumen pulmonum auctum).

Infolge der druckbedingten Atrophie kommt es zum Schwund von Alveolarsepten, dem irreversiblen obstruktiven Lungenemphysem. Damit verbunden ist auch ein Verlust von Alveolarkapillaren, der Gefäßquerschnitt der Lunge nimmt ab, es kommt zum Druckanstieg im kleinen Kreislauf. Zusätzlich steigert auch die permanente oder rezidivierende Druckerhöhung in den Alveolen den Druck in den Alveolarkapillaren. Eine chronische Rechtsherzbelastung ist die Folge (chronisches Cor pulmonale).

Die im Asthmaanfall auftretenden atemsynchronen Druckschwankungen führen zu starken atemabhängigen Veränderungen des venösen Rückstroms und damit zu ausgeprägten Füllungsschwankungen des linken Ventrikels. Der Euler-Liljestrand-Mechanismus (Drosselung der Durchblutung nicht oder schlecht belüfteter Lungenareale) fördert ebenfalls die Entwicklung einer pulmonalen Hypertonie. Die genannten pathophysiologischen Mechanismen führen letztlich zur *kardiorespiratorischen Insuffizienz*.

Merke

Bei der Entstehung des Asthmaanfalls ist die bronchiale Hyperreaktivität entscheidend. Diese verschlimmert sich bei zunehmender Entzündung (Schmidt 2006 [7]).

▶ **Einteilung.** Klinisch kann zwischen exogen allergischem Asthma (Extrinsic Asthma) und nicht allergischem Asthma (Intrinsic Asthma – ca. 1 Drittel der erwachsenen Patienten) unterschieden werden. Letzteres kann durch körperliche Belastung, unspezifische inhalative Noxen oder Kältereize, Infektionen und psychisch-emotionale Faktoren ausgelöst werden. Der Krankheitsverlauf ist häufig schwerer.

Merke

Der massiv vermehrte, hochviskose Schleim und die gestörte mukoziliäre Klärfunktion sind bei der lebensbedrohlichen Exazerbation pathophysiologisch entscheidend, ein bronchopulmonaler Infekt oder ein Therapiefehler sind häufig auslösend.

17.1.3 Symptomatik

▶ **Leitsymptom.** Die schwere subjektive *Atemnot* des Patienten steht im Vordergrund. Schon ohne Stethoskop kann man ein verlängertes Exspirium, exspiratorischen Stridor, Giemen, Pfeifen und Brummen hören. Die für den akuten Asthmaanfall typische Zeit sind die Nacht- oder frühen Morgenstunden. Der ängstliche und unruhige Patient setzt seine Atemhilfsmuskulatur ein, ist zyanotisch und der Puls tachykard als Folge der Hypoxämie, des Stresses und der Nebenwirkungen antiasthmatischer Therapie. Der (gewöhnlich unproduktive) Husten fördert nur wenig glasig-zähes Sekret.

Die klinische Unterscheidung der Schweregrade einer akuten Exazerbation eines Asthma bronchiale ist in ▶ Tab. 17.1 kurz zusammengefasst (GINA 2010 [5], NHLBI 2007 [6]).

17.1.4 Präklinische Diagnostik und Monitoring

Anamnese (Allergien), körperliche Untersuchung, Puls- und Blutdruckmessung sind selbstverständlich. Falls möglich kann eine Peakflowmessung, optimalerweise mit dem patienteneigenen Gerät, Hinweise auf die Anfallschwere geben. Rhythmusüberwachung des EKG, Blutzuckerbestimmung und Messung der Sauerstoffsättigung runden die diagnostischen Maßnahmen und das Monitoring des Patienten ab. Entscheidend für das Procedere ist der klinische Zustand des Patienten.

> **Praxistipp**
>
> Die präklinische Diagnostik und das Monitoring umfassen:
> - kurze Anamnese,
> - Auskultation von Herz und Lunge,
> - Blutdruck- und Pulsmessung, Pulsqualität,
> - Peakflowmessung (PEF),
> - Pulsoxymetrie,
> - EKG-Monitoring,
> - Halsvenenfüllung,
> - klinische Beurteilung des Zustands.

▶ **Differenzialdiagnose.** In der Regel wird die Diagnose eines akuten Asthmaanfalls keine Probleme bereiten. Bei der Differenzialdiagnose muss zuerst das akute Linksherzversagen bedacht werden, wobei höheres Alter, vorbestehende Herzerkrankung und feuchte Rasselgeräusche eher auf eine kardiale Ursache der Obstruktion hinweisen. In Einzelfällen kann die Unterscheidung jedoch schwierig sein. Andere Ursachen einer Atemwegsobstruktion, wie beispielsweise eine Fremdkörperaspiration, lassen sich in der Regel am inspiratorischen Stridor leicht erkennen. Weitere Differenzialdiagnosen sind denkbar, die Unterscheidung aber aus Vorgeschichte und typischen Befunden meist leicht möglich.

Tab. 17.1 Richtwerte zur Einteilung der Exazerbation.

Schweregrad	Richtwerte
leichte Exazerbation	- Sprechen normal, in ganzen Sätzen - kann liegen - kann gehen - ist möglicherweise agitiert - setzt in der Regel nicht die Atemhilfsmuskulatur ein - PEF > 70 % Soll- oder Bestwert - Herzfrequenz < 100/min - kein Pulsus paradoxus (< 10 mmHg) - SaO_2 > 95 % - Atemfrequenz erhöht - leichtes endexspiratorisches Giemen
moderate Exazerbation	- Sprechen angestrengt, keine ganzen Sätze - sitzt lieber - ist in der Regel agitiert - setzt in der Regel die Atemhilfsmuskulatur ein - PEF 40–69 % Soll- oder Bestwert - Herzfrequenz 100–120/min - möglicherweise Pulsus paradoxus (10–25 mmHg) - SaO_2 91–95 % - Atemfrequenz erhöht - lautes exspiratorisches Giemen
schwere akute Exazerbation	- Sprechen angestrengt, einzelne Wörter, Ruhedyspnoe - sitzt nach vorne übergebeugt - ist in der Regel agitiert - setzt die Atemhilfsmuskulatur ein - PEF < 40 % Soll- oder Bestwert - Herzfrequenz > 120/min - häufig Pulsus paradoxus (> 25 mmHg) - SaO_2 < 90 % - Atemfrequenz > 30/min - meist lautes exspiratorisches Giemen
lebensbedrohliche Exazerbation	- spricht nicht - bewusstseinsgetrübt, verwirrt - paradoxe thorakoabdominale Atembewegungen - PEF < 25 % Soll- oder Bestwert - Herzfrequenz bradykard - Silent Lung

> **Praxistipp**
>
> Differenzialdiagnosen des Asthma bronchiale sind (Berdel et al. 2006 [3]):
> - chronisch obstruktive Lungenerkrankung,
> - Herzerkrankungen,
> - Bronchiektasen,

- anders verursachte Obstruktionen der oberen Luftwege (z. B. Tumor),
- Bronchiolitis obliterans,
- Fremdkörperaspiration,
- Stenose der unteren, nicht am Gasaustausch teilnehmenden Atemwege,
- Lungenembolie (reaktiver Bronchialspasmus),
- Hyperventilation,
- Kehlkopferkrankungen,
- neuromuskuläre Erkrankungen,
- Tuberkulose.

17.1.5 Präklinische Therapie

Der Patient wird mit erhöhtem Oberkörper oder sitzend gelagert. Über Nasensonde oder Maske wird Sauerstoff appliziert, dabei sollte die Dosis so gewählt werden, dass eine Sauerstoffsättigung von > 90 % angestrebt wird (SIGN 2009 [9], GINA 2010 [5], NHLBI 2007 [6]). Die Gefahr eines durch die abnehmende Hypoxie fehlenden Atemreizes bei chronisch obstruktiven Atemwegserkrankungen stellt in der Praxis kein Problem dar. Ein sicherer peripherverfnöser Zugang ist obligat. Die weiteren therapeutischen Maßnahmen sind in ▶ Tab. 17.2 aufgeführt.

In keiner Studie konnte ein positiver Effekt einer Theophyllingabe gezeigt werden. Der Einsatz von Theophyllin ist zudem mit dem möglichen Auftreten schwerer Nebenwirkungen verbunden. Die Gabe von Methylxanthinen wird daher nicht mehr empfohlen und ist nur noch in einer internationalen Guideline als Option bei schwerer und lebensbedrohlicher Exazerbation enthalten, wenn sich auf alle anderen Maßnahmen keine ausreichende Besserung ergeben hat. (GINA 2010 [5])

Cave
- Hydratation mit großen Flüssigkeitsvolumina (v. a. bei älteren Patienten),
- Mukopharmaka (Zunahme des Hustens möglich),
- Sedativa (Atemdepression; vermindertes Dyspnoeempfinden ohne objektive Besserung),
- physikalische Therapie, Physiotherapie (zusätzliche Belastung).

Wenn sich der klinische Zustand des Patienten trotz aller Maßnahmen verschlechtert, muss unverzüglich die Intubation und maschinelle Beatmung eingeleitet werden. Indikationen zur Beatmung sind Nichtansprechen auf die Therapie, Erschöpfung, Verwirrtheit, Bewusstseinstrübung oder Koma, Herzrhythmusstörungen oder Blutdruckabfall. Letztlich entscheidend ist der klinische Gesamtzustand des Patienten.

Tab. 17.2 Präklinische Therapie des Asthma bronchiale (GINA 2010 [5], NHLBI 2007 [6], SIGN 2009 [9]).

Schweregrad	Therapie
leichte bis mittelschwere Exazerbation	• Sauerstoff (Ziel SaO$_2$ > 90 %) • 2–4 Hübe eines schnell wirkenden β$_2$-Sympatikomimetikums (SABA; Salbutamol MDI plus Spacer) • Inhalation kann nach 15 min wiederholt werden (bis zu 3 × in den ersten 60 min) • Prednisolon 50–100 mg p. o., falls keine rasche Besserung erzielt werden kann oder wenn der Patient kürzlich Steroide eingenommen hat
schwere Exazerbation	• Sauerstoff (Ziel SaO$_2$ > 90 %) • inhalative SABA plus Ipratropiumbromid (0,5 mg) über 60 min • Prednisolon 50–100 mg p. o. • stationäre Überwachung initial unter Monitor über 12–24 h
lebensbedrohliche Exazerbation	• Sauerstoff (Ziel SaO$_2$ > 90 %), ggf. Intubation • inhalative SABA plus Ipratropiumbromid über 60 min • Prednisolon 50–100 mg i. v. • falls inhalative β$_2$-Sympathikomimetika nicht möglich: β$_2$-Sympathikomimetika (z. B. Reprotenol 0,09 mg) langsam i. v. • oder Salbutamol 0,25–0,5 mg langsam i. v. • Überwachung auf Intensivstation • ggf. weitere Optionen in Betracht ziehen • Magnesiumsulfat (2000 mg i. v.)

17.2 Spontanpneumothorax

Definition
Ein Pneumothorax ist eine Luftansammlung im Pleuraraum, ein Spontanpneumothorax entsteht durch Ruptur der Pleura ohne vorangegangenes adäquates Trauma. Bevorzugt betroffen sind asthenische junge Männer (5-mal häufiger als Frauen). Die Inzidenz beträgt zwischen 2,4 und 17,8/100000 pro Jahr.

17.2.1 Ursachen

Ein Spontanpneumothorax kann idiopathisch, also ohne vorbestehende Lungenerkrankung, auftreten. Pathophysiologisches Korrelat sind, zumindest bei einem Teil der Patienten, subpleurale Emphysemblasen. Typisch ist das Auftreten bei körperlicher Anstrengung oder einem Hustenanfall. Symptomatisch kann ein Spontanpneumothorax bei chronisch obstruktiven Atemwegserkrankungen, Tuberkulose, bei Tumorerkrankungen oder, im Rahmen einer HIV-Infektion, bei einer Pneumocystis-carinii-Pneumonie auftreten. Jüngere Patienten erleiden häufiger einen idiopathischen Spontanpneumothorax, ältere häufiger einen symptomatischen.

17.2.2 Symptomatik

Die Patienten verspüren einen plötzlichen, einseitig auftretenden, stechenden Thoraxschmerz, nicht selten verbunden mit akuter Atemnot. Ein nur gering ausgeprägter Pneumothorax kann allerdings auch völlig symptomlos bleiben. Kommt es zu zunehmender Atemnot, Tachykardie und Blutdruckabfall und ggf. zu einer Schocksymptomatik, so kann ein Spannungspneumothorax vorliegen, was allerdings beim Spontanpneumothorax nur in den seltensten Fällen vorkommt.

Auskultatorisch fällt ein einseitig abgeschwächtes oder aufgehobenes Atemgeräusch auf, perkutorisch hört man einen hypersonoren Klopfschall, der Stimmfremitus ist herabgesetzt.

Symptome des Spontanpneumothorax sind:
- akuter einseitiger Thoraxschmerz,
- Atemnot,
- Husten,
- ggf. Hautemphysem,
- ggf. Zyanose,
- ggf. Blutdruckabfall,
- ggf. Tachykardie,
- ggf. Schocksysmptomatik.

17.2.3 Präklinische Diagnostik und Monitoring

Typische Anamnese, klinisches Bild, Auskultations- und Perkussionsbefunde ergeben meist die Diagnose. In Einzelfällen kann es präklinisch schwer sein, die korrekte Diagnose zu sichern.

17.2.4 Präklinische Therapie

Meist genügen Sauerstoffgabe, Lagerung mit erhöhtem Oberkörper und Anlegen eines periphervenösen Zugangs (Chadha u. Cohn 1983[4]). Wenn notwendig, kann eine Analgesie mit Morphin, fraktioniert gegeben, erfolgen. Bei Verdacht auf einen Spannungspneumothorax muss sofort eine Pleuradrainage angelegt werden (Andrivet et al. 1995[1], Baumann u. Strange 1997[2], Schoenenberger et al. 1991[8]).

> **Praxistipp**
>
> Die Therapie des Spontanpneumothorax umfasst:
> - Lagerung mit erhöhtem Oberkörper,
> - Sauerstoffgabe,
> - periphervenöser Zugang,
> - ggf. Analgesie mit Morphin fraktioniert i. v.,
> - ggf. Anlage einer Pleuradrainage.

17.3 Hyperventilation

> **Definition**
>
> Eine Hyperventilation, d. h. eine Erhöhung der Atemfrequenz, kann bei verschiedenen Erkrankungen auftreten. Unter dem im Rettungsdienst häufig vorkommenden Hyperventilationssyndrom wird eine akute Hyperventilation ohne organische Ursache verstanden.

17.3.1 Ursachen

Angst, Schmerz, psychischer Stress, nicht verarbeitete oder akute Konflikte können ein Hyperventilationssyndrom auslösen. Auch die Einnahme stimulierender Drogen wie Ecstasy oder Kokain kann zur Hyperventilation führen. Die Erhöhung der Atemfrequenz verursacht eine Erniedrigung des pCO_2 und eine respiratorische Alkalose. Die daraus entstehende relative Hypokalziämie führt zu Parästhesien und Missempfindungen, der Patient selbst bemerkt meist seine hohe Atemfrequenz nicht.

17.3.2 Symptomatik

Die meist jüngeren Patienten klagen über akute Atemnot, Herzrasen, thorakale Schmerzen oder Druckgefühl, sind ängstlich und unruhig. Objektivierbare Befunde fehlen, typisch sind Sensibilitätsstörungen wie Ameisenlaufen, Kribbeln in den Händen oder ein periorales Pelzigkeitsgefühl. In Extremfällen kann es zu Bewusstseinsstörungen bis hin zu tetanischen Krämpfen kommen (Pfötchenstellung).

17.3.3 Präklinische Diagnostik und Monitoring

Eine exakte Anamnese und eine genaue klinische Untersuchung und Beobachtung der häuslichen Gesamtsituation führen meist rasch zur Diagnose.

17.3.4 Präklinische Therapie

Nach Ausschluss organischer Ursachen der Hyperventilation sind meist die Beruhigung des Patienten und die Rückatmung in eine Tüte ausreichend. Es muss für eine ruhige Atmosphäre gesorgt werden. Unter Umständen kann es hilfreich sein, den Patienten in den Notarztwagen zu verbringen, um ihn aus seiner häuslichen Situation zu lösen. Bedarfsweise kann eine Sedation notwendig werden.

> **Praxistipp**
>
> Die Therapie des Hyperventilationssyndroms umfasst:
> - ruhige Atmosphäre,
> - verbale Intervention,
> - ggf. Rückatmung,
> - ggf. periphervenöser Zugang,
> - ggf. Sedation.

17.4 Hämoptoe

> **Definition**
>
> Als Hämoptoe wird das Aushusten von Blut bezeichnet. Bluthusten ist ein vieldeutiges Symptom, wird selten lebensbedrohlich, ist aber immer abklärungsbedürftig, weil sich eine schwerwiegende Erkrankung dahinter verbergen kann.

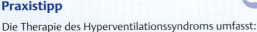

17.4.1 Ursachen

Akute und chronische Entzündungen der Trachea und der Bronchien, ein Bronchialkarzinom, Lungeninfarkt oder eine Lungenembolie sind die häufigsten Ursachen einer Hämoptoe. Immer muss auch eine offene Tuberkulose ins Kalkül gezogen werden. Gelegentlich führen eine akute Lungenstauung oder ein Abszess zum Abhusten von Blut. Filiae primär nicht in der Lunge sitzender Tumore oder traumatisch bedingte Lungenverletzungen sind weitere mögliche Ursachen.

17.4.2 Symptomatik

Führendes Symptom ist der mehr oder weniger starke Hustenreiz mit Expektoration unterschiedlicher Blutmengen. Dies wird nur selten zu lebensbedrohlichen Symptomen führen. Je nach Menge des Blutverlustes können Dyspnoe (Blutaspiration), Tachykardie (evtl. Volumenmangelschock), Zyanose und thorakale Schmerzen auftreten.

> **Praxistipp**
>
> Symptome der Hämoptoe sind:
> - Bluthusten,
> - Hustenreiz,
> - Dyspnoe,
> - Angst, Unruhe,
> - ggf. Zyanose, resp. Insuffizienz,
> - ggf. Zeichen des Volumenmangelschocks,
> - ggf. thorakale Schmerzen.

17.4.3 Präklinische Diagnostik und Monitoring

Die sorgfältige Anamnese kann wertvolle Hinweise auf die Ursache und das Ausmaß der Blutung geben. Die Prüfung der Vitalparameter und die körperliche Untersuchung entscheiden über das sofort notwendige therapeutische Vorgehen. EKG-Monitoring und kontinuierliche Messung der Sauerstoffsättigung sind obligat.

17.4.4 Präklinische Therapie

Ist der Zustand des Patienten nicht lebensbedrohlich, wird er mit erhöhtem Oberkörper gelagert und Sauerstoff appliziert. Über einen periphervenösen Zugang werden je nach Blutverlust 250–500 ml einer Vollelektrolytlösung infundiert. Eine Sedation und die Dämpfung des Hustenreizes mit Opiaten können dem Patienten Erleichterung bringen. Die Inhalation von Ornipressin (1 Ampulle verdünnt auf 10 ml) 1–2-stündlich 2 ml können helfen, die Blutung zu stillen. Bei respiratorischer Insuffizienz ist unverzüglich zu intubieren und eine kontrollierte Beatmung, falls möglich mit PEEP, einzuleiten. Auf ausreichenden Selbstschutz ist zu achten (*cave*: Tuberkulose).

> **Praxistipp**
>
> Die Therapie der Hämoptoe umfasst:
> - Lagerung mit erhöhtem Oberkörper,
> - Sauerstoffgabe,
> - periphervenöser Zugang,
> - Sedation,
> - ggf. Gabe von Hydrocodon 7,5–15 mg (alternativ: Morphin fraktioniert),
> - Infusion von 250–500 ml Vollelektrolytlösung,
> - ggf. Inhalation von Ornipressin,
> - ggf. Intubation und Beatmung (PEEP).

Kernaussagen

Asthma bronchiale
Risikofaktoren sind: inhalative Allergene, Rauchen und chemische Noxen.

Die Diagnostik umfasst Anamnese, körperliche Untersuchung, Puls- und Blutdruck, falls möglich Peakflowmessung, Rhythmusüberwachung und Messung der Sauerstoffsättigung. Entscheidend ist der klinische Zustand des Patienten.

Therapeutisch kommen Sauerstoff, inhalative Steroide und β_2-Mimetika zum Einsatz.

Spontanpneumothorax
Typische Anamnese, klinisches Bild, Auskultations- und Perkussionsbefunde ergeben meist die Diagnose.

In Einzelfällen kann es präklinisch schwer sein, die korrekte Diagnose zu sichern.

Die Therapie umfasst Sauerstoffgabe, Lagerung mit erhöhtem Oberkörper und Anlage eines periphervenösen Zugangs, ggf. Analgesie. Bei Verdacht auf Spannungspneumothorax muss eine Pleuradrainage gelegt werden.

Hyperventilation
Angst, Schmerz, psychischer Stress, nicht verarbeitete oder akute Konflikte können ein Hyperventilationssyndrom auslösen.

Nach Ausschluss organischer Ursachen der Hyperventilation sind meist Beruhigung und Rückatmung in eine Tüte ausreichend. Bedarfsweise kann eine Sedierung notwendig werden.

Hämoptoe
Bluthusten wird nur selten zu lebensbedrohlichen Symptomen führen.

Je nach Menge des Blutverlustes kann Dyspnoe auftreten (Blutaspiration), Tachykardie (evtl. Volumenmangelschock), Zyanose und thorakale Schmerzen.

Die symptomatische Therapie steht im Vordergrund.

Literatur

Referenzen
[1] **Andrivet** P, Djedaini K, Teboul JL et al. Spontaneous pneumothorax: Comparison of thoracic drainage vs immediate or delayed needle aspiration. Chest 1995; 108: 335–340
[2] **Baumann** MH, Strange C. Treatment of spontaneous pneumothorax: a more aggressive approach? Chest 1997; 112: 789–804
[3] **Berdel** D, Buhl R, Dierkesmann R et al. Nationale Versorgungsleitlinie (NVL) Asthma, Version 1.3, Februar 2006. Langfassung im Internet: http://www.asthma.versorgungsleitlinien.de/; Stand: 15.01.2012
[4] **Chadha** TS, Cohn MA. Noninvasive treatment of pneumothorax with oxygen inhalation. Respiration 1983; 44: 147–152
[5] **Global** Initiative for Asthma (GINA), Guidelines 2010. Im Internet: http://www.ginasthma.com/; Stand: 15.01.2012
[6] **National** Heart, Lung, and Blood Institute (NHLBI), Expert Panel Report 3: Guidelines fort he Diagnosis and Management of Asthma, Full Report 2007. Im Internet: http://www.nhlbi.nih.gov/guidelines/asthma/; Stand: 15.01.2012
[7] **Schmidt** M. Asthma bronchiale. Update 2006. Internist 2006; 47: 835–852
[8] **Schoenenberger** RA, Haefeli WE, Weiss P, Ritz RF. Timing of invasive procedures for primary and secondary spontaneous pneumothorax. Arch Surg 1991; 126: 764–766
[9] **SIGN**, Scotish Intercollegiate Guidelines Network. British Guideline on the Management of Asthma, A national clinical guideline, 2009. Im Internet: http://www.brit-thoracic.org.uk/clinical-information/asthma/asthma-guidelines.aspx; Stand: 15.01.2012
[10] **World** Health Organization (WHO). Bronchial Asthma, WHO fact sheet: No. 307, 2006. Im Internet: http://www.who.int/mediacentre/factsheets/fs307/en/index.html; Stand: 15.01.2012
[11] **World** Health Organization. Chronic respiratory diseases, Asthma: WHO Roles and activities 2010. Im Internet: http://www.who.int/respiratory/asthma/activities/en/index.html; Stand: 15.01.2012

Weiterführende Literatur
[12] **Littenberg** B. Aminophylline treatment in severe, acute asthma. A meta-analysis. JAMA 1988; 259: 1678–1684
[13] **Lougheed** MD, Lemière C, Dell SD et al. Canadian Thoracic Society Asthma Management Continuum – 2010 Consensus Summary for children six years of age and over, and adults. Can Respir J 2010; 17(1): 15–24
[14] **Parameswaran** K, Belda J, Rowe BH. Addition of intravenous aminophylline to beta2-agonists in adults with acute asthma (Cochrane Review). Oxford: The Cochrane Library 2003; 3: Update Software

18 Gastroenterologische Notfälle

P. Rupp

18.1 Akutes Abdomen

Definition
Das akute Abdomen ist eine schnell einsetzende, sehr schmerzhafte, häufig lebensbedrohliche Erkrankung des Bauches. Es ist keine Krankheit im engeren Sinn, sondern ein Syndrom, dessen Ursachen vielfältig sein können. In der Präklinik ist eine exakte Diagnose in aller Regel nicht zu stellen, das Vorgehen ist bedarfs- und symptomorientiert.

18.1.1 Ursachen

Ursächlich können
- Erkrankungen der Bauchorgane,
- Erkrankungen oder Störungen extraabdomineller Organsysteme

dem akuten Abdomen zugrunde liegen:

- Cholezystolithiasis,
- Nephrolithiasis,
- akute Pankreatitis,
- Organischämien (Leber, Milz, Darm),
- Ileus,
- entzündliche Darmerkrankungen (Colitis ulcerosa, Morbus Crohn),
- akute Blutungen (Ösophagusvarizen, Mallory-Weiss-Syndrom, Magenerosionen, Magenulzera oder Magentumore, Duodenalulzera, Kolon),
- Extrauteringravidität,
- Stoffwechselentgleisungen,
- Intoxikationen,
- kardiale Erkrankungen (z. B. Hinterwandinfarkt),
- pulmonale Erkrankungen (z. B. basale Pneumonie, Pleuritis),
- Infektionen (z. B. Malaria),
- neurologisch-psychiatrische Erkrankungen.

Diese bei Weitem nicht vollständige Übersicht der möglichen Ursachen eines akuten Abdomens macht deutlich, dass es präklinisch meist nicht gelingen wird, die genaue Diagnose zu stellen.

18.1.2 Symptomatik

Leitsymptome des akuten Abdomens sind
- Schmerz, der kolikartig oder permanent, diffus oder lokal umschrieben sein kann,
- Abwehrspannung als Zeichen der Peritonitis und
- Störung der Peristaltik.

Fakultativ kommen Schocksymptome, Erbrechen oder Fieber, Bewusstseinstrübung und Störungen des Wasser- und Elektrolyt- sowie des Säure-Basen-Haushalts hinzu. Ein rupturiertes Bauchaortenaneurysma verursacht einen plötzlichen abdominellen Vernichtungsschmerz und einen Blutungsschock, ein Ulcus ventriculi oder duodeni Oberbauchschmerzen unterschiedlichen Ausmaßes, evtl. verbunden mit Hinweisen auf eine obere gastrointestinale Blutung. Typisch für die akute Pankreatitis ist der gürtelförmige Oberbauchschmerz, die Nierenkolik zeichnet sich durch Flankenschmerzen aus. Bei Erkrankungen der Gallenwege sitzt der Schmerz im rechten Oberbauch, eine viszerale Ischämie kündigt sich häufig durch postprandiale Bauchschmerzen an, die anamnestisch erfragt werden können. Hinweise auf eine Intoxikation als Ursache des akuten Abdomens können sich aus (Fremd-)Anamnese und genauer Beobachtung der Gesamtsituation ergeben.

18.1.3 Präklinische Diagnostik

Trotz der Hinweise, die sich aus genauer Anamnese (Schmerzbeginn, -charakter, -verlauf, -lokalisation, Vorerkrankungen, Risikofaktoren) und sorgfältiger klinischer Untersuchung auf die Ursache des akuten Abdomens ergeben, wird sich die genaue Diagnose meist erst in der Klinik stellen lassen.

Merke
Eine exakte Schmerzanamnese und sorgfältige klinische Untersuchung kann helfen, die Ursache des akuten Abdomens einzugrenzen.

18.1.4 Präklinische Therapie

Lagerung des Patienten nach Wunsch, wenn möglich mit angezogenen Beinen (Knierolle), Sauerstoffgabe sowie Anlegen eines venösen Zugangs und Infusion einer Vollelektrolytlösung bilden die Grundlage.

Analgetisch können je nach Schmerzcharakter und -intensität Novalminsulfat 1–2 g oder Paracetamol 1 g i.v. zum Einsatz kommen. Opioide stehen als Reserve zur Verfügung. Die früher geäußerte Lehrmeinung, Opiate seien bei kolikartigen Schmerzen kontraindiziert, lässt sich nicht mehr halten (Gallagher et al. 2006[3], Pace u. Burke 1996[9], Vadera u. Sherbino 2009[10], Manterola et al. 2011[7]). Eine suffiziente Analgesie ist essenziell und verbessert den Outcome (Attard et al. 1992[1], McHale u. LoVecchio 2001[8], Jones u. Ramakrishnan 2005[4], Manterola et al. 2011[7]). Wenn Schockzeichen vorliegen, sollte die Intubationsindikation großzügig gestellt werden, um eine suffiziente Gewebeoxygenierung sicherzustellen. Außerdem muss für die Infusion einer ausreichenden Flüssigkeitsmenge gesorgt werden.

Praxistipp

Die Therapie des akuten Abdomens umfasst:
- Lagerung nach Patientenwunsch,
- Sauerstoffgabe,
- periphervenöser Zugang,
- Infusion einer Vollelektrolytlösung (*cave*: extraabdominelle Ursachen, z. B. Hinterwandinfarkt),
- Novalminsulfat 1–2 g und / oder Paracetamol 1 g i. v.,
- ggf. Opioide, z. B. Fentanyl 0,05–0,1 mg,
- ggf. Intubation und Beatmung.

18.2 Gastrointestinale Blutungen

Definition

Man unterscheidet zwischen oberer (Blutungsquelle proximal des Treitz-Bandes) und unterer gastrointestinaler Blutung.

18.2.1 Ursachen

Gastrointestinale Blutungen sind zu 85–90 % im oberen und zu 10–15 % im unteren Magen-Darm-Trakt lokalisiert. Die meist weniger akuten, chronisch verlaufenden Blutungen des unteren Darmtrakts stammen fast immer aus dem Kolon. Sie sind selten lebensbedrohlich.

▶ **Oberer Gastrointestinaltrakt.** Die wichtigsten Blutungsquellen des oberen Gastrointestinaltrakts sind mit abnehmender Häufigkeit:
- Ulcus duodeni (22 %),
- Magenerosionen (21 %),
- Ulcus ventriculi (19 %),
- Ösophagitis (13 %),
- Varizen (9 %) und
- Mallory-Weiss-Syndrom (6 %).

▶ **Unterer Gastrointestinaltrakt.** Die wichtigsten Ursachen der unteren gastrointestinalen Blutung sind (Longstreth 1995 [5], Longstreth 1997 [6]):
- Divertikel,
- Tumoren,
- entzündliche Darmerkrankungen,
- Angiodysplasien und
- Hämorrhoiden.

▶ **Auslösender Mechanismus.** Dieser ist komplex, u. a. können Stress, Verbrennungen, entzündliche Darmveränderungen, Helicobacter pylori, Medikamente (z. B. nicht steroidale Antirheumatika oder Steroide), Gerinnungsstörungen oder Erbrechen eine Blutung induzieren (Bono 1996 [2], Yeomans 2011 [11]).

18.2.2 Symptomatik

Leitsymptome sind
- die Hämatemesis (Bluterbrechen),
- die Hämatochezie (peranaler Abgang hellroten Blutes) oder
- die Meläna (peranales Absetzen dunkelroten Blutes).

Hämatemesis weist immer auf eine Blutungsquelle im oberen Gastrointestinaltrakt hin, Meläna auf eine im unteren. Setzt der Patient massiv hellrotes Blut peranal ab, so ist die Quelle der Blutung 5–10-mal häufiger im oberen als im unteren Magen-Darm-Trakt zu finden. Durch den Dehnungsreiz auf die Darmwand und die gesteigerte Peristaltik ist die Passagezeit so verkürzt, dass die großen Blutmengen weder durch die Magensäure noch durch die Darmbakterien dunkel gefärbt werden. Je nach Ausmaß der Blutung kann es zur Ausbildung eines hypovolämischen Schocks mit Schwitzen, Tachykardie, Hypotonie, Dyspnoe, Bewusstseinstrübung oder Bewusstlosigkeit kommen.

18.2.3 Präklinische Diagnostik

Die Diagnostik umfasst eine exakte Anamneseerhebung und körperliche Untersuchung sowie die Erfassung und laufende Kontrolle der Vitalparameter.

18.2.4 Präklinische Therapie

Patienten mit beginnendem oder manifestem hypovolämischem Schock sind in Schocklage zu bringen, nicht schockierte Patienten werden mit erhöhtem Oberkörper gelagert, Sauerstoffgabe ist obligat. Die Infusion einer Vollelektrolytlösung wird durch 1, besser 2 großlumige periphervenöse Zugänge ermöglicht. Bei Zeichen des Schocks werden 500–1000 ml eines Plasmaersatzmittels, z. B. Hydroxyethylstärke 6 %, gegeben. Ziel ist es, den systolischen Blutdruck etwa um 100 mmHg zu stabilisieren. Eine massive obere Gastrointestinalblutung kann, besteht der Verdacht auf das ursächliche Vorliegen von Ösophagusvarizen, den Notarzt zwingen, schon in der präklinischen Phase eine Linton-Nachlass-Sonde zu legen. Diese ist der Sengstaken-Blakemore-Sonde vorzuziehen, weil sie auch bei Fundusvarizen eine primäre Blutstillung ermöglicht. Der Ballon sollte hierbei mit nicht mehr als 40 mmHg aufgeblasen und mit einem Infusionsbeutel (500 ml) unter Zug gehalten werden.

Bei den äußerst seltenen lebensbedrohlichen analen Blutungen kann eine manuelle Kompression bei sehr weit außen liegender Blutungsquelle möglich sein.

Praxistipp

Die präklinische Therapie der gastrointestinalen Blutung umfasst:
- Lagerung mit erhöhtem Oberkörper bzw. in Schocklage,
- Sauerstoffgabe,
- 1–2 großlumige, periphervenöse Zugänge,
- 500–1000 ml Vollelektrolytlösung,
- ggf. 500–1000 ml HES 6 %,
- ggf. Intubation und Beatmung,
- ggf. Linton-Nachlass-Sonde,
- ggf. manuelle Kompression der Blutungsquelle.

Kernaussagen

Akutes Abdomen
Das akute Abdomen ist ein plötzlich auftretender, starker Bauchschmerz mit einer Vielzahl möglicher Ursachen.

Die exakte Anamnese und Erfassung von Schmerzbeginn, -dauer und -charakter gibt wertvolle Hinweise.

Therapeutisch sind die suffiziente Analgesie, auch mit Opioiden, und die adäquate Volumenzufuhr entscheidend.

Gastrointestinale Blutungen
Bei Blutungen aus dem Gastrointestinaltrakt stehen notfallmedizinisch der Erhalt der Vitalfunktionen und die Schockbekämpfung im Vordergrund.

Literatur

Referenzen
[1] **Attard** AR, Corlett MJ, Kidner NJ et al. Safety of early pain relief for acute abdominal pain. BMJ 1992; 305: 554–650
[2] **Bono** MJ. Lower gastrointestinal tract bleeding. Emerg Med Clin North Am 1996; 14: 547–556
[3] **Gallagher** EJ, Esses D, Lee C et al. Randomized clinical trial of morphine in acute abdominal pain. Ann Emerg Med 2006; 48: 150–60, 160.e1–4
[4] **Jones** AD, Ramakrishnan R. Analgesics in the initial management of acute abdominal pain. Internet J Emerg Med 2005; 2(2)
[5] **Longstreth** GF. Epidemiology of hospitalization for acute upper gastrointestinal hemorrhage: A population based study Am J Gastroenterol 1995; 90: 206–210
[6] **Longstreth** GF. Epidemiology and outcome of patients hospitalized with acute lower gastrointestinal hemorrhage: A population based study Am J Gastroenterol 1997; 92: 419–424
[7] **Manterola** C, Vial M, Moraga J, Astudillo P. Analgesia in patients with acute abdominal pain. Cochrane Database of Systematic Reviews 2011; Issue 1. Art. No.: CD005660. DOI: 10.1002/14651858.CD005660.pub3
[8] **McHale** PM, LoVecchio F. Narcotic analgesia in the acute abdomen – a review of prospective trials. Eur J Emerg Med 2001; 2: 131–136
[9] **Pace** S, Burke TF. Intravenous morphine for early pain relief in patients with acute abdominal pain. Acad Emerg Med 1996; 12: 1086–1092
[10] **Vadera** R, Sherbino J. Do opioids affect the clinical evaluation of patients with acute abdominal pain? Ann Emerg Med 2009; 54: 126–127
[11] **Yeomans** ND. The ulcer sleuths: The search for the cause of peptic ulcers. J Gastroen Hepatol 2011; 26(Suppl1): 35–41

19 Infektiologische Notfälle

P. Rupp

19.1 HIV und Postexpositionsprophylaxe

19.1.1 Postexpositionsprophylaxe

An die Möglichkeit einer medikamentösen HIV-Postexpositionsprophylaxe (PEP) sollte gedacht werden bei:
- Verletzung mit HIV-kontaminierten Instrumenten bzw. Injektionsbestecken,
- Benetzung offener Wunden und Schleimhäute mit HIV-kontaminierten Flüssigkeiten,
- ungeschütztem Geschlechtsverkehr mit einer HIV-infizierten Person,
- Gebrauch von HIV-kontaminiertem Injektionsbesteck.

> **Praxistipp**
>
> Eine so rasch wie möglich (optimal unter 2 h) eingeleitete HIV-PEP für einen Zeitraum von 28 Tagen nach Verletzungen mit kontaminierten Instrumenten oder nach Wund- oder Schleimhautkontamination mit HIV-haltigen Flüssigkeiten kann das Infektionsrisiko senken (www.rki.de).

Die zur PEP eingesetzten Medikamente sind für diese Indikation nicht zugelassen, daher ist eine schriftliche Einverständniserklärung des Betroffenen nach ausführlicher Aufklärung erforderlich. Unerwünschte Wirkungen der bei der PEP eingesetzten Medikamente sind bei kurzer Anwendungsdauer und bei Gesunden meist gering und reversibel. In den ersten 2 Wochen kommt es häufig zu akuten, meist gastrointestinalen Nebenwirkungen, die jedoch in der Regel abklingen oder nach Beendigung der Therapie reversibel sind (www.rki.de). Aufgrund der zum Teil beschleunigt zugelassenen Arzneien und der damit verbundenen geringen Erfahrung damit sind weitere, auch schwerwiegende unerwünschte Wirkungen im Sinne von Langzeit- oder Spätfolgen möglich. Ein Erfolg der Prophylaxe lässt sich nicht garantieren. Der Empfänger sollte sich unbedingt einem in der HIV-Therapie erfahrenen Arzt vorstellen. Die sofortige Einleitung einer Prophylaxe darf dadurch aber nicht verzögert werden.

> **Praxistipp**
>
> Klare, jedem immer zugängliche Algorithmen helfen, das Vorgehen zu standardisieren (▶ Tab. 19.1). Eine HIV-PEP ist grundsätzlich zu empfehlen bei einem Kontakt zwischen einer HIV-negativen und einer HIV-infizierten Person (Indexperson) mit einem relevanten Übertragungsrisiko. Zurückhaltung sollte bei unbekanntem HIV-Serostatus oder geringer Wahrscheinlichkeit einer HIV-Infektion geübt werden.

Nach jeder HIV-Exposition sollten zunächst die in ▶ Tab. 19.2 dargestellten Sofortmaßnahmen unverzüglich (in Sekunden) in der nachfolgenden Reihenfolge eingeleitet werden (ggf. kann anschließend telefonisch weiterer Rat eingeholt werden; DAIG et al. 2008 [4]).

Bei Kontamination von geschädigter Haut (auch Wunden oder Mundhöhle) muss diese mit einem Antiseptikum gespült werden. Hier eignet sich eine äthanolbasierte Kombination mit PVP-Jod (Betaseptic), für Mundspülung

Tab. 19.1 Indikation zur HIV-PEP bei beruflicher HIV-Exposition (DAIG et al. 2008 [4], mit freundlicher Genehmigung).

Indikationen	Empfehlung
perkutane Verletzung mit Injektionsnadel oder anderer Hohlraumnadel (Körperflüssigkeit mit hoher Viruskonzentration: Blut, Liquor, Punktatmaterial, Organmaterial, Viruskulturmaterial)	empfehlen
tiefe Verletzung (meist Schnittverletzung), sichtbares Blut Nadel nach i.v. Injektion	dringend empfehlen
oberflächliche Verletzung (z. B. mit chirurgischer Nadel)	anbieten
Ausnahme: Indexpatient hat AIDS oder eine hohe HIV-Konzentration	empfehlen
Kontakt zu Schleimhaut oder verletzter/geschädigter Haut mit Flüssigkeiten mit hoher Viruskonzentration	anbieten
perkutaner Kontakt mit anderen Körperflüssigkeiten als Blut (wie Urin oder Speichel)	nicht empfehlen
Kontakt von intakter Haut mit Blut (auch bei hoher Viruskonzentration)	nicht empfehlen
Haut- oder Schleimhautkontakt mit Körperflüssigkeiten wie Urin und Speichel	nicht empfehlen

1:1 verdünnt. Bei Jodüberempfindlichkeit: AHD 2000 oder Amphisept-E-Lösung, 1:1 verdünnt. Für das Auge wird eine wässrige, isotone 2,5%ige PVP-Jod-Lösung verwendet. Falls kein Antiseptikum vorhanden ist, wird mit Wasser gespült.

Medikamentöse Postexpositionsprophylaxe

Ist eine medikamentöse PEP indiziert, muss die erste Medikamentendosis so schnell wie möglich eingenommen werden. Die besten Ergebnisse werden bei einem Prophylaxebeginn bis maximal 24h nach Exposition, optimalerweise innerhalb der ersten 2 h, erzielt (www.rki.de). Ein Prophylaxebeginn bei mehr als 3-tägigem Verzug ist nicht zu empfehlen. In Zweifelsfällen ist zunächst mit der Prophylaxe zu beginnen, ein Abbruch ist immer möglich, wenn spätere Erkenntnisse eine PEP unnötig erscheinen lassen. Die empfohlene Dauer der Prophylaxe beträgt 28 Tage. Sind Medikamentenresistenzen bekannt, ist die zur PEP verwendete Medikamentenkombination entsprechend anzupassen.

In allen anderen Fällen kann eine Standardkombination verwendet werden (www.rki.de):
- *Lopinavir in Fixkombination mit Ritonavir (z.B. Kaletra, 2×400/100 mg):*
  - *möglicher Kombinationspartner:* Tenofovir + Emtricitabin (z.B. Truvada 1×300/200 mg) wahrscheinlicher Vorteil: rascher Wirkungseintritt
  - *weiterer möglicher Kombinationspartner:* Zidovudin + Lamivudin (z.B. Combivir 2×300/150 mg)
- *Zidovudin (z.B. Retrovir 2×250 mg):*
  - *möglicher Kombinationspartner:* Tenofovir + Emtricitabin (z.B. Truvada 1×300/200 mg) wahrscheinlicher Vorteil: rascher Wirkungseintritt
- *Tenofovir (Viread 1×300 mg) wahrscheinlicher Vorteil: rascher Wirkungseintritt:*
  - *möglicher Kombinationspartner:* Zidovudin + Lamivudin (z.B. Combivir 2×300/150 mg)
- *Efavirenz (z.B. Sustiva/Stocrin, 1×600 mg, cave: nicht in der Schwangerschaft) wahrscheinlicher Vorteil: rascher Wirkungseintritt:*
  - *möglicher Kombinationspartner:* Tenofovir + Emtricitabin (z.B. Truvada 1×300/200 mg) wahrscheinlicher Vorteil: rascher Wirkungseintritt

weiterer *möglicher Kombinationspartner:* Zidovudin + Lamivudin (z.B. Combivir 2×300/150 mg) Falls Standardmedikamente nicht verfügbar sind, können auch andere zur HIV-Therapie zugelassene Medikamente eingesetzt werden (Basset et al. 2004[1], Winston et al. 2005[10], Mayer et al. 2006[8], www.rki.de).

Das Risiko einer Infektion ist jedoch gering, wenn Hygiene- und Schutzmaßnahmen befolgt werden.

> **Merke**
>
> Aktive Impfungen gegen Hepatitis A und B, Tetanus und evtl. Diphtherie sind für jeden Rettungsdienstmitarbeiter dringend anzuraten. Impferfolg und Antikörperstatus müssen regelmäßig kontrolliert werden.

19.2 Infektiöse Meningitis, Enzephalitis, Myelitis

Infektiöse Erkrankungen des zentralen Nervensystems, bei denen Gehirn, Hirnhäute und/oder Rückenmark beteiligt sind, werden unter diesem Oberbegriff zusammengefasst.

Tab. 19.2 Sofortmaßnahmen bei HIV-Exposition.

Situation	Maßnahme
Stich- oder Schnittverletzung	intensive Spülung mit nächsterreichbarem geeignetem Antiseptikum (Haut) bzw. Wasser (Auge, Mundhöhle)
Kontamination von geschädigter Haut bzw. Auge oder Mundhöhle	Blutfluss fördern durch Druck auf das umliegende Gewebe (≥ 1 min)
	intensive antiseptische Spülung bzw. Anlegen eines antiseptischen Wirkstoffdepots
Weitere Maßnahmen	
Entscheid über systemische, medikamentöse PEP	
Unfalldokumentation (D-Arzt/ Betriebsarzt)	
erster HIV-Antikörper-Test, Hepatitisserologie	

Definition

Die Meningitis ist eine Entzündung der weichen Hirnhäute mit den Leitsymptomen Fieber, Nackensteife („Meningismus"), Kopfschmerzen und Erbrechen.

Enzephalitis bezeichnet eine entzündliche Erkrankung des Gehirns mit Bewusstseinstrübung, Bewusstlosigkeit, neurologischen Ausfällen und zerebralen Krampfanfällen.

Die sehr viel seltenere Myelitis ist eine Entzündung des Rückenmarks mit schlaffen Extremitätenparesen und abgeschwächten oder fehlenden Muskeleigenreflexen.

Mischformen sind in der Praxis häufig. In der Präklinik kann zwischen den einzelnen Krankheitsentitäten ohnehin nicht sicher unterschieden werden. Eine therapeutische Konsequenz ergibt sich daraus nicht. Nach den verursachenden Krankheitserregern werden virale von bakteriellen Prozessen differenziert.

19.2.1 Virale Meningitis

Definition

Eine virale (lymphozytäre) Meningitis ist eine meist benigne verlaufende, durch unterschiedliche Viren verursachte, entzündliche Erkrankung des ZNS. In der Regel ist neben den Hirnhäuten auch das Gehirn selbst beteiligt, sodass von einer Meningoenzephalitis gesprochen wird. Die Abgrenzung zur tuberkulösen Meningitis ist von großer Bedeutung, in der Präklinik aber nicht möglich. Die lymphozytäre Meningitis ist aufgrund ihres meist harmlosen Verlaufs nur von geringer notfallmedizinischer Bedeutung.

Ursachen

Verschiedenste Viren, am häufigsten Enteroviren oder das FSME-Virus können eine lymphozytäre Meningitis verursachen.

Symptomatik

Die Erkrankung beginnt meist plötzlich, mit fieberhaften Prodromi, Bauchschmerzen und evtl. Durchfällen. Die Meningitis äußert sich in Nackensteifigkeit, Kopfschmerzen und mäßiggradiger Lichtscheu. Bei den seltenen schweren Verläufen können zentralnervöse Symptome wie Bewusstseinstrübung, Bewusstlosigkeit und respiratorische Insuffizienz dazukommen. Diese zeigen dann immer die Mitbeteiligung des Gehirns am Entzündungsprozess an.

Präklinische Diagnostik

Die Diagnostik beschränkt sich auf die sorgfältige Anamnese (Krankheitsbeginn, -verlauf, Vorerkrankungen?) und eine genaue klinische Untersuchung. EKG-Monitoring und Messung der Sauerstoffsättigung vervollständigen die Maßnahmen.

Präklinische Therapie

In der präklinischen Phase sind nur symptomatische Maßnahmen möglich. Der Patient wird nach seinen Wünschen gelagert. Sauerstoffinsufflation, Anlage eines periphervenösen Zugangs und die Infusion von 250–500 ml einer Vollelektrolytlösung sind die wesentlichen therapeutischen Maßnahmen, bei starken Schmerzen kann die Gabe von 1–2 g Novalminsulfat i.v. erwogen werden. Die Kopfschmerzen sprechen auf die Gabe von Magnesium oft an. Spezifische Maßnahmen sind in der Präklinik nicht möglich.

Praxistipp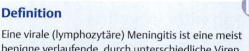

Die präklinische Therapie der Meningitis umfasst:
- Lagerung nach Patientenwunsch,
- Sauerstoff,
- periphervenöser Zugang,
- 250–500 ml Vollelektrolytlösung,
- ggf. Novalminsulfat 1–2 g.

19.2.2 Bakterielle Meningitis

Definition

Eine durch Bakterien verursachte lebensbedrohliche Infektion des Liquorraumes, der Meningen und fakultativ des Gehirns wird als bakterielle (granulozytäre) Meningitis bezeichnet.

Ursachen

Alle Bakterien können eine Hirnhautentzündung hervorrufen. Die Einteilung der Meningitis kann nach dem Erreger oder der Entstehungsart (hämatogen, fortgeleitet, postoperativ, traumatisch) erfolgen. Die häufigsten Erreger bakterieller Meningitiden sind die Pneumokokken (v.a. bei abwehrgeschwächten Patienten, z.B. Alkoholikern), Meningokokken und Haemophilus influencae.

Symptomatik

Hohes Fieber, starke Kopfschmerzen, Meningismus und häufig Bewusstseinsstörungen stehen im Vordergrund. Hinzu kommen Lichtscheu, allgemeine Hyperästhesie, Hyperreflexie und fakultativ Hirnnervenausfälle und Paresen. Der Hirndruck kann erhöht sein. Die Meningokokkensepsis zeichnet sich durch einen perakuten Beginn und Verlauf sowie die pathognomonischen petechialen Hauterscheinungen oder ein makulöses Exanthem überwiegend an den Extremitäten aus. Das Waterhouse-Friedrichsen-Syndrom ist die besonders schwere Verlaufsform der Meningokokkensepsis mit flächenhaften Hautblutungen, disseminierter intravasaler Gerinnung, Schock und hoher Letalität.

Präklinische Diagnostik

Anamneseerhebung sowie klinische Untersuchung, EKG-Monitoring und Messung der Sauerstoffsättigung, ggf. ergänzt durch eine orientierende neurologische Untersuchung, sind zur präklinischen Diagnostik und zum Monitoring ausreichend. Eine genaue Differenzierung zwischen bakteriell und viral ist präklinisch ohnehin nicht möglich.

Präklinische Therapie

Die präklinische Therapie der verschiedenen Meningitisformen unterscheidet sich nicht. Einzig bei der perakut verlaufenden Meningokokkenmeningitis kann die präklinische Gabe eines Antibiotikums lebensrettend sein.

19.3 HIV-Infektion

AIDS oder mit AIDS assoziierte Probleme werden nur selten Anlass für einen rettungsdienstlichen Einsatz sein. Der Notarzt oder Rettungsassistent muss sich aber immer des Risikos bewusst sein, mit einem HIV-infizierten Patienten in Kontakt zu kommen. Schutzmaßnahmen wie oben beschrieben sind daher unerlässlich.

> **Definition**
>
> Die Infektion mit dem Human Immunodeficiency Virus (HI-Virus) heißt im Endstadium Adult Immunodeficiency Syndrome (AIDS). Es ist gekennzeichnet durch den Zusammenbruch der zellulären Abwehr. Der Patient erkrankt an Infektionen, die bei einem nicht Immunkompromittierten keine Erkrankung auslösen würden (opportunistische Infektionen).

19.3.1 Ursachen

Die Übertragung des HI-Virus erfolgt durch den Kontakt von Körperflüssigkeiten, z.B. beim Geschlechtsverkehr, durch kontaminierte Injektionsnadeln, Transfusion von infiziertem Blut oder der Gabe von nicht ausreichend virusinaktivierten Blutprodukten.

Das HI-Virus befällt Makrophagen und T-Helferzellen und zerstört diese bei seiner Vermehrung. Nach einer kurzen Virämie mit grippeähnlichen Symptomen folgt ein unter Umständen jahrelanges symptomfreies Intervall. Der Patient ist in dieser Zeit symptomlos, aber kontagiös. Das Auftreten typischer opportunistischer Infektionen kennzeichnet den Beginn des Endstadiums (AIDS-Vollbild).

19.3.2 Symptomatik

Die Vielfalt der möglichen Infektionserkrankungen bedingt ein weites Spektrum an fakultativen Symptomen. Es ist in diesem Rahmen unmöglich, eine komplette Übersicht über alle HIV-assoziierten Erkrankungen und deren Symptome zu geben.

Rettungsdienstlich relevant können Krampfanfälle bei zerebraler Toxoplasmose, schwere Dyspnoe bei Pneumonien oder Kaposi-Sarkomen der Lunge, ein Spontanpneumothorax bei einer Pneumocystis-carinii-Pneumonie, Verwirrtheitszustände oder Bewusstseinsstörungen bei einer ZNS-Beteiligung, gastrointestinale Blutungen bei Tumoren des Magen-Darm-Traktes oder schwere Exsikkose bei Diarrhöen sein.

19.3.3 Präklinische Diagnostik

Eine sorgfältige Anamneseerhebung und Beobachtung führen häufig bereits zur Diagnose. Bei unbekanntem HIV-Status des Patienten können folgende Befunde auf eine HIV-Infektion hinweisen:
- kutane Kaposi-Sarkome, bräunlich-bläulich-rötliche Knoten an der Haut oder den Schleimhäuten,
- orale Haarleukoplakie, nicht abstreifbare weißliche Beläge an den Zungenrändern,
- seborrhoische Dermatitis,
- Herpes zoster; v. a. wenn dieser sich nicht strikt auf einzelne Dermatome beschränkt,
- orale Kandidose,
- anale Herpes-simplex-Ulzerationen,
- Kachexie bei jüngeren Patienten.

Die klinische Untersuchung und Erfassung der Vitalparameter entscheiden über die notwendige weitere Therapie.

19.3.4 Präklinische Therapie

Eine Übertragung des HI-Virus durch Mund-zu-Mund-Beatmung ist bisher noch nicht bekannt geworden, ist aber zumindest theoretisch möglich. Wird eine Beatmung notwendig, ist ein Beatmungsbeutel mit Maske und Filter zu verwenden. Sauerstoffgabe, Anlage eines sicheren periphervenösen Zugangs, ggf. Analgesie und Sedierung sowie die Infusion einer Vollelektrolytlösung sind obligat. Ist der Patient respiratorisch insuffizient, ist in der Präklinik in aller Regel die Intubation und Beatmung indiziert. Die Gabe von 250 mg Methylprednisolon i.v. kann helfen, bei massiver Atemnot die Intubation zu vermeiden. Die grundsätzliche Prognose der HIV-Erkrankung, das Stadium, in dem sich der Patient befindet, und sein klinischer Zustand sind dabei ins Kalkül zu ziehen.

Praxistipp

Die präklinische Therapie der HIV-Infektion umfasst:
- Infektionsschutz,
- Lagerung nach Patientenwunsch,
- Sauerstoff,
- periphervenöser Zugang,
- Infusion einer Vollelektrolytlösung nach Erfordernis,
- bei Atemnot ggf. Methylprednisolon 250 mg i.v.,
- ggf. Analgesie, z. B. Morphin 1:10 verdünnt, fraktioniert,
- ggf. Sedierung, z. B. Midazolam fraktioniert,
- ggf. Intubation und Beatmung,
- ggf. Entlastung eines Pneumothorax.

19.3.5 HIV-Übertragung

Die Wahrscheinlichkeit einer HIV-Übertragung hängt im Wesentlichen von der übertragenen Erregermenge ab. Die statistische Wahrscheinlichkeit einer HIV-Übertragung liegt bei einer Verletzung an kontaminierten Instrumenten, ungeschütztem Geschlechtsverkehr mit bekannt infizierter Person oder Benutzung eines kontaminierten Injektionsbestecks zwischen 1 Infektion pro 100 Kontakten und 1 Infektion pro 1000 Kontakten oder Expositionen (Degruttola et al. 1989 [2], Downs u. De Vincenci 1996 [5], Henderson et al. 1990 [6], Ippolito et al. 1993 [7], www.rki.de). Die Übertragung erfolgt hauptsächlich durch Blut, Sperma und Vaginalsekret. Je länger die Verweildauer infektiöser Flüssigkeiten auf Wunden, geschädigter Haut oder auf Schleimhäuten ist, desto höher wird die Wahrscheinlichkeit einer Übertragung.

19.4 Anthrax

Milzbrand (Anthrax) wird durch *Bacillus anthracis* verursacht. Am Anfang der Ansteckungskette stehen normalerweise pflanzenfressende Säugetiere (Nutz- oder Wildtiere). Abhängig vom Ansteckungsweg können die Haut (Hautmilzbrand bei direktem Kontakt mit erregerhaltigem Material), die Lunge (Lungenmilzbrand bei Inhalation sporenhaltiger Stäube) oder der Darm (Darmmilzbrand bei Genuss erregerhaltiger Nahrung) betroffen sein. Unbehandelt verläuft die Erkrankung häufig tödlich. Der Milzbranderreger ist wegen seiner Eignung für bioterroristische Anschläge ins aktuelle öffentliche Interesse gerückt, eine direkte Übertragung von Mensch zu Mensch findet normalerweise nicht statt. Rettungsdienstlich relevant ist Anthrax nur im Rahmen von echten Anschlägen oder „Trittbrettfahrern" geworden. Die örtlichen Behörden entscheiden über die Notwendigkeit einer postexpositionellen antibiotischen Prophylaxe (RKI 2003 [9]).

Kernaussagen

HIV und Postexpositionsprophylaxe
Eine HIV-PEP ist grundsätzlich zu empfehlen bei einem Kontakt zwischen einer HIV-negativen und einer HIV-infizierten Person (Indexperson) mit einem relevanten Übertragungsrisiko.

Klare, jedem immer zugängliche Algorithmen sind im Rettungsdienst unumgänglich.

Infektiöse Meningitis, Enzephalitis, Myelitis
Bei der fulminant verlaufenden Meningokokkenmeningitis kann eine präklinische antibiotische Therapie notwendig werden.

HIV-Infektion
HIV oder HIV-assoziierte Erkrankungen sind nur selten Anlass für einen rettungsdienstlichen Einsatz.

Eine spezifische Therapie ist nicht möglich, auf entsprechende Schutzmaßnahmen ist zu achten.

Anthrax
Unbehandelt führt Anthrax häufig zum Tod, eine Übertragung von Mensch zu Mensch ist aber sehr selten.

Die Behörden entscheiden über die Notwendigkeit einer postexpositionellen antibiotischen Prophylaxe.

Literatur

Referenzen
[1] **Bassett** IV, Freedberg KA, Walensky RP. Two drugs or three? Balancing efficacy, toxicity, and resistance in postexposure prophylaxis for occupational exposure to HIV. Clin Inf Dis 2004; 39: 395–401
[2] **Degruttola** V, Seage GR, Mayer KH, Horseburgh CR jr. Infectiousness of HIV between male homosexual partners. J Clin Epidem 1989; 42: 849–856
[3] **Deutsche AIDS-Gesellschaft (DAIG)**. Konsensusempfehlung zur Therapie der HIV-Infektion, Aktualisierung April 2004. Im Internet: www.rki.de; Stand: 15.01.2012
[4] **Deutsche AIDS-Gesellschaft (DAIG)** et al. Postexpositionelle Prophylaxe der HIV-Infektion (Stand Januar 2008). Deutsch-Österreichische Empfehlungen. Im Internet: http://www.daignet.de/site-content/hiv-therapie/leitlinien-1/Leitlinien%20zur%20postexpositionellen%20Prophylaxe%20der%20HIV-Infektion.pdf; Stand: 15.05.2012
[5] **Downs** AM, De Vincenci I. Probability of heterosexual transmission of HIV: relationship to the number of unprotected sexual contacts. European Study Group in Heterosexual Transmission of HIV. J Acqu Imm Def Syndr & Hum Retrovir 1996; 11: 388–395
[6] **Henderson** DK, Fahey BJ, Willy M et al. Risk for occupational transmission of human immunodeficiency virus type 1 (HIV-1) associated with clinical exposures. Ann Intern Med 1990; 113: 740–746
[7] **Ippolito** G, Puro V, De Carli G. Italian Study Group on Occupational Risk of HIV Infection. Arch Int Med 1993; 153: 1451–1458
[8] **Mayer** KH, Mimiaga MJ, Cohen D et al. Tenofovir-based regimens for non-occupational exposure prophylaxis: improved tolerability and adherence compared to AZT-based regimens. Abstr. 21, 1st International Workshop on HIV transmission, Toronto 2006. Rev Antir Ther 2006; 4: 34
[9] **RKI**. Merkblatt Milzbrand (Anthrax). 08.08.2003. Im Internet: http://www.rki.de/cln_153/nn_460940/DE/Content/Infekt/Biosicherheit/Agenzien/dl__anthrax,templateId=raw,property=publicationFile.pdf/dl_anthrax.pdf; Stand: 15.01.2012

[10] **Winston** A, McAllister J, Amin J et al. The use of a triple nucleoside-nucleotide regimen for nonoccupational HIV post-exposure prophylaxis. HIV Medicine 2005; 6: 191–197

Weiterführende Literatur

[11] **Cardo** DM, Culver DH, Ciesielski CA et al. A case-control study of HIV seroconversion in health care workers after percutaneous exposure to HIV-infected blood: clinical and public health implications. N Engl J Med 1997; 337: 1485–1490
[12] **Food** and Drug Administration (FDA). Protease inhibitors may increase blood glucose in HIV patients. FDA Medical Bulletin 1997; 27
[13] **Parkin** JM, Murphy M, AndersonJ et al. Tolerability and side-effects of post-exposure prophylaxis for HIV infection [Letter]. Lancet 2000; 355: 722
[14] **Rabaud** C, Burty C, Valle C et al.: Post-exposure prophylaxis of HIV infection: comparison of the tolerability of 3 PEP regimens. Abstr. TuPeB4651, International AIDS-Konferenz 2004, Bangkok
[15] **Struble** KA, Pratt RD, Gitterman SR. Toxicity of antiretroviral agents. Am J Med 1997; 102(S5B): 65–67
[16] **Van** Rompay KKA, Miller MD, Marthas ML et al. Prophylactic and therapeutic benefits of short-term 9-[2-(R)-(Phosphonomethoxy) Propyl]Adenine (PMPA) administration to newborn macaques following oral inoculation with simian immunodeficiency virus with reduced susceptibility to PMPA. J Vir 2000; 74: 1767–1774
[17] **Wang** SA, Panlilio AL, Doi PA et al. Experience of healthcare workers taking postexposure prophylaxis after occupational HIV exposures: findings of the HIV postexposure prophylaxis registry. Infect Control Hosp Epidemiol 2000; 21: 780–785

20 Nephrologische Notfälle

P. Rupp

20.1 Akutes Nierenversagen

Definition

Das akute Nierenversagen (ANV) ist eine innerhalb von Stunden oder Tagen eintretende, prinzipiell reversible Verschlechterung der Nierenfunktion mit Retention harnpflichtiger Substanzen und Störungen des Elektrolyt- und Wasserhaushalts (Bellomo et al. 2004 [1]).

Ursachen, Pathophysiologie

Ein ANV kann durch prärenale, renale oder postrenale Ursachen bedingt sein. Das prärenale Nierenversagen kann durch eine Minderperfusion (Schockniere), toxisch (z. B. durch Vasokonstriktion der die Nieren versorgenden Gefäße) oder im Rahmen eines Multiorganversagens (z. B. bei Sepsis) verursacht werden. Eine rapid progressive Glomerulonephritis (RPGN), eine akute tubulointerstitielle Nephritis durch toxische Medikamentenwirkung oder allergische Reaktionen, ein akutes Nierenversagen mit akuter Nierenrindennekrose, z. B. sekundär nach prärenaler Ursache oder ein hämolytisch-urämisches Syndrom sind Ursachen eines renalen ANV. Ein postrenales ANV wird durch Abflussbehinderungen und Rückstau des Urins hervorgerufen (Schepkens et al. 2001 [6]).

Symptomatik

Die Symptomatik wird im Wesentlichen durch die Grunderkrankung bestimmt. Je nach Ursache kann der Patient Zeichen der Überwässerung oder der Hypovolämie aufweisen. Eine metabolische Azidose kann zur Kussmaul-Atmung führen, der Patient klagt möglicherweise über Inappetenz, Nausea oder Erbrechen. Das Bewusstsein kann getrübt sein, Muskelzuckungen können auf entsprechende Veränderungen hinweisen. Laborchemisch ist der Anstieg von Kreatinin und Harnstoff wegweisend. Die Urinausscheidung ist, zumindest initial, kein Hinweis. Der Patient kann oligurisch, anurisch oder polyurisch sein, je nach Ursache des ANV.

Präklinische Diagnostik

Neben der Beurteilung des Gesamtzustands ist es gerade für die Therapie wesentlich, den Volumenstatus des Patienten richtig zu erfassen. Ein auch präklinisch abgeleitetes 12-Kanal-EKG kann Hinweise auf eine Hyperkaliämie geben. Die exakte Diagnose bleibt ohnehin der Klinik vorbehalten. Anamnestisch können sich Hinweise auf Medikamentennebenwirkungen ergeben (z. B. Aminoglykoside, Röntgenkontrastmittel), sonografisch kann ein postrenales ANV (Aufstau, Obstruktion) von einem wahrscheinlich renalen ANV (akute Schwellung der Nieren bei Tubulusnekrose) unterschieden werden. Die Bestimmung der Retentionswerte (Kreatinin, Harnstoff, Harnsäure), der Elektrolyte (Natrium, Kalium, Kalzium, Phosphor) im Serum und im Urin, Messung von Serum- und Urinosmolarität, der venösen Blutgase sowie von Kreatininkinase, Myoglobin (Serum und Urin), LDH und Haptoglobin sowie ein Urinstatus und -sediment helfen, die Ursache des ANV genau zu bestimmen. ▶ Tab. 20.1 gibt einen Überblick über die typischen Laborbefunde beim ANV.

Tab. 20.1 Laborkonstellation beim akuten Nierenversagen.

	Prärenal	Akute Glomerulonephritis	Akute Tubulusnekrose	Postrenal
Urinosmolarität (mosm / kgH2O)	> 500	> 350	< 350	< 350
Urin-Natrium (mmol / l)	< 30	< 30	> 40	> 30
fraktionelle Natriumausscheidung (%)	< 1	< 1	> 1	> 2
Urin-Na Serumkreatinin / Urinkreatinin × 100	< 1	< 1	> 2	> 2
Urinkreatinin Plasmakreatinin	> 40	> 40	< 20	< 20
Sediment	–	Akanthozyten Erythrozyten-Zylinder: gran. Zylinder, glom. Erythrozyten	Detritus Tubuluszellen	–

Hinweis zur Tabelle: Bei Vorbehandlung mit Diuretika (insbesondere Schleifendiuretika) ist der Wert der fraktionellen Natriumausscheidung nicht verwendbar, sondern die fraktionelle Harnstoffausscheidung.

Praxistipp

Die Diagnostik beim akuten Nierenversagen umfasst:
- Anamnese – der ausführlichen und kritischen Anamnese kommt überragende Bedeutung zu; Frage nach
  - B-Symptomatik (Systemerkrankungen),
  - Gelenkbeschwerden,
  - Infektionen,
  - Medikamentenänderungen,
  - Hämaturie,
  - Proteinurie,
  - Durchfällen (hämolytisch-urämisches Syndrom/thrombotisch-thrombozytopenische Purpura),
  - Rückenschmerzen (Hanta-Virus),
- klinische Untersuchung (Halsvenen, Volumenstatus, Auskultation, Petechien, Erytheme etc., Gelenkschwellungen),
- 12-Kanal-EKG (▶ Tab. 20.2),
- Ultraschall,
- Bestimmung von
  - Kreatinin,
  - Harnstoff,
  - Harnsäure,
  - Elektrolyte (Natrium, Kalium, Kalzium, Phosphor) im Serum und im Urin,
  - Serum- und Urinosmolarität,
  - venöse Blutgase,
  - Kreatininkinase,
  - Myoglobin (Serum und Urin),
  - Blutbild und Differenzialblutbild (Eosinophilie?),
  - LDH, Haptoglobin (Hämolyse?),
  - Urinstatus und -sediment,
- Messung der 24-h-Ausscheidung.

Präklinische Therapie

Akut lebensbedrohliche Zustände, z.B. durch Hyperkaliämie ausgelöste Rhythmusstörungen oder schwere Hypovolämie, müssen umgehend behandelt werden. Meist wird sich die präklinische Therapie aber auf die Volumensubstitution bei Hypovolämie und den Erhalt bzw. die Wiederherstellung der Vitalfunktionen beschränken, da die genaue Ursache eines ANV präklinisch nicht ermittelt werden kann. Diuretika beeinflussen die Diagnose. Daher sollte auf ihre Gabe, wenn immer möglich, verzichtet werden. Ist sie bei einer massiven Überwässerung unumgänglich, sollte vor der Gabe eine Urinprobe gesichert werden. Innerklinisch ist die Differenzierung in prärenales, renales und postrenales ANV rasch zu treffen, da hiervon die Therapie wesentlich abhängt. Bei klinischen oder elektrokardiografischen Hinweisen auf eine relevante Hyperkaliämie ist diese, auch präklinisch, umgehend zu behandeln. Die Möglichkeiten sind unten tabellarisch aufgeführt.

Praxistipp

Die Therapie einer Hyperkaliämie erfolgt nach folgenden Grundsätzen (Gross 2003 [4], Franz u. Gross 1999 [3], Fliser 2003 [2], Lens et al. 1989 [5]):

Präklinisch:
- Verwendung kaliumfreier Infusionslösungen (kein Ringer-Laktat).
- 10 % Kalziumchloridlösung oder 10 % Kalziumglukonat 10 ml langsam i.v. *Cave*: bei digitalisierten Patienten. Kalzium ist ein funktioneller Antagonist von Kalium, verhindert die elektrischen Folgen am Myokard, ohne aber den Kaliumspiegel zu senken. Die Wirkung tritt sofort ein und hält etwa 30 min an.
- 40–80 mmol Bikarbonat i.v. (Austausch von intra- und extrazellulärem Kalium und Wasserstoffionen), Wirkeintritt nach 5–10 min, Dauer 2 h.
- β-Sympatikomimetikum i.v. oder inhalativ (z.B. Salbutamol), Wirkeintritt nach 5 min, Dauer ca. 2–4 h.

Klinisch:
- 50 ml Glukose 40 % plus 10 I.E. Altinsulin als Infusion. *Cave*: Hypoglykämie! *Cave*: Überwässerung! Die Wirkung tritt nach ca. 30 min ein und hält 4–6 h an.
- Resonium-A-Einläufe oder p.o. (Kationenaustauscherharz, 1 g Resonium A bindet etwa 1–1,5 mmol Kalium und wird gegen 1,7–2,5 mmol Natrium ausgetauscht). Wirkeintritt 1 h, Dauer 4–6 h (nur sinnvoll in Kombination mit Laxanzien).
- Schnellstmögliche Hämodialyse.

20.2 Chronisches Nierenversagen

Zahlreiche angeborene und erworbene Erkrankungen können zu einem zunehmenden und irreversiblen Verlust an funktionstüchtigem Nierengewebe und letztlich zu einer chronischen Niereninsuffizienz führen. Zu einem Anstieg der Retentionswerte (Kreatinin, Harnstoff) kommt es erst ab einer Funktionseinschränkung von etwa 60 %,

Tab. 20.2 Elektrokardiografische Zeichen einer Hyperkaliämie (Fliser 2003 [2]).

Serumkalium [mmol / l]	EKG-Veränderungen
5,5–6,5	hohe, zeltförmige T-Welle
6,5–7,5	Verlängerung des PQ-Intervalls
7,0–8,0	Verbreiterung des QRS-Komplexes
8,0–10,0	• QRS-Komplex geht in Form einer Sinuswelle in die T-Welle über • ventrikuläre Arrythmie • Kammerflimmern • Asystolie

zuvor ist die Minderung der Nierenleistung nur anhand der eingeschränkten glomerulären Filtrationsrate (normal: 110–125 ml / min / 1,73 m²) zu sehen. Notfallmedizinisch relevant sind durch Dialyse oder Urämie bedingte Komplikationen. Zu den Störungen des Elektrolyt- und Wasserhaushalts s. Kap. 23.

> **Kernaussagen**
>
> **Akutes Nierenversagen**
> Nephrologische Notfälle sind selten. Grundsätzlich sollte vor der Gabe von Diuretika versucht werden, eine Urinprobe zu sichern.
>
> Therapeutisch steht beim ANV der Volumenausgleich im Vordergrund.
>
> **Chronisches Nierenversagen**
> Notfallmedizinisch relevant sind einzig durch Dialyse oder Urämie bedingte Komplikationen.

Literatur

Referenzen

[1] **Bellomo** R, Ronco, C Kellum JA et al. Acute Dialysis Quality Initiative workgroup. Acute renal failure – definition, outcome measures, animal models, fluid therapy and information technology needs: the Second International Consensus Conference of the Acute Dialysis Quality Initiative (ADQI) Group. Crit. Care 2004; 8: R204
[2] **Fliser** D. Symptomatische Hyperkaliämie: Was notfallmäßig zu tun ist. Dt Ärztebl 2003; 100: A-1657 / B-1374 / C-1290
[3] **Franz** T, Gross P. Neue Aspekte der Hyperkaliämie. Intensivmed Notfallmed 1999; 36: 361–366
[4] **Gross** P. Wie Sie klinisch relevante Hyperkaliämien erkennen und behandeln. Cardiovasc 2003; 3 (6): 32–36
[5] **Lens** XM, Montoliu J, Cases A et al. Treatment of hyperkalaemia in renal failure: salbutamol vs. insulin. Nephrol Dial Transplant 1989; 4: 228–232
[6] **Schepkens** H, Vanholder R, Billiouw JM, Lameire N. Life-threatening hyperkalemia during combined therapy with angiotensin-converting enzyme inhibitors and spironolactone. Am J Med 2001; 110: 438–441

Weiterführende Literatur

[7] **Hu** Y, Carpenter JP, Cheung AT. Life-threatening hyperkalemia: A complication of spironolactone for heart failure in a patient with renal insufficiency. Anest Analg 2002; 95: 95–41

21 Endokrinologische Notfälle

P. Rupp

Endokrinologische Notfälle sind, abgesehen vom hypoglykämischen Schock, selten und entwickeln sich in der Regel langsam. Sie sind eine wichtige Differenzialdiagnose des Komas unklarer Genese. Nur selten wird es präklinisch möglich sein, die genaue Ursache zu eruieren. Die Therapie besteht im Wesentlichen aus der Stabilisierung und dem Erhalt der Vitalfunktionen sowie ausreichender Flüssigkeitszufuhr. Auslöser können akute fieberhafte Erkrankungen, Stress oder kürzlich vorangegangene Operationen sein.

21.1 Hypoglykämie

Definition

Eine Hypoglykämie liegt vor, wenn bei Plasmaglukosespiegeln unter 2,8 mmol/l (50 mg/dl) typische Symptome vorliegen, die nach Glukosegabe rückläufig sind (Tintinalli et al. 2011 [11]).

21.1.1 Ursachen

Die häufigste Ursache ist die Überdosierung von Insulin oder oralen Antidiabetika, verbunden mit Diätfehlern und erhöhter körperliche Belastung. Akute Intoxikationen (Alkohol, Knollenblätterpilz, Tetrachlorkohlenstoff) und sehr selten ein Insulinom können weitere Ursachen eines hypoglykämischen Schocks sein.

21.1.2 Pathophysiologie

Die Regulation der Glukosehomöostase im Körper erfolgt durch ein komplexes Zusammenspiel verschiedener Hormonsysteme. Das zentrale Nervensystem hat nur eine sehr kleine, für wenige Minuten ausreichende Glukosereserve und ist auf eine kontinuierliche Glukosezufuhr angewiesen. Fällt der Blutglukosespiegel ab, kommt es rasch zur Senkung der Insulinsekretion und Ausschüttung kontrainsulinärer Hormone, insbesondere Katecholamine und Glukagon. Sinkt der Glukosespiegel weiter ab, kommt es zu den unten beschriebenen zentralen Symptomen.

21.1.3 Symptomatik

Symptome einer Hypoglykämie können vielfältig sein. Initial kommt es infolge der erhöhten gegenregulatorischen Katecholaminausschüttung zu Zittern, Tachykardie, starkem Schwitzen, Heißhunger, Blässe und motorischer Unruhe. Später führt der zerebrale Glukosemangel zu Agitiertheit, Persönlichkeitsveränderungen, depressiver Verstimmung, Gereiztheit, Wutausbrüchen, Konzentrationsschwäche, Verwirrtheit, Sprach- und Sprechstörungen, Kopfschmerzen, Sehbeeinträchtigungen (z.B. Doppelbilder), Verlangsamung, Automatismen (z.B. Schmatzen, Greifbewegung, Grimassieren), Apathie, Aphasie, Bewusstseinstrübung, epileptiformen Anfällen, Bewusstlosigkeit (neuroglykopenische Symptome) und Hemiparesen (Cryer 1999 [3], Marx et al. 2010 [8], Tintinalli et al. 2011 [11]).

21.1.4 Präklinische Diagnostik

Diagnostisch wegweisend sind die Anamnese und die Blutzuckermessung. Die Auskultation von Herz und Lunge, Puls- und Blutdruckmessung sowie ein kontinuierliches Monitoring der Vitalparameter ergänzen die präklinische Diagnostik. Eine erneute Blutzuckermessung nach Glukosegabe überprüft den therapeutischen Erfolg.

21.1.5 Präklinische Therapie

Beim ansprechbaren Patienten ist die orale Gabe von Kohlehydraten ausreichend. Beim bewusstseinsgestörten Patienten werden die Atemwege gesichert und nach Anlage eines sicheren periphervenösen Zugangs intravenös Glukose 20% bis zum Aufklaren des Patienten appliziert. Ist eine Blutzuckermessung nicht möglich, so ist es bei jedem unklaren Koma gestattet, 10–20 g Glukose zu verabreichen, da dies bei der schweren Hypoglykämie lebensrettend sein kann, die Lage beim Coma diabeticum aber nicht verschlechtert.

Praxistipp

Hypoglykämien unter oralen Antidiabetika (Sulfonylharnstoffen) können protrahiert verlaufen, der Patient sollte daher immer hospitalisiert werden (Krepinsky et al. 2000 [5]).

Bei insulininduzierten Hypoglykämien muss die Notwendigkeit einer stationären Behandlung individuell abgewogen werden (Socransky et al. 1998 [10]). Bei unklarer Bewusstlosigkeit kann ein Blick auf die Fingerbeeren helfen, diese Person anhand der Einstiche zur Blutglukosemessung als Diabetiker zu erkennen.

21.2 Coma diabeticum

21.2.1 Ursachen

Ursachen eines Coma diabeticum können zum einen die Erstmanifestation eines Typ-I-Diabetes, Infektionserkrankungen, Diätfehler, Unterdosierung von Insulin oder oralen Antidiabetika, Stresssituationen, Trauma oder Operationen sein. Dabei kommt es beim Typ-I-Diabetiker mit absolutem Insulinmangel zum ketoazidotischen, beim Typ-II-Diabetiker mit erhöhten absoluten Insulinspiegeln und peripherer Insulinresistenz zum hyperosmolaren Koma.

21.2.2 Pathophysiologie

▶ **Ketoazidotisches Koma.** Im Vordergrund steht der absolute Insulinmangel, es kommt zur Lipolyse, Freisetzung von freien Fettsäuren, Anstieg der Ketonkörper und einer ausgeprägten Azidose. Die Plasmaglukosespiegel sind häufig nur gering erhöht.

▶ **Hyperosmolares Koma.** Es bestehen eine Insulinresistenz, ein Insulinmangel oder beides, eine erhöhte hepatische Glukoneogenese und Glykogenolyse sowie eine verminderte renale Glukoseelimination. Dies führt zu massiv erhöhten Blutzuckerwerten, einer ausgeprägten Exsikkose und einer schweren Störung des Elektrolyt- und Wasserhaushalts (Kearney u. Dang 2007 [4], Tintinalli et al. 2011 [11]).

21.2.3 Symptomatik

Der erhöhte Glukosespiegel führt zur osmotischen Diurese, Polyurie und Polydipsie. Gerade beim Typ-I-Diabetiker kann es zur Pseudoperitonitis und zu Erbrechen kommen. Die Patienten sind massiv exsikkiert, tachykard, hypoton, bewusstseinsgetrübt, komatös und haben eine Hypo- bis Areflexie. Azetongeruch und Kußmaul-Atmung weisen auf ein ketoazidotisches Coma diabeticum hin (American Diabetes Association 2011 [1]).

21.2.4 Präklinische Diagnostik

Diagnostisch wegweisend sind auch hier die Anamnese und die Blutzuckermessung. Beim ketoazidotischen Koma sind die Glukosewerte häufig nur auf 10–15 mmol/l erhöht, der typische Azetongeruch und die Kußmaul-Atmung helfen hier, die Diagnose zu sichern. Auskultation von Herz und Lunge, Puls- und Blutdruckmessung sowie ein kontinuierliches Monitoring der Vitalparameter ergänzen die präklinische Diagnostik.

21.2.5 Präklinische Therapie

Die Sicherung der Vitalfunktionen und die Gabe kristalliner Infusionslösungen (z. B. NaCl 0,9 %) stehen im Vordergrund. Präklinisch dürfen keinesfalls Insulin oder Bikarbonat appliziert werden. Die Lagerung erfolgt nach Notwendigkeit; die Sauerstoffgabe über Maske mit Reservoir ist obligat (American Diabetes Association 2011 [1]).

21.3 Thyreotoxische Krise

Definition

Die thyreotoxische Krise ist eine seltene, lebensbedrohliche Überfunktion der Schilddrüse.

21.3.1 Ursachen

Mögliche Ursachen sind die Dekompensation eines autonomen Adenoms, exogene Jodzufuhr bei bekannter Hyperthyreose (z. B. Kontrastmittel, Amiodaron, Jod-PVP u.a.), schwere Stresssituationen (z. B. Operation), die insuffiziente Therapie einer Hyperthyreose oder die vorzeitige Operation einer Hyperthyreose.

21.3.2 Symptomatik

Im Stadium I sind die Patienten tachykard mit Frequenzen bis 200/min, adynam und unruhig. Herzrhythmusstörungen wie Vorhofflimmern oder ventrikuläre Extrasystolen, Fieber über 40 °C, Schwitzen, Tremor, Übelkeit und Erbrechen treten auf. Die Patienten sind dehydriert und trotz erhöhtem Herzminutenvolumen herzinsuffizient („high output failure"). Im Stadium II kommen psychotische Zeichen, Desorientiertheit, Bewusstseinsstörungen, Stupor und Bewusstseinstrübung hinzu, im Stadium III kommt es zum Koma (Burch u. Wartofsky 1993 [2], Tintinalli et al. 2011 [11]).

21.3.3 Präklinische Diagnostik

In der Regel lässt sich präklinisch die endgültige Diagnose nicht stellen. Anamnese und klinische Untersuchung geben erste Hinweise. Die klinische Labordiagnostik erhärtet den Anfangsverdacht, wobei die Ersttherapie empirisch eingeleitet werden sollte, da zum einen die Bestimmung der Schilddrüsenhormonwerte zu lange dauert und zum anderen die Höhe der Hormonspiegel nicht mit der Klinik korreliert.

21.3.4 Präklinische Therapie

Kontrollierte Studien zur optimalen Therapie einer thyreotoxischen Krise fehlen. Der Erhalt der Vitalfunktionen, die hoch dosierte Gabe von Sauerstoff über Maske mit Reservoir und Volumengabe (kristalline Infusionslösungen, z. B. NaCl 0,9 % 1000 ml) stehen im Vordergrund. Die Gabe von Hydrokortison (100 mg i.v.) blockiert die periphere Umwandlung von T_4 in T_3. Bei tachykarden Rhythmusstörungen ist die Applikation von Betarezeptorenblockern hilfreich. Die weitere Therapie erfolgt innerklinisch (Kearney u. Dang 2007 [4]).

21.4 Myxödemkoma

Definition

Ein Myxödemkoma ist ein sehr seltenes, lebensbedrohliches Krankheitsbild. Es entwickelt sich schleichend aufgrund eines chronischen Mangels an Schilddrüsenhormonen.

21.4.1 Ursachen

Mögliche Ursachen sind eine primäre Hypothyreose (z. B. postentzündlich), eine sekundäre Hypothyreose (HVL-Insuffizienz) oder eine tertiäre Hypothyreose (peripherer Verlust von Schilddrüsenhormonen), verbunden mit einer unzureichenden Therapie. Ein Myxödemkoma entwickelt sich über Jahre. Auslösende Faktoren sind Trauma, Operationen, Pharmaka (Barbiturate, Phenothiazine) oder Infektionen.

21.4.2 Symptomatik

Hypothermie, Hypoventilation, Hyperkapnie, respiratorische Azidose, Bewusstseinstrübung, Bewusstlosigkeit, generalisierte Krampfanfälle weisen auf ein Myxödemkoma hin.

Typische Hautveränderungen (myxödematös), periorbitale Schwellungen, Makroglossie, Bradykardie und erloschene Reflexe erhärten die Verdachtsdiagnose. Zusätzlich können eine Herzinsuffizienz (Myxödemherz), Perikard- und Pleuraergüsse sowie Aszites auftreten (Kley u. Schlaghecke 1996 [5], Kearney u. Dang 2007 [4]).

21.4.3 Präklinische Diagnostik

Präklinisch wird die Diagnose selten zu stellen sein. Eine sorgfältige (ggf. Fremd-)Anamnese sowie eine klinische Untersuchung stellen die Weichen. Innerklinisch erfolgt über die Bestimmung der Hormonspiegel die Sicherung der Diagnose.

21.4.4 Präklinische Therapie

Präklinisch werden die Vitalfunktionen gesichert, Sauerstoff über Maske mit Reservoir appliziert und über einen periphervenösen Zugang vorsichtig 500 ml kristalline, optimalerweise angewärmte Infusionslösung gegeben. Eine Hypoglykämie wird durch intravenöse Glukosegabe ausgeglichen, die Gabe von Hydrokortison (100 mg) kann eine begleitende Nebennierenrindeninsuffizienz bessern.

Da auch bei der Hypothyreose die Klinik nicht mit der Höhe der Hormonspiegel verknüpft ist, sollte innerklinisch umgehend mit der intravenösen Substitution von Schilddrüsenhormonen begonnen werden (Lindsay u. Toft 1997 [7], Kearney u. Wang 2007 [4], Marx et al. 2010 [8], Tintinalli et al. 2011 [11]).

Praxistipp

Bei Hypothyreose ist die Medikamentenclearance verzögert. Die Dosierungen der applizierten Medikamente sind entsprechend anzupassen. Unter der Gabe von Schilddrüsenhormonen kann es zu einer kardialen Ischämie kommen, die Substitution muss langsam erfolgen.

21.5 Akute Nebennierenrindeninsuffizienz, Nebennierenkrise

Definition

Die akute Nebennierenrindeninsuffizienz ist ein lebensbedrohliches Krankheitsbild. Der Mangel an endogenem Kortisol und Aldosteron kann entweder aufgrund einer primären, sich langsam entwickelnden Nebennierenrindeninsuffizienz (Morbus Addison) oder sekundär auf dem Boden einer hypophysär-hypothalamischen Störung entstehen. Auslöser wie Stress, Infektionen, Trauma oder Operationen können zur akuten Dekompensation führen.

21.5.1 Pathophysiologie

Bei einer primären Nebennierenrindeninsuffizienz kommt es zum absoluten oder relativen Glukokortikoid- und Mineralokortikoidmangel und damit zur Hyponatriämie, Hyperkaliämie, Exsikkose und Hypotonie. Bei der sekundären Nebennierenrindeninsuffizienz sind die Mineralokortikoide und damit die Elektrolyte weniger betroffen.

21.5.2 Ursachen

Autoimmunadrenalitis, Nebennierenrindentuberkulose (heute selten), Metastasen, Sarkoidose, Amyloidose, Blutungen, AIDS (CMV-Adrenalitis) und Infektionen bei vorbestehender Nebennierenrindeninsuffizienz sind mögliche Ursachen.

21.5.3 Symptomatik

Die Symptomatik ist vielfältig, sodass es in der Präklinik, wenn anamnestische Hinweise fehlen, selten möglich sein wird, die Diagnose richtig zu stellen. Die Patienten sind asthenisch, adynam, hypoton, exsikkiert, bewusstseinsgetrübt, möglicherweise hypertherm und tachykard. Sie klagen über Übelkeit, Erbrechen und abdominale Schmerzen sowie Durchfall. Nur bei den primären Formen kommt es zur klassischen Hyperpigmentation der Haut. Die innerklinische Labordiagnostik zeigt die typische Elektrolytkonstellation, die Messung der Hormonspiegel darf die Therapie nicht verzögern (Oelkers 1996 [9]).

21.5.4 Präklinische Diagnostik

Eine kurze (ggf. Fremd-)Anamnese (Einnahme von Steroiden, vorbestehende Nebennierenrindeninsuffizienz) kann wegweisend sein. Bei der klinischen Untersuchung ist auf eine mögliche Hyperpigmentierung der Haut (Handlinien) zu achten.

21.5.5 Präklinische Therapie

Die Sicherung, ggf. das Wiederherstellen der Vitalfunktionen sowie die Gabe von Sauerstoff über Maske mit Reservoir stehen im Vordergrund. Über einen periphervenösen Zugang werden kristalline Infusionslösungen (NaCl 0,9% 1000 ml), bei Hypoglykämie Glukose gegeben. Kortikoide sollten erst innerklinisch und immer erst nach Abnahme von Blut zur Kortisolbestimmung substituiert werden.

21.6 Hypophysäres Koma

Definition

Hypopituarismus ist eine Erkrankung der Hypophyse mit komplettem (Panhypopituarismus) oder partiellem Ausfall der Hormonsekretion mit den entsprechenden Folgen. Es kommt zur Unterfunktion des vom jeweiligen „tropen" Hormon abhängigen, endokrinen Organs. Als *hypophysäres Koma* wird eine akute Insuffizienz der adrenokortikalen und thyreotropen Achse bezeichnet. Es kommt zum Ausfall der Nebennierenrinden- und Schilddrüsenfunktion.

Hormonausfälle und ihre Folgen:
- ACTH: sekundäre Nebennierenrindeninsuffizienz,
- TSH: sekundäre Hypothyreose,
- LH/FSH: Infertilität,
- LH: Zyklusstörungen, Amenorrhö, Hypogonadismus, Libidoverlust,
- MSH: Hypopigmentierung der Haut,
- Prolaktin: Laktationshemmung,
- GH: Zwergwuchs (in der Wachstumsphase), beim Erwachsenen unklar,
- ADH: zentraler Diabetes insipidus (Hypophysenhinterlappen HHL),
- Oxytozin: keine bekannten Auswirkungen (HHL).

21.6.1 Ursachen

Eine direkte Schädigung der Hypophyse, Tumoren oder ein Sheehan-Syndrom (postpartale Schädigung der Hypophyse) sowie sehr selten eine Schädigung des Hypothalamus sind mögliche Ursachen.

21.6.2 Symptomatik

Die Patienten sind bradykard, schläfrig, apathisch, bewusstseinsgetrübt oder komatös. Es kann zu zerebralen Krampfanfällen kommen. Die Haut ist trocken und blass, Hypoglykämien, Hypothermie, Hypoventilation, Hyperkapnie und respiratorische Azidose treten auf.

21.6.3 Präklinische Diagnostik

Die genaue Diagnose wird präklinisch selten zu stellen sein. Eine genaue (Fremd-)Anamnese kann wertvolle Hinweise geben.

21.6.4 Präklinische Therapie

Die Sicherung und Wiederherstellung der Vitalfunktionen, die Gabe von Sauerstoff über Maske mit Reservoir, Anlage eines periphervenösen Zugangs, Applikation kristalliner Infusionslösung (NaCl 0,9%) und Ausgleich einer möglichen Hypoglykämie stellen die wesentlichen präklinischen Maßnahmen dar.

21.7 Hyperkalzämische Krise

21.7.1 Ursachen

In 75% der Fälle ist ein primärer Hyperparathyreoidismus (Nebenschilddrüsenadenom) für die hyperkalzämische Krise, Tumore sind in 2 Drittel der Fälle für einen erhöhten Kalziumspiegel verantwortlich. Tertiärer und paraneoplastischer Hyperparathyreoidismus, Knochenmetastasen, Plasmozytom, Morbus Hodgkin, Leukämien, Vitamin-D-Intoxikation, Hyperthyreose oder eine Addison-Krise sind weitere mögliche Ursachen.

21.7.2 Symptomatik

Die klassische Symptomatik lässt sich am ehesten mit „Stein-, Bein-, Magenpein" beschreiben:
- renal: Polyurie, Polydipsie, Exsikkose,
- gastrointestinal: Übelkeit, Erbrechen, Obstipation, Ileus,
- kardial: Tachykardie, QT-Zeit-Verkürzung,
- neurologisch: Adynamie, Myopathie, Hyporeflexie,
- psychisch: Erschöpfung, Verstimmung, Stupor, Bewusstseinstrübung, Koma.

21.7.3 Präklinische Diagnostik

Anamnese (Tumorerkrankung?) und klassische Symptomatik ermöglichen eine Verdachtsdiagnose, die Bestätigung erfolgt innerklinisch durch Messung des Kalziumspiegels.

21.7.4 Präklinische Therapie

Nach Sicherung der Vitalfunktionen und Anlage eines periphervenösen Zugangs wird NaCl 0,9 % 1000 ml infundiert. Furosemid oder ein anderes Schleifendiuretikum beschleunigen die Ausscheidung des Kalziums.

21.8 Hypokalzämische Krise

21.8.1 Ursache

Eine hypokalzämische Krise kann sowohl respiratorisch als auch endokrin bedingt sein. Mit Abstand die häufigste Ursache ist die Hyperventilationstetanie. Eine metabolische Alkalose (z. B. massives Erbrechen), Hypoparathyreoidismus, Vitamin-D-Mangel, Rachitis oder Osteomalazie sind seltenere Ursachen. Immer ist die freie Kalziumionenkonzentration erniedrigt.

21.8.2 Symptomatik

Die Patienten klagen über Parästhesien, periorales Kribbeln, thorakales Engegefühl, Atemnot und Angst. Es kann zur Pfötchenstellung der Hände und generalisierten Krampfanfällen kommen. Chvostek-, Trousseau- und Lust-Zeichen sind positiv.

21.8.3 Präklinische Diagnostik

Die typischen Symptome sind wegweisend und ermöglichen in der Regel eine schnelle Diagnose.

21.8.4 Präklinische Therapie

▶ **Hyperventilation.** Die Beruhigung des Patienten ist der wichtigste Bestandteil der Notfalltherapie. Eine CO_2-Rückatmung und ggf. Sedierung werden zur raschen Besserung führen.

▶ **Hypokalzämische Tetanie.** Über einen periphervenösen Zugang werden, sofern präklinisch vorhanden, 20–40 ml Kalziumglukonat 10 % appliziert.

> **Kernaussagen**
>
> **Hypoglykämie**
> Endokrinologische Notfälle sind, abgesehen vom hypoglykämischen Schock, selten.
>
> Die Behandlung des hypoglykämischen Schocks besteht in der oralen oder intravenösen Gabe von Glukose.
>
> **Coma diabeticum**
> Beim ketoazidotischen Coma diabeticum steht der absolute Insulinmangel, beim hyperosmolaren der Volumenmangel pathophysiologisch im Vordergrund.
>
> Die präklinische Therapie besteht in beiden Fällen in Volumengabe.
>
> **Thyreotoxische Krise**
> Die thyreotoxische Krise ist eine lebensbedrohliche Überfunktion der Schilddrüse.
>
> Therapeutisch stehen der Erhalt der Vitalfunktionen und die Volumengabe im Vordergrund.
>
> **Myxödemkoma**
> Ein Myxödemkoma entwickelt sich langsam über Jahre.
>
> Die Therapie ist rein symptomatisch.
>
> **Akute Nebennierenrindeninsuffizienz, Nebennierenkrise**
> Bei einer Nebennierenrindeninsuffizienz kommt es zum absoluten oder relativen Glukokortikoid- und Mineralokortikoidmangel und damit zur Hyponatriämie, Hyperkaliämie, Exsikkose und Hypotonie.
>
> Sicherung, ggf. das Wiederherstellen der Vitalfunktionen, Sauerstoffgabe und Volumengabe sind die wesentlichen Elemente der präklinischen Therapie. Kortikoide sollten erst innerklinisch und immer erst nach Abnahme von Blut zur Kortisolbestimmung substituiert werden.

Hypophysäres Koma

Hypopituarismus ist der totale oder partielle Ausfall der Hypophysenfunktion und konsekutiv der entsprechenden Hormone.

Sicherung und Wiederherstellung der Vitalfunktionen, Sauerstoffgabe, Gabe kristalliner Infusionslösung und Ausgleich einer möglichen Hypoglykämie sind die wesentlichen präklinischen Maßnahmen.

Hyperkalzämische Krise

Die klassische Symptomatik ist „Stein-, Bein-, Magenpein".

Volumengabe einerseits und Diuretika andererseits senken den Kalziumspiegel und beschleunigen die Ausscheidung.

Hypokalzämische Krise

Die hypokalziämische Krise kann respiratorisch oder endokrin verursacht werden.

Die Therapie der Wahl ist Tütenrückatmung bei Hyperventilation oder die intravenöse Kalziumgabe.

Literatur

Referenzen

[1] **American Diabetes Association**. Standards of medical Care in Diabetes. Diabetes Care 2011; 34(Suppl1): S11–S61
[2] **Burch** HB, Wartofsky L. Life-threatening Thyrotoxicosis. Thyroid storm. Endocrin Metab Clin 1993; 22: 263–277
[3] **Cryer** PE. Symptoms of hypoglycemia, thresholds for their occurrence, and hypoglycemia unawareness. Endocrinol Metab Clin North Am 1999; 28: 495–500
[4] **Kearny** T, Dang C. Diabetic and endocrine emergencies. Postgrad Med J 2007; 83: 79–86
[5] **Kley** HK, Schlaghecke R. Myxödemkoma. In: Kley HK, Schlaghecke R, Hrsg. Endokrine Notfälle – Krisenmanagement bei Hormon- und Stoffwechselerkrankungen. Stuttgart: Thieme; 1996; 22–25
[6] **Krepinsky** J, Ingram AJ, Clase CM. Prolonged sulfonylurea-induced hypoglycemia in diabetic patients with end-stage renal disease. Am J Kidney Dis 2000; 35: 500
[7] **Lindsay** RS, Toft AD. Hypothyreodism. Lancet 1997; 349: 413
[8] **Marx** JA, Hockberger RS, Walls RM. Rosen's Emergency medicine. Vol. 2. Mosby Elsevier; 2010
[9] **Oelkers** W. Adrenal insufficiency. New Engl J Med 1996; 335: 1206
[10] **Socransky** SJ, Pirallo RG, Rubin JM. Out-of-hospital treatment of hypoglcemia: Refusal of transport and outcome. Acad Emerg Med 1998; 5: 1080
[11] **Tintinalli** J, Kelen GD, Stapczynski JS, ed. Emergency Medicine. McGraw-Hill; 2011

22 Allergische und anaphylaktische Reaktionen

A. Walther, B. W. Böttiger

> **Definition**
> Unter allergischen und anaphylaktischen Reaktionen versteht man eine das normale Maß übersteigende Reizbeantwortung aufgrund immunologischer Sensibilisierung. Dabei beschreibt die Anaphylaxie die Maximalvariante einer akuten allergischen Reaktion.

Portier und Richet prägten 1902 erstmals den Begriff „Anaphylaxie" zur Beschreibung eines unerwarteten Effekts während der Immunisierung von Hunden mit einem Toxin der Seeanemone (Portier u. Richet 1902 [5]). Die Literaturangaben zur jährlichen Inzidenz anaphylaktischer Reaktionen schwanken sehr stark und liegen bei 10–100 Anaphylaxiefällen pro 100000 Einwohner (Ben-Shoshan u. Clarke 2011 [2]).

22.1 Pathophysiologie und Pathogenese

Ausgelöst wird das Krankheitsbild durch Degranulation von Mastzellen und basophilen Granulozyten, was zur Freisetzung von Histamin, plättchenaktivierendem Faktor (PAF), Leukotrienen und Prostaglandinen führt. Die Effekte dieser Mediatoren bewirken eine Kontraktion der glatten Muskulatur in den Atemwegen und im Gastrointestinaltrakt sowie ubiquitär eine Vasodilatation und eine zunehmende Gefäßpermeabilität.

▶ **Pathogenetische Mechanismen.** Man unterscheidet verschiedene pathogenetische Mechanismen der Antigenexposition:
- Immunglobulin-E(IgE)-vermittelte allergische Reaktionen: Nach Primärkontakt mit einem Antigen oder Hapten tritt eine Allergenisierung ein. Bei erneutem Antigenkontakt kommt es dann innerhalb von Minuten zu einer raschen Mediatorenfreisetzung aus IgE-besetzten Mastzellen und basophilen Granulozyten (Sofortreaktion Typ I nach Coombs und Gell).
- Komplementvermittelte allergische Reaktion: Immunkomplexe aktivieren die Komplementkaskade. Die aktivierten Komplementfaktoren triggern die Mediatorfreisetzung aus Mastzellen und basophilen Granulozyten (Immunreaktion Typ III nach Coombs und Gell).
- Anaphylaktoide Reaktion: chemische, physikalische oder osmotische Stimuli führen zur IgE- und komplementunabhängigen Mediatorfreisetzung. Diese Reaktion tritt ohne vorausgegangene Sensibilisierung auf.

> **Merke**
> Der Begriff der anaphylaktoiden Reaktion wird unabhängig von der Pathogenese auch als Oberbegriff für die akute Unverträglichkeitsreaktion mit den Symptomen einer Anaphylaxie verwendet. Die pathogenetische Unterscheidung hat keinen Einfluss auf die klinische Symptomatik, die Diagnostik und die Akuttherapie.

22.2 Ursachen der Anaphylaxie

Die häufigsten Auslöser einer Anaphylaxie sind Nahrungsmittel (20–35%), Medikamente (15–20%) und Insektenstiche (15–30%). Typische Nahrungsmittelallergene sind Nüsse, Sojabohnen, Eiweiß und Schalentiere. Penizillin ist die häufigste Ursache der medikamenteninduzierten Anaphylaxie. Einen besonderen Stellenwert nimmt die belastungsinduzierte Anaphylaxie ein. Dabei wird durch körperliche Aktivität wie Jogging eine Anaphylaxie ausgelöst. Bei einigen Patienten tritt eine belastungsinduzierte Anaphylaxie in zeitlicher Abhängigkeit von der Einnahme von Nahrungsmitteln oder Medikamenten auf. In 25–30% der Fälle ist eine Ursache der Anaphylaxie nicht zu ermitteln (= idiopathische Anaphylaxie; Walther 2008 [7]).

22.3 Klinik

Nach klinischen Kriterien erfolgt die Einteilung der allergischen Reaktion in unterschiedliche Schweregrade. Der zeitliche Beginn der klinischen Symptomatik nach Antigeningestion und die auftretenden klinischen Symptome sind uneinheitlich. Die Schwere der zu erwartenden Reaktion ist umgekehrt proportional zu der Zeit zwischen Allergenexposition und Symptombeginn.

> **Merke**
> Bei etwa 20% der anaphylaktischen Reaktionen findet sich ein biphasischer Verlauf, d.h., nach einem symptomfreien Intervall von bis zu 36h treten erneut Symptome auf.

▶ **Haut.** Hautveränderungen sind die klinisch auffälligsten Symptome anaphylaktischer Reaktionen. Etwa 90% der Patienten entwickeln eine Urtikaria und/oder ein Angioödem (Lieberman et al. 2010 [4]).

▶ **Atmung.** Die Atmung ist infolge des mediatoreninduzierten Bronchospasmus und des Ödems der oberen Luftwege häufig angestrengt. Das laryngeale Ödem als Ursache der Obstruktion der oberen Atemwege ist die häufigste Todesursache bei Anaphylaxie.

▶ **Gefäße.** Periphere Vasodilatation und Flüssigkeitsverschiebungen ins Interstitium durch eine erhöhte vaskuläre Permeabilität bewirken eine relative Hypovolämie und führen zur Tachykardie mit begleitender Hypotension bis hin zum Kreislaufschock.

▶ **Zerebrale Symptome.** Schwindel, Krampfanfälle, Synkopen und Bewusstseinstrübungen sind entweder im Rahmen einer zerebralen Minderperfusion oder möglicherweise auch mediatorenbedingt einzustufen.

▶ **Gastrointestinaltrakt.** Begleitend finden sich bei 25–30 % der anaphylaktischen Reaktionen gastrointestinale Symptome, die durch die Permeabilitätserhöhung des Magen-Darm-Traktes erklärt werden können. Übelkeit, Erbrechen, Diarrhö und kolikartige Beschwerden sind die Folge.

22.4 Diagnose und Differenzialdiagnose

▶ **Diagnose.** Die Diagnose der Anaphylaxie stellt sich klinisch und ergibt sich aus der Beobachtung typischer pathophysiologischer Befunde in Verbindung mit einer möglichen Antigenexposition (Insektenstich), möglicherweise in Verbindung mit der Anamnese über ein vorangegangenes anaphylaktisches Ereignis oder eine bekannte Allergiedisposition (▶ Tab. 22.1).

▶ **Differenzialdiagnose.** Die vielfältigen klinischen Zeichen der Anaphylaxie führen zu einer Vielzahl differenzialdiagnostischer Überlegungen. Alle Differenzialdiagnosen zeichnen sich jedoch durch das Fehlen anderer typischer klinischer Zeichen der Anaphylaxie aus, sodass eine Abgrenzung und Diagnose der Anaphylaxie zumeist schnell möglich ist.

22.5 Therapie

Die Therapie richtet sich nach dem klinischen Erscheinungsbild und Schweregrad. Schon bei einer leichten Allgemeinreaktion sollte mit der Sauerstoffgabe und dem Legen eines möglichst großlumigen venösen Zugangs begonnen werden. Schwere allergische Reaktionen sind eine medizinische Notfallsituation, die sofortiges Handeln erfordert. Neben allgemeinen Basismaßnahmen ist eine gezielte medikamentöse Therapie indiziert (▶ Tab. 22.2).

22.5.1 Basismaßnahmen

> **Merke**
>
> Die wichtigste Sofortmaßnahme ist das Stoppen der Allergenzufuhr.

▶ **Sauerstoff, ggf. Atemwegssicherung.** Zur Verbesserung der Oxygenierung ist mit der Sauerstoffgabe umgehend zu beginnen. Eine beginnende Atemwegsobstruktion erfordert nicht selten die Atemwegssicherung durch endotracheale Intubation. Schwellungen der Zunge, laryngeale oder pharyngeale Ödeme können jedoch eine Intubation schwierig gestalten. Durch die Vernebelung

---

Tab. 22.1 Klinische Kriterien zur Anaphylaxiediagnostik (Ben-Shoshan u. Clarke 2011 [2]).

Eine Anaphylaxie ist sehr wahrscheinlich, wenn eines der folgenden 3 Kriterien erfüllt ist:	
Kriterium 1	• akuter Beginn (Minuten bis Stunden) mit Beteiligung der Haut und/oder der Schleimhäute (z. B. Juckreiz, Flush, Schwellung der Zunge, Lippen, Uvula) und • Atemwegssymptome (z. B. Dyspnoe, Stridor, Bronchospasmus) oder Blutdruckabfall* oder damit assoziierte Symptome (z. B. Orthostase, Schock)
Kriterium 2	mindestens 2 der nachfolgenden Kriterien treten nach Exposition gegenüber einem wahrscheinlichen Antigen innerhalb von Minuten bis Stunden auf: • Beteiligung der Haut und/oder Schleimhäute (z. B. Juckreiz, Flush, Schwellung der Zunge, Lippen, Uvula) • Atemwegssymptome (z. B. Dyspnoe, Stridor, Bronchospasmus) • Blutdruckabfall* oder damit assoziierte Symptome (z. B. Orthostase, Schock) • persistierende gastrointestinale Symptome (z. B. Übelkeit, Erbrechen, kolikartige Beschwerden)
Kriterium 3	nach Exposition gegenüber einem bekannten Allergen tritt innerhalb von Minuten bis Stunden ein Blutdruckabfall auf *

* Blutdruckabfall: systolischer Blutdruck < 90 mmHg oder ein Abfall um mehr als 30 %

oder Inhalation mit Adrenalin können Schwellungen und Ödeme der oberen Luftwege reduziert werden.

▶ **Lagerung.** In Abhängigkeit vom Zustand des Patienten erfolgt dessen Lagerung. So ist bei Atemnot nach Möglichkeit eine Oberkörperhochlagerung durchzuführen. Steht hingegen die Kreislaufsituation im Vordergrund, kann eine Flachlagerung auf dem Rücken bis hin zur Trendelenburg-Lagerung indiziert sein.

▶ **Zugangswege.** Aufgrund der zu erwartenden Volumenverschiebungen erscheinen 2 großlumige venöse Zugänge indiziert. Sollte sich aufgrund anatomischer Verhältnisse oder anderer Gründe kein venöser Zugang platzieren lassen, so ist die Indikation für einen intraossären Zugang großzügig zu stellen.

▶ **Monitoring.** Als Monitoring ist eine Pulsoxymetrie, eine kontinuierliche Ableitung eines Notfall-EKG und eine enge Überwachung des Blutdrucks zu fordern.

> **Merke**
>
> Vor dem Hintergrund des Auftretens von biphasischen Verläufen oder Spätreaktionen müssen alle Patienten mit anaphylaktischer Reaktion für 24–48 h überwacht werden (Ben-Shoshan u. Clarke 2011 [2], Lieberman et al. 2010 [4]).

Tab. 22.2 Akuttherapie schwerer allergischer Reaktionen (Adams 2005 [1], Ben-Shoshan u. Clarke 2011 [2], Lieberman et al. 2010 [4], Walther 2008 [7]).

Therapie	Maßnahmen
Basismaßnahmen	• Allergenzufuhr stoppen • Sauerstoffgabe, ggf. Intubation und Beatmung • Lagerung • 2 großlumige venöse Zugänge, ggf. intraossärer Zugang • Monitoring (EKG, RR, SaO2)
erweiterte medikamentöse Therapie	• Adrenalin: Erwachsene primär 0,01–0,1 mg/min i.v.; nach Klinik repetieren; bedenke auch: 0,3–0,5 mg i.m.; nach Klinik ggf. alle 5 min repetieren • forcierte Volumengabe: kristalloide und kolloidale Infusionen • ggf. weitere Vasopressoren: z. B. Noradrenalin • Antihistaminika: i.v.: z. B. 0,1 mg/kgKG Dimetindenmaleat und 5 mg/kgKG Cimetidin oder 1 mg/kgKG Ranitidin • Kortikosteroide i.v.: z. B. 0,5–1 g Methylprednisolon • ggf. β2-Mimetika und Theophyllin

22.5.2 Medikamentöse Therapie

Adrenalin

Adrenalin ist das Mittel der Wahl in der Behandlung der Anaphylaxie und stellt eine Grad-A-Empfehlung bei allen Patienten mit beginnender Kreislaufdepression und beginnenden Ödemen im Bereich der oberen Luftwege dar (Lieberman et al. 2010 [4]).

Adrenalin zeigt bronchodilatatorische und positiv inotrope Effekte und hemmt die Mediatorenfreisetzung aus Mastzellen und basophilen Granulozyten. Die α-adrenerge Wirkung des Adrenalins erhöht den systemvaskulären Widerstand und vermittelt eine antiödematöse Wirkung.

Die deutschen Empfehlungen aus dem Jahr 2005 sehen die repetitive intravenöse Gabe von 0,1 mg/min einer 1:10000 verdünnten Adrenalinlösung vor (Adams 2005 [1]). Wann immer möglich, sollte die intravenöse Adrenalingabe unter kontinuierlichem hämodynamischem Monitoring erfolgen. Eine 1:100000 verdünnte Adrenalinlösung (1 ml enthält dann 10 μg Adrenalin) erlaubt eine genauere Titration des Medikaments und reduziert darüber unerwünschte Nebenwirkungen und Komplikationen.

Aufgrund des Risikos potenziell lebensbedrohlicher Herzrhythmusstörungen unter der Gabe von Adrenalin, sehen Publikationen aus dem englischsprachigen Raum primär eine intramuskuläre Adrenalingabe von initial 0,3–0,5 mg in den M. vastus lateralis des M. quadriceps femoris vor (Lieberman et al. 2010 [4], Sampson et al. 2005 [6]).

> **Praxistipp**
>
> Gerade im Hinblick auf einen frühen Therapiebeginn bei schwierigen peripheren Venenverhältnissen und bei fehlendem EKG-Monitoring erscheint die intramuskuläre Adrenalingabe als praktikable Therapieoption.

Bei einer Dauermedikation mit β-Adrenorezeptorenblockern ist eine verminderte Ansprechbarkeit auf Katecholamine zu erwarten. Hier kann die intravenöse Glukagongabe erforderlich werden (Lieberman et al. 2010 [4]). Ebenso bewirkt möglicherweise eine Dauermedikation mit ACE(Angiotensin-converting-Enzym)-Hemmern oder Angiotensin-II-Rezeptorantagonisten eine verminderte Adrenalinwirkung (Ben-Shoshan u. Clarke 2011 [2]).

Bei einer trotz Adrenalingabe weiterbestehender Bronchospastik sollte zusätzlich mit inhalativen β$_2$-Mimetika behandelt werden (Ben-Shoshan u. Clarke 2011 [2]).

Volumentherapie

Periphere Vasodilatation und Flüssigkeitsverschiebungen bewirken eine nicht selten sehr ausgeprägte relative Hypovolämie. Die symptomatische Therapie besteht in einer adäquaten Volumenzufuhr. Dies kann prinzipiell sowohl mit kristalloiden als auch mit kolloidalen Infusionslösungen erfolgen. Der initiale Volumeneffekt kristalloider Infusionslösungen ist zur raschen Auffüllung des Intravasalraums meist ausreichend. Kolloidale Infusionslösungen können selbst als Antigen wirken.

> **Praxistipp**
>
> Sollte es nicht sofort gelingen, einen ausreichend großen venösen Zugang zu schaffen, ist möglicherweise gerade in der präklinischen Notfallmedizin durch die Verwendung hyperton-hyperonkotischer Lösungen (Small Volume Resuscitation) eine initiale, passagere hämodynamische Stabilisierung herbeizuführen.

Vasopressortherapie

Bei einer mittels Adrenalinmedikation und Volumengabe unzureichenden hämodynamischen Stabilisierung ist die Gabe eines Vasopressors zur Aufrechterhaltung eines ausreichenden Perfusionsdrucks indiziert. Hier erscheint Noradrenalin als Mittel der Wahl.

Zur Verwendung anderer Vasopressoren wie Vasopressin liegen bisher nur Einzelfallberichte vor (Kill et al. 2004). Eine Empfehlung zur Gabe von Vasopressin allein oder in Kombination mit Adrenalin kann aufgrund der aktuellen Datenlage nicht gegeben werden (Lieberman et al. 2010[4]).

Antihistaminika

Antihistaminika stellen eine supportive Therapie im Rahmen allergischer Reaktionen dar. Dabei ist die kombinierte Gabe von Histamin-1(H_1)- und Histamin-2(H_2)-Rezeptorantagonisten wirkungsvoller als die alleinige Gabe von H_1-Rezeptorantagonisten.

Kortikosteroide

Kortikosteroide haben einen festen Platz in der Therapie der anaphylaktischen Reaktion. Spezifische Kortikoidwirkungen, wie die Hemmung der IgE-induzierten Histamin- und Arachidonsäurefreisetzung, die an die Proteinbiosynthese gekoppelt sind, werden frühestens 1–2 h nach Applikation klinisch bedeutsam.

Bereits 10–30 min nach Applikation setzt die unspezifische membranstabilisierende Wirkung der Kortikosteroide ein. Dieser Wirkmechanismus setzt hohe Steroidkonzentrationen voraus, sodass 0,5–1 g eines Kortikosteroids, beispielsweise Methylprednisolon, eine adäquate Dosierung darstellen (Adams 2005).

> ### Kernaussagen
>
> **Pathophysiologie und Pathogenese**
> Allergische und anaphylaktische Reaktionen werden durch die Freisetzung von Mediatoren aus Mastzellen und basophilen Granulozyten hervorgerufen.
>
> **Ursachen der Anaphylaxie**
> Die häufigsten Auslöser einer Anaphylaxie sind Nahrungsmittel, Medikamente und Insektenstiche.
>
> **Klinik**
> Die klinische Symptomatik ist vielgestaltig und manifestiert sich v. a. an Haut, Lunge, kardiovaskulärem System und Gastrointestinaltrakt.
>
> **Diagnose und Differenzialdiagnose**
> Die Diagnose wird klinisch gestellt. Sie ergibt sich aus der Beobachtung typischer pathophysiologischer Befunde in Verbindung mit der Anamnese.
>
> Alle Differenzialdiagnosen zeichnen sich durch das Fehlen typischer klinischer Zeichen der Anaphylaxie aus, sodass eine Abgrenzung zur Anaphylaxie zumeist schnell möglich ist.
>
> **Therapie**
> Die parenterale Adrenalingabe ist das zentrale Element der pharmakologischen Therapie und scheint bei allen Patienten mit beginnender Kreislaufdepression und beginnenden Ödemen im Bereich der oberen Luftwege indiziert.
>
> Weitere medikamentöse Therapiemaßnahmen umfassen die kardiozirkulatorische Stabilisierung, die Volumentherapie sowie die Gabe von Antihistaminika und Kortikosteroiden.
>
> Nach einer stattgehabten anaphylaktischen Reaktion sind alle Patienten für 24–48 h stationär zu überwachen.

Literatur

Referenzen
[1] **Adams** HA. Empfehlungen der IAG Schock der DIVI – Teil IV: Anaphylaktischer Schock. Anästh Intensivmed 2005; 45: 226–231
[2] **Ben-Shoshan** M, Clarke AE. Anaphylaxis: past, present and future. Allergy 2011; 66:1–14
[3] **Kill** C, Wranze E, Wulf H. Succesful treatment of severe anaphylactic shock with vasopressin. Int Arch Allergy Immunol 2004; 134: 260–261
[4] **Lieberman** P, Nicklas RA, Oppenheimer J et al. The diagnosis and management of anaphylaxis practice parameter: 2010 update. J Allergy Clin Immunol 2010; 126: 477–480.e42
[5] **Portier** P, Richet C. De l'action anaphylactique de certains venins. C R Soc Biol 1902; 54: 170–172
[6] **Sampson** HA, Munoz-Furlong A, Bock SA et al. Symposium on the Definition and Management of Anaphylaxis: Summary report. J Allergy Clin Immunol 2005; 115: 584–591
[7] **Walther** A. Anaphylaxie. Intensivmedizin up2date 2008; 4: 245–260

23 Störungen im Wasser- und Elektrolythaushalt

S. Piper

23.1 Störungen im Wasserhaushalt

23.1.1 Physiologische Grundlagen

Unter allen chemischen Verbindungen des menschlichen Organismus besitzt Wasser den größten prozentualen Anteil. Der Wassergehalt des Körpers ist nicht nur geschlechts-, sondern auch altersabhängig. Während beim Neugeboren 70–80 % des Körpergewichts auf Wasser entfallen, bestehen erwachsene Männer im Mittel noch aus 55 % und Frauen – aufgrund des größeren Anteils an Fettgewebe – zu 45 % aus Wasser. Larsen fasst in diesem Zusammenhang pointiert zusammen: „Je mehr Fett, desto weniger Wasser – je älter, desto trockener" (Larsen 1999[4], S. 674). Unter funktionellen Aspekten lässt sich das Körperwasser in 2 Kompartimente verteilen: den Intrazellulärraum und den Extrazellulärraum. Letzterer unterteilt sich wiederum in den Intravasalraum (Plasma, Erythrozytenvolumen), das Interstitium und den Transzellulärraum (Flüssigkeit in Hohlorganen, Liquor cerebrospinalis). Der Austausch von Flüssigkeit zwischen diesen Kompartimenten erfolgt auf der Grundlage von Osmose. Es ist für die Funktion aller Gewebe und Organe von entscheidender Bedeutung die Konzentration aller osmotisch wirksamen Teilchen in engen Grenzen konstant zu halten. Aus diesem Grund ist die Regulation des Wasser- und Natriumhaushalts voneinander abhängig und untrennbar miteinander verbunden.

23.1.2 Ursachen, präklinische Diagnostik und Symptomatik

Die Homöostase, d.h. das Gleichgewicht des Wasser- und Elektrolythaushalts (Isovolämie und Isotonie), wird durch mehrere ineinander verzahnte, renale, humorale (Hypophyse, Nebenniere) und pulmonale Regulationsmechanismen aufrechterhalten. Beim Gesunden besteht in der Regel ein Gleichgewicht zwischen Wasseraufnahme und -verlusten. Der tägliche Wasserumsatz beträgt ca. 2,5 l. Erkrankungen oder Störungen der genannten Organsysteme sowie Imbalanz zwischen Flüssigkeitsverlust und -aufnahme führen zu typischen Störungen dieser Homöostase. Prinzipiell unterscheidet man Zustände des Wassermangels (Dehydratation) von Überwässerungssituationen (Hyperhydratation). In Abhängigkeit von der Serumosmolarität, d.h. meist von der Serumnatriumkonzentration, können isotone, hypotone und hypertone Störungen unterschieden werden. ▶ Tab. 23.1 gibt eine Übersicht der Störungen des Wasserhaushalts und ihrer typischen Ursachen.

Präklinisch muss die Unterscheidung zwischen Iso-, Hyper- und Dehydratation anhand des klinischen Blickes des Notarzts und einer Kurzanamnese erfolgen. Die häufigste Störung des Wasserhaushalts im Rahmen des Notarztdienstes stellt zweifellos die Dehydratation dar. Die Schwere der Erkrankung und das klinische Bild korrelieren meist mit dem Ausmaß des Flüssigkeitsdefizits. So können alle Schweregrade der Vigilanzstörungen bis hin zum Koma auftreten, zudem verminderter Gewebeturgor („stehende Hautfalten"), trockene Schleimhäute, Fieber, schlaffe Muskulatur sowie Störungen der Herzkreislauffunktion wie Hypotonie, Tachykardie und Schock.

▶ **Isotone Dehydratation.** Bei der isotonen Dehydratation werden Wasser und Elektrolyte im physiologischen Verhältnis verloren, wie es typischerweise bei Blutverlusten oder großflächigen Verbrennungen (Plasmaverlust) der Fall ist. Auch eine Polyurie bei inadäquater Reabsorption von Wasser und Elektrolyten oder unkontrollierte Diuretikaeinnahme können einen solchen Zustand induzieren. Weitere Ursachen sind Erkrankungen des Magen-Darm-Trakts, die mit Erbrechen und/oder Diarrhöen vergesellschaftet sind. Steht der Verlust von saurem Magensaft im Vordergrund, kann zusätzlich eine metabolische Alkalose induziert werden. Gehen überwiegend Gallenflüssigkeit, Pankreas- und Darmsekrete verloren, entsteht eine metabolische Azidose. Insbesondere bei Säuglingen, Kleinkindern und älteren Menschen können, aufgrund ihrer eingeschränkten Kompensationsmechanismen, innerhalb von wenigen Stunden vital bedrohliche Situationen auftreten. Verliert ein Säugling infolge einer starken Diarrhö

Tab. 23.1 Formen und typische Ursachen von Störungen des Wasserhaushalts.

	Dehydratation	Hyperhydratation
isoton	• Blutverlust, Verbrennung • renale Verluste (Diuretika, Polyurie) • Erbrechen, Diarrhö	• Herzinsuffizienz • Leberzirrhose mit Aszites • Niereninsuffizienz
hyperton	• Diabetes insipidus • osmotische Diurese bei Diabetes mellitus	• falsche Säuglingsnahrung • iatrogen durch inadäquate Infusionstherapie
hypoton	• Salzverlustsyndrom • iatrogen durch Gabe elektrolytfreier Lösungen	• Schwartz-Bartter-Syndrom • paraneoplastisch • iatrogen durch inadäquate Infusionstherapie

1 l Volumen, so entspricht dies in etwa seiner gesamten extrazellulären Flüssigkeit (Klinke et al. 2005). In diesem Fall muss sofort mit einer adäquaten Volumentherapie begonnen werden, um das Leben des Kindes zu erhalten.

▶ **Hypertone Dehydratation.** Sie ist durch ein Defizit an freiem Wasser charakterisiert. Ursächlich ist hier entweder die zu geringe Flüssigkeitsaufnahme (z. B. Dursten von alten Menschen oder Ausdauersportlern) oder der zu hohe Verlust an Wasser, wie er im Rahmen eines Diabetes insipidus oder bei Diabetes mellitus durch osmotische Diurese auftreten kann.

▶ **Hypotone Dehydratation.** Hypotone Dehydratationen sind selten und entstehen, falls bei exzessivem Schwitzen – was mit erheblichen Kochsalzverlusten einhergeht – nur Wasser getrunken wird. Weitere Ursachen sind ein Salzverlustsyndrom oder iatrogen durch den unkritischen Ersatz von elektrolytfreien Lösungen bei der Therapie von Flüssigkeitsverlusten.

▶ **Isotone Hyperhydratation.** Isotone Hyperhydratationen treten bei Patienten mit Herz- und Niereninsuffizienz sowie bei Leberzirrhose mit Aszites auf. Auf dem Boden dieser Primärerkrankungen entstehen durch Zunahme des interstitiellen Volumens generalisierte periphere Ödeme, die monströse Ausmaße annehmen können. Weitere Symptome sind Zunahme des Körpergewichts, Aszitesbildung und im Stadium der akuten Dekompensation die Entwicklung eines Lungenödems.

▶ **Hyper- und hypotone Hyperhydratationen.** Sie sind selten und haben meist ihre Ursache in einer falschen oder exzessiven Infusionstherapie („Wasserintoxikation").

23.1.3 Präklinische Maßnahmen und Therapie

Dehydratationen

> **Praxistipp**
> Da dem Notarzt präklinisch in der Regel keine labordiagnostischen Untersuchungsmöglichkeiten zur Verfügung stehen, sollten Spekulationen und Vermutungen, ob der Patient iso-, hyper- oder hypoton dehydriert ist, unterbleiben.

Die präklinische Therapie der Wahl eines jeden dehydrierten Patienten ist die intravenöse Zufuhr bilanzierter Elektrolyt- oder physiologischer Kochsalzlösung (NaCl 0,9%).

> **Praxistipp**
> Als Faustregel kann gelten, akute Störungen schnell, chronische Veränderungen langsam zu therapieren.

Vor der präklinischen Applikation hypotoner Infusionen oder der Gabe von gelösten Substanzen, die der Organismus schnell verstoffwechselt (z. B. Glukose-5%-Lösung) wird in diesem Zusammenhang eindringlich gewarnt. Hierdurch wird eine Vergrößerung des extrazellulären Raumes bei zeitgleichem Absinken der osmolaren Konzentration induziert. Konsekutiv kommt es zu einem Wassereinstrom in die Zellen. Zellschwellungen mit der Gefahr der Ausbildung eines Hirnödems sind die Folge.

Hyperhydratationen

Bei Patienten mit einer Überwässerungssymptomatik und erhaltener Nierenfunktion sollte eine Ausschwemmungstherapie mit Schleifendiuretika (z. B. Furosemid oder Torasemid) begonnen werden. Ist die Nierenfunktion gestört, sollte der Patient in eine Klinik transportiert werden, in der die Möglichkeit der Durchführung eines Nierenersatzverfahrens gegeben ist. Zudem sollte – soweit dies präklinisch möglich ist – eine Therapie des Grundleidens erfolgen. Dies kann im Falle einer akuten dekompensierten Hypervolämie auch eine differenzierte Katecholamintherapie, CPAP-Therapie oder die Intubation mit konsekutiver, kontrollierter Beatmung beinhalten.

23.2 Störungen im Elektrolythaushalt

23.2.1 Physiologische Grundlagen

> **Merke**
> Elektrolytabnormitäten gehen häufig mit kardiovaskulären Notfällen einher. So können diese Störungen Ursache von vital bedrohlichen Herzrhythmusstörungen bis hin zum Herzkreislaufstillstand sein und eine erfolgreiche kardiopulmonale Reanimation erschweren.

▶ **Kalium (K^+).** Das quantitativ bedeutendste Kation der menschlichen Zelle spielt bei der neuromuskulären Übertragung und der physiologische Herzfunktion eine entscheidende Rolle. Lediglich 2% des Gesamtkaliums des Organismus befinden sich im Extrazellulärraum, 98% liegt intrazellulär vor. Die Kaliumserumkonzentration ist vom pH-Wert des Serums abhängig: Bei Azidose steigt der Kaliumserumspiegel an, da Kalium aus den Zellen ausströmt. Bei Alkalose wird dagegen K^+ nach intrazellulär verschoben. Aus diesem Grund weist eine normale Kaliumserumkonzentration bei Azidose auf einen Kaliummangel, bei Alkalose auf einen Kaliumüberschuss hin. Die Kaliumelimination erfolgt zu ca. 90 % renal, zu ca. 10 % über den Gastrointestinaltrakt und zu einem geringen Teil über den Schweiß.

▶ **Natrium (Na^+).** Es ist das wichtigste Ion des Extrazellulärraums. Änderungen des Natriumbestands induzieren aus Gründen der Osmose zwangsläufig gleichsinnige Änderungen des Extrazellulärraums, also entweder eine Hypo- oder Hypervolämie. Da präklinisch eine Unterscheidung zwischen einer Störung des Wasser- oder Natriumhaushalts nicht möglich ist, wird in diesem Zusammenhang auf das Kapitel Störungen im Wasserhaushalt verwiesen.

▶ **Kalzium (Ca^{2+}).** Kalzium ist das im Körper am meisten vorkommende Mineral. Zahlreiche Mechanismen, z.B. die Muskelkontraktion, die kardiale Kontraktilität oder die Thrombozytenaggregation sind kalziumabhängig. Kalzium ist darüber hinaus essenziell für die neuromuskuläre Funktion und die Knochenfestigkeit. Nur ionisiertes Kalzium ist biologisch aktiv. Da Wasserstoffionen mit Kalziumionen um Bindungsstellen am Plasmaalbumin kompetieren, besteht eine pH-Abhängigkeit: Bei Alkalose nimmt der Ionisierungsgrad ab, bei Azidose zu.

▶ **Magnesium (Mg^{2+}).** Nach Kalium das häufigste intrazelluläre Kation des menschlichen Körpers. Es ist u.a. nötig für das Ein- und Ausströmen von Natrium, Kalium und Kalzium in bzw. aus der Zelle und besitzt eine membranstabilisierende Wirkung.

23.2.2 Ursachen, präklinische Diagnostik und Symptomatik

Der Notarzt befindet sich hier in einem diagnostischen Dilemma, da ohne laborchemische Analysen Elektrolytstörungen weder bestätigt noch sicher ausgeschlossen werden können. Anamnese, Symptomatik und die auch präklinisch zur Verfügung stehende EKG-Diagnostik können zwar richtungweisend, aber nie beweisend sein! Aufgabe des Notarztes ist es, alle verfügbaren Informationen schnellstmöglich zusammenzuführen.

Störungen des Kaliumhaushalts

Störungen des Kaliumhaushalts gehören zu den häufigsten Elektrolytstörungen. Sie können durch Änderungen der Ausscheidung, der Zufuhr und der Verteilung zwischen Extra- und Intrazellulärraum induziert sein. Ab einem Serumwert von > 5,5 mol/l liegt definitionsgemäß eine Hyperkaliämie vor, bei Werten > 6,5 spricht man von einer schweren Hyperkaliämie (Soar et al. 2005 [9]).

▶ **Hyperkaliämie.** Die Ursachen einer Hyperkaliämie sind mannigfaltig. Oft tritt sie im Rahmen einer verminderten renalen Kaliumelimination bei renaler Erkrankung auf. So weisen bis zu 55 % der Patienten mit chronischer Niereninsuffizienz zu hohe Kaliumwerte auf (Stühlinger 2003 [10]). Weitere Ursachen sind Nebennierenrindeninsuffizienz, Kaliumaustritte aus der Zelle bei Azidose, Hämolyse oder Tumorzerfall, nach Traumata, Verbrennungen und bei Rhadomyolyse. Auch Medikamente wie z.B. ACE-Hemmer, kaliumsparende Diuretika und nicht steroidale Antiphlogistika können eine Hyperkaliämie induzieren.

Besonders gefährdet scheinen Patienten mit Diabetes mellitus zu sein. So wiesen 15 % aller Diabetiker Kaliumwerte > 5 mmol/l auf, während nur 0,2 % Werte unter 3,5 mmol/l zeigten (Riegler et al. 2007 [8]).

Die Klinik – allgemeines Schwächegefühl, Paralysen und Gliederschmerzen – ist unspezifisch, pathognomonische Symptome fehlen. Grundsätzlich gilt, dass akut aufgetretene Hyperkaliämien bei vergleichbarem Kaliumspiegel wesentlich symptomreicher verlaufen als chronische Hyperkaliämien, d.h., nicht nur der absolute Kaliumspiegel ist für das Ausmaß der klinischen Störung entscheidend, sondern v.a., in welcher Zeitspanne dieser erreicht wurde. So tolerieren beispielsweise Dialysepatienten häufig extrem hohe Kaliumwerte gut. Gefürchtet sind Herzrhythmusstörungen, die von einem AV-Block I°, Bradykardien, ventrikulären Tachykardien bis hin zur pulslosen elektrischen Aktivität (PEA), Kammerflimmern oder Asystolie reichen können.

Bei den meisten Patienten sind ab einem Kaliumspiegel von 6,7 mmol/l EKG-Veränderungen nachweisbar (Soar et al. 2005 [9]). Charakteristischerweise kommen im EKG abgeflachte oder fehlende P-Wellen und hohe, „zeltartige" T-Wellen zur Darstellung (▶ Abb. 23.1). Der QRS-Komplex kann aufgrund einer S-Verbreiterung verlängert sein.

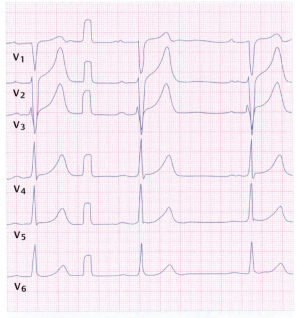

Abb. 23.1 Typische EKG-Veränderungen (hohe „zeltartige" T-Wellen, abgeflachte P-Wellen) bei Hyperkaliämie.

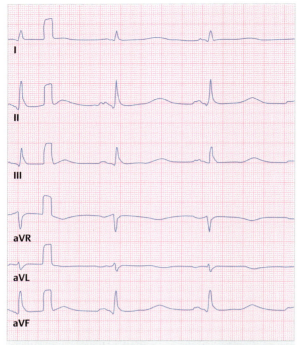

Abb. 23.2 Typische EKG-Veränderungen (flache T-Wellen und ST-Strecken-Senkungen) bei Hypokaliämie.

▶ **Hypokaliämie.** Hypokaliämien sind meist durch gastrointestinale (Laxanzienabusus, Diarrhö, Ileus, gastrointestinale Fisteln) oder renale (Diuretika, Dialyse, Diabetes insipidus, osmotische Diurese bei Diabetes mellitus) Verluste verursacht. Auch hier ist die Symptomatik unspezifisch: Schwäche, Fatigue, Muskelkrämpfe, Verstopfung und paralytischer Ileus können ihre Ursache in einer Hypokaliämie haben. Das Myokard reagiert, insbesondere bei digitalisierten Patienten und Patienten mit koronarer Herzkrankheit, sehr sensibel auf hypokaliämische Zustände. Arrhythmien, meist ventrikuläre, PEA oder Asystolie können die Folge sein. Im EKG sind typischerweise U-Wellen, flache T-Wellen und ST-Strecken-Senkungen nachweisbar (▶ Abb. 23.2).

Störungen des Kalziumhaushalts

▶ **Hyperkalzämie.** Sie wird meist durch einen primären Hyperparathyreodismus oder durch maligne Neoplasien verursacht, wobei Letztgenannte öfter akute hospitalisierungspflichtige Notfälle induzieren. Seltenere Ursachen sind Granulomatosen, Infektionskrankheiten, Immobilisation und Vitamin-D-Intoxikationen. Dekompensiert eine Hyperkalzämie, so spricht man von einer *hyperkalzämischen Krise*, die eine akut vitalbedrohliche Situation darstellt (Büttner u. Langgartner 2004 [2]).

Patienten mit Hyperkalzämie leiden insbesondere an kognitiven Störungen, Müdigkeit, Apathie, seltener an Somnolenz oder schweren Bewusstseinstrübungen bis hin zum Koma. Darüber hinaus können zahlreiche unspezifische Symptome wie Übelkeit, Erbrechen, Pruritus, abdominelle Schmerzen, gastrointestinale Atonie und Nephrourolithiasis auftreten. Ungefähr 2 % der Patienten entwickeln eine akute Pankreatitis. Da Kalzium das kardiomyozytäre Aktionspotenzial verkürzt, zeigen sich im EKG häufig ST- und QT-Zeit-Verkürzungen sowie supraventrikuläre und ventrikuläre Rhythmusstörungen (▶ Abb. 23.3).

▶ **Hypokalzämie.** Mit einer Hypokalzämie kann der Notarzt bei Patienten mit chronischer Niereninsuffizienz, akuter Pankreatitis, Zustand nach Schilddrüsenoperation (unbeabsichtigte Entfernung der Nebenschilddrüsen) und Intoxikation mit Kalziumantagonisten konfrontiert werden. Parästhesien, Tetanien und Krämpfe prägen meist das klinische Bild, seltener treten Laryngospasmen und Bewusstseinsstörungen (Ohnmachtsanfälle) auf. Im EKG kommen typischerweise ST- und QT-Zeit-Verlängerungen sowie eine Inversion der T-Welle zur Darstellung, auch AV-Blockierungen und Herzstillstände wurden beschrieben (▶ Abb. 23.4).

Störungen des Magnesiumhaushalts

▶ **Hypermagnesiämie.** Sie hat meist iatrogene und/oder renale (akute oder chronische Niereninsuffizienz) Ursachen. In Abhängigkeit vom Magnesiumspiegel können neuromuskuläre, neurologische und kardiale Symptome auftreten. Gefürchtet sind die Paralyse der Atemmuskulatur mit konsekutiver respiratorischer Insuffizienz und das Auftreten von Herzrhythmusstörungen (Bradykardie, AV-Blockierungen, Herzstillstand). Im EKG ist der QRS-Komplex verbreitert, die QT-Zeit verlängert.

▶ **Hypomagnesiämie.** Sie entwickelt sich in der Regel langsam infolge renaler oder gastrointestinaler Verluste. Sie hat daher in der Notfallmedizin nur eine geringe Bedeutung. Die Symptome sind meist unspezifisch, bei sehr niedrigen Spiegeln können neben tetaniformen Zuständen, auch Somnolenz, Koma und Herzrhythmusstörungen auftreten.

23.2.3 Präklinische Maßnahmen und Therapie

Die präklinische Behandlung von vermuteten Elektrolytstörungen ist in aller Regel symptomatisch, wobei selbstverständlich der Stabilisierung bzw. Wiederherstellung der Vitalparameter entscheidende Bedeutung zukommt.

> **Praxistipp**
>
> Die Durchführung einer spezifischen Therapie von nicht laborchemisch gesicherten Elektrolytabnormitäten sollte nur bei lebensbedrohlichen Situationen bereits vor Kenntnis der Laborwerte eingeleitet werden.

23.2 Störungen im Elektrolythaushalt

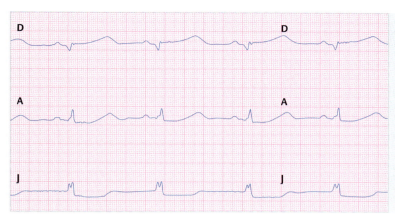

Abb. 23.3 Typische EKG-Veränderungen (ST- und QT-Zeit-Verkürzungen) bei Hyperkalzämie.

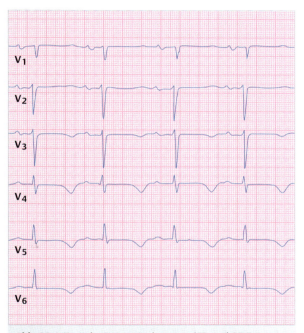

Abb. 23.4 Typische EKG-Veränderungen (ST- und QT-Zeit-Verlängerungen; Inversion der T-Welle) bei Hypokalzämie.

Bei jeder therapeutischen Maßnahme muss der Notarzt die Gefahren der vermuteten Elektrolytstörung gegen Risiken seiner präklinischen Therapie abwägen. So kann z. B. die unkontrollierte Gabe von Natriumbikarbonat bei metabolischer Azidose zu einem Abfall des Kaliumspiegels mit konsekutiver Gefahr von Herzrhythmusstörungen führen.

Merke

Eine kontinuierliche EKG-Überwachung ist sowohl bei gesicherter als auch bei allen vermuteten Elektrolytstörungen unabdingbar!

▶ **Hyperkaliämie.** Wenn aufgrund typischer EKG-Veränderungen ein hochgradiger Verdacht auf eine Hyperkaliämie besteht, insbesondere bei Auftreten von Herzrhythmusstörungen, ist auch präklinisch eine spezifische Therapie zu rechtfertigen (Anonymous 2005[1]). Prinzipiell gilt: Keine weitere Kaliumzufuhr, keine Vollelektrolytlösungen (wie z. B. Ringer-Lösung) applizieren (Riegler et al. 2007[8]). Inhalativ appliziertes Salbutamol (repetitive Hübe; 1–5 mg) senkt den Kaliumspiegel 3–5 min nach Gabe (Mahoney et al. 2005[5], Mandelberg et al. 1999[6]). Alternativ können 20–80 mg Furosemid i.v. zur Steigerung der Diurese gegeben werden. Bei bedrohlichen Rhythmusstörungen können 5–20 ml Kalziumchlorid 10 % langsam i.v. injiziert werden, um die toxische Wirkung an der Herzmuskelmembran zu antagonisieren. Der Serumkaliumspiegel bleibt durch diese Maßnahme jedoch unverändert (Parham et al. 2006[7], Mahoney et al. 2005[5]).

Die Gabe von Natriumbikarbonat sollte nur bei exzessiver Hyperkaliämie und vorbestehender metabolischer Azidose erwogen werden. Die Infusion von Glukose/Insulin-Mischungen sollte präklinisch unterbleiben, sie ist ausschließlich der stationären Behandlung vorbehalten.

Praxistipp

Da die Dialyse die effektivste Therapie einer Hyperkaliämie darstellt, sollte der Transport des Patienten immer in ein Krankenhaus erfolgen, in dem diese Behandlungsoption zur Verfügung steht.

▶ **Hypokaliämie.** Vor der präklinischen Gabe von Kalium bei einer vermuteten, d. h. nicht gesicherten Hypokaliämie kann nur gewarnt werden. Lediglich als Ultima Ratio kann bei Verdacht auf eine Hypokaliämie – z. B. bei einer protrahierten Reanimation – an eine Kaliumzufuhr gedacht werden. Bei Gabe über eine periphere Venenverweilkanüle muss hierbei bedacht werden, dass Kaliumkonzentrationen über 20 mval/l gefäßschädigende Wirkungen besitzen.

▶ **Hypokalzämie.** Bei einer symptomatischen Hypokalzämie können 10–20 ml Kalziumchlorid 10 % langsam i.v. appliziert werden. Diese Maßnahme ist nicht unbedenklich, falls keine Hypokalzämie, wie z. B. bei der Hyperventilationstetanie, vorliegt. Sie sollte daher zurückhaltend zur Anwendung kommen.

▶ **Hyperkalzämie.** Bei einer Hyperkalzämie kommt als einzige präklinische Behandlungsoption die Verdünnung mittels isotonischer Kochsalzlösung in Betracht. Die Gabe von Diuretika wie Furosemid ist umstritten.

▶ **Magnesium.** Die Therapie bei Störungen des Magnesiumhaushalts erfolgt präklinisch ausschließlich symptomatisch.

Kernaussagen

Störungen im Wasserhaushalt
Präklinisch ist nur zwischen Iso-, Hyper- und Dehydratation zu unterscheiden. Spekulationen und Vermutungen, ob bei einem Patient eine iso-, hyper- oder hypotone Störung vorliegt, sollten unterbleiben.

Die Therapie der Wahl eines jeden dehydrierten Patienten ist präklinisch die intravenöse Zufuhr bilanzierter Elektrolytlösungen oder physiologischer Kochsalzlösung (NaCl 0,9 %).

Keine Gabe von gelösten Substanzen, die der Organismus schnell verstoffwechselt (z. B. Glukose-5 %-Lösung) oder hypotoner Infusionen. Hirnödemgefahr!

Bei Überwässerungszuständen sollte eine Ausschwemmungstherapie mit Schleifendiuretika (z. B. Furosemid oder Torasemid) begonnen werden.

Störungen im Elektrolythaushalt
Elektrolytstörungen verursachen oder unterhalten häufig kardiovaskuläre Notfälle, insbesondere Herzrhythmusstörungen.

Präklinisch können Elektrolytstörungen aufgrund fehlender diagnostischer Möglichkeiten weder bestätigt, noch sicher ausgeschlossen werden. Daher ist die präklinische Behandlung von vermuteten Elektrolytstörungen in aller Regel symptomatisch: Stabilisierung bzw. Wiederherstellung der Vitalparameter!

Nur bei vitalgefährdeten Zuständen ist bereits vor Kenntnis der Laborwerte eine spezifische präklinische Therapie zu rechtfertigen.

Bei Hyperkaliämie keine Gabe kaliumhaltiger Infusionslösungen, wie z. B. Ringer-Lösung. Salbutamol kann inhalativ oder Fusosemid i.v. appliziert werden. Liegen bedrohliche Rhythmusstörungen vor, sollte Kalziumchlorid 10 % i.v. appliziert werden. Natriumbikarbonat sollte nur bei exzessiver Hyperkaliämie und vorbestehender metabolischer Azidose eingesetzt werden.

Vor „blinder" Kaliumgabe wird gewarnt. Nur als Ultima Ratio kann bei Verdacht auf eine Hypokaliämie und lebensbedrohlichen Situationen eine Kaliumzufuhr erwogen werden.

Literatur

Referenzen

[1] **Anonymous.** Part 10.1: Life-threatening electrolyte abnormalities. Circulation 2005; 112: 121–125
[2] **Büttner** R, Langgartner J. Die hyperkalzämische Krise. Intensivmed 2004; 41: 406–416
[3] **Klinke** R, Pape HC, Silbernagl S, Hrsg. Physiologie. Stuttgart: Thieme; 2005
[4] **Larsen** R. Anästhesie. München: Urban & Schwarzenberg; 1999
[5] **Mahoney** BA, Smith WA, Lo DS et al. Emergency interventions for hyperkalaemia. Cochrane Database Syst Rev 2005; 18: CD003235
[6] **Mandelberg** A, Krupnik Z, Houri S et al. Salbutamol metered-dose inhaler with spacer for hyperkalaemia. Chest 1999; 115: 617–622
[7] **Parham** WA, Mehdirad AA, Biermann KM, Freman CS. Hyperkalemia revisited. Tex Heart Inst J 2006; 33: 40–47
[8] **Riegler** N, Spinner T, Spies R, Andreß HJ. Die vitale Hyperkaliämie des Diabetikers – ein unterschätztes Risiko? Der Notarzt 2007; 23: 123–129
[9] **Soar** J, Deakin CD, Nolan JP, Abbas G et al. European resuscitation council guidelines for resuscitation 2005. Section 7. Cardiac arrest in special circumstances. Resuscitation 2005; 67(S1): S135–S170
[10] **Stühlinger** HG. Magnesium und Kalium in der Notfallmedizin. J Miner Stoffwechs 2003; 10(Suppl1): 8–17

24 Notfälle in der Allgemeinchirurgie

S. Riedl, J. Werner, M. W. Büchler

Patienten, die notfallmäßig von Allgemein- und Viszeralchirurgen behandelt werden müssen, leiden unter einem „akuten Abdomen". Dieses kann endogene Ursachen haben oder durch einen äußeren Einfluss, z. B. durch ein Trauma, entstehen. Der Zeitpunkt der Diagnosestellung kann mit Eintreten der Ursache, z. B. einer Stichverletzung, einhergehen oder erst später eintreten, wenn sich das akute Abdomen mit Verzögerung entwickelt. Beispielsweise kann eine Peritonitis infolge einer Harnblasenruptur noch Tage nach einem stumpfen Abdominaltrauma entstehen. Die Vielfältigkeit der Ätiologie des akuten Abdomens, der unterschiedliche Zeitpunkt der Diagnosestellung und die Einleitung einer differenzierten Therapie, die entsprechend dem Gesamtzustand des Patienten in einem oder mehreren Schritten erfolgen muss, erfordert die frühzeitige Beteiligung erfahrener Allgemein- und Viszeralchirurgen, insbesondere wenn die primäre Abklärung und eine konservative Therapie nicht zielführend waren.

24.1 Akutes Abdomen

Der Begriff *akutes Abdomen* beschreibt einen Krankheitszustand, der sich akut oder über einen längeren Zeitraum entwickelt und zur vitalen Bedrohung des Patienten führt. Patienten mit akutem Abdomen sind subjektiv meist schwer krank. Ursache ist eine vegetative Begleitsymptomatik, die durch starke abdominelle Schmerzen, einen Schockzustand oder eine beginnende Sepsis ausgelöst wird.

Aufgrund der deutlichen Beeinträchtigung des Patienten verbleibt meist nur wenig Zeit für die Diagnostik. Daher müssen bei den Notfallmaßnahmen akute Therapiemaßnahmen zur Stabilisierung des Patienten, wie die Einleitung einer Schmerz- oder Schocktherapie häufig parallel zur erforderlichen Diagnostik – der Durchführung einer Sonografie oder einer Computertomografie – erfolgen.

Merke

Letztlich entscheidet die zeitnahe Einleitung einer kausalen Therapie darüber, ob das akute Abdomen beherrscht werden kann. Wird den Erstmaßnahmen zu viel Zeit eingeräumt, ohne mit der Beseitigung der Ursache zu beginnen, ist der Patient gefährdet. Dies kann beispielsweise der Fall sein, wenn eine akute Blutung vorliegt und die Schocktherapie den operativen Eingriff verzögert.

Nimmt die Diagnostik zu viel Zeit in Anspruch, muss eine Laparotomie als diagnostische Maßnahme erwogen werden. Allerdings setzt dieses Vorgehen voraus, dass dadurch auch der richtige Weg zur Therapie beschritten wird. Ob eine unverzügliche Laparotomie indiziert ist oder ob weitere diagnostische Maßnahmen erforderlich sind, muss innerklinisch der Chirurg im Einzelfall entscheiden.

24.1.1 Diagnostik

Da das akute Abdomen unverzüglich einer Kausaltherapie zugeführt werden muss, führen Fehlentscheidungen in der Primärtherapie nicht selten zu irreversiblen Folgen. Die Dringlichkeit und das Ausmaß der diagnostischen Abklärung des akuten Abdomens sind abhängig davon, ob
- der Patient hämodynamisch (in)stabil ist,
- ein diffuser oder lokaler Peritonismus vorliegt,
- sich der klinische Zustand des Patienten rapide verschlechtert.

Anamnese

Eine möglichst vollständige Anamnese spart meistens Zeit. Dabei ist es durchaus möglich, dass klinische Symptome schon Tage bis Wochen vor dem Manifestwerden des akuten Abdomens bestanden haben. Ebenso kann es sich um eine akute Exazerbation eines chronischen Leidens handeln. Der Ort des Schmerzbeginns weist vor dem Auftreten eines diffusen Peritonismus häufig auf das primär erkrankte Organ hin und kann wertvolle Hinweise für den chirurgischen Zugangsweg geben. So deuten Oberbauchbeschwerden vor einer diffusen Peritonitis auf eine Ulkusperforation hin, während Unterbauchschmerzen rechts für eine Appendizitis oder Unterbauchschmerzen links für eine Sigmadivertikulitis sprechen können.

Begleitinformationen

Außerdem dürfen wichtige Begleitinformationen nicht außer Acht gelassen werden. Das Alter des Patienten grenzt die möglichen Erkrankungsbilder wesentlich ein. So sind Invagination, Volvulus und Hodentorsion häufig Erkrankungen des Kindes- und Jugendalters, während Perforationen des Gastrointestinaltrakts, Divertikulitiden und Tumorerkrankungen häufiger im fortgeschrittenen Erwachsenenalter vorkommen.

▶ **Medikamentenanamnese.** Bei der Medikamentenanamnese kann die Einnahme von Thrombozytenaggregationshemmern vor einer größeren Operation die Bereitstellung von Thrombozytenkonzentraten erfordern. Gerinnungsdefizite, z. B. bei Marcumartherapie oder angeborenen Gerinnungsstörungen, müssen vor einer operativen Intervention ausgeglichen werden. Die kardiale und pulmonale Belastungsfähigkeit des Patienten geht ebenfalls in die Indikationsstellung zu einer Operation ein. So sollte beispielsweise bei einer Ulkusblutung im oberen Gastrointestinaltrakt die Indikation zum operativen Vorgehen bei alten und multimorbiden Patienten frühzeitig gestellt werden. Insbesondere bei der akuten Verschlechterung einer chronisch bestehenden Erkrankung, v. a. aber bei Tumorleiden, sind die voraussichtliche Prognose der Erkrankung und vor allem der Wille des Patienten möglichst vollständig zu eruieren.

Klinische Untersuchung

Die klinische Untersuchung ist wesentlich, um die Labordiagnostik und eine meist erforderliche, aber immer mit Verzögerungen und personellem Aufwand verbundene apparative Diagnostik zielgerichtet planen und durchführen zu können.

Leitsymptome

Das klinische Bild des akuten Abdomens wird von Leitsymptomen geprägt, die je nach Erkrankung unterschiedlich stark ausgeprägt sein können. Im Vordergrund stehen:
- Schmerzen,
- Störungen der Peristaltik,
- vermehrte Bauchdeckenspannung,
- Übelkeit und Erbrechen,
- vegetative Symptome.

Der Allgemeinzustand des Patienten ist meist deutlich reduziert. Der Patient ist ängstlich, anfangs unruhig, später verwirrt und desorientiert. Eine Zusammenfassung der wichtigsten Differenzialdiagnosen unter Berücksichtigung der quadrantenbezogenen Lokalisation der abdominellen Schmerzsymptomatik findet sich in ▶ Abb. 24.1.

Untersuchung

Zur klinischen Untersuchung gehören:
- Inspektion,
- Auskultation,
- Palpation des Abdomens,
- rektal-digitale Untersuchung.

Zu achten ist bei der *Inspektion* des Abdomens auf Narben, Hernien, Bauchwanddefekte, sichtbare Pulsation der Bauchdecke bei Aortenaneurysma, Hautverfärbungen bei Pankreatitis, Prellmarken nach Traumen und Hämatome nach Spontanblutungen. Bei der *Auskultation* des Abdomens geht es um die Häufigkeit und Qualität der Darmgeräusche in allen 4 Quadranten. Bei der *Perkussion* der Bauchdecke ist wesentlich das Punctum maximum und die Qualität des Schmerzes, Lokalisation, Resistenzen, Meteorismus, Aszites. Die *rektal-digitale Untersuchung* kann rektales Blut, einen tastbaren Tumor oder leeren Darm als Zeichen eines Passagehindernisses und bei Schmerzen einen Douglas-Abszess ergeben.

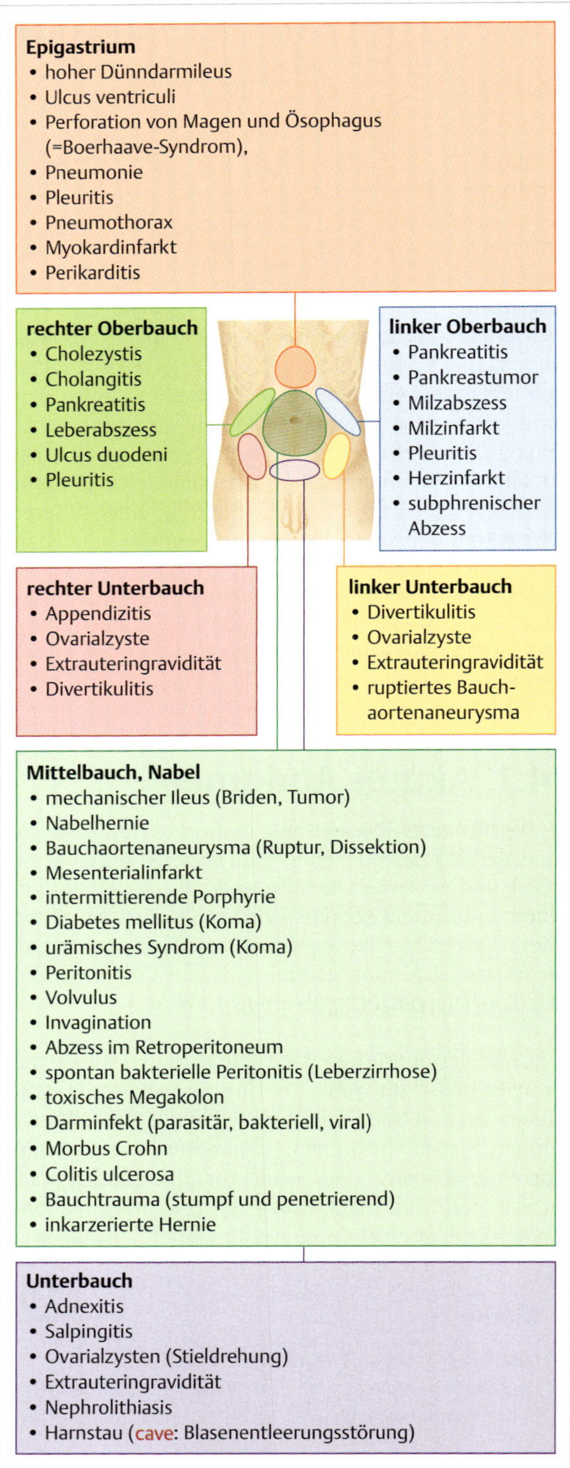

Epigastrium
- hoher Dünndarmileus
- Ulcus ventriculi
- Perforation von Magen und Ösophagus (=Boerhaave-Syndrom),
- Pneumonie
- Pleuritis
- Pneumothorax
- Myokardinfarkt
- Perikarditis

rechter Oberbauch
- Cholezystis
- Cholangitis
- Pankreatitis
- Leberabszess
- Ulcus duodeni
- Pleuritis

linker Oberbauch
- Pankreatitis
- Pankreastumor
- Milzabszess
- Milzinfarkt
- Pleuritis
- Herzinfarkt
- subphrenischer Abzess

rechter Unterbauch
- Appendizitis
- Ovarialzyste
- Extrauteringravidität
- Divertikulitis

linker Unterbauch
- Divertikulitis
- Ovarialzyste
- Extrauteringravidität
- rupiertes Bauchaortenaneurysma

Mittelbauch, Nabel
- mechanischer Ileus (Briden, Tumor)
- Nabelhernie
- Bauchaortenaneurysma (Ruptur, Dissektion)
- Mesenterialinfarkt
- intermittierende Porphyrie
- Diabetes mellitus (Koma)
- urämisches Syndrom (Koma)
- Peritonitis
- Volvulus
- Invagination
- Abzess im Retroperitoneum
- spontan bakterielle Peritonitis (Leberzirrhose)
- toxisches Megakolon
- Darminfekt (parasitär, bakteriell, viral)
- Morbus Crohn
- Colitis ulcerosa
- Bauchtrauma (stumpf und penetrierend)
- inkarzerierte Hernie

Unterbauch
- Adnexitis
- Salpingitis
- Ovarialzysten (Stieldrehung)
- Extrauteringravidität
- Nephrolithiasis
- Harnstau (cave: Blasenentleerungsstörung)

Abb. 24.1 Typische Manifestationsorte des viszeralen Schmerzes (Quelle: Hirner u. Weise 2008 [9]).

Labor

In Kenntnis der Informationen aus Anamnese und klinischer Untersuchung ist zu entscheiden, ob die Notfall-Labordiagnostik ergänzt werden muss (z.B. zum Ausschluss eines Herzinfarkts bei Oberbauchschmerzen) und welche apparative Diagnostik die bestehende Verdachtsdiagnose weiter bestätigen und verfeinern kann.

Bildgebende Diagnostik

Sonografie des Abdomens

Für Notfallpatienten ist die Sonografie eine orientierende, schnell durchführbare Untersuchungstechnik, die überall verfügbar ist. Im Vordergrund der Ultraschalldiagnostik steht der Nachweis freier Flüssigkeit, die Aszites, Blut oder Inhalt rupturierter Organe sein kann. Im Oberbauch können Affektionen der Leber, Gallenblase und Gallengänge (z.B. Hydrops, Cholezystitis), der Nieren (Harnstau etc.) und Milz abgeklärt werden. Bei Patienten mit einem Abdominaltrauma können bereits im Schockraum die parenchymatösen Organe wie Leber, Nieren, Milz und ggf. Pankreas hinsichtlich einer Verletzung beurteilt werden. Ebenso ist das Aortenaneurysma mit seinem perfundierten und thrombosierten Lumenanteil gut erkennbar. Während in der Hand erfahrener Untersucher eine Appendizitis durch das Kokardenphänomen gut zu erkennen ist, sind Aussagen zum Intestinum häufig weniger spezifisch. Liegt bereits eine intestinale Paralyse, z.B. bei diffuser Pertonitis vor, kann die Aussagekraft der Sonografie durch Luftüberlagerungen stark eingeschränkt sein.

Konventionelle Röntgendiagnostik

Bei Verdacht auf Hohlorganperforation ist die Leeraufnahme des Abdomens im Stehen die schnellste und einfachste Maßnahme, die eine subdiaphragmale Luftsichel bzw. bei Bettlägrigkeit in Linksseitenlage eine Luftansammlung zwischen der rechten Leber und der Flanke nachweisen kann. Der fehlende Nachweis freier Luft schließt eine Hohlorganperforation jedoch nicht aus. Beim Ileus zeigt die Abdomenleeraufnahme im Stehen Flüssigkeitsspiegel im Dünndarm oder Dickdarm.

Computertomografie

Im Rahmen der Abklärung des akuten Abdomens hat die CT einen festen Stellenwert, insbesondere wenn die Sonografie wegen Adipositas, Luftüberlagerung oder großen offenen Wunden nicht durchführbar ist. Durch die immer kürzere Untersuchungszeit und die weiter steigende Bildqualität ist sie zur Standarduntersuchung abdomineller Erkrankungen geworden.

> **Merke**
>
> Die CT ist der Goldstandard in der Diagnostik des Abdominaltraumas, der akuten Pankreatitis, der akuten Sigmadivertikulitis („Triple-CT" – Kontrastmittel intravenös, oral und von rektal appliziert) und bei retroperitonealen Blutungen.

Die moderne Spiral-CT-Untersuchung erlaubt eine 2-dimensionale multiplanare Darstellung sowie 3-dimensionale Rekonstruktionen des Gefäßsystems. Daher hat die CT die Angiografie in der Diagnostik von rupturierten Aneurysmen, retroperitonealen Blutungen und der akuten Mesenterialischämie auf dem Boden einer arteriellen Embolie oder venösen Thrombose vielfach abgelöst. Interventionen in Form von CT-gesteuerten Punktionen komplettieren nicht nur die Diagnostik bei Abszessen und infizierten Flüssigkeitskollektionen, sondern ermöglichen auch minimalinvasive Drainageneinlagen.

24.1.2 Therapieplanung

Das akute Abdomen erfordert normalerweise eine notfallmäßige Operation.

Bei einigen Differenzialdiagnosen besteht allerdings eine *Kontraindikation* zur Operation, sodass eine sorgfältige diagnostische Abklärung notwendig ist. So erfordert der Nachweis von Luft im Gewebe oder Bauchraum nach einer endoskopischen Untersuchung nur dann eine operative Behandlung, wenn eine Perforation gesichert ist, da Luft auch durch Mikroläsionen entweichen kann und dann eine konservative Therapie ausreichend ist.

Stehen Patienten unter einer starken Immunsupression, z.B. bei hoch dosierter Kortisontherapie oder während einer Chemotherapie, sollte der Zeitpunkt einer Operation sorgfältig abgewogen werden, da Anastomoseninsuffizienzen und Wundheilungsstörungen der Bauchdecke drohen. Bei Patienten mit hoch wirksamer Antikoagulationsbehandlung, z.B. nach Implantation von Drug-eluting-Koronarstents, sollten zur Operation Thrombozytenkonzentrate bereitstehen.

Operative Maßnahmen

Entscheidet man sich zur Operation, sind der Allgemeinzustand des Patienten und seine aktuelle Belastbarkeit ausschlaggebend für den Umfang operativer Maßnahmen:
- Im *ersten Schritt* einer operativen Maßnahme muss die akute Bedrohung des Patienten abgewendet werden. Beispielsweise müssen Blutungen gestoppt werden. Bei der diffusen Peritonitis erfolgt eine Lavage, beim abdominellen Kompartmentsyndrom die Entlastung des intraabdominellen Druckes.

- Der *zweite Schritt* beinhaltet die kausale Therapie. Ein blutendes Ulkus wird übernäht, ein perforierter Darmabschnitt wird reseziert.
- Im *dritten Schritt* der Operation erfolgen rekonstruktive Maßnahmen. Dazu zählen z. B. die Anlage einer Darmanastomose oder der Bauchdeckenverschluss.

Diese operativen Schritte können in einem Eingriff oder auch einzeln erfolgen: So wird bei einer größeren Leberruptur als Erstmaßnahme die Blutstillung durch Packing mit Bauchtüchern im Vordergrund stehen. Erst nach Stabilisierung der Gerinnung und der Organfunktionen sollten weitere Maßnahmen und der definitive Bauchdeckenverschluss erfolgen. Die Perforation des Dickdarms mit diffuser Peritonitis erfordern die Beherrschung der Peritonitis und die Entfernung des erkrankten Darmabschnitts mit Anlage eines Enterostoma. Die Kontinuitätswiederherstellung kann noch Monate später erfolgen.

Merke
Ausschlaggebend für die Vorgehensweise sind der Zustand des Patienten und der Verlauf des Ersteingriffs. Die Therapieplanung muss in enger Zusammenarbeit von Chirurgen und Anästhesisten erfolgen.

24.2 Spezifische Erkrankungen als Ursache des akuten Abdomens

Aus einem mechanischen Ileus können sich kaskadenartig eine intestinale Ischämie des Darmes, daraus eine Perforation und daraus wiederum eine Peritonitis entwickeln. Diese unterschiedlichen Krankheitsbilder erfordern jeweils unterschiedliche operative Interventionen, die im folgenden Kapitel dargestellt werden.

Merke
Die meisten Entzündungen abdomineller Organe erfordern spätestens beim Auftreten von Komplikationen eine operative Therapie.

Die akute Pankreatitis wird primär konservativ behandelt, sodass der Viszeralchirurg erst in späteren Krankheitsstadien aktiv wird. Abdominaltraumen mit Gewebeläsionen und Rupturen können zu den gleichen Krankheitsbildern wie bei Ileus oder Entzündungen führen. Zusätzlich treten jedoch auch bei Gewebekontusionen abdominelle oder retroperitoneale Blutungen auf. Eine eigene Entität sind die intestinalen Blutungen, bei denen es auf die Lokalisation und das Stillen der Blutungsquelle ankommt. Ein besonderes Krankheitsbild ist schließlich das abdominelle Kompartmentsyndrom, das im Rahmen von stumpfen Abdominaltraumen, bei Adipositas per magna und anderen Ursachen auftreten kann.

24.2.1 Ileus

Ätiologie und Pathogenese

Ein Darmverschluss kann funktionell oder mechanisch bedingt sein. Funktionelle Störungen, z. B. bei Hypokaliämie, oder Subileuszustände sind nicht als akutes Abdomen zu betrachten und können ohne Zeitdruck diagnostiziert und behandelt werden.

Der mechanische Darmverschluss führt jedoch zum Aufstau des Darminhalts, zur Überdehnung der Darmwand mit fokaler Durchblutungsstörung und zur Perforation des Darmes an der Engstelle oder in oralwärts gelegenen Darmabschnitten. Am Kolon ist dies häufig der Zäkalpol. Folge des austretenden Darminhalts ist eine Peritonitis. Wird der mechanische Ileus rechtzeitig erkannt und beseitigt, lassen sich die genannten Folgeerkrankungen vermeiden. Führende Symptome sind Erbrechen, abdominelle Schmerzen und eine Reduktion des Allgemeinzustands.

Eine mechanische Ursache des Ileus mit Verlegung des Darmlumens kann beispielsweise erfolgen durch Bauchwandhernien, Adhäsionen, Tumoren, narbige Engen, Strangulationen durch Briden und bei Kindern durch Invaginationen.

Diagnostik

Die Diagnostik erfolgt durch ein Röntgenbild des Abdomens oder eine CT. Die Einlage einer Magensonde dekomprimiert den Magen und lässt anhand des geförderten Sekrets eine näherungsweise Zuordnung der Höhe der Engstelle im Intestinaltrakt zu. Im Zweifelsfall kann eine Passageuntersuchung des Darms mit Gastrografin zeigen, ob und wo ein Passagestopp besteht.

Therapie

Die Operation hat die Dekompression des überfüllten Darmabschnitts zum Ziel, die intraoperativ durch Absaugen des Darminhalts erfolgen kann. Die Entfernung der Stenose, z. B. bei einem Tumor, vergrößert den operativen Eingriff und muss vom stabilen Zustand des Patienten und der Vollständigkeit der Diagnostik abhängig gemacht werden. Ist dies nicht gegeben, kann eine Entlastung durch ein Enterostoma oder die Anlage einer Umgehungsanastomose erfolgen. In der Folge muss die Stenose jedoch beseitigt oder reseziert werden. Dies kann durch Bridenlösung oder Adhäsiolyse erfolgen. Ist die Resektion eines Darmabschnitts erforderlich, kann bei wenig dilatiertem Darm und guter Gewebedurchblutung eine primäre Darmanastomose angelegt werden. Die Wiederherstellung der Kontinuität ist aber auch nach Anlage eines Stomas in einem gesonderten Eingriff möglich.

24.2.2 Ischämie des Gastrointestinaltrakts

Im Rahmen eines Ileus kann es zu einer regionalen Ischämie des Intestinums durch eine erhöhte Spannung der Darmwand oder eine Kompression von Gefäßen kommen. Bei Briden oder Hernien führt der Gewebedruck an der Kompressionszone zur venösen Abflussstörung mit hämorrhagischer Infarzierung. Liegt keine mechanische Ursache vor, sollte bei venösen Thrombosen nach bisher unbekannten Gerinnungsstörungen gefahndet werden. Arterielle Durchblutungsstörungen sind meist durch Embolien oder Thrombosen im arteriellen Stromgebiet bedingt. Allerdings gibt es auch eine generalisierte Minderperfusion der Abdominalorgane insbesondere infolge eines kardialen oder hämorrhagischen Schockgeschehens. Die Ischämietoleranz der Gastrointestinalorgane ist unterschiedlich ausgeprägt, sodass die einzelnen Organe unterschiedlich häufig Komplikationen aufgrund einer Minderperfusion ausbilden.

Merke
Die schockinduzierte Ischämie befällt nicht alle viszeralen Organsysteme in gleichem Ausmaß oder in stets der gleichen Reihenfolge. Es fehlen diagnostische Möglichkeiten, um die Perfusion der einzelnen Organsysteme getrennt zu beurteilen.

Eine typische Spätfolge eines Schockgeschehens ist die Schockgallenblase, die nach Tagen zur akuten Cholezystitis führt und eine Cholezystektomie erfordert. Perfusionsstörungen am Darm führen letztlich zu einer Durchwanderungsperitonitis oder Nekrose der Darmwand mit Perforation und Peritonitis.

Diagnostik

Während regionale Durchblutungsstörungen beispielsweise durch Briden keine spezifische Symptomatik aufweisen und damit schwer zu diagnostizieren sind, kann es bei arteriellen Embolien zu einem vernichtungsartigen Bauchschmerz kommen, der von einem stillen Intervall gefolgt wird. Goldstandard der Bildgebung ist in diesen Fällen die CT mit Kontrastierung der Blutgefäße.

Aufgrund einer ausgezeichneten Gefäßversorgung ist eine Ischämie des *Magens* und auch des **Duodenums** als Folge der schockbedingten Hypoperfusion klinisch praktisch nicht anzutreffen. Ein frühes Zeichen einer intestinalen Perfusionsstörung ist die Paralyse des *Dünndarms*, die im Röntgenbild des Abdomens als (Sub-)Ileus mit Spiegelbildungen diagnostiziert werden kann. Eine engmaschige klinische Kontrolle ist sehr wichtig, da der Übergang von der Hypoperfusion mit konsekutivem paralytischem Ileus und Erholungsfähigkeit zur irreversiblen Ischämie fließend ist. Eine komplette nicht okklusive mesenteriale Ischämie (Non-occlusive mesenterial Ischemia – NOMI; ▶ Abb. 24.2) ist eine eher seltene Komplikation (0,3–4%), die jedoch in 80% einen fatalen Verlauf nimmt (Fitzgerald et al. 2000[8], Durrani et al. 2003[7]).

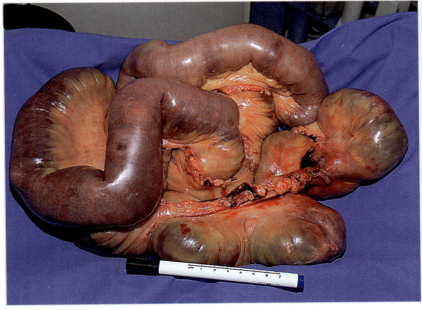

Abb. 24.2 Resektionspräparat bei subtotaler Dünndarmischämie im Rahmen einer nichtokklusiven Mesenterialischämie (NOMI).

Therapie

Da eine selektive Darstellung der Perfusionssituation viszeraler Organe diagnostisch nicht realisiert und therapeutisch auch nicht selektiv interveniert werden kann, hat die konservative Therapie die hämodynamische Stabilisierung zum Ziele.

Eine frühzeitige chirurgische Exploration und ggf. auch Intervention ist bei zweifelhafter Klinik stets anzustreben, um den auf die Erholung des Darmes bezogenen, „Point of no Return" keinesfalls zu versäumen. Dabei haben die Wiederherstellung der Perfusion durch Beseitigung der Kompression von Gefäßen oder eine Embolektomie Vorrang. Bei weiter bestehenden segmentalen Perfusionsstörungen des Darms ist eine Second-Look-Operation angebracht, um nach erfolgter Demarkierung nekrotische Darmabschnitte entfernen zu können.

Sollte im Rahmen der chirurgischen Exploration eine paralytische Distension ohne eindeutige Ischämie vorliegen, so ist die Deviation mit einem doppelläufigen Ileostoma anzustreben, da dies eine Beurteilung der intestinalen Perfusion erlaubt sowie den Darm dekomprimiert.

Die Paralyse des *Kolons* ist initial häufig rechtsbetont, sodass es zu einer Dilatation des Zäkum und des rechten Hemikolons kommt. Bei einer Dilatation des rechten Hemikolons auf einen Querdurchmesser von ≥ 10 cm wird auch von einer Pseudoobstruktion des Kolons (Ogilvie-Syndrom) gesprochen. Diese erhöht die Spannung in der Darmwand und verursacht eine Reduktion der Mirkozirkulation und im Rahmen eines Schocks wiederum eine Distension des rechtsseitigen Kolons. Bei unklarem klinischem Zustandsbild ist die frühzeitige Evaluation des Kolons und ggf. die frühe chirurgische Intervention durch Anlage eines Stomas indiziert.

24.2.3 Perforation

Als Folge eines mechanischen Ileus, einer Durchblutungsstörung, aber auch durch andere endogene Ursachen kann es zur Perforation eines Hohlorgans kommen: Lokale Entzündungen bei Appendizitis, Cholezystitis, einer Divertikulitis oder Tumore können eine Zerstörung der Wand von Hohlorganen und deren Perforation hervorrufen (▶ Abb. 24.3). Aber auch direkte Verletzungen im Rahmen von Stichverletzungen oder stumpfe Abdominaltrauma können zur Perforation von Hohlorganen führen. Selten aber typisch ist die Ösophagusperforation bei Erbrechen als Boerhaave-Syndrom.

Die Perforation von Hohlorganen führt zum Austritt ihres Inhalts mit entsprechender Reizung des umgebenden Gewebes oder des Peritoneums im Bauchraum. Diese ist bei Magensaft sehr stark, bei Galle oder Urin nur gering ausgeprägt. Als weitere Folge entwickelt sich eine Perito-

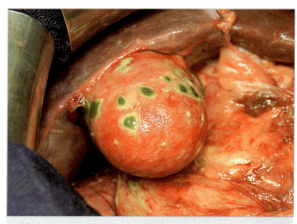

Abb. 24.3 Akute Cholezystitis mit beginnenden Wandnekrosen.

Tab. 24.1 Operative Fokussanierung in Abhängigkeit von der Lokalisation der Perforation

Lokalisation	Operative Therapie
Appendix	Appendektomie
Gallenblase	Cholezystektomie
Ösophagus	Übernähung und Drainageneinlage, ggf. Resektion
Magen	Ulkusexzision und Übernähung, ggf. Magenresektion
Dünndarm	Segmentresektion mit Anastomose, ggf. Splitstoma
Dickdarm / Rektum	Diskontinuitätsresektion (Hartmann), ggf. Anastomosierung
ischämischer Darm	Resektion mit Stoma

nitis, die in ihrem Schweregrad von der Zahl und Art der Keime beeinflusst wird, die bei der Perforation ins Abdomen gelangen. So führt Koloninhalt zu einer ausgeprägteren Peritonitis als Dünndarminhalt. Weitere Folge ist das Auftreten einer Sepsis, die toxisch-bakteriell bedingt ist.

Leitsymptom ist der Peritonismus mit Nachweis von freier Luft oder extraenterischer Flüssigkeit. Die Therapie besteht in einer ausgedehnten Lavage und der operativen Beseitigung der Perforation durch Naht oder Resektion des erkrankten Abschnitts des Hohlorgans (▶ Tab. 24.1).

24.2.4 Peritonitis

Die Auswahl und der Zeitpunkt der Diagnostik und Therapie entscheiden heute wesentlich über die Prognose des Patienten mit Peritonitis (Abraham et al. 2003[1]). Eine Reduktion der Letalität auf 20 % bis 30 % konnte in den letzten Jahrzehnten durch Einführung der Intubationsnarkose, effektiver Antibiotikatherapie, moderner Intensivtherapie inklusive Organersatzverfahren (Hämodialyse) sowie einer Verbesserung der chirurgischen Technik erreicht werden. Die Therapie der Peritonitis ist nur im interdisziplinären Ansatz erfolgreich zu bewältigen.

Definition

Die Einteilung der Peritonitis in 3 Untergruppen (primäre, sekundäre und tertiäre Peritonitis) hat nach wie vor Gültigkeit:
- Die insgesamt sehr selten gewordene *primäre Peritonitis* wird bei Kindern vorwiegend durch β-hämolysierende Streptokokken ausgelöst. Im Erwachsenenalter sind fast ausschließlich Patienten mit einer Leberzirrhose betroffen (portale Hypertension und Aszitesbildung begünstigen bakterielle Translokation).
- Die *sekundäre Peritonitis* stellt die weitaus häufigste Form der intraabdominellen Infektion dar und ist hauptsächlich durch Organperforationen (Perforation eines Ulcus ventriculi oder duodeni, Appendizitis, Cholezystitis oder Sigmadivertikulitis) und posttraumatische intraabdominelle Infektionen bedingt.
- Schlechte Immunitätslage, Immunsuppression und schwerwiegende Begleiterkrankungen (z. B. HIV, Malignome, Leberzirrhose) begünstigen eine persistierende *tertiäre Peritonitis*.

Merke

Die Häufigkeit abdomineller Infektionen als Fokus einer schweren Sepsis liegt in aktuellen, großen Sepsisstudien zwischen 28 und 38 %. In der praktischen chirurgischen Tätigkeit dominiert die sekundäre Peritonitis mit Perforation von intraabdominellen Hohlorganen.

Akute Pankreatitis

Die akute Pankreatitis kann zu einer besonders schweren Form der Peritonitis führen. Die nekrotisierende Pankreatitis als schwerste Entzündungsfolge führt auch heute noch zu einer Mortalität von 10–20 % (Uhl et al. 2002 [14]). Die akute Pankreatitis wird durch abdominelle Schmerzen, die mit einer Amylase- oder Lipaseerhöhung auf mindestens das 3-Fache der Norm einhergehen, klinisch diagnostiziert. In seronegativen Fällen kann die Diagnose erst durch bildgebende Verfahren gestellt werden.

In der Regel verläuft die schwere akute Pankreatitis in 2 Phasen:
- In den ersten 2 Wochen treten häufig systemische Komplikationen im Rahmen des Systemic inflammatory Response Syndrome (SIRS) auf (Klar u. Werner 2000 [10]). Gleichzeitig bilden sich pankreatische und peripankreatische Nekrosen in den ersten 4 Tagen der Erkrankung komplett aus, die primär aseptisch sind. CRP ist der zuverlässigste Prädiktor der Pankreasnekrose ab dem 3. Krankheitstag (Cut-off-Wert 150 mg/dl; Werner et al. 2003b [19]). Die supportive Therapie und ggf. Intensivtherapie sind in dieser Phase entscheidend (Werner et al. 2003a [18]). Im Gegensatz hierzu besteht mit der fortschreitenden Dauer der Erkrankung ein zunehmendes Risiko der Pankreasinfektion.
- Die Infektion der Pankreasnekrosen findet meistens erst 2–3 Wochen nach Krankheitsbeginn statt und kann bei 40–70 % der Patienten mit nekrotisierender Pankreatitis nachgewiesen werden.

Da die Intensivmedizin in den letzten Jahren deutliche Fortschritte gemacht hat, überleben heutzutage mehr Patienten die 1. Phase (SIRS) einer schweren akuten Pankreatitis. Hierdurch steigt die Gefahr der Entwicklung einer Sepsis zu einem späteren Zeitpunkt der Erkrankung (Büchler et al. 2000 [6], Werner et al. 2005 [20]).

Praxistipp

Der optimale Operationszeitpunkt ist ca. 3–4 Wochen nach Krankheitsbeginn. Nur bei gesicherten infizierten Nekrosen oder bei Auftreten seltener Komplikationen wie massiven Blutungen oder Darmperforationen ist eine chirurgische Therapie in der Frühphase der Erkrankung indiziert.

Chirurgische Therapie

Die chirurgische Therapie der Peritonitis richtet sich nach folgenden Grundprinzipien:
- frühe Operation,
- abdominelle Lavage,
- Elimination der Ursache.

Frühe Operation

Der Grundsatz der frühen Operation weist jeden Patienten mit einer Peritonitis als einen chirurgischen Notfall aus. Der Standardzugang für die explorative Laparotomie ist die mediane Laparotomie, da sie sowohl bei Problemen am ösophagogastralen Übergang, als auch im kleinen Becken einen adäquaten Zugang und eine optimale Übersicht gewährleistet.

Intraabdominelle Lavage

Wesentliches Element der intraoperativen Behandlung ist die ausgiebige Spülung des Abdomens mit bis zu 30 l auf Körpertemperatur erwärmter isotoner Kochsalzlösung (Seiler et al. 2000 [12]). Die therapeutischen Überlegungen sind einerseits die mechanische Reinigung der Abdominalhöhle von allen makroskopischen Rückständen der vorliegenden Peritonitis und andererseits die Verdünnung der mikroskopischen Keimzahl im Abdomen.

> **Merke**
> Im Vergleich zur Lavage bietet ein radikales abdominelles Débridement keinen Vorteil in Bezug auf die Mortalität.

Die *Einlage von Spüldrainagen* ist bei der Unmöglichkeit der primären Herdsanierung indiziert und ermöglicht die Fortführung der Spülungsbehandlung in Bereichen, die zur Ausbildung von Spätabszessen neigen, wie beispielsweise im Douglas-Raum. Durch das dargestellte Verfahren der postoperativen kontinuierliche Lavage, können die schwerwiegenden lokalen (Fisteln, Blutungen) und systemischen Komplikationen multipler Laparotomien (Etappenlavage) verhindert werden (van Goor et al. 1997[15]).

Die *Letalität* bei Etappenlavage und Relaparotomie nur bei klinischer Notwendigkeit („on-demand") ist identisch, sodass heute bei der Mehrzahl der Patienten mit Peritonitis lediglich eine einzige Operation notwendig ist (Lamme et al. 2002[11]; ▶ Abb. 24.4).

Fokussanierung

Die erfolgreiche chirurgische Therapie der Peritonitis hat als Voraussetzung die Fokussanierung, sodass eine fortgesetzte Kontamination der Peritonealhöhle mit Bakterien und anderen Substanzen verhindert wird (Galle, Blut, Stuhl etc.; Seiler et al. 2000[12]). Die Auswahl des operativen Verfahrens und die Anlage eines vorübergehenden künstlichen Darmausgangs orientieren sich bei der sekundären Peritonitis am:
- Ursprung der Perforation,
- Ausmaß der Kontamination,
- Grad der Sepsis,
- Nebenerkrankungen.

Auch ist die Erfahrung des Chirurgen in der Einschätzung der Ursache und der erforderlichen therapeutischen Optionen relevant, da oberstes Therapieziel immer die unbedingte Ursachenelimination im Sinne der Fokussanierung sein muss (▶ Tab. 24.2).

Tab. 24.2 Operative Versorgung spezieller Verletzungen.

Organ	Verletzungsmuster	Operative Therapie
Milz	Kapselläsion	ggf. Milzerhalt (Koagulation, Klebung, Vlies)
	Milzruptur	Splenektomie
Leber	Kapselläsion, Ruptur	Packing, Naht, Resektion
Leberhilus	Gefäßverletzung	Naht
	Ductus choledochus	Naht, T-Drain
Gallenblase	Ruptur, Kontusion	Cholezystektomie
Pankreas	Kontusion	Drainage, ggf. Resektion
	Pankreasgang	Resektion
Duodenum	Perforation	Naht, jejunale Ableitung
Magen / Dünndarm	Perforation	Naht, selten Resektion
Kolon	Perforation	Naht, häufiger Resektion, ggf. mit Stoma
Rektum / Sphinkter	Pfählung	Rekonstruktion, Drainage, Übernähung, ggf. mit Stoma
Zwerchfell	Ruptur	Naht, ggf. Netzeinlage

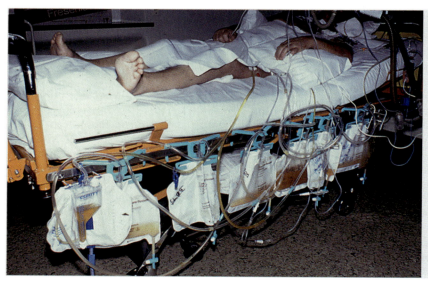

Abb. 24.4 Postoperative, geschlossene, kontinuierliche Lavage der Bursa omentalis und des Retroperitoneums bei nekrotisierender Pankreatitis.

Nicht zuletzt ist der Gesamtzustand des Patienten zu bedenken. Große Resektionen und zusätzlicher Blutverlust belasten den Patienten, der sich bereits im schweren septischen Schock befinden kann. Daher kann es erforderlich sein, den chirurgischen Eingriff in 2–3 Schritte zu splitten, wobei die Dekontamination durch Lavage, die Resektion des Sepsisherds und rekonstruktive Maßnahmen gegebenenfalls zeitlich zu trennen sind.

Heute gibt es für ein sofortiges operatives Vorgehen sehr selten absolute Kontraindikationen. Sollte das perioperative Risiko den angenommenen therapeutischen Nutzen beim individuellen Patienten überwiegen, so stellen in manchen Situationen bei abszedierenden Erkrankungen interventionelle radiologische Verfahren (z. B. Abszessdrainage) eine temporäre Alternative („therapeutisches Bridging") dar. Es muss jedoch an dieser Stelle nochmals betont werden, dass freie Perforationen in die Abdominalhöhle mit der resultierenden Peritonitis immer eine absolute Operationsindikation darstellen. Ist die primäre Fokussanierung nicht möglich, steigt die Mortalität signifikant an (Seiler et al. 2000 [12]).

Supportive Therapie

Im Rahmen der Sepsisbehandlung werden auch die Patienten mit sekundärer Peritonitis intensivmedizinisch interdisziplinär betreut. Wesentliche Kenngrößen sind dabei:
- die hämodynamische Optimierung,
- die lungenprotektive Beatmung nach dem ARDS-Network-Protokoll,
- eine intensivierte Insulintherapie sowie
- die Stressulkus- und Thromboseprophylaxe.

Zusätzlich werden Nierenersatzverfahren und als adjunktive Therapie bei refraktärem katecholaminpflichtigem septischem Schock eine Hydrokortisonbehandlung durchgeführt. Eine adäquate Ernährung zunächst parenteral und sobald als möglich enteral, entweder über Sonde oder per os, ist integraler Bestandteil der Therapie und wird flankiert von einer suffizienten Schmerztherapie (Weigand et al. 2003 [16]).

Die adäquate antimikrobielle Therapie ist essenzielle Grundbedingung der Sepsistherapie (Wheeler u. Bernard 1999 [17]). Die Therapie beginnt direkt nach Diagnose der Peritonitis. Bei unbekanntem Erreger erfolgt die Therapie zunächst als kalkulierte Antibiotikatherapie mit einem Breitspektrumantibiotikum bzw. bei lebensgefährlichen Infektionen mit der Kombination aus Breitspektrumantibiotika nach den Leitlinien der Paul-Ehrlich-Gesellschaft (PEG; Bochurd et al. 2001 [4]). Sobald mikrobiologische Daten verfügbar sind, kann die antibiotische Therapie fokussiert und spezifisch auf die gefundenen Erreger ausgerichtet werden. Eine Übersicht der Therapieempfehlungen zur gezielten Antibiotikatherapie bei bekanntem Erreger ist ebenfalls in den Empfehlungen der Paul-Ehrlich-Gesellschaft enthalten (Bodmann u. Vogel 2001 [5]).

24.2.5 Abdominaltrauma

Verletzungen des Abdomens und des Retroperitoneums entstehen entweder durch stumpfe oder penetrierende Gewalteinwirkung. Sie können isoliert oder in Kombination mit Verletzungen des Thorax und/oder Beckens im Rahmen eines Polytraumas auftreten. Während es sich bei den penetrierenden Verletzungen vor allem um Monotraumen handelt, sind stumpfe Traumen häufig durch Kombination von Verletzungen charakterisiert.

▶ **Stumpfe Bauchverletzungen.** Sie entstehen v. a. durch Verkehrsunfälle, seltener bei Sport- oder Arbeitsunfällen und sind durch die direkte Gewalteinwirkung auf die Bauchdecke gekennzeichnet. In über 30 % der Fälle ist mehr als ein Abdominalorgan verletzt, andererseits liegen in einer Mehrzahl der Fälle Verletzungen des Schädels und Thorax vor, sodass die Abdominalverletzungen oft im Hintergrund der klinischen Symptomatik stehen.

▶ **Penetrierende Bauchverletzungen.** Sie sind in Deutschland selten und in der Regel Stich-, Schuss- oder Pfählungsverletzungen. Stichverletzungen sind häufig nur oberflächlich und verletzen häufig nicht die abdominellen Organe.

> **Merke**
>
> Stumpfe oder penetrierende Verletzungen können primär zu Blutungen in die Bauchwand oder die Bauchhöhle und zu Gewebekontusionen, lokalen Ischämien durch Läsionen von Gefäßen, insbesondere des Mesenteriums und zu Perforationen von Hohlorganen führen. Als Folge kann sich wiederum eine Peritonitis entwickeln.

Klinik und Diagnostik

Das Erheben einer Anamnese ist beim verunfallten Patienten in den meisten Fällen nur unzureichend möglich. Angaben zum Unfallhergang und andere Angaben müssen oft durch Fremdanamnesen eingeholt werden. Neben der klinischen Untersuchung (Inspektion, Palpation) sind v. a. die Sonografie und Röntgenaufnahmen des Abdomens initial wichtig (S. 239). Die Computertomografie stellt auch beim *stumpfen Abdominaltrauma* heute den diagnostischen Goldstandard dar.

Die Indikation zur operativen Exploration wird im Allgemeinen großzügig gestellt. Es ist besser, eine negative Laparotomie zu riskieren, als eine Verletzung zu übersehen, da die verzögerte Diagnostik oft fatale Folgen hat. Hierbei ist auch daran zu denken, dass bei polytraumatisierten Patienten in 20 % mit einer Abdominalbeteiligung gerechnet werden muss. Es muss auch immer daran gedacht werden, wenn der klinische Verlauf des Patienten in Anbetracht des bekannten Verletzungsmusters unerwartet ist (Kreislaufinstabilität, Hb-Abfall, Nachweis freier Flüssigkeit im Abdomen bei Hb-Stabilität, Hypoxie, Sepsis). Die Wahrscheinlichkeit einer Hohlorganverletzung steigt mit der Anzahl verletzter parenchymatöser Organe und liegt z. B. bei der Kombination eines Pankreastraumas mit der Verletzung eines anderen Abdominalorgans bei 33 %.

Merke

Beim penetrierenden Abdominaltrauma ist im Gegensatz zum stumpfen Bauchtrauma die Laparoskopie eine Untersuchungsmethode, die besser als alle anderen diagnostischen Methoden feststellen kann, ob überhaupt eine intraabdominelle Verletzung vorliegt. Im Zweifelsfall wird aber auch der Patient nach penetrierendem Trauma laparotomiert.

Therapie

Blutungen aus zentralen Gefäßen

Patienten mit akuten Blutungen aus zentralen Gefäßen haben eine hohe Letalität und erreichen nur selten die Klinik. Leitsymptome sind die Zeichen des hämorrhagischen Schocks. Bei gleichzeitig vorliegender Abdominalverletzung sollte mittels Sonografie rasch eine intraabdominale (freie Flüssigkeit) von einer retroperitonealen Blutung differenziert werden. Ist der Patient kreislaufstabil, kann eine weitergehende Diagnostik mit CT und ggf. Angiografie und Embolisation durchgeführt werden.

Der kreislaufinstabile Patient muss direkt explorativ laparotomiert werden. Während intraabdominelle Blutungen je nach Lokalisation mittels Übernähung oder Ligatur von Gefäßen bzw. bei Blutungen aus parenchymatösen Organen (Leber, Milz) mittels diffiziler Blutstillung oder Resektion gestoppt werden, wird eine retroperitoneale Blutung in der Regel nicht exploriert, da sich durch das geschlossene Retroperitoneum meist eine Selbstkompression einstellt und somit lediglich engmaschig beobachtet werden muss. Nur bei Verletzungen von größeren Gefäßen im Retroperitoneum oder bei starker Hämorrhagie nach penetrierendem Trauma sollten auch die Nieren freigelegt werden.

Intraabdominelle Flüssigkeit

Bestehen nur geringgradige intraabdominelle Flüssigkeitsnachweise und kleinere Verletzungen der parenchymatösen Organe (Milz, Leber), so ist wie auch bei retroperitonealen Hämatomen ein konservativer Therapieversuch unter engmaschiger klinischer, laborchemischer und sonografischer Kontrolle indiziert. Im Zweifel ist eine explorative mediane Laparotomie indiziert. Die lokale Blutverteilung im Abdomen führt in der Regel auf die Organläsion hin. Bei einer diffusen Verteilung sind die einzelnen Quadranten nacheinander zu untersuchen.

Die Milz (ca. 50 %), die Leber (ca. 35 %), sowie die Nieren und das Mesenterium (je ca. 10–15 %) sind häufig nach stumpfem Bauchtrauma verletzt. Nach initialer Lavage wird das Abdomen systematisch evaluiert, um auch primär nicht evidente Verletzungen, z. B. des Duodenums oder des Pankreas, zu versorgen.

Ist eine definitive Versorgung der Verletzungen aufgrund der Ausdehnung (z. B. Leberruptur) und gleichzeitig bestehender Kreislaufinstabilität zu kritisch, wird das Abdomen provisorisch mit Bauchtüchern gepackt und nach Stabilisierung die definitive operative Versorgung durchgeführt. Für die Verletzungen der einzelnen Organe stehen je nach Verletzungsmuster unterschiedliche operative Versorgungsmöglichkeiten von der Naht über rekonstruktive Verfahren bis zur Resektion zur Verfügung.

24.2.6 Akute gastrointestinale Blutungen

Gastrointestinale Blutungen stellen notfallmedizinisch eine eigene Entität dar. Anders als die vorbeschriebenen Erkrankungen und Verletzungen führen sie nicht zur Perforation oder Peritonitis, sondern können im Volumenmangelschock und in einer Dekompensation des Gerinnungssystems enden, wenn sie nicht unverzüglich lokalisiert und gestillt werden.

Bei den *gastrointestinalen Blutungen* werden prinzipiell die obere und untere gastrointestinale Blutung unterschieden, wobei die Blutungsquelle der oberen Gastrointestinalblutung proximal, die der unteren distal des Treitz-Bandes lokalisiert ist. Die obere Gastrointestinalblutung wird entsprechend der Blutungsaktivität nach Forrest klassifiziert. Die Lokalisation und Primärversorgung der gastrointestinalen Blutung erfolgt meist mit den Mitteln der Endoskopie. Eine operative Versorgung ist nur bei therapierefraktären Blutungen notwendig.

Klinik und Diagnostik

Klinik

Hämatemesis und Kaffeesatzerbrechen sind Leitsymptome der oberen Gastrointestinalblutung. Das Erbrechen und das Abführen von hellrotem Blut deuten auf eine starke Blutung hin. Sie sind mit einer schlechteren Prognose assoziiert.

Meläna ist häufiger Ausdruck einer oberen Gastrointestinalblutung, kann allerdings auch durch Blutungsquellen im Dünn- und auch im rechtsseitigen Dickdarm bedingt sein.

Die Hämatochezie wird meistens durch eine untere gastrointestinale Blutung ausgelöst, kann aber bei bis zu 10 % der Patienten auch Ausdruck einer massiven oberen Gastrointestinalblutung sein. Insgesamt sistieren ungefähr

75–80 % der Gastrointestinalblutungen spontan, wobei diese Rate bei unteren etwas höher als bei den oberen gastrointestinalen Blutungen ist.

Diagnostik

Die diagnostische Methode der Wahl bei Patienten mit akuter oberer und unterer Gastrointestinalblutung ist die *Endoskopie*. Bei der oberen gastrointestinalen Blutung ist eine frühzeitige Endoskopie zu empfehlen. Da die meisten unteren Gastrointestinalblutungen weniger dramatisch sind und meistens spontan sistieren, ist die weitere Abklärung häufig frühelektiv nach orthograder Darmspülung möglich. Wichtig ist es, initial auf eine Hämorrhoidalblutung zu achten, da diese bei der flexiblen Endoskopie übersehen werden kann.

In den Fällen, in denen eine endoskopische Lokalisation der Blutungsquelle nicht möglich ist, stehen als Alternative die *Kontrastmittel-CT* oder eine *Angiografie* zur Verfügung. Allerdings ist diese Untersuchung nur sinnvoll, wenn die Blutungsaktivität mindestens 1 ml/min beträgt. Bei der unteren gastrointestinalen Blutung und bei Blutungen aus dem Dünndarm ist bei starker Blutung und unzureichender Übersicht bei der Koloskopie bzw. bei persistierender kardiozirkulatorischer Instabilität durchaus die Indikation zur Angiografie zur Blutungslokalisation und ggf. auch zur interventionellen Therapie gegeben.

Die *Radionuklidszintigrafie* mit radioaktiv markierten Erythrozyten (Tc^{99}) ist etwas sensitiver als die Angiografie (Blutungsaktivität ≤ 0,5 ml/min) und kann daher in Einzelfällen zusätzliche Informationen bringen. Allerdings ist die Spezifität nur mäßig und zudem erlaubt sie in der Regel nur eine ungefähre anatomische Zuordnung der Blutungsquelle. Nicht zuletzt auch aufgrund des erheblichen Aufwands hat die Szintigrafie daher im klinischen Alltag an Bedeutung verloren und wird meist nur bei rezidivierenden Blutungen unklarer Genese angewendet.

Als neues Verfahren in der Diagnostik von rezidivierenden Blutungen aus dem Dünndarm wird die *Kapselendoskopie* eingesetzt. Diese eignet sich jedoch nicht für akute Blutungen.

Chirurgische Maßnahmen

Chirurgische Diagnostik

In Einzelfällen kann bei nicht lokalisierbarer Blutung die explorative Laparotomie mit intraoperativer Endoskopie als Ultima Ratio indiziert bei sein.

Obere Gastrointestinalblutung

Ist es primär nicht möglich, die Blutung endoskopisch zu stillen oder kommt es blutungsbedingt zu einem Substitutionsbedarf von mehr als 6 Erythrozytenkonzentraten pro Tag, so muss als Ultima Ratio die chirurgische Blutstillung erwogen werden. Speziell Hochrisikopatienten (z. B. mit Leberzirrhose, Niereninsuffizienz) sollten frühzeitig operiert werden, da gerade diese wenige Reserven haben und damit bei protrahiertem Verlauf die schlechteste Prognose aufweisen.

Duodenalulzera werden in der Regel umstochen; gleichzeitig wird eine Gefäßligatur der versorgenden Gefäße vorgenommen. Magenulzera werden exzidiert, nur selten wie z. B. bei Tumorverdacht sind resezierende Eingriffe (Notfallgastrektomie) indiziert.

Untere Gastrointestinalblutung

Während die angiografische Intervention bei der oberen Gastrointestinalblutung nur in Ausnahmefällen zum Einsatz kommt, kann sie bei der unteren Gastrointestinalblutung häufiger sinnvoll sein. Die Rezidivblutungsrate liegt allerdings bei 20 %, von denen die überwiegende Mehrheit letztlich operiert werden muss. Zu beachten ist auch, dass es nach superselektiver Embolisation zur Ischämie mit Darmperforation und Peritonitis kommen kann. Dennoch kann die angiografische Blutstillung bei selektionierten Hochrisikopatienten sinnvoll sein. Zudem kann sie Patienten bei hoch dramatischer Blutung zunächst stabilisieren, um eine Operabilität zu erreichen.

> **Praxistipp**
>
> Die Operationsindikation steht, wenn interventionelle Maßnahmen bei der Stillung einer unteren Gastrointestinalblutung nicht erfolgreich waren. In diesem Fall wird der betroffene Dünndarmabschnitt im Sinne einer Segmentresektion entfernt. Bei Dünndarmblutungen mit schwieriger anatomischer Zuordnung der Blutungslokalisation kann es hilfreich sein, den Angiografiekatheter zu belassen und über diesen intraoperativ Methylenblau zu applizieren.

Schwieriger ist die Situation bei persistierender Blutung ohne nachgewiesene Blutungsquelle. Intraoperativ sollte hier immer der Dünndarm untersucht, bei Nachweis von intraluminalem Blut ggf. enterotomiert und enteroskopiert werden. Bei Verdacht auf eine Kolonblutung hat sich mittlerweile die subtotale Kolektomie als Methode der Wahl durchgesetzt. Segmentresektionen bzw. Hemikolektomien sind obsolet (Baker u. Senagore 1994[3]). Hämorrhoidenblutungen müssen manchmal chirurgisch umstochen werden, in seltenen Fällen kann eine notfallmäßige Hämorrhoidektomie notwendig werden.

Retroperitoneale Blutungen

Neben den gastrointestinalen Blutungen können auch retroperitoneale Blutungen spontan auftreten, während intraabdominelle Blutungen meist durch ein Abdominaltrauma (S. 245) bedingt sind. Ausnahmen sind Blutungen in die Bauchhöhle bei extrauteriner Schwangerschaft oder der Ruptur von Tumoren parenchymatöser Organe. Die primäre Diagnostik erfolgt mittels Sonografie. Während Blutungen bei Extrauteringravidität auch laparoskopisch behandelt werden können, erfordert die spontane Ruptur an Leber oder Milz meist eine Laparotomie.

24.2.7 Abdominelles Kompartmentsyndrom

Definition und Klassifikation

Definition

Das abdominelle Kompartmentsyndrom ist durch eine intraabdominelle Druckerhöhung (> 20 mmHg) und gleichzeitig neu auftretendes Ein- oder Mehrorganversagen definiert (World Society of Abdominal Compartment Syndrome 2007 [21]). Es werden ein primäres intraabdominelles, sekundäres extraabdominelles und ein tertiäres chronisches abdominelles Kompartmentsyndrom unterschieden.

Gerade im Rahmen der Notfallmedizin ist das Auftreten eines abdominellen Kompartmentsyndroms häufig zu beobachten.

Ursachen für das *primäre abdominelle Kompartmentsyndrom* sind u. a.:
- rupturiertes Bauchaortenaneurysma,
- stumpfes oder penetrierendes Abdominaltrauma (S. 245),
- Beckentrauma,
- retroperitoneales Hämatom,
- Peritonitis,
- Aszites,
- Pankreatitis,
- Tumoren

Extraabdominelle Ursachen für ein *sekundäres abdominelles Kompartmentsyndrom* sind bei
- Verbrennungen,
- Massentransfusionen,
- Sepsis etc.

durch entsprechende Volumenverschiebungen und damit einhergehenden Druckerhöhungen zu beobachten (Bailey u. Shapiro 2000 [2]).

Klinik und Diagnostik

Die intraabdominelle Druckerhöhung verursacht in kurzer Zeit erhebliche Funktionseinschränkungen und letztlich irreversible strukturelle Störungen aller Organsysteme. Sie führt bei ausbleibender Intervention zum Multiorganversagen mit fatalem Ausgang. Es gibt kein pathognomonisches Leitsymptom, jedoch ist bei entsprechender Anamnese und Verschlechterung der Vitalparameter an ein abdominelles Kompartmentsyndrom zu denken. Die klinischen Symptome umfassen die Störung u. a. folgender Organsysteme:
- Magen-Darm (Subileus, Ileus),
- Niere (therapierefraktäre Oligurie),
- Lunge (erhöhter Beatmungsdruck, > 45 cm H_2O, therapierefraktäre Hypoxie),
- Herz (Herzindices < 3 l/min/qm, Hypotension; Sugerman et al. 1999 [13]).

Merke

Bei entsprechender Anamnese und Organdysfunktion sollte frühzeitig an ein abdominelles Kompartmentsyndrom gedacht werden, das mittels indirekter Druckmessung als intravesikaler Druck über einen Blasenkatheter quantifiziert und bestätigt werden kann.

Therapie

Die Therapie der Wahl ist die möglichst rasch durchgeführte Laparotomie, die zu einer Dekompression des abdominellen Kompartments führt. Die Indikation sollte möglichst vor Auftreten von irreversiblen strukturellen Organschäden gestellt werden. Entscheidend für die Indikation zur Operation sind der intraabdominelle Druck sowie die Progredienz des Organversagens. Bei zeitgerechter Dekompression ist eine rasche Erholung der hämodynamischen und respiratorischen Komplikationen zu beobachten.

Da der Abdominalverschluss wiederum zu einer Druckerhöhung führen würde, wird das Abdomen entweder als Laparostoma belassen oder mittels Vicrylnetz verschlossen. Letzteres Verfahren hat zum einen den Vorteil, dass das Abdomen verschlossen und somit vor Infekten geschützt ist, zum anderen, dass über ein Vacuumverbandverfahren das Abdomen zuheilen und sekundär mittels Meshgraft gedeckt werden kann. Andererseits ist nach Therapie der Ursache des abdominellen Kompartmentsyndroms ein sekundärer Faszienverschluss bei 70–80 % der Patienten zu erreichen.

Kernaussagen

Akutes Abdomen

Das akute Abdomen ist durch eine lebensbedrohliche Gesamtsituation des Patienten mit Schocksymptomatik, Schmerzen und vegetativer Begleitsymptomatik gekennzeichnet. Die Primärdiagnostik, bestehend aus Sonografie und Röntgenleeraufnahme, muss ggf. durch eine CT ergänzt werden. Diagnostik und Therapie müssen Hand in Hand und unverzüglich erfolgen. Beherrschung der akuten Erkrankung, kausale Therapie und rekonstruktive Maßnahmen können auch getrennt voneinander erfolgen.

Spezifische Erkrankungen als Ursache des akuten Abdomens

Ileus, die lokale Perfusionsstörung, eine Perforation und die Peritonitis können sich nacheinander entwickeln und müssen zügig kausal behandelt werden.

Die *ischämische Schädigung* intraabdomineller Organe tritt im Rahmen vom septischen und hämorrhagischen Schock, aber auch bei Minderdurchblutungen einzelner Organe aufgrund der Non-occlusive Disease auf. Typische Schockorgane sind die Gallenblase sowie der Dünndarm und das Kolon. Die Therapie der Wahl ist die rasche operative Intervention und Resektion des betroffenen Organs.

Die *sekundäre Peritonitis* stellt die häufigste Form der intraabdominellen Infektionen dar. Sie ist hauptsächlich Folge von Organperforationen. Die Prognose der sekundären Peritonitis ist abhängig von der zeitgerechten Diagnostik und Therapie. Standardverfahren in der Bildgebung ist die kontrastmittelverstärkte Computertomografie. Die antimikrobielle Therapie sowie weitere organunterstützende Verfahren beginnen bereits vor der Operation. Oberstes Ziel der chirurgischen Therapie der Peritonitis sind die Fokussanierung und die Reduktion der Kontamination der Abdominalhöhle. Eine geplante Relaparotomie oder das Laparostoma sind seltenen Ausnahmen vorbehalten, meist ist eine Operation ausreichend.

Die heute bedrohlichste Komplikation der *akuten Pankreatitis* ist die superinfizierte Pankreasnekrose mit konsekutiver Sepsis, sodass die Therapie der nekrotisierenden Pankreatitis primär konservativ (supportive Therapie, Antibiotikaprophylaxe) ist.

Es wird das *penetrierende* vom *stumpfen Abdominaltrauma* unterschieden. Bei der Erstversorgung ist neben der Überwachung und Stabilisierung des Patienten v. a. die rasche Diagnostik wichtig. Insbesondere beim stumpfen Abdominaltrauma liegen häufig Kombinationsverletzungen vor. Die Indikation zur explorativen Laparotomie wird in der Regel großzügig gestellt, während bei penetrierenden Verletzungen die Laparoskopie die Methode der Wahl ist.

Akute gastrointestinale Blutungen sind v. a. im oberen Gastrointestinaltrakt lokalisiert. Auch ist die Mortalität der oberen Gastrointestinalblutung deutlich höher als die der unteren Gastrointestinalblutung. Die diagnostische Methode der Wahl ist immer primär die Endoskopie, allerdings kann ggf. die Angiografie (v. a. bei der unteren Gastrointestinalblutung) und eine Laparotomie bei endoskopisch nicht beherrschbaren Blutungen notwendig sein.

Das *akute abdominelle Kompartmentsyndrom* wird durch die Messung des intravesikalen Blasendrucks (> 20 mmHg) und das gleichzeitige Vorhandensein von Organversagen definiert. Die Diagnose ist schwierig, da es keine typischen Symptome gibt. Die Therapie besteht in der sofortigen Laparotomie zur Druckentlastung, wodurch es bei rechtzeitiger Operation zu einer raschen Reversibilität der Organversagen kommt.

Literatur

Referenzen

[1] **Abraham** E, Reinhart K, Opal S et al. Efficacy and safety of tifacogin in severe sepsis: a randomized controlled trial. JAMA 2003; 290: 238–247
[2] **Bailey** J, Shapiro MJ. Abdominal compartment syndrome. Crit Care 2000; 4: 23–29
[3] **Baker** R, Senagore A. Abdominal colectomy offers safe management for massive lower GI bleed. Am J Surg 1994; 60: 578–581
[4] **Bochurd** PY, Glauser MP, Calandra T. Antibiotics in sepsis. Intensive Care Med 2001; 27: S33–S48
[5] **Bodmann** KF, Vogel F. Antimikrobielle Therapie der Sepsis. Chemotherapie Journal 2001; 1: 43–56
[6] **Büchler** MW, Gloor B, Müller CA et al. Acute necrotizing pancreatitis: treatment strategy according to the status of infection. Ann Surg 2000; 232: 619–626
[7] **Durrani** NK, Trisal V, Mittal V, Hans SS. Gastrointestinal complications after ruptured aortic aneurysm repair. Am Surg 2003; 69: 330–333
[8] **Fitzgerald** T, Kim D, Karakozis S et al. Visceral ischemia after cardiopulmonary bypass. Am Surg 2000; 66: 623–626
[9] **Hirner** A, Weise K. Chirurgie. 2. Aufl. Stuttgart: Thieme; 2008
[10] **Klar** E, Werner J. New pathophysiological findings in acute pancreatitis. Chirurg 2000; 71: 253–264
[11] **Lamme** B, Boermeester MA, Reitsma JB et al. Meta-analysis of relaparotomy for secondary peritonitis. Br J Surg 2002; 89: 1516–1524
[12] **Seiler** CA, Brugger L, Forssmann U et al. Conservative surgical treatment of diffuse peritonitis. Surgery 2000; 127: 178–184
[13] **Sugerman** HJ, Bloomfield GL, Saggi BJ. Multisystem organ failure secondary to increased intra-abdominal pressure. Infection 1999; 27: 61–67
[14] **Uhl** W, Warshaw A, Imrie C et al. IAP Guidelines for the surgical management of acute pancreais. Pancreatology 2002; 2: 565–573
[15] **van Goor** H, Hulsebos RG, Bleichrodt RP. Complications of planned relaparotomy in patients with severe general peritonitis. Eur J Surg 1997; 163: 61–66
[16] **Weigand** MA, Bardenheuer HJ, Böttiger BW. Klinisches Management bei Patienten mit Sepsis. Anaesthesist 2003; 52: 3–22
[17] **Wheeler** AP, Bernard GR. Treating patients with severe sepsis. N Engl J Med 1999; 340: 207–214
[18] **Werner** J, Uhl W, Büchler M. Surgical treatment of acute pancreatitis. Curr Treatm Opt Gastroenterol 2003a; 6: 359–368
[19] **Werner** J, Hartwig W, Uhl W et al. Acute pancreatitis: Are there useful markers for monitoring disease progression? Pancreatology 2003a; 3: 115–128
[20] **Werner** J, Feuerbach S, Uhl W, Büchler M. Management of acute pancreatitis: from surgery to interventional intensive care. Gut 2005; 54: 426–436
[21] **Balogh** Z, De Waele JJ, Kirkpatrick A, Cheatham M, D'Amours S, Malbrain M. World Society of the Abdominal Compartment Syndrome: Intra-abdominal pressure measurement and abdominal compartment syndrome: The opinion of the World Society of the Abdominal Compartment Syndrome. Crit Care Med 2007; 35(2):667–678.

Weiterführende Literatur

[22] **American Society for Gastrointestinal Endoscopy.** An annotated algorithmic approach to acute lower gastrointestinal bleeding. Gastrointest Endosc 2001; 53: 859–863
[23] **Barkun** A, Bardou M, Marschall JK, for the Nonvariceal upper GI Bleeding Consensus Conference Group. Consensus recommendations for managing patients with nonvariceal upper gastrointestinal bleeding. Ann Intern Med 2003; 139: 843–857
[24] **Collins** AS. Gastrointestinal complications in shock. Crit Care Clin North Am 1990; 2: 269–277
[25] **Elebute** EA, Stoner HB. The grading of sepsis. Br J Surg 1983; 70: 29–31

25 Unfallchirurgie und Orthopädie

A. Seekamp, L. Mahlke

Verletzungen und nicht verletzungsbedingte gesundheitliche Beeinträchtigungen im Bereich des Bewegungsapparats stellen in der überwiegenden Zahl der Fälle keine unmittelbare vitale Bedrohung dar. Insofern wird man dem Bewegungsapparat im Rahmen einer notfallmedizinischen Behandlung nicht die primäre Aufmerksamkeit schenken – es sei denn, es ist auf den ersten Blick erkennbar, dass es sich hier um das unmittelbare Problem des Patienten handelt, z. B. nach einem Unfall.

> **Merke**
>
> Andererseits kann eine komplette Missachtung von Verletzungen und nicht verletzungsbedingten Beeinträchtigungen im Bereich des Bewegungsapparats zu späteren schwerwiegenden Funktionsstörungen führen, die im schlimmsten Fall für das weitere Leben des Patienten bestimmend sein können und sich in letzter Konsequenz auf eine fehlerhafte notfallmedizinische Versorgung zurückführen lassen.

Wenn im Folgenden vom Bewegungsapparat gesprochen wird, so umfasst diese Bezeichnung sowohl die stammnahen Bewegungssegmente der Wirbelsäule und des Beckens als auch die proximalen wie distalen Extremitätenabschnitte. Unter der Vielzahl der möglichen Notfälle im Bereich des Bewegungsapparats lässt sich am einfachsten eine Unterteilung in die verletzungsbedingten und nicht verletzungsbedingten Notfälle vornehmen. Da die Verletzungen gegenüber den nicht verletzungsbedingten Beeinträchtigungen einen deutlich überwiegenden Anteil an der Notfallmedizin haben, wird ihnen in der Betrachtung mehr Raum gegeben.

25.1 Verletzungsbedingte Notfälle

25.1.1 Ziele

Allgemeine Ziele der präklinischen Versorgung des Unfallverletzten sind:
- Abwenden der akuten Lebensgefahr und Sicherung der Vitalfunktionen,
- rasches Erfassen der traumatischen Gesamtbelastung des Unfallverletzten und der Gefährdungskategorie,
- schnelles Erkennen aller bedrohlichen und relevanten Verletzungsfolgen,
- Setzen der Prioritäten für Sofortmaßnahmen und Transport.

25.1.2 Definitionen

▶ **Trauma.** Ein Trauma ist ein durch mechanische, thermische, chemische oder aktinische Einwirkung akut entstandener körperlicher Schaden mit Gewebezerstörung und entsprechendem Funktionsausfall.

▶ **Schweres Trauma.** Ein schweres Trauma liegt vor, wenn die Gewebezerstörung lebenswichtige Organe betrifft, eine gravierende Defektheilung mit schwerer Funktionseinbuße erwarten lässt oder die Systembelastung durch das Trauma so groß wird, dass auch primär nicht traumatisierte Organe oder Funktionssysteme in Mitleidenschaft gezogen werden.

▶ **Polytrauma.** Das Polytrauma ist ein Syndrom von Verletzungen mehrerer Körperregionen oder Organe mit konsekutiven systemischen Funktionsstörungen.

Beim Polytrauma können chirurgisch sonst gut beherrschbare Verletzungskomponenten in ihrer Systembelastung so kumulieren, dass sie lebensbedrohlich werden. Die direkten und indirekten Traumafolgen („trauma load", „antigenic load") können die Kapazität der physiologischen Defensivsysteme überfordern. Die „host defense response" schlägt in eine autodestruktive „host defense failure disease" um; es kommt zum Zusammenbruch der Immunabwehr mit nachfolgender Sepsis und progressivem, sequenziellem Multiorganversagen.

▶ **Einteilung der Unfälle.** Die am Unfallort meist ebenfalls anwesende Polizei teilt Unfälle in folgende Grade ein:
- Leicht verletzt: Der Patient kann ambulant behandelt werden.
- Schwer verletzt: Der Patient wird im Krankenhaus stationär behandelt, d. h., er wird zumindest für 24 h aufgenommen. Dies trifft oft auch auf ein leichtes Schädel-Hirn-Trauma (SHT) zu!
- Lebensgefährlich verletzt: Der Patient muss primär ärztlich behandelt werden, eine intensivmedizinische Behandlung ist erforderlich; der Patient verbleibt für mindestens 24 h in der Klinik.

Prinzipiell können dem Notarzt sämtliche Schweregrade von Verletzungen – von der einfachen Schnittverletzung bis hin zur offenen Fraktur oder Amputation beim mehrfach verletzten Patienten – begegnen. Die diagnostischen Schritte und therapeutischen Maßnahmen werden sich aber nach den gleichen Prinzipien richten und sind dem individuellen Notfall entsprechend auszuwählen.

25.1.3 Sichtung

Bei mehreren verletzten Personen steht vor der Behandlung die schnelle Sichtung der Patienten. Die notwendige Vorgehensweise wird im ▶ Kap. 68 erörtert.

Grundsätzlich sollte im Rahmen der Sichtung die Dringlichkeit der Behandlung jedes einzelnen Patienten rasch erfasst werden. Daraus wird eine prioritätenorientierte Behandlungsreihenfolge abgeleitet. Grundsätzlich werden die Patienten mit der größten Lebensbedrohung zuerst behandelt. Dies kann z. B. gemäß dem ATLS-Handbuch eine Reihung nach A („Airway"), B („Breathing") oder C („Circulation") sein (American College of Surgeons 2004 [1]).

> **Merke**
> Bei der Sichtung findet eine vorübergehende Aufgabe der individuumsbezogenen Medizin zugunsten einer prioritätenorientierten Vorgehensweise statt.

25.1.4 Erstmaßnahmen

▶ **Rettung aus Gefahrensituation.** Die notfallmedizinische Erstmaßnahme besteht zunächst darin, den Patienten aus einer vital bedrohlichen Situation heraus zu retten. Dieses kann bedeuten, dass der Patient v. a. aus einer äußeren Gefahrensituation befreit werden muss.

> **Merke**
> Hierbei gilt, dass der Eigenschutz des Notarztes und des Rettungsdienstpersonals vor der Rettung des Patienten Vorrang hat. Daher ist initial eine enge Absprache mit dem Personal der technischen Rettung bzw. der Feuerwehr und der Polizei erforderlich.

▶ **Stabilisierung der Vitalfunktionen.** Nachdem eine äußere Gefahreneinwirkung abgewendet ist, muss die vitale Bedrohung des Patienten selbst erkannt und entsprechend behandelt werden. Hierzu zählen die Sicherstellung einer ausreichenden Oxygenierung des Patienten sowie die Stabilisierung des Kreislaufs.

Auch akute Kompressionssyndrome der Körperhöhlen, wie z. B. schweres SHT, Spannungspneumothorax oder eine schwere intraabdominelle Blutung müssen erkannt werden, da diese Verletzungen häufig eine rasche Klinikeinweisung erfordern, ohne dass das präklinische Management komplett nach vorliegenden Algorithmen abgeschlossen werden kann. Die Sicherstellung der Vitalfunktionen beinhaltet ggf. die Intubation und maschinelle Beatmung sowie das Legen mehrerer, sicherer venöser Zugänge, aber auch blutstillende Maßnahmen, wie z. B. Kompressionsverbände.

▶ **Orientierende Untersuchung.** Sobald es gelungen ist, die Vitalfunktionen zu stabilisieren, beinhaltet die 2. Phase der präklinischen Versorgung eine orientierende Untersuchung des Patienten, um die wesentlichen körperlichen Verletzungen festzustellen. Hierzu ist die Kleidung des Patienten auf unkonventionelle Weise möglichst rasch zu entfernen und der Patient systematisch zu untersuchen. Festgestellte offene Wunden werden jeweils mit einem Verband versorgt, festgestellte Instabilitäten und Fehlstellungen der Extremitäten werden nach Achse und Rotation ausgerichtet und anschließend mit entsprechenden Schienen ruhig gestellt. Mehr als bisher gilt es zukünftig, nach aktuell vorliegenden Daten, dass ein Auskühlen des Patienten während dieser Maßnahmen verhindert wird und man alle Maßnahmen ohne zeitlichen Verzug durchführt, um den Patienten möglichst rasch einer Klinik zuzuführen. Nach Rücksprache mit der Leitstelle ist ein entsprechender Transport zu organisieren, der entweder bodengebunden oder per Rettungshubschrauber erfolgen kann.

> **Merke**
> Ziel ist es in jedem Fall, den Patienten möglichst umgehend einer Klinik zuzuführen, die das gesamte Verletzungsspektrum des Patienten definitiv therapieren kann.

Sicherung des Atemwegs

Unter den Vitalfunktionen ist in erster Linie die Oxygenierung des Patienten sicherzustellen.

▶ **Airwaymanagement.** Im Rahmen des hierzu erforderlichen Airwaymanagements ist zu evaluieren, ob die Atemwege frei sind und ob die Atemfunktion bzw. Atemmechanik beeinträchtigt ist. Im einfachsten Fall kann der Atemweg durch einen Fremdkörper oder aber durch eine zurückgefallene Zunge verlegt sein. In diesem Fall kann es gelingen, durch ein leichtes Manöver oder die Anlage eines Wendl- oder Guedel-Tubus den Atemweg zumindest vorübergehend zu sichern. Eine Störung der Atmung selbst kann entweder zentral durch einen verminderten Atemantrieb oder durch Verletzungen im Bereich des Thorax bedingt sein.

> **Praxistipp**
> Insgesamt ist die Indikation zur präklinischen Intubation beim Traumapatienten großzügig zu stellen. Selbst bei intakter Spontanatmung ist durch den hämorrhagischen Schock die periphere Gewebeoxygenierung vermindert. Sie kann durch eine maschinelle Beatmung signifikant verbessert werden. Des Weiteren kann eine tiefe Sedierung eine wirkungsvolle Stressabschirmung durch Ausschalten der Schmerzreize bewirken.

▶ **Orotracheale Intubation.** Selbst wenn es gelingt, die Atemwege kurzzeitig durch eine der o.g. Maßnahmen freizuhalten, bleibt die orotracheale Intubation der goldene Standard zur definitiven Sicherung der Atemwege mit Aspirationsschutz.

>
> ### Merke
> Indikationen zur orotrachealen Intubation:
> - Verletzungen der Atemwege inklusive Mittelgesichtsfraktur,
> - SHT (GCS < 9),
> - Thoraxtrauma,
> - hämorrhagischer Schock,
> - Inhalationstrauma,
> - sonstige Bewusstseinsstörung mit erloschenen Schutzreflexen,
> - sonstige respiratorische Störung mit SO_2 unter 90%, AF < 10 oder > 29.

Nach Intubation erfolgt die Beatmung zunächst mit 100% Sauerstoff. Zielwerte unter Normalventilation mit einer FiO_2 von 1,0 sind die ausreichende Oxygenierung mit einer Sauerstoffsättigung von über 90% und einer Normokapnie von einem CO_2 von ca. 35 mmHg. Die Beatmungsdrücke sollten nicht über 35 cm Wassersäule liegen und der PEEP sollte zwischen 5 und 8 cm Wassersäule betragen.

>
> ### Cave
> Vor jeder Manipulation sollte – ggf. auch noch vor Rettung des Patienten aus einem Unfallfahrzeug – eine Immobilisation der Halswirbelsäule mit einem Stifneck erfolgen.

Kreislaufstabilisierung

▶ **Venenverweilkanülen.** Zur suffizienten Volumentherapie und Applikation von Medikamenten hat es sich nach wie vor bewährt, mindestens 2 großlumige periphere Venenverweilkanülen zu legen. Vorzugsweise wird dieses im Bereich der oberen Extremitäten durchgeführt. Ebenfalls geeignet sind in Ausnahmefällen die V. jugularis externa sowie die V. saphena magna der unteren Extremität. Nur in Ausnahmefällen kann auch die Anlage eines zentralen Venenkatheters indiziert sein, wobei hier dann ebenfalls ein Katheter mit großem Volumen bzw. großer Durchflussrate gewählt werden muss. Bei Säuglingen kann die Venenpunktion im Bereich des Kopfes indiziert sein, ansonsten ist wie auch bei kleinen Kindern die Möglichkeit der intraossären Infusionstherapie im Bereich der proximalen Tibia unterhalb der Tuberositas tibiae möglich.

▶ **Einsatz der Volumentherapie.** Die Volumentherapie selbst kann mit einer Reihe von verschiedenen Infusionslösungen durchgeführt werden. Unabhängig von der gewählten Infusionslösung ist es Ziel der Volumentherapie, die mikrovaskuläre Perfusion zu verbessern und den Sauerstofftransport in die Peripherie ausreichend sicherzustellen. In Abhängigkeit des Verletzungsmusters kann dies ein differenziertes Vorgehen bei der Volumentherapie erfordern:
- So ist bei einem *isolierten SHT* eher eine aggressive Volumensubstitution indiziert, um hier einen möglichst normalen Perfusionsdruck des Gehirns zu erreichen.
- Bei *anhaltenden Blutungen* im Bereich des Thorax oder des Abdomens, die präklinisch nicht kausal therapiert werden können, erscheint hingegen eher eine zurückhaltende Volumentherapie im Sinne einer permissiven Hypotension angezeigt, da es durch eine aggressive Volumentherapie zu einem signifikanten Fortschreiten der Blutung kommen kann.
- Wiederum anders verhält es sich bei *penetrierenden Verletzungen*. Hier kann nach Studien der letzten Jahre, insbesondere aus den USA, ein kompletter Verzicht auf eine präklinische Volumentherapie häufig das Outcome signifikant verbessern. Eine generelle Empfehlung für eine permissive Hypotension beim Traumapatienten kann derzeit jedoch nicht gegeben werden. Letzten Endes obliegt diese Entscheidung dem jeweils behandelnden Notarzt, der den entsprechenden Umfang der Infusionstherapie nach Verletzungsmuster und Verletzungsschwere einzuschätzen hat.

▶ **Infusionslösungen.** Zur Volumentherapie selbst stehen derzeit 3 prinzipielle Infusionslösungen zur Verfügung.
- Bei den kristallinen Infusionslösungen handelt es sich um Vollelektrolytlösungen (Natriumgehalt über 120 mmol/l), die nicht metabolisierbares Chlorid- oder metabolisierbares Laktat oder Azetat (z.B. Ringer-Laktat) enthalten. Ringer-Laktat ist mehr oder weniger frei diffundierbar und tritt zu 70–80% rasch in das Interstitium über, kann von dort aber rasch wieder mobilisiert werden. Die Volumenwirkung der kristallinen Infusionslösungen ist daher nur von kurzer Dauer (20–25 min).
- Kolloidale Infusionslösungen führen hingegen durch Bindung von Wasser zu einem Anstieg des intravasalen kolloidosmotischen Druckes und bewirken hierdurch einen Einstrom von Flüssigkeit aus dem Interstitium in den Intravasalraum. Ein kreislaufstabilisierender Effekt ist ebenfalls sehr rasch zu beobachten und von insgesamt längerer Dauer.
- Als 3. prinzipielle Infusionslösung hat sich innerhalb der letzten Jahre das Konzept der Small Volume Resuscitation etablieren können. Es handelt sich hierbei um eine Infusion von hyperonkotischen Lösungen, die in der Regel aus 7,2–7,5%igen Kochsalzlösungen bestehen, die häufig mit einem Kolloid kombiniert sind. Nach den derzeitigen Kenntnissen soll die Infusion einer hyperosmolaren, hyperonkotischen Lösung auf eine einmalige Gabe von 4 ml/kgKG zunächst beschränkt bleiben.

Dies bedeutet, dass eine Small Volume Resuscitation in Abhängigkeit vom hierdurch erzielten Volumeneffekt im Weiteren mit hoher Wahrscheinlichkeit mit einer kristallinen oder kolloidalen Infusionslösung kombiniert werden muss.

Praxistipp

In der täglichen Praxis werden kristalline und kolloidale Infusionslösungen häufig gemischt verwendet, wobei bisher keine wirkliche Evidenz dafür vorliegt, in welchem Verhältnis diese Infusionslösungen gewählt werden sollten bzw. welchen nachteiligen Effekt die Verabreichung nur einer der beiden Infusionslösungen hätte. Etabliert hat sich im Rahmen der täglichen Routine ein Verhältnis von kristallinen zu kolloidalen Infusionen von 2 : 1.

▶ **Spannungspneumothorax.** Wie schon angedeutet kann als Ursache für eine anhaltende oder zunehmende Kreislaufinstabilität auch eine Verletzung des Thorax im Sinne eines aufgetretenen Spannungspneumothorax vorliegen. Auch dieses stellt eine vitale Bedrohung dar, die ein unmittelbares therapeutisches Vorgehen erfordert. Die Diagnose eines Spannungspneumothorax wird hierbei klinisch gestellt, typische Zeichen sind ein auskultatorisch fehlendes Atemgeräusch auf der betreffenden Seite, ein ansteigender Beatmungsdruck sowie weitere Sekundärzeichen wie z. B. eine obere Einflussstauung sowie eine zunehmende Kreislaufinstabilität.

Beherrschen der Hämorrhagie

Neben der Infusion von kreislaufstabilisierendem Volumen ist der 2. wesentliche Aspekt der Kreislaufstabilisierung die Blutstillung.

▶ **Äußerlich erkennbare Blutungen.** Äußerlich erkennbare Blutungen im Bereich des Körperstamms oder auch der Extremitäten werden in erster Linie durch einen Druckverband mit steriler Wundauflage versorgt. Sollte ein erstmaliger Druckverband nicht zur suffizienten Blutstillung führen, ist zunächst eine Druckerhöhung auf den Verband, z. B. durch Anbringen eines zusätzlichen Druckpolsters, angezeigt. Bei pulsierenden arteriellen Blutungen kann in Einzelfällen auch eine Unterbindung des entsprechenden Extremitätenabschnitts durch Anlegen einer Blutsperre erfolgen. Zur Blutsperre sollte in jedem Fall eine entsprechend breit gewählte Blutdruckmanschette verwendet werden, um den angelegten Druck dementsprechend einem Monitoring zu unterziehen. Die größte Gefahr bei einer Blutsperre einer Extremität besteht darin, dass diese insuffizient angelegt wird und es lediglich zu einem venösen Rückstau kommt. Das direkte Abklemmen von verletzten Gefäßen im Bereich der Wunde ist nach Möglichkeit zu unterlassen, da dies häufig zu Sekundärschäden im Bereich der Gefäße selbst oder an begleitenden Strukturen, wie z. B. Nerven, führen kann.

Bei kompletten Amputationsverletzungen kommt es in der Regel zu einem spontanen Sistieren der arteriellen Blutung durch Einrollen der Gefäßintima. Daher sollte auch der Amputationsstumpf notfallmäßig lediglich mit einem Druckverband versorgt werden.

▶ **Innere Blutungen.** Signifikante Blutungen im Bereich der Körperhöhlen sind präklinisch nur schwer festzustellen. Bei einer anhaltenden Kreislaufinstabilität und dem Ausschluss peripherer starker Blutungen ist an eine intrathorakale oder intraabdominelle Blutung zu denken, in Bezug auf den Thorax ist differenzialdiagnostisch ein Pneumo- oder Spannungspneumothorax in Betracht zu ziehen. Hier ist unter Berücksichtigung des Auskultationsbefunds und des Beatmungsdrucks entsprechend differenzialdiagnostisch vorzugehen.

Im Bereich des Abdomens wird derzeit zur präklinischen Evaluation bzw. zum Feststellen einer intraabdominellen Blutung die präklinische Sonografie propagiert. Obwohl dieses Verfahren technisch einwandfrei präklinisch durchzuführen ist, bleibt der Vorteil für den Patienten noch fragwürdig und kann somit derzeit noch nicht generell empfohlen werden.

Praxistipp

Bleibt die intraabdominelle Blutung als einzige Ursache einer hämodynamischen anhaltenden Instabilität bestehen, so ist ein rascher Transport in eine entsprechende Klinik dringend angezeigt.

▶ **Antischockhose.** Die in den 1990er-Jahren propagierte Anwendung der sog. Antischockhose beim kreislaufinstabilen Patienten kann nicht empfohlen werden. Im Rahmen einer groß angelegten Metaanalyse unter Berücksichtigung von insgesamt 1075 Patienten hat sich gezeigt, dass begleitende Komplikationen, wie z. B. Kompartmentsyndrom unverletzter Extremitäten, nicht zu unterschätzen sind und die Anwendung einer Antischockhose insgesamt keinen Vorteil für die Patienten gebracht hat.

Monitoring

Die Stabilisierung der Vitalfunktionen muss kontinuierlich kontrolliert werden:
- Die Oxygenierung kann durch die *Pulsoxymetrie* überwacht werden. Die periphere Sauerstoffsättigung sollte bei 100% Sauerstoffbeatmung sicher über 95% liegen, gleichzeitig sind aber die Limitationen dieser Messmethode zu beachten.
- Die Pulsoxymetrie spiegelt grob die Kreislaufsituation wider, ebenso wie die *Kapnometrie*, die bei funktionierendem Sauerstoffaustausch bzw. CO_2-Rückführung einen Wert von 35 mmHg messen sollte. Hierüber kann also neben der Ventilation auch die Kreislauffunktion kontrolliert werden.

- Ein klinisch wertvoller, wenngleich auch wenig akkurat zu messender Parameter ist die *kapilläre Rückfüllung* („capillary refill") im Bereich der Akren. Ein Wert von > 3 s gilt als schwer pathologisch und spricht für einen schweren hämorrhagischen Schock.

Weitere Maßnahmen zur Abschätzung von Blutverlusten, wie z. B. Messung des Bauchumfangs bei dem Verdacht auf eine intraabdominelle Blutung, sollten unterbleiben. Ebenso ist das Legen eines Urinkatheters nicht indiziert. Nur bei absehbar langen Transportzeiten von über 60 min kann eine solche Maßnahme zur Flüssigkeitsbilanzierung erwogen werden.

Analgosedierung

Die Verabreichung von Schmerzmitteln sollte prinzipiell großzügig gestellt werden. Zum einen führt eine gute Schmerzmedikation zur Herabsetzung der verletzungsabhängigen und schmerzinduzierten inneren Stressauslösung, zum anderen wird der Schmerz, den der Patient zusätzlich durch die Rettungsmanöver, die Ausrichtung von Frakturen und den Transport erleidet, von Beginn an minimiert.

Merke

Bei der Auswahl der verschiedenen Medikamente sollte sich der Notarzt lediglich darüber im Klaren sein, ob der Patient ggf. zu intubieren oder aber die Spontanatmung in jedem Fall aufrechtzuerhalten ist.

Rettung und Lagerung der Patienten

▶ **Rettung.** Wie schon eingangs erwähnt, steht die Rettung des Patienten aus einer unmittelbaren äußeren Gefahrensituation an oberster Stelle. In der Mehrzahl der Verkehrsunfälle stellt aber die durch das Unfallereignis herbeigeführte Situation für den Patienten keine unmittelbare Bedrohung von außen dar. Unter diesen Umständen ist eine entsprechende Rettung des Patienten in Absprache mit dem technischen Rettungspersonal und allen technischen Hilfsmitteln so schonend wie möglich vorzunehmen. Insbesondere ist es die Aufgabe des notfallmedizinischen Personals, sicherzustellen, dass alle verletzten Körperteile und Gliedmaße ohne Riskieren von Sekundärschäden gerettet werden können. Bei Durchtrennen von Fahrzeugteilen mit technischem Gerät hat es sich mittlerweile etabliert, dass der Patient in diesem Moment entsprechend abgedeckt wird.

▶ **Immobilisation.** Für die Rettung des Patienten selbst sind verschiedene Immobilisationssysteme für den Kopf- und Rumpfbereich vorgestellt worden. Zu nennen sind hier z. B. das Kendrick Extrication Device oder das Spencer Extrication Device. In der Praxis haben sich diese Extraktionshilfsmittel als nicht sinnvoll erwiesen, da die Anlage selbst zu einer erheblichen Zeitverzögerung führt und die Rettung des Patienten hierdurch weder sorgfältiger noch suffizienter erfolgen kann.

Praxistipp

Aus der praktischen Erfahrung hat sich herauskristallisiert, dass der Patient unter primärer Immobilisation der Halswirbelsäule mit einem Stifneck oder Ähnlichem ohne ein sonstiges primär den Rumpf stabilisierendes System gerettet werden sollte. Nach Rettung des Patienten kann dieser dann auf eine Vakuummatratze gelegt werden.

Für einen kurzfristigen Transport durch unebenes Gelände oder innerhalb von Gebäuden kann auch eine Schaufeltrage dienlich sein. Für den Transport selbst sollte diese jedoch abgenommen werden und der Patient ausschließlich auf der Vakuummatratze liegen.

Extremitätenverletzungen sollten zusätzlich durch entsprechende Luftkammerschienen oder Extensionsschienen ruhig gestellt werden. Bei jedweder Lagerung auf der Vakuummatratze und besonders bei Fällen mit Verdacht auf Wirbelsäulenfraktur ist darauf zu achten, dass die Vakuummatratze lediglich seitlich anmodelliert wird und nicht noch zusätzlich in kraniokaudaler Richtung, dies könnte ggf. zu Stauchungen der Wirbelsäule während des Transports führen. Der Kopf ist durch entsprechende Seitenpolster vor einem seitlichen Abscheren zu schützen.

▶ **Hypothermie.** Während der Rettung des Patienten wie auch zum Zeitpunkt der klinischen Untersuchung und des weiteren Transports des Patienten in die Klinik ist dieser vor dem Auskühlen zu schützen. Daher ist sobald als möglich darauf zu achten, dass der Patient suffizient abgedeckt ist, vielleicht sogar mit einer Aluminiumfolie. Auch während der therapeutischen Notfallmaßnahmen und der klinischen Untersuchung sollten jeweils nur die Körperstellen abgedeckt werden, zu denen man einen unmittelbaren Zugang benötigt.

Praxistipp

Obwohl experimentelle Untersuchungen teilweise von einem positiven Effekt der Hypothermie ausgehen, ist nach wie vor die vorherrschende Meinung, dass eine Hypothermie beim Traumapatienten tunlichst zu vermeiden ist, da dieses mit einem schlechteren Outcome korreliert. Die derzeitige Datenlage spricht weiterhin dafür, dass der Patient möglichst rasch wieder aufgewärmt werden sollte. Eine Körperkerntemperatur von unter 34 °C bei Klinikeinlieferung ist mit einer signifikant höheren Letalität vergesellschaftet.

25.1.5 Evaluation des Verletzungsmusters

Nach der Sicherung der Vitalfunktionen und Kontrolle des bisherigen Therapieerfolgs wird in einem 2. Untersuchungsgang das Gesamtverletzungsmuster erhoben. Dies ist für die Wahl der Zielklinik und zur Verhinderung von Sekundärschäden durch Nichtbeachten von Verletzungen notwendig. Hierzu wird eine kurze klinische Untersuchung „von Kopf bis Fuß" durchgeführt, die beim Geübten nicht länger als 60–90 s dauert.

25.1.6 Schädel und Gesicht

Falls der Patient noch ansprechbar ist, erfolgt eine rasche Erhebung der Glasgow-Koma-Skala (Kap. 26). Dabei haben sich Fragen nach Person, Ort, Zeit und Hergang des Unfalls als sinnvoll erwiesen.

Bei allen Patienten wird eine Kontrolle der Pupillomotorik vorgenommen. Der Kopf wird allseits abgetastet und nach offenen Wunden sowie Instabilitäten des Gesichtsschädels abgesucht. Dazu gehört auch die Inspektion der Ohren- und Naseneingänge, um Blutungen oder Liquoraustritt zu entdecken. Eventuell vorhandene Wunden werden steril abgedeckt.

Im Bereich des Halses wird durch den zuvor angelegten Stifneck nach weiteren Verletzungszeichen gesucht. Bei Blutungen und größeren offenen Wunden wird unter Stabilisierung des Kopfes der Stifneck geöffnet, die Wunden werden steril abgedeckt und der Stifneck wird wieder angelegt.

25.1.7 Thoraxtrauma

▶ **Untersuchung.** Der Thorax wird zunächst auf äußere Verletzungszeichen sowie auf Krepitationen oder Instabilitäten der Rippen untersucht. Auch die Klavikel sollten miterfasst werden. Abschließend erfolgt eine Auskultation aller Lungenbezirke.

Auf folgende Punkte ist besonders zu achten:
- Herzkontusion und Perikardverletzung mit möglicher Perikardtamponade, Arrhythmien und Einflussstauung.
- Beachtung aller Hinweise auf Spannungspneumothorax, Zwerchfellruptur und Aortenruptur.
- Bei einer Thoraxquetschung kann sich ein Perthes-Syndrom ausbilden, das durch petechiale Blutungen im Einstromgebiet der V. cava superior und subkonjunktivale Blutungen gekennzeichnet ist.
- Einschüsse zwischen Hals und Leiste (▶ Abb. 25.1) sind immer verdächtig auf ein penetrierendes Thorax- und Abdominaltrauma.

Praxistipp

Der klinische Untersuchungsbefund muss mit der Atemmechanik abgeglichen werden, da die Notfallindikation für eine Thoraxdrainage nicht in der definitiven Drainage eines einfachen Pneumothorax besteht, sondern nur der suffizienten Aufrechterhaltung der Atemmechanik dienen soll. Dementsprechend ist die Indikation für eine präklinisch zu legende Thoraxdrainage sehr eng zu stellen.

▶ **Indikation zur Thoraxdrainage.** Ein tastbares Hautemphysem kann den Verdacht auf einen Pneumothorax begründen. Daraus ergeben sich folgende Indikationen für

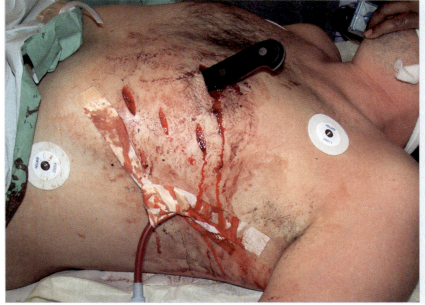

Abb. 25.1 Thoraxstichverletzung (*cave*: Zweihöhlenverletzung).

das Legen einer Thoraxdrainage (Waydhas u. Sauerland 2003 [2]):
- Spannungspneumothorax (der Verdacht genügt),
- Pneumothorax beim beatmeten Patienten,
- Pneumothorax und bevorstehender RTH-Transport,
- Hautemphysem und einseitig abgeschwächtes Atemgeräusch (bei korrekter Tubuslage hinweisend für Pneumothorax),
- instabiler Thorax bei Rippenserienfraktur (führt mit hoher Wahrscheinlichkeit zum Pneumothorax).

Merke

Ein einseitig abgeschwächtes Atemgeräusch in Kombination mit einem Abfall der Sauerstoffsättigung, einem Anstieg des Beatmungsdrucks und abfallendem Blutdruck sollte zwangsläufig zur Diagnose eines Spannungspneumothorax führen, was im nächsten Schritt eine sofortige Thoraxdekompression durch eine Drainage rechtfertigt.

▶ **Anlage einer Thoraxdrainage.** Die unmittelbar erforderliche Anlage einer Thoraxdrainage beim traumatisierten Patienten erfolgt in der Regel entsprechend der Methode nach Bülau. Hierzu wird in der Höhe des 5. ICR oberhalb der Mamille und im Bereich der vorderen Axillarlinie eine Minithorakotomie durchgeführt und anschließend nach stumpfer Präparation die Drainage am Finger geführt eingelegt. Das Einlegen der Drainage sollte unter sterilen Bedingungen erfolgen. Obwohl davon ausgegangen werden kann, dass die Sterilität präklinisch nicht so streng wahrgenommen werden kann wie innerklinisch, haben eine Reihe von Untersuchungen gezeigt, dass ein prinzipieller Wechsel von präklinisch gelegten Thoraxdrainagen innerhalb der Klinik nicht erforderlich ist, da für beide Bereiche eine gleiche Häufigkeit von infektiösen Komplikationen aufgetreten ist. Die Drainage selbst sollte bei dem intubierten und mit PEEP beatmeten Patienten am Ende offen gelassen und nicht an ein geschlossenes System angeschlossen werden. Auch ein Heimlich-Ventil erscheint unnötig. Ein steriles Abdecken des offenen Endes der Thoraxdrainage ist völlig ausreichend (▶ Abb. 25.2a–d).

▶ **Perikardiozentese.** Bei bedrohlichen klinischen Zeichen einer Perikardtamponade (obere Einflussstauuung, Arrhythmien, Traumamechanismus) stellt die präklinische Perikardiozentese eine Ultima-Ratio-Therapie dar. Der Herzbeutel wird hierzu mit einer großlumigen Venenverweilkanüle und angesetzter großer Einmalspritze vom linken Kostoxiphoidalwinkel aus in Richtung auf die linke Schulterblattspitze zu unter stetiger Aspiration punktiert (▶ Abb. 25.3 u. ▶ Abb. 25.4).

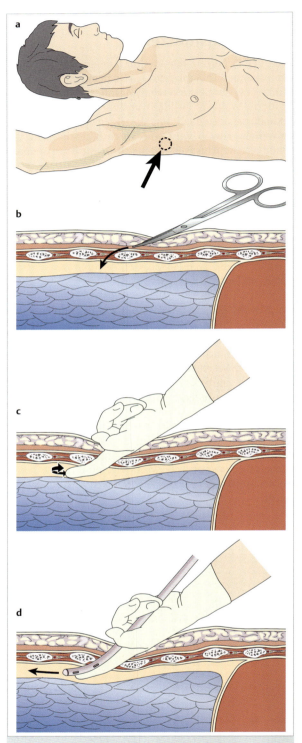

Abb. 25.2a–d Thoraxdrainage durch Minithorakotomie im 4. oder 5. ICR.
a Der Arm der betroffenen Seite wird in Abduktion gelagert.
b Subkutane Präparation mit der Schere und Inzision der Interkostalmuskulatur am Oberrand der Rippe.
c Perforation der Pleura und digitale Exploration des Pleuraraums.
d Der Thoraxdrain wird über den Finger als Leitschiene eingeführt und digital in die gewünschte Lage dirigiert.

25.1 Verletzungsbedingte Notfälle

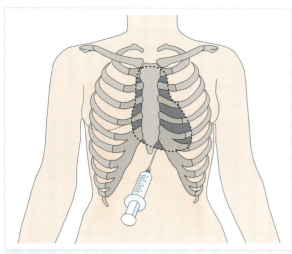

Abb. 25.3 Entlastungspunktion bei Perikardtamponade. Der Herzbeutel wird mit einer großlumigen Venenverweilkanüle und angesetzter großer Einmalspritze vom Kostoxiphoidalwinkel aus in Richtung auf die linke Klavikula unter stetiger Aspiration punktiert. Bei stärkerer Blutung oder Koagelbildung ist zur suffizienten Entlastung die Einlage einer Drainage erforderlich.

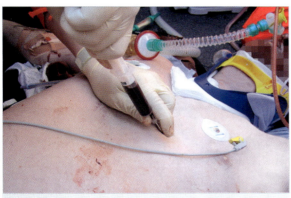

Abb. 25.4 Präklinische Perikardiozentese.

25.1.8 Abdominal- und Beckentrauma

▶ **Untersuchung des Abdomens.** Das Abdomen wird ebenso inspiziert und palpiert. In der Frühphase muss bei intraabdominellen Verletzungen dabei nicht unbedingt eine Abwehrspannung vorhanden sein. Richtungweisend sind neben dem Unfallmechanismus äußere Verletzungszeichen wie Prellungen, Hämatome und Schürfungen, aber auch das Vorliegen eines gespannten und druckschmerzhaften Abdomens. Das sog. Seat-Belt-Sign (▶ Abb. 25.5) ist dabei besonders hinweisend auf das Vorliegen einer intraabdominellen Verletzung (Prävalenz 61 %).

Praxistipp

Besonders zu beachten ist:
- Größere Blutungen der parenchymatösen Oberbauchorgane Milz und Leber äußern sich innerhalb von Minuten und führen rasch zu einem lebensbedrohlichen Blutverlust.
- Darmrupturen nach stumpfen Bauchtraumen sind anfangs oft ausgesprochen symptomarm und werden erst nach Stunden symptomatisch.
- Darmischämien können tagelang stumm verlaufen.
- Bei kleinen äußeren Verletzungen (Messerstiche, tangentiale Schussverletzung) ist stets mit einer Organverletzung im Bauchraum zu rechnen.
- Bei penetrierenden Thoraxtraumen unterhalb der Mamillarlinie liegt häufig eine Zweihöhlenverletzung vor.
- Bei Patienten mit penetrierenden thorakalen oder abdominalen Traumen und manifestem Schock soll die aggressive Volumensubstitution erst nach der operativen Blutungskontrolle erfolgen.
- Bei offenen Verletzungen des Abdomens mit Prolabieren von Darminhalt (▶ Abb. 25.6) wird dieser mit sterilen Kompressen abgedeckt. Eine Reposition sollte präklinisch nicht durchgeführt werden.

▶ **Untersuchung des Beckens.** Danach erfolgt die Untersuchung des Beckens: Es werden ein Kompressions- und ein Distraktionstest zur Erfassung einer groben Instabilität des Beckenrings durchgeführt.

Praxistipp

Bei instabilen Beckenringverletzungen ist von einer erheblichen Blutungsneigung ins Retroperitoneum auszugehen – mit der Folge eines hypovolämischen Schocks.

Untersuchungen zeigen, dass die präklinische Einschätzung der Beckenstabilität deutlichen Schwankungen unterworfen ist, grobe Instabilitäten werden jedoch regelhaft erfasst. Diese Untersuchung sollte nur einmal durchgeführt werden, um evtl. bereits gebildete Thromben nicht wieder aufzureißen. Zur Untersuchung gehört dabei auch die Inspektion der Geschlechtsorgane und der Perianalregion auf weitere Verletzungszeichen.

Die Lagerung der instabilen Beckenverletzung erfolgt nach Abschluss der Untersuchung in einer lateral angepassten Vakuummatratze in Innenrotation der Beine (▶ Abb. 25.7). Bei der instabilen Beckenfraktur gilt es, das intrapelvine Volumen zu verkleinern, dies kann auch durch Umschlingen des Beckens mit einem Tuch erfolgen oder durch Anwendung einer Beckenschlinge bzw. Beckenmanschette, die durch einen Schnürmechanismus eine Kompression des Beckens ermöglicht, auch Trauma pelvic othotic Device (T-POD) genannt (▶ Abb. 25.8a, b).

267

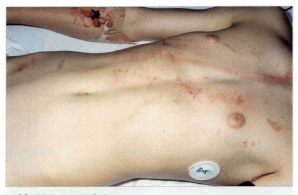

Abb. 25.5 Seat-Belt-Sign.

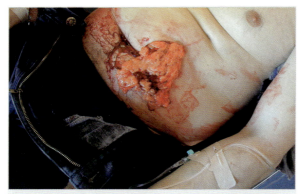

Abb. 25.6 Abdominalinhalt nach abdomineller Stichverletzung.

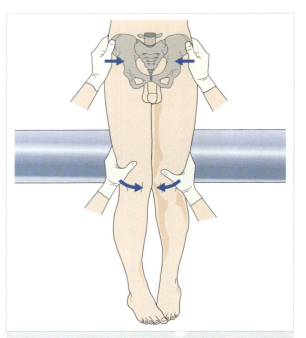

Abb. 25.7 Erstmaßnahmen bei massivem Beckentrauma (Open-Book-Verletzung). Grobreposition des instabilen Beckenrings mit Innenrotation der Beine im Hüftgelenk.

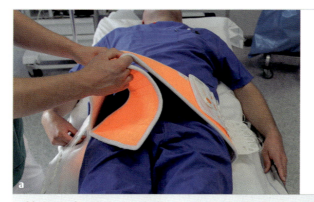
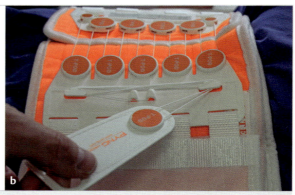

Abb. 25.8a, b Anlage eines Beckengurts (T-POD) im Rahmen der Notfallversorgung bei instabiler Beckenfraktur.
a Gurt wird angelegt.
b Gurt ist gespannt.

▶ **Transport.** Der Transport erfolgt liegend mit Entlastung der Bauchdecke durch eine Rolle unter den Knien unter laufender Infusionstherapie.

25.1.9 Extremitätenverletzungen

Da man sich im Rahmen der notfallmedizinischen Diagnostik allein auf die klinische Untersuchung verlassen muss, wird es nicht in jedem Fall gelingen, eine Fraktur eindeutig zu diagnostizieren.

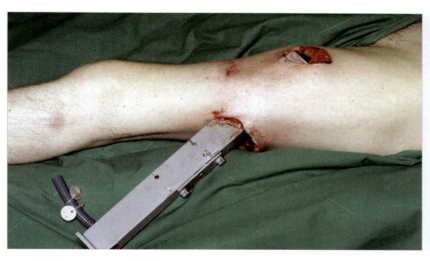

Abb. 25.9 Fremdkörper: Die Wunde sollte steril abgedeckt werden; der Fremdkörper wird erst in der Klinik entfernt.

Tab. 25.1 Sichere und unsichere Zeichen einer Fraktur bzw. Luxation.

Wertung	Beschreibung
sichere Zeichen	• tastbare Krepitationen von Knochenfragmenten • pathologische Beweglichkeit • sichtbare Knochenfragmente
unsichere Zeichen	• Schmerzen • Weichteilverletzungen (offen und geschlossen) • Fehlstellungen in einer Ebene • Funktionseinschränkung

Diagnostik

▶ **Frakturzeichen.** Man kann zwischen sicheren und unsicheren Frakturzeichen unterscheiden (▶ Tab. 25.1).

Merke

Nur bei Vorliegen eines sicheren Frakturzeichens lässt sich allein aufgrund einer klinischen Untersuchung die Diagnose einer Fraktur stellen.

Gelenkluxationen bzw. Gelenkfrakturen sind ebenfalls häufig nur schwer zu diagnostizieren. Beim wachen, bewusstseinsklaren Patienten sollte man bei der Untersuchung der Gelenke insbesondere auf die Schmerzangabe des Patienten achten und keine forcierten Bewegungen durchführen. Wenn sich keine sicheren Frakturzeichen feststellen lassen und die Gelenke jeweils einer Extremität passiv ohne Schmerzangabe durchbewegt werden können, sollte der Patient zum weiteren sicheren Ausschluss aufgefordert werden, selbst die Extremität aktiv zu bewegen. Beim bewusstlosen oder polytraumatisierten Patienten wird man sich auf das behutsame passive Durchbewegen der Gelenke beschränken müssen.

▶ **Weichteilverletzungen ohne Fraktur.** Weichteilverletzungen können auch isoliert ohne eine begleitende Fraktur auftreten. Typische einfache Beispiele sind Schnittwunden, Riss- und Quetschwunden sowie Bissverletzungen. Die notfallmäßige Diagnostik stellt hier keine besondere Herausforderung dar, die Inspektion tief unter Hautniveau gelegener Weichteilstrukturen ist nicht Bestandteil der notfallmedizinischen Versorgung. Fremdkörper in den Weichteilen werden bis zum Krankenhaus im Körper belassen, da durch das Herausziehen schwere Blutungen bzw. Sekundärschäden ausgelöst werden können. Hier muss ggf. eine Durchtrennung des Fremdkörpers außerhalb des Körpers erfolgen, um den Transport zu ermöglichen. (▶ Abb. 25.9).

Merke

Anders verhält es sich mit geschlossenen Weichteilverletzungen. Wirklich schwerwiegende geschlossene Weichteilverletzungen bestehen in einer ausgedehnten Muskelquetschung mit der Gefahr einer sekundären Muskelnekrose bis hin zum Crushsyndrom und einem Décollement der Haut mit der Gefahr einer sekundären Vollhautnekrose.

Da diese Verletzungen ihren Schweregrad erst im weiteren Verlauf offenbaren, ist die notfallmäßige Diagnostik hier nicht zuverlässig. Allein der Unfallmechanismus kann einen Anhalt geben, da diese Verletzungen häufig durch ein Überrolltrauma hervorgerufen werden.

▶ **Nerven- und Gefäßverletzungen.** Neben dem Ausschluss von Weichteilverletzungen und Frakturen ist auch die Erhebung von begleitenden Nerven- und Gefäßverletzungen sehr wichtig. Die Durchblutung ist in erster Linie durch die Ertastung der Pulse an typischer Stelle zu evaluieren. Gelingt dieses nicht adäquat, so kann man sich im Rahmen der Notfalldiagnostik auch des Sauerstoffsättigungsmessgeräts bedienen, das man zum Messen der

peripheren Sauerstoffversorgung an den Akren kurzzeitig anbringen kann. Auch die periphere Sensibilität und Motorik muss in jedem Fall geprüft werden, wobei dieses verständlicherweise zuverlässig nur beim bewusstseinsklaren Patienten gelingt. Eine orientierende Untersuchung ist hier in jedem Fall ausreichend, das Erheben von Kraftgrad bzw. Beschreibung eines Seitenunterschieds bei der Prüfung der Reflexe ist unerheblich. Die Qualitäten
- Durchblutung,
- Motorik und
- Sensibilität

sollten während der gesamten notfallmedizinischen Phase an einer verletzten Extremität wiederholt überprüft werden, da sich durch den Transport oder jegliche andere Manipulation eine Veränderung ergeben kann.

Präklinische Therapiemaßnahmen

▶ **Luxation oder Fraktur eines langen Röhrenknochens.** Im Falle einer Luxation oder Frakturfehlstellung eines langen Röhrenknochens erfolgt eine Reposition durch Zug und Gegenzug unter entsprechender Analgesie. Eine Ausrichtung der Frakturfragmente nach Länge und Rotation ist ausreichend.

> **Praxistipp**
>
> Wichtig ist, dass die Durchblutung des geschädigten Weichteilgewebes nicht durch Druck- oder Zugkräfte weiter kompromittiert wird.

Im Falle einer offenen, ggf. verschmutzen Fraktur oder Luxation wird die Wunde nicht gereinigt, Fremdkörper werden belassen, auch wenn diese bei der Frakturreposition mit in die Wunde verschleppt werden. Die Wunde wird mit einer sterilen Kompresse verbunden. Nach Reposition wird eine Schiene zur Retention der Fraktur angelegt. Dabei lassen sich Unterarm und Unterschenkel/Fuß sehr wirkungsvoll mit konfektionierten Luft- oder Vakuumschienen stabilisieren. Im Bereich des Oberarms kann eventuell mit einer Kramer-Schiene oder einem Sam-Splint eine Ruhigstellung erfolgen. Für den Oberschenkel sind spezielle Extensionsschienen erhältlich, die sich am Schambein abstützen und eine Traktion der Extremität ein- oder beidseits ermöglichen. Verletzungen des Beckens oder Knieluxationen stellen jedoch für diese Schiene eine Kontraindikation dar. Nach Abschluss des gesamten Untersuchungsgangs kann auch eine Vakuummatratze die Ruhigstellung der Beine und Arme übernehmen.

> **Praxistipp**
>
> Schon bei Verdacht auf eine Fraktur wird in gleicher Weise wie beim tatsächlichen Vorliegen einer Fraktur gehandelt.

▶ **Luxation oder Fraktur der großen Gelenke.** Im Bereich der großen Gelenke wie der Schulter, des Hüftgelenks und des Kniegelenks sollten sowohl Luxationen als auch ggf. bestehende Gelenkfrakturen nicht notfallmäßig reponiert werden, da die Einrichtung der Fraktur von der Luxationsrichtung und ggf. begleitenden Verletzungen abhängig ist. Um diese Dinge zu klären, ist in der Regel eine Bildgebung des Gelenks vor dem ersten Repositionsversuch erforderlich. Eine Ausnahme kann die wiederholte Schulterluxation beim sportlich aktiven Patienten darstellen, bei dem die Reposition vielleicht ohne großen technischen Aufwand und ohne eine Schmerzmedikation gelingen kann. Ansonsten ist in diesen Fällen die vielleicht bestehende Fehlstellung zu belassen und für den Transport eine Ruhigstellung bzw. Polsterung in der Position vorzunehmen, die für den Patienten am angenehmsten und mit wenigen Schmerzen verbunden ist.

▶ **Luxation oder Fraktur der kleineren Gelenke.** Im Bereich des Ellenbogengelenks, des Handgelenks und des Sprunggelenks sollte bei Luxationen bzw. Luxationsfrakturen hingegen notfallmäßig eine Reposition, ebenfalls ausgerichtet nach Länge und Reposition, vorgenommen werden. Zwar gilt auch hier Gleiches wie bei den großen Gelenken, was die Bildgebung betrifft, da aber bei Belassen der Fehlstellung der umgebende Weichteilmantel erheblich unter Druck und Zugbelastungen gerät, ist hier eine rasche Reposition erforderlich.

> **Merke**
>
> Das Belassen einer Fehlstellung im Bereich dieser Gelenke kann im weiteren Verlauf zu Durchblutungsstörungen der Haut und in der Folge zu Vollhautnekrosen führen.

Auch Luxationen der Finger und Zehen sollten notfallmäßig – zumindest der Achse nach – reponiert werden, wenn sie im Rahmen der Notfallbehandlung diagnostiziert werden.

25.1.10 Wirbelsäule

Abschließend wird der Patient dann mit mindestens 3 Helfern auf die Seite gedreht, um den Rücken und die Wirbelsäule untersuchen zu können. Es wird dabei eine „Inlinedrehung" durchgeführt, bei der eine Verwindung der Wirbelsäule zu vermeiden ist. Bei der Untersuchung richtet sich das Augenmerk auf offene Verletzungen, Hämatome, Instabilitäten über den Dornfortsätzen oder Krepitationen. Dabei sollte bis perianal palpiert werden. Danach erfolgt das Zurückdrehen auf den Rücken und die Lagerung gemäß den zuvor gefundenen Verletzungen. Dies kann abschließend auf einer Vakuummatratze oder auf einem Spineboard erfolgen.

Praxistipp

Um Verletzungen im Bereich der HWS, BWS und LWS feststellen zu können, wird der Patient durch 3 Helfer unter „Inlineimmobilisation" der Wirbelsäule auf die Seite gedreht.

25.1.11 Spezielle Verletzungen

Amputationen

Merke

Aus der Sicht des Notarztes hat prinzipiell jede Amputationsverletzung eine Chance zur Replantation. Daher ist das Amputat in jedem Fall zu suchen und mitzunehmen.

▶ **Präklinische Maßnahmen.** Es wird primär eine Blutstillung durch Kompression mit sterilen Kompressen und mit einem Druckverband durchgeführt. Die Extremität wird dabei hochgelagert und in der Vakuumschiene fixiert. Eine Säuberung der Wunden sollte ebenso wie bei offenen Frakturen unterbleiben. Bei unvollständiger Abtrennung sind alle noch vorhandenen Gewebebrücken unbedingt zu schützen (auch schmale und unscheinbar aussehende Stränge können Gefäße und Nerven enthalten).

Das Amputat wird in einem Plastikbeutel trocken und wasserdicht, ggf. in eine Kompresse eingeschlagen, verstaut. Dieser Beutel wird in einen zweiten mit Eiswasser eingelegt, um eine Kühlung des Amputats zu erreichen. Eine Gewebeschädigung wird dadurch minimiert, eine Gewebequellung und -mazeration vermieden. Die Ischämiezeit kann bis zur möglichen Transplantation verlängert werden.

Merke

Im Gegensatz zu der vielleicht replantationswürdigen Gliedmaßenamputation als Einzelverletzung gilt aufgrund der Gesamtverletzungsschwere eines Polytraumatisierten das Prinzip „life before limb". Vor dem Extremitätenerhalt steht das Überleben des Patienten.

▶ **Zielklinik.** Auch dieser Patient wird in ein Traumazentrum zu transportieren sein und nicht in eine Spezialklinik für Replantationen.

Gefäßverletzungen

Schnitt-, Stich- und Schussverletzungen sowie offene Frakturen und Amputationsverletzungen können zu massiven Blutungen führen. Bei Unterschenkelvarizen können schon minimale Traumen schwere venöse Blutungen zur Folge haben. Zu unterscheiden sind:
- scharfe (penetrierende) Gefäßverletzungen,
- stumpfe Gefäßverletzungen.

Zu den typischen Zeichen zählen neben der arteriellen, spritzend hellroten Blutung auch rasch zunehmende Hämatome mit Umfangszunahme einer Extremität. Distale Ischämie und fehlender Puls sind sichere Zeichen der Gefäßverletzung.

Merke

Rücken-Schulter-Schmerz, Schock, Hämatothorax und Blutdruckdifferenz zwischen oberer und unterer Extremität weisen auf eine Aortenruptur hin.

▶ **Präklinische Maßnahmen.** Vorgehen:
- Die betroffene Extremität wird hochgelagert.
- Bei starker Blutung wird die Arterie abgedrückt, bis ein Druckverband angelegt worden ist.

Cave

Besonders zu beachten ist:
- Das Anlegen von Klemmen und die Abbindung dürfen nur im äußersten Notfall erfolgen.
- Penetrierende Traumen in der Nähe großer Stammgefäße sind stets auf vaskuläre Verletzungen verdächtig und erfordern baldmöglichst eine angiografische Abklärung.

▶ **Zielklinik.** Der Transport erfolgt unter Hochlagerung der betroffenen Extremität. Gewählt wird nach Möglichkeit eine Klinik mit Angiografieausstattung.

Brandverletzungen

▶ **Präklinische Maßnahmen.** Sollte es im Rahmen der Gesamtverletzung auch zu Verbrennungen gekommen sein, so wird am Notfallort kurzfristig eine Kühlung der Brandflächen mittels Leitungswasser oder NaCl-Lösung eingeleitet. Diese sollte aber entgegen früheren Empfehlungen nicht mit Eiswasser erfolgen, da die Patienten sonst regelhaft eine physiologisch ungünstige, ausgeprägte Hypothermie entwickeln.

Das ohnehin erforderliche Volumenmanagement des Polytraumas gewährleistet in der Regel auch eine ausreichende Flüssigkeitsabdeckung des Brandverletzten. Auf die Berechnung des Flüssigkeitsbedarfs, z. B. über die

Parkland-Formel, kann präklinisch verzichtet werden, allerdings sollte für die Weiterführung der Flüssigkeitsbilanzierung eine gute Dokumentation der Volumensubstitution vorgenommen werden.

▶ **Zielklinik.** Die primäre Zielklinik ist wiederum das nächste Traumazentrum und nicht ein Zentrum für Brandverletzte. Eine chirurgische Notfallversorgung der Verbrennungen wird im Traumazentrum zu leisten sein. Bei großflächigen Verbrennungen im Gesicht, an den Händen oder von mehr als 20% der Körperoberfläche mit zweit- und drittgradigen Hautschäden sollte in Abhängigkeit der weiteren Verletzungen die frühzeitige Verlegung in ein Brandverletztenzentrum erfolgen. Günstig ist es natürlich, wenn es gelingt, in einem adäquaten Zeitrahmen ein Traumazentrum mit angegliedertem Brandverletztenzentrum anzufahren.

Traumatische Querschnittsyndrome

Merke

Eine Paraplegie der unteren Extremitäten oder eine Tetraplegie lassen beim wachen und bewusstseinsklaren Patienten mit hoher Sicherheit bereits präklinisch auf eine Verletzung der Wirbelsäule mit Beteiligung des Rückenmarks schließen.

▶ **Präklinische Maßnahmen.** Die schon beschriebenen Rettungs- und Lagerungsmanöver sind in diesen Fällen entsprechend schonend und umsichtig durchzuführen, um sekundäre Schäden zu vermeiden. Im günstigsten Fall kann es sich um eine rein spinale Kontusion handeln, die morphologisch nicht nachweisbar ist. Es wurde hierfür der Begriff der SCIWORA geprägt (Spinal Cord Injury without radiographic Abnormalities).

Die noch vor wenigen Jahren bei traumatisch bedingten Querschnittsyndromen propagierte Verabreichung von Methylprednisolon in hoher Dosierung entsprechend der NASCIS-II-Studie wird nicht mehr empfohlen. Studien der jüngeren Vergangenheit konnten keinen Vorteil durch Prednisolon nachweisen. Mehrere Fachgesellschaften sind daher von der Empfehlung der Methylprednisolongabe abgerückt. Eine präklinische Applikation sollte nicht mehr erfolgen.

▶ **Zielklinik.** Bezüglich der primären Zielklinik gilt Ähnliches wie schon bei den vorgenannten Verletzungen. Auch hier ist primär ein Traumazentrum aufzusuchen und kein ausgewiesenes Zentrum für Querschnittpatienten.

Herstellen der Transportfähigkeit

In Abhängigkeit von der Dauer des anstehenden Transports müssen abschließend noch einige Vorkehrungen getroffen werden:

- Der polytraumatisierte Patient ist zu diesem Zeitpunkt in der Regel intubiert. Es sollten ein inspiratorischer Sauerstoffgehalt von 100% (FiO_2 von 1,0), eine Oxygenierung über 95% und eine Normokapnie vorliegen. Die Beatmungsdrücke sollten unter 35 mmHg liegen. Anderenfalls muss nochmals eine Reevaluation erfolgen, um z.B. eine Tubusfehllage oder einen Hämato- oder Pneumothorax festzustellen und entsprechend zu therapieren.
- Im Falle eines geplanten Hubschraubertransports sollte die Indikation zur Thoraxdrainage großzügig gestellt werden, da eine Auskultation im RTH nahezu unmöglich ist und die beengten Platzverhältnisse eine Thoraxdrainagenanlage kaum zulassen.
- Die Volumengabe sollte vor Transportbeginn über mindestens 2 großlumige Zugänge eingeleitet sein, die Zugänge werden noch einmal auf Durchgängigkeit und sichere Fixierung überprüft.
- Während des Transports werden die Infusionen unverändert fortgeführt.

Praxistipp

Diese „Quickchecks" dürfen den Transport nicht weiter verzögern, sondern erfolgen parallel zum Transportbeginn. An dieser Stelle sei nochmals der Faktor Zeit betont, da alle präklinisch durchzuführenden Maßnahmen an sich ausschließlich darauf abzielen, den Patienten für den Transport in die Klinik zu stabilisieren.

Wahl der Zielklinik

▶ **Auswahlkriterien.** Die Wahl des aufnehmenden Krankenhauses ist unter Abwägung
- des vorhandenen Verletzungsmusters,
- des klinischen Zustands,
- der vermutlichen Transportdauer,
- der lokalen Witterungsverhältnisse und der
- Tageszeit

vorzunehmen.

Merke

Polytraumatisierte Patienten sollten nach Möglichkeit in ein Traumazentrum verbracht werden. Es konnte eine signifikant bessere Überlebensquote bei primärer Behandlung im Traumazentrum nachgewiesen werden.

Selbst die Vorstellung, ein Patient mit einer intraabdominellen Blutung sei in dem nächstgelegenen Krankenhaus der Grund- und Regelversorgung zum Zweck der raschen Notfalllaparotomie adäquat versorgt, hat sich nicht bestätigt. Wie schon angeführt sollen spezielle Einzelverletzungen die Entscheidung über die Zielklinik nicht maßgeblich beeinflussen. In dem Fall, dass ein Patient äußerlich nicht schwer verletzt erscheint, können weitere

Befunde und Umstände doch dafür sprechen, ihn in ein Traumazentrum zu bringen (▶ Tab. 25.2).

▶ **Anmeldung über die Leitstelle.** Nach Festlegung der Zielklinik erfolgt die Anmeldung über die Leitstelle. Hierzu wird der Leitstelle eine Meldung
- über das Verletzungsmuster,
- die Angabe, ob der Patient beatmet ist,
- das gewünschte Zielkrankenhaus und
- die vermutete Eintreffzeit

gegeben (▶ Kap. 14 und ▶ Kap. 57). Aber auch ein Gespräch vom Notarzt mit dem aufnehmenden Krankenhaus über Mobiltelefon ist zur Abklärung der Aufnahme des Patienten möglich.

Praxistipp

Sollte kein Traumazentrum in erreichbarer Nähe eine Aufnahme zusagen, wird dennoch das nächste Traumazentrum nach entsprechender Anmeldung angefahren.

▶ **Transportmittel.** Eine Nachforderung eines Rettungshubschraubers für einen längeren Transportweg macht nur Sinn, wenn dadurch die Rettungszeit nicht verlängert wird. Insbesondere nachts, aber auch bei Anfahrten zwischen 15 und 20 min wird eine Nachforderung, Übergabe und Umlagerung des Patienten deutlich mehr Zeit beanspruchen als der verzögerungsfreie und rasche, bodengebundene Transport.

▶ **Übergabe.** In der Klink erfolgt dann ein Arzt-zu-Arzt-Gespräch, in dem neben den vermuteten Diagnosen und der durchgeführten Therapie auch Informationen zum Unfallgeschehen und dem Zeitpunkt des Unfalls bzw. der Dauer der Rettungsphase mitgeteilt werden (▶ Kap. 14).

25.1.12 Klassifikation von Verletzungsmustern

Die Klassifikation von Verletzungsmustern (Scoring) hat den Sinn, die Systembelastung durch das Trauma und auch die Dringlichkeit von Sofortmaßnahmen abzuschätzen. Zusätzlich sollen Aussagen über die Wiederherstellungschancen des Unfallverletzten gemacht werden können.

Zur präklinischen Beurteilung der Auswirkungen von Verletzungen auf den Organismus eignen sich nur physiologische Einteilungen. Typische und bewährte Systeme sind die Glasgow-Koma-Skala und der Revised Trauma Score (RTS).

Durch die Verwendung dynamischer Variablen ermöglichen die physiologischen Scores eine Beurteilung des präklinischen Verlaufs, v. a. bei längeren Rettungs- und Transportzeiten. Zu beachten ist jedoch, dass diese Scores nur Reaktionen auf das Trauma festhalten, wenn bereits Veränderungen eingetreten sind. Dadurch können sich bei sehr schweren Verletzungen mit anfänglich noch kompensierter Atem- und Kreislauffunktion falsch negative Aussagen ergeben. Vom Trauma unabhängige Faktoren wie Alkohol und Drogen können dagegen falsch positive Bewertungen zur Folge haben.

Merke

Eine früh einsetzende intensive Therapie (Narkose, Intubation, aggressiver Volumenersatz) kann die Parameter so stark beeinflussen, dass die Ergebnisse nicht mehr zu verwerten sind.

25.1.13 Reanimation des Polytraumas

Bei polytraumatisierten Patienten stellen die massive Hämorrhagie sowie die schwere Schädigung des zentralen Nervensystems die Hauptursache eines Kreislaufstillstands dar. In der Literatur wird nahezu übereinstimmend eine geringe Überlebenswahrscheinlichkeit von 0,0–0,24% angegeben. Aus diesem Grund wurden 2001 in den USA von der National Association of Emergency Medical Services Physicians (NAEMSP) und dem American College of Surgeons, Committee on Trauma (ACSCOT) Richtlinien für die Beendigung der präklinischen Reanimation bei Trauma herausgegeben. Diese machen eine

Tab. 25.2 Indikationen für ein Traumazentrum als Zielklinik.

Parameter	Beschreibung
Verletzungsmuster	• SHT mit Bewusstseinstrübung • instabiler Thorax • offene Verletzung einer Körperhöhle • instabile Beckenfraktur • Frakturen großer Röhrenknochen • proximale Amputationsverletzungen
Vitalparameter	• Glasgow-Koma-Skala < 13 • R / R systolisch < 80 mmHg • Atemfrequenz < 10 oder > 29/min • SO2-Sättigung < 90% ohne O2-Gabe
Unfallmechanismus	• Hochgeschwindigkeitstrauma • Herausschleudern aus dem Fahrzeug • Tod eines Mitfahrers oder anderen Unfallopfers • Sturz aus > 3 m Höhe • Explosionsverletzung / thermische Verletzung • Einklemmung / Überrolltrauma / Verschüttung

Beendigung oder einen Nichtbeginn abhängig vom klinischen Zustand, z.B. stumpfes Trauma mit Apnoe, ohne Puls und ohne geordnete elektrische Aktivität im EKG sowie fehlende Pupillomotorik. Aber auch eine Transportzeit von mehr als 15 min sollte nach den Leitlinien über eine Beendigung nachdenken lassen.

Mittlerweile sind jedoch mehrere Untersuchungen veröffentlicht, die einzelne erfolgreiche Reanimationen beschreiben, die gemäß den Leitlinien nicht hätten durchgeführt werden sollen. Daher wird die Anwendung dieser Leitlinien zunehmend zurückhaltender empfohlen.

In den letzten Jahren sind Bemühungen unternommen worden, einfache präklinische Prädiktoren für die Überlebenswahrscheinlichkeit zu identifizieren:
- Lichtreaktivität der Pupillen,
- Sinus-EKG oder
- GCS > 3.

sind mit einer höheren Überlebenswahrscheinlichkeit assoziiert, lassen aber keinen Rückschluss für den Beginn oder die Einstellung der Reanimation des Polytraumas zu.

Daher kann derzeit keine endgültige Empfehlung zur Reanimation gegeben werden. Der Notarzt sollte jedoch die geringe Überlebenswahrscheinlichkeit bei einer Reanimation in seine Überlegungen mit einbeziehen und eine Reanimation nicht zu lange ausdehnen.

Hiervon abzugrenzen sind Kinder, die insbesondere bei der früh einsetzenden Hypothermie eine deutlich günstigere Prognose nach primär erfolgreicher Reanimation zeigen. Hier sollte in jedem Fall eine Reanimation versucht werden.

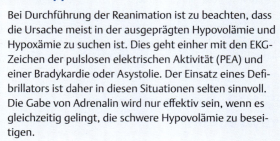

Praxistipp

Bei Durchführung der Reanimation ist zu beachten, dass die Ursache meist in der ausgeprägten Hypovolämie und Hypoxämie zu suchen ist. Dies geht einher mit den EKG-Zeichen der pulslosen elektrischen Aktivität (PEA) und einer Bradykardie oder Asystolie. Der Einsatz eines Defibrillators ist daher in diesen Situationen selten sinnvoll. Die Gabe von Adrenalin wird nur effektiv sein, wenn es gleichzeitig gelingt, die schwere Hypovolämie zu beseitigen.

25.2 Sport- und Überlastungsverletzungen

25.2.1 Epidemiologie

Von den 23 Mio. Bundesbürgern, die außerhalb der Schule Sport treiben, verletzen sich pro Jahr 1,25 Mio. so schwer, dass sie ärztlich versorgt werden müssen. Das sind etwas mehr als 5% aller Sporttreibenden. Rund 665000 oder 53% der Unfälle können dem organisierten (Vereinssport) und 585000, das sind 47%, können dem nicht organisierten Sport zugeordnet werden. Im Vereinssport führt der Fußball – nach der absoluten Zahl der Verletzungen gesehen – die Statistik an, d.h. von der Gesamtheit der Sportunfälle entfallen etwa 45% auf den Fußballbereich. Diese Spitzenposition ergibt sich jedoch nicht, weil er im Verhältnis zu anderen vergleichbaren Sportarten besonders risikoreich ist, sondern weil er die in Deutschland am häufigsten betriebene Sportart darstellt.

Betrachtet man die verschiedenen Körperregionen, die von Verletzungen betroffen sind, so liegen:
- Sprunggelenkverletzungen mit rund 27% an der Spitze,
- gefolgt von Kniegelenkverletzungen mit 18%.

In diesem Zusammenhang ist jedoch zu beachten, dass es sich bei Verletzungen des Sprunggelenks meistens um Verstauchungen und Umknicktraumen handelt, die selten schwererer Natur sind. Im Gegensatz dazu kommt es bei Knieverletzungen häufiger zu schweren Bandverletzungen, die operativ versorgt werden müssen. Trotz relativ langwieriger Rehabilitationsmaßnahmen ist eine bleibende Instabilität des Kniegelenks keine Seltenheit. Auch der Kopf- (13%) und der Handbereich (11%) sind häufiger von einer Verletzung betroffen, wobei es sich bei Kopfverletzungen hauptsächlich um Gehirnerschütterungen handelt.

25.2.2 Erstversorgung

Die Betrachtung aller dieser Daten zeigt, dass die Erstversorgung von Sportverletzungen einen großen Stellenwert hat und das Spektrum der zu versorgenden Verletzungen sehr weit gespannt ist. Die umfassende Erstversorgung von Sportverletzungen geht daher weit über die initiale Kryotherapie der Extremitätenverletzung hinaus, es müssen vielmehr auch schwere Verletzungen des Stammes oder komplexe Extremitätenverletzungen behandelt werden. Da Extremitätenverletzungen im Rahmen der Sportausübung eindeutig am häufigsten auftreten, soll im Folgenden auf diese besonders eingegangen werden.

Die Erstmaßnahmen bei Verletzungen im Rahmen von Sportveranstaltungen folgen denselben Prinzipen wie bei Verletzungen anderer Ursachen:

25.2 Sport- und Überlastungsverletzungen

- Absichern der Unfallstelle (z. B. Skirennen, Motorsport),
- Retten des Verletzten aus der Gefahrenzone (falls notwendig),
- Beurteilung bzw. Stabilisierung der vitalen Parameter (s. o.),
- Untersuchung und Therapie schwerwiegender Verletzungen des Stammes.

Auch der Untersuchungsgang unterscheidet sich nicht von der Untersuchung des Unfallpatienten.

25.2.3 Präklinische Therapie

> **Praxistipp**
>
> Ergibt die Erstuntersuchung keinen Hinweis auf eine schwerwiegende Verletzung, so besteht die Ersttherapie in „RICE" (Rest – Ice – Compression – Elevation; Schonung – Kühlung – Kompression – Hochlagerung).

▶ **Kryotherapie.** Vor allem die Kryotherapie führt in einer akuten Schmerz- oder Entzündungsphase zu einer Linderung der Schmerzen aufgrund einer Vasokonstriktion mit Verminderung der Durchblutung und des Lymphflusses. Dadurch wird der Entwicklung bzw. der Zunahme posttraumatischer Hämatome und Ödeme vorgebeugt. Als lokale Wirkungen der Kryotherapie gelten folgende Faktoren:
- Konstriktion der Arterien,
- Stoffwechselsenkung,
- Muskeldetonisierung,
- Verlangsamung von Muskelaktion und Nervenleitgeschwindigkeit,
- Hemmung der Phagozytose.

Die Kryotherapie kann prinzipiell bei jedem Trauma primär angewendet werden. Als Kontraindikationen gelten:
- Vaskulitis,
- Raynaud-Syndrom bzw. Durchblutungsstörungen,
- schwere Herzkreislauferkrankungen bzw.
- andere schwere, mit erhöhter Kälteempfindlichkeil verbundene Erkrankungen wie
  - Kälteagglutininerkrankung,
  - Kryoglobulinämie,
  - paroxysmale Kältehämoglobinurie oder
  - Kälteurtikaria, die jedoch beim Sportler nahezu nie vorkommen.

▶ **Weitere Behandlung.** Die weitere Behandlung besteht dann meist in einer Ruhigstellung der verletzten Extremität und weiteren Diagnostik, die aber nicht Teil der Notfallversorgung darstellen.

25.2.4 Spezielle Verletzungen und Überlastungsfolgen ausgewählter Sportarten

Fußball

Fußball ist mit mehr als 22 Mio. aktiven Spielern die weltweit populärste Sportart. Mit der zunehmenden Popularität des Fußballs ist auch die Zahl der Fußballverletzungen gestiegen. Man rechnet, dass in Europa 40–60% aller Sportverletzungen und 3,5–10% aller krankenhauspflichtigen Verletzungen auf den Fußballsport zurückzuführen sind. Trotzdem liegt die Verletzungshäufigkeit deutlich hinter Sportarten, wie Rugby, Basketball oder Eishockey zurück.

Dabei treten am häufigsten Zerrungen (29%), Überlastungsfolgen (23%), Prellungen (20%) und Verstauchungen (18%) auf, Frakturen werden mit 4% angegeben. Nur in 11% der Verletzungen ist eine Trainingspause von über 4 Wochen angezeigt.

Inline Skating

Im Sommer stehen die Verletzungen durch Inline-Skating-Unfälle in der Rangliste der behandelten Sportverletzungen auf dem zweiten Platz – gleich nach Fußball. Etwa 60% aller Skater sind mindestens einmal verunglückt und ca. 1 Drittel davon hat sich dabei so schwer verletzt, dass sie ärztlich behandelt werden mussten. Im Jahr 2000 wurden im Bundesgebiet rund 900 Unfälle mit Skatern polizeilich erfasst, davon 830 mit Personenschäden. 8 dieser Inline-Skater-Unfälle führten zum Tod des verletzten Skaters. Der Unfallgipfel bei den Skater-Unfällen liegt im Kindes- und Jugendalter. Die häufigsten Verletzungen bei Inline-Skating-Unfällen sind mit 55% Knochenbrüche. An 2. Stelle folgen Schädel-Hirn-Verletzungen mit 14%. Aus diesem Grund ist das Tragen einer Schutzausrüstung bei dieser Fortbewegungsart von großer Bedeutung für die Sicherheit. Leider tragen nur 6% der Kinder und Jugendlichen eine komplette Schutzausrüstung (Helm und Protektoren für Hände, Handgelenke, Ellbogen und Knie), 21% tragen nur Teile und 73% sind überhaupt nicht geschützt.

Kite-Surfen

Bisher liegen nur wenige Daten zu Verletzungshäufigkeiten dieser jungen Sportart vor. Die beschriebenen Verletzungen sind aber häufig deutlich schwerer als z. B. beim Schulsport.

Die Häufigkeit wird mit 5 leichten Verletzungen und einer mittelschweren Verletzung mit notwendiger ärztlicher Behandlung (Frakturen) auf 1000 Kite-Surf-Stunden angegeben. Dabei handelt es sich meist um oberflächliche Weichteilverletzungen oder Distorsionstraumen des Sprunggelenks. In der eigenen Klinik sind in den vergangenen 7 Jahren insgesamt 6 polytraumatisierte Kite-Surfer eingeliefert worden. Der häufigste Unfallmechanismus war das Anpralltrauma gegen Gegenstände, die sich an Land befanden. Die häufigste Unfallsituation war der Kontrollverlust über den Kite an Land oder in Landnähe. Auslöser waren Fahrfehler, zu große Schirme oder die Windbedingungen (auflandiger Wind, plötzliche Bö). Weitere Unfallursachen waren Kollisionen mit Windsurfern oder Booten in überfüllten Revieren.

25.3 Nicht verletzungsbedingte Notfälle des Bewegungsapparats

25.3.1 Systematische Diagnostik

Die Diagnostik nicht traumatisch bedingter Gesundheitsstörungen des Bewegungsapparats kann im Bereich der notfallmedizinischen Versorgung schwierig sein und ist häufig nur eingeschränkt möglich.

> **Praxistipp**
> Da die Ursachen nicht verletzungsbedingter Beeinträchtigungen sehr vielfältig sein können, empfiehlt es sich, nach dem Ausschlussprinzip vorzugehen und primär eine Verletzung als Ursache definitiv auszuschließen.

Gerade bei älteren Patienten ist es wichtig, in diesem Zusammenhang auch nach älteren Hämatomen zu suchen. Ein Sturz kann schon mehrere Tage zurückliegen, ohne dass sofort Schmerzen aufgetreten sind. Ein typisches Beispiel ist die sekundär dislozierte mediale Schenkelhalsfraktur. In diesem Fall wird initial nur über wenig Schmerzen geklagt, die mit einer Prellung der Hüfte vereinbar sind. Im weiteren Verlauf kommt es dann zum Zeitpunkt der Dislokation zu einer raschen und heftigen Schmerzzunahme.

25.3.2 Anamnese und Untersuchung

Neben der klinischen Untersuchung kann also insbesondere die genaue Erhebung der Anamnese Hinweise geben, wobei man sich hier aufgrund der stets gebotenen Eile nicht in Details verlieren darf.

25.3.3 Klinik

Die häufigsten Symptome nicht traumatisch bedingter Gesundheitsstörungen des Bewegungsapparats sind der akut aufgetretene Schmerz und/oder die plötzlich aufge-

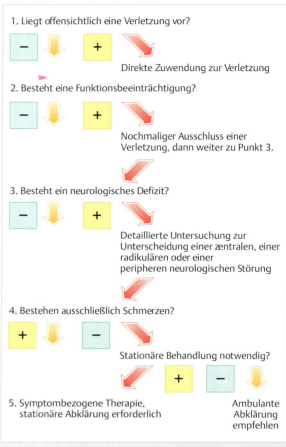

Abb. 25.10 Vorgehen bei nicht verletzungsbedingten Beeinträchtigungen des Bewegungsapparats.

tretene Funktionseinschränkung bis hin zur kompletten Bewegungsunfähigkeit. Ist eine Verletzung ausgeschlossen, gilt es nun, die Ursache für die Funktionseinschränkung zu bestimmen. In Betracht kommen hier eine neurologisch bedingte Störung mit verminderter oder gar fehlender Innervation des betreffenden Extremitätenabschnitts oder ein schmerzbedingter Funktionsausfall (▶ Abb. 25.10). Bei Letzterem wird seitens des Patienten häufig eine Schonhaltung zur Schmerzlinderung eingenommen, die nicht selten grotesk sein kann und unter Umständen dem regelhaften Krankentransport zunächst entgegensteht.

Der Schmerz selbst muss als richtungweisendes Symptom einer zugrundeliegenden gesundheitlichen Beeinträchtigung gesehen werden. Daher empfiehlt es sich, nach weiteren zunächst äußeren Symptomen und Affektionen zu suchen. Eine lokal begrenzte Schwellung, Rötung und Überwärmung sprechen für einen entzündlichen Prozess; ob infektiös oder nicht, lässt sich notfallmedizinisch nicht klären. Fehlen solche Anzeichen, kann es sich um eine akute Verschlimmerung eines vorbestehenden degenerativen Leidens handeln. Bleibt der akut aufgetretene Schmerz, vielleicht im ganzen Bewegungsapparat wechselnd auftretend, der einzig zu erhebende Befund, muss auch an eine Stoffwechselstörung gedacht werden, die aber präklinisch nicht sicher feststellbar sein wird.

Praxistipp

Es sei nochmals betont, dass bei den nicht traumatisch bedingten Gesundheitsstörungen des Bewegungsapparats die Anamnese wertvolle Hinweise geben kann, da es sich bei diesen Notfällen häufig lediglich um die akute Verschlechterung eines vorbestehenden Leidens handelt. Die klinische Untersuchung ist, wie bereits im vorangegangenen Abschnitt dargestellt, durchzuführen. Auf die neurologische Untersuchung kann dabei meistens verzichtet werden. Es ist allerdings erforderlich, den reinen Schmerz von objektiv fassbaren neurologischen Defiziten als Ursache für eine Funktionsstörung abzugrenzen, da sich hierdurch therapeutische Konsequenzen ergeben.

25.3.4 Präklinische Therapie

Die Behandlung von Gesundheitsstörungen des Bewegungsapparats, die nicht verletzungsbedingt aufgetreten sind, wird sich im Rahmen der Notfallbehandlung an den Symptomen orientieren. In erster Linie wird es sich hierbei um eine entsprechende Schmerzmedikation handeln, ggf. ist auch eine Immobilisation des Patienten insgesamt oder bestimmter Extremitätenabschnitte erforderlich. Auch hier wird v. a. auf eine Reduktion der Beschwerden zu achten sein.

Merke

Eine spezifische Therapie ist bei den nicht verletzungsbedingten Beeinträchtigungen des Bewegungsapparats ohne weitere Diagnostik meistens nicht möglich und wenig sinnvoll. In jedem Fall sollte aber auch schon frühzeitig an Erkrankungen aus dem Fachgebiet der Inneren Medizin und der Neurologie gedacht werden.

Isolierte belastungsabhängige Schmerzen der Beine können auch ein Hinweis auf Durchblutungsstörungen sein. Schmerzen mit Bewegungseinschränkungen können ein Hinweis auf Stoffwechselstörungen sein, z.B. eine Hyperurikämie, oder auf entzündliche Erkrankungen, wie die rheumatoide Arthritis. Neurologische Beeinträchtigungen können je nach Lokalisation entzündliche Ursachen (Neuropathie) haben, ebenfalls Ausdruck von Durchblutungsstörungen (z.B. apoplektischer Insult) sein oder sind auf Kompressionssyndrome (z.B. Bandscheibenprolaps, intrakranielle Blutung, periphere Überlastungssyndrome) zurückzuführen. Die Abwägung der möglichen Differenzialdiagnosen ist wichtig, da dies auch einen Einfluss auf die Auswahl der weiterbehandelnden Klinik haben wird.

Kernaussagen

Verletzungsbedingte Notfälle
Alle notfallmedizinischen Maßnahmen, die bei Verletzungen des Bewegungsapparats durchgeführt werden, sollten darauf gerichtet sein, den Patienten für den Transport in die Klinik zu stabilisieren und sekundäre Schäden zu vermeiden.

Erstmaßnahmen bei der Versorgung von Unfallverletzten sind Situationserfassung, Sichtung, Beurteilung der Vitalfunktionen (Atmung, Kreislauf, orientierender neurologischer Befund), Sicherung der Vitalfunktionen, Erfassung offensichtlicher und relevanter Verletzungen aller Körperregionen, Herstellung der Transportfähigkeit, permanente Überwachung und Beurteilung während des Transports sowie Wahl der richtigen Zielklinik.

Das Polytrauma ist ein Syndrom von Verletzungen mehrerer Körperregionen oder Organe mit konsekutiven systemischen Funktionsstörungen. Die sorgfältige Beurteilung der allgemeinen Situation an der Unfallstelle gibt Hinweise auf den Unfallmechanismus und die wahrscheinliche mechanische Gewalteinwirkung.

Aus Sicht des Notarztes hat prinzipiell jede Amputationsverletzung eine Chance zur Replantation. Daher ist das Amputat in jedem Fall zu suchen, sachgerecht zu versorgen und mitzunehmen.

Spezielle Verletzungen und Überlastungsfolgen ausgewählter Sportarten
Die Erstmaßnahmen bei Verletzungen im Rahmen von Sportveranstaltungen folgen denselben Prinzipen wie bei Verletzungen anderer Ursachen. Auch der Untersuchungsgang unterscheidet sich nicht von der Untersuchung des Unfallpatienten.

Ergibt die Erstuntersuchung keinen Hinweis auf eine schwerwiegende Verletzung, so besteht die Ersttherapie in „RICE" (*R*est – *I*ce – *C*ompression – *E*levation; Schonung – Kühlung – Kompression – Hochlagerung).

Nicht verletzungsbedingte Notfälle des Bewegungsapparats
Die Behandlung von nicht verletzungsbedingten Gesundheitsstörungen des Bewegungsapparats orientiert sich in erster Linie an den klinischen Symptomen.

Literatur

Referenzen
[1] **American College of Surgeons**. Advanced Trauma Life Support (ATLS). Course Manual; 2004
[2] **Waydhas** C, Sauerland S. Thoraxtrauma und Thoraxdrainage: Diagnostik und Therapie: Ein systematisches Review. Notfall Rettungsmed 2003; 8: 627–639

Weiterführende Literatur

[3] **Aylwin** CJ, Brohi K, Davies GD et al. Prehospital and in-hospital thoracostomy: indications and complications. Ann R Coll Surg Engl 2008; 90: 54–57
[4] **Beck** A, Bayeff-Filloff M, Sauerland S, Huber-Lang S, AG Notfallmedizin der Deutschen Gesellschaft für Unfallchirurgie. Wirbelsäulenverletzung in der Präklinik – Systematischer Überblick. Notfall Rettungsmed 2005; 8: 162–172
[5] **Beck** A, Krischak G, Bischoff M. Wirbelsäulenverletzungen und spinale Trauma. Notfall & Rettungsmedizin 2009; 12(6): 469–479
[6] **Biewener** A, Aschenbrenner U, Sauerland S, Zwipp H, Rammelt S, Sturm J, AG Notfallmedizin der DGU. Einfluss von Rettungsmittel und Zielklinik auf die Letalität nach Polytrauma. Unfallchirurg 2005; 108: 370–377
[7] **Bracken** MB, Shepard MJ, Holford TR et al. Administration of methylprednisolone for 24 or 48 hours or tirilazed mesylate for 48 hours in the treatment of acute spinal cord injury. Results of the third national acute spinal cord injury randomized controlled trial. National Acute Spinal Cord Injury Study. JAMA 1997; 277: 1597–1604
[8] **Bulger** EM, Jorkovich GJ, Nathens AB et al. Hypertonic resuscitation of hypovolemic shock after blunt trauma: a randomized controlled trial. Arch Surg 2008; 143: 139–148; discussion 149
[9] **Bulger** EM, May S, Kerby JD et al. ROC investigators. Out-of-hospital hypertonic resuscitation after traumatic hypovolemic shock: a randomized, placebo controlled trial. Ann Surg 2011; 253(3): 431–441
[10] **Cera** SM, Mostafa G, Sing RF et al. Physiologic predictors of survival in post-traumatic arrest. Am Surg 2003; 69: 140–144
[11] **Cothren** CC, Osborn PM, Moore EE et al. Preperitoneal pelvic packing for hemodynamically unstable pelvic fractures: a paradigm shift. J Trauma 2007; 62: 834-839; discussion 839–842
[12] **Croce** MA, Magnotti LJ, Savage SA et al. Emergent pelvic fixation in patients with exsanguinating pelvic fractures. J Am Coll Surg 2007; 204: 935–939; discussion 940–932
[13] **Cuske** J. The lost art of splinting. How to properly immobilize extremities & manage pain. JEM 2008; 33: 50–64; quiz 66
[14] **David** JS, Gueugniaud PY, Riou B et al. Does the prognosis of cardiac arrest differ in trauma patients? Crit Care Med 2007; 35: 2251–2255
[15] **Dickenson** K, Roberts I. Medical anti-shock trousers (pneumatic anti-shock garments) for circulatory support in patients with trauma. Cochrane Database Syst Rev 2000; 2: CD001856
[16] **Doyle** GS, Taillac PP. Tourniquets: a review of current use with proposals for expanded prehospital use. Prehosp Emerg Care 2008; 12: 241–256
[17] **Duane** TM, Dechert T, Wolfe LG et al. Clinical examination is superior to plain films to diagnose pelvic fractures compared to CT. Am Surg 2008; 74: 476–479; discussion 479–480
[18] **Fitzgerald** M, Mackenzie CF, Marasco S et al. Pleural decompression and drainage during trauma reception and resuscitation. Injury 2008; 39: 9–20
[19] **Gentilello** LM, Jurkovich GJ, Stark MS et al. Is hypothermia in the victim of major trauma protective or harmful? A randomized, prospective study. Ann Surg 1997; 226: 439–447
[20] **Ghaemmaghami** V, Sperry J, Gunst M et al. Effects of early use to external pelvic compression on transfusion requirements and mortality in pelvic fractures. Am J Surg 2007; 194: 720–723; discussion 723
[21] **Giessler** GA, Deb R, Germann G, Sauerbier M. Die Akutversorgung von Brandverletzten. Notfall Rettungsmed 2004; 7: 307–313
[22] **Gläser** H, Hencke T. Sportunfälle – Häufigkeit, Kosten, Prävention. ARAG Allgemeine Versicherungs-AG; 2002
[23] **Hess** EP, Campell RL et al. Epidemiology, trends and outcome of out6-of hospital cardiac arrest of noncardiac origin. Resuscitation 2007; 72: 200–206
[24] **Hoitz** J, Lampl L. Polytrauma: Präklinische Versorgung. Notfall Rettungsmed 2004; 7: 589–603
[25] **Hopson** LR, Hirsh E, Delgado J et al. Guidelines for withholding or termination of resuscitation in prehospital traumatic cardiopulmonary arrest. J Am Coll Surg 2003; 196: 475–481
[26] **Huber-Wagner** S, Korner M, Ehrt A et al. Emergency chest tube placement in trauma care – which approach is preferable? Resuscitation 2007a; 72: 226–233
[27] **Huber-Wagner** S, Lefering R, Qvick M et al. Outcome in 757 severely injured patients with traumatic cardiorespiratory arrest. Resuscitation 2007b; 75: 276–285
[28] **Kanz** KG, Schmöller G, Enhuber K, Hölzl G, Sturm JA, Mutschler W, AG Nofall der DGU. Algorithmus für die Rettung von eingeklemmten Personen bei Verkehrsunfällen. Unfallchirurg 2002; 105: 1015–1021
[29] **Kragh** JF jr., Walters TJ Baer DG et al. Practical use of emergency tourniquets to stop bleeding in major limb trauma. J Trauma 2008; 64: S38–39; discussion S49–50
[30] **Kreimeier** U, Messmer K. Small-volume resuscitation: from experimental evidence to clinical routine. Advantages and disadvantages of hypertonic solutions. Acta Anaesthesiol Scand 2002; 46: 625–638
[31] **Kreimeier** U, Lackner CK, Prückner S et al. Permissive Hypotension beim schweren Trauma. Anästhesist 2002; 51: 787–799
[32] **Lackner** CK, Lewan U, Deiler S et al. Präklinische Akutversorgung von Amputationsverletzungen. Notfall Rettungsmed 1999; 2: 188–192
[33] **Limbourg** M. Helm auf beim Radfahren und Skaten. Universität Duisburg-Essen: Poster; 2003
[34] **Mistry** N, Bleetmann A, Roberts KJ. Chest decompression during the rescuscitation of patients in prehospital traumatic cardiac arrest. Emerg Med J 2009; 26: 738–740
[35] **Netto** FA, Shulman H, Rizoli SB et al. Are needle decompressions for tension pneumothoraces being performed appropriately for appropriate indications? Am J Emerg Med 2008; 26: 597–602
[36] **Roberts** I, Evans P, Bunn F et al. Is the normalisation of blood pressure in bleeding trauma patients harmful? Lancet 2001; 357: 385–387
[37] **Rojczyk** M, Tscherne H. Bedeutung der präklinischen Versorgung bei offenen Frakturen. Unfallheilkd 1982; 85: 72–78
[38] **Ruchholtz** S, Waydhas C, Ose C et al. Prehospital intubation in severe thoracic trauma without respiratory insufficiency: a matched-pair analysis based on the trauma registry of the German Trauma Society. J Trauma 2002; 52: 879–886
[39] **Schlechtriemen** T, Schaefer S, Stolpe E, Altemeyer KH. Präklinische Versorgung von Traumapatienten in der Luftrettung – Ergebnisse des medizinischen Qualitätsmanagements bei Patienten mit schwerem Schädel-Hirn-Trauma und Polytrauma. Unfallchirurg 2002; 105: 974–985
[40] **Seekamp** A, Ziegler M, Biank J et al. Die Bedeutung der Hypothermie beim polytraumatisierten Patienten. Unfallchirurg 1996; 99: 100–105
[41] **Sefrin** P. Reanimation unter besonderen Bedingungen. Notarzt 2003; 19: 59–63
[42] **Shlamovitz** GZ, Mower WR, Bergmann J et al. How (un)useful is the pelvic ring stability examination in diagnosing mechanically unstable pelvic fractures in blunt trauma patients? J Trauma 2009; 66: 815–820
[43] **Siegmeth** A, Müllner T, Kukla C, Vécsei V. Begleitverletzungen beim schweren Beckentrauma. Unfallchirurg 2000; 103: 572–581
[44] **Thierbach** A, Maybauer M, Piepho T, Wolcke B. Monitoring in der Notfallmedizin. Notfall Rettungsmed 2003; 6: 206–218
[45] **Verbeek** D, Sugrue M, Balogh Z et al. Acute management of hemodynamically unstable pelvic trauma patients: time for change? Multicenter review of recent practice. World J Surg 2008; 32: 1874–1882
[46] **Waydhas** C. Thoraxtrauma. Unfallchirurg 2000; 103: 871–890
[47] **Willis** CD, Cameron PA, Bernard SA, Fitzgerald M. Cardiopulmonary resuscitation after traumatic cardiac arrest is not always futile. Injury 2006; 37: 448–454
[48] **Yaghoubian** A, Lewis RJ, Putnam B et al. Reanalysis of prehospital intravenous fluid administration in patients with penetrating truncal injury and field hypotension. Am Surg 2007; 73: 1027–1030

26 Notfälle aus der Neurochirurgie

J. Meixensberger

Traumatische Schädigungen des Gehirns und des Rückenmarks sind neurochirurgische Notfälle, die spezielle Maßnahmen bei der Erstversorgung am Unfallort und nach der Einlieferung in ein geeignetes Krankenhaus erfordern. Dem Notarzt kommt eine entscheidende, richtungsweisende Rolle in der Diagnosestellung/-einschätzung zu. Die prognostisch relevanten sekundären Verletzungsfolgen können durch adäquate präklinische Diagnostik und Therapie günstig beeinflusst werden. Nachfolgend werden speziell die Aspekte der Akutversorgung des Schädel-Hirn-Traumas (SHT) und der Wirbelsäulenverletzung mit und ohne Rückenmarkbeteiligung (spinales Trauma) dargestellt.

26.1 Schädel-Hirn-Trauma

26.1.1 Grundlagen

Epidemiologie

Die sozialmedizinische Bedeutung des SHT wird durch die im statistischen Jahrbuch der Bundesrepublik Deutschland (1999) veröffentlichte jährliche Inzidenz von 200–300 Schädel-Hirn-Verletzten aller Schweregrade pro 100000 Einwohner belegt. Des Weiteren stellt das SHT in der Altersgruppe unter dem 45. Lebensjahr weiterhin die häufigste Todesursache dar. Aufgrund des veränderten Freizeitverhaltens hat sich die Verletzungsätiologie in den letzten Jahren deutlich verändert. Während in den 1970er- und 1980er-Jahren ein Verkehrsunfall für ein SHT in über der Hälfte der Fälle ursächlich verantwortlich war, stellen heutzutage Freizeitunfälle die häufigste Ursache dar.

Definition und Einteilung

> **Definition**
>
> Das SHT ist die Folge einer äußeren Gewalteinwirkung auf den Schädel bzw. das Gehirn mit primären und sekundären Verletzungsfolgen. Primäre Verletzungsfolgen sind irreversibel und können nicht therapeutisch beeinflusst werden.

Entscheidendes Ziel der präklinischen und klinischen Therapie Schädel-Hirn-Verletzter ist die Verhinderung sekundärer Verletzungsfolgen (▶ Tab. 26.1), die bei rechtzeitiger Behandlung reversibel sind.

Beim SHT werden die Schweregrade leicht, mittelschwer und schwer unterschieden. Die Einteilung erfolgt auf der Grundlage der Glasgow-Koma-Skala (GCS, ▶ Tab. 26.2).

Tab. 26.1 Ursachen sekundärer Verletzungsfolgen.

Krankheitsbild	Symptome
Systemische Ursachen	
Hypoxämie	Hypoventilation Thoraxverletzung Aspiration Pneumonie Anämie
Hypotension	Hypovolämie Sepsis kardiale Ursache Rückenmarkverletzung
Hyperkapnie	Atemstörung
Hypokapnie	Hyperventilation (spontan, therapeutisch)
Hyperthermie	Hypermetabolismus Stressantwort Infektion
Hyperglykämie	Hyperthermie Stressantwort Glukoseinfusion
Hypoglykämie	unzureichendes Angebot
Hyponatriämie	unzureichende Aufnahme exzessiver Verlust
Intrakranielle Ursachen	
erhöhter intrakranieller Druck und erniedrigter zerebraler Perfusionsdruck	raumfordernde Blutung Hirnschwellung durch Zunahme des zerebralen Blutvolumens Hirnödem
Vasospasmus	traumatische Subarachnoidalblutung
Krampfanfall	kortikale Hirnverletzung
Infektion	Schädelbasisverletzung

> **Merke**
>
> Ein schweres SHT liegt bei einem GCS-Score von < 9 vor, ein mittelschweres SHT bei einem GCS-Score von 9–12 und ein leichtes SHT bei einem GCS-Score von 13–15.

Tab. 26.2 Glasgow-Koma-Skala.

Zu bewertende Reaktion	Beobachtete Reaktion	Punkteskala
Augenöffnen	• spontan • auf Aufforderung • auf Schmerzreiz • kein Augenöffnen	4 3 2 1
beste sprachliche Antwort	• voll orientiert, prompt • unvollständig orientiert • verworren, unangemessen • unverständlich • keine	5 4 3 2 1
beste motorische Reaktion	• adäquat auf Aufforderung • gezielte Abwehr auf Schmerzreiz • ungezielte Abwehr • Beugesynergismen • Strecksynergismen • keine Bewegung	6 5 4 3 2 1

▶ **Contusio, Compressio und Commotio cerebri.** Morphologisch lassen sich die Contusio und die Compressio cerebri von der Commotio cerebri abgrenzen. Die Commotio cerebri stellt eine funktionelle, vorübergehende Störung ohne morphologisch fassbares Korrelat dar. Contusio und Compressio cerebri können je nach Lokalisation und Ausdehnung zu reversiblen und irreversiblen neurologischen Funktionsstörungen führen.

Praxistipp

Teilweise entstellende Weichteilverletzungen im Bereich des Mittelgesichts dürfen nicht von vitalbedrohlichen Verletzungen des Thorax und des Abdomens ablenken und zu einer Fehleinschätzung des klinischen Bildes führen.

▶ **Knöcherne Verletzungen.** Knöcherne Verletzungen betreffen die Frontobasis, das Mittelgesicht und das Felsenbein. Das Ausmaß der Hirnbeteiligung kann stark variieren. Ausgedehnte Mittelgesichtsverletzungen können ohne intrakranielle Verletzungen auftreten: Andererseits kann eine Ohrblutung auf eine Fraktur im Bereich des Felsenbeins und damit auf ein schweres SHT hinweisen. Blutungen aus dem Mund- und Rachenraum bei Verletzungen im Bereich der Frontobasis und des Mittelgesichts können zu einer Verlegung der Atemwege führen.

▶ **Duraverletzung.** Bei einer Duraverletzung liegt definitonsgemäß ein *offenes SHT* vor. Klinische Zeichen sind Liquorfluss aus Nase und Ohr sowie Austritt von Hirnsubstanz. Ein offenes SHT muss nicht zu einem irreversiblen Schaden führen.

▶ **Begleitende Gefäßverletzungen.** Begleitende Gefäßverletzungen betreffen meist die kleineren Gefäße der Dura oder kleinere Hirnarterien bzw. -venen. Im Verlauf können sich hieraus raumfordernde Blutungen entwickeln, die sich in der Regel nicht in der ersten Stunde nach dem Trauma manifestieren. Selten tritt eine Verletzung der großen Gefäße im Bereich der A. carotis interna (Dissektion bei Schädelbasisverletzung) oder im Bereich der Sinus auf.

Pathophysiologie

Merke

Hirngewebe, intrakranielles Blutvolumen und Liquor bilden unterschiedliche Kompartimente der Schädelhöhle und stehen in einem festen Verhältnis zueinander.

Unter physiologischen Bedingungen umfasst:
- die Hirnsubstanz ca. 88%,
- der Liquor ca. 9% und
- das Blut ca. 3%

des Gesamtvolumens der knöchernen Schädelhöhle. Bei Zunahme des intrakraniellen Volumens bilden Liquor und Blut natürliche Reserveräume.

▶ **Intrakranielle Drucksteigerung.** Ist die Volumenreserve durch Abnahme des zirkulierenden Blutvolumens erschöpft, kommt es zur Entwicklung einer intrakraniellen Drucksteigerung. Eine intrakranielle Drucksteigerung kann auch bedingt sein durch Volumenzunahme:
- des Hirngewebes (Hirnödem),
- des intrakraniellen Blutvolumens (Hyperämie),
- des Liquors (Hydrozephalus).

Merke

Der Normalwert des ICP beträgt beim Liegenden 5–10 mmHg, bezogen auf die Ebene des Foramen Monroi.

Die Druck-Volumen-Kurve (P-V-Kurve) beschreibt den Zusammenhang der beiden Hauptkomponenten des intrakraniellen Druckes (▶ Abb. 26.1).

▶ **Einklemmung.** Radiologisch-morphologisch werden verschiedene Einklemmungsformen unterschieden:
- Eine fokale Raumforderung bei Epi- oder Subduralhämatom bewirkt eine Massenverschiebung mit subfazialer Einklemmung und Mittellinienverlagerung.
- Eine weitere Raumforderung führt durch Zunahme des Druckgradienten zur transtentoriellen Herniation bis hin zur Einklemmung im Foramen magnum.

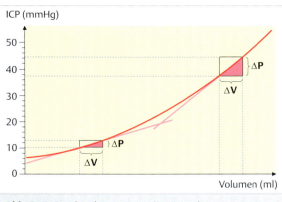

Abb. 26.1 Druck-Volumen-Kurve (P-V-Kurve).

Tab. 26.3 Klinische Zeichen des Mittelhirnsyndroms (transtentorielle Einklemmung) und Bulbärhirnsyndroms (Einklemmung im Foramen magnum).

Syndrom	Klinische Zeichen
Mittelhirnsyndrom	• lichtstarre Pupillen • erhöhter Muskeltonus (Streck-, Beugesynergismen) • Störung von Hirnstammreflexen • vegetative Überfunktionen
Bulbärhirnsyndrom	• weite, lichtstarre Pupillen • schlaffer Muskeltonus • erloschene Hirnstammreflexe • Atemstörung bis Atemstillstand, vegetative Paralyse

> **Merke**
>
> Klinisches Zeichen der Einklemmung im Tentoriumschlitz ist die sich sekundär entwickelnde, in der Regel ipsilateral zur Raumforderung gelegene, lichtstarre weite Pupille durch Kompression des N. oculomotorius an der Klivuskante.

Dies führt weiter zum klinischen Bild des Mittelhirnsyndroms mit Streck- und Beugesynergismen und kann im Rahmen der Einklemmung im Foramen magnum in ein Bulbärhirnsyndrom übergehen (▶ Tab. 26.3).

▶ **Hirnschwellung und Hirnödem.** Die traumatische Schädigung des Gehirns kann zur Hirnschwellung (Hirnkongestion) und zum Hirnödem (primär: vasogen; sekundär: zytotoxisch) führen. Die *Hirnschwellung* tritt in den ersten Tagen nach Trauma auf und hat ihre Ursache in einer Vermehrung des intrakraniellen Blutvolumens (Hyperämie). Sie führt ebenso wie das *Hirnödem*, das sich in der Regel sekundär entwickelt (Maximum Tag 3–8 nach Trauma), zu einem Verlust spezifischer Eigenschaften, u. a. der Hirngefäße (Autoregulationsfähigkeit), und zu einer gestörten Blut-Hirn-Schranke. Anstiege des arteriellen Blutdrucks können in diesen Fällen eine Zunahme des intrakraniellen Blutvolumens zur Folge haben und eine intrakranielle Druckerhöhung mit gleichzeitiger Abnahme der zerebralen Perfusion herbeiführen.

▶ **Klinische Trias bei intrakranieller Druckerhöhung.** Die pathophysiologische Reaktion auf eine intrakranielle Druckerhöhung wird durch folgende klinische Trias beschrieben (Cushing-Response):
- arterielle Hypertonie,
- Bradykardie,
- Cheyne-Stokes- bzw. periodische Atmung.

Diese Trias stellt den Versuch dar, die Perfusion bei erhöhtem ICP aufrechtzuerhalten.

> **Praxistipp**
>
> Beim SHT muss eine Blutdruckerhöhung als Hinweis auf eine intrakranielle Drucksteigerung gewertet werden. Eine medikamentöse Blutdrucksenkung ist daher sehr vorsichtig durchzuführen (tolerabel bis systolisch 180 mmHg).

Intrakranielle Blutungen

▶ **Extra- und intrazerebrale Blutung.** Es gilt, extrazerebral gelegene Blutungen (Epi- und Subduralhämatom) von intrazerebralen Blutungen (Kontusionen) zu unterscheiden. Die traumatische Subarachnoidalblutung, meist im Bereich der Hirnkonvexität lokalisiert, kann zusätzlich Ausdruck einer schweren Hirnschädigung (bis 40 % bei schwerem SHT) sein.

▶ **Risikofaktoren.** Wesentliche Risikofaktoren für eine im Verlauf auftretende, raumfordernde intrakranielle Blutung sind:
- eine Schädelfraktur,
- die posttraumatische Amnesie,
- die Bewusstseinsstörung
- neben dem Vorliegen einer Störung der Gerinnung (▶ Tab. 26.4).

> **Merke**
>
> Eine Schädelfraktur, zusammen mit der klinischen Diagnose leichtes, mittleres oder schweres SHT ist richtungsweisend für die weitere Behandlung (Beobachtung bzw. Weiterverlegung in eine neurochirurgische Klinik).

Tab. 26.4 Risiko der Entwicklung einer intrakraniellen raumfordernden Blutung bei SHT.

GCS	Risiko	Andere Faktoren	Risiko
15	1:3615	• keine • posttraumatische Amnesie • Schädelfraktur • Schädelfraktur und posttraumatische Amnesie	3:31 300 1:6700 1:81 1:7
9–14	1:51	• keine Schädelfraktur • Schädelfraktur	1:180 1:5
3–8	1:7	• keine Schädelfraktur • Schädelfraktur	1:27 1:4

26.1.2 Präklinische Diagnostik

Allgemeines

> **Praxistipp**
>
> Die gezielte Untersuchung am Unfallort gibt unmittelbare Hinweise auf das Ausmaß des SHT und weiterer Begleitverletzungen. Dies ist umso wichtiger, als die prognostisch bedeutsame initiale Bewertung (GCS) meist nur vom Notarzt beim nicht sedierten Patienten erhoben werden kann.

Die exakte schriftliche und namentliche Dokumentation anhand des Notarzteinsatz- bzw. Rettungsdienstprotokolls ist unverzichtbar. Insbesondere sind der Zeitpunkt der initialen Befunderhebung und die Veränderungen im weiteren Verlauf zu dokumentieren.

Vitalfunktionen – Atmung und Kreislauf

> **Merke**
>
> Hypoxämie, Hyperkapnie und systemische arterielle Hypotonie sind wesentliche Faktoren der Entwicklung des sekundären Hirnschadens und prognostisch ungünstig.

In Deutschland ist davon auszugehen, dass trotz eines flächendeckenden Rettungs- und Notarztwesens eine Hypoxämie in 10–20% und eine Hypotonie in 10–15% der Unfallverletzten auftritt. 70% der mittelschwer und schwer Verletzten haben eine Störung der Atmung mit dem Risiko der Hypoxämie und Hyperkapnie. Dies zwingt neben der klinischen Beurteilung der Atmung (Inspektion, Auskultation) und des Kreislaufs (Hautkolorit, Zentralisation, Puls) bereits präklinisch zur apparativen Überwachung:
- Blutdruck,
- EKG,
- Pulsoxymetrie,
- Beatmungsdruck,
- exspiratorisches Atemzugvolumen,
- Atemfrequenz,
- inspiratorische O_2-Konzentration (F_IO_2),
- exspiratorische CO_2-Konzentration.

Bewusstseinsgetrübte und bewusstlose Schädel-Hirn-Verletzte mit Verlust der Schutzreflexe sind durch Verlegung der Atemwege vital bedroht.

> **Praxistipp**
>
> Beim Erwachsenen muss ein Kreislaufschock immer an eine schwere extrakranielle Begleitverletzung (Thorax, Abdomen, kardiales Trauma, spinales Trauma) denken lassen.

Ausnahmen sind die spritzende Galeaverletzung, offene Frakturen mit Verletzungen großer Gefäße sowie im Säuglings- und Kleinkindesalter ein Galeahämatom oder eine intrakranielle Blutung, die zu einem hämorrhagischen Schock führen können.

Vitalfunktionen – Bewusstsein

Einer der wichtigsten Parameter für die frühzeitige Behandlung und die Langzeitprognose nach SHT ist der initiale Grad der Bewusstseinslage. Die Beurteilung erfolgt aus pragmatischen Gründen weltweit überwiegend mit der GCS (▶ Tab. 26.2). Besonderes Augenmerk ist auf die Veränderung und Dynamik der Bewusstseinslage zu richten.

> **Merke**
>
> Die Bewusstseinsstörung ist ein Kardinalsymptom: Intensität und Dauer sind vom Ausmaß und der Lokalisation der Hirnschädigung abhängig.

▶ **Gestörte Bewusstseinslage.** Ein leichtes SHT (GCS 13–15) nach geringer Gewalteinwirkung führt meist zu einer funktionellen Störung ohne morphologisches Substrat (Commotio cerebri). Definitionsgemäß liegen eine initiale Bewusstlosigkeit unter 5 min und eine weniger als 30 min betragende antero- und retrograde Amnesie vor. Im Kleinkindesalter fehlt das Zeichen der Bewusstlosigkeit oft; eine Amnesie ist nur schwer zu prüfen. Nach 15–30 min sind die Kinder wieder wach und neurologisch unauffällig. Typisch bei Kleinkindern ist das „Einschlafsyndrom" nach 0,5–2 h, wobei dies auch an eine neurologische Verschlechterung denken lassen muss. Beim alkoholisierten Patienten kann die Bewusstseinslage unabhängig eines SHT verändert sein. Weitere Gründe für eine gestörte Bewusstseinslage können sein:
- Krampfanfälle,
- postiktaler Zustand,

- Medikamenten- und Drogenabusus,
- schwere Hypoglykämie.

▶ **Einteilung der Bewusstseinslage.** Die Bewusstseinslage lässt sich reproduzierbar und praktikabel unterscheiden:
- *bewusstseinsklar* – ungestörte Wahrnehmung der Umgebung und seiner selbst,
- *bewusstseinsgetrübt* – verminderte Wahrnehmung der Umgebung und seiner selbst,
- *bewusstlos* – fehlende Reaktion auf Ansprache und Aufforderung, Augenöffnen weder spontan noch nach Aufforderung oder Schmerzreiz.

▶ **Koma.** Die Begriffe „Bewusstlosigkeit" und „Koma" werden im Allgemeinen synonym verwendet. Der Begriff „Koma" beschreibt jedoch definitionsgemäß auch die begleitende neurologische Symptomatik und somit die Schwere der Verletzung und die anatomisch-morphologische Schädigung.

Es werden 4 Komastadien unterschieden:
- *Koma I:* Bewusstlosigkeit ohne weitere Ausfälle.
- *Koma II:* Bewusstlosigkeit und neurologische Störungen (Lähmungen, Pupillenstörungen, unkoordinierte Schmerzreaktion, Anfälle).
- *Koma III:* Bewusstlosigkeit mit neurologischen Störungen und Streck- bzw. Beugesynergismen der Extremitäten (primär: Mittelhirn- bzw. Hirnstammschädigung; sekundär: Zeichen der transtentoriellen Einklemmung).
- *Koma IV:* Bewusstlosigkeit mit weiten, lichtstarren Pupillen, Tonusverlust, erlöschender Spontanatmung und zentralem Regulationsversagen (Bulbärhirnsyndrom) (direkte Schädigung des unteren Hirnstamms / Einklemmung im Foramen magnum).

Pupillen und Motorik

Die Untersuchung der Pupillen und der Okulomotorik ermöglicht beim bewusstseinsgetrübten bzw. bewusstlosen und sedierten Patienten die Beurteilung der intrakraniellen Druckverhältnisse und die topografische Zuordnung der Schädigung.

▶ **Untersuchung.** Die Untersuchung der Pupillen umfasst die Beurteilung von:
- Weite (eng – mittelweit – weit),
- Seitendifferenz,
- direkter und indirekter Lichtreaktion (prompt – träge – fehlend),
- Form (rund – entrundet).

▶ **Differenzialdiagnose.** Eine einseitig weite, lichtstarre Pupille lässt folgende Differenzialdiagnosen zu:
- Einklemmung des N. oculomotorius im Bereich des Tentoriumschlitzes,
- direkte Schädigung der Kerngebiete des N. oculomotorius im Bereich des Mittelhirns,
- lokales Bulbustrauma.

Tab. 26.5 Untersuchung der Motorik.

Erkrankungsbild	Ursache
Hemiparese	• Hirnstammläsion mit Pyramidenbahnbeteiligung
Beuge- / Strecksynergismen	• transtentorielle Einklemmung • Hirnstammkontusion
Querschnittsyndrom (Para- / Tetraparese)	• spinales Trauma • Wirbelsäulenverletzung
Parese peripherer Nerven, Plexusparese (Monoparese)	• Frakturen • Schultertrauma
schmerzbedingte Minderbewegung	• Frakturen • Distorsionen

Merke

Im präklinischen Bereich muss eine Bewusstseinsstörung mit gleichzeitiger Halbseitenlähmung und einseitiger Pupillenstörung, die sich im Verlauf von Minuten bis Stunden entwickelt, immer als Zeichen der transtentoriellen Einklemmung durch eine raumfordernde Blutung gewertet werden.

Dies gilt unabhängig davon, dass eines der klinischen Zeichen fehlen kann, die klinischen Zeichen die intrakranielle Raumforderung falsch lokalisieren und diese ebenfalls bei einer diffusen Hirnschädigung auftreten können.

▶ **Diagnostik.** Die Diagnose einer primären Schädigung der Kerngebiete des N. oculomotorius bedarf der bildgebenden, kernspintomografischen Diagnostik. Die Diagnose „Bulbustrauma" ist immer eine Ausschlussdiagnose. Differenzialdiagnostisch ist auch an eine stattgehabte Augenoperation oder an eine Augenprothese zu denken.

Praxistipp

Die gezielte Untersuchung der Motorik (spontan, auf Aufforderung, auf Schmerzreiz) kann bereits am Unfallort die richtungsweisende Diagnose einer kraniellen Schädigung und von zusätzlichen Begleitverletzungen (Wirbelsäule, Extremitäten) erlauben.

▶ Tab. 26.5 gibt eine Übersicht über motorische Störungen, die auf zerebraler und spinaler Ebene sowie peripher im Bereich der Extremitäten lokalisiert sein können.

Begleitumstände und äußere Verletzungszeichen

> **Praxistipp**
>
> Die Eruierung der Begleitumstände durch Fremd- oder Eigenanamnese kann die Differenzierung eines primären Hirntraumas (ohne bzw. mit Fremdeinwirkung) von anderen ursächlichen Erkrankungen (Herzinfarkt, Subarachnoidalblutung, Anfall) erlauben, führt zu unmittelbaren therapeutischen Konsequenzen und darf daher nicht unterlassen werden.

Unterkühlung, Stoffwechselstörungen sowie Medikamenten- und Drogenabusus weisen auf andere Ursachen einer Bewusstseinsstörung hin und beeinflussen die klinische Einschätzung des SHT.

Äußere Verletzungszeichen (Prellmarken, Schürfwunden, Galeaverletzung) können richtungsweisend für die Schwere der Gewalteinwirkung und die verursachte Schädigung sein. Andererseits können sie selbst bei schwerer zerebraler Schädigung fehlen (z. B. diffuses axonales SHT) und sind nicht pathognomonisch.

26.1.3 Präklinische Therapie

Atmung

> **Merke**
>
> Insuffiziente Spontanatmung und kurzfristiger Atemstillstand sind neben einer Hypotonie die wesentlichen Ursachen der posttraumatischen hypoxischen Hirnschädigung.

Ein Pneumo- oder Hämatothorax, Verletzungen der oberen Luftwege, eine Schädigung des Zervikalmarks sowie eine Alkohol- bzw. Medikamentenintoxikation können die respiratorische Funktion zusätzlich beeinträchtigen. Während nicht intubierte Schädel-Hirn-Verletzte in 46,3 % eine Aspiration und 72,2 % eine respiratorische Insuffizienz aufwiesen, konnten diese Ereignisse durch frühzeitige Intubation und Beatmung auf 9,3 % bzw. 35,5 % reduziert werden.

▶ **Intubation und Beatmung.** Bei allen Patienten mit unzureichender Atmung und gestörten Schutzreflexen ist daher die respiratorische Funktion durch Freihalten der Atemwege, Absaugen und ggf. durch Intubation und Beatmung zu gewährleisten. Die präklinische endotracheale Intubation verbessert bei Patienten mit schwerem Schädel-Hirn-Trauma die Prognose der neurologischen Erholung. Sie ist bei SHT mit einem GCS < 9 obligat.

Indikationen zur Intubation sind:
- Bewusstlosigkeit und Bewusstseinstrübung mit Atemstörung,
- Blutung im Nasen- und Rachenraum,
- Schwellung bei Gesichtsverletzungen,
- Aspiration,
- Kombination mit Thoraxverletzung und / oder hypovolämischem Schock.

> **Praxistipp**
>
> Wegen der Möglichkeit einer begleitenden Wirbelsäulenverletzung, insbesondere beim schwer Schädel-Hirn-Verletzten, ist die Intubation bei leichter Reklination des Kopfes unter gleichzeitiger Fixierung durch einen zweiten Helfer (Vermeidung von Anteflexion und Seitwärtsdrehung) durchzuführen.

Auch im präklinischen Bereich erfordert die Intubation bei vorhandenen Abwehrreflexen die Einleitung einer Narkose. Hierbei soll der Notarzt das Verfahren anwenden, das er sicher beherrscht (Kap. 13). Eine Präoxygenierung vor Narkoseeinleitung (bis zu 4 min mit einer Sauerstoffkonzentration von 100 %) sollte durchgeführt werden.

Ziele von Intubation und Beatmung sind Normoxämie (S_aO_2 95 %, p_aO_2 > 100 mmHg) und Normokapnie (endexspiratorisches CO_2 bei 35 mmHg). Bei fehlender pulsoxymetrischer Überwachung wird eine inspiratorische Sauerstoffkonzentration von 100 % gewählt. Prinzipiell kann nach Aspiration oder bei Polytrauma ein endexspiratorischer Druck bis etwa 10 mmHg gewählt werden, ohne dass ein relevanter Anstieg des ICP zu befürchten ist.

Die „prophylaktische" Hyperventilation ist nicht indiziert. Bei drohender transtentorieller Einklemmung kann die therapeutische Hyperventilation dagegen vorübergehend zur akuten Senkung des intrakraniellen Druckes eingesetzt werden.

Kreislauf

Nach Sicherung einer suffizienten Ventilation und Oxygenierung steht die Stabilisierung des Kreislaufs (mittlerer systemarterieller Blutdruck > 90 mmHg) im Vordergrund.

▶ **Hypotension.** Die bei SHT auftretende Hypotension hat vorwiegend extrakranielle Ursachen (Thorax-, Bauch- oder kardiales Trauma, selten spinaler Schock). Lediglich eine länger bestehende Galeaverletzung und die selten auftretende Verletzung der Schädelbasisarterien und des Sinus können im Erwachsenenalter einen hypovolämischen Schock erklären. Beim Neugeborenen und Kleinkind ist die Kreislaufwirksamkeit eines subgalealen bzw. sub- und epiduralen Hämatoms zu berücksichtigen.

Praxistipp

Zur Verhinderung weiterer Blutverluste kann es erforderlich sein, eine spritzende Verletzung der Galea schon am Unfallort mittels Tamponade oder Klemme provisorisch zu versorgen und steril abzudecken. Eingedrungene Fremdkörper sind zu belassen; die Entfernung kann durch Wegfall des Tamponadeeffekts zu einer verstärkten Blutung führen.

▶ **Hypertension.** Bei erhöhtem Blutdruck ist neben einer fehlenden bzw. nicht ausreichenden Analgosedierung an die Cushing-Response bei erhöhtem ICP zu denken. In diesem Fall darf eine Blutdrucksenkung erst nach Senkung des ICP erfolgen (▶ Tab. 26.6). Systolische Blutdruckwerte um 180–190 mmHg können toleriert werden.

▶ **Volumenersatz.** Durch ausreichende Volumensubstitution können der CPP (Ziel > 70 mmHg) gesteigert und das Risiko der ischämischen Hirnschädigung gesenkt werden. Es wird ein mittlerer systemarterieller Blutdruck > 90 mmHg angestrebt.

Die adäquate Volumensubstitution erfordert eine ausreichende Zahl großlumiger peripherer Venenzugänge. Die optimale Wahl des Volumenersatzes beim hypovolämischen Schädel-Hirn-Verletzten wird kontrovers diskutiert:
- Isoosmolare kristalloide Lösungen wie Ringer-Lösung sowie Kolloide wie Hydroxyethylstärke (HES) und Gelatine werden häufig benutzt. Evidenzbasierte Empfehlungen in Hinblick auf die Überlegenheit einer Substanzgruppe sind nicht gegeben.
- Hypotone kristalloide Lösungen wie Glukose 5% und Ringer-Laktatlösung begünstigen die Entwicklung eines Hirnödems und sind zu vermeiden.
- Hypertone NaCl-Lösungen in Kombination mit HES bzw. Dextran („small volume resuscitation") führen zu einer schnellen, effektiven, aber zeitlich begrenzten Kreislaufstabilisierung mit Senkung des Hirndrucks.

- Hyperosmolare Lösungen, z.B. Mannitol 0,3–1,0 g/kgKG als Kurzinfusion, sind bei sekundärer Bewusstseinsstörung und Anisokorie, insbesondere präklinisch und innerklinisch im Schockraum, indiziert.
- Die zusätzliche Gabe vasoaktiver Substanzen ist nur dann vertretbar, wenn es trotz adäquater Volumentherapie nicht gelingt, die Kreislaufsituation zu stabilisieren.

Medikamentöse Neuroprotektion

Ein günstiger Einfluss spezifischer neuroprotektiver Substanzen (Kortikosteroide, Glutamat- und Kalziumantagonisten, Lazeroide, Barbiturate, Tris-Puffer) auf die neurologische Erholung nach einem SHT ist nicht gesichert. Somit gehört der Einsatz neuroprotektiver Substanzen nicht zum Standard der präklinischen Versorgung.

Lagerung

Praxistipp

Die Lagerung des Schädel-Hirn-Verletzten erfolgt in Abhängigkeit von:
- der Bewusstseinslage,
- der Kreislaufsituation und
- der Notwendigkeit zur Sicherung der Atemwege.

▶ Tab. 26.7 gibt einen Überblick der jeweilig zu empfehlenden, situativ bedingten Lagerung.

Die Hochlagerung des Oberkörpers um 15–30° führt zur Senkung des ICP und erlaubt beim normovolämischen Patienten eine optimale zerebrale Perfusion und Oxygenation. Kopf und Halswirbelsäule (Immobilisation) sind achsengerecht zu lagern.

Tab. 26.6 Präklinische medikamentöse Therapie beim SHT.

Therapieziel	Medikamentöse Dosierung	Dosierung [kgKG]
Analgosedierung	Tramadol	50–100 mg
	Fentanyl	0,1–0,2 mg
	Midazolam	2,5–7,5 mg
	Diazepam	5–10 (5–20) mg
Antikonvulsion	Diazepam	5–10 mg
Antihypertension	Urapidil	25–50 mg

Tab. 26.7 Lagerung beim SHT.

Lagerung	Situation
Rückenlage, Oberkörper 15–30° hoch	• wach oder bewusstlos • intubiert und beatmet • kreislaufstabil
stabile Seitenlage	• bewusstlos • nicht intubiert • kreislaufstabil
stabile Seitenlage und Schocklagerung (15° kopftief)	• bewusstlos • nicht intubiert • im Schock
Rückenlage und ggf. Schocklagerung (15° kopftief)	• bewusstlos • intubiert und beatmet • im Schock (je nach Kreislaufsituation)

Notfälle aus der Neurochirurgie

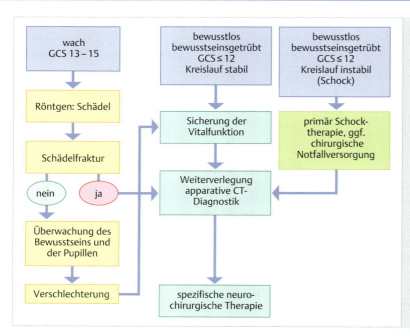

Abb. 26.2 Versorgung eines Patienten mit SHT in einer Klinik ohne / mit CT.

26.1.4 Transportmanagement

Nach rascher Durchführung der präklinischen Diagnostik und initialen Therapie erfolgt der Transport in ein geeignetes Krankenhaus (▶ Abb. 26.2). Das aufnehmende Krankenhaus ist vorzualarmieren; dabei sind insbesondere die Verdachtsdiagnose und der momentane Zustand des Patienten (intubiert und beatmet usw.) mitzuteilen.

> **Praxistipp**
>
> Das Verletzungsmuster bestimmt die Wahl des Zielkrankenhauses.

▶ **Chirurgische Primärversorgung.** Der kreislaufinstabile, vital bedrohte Patient muss zur vordringlichen Versorgung abdominaler oder thorakaler Verletzungen in die nächstgelegene chirurgische Fachabteilung transportiert werden. Diagnostik und Therapie eines begleitenden SHT sind dann zunächst nachrangig. Nach Stabilisierung des Kreislaufs und chirurgischer Primärversorgung erfolgt die Verlegung in eine neurochirurgische Klinik.

▶ **Notarztbegleiteter Transport.** Während Patienten mit leichtem SHT ohne Begleitverletzungen im Krankentransportwagen ohne Notarzt befördert werden können, erfordert ein mittelschweres oder schweres SHT zwingend den Transport in einem notärztlich besetzten Rettungsmittel. Unter Berücksichtigung von Entfernung, Tageszeit und Witterung ist das schnellste und schonendste Transportmittel einzusetzen. Dies ist nicht in jedem Fall der Hubschrauber.

26.1.5 Klinische Erstversorgung

> **Merke**
>
> Die Versorgung eines Schädel-Hirn-Verletzten in der Notfallaufnahme stellt wegen der Komplexität möglicher Begleitverletzungen und der nicht vorhersehbaren Dynamik des zerebralen Traumas eine besondere Herausforderung dar und verlangt die teamorientierte und kollegiale Zusammenarbeit aller beteiligten Disziplinen.

▶ **Leichtes SHT.** Diagnose und Behandlung des leichten SHT (▶ Abb. 26.3) sind im klinischen Alltag, insbesondere bei alkoholintoxikierten Patienten, nicht immer einfach. Eine nachgewiesene Fraktur erfordert wegen des Hämatomrisikos die weiterführende CT-Diagnostik. Weitere Indikationen zur CT-Diagnostik:
- Amnesie,
- psychomotorische Unruhe, Agitiertheit,
- sekundäre Bewusstseinsstörung,
- Erbrechen,
- neurologisches Defizit,
- Schädelfraktur,
- Unfallmechanismus, Ausmaß der Gewalteinwirkung,
- Schädelmissbildungen, Hydrozephalus,
- Koagulopathien.

Bei klinischem Verdacht auf intrakranielle Blutung sollte auch bei unauffälligem Früh-CT nach einem Zeitintervall von 6–8 h eine erneute CT-Untersuchung erfolgen. Der Patient ist grundsätzlich 24, ggf. 48 h stationär zu überwachen. Unter bestimmten Voraussetzungen (geringe Gewalteinwirkung, Bewusstlosigkeit weniger als 1 min, post-

Abb. 26.3 Diagnose und Behandlung des leichten SHT (GCS 13–15).

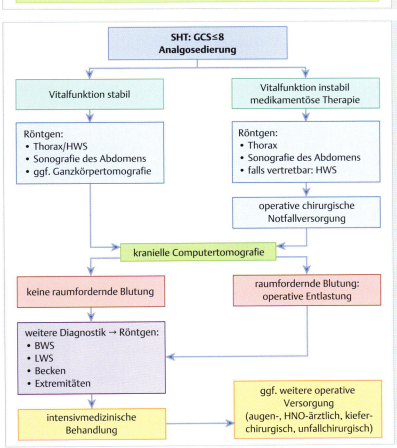

Abb. 26.4 Algorithmus zur Akutversorgung des Patienten mit schwerem SHT.

raumatische Amnesie kürzer als 10 min) kann die Überwachung auch in der häuslichen Umgebung erfolgen.

▶ **Mittelschweres SHT.** Diagnose und Behandlung des mittelschweren SHT erfordern in jedem Fall die CT-Diagnostik und eine intensivmedizinische Überwachung, da annähernd 10–20% der Patienten sich durch Entwicklung einer raumfordernden Blutung oder eines Hirnödems klinisch verschlechtern.

▶ **Schweres SHT.** Bei Vorliegen eines schweren SHT (▶ Abb. 26.4) ist die Diagnostik in Abhängigkeit von der

Kreislaufsituation zu forcieren. Zum Ausschluss extrakranieller Blutungsquellen erfolgen vordringlich ein Spiral-CT des Thorax und Abdomens oder die sonografische Untersuchung von Abdomen sowie eine Röntgennativaufnahme der Thoraxorgane. Eine Pupillenstörung als Hinweis auf intrakranielle Drucksteigerung zwingt bei stabilen Vitalfunktionen zur unverzüglichen CT-Diagnostik.

Praxistipp

Bei intrakranieller Raumforderung mit drohender Einklemmung ist die Diagnostik zur Verifizierung von Begleitverletzungen nachrangig. Dies gilt jedoch ebenso für die computertomografische Diagnostik des Kraniums bei vital bedrohlichen und daher sofort zu versorgenden thorakalen oder abdominalen Verletzungen.

Bei längerer operativer Versorgung von Begleitverletzungen sind die Pupillenreaktionen wiederholt zu prüfen (ggf. ICP-Messung) und ein ausreichender CPP zu sichern. Nach Versorgung und Stabilisierung ist die kranielle bildgebende Diagnostik unverzüglich nachzuholen.

26.2 Spinales Trauma

26.2.1 Grundlagen

Epidemiologie

Die Inzidenz der Behandlungsfälle beträgt circa 70 Fälle/100000 Einwohner und Jahr. 80% der Fälle beschränken sich auf knöcherne Verletzungen der Wirbelsäule, während 20% mit einer Verletzung des Rückenmarks kombiniert sind. Auf der Basis der für die USA u.a. zur Verfügung stehenden spinalen Traumadatenbank (National Spinal Cord Injury Database) ist mit ca. 55% der Verletzten die Altersgruppe der 16–30-Jährigen am häufigsten betroffen (BRD: 22–28%). Das Verteilungsmuster bezogen auf den Wirbelsäulenabschnitt variiert (15–37% lumbal, 29–55% zervikal, 15–24% thorakal, 10% sakral). Häufige Ursachen für eine Wirbelsäulenverletzung sind Verkehrsunfälle (ca. 50%), gefolgt von Arbeits- (ca. 20%) sowie Bade- und Sportunfällen (ca. 10%).

Betrachtet man die Verletzungen der knöchernen Wirbelsäule, so sind diese am häufigsten (47%) thorakal mit Fokus auf den thorakolumbalen Übergang lokalisiert, gefolgt von Verletzungen der Lumbalregion (42%). Traumen der Halswirbelsäule sind zwar seltener (7,5%), sind jedoch in mehr als 1 Drittel aller Fälle mit neurologischen Komplikationen (inkompletter/kompletter Querschnitt) assoziiert.

Definition und Einteilung

Definition

Das spinale Trauma ist die Folge einer äußeren Gewalteinwirkung (mechanische Schädigung) auf die Wirbelsäule mit einer Verletzung der knöchernen und diskoligamentären Strukturen sowie einer Schädigung nervaler Strukturen (Rückenmark, Nervenwurzeln).

Prinzipiell müssen Verletzungen der Wirbelsäule ohne primäre Beteiligung des Rückenmarks (80% aller Fälle) von Verletzungen mit Rückenmarkbeteiligung („spinales Trauma") unterschieden werden. Diese können zu einer Querschnittslähmung (komplett/inkomplett) führen. Andererseits können Rückenmarkverletzungen auch ohne knöcherne und diskoligamentäre Verletzungen auftreten. Eine kernspintomografische Untersuchung erlaubt die sichere Diagnosestellung.

Das spinale Trauma kann nach unterschiedlichen Kriterien eingeteilt werden:
- Verletzungsmuster,
- Lokalisation,
- Stabilität,
- Rückenmarkbeteiligung.

Zur Beurteilung der Stabilität der Wirbelsäule werden die 3 Säulen betrachtet:
- *vordere*: vorderes Längsband, vorderer Anteil des Wirbelkörpers, Bandscheibe,
- *mittlere*: hinteres Längsband, hinterer Anteil des Wirbelkörpers, Bandscheibe,
- *hintere*: Wirbelgelenke, Wirbelbögen, dorsale Bänder.

Merke

Definitionsgemäß liegt eine Instabilität bei einer Verletzung von mehr als einer Säule vor.

Die Beurteilung nach Rückenmarkbeteiligung erfolgt unter den Kriterien:
- ohne / mit Rückenmarkbeteiligung,
- Ausmaß der Rückenmarkbeteiligung:
  - kompletter Querschnitt (Paraplegie / Tetraplegie),
  - inkompletter Querschnitt (Paraparese / Tetraparese),
  - Konus-Kauda-Syndrom (isolierte Schädigung des Conus medullaris).

26.2.2 Präklinische Diagnostik

▶ **Anamnese.** Unfallhergang, die Begleitumstände und mögliche Unfallmechanismen sind anamnestisch (fremdanamnestisch) zu erfragen, da sie richtungsweisend für die Diagnosestellung sind.

▶ **Befund.** Nach Erheben der Anamnese ist eine körperliche Untersuchung durchzuführen, die sich nicht vom allgemeinen Untersuchungsgang beim Polytrauma unterscheidet:
- Erste Priorität haben die Überprüfung der Vitalfunktionen (Kreislauf, Atmung) und der Bewusstseinslage (wach – bewusstseinsklar – bewusstlos).
- Störungen des Kreislaufs und der Atmung stehen nicht unbedingt mit einer Verletzung der Wirbelsäule in unmittelbarem Zusammenhang.

Die orientierende neurologische Untersuchung erfolgt von kraniokaudal vor der Gabe von Sedativa, Hypnotika und Muskelrelaxanzien. Im Rahmen der Inspektion ist auf Wunden, Prellmarken und Hautabschürfungen zu achten.

Richtungsweisende Befunde, die die Verdachtsdiagnose eines spinalen Traumas nahelegen:
- polytraumatisierte Unfallverletzte (PKW, Motorrad, Fahrrad),
- Schädel-Hirn-Trauma, Verletzte mit / ohne Bewusstseinstrübung / Bewusstlosigkeit,
- Flexions-, Hyperextensionstrauma (Auffahrunfall, Kopfsprung ins Wasser),
- Sturz aus größerer Höhe,
- direkte Gewalteinwirkung (Pfählungsverletzung).

Kreislaufstörungen können im Rahmen einer akuten Querschnittsymptomatik auftreten und sind ein Hinweis auf eine Wirbelsäulen-/Rückenmarkverletzung oberhalb L 1 im Sinne eines „spinalen Schocks" möglich. Ursächlich ist der akute Verlust supraspinaler regulierender Impulse absteigender Rückenmarkbahnen.

> **Merke**
>
> Bevor jedoch die Diagnose eines spinalen Schocks als Ursache einer Kreislaufstörung gestellt wird, müssen andere, viel häufigere Ursachen für eine Kreislaufstörung ausgeschlossen werden (Differenzialdiagnose Volumenmangelschock).

Die Überprüfung der Spontanmotorik auf Aufforderung oder die Reaktion auf Schmerzreiz im Seitenvergleich sind ebenso wie die dermatombezogene orientierende Prüfung der Berührungs- und Schmerzempfindlichkeit ggf. der Tiefen- und Temperatursensibilität zu untersuchen (▶ Tab. 26.8 u. ▶ Tab. 26.9).

Vorgehen:
- Bei Verdacht auf eine Wirbelsäulenverletzung oder Querschnittslähmung wird der bewusstseinsklare Patient zunächst aufgefordert, Arme und Beine zu bewegen.
- Das Symptom Schmerz kann in Hinblick auf die Höhe der Rückenmarkläsion nur richtungsweisend sein.
- Der Nachweis von Pyramidenbahnzeichen ist richtungsweisend für eine mögliche Rückenmarkverletzung.

Tab. 26.8 Leitsymptome der akuten traumatischen Wirbelsäulen- und Rückenmarkschädigung.

Situation	Symptome
bei bewusstseinsklaren Patienten	- lokaler oder segmentaler Schmerz - Fehlhaltung des Kopfes oder des Rumpfes - Sensibilitätsstörungen - Lähmungen und Reflexstörungen - Gangstörungen - Blasenmastdarmstörungen
bei bewusstlosen Patienten	- unterschiedliche Spontanmotorik der Arme und Beine - unterschiedliche Schmerzreaktion der oberen / unteren Extremität - Differenz der Reflexe der oberen / unteren Extremität - fehlende Atmung bei erhaltener Zwerchfellatmung - Priapismus

> **Praxistipp**
>
> Verletzte, bei denen durch den Unfallhergang, die Symptomatik und den erhobenen Erstbefund eine Verletzung der Wirbelsäule nicht sicher auszuschließen ist, sind bis zum Ausschluss des Gegenteils wie ein Wirbelsäulenverletzter zu behandeln. Insbesondere bei Polytraumatisierten, bei denen durch den Grad der Bewusstseinseinschränkung die Befunderhebung erschwert ist, ist zunächst immer von einer spinalen Beteiligung auszugehen.

26.2.3 Präklinische Therapie

▶ **Volumentherapie.** Auch bei der Wirbelsäulenverletzung hat die Aufrechterhaltung der Vitalfunktionen oberste Priorität und erfordert häufig bereits vor der Lagerung einen venösen Zugang zur Volumen- und Schmerztherapie. Zur notwendigen Volumentherapie können kolloidale und kristalloide Lösungen zum Einsatz kommen. Extreme Bradykardien sind mit Atropin zu behandeln.

▶ **Intubation.** Im Falle einer notwendigen Intubation ist diese unter achsengerecht gesicherter manueller Immobilisation in Neutralposition (in jedem Fall Vermeidung der Anteflexion, allenfalls leichte Reklination) durchzuführen. Die orotracheale Intubation ist präklinisch immer das Verfahren der Wahl.

▶ **Lagerung.** Die sachgerechte Lagerung eines Verletzten mit Verdacht auf ein spinales Trauma ist eine entscheidende Maßnahme im Rahmen der Ersttherapie. Dadurch sollen weitere Schädigungen des Rückenmarks vermieden werden.

Tab. 26.9 Segmentales Niveau und zugehöriger Kennmuskel, Reflexe und Dermatombeschreibung.

Läsionshöhe	Parese	Reflexverlust	Dermatom
C 5	Mm. deltoideus und biceps	BSR	• Schulter und Oberarm lateral
C 6	Mm. biceps und brachioradialis	BSR	• oberhalb des Ellenbogens lateral • Unterarm, Daumen und Zeigefinger radial
C 7	Mm. triceps, pronator teres, pectoralis major	TSR	• Unterarm dorsal • mittlere 3 Finger
C 8	kleine Handmuskeln	Trömner-Reflex TSR	• Unterarm dorsal • Ring- und Kleinfinger
L 3	M. quadriceps femoris	PSR	• vom Trochanter major über Oberschenkel nach medial bis Knie
L 4	Mm. quadriceps und tibialis anterior	PSR	• über Hüfte und lateralen Oberschenkel zum medialen Knöchel
L 5	Mm. extensor hallucis longus und extensor digitorum brevis	TPR	• vom lateralen Oberschenkel über Knie zum Schienbein bis Dorsum • Pedis, Großzehe
S 1	Mm. peronaei triceps und surae glutaeus maximus	ASR	• Hinterseite Ober- und Unterschenkel • zum äußeren Knöchel und Fußrand • Kleinzehe und laterale Fußsohle

ASR = Achillessehnenreflex, BHR = Bauchhautreflex, BSR = Bizepssehnenreflex, PSR = Patellarsehnenreflex, TPR = Tibialis-posterior-Reflex, TSR = Trizepssehnenreflex.

Merke

Jede unnötige Lageveränderung von Wirbelsäulenverletzten ist zu vermeiden. Die Stabilisierung der HWS mittels einer HWS-Immobilisationshilfe ist obligat.

Entscheidend ist hier die achsengerechte Ruhigstellung und Stabilisierung. Repositions- und Traktionsmanöver sind im präklinischen Bereich obsolet, da sie das Risiko für eine neurologische Verschlechterung beinhalten. Auf einen korrekten Sitz und die Größe der HWS-Immobilisationshilfe ist zu achten (*cave:* venöse Abflussstörung). Im Anschluss daran wird der Verletzte mit einer Schaufeltrage auf die Vakuummatratze gebracht und dort nach deren Entfernung endgültig gelagert und fixiert. Wird der Verletzte in Bauchlage vorgefunden, so erfolgt die Umlagerung mittels der „Sandwichtechnik". Um Druckschäden zu vermeiden, müssen harte Gegenstände vor dem Transport entfernt werden.

Praxistipp

Bereits am Notfallort – aber auch während des Transports – ist bei Querschnittspatienten aufgrund der Wärmeregulationsstörung auf Auskühlung bzw. Überhitzung zu achten.

▶ **Neuroprotektive Therapie.** Eine spezifische neuroprotektive Therapie am Unfallort, insbesondere die hoch dosierte, kurzfristige Methylprednisolongabe (initial 30 mg/kgKG und anschließend 5,4 mg/kgKG/h für 23 h) ist aufgrund des heutigen Wissensstands und der kurzen Rettungszeiten präklinisch prophylaktisch *nicht indiziert*. Die Analyse der NASCIS (North American Spinal Cord Injury Study) II und III zeigt im Ergebnis keine eindeutige bzw. nur eine geringe funktionelle Verbesserung der motorischen und sensiblen Ausfallerscheinungen nach 12 Monaten auch bei Gabe von Methylprednisolon innerhalb von 8 h posttraumatisch.

Praxistipp

Die Studienergebnisse geben keine eindeutige gesicherte Antwort über die Wirksamkeit von Glukokortikoiden nach spinalem Trauma. Eine Indikation ergibt sich nur bei gesicherter Rückenmarkschädigung im Zeitfenster von 8 h. Die hoch dosierte Gabe von Methylprednisolon sollte aufgrund der Nebenwirkungen nicht über 36 h gegeben werden. Entsprechend der Kriterien evidenzbasierter Medizin stellt die Gabe von Methylprednisolon eine Behandlungsoption dar.

Wichtiger als die Gabe von Methylprednisolon sind die adäquate präklinische und klinische Notfalltherapie mit dem Ziel:
- Hypoxie und Hypotonie zu vermeiden,
- eine frühzeitige Dekompression des Rückenmarks,
- eine ausreichende Stabilisierung der Wirbelsäule und
- die Einleitung rehabilitativer Maßnahmen.

26.2 Spinales Trauma

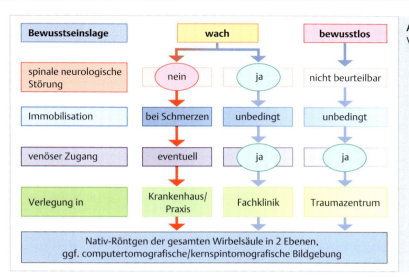

Abb. 26.5 Algorithmus zum präklinischen Vorgehen bei spinalem Trauma.

26.2.4 Transportmanagement

Der gesamte, so schnell und schonend als möglich durchzuführende Transport erfolgt bei achsengerechter und stabiler Lagerung auf einer Vakuummatratze und unter Schmerzfreiheit. Transportmittel der Wahl ist der Rettungshubschrauber (▶ Abb. 26.5). Bei kreislaufinstabilen Verletzten muss der Transport in das nächstgelegene Krankenhaus mit chirurgischer Fachabteilung erfolgen. Bei primär kreislaufstabilen Patienten sollte ein primärer Transport in ein mindestens regionales Traumazentrum durchgeführt werden, das die Möglichkeit der 24-stündigen umfassenden Diagnostik (einschließlich Kernspintomografie) und operativer und intensivmedizinischer Therapie von Wirbelsäulen- und Rückenmarkverletzungen vorhält.

26.2.5 Klinische Erstversorgung

> **Merke**
>
> Die präklinisch begonnene stabile Lagerung ist in der Klinik so lange beizubehalten, bis bewiesen ist, dass keine Wirbelsäulenverletzung vorliegt oder die definitive Therapie eingeleitet wird.

▶ **Bildgebende Diagnostik.** Die apparative bildgebende Diagnostik wird deswegen unter Belassung der Lagerung auf der Vakuummatratze durchgeführt. Ohne bildgebende Diagnostik ist keine exakte Höhenlokalisation der Wirbelsäulen-, Rückenmarkverletzung möglich. Der radiologische Minimalstandard ist die Darstellung der gesamten Wirbelsäule im Nativröntgenbild. Kritische Bereiche wie der Dens, die untere HWS und obere BWS (HWK 7 und BWK 1) erfordern eine besonders sorgfältige Beurteilung. Eine bessere Darstellung der knöchernen Verletzungen ist mit der Spiral-Computertomografie möglich.

Diskoligamentäre Verletzungen und die Schädigung des Rückenmarks (Blutung, Ödem) erfordern eine kernspintomografische Untersuchung zu Ihrer Beurteilung

> **Praxistipp**
>
> Bei Vorliegen einer neurologischen Symptomatik ist zur Klärung der Frage einer direkten Myelonschädigung eine spinale Kernspintomografie der gesamten Wirbelsäule indiziert.

▶ **Therapie.** Die weitere Versorgung umfasst in Abhängigkeit von der Verletzung konservative und operative Therapiemaßnahmen. Konservative Maßnahmen sind u. a. die Korrektur gestörter vegetativer Funktionen sowie die Thrombose-, Dekubitus-, Pneumonie- und Kontrakturprophylaxe. Operative Grundprinzipien:
- ausreichende frühzeitige Dekompression von Rückenmark und Spinalnerven,
- exakte Reposition,
- kurze Fusion,
- stabile Fixation.

Hierdurch sollte eine ausreichende Belastungsstabilität für eine frühe Mobilisation erreicht werden. Die Einleitung rehabilitativer Maßnahmen in einem Zentrum sollte zu einem möglichst frühen Zeitpunkt erfolgen.

> **Kernaussagen**
>
> **Schädel-Hirn-Trauma**
> Die Notfalluntersuchung umfasst die Erfassung der Vitalfunktionen, der Bewusstseinslage, äußerer Verletzungen, der Pupillen, der Motorik und der Begleitumstände. Gleichzeitig sind extrakranielle Verletzungen zu erfassen. Beim Erwachsenen muss ein Kreislaufschock immer an eine schwere extrakranielle Begleitverletzung denken lassen.

Die HWS ist bis zum Ausschluss einer Verletzung zu immobilisieren. Die Indikation zur Intubation ist bei bewusstlosen (GCS < 9) oder bewusstseinsgetrübten Patienten mit unzureichender Spontanatmung obligat.

Durch ausreichende Volumensubstitution wird der CPP (Ziel > 70 mmHg) gesteigert und das Risiko der ischämischen Hirnschädigung gesenkt. Es wird ein mittlerer systemarterieller Blutdruck > 90 mmHg angestrebt. Die Sauerstoffsättigung sollte nicht unter 90 % absinken.

Das Verletzungsmuster bestimmt die Wahl des Zielkrankenhauses. Der kreislaufinstabile, vital bedrohte Patient muss zur vordringlichen Versorgung abdominaler oder thorakaler Verletzungen zunächst in die nächstgelegene chirurgische Fachabteilung transportiert werden. Von dort erfolgt ggf. die Verlegung in eine neurochirurgische Fachabteilung. Bei intrakranieller Raumforderung mit drohender Einklemmung ist die Diagnostik zur Verifizierung von Begleitverletzungen nachrangig. Dies gilt jedoch ebenso für die CT-Diagnostik des Kraniums bei vital bedrohlichen und daher sofort zu versorgenden thorakalen oder abdominalen Verletzungen.

Spinales Trauma
Nach Erheben der Anamnese / Fremdanamnese ist eine eingehende körperliche Untersuchung durchzuführen. Störungen der Vitalfunktionen Atmung und Kreislauf stehen nicht unbedingt mit einer Verletzung der Wirbelsäule in Zusammenhang. Bei Verdacht auf Wirbelsäulenverletzung oder Querschnittslähmung wird der bewusstseinsklare Patient zunächst aufgefordert, Arme und Beine zu bewegen.

Falls die Intubation des Patienten erforderlich wird, muss diese unter achsengerecht gesicherter manueller Immobilisation der HWS in Neutralposition erfolgen.

Die sachgerechte Lagerung ist eine wichtige Säule der Ersttherapie; jede unnötige Lageveränderung muss vermieden werden. Die Immobilisierung der HWS ist obligat. Die hoch dosierte Gabe von Methylprednisolon ist präklinisch nicht indiziert. Mittel der Wahl für den erschütterungsfreien Transport ist der Rettungshubschrauber.

Die präklinisch begonnene stabile Lagerung wird in der Klinik so lange beibehalten, bis bewiesen ist, dass keine Wirbelsäulenverletzung vorliegt oder die definitive Therapie eingeleitet wird.

Literatur

Weiterführende Literatur
[1] **Alderson** P, Roberts I. Corticosteroids for acute traumatic brain injury. The Cochrane Database of Systemic Reviews 2005; 25: CD000196
[2] **Ahn** H, Singh J, Nathens A et al. Pre-hospital care management of a potential spinal cord injured patient: a systematic review of the literature and evidence-based guidelines. J Neurotrauma 2011; 28: 1341–1361
[3] **Bernard** SA, Nguyen V, Cameron P et al. Prehospital rapid sequence intubation improves functional outcome for patients with severe traumatic brain injury. A randomised controlled trial. Ann Surg 2010; 252: 959–965
[4] **Bernhard** M, Gries A, Kremer P et al. Präklinisches Management von Rückenmarkverletzungen. Anästhesist 2004; 4: 357–376
[5] **Brihaye** J, Frowein RA, Lindgren S et al. Report on the meeting of the W.F.N.S. l Coma Scaling. Acta Neurochir 1976; 40: 181–186
[6] **Guidelines** for the Management of Severe Head Injury: A Joint Project of the Brain Trauma Foundation, American Association of Neurological Surgeons (AANS), Congress of Neurological Surgeons (CNS), AANS/CNS Joint Section on Neurotrauma and Critical Care. J Neurotrauma 2007; 24(Suppl1)
[7] **Harders** A, Kakarieka A, Braakmann R et al. Traumatic subarachnoid hemorrhage and is treatment with Nimodipine. J Neurosurg 1996; 85: 82–89
[8] **National Spinal Cord Injury Statistical Center**. Spinal Cord Injury. Facts and Figures at a Glance. Im Internet: http://www.spinalcord.uab.edu; Stand: 24.04.2012
[9] **Neurochirurgie** L.d.D.G.f. Schädel-Hirn-Trauma im Erwachsenalter. S2-Leitlinie. AWMF 008-001 2007. Im Internet: http://www.awmf.org/leitlinien/detail/ll/008-001.html; Stand: 24.04.2012
[10] **Rhind** SG et al. Prehospital resuscitation with hypertonic saline-dextran modulates inflammatory, coagulation and endothelial activation marker profiles in severe traumatic brain injured patients. J Neuroinflammation 2010, 7: 5
[11] **Teasdale** G, Jennett B. Assessment of coma in impaired consciousness: A practical scale. Lancet 1974; 2: 81–84
[12] **Unfallchirurgie** L.d.G.f. Polytrauma/Schwerverletztenbehandlung. S3 Leitlinie. AWMF 012-019 2011. Im Internet: http://www.awmf.org/uploads/tx_szleitlinien/012-019l_S3_Polytrauma_Schwerverletzten-Behandlung_2011-07_01.pdf; Stand: 24.04.2012
[13] **Wenzlaff** P. Ergebnisse. In: Rickels E, von Wild K, Wenzlaff P, Bock WJ, Hrsg. Schädel-Hirn-Verletzung, Epidemiologie und Versorgung. Ergebnisse einer prospektiven Studie. München: Zuckschwerdt; 2006: 42–74

27 Neurologische Notfälle

27.1 Grundlagen

J. Bardutzky, H. B. Huttner, S. Schwab

Notfälle mit im Vordergrund stehenden neurologischen Symptomen kommen nicht nur bei akuten Erkrankungen des zentralen Nervensystems, sondern auch bei akuten Störungen der peripheren Nerven, der neuromuskulären Übertragung sowie der Muskulatur selbst vor, sind aber nicht selten auch bei einer Reihe von internistischen Krankheitsbildern zu beobachten. Bei den neurologischen Notfällen stehen in erster Linie somatische Symptome wie quantitative Bewusstseinsstörungen, akute Paresen oder epileptische Anfälle im Vordergrund. Die Behandlung konzentriert sich zunächst vorwiegend auf die Stabilisierung vitaler Funktionen, Wiedereröffnen eines akuten Gefäßverschlusses, Senkung eines erhöhten intrakraniellen Druckes oder die Unterbrechung eines Status epilepticus.

27.1.1 Leitsymptome des neurologischen Notfalls

Die Ursachen von neurologischen Notfällen sind vielfältig. Zerebrovaskuläre Erkrankungen sind am häufigsten, aber auch traumatische, neoplastische, metabolische und entzündliche Erkrankungen sowie Intoxikationen und Hypoxie sind nicht selten Ursache akuter neurologischer Symptome und Ausfälle.

Leitsymptome akuter neurologischer Erkrankungen sind:
- (progrediente) quantitative Bewusstseinsstörung,
- akute Paresen,
- akute oder progrediente Schwäche der Schluck- und Atemmuskulatur,
- akute Sprech-/Sprach- und Kommunikationsstörung,
- epileptische Anfälle ohne und mit Bewusstseinsstörung,
- akute Blasen- und Mastdarmentleerungsstörungen, oft begleitet von plötzlichen Paresen und Schmerzen,
- plötzliche, stärkste (Kopf-)Schmerzen.

27.1.2 Neurologische Untersuchung des Patienten

Die Notfalluntersuchung soll in erster Linie die rasche Abschätzung der Hirn-, Rückenmark- oder Nervenschädigung und erst in zweiter Linie eine exakte Diagnose anstreben, die am Notfallort in der Regel ohnehin nicht gestellt werden kann. Die Untersuchung des Komatösen umfasst alle funktionellen Systeme ebenso wie beim Wachen. Sie unterscheiden sich nur insofern, dass alle Untersuchungstechniken entfallen, die Kooperation erfordern.

Wesentlicher Teil der Untersuchung am Notfallort ist die differenzierte Beurteilung der Bewusstseinslage. Die aktuelle Bewusstseinslage wird quantitativ differenziert in:
- Wachheit,
- Somnolenz (vermehrte Schläfrigkeit, aus der der Patient durch geringe Außenreize geweckt werden kann),
- Sopor (tiefer Schlaf, aus dem der Patient nur mit starken Reizen zu wecken ist) und
- Koma (Bewusstlosigkeit).

Die eigentliche neurologische Notfalluntersuchung sollte folgende Punkte umfassen:
- Bewusstseinslage,
- Orientierung (Person, Ort, Zeit, situativ),
- Atmung (Atemmuster, -mechanik),
- Meningismus (*cave*: kann bei Koma und Kindern fehlen),
- Pupillen (Größe, Reaktion, Isokorie, Anisokorie),
- Stellung und Beweglichkeit der Bulbi,
- Hirnnerven (insbesondere Korneaflex, Okulomotorik, Visus, Gesichtsfeld, Fazialisparese, Würgreflex),
- Paresen (bei wachen Patienten leicht zu prüfen, bei komatösen Patienten: Abwehr auf Schmerzreize; halbseitige Paresen deuten auf zerebrale Ursache, gekreuzte Hirnstammsymptome zeigen ipsilaterale Hirnnervenbeteiligung und kontralaterale Extremitätenlähmung; Para- oder Tetraparesen meist durch spinale Läsion oder Erkrankung des peripheren Nervensystems),
- Sensibilitätsstörung, Koordination,
- Pyramidenbahnzeichen,
- Entleerungsstörungen von Blase und Darm.

Kernaussagen

Leitsymptome des neurologischen Notfalls
Die Ursachen neurologischer Notfälle sind vielfältig: Am häufigsten treten zerebrovaskuläre Erkrankungen auf, aber auch traumatische, neoplastische, metabolische und entzündliche Krankheiten sowie Intoxikationen und Hypoxie sind nicht selten Ursache akuter neurologischer Symptome und Ausfälle.

Bei den neurologischen Notfällen stehen in erster Linie somatische Symptome wie quantitative Bewusstseinsstörungen, akute Paresen oder epileptische Anfälle im Vordergrund.

Neurologische Untersuchung des Patienten
Die Notfalluntersuchung soll in erster Linie die rasche Abschätzung der Hirn-, Rückenmark- oder Nervenschädigung und erst in zweiter Linie eine exakte Diagnose anstreben.

Wesentlicher Teil der Untersuchung am Notfallort ist die differenzierte Beurteilung der Bewusstseinslage.

27.2 Zerebrovaskuläre Erkrankungen

J. Bardutzky, H. B. Huttner, S. Schwab

27.2.1 Schlaganfall

Definition
Der Terminus „akuter Schlaganfall" bezeichnet ein Syndrom, das durch ein plötzlich einsetzendes, fokales zentralnervöses Defizit gekennzeichnet ist. Dies ist eine rein klinische Definition ohne ätiologische Zuordnung (z. B. Ischämie, Blutung, SAB).

Tab. 27.1 Häufigste Symptome einer Ischämie.

System	Symptom
Motorik	Hemiparese (Bein, Arm, Gesicht), häufig brachiofazial betont
Sensibilität	Hemihypästhesie (Bein, Arm, Gesicht)
Koordination	Hemiataxie, Extremitätenataxie, Dysmetrie
Sprache (Aphasie)	Sprachverständnis, Sprachproduktion, Nachsprechen
Sprechen (Dysarthrie)	verwaschene, lallende Sprache
Visus (retinal oder Sehbahn)	Amaurosis (fugax), Hemianopsie

Epidemiologie
Der Schlaganfall ist die:
- dritthäufigste Todesursache in westlichen Industrieländern,
- häufigste Ursache für dauerhafte Invalidität.

Die jährliche Inzidenz liegt bei ca. 200/100000 Einwohnern; davon etwa 80–85 % ischämische Infarkte, 15–20 % intrazerebrale Blutungen, Subarachnoidalblutungen und Sinusthrombosen.

Zerebrale Ischämie: Infarkt in der vorderen Zirkulation

Infarkte im vorderen Territorium machen etwa 75 % aller zerebralen Ischämien aus, dabei ist die A. cerebri media am häufigsten betroffen.

Klinische Symptomatik und Differenzialdiagnostik

Merke
Klinisch kann nicht zwischen ischämischem oder hämorrhagischem Schlaganfall differenziert werden.

Diese Differenzialdiagnose muss immer durch eine kranielle Bildgebung erfolgen. Jede plötzlich auftretende neurologische Symptomatik sollte an einen Schlaganfall denken lassen. Die häufigsten Symptome einer Ischämie im vorderen Kreislauf sind in ▶ Tab. 27.1 aufgeführt.

Differenzialdiagnostisch ist v. a. zu denken an:
- Migraine accompagnée,
- epileptischer Anfall mit postiktaler Parese, *Hypoglykämie (Todd-Parese)*
- akute Hypoglykämie,
- psychogene Symptombildung.

Diagnostik

▶ **Vitalparameter.** Bereits am Notfallort Überwachung der Vitalparameter:
- Sauerstoffsättigung,
- Puls,
- Rhythmus,
- Blutdruck,
- Körpertemperatur,
- Blutzucker.

▶ **Labor.** Für akute Therapieentscheidungen (Thrombolyse) sind nur relevant:
- Gerinnung (PTT, INR),
- Thrombozyten,
- Blutzucker.

▶ **Anamnese.** Anamneseerhebung und neurologische Untersuchung. Bei der Anamneseerhebung ist insbesondere auf den Symptombeginn (genaues Zeitfenster), die Vormedikation (v. a. Antikoagulanzien) und kürzlich durchgeführte operative Eingriffe zu achten.

▶ **Bildgebung.** Die kranielle Bildgebung ist grundsätzlich zeitabhängig:
- Zeitfenster von *0–4,5 h: CT.* Eine Thrombolyseindikation ist gegeben, wenn im CT eine Blutung ausgeschlossen ist. Ein schweres neurologisches Defizit mit Bewusstseinstrübung, fixierter Kopf- und Blickwendung und Hemiplegie ist wie auch das Vorliegen ausgedehnter Infarktfrühzeichen im CT eine *relative* Kontraindikation.
- Zeitfenster *> 4,5 (bis 9) h: MRT.* Diffusions-/Perfusions-Mismatch:
  - frühe Darstellung des irreversibel geschädigten Infarktkerns in den diffusionsgewichteten Sequenzen (DWI),
  - Darstellung des minderperfundierten Areals in den perfusionsgewichteten Sequenzen (PWI),
  - die Differenz zwischen minderperfundierten Arealen und DWI-Läsion repräsentiert gefährdetes, aber prinzipiell rettbares Hirngewebe,
  - Gradienten-Echo-Sequenz zum Blutungsausschluss,

- bei Diffusionsstörung von mehr als 1 Drittel des Mediastromgebiets ist das Risiko für symptomatische zerebrale Blutung ca. 5,8fach erhöht, unabhängig vom Zeitfenster (Singer et al. 2008).

Alternativ kann, z.B. bei fehlender MRT-Kapazität, auch ein multimodales CT einschließlich CT-Angiografie und CT-Perfusion durchgeführt werden (Infarktkern entspricht Region mit reduziertem zerebralem Blutvolumen (CBV), minderperfundiertes Areal entspricht der Region mit verlängerter Mean Transit Time (MTT) bzw. reduziertem zerebralem Blutfluss (CBF), Differenz aus CBV-Läsion und MTT-/CBF-Läsion entspricht Mismatchgewebe).

Merke

Beim Vorliegen eines signifikanten „Mismatches" ist die DWI < PWI und eine Thrombolyseindikation grundsätzlich gerechtfertigt, wobei bei Diffusionsstörung von mehr als 1 Drittel des Mediastromgebiets das Risiko für eine symptomatische zerebrale Blutung deutlich erhöht ist, unabhängig vom Zeitfenster.

Therapie

Der Schlaganfall ist ein medizinischer Notfall. Die erfolgreiche Versorgung des ischämischen Schlaganfalls basiert auf einer viergliedrigen Kette:
- rasches Erkennen und Reagieren auf die Symptome (Angehörige, Patient, Hausarzt),
- umgehende Information des Rettungsdienstes,
- rascher Transport in ein Krankenhaus mit zerebraler Bildgebung und Lyseerfahrung,
- rasche und zielgerichtete Versorgung im Krankenhaus.

Basistherapie

Beginn schon am Notfallort:
- Blutdruck nicht senken, erst (vorsichtig) wenn Blutdruckwerte > 220/120 mmHg; Medikament der 1. Wahl Urapidil i.v. initial mit 12,5 mg,
- strikte Normothermie (< 37,5 °C; Paracetamol oder Metamizol 500–1000 mg),
- Normoglykämie < 200 mg/dl (Altinsulin),
- Sauerstoffgabe 2–4 l O_2.

Praxistipp

Die Gabe von Thrombozytenaggregationshemmern und Heparin ist bei geplanter Thrombolyse obsolet. Die Weiterbehandlung auf einer Stroke Unit weist eine signifikante Reduktion des Anteils an dauerhaft pflegebedürftigen Patienten sowie der Behandlungsdauer auf.

Spezifische Therapie: Thrombolyse

▶ **< 4,5 Stunden.** Die intravenöse Thrombolyse mit rt-PA (0,9 mg/kgKG, 10% Bolus, Rest über 1 h i.v., max. 90 mg) nach Ausschluss einer ICB und großer ischämischer Infarktausdehnung durch ein Schädel-CT wird in einem Zeitfenster bis 4,5 h nach Symptombeginn empfohlen (Hacke et al. 2008[6]). Wesentliche Einschränkungen bei der Zulassung betreffen das Alter (> 80 Jahre) und eine begleitende Therapie mit Antikoagulanzien (keine Lyse bei INR > 1,7). Über 80-Jährige profitieren wahrscheinlich ähnlich wie < 80-Jährige, haben aber insgesamt unabhängig von der Lyse eine höhere Letalität (Berrouschot et al. 2005[3]).

Bei der intravenösen Thrombolyse besteht eine klare Abhängigkeit von der Zeit. Wenn innerhalb von 90 min nach Symptombeginn lysiert wird, ist die Chance, kein behinderndes Defizit/Unabhängigkeit zu erlangen 2,8fach erhöht, innerhalb von 90–180 min nur noch 1,5fach und von 180–270 min 1,4fach. Danach ist kein signifikanter Nutzen der CT-basierten Thrombolyse mehr vorhanden (Schellinger et al. 2001[17]).

▶ **> 4,5 (bis 9) Stunden.** Für eine Untergruppe von Schlaganfallpatienten kann bei geeigneter Patientenauswahl mittels MRT-basierten Selektionskriterien ein individuell längeres Zeitfenster bestehen. Patienten mit einem DWI-PWI-Mismatch können somit auch jenseits des 4,5-h-Zeitfensters von einer Lysetherapie als individueller Heilversuch profitieren (Schwab et al. 2005[18]).

▶ **Lokale intraarterielle Thrombolyse.** Die lokale intraarterielle Thrombolyse proximaler Mediaverschlüsse führte innerhalb eines 6-h-Zeitfensters in einer randomisiert-kontrollierten Studie zu einer signifikanten Verbesserung des Outcome und kann als individueller Heilversuch durchgeführt werden (del Zoppo et al. 1998[5]). Die Intervention ist meist nur in Narkose durchführbar.

▶ **Kombinierte intravenöse und intraarterielle Thrombolyse („Bridging-Lyse").** Bei proximalem Mediahauptstammverschluss oder distalem A.-carotis-interna-Verschluss plus Mediahauptstammverschluss kann in erfahrenen Zentren innerhalb 6 h eine kombinierte intravenöse und intraarterielle Lyse als individueller Heilversuch durchgeführt werden. Dabei wird mit der intravenösen Lyse sofort nach Indikationsstellung (max. 0,6 mg rt-PA/kg, davon 15% als Bolus, bis maximal 60 mg als Infusion über 30 min) und während der Vorbereitung der intraarteriellen Lyse begonnen (Lewandowski et al. 1999[10]). Eine große randomisierte Studie wird aktuell durchgeführt (IMS III).

▶ **Mechanische Thrombolyseverfahren.** Bei Verschluss größerer proximaler, hirnversorgender Gefäße kann in Zentren mit angiografisch-interventioneller Erfahrung zusätzlich zur intravenösen/interarteriellen Lysetherapie oder alleine (bei Kontraindikation für eine Thrombolyse) ein mechanisches Verfahren (Mikrodraht, Retriever, Ballon, Laser etc.) zur Thrombuszerkleinerung oder Thrombusextraktion als individueller Heilversuch durchgeführt werden. Die Rekanalisationsraten scheinen bei den meisten Verfahren hoch zu sein, demgegenüber stehen aber eine hohe Blutungsgefahr und periprozedurale Risiken. Eine randomisierte, kontrollierte Studie mit klinischem Endpunkt zu den verschieden Devices gibt es noch nicht.

Zerebrale Ischämie: raumfordernder Mediainfarkt

Der raumfordernde Mediainfarkt ist folgendermaßen charakterisiert:
- über 2 Drittel des Mediastromgebiets mit raumforderndem Charakter durch Ödementwicklung,
- Entwicklung typischerweise innerhalb der ersten 2–5 Tage,
- Letalität bei konservativer Therapie von 80 %.

Behandlung des erhöhten intrazerebralen Druckes (ICP)

Konservative Therapie des erhöhten intrakraniellen Druckes

- Sedierung (Benzodiazepine) und Schmerzfreiheit (Opioide),
- strenge Normothermie und Normglykämie,
- kritische Messparameter: ICP (< 20 mmHg) und zerebraler Perfusionsdruck (CPP = MAP – ICP; anzustreben CPP > 70 mm Hg); dies setzt jedoch ein invasives ICP-Monitoring voraus,
- Oberkörperhochlagerung von 30°, bei ICP-Monitoring Lagerung individuell (0–45°), abhängig vom jeweiligen ICP/CPP,
- bei Hirndruckkrisen: kurzzeitige (< 6 h) Hyperventilation (CO_2 32–35 mmHg).

▶ **Osmotherapeutika.** Für folgende hypertone Lösungen ist der Effekt einer kurzfristigen Senkung des erhöhten ICPs belegt:
- Glycerol (i.v. 4 × 125–250 ml einer 10%-Lösung über 1 h),
- Mannitol 20 % (4–6 × 125 ml Kurzinfusion),
- hypertone Kochsalzlösungen (z. B. 150 ml Kurzinfusion von Hyperhaes – 7,5 % NaCl + 6 % Hydroxyethylstärke).

Ziel der Serumosmolarität sollte zwischen 310–320 mosmol/l sein, wahrscheinlich ist auch > 320 mosmol/l effektiv und bis 340 mosmol/l sicher.

▶ **Ultima Ratio.** Als Ultima Ratio kommt Thiopental zum Einsatz: initial über einen Bolus von 250 mg; danach in einer Dosierung bis maximal ca. 100 mg/kgKG/d (EEG-Monitoring mit dem Ziel: Burst Suppression).

Merke

Der raumfordernde Mediainfarkt bei Verschluss der distalen A. carotis interna oder proximalen MCA weist selbst unter maximaler konservativer Therapie eine Letalität von 80 % auf.

Spezielle Hirndrucktherapie

▶ **Hemikraniektomie.** In einer gepoolten Analyse von 93 Patienten von 3 prospektiven kontrollierten europäischen Studien verringerte die frühe (< 48 h) dekompressive Kraniektomie signifikant die Letalität und verbessert das Outcome der Überlebenden bei raumforderndem Mediainfarkt (> 2 Drittel des Mediagebiets) und Alter ≤ 60 Jahre. Die Number Needed to Treat, um 1 Leben zu retten, betrug 2 (Vahedi et al. 2007 [22]). Die Infarktseite hatte keinen Einfluss auf das Outcome. Zurzeit kann keine eindeutige Altersgrenze als Kontraindikation zur Dekompression formuliert werden, mit zunehmendem Alter ist jedoch mit einer schlechteren Prognose zu rechnen. Die aktuell laufende DESTINY-2-Studie soll prüfen, ob eine dekompressive Operation auch bei einem Alter von über 60 Jahren sinnvoll ist.

Praxistipp

Die frühe Hemikraniektomie verringert die Letalität und verbessert das Outcome der Überlebenden bei raumforderndem Mediainfarkt. Ob dies Therapie auch bei > 60-Jährigen sinnvoll ist, wird aktuell in der prospektiven DESTINY-2-Studie untersucht.

▶ **Hypothermie.** Die moderate Hypothermie (32–34 °C) stellt ein potentes Mittel zur Prävention und Senkung erhöhter ICP-Werte dar, ist jedoch nach wie vor experimentell und auf wenige Zentren beschränkt. Prospektive Studien hierzu fehlen.

▶ **Externe Ventrikeldrainage (EVD).** Grundsätzlich kann bei verschiedenen Erkrankungen mit erhöhtem ICP (insbesondere bei Liquorabflussstörungen mit konsekutivem Hydrozephalus) die Anlage einer EVD zu einer raschen und anhaltenden ICP-Senkung führen.

Zerebrale Ischämie: Infarkt in der hinteren Zirkulation

Entsprechend des betroffenen Gefäßterritoriums (Aa. vertebrales, cerebellares, basilaris, posteriores) unterscheiden sich die klinischen Symptome:
- *Kleinhirn:* Schwindel, Nystagmus, Hemiataxie, Dysarthrie.
- *Insbesondere Hirnstamm:* Bewusstseinsstörung, Dysarthrophonie, Dysphagie, Hirnnervenausfälle, Hemi-/Tetraparese.

- *Okzipitallappen:* kontralaterale Hemianopsie; sensomotorische Ausfälle.

Therapie

Die Therapie des raumfordernden Kleinhirninfarkts erfolgt operativ.

▶ **Operationsindikation.** Bei (kompletten oder subtotalen) Kleinhirninfarkten ist eine chirurgische Intervention indiziert, wenn das ischämische Hirnödem zu einem Druckanstieg in der hinteren Schädelgrube mit konsekutivem Verschlusshydrozephalus und Hirnstammkompression führt.

▶ **Operationsmethode.** Die Entlastungstrepanation der hinteren Schädelgrube (mit oder ohne Ventrikulostomie) ist der alleinigen Ventrikulostomie wahrscheinlich überlegen, Daten aus prospektiven Studien fehlen (Mathew et al. 1995 [12], Jüttler et al. 2009 [8]). Bei der alleinigen Ventrikulostomie besteht insbesondere bei rascher und/oder übermäßiger Liquordrainage die Gefahr der transtentoriellen Herniation.

> **Praxistipp**
>
> Die Indikation zur Trepanation muss früh gestellt werden, d.h. vor Eintritt sekundärer Hirn[stamm]läsionen.

Zerebrale Ischämie: Basilaristhrombose

> **Definition**
>
> Die Basilaristhrombose ist ein Verschluss der A. basilaris mit Ischämien im Bereich der versorgten Hirnareale Kleinhirn, Hirnstamm, Thalamus und Posteriorstromgebiete.

Symptomatik

Bei einer Basilaristhrombose dominieren Hirnstamm- und Kleinhirnsymptome in variabler Ausprägung abhängig von der Verschlusslokalisation; oft besteht initial eine fluktuierende Symptomatik. Leitsymptome sind:
- akut auftretende, rasch progrediente Bewusstseinstrübung bis zum Koma,
- akute Hemi- oder Tetraparese,
- Pupillenstörung (Anisokorie bis zu bilateral weiten, lichtstarren Pupillen).

Bei klinisch beurteilbaren Patienten ferner:
- Störung der Blickmotorik, divergente Bulbi, Nystagmus,
- Gesichtsfelddefizite,
- Ataxie.

Diagnostik

Die Diagnostik umfasst ein kranielles CT (oft Normalbefund) und eine CT-Angiografie (insbesondere bei Bewusstseinsstörung und unauffälligem CT). Die MRT mit MR-Angiografie kann die vertebrobasiläre Zirkulation ebenso gut abbilden, ist aber in der Darstellung des ischämischen Gewebes in der hinteren Schädelgrube der CT überlegen.

> **Praxistipp**
>
> Bei Verdacht auf Basilarisverschluss in der CT-Angiografie oder MR-Angiografie ist umgehend eine konventionelle Angiografie zur Sicherung der Diagnose und Einleitung der intraarteriellen Fibrinolyse und ggf. mechanischen Rekanalisation durchzuführen. Ist eine konventionelle Angiografie nicht möglich, ist die systemische intravenöse Lyse innerhalb des 3-h-Zeitfensters eine wahrscheinlich gleichwertige Alternative.

Therapie

> **Merke**
>
> Die spezifische Therapie zielt auf eine Rekanalisierung der A. basilaris ab, ist jedoch nur dann indiziert, wenn nicht bereits größere demarkierte Infarkte sichtbar sind und das Zeitfenster 12 (bis 24) h nicht überschritten ist (Ostrem et al. 2004 [15]). Bei einer Komadauer von mehr als 4 h ist in der Regel kein günstiges Outcome zu erwarten. Akute Basilarisverschlüsse sollten in darauf spezialisierten Zentren mit intraarterieller Applikation und mechanischer Rekanalisation behandelt werden.

Es wurden mehrere Therapieansätze in kleineren Studien erfolgreich beschrieben, große kontrollierte Studien existieren jedoch nicht. Folgende Behandlungsoptionen werden vorgeschlagen:
- Die systemische Lysetherapie mit rtPA (0,9 mg/kgKG) scheint die Letalität zu senken (Lindsberg et al. 2006 [11]), und ist möglicherweise der intraartriellen Therapie im 3-h-Zeitfenster gleichwertig.
- Neuroradiologische Intervention mit lokaler intraarterieller Fibrinolyse (z.B. rt-PA bis maximal 60 mg).
- Kombination aus initial intravenöser Gabe von rtPA (kein Zeitverlust bis zur intraarteriellen Lysebeginn, z.B. mit einer Dosis von 0,6 mg/kgKG, 15% als Bolus) gefolgt von intraarterieller Applikation von rt-PA (maximale Gesamtdosis 90 mg rt-PA).
- Verschiedene Kombinationen aus GP-IIb/IIIa-Antagonisten mit rt-PA systemisch und intraarteriell (Nagel et al. 2009 [14]).
- Verschiedene mechanische Rekanalisationssysteme können zusätzlich zur Thrombolyse eingesetzt werden, Outcome Studien existieren nicht (Penumbra Pivotal Stroke 2009 [16]).

Prognose

Unbehandelt hat die Basilaristhrombose eine Letalität von rund 80%, eine erfolgreiche Lysetherapie verbessert die Prognose erheblich; dennoch bleibt die Sterblichkeit mit rund 40% sehr hoch.

Spontane intrazerebrale Blutung (ICB)
Epidemiologie und Ätiologie

Die spontane intrazerebrale Blutung verursacht 8–16% aller Schlaganfälle. Sie wird in 3 Lokalisationstypen unterteilt:
- Stammganglienblutung (Loco typico, ca. 50%),
- lobäre Blutung (25%),
- hintere Schädelgrube (25%).

Risikofaktoren sind:
- arterielle Hypertonie (häufigste Ursache),
- orale Antikoagulanzien, andere Gerinnungsstörungen,
- Amyloidangiopathie assoziierte Blutungen,
- Gefäßmalformationen,
- seltener: Tumoren, Entzündungen, Sinusthrombose (Stauungsblutung).

Es besteht das größte Risiko einer Größenzunahme innerhalb der ersten 24 h (Nach- oder Weiterblutung).

Die Prognose wird nach der „Drittel-Regel" eingeschätzt:
- ca. 1 Drittel der Patienten überlebt die stationäre Akutphase nicht,
- ca. 1 Drittel stirbt innerhalb 1 Jahres und
- lediglich 1 Drittel regeneriert sich mehr oder weniger.

Symptomatik

Die klinischen Symptome bei spontaner ICB sind denen der zerebralen Ischämie sehr ähnlich und hängen von der Lokalisation und Ausdehnung der Blutung ab:
- apoplektiform auftretende neurologische Herdsymptomatik, oft verbunden mit akut einsetzenden Kopfschmerzen (sehr variable Intensität) und
- Vigilanzminderung bis hin zum Koma.

Diagnostik

Die Diagnostik umfasst:
- CT,
- MRT (gleiche Sensitivität wie CT, jedoch zusätzlich Hinweise auf zugrundeliegende Ursachen),
- CT-Angiografie oder MR-Angiografie zum Nachweis von Gefäßmalformationen,
- ggf. Angiografie bei Verdacht auf Gefäßmalformation oder Aneurysma,
- Basislabor (insbesondere Gerinnungsstatus).

Therapie
Allgemeine Maßnahmen

Die Basistherapie umfasst:
- Engmaschiges Blutdruckmonitoring; aktuelle empirische Empfehlung: senken bei Werten > 180/105 mmHg bei Hypertonikern oder > 160/95 bei nicht bekannter Hypertonie; initial mit Urapidil 12,5 mg i.v., dann titrieren nach RR. *Cave*: RR nicht zu stark senken wegen Gefahr eines kritischen Absinkens des CPPs (Ziel-CPP > 70 mmHg).
- Neueste Studien zeigen, dass auch ein rasches Senken systolischer Werte auf 140 mmHg sicher und mit einem geringeren Hämatomwachstum assoziiert ist (Anderson et al. 2010 [1]).
- Rascher Transport in eine Klinik zum CCT und zur Stroke-Unit- oder Intensivbehandlung.
- Konsequente Normothermie und Normoglykämie.

Primär operative Therapie

▶ **Kraniotomie und Hämatomevakuation.** Die Kraniotomie und Hämatomausräumung kann bei supratentoriellen Blutungen nicht generell empfohlen werden. Diese Empfehlung beruht im Wesentlichen auf der bis dato größten randomisierten Studie, der STICH-Studie, bei der – durchschnittlich statistisch gesehen – die Operation zur Hämatomevakuation keinen signifikanten Nutzen gezeigt hat. Diese Studie wird aber nach wie vor aufgrund methodischer Mängel kontrovers diskutiert. In Subgruppenanalysen wurden Patientengruppen identifiziert, die von einer Operation profitieren: oberflächliche lobäre Blutungen und Blutungen in der hinteren Schädelgrube (> 3 cm oder bei Zeichen der Hirnstammbeeinträchtigung). Für die klassische Stammganglienblutung konnte keine eindeutige Aussage getroffen werden (Mendelow et al. 2005 [13]). Patienten mit kleinem Hämatom (< 10 ml) und geringen Symptomen sowie initial komatöse Patienten sollten nicht operiert werden. Junge Patienten mit Lobärhämatom oder auch Stammganglienblutung mit einem Volumen > 50 ml, die sich progredient neurologisch verschlechtern bzw. eine zunehmende Raumforderung entwickeln, werden oft neurochirurgisch behandelt – mit teilweise verblüffendem Erfolg – obwohl auch hierfür wenig evidenzbasierte Daten existieren.

▶ **Minimal-invasive Verfahren.** In den letzten Jahren wurden mehrere vielversprechende minimal-invasive Verfahren in meist kleinen Fallserien veröffentlicht. So kann die endoskopische Hämatomevakuation oder die stereotaktische Aspiration (mit und ohne zusätzliche Applikation eines Thrombolytikums) sowohl bei lobären als auch Stammganglienblutungen positive Auswirkungen auf die Prognose haben (Auer et al. 1989 [2], Wang et al. 2009 [23]).

> **Merke**
>
> Grundsätzlich sollte die Indikation zur chirurgischen Behandlung der intrazerebralen Blutung (Kraniotomie oder minimal-invasiv) immer individuell und interdisziplinär neurologisch und neurochirurgisch getroffen werden.

Behandlung von Komplikationen

▶ **Hydrocephalus occlusus.** Externe Ventrikeldrainage; bei ausgedehnter intraventrikulärer Blutung und Ausschluss einer Malformation kann die intraventrikuläre Gabe eines Thrombolytikums (z. B. 1 mg rt-PA alle 8 h) die Shunt-Inzidenz verringern und möglicherweise das funktionelle Outcome verbessern (Staykov et al. 2009 [19]).

▶ **Erhöhter intrazerebraler Druck.** Hirndrucksenkende Maßnahmen, ähnlich denen des raumfordernden Mediainfarkts: tiefe Analgosedierung, Beatmung, Oberkörperhochlagerung, Osmotherapie (Mannitol als Mittel der 1. Wahl), Barbiturate, ggf. operative Maßnahmen (Hämatomevakuation, EVD). In einer kleinen Fallserie konnte ein ausgeprägter antiödematöser Effekt einer frühen moderaten Hypothemie (35 °C) gezeigte werden (Kollmar et al. 2010 [8]).

▶ **Marcumarassoziierte ICB.** Problem: Risiko einer Nachblutung ohne Antagonisierung vs. Risiko einer Embolie nach Normalisierung der Gerinnung. Bis heute existieren keine klaren Richtlinien, daher sollte grundsätzlich versucht werden, die Gerinnung bei allen Patienten schnellstmöglich zu normalisieren (Prothrombinkomplexe oder Frischplasmen sowie Vitamin K [30 mg/d]), da tägliches Risiko für embolische Komplikationen, z. B. bei Patienten mit künstlichen Herzklappen, ohne Antikoagulation bei 0,016 % liegt; Zeitpunkt für erneute Antikoagulation bei absoluter Indikation nach ca. 10–20 Tagen (Huttner et al. 2006).

Aneurysmatische Subarachnoidalblutung

> **Definition**
>
> Die aneurysmatische Subarachnoidalblutung (SAB) ist definiert als eine Blutung aus einem – im Subarachnoidalraum gelegenen – Aneurysma von hirnversorgenden Arterien.

Symptomatik

Leitsymptome sind akut einsetzende, heftigste *Kopfschmerzen* und *Meningismus*. Weitere Symptome:
- Bewusstseinsstörung,
- neurologische Herdsymptome, epileptische Anfälle,
- vegetative Symptome wie Erbrechen, RR-Anstieg.

Die Einteilung des Schweregrads einer SAB erfolgt meistens über die Skala nach Hunt und Hess:
- Grad I: asymptomatisch, leichte Kopfschmerzen, leichter Meningismus,
- Grad II: starke Kopfschmerzen, Meningismus, keine Herdneurologie (außer ggf. Hirnnervenausfälle),
- Grad III: Somnolenz, Verwirrtheit und leichte Herdsymptome,
- Grad IV: Sopor und schwere Herdsymptome,
- Grad V: Koma.
- Eine ebenso häufig verwendete Schweregradeinteilung der SAB ist die Klassifikation der World Federation of Neurological Surgeons (WFNS), bei der zusätzlich die Glasgow Coma Scale (GCS) berücksichtigt wird.

Diagnostik

Die Diagnostik umfasst:
- CT (Sensitivität fast 98 % in den ersten 12 h),
- Liquorpunktion nur bei unauffälligem CT und begründetem klinischen Verdacht (blutig oder xanthochrom, Nachweis von Siderophagen),
- CT-Angiografie (Darstellung von Aneurysmata bis 3 mm),
- digitale Subtraktionsangiografie: obligat; Lokalisation, Größe und Form des Aneurysmas zur Prozedereplanung (neuroradiologische vs. neurochirurgische Intervention), immer Viergefäßangiografie wegen Möglichkeit multipler Aneurysmata.

Therapie

Aneurysmaausschaltung

> **Merke**
>
> Grundsätzlich gilt: Ausschaltung des Aneurysmas so rasch wie möglich.

Es stehen 2 Therapieoptionen zur Verfügung.
- offene neurochirurgische Operation: Ausschaltung des Aneurysmas mithilfe eines Metallclips („Clipping"),
- neuroradiologische Intervention, bei der endovaskulär Platinspiralen in das Aneurysma abgesetzt werden („Coiling").

> **Praxistipp**
>
> Die Indikation für und wider einer der beiden Therapien ist umstritten und hängt von Faktoren wie Lage, Größe, Form des Aneurysmahalses etc. ab; oft werden Aneurysmata der vorderen Zirkulation operiert, wobei neuere Ergebnisse keine Unterlegenheit des Coilings gezeigt haben. Aneurysmata der hinteren Zirkulation gelten als Domäne der Neuroradiologie. Die Entscheidung zum Coiling oder Clipping sollte immer interdisziplinär neurologisch, neuroradiologisch und neurochirurgisch getroffen werden.

Komplikationen

▶ **Nachblutung.** Kann beim noch nicht ausgeschalteten Aneurysma auftreten. Vorbeugung:
- absolute Bettruhe,
- Analgesie (Opioide),
- strikte Blutdruckeinstellung systolisch < 160 mmHg,
- Vermeidung von Husten (Antitussiva) und Pressen beim Stuhlgang (Laxanzien).

▶ **Hydrozephalus.** Behandlung durch externe Ventrikeldrainage.

▶ **Vasospasmen.** Treten zwischen dem 3.–14. (bis 21.) Tag auf. *Prophylaxe* mit Nimotop bei *allen* Patienten (Tag 1–21; 60 mg p.o. alle 4 h oder i.v. 2 mg/h) und Vermeidung von Hypovolämie, Hypotonie, Hyponatriämie. Statine (Pravastatin 40 mg/d) oder intravenöses Magnesium können zusätzlich eingesetzt werden, der Effekt ist aber nicht sicher belegt (Tseng et al. 2007).

Therapie der Spasmen:
- Nimotop 2 mg/h i.v.,
- Triple-H-Therapie (hypertensive-hypervolämische Hämodilution, nur bei ausgeschalteten Aneurysmata):
  - Hämodilution (HAES 130 10 % 500–1000 ml/d),
  - Hypervolämie (z.B. Ringer-Laktat 3000–10000 ml/d),
  - Katecholamine,
- transluminale Ballondilatation bei Spasmen der großen basalen Arterien,
- die intraarterielle Gabe von Nimotop kann bei therapierefraktären Spasmen auch der kleineren Arterien sinnvoll sein (Wolf et al. 2010 [24]),
- intraarterielle Papaveringabe.

27.2.2 Aseptische Sinusthrombose

Ursachen für eine Sinusthrombose sind Gerinnungsstörungen, endokrinologische Ursachen (Schwangerschaft, orale Kontrazeptiva), mechanische Gründe (z.B. Tumoren), Autoimmunerkrankungen.

Symptomatik

Häufig ist ein schleichender Beginn mit Progredienz, seltener akut einsetzend. Das Leitsymptom sind *persistierende Kopfschmerzen*. Daneben treten auf:
- epileptische Anfälle,
- neurologische Herdsymptome,
- Bewusstseinsstörung, Verlangsamung, Verwirrtheit.

Diagnostik

Die Diagnostik umfasst:
- CT (Hirnschwellung, Blutungen, oft aber normal),
- venöse CT-Angiografie (sichere Darstellung der Gefäße),
- MRT und MR-Angiografie (kontrastunterstützt, gleichwertig mit CT-Angiografie),
- DSA heute meist nicht nötig.

Therapie

Therapie der Wahl ist die rasche Antikoagulation, wobei unfraktioniertes Heparin i.v. (Ziel-PTT in Höhe des 2,5fachen Ausgangswerts oder 60–80 s) und gewichtsadaptiertes niedermolekulares Heparin s.c. in der Initialphase nach neuesten Daten als gleichwertig anzusehen sind (Coutinho et al. 2010 [4]).

Außerdem:
- lokale Thrombolyse als individueller Heilversuch, wenn unter suffizienter Heparinisierung klinische Verschlechterung,
- Hirnödemtherapie wie bei raumforderndem Mediainfarkt einschließlich dekompressiver Hemikraniektomie; *cave* bei Osmotherapie, da Flüssigkeitsmobilisation über venösen Abfluss behindert,
- Analgesie (Paracetamol, Opioide).

> **Kernaussagen**
>
> **Schlaganfall**
> Der Schlaganfall ist ein medizinischer Notfall. In der präklinischen Phase ist eine sichere Differenzierung zwischen Ischämie und Blutung nicht möglich, dies kann nur mittels CT oder MRT erfolgen. Die systemische Lysetherapie innerhalb des 4,5-h-Fensters ist wirksam. Das multimodale MRT ermöglicht es, auch Patienten zu identifizieren, die nach 4,5 h von der Lyse profitieren. Die Bridging-Lyse (i.v. und i.a.), eventuell verbunden mit mechanischen Devices, ist eine gute Option für besonders schwer betroffenen Patienten mit Verschluss des Mediahauptstamms. Akute Basilarisverschlüsse sollten in spezialisierten Zentren mit der Möglichkeit zur intraarteriellen Thrombolyse oder mechanischen Rekanalisation behandelt werden.

Patienten mit spontaner ICB sollten rasch in eine Klinik zum CCT und zur Stroke-Unit- oder Intensivbehandlung transportiert werden. Blutdrücke sind zu senken bei Werten über 170/90 mmHg, wahrscheinlich sind auch Werte < 140 mmHg sicher und möglicherweise effektiver. Bei Gerinnungsstörung ist die schnellstmögliche Korrektur mit PPSB oder Frischplasma sinnvoll. Es gibt bisher keine klaren Richtlinien, wann ein Patient mit ICB eine chirurgische Hämatomevakuation erhalten soll, dies sollte immer individuell und interdisziplinär entschieden werden. Bei intraventrikulärer Blutungsbeteiligung und Liquorabflussbehinderung sollte umgehend eine Ventrikeldrainage angelegt werden.

Plötzliche heftigste Kopfschmerzen mit Meningismus sind die Leitsymptome einer aneurysmatischen SAB. Aufgrund des hohen frühen Reblutungsrisikos ist die möglichst rasche Ausschaltung des Aneurysmas erforderlich. Das neurochirurgische Clipping und das neuroradiologische Coiling sind ähnlich wirksam. Nimotop sollte bei allen Patienten zur Prophylaxe/Therapie der Vasospasmen gegeben werden. Ischämische Symptome durch Spasmen können mit der hypertensiven hypervolämischen Hämodilution behandelt werden. Zunehmend werden intraarterielle Spasmolysen mit Nimodipin oder Ballondilatation durchgeführt.

Aseptische Sinusthrombose
Die Sinusthrombse betrifft große venöse Blutleiter (Sinus), aber auch intrazerebrale Venen. Leitsymptome sind eine schleichende Abfolge von Kopfschmerzen, epileptischen Anfällen und neurologischen Allgemeinsymptomen. Die Diagnosesicherung erfolgt mittels CT-A oder MR-A. Die Therapie besteht in einer sofortigen Antikoagulation, auch und insbesondere bei Stauungsblutungen. Fraktioniertes, gewichtsadaptiertes Heparin scheint mindestens so sicher und effektiv zu sein wie unfraktioniertes Heparin.

Literatur

Referenzen

[1] **Anderson** CS, Huang Y, Arima H et al. Effects of early intensive blood pressure-lowering treatment on the growth of hematoma and perihematomal edema in acute intracerebral hemorrhage: the Intensive Blood Pressure Reduction in Acute Cerebral Haemorrhage Trial (INTERACT). Stroke 2010; 41: 307–312
[2] **Auer** LM, Deinsberger W, Niederkorn K et al. Endoscopic surgery versus medical treatment for spontaneous intracerebral hematoma: a randomized study. J Neurosurg 1989; 70: 530–535
[3] **Berrouschot** J, Rother J, Glahn J et al. Outcome and severe hemorrhagic complications of intravenous thrombolysis with tissue plasminogen activator in very old (> or =80 years) stroke patients. Stroke 2005; 36: 2421–2425
[4] **Coutinho** JM, Ferro JM, Canhão P et al. Unfractionated or low-molecular weight heparin for the treatment of cerebral venous thrombosis. Stroke 2010; 41: 2575–2580
[5] **del Zoppo** GJ, Higashida RT, Furlan AJ et al. Proact: A phase II randomized trial of recombinant pro-urokinase by direct arterial delivery in acute middle cerebral artery stroke. Proact investigators. Prolyse in acute cerebral thromboembolism. Stroke 1998; 29: 4–11
[6] **Hacke** W, Kaste M, Bluhmki E et al. Thrombolysis with alteplase 3 to 4.5 hours after acute ischemic stroke. N Engl J Med 2008; 359: 1317–1329
[7] **Huttner** HB, Schellinger PD, Hartmann M et al. Hematoma growth and outcome in treated neurocritical care patients with intracerebral hemorrhage related to oral anticoagulant therapy: Comparison of acute treatment strategies using vitamin k, fresh frozen plasma, and prothrombin complex concentrates. Stroke 2006; 37: 1465–1470
[8] **Jüttler** E, Schweickert S, Ringleb PA et al. Long-term outcome after surgical treatment for space-occupying cerebellar infarction: experience in 56 patients. Stroke 2009; 40: 3060–3066
[9] **Kollmar** R, Staykov D, Dörfler A et al. Hypothermia reduces perihemorrhagic edema after intracerebral hemorrhage. Stroke 2010; 41: 1684–1689
[10] **Lewandowski** CA, Frankel M, Tomsick TA et al. Combined intravenous and intra-arterial r-TPA versus intra-arterial therapy of acute ischemic stroke: Emergency Management of Stroke (EMS) Bridging trial. Stroke 1999; 30: 2598–2605
[11] **Lindsberg** PJ, Mattle HP. Therapy of basilar artery occlusion: A systematic analysis comparing intraarterial and intravenous thrombolysis. Stroke 2006; 37: 922–928
[12] **Mathew** P, Teasdale G, Bannan A, Oluoch-Olunya D. Neurosurgical management of cerebellar haematoma and infarct. J Neurol Neurosurg Psychiatry 1995; 59: 287–292
[13] **Mendelow** AD, Gregson BA, Fernandes HM et al. Early surgery versus initial conservative treatment in patients with spontaneous supratentorial intracerebral haematomas in the international surgical trial in intracerebral haemorrhage (stich): A randomised trial. Lancet 2005; 365: 387–397
[14] **Nagel** S, Schellinger PD, Hartmann M et al. Therapy of acute basilar artery occlusion: intraarterial thrombolysis alone vs bridging therapy. Stroke 2009; 40: 140–146
[15] **Ostrem** JL, Saver JL, Alger JR et al. Acute basilar artery occlusion: Diffusion-perfusion MRI characterization of tissue salvage in patients receiving intra-arterial stroke therapies. Stroke 2004; 35: e30–34
[16] **Penumbra** Pivotal Stroke Trial Investigators. The penumbra pivotal stroke trial: safety and effectiveness of a new generation of mechanical devices for clot removal in intracranial large vessel occlusive disease. Stroke 2009; 40: 2761–2768
[17] **Schellinger** PD, Fiebach JB, Mohr A et al. Thrombolytic therapy for ischemic stroke – a review. Part I – intravenous thrombolysis. Crit Care Med 2001; 29: 1812–1818
[18] **Schwab** S. Therapy of severe ischemic stroke: Breaking the conventional thinking. Cerebrovasc Dis 2005; 20 (Suppl 2): 169–178
[19] **Singer** OC, Humpich MC, Fiehler J et al. Risk for symptomatic intracerebral hemorrhage after thrombolysis assessed by diffusion-weighted magnetic resonance imaging. Ann Neurol 2008; 63(1): 52–60
[20] **Staykov** D, Huttner HB, Struffert T et al. Intraventricular fibrinolysis and lumbar drainage for ventricular hemorrhage. Stroke 2009; 40: 3275–3280
[21] **Tseng** MY, Hutchinson PJ, Czosnyka M et al. Effects of acute pravastatin treatment on intensity of rescue therapy, length of inpatient stay, and 6-month outcome in patients after aneurysmal subarachnoid hemorrhage. Stroke 2007; 38: 1545–1550
[22] **Vahedi** K, Hofmeijer J, Juettler E et al. Early decompressive surgery in malignant infarction of the middle cerebral artery: a pooled analysis of three randomised controlled trials. Lancet Neurol 2007; 6: 215–222
[23] **Wang** WZ, Jiang B, Liu HM et al. Minimally invasive craniopuncture therapy vs. conservative treatment for spontaneous intracerebral hemorrhage: results from a randomized clinical trial in China. Int J Stroke 2009; 4: 11–16
[24] **Wolf** S, Martin H, Landscheidt JF et al. Continuous selective intra-arterial infusion of nimodipine for therapy of refractory cerebral vasospasm. Neurocrit Care 2010; 12: 346–351

27.3 Entzündliche Erkrankungen des zentralen Nervensystems

H. B. Huttner, J. Bardutzky, S. Schwab

27.3.1 Akute bakterielle Meningitis

Pathogenese

Die Erreger können hämatogen, fortgeleitet (otogen, rhinogen) und durch offene Hirnverletzungen in die Meningen gelangen (Gerber u. Nau 2010[3]).

Die häufigsten Erreger im Erwachsenenalter sind Streptococcus pneumoniae und Neisseria meningitidis, gefolgt von Listerien (< 5%), Staphylokokken (1–9%), gramnegativen Enterobakterien inklusive Pseudomonas aeruginosa (< 10%), Haemophilus influenzae (1–3%) (Gerber u. Nau 2010[3], Stephens et al. 2007[9]).

Symptomatik

Während des *Prodromalstadiums* (wenige Stunden bis Tage) treten auf (Heckenberg et al. 2008[4], Murthy u. Prabhakar 2008[7]):
- Abgeschlagenheit,
- Gliederschmerzen,
- leichte Temperatur.

Die klinischen *Leitsymptome* sind:
- heftiger Kopfschmerz,
- Meningismus,
- hohes Fieber.

Weitere Symptome:
- Bewusstseinsstörung, Verwirrtheit,
- epileptische Anfälle (30–40%),
- Hirnnervenbeteiligung (10%),
- fokal-neurologische Ausfälle (10%),
- Hörstörung (10–20%).

> **Merke**
> Nackensteifigkeit, Kopfschmerzen und Fieber sind die Leitsymptome der bakteriellen Meningitis.

Komplikationen

Schwerwiegende Komplikationen im Verlauf einer bakteriellen Meningitis sind (Vibha et al. 2008[12]):
- septische Sinusthrombose,
- Vaskulitis,
- Hirnödem,
- Hirnabszess,
- Hydrozephalus,
- extrakranielle septische Komplikationen.

Prognose

Meningokokkeninfektionen zeigen zu 10–15% einen fulminanten Verlauf (Waterhouse-Friderichsen-Syndrom). Die höchste Letalität besteht bei Pneumokokken- und Listerienmeningitiden (20–40%). Neurologische Residuen sind bei 20–40% zu erwarten (Stephens et al. 2007[9], Heckenberg et al. 2008[4], Vibha et al. 2010[12], van de Beek et al. 2004b[11]).

Diagnostik

Die Diagnostik umfasst:
- Blutkulturen: Erregeridentifikation (in etwa 50%).
- CCT mit Nasennebenhöhlen und Knochenfenster (Fokus).
- Liquoruntersuchung, Erregeridentifikation in 70–80% (mikroskopisch, kulturell, Schnelltests). H. influenzae, S. pneumoniae, N. meningitidis. Typischer Befund:
  - Zellzahl: > 1000/mm³,
  - Zytologie: > 85% Neutrophile,
  - Protein: > 100 mg/dl,
  - Glukose: < 50% des Serumglukosespiegels,
  - Laktat: > Serumlaktatspiegel.
- Fokussuche: noch am Aufnahmetag: Röntgen-Thorax, HNO-Konsil, Echokardiografie zum Ausschluss einer Endokarditis. Sollte sich nach Antibiotikagabe (s. u.) die Symptomatik weiter verschlechtern und sich bislang kein Fokus ergeben haben, sollte ein CT Thorax/Abdomen/Becken zum Ausschluss von Abszessen sowie ein MRT der spinalen Achse zum Ausschluss paravertebraler Abszesse oder Spondylodiszitiden angefertigt werden (Gerber u. Nau 2010[3]).

▶ **Diagnostisches Vorgehen.** Der Ablauf erfolgt über:
- klinische Untersuchung,
- Blutkultur und Blutentnahme,
- weiteres Vorgehen abhängig von Vorhandensein einer Bewusstseinsstörung oder fokalen Defizits (einschließlich epileptischer Anfall):
  - nicht vorhanden: unmittelbare Lumbalpunktion, dann sofort Dexamethason und Antibiotika (s. u.)
  - vorhanden: sofort Dexamethason und Antibiotika, anschließend CT und (wenn CT keine Kontraindikationen zeigt) Lumbalpunktion.

> **Merke**
> Bei Verdacht auf eitrige Meningitis mit Bewusstseinsstörung und/oder neurologisches Defizit sofort nach Blutkulturen Dexamethason und Antibiose i.v. vor CT und Liquorpunktion.

Therapie

▶ **Antibiose.** Initiale Antibiose bei unbekanntem Erreger bei Erwachsenen in Anlehnung an die DGN (Anpassung nach Erregeridentifikation):
- Patient war bisher gesund und ist nicht immunsupprimiert: Zephalosporin 3. Generation (z. B. Cefotaxim 3 × 2–4 g i.v., Ceftriaxon 1 × 4 g i.v.) und Ampicillin 3 × 5 g i.v. (wegen Listerien),
- nosokomial, nach Operation, nach Trauma: Vancomycin 2 × 1 g i.v. plus Meronem 3 × 2 g i.v. oder Vancomycin 2 × 1 g i.v. plus Ceftazidim 3 × 2 g i.v.,
- immungeschwächt, Alkoholismus: Zephalosporin 3. Generation (s. o.) plus Ampicillin 3 × 5 g i.v. (van de Beek et al. 2004b [11], Prasad et al. 2009 [8]).

▶ **Dexamethason.** Die adjuvante Therapie mit Dexamethason senkt die Letalität der bakteriellen Meningitis, insbesondere der Pneumokokkenmeningitis (Prasad et al. 2009 [8], van de Beek et al. 2004a [10], Brouwer et al. 2010 [2]):
- Dexamethason 10 mg i.v. unmittelbar vor Antibiotikagabe, dann 10 mg Dexamethason alle 6 h für 4 Tage.

▶ **Fokussanierung.** Bei fortgeleiteter Meningitis ist eine sofortige operative NNH-Sanierung anzustreben, ferner Verschluss einer Liquorfistel.

▶ **Allgemeinmaßnahmen und Monitoring.** Überwacht werden:
- Vitalfunktionen,
- neurologischer Status (Hirndruck, fokale Ausfälle) und
- Therapieerfolg (Kontrollpunktionen) auf der Intensivstation.

▶ **Therapie von Komplikationen.** Auftreten können:
- Hirnödem: s. raumfordernder Mediainfarkt,
- Hydrozephalus: externe Ventrikeldrainage,
- Vasospasmen: Versuch analog zur SAB mit Nimodipin und hypervolämisch-hypertensiver Therapie. Ferner erscheinen hier auch hoch dosierte intravenöse Kortikosteroide hilfreich zu sein (infektiöse Angiitis; Vibha et al. 2010 [12]).

27.3.2 Herpes-simplex-Enzephalitis

Symptomatik

>
> **Merke**
> Typisch für die Herpes-simplex-Enzephalitis ist ein phasenhafter Verlauf.

Verlauf:
- Prodromalstadium mit grippaler/meningitischer Symptomatik,
- nach wenigen Tagen Temporallappensymptomatik (Aphasie, komplex-fokale Anfälle, Wesensveränderung),
- Krampfanfälle (in 60 %),
- 1–2 Tage später rasch progredientes Hirnödem mit Bewusstseinstrübung (Berger u. Houff 2008 [1], Kimberlin 2007 [6]).

Diagnostik

- Basislabor.
- *Liquor:* lymphozytäre Pleozytose bis zu 500 Zellen/µl; Eiweißerhöhung mit intrathekaler Immunglobulinbildung; eine positive HSV-PCR sichert die Diagnose.
- *MRT:* temporale (ggf. frontoorbitale) Läsionen, jedoch frühestens nach 2 Tagen (CCT erst nach 4 Tagen).
- *EEG:* temporaler Herdbefund, periodische Komplexe, epilepsietypische Potenziale.

Therapie

Medikament der Wahl ist Aciclovir i.v. (alle 8 h 10 mg /kgKG für mindestens 14 Tage). Eine antiobiotische Abschirmung zur Verhinderung einer Superinfektion (liquorgängiges Zephalosporin) muss individuell diskutiert werden.

Ferner:
- bei epileptischen Anfällen: Phenytoin i.v. oder Levetiracetam i.v. (s. Status epilepticus),
- bei Hirnödementwicklung: hypertone Kochsalzlösung, Glycerol, Mannitol (s. raumfordernder Mediainfarkt),
- die Wirksamkeit einer Kombinationstherapie von Dexamethason und Aciclovir wird momentan in einer kontrollierten Studie untersucht (James et al. 2009 [5]).

> **Kernaussagen**
>
> **Akute bakterielle Meningitis**
> Pneumokokken und Meningokokken sind die häufigsten Erreger der bakteriellen Meningitis im Erwachsenenalter. Leitsymptome sind Fieber, Kopfschmerzen und Meningismus.
>
> Bei Verdacht auf eitrige Meningitis und vorhandener Bewusstseinsstörung muss sofort nach der Blutentnahme/Blutkultur mit Dexamethason und kalkulierter Antibiose begonnen werden – vor CT und Lumbalpunktion. Bei fortgeleiteter Meningitis muss umgehend der Herd operativ ausgeräumt werden. Die Letalität ist nach wie vor mit 10–20 % hoch. Hauptkomplikationen sind Hydrozephalus, Vasospasmen und generalisiertes Hirnödem.
>
> **Herpes-simplex-Enzephalitis**
> Die Herpes-simplex-Enzephalitis zeigt typischerweise einen phasenhaften Verlauf. Die kranielle Bildgebung ist in der Akutphase unauffällig (evtl. Temporallappenveränderungen in der MRT). Die PCR ist heute die diagnostische Methode der Wahl.

Dennoch muss bereits bei begründetem klinischem Verdacht (entzündlicher Liquor, enzephalitisches Syndrom) mit Aciclovir i.v. begonnen werden. Durch rechtzeitigen Beginn der Therapie kann die Letalität unter 20 % gesenkt werden und etwa die Hälfte der Patienten bleibt ohne gravierende neurologische Defizite.

Literatur

Referenzen
[1] **Berger** JR, Houff S. Neurological complications of herpes simplex virus type 2 infection. Arch Neurol 2008; 65: 596–600
[2] **Brouwer** MC, McIntyre P, de Gans J et al. Corticosteroids for acute bacterial meningitis. Cochrane Database Syst Rev 2010: CD004405
[3] **Gerber** J, Nau R. Mechanisms of injury in bacterial meningitis. Curr Opin Neurol 2010; 23: 312–318
[4] **Heckenberg** SG, de Gans J, Brouwer MC et al. Clinical features, outcome, and meningococcal genotype in 258 adults with meningococcal meningitis: A prospective cohort study. Medicine (Baltimore) 2008; 87: 185–192
[5] **James** SH, Kimberlin DW, Whitley RJ. Antiviral therapy for herpesvirus central nervous system infections: Neonatal herpes simplex virus infection, herpes simplex encephalitis, and congenital cytomegalovirus infection. Antiviral Res 2009; 83: 207–213
[6] **Kimberlin** DW. Management of hsv encephalitis in adults and neonates: Diagnosis, prognosis and treatment. Herpes 2007; 14: 11–16
[7] **Murthy** JM, Prabhakar S. Bacterial meningitis and epilepsy. Epilepsia 2008; 49 (Suppl 6): 8–12
[8] **Prasad** K, Karlupia N, Kumar A. Treatment of bacterial meningitis: An overview of cochrane systematic reviews. Respir Med 2009; 103: 945–950
[9] **Stephens** DS, Greenwood B, Brandtzaeg P. Epidemic meningitis, meningococcaemia, and neisseria meningitidis. Lancet 2007; 369: 2196–2210
[10] **van** de Beek D, de Gans J, McIntyre P, Prasad K. Steroids in adults with acute bacterial meningitis: A systematic review. Lancet Infect Dis 2004a; 4: 139–143
[11] **van** de Beek D, de Gans J, Spanjaard L et al. Clinical features and prognostic factors in adults with bacterial meningitis. N Engl J Med. 2004b; 351: 1849–1859
[12] **Vibha** D, Bhatia R, Prasad K et al. Clinical features and independent prognostic factors for acute bacterial meningitis in adults. Neurocrit Care 2010; 13: 199–204

27.4 Status epilepticus

H. B. Huttner, J. Bardutzky, S. Schwab

Definition

Der Status epilepticus ist
- ein epileptischer Anfall, dessen Dauer eine Grenze von 5 min bei generalisierten tonisch-klonischen Anfällen und von 20–30 min bei fokalen Anfällen oder Absencen überschreitet, ohne dass der Patient das Bewusstsein wiedererlangt, oder
- eine Sequenz mit gleicher Mindestdauer von einzelnen epileptischen Anfällen, zwischen denen klinisch oder im EEG keine vollständige Remission eintritt (Leitlinien der DGN 2008 – Status epilepticus im Erwachsenenalter).

27.4.1 Ätiologie

In 2 Drittel der Fälle handelt es sich um symptomatische Epilepsien. Auslöser sind oft im Aussetzen oder Ändern von Medikamenten bei bekannter Epilepsie zu suchen.

Erstmanifestation einer Epilepsie als Status bei:
- akut entstandener Pathologie (z. B. ICB, Enzephalitis),
- metabolischen Störungen,
- Intoxikationen mit epileptogenen Pharmaka/Drogen (z. B. Amphetamine) oder
- Medikamenten-/Drogenentzug (z. B. Alkohol, Benzodiazepine).

27.4.2 Klinik und Klassifikation

Für die Praxis hat sich folgende pragmatische Einteilung bewährt:
- Grand-Mal-Status (generalisierter tonisch-klonischer Status epilepticus): häufigste und gefährlichste Form,
- Absence-Status (nicht konvulsiver generalisierter Status),
- Status komplex-fokaler Anfälle,
- Status einfach-fokaler Anfälle.

27.4.3 Therapie des Status epilepticus

Jede Verzögerung führt zu einem verminderten Ansprechen auf die Therapie und zu Sekundärkomplikationen (Hypoxie, Hirnödem), da beim Grand-Mal-Status bereits nach 20–30 min, beim nonkonvulsiven Status später und nicht so ausgedehnt, mit neuronalen Schäden zu rechnen ist (Legriel et al. 2010 [4]).

> **Praxistipp**
>
> Die Therapie des Status epilepticus muss rasch und konsequent erfolgen. Je schneller die Therapie begonnen wird, desto wahrscheinlicher ist ein rascher Therapieerfolg.

27.4.4 Therapie des Grand-Mal-Status

Allgemeine Maßnahmen
- Akutbehandlung bereits vor Ort durch den Notarzt: i.v. Gabe eines Benzodiazepins (Lorazepam ist Diazepam leicht überlegen; Allredge et al. 2001 [1])
- Lagerung mit dem Ziel: Schutz vor Selbstgefährdung,
- Monitoring von RR, EKG, SO$_2$,
- bei Verdacht auf äthanolassoziierten Status: Thiamin 100 mg i.v.,
- Glukoseinfusion nur bei Verdacht auf (insulininduzierte) Hypoglykämie oder nach BZ-Stix,
- endotracheale Intubation.

> **Merke**
>
> Beim generalisierten Status epilepticus entwickelt sich in der Regel rasch eine respiratorische Insuffizienz. Eine Intubation muss daher frühzeitig durchgeführt werden, spätestens nach 5 min Krampfaktivität trotz adäquater Therapie.

Medikamentöse antikonvulsive Therapie

Ein therapeutischer Stufenplan in Anlehnung an die aktuellen Leitlinien der Deutschen Gesellschaft für Neurologie für die antikonvulsive Therapie des Grand-Mal-Status ist in ▶ Abb. 27.1 dargestellt:

- Initial als Mittel der 1. Wahl: Benzodiazepine; Lorazepam hat eine längere ZNS-Wirkdauer als Diazepam oder Clonazepam und ist deshalb zu bevorzugen (Allredge et al. 2001 [1]).
- Bei Therapieresistenz nach 10 min: i.v. Schnellaufsättigung mit Phenytoin (EKG und RR-Monitoring; sicherer i.v. Zugang wegen Gefahr von Gewebenekrosen bei Extravasation).
- Alternativ Valproat i.v., z.B. Bolus von 25–40 mg/kgKG i.v., dann maximal 6 mg/kgKG/h (Meierkord et al. 2006 [5]).
- Bei Therapieversagen: Intubation und Propofolnarkose, bzw. Benzodiazepinnarkose. Nach kurzer Zeit EEG-Kontrolle, bei Fortbestehen des Anfallsstatus Vollnarkose mit Thiopental als Ultima Ratio (Ziel: Burst-Suppression-Muster: EEG-Monitoring). Schwere Nebenwirkungen:
  - Hypotonie,
  - bronchopulmonale Infektionen,
  - Immunsuppression.
- Bei Kontraindikation für Thiopental: Vollnarkose mit Midazolam oder Propofol (Holtkamp 2010 [2]).
- Ferner kann – als Stufe 2 und alternativ zu Phenytoin und Valproat anzusehen – Levetiracetam i.v. erfolgversprechend sein. Des Weiteren sind derzeit neuere Substanzen wie Lacosamid in Erprobung (Koubeissi et al. 2011 [3]).

27.4.5 Diagnostik (nach Stabilisierung) und Prognose

Nach initialer Stabilisierung muss im Verlauf eine rasche Ursachenabklärung erfolgen:
- bei bekannter Epilepsie: Spiegelbestimmung der Antikonvulsiva,
- umfassende Labordiagnostik,
- CCT, wenn unauffällig oder unklarer Befund: schnellstmöglich MRT,
- EEG zur Differenzialdiagnose bei Therapieversagen bzw. zum Therapiemonitoring, wobei ein kontinuierliches Monitoring auf der Intensivstation vorteilhaft ist (Sutter et al. 2011 [8]),
- Liquordiagnostik,
- internistische Diagnostik in Abhängigkeit von Verlauf und differenzialdiagnostischen Erfordernissen,
- unklare fortdauernde Status sollten ferner auf paraneoplastische Genese untersucht werden.

Abb. 27.1 Stufenschema zur Behandlung des generalisierten Status epilepticus.

Lorazepam 0,1 mg/kg KG i.v. (2 mg/min, ggf. wiederholen bis max. 10 mg)
alternativ:
Diazepam 0,25 mg/kg KG i.v. (5 mg/min, ggf. wiederholen bis max. 30 mg)
↓
Phenytoin 15–20 mg/kg KG i.v. (50 mg/min über 5 min, Rest über 20–30 min; max. 30 mg/kg KG)
↓
Midazolam 0,2 mg/kg KG i.v. als Bolus, dann 0,1–0,4 mg/kg KG/min EEG-gesteuert
oder
Propofol 2 mg/kg KG i.v. als Bolus, dann 5–10 mg/kg KG/h EEG-gesteuert
↓
Phenobarbital 20 mg/kg KG i.v. (100 mg/min, höhere Gesamtdosis [1400 mg/24 h] unter Intensivüberwachung möglich)
↓
Thiopental 4–7 mg/kg KG als Bolus, dann 3–5 mg/kg KG/h (bis 500 mg/h, max. 10 g/24 h) unter EEG-Monitoring bis zum Burst-Suppression-Muster für 24 h

Die Prognose ist abhängig von der Dauer der Anfälle und die Mortalität liegt noch immer zwischen 15–20 %. Die Überlebenden haben zudem in rund der Hälfte der Fälle bleibende neurologische und neuropsychologische Defizite (Legriel et al. 2010[4], Neligan u. Shorvon 2011[6]).

27.4.6 Therapie anderer Status epileptici

Für die Behandlung des einfach-fokalen und komplex-fokaler Status epilepticus gelten für die eingesetzten Medikamente hinsichtlich Auswahl und Dosierung im Wesentlichen die gleichen Regeln (Rabinstein 2010[7]).

> **Praxistipp**
>
> Es ist jedoch zu beachten, dass diese anderen Statusformen nicht akut lebensbedrohlich sind und somit bei der Akutbehandlung die Risiken und Nebenwirkungen wie Sedierung, Atemdepression, Arrhythmien etc. stärker berücksichtigt werden müssen.

> **Kernaussagen**
>
> **Therapie des Status epilepticus**
> Der Status epilepticus generalisierter Anfälle ist ein absoluter Notfall, die Letalität beträgt noch immer zwischen 15-20 %.
>
> Es gibt eine klare Korrelation zwischen zunehmender Therapieresistenz des Status und seiner Dauer.
>
> Deshalb müssen schon vor Ort Benzodiazepine gegeben werden.
>
> Bei Persistenz muss die intravenöse Gabe von Antikonvulsiva rasch eskaliert werden: intravenöses Phenytoin oder Valproat, bei Versagen Intubation und Sedierung mit Propofol oder Midazolam. Als Ultima Ratio Barbituratnarkose.
>
> Beim Grand-Mal-Status muss frühzeitig intubiert werden, um hypoxische Schäden zu vermeiden.

Literatur

Referenzen
[1] **Alldredge** BK, Gelb AM, Isaacs SM et al. A comparison of lorazepam, diazepam, and placebo for the treatment of out-of-hospital status epilepticus. N Engl J Med 2001; 345: 631–637
[2] **Holtkamp** M. Treatment strategies for refractory status epilepticus. Curr Opin Crit Care 2010
[3] **Koubeissi** MZ, Mayor CL, Estephan B et al. Efficacy and safety of intravenous lacosamide in refractory nonconvulsive status epilepticus. Acta Neurol Scand 2011; 123: 142–146
[4] **Legriel** S, Azoulay E, Resche-Rigon M et al. Functional outcome after convulsive status epilepticus. Crit Care Med. 2010;38:2295–2303
[5] **Meierkord** H, Boon P, Engelsen B et al. Efns guideline on the management of status epilepticus. Eur J Neurol 2006; 13: 445–450
[6] **Neligan** A, Shorvon SD. Prognostic factors, morbidity and mortality in tonic-clonic status epilepticus: A review. Epilepsy Res 2011; 93: 1–10
[7] **Rabinstein** AA. Management of status epilepticus in adults. Neurol Clin 2010; 28: 853–862
[8] **Sutter** R, Fuhr P, Grize L et al. Continuous video-eeg monitoring increases detection rate of nonconvulsive status epilepticus in the icu. Epilepsia 2011

27.5 Neuromuskuläre Erkrankungen

H. B. Huttner, J. Bardutzky, S. Schwab

27.5.1 Myasthene Krise

Die Myasthenia gravis (MG) beruht auf einer Störung der neuromuskulären Übertragung. Die häufigste Form ist die autoimmune Myasthenia gravis, die durch Antikörper gegen die postsynaptischen Azetylcholinrezeptoren (AchR) der motorischen Endplatten verursacht wird (Jani-Acsadi u. Lisak 2010[4]).

> **Definition**
>
> Die myasthene Krise ist eine lebensbedrohliche Verschlechterung der MG, die immer intensivmedizinisch behandelt werden muss.

Ätiologie

Die häufigsten Ursachen bzw. Auslöser einer myasthenen Krise sind:
- akute Infektionen (meist Bronchopneumonien),
- Dosisänderung der Cholinesterasehemmer/Immunsuppression,
- Einnahme von neuen Medikamenten, die die MG verschlechtern,
- Initialphase der Glukokortikoidtherapie (bei hoher Initialdosis; Alshekhlee et al. 2009[1]).

Symptomatik

Im Vordergrund der klinischen Symptome stehen eine schwere Muskelschwäche sowie eine progrediente Erschöpfung der Atem- und Schlundmuskulatur (Aspiration, Pneumonie; Seneviratne et al. 2008a[14]).

Differenzialdiagnose

Cholinerge Krise (Überdosierung von Cholinesterasehemmern):
- Miosis,
- Hypersalivation,
- Schwitzen,
- Diarrhö,
- Brady-, aber auch Tachykardie (!).

Die Differenzierung ist klinisch oft schwierig. Hilfreich ist der Edrophoniumtest (Acetylcholinesterasehemmer): deutliche Besserung der Symptome innerhalb Minuten bei myasthener Krise (Jani-Acsadi u. Lisak 2010[4]).

Diagnostik

Die Diagnostik einer Krise umfasst:
- Anamnese und typischen klinischen Befund,
- Labor (mit AchR-AK – nicht zur Diagnose, sondern zum Vergleich früherer Werte und zur Einschätzung der Immunsuppression),
- Edrophoniumtest zur Abklärung der Differenzialdiagnose cholinerge Krise (Edrophonium ist nicht mehr überall erhältlich, alternativ kann Neostigmin verwendet werden),
- Röntgen-Thorax (Alshekhlee et al. 2009[1]).

Therapie

Allgemeine Therapie

Die allgemeine Therapie umfasst (Jani-Acsadi u. Lisak 2007[3], Amato 2008):
- basisintensivmedizinische Maßnahmen:
  - Überwachung von SO_2,
  - EKG,
  - Vitalkapazität,
  - BGA,
  - Muskelkraft,
- durchgreifende kalkulierte Antibiose (Zephalosporine der 3. Generation),
- Indikation zur Intubation eher großzügig stellen (Seneviratne et al. 2008a[14], Seneviratne et al. 2008b[15]).

Spezifische Therapie

Pragmatisches Vorgehen:
- Pyridostigmin i.v. (Bolus 1–3 mg, dann 0,5–1 mg/h, dann titrieren nach Erfolg; maximale Dosis ca. 24 mg/d; bei Nebenwirkungen Atropin 0,25–0,5 mg s.c.).
- Gleichwertiger Nutzen von Plasmapherese und i.v. Immunglobulinen in der Behandlung der schweren Myasthenie und myasthenen Krise (Gajdos et al. 1997[5] u. Gajdos et al. 2003[6]):
  - Plasmapherese (5–7 an alternierenden Tagen; oder IgG-Immunadsorption) oder alternativ
  - Immunglobuline 0,4 g/kgKG über 5 Tage.
- Hoch dosierte Glukokortikoide i.v.: z.B. Methylprednisolon 1,5 mg/kgKG i.v. oder Pulstherapie 1–2 g i.v. über 3–5 Tage.

> **Merke**
> Äquivalenzdosierung von Pyridostigmin: 1 mg i.v. entspricht ca. 30 mg oral.

27.5.2 Guillain-Barré-Syndrom

Pathophysiologie

Das Guillain-Barré-Syndrom (GBS) ist eine akute (Progredienz < 4 Wochen) autoimmune Polyradikuloneuritis. Bei der klassischen Form findet man entzündliche Läsionen der Markscheiden (Demyelinisierung). Seltener gibt es auch primär axonale Formen. Vieles deutet darauf hin, dass es sich um eine postinfektiöse Autoimmunerkrankung (z.B. nach Campylobacter-jejuni-Infektionen oder nach Grippeimpfungen) handelt (Hughes u. Cornblath 2005[7], Khan et al. 2010[10]).

Symptomatik

Folgende Symptome treten auf:
- initial oft sensible Reizerscheinungen (strumpf- und handschuhförmig aufsteigend)/Rückenschmerzen,
- dann innerhalb kurzer Zeit motorische Ausfälle: typischerweise symmetrisch schlaffe Paresen, auch der Rumpf- und Atemmuskulatur (25–30%),
- Hypo- bis Areflexie (kann in den ersten 2–3 Tagen fehlen),
- häufig Hirnnervenlähmungen (insbesondere N. facialis),
- autonome Störungen (40%): Wechsel von Über- und Unterfunktion des sympathischen und parasympathischen Systems (Mukerji et al. 2009[12]),
- sensible Symptome haben meist nur einen leichten Ausprägungsgrad (Hughes u. Cornblath 2005[7]).

Diagnostik

Die Diagnostik umfasst:
- Liquor: zytoalbuminäre Dissoziation (normale Zellzahl bei erhöhtem Eiweiß, oft erst ab der 2. Krankheitswoche).
- Elektrophysiologie: Demyelinisierungszeichen, verlängerte distal motorische Latenz, ausgefallene F-Wellen, Spontanaktivität im EMG; 5–30% rein axonale Veränderungen.
- Vegetative Diagnostik: Herzfrequenzvariation.
- Antikörperstatus (GM1/GM2/GQ1b) im Serum.

Differenzialdiagnose

Differenzialdiagnostisch muss insbesondere an folgende Erkrankungen gedacht werden:
- akute Porphyrie,
- Hirnstamminfarkt,
- zervikale Myelopathie,
- Kaudasyndrom,
- transverse Myelitis,
- Poliomyelitis,
- Myasthenia gravis,
- Borreliose.

Therapie des akuten Guillain-Barré-Syndroms

Symptomatische Therapie

Die symptomatische Therapie beinhaltet:
- intensivmedizinische Überwachung, spätestens ab einer Vitalkapazität von weniger als 2 l,
- Indikation zur Intubation großzügig stellen, frühzeitige Tracheotomie,
- bei Mitbeteiligung der autonomen Innervation des Herzens: frühzeitige Anlage eines passageren Bedarfsschrittmachers, grundsätzlich zurückhaltend mit Antiarrhythmika und Katecholaminen,
- Schmerzbehandlung (z.B. Polyradikuloneuritis) mit nicht steroidalen Antiphlogistika, Opioiden, Carbamazepin oder Gabapentin,
- als leichtes Dauersedativum und bei Psychosen bedarfsadaptierte parallele Mischung aus hoch- und niederpotenten Neuroleptika,
- bei Verlust der Gehfähigkeit: niedermolekulare Heparine mit dem Ziel einer therapeutischen Antikoagulation.

Spezifische Therapie und Prognose

Mehrere kontrollierte Studien haben gezeigt, dass intravenöse Immunglobuline (IVIG) und Plasmapherese in der Behandlung des akuten GBS als gleichwertig zu betrachten sind (Khan et al. 2010[10], van der Meche u. Schmitz 1992[16], Hughes et al. 2010b[9], Schroder et al. 2009[13]). Eine klare Indikation für IVIG oder Plasmapherese besteht bei mäßig schwerem bis schwerem Verlauf (Gehstrecke < 5 m, rasche Progression, deutliche bulbäre oder respiratorische Symptome) und Krankheitsdauer < 2 Wochen. Die Gabe von Kortikosteroiden ist derzeit nicht mehr en vogue (Hughes et al. 2010a[8]).

▶ **Pragmatisches Vorgehen.** IVIG von je 0,4 g/kgKG an 5 Tagen oder alternativ je 1 g/kgKG an 2 Tagen. **Komplikationen:** Bei Kontraindikationen/Komplikationen von IVIG: Plasmapherese (4–6 Plasmapheresen alternierend jeden 2. Tag à 50 ml Plasma/kgKG).

Patienten mit GBS leiden an einer prinzipiell reversiblen neurologischen Erkrankung. Wichtig ist insbesondere die Akutphase, in der es immer wieder zu kardialen-autonomen Störungen kommt, was die Akutmortalität gerade bei älteren Patienten anhebt. Beatmungspflichtigkeit und Dauer derselben sind wichtige prognostische Faktoren. Nach einer langen Rehabilitation ist die komplette funktionelle Erholung der Patienten bei rund 80 % der Patienten zu erwarten (Kohrmann et al. 2009[11]).

Praxistipp

Bei fehlender Besserung oder erneuter Verschlechterung nach Beendigung der Primärtherapie ggf. Umsteigen auf jeweils andere Modalität oder Wiederholung des ursprünglichen Verfahrens (keine Evidenzlage).

Kernaussagen

Myasthene Krise
Die myasthene Krise ist eine lebensbedrohliche Verschlechterung der MG, die klinisch durch eine progrediente generalisierte Muskelschwäche, Dysphagie und Dyspnoe charakterisiert ist. Die Therapie besteht neben einer intensivmedizinischen Behandlung in der i.v. Gabe von Pyridostigmin, Plasmapheresen (alternativ Immunglobuline) und hoch dosiertem Methylprednisolon.

Guillain-Barré-Syndrom
Das GBS ist klinisch durch eine akut bis subakut auftretende, symmetrische schlaffe Para- oder Tetraparese und Areflexie gekennzeichnet, autonome Störungen sind häufig. 15–30 % der GBS-Patienten müssen beatmet werden. Immunglobuline und Plasmapherese sind in der Akutbehandlung gleichwertig. Die Kombination beider Verfahren bringt keine signifikanten Vorteile und Kortikoide keinen zusätzlichen Nutzen. Nach 1 Jahr sind rund 80 % der Patienten weitgehend symptomfrei.

Literatur

Referenzen
[1] Alshekhlee A, Miles JD, Katirji B et al. Incidence and mortality rates of myasthenia gravis and myasthenic crisis in us hospitals. Neurology 2009; 72: 1548–1554
[2] Amato AA. Noninvasive mechanical ventilation in patients with myasthenic crisis. Nat Clin Pract Neurol 2008; 4: 356–357
[3] Jani-Acsadi A, Lisak RP. Myasthenic crisis: Guidelines for prevention and treatment. J Neurol Sci 2007; 261: 127–133
[4] Jani-Acsadi A, Lisak RP. Myasthenia gravis. Curr Treat Options Neurol 2010; 12: 231–243
[5] Gajdos P, Chevret S, Clair B et al. Clinical trial of plasma exchange and high-dose intravenous immunoglobulin in myasthenia gravis. Myasthenia gravis clinical study group. Ann Neurol 1997; 41: 789–796
[6] Gajdos P, Chevret S, Toyka K. Intravenous immunoglobulin for myasthenia gravis. Cochrane Database Syst Rev 2003: CD002277
[7] Hughes RA, Cornblath DR. Guillain-barre syndrome. Lancet 2005; 366: 1653–1666
[8] Hughes RA, Swan AV, van Doorn PA. Corticosteroids for guillain-barre syndrome. Cochrane Database Syst Rev 2010a: CD001446
[9] Hughes RA, Swan AV, van Doorn PA. Intravenous immunoglobulin for guillain-barre syndrome. Cochrane Database Syst Rev 2010b: CD002063
[10] Khan F, Ng L, Amatya B et al. Multidisciplinary care for guillain-barre syndrome. Cochrane Database Syst Rev 2010: CD008505
[11] Kohrmann M, Huttner HB, Nowe T et al. Mechanical ventilation in guillain-barre syndrome: Does age influence functional outcome? Eur Neurol 2009; 61: 358–363

[12] **Mukerji** S, Aloka F, Farooq MU et al. Cardiovascular complications of the guillain-barre syndrome. Am J Cardiol 2009; 104: 1452–1455
[13] **Schroder** A, Linker RA, Gold R. Plasmapheresis for neurological disorders. Expert Rev Neurother 2009; 9: 1331–1339
[14] **Seneviratne** J, Mandrekar J, Wijdicks EF, Rabinstein AA. Noninvasive ventilation in myasthenic crisis. Arch Neurol 2008a; 65: 54–58
[15] **Seneviratne** J, Mandrekar J, Wijdicks EF, Rabinstein AA. Predictors of extubation failure in myasthenic crisis. Arch Neurol 2008b; 65: 929–933
[16] **van der Meche** FG, Schmitz PI. A randomized trial comparing intravenous immune globulin and plasma exchange in guillain-barre syndrome. Dutch guillain-barre study group. N Engl J Med 1992; 326: 1123–1129

28 Psychiatrische Notfälle

T. Messer, C. Tiltscher, F.-G. Pajonk

> **Definition**
> Ein psychiatrischer Notfall liegt vor, wenn das akute Auftreten oder die Exazerbation einer bestehenden psychiatrischen Störung zu einer unmittelbaren Gefährdung von Leben und Gesundheit des Betroffenen und/oder seiner Umgebung führt und sofortiger Diagnostik und/oder Therapie bedarf.

Die Häufigkeit psychiatrischer Notfallsituationen und Krisen wird oftmals unterschätzt, obwohl es begründete Hinweise dafür gibt, dass sie in den letzten Jahren deutlich zugenommen haben (Pajonk et al. 2004a[15]). Insofern besteht die wichtigste diagnostische Maßnahme darin, einen psychiatrischen Notfall überhaupt in Erwägung zu ziehen und ihn zuverlässig zu erkennen (Berzewski 2009[2]).

28.1 Häufigkeit, Diagnostik, allgemeine Therapieprinzipien

28.1.1 Häufigkeit psychiatrischer Notfälle

Psychiatrische Notfälle sind von hoher Relevanz in der präklinischen Notfallmedizin. Nach den bislang vorliegenden Untersuchungen sind sie nach den internistischen Notfällen mit (je nach Studie) ca. 9–16% etwa gleich häufig wie traumatologische und neurologische Notfälle (Pajonk u. Moecke 2005[17]).

In konkrete Einsatzzahlen umgerechnet sehen Notärzte zwischen 160000–290000 psychiatrische Patienten pro Jahr (Behrendt u. Schmiedel 2004[1]). Die Inzidenz schwankt in Abhängigkeit regionaler (städtischer vs. ländlicher Raum) und soziokultureller Gegebenheiten. Betroffen sind v.a. junge Patienten im Alter zwischen 18–39 Jahren überwiegend männlichen Geschlechts (Pajonk et al. 2001a[12]; Pajonk et al. 2001b[13]).

Gründe für den Anstieg psychiatrischer Notfälle sind ein erweitertes Verständnis der Einsatzindikation für den Notarzt, gestiegene psychosoziale Belastungen in der Bevölkerung (z.B. Arbeitslosigkeit, prekäre finanzielle Situation), erhöhte Scheidungsraten, vermehrte Anzahl an Singlehaushalten, Zunahme psychiatrischer Folgeerkrankungen nach maximal invasiven somatischen Interventionen (z.B. Polytraumata, großflächige Gewebeschädigungen nach Verbrennungen, Transplantationen) und Multimorbidität kombiniert mit Polypharmazie (Schmitt u. Luiz 2002[20]; Sefrin 2003[21]; D'Amelio et al. 2006[5]).

28.1.2 Indikationen

Nicht jede psychiatrische Notfallsituation rechtfertigt auch einen Notarzteinsatz. Der Indikationskatalog findet sich in ▶ Tab. 28.1.

> **Merke**
> Zu den absoluten Notfällen zählen alle Störungen, die eine Bedrohung bzw. Eigen- oder Fremdgefährdung auf dem Boden einer psychischen Erkrankung darstellen und einer sofortigen ärztlichen Intervention mit bereits präklinischem Beginn der Behandlung bedürfen.

Relative Notfälle sind akut auftretende bzw. exazerbierende Störungen, die nicht mit einer unmittelbaren Eigen- oder Fremdgefährdung einhergehen und auch von anderen Notdiensten (z.B. Ambulanz einer psychiatrischen Klinik, kassenärztlicher Notdienst, Telefonseelsorge, Kriseninterventionsdienste) versorgt werden können.

Notärzte werden am häufigsten zu Patienten mit:
- alkohol- und drogenassoziierten Störungen (ca. 30–45%),
- Erregungszuständen (ca. 15–25%),
- Suizidhandlungen (ca. 15–25%)

gerufen (Pajonk et al. 2001a[12]; Schmitt u. Luiz 2002[20]; Pajonk u. Moecke 2005[17]).

Die „klassischen", genuin psychiatrischen Erkrankungen, wie z.B. die als endogene Psychosen bezeichneten Schizophrenien und Manien oder Depressionen werden im Notfalleinsatz eher selten diagnostiziert (Pajonk et al. 2001a[12]; Pajonk et al. 2001b[13]), allerdings können sie sich hinter einer Intoxikation, einem Erregungszustand oder einem Suizidversuch verbergen. Eine Differenzialdiagnostik, die z.B. endogene von exogenen Psychosen (z.B. als Folge von Entzündung, Neoplasma, Stoffwechselentgleisung) oder neurotische von persönlichkeitsgetragenen Störungen und diese wieder von akuten Belastungsreaktionen (z.B. als Folge von Trauer oder Stress) differenziert, kann meist nicht geleistet werden und ist auch nicht unbedingt erforderlich.

28.1 Häufigkeit, Diagnostik, allgemeine Therapieprinzipien

Tab. 28.1 Einteilung psychiatrischer Notfälle (Pajonk u. Moecke 2005 [17]).

Absolute Notfälle mit Notarztindikation	Relative Notfälle ohne dringliche Notarztindikation
hochgradiger Erregungszustand	Verwirrtheitszustand
Aggressivität / Gewalttätigkeit im Rahmen psychiatrischer Erkrankungen	Entzugssyndrom ohne Delir
Suizidpläne, -vorbereitungen oder Suizidversuch	Suizidgedanken ohne konkrete Pläne
konkrete Fremdtötungsabsichten im Rahmen psychiatrischer Erkrankungen	Angst und Panik
schwere Intoxikation	akute Belastungsreaktion
Delir	

Tab. 28.2 Checkliste zur Statuserhebung (modifiziert nach Brunnhuber 2008 [4]).

Symptomkomplex	Psychisch unauffällig	Psychisch auffällig
Bewusstsein	klar	verändert
Motorik	adäquat	vermindert/ gesteigert
Stimmung	ausgeglichen	gedrückt oder gehoben
Denkfähigkeit	klar	verändert
psychotische Symptomatik	nicht vorhanden	vorhanden
Krankheitseinsicht	vorhanden	nicht vorhanden
Suizidalität	nicht vorhanden	vorhanden
Fremdgefährdung	nicht vorhanden	vorhanden
vorbestehende psychische Erkrankung	nicht vorhanden	vorhanden

28.1.3 Leitsymptome, Diagnostik, allgemeine therapeutische Maßnahmen

Leitsymptome des psychiatrischen Notfalls sind Störungen
- des Bewusstseins,
- des Antriebs und
- der Stimmung,

wobei üblicherweise Symptome aus mindestens 2 der genannten Kategorien vorliegen.

> **Merke**
>
> Im Rahmen einer diagnostischen Abklärung muss festgestellt werden, ob sich Anhaltspunkte für eine primär somatische Erkrankung finden lassen, die einer Akutbehandlung bedarf.

Gemäß der bereits skizzierten Leitsymptome sollten die in ▶ Tab. 28.2 aufgeführten Punkte bei jeder Statuserhebung im Rahmen von psychiatrischen Notfällen erhoben und dokumentiert werden.

Anamnese und Untersuchung

Die Annahme eines psychiatrischen Notfalls erfordert zum Ausschluss einer exogenen Ursache oder organischen Erkrankung neben der Erhebung eines differenzierten psychopathologischen Befunds prinzipiell auch eine körperliche Untersuchung sowie in der Regel – später – den Einsatz apparativer Untersuchungen (u.a. Laboruntersuchungen, CCT, EEG, EKG; Hewer u. Rössler 2007 [6]).

Diese Statuserhebung dient als Grundlage zur Beurteilung des aktuellen Gesundheitsstatus und der vorliegenden Fremd- bzw. Selbstgefährdung sowie zur Einschätzung der Einsichts- und Kooperationsfähigkeit des Patienten. Es sollte auf jeden Fall darauf geachtet werden, dass die Sicherheit aller Beteiligten (d.h. auch der Rettungsdienstmitarbeiter) gewährleistet ist. Die Einschätzung der aktuellen Behandlungsnotwendigkeit leitet dann – je nach vorliegender Symptomatik – über zu somatomedizinischen, psychotherapeutischen und psychopharmakologischen Maßnahmen, die zur psychischen und physischen Stabilisierung des Patienten geeignet sind.

Dies lässt sich am besten erreichen, wenn die Rettungsdienstmitarbeiter von dem Betroffenen und dessen sozialem Umfeld nicht als „Eindringlinge", sondern als „Verbündete" in einer dringlich zu lösenden Aufgabe, dem Management der vorliegenden Symptomatik bzw. Krisensituation, gesehen werden (D'Amelio et al. 2006 [5]).

> **Merke**
>
> Die Schaffung einer tragfähigen und vertrauensvollen Beziehung zum Patienten erhöht die Wahrscheinlichkeit, dass notwendige diagnostische und therapeutische Maßnahmen einvernehmlich mit dem Patienten und dessen sozialem Umfeld beschlossen und durchgeführt werden können.

Psychopharmakologische Intervention

Darüber hinaus stellt eine bedarfsgerechte, auf die jeweilige Symptomatik und Bedürfnislage des Patienten zugeschnittene psychopharmakologische Intervention eine wertvolle Unterstützung zum Management psychiatrischer Notfälle dar. Häufig lässt sich erst durch eine geeignete psychopharmakologische Intervention eine Kontakt- und Gesprächsfähigkeit herstellen, eine Linderung der Beschwerden einleiten oder eine Minderung der gegebenen Fremd- oder Selbstgefährdung gewährleisten. Die Medikation sollte so gewählt werden, dass der Patient ausreichend und rasch stabilisiert und – falls sich eine Fortführung der Behandlung in einem stationären Kontext als notwendig erweist – für den weiterbehandelnden Psychiater noch gut explorierbar ist. Ein Überblick über die empfohlenen pharmakotherapeutischen Strategien findet sich in ▶ Tab. 28.3 (Pajonk et al. 2006 [18]).

Cave

Angesichts des Risikos des Auftretens von Herzrhythmusstörungen bei intravenöser Applikation von Antipsychotika muss insbesondere bei i.v.-Gabe von Haloperidol (Änderung der Fachinformation) ein EKG-Monitoring erfolgen (Hiesinger et al. 2010 [7]).

Stationäres Setting

Bei jedem Einsatz muss abschließend die Entscheidung getroffen werden, ob ein Verbleib des Patienten in seiner aktuellen Situation sinnvoll ist oder ob eine Weiterbetreuung im Rahmen eines stationären Setting indiziert ist. Dies ist dann unbedingt notwendig, wenn:
- Diagnostik und/oder Therapie vor Ort nicht suffizient abgeschlossen werden können,
- vitale Funktionen überwacht werden müssen,
- weitere Untersuchungen bzw. Behandlungsmaßnahmen notwendig sind,
- mit einer (erneuten) Verschlechterung der physischen oder psychischen Verfassung des Patienten zu rechnen ist oder
- sich dieser selbst- oder fremdgefährdend verhält bzw. verhalten könnte.

Fremdanamnese

Fremdanamnestische Daten können wichtige Zusatzinformationen über den bisherigen Krankheitsverlauf liefern und somit den Notarzt bzw. das Rettungsdienstpersonal bei der Entscheidungsfindung über das weitere Prozedere unterstützen.

Tab. 28.3 Empfohlene Pharmakotherapie bei unterschiedlichen psychiatrischen Syndromen (Pajonk et al. 2006 [18]).

Syndrome	Medikament der 1. Wahl	Medikament der 2. Wahl
Erregungszustände ohne psychotische Symptome	Lorazepam (z. B. Tavor): 1–2,5 mg i.v., i.m. oder p.o.	Diazepam (z. B. Valium): 5–10 mg i.v., i.m. oder p.o.
suizidales Syndrom	Lorazepam (z. B. Tavor): 1–2,5 mg i.v., i.m. oder p.o.	Diazepam (z. B. Valium): 5–10 mg i.v., i.m. oder p.o.
Angstsyndrome	Lorazepam (z. B. Tavor): 1–2,5 mg i.v., i.m. oder p.o.	Diazepam (z. B. Valium): 5–10 mg i.v., i.m. oder p.o.
Erregungszustände	Lorazepam (z. B. Tavor): 1–2,5 mg i.v., i.m. oder p.o.	Diazepam (z. B. Valium): 5–10 mg i.v., i.m. oder p.o.
Entzugssyndrome	Diazepam (z. B. Valium): 5–10 mg i.v., i.m. oder p.o.	Lorazepam (z. B. Tavor): 1–2,5 mg i.v., i.m. oder p.o.
depressives Syndrom	Lorazepam (z. B. Tavor): 1–2,5 mg i.v., i.m. oder p.o.	Diazepam (z. B. Valium): 5–10 mg i.v., i.m. oder p.o.
Erregungszustände mit psychotischen Symptomen	Diazepam (z. B. Valium): 5–10 mg i.v., i.m. oder p.o.	Haloperidol (z. B. Haldol): 5–10 mg (i.v.), i.m. oder p.o.
delirantes Syndrom	Haloperidol (z. B. Haldol): 5–10 mg (i.v.), i.m. oder p.o.	Diazepam (z. B. Valium): 5–10 mg i.v., i.m. oder p.o.
manisches Syndrom	Haloperidol (z. B. Haldol): 5–10 mg (i.v.), i.m. oder p.o.	Diazepam (z. B. Valium): 5–10 mg i.v., i.m. oder p.o.
paranoid-halluzinatorisches Syndrom	Haloperidol (z. B. Haldol): 5–10 mg (i.v.), i.m. oder p.o.	Lorazepam (z. B. Tavor): 1–2,5 mg i.v., i.m. oder p.o.
katatones Syndrom	Lorazepam (z. B. Tavor): 1–2,5 mg i.v., i.m. oder p.o.	Haloperidol (z. B. Haldol): 5–10 mg (i.v.), i.m. oder p.o.

28.2 Häufige psychiatrische Syndrome im Notarzt- und Rettungswesen und deren Behandlung

> **Merke**
>
> Es empfiehlt sich, bei psychisch auffälligen Patienten immer auch nach vorbestehenden psychiatrisch relevanten Erkrankungen zu fragen, da sich daraus wertvolle Hinweise zur diagnostischen Einschätzung der aktuellen Symptomatik und zum therapeutischen Prozedere ableiten lassen.

Im Folgenden sollen die im Notarzt- und Rettungsdienst besonders häufig vorkommenden Erkrankungen und Störungen beschrieben und ihre Behandlungsmöglichkeiten dargestellt werden.

28.2.1 Intoxikationen

Intoxikationen, sofern sie nicht in suizidaler Absicht erfolgen, sind im Notarzt- und Rettungsdienst überwiegend Intoxikationen durch Alkohol oder illegale Drogen. Eine weitergehende und detaillierte Schilderung findet sich im Kap. 29.

28.2.2 Erregungszustand

Der Erregungszustand gehört zu den häufigsten psychiatrischen Notfallsituationen. Da es schwierig sein kann, charakteristische Prodromalsymptome, z. B. unterschwellige Gespanntheit, motorische Unruhe oder latente Reizbarkeit, zu erkennen, können sie plötzlich auftreten und sich im weiteren Verlauf unterschiedlich entwickeln. Hauptcharakteristika sind:
- Steigerung des Antriebs und der Psychomotorik,
- affektive Enthemmung,
- Kontrollverlust.

Die aufkommende Gewalttätigkeit, bei der auch eine mögliche Bewaffnung einkalkuliert werden muss, kann sich gegen sich selbst, andere Menschen oder auch Gegenstände richten. Eine solche Aggressivität kann unvermutet, plötzlich und völlig unverhältnismäßig auftreten.

> **Merke**
>
> Beim Erregungszustand mit aufkommender Gewalttätigkeit hat der Eigenschutz bzw. der Schutz Dritter absolute Priorität.

Daher muss die Beurteilung und Intervention durch den herbeigerufenen Notarzt schnell und kompetent erfolgen. Die häufigsten Ursachen finden sich in ▶ Tab. 28.4.

Tab. 28.4 Ursachen gewalttätiger psychomotorischer Erregungszustände (Steinert 1995 [22]).

Auftreten	Ursachen
häufig	- Alkoholintoxikation (evtl. in Verbindung mit einer Persönlichkeitsstörung) - akute Psychosen (Schizophrenie, Manie, schizomanische Mischpsychose) - psychoreaktive Erregungszustände (z. B. familiäre Konfliktsituation, gelegentlich mit begleitender depressiver Störung) - Intoxikation mit stimulierenden Drogen, z. B. Kokain, Amphetamin, Ecstasy, häufig Mischintoxikation bei Polytoxikomanie
weniger häufig	- postkonvulsiver Dämmerzustand bei Epilepsie - akute Belastungsreaktion nach psychischem Trauma, z. B. Autounfall, Brand, Verlust nahestehender Angehöriger - geistige Behinderung mit rezidivierenden, gleichartig verlaufenden Erregungszuständen - sog. „Primitivreaktion" als Kurzschlusshandlung bei intelligenzgeminderten, einfach strukturierten Personen (einmalige, aus dem bisherigen Persönlichkeits- und Handlungsgefüge herausfallende Reaktion) - Demenz - Entzugssyndrom / Delir - unmittelbar vorangehendes Schädel-Hirn-Trauma - organische Persönlichkeitsstörung („hirnorganische Wesensänderung")
selten	- akute Gehirnerkrankung, (z. B. Subarachnoidalblutung, Enzephalitis, Leberinsuffizienz) - sonstige Gehirnerkrankung (Tumor, Gefäßprozess) - pathologischer Rausch (abnorme Reaktion mit extremer Persönlichkeitsveränderung und aggressiven Durchbrüchen bei geringen Mengen von Alkohol, maximal 1 Glas Bier)

Therapie

Zunächst sollte versucht werden, die Situation zu beruhigen, um in einem sachlichen Gespräch eine zunehmende Eskalation zu verhindern („talking down").

> **Praxistipp**
> Erregten, gespannten oder aggressiven Patienten niemals allein gegenübertreten!

Für den Patienten sollte eine zahlen- und kräftemäßige Überlegenheit von Rettungs- und Ordnungskräften deutlich werden. Ist eine verbale Intervention nicht wirkungsvoll, sollte rasch und konsequent eine ausreichend dosierte pharmakologische Sedierung erfolgen, die als die entscheidende und wirkungsvollste Behandlung akuter Erregungszustände gilt. Allerdings sollten aufgrund der ohnehin bereits bestehenden Sedierung psychotrope Substanzen bei Erregungszuständen im Rahmen einer Alkoholintoxikation nur sehr eingeschränkt zum Einsatz kommen. Zum Schutz vor Eigen- oder Fremdgefährdung muss eventuell eine vorübergehende Fixierung erfolgen, die im Rahmen einer Notfallindikation auch juristisch legitimiert ist.

28.2.3 Akute Suizidalität und selbstschädigendes Verhalten

In Deutschland sterben jährlich mehr als 9000 Menschen durch Suizid (Pajonk u. D'Amelio 2009 [19]). Die Häufigkeit von Suizidversuchen wird um das 10–25-Fache höher als die der vollendeten Suizide eingeschätzt, wobei von einer noch weitaus größeren Dunkelziffer ausgegangen werden muss. Dabei ist die Suizidquote bei Männern mit ca. 20,3 pro 100 000 deutlich höher als bei Frauen mit ca. 7,0 pro 100 000 Einwohner. Suizidversuche werden häufiger von Frauen ausgeführt, der Häufigkeitsgipfel liegt im jungen Erwachsenenalter (Kapfhammer 2005 [8]).

Ungefähr 20–30 % aller Suizidanten wiederholen ihren Suizidversuch, wobei in den ersten Monaten nach dem Suizidversuch die Gefahr einer Wiederholung besonders hoch ist (Bronisch u. Hegerl 2011 [3]). Bedingt durch die spezifischen Gegebenheiten wird der Notarzt jedoch v. a. mit jungen Menschen konfrontiert, die einen Suizid oder Suizidversuch begangen haben (Pajonk et al. 2002 [14]). Jeder 4. Patient mit einer psychischen Störung, der vom Notarzt gesehen wird, ist suizidal (Pajonk et al. 2004b [16]).

Therapie

> **Merke**
> Generell müssen Suizidhinweise immer ernst genommen werden.

In einem offenen, direkten, aber gleichzeitig einfühlsamen Gespräch in ruhiger Umgebung sollte versucht werden, eine therapeutische Beziehung aufzubauen und die aktuelle Ursache der Suizidalität zu klären. Situationsabhängig sollte dieses Gespräch u. U. ohne Angehörige stattfinden. Sofern sich keine Entdynamisierung erreichen lässt, muss der Patient bei weiterhin bestehender oder nicht auszuschließender Suizidalität – notfalls auch gegen seinen Willen – nach Schaffung einer Rechtsgrundlage in eine Klinik eingewiesen werden (Nedopil 2011 [11]).

Pharmakotherapeutisch sollten im Notarztdienst v. a. Benzodiazepine verabreicht werden. Die spezifische medikamentöse Einstellung erfolgt später in Abhängigkeit von der Diagnose durch den Facharzt.

28.3 Spezielle psychiatrische Krankheitsbilder

28.3.1 Angst- und Panikstörung

Angstsyndrome stellen die häufigsten psychischen Störungen dar. Die Lebenszeitprävalenz beträgt ca. 15–25 %, wobei Frauen etwa 2–3-mal häufiger betroffen sind als Männer. Da die Symptomatik fast regelhaft u. a. mit thorakalen Schmerzen, Atemnot, Schwindel und Herzrasen einhergeht, werden von den besorgten Betroffenen und Angehörigen häufig Notärzte oder Notfallambulanzen in Anspruch genommen.

Vordringlichste Aufgabe eines notärztlichen Einsatzes ist der Ausschluss einer somatischen Ursache, da sich hinter einer „psychogen" anmutenden Angstsymptomatik eine schwerwiegende körperliche Erkrankung verbergen kann.

Zu der Gruppe der Angsterkrankungen zählen u. a. die:
- Panikstörung mit oder ohne Agoraphobie,
- generalisierte Angststörung,
- (soziale) Phobie.

> **Praxistipp**
> Für den Notarzt präsentieren sich Angststörungen oft in Form einer Hyperventilation.

▶ **Panikattacke.** Eine Panikattacke ist durch das plötzliche Auftreten intensiver Angst gekennzeichnet. Ohne spezifische Auslöser erreicht sie innerhalb weniger Minuten ihr Intensitätsmaximum, dauert ca. 10–15 min und geht mit vielfältigen vegetativen Symptomen (▶ Tab. 28.5) einher. Gelegentlich wird die Situation subjektiv als katastrophal und lebensbedrohlich erlebt und kann über eine psychomotorische Unruhe in einen Erregungszustand übergehen. Tritt die Panikattacke z. B. in Menschen-

28.3 Spezielle psychiatrische Krankheitsbilder

Tab. 28.5 Symptome der Angststörungen.

Symptomkomplex	Symptome
vegetative Symptome	• Palpitationen • Schweißausbrüche • Tremor • Mundtrockenheit
thorakale / abdominale Symptome	• Atembeschwerden • Beklemmungsgefühl • Thoraxschmerzen • Nausea oder abdominelle Missempfindungen
psychische Symptome	• Unsicherheit, Schwäche, Benommenheit • Derealisationserleben • Depersonalisationserleben • Angst vor Kontrollverlust • Angst zu sterben
Symptome der Anspannung	• Muskelverspannung • Ruhelosigkeit • Nervosität
unspezifische Symptome	• Konzentrationsstörungen • Reizbarkeit • Einschlafstörungen • Schreckhaftigkeit

mengen, auf öffentlichen Plätzen oder im Fahrstuhl auf, handelt es sich um eine Panikstörung mit Agoraphobie.

▶ **Generalisierte Angststörung.** Leitsymptom der generalisierten Angststörung ist die situationsunabhängige, über Wochen bis Monate anhaltende Angst, die neben Befürchtungen und motorischer Anspannung mit einer Vielzahl vegetativer Symptome, z.B. Schwitzen, Tachykardie, Schwindel, Oberbauchbeschwerden oder Harndrang einhergeht.

▶ **Phobien.** Phobien sind durch eine intensive und anhaltende Angst vor einem bestimmten Objekt oder einer bestimmten Situation mit Vermeidungsverhalten charakterisiert.

28.3.2 Depression

Die Depression stellt nach den Angsterkrankungen die häufigste psychiatrische Erkrankung dar. Sie tritt klinisch mit einer Vielzahl unterschiedlich ausgeprägter Symptome in Erscheinung und ist mitunter nur schwer von alltäglichen Verstimmungen abzugrenzen. Daher ist die Orientierung an den Kriterien des ICD-10 hilfreich:

▶ **Symptomatik.** *Hauptsymptome* einer leichten, mittelgradigen oder schweren depressiven Episode:

- gedrückte Stimmung,
- Interessenverlust und Freudlosigkeit,
- Antriebsminderung, erhöhte Ermüdbarkeit und Aktivitätseinschränkung.

Zusatzsymptome:
- verminderte Konzentration und Aufmerksamkeit,
- vermindertes Selbstwertgefühl und Selbstvertrauen,
- Schuldgefühle und Gefühle von Wertlosigkeit,
- negative und pessimistische Zukunftsperspektiven,
- Suizidgedanken, -pläne, erfolgte Selbstverletzung oder Suizidhandlungen,
- Schlafstörungen,
- verminderter Appetit.

Praxistipp

Häufig wird ein Notarzteinsatz erforderlich, wenn das depressive Syndrom zusätzlich von somatischen Beschwerden begleitet ist.

▶ **Somatisches Syndrom.** Typische Merkmale des somatischen Syndroms:
- Interessenverlust oder Verlust der Freude an normalerweise angenehmen Aktivitäten,
- mangelnde Fähigkeit, auf eine freundliche Umgebung oder freudige Ereignisse emotional zu reagieren,
- frühmorgendliches Erwachen: 2 oder mehr Stunden vor der gewohnten Zeit,
- Morgentief,
- objektiver Befund einer psychomotorischen Hemmung oder Agitiertheit,
- deutlicher Appetitverlust,
- Gewichtsverlust, häufig mehr als 5% des Körpergewichts im vergangenen Monat,
- deutlicher Libidoverlust.

Praxistipp

Primäres Ziel einer ärztlichen Notfallbehandlung von Depressionen ist eine rasche Stabilisierung der Stimmung und eine Reduktion der hohen suizidbedingten Mortalität. Vor allem bei akuter Suizidalität ist immer eine stationär-psychiatrische Behandlung erforderlich, notfalls auch gegen den Willen des Patienten.

28.3.3 Belastungsreaktionen und Anpassungsstörungen

Bei einer Krise handelt es sich um eine Situation, in der ein Individuum eine Lebensveränderung nicht adäquat verarbeiten kann und sich deshalb einer für ihn zum gegenwärtigen Zeitpunkt nicht zu bewältigenden Lebenseinengung ausgesetzt sieht. Aufgrund der nicht zur Verfügung stehenden Bewältigungsstrategien kommt es zu einer pathologischen Entwicklung im Sinne einer akuten depressiven oder auch suizidalen Reaktion.

▶ **Ätiologie.** Obwohl auch weniger schwere psychosoziale Belastungen beziehungsweise Lebensereignisse (sog. Life-Events) eine soziale Krise auslösen und beeinflussen können, ist ihre ätiologische Bedeutung nicht immer eindeutig. Sie hängt in jedem Fall zusammen mit der individuellen Vulnerabilität der Patienten, d. h., die Auslösefaktoren sind weder nötig noch ausreichend, um das Auftreten, das Ausmaß oder die Art der Erkrankung zu erklären.

Als mögliche Auslöser kommen in Betracht:
- Partnerschaftsprobleme oder Partnerschaftsverlust,
- Verlust anderer wichtiger Bezugspersonen oder auch eines Haustiers,
- berufliche Probleme,
- finanzielle Sorgen,
- schwere Erkrankungen,
- Veränderung der Lebensumstände (*cave:* alte Menschen),
- Vorliegen einer anderen psychiatrischen Störung (v. a. Depression oder Schizophrenie).

▶ **Behandlungsindikation.** Die Behandlungsindikation für den Notarzt richtet sich danach, ob Eigen- oder Fremdgefährdung im Rahmen einer psychosozialen Krise nicht auszuschließen ist und/oder eine Komorbidität mit einer weiteren psychiatrischen Erkrankung vorliegt. Des Weiteren ist zu prüfen, ob der Patient in ein stabiles soziales Netz eingebettet ist.

▶ **Akutintervention.** In einem ersten Schritt sollte eine nicht medikamentöse Krisenintervention versucht werden, in der die psychosoziale Situation und das vorhandene Verhaltensrepertoire des Patienten geklärt werden sollten. Dies erfordert ein ausführliches therapeutisches Gespräch in einer ruhigen Umgebung, in dem mit dem Patienten die Schritte der möglichen Selbst- und/oder Fremdhilfe genau zu beleuchten sind. Eine medikamentöse Behandlung ist bei depressiven, ängstlichen oder agitierten Zustandsbildern indiziert. Bei nicht auszuschließender Eigen- oder Fremdgefährdung muss eine stationäre Einweisung erfolgen.

28.3.4 Psychosen

Definition

Schizophrenie und wahnhafte Psychosen sind durch Störungen des Denkens, der Wahrnehmung und des Affekts charakterisiert.

Der Ersterkrankungsgipfel liegt bei Männern zwischen dem 20. und 24. Lebensjahr, der der Frauen zwischen dem 25. und 29. Lebensjahr. Der Erkrankungsbeginn kann ebenso wie der Langzeitverlauf geprägt sein von akuten Zustandsbildern mit:
- aggressiver Erregtheit,
- schweren Verhaltensstörungen oder
- einer über Jahre eher schleichenden Entwicklung mit sozialem Rückzug.

▶ **Symptomatik.** Typische Symptome der Schizophrenie sind:
- akustische Halluzinationen in Form von kommentierenden, imperativen oder dialogisierenden Stimmen,
- Wahn, d. h. eine unkorrigierbare, jedoch objektiv falsche Überzeugung, z. B. Verfolgungs-, Größen- oder Vergiftungswahn,
- Ich-Störungen, z. B. Gedankenlautwerden, Gedankeneingebung, Gedankenausbreitung oder Gedankenentzug,
- katatone Symptome, z. B. Haltungsstereotypien, Negativismus, Stupor,
- Negativsymptome, z. B. Anhedonie, Antriebsstörungen, Apathie, Entwicklung sozialer Defizite.

Merke

Trotz charakteristischer Symptome darf eine schizophrene Psychose nur dann diagnostiziert werden, wenn eine exogene (z. B. eine Intoxikation) oder organische Ursache ausgeschlossen ist.

▶ **Akutintervention.** Eine notärztliche Akutintervention ist bei schizophrenen Patienten v. a. dann erforderlich, wenn ein Erregungszustand oder akute Eigen- oder Fremdgefährdung auftritt. Zunächst sollte in ruhiger und sachlicher Atmosphäre in einem klaren und einfachen Gesprächsstil über die notwendigen Maßnahmen (medikamentöse Behandlung, ggf. Klinikeinweisung) informiert werden. Die Einbeziehung von Angehörigen oder Dritten sollte situationsadäquat erfolgen. Die notfallmäßige pharmakologische Behandlung einer psychotischen Symptomatik konzentriert sich primär auf die Sedierung, wobei allerdings Nebenwirkungsaspekte, z. B. Frühdyskinesien, berücksichtigt werden sollten.

28.3.5 Manie

Definition

Unter einer Manie werden Auffälligkeiten des Affekts, der Antriebs- und Willenssphäre sowie des Denkens zusammengefasst.

Eine erste manische Episode tritt meist zwischen dem 15. und 30. Lebensjahr auf, ist jedoch auch in jedem anderen Alter zwischen der späten Kindheit und dem 7. oder 8. Lebensjahrzehnt möglich. Um die Diagnose einer Manie zu stellen, muss die Episode mindestens eine Woche dauern und die berufliche Leistungsfähigkeit und die sozialen Funktionen in erheblichem Ausmaß beeinträchtigt sein.

▶ **Symptomatik.** Das Störungsbild ist u. a. gekennzeichnet durch:
- eine euphorische oder dysphorische Stimmung,
- Reizbarkeit,
- Denkstörungen (Ideenflucht),
- Antriebsstörungen sowie inadäquat gesteigertes Selbstwertgefühl, Distanzminderung und vermindertes Schlafbedürfnis.

▶ **Akutintervention.** Wegen der häufig hohen Dynamik des manischen Syndroms sind differenzierte diagnostische Maßnahmen in der Akutsituation kaum möglich, sodass vorrangig versucht werden sollte, durch geduldige verbale Intervention eine Eskalation der Situation zu verhindern und die Motivation des Patienten für eine freiwillige Diagnostik und Therapie zu fördern.

Praxistipp

Viele Patienten erleben eine Manie subjektiv als positiv, sodass meist keine Krankheitseinsicht oder Behandlungsbereitschaft besteht. Da es bei schweren Manien schnell zu Eigen- und Fremdgefährdung kommt, ist eine sofortige notfallmäßige Intervention nötig, die in Einzelfällen auch gegen den Willen des Patienten durchgeführt werden muss.

28.3.6 Stupor und Katatonie

Katatone und stuporöse Syndrome sind nosologisch völlig unspezifisch, da sie sowohl bei organischen und funktionellen Psychosen als auch bei internistischen und neurologischen Erkrankungen auftreten können.

Praxistipp

Da kataton-stuporöse Syndrome auch lebensbedrohliche Zustände sein können, ist primär eine klare differenzialdiagnostische Beurteilung des klinischen Bildes erforderlich.

In vielen Fällen sind die Patienten nicht kommunikationsfähig und weisen ausgeprägte Verhaltensstörungen auf. Daher sollten so bald als möglich eine körperliche und neurologische Untersuchung einschließlich einer Laboruntersuchung erfolgen und auch fremdanamnestische Angaben herangezogen werden.

▶ **Symptomatik.** Beim stuporösen Patienten liegt meist keine Bewusstseins-, sondern eine Kommunikationsstörung vor. Dabei erfolgt keine Reaktion auf Versuche der Kontaktaufnahme, der Gesichtsausdruck ist starr, Spontanbewegungen fehlen und der Patient wirkt abwesend. Es handelt sich um einen Zustand fehlender körperlicher Aktivität, der sich in mimischer Ausdruckslosigkeit, Aspontaneität, fehlender Reaktion auf Außenreize, einschließlich Schmerzreize sowie extremen Antwortlatenzen bis hin zum Mutismus äußert.

Praxistipp

Trotz Stupor erkennt, versteht und behält der Patient, was um ihn herum vorgeht.

Das katatone Syndrom kann sowohl durch Hyper- als auch Hypophänomene gekennzeichnet sein, gelegentlich lässt sich aber auch ein rascher Wechsel („Raptus") zwischen Negativismus und extremer psychomotorischer Erregung beobachten. Darüber hinaus kann auch eine akute Verwirrtheit den Beginn einer Katatonie ankündigen. Dominantes motorisches Symptom der Katatonie ist das Haltungsverharren, welches dem Patienten unbewusst bleibt und bei dem die Extremitäten Stunden bis Tage in bizarren Positionen verbleiben können. Verhaltensauffälligkeiten spiegeln sich wider:
- in negativistischem Verhalten oder in Form von
- Handlungsstereotypien,
- Perseverationen oder
- Echolalie / Echopraxie.

▶ **Akutintervention.** Ein akuter Erregungszustand im Rahmen einer Katatonie erfordert prinzipiell eine notfallmäßige syndromorientierte Initialtherapie, die vorzugsweise mit Benzodiazepinen (z. B. Lorazepam 2–3 mg) erfolgen sollte.

Praxistipp

Die Behandlung des stuporösen oder katatonen Patienten erfordert eine umfassende psychiatrische und organische Untersuchung. Hierzu zählen die internistisch-neurologische Untersuchung, Labordiagnostik und eine (Fremd-)Anamnese, sodass in der Regel eine stationäre Aufnahme erfolgen muss (Messer u. Schmauß 2006 [10]).

28.4 Rechtliche Aspekte

Selbstverständlich gelten die Regeln der ärztlichen Schweigepflicht auch in psychiatrischen Notfall- und Krisensituationen. Therapeutische Maßnahmen sind immer nur dann gerechtfertigt, wenn die Einwilligung des Betroffenen nach ordnungsgemäßer Aufklärung vorliegt.

28.4.1 Einwilligungsfähigkeit

Zur rechtsgültigen Einwilligung ist die Einwilligungsfähigkeit erforderlich. Diese ist nur dann vorhanden, wenn der Patient seine gegenwärtige Situation und die sich aus ihr ergebenden Folgen einschätzen kann und wenn er die für die Behandlung relevanten Informationen versteht, sie rational verarbeiten und seine Wahl verständlich mitteilen kann (Nedopil 2011[11]). Diese Voraussetzungen sind im psychiatrischen Notfall oft nicht oder nicht ausreichend gegeben. Therapeutische Maßnahmen sind dann nur unter besonderen rechtlichen Voraussetzungen möglich. Neben den schutzwürdigen Interessen des jeweils betroffenen Patienten sind in einem psychiatrischen Notfall häufig nur noch die berechtigten Interessen Dritter bzw. der Allgemeinheit zu berücksichtigen (Laux u. Berzewski 2010).

> **Merke**
>
> Unaufschiebbare ärztliche Handlungen, die nicht zuvor durch einen Richter oder eine dazu berechtigte Behörde genehmigt werden können, sind evtl. aus dem Gesichtspunkt der mutmaßlichen Einwilligung oder des rechtfertigenden Notstandes (§ 34 StGB) heraus möglich und straffrei.

28.4.2 Mutmaßliche Einwilligung oder rechtfertigender Notstand

Der Arzt kann dann von einer mutmaßlichen Einwilligung ausgehen, wenn er annehmen kann, dass ein verständiger Kranker in dieser Lage bei angemessener Aufklärung eingewilligt hätte. Hier ist es ebenso wie bei der Annahme eines rechtfertigenden Notstands dringend notwendig, eine sorgfältige Abwägung der möglicherweise widerstreitenden Interessen bzw. Rechtsgüter vorzunehmen. Eine möglichst sorgfältige Dokumentation des Vorgehens ist in jedem Fall erforderlich (Laufs et al. 2002).

28.4.3 Unterbringung

Die Einweisung in eine geschlossene Station einer Klinik für Psychiatrie und Psychotherapie kann zur Sicherheit des Patienten oder seiner Umgebung erforderlich sein. Nach den Bestimmungen der Unterbringungsgesetze der Länder (PsychKG oder LUG) kann eine Unterbringung auch ohne die Zustimmung des Patienten erfolgen. Wesentliche Voraussetzung für eine Unterbringung ist die unmittelbare Selbst- oder Fremdgefährdung durch eine psychische Erkrankung. Der Antrag auf Unterbringung kann durch jeden approbierten Arzt gestellt werden (Nedopil 2010). Die Anordnung der Unterbringung kann im Notfall durch die Ordnungsbehörde erfolgen, eine richterliche Entscheidung muss bis zum Ablauf des nächsten Tages stattfinden.

> **Merke**
>
> Wenn möglich, ist zu erfragen, ob für den Patienten eine gesetzliche Betreuung besteht. In diesem Fall muss zumindest veranlasst werden, dass der gesetzliche Betreuer über die Unterbringung informiert wird.

28.4.4 Dokumentation

> **Merke**
>
> Gerade in Notfallsituationen ist die Pflicht zur Dokumentation der äußeren Umstände, der erhobenen Befunde und der durchgeführten bzw. eingeleiteten Therapiemaßnahmen genau zu beachten (Laux u. Berzewski 2010).

Die nachvollziehbare Dokumentation zumindest folgender Sachverhalte wird empfohlen:
- äußere Situation des Notfalls (Art der Benachrichtigung, vorgefundene Situation etc.),
- ausführlicher psychopathologischer Befund,
- ausführlicher somatischer Befund,
- Angaben zu bisherigen psychischen Erkrankungen,
- Angaben aus der Fremdanamnese,
- Angaben zu rechtlichen Schritten (Freiheitsbeschränkungen, Fixierung, Informationen an Patienten, Ordnungsamt, Polizei etc. mit Uhrzeit),
- Namen und Telefonnummern von Bezugspersonen.

> **Kernaussagen**
>
> **Häufigkeit, Diagnostik, allgemeine Therapieprinzipien**
> Psychiatrische Notfälle stellen diagnostisch und therapeutisch eine Herausforderung für den Notarzt dar. Wichtiger als eine klare diagnostische Zuordnung ist ein syndromales Verständnis der Störungsbilder.
>
> Ziel ist es, möglichst einvernehmlich mit dem Patienten die Störungen abzuklären und zu behandeln.
>
> **Häufige psychiatrische Syndrome im Notarzt- und Rettungswesen und deren Behandlung**
> Am häufigsten werden Notärzte mit Intoxikationen, Erregungszuständen und Suizidversuchen konfrontiert. Jeder 4. psychiatrische Patient im Notarztdienst ist suizidal.
>
> Bei massiven Erregungszuständen sind Maßnahmen zum Eigenschutz vordringlich. Die pharmakologische Sedierung hat in diesen Fällen Vorrang vor einer psychotherapeutischen Intervention.

Spezielle psychiatrische Krankheitsbilder
Die häufigsten psychiatrischen Krankheitsbilder, die im Notarztdienst von Relevanz sind, sind neben den Abhängigkeitserkrankungen die Angst- und Panikstörungen, Belastungsreaktionen, Depressionen und Psychosen (z. B. Schizophrenie und Manie).

Katatonie und Stupor können lebensbedrohlich sein.

Rechtliche Aspekte
Rechtliche Aspekte und eine sorgfältige Dokumentation sind unbedingt zu beachten. Wenn Patienten in dringlich notwendige medizinische Maßnahmen nicht einwilligen können oder wollen, so dürfen oder müssen unter gesetzlich klar geregelten Bedingungen auch Maßnahmen gegen ihren Willen durchgeführt werden.

Literatur

Referenzen

[1] **Behrendt** H, Schmiedel R. Die aktuellen Leistungen des Rettungsdienstes in der Bundesrepublik Deutschland im zeitlichen Vergleich (Teil II). Notf Rettungsmed 2004; 1: 59–69
[2] **Berzewski** H. Der psychiatrische Notfall. Heidelberg: Springer; 2009
[3] **Bronisch** T, Hegerl U. Suizidalität. In: Möller HJ, Laux G, Kapfhammer P, Hrsg. Psychiatrie, Psychosomatik, Psychotherapie. 4. Aufl. Berlin: Springer; 2011: 1469–1501
[4] **Brunnhuber** S. Psychiatrische Notfälle. In: Brunnhuber S, Frauenknecht S, Lieb K, Hrsg. Intensivkurs Psychiatrie und Psychotherapie. München: Elsevier; 2008: 403–409
[5] **D'Amelio** R, Archonti C et al. Psychologische Konzepte und Möglichkeiten der Krisenintervention in der Notfallmedizin. Notfall Rettungsmed 2006; 9: 194–204
[6] **Hewer** W, Rössler W. Akute psychische Erkrankungen. München, Jena: Urban & Fischer; 2007
[7] **Hiesinger** L, Wittmann M et al. Haloperidol nicht mehr intravenös? Neurotransmitter 2010; 9: 22–23
[8] **Kapfhammer** HP. Der suizidale Patient – Suizidalität in der modernen Gesellschaft. In: Madler C, Jauch KW, Werdan K, Siegrist J, Pajonk FG, Hrsg. Das NAW-Buch – Akutmedizin der ersten 24 Stunden. München: Urban & Fischer; 2005: 757–764
[9] **Laux** G, Berzewski H. Notfallpsychiatrie. In Möller HH, Laux G, Kapfhammer HP. Psychiatrie, Psychosomatik, Psychotherapie. Heidelberg: Springer; 2010
[10] **Messer** T, Schmauß M. Katatonie, Malignes Neuroleptisches Syndrom und Stupor. In: Riederer P, Laux G, Hrsg. Neuropsychopharmaka, ein Therapiebuch. Band 6: Notfalltherapie, Antiepileptika, Psychostimulanzien, Suchttherapeutika und sonstige Psychopharmaka. Berlin: Springer; 2006: 1745–1763
[11] **Nedopil** N. Forensische Psychiatrie. In: Möller HJ, Laux G, Kapfhammer P, Hrsg. Psychiatrie und Psychotherapie. Berlin: Springer; 2011
[12] **Pajonk** FG, Bartels HH et al. Der psychiatrische Notfall im Rettungsdienst – Häufigkeit, Versorgung und Beurteilung durch Notärzte und Rettungsdienstpersonal. Nervenarzt 2001a; 72: 685–692
[13] **Pajonk** FG, Grünberg K et al. Psychiatrische Notfälle im Notarztdienst einer deutschen Großstadt. Fortschr Neurol Psychiatr 2001b; 69: 170–174
[14] **Pajonk** FG, Grünberg K et al. Suicides and suicide attempts in emergency medicine. Crisis 2002; 23: 68–73
[15] **Pajonk** FG, Lubda J et al. Psychiatrische Notfälle aus der Sicht von Notärzten – eine Reevaluation nach 7 Jahren. Anästhesist 2004a; 53: 709–716
[16] **Pajonk** FG, Schmitt P et al. Psychiatrische Notfälle im Notarztdienst – eine prospektive vergleichende Untersuchung an zwei Notarztstandorten. Nervenarzt 2004b; 75 (Suppl. 2): S372
[17] **Pajonk** FG, Moecke H. Psychiatrische Notfälle in der Notfallmedizin – Definition, Häufigkeit, Epidemiologie. In: Madler C, Jauch KW, Werdan K, Siegrist J, Pajonk FG, Hrsg. Das NAW-Buch. Akutmedizin der ersten 24 Stunden. München: Urban & Fischer 2005: 751–756
[18] **Pajonk** FG, Stoewer S et al. Psychopharmakotherapie in der Notfallmedizin. Notfall & Rettungsmedizin 2006; 9: 393–402
[19] **Pajonk** FG, D'Amelio R. Suizidalität und Suizid in der Rettungsmedizin. In: Anasthesiol Intensivmed Notfallmed Schmerzther 2009; 44: 720–727
[20] **Schmitt** TK, Luiz T. Sozialepidemiologie einer neuen Einsatzkategorie – Notfälle mit primär psychischen und sozialen Problemstellungen. Notfall Rettungsmed 2002; 5: 102–109
[21] **Sefrin** P. Der Notarztdienst als interdisziplinäre Aufgabe. Notfallmedizin 2003; 29: 528–529
[22] **Steinert** T. Therapie bei akuter Gewalttätigkeit. Stuttgart: Enke; 1995

Weiterführende Literatur

[23] **Nedopil** N. Forensische Psychiatrie. Stuttgart: Thieme; 2007
[24] **Pajonk** FG, Poloczek S et al. Der psychiatrische Notfall – Abgrenzung zu Psychotraumatologie und Krise. Notfall Rettungsmed 2000; 3: 363–370
[25] **Wolfersdorf** M. Suizidalität. In: Berger M, Hrsg. Psychische Erkrankungen – Klinik und Therapie. München, Urban & Fischer; 2009: 973–988
[26] **Wolfersdorf** M, Schmidtke A. Suizidalität. In: Voderholzer U, Hohagen F, Hrsg. Therapie psychischer Erkrankungen – State of the Art. München: Urban & Fischer; 2006: 261–267

29 Drogennotfälle

M. Kinn, F.-G. Pajonk, R. Holzbach

Die Zahl der Erstkonsumenten harter Drogen steigt in Deutschland, gleichzeitig nimmt die Zahl der Drogentoten ab (Drogenbeauftragte der Bundesregierung 2010 [3]). Die tatsächliche Zahl der Konsumenten illegaler Suchtmittel liegt sehr wahrscheinlich um den Faktor 7 über den aktuellen Schätzungen (Vitale u. van de Mheen 2006 [15]). Mit Suchtmitteln assoziierte Notfälle machen bis zu 80 % aller RTW-Einsätze aus und liegen rund 5–17 % aller Notarzteinsätze zugrunde (Pajonk et al. 2001 [10]).

Ursächlich für Notfallsituationen im Zusammenhang mit Suchtmitteln können sein:
- Intoxikationen,
- Entzüge,
- Folgeschäden des protrahierten Konsums,
- allergische Reaktionen durch Begleit- und Streckmittel sowie
- akzidentiell durch die momentane Bewusstseinseinschränkung entstandene Situationen (inkl. Trauma, Unfälle, psychischer Ausnahmezustand).

▶ **Abhängigkeit von Suchtmitteln.** Die Wirkung von Suchtmitteln ist interindividuell unterschiedlich und von vielen Faktoren abhängig (z. B. Geschlecht, Körpermasse, momentane Stimmung und Gemütslage, Umfeld).

Einer Suchtmitteleinnahme liegt zumeist süchtiges Verhalten zugrunde. Der Konsument versucht durch das Suchtmittel:
- unangenehme Gefühle zu vermeiden (Angst, Depression, Langeweile etc.),
- Probleme zu verdrängen bzw.
- gewünschte Gefühle (Selbstsicherheit, Fröhlichkeit, Euphorie etc.) zu erzielen oder zu verstärken.

Merke
Wird ein Suchtmittel als Schlüssel zur Problemlösung und -bewältigung regelmäßig genutzt, besteht die Gefahr, zukünftig zu immer nichtigeren Anlässen von dem Suchtmittel Gebrauch zu machen. Es tritt in der Folge eine psychische Abhängigkeit, je nach Suchtmittel auch zusätzlich eine physische Abhängigkeit auf. Die Abstinenz vom Suchtmittel führt dann zu Entzugserscheinungen.

Die Kriterien einer Abhängigkeit nach ICD-10 sind im Folgenden gelistet. Die Definition ist bei 3 oder mehr zutreffenden Punkten erfüllt (Dilling et al. 1993 [2]):
- Wunsch/Zwang, die Substanz zu konsumieren,
- verminderte Kontrollfähigkeit bezüglich Beginn, Beendigung und Menge,
- körperliche Entzugssymptome,
- Toleranz/Dosissteigerung,
- erhöhter Zeitaufwand für Beschaffung und Erholung von der Substanz, Vernachlässigung anderer Interessen,
- fortgesetzter Konsum trotz Folgeschäden.

▶ **Entzugssyndrom und Intoxikation.** Entzugssyndrome sind seltener als Intoxikationen Anlass für einen Notarzteinsatz. Insbesondere schwere Alkoholentzüge sollten jedoch nicht unterschätzt werden. Im unbehandelten Delir sterben bis zu 30 % der Betroffenen. Die durch äußere Zwänge (z. B. Nachschubprobleme) oder durch bewusstes Unterlassen entstandene Situation eröffnet nicht selten den Weg zu einer weiterführenden therapeutisch gestützten Abstinenz.

Intoxikationen können bewusste oder akzidentielle Überdosierung zugrunde liegen. In 40 % der Intoxikationen handelt es sich um versehentliche Überdosierungen, 60 % ereignen sich in meist suizidaler Absicht (Pfab et al. 2006 [11]). Das Risiko dafür steigt bei Substituierten mit der Dosis des Substituts (Bohnert et al. 2011 [1]).

▶ **Differenzialdiagnosen.** Alle Notfallsituationen mit Suchtmitteln bergen die Gefahr, wichtige Differenzialdiagnosen zu übersehen. Die angetroffenen Symptome ermöglichen nicht immer einen Rückschluss auf die Art und die Menge eines konsumierten Suchtmittels. Bei Verdacht auf Suchtmittelkonsum müssen immer auch differenzialdiagnostisch die Ursachen für eine Bewusstseinsstörung (s. u.) in Betracht gezogen werden. Selbst bei gesicherter Suchtmitteleinnahme sollte nach weiteren Ursachen für die Symptomatik und nach begleitenden Verletzungen gesucht werden.

Merke
Die Zahl der Suchtmittelkonsumenten wird unterschätzt. Suchtmittel haben interindividuell unterschiedliche Wirkungen. Die Symptomatik einer Intoxikation lässt keine Rückschlüsse auf die Art und Menge eines konsumierten Suchtmittels zu. Intoxikationen bergen das Risiko in sich, dass wichtige Differenzialdiagnosen übersehen werden.

29.1 Alkohol

Nach der Nikotinabhängigkeit ist die Alkoholabhängigkeit die zweithäufigste Suchterkrankung in Deutschland. Pro Jahr versterben rund 40000 Menschen an alkoholassoziierten Erkrankungen. In einer deutschen Großstadt machen alkoholassoziierte Notfälle rund 5 % aller Notarzteinsätze aus (Pajonk et al. 2001 [10]).

> **Merke**
>
> Die besondere Gefährlichkeit von Notfällen im Zusammenhang mit Alkohol liegt im Übersehen von zusätzlichen Verletzungen oder Erkrankungen.

Einige Differenzialdiagnosen der unklaren Bewusstlosigkeit:
- (Schädel-Hirn-)Trauma,
- intrazerebrale Blutung,
- Hypoglykämie,
- Unterkühlung,
- Aspiration,
- Hirntumor,
- Enzephalitis,
- Meningitis,
- kardiale Dekompensation,
- Ateminsuffizienz,
- psychiatrische Erkrankungen.

Überdurchschnittlich häufig ist Alkoholkonsum mit suizidalen Handlungen assoziiert. Alkoholabhängige haben ein bis zu 120fach höheres Suizidrisiko als die Normalbevölkerung (Schneider et al. 2010[13]). Durch die Kombination von Alkohol und anderen Suchtmitteln oder Medikamenten in suizidaler Absicht kann es zu gefährlichen Intoxikationen mit mehrgipfligen Verläufen kommen.

▶ **Alkoholintoxikation.** Die Auswirkungen einer Alkoholintoxikation sind sehr variabel und hängen zu einem großen Teil von der individuellen Trinkgewöhnung ab. Die verschiedenen Stadien der Alkoholintoxikation sind in ▶ Tab. 29.1 zusammengefasst. Die Übergänge zwischen den einzelnen Stadien sind fließend. Durch die durchschnittliche Resorptionszeit von 40 min für enteral zugeführten Alkohol kann es auch nach dem Auffinden des Patienten noch zu einer deutlichen Verschlechterung der Vitalfunktionen kommen. Die in ▶ Tab. 29.1 angegebenen Blutalkoholwerte sind als Richtwerte zu verstehen. Beim nicht alkoholtoleranten Menschen können Promillekonzentrationen deutlich unter 3 Promille schon zu einer beatmungspflichtigen Ateminsuffizienz führen. 50–90 % der Alkoholintoxikationen mit Blutalkoholwerten zwischen 5 und 8 Promille enden letal (Kinn et al. 2008a[6]).

▶ **Pathologischer Rausch.** Eine relevante Sonderform stellt der pathologische Rausch dar. Dieser kann bereits nach Konsum kleiner Alkoholmengen auftreten und ist gekennzeichnet durch intensive Bewusstseinsstörungen, paranoides Erleben und Erregungszustände mit ungezügelter Gewalttätigkeit. Er endet meist mit dem Terminalschlaf. In der Regel besteht eine partielle oder vollständige retrograde Amnesie. Die Betroffenen leiden häufig unter einer zerebralen Vorschädigung oder einem epileptischen Anfallsleiden.

Tab. 29.1 Stadien des Alkoholrauschs.

	Blutalkoholkonzentration	Symptome
Stadium I	0,5–1,5 Promille	• unsicherer Gang • verwaschene Sprache • Reizbarkeit/Distanzlosigkeit
Stadium II	1,5–2,5 Promille	• erhebliche Gangstörung (Schwanken) • Stimmung zwischen euphorisch bis gereizt (aggressiv)
Stadium III	2,5–3,5 Promille	• herabgesetztes Bewusstsein bis Koma • formale Denkstörung und konfuses Handeln (Verwirrtheit) • herabgesetztes Schmerzempfinden • massive Koordinationsstörungen (Sturzgefahr) • zusätzliche Komplikationen durch Hypoglykämie
Stadium IV	über 3,5 Promille	• drohende vitale Komplikationen • komatös • Reflexe erloschen, keine Reaktion auf Schmerzreize • beschleunigte, flache Atmung bis hin zur Cheyne-Stokes-Atmung • schließlich Atemlähmung und finales Herz-Kreislauf-Versagen

29.1.1 Versorgung

Den eventuell agitierten Patienten aus seinem spannungsgeladenen Umfeld herauslösen, dann:
- Basismaßnahmen (körperliche Untersuchung, Puls, RR, Pulsoxymetrie, O_2, Wärme),
- Blutzuckertest,
- ggf. erbrechen lassen (nur bei voll erhaltenem Bewusstsein!),
- ggf. venöser Zugang, Elektrolytlösung, bei Hypoglykämie Glukose nach Bedarf,
- bei drohender Ateminsuffizienz oder komatösem Patienten Intubation und Beatmung,
- falls erforderlich Sedierung, am ehesten mit hoch potenten Antipsychotika (z.B. Haloperidol 5–10 mg (Kinn et al. 2008a[6]).

> **Praxistipp**
>
> Beim pathologischen Rausch ist unbedingt der Eigenschutz zu beachten. Die Versorgung des Patienten sollte erst beginnen, wenn eine ausreichende Anzahl (mindestens 8) von Helfern und Vollzugsbeamten anwesend ist.

29.1.2 Entzug/Entzugsdelir

Die Symptome des Alkoholentzugssyndrom (AES) sind vielschichtig (▶ Tab. 29.2) und in ihrer Schwere abhängig von:
- der Dauer der Abhängigkeitserkrankung,
- der Häufigkeit der absolvierten Entzüge (Schmitt u. Pajonk 2008 [12], Holzbach 2011a [4]),
- der aktuellen Trinkmenge und
- der vorbestehenden Fehlernährung.

Somatische Entzugserscheinungen sollten in jedem Fall entsprechend behandelt werden. Zur Sedierung von sich im Alkoholentzug befindlichen Patienten können in Ausnahmefällen 5–10 mg Diazepam appliziert werden (Promillekonzentration muss sicher unter 1,0 liegen). Psychotische Symptome können durch die Gabe eines hoch potenten Antipsychotikums (Haloperidol 5–10 mg) gemildert werden (Holzbach 2011b [5]).

▶ **Alkoholentzugsdelir.** Eine schwere Komplikation des Alkoholentzuges ist die Entwicklung eines Alkoholentzugsdelirs. Es tritt bei 6–15% der Alkoholabhängigen auf und stellt in seinem Vollbild ein vital bedrohliches Krankheitsbild dar. Delirien werden häufig durch Entzugskrampfanfälle eingeleitet. Symptome des Alkoholentzugsdelirs sind quantitativ und qualitativ von denen des Alkoholentzugs verschieden. Insbesondere Halluzinationen und Wahn sind richtungsweisend. Bei Verdacht auf ein Alkoholentzugsdelir sollte in jedem Fall die Klinikeinweisung erfolgen. Entscheidend sind das rasche Kupieren der vegetativen Symptomatik und die Sicherung der Vitalfunktionen.

29.1.3 Weitere alkoholassoziierte Störungen

Der lang andauernde Alkoholabusus führt in seiner Folge zu weiteren Folgeerkrankungen, die wiederum notfallmedizinische Betreuung erforderlich machen können. Zu ihnen gehören:
- Erregungszustand,
- Suizidalität,
- Alkoholhalluzinose,
- Wernicke-Korsakow-Syndrom.

Im akuten Entzug kann es auch zu Intoxikationen durch vergällte Alkohole, Kosmetika und Lösungsmittel kommen, die in Ermangelung an trinkfähigem Alkohol konsumiert werden.

> **Merke**
>
> Basischeck und Blutzuckertest sind obligat bei jeder Alkoholintoxikation durchzuführen. Psychotische Symptome können Hinweise für ein Alkoholentzugsdelir sein und sollten entsprechend frühzeitig mittels Antipsychotika therapiert werden. Vorsicht ist bei der Sedierung Alkoholintoxikierter geboten.

29.2 Benzodiazepine

Benzodiazepine besitzen ein hohes Abhängigkeitspotenzial und stellen, nach Nikotin und Alkohol, das dritthäufigste missbräuchlich eingenommene Suchtmittel dar. Sie besitzen eine große therapeutische Breite.

▶ **Symptome der Benzodiazepinintoxikation.** Bei Überdosierung kann es zu Atemstillstand, Hypotonie und zur Asystolie kommen. Ihr häufiger Einsatz bei psychiatrisch kranken Patienten lässt sie immer wieder im Zusammenhang mit suizidalen Handlungen in Erscheinung treten.

Die Zeichen einer Benzodiazepinintoxikation sind:
- verwaschen-lallige Sprechweise,
- Schwindel,
- Übelkeit,
- Kopfschmerz,
- Gangunsicherheit,
- Koordination gestört,
- muskuläre Schwäche,
- Doppelbilder,
- Apathie und Schläfrigkeit bis zur Bewusstlosigkeit,
- anterograde Amnesie,

Tab. 29.2 Symptome des Alkoholentzugs.

Formenkreis	Symptom
Magen-Darm-Störungen	z.B. Appetitstörung, Brechreiz, Erbrechen, Magenbeschwerden, Durchfall
Herz-Kreislauf-Störungen	z.B. Tachykardie, Hypertonie, Ödeme
vegetative Störungen	z.B. vermehrtes Schwitzen, Juckreiz, trockener Mund, Schlafstörungen
neurologische Störungen	z.B. Tremor der Hände, Zunge und Augenlider, Sprechstörungen, Ungeschicklichkeit von Bewegungen, Körpermissempfindungen, epileptische Anfälle, Augenzuckungen, Muskel- und Kopfschmerzen
psychische Störungen	z.B. Angst, Depression, leichte Reizbarkeit, Gedächtnisstörungen, Halluzinationen, Bewusstseinsstörungen, körperliche und seelische Unruhe

Bei schweren Intoxikationen: Trias Bewusstseinsstörung, erhaltene Vitalfunktionen, fehlende neurologische Ausfälle.

Häufig sind schwere Verläufe bei Benzodiazepinintoxikationen im Zusammenhang mit Alkohol zu beobachten, aber auch bei Vorliegen von COPD oder Myasthenia gravis können Benzodiazepine vital bedrohliche Zustandsbilder schaffen.

29.2.1 Versorgung

Leere Tablettenschachten, fremd- bzw. eigenanamnestische Angaben können einen Hinweis auf eine Benzodiazepinintoxikation geben. Im Vordergrund stehen:
- die Sicherung der Vitalfunktionen,
- das Schaffen eines venösen Zugangs und
- der zügige Transport in die Klinik.

Zur Differenzialdiagnostik sollten in jedem Fall ein Basischeck und ein Blutzuckertest durchgeführt werden. Bei schweren Verläufen mit deutlicher Ateminsuffizienz sollte eine Intubation erfolgen.

In Ausnahmefällen kann der Benzodiazepinantagonist Flumazenil (Anexate) verabreicht werden (zunächst 0,2 mg i.v., bei ausbleibender Wirksamkeit in Abständen von 1 min weitere 0,1 mg, maximal 1 mg).

> **Merke**
>
> Der Einsatz von Flumazenil (Anexate) bei Benzodiazepinintoxikationen ist nur im äußersten Notfall indiziert, da durch die Gabe des Antidots schwere Entzugssymptomatiken bis hin zu Krampfanfällen ausgelöst werden können.

Die Halbwertszeit von Flumazenil ist kürzer als die der meisten Benzodiazepine, und es kann im Verlauf zu einer erneuten Zunahme der Intoxikationssymptome kommen.

29.2.2 Entzug

Die Komplikationen des Benzodiazepinentzugs sind gekennzeichnet durch das Auftreten von Krampfanfällen und psychotischer Dekompensation. Die Patienten leiden unter Schlafstörungen, Stimmungsschwankungen, Angst, Myoklonien und diffusen Schmerzen. Die Fremd- und Eigenwahrnehmung sind verändert, die Patienten sind psychisch nicht belastbar. Entzugssymptome beginnen, je nach Halbwertszeit der Substanz, einige Tage nach Beendigung der Einnahme.

Benzodiazepinabhängige versuchen nicht selten, Versorgungsengpässe mithilfe des Notarztes zu überbrücken, deshalb sollten in der Regel keine Benzodiazepine im Notarztdienst ausgehändigt werden. Bei Krampfanfällen sollte in jedem Fall nach der Sicherung der Vitalfunktionen der Transport in die Klinik erfolgen. Einer psychotischen Dekompensation kann durch die Gabe von hoch potenten Antipsychotika (z. B. Haloperidol 5–10 mg) begegnet werden.

29.3 Barbiturate

Barbituratintoxikationen sind heute nur noch selten anzutreffen. Die Barbiturate haben bis auf die Ausnahmeindikation in der Epilepsiebehandlung keine Indikation mehr und sind auch in der Drogenszene kaum noch vertreten. Wegen den schweren Verläufen bei Intoxikationen muss in jedem Fall, nach der Sicherung der Vitalfunktionen, die Klinikeinweisung erfolgen.

29.4 Ketamin

Ketamin erfreut sich in der Drogenszene einer wachsenden Beliebtheit. Es wird in Pulverform geschnupft oder als salzwässrige Lösung i.m. oder i.v. injiziert. Die Rauschdosis liegt dabei deutlich unter der narkotischen Dosis. Eine i.v. Injektion oder die Überdosierung bergen das Risiko eines Atemstillstands. Die Einnahme von Ketamin führt zu einem dissoziierten Körpergefühl mit bizarren Wahrnehmungen bis hin zur empfundenen Körperzerstörung und Todesvisionen. Die Konsumenten fallen durch Gang- und Bewegungsstörungen auf. Der eigentliche „Trip" setzt nach etwa 5 min ein und dauert ca. 30 min. Restwirkungen können noch nach 2 h spürbar sein.

Problematisch ist der Mischkonsum mit Benzodiazepinen oder Alkohol, weil er zur Entstehung eines „K-Hole", mit Bewegungsunfähigkeit und Abschottung von allen Sinneswahrnehmungen führen kann. Dieser Zustand gleicht äußerlich einer tiefen Bewusstlosigkeit.

29.4.1 Versorgung

Im Vordergrund der Versorgung stehen die Sicherung der Vitalfunktionen und das beruhigende Eingehen auf den Patienten.

> **Praxistipp**
>
> Bei Patienten mit Ketaminintoxikation ist ein behutsamer Umgang gefragt. Oftmals können sie ihr stark panisches Erleben nicht adäquat äußern. Hilfreich ist die Beobachtung von Pulsfrequenz und Blutdruck, um starke Erregung zu erkennen.

29.5 Cannabis

Cannabis zählt aufgrund seiner geringen Toxizität und seines geringen Abhängigkeitspotenzials zu den sog. weichen Drogen. Konsumiert wird es überwiegend inhalativ (Wirkeintritt rasch, Höhepunkt nach ca. 30 min, Wirkdauer ca. 3 h), aber auch die orale Aufnahme ist möglich (Tee, Gebäck, Wirkeintritt 30–60 min, wellenartiger Verlauf, Wirkdauer ca. 6–8 h).

Gerade in letzterer Konsumform lässt es sich nur schwer dosieren und kann leicht zu Intoxikationen führen.

▶ **Symptome der Intoxikation.** Körperliche Symptome sind Tachykardie, Übelkeit, Erbrechen, Schwindel, gestörtes Temperaturempfinden, gerötete Augen, erweiterte Pupillen, trockener Mund. Psychische Symptome bestehen typischerweise in Erregung, Angst, Aggression und psychotischem Erleben.

Reine Cannabisintoxikationen sind nicht lebensbedrohlich, die Symptome klingen entsprechend der Halbwertszeit nach wenigen Stunden ab. Der protrahierte Konsum kann aber zu bleibenden Psychosen führen.

29.5.1 Versorgung

Beruhigendes Eingehen auf den Betroffenen, bei Tachykardie oder Hypertonie symptomatische Behandlung, bei Erregung Gabe von Diazepam 5–10 mg oral oder langsam i.v., bei psychotischer Dekompensation Gabe von Antipsychotika.

29.5.2 Entzug

Entzugserscheinungen sind Reizbarkeit, Ruhelosigkeit, Schlafstörungen, vermehrter REM-Schlaf, Appetitlosigkeit, Frösteln und Zittern. Der Cannabisentzug ist nicht bedrohlich und am ehesten psychisch bedingt.

> **Merke**
>
> Psychotische Symptome bei Cannabisintoxikierten sollten fachärztlich abgeklärt werden. Sowohl die drogeninduzierte Psychose als auch die Psychose aus dem schizophrenen Formenkreis bedürfen der Behandlung durch einen Psychiater. Auch präklinisch sollte bei auffälligen Konsummustern zum Aufsuchen einer Beratungsstelle aufgefordert werden.

29.6 Ecstasy, Amphetamine und synthetische Rauschmittel

Synthetische Rauschmittel sind überwiegend in der Technoszene anzutreffen (▶ Abb. 29.1). Konsumiert werden meist Pillen oder Pulver, deren genaue Zusammensetzung in der Regel weder dem Konsumenten noch dem Dealer bekannt sind.

Typische Inhaltsstoffe sind z. B.:
- Amphetamin (Synonyme: Speed, Amph, Pep),
- Dextroamphetamin und Methamphetamin,
- Amphetaminderivate wie:
  - MDMA (3,4-Methylen-Dioxy-N-Methylamphetamin, Ecstasy),
  - MDA (Methylendioxyamphetamin),
  - MDE (Methylendioxyethylamphetamin).

▶ **Symptome der Intoxikation.** Je nach Zusammensetzung stehen entweder die körperlich aufputschende Wirkung oder die psychische Symptomatik im Vordergrund. Eine Überdosierung oder das „Nachwerfen" bei vermeintlicher Unterdosierung führen zu Intoxikationssymptomen wie Tachykardie, Hypertonie, Tachypnoe, Beklemmungsgefühl, Muskelkrämpfen, Mydriasis, verstärkte Libido, Nystagmus, Übelkeit, Schwitzen, erhöhte Diurese, erhöhte Körpertemperatur, verringertes Schlaf-

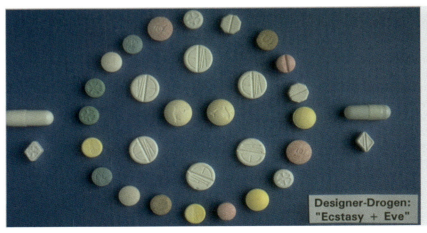

Abb. 29.1 Szenetypische Erscheinungsformen synthetischer Drogen.

und Trinkbedürfnis. Ebenfalls kann es zu allergischen Reaktionen durch Binde- und Streckmittel kommen.

Die häufigsten Symptome einer Ecstasyintoxikation sind Kollaps, Schwindel, Palpitationen und Angstzustände (Liechti et al. 2005 [9], Kinn et al. 2009 [8]). Sie können bereits bei einmaligem Konsum auftreten. Tachykarde Herzrhythmusstörungen, Tachypnoe, Gerinnungsstörungen, Exsikkose und Hyperthermie können vital bedrohlich sein. Lebensbedrohliche Folgen einer Intoxikation mit Amphetaminen sind Koma, Krampfanfall bis hin zum Status epilepticus, Rhabdomyolyse, Apoplex durch Ischämie oder Hirnblutung, Angina pectoris und Herzinfarkt.

Körperliche Entzugserscheinungen bei synthetischen Rauschmitteln sind selten. Bei häufiger Einnahme kann es zu depressiven Syndromen und lang anhaltenden Konzentrationsstörungen kommen.

29.6.1 Versorgung

In den meisten Fällen bleibt nur die symptomatische Behandlung durch:
- Kühlung,
- Flüssigkeitssubstitution (*cave:* Wegen der in der Regel zusätzlich bestehenden Hyperkaliämie und Hyponatriämie keine kaliumhaltigen Infusionen sondern 0,9% NaCl geben!),
- Behandlung eventueller Herzrhythmusstörungen und
- Beruhigung des Patienten (ggf. Gabe von Diazepam 10–30 mg).

> **Merke**
> Synthetische Rauschmittel bergen durch ihre meist unbekannte Zusammensetzung viele Gefahren. Die lückenlose Überwachung des Patienten ist deshalb von besonderer Wichtigkeit.

29.7 Liquid XTC/GHB (Gammahydroxybuttersäure)

GHB wird meist als klare, geruchlose, leicht salzig schmeckende Flüssigkeit in 5–10-ml-Portionen auf den Markt gebracht, kann aber auch in Tabletten- oder Kapselform konsumiert werden. Der Rausch dauert etwa 1 h, wird als dem Alkoholrausch ähnlich beschrieben und führt im besten Fall zu einer angenehmen Müdigkeit. Es kann auch zu einer sexuellen Enthemmung kommen. Bei hoher Dosierung können bis zu 12 h andauernde Panikattacken entstehen (Kinn et al. 2009 [8]).

▶ **Symptome der Intoxikation.** Körperliche Symptome sind Hypotonie, Bradykardie, Kopfschmerzen, Übelkeit und Erbrechen. Der Mischkonsum mit Alkohol oder die massive Überdosierung kann zu bedrohlichen Zustandsbildern mit Bewusstlosigkeit und finalem Herz-Kreislauf-Versagen führen. Die somatischen Symptome können bis zu 30 h nach Einnahme persistieren. Der Konsum von GHB kann psychische und physische Entzugserscheinungen (Tachykardie, Schwitzen, Unruhe) verursachen.

29.7.1 Versorgung

Im Vordergrund der Therapie stehen die Beruhigung des Patienten und die Sicherung der Vitalfunktionen.

29.8 Heroin und andere Opiate

Heroin ist ein Morphinderivat und kommt in unterschiedlichen Herstellungsstufen (Heroin I–IV) als braunes oder weißes Pulver oder Granulat mit unterschiedlichen Strecksubstanzen in den Verkehr. Üblich ist ein Verschnitt mit 5–30% Heroinanteil. Es kann je nach Herstellungsstufe geraucht, oral, intranasal oder intravenös appliziert werden. Der Heroinrausch dauert etwa 5 h und ist gekennzeichnet durch Beruhigung, tiefe Zufriedenheit und schläfrige Versunkenheit; mitunter können aber auch Euphorie und vermehrte Unternehmungslust auftreten. Dies kann v. a. durch das Zusetzen von Stimulanzien (Koffein, Kokain, Ephedrin) zum Heroinverschnitt erreicht werden. Somatische Wirkungen und Nebenwirkungen sind Übelkeit, Hypotonie und Bradykardie, Mundtrockenheit, verminderter Appetit, reduziertes sexuelles Verlangen, Obstipation und Miosis sowie eine starke schmerzstillende Wirkung.

Levomethadon (L-Polamidon) und *d,l-Methadon* (Methadon) werden zur Substitutionsbehandlung eingesetzt. Sie verursachen kein Rauscherleben und haben eine wesentlich längere Halbwertszeit. Opiathaltige Schmerz- und Hustenmittel werden ebenfalls häufig missbräuchlich zur Substitution oder in suizidaler Absicht, bei Kindern oder alten Menschen auch akzidentell eingenommen. Häufige Ursachen für Heroinintoxikationen sind die Überdosierung in suizidaler Absicht („Goldener Schuss"), der intravenöse Konsum von Heroinverschnitt mit hohem Reinheitsgrad, der Konsum nach längerer Abstinenzphase bei wieder erhöhter Opiatempfindlichkeit und das Aufreißen verschluckter, heroingefüllter Beutel bei Kurieren (▶ Abb. 29.2; Bodypacker-Syndrom).

▶ **Symptome der Intoxikation.** Symptome sind eine rasch einsetzende Bewusstlosigkeit, Bradypnoe bzw. Cheyne-Stokes-Atmung, Bradykardie bis zum Herz-Kreislauf-Stillstand bei maximaler Miosis (Kinn et al. 2008b [7]), die bei Mischintoxikationen oder präfinal nicht obligat ist. Beim Erlöschen der Schutzreflexe kann es zur Aspiration kommen. Toxisches Lungenödem, Hirnödem, Rhabdomyolyse

Drogennotfälle

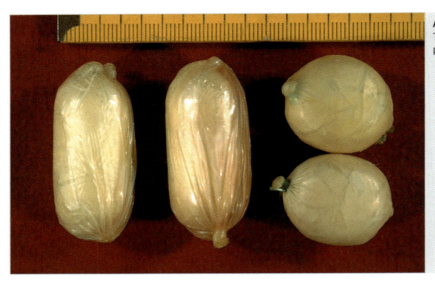

Abb. 29.2 Zum intrakorporalen Transport verpacktes Heroin (Bodypacks).

mit Nierenversagen und epileptische Krampfanfälle bzw. Status epilepticus und schwerste allergische Reaktionen durch Streck- und Bindemittel können ebenfalls auftreten.

29.8.1 Versorgung

Symptomatische Versorgung, frühzeitige Intubation mit Beatmung als Aspirationsschutz und wegen der Gefahr eines toxischen Lungenödems. Bei Lungenödem Gabe von Furosemid (z. B. Lasix) 40 mg i.v. und eines Glukokortikosteroids wie Methylprednisolon (z. B. Urbason) 250 mg i.v. oder Prednisolon (z. B. Solu-Decortin H) 250 mg i.v.

Cave

Als Antidot sollte nur in schwersten Fällen Naloxon (z. B. Narcanti 0,4 mg in 0,9 % NaCl 1:10 verdünnt, fraktioniert, bis max. 2 mg) verabreicht werden. Naloxon kann ein akutes Entzugssyndrom – begleitet von Erbrechen und Krampfanfällen – und Erregungszustände mit Aggressivität auslösen. Die Halbwertzeit von Naloxon ist geringer als die von z. B. Heroin, sodass es in der Folge zu einer erneuten Zunahme der Intoxikationssymptome kommen kann. Durch Naloxon kann es ferner zur Asystolie und zum Lungenödem kommen. Buprenorphin (Temgesic) ist durch Naloxon nicht antagonisierbar.

29.8.2 Entzug

Opiate erzeugen eine starke physische Abhängigkeit. Der Entzug ist gekennzeichnet durch Kaltschweißigkeit, Tachykardie, gastrointestinale Krämpfe mit Erbrechen und Durchfall. Die dauerhafte Abstinenz ohne weiterführende Therapie nach einem Entzug ist selten. Deshalb sollten Patienten bereits präklinisch zur Inanspruchnahme weiterführender Hilfe motiviert werden. Zur Substitutionsbehandlung von Opiatabhängigen ist auch Buprenorphin zugelassen, das in höherer Dosierung verstärkt antagonistisch wirkt und somit die Gefahr von Atemdepressionen verringert (Sporer 2004[14]). In Kombination mit anderen Opiaten kann es aber ein Entzugssyndrom auslösen.

Praxistipp

Heroinintoxikationen sollten zurückhaltend therapiert werden. Der Einsatz von Antidota sollte nur dem absoluten Notfall vorbehalten bleiben. Plötzlich einsetzende Entzugssymptomatik und Noncompliance des Patienten können die weitere Behandlung erheblich erschweren. Zu beachten sind außerdem die unterschiedlichen Halbwertzeiten von Antidot und Suchtmittel, die zum erneuten Auftreten der Intoxikationssymptome führen können. Patienten mit Ateminsuffizienz bei Heroinintoxikation sollten kontinuierlich überwacht werden. Die Lungenauskultation sollte mehrmals durchgeführt werden, um ein entstehendes Lungenödem frühzeitig therapieren zu können.

29.9 Kokain

Kokain wird intravenös, nasal, vaginal oder inhalativ konsumiert. Der Rauschzustand dauert etwa 20–60 min und ist geprägt von einer selbst wahrgenommenen Steigerung der eigenen Leistungsfähigkeit. Es kommt zur sozialen und sexuellen Enthemmung mit gesteigertem Redefluss, sinkender Kritikfähigkeit und vereinzelt zu Aggressivität und Halluzinationen. Körperlich treten regelhaft Tachykardie und Tachypnoe auf. Nach Abklingen der Wirkung herrschen Ängstlichkeit und depressive Verstimmung vor. Crack bezeichnet die basische Zubereitungsform des

Kokains. Es ist besser rauchbar und erzeugt ein intensiveres Rauscherleben mit meist deutlich erhöhtem Aggressionspotenzial.

▶ **Symptome der Intoxikation.** Die klinischen Kennzeichen einer Kokainintoxikation sind sehr variabel. An somatischen Beschwerden treten Mydriasis, Hypertonie bis zur hypertensiven Krise mit Hirnmassenblutung, Tachykardie, pektanginöse Beschwerden bis zum Herzinfarkt, Rhythmusstörungen und Krampfanfälle bis zum Status epilepticus auf.

>
> **Merke**
> Therapeutisch schwer zu beherrschen ist die maligne Hyperthermie. Der Atemstillstand über eine Tachypnoe bedarf einer Intubation und kontrollierten Beatmung.

Psychische Symptome sind ängstlich-wahnhaftes Erleben, Dermatozoenwahn und andere Halluzinationen.

Kokain verursacht eine schwerste psychische Abhängigkeit. Ein regelmäßiger Konsum führt zu Gewichtsverlust, Libidoverlust, Antriebsminderung, Depressionen, Antriebsschwäche mit Vernachlässigung anderer Interessen oder Alltagsaufgaben (z.B. Körperpflege), Verätzungen der Nasenscheidewand und Leberschäden. Der Entzug ist physisch unproblematisch, jedoch kann die psychische Abhängigkeit zu Ängsten und Depressionen bis hin zur Suizidalität führen. Der Crackentzug kann darüber hinaus auch somatische Beschwerden wie Myalgien, Tachykardien und Hypertonus hervorrufen.

29.9.1 Versorgung

Sicherung der Vitalfunktionen, frühzeitige Intubation und maschinelle Beatmung wegen der Gefahr eines toxischen Lungenödems und ARDS. Bei Verdacht auf Lungenödem PEEP-Beatmung, Furosemid (z.B. Lasix) 40 mg i.v. und Gabe eines Glukokortikosteroids wie Methylprednisolon (z.B. Urbason) 250 mg i.v. oder Prednisolon (z.B. Solu-Decortin H) 250 mg i.v.

>
> **Merke**
> Schwere Kokainüberdosierungen können auch bei sehr jungen Menschen Infarkte und Insulte auslösen.

29.10 LSD (d-Lysergsäure-Diäthylamid)/Halluzinogene

Der Konsum von LSD oder anderen Halluzinogenen (z.B. Pilze) führt zu szenisch-optischen Halluzinationen und Wahnvorstellungen. Die Substanzen sind sehr potent, eine versehentliche Überdosierung ist häufig. Die Halbwertszeit von LSD liegt zwischen 6–12 h. Im Rahmen eines halluzinogeninduzierten Rauschs kann es zu Horrortrips kommen.

▶ **Symptome der Intoxikation.** Somatische Symptome einer Intoxikation sind Schwindel, Sehstörungen, Mydriasis, Hypertonie, Tachykardie, Kältegefühl. Die psychische Symptomatik ist affektgetönt.

Halluzinogene verursachen keine Entzugssymptomatik, jedoch können auch noch nach Jahren Flashbacks mit intensivem paranoid-halluzinatorischem Erleben auftreten.

29.10.1 Versorgung

Beruhigung des Patienten durch Talk-down (ggf. Diazepam 10–30 mg i.v., bei psychotischem Erleben Haloperidol 5–10 mg i.m. oder p.o.), Sicherung der Vitalfunktionen. Im Falle starker psychotischer Symptome muss eine fachpsychiatrische Untersuchung erfolgen, es gilt Psychosen aus dem schizophrenen Formenkreis differenzialdiagnostisch auszuschließen (Kinn et al. 2009 [8]).

29.11 PCP (Phenylcyclidinpiperidin)

PCP ist bekannt als „Angel Dust". Es kommt als weißes Pulver, Flüssigkeit oder Gas auf den Markt und wird geraucht, geschnupft, oral eingenommen oder inhaliert. Der Rausch wird als euphorisierend oder unruhig und nervös beschrieben und hält bis zu 48 h an. Es kommt zu einem dissoziierten Körpergefühl, und es können panische Ängste auftreten. Bei hohen Dosen dominieren Aggression und die Fehleinschätzung realer Gegebenheiten, was in eigen- oder fremdgefährdende Situationen münden kann.

▶ **Symptome der Intoxikation.** Somatische Symptome sind Tachykardie, Hypertonie, starrer Blick mit weit aufgerissenen Augen, Tränen- und Speichelfluss und Muskelversteifungen. Eine Intoxikation mit PCP kann zu Krampfanfällen, Hypotonie und Bewusstlosigkeit bis zum tagelangen Koma und schließlich Tod durch Herzkreislaufversagen führen. PCP verursacht keine körperlichen Entzugssymptome. Die psychische Abhängigkeit ist möglich, aber selten.

29.11.1 Versorgung

Die Behandlung erfolgt symptomatisch. Der Patient sollte von Umwelteinflüssen abgeschirmt werden. Besonders bei PCP-Intoxikationen kann ein Talk-down zur Steigerung von Aggression, Unruhe und Angst führen.

29.12 Schnüffelstoffe

Schnüffelstoffe bezeichnen zahlreiche organische Lösungsmittel, die inhaliert einen wenige Minuten anhaltenden Rauschzustand hervorrufen können.

▶ **Symptome der Intoxikation.** Durch Wiederholung können die Rauschzustände verlängert werden, gleichzeitig steigt aber das Risiko einer Hypoxie mit nachfolgender Bewusstlosigkeit. Weitere Komplikationen sind Übelkeit und Erbrechen mit nachfolgender Aspiration, Asthmaanfälle, Lungenödem und direkte Lähmung des Atemzentrums. Schnüffelstoffe werden häufig von Kindern und Jugendlichen sozial schwacher Schichten konsumiert. Da der Konsum meist heimlich erfolgt, sind fulminante Verläufe auch mit Todesfällen nicht selten – Spätfolgen sind Leber- und Nierenversagen.

29.12.1 Versorgung

Die Behandlung erfolgt symptomatisch.

29.13 Lachgas (N$_2$O)

Lachgas wird mit steigender Beliebtheit konsumiert. Es wird aus Ballons inhaliert und führt zu einem 30 s bis 3 min anhaltenden Rauschzustand mit verändertem optischem und akustischem Empfinden, einem Kribbelgefühl am ganzen Körper und Schwindel. Es unterdrückt Schmerzempfindungen und wirkt euphorisierend. Bei prolongierter Monoinhalation kommt es zur Bewusstlosigkeit. Durch häufigen Konsum tritt eine Toleranzentwicklung ein. Der Langzeitkonsum kann zu Nervenschädigungen führen. Notfälle mit Lachgas sind meistens durch Schwindel oder kurze Bewusstlosigkeit sturzbedingt eingetreten (Kinn et al. 2009 [8]).

> **Merke**
>
> Intoxikationen mit Schnüffelstoffen bedürfen besonderer Kontrolle. Eine Bewusstlosigkeit und die emetogene Wirkung mancher Substanzen begünstigen das Auftreten einer Aspiration. Die Intubation sollte deshalb auch als Aspirationsschutz in Erwägung gezogen werden. Der Einsatz von Katecholaminen sollte mit Bedacht geschehen. Einige Substanzen können die Wirkung von Katecholaminen erheblich steigern.

29.14 Mischkonsum

Bei jeder unklaren oder vermeintlich klaren Intoxikation ist auch an eine Mischintoxikation zu denken. Gerade langjährige Konsumenten greifen mitunter zu festen Abfolgeschemata von Rauschmitteln. Beliebt ist ein Abfolgekonsum von Stimulanzien (z. B. Ecstasy, Kokain), denen später sedierende (z. B. Alkohol, Benzodiazepine) Rauschmittel folgen. Unterschiedliche pharmakologische und pharmakokinetische Eigenschaften führen zu schwer einschätzbaren Notfallsituationen. Besonders bei Suizidversuchen sind Mischintoxikationen häufig und gefährlich.

29.14.1 Versorgung

In der Versorgung von Mischintoxikationen steht die Sicherung der Vitalfunktionen im Vordergrund. Ateminsuffiziente Patienten sollten frühzeitig intubiert werden. Die weitere Behandlung erfolgt symptomatisch. Die Gabe eines Antidots kann zwar differenzialdiagnostisch hilfreich sein, sollte aber nur dem absoluten Notfall vorbehalten bleiben, da dadurch weitere Probleme entstehen können. Sinnvoll ist das Asservieren von Körperflüssigkeiten zur späteren toxikologischen Bestimmung und zur gezielten Weiterbehandlung in der Klinik.

> **Merke**
>
> Die Möglichkeit einer Mischintoxikation sollte stets bedacht werden.

Kernaussagen

Alkohol
Die Alkoholabhängigkeit ist weit verbreitet in Deutschland. Die Omnipräsenz von Alkohol in unserer Gesellschaft kann dazu verleiten, mit Alkohol assoziierte Notfallsituationen zu bagatellisieren. Wichtig ist, an Mischintoxikationen zu denken, Differenzialdiagnosen zu erwägen und die Gefährlichkeit eines Alkoholentzugssyndroms nicht zu unterschätzen. Beim pathologischen Rausch mit Erregungssturm ist unbedingt der Eigenschutz zu beachten.

Benzodiazepine
Intoxikationen mit Benzodiazepinen geschehen oft in suizidaler Absicht. Die Trias aus Bewusstseinsstörung, erhaltenen Vitalfunktionen und fehlenden neurologische Ausfällen kann richtungsweisend sein. Die Applikation eines Antidots bleibt schwersten Verläufen vorbehalten. Im Vordergrund steht die Sicherung der Vitalfunktionen. Der Benzodiazepinentzug beginnt schleichend und kann in einem Krampfanfall enden.

Barbiturate
Barbiturate sind in der Drogenszene eher wenig gebräuchlich, Intoxikationen daher selten. Wegen schwerer Verläufe steht die Sicherung der Vitalfunktionen im Vordergrund.

Ketamin
Ketamin ist zwar noch ein seltenes, aber zunehmend gebräuchliches Rauschmittel, das zu bizarrem Körpergefühl und Wahrnehmungen führt. In Kombination mit Benzodiazepin oder Alkohol kann ein Zustand eintreten, der äußerlich tiefer Bewusstlosigkeit gleicht (sog. „K-Hole").

Cannabis
Die Cannabisintoxikation birgt kaum Gefahren. Eine Überwachung der Vitalfunktionen ist aber in jedem Fall indiziert.

Ecstasy, Amphetamine und synthetische Rauschmittel
Amphetaminkonsum führt zu einer Vielzahl adrenalinvermittelter körperlicher und psychischer Symptome. Lebensbedrohlich werden die Störungen v. a. durch Dehydratation bei gleichzeitig erhöhter Körpertemperatur. Bei meist nicht bekannter Zusammensetzung von synthetischen Rauschmitteln steht die symptomatische Therapie im Vordergrund. Durch Streck- und Bindemittel sind anaphylaktische Reaktionen möglich.

Liquid XTC/GHB (Gammahydroxybuttersäure)
Der Rausch ist ähnlich dem des Alkohols. In hoher Dosierung sind Panikattacken häufig. In Kombination mit Alkohol können Bewusstlosigkeit und finales Kreislaufversagen auftreten.

Heroin und andere Opiate
Die Wirkung einer Überdosis Heroin oder Opiat kann schnell in einer Bewusstlosigkeit mit beatmungspflichtiger Ateminsuffizienz enden. Hinzuweisen ist auf die Gefahr eines toxischen Lungenödems. Der Einsatz eines Antidots bleibt schwersten Verläufen vorbehalten. Es drohen Erregungsstürme, Krampfanfälle, Asystolie und Lungenödem. Der Heroin- oder Opiatentzug ist sehr eindrucksvoll in seiner Symptomatik, aber nicht wirklich vital bedrohlich.

Kokain
Intoxikationen mit Kokain können durch starke körperliche Symptome bedrohliche Ausmaße erreichen. Katecholamine sollten, wenn nötig, mit Bedacht eingesetzt werden. Die hohe psychische Abhängigkeit, die von Kokain verursacht wird, kann starke Depressionen bis hin zur Suizidalität auslösen.

LSD (d-Lysergsäure-Diäthylamid) / Halluzinogene
Halluzinogene führen psychisch v. a. zu szenisch-optischen Halluzinationen, nicht selten verstörenden oder bedrohlichen Inhalts (Horrortrip). Noch nach Jahren können unvermittelt Flashbacks auftreten.

PCP (Phenylcyclidinpiperidin)
PCP kann Symptome einer Schizophrenie hervorrufen. Typisch sind Halluzinationen, v. a. körperliche Wahnwahrnehmungen, Angst, Erregung, Aggression und Realitätsverlust in Kombination mit diversen somatischen Symptomen.

Schnüffelstoffe
Organische Lösungsmittel können unterschiedliche Rauschzustände hervorrufen. Todesfälle, v. a. bei Jugendlichen, sind meist durch Aspiration, toxisches Lungenödem oder Lähmung des Atemzentrums bedingt.

Lachgas (N_2O)
Lachgas wird zunehmend populärer. Intoxikationen können zu Bewusstlosigkeit, Langzeitkonsum kann zu Nervenschädigungen führen.

Mischkonsum
Die Behandlung von Intoxikationen mit Suchtmitteln kann meist nur symptomatisch erfolgen.

Besondere Wachsamkeit sollte bei Intoxikationen mit synthetischen Rauschmitteln an den Tag gelegt werden. Plötzliche Änderungen der Vitalparameter dürfen nicht übersehen werden.

Die Therapie muss entsprechend angepasst werden. Ein kontinuierliches Monitoring ist deshalb wichtig. Gleiches gilt auch für Mischintoxikationen.

Literatur

Referenzen

[1] **Bohnert** AS, Valenstein M, Bair MJ et al. Association between opioid prescribing patterns and opioid overdose-related deaths. JAMA 2011; 305: 1315–1321
[2] **Dilling** H, Mombour W et al. Internationale Klassifikation psychischer Störungen: ICD-10 Kap. V (F). Bern: Huber; 1993
[3] **Drogenbeauftragte der Bundesregierung**. Drogen- und Suchtbericht. Berlin: Bundesministerium für Gesundheit; 2010
[4] **Holzbach** R. Umgang mit alkoholisierten Patienten – Alkoholabhängigkeit. Lege artis 2011; 1: 100–106
[5] **Holzbach** R. Umgang mit alkoholisierten Patienten – Tipps zum erfolgreichen Entzug. Lege artis 2011; 1: 108–111
[6] **Kinn** M, Holzbach R, Pajonk FG. Psychosozialer Notfall – Substanzinduzierte Störungen durch Alkohol. Anästhesiol Intensivmed Notfallmed Schmerzther 2008; 43: 664–673
[7] **Kinn** M, Holzbach R, Pajonk FG. Psychosozialer Notfall – Substanzinduzierte Störungen durch illegale Drogen – Teil 1. Anästhesiol Intensivmed Notfallmed Schmerzther 2008; 43: 746–753
[8] **Kinn** M, Holzbach R, Pajonk FG. Substanzinduzierte Störungen durch illegale Drogen – Teil 2. Anästhesiol Intensivmed Notfallmed Schmerzther 2009; 44: 14–20
[9] **Liechti** ME, Kunz I et al. Acute medical problems due to Ecstasy use. Case-series of emergency department visits. Swiss Med Wkly 2005; 135: 652–657
[10] **Pajonk** FG, Grünberg KAS et al. Psychiatrische Notfälle im Notarztdienst einer deutschen Großstadt. Fortschr Neurol Psychiat 2001; 69: 170–174
[11] **Pfab** R, Eyer F et al. Cause and motivation in cases of non-fatal drug overdoses in opiate addicts. Clin Toxicol 2006; 44: 255–259
[12] **Schmitt** TK, Pajonk FG. Postoperatives Delir beim Intensivpatienten. Anaesthesist 2008; 57: 403–431
[13] **Schneider** B, Baumert J, Schneider A et al. The effect of risky alcohol use and smoking on suicide risk: findings from the German MONICA/KORA-Augsburg Cohort Study. Soc Psychiatry Psychiatr Epidemiol 2011; 46, 1127–1132
[14] **Sporer** KA. Buprenorphine: a primer for emergency physicians. Ann Emerg Med 2004; 43: 580–584
[15] **Vitale** S, van de Mheen D. Illicit drug use and injuries: A review of emergency room studies. Drug Alcohol Depend 2006; 82: 1–9

30 Psychosoziale Notfälle

T. Luiz, C. Madler

30.1 Hintergrund

Den gängigen Definitionen und dem Text der Rettungsdienstgesetze zufolge sind Personen, die sich in unmittelbarer Lebensgefahr befinden oder bei denen diese zu erwarten ist („Notfallpatienten"), die eigentliche Zielgruppe der Notfallmedizin (Landesgesetz über den Rettungsdienst Rheinland-Pfalz 2012[7]). Der klassische Aufgabenkatalog umfasst somit:
- Sicherung der Vitalfunktionen,
- Vermeidung von Folgeschäden,
- Beförderung kritisch Kranker in eine zur weiteren Versorgung geeignete Einrichtung.

Dieser Kontext bestimmt bis heute weitgehend Ausbildung, Kompetenz, Vorgehensweise und Selbstverständnis der Notärzte (Madler u. Luiz 2002[9]).

Besonders in Ballungsräumen und an Wochenenden wird der Notarzt jedoch zunehmend mit nicht lebensbedrohenden Krisensituationen der unterschiedlichsten Art konfrontiert, eine Einsatzkategorie, die sich weder im klassischen Tätigkeitsfeld des niedergelassenen Arztes noch im o. g. gesetzlichen Auftrag der Notfallmedizin wiederfindet. Aus methodologischen Gründen lassen sich diese Einsätze am besten unter dem Begriff der psychosozial bedingten Notfälle zusammenfassen.

30.2 Definition

Definition

Unter einem psychosozialen Notfall versteht man eine durch eine soziale Mangelsituation getriggerte Exazerbation einer psychischen Erkrankung oder Störung, die im Gegensatz zur Krise eine unmittelbare gesundheitliche Gefahr in sich birgt. Gemeinsames Charakteristikum ist das Versagen sozialer Ressourcen in Familie, Wohn- und Arbeitsumfeld oder Gesellschaft.

Das Erscheinungsbild lässt im konkreten Einzelfall eine exakte Zuordnung zu einem somatischen bzw. psychiatrischen Krankheitsbild oder einer primär sozial bedingten Störung häufig nicht zu – entsprechend schwierig gestaltet sich die Klärung der Zuständigkeiten akutmedizinischer und sozialer Einrichtungen. Als wichtigste psychosoziale Notfälle sind zu nennen (Madler u. Luiz 2002[9], Schmitt et al. 2002[15]):
- Folgen von Substanzmissbrauch,
- Angst- und Panikstörungen,
- akute Belastungsreaktionen,
- Suizidgedanken bei fehlender psychiatrischer Grunderkrankung,
- familiäre Konfliktsituationen und Gewalt,
- antisoziales Verhalten und Delinquenz,
- pathologische Trauerreaktion,
- Folgen von Trennung und Isolation,
- Verelendung.

30.3 Epidemiologie

Die Inzidenz dieser Einsatzkategorie ist schwer zu bestimmen. Die Gründe hierfür sind vielfältig: Die getätigten Notrufe spiegeln zunächst die subjektiv erlebte Bedrohlichkeit bzw. Hilflosigkeit bei den Betroffenen oder Angehörigen wider. Die medizinische Indikation wiederum orientiert sich an der Art und dem Schweregrad der Bedrohung vitaler Funktionen (Siegrist 2009[17]).

Einsätze mit primär psychosozialer Problemstellung werden von den Einsatzkräften vielfach als „Fehleinsätze" klassifiziert und daher oftmals nicht oder nur unzureichend dokumentiert. Außerdem sind Notärzte in der Wahrnehmung sozialer Umstände bzw. der Objektivierung von Sozialparametern nicht ausreichend geschult und die gängigen Dokumentationssysteme sind auf die Klassifizierung von Vitalparametern ausgerichtet. Schließlich ist eine genaue Zuordnung zu bestimmten somatischen oder psychischen Störungen vielfach nicht möglich. Nach eigenen Erfahrungen sowie neueren Daten aus Würzburg ist jedoch davon auszugehen, dass bis zu 14% der Notarzteinsätze aus einer sozialen oder psychiatrischen Einsatzindikation resultieren (Sefrin u. Ripberger 2008[16], Luiz et al. 2000[8]).

30.4 Ursachen

Armut und Einsamkeit prägen heute den Alltag breiter Bevölkerungsschichten. Trotz formal gleicher Zugangsmöglichkeiten ist vielen Menschen de facto der Zugriff auf die herkömmlichen medizinischen Versorgungsangebote deutlich erschwert. Somit stellt der Notarzt für diese Patienten häufig den „Primärarzt" dar. Diese These wird durch Untersuchungen gestützt, wonach in Stadtteilen mit niedrigem Sozialstatus eine deutlich höhere Inzidenz von Rettungsdiensteinsätzen beobachtet wird als in Stadtteilen mit günstiger Sozialstruktur (Luiz et al. 2000[8], Sefrin und Ripberger 2008[16]). Ein weiteres Kennzeichen ist der sehr hohe Anteil an Arbeitslosen unter notärztlich versorgten Patienten (Prückner et al. 2008[13]).

> **Merke**
>
> Arm, alt, allein – Kennzeichen unserer Gesellschaft (Statistisches Bundesamt 2010 [18], Bundesarbeitsgemeinschaft Wohnungslosenhilfe [2]):
> - 3,4 Mio. Menschen sind offiziell arbeitslos, 4,9 Mio. ausschließlich geringfügig beschäftigt.
> - 15,3 % der Bevölkerung (12,5 Mio. Mitbürger) gelten als armutsgefährdet.
> - Anteil an Armutsgefährdeten bei Alleinlebenden 29,2 %, bei Alleinerziehenden 36,4 %.
> - 16,7 Mio. Menschen sind mindestens 65 Jahre alt.
> - 16 Mio. Menschen leben allein, darunter 6 Mio. über 60-Jährige.
> - 1,5 Mio. Pflegebedürftige werden zu Hause gepflegt, davon leben ca. 40 % allein.
> - 240000 Menschen sind ohne festen Wohnsitz, davon leben 20000 auf der Straße.
> - Jedes Jahr werden 10 % der Ehen geschieden

Ursachen für den Anstieg psychosozialer Notfälle:
- Verarmung breiter Bevölkerungsschichten,
- Verminderung sozialer Ressourcen (Zunahme an Singlehaushalten usw.),
- Verlust traditioneller Hausarztbindung,
- wachsende Präsenz des Rettungsdienstes im öffentlichen Bewusstsein.

30.5 Gründe für die Alarmierung des Rettungsdienstes

Psychosoziale Notfälle können – entgegen anders lautender Einschätzungen – durchaus bedrohlicher und zeitkritischer Natur sein: Eine Patientin, die in den Abendstunden von ihrem gewaltbereiten Partner bedroht wird, kann nicht auf das Eintreffen eines niedergelassenen Arztes warten oder erst am nächsten Morgen eine erst dann wieder dienstbereite Frauenhilfe aufsuchen. Hier nehmen Rettungsdienst und Notaufnahmen im Gesundheitssystem eine Sonderrolle ein: Sie gehören zu den wenigen Institutionen, die – überdies kostenlos – Hilfe für alle Menschen und zu jeder Zeit bieten. Auch der „quasi exekutive" Charakter des Rettungsdienstes ist ein nicht zu unterschätzender Faktor für seine Inanspruchnahme bei psychosozialen Notfällen. Ohne ein Organ der Strafverfolgung zu sein, kann er durch Dritte (Geschädigte, Angehörige, Nachbarn) alarmiert auch auf Patienten eingehen, die nicht über genügend Einsicht oder Antrieb für den Besuch einer komplementären Einrichtung verfügen.

Die Möglichkeit des Transports („Wegbringen", „Rausholen") und damit das Verlassen der konkreten Belastungssituation verschafft Betroffenen und Angehörigen oft gleichermaßen Entlastung.

> **Merke**
>
> Beratungs- und Therapieangebote, die in „Kommstrukturen" organisiert sind (z. B. Praxen und Beratungsstellen), erreichen besonders betroffene Personenkreise oft am wenigsten. Demgegenüber ermöglicht seine „Bringstruktur" dem Rettungsdienst, am Ort des Geschehens aktiv zu werden. Diese Aspekte gewinnen bei Situationen von Gewalt in engen sozialen Beziehungen – eine Einsatzindikation, die dem Rettungsdienst häufig begegnet (Mason et al. 2010 [10]), besondere Bedeutung.

30.6 Vorgehen an der Einsatzstelle

30.6.1 Grundsätze

Die Versorgung psychosozialer Notfälle stellt Notärzte vielfach vor erhebliche Probleme. Dies liegt zum einen in gravierenden fachlichen Defiziten in Bezug auf die Diagnostik und Therapie psychiatrischer Notfälle begründet. Zum anderen werden dem „Helfer" in sozialen Notlagen die begrenzte Wirksamkeit einer auf die kurzfristige Stabilisierung somatischer Funktionen ausgerichteten Tätigkeit und damit auch die eigene Hilflosigkeit drastisch vor Augen geführt.

> **Merke**
>
> Auch unter schwierigen Bedingungen gilt es, Professionalität zu wahren:
> - Auch alkoholkranke, drogenabhängige oder uneinsichtige Patienten als Kranke bzw. als Hilfsbedürftige akzeptieren.
> - Im Konfliktfall nicht ablehnend oder aggressiv reagieren, sondern deeskalierend wirken.
> - Potenziell lebensbedrohlichen Charakter der Erkrankung beachten, speziell bei substanzabhängigen bzw. intoxikierten Patienten (u. a. Atemdepression, Entzugssyndrom, Trauma, metabolische Entgleisung, Suizidalität).

Ein Problem besteht darin, dass vielfach keine (geeignete) weitere Bezugsperson zur Verfügung steht (Beispiele: Patient lebt allein, nächste Angehörige sind nicht oder nur telefonisch erreichbar; Patient lebt mit suchtkrankem, dementem oder pflegebedürftigem Partner zusammen).

30.6.2 Eigenschutz

Einsätze bei psychosozialen und psychiatrischen Notfällen gehen mit einer signifikanten Gefährdung des Einsatzpersonals einher. Besonders Einsätze bei Personen, die unter dem Einfluss von Alkohol oder Drogen stehen, gelten als riskant (Auer 2009[1], Flannery u. Walker 2008[4], Tonn et al. 2008[19]). Häufig erlaubt bereits das Einsatzstichwort („tätliche Auseinandersetzung") oder die Einsatzstelle (bekannter sozialer Brennpunkt, ▶ Abb. 30.1a, b) eine gewisse Vorabeinschätzung dieses Risikos, sodass situationsabhängig eine Mitalarmierung der Polizei zu erwägen ist.

Das Notfallteam sollte sich immer als Einheit zur Einsatzstelle begeben und sich auch im Verlauf derartiger Einsätze nicht bzw. nur bei definitiver Gewährleistung der Sicherheit trennen lassen. Eine von Besonnenheit und Professionalität geprägte Grundhaltung der Einsatzkräfte stellt mit die wirksamste Vorsorge gegen eine – oftmals vermeidbare – Eskalation der Lage dar. Wenn sich die Lage dennoch dramatisch zuspitzt, ist sofort der Rückzug anzutreten und die Polizei nachzufordern. Hierbei können vorab im Team verabredete Alarmstichworte hilfreich sein. Auch in Notaufnahmen sind entsprechende Sicherheitsregeln sinnvoll.

30.6.3 Verbale Krisenintervention

Die Notwendigkeit, dass Notärzte Techniken der Krisenintervention beherrschen müssen, ist unbestritten. Dabei kommt den Techniken der Basiskrisenintervention (Müller-Cyran 1999[11]) und der klientenzentrierten Gesprächsführung (Rogers 1978[14]) eine zentrale Bedeutung zu. Vielfach stehen Notärzte und Rettungsassistenten, in Techniken der Krisenintervention im Allgemeinen nur ungenügend ausgebildet, sozialem Elend im wahrsten Sinne des Wortes jedoch sprachlos gegenüber. Auch wird eine Krisenintervention – sofern sie stattfindet – von vielen Notärzten nicht als medizinische Leistung gewertet und demzufolge auch nicht dokumentiert.

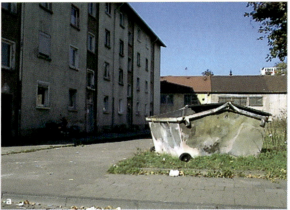

Abb. 30.1a, b Sozialer Brennpunkt.
a Städtische Schlichtwohnung: Bleibe für Menschen, die kein reguläres Mietverhältnis mehr eingehen können.
b Hochhaussiedlung: Anonymität und Isolation kennzeichnen den Alltag vieler Bewohner. Eine traditionelle Hausarztbindung ist selten.

30.6.4 Medikamentöse Therapie

Die Gabe von Psychopharmaka sollte Situationen vorbehalten bleiben, in denen eine tragfähige therapeutische Beziehung nicht oder nicht rasch genug aufgebaut werden kann („medikamentöse Krisenintervention"):
- Bei Panikattacken hat sich die bukkale Gabe von Lorazepam bewährt.
- Im Falle einer ausgeprägten Wahnsymptomatik bzw. psychomotorischen Erregung ist Haloperidol, notfalls auch i.m. verabreicht, das Mittel der Wahl.
- Bei besonders erregten Patienten ist die Kombination mit einem Benzodiazepin angezeigt (Tonn et al. 2008[19], Pajonk et al. 2006[12]).

30.6.5 Zusammenarbeit mit weiterbehandelnden Einrichtungen

Der Notarzt verfügt weder über die Qualifikation, die Zeit noch über die Möglichkeit, kausal wirkende Maßnahmen, die häufig in einer Verbesserung der bedrückenden sozialen Situation bestehen, durchzuführen. Er hat aber die Verpflichtung, die richtige Anlaufstelle festzulegen.

> **Merke**
>
> Da der Notarzt oftmals als Einziger die Akutmanifestation einer psychischen Belastung im sozialen Kontext erlebt, ist es von entscheidender Bedeutung, diese Informationen auch präzise zu dokumentieren und den weiterbehandelnden Institutionen mitzuteilen.

▶ **Örtliche Hilfsinstitutionen.** Leider herrscht an vielen Notarztstandorten Unkenntnis über die örtlichen Hilfsangebote, ganz zu schweigen vom Fehlen einer geregelten Zusammenarbeit. Viele Einrichtungen wie Drogenhilfe und Suchtberatungsstellen sind außerhalb der Bürostunden nicht erreichbar. Niedergelassene Ärzte führen heute, zumindest in Ballungsräumen, kaum mehr Hausbesuche durch. Auch „stationäre" Einrichtungen wie Übernachtungsheime für Obdachlose und Frauenhäuser können nicht immer direkt von der Einsatzstelle aus angefahren werden. Der Leiter eines Notarztstandorts bzw. der Ärztliche Leiter Rettungsdienst sollte daher eine Checkliste mit der Erreichbarkeit der entsprechenden Institutionen erstellen und angehende Notärzte in die regionalen Verhältnisse einweisen (▶ Tab. 30.1). Auch regelmäßige Treffen der Verantwortlichen können helfen, Informationsdefizite abzubauen und die Schnittstellen zu optimieren.

▶ **Akutkliniken und Notaufnahmen.** Aufgrund des begrenzten direkten Zugangs zu geeigneten Einrichtungen wird der Notarzt vielfach dennoch gezwungen sein, Patienten ohne eigentliche medizinische Indikation in eine Akutklinik einzuweisen (z. B. Alleinstehende). Für viele Patienten stellen Notaufnahmen somit immer häufiger den „regulären" Zugang zum Gesundheitswesen dar. Aus nachvollziehbaren Gründen stellt dies jedoch eine höchst unzulängliche Notlösung dar: Eine weitergehende Hilfe durch das überlastete und für dieses Klientel unzureichend ausgebildete Personal bleibt aus, das Verständnis für diese Patientengruppe ist dementsprechend gering (Vardy et al. 2009[21]).

Da hierzulande in Notaufnahmen außerhalb der Regelarbeitszeit keine Betreuung durch den klinikeigenen Sozialdienst erfolgt, ist zudem auch keine Nachhaltigkeit der Betreuung gewährleistet. Daher verlassen die Patienten die Notaufnahme meist innerhalb kurzer Zeit. Bei Fortbestehen der Störung ist es dann gerade in Großstädten keine Seltenheit, dass der Rettungsdienst während seines Dienstes erneut zum gleichen Patienten gerufen wird, womit sich der Kreis schließt.

Last, but not least, bleibt anzumerken, dass die Krankenkassen bei Nichtvorliegen einer nachvollziehbaren Aufnahmeindikation die Kostenübernahme verweigern (müssen).

30.6.6 Spezielle Einsatzsituationen
Gewalt in engen sozialen Beziehungen

Gewalt im sozialen Umfeld ist die am weitesten verbreitete und zugleich häufig unterschätzte Form von Gewalt (Brzank et al. 2005[3]). Sie betrifft alle Altersklassen und manifestiert sich in vielfacher Form (▶ Tab. 30.2). Häufig liegt eine Kombination unterschiedlicher Typen vor.

Untersuchungen aus Niedersachsen zufolge wird hierzulande jede 10. Frau von ihrem Partner misshandelt und ca. 70000 Frauen werden sexuell vom Partner missbraucht. Jedoch kommt nur ein geringer Teil dieser Taten zur Anzeige. Ähnliches gilt für Fälle von Kindesmisshandlung und -missbrauch. Gewalt gegen Alte, Pflegebedürftige und Behinderte ist neueren Untersuchungen zufolge

Tab. 30.1 Weiterführende Institutionen bei psychosozialen Notfällen. Die Ansprechpartner variieren in Abhängigkeit von der Akuität, begleitenden somatischen Störungen sowie der zeitlichen und örtlichen Verfügbarkeit. Akutkliniken stellen häufig die letzte „Auffangeinrichtung" dar.

Situation	Ansprechpartner
akute Belastungsreaktion	Gemeindeseelsorger, Notfallseelsorger, Kriseninterventionsdienst, Psychosomatische Klinik, Akutklinik, Telefonseelsorge, Selbsthilfegruppen
familiäre Konfliktsituationen und Gewalt	Familienhilfe, Frauenhaus, Jugendamt, Polizei, Akutklinik
exazerbierte Suchtproblematik	Drogenhilfe, Psychiatrie, Akutklinik, Selbsthilfegruppen
Obdachlosigkeit	Obdachlosenheim, Jugendheim, Akutklinik, Polizei
Panikstörung	Psychotherapeut, Psychosomatische Klinik, Akutklinik
Pflegenotfall	ambulanter Pflegedienst, Pflegeheim, Akutklinik
pathologische Trauerreaktion	Notfallseelsorger, Kriseninterventionsdienst
Vereinsamung	Sozialstation, Kirchengemeinde
Verwahrlosung	Gesundheitsamt, sozialpsychiatrischer Dienst, Psychiatrie, Akutklinik

ebenso verbreitet wie Gewalt gegen Frauen. Sie ist häufig Ausdruck einer massiven Überforderung derjenigen Person, welche die Hauptlast der Pflege zu tragen hat.

▶ **Hintergrundwissen.** Oftmals sind Rettungsdienste sowie Notaufnahmen als erste oder einzige Institutionen des Gesundheitswesens Zeugen der Folgen häuslicher Gewalt. Daher ist ein fundiertes Hintergrundwissen für die dort Tätigen von besonderer Bedeutung. Aus verschiedenen Gründen (Scham, Angst usw.) benennen Opfer, die ärztliche Hilfe in Anspruch nehmen, jedoch nur selten die wahre Ursache für ihre Verletzungen (Brzank et al. 2005[3]). Umgekehrt beschränkt sich die Tätigkeit medizinischen Personals allzu oft auf die Behandlung der körperlichen Schädigung, obwohl deutliche Hinweise auf eine Misshandlung vorliegen (▶ Tab. 30.3). Ursächlich hierfür sind u. a. schlechte Ausbildung, Zeitmangel, Unsicherheiten über die Rechtslage sowie der fehlende zeitnahe Zugang zu Einrichtungen der psychosozialen Nothilfe.

▶ **Soziales Setting.** Zu den wichtigsten Aufgaben gehören die Erfassung des sozialen „Settings", die sorgfältige Dokumentation sowie die Weiterleitung der Patienten an eine geeignete Einrichtung.

Ist eine Misshandlung wahrscheinlich, sollte zunächst die Schutzbedürftigkeit der Patienten abgeklärt und daran das weitere Vorgehen ausgerichtet werden (Verbleib vor Ort? Ambulante Abklärung? Stationäre Aufnahme? Frauenhaus? Kindernothilfe?).

> **Merke**
>
> Da eine Misshandlung häufig eine Wiederholungstat darstellt, muss besonders auf das Vorliegen entsprechender Hinweise geachtet werden (▶ Tab. 30.3). Bei Anhalt für eine Vergewaltigung ist auch aus medikolegalen Erwägungen umgehend eine gynäkologische Untersuchung anzustreben.

▶ **Schutzbedürfnis des Opfers.** Aus Sicherheitsgründen sollte das Notfallteam gegenüber möglichen Tätern möglichst besonnen und zurückhaltend auftreten. Eine – evtl. emotionell geprägte – offene Beschuldigung ist zu unterlassen, da sie den Beschuldigten gegen Patient und Helfer aufbringen könnte. Meist erlaubt der Hinweis auf eine dringend notwendige klinische Abklärung, die Opfer aus der gefährdeten Umgebung zu „evakuieren". Im Übrigen überwiegt bei Minderjährigen das Schutzbedürfnis des Opfers (z. B. bei Verdacht auf fortgesetzte Misshandlung) andere Rechtsgüter, z. B. die Schweigepflicht.

Tab. 30.2 Formen häuslicher Gewalt.

Formen	Beispiele
körperliche Misshandlung	Schläge, Tritte, Verbrennungen
psychische Misshandlung	Drohungen, Demütigung
sexuelle Misshandlung	Vergewaltigung, Zwang zu perversen Handlungen
Vernachlässigung	Entzug von Nahrung, unterlassene Körperhygiene

Tab. 30.3 Mögliche Hinweise auf das Vorliegen häuslicher Gewalt.

Situative Hinweise	unglaubwürdige Anamnese, z. B. angeblicher Unfallhergang
	wiederholte Inanspruchnahme von Rettungsdienst oder Notaufnahme, besonders bei fehlender Hausarztbindung
	Verwahrlosung, besonders in Verbindung mit Unterernährung
	Verletzungen während der Schwangerschaft
	auffallend langes Intervall bis zum Hilfeersuchen
	einschüchterndes Verhalten der Bezugsperson oder ängstliches Verhalten der Patienten
Art und Lokalisation der Verletzung	Verletzungen in unterschiedlichen Stadien
	Abwehrverletzung der Unterarme (Parierverletzung)
	Trommelfellperforation
	untypische bzw. symmetrische Verbrennungen
	schwere Gesichtsverletzung (Fraktur)
	zentral lokalisierte Prellungen/Hämatome
	Verletzungen der Genital- oder Analregion

Wohnungslose, Nichtsesshafte

Von Wohnungs- bzw. Obdachlosigkeit Betroffene verfügen über keinen mietvertraglich abgesicherten Wohnraum. Häufig leben sie in primitiven Sammelunterkünften, Billigpensionen oder kommunalen Schlichtwohnungen, z.T. ohne adäquate sanitäre oder elektrische Einrichtungen. Viele dieser Menschen leiden unter Suchterkrankungen oder chronischen Infektionskrankheiten. In manchen Objekten sind tätliche Auseinandersetzungen und dadurch induzierte Einsätze des Rettungsdienstes an der Tagesordnung. Die Versorgung Nichtsesshafter (= Obdachlose im engeren Sinne) stellt den Notarzt vor besondere Herausforderungen.

▶ **Psychische Störungen.** Sehr häufig bestehen psychische Störungen, in erster Linie Alkoholabhängigkeit (30–40%) und Störungen des Affekts. Suizide sind neben Todesfällen durch Intoxikationen eine Haupttodesursache Obdachloser (Trabert 2009 [20]).

▶ **Somatische Erkrankungen.** Gleichzeitig bestehen oftmals chronische somatische Erkrankungen, in erster Linie:
- kardiale Erkrankungen (koronare Herzerkrankung, alkoholische Kardiomyopathie),
- arterielle Verschlusskrankheit,
- chronisch obstruktive Lungenerkrankung,
- Leberzirrhose,
- Tbc,
- Dermatosen.

▶ **Medizinische Behandlung.** Dessen ungeachtet sind Notarzt und Notaufnahmen häufig der einzige Zugang zu medizinischer Behandlung. Frühere negative Erfahrungen und die Sorge um die eigene Autonomie bedingen mitunter ein tiefes Misstrauen und eine ablehnende Haltung gegenüber den Helfern. Dies gilt im Besonderen, wenn diese durch Angehörige der Ordnungs- und Vollzugsbehörden hinzugezogen wurden. Häufig tritt die Sorge um die eigene Gesundheit hinter die Befriedigung der täglichen Grundbedürfnisse zurück: Die Aufnahme in eine Klinik wird z.B. aus Angst, den sicheren Schlafplatz zu verlieren, verweigert.

> **Merke**
>
> Die häufig bestehende Alkoholisierung oder ein allgemeiner „Ekel" verleitet den Notarzt unter Umständen dazu, eine eingehende Untersuchung zu unterlassen und diese Patienten vor Ort zu belassen oder vorschnell in die Obhut der Polizei zu übergeben. Dies kann u.U. tödliche Folgen haben, wenn eine Bewusstseinstrübung nicht als Schädel-Hirn-Trauma erkannt oder das Risiko einer schweren Hypothermie bei Alkoholisierung unterschätzt wird.

30.7 Perspektiven

Der Notarzt hat vielerorts zwangsläufig die Rolle des „psychosozialen Liberos" übernommen. Ist er deswegen in diesen Situationen auch der bestgeeignete Ansprechpartner? Trifft der Vorwurf zu, mit dem Einsatz des Notarztes in diesen Situationen eine „hochwertige Ressource" zu vergeuden? Die Beantwortung dieser Fragen tangiert nicht nur unser berufliches Selbstverständnis, sondern generell die Zukunftsfähigkeit des Rettungsdienstes.

▶ **Curriculum psychosoziale Notfälle.** Zunächst muss zweifelsohne die Aus-, Fort- und Weiterbildung der Einsatzrealität angepasst werden. Wichtigste Bausteine eines „Curriculums psychosoziale Notfälle" für Notärzte, Rettungsassistenten und Personal in Notaufnahmen sind:
- Sozialepidemiologie,
- akutpsychiatrisch relevante Krankheitsbilder,
- Interpretation des Lebensumfelds von Patienten,
- Basiskrisenintervention und Deeskalationstechniken,
- Aufgaben und Funktionen komplementärer sozialer Dienste.

▶ **Netzwerk der akutmedizinischen Versorgung.** Es gilt, den Rettungsdienst in ein Netzwerk zu integrieren und eine strukturierte Zusammenarbeit der akutmedizinischen Versorgung mit den vorhandenen psychosozialen Einrichtungen zu etablieren (Koch et al. 2008 [6], Madler u. Luiz 2002 [9]). Eine wichtige Rolle käme dabei einem „socio-medical call-center" zu, das – z.B. angegliedert an integrierte Leitstellen – einen rund um die Uhr verfügbaren, multidisziplinären, psychosozialen Notdienst vermittelt. Wenn es durch diese Maßnahmen gelingt, in wichtigen Problemfeldern wie Suchterkrankungen oder Gewalt im sozialen Umfeld Hilfe zur Sekundärprävention zu leisten, dann ist der Notarzteinsatz für diese Indikationen auch unter ökonomischen Gesichtspunkten kein Fehleinsatz gewesen (Madler u. Luiz 2002 [9]).

▶ **Systemauftrag.** Einsatzdaten des Rettungsdienstes und der Notaufnahmen sind hervorragend dazu geeignet, Zusammenhänge zwischen Krankheit und Sozialfaktoren aufzuzeigen und gesundheitspolitische Entscheidungen zu unterstützen. Die Notfallmedizin darf sich daher in Zukunft nicht mehr nur auf die Erbringung individualmedizinischer Leistungen beschränken, sondern muss auch ihren Systemauftrag wahrnehmen und eine enge Zusammenarbeit mit den Public Health Disziplinen anstreben, wie in den USA längst praktiziert (Hirshon u. Morris 2006 [5]).

Kernaussagen

Hintergrund
Der Notarzt wird zunehmend mit nicht akut lebensbedrohenden Krisensituationen der unterschiedlichsten Art konfrontiert.

Definition
Psychosoziale Notfälle resultieren aus einer Exazerbation einer psychischen Erkrankung, getriggert durch eine nicht (mehr) kompensierbare soziale Mangelsituation.

Epidemiologie
Verlässliche Daten zur Inzidenz liegen kaum vor, da psychosoziale Notfälle bislang oftmals als Fehleinsätze gewertet und nicht oder nur unzureichend dokumentiert werden.

Ursachen
Unsere Gesellschaft ist einem tief greifenden Wandel unterworfen, gekennzeichnet durch den Zerfall traditioneller Familienstrukturen sowie die Verarmung und Vereinsamung breiter Bevölkerungsschichten.

Gründe für die Alarmierung des Rettungsdienstes
Als einzige Institution des Gesundheits- und Sozialwesens repräsentiert der Rettungsdienst ein jedermann sofort zugängliches, aufsuchendes und überdies kostenfreies Hilfsangebot.

Vorgehen an der Einsatzstelle
Patientenzentrierte Gesprächsführung und Basiskrisenintervention stellen die Grundpfeiler notärztlichen Vorgehens dar. Eine medikamentöse Therapie ist nur selten als flankierende Maßnahme notwendig.

Eine wesentliche Aufgabe besteht in der Bahnung der Weiterbehandlung. Komplementäre Institutionen wie Suchtberatung, Obdachlosenheime, Frauenhilfe oder Pflegedienste sind jedoch vielerorts nicht direkt zugänglich, sodass leider häufig Akutkliniken als „Auffangeinrichtung" fungieren.

Einsätze aufgrund häuslicher Gewalt nehmen besonders in Städten zu. Sie stellen ebenso wie Einsätze bei Nichtsesshaften eine besondere Herausforderung dar.

Perspektiven
Aus- und Weiterbildung der im Rettungsdienst Tätigen müssen der geänderten Einsatzrealität angepasst werden. Ferner gilt es, den Rettungsdienst in ein Netzwerk mit den vorhandenen psychosozialen Einrichtungen zu integrieren und eine engere Zusammenarbeit mit den Public Health Disziplinen umzusetzen.

Literatur

Referenzen

[1] **Auer** A. Aggressive Übergriffe auf Rettungsdienstpersonal. Saarbrücken: VDM; 2009
[2] **Bundesarbeitsgemeinschaft Wohnungslosenhilfe e.V.** Schätzung der Zahl der Wohnungslosen und der von Wohnungslosigkeit Bedrohten. Bielefeld; 2009
[3] **Brzank** P, Hellbernd H, Maschewski-Schneider U, Kallischnigg G. Häusliche Gewalt gegen Frauen und Versorgungsbedarf. Ergebnisse einer Befragung von Patientinnen einer Ersten Hilfe/Rettungsstelle. Bundesgesundheitsbl - Gesundheitsforsch -Gesundheitsschutz 2005; 48: 337–345
[4] **Flannery** RB Jr, Walker AP. Characteristics of four types of patient assaults: fifteen-year analysis of the assaulted staff action program (ASAP) with EMS implications. Int J Emerg Ment Health 2008; 10: 177–184
[5] **Hirshon** JM, Morris DM. Emergency medicine and the health of the public: the critical role of emergency departments in US public health. Emerg Med Clin North Am 2006; 24: 815–819
[6] **Koch** B, Wendt M, Lackner CK, Ahnefeld FW. Herausforderungen an die Notfallversorgung der Zukunft: „Regional Health Care" (RHC). Ein Strategiekonzept. Notfall Rettungsmed 2008; 11: 491–499
[7] **Landesgesetz** über den Rettungsdienst, sowie Notfall- und Krankentransport Rheinland-Pfalz 1991, zuletzt geändert 13. März 20012, GVBl. S. 113, BS 2128-1
[8] **Luiz** Th, Huber T, Schieth B, Madler C. Einsatzrealität eines städtischen Notarztdienstes – Medizinisches Spektrum und lokale Einsatzverteilung. Anästh Intensivmed 2000; 41: 765–773
[9] **Madler** C, Luiz Th. Notarzt und Sozialnot – Zur Bedeutung des sozialen Kontexts für die Notfallmedizin. A 2.4 1–14. In: Mendel K, Hennes P, Hrsg. Handbuch des Rettungswesens. Witten: Mendel; 2002
[10] **Mason** R, Schwartz B, Burgess R, Irwin E. Emergency Medical Services: a resource for victims of domestic violence? Emerg Med J 2010; 27: 561–564
[11] **Müller-Cyran** A. Basis-Krisenintervention. Notfall Rettungsmed 1999; 2: 293–296
[12] **Pajonk** FG, Stoewer S, Kinn M, Fleiter B. Psychopharmakologie in der Notfallmedizin. Notfall Rettungsmed 2006; 9: 393–402
[13] **Prückner** S, Schell B, Luiz T, Madler C. Der Arbeitslose als Notfallpatient. Prospektive Studie zum sozialen Kontext von Notarzteinsätzen. Notfall Rettungsmed 2008; 11: 557–562
[14] **Rogers** CR. Die Klient-bezogene Gesprächstherapie. Frankfurt: S. Fischer; 1978
[15] **Schmitt** TK, Luiz Th, Poloczek S et al. Sozialepidemiologie einer neuen Einsatzkategorie – Notfälle mit primär psychischen und sozialen Problemstellungen. Notfall Rettungsmed 2002; 5: 102–109
[16] **Sefrin** P, Ripberger G. Stellenwert des Notarztes im Rahmen der Bewältigung psycho-sozialer Probleme. Intensivmed 2008, 45: 55–63
[17] **Siegrist** J. Armut und Arbeitslosigkeit. Zur Bedeutung des sozialen Gradienten für die notfallmedizinische Praxis. Notfall Rettungsmed 2009; 12: 9–12
[18] **Statistisches Bundesamt**. Statistisches Jahrbuch 2010 für die Bundesrepublik Deutschland mit „internationalen Übersichten". Wiesbaden: Statistisches Bundesamt; 2010
[19] **Tonn** P, Reuter S, Gerlach N et al. Psychiatrische Patienten in der Notaufnahme. Notfall Rettungsmed 2008; 11: 537-546
[20] **Trabert** G. Der obdachlose / wohnungslose Notfallpatient. In: Madler C, Jauch K-W, Werdan K, Siegrist J, Pajonk FG, Hrsg. Akutmedizin – die ersten 24 Stunden. 4. Aufl. München: Elsevier Urban & Fischer; 2009: 1059–1066
[21] **Vardy** J, Mansbridge C, Ireland A. Are emergency department staffs' perceptions about the inappropriate use of ambulances, alcohol intoxication, verbal abuse and violence accurate? Emerg Med J 2009; 26: 164–168

31 Notfallmedizin im Alter

D. Lüttje

Alterspatienten machen je nach Grenzziehung heute 1 Drittel bis nahezu die Hälfte (bei Altersgrenze 65 und älter) von Patienten im Notarztdienst und in Notfallaufnahmen von Krankenhäusern aus. Die Zahlenangaben hierzu sind je nach Schwerpunktsetzung der Krankenhäuser schwankend, bestätigen jedoch insgesamt die Tendenz, dass Alterspatienten heute einen relevanten Anteil der zur Versorgung anstehenden Patienten darstellen.

Merke

Es findet sich eine zunehmende Zahl Höchstbetagter beim Einsatz des Notarztes sowie in den Notaufnahmen. Dennoch entzieht sich die Patientengruppe Älterer und Höchstbetagter weitgehend notfallmedizinischer Betrachtung in Forschung und Lehre. Dies ist umso erstaunlicher, da wissenschaftlich eindeutig gesichert ist, dass die Physiologie Höchstbetagter von der „Standardphysiologie" 40-Jähriger ebenso abweicht wie analog die Physiologie von Kleinkindern.

▶ **Organismus in Veränderung.** Zu beachtende Konsequenzen:
- Hormonstatus,
- Organfunktion (u.a. Niere, Leber, Lunge, Herz, muskuloskelettales System, Sehen, Hören, ZNS, Nervenleitgeschwindigkeit),
- Speicher-/Distributionskompartimente,
- Immunstatus,
- Epidemiologie und Phänomenologie von Erkrankungen,
- Kommunikation,
- Schmerzangaben,
- Kognition,
- Pharmakotherapie,
- soziales Netz.

▶ **Wissenschaftliche Evidenz.** Wissenschaftliche Evidenz fehlt für viele Fragestellungen. Vorhandene Studien reißen in der Regel nur Probleme an und fordern deshalb weitere Forschung ein. Interventionsstudien im Bereich der Notfallmedizin im hohen Alter liegen in relevanter Form nicht vor.

Bei beschriebenem wissenschaftlichem „Neglect" für dieses Gebiet der Notfallmedizin können nachfolgende Daten nur Hinweise geben, abgeleitet aus physiologischen Erkenntnissen und aus langjähriger akutgeriatrischer sowie notfallmedizinischer Erfahrung. Insuffizienzgefühle erfahrener Notärzte im Umgang mit Höchstbetagten und beobachtete Probleme aus der Sicht des notfallmedizinisch erfahrenen, jetzt subakut die Probleme der Notfallmedizin nachbearbeitenden Geriaters machen aber eine deutliche Verbesserung der Versorgung erforderlich.

Definition

Ein geriatrischer Patient ist definiert durch geriatrietypische Multimorbidität und höheres Lebensalter (überwiegend 70 Jahre oder älter). Die geriatrietypische Multimorbidität ist hierbei vorrangig vor dem kalendarischen Alter zu sehen. Oder durch (▶ Tab. 31.1):
- Alter 80+ („oldest old"),
- alterstypisch erhöhte Vulnerabilität, z. B.
  - Auftreten von Komplikationen und Folgeerkrankungen,
  - Gefahr der Chronifizierung sowie
  - erhöhtes Risiko eines Verlustes der Autonomie mit Verschlechterung des Selbsthilfestatus.

(Konsensus-Workshop der geriatrischen wissenschaftlichen Fachgesellschaften und der BAG Geriatrie, Berlin 2006.)

Tab. 31.1 Identifikation des geriatrischen Patienten: Geriatrie-Identifikations-Screening (GIS; Entwurf; Lüttje et al. 2011; [8]) für Hausärzte, Rettungsdienste, Notaufnahmen.

Screening	Punkte
Alter 80 *immer*	
Alter 70 + 1 Punkt von	- Sturz - Delir - früherer Aufenthalt in der Geriatrie - aus Pflegeheim - Pflegeversicherungsstufe I oder höher - > 2 ungeplante Krankenhausaufenthalte/12 Monate - VIP 4 (Variable Indicative of Placement Risk, s.u.; Vandewoude et al. 2008 [13]): hohes Risiko bei Entlassung mit 3 oder 4 Punkten

Die *Variable indicative of Placement Risk (VIP)* wird aus folgenden Positionen erhoben (Vandewoude et al. 2008 [13]):
- lebt allein
  - ja: 1 Punkt
  - nein: 0 Punkte
- kann telefonieren
  - ja: 0 Punkte
  - nein: 1 Punkt

- kann sich selbstständig waschen/anziehen
  - ja: 0 Punkte
  - nein: 1 Punkt
- kann die Wohnung ohne Hilfe verlassen:
  - ja: 0 Punkte
  - nein: 1 Punkt

31.1 Besonderheiten bei Anamnese und Erstuntersuchung in der präklinischen Traumatologie und in der Notaufnahme

31.1.1 Anamnese

Als physiologische Besonderheiten mit hoher Relevanz für die traumatologische Notfallmedizin sind verlangsamte Reaktions- und Antwortgeschwindigkeit im Alter mit daraus folgender Problematik in Akutsituationen und hieraus scheinbar folgender Verwirrtheit zu sehen. Dies erschwert ebenso wie die im Alter häufige Presbyakusis die Erhebung valider Angaben über das Akutereignis und führt nicht selten zu Fehlinformationen, die ungefiltert in die Krankengeschichte übernommen werden.

Information von Umstehenden und der Hinweis auf Diskrepanz von Angaben ist daher gerade in der Erhebung der Unfallsituation Älterer und Hochbetagter von besonderer Bedeutung.

> **Praxistipp**
>
> Sofern Presbyakusis ein Problem bei der Anamneseerhebung darstellt, sollte das Stethoskop als Hörhilfe für den Patienten eingesetzt werden (langsames und deutliches Sprechen in die Membran).

31.1.2 Erstuntersuchung

Potenziell verzögerte Schmerzleitung im Alter kann ungenaue oder nicht zeitgerechte Schmerzäußerungen nach sich ziehen. Dies ist insbesondere beim Bodycheck zu beachten. Die Zahl übersehener Begleitfrakturen (z. B. Becken-, Wirbelsäulen- und Schultergelenkverletzungen sowie Rippen- und Tibiakopffrakturen) ist erheblich. Nach eigener Schätzung dürfte die Zahl übersehener Zweitfrakturen bis zu 5% aller Traumapatienten betreffen. Übersehene, damit nicht sachgerecht versorgte Zweitfrakturen führen jedoch zu gravierenden Sekundärschäden und können Symptomkontrolle wie funktionelles Ergebnis beeinträchtigen.

31.1.3 Schock

Auch bei der Diagnostik des Schocksyndroms müssen physiologische Veränderungen im hohen Alter berücksichtigt werden:
- Vermehrte Reizbildungs- und Reizleitungsprobleme am Herzen können adäquate tachykarde Reaktionen im Rahmen der Schockkompensation verhindern, sodass ein wichtiger Parameter zur Beurteilung der Schocksituation fehlen kann.
- Physiologisch reduzierte Muskelmasse führt zu weniger dramatisch imponierendem „Muskelzittern" als Schocksymptom.
- Gleichzeitig kann der Schritt vom kompensierten Schock zum dekompensierten Schock aufgrund deutlich reduzierter Flüssigkeitskompartimente im hohen Alter (intra- wie extrazelluläres und auch Plasmavolumen) in sehr kurzer Zeit zu dramatischen Änderungen führen.

Im Vergleich mit einem 20-Jährigen verändert sich bei einem 65-Jährigen:
- der Anteil des Körperfetts am Körpergewicht um +35%,
- das Plasmavolumen um −8%,
- das Gesamtkörperwasser um −17%,
- die Extrazellulärflüssigkeit um −40% (Füsgen u. Gadomski 1989 [2]).

31.1.4 Grunderkrankung

Bei der Versorgung hochbetagter Traumapatienten muss nicht nur mit Komorbidität, sondern auch mit einer oft atypisch imponierenden internistischen Grunderkrankung als Auslöser des Traumas gerechnet werden. Insbesondere klinisch unauffällig imponierende Myokardinfarkte sind im hohen Alter häufig. Nicht erkannte bzw. nicht adäquat in die Erstversorgung einbezogene Ursachen (z. B. kardiopulmonale Erkrankung) führen jedoch leicht zu fatalen Sekundärschäden.

31.1.5 Symptomverschleierung durch Delir

Auch im Rahmen von traumatologischen Notfällen Höchstbetagter ist das Delir, die akute Wesensänderung, als häufig führendes Krankheitsbild zu berücksichtigen. Es wird im weiteren Verlauf unter internistischen Notfallsituationen besprochen. Hier bleibt nur darauf hinzuweisen, dass jegliche Form der Verwirrtheit als potenziell unspezifisches Bild von Stoffwechselentgleisungen oder akuter Organdysfunktion (z. B. Myokardinfarkt, Apoplex) beachtet werden muss. Die frühestmögliche Hinzuziehung (möglichst geriatrisch erfahrener) Internisten im Rahmen der nachfolgenden klinischen Notfallversorgung ist anzustreben (Hewer 2000 [4]).

Merke

- Anamneseerhebung wie Erstdiagnostik inkl. Schocksymptomatik von Traumapatienten sind beim Hochbetagten durch physiologische Veränderungen ähnlich erschwert wie beim Kleinkind und erfordern noch sorgfältigere Untersuchung und engmaschigere Kontrollen.
- Internistische Akuterkrankungen müssen bei hoch betagten Traumapatienten aktiv hinterfragt und abgeklärt, begleitende Erkrankungen und Symptomverschleierung durch Delir bedacht werden.
- Ideale Zielkrankenhäuser zur Versorgung geriatrischer Traumapatienten sind Traumazentren mit der Möglichkeit zur begleitenden internistisch-akutgeriatrischen Betreuung.

31.1.6 Der Sturz, ein „geriatrischer Riese"

Als Trauma beim hoch betagten Patienten sind nach aktuellen Unfallzahlen weniger Hochgeschwindigkeitstraumata im Rahmen von Verkehrsunfällen o. Ä., sondern Stürze, vorrangig im häuslichen Umfeld, aber auch außerhalb der Wohnung, zu bedenken. Nach aktuellen Zahlen aus Nordrhein-Westfalen sind rund 80 % aller tödlichen Unfälle bei älteren Menschen auf Stürze im Haushalt zurückzuführen. Etwa jeder 3. Bürger über 65 Jahre stürzt mindestens einmal pro Jahr, mit deutlicher Zunahme der Prävalenz ab dem 75. Lebensjahr. Im Pflegeheim stürzt jeder 2. Bewohner einmal pro Jahr.

Notfallmedizinisch relevant sind hierbei nicht nur die in etwa 10 % anzunehmenden Weichteilverletzungen und die in etwa 5 % beschriebenen Frakturen. Vielmehr muss das Sturzereignis als solches zum unmittelbaren Ausschluss klassischer Differenzialdiagnosen beim Sturzsyndrom veranlassen:
- Exsikkose,
- kardiogene, neuropathische oder postprandiale Synkope,
- Orthostase,
- Hypo- / Hyperglykämie,
- Infektionen,
- Hitzschlag,
- Anämie,
- Epilepsie,
- vegetative Dysregulation, z. B. bei Harnverhalt,
- akutes Koronarsyndrom,
- akute zerebrale Ischämie,
- Intoxikationen, inkl. Alkohol.

▶ **Anamnese.** Anamnestisch zu beachten ist, dass Stürze in ihrer Wahrnehmung eine deutliche Dunkelziffer aufweisen. Studien zeigen auf, dass insbesondere in Notfallaufnahmen Stürze als relevantes Notfallereignis wenig wahrgenommen werden. Einen Patienten nach Sturzereignis trotz primär am Notfallort auszuschließender Fraktur nicht weiterer Untersuchung zuzuführen, bedeutet eine nicht vertretbare Unterlassung. Diese Einschätzung ändert sich auch nicht durch das Wissen, dass nur etwa jeweils 10 % von Sturzereignissen direkt auf einen isolierten externen Grund (z. B. Glatteis) oder auf eine isolierte Erkrankung (z. B. Synkope, Krampfanfall oder Medikamentenintoxikation) zurückzuführen ist und 80 % sich als multifaktoriell generiert darstellt. Wissenschaftliche Studien belegen, dass Patienten, bei denen ein erstes beobachtetes Sturzereignis nicht konsequent abgeklärt wird, zukünftig erneut stürzen werden (Lüttje 2004 [7]).

Merke

Ein Sturz muss unabhängig von resultierenden Verletzungen wahr- und ernst genommen und konsequent abgeklärt werden. Monokausal bzw. rein umgebungsbedingte Stürze sind selten.

31.2 Besonderheiten bei der Erstversorgung in der präklinischen Traumatologie und in der Notaufnahme

31.2.1 Frakturausschluss

Nativaufnahmen des Skelettsystems bei hochaltrigen Patienten sind aufgrund von Osteopenie und Osteoarthrose bzw. degenerativen Veränderungen häufig nicht hinreichend aussagekräftig zum Frakturausschluss. Speziell sind hier der gesamte Spinalbereich aber auch die Beckenregion zu bedenken. Kurzfristige Kontrollaufnahmen bei persistierendem Schmerz bzw. anhaltender Funktionseinschränkung sollten zum Standardvorgehen gehören. Traumazentren gehen zunehmend zur Durchführung von Trauma-Scans bei unbeobachtetem Sturzgeschehen über. Bei länger (> 14 Tage) zurückliegenden Traumata empfiehlt sich eine Skelettszintigrafie.

31.2.2 Schocksyndrom

Bei der Therapie des Schocksyndroms muss bei im hohen Alter regelhaft eingeschränkter Nierenfunktion eine Hyperhydratation zwingend vermieden werden. Wie im pädiatrischen Bereich ist ein extrem engmaschiges Flüssigkeitsmonitoring, unterstützt durch Blutgasmonitoring, zu fordern (Horan et al. 1992 [5]).

31.2.3 Analgesie, Sedierung

Jede Analgesie muss der im hohen Alter veränderten Pharmakokinetik Rechnung tragen. Die Erstdosis von Analgetika und Sedativa ist unverändert zu geben, bei Repetitionsdosen müssen die Besonderheiten der Pharmakotherapie im hohen Alter (relativ vergrößertes Fettreservoir bei verringertem Flüssigkeitsreservoir) beachtet werden. Pharmakodynamisch ist eine erhöhte Sensitivität gegenüber Morphinen zu bedenken.

Eine gute Analgesie ist dennoch unabdingbar, da wissenschaftlich belegt ist, dass das Schmerzempfinden Älterer und Hochbetagter als unverändert gegenüber jüngeren Patienten eingeschätzt werden muss, unabhängig von möglicherweise verzögerter Schmerzäußerung (Sefrin 2005 [10]).

31.2.4 Oxygenation

Physiologische Veränderungen im Bereich des Lungengerüsts, aber auch der Atemmuskulatur, führen zu einer gegenüber 30-Jährigen bis auf ca. 40 % reduzierten maximalen Sauerstoffaufnahme. Diese Reduktion verursacht keine Beeinträchtigung in Alltagssituationen, die geringere „Reservekapazität" verursacht jedoch eine deutlich erhöhte Empfindlichkeit gegenüber vermehrtem Sauerstoffverbrauch bzw. einer passageren Hypoxie. Daher ist bei Alterspatienten im Schockgeschehen noch mehr als bei jüngeren Patienten auf eine frühestmögliche adäquate Sauerstoffversorgung zu achten. Zu beachten ist hierbei, dass alterstypische emphysematische Veränderungen bei zahlreichen Patienten zu einer COPD-ähnlichen Problematik der Hyperkapnie unter zu intensiver Sauerstofftherapie führen können. Auch aus diesem Grund ist ein extrem engmaschiges Sauerstoffmonitoring bei gleichzeitig engmaschiger klinischer Kontrolle durchzuführen (▶ Abb. 31.1).

Merke

Veränderungen der Flüssigkeitskompartimente und der Nieren- wie Leberfunktion im Alter müssen bei Schockmaßnahmen wie speziell Analgesie und Sedierung beachtet werden. Die verminderte Sauerstoffreservekapazität ist durch frühzeitige, gut überwachte Sauerstoffgabe bei Beachtung von Hyperkapnieproblemen auszugleichen.

31.2.5 Stoffwechselbesonderheiten

▶ **Leber.** Pharmakologisch relevante Veränderungen der Leber infolge physiologischer Veränderungen, verstärkt bei kardialer Auswurfminderung:
- Leberperfusion sinkt (im 65. Lebensjahr im Vergleich zum 25. Lebensjahr um 55–60 %),
- relatives Lebergewicht sinkt (vom 20. Lebensjahr zum 90. Lebensjahr von 2,5 auf 1,5 %),
- First-Pass-Effekt erheblich vermindert (Theophyllin, Kalziumantagonisten, Levodopa, NSAR),
- Phase-I-Reaktion (Oxydation/Hydoxylierung) und Enzymaktivität verringert,
- kompetetive Probleme bei Multimedikation beachten,
- Verstärkung der Effekte bei Begleiterkrankung!

Merke

Die Leberfunktion ist bei Alterspatienten immer reduziert, aber diese Reduktion ist nicht messbar!

▶ **Niere.** Pharmakologisch relevante Veränderungen der Niere infolge physiologischer Veränderungen, verstärkt bei kardialer Auswurfminderung (Trögner u. Sieber 2006 [12]):

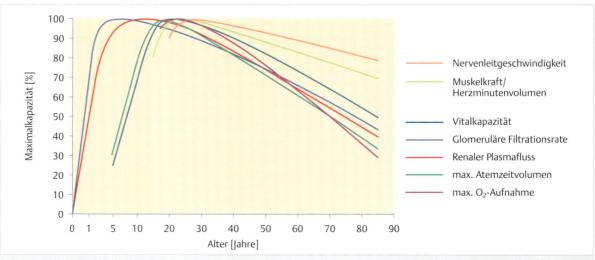

Abb. 31.1 Altersphysiologische Veränderungen.

- glomeruläre Filtrationsrate vermindert (im 90. Lebensjahr im Vergleich zum 20. Lebensjahr um 30% reduziert),
- renaler Plasmafluss reduziert (10–20% pro Dekade),
- Zunahme hyalinisierter/sklerosierter Glomerula,
- Abnahme Gesamtzahl der Glomerula,
- physiologische Organinvolution (Organgewicht im 90. Lebensjahr im Vergleich zum 20. Lebensjahr um 33% reduziert),
- reduzierte Albuminkonzentration (im 80. Lebensjahr im Vergleich zum 20. Lebensjahr um 20% reduziert).

Merke

Der Kreatininwert ist im Alter kein geeignetes Maß für die Nierenfunktion. Bei im Alter regelmäßig verminderter Muskelmasse kann auch bei Kreatininnormalwerten die Nierenfunktion erheblich eingeschränkt sein.

31.3 Psychiatrische Notfallsituationen

31.3.1 Psychotische Entgleisung einer Demenz

Einer kausalen Therapie wird sich dieses Krankheitsbild im Notarztdienst in der Regel entziehen. Dennoch sollte intensiv abgewogen und, sofern möglich, mit Angehörigen bzw. Betreuungspersonen abgesprochen werden, inwieweit nicht doch ein Verbleib in der häuslichen Umgebung möglich ist. Eine Krankenhausumgebung ist meist nicht geeignet, psychotische Entgleisungen bei Demenzpatienten zu stabilisieren. Über Neuroleptikagabe kann allenfalls eine kurzfristige oberflächliche Ruhigstellung, häufig jedoch verbunden mit erheblichen Langzeitkomplikationen, erfolgen.

Sofern eine stationäre Aufnahme erforderlich ist, sollte diese jedoch in jedem Fall in eine internistische Notaufnahme erfolgen, da die Ursachen entsprechender psychotischer Entgleisungen meist in Stoffwechselentgleisungen bzw. Infektionen oder anderen, überwiegend internistischen Erkrankungen oder Medikamentennebenwirkungen zu suchen sind. Direktaufnahme in psychiatrische Kliniken ohne ständige, sofort hinzuziehbare internistische Fachabteilung im Hause kann hier zu fatalen Zeitverzögerungen in der Diagnosestellung führen.

31.3.2 Suizidgeschehen

Da sich Depressionen im Alter im Vergleich zur Depression jüngerer Menschen vorrangig durch Rückzugstendenz und Verweigerungshaltung auszeichnet, entgeht sie häufig einer zeitgerechten Diagnosestellung. Formal ist sie nach ICD auch eher als mittelgradige denn als schwergradige Depression einzustufen. Dennoch ist die Rate von Suiziden im Alter keineswegs niedriger als die einer jüngeren Population. Die „Erfolgsrate" von Suiziden ist im Gegenteil im Alter häufig höher als bei einer jüngeren Population. Bei unklaren Notfallbildern sollte daher ein Suizidversuch durchaus als relevante Differenzialdiagnose ins Kalkül gezogen werden, wobei insbesondere Medikamentenintoxikationen berücksichtigt werden müssen (Reischies 2003[9]).

31.3.3 Elderly Abuse

Ein echtes notfallmedizinisches Problem stellt häufig die Differenzierung zwischen psychotischer Entgleisung auf der einen Seite, beginnendem Suizidversuch auf der anderen Seite, Sturz als Ursache für Verletzungen bzw. der Differenzialdiagnose von Elderly Abuse dar. Häufig ist es nicht mehr als „Fingerspitzengefühl" und Erfahrung des Notarztes, der Hinweise auf Elderly Abuse richtig zu deuten vermag. Auch der Verdacht auf entsprechende Geschehnisse sollte eine konsequente Abklärung nach sich ziehen. Dies ist aufgrund der typischen Hilflosigkeit von Opfern mit Elderly Abuse dringend erforderlich. Die Literatur weist auch hier eine erhebliche Dunkelziffer auf. Einzelne Autoren sprechen bei Pflegebedürftigen über 65 Jahren von einer Prävalenz eines „gewalttätigen" Übergriffs von 1 Patienten/Jahr (Wetzel 1995[14]).

Merke

Delirhafte Entgleisungen einer Demenz bedürfen immer einer kurzfristigen internistisch-geriatrischen und neurologischen Abklärung. Suizidalität und Elderly Abuse als Anlässe zu Notrufen werden oft fehlgedeutet.

31.4 Internistische Notfallsituationen

31.4.1 Delir

Delir ist hierbei nicht als eigenständiges Krankheitsbild zu werten, sondern ist vielmehr „Endstrecke" bzw. im Vordergrund stehendes Bild sehr unterschiedlicher Notfall- bzw. Akuterkrankungen:
- Hypoxie,
- Infektion,
- Intoxikationen,
- Stoffwechselentgleisung,
- Elektrolytverschiebung,
- Anämie,
- Trauma,
- Schmerz,
- Ortswechsel,
- diverse psychische Sondersituationen.

Notfallmedizinisch relevant ist hierbei zunächst einmal, das Delir als solches zu erkennen und zu beschreiben, da es im weiteren Verlauf der Erkrankung einer Abklärung der kognitiven Leistungen des Patienten nach Abklingen der Akutsymptome nach sich ziehen muss.

Eine besondere Gefahr liegt darin, eine delirhafte Veränderung auf vermutete oder behauptete hirnorganische Veränderungen des Patienten („hirnorganisches Psychosyndrom") zurückzuführen und hierbei die Behandelbarkeit der Akuterkrankung (z.B. Infektion, Anämie) nicht ausreichend zu berücksichtigen (Füsgen 2000 [3]).

> **Praxistipp**
>
> Notfallmäßige Gaben von Neuroleptika oder Sedativa bei Delirpatienten können zugrundeliegende Krankheitsbilder nicht nur verschleiern, sondern sogar verstärken. Insbesondere eine Sedierung, sofern sie nicht zur Durchführung der Untersuchung erforderlich ist, muss zurückstehen, bis eine adäquate Diagnosestellung erfolgt ist.

31.4.2 Myokardinfarkt

Der Myokardinfarkt weist eine klare Alterskorrelation auf. Notfallmedizinisch besonders relevant bei Alterspatienten ist die deutlich veränderte Phänomenologie. Bereits seit vielen Jahren sind Daten veröffentlicht, dass bei Alterspatienten auch ohne diabetische Stoffwechsellage atypische Präsentationen im Vordergrund stehen (▶ Tab. 31.2). Besonders Beachtung finden müssen hier delirhafte Veränderungen, sog. synkopale Stürze, isolierte Luftnot (bei mäßiger Belastung häufig klinisch wenig imposant) sowie in einem relevanten Anteil parallel zum Myokardinfarkt entstehende zerebrale Ischämien (Limacher 1992 [6]).

Tab. 31.2 Dominante Symptome bei Myokardinfarkt des älteren Patienten.

Symptom	Häufigkeit (%)
Herzinsuffizienz, alle Stadien	20
klassische Angina pectoris	19
Verwirrtheit	13
plötzlicher Herztod	8
Synkope	7
Apoplex	7
Übelkeit	6
akuter Gefäßverschluss	5
Palpitationen	4
andere	12

31.4.3 Medikamentennebenwirkungen

▶ **Altersphysiologisch veränderte Leber- und Nierenfunktion.** Aufgrund reduzierter Exkretionen und Metabolisierung bei alterphysiologisch veränderter Leber- und Nierenfunktion (s.o.) sowie einer häufig erhöhten Sensitivität von Erfolgsorganen sowohl durch altertypische Veränderungen als auch insbesondere bei multiplen Begleiterkrankungen sind Medikamentennebenwirkungen im Alter besonders häufig. Bei Multimedikation ist darüber hinaus ein exponentieller Anstieg von Medikamentenwechselwirkungen zu erwarten. Daten aus den USA, die aufweisen, dass etwa 1 Drittel aller Krankenhaustage von über 75-Jährigen durch Medikamentenwirkungen mit verursacht werden, sind sicher auf Deutschland übertragbar.

▶ **Multimedikation.** Daten der Berliner Altersstudie zeigen darüber hinaus auf, dass gerade im Alter nicht nur eine ärztlich verordnete Multimedikation häufig ist, sondern diese auch durch Eigenmedikation deutlich gesteigert wird. Somit ist bei jeglicher notfallmedizinischer Versorgung das Erfragen der aktuellen Medikation inklusive Eigenmedikation, wenn möglich Mitnahme der „Hausapotheke" ins Krankenhaus, eine zwingende Notwendigkeit. Versäumt der Notarzt dies bzw. werden entsprechende Angaben in Notaufnahmen nicht ausreichend gewürdigt, ist eine spätere adäquate Bewertung des Krankheitsbilds und eine sinnvolle Weiterversorgung bis hin zur adäquaten Entlassungsvorbereitung erschwert.

▶ **Intoxikation.** Gerade in der Akutversorgung in Krankenhäusern muss beachtet werden, dass Intoxikationserscheinungen bei Höchstbetagten auch bei sog. „normalen" Werten des Drug-Monitorings auftreten können. Besonders beachtet werden müssen hier
- Antiepileptika,
- Digitalis und
- Theophyllin.

Als Ursache für dieses Phänomen sind sowohl höhere Sensitivität der Erfolgsorgane als auch ein im Alter typischerweise erniedrigter Albuminspiegel zu sehen. Medikamentenspiegel außerhalb spezieller wissenschaftlicher Fragestellungen berücksichtigen nie ausschließlich den freien, sondern immer auch den albumingebundenen Anteil von Präparaten; bei erniedrigtem Albuminspiegel ist somit der am Erfolgsorgan tätige Anteil potenziell höher.

▶ **First-Pass-Effekt.** Im Rahmen pharmakologischer Besonderheiten sollte auch beachtet werden, dass der First-Pass-Effekt bei Hochbetagten um 40% erniedrigt ist. Typische Notfallpräparate (z.B. Theophyllin) müssen entsprechend niedriger dosiert werden (Borchelt u. Steinhagen 2000 [1]).

31.4.4 Stoffwechselentgleisungen

▶ **Hyponatriämie.** Von besonderer akutmedizinischer Relevanz (wenn auch im präklinischen Notarztdienst nicht zu diagnostizieren) ist die Hyponatriämie. Endbild der Hyponatriämie ist häufig ein Delirzustand. Andere Akutsituationen, bis hin zum Plegiesyndrom, können ebenfalls auftreten. Eine Hyperhydratation in Schocksituationen kann dieses Krankheitsbild akut hervorrufen (Horan et al. 1992 [5]).

▶ **Weitere Elektrolytstörungen.** Die übrigen Elektrolytstörungen weisen wenig alterstypische Besonderheiten auf – mit der Ausnahme von schweren Hypokaliämien unter „Bagatellmedikamenten", sprich Laxanzien. Dies sollte besondere anamnestische Berücksichtigung finden.

▶ **Diabetes mellitus.** Im Bereich des entgleisten Diabetes mellitus ist bei Alterspatienten notfallmedizinisch zu berücksichtigen, dass die hyperglykämisch bedingte Exsikkose aufgrund der geringen Reservekapazität im Plasmavolumen zu einem akut imponierenden Krankheitsbild „hyperglykämische Exsikkose" führen kann. Hierbei können die ketoazidotischen Veränderungen fehlen. Für den Notarzt ist in der Akutsituation die klinische Unterscheidung zwischen hyper- und hypoglykämischem Notfall erschwert (Tragl 1999 [11]).

▶ **Hyper- und Hypothyreose.** Weniger für den präklinischen Notfallmediziner als in der Notaufnahme relevant ist die Parallelität der Akutveränderungen zwischen Hyper- und Hypothyreose bei älteren Patienten. Beide Krankheitsbilder können sowohl mit lethargisch zurückgezogenem als auch deutlich hyperaktivem Krankheitsbild imponieren. Auch hier ist erst über weitere Labordiagnostik eine Differenzierung möglich.

▶ **Krampfanfälle.** Eine Problematik eigener Art stellen Krampfanfälle im hohen Lebensalter dar. Krampfanfälle bei Hochbetagten sind ein häufiges – aber auch häufig übersehenes – Krankheitsbild. Im Gegensatz zu jüngeren Menschen ist jedoch die genuine Epilepsie seltener, häufiger finden sich epileptiforme Krampfanfälle mit gut identifizierbaren auslösenden Faktoren, wie beispielsweise akute Infektionen, Anämie, Hypoxämie. Es ist wissenschaftlich heute umstritten, inwieweit nach einem ersten, entsprechend provozierten Krampfanfall eine antiepileptische Dauerbehandlung erfolgen sollte. Für die Behandlung des akuten Krampfanfalls, insbesondere des Status, gelten Behandlungsrichtlinien wie auch bei jüngeren Patienten.

Merke

Zu berücksichtigen ist jedoch, dass das potenziell eher zur Bradykardie neigende Reizleitungssystem des älteren Menschen außerordentlich sensibel auf Gabe von Phenhydan reagieren kann, sodass meist die Gabe von Lorazepam, ggf. Rivotril zur Anfallkupierung, vorzuziehen ist. Wie bei allen lipophilen Präparaten muss die Möglichkeit der späteren unkontrollierten Rückdiffusion aus den Fettspeichern beim älteren Patienten in der postakuten Phase berücksichtigt werden.

31.4.5 Infektionskrankheiten

Physiologisch im hohen Alter ist die verminderte Immunkompetenz. Hieraus resultiert ein deutlich schnellerer Übergang vom Beginn einer Infektion (im Alter besonders häufig: Zystitis, Pneumonie, Divertikulitis) zu einer Bakteriämie mit geringfügig veränderter Sepsissymptomatik. Dies führt immer wieder zu dem Krankheitsbild der perakuten Sepsis auch bei Pneumonie, Divertikulitis oder Zystitis ohne „Prodromi", wie Fieber oder spezifischen Infektionszeichen.

Auch hier ist häufig neben dem akut schweren „leicht modifizierten" Sepsisbild (häufig keine massive Temperaturerhöhung, sondern schlagartig Schocksymptomatik) tatsächlich erst das Labor wegführend. Zu berücksichtigen ist auch, dass eine zentral sitzende Pneumonie bei einem emphysematisch veränderten Thorax keineswegs über eine Auskultation diagnostizierbar sein muss.

31.4.6 Akutes Abdomen

Auch das akute Abdomen bietet, ebenfalls bedingt durch eingeschränkte Immunkompetenz im hohen Alter, ein deutlich abweichendes Bild. So fehlen bei akuten Abdomen im hohen Alter oft klassische peritoneale Reizzeichen (lymphatische Immunantwort), häufig auch Fieber (beachtenswert eher: Untertemperatur). Lediglich Erfahrung, Betrachtung des klinischen Gesamteindrucks und die abdominelle Auskultation geben weiterführende Hinweise. Auch hier ist häufig erst die Bildgebung über Spiegelbildung bzw. freie Luft entscheidend. Gleichermaßen kann auch die obere gastrointestinale Blutung lange Zeit völlig symptomfrei verlaufen: Ein epigastrischer Druckschmerz fehlt häufig im Rahmen der Akutsymptomatik. Der Patient wird dann erst über Delir und klinische Hinweise auf Anämie auffällig, sofern nicht die Hämatemesis frühzeitig eintritt.

Merke

Internistische Akuterkrankungen weisen im besonderen Maß eine alterstypisch veränderte Phänomenologie, oft mit führenden sehr unspezifischen Symptomen wie Hinfälligkeit, Sturz oder Delir auf. Die im Alter typischerweise eingeschränkte Reservekapazität, d.h. die „Frailty" vieler Organbereiche, führt zu einem „Überspringen von Krankheitsstadien" und lässt so eine „banale" Infektion unvermittelt zu einem septischen Geschehen werden. Diese Besonderheiten fordern höchste Aufmerksamkeit und geriatrische Spezialkenntnisse bei notfallmedizinisch Tätigen.

Kernaussagen

Besonderheiten bei Anamnese und Erstuntersuchung in der präklinischen Traumatologie und in der Notaufnahme
Zweit-/Begleitfrakturen und internistische Grund- und Begleiterkrankungen bedenken.

Verzögerte Schmerzäußerung, Presbyakusis und Delir als „Anamnesemodulatoren" berücksichtigen.

Besonderheiten bei der Erstversorgung in der präklinischen Traumatologie und in der Notaufnahme
Bei jeglicher Medikamenten- und/oder Flüssigkeitsgabe veränderte Pharmakokinetik, speziell Veränderung der Verteilungsräume, bedenken.

Insbesondere das Sauerstoffmonitoring muss regelmäßig engmaschig durchgeführt werden.

Psychiatrische Notfallsituationen
Internistische Ursachen für ein Delir, auch bei psychotischer Entgleisung einer Demenz, abklären.

Neuroleptische und/oder sedierende Medikation vermeiden.

Suizidversuch und Elderly Abuse als häufig übersehene Ursachen einer Notfallsituation im Alter bedenken.

Internistische Notfallsituationen
Veränderte Krankheitsbilder im Alter bedenken, z. B. „stummer Myokardinfarkt", „stummes Abdomen", „symptomarme Sepsis".

Hyponatriämie und Stoffwechselentgleisungen mit veränderter Symptomatik berücksichtigen.

Literatur

Referenzen
[1] **Borchelt** M, Steinhagen-Thiessen E. Medikamentöse Therapie. In: Füsgen I, Hrsg. Der ältere Patient. 3. Aufl. München: Urban & Schwarzenberg; 2000: 577–609
[2] **Füsgen** I, Gadomski M. Der geriatrische Patient. München: Vieweg; 1989
[3] **Füsgen** I. Delir. In: Füsgen I, Hrsg. Der ältere Patient. 3. Aufl. München: Urban & Schwarzenberg; 2000: 369–374
[4] **Hewer** W. Akute Verwirrtheitszustände. In: Nikolaus T, Hrsg. Klinische Geriatrie. 1. Aufl. Berlin: Springer; 2000: 328–337
[5] **Horan** MA et al. Injury responses in old age. In: Evans JG, Williams TJ, Hrsg. Oxford Textbook of Geriatric Medicine. Oxford: University Press; 1992: 88–93
[6] **Limacher** CM. Clinical Features of Coronary Heart Disease in the Elderly. In: Lowenthal DT, Hrsg. Geriatric Cardiology. Philadelphia: FA Davis Comp; 1992: 63–74
[7] **Lüttje** D. Das Sturzsyndrom und seine Folgen. In: Bundesärztekammer, Hrsg. Fortschritt und Fortbildung in der Medizin. Bd. 28. Bundesärztekammer; 2004/2005: 172–181
[8] **Lüttje** D, Varwig D, Teigel B, Gilhaus B. Das geriatrische Assessment-Entwicklung, Status Quo und Perspektive. Internist 2011; 52(8): 925–933
[9] **Reischies** FM. Depression. In: Steinhagen-Thiessen E, Hanke B, Hrsg. Neurogeriatrie. Berlin: Blackwell; 2003: 89–131
[10] **Sefrin** P. Geriatrische Notfallmedizin. In: Heiß HW, Hrsg. Altersmedizin aktuell. Landsberg / Lech: ecomed Medizin; 2005: 5.6.2 1–13
[11] **Tragl** KH. Handbuch der Internistischen Geriatrie: Wien: Springer ; 1999: 244–257
[12] **Trögner** J, Sieber C. Physiologische Veränderungen im Alter. In: Günnewig T, Erbguth F, Hrsg. Praktische Neurogeriatrie. 1. Aufl. Stuttgart: W. Kohlhammer; 2006: 42–48
[13] **Vandewoude** MFJ, Geerts CAM, Paridaens KMJ, d'Hooghe AHM. A screening tool for activating liaison geriatrics in general hospitals: the "Variable Indicative of Placement Risk" (VIP). Euro J Ger 2008; 10/3: 120–126
[14] **Wetzel** P. Kriminalität im Leben alter Menschen. Eine altersvergleichende Untersuchung von Opfererfahrungen, persönlichem Sicherheitsgefühl und Kriminalitätsfurcht. Ergebnisse der KFNOpferbefragung 1992. Stuttgart: Kohlhammer; 1995

Weiterführende Literatur
[15] **Nikolaus** T, Zahn RK. Alter und Altern. In: Schmidt RF, Thews G, Hrsg. Physiologie des Menschen. 27. Aufl. Berlin: Springer; 1997; 708–716

32 End of Life – Notfallmedizin am Lebensende

O. Gutzeit

Die moderne Notfallmedizin stellt einen Extrembereich der Medizin dar mit Überschneidungen zu sämtlichen anderen medizinischen Fachgebieten inklusive der modernen Palliativmedizin. Sie versorgt zunehmend auch Schwerkranke in der finalen Krankheitsphase und Sterbende. Die Konfrontation mit dem Lebensende bereitet auch professionellen Einsatzkräften immer wieder Probleme. Häufig gesellen sich zu medizinischen Fragestellungen formaljuristische und emotionale Unsicherheiten. Situationsbezogener Umgang mit Tod und Sterben ist gegenwärtig in der Ausbildung der Rettungskräfte so gut wie nicht abgebildet und möglicherweise im Vergleich zu den medizinisch-technischen Entwicklungen der vergangenen Jahre zu kurz gekommen.

32.1 Notfallmedizin der Gegenwart

Die Notfallmedizin hat sich in den letzten Jahren deutlich gewandelt. Die Einsatzzahlen der Rettungsdienste in Deutschland haben enorm zugenommen, innerhalb von 20 Jahren hat sich beispielsweise die Anzahl der durchgeführten Notarzteinsätze etwa vervierfacht (Bernhard et al. 2006[1]). Im Vordergrund steht mittlerweile eher die zeitnahe medizinische Versorgung von Menschen mit akuten Erkrankungen als die Versorgung von schwer Traumatisierten. Immer häufiger erfolgen Notarzteinsätze auch zur Deckung bestehender Versorgungslücken innerhalb des Sektors der ambulanten Krankenversorgung.

▶ **Palliativmedizin.** Der Ausbau der allgemeinen und spezialisierten ambulanten palliativmedizinischen Versorgung (SAPV) ist ein Schwerpunkt der Medizin der Gegenwart (Bundesministerium für Gesundheit 2009[4]; Radbruch u. Voltz 2008[9]). Eine flächendeckende Umsetzung der Konzepte befindet sich aktuell erst in der Anfangsphase.

Einflüsse der modernen Palliativmedizin erreichen zunehmend auch den Sektor Notfallmedizin. Die Schnittmengen beider Extrembereiche der Medizin sind aufgrund der Bevölkerungsentwicklung und den sukzessiv ausgeweiteten Einsatzindikationen konstant größer geworden. Bereits heute entspricht die Anzahl der palliativ motivierten Notarzteinsätze der Anzahl der durchgeführten Kindernotfälle innerhalb eines Notarztsystems (3–5 %; Sommer et al. 2008[10]; Wiese et al. 2009[13]). Für dieses Spektrum ist in der Zukunft mit einer deutlichen weiteren Steigerung zu rechnen.

Primär ist die medizinische Versorgung von Menschen in palliativer Erkrankungssituation nicht die Aufgabe des Regelrettungsdienstes. Aufgrund einer bestehenden Versorgungslücke im ambulanten Sektor wird dennoch häufig der Rettungsdienst dafür eingesetzt (Wiese et al. 2007[12]).

Auch in gut organisierten ambulanten palliativmedizinischen Versorgungsstrukturen können sich bei Patienten mit palliativen Erkrankungen immer wieder zeitkritische Notfallsituationen ergeben. Genannt seien hier Symptome wie Dyspnoe, Schmerzexazerbation, Bewusstseinsstörungen, Blutungen u. a. (Nauck u. Alt-Epping 2008[8]).

Definition

Der Hauptvorteil des Notarztsystems ist die in der Bevölkerung bekannte unmittelbare Verfügbarkeit bei zeitkritischen medizinischen Problemen verschiedenster Art.

Darüber hinaus besitzen Notärzte aufgrund ihrer intensivmedizinischen Ausbildung und Tätigkeit meist ein hohes Maß an Fachkompetenz bei der speziellen Behandlung schwerwiegender medizinischer Symptome. Hervorzuheben sind hier die Einschätzung von Organfunktionen im Hinblick auf vitale Bedrohung, die fachkompetente und differenzierte Opioidtherapie bei krisenhaft exazerbierten Schmerzzuständen bis hin zur Durchführung von intensivmedizinischen Maßnahmen direkt vor Ort.

▶ **Weiterbildung.** Natürlich muss bei der Versorgung von Menschen am Lebensende immer kritisch betrachtet werden, ob invasive Maßnahmen in dieser speziellen Situation überhaupt indiziert sind. Diese Fragestellung muss grundsätzlich im Einzelfall entschieden werden. Der ehemalige Präsident der Bundesärztekammer und des Deutschen Ärztetages Professor Jörg-Dietrich Hoppe betonte 2007, dass Palliativmedizin unabhängig von der Fachzugehörigkeit zum Aufgabenbereich eines jeden Arztes gehöre. Leider wird diese Forderung bisher weder im Studium der Humanmedizin, den unterschiedlichen Musterweiterbildungsordnungen noch in der notärztlichen respektive rettungsdienstlichen Fortbildung ausreichend abgebildet (Musterweiterbildungsordnung für Notfallmedizin 2007[2]). Der Umgang mit Sterbenden und Tod, die ethischen Aspekte sowie die diesbezügliche Gesprächsführung werden nicht systematisch vermittelt. Inhaltlich ergänzen sich hierbei die Weiterbildungsordnung Notfallmedizin bzw. Palliativmedizin möglicherweise sehr sinnvoll (Emanuel u. Quest 2008[6]).

32.2 Die Besonderheit bei der Versorgung von Palliativpatienten in der Notfallmedizin

Der Terminus Palliativpatient darf keinesfalls auf sterbende Patienten allein beschränkt werden. Es handelt sich immer um Individuen in sehr unterschiedlichen Phasen einer schwerwiegenden, progredienten Erkrankung. Folglich ist die Versorgung von Patienten in Palliativsituationen regelhaft eine anspruchsvolle medizinische Tätigkeit, die häufig nicht durch einfache medizinische Maßnahmen abgehandelt werden kann.

Die spezielle medizinische Situation mit teilweise therapierefraktären Symptomen erfordert erweiterte Kenntnisse bis hin zu palliativmedizinischem Spezialwissen. Das Abarbeiten von Algorithmen wie beim akuten Koronarsyndrom, dem Polytrauma, dem Apoplex u. a. erscheint in komplexen palliativmedizinischen Situationen nicht zielführend.

> **Merke**
>
> Schwierigkeiten für den Notfallmediziner bei Einsätzen am Lebensende:
> - Schnittstellenproblematik divergierender Zielsetzungen: palliativ versus kurativ,
> - Dilemma einer zeitintensiven Befragung versus Einleitung zeitnaher Sofortmaßnahmen,
> - psychosoziale „Ausnahmesituation" der Angehörigen/Betroffenen,
> - eigene moralische Situation („lieber retten, als sterben lassen"),
> - formaljuristische Situation (Unsicherheit im Wissen um Entscheidungen am Lebensende).

▶ **Divergierende Zielsetzungen.** Eines der Kernprobleme bei der notärztlichen Versorgung von Palliativpatienten liegt in der divergierenden Zielsetzung der beiden Fachrichtungen Notfall- und Palliativmedizin. Die Primärziele der Notfallmedizin sind der Erhalt des Lebens und die Vermeidung sämtlicher Komplikationen der Erkrankung oder Verletzung. Die Notfallmedizin ist somit zunächst ein Kampf gegen den Tod. Dahingegen ist die Zielsetzung der modernen Palliativmedizin in der Linderung von Symptomen und der Steigerung der Lebensqualität zu sehen. Eine Verlängerung des Lebens ist hierbei untergeordnet. Gemeinsam ist beiden Bereichen die Akzeptanz des Sterbens in aussichtslosen Situationen.

Die folgerichtige Umsetzung dieser Haltungen im Sinne eines sog. primären Therapieverzichts ist zum einen für ausgedehnte Hirnschädigungen und zum anderen für bereits begonnene Sterbeprozesse mit multiplem Organversagen zwingend indiziert.

▶ **Beendigung lebensrettender Maßnahmen.** Deutlich schwieriger sind allerdings die Beendigung lebensrettender Maßnahmen und das Einsehen der Vergeblichkeit; schließlich kann die Prognose für ein Individuum nur eingeschätzt werden. Fast jedem Arzt sind Fälle von scheinbarer Hoffnungslosigkeit und letztlich erstaunlichen Ergebnissen bekannt. Ärzte – auch innerhalb der gleichen Fachrichtung – schätzen die Prognose gemäß ihrer Ausbildung, persönlichen Erfahrung, den zur Verfügung stehenden Möglichkeiten im Sinne „therapeutischer Optionen", Alter, Komorbidität, Lebensqualität u. a. unterschiedlich ein. Methodenimmanent ist somit immer die Möglichkeit der Fehlbeurteilung gegeben.

> **Merke**
>
> Die Entscheidung, das Lebensende anzuerkennen, ist meist komplex, bisweilen sehr schwierig und stets auf den Individualfall bezogen. Hier ist der ganze Arzt mit all seiner Erfahrung, Fachkompetenz und Empathie gefragt. Er entscheidet als medizinisch Verantwortlicher direkt und gemäß der aktuellen Situation vor Ort. Bezeichnenderweise werden beispielsweise Reanimationen in hoch palliativen Situationen überwiegend durch weniger erfahrene Notärzte durchgeführt (Wiese et al. 2007 [12]).

▶ **Überbehandlung.** Zweifelsohne ist die Anerkennung des Lebensendes unter notfallmedizinischen Gesichtspunkten aufgrund der zunächst unklaren medizinischen Gesamtsituation häufig sehr schwierig. Innerhalb kurzer Zeit müssen das Krankheitsbild sowie die komplexen Zusammenhänge analysiert werden. Defizite in der Kenntnis der Möglichkeiten, weiterbestehende (unrealistische) Hoffnung in aussichtslosen Situationen, Angst vor gerichtlicher Auseinandersetzung sowie Konflikte mit den Angehörigen sind die überwiegenden Gründe für eine unangemessene Überbehandlung. Diese ist in der Bevölkerung gefürchtet und schadet letztendlich dem Patienten.

▶ **Verpflichtung zum Lebenserhalt?** Die ärztliche Verpflichtung zur Lebenserhaltung besteht nicht unter allen Umständen (Grundsätze der Bundesärztekammer zur ärztlichen Sterbebegleitung 2011 [3]). Auch die Beendigung schon eingeleiteter Maßnahmen (z. B. Wiederbelebung, Transfusion, Beatmung) muss hierbei konsequenterweise durchgeführt werden.

> **Merke**
>
> Betont sei, dass keine Behandlungsverpflichtung bei Sterbenden besteht.
>
> Auch in der Notfallmedizin ist der Patientenwille das oberste Ziel. Somit gilt auch für den Notarzt: lebensverlängernde Maßnahmen ja, das Sterben verlängernde Maßnahmen nein.

32.3 Stolpersteine bei der Versorgung von Patienten in Palliativsituation

Chronologisch ergibt sich für den Notarzt zunächst das Dilemma der Entscheidung zwischen einer zeitintensiven Anamnese und dem zeitnahen, handlungsorientierten Einleiten von Sofortmaßnahmen. Zeitaufwendig gestaltet sich hierbei meist das Eruieren der Informationen, in welchem Umfang der Patient sowie die Angehörigen über die letale Prognose, die zur Verfügung stehenden therapeutischen Optionen, realistische Ziele und den zeitlichen Verlauf der Erkrankung aufgeklärt wurden. Mitunter sind hier schon mehrere Gespräche dieser Art im Vorfeld durchgeführt worden, die aus verschiedenen Gründen aufseiten des Patienten bzw. der Angehörigen nicht nachhaltig umgesetzt werden konnten.

> **Praxistipp**
>
> Es ist sinnvoll, in dieser Phase offene Fragen zu stellen, wie z.B.: Was ist Ihr Wunsch in dieser speziellen Situation? Oftmals zeigen sich hierbei unterschiedliche, teilweise erheblich divergierende Ansichten, Hoffnungen und Ziele oder es offenbaren sich innerfamiliäre Sorgen bzw. Konflikte, die stets mitberücksichtigt werden sollten.

Es sollte versucht werden, bei schwierigen Entscheidungen bezüglich der Therapie möglichst einen gewissen Konsens unter allen Betroffenen zu erreichen. Viel wichtiger als das bloße Durchführen von Maßnahmen sind emotionale Präsenz, aktives Zuhören, begleitende Medizin und eine fachkompetente Beratung.

32.4 Patientenautonomie unter Notfallbedingungen am Lebensende

In der modernen Notfallmedizin ist gegenwärtig ein Rückgang der paternalistischen Vorgehensweise mit Steigerung der Patientenautonomie zu verzeichnen. Bisher erschien das Selbstbestimmungsrecht eines Patienten unter Notfallbedingungen deutlich untergeordnet, die Fürsorgepflicht des Arztes wurde eher überinterpretiert. Problematisch bleibt weiterhin, dass der Patientenwille sowie die Freiverantwortlichkeit insbesondere unter präklinischen Notfallbedingungen häufig unzureichend geklärt werden können.

Verbindliche Unterlagen im Sinne einer Betreuungsverfügung, Vorsorgevollmacht oder Patientenverfügung liegen häufig nicht vor oder sind für die aktuelle Notfallsituation nicht exakt genug formuliert. So bleibt dem Notarzt unter diesen Umständen nur die Eruierung des mutmaßlichen Patientenwillens. Dieser ist vorrangig vor persönlichen Überlegungen des Arztes, der Angehörigen oder anderen Personen. Eine Übertragung des Begriffs Lebensqualität sollte soweit möglich unterlassen werden, da dies immer subjektives Gut darstellt.

In den mutmaßlichen Willen des Patienten sollten jedoch laut Urteil des Bundesgerichtshofs neben früheren mündlichen oder schriftlichen Äußerungen auch die religiöse Überzeugung, sonstige persönliche Wertvorstellungen, die altersbedingte Lebenserwartung und das Erleiden von Schmerzen mit eingehen.

> **Merke**
>
> In Notfallsituationen, in denen der Wille des Patienten nicht bekannt ist, ist die medizinisch indizierte Behandlung einzuleiten (Grundsätze der BÄK 2011 [3]). Im Zweifelsfalle ist ein Notfallteam üblicherweise gut beraten, sich gemäß des Grundsatzes „in dubio pro vita" eher für die Durchführung einer Maßnahme zu entscheiden als gegen sie.

Maximaltherapie zählt formaljuristisch als der sicherere Weg. Allerdings sollte die bloße Verfügbarkeit nicht das alleinige Kriterium für die Anwendung einer Maßnahme sein. Auch standespolitisch wird eine regelmäßige Überprüfung der in Notfallsituationen getroffenen Entscheidungen gefordert (Grundsätze der BÄK 2011 [3]).

32.5 Sterbebegleitung in der Notfallmedizin

Der Wunsch der modernen Medizin ist häufig, den Tod zu steuern oder wenigstens klinisch „sauber" zu machen. Überlieferungen vergangener Tage und eine falsche Berichterstattung bezüglich eines normalen Sterbevorgangs in den Medien scheinen Gründe hierfür zu sein.

▶ **Auseinandersetzung mit dem Tod.** Grundsätzlich sterben Menschen unterschiedlich – auch wenn es bei Sterbevorgängen viele Parallelen gibt. Aus den Berichten von Behandlern und Menschen mit Nahtoderfahrungen wird deutlich, dass die letzten Tage und Stunden sehr intensiv erfahren werden. Eine der entscheidenden Fragen ist, ob der Patient auf den nahenden Tod vorbereitet ist. Eine rechtzeitige Auseinandersetzung mit dem Tod scheint sehr hilfreich zu sein.

Ein großer Teil der durch Notärzte versorgten Patienten am Lebensende hat eine jahrelange krankheitsspezifische Vorgeschichte. Somit ist die Konfrontation mit Sterben und Tod bei Patienten mit vorbestehenden schwerwiegenden Grunderkrankungen eher gegeben. Folglich sind

Vorbereitungen (sozial, medizinisch, spirituell) möglich. Alte oder sehr stark beeinträchtigte Menschen ersehnen oft den Tod auf dem Boden eines häufig als mühsam oder schmerzhaft empfundenen Lebens. Etwa 10 % der Patienten in finaler Krankheitsphase haben sogar den Wunsch nach aktiver Sterbehilfe. Nicht immer wird dies jedoch so geäußert. Einer der Gründe ist die persönliche Beziehung zu Angehörigen oder anderen nahestehenden Personen. Bisweilen ist durch sie die „Erlaubnis zum Sterben" nicht erteilt. Sowohl für die Angehörigen wie auch die Behandler ist in dieser Situation ein richtiges Maß aus Nähe und Distanz entscheidend.

▶ **Stationäre Einweisung.** Der Umgang mit Sterbenden und Tod, die ethischen Aspekte sowie die diesbezügliche Gesprächsführung werden in der Lehre nicht systematisch vermittelt. Aus der Palliativmedizin ist bekannt, dass etwa 25 % der finalen Patienten trotz bestehender, teilweise langwieriger, kompetenter, ambulanter Versorgung in der konkreten Sterbephase ihres Lebens stationär eingewiesen werden. Gelegentlich gelingt es selbst durch ein offenes Gespräch nicht, unnötige Krankenhauseinweisungen zu vermeiden. Hier lohnt es sich meist nicht, mit den Angehörigen zu kämpfen, falls das Umfeld des Patienten nicht in der Lage ist, den nahenden Tod zu ertragen.

▶ **Eigenschaften des Arztes.** Zu den Grundeigenschaften des ärztlichen Wirkens gehören Eigenschaften wie Integrität, Kompetenz und Ehrlichkeit. Auch wenn der Schutz des Lebens unter Achtung des Selbstbestimmungsrechts eine ärztliche Grundverpflichtung darstellt, ist Lindern von Leid sowie Sterbebegleitung ebenso ärztliche Aufgabe entsprechend eines letzten Dienstes am Menschen.

▶ **Juristische Rahmenbedingungen.** Bei der Sterbebegleitung besteht aufgrund der beschriebenen Besonderheiten und notwendigen Handlungsentscheidungen häufig eine gewisse rechtliche Unsicherheit. Grundsätzlich sind die juristischen Rahmenbedingungen völlig ausreichend, wenngleich eine weitere rechtliche Klarstellung sicherlich sinnvoll erscheint. Aktive Maßnahmen, die gezielt den Tod eines Menschen herbeiführen, sind in Deutschland gesetzlich untersagt und strafwürdig. Insbesondere Medikamentenapplikationen, die belastende Symptome reduzieren (Opioide, Sedativa, Anxiolytika) und hierbei im Rahmen der Nebenwirkung möglicherweise zu einer schnelleren Dekompensation der kardiorespiratorischen Funktionen führen, sind in bedarfsangepasster Dosierung jedoch legitim (indirekte Sterbehilfe) und in der Praxis sehr wichtig.

> **Merke**
>
> Aufgrund der Erfahrung in der Palliativmedizin scheinen Opioide zur bedarfsadaptierten symptomatischen Therapie der Dyspnoe in hoch palliativen Situationen besser geeignet zu sein als die Applikation von Sauerstoff (Clemens u. Klaschik 2007).

Der wesentliche Part bei der Sterbebegleitung ist die Basisversorgung im Sinne einer menschenwürdigen Unterbringung, Vermeidung unnötiger Krankentransporte, sowie eine angepasste Körperpflege unter authentischer emotionaler Zuwendung. Wirksame und effektive Schmerztherapie sind das Tor zu einer guten palliativen Versorgung. Ebenso müssen Symptome wie Atemnot und Übelkeit effektiv kontrolliert werden.

32.6 Schlussbemerkung

Notfallmedizin am Lebensende ist individuell und aufgrund einer komplexen medizinischen Gesamtkonstellation sowie unterschiedlichsten Interaktionen von Menschen mitunter sehr anspruchsvoll. Diese Phase ist sowohl für die Patienten und Angehörigen als auch für die Einsatzkräfte teilweise erheblich belastend. Ein entsprechender Aufwand zur Optimierung der Versorgung und Strukturen lohnt sich immer, denn es geht um die letzte medizinische Behandlung von Menschen am Ende ihres Lebens.

> **Kernaussagen**
>
> **Notfallmedizin der Gegenwart**
> Aufgrund einer bestehenden Versorgungslücke im ambulanten Sektor, wird der Rettungsdienst häufig auch für die medizinische Versorgung von Menschen in palliativen Erkrankungssituationen eingesetzt.
>
> Notfallsituationen bei Palliativpatienten sind häufig. Auch wenn sie nicht planbar sind, ist eine Vorbereitung möglich und sinnvoll.
>
> Zeitkritische Notfallsituationen im Palliativbereich sind beispielsweise Dyspnoe, Schmerzexazerbation, Bewusstseinsstörungen sowie Blutungen.
>
> Das Studium der Humanmedizin sowie die Musterweiterbildungsordnung berücksichtigen gegenwärtig die Überschneidung der Gebiete Notfallmedizin sowie Palliativmedizin nur unzureichend.
>
> **Die Besonderheit bei der Versorgung von Palliativpatienten in der Notfallmedizin**
> - Schnittstellenproblematik divergierender Zielsetzungen: palliativ versus kurativ,
> - Dilemma einer zeitintensiven Befragung versus Einleitung zeitnaher Sofortmaßnahmen,
> - psychosoziale „Ausnahmesituation" der Angehörigen/Betroffenen,
> - eigene moralische Situation („lieber retten, als sterben lassen"),
> - formaljuristische Situation (Unsicherheit im Wissen um Entscheidungen am Lebensende).

Eine ärztliche Verpflichtung zur Lebenserhaltung besteht nicht unter allen Umständen (Grundsätze der Bundesärztekammer zur ärztlichen Sterbebegleitung 2011 [3]). Auch eine Beendigung bereits eingeleiteter Maßnahmen (z. B. Wiederbelebung, Transfusion, Beatmung) muss hierbei konsequenterweise durchgeführt werden.

Stolpersteine bei der Versorgung von Patienten in Palliativsituation

Das Kernproblem ist die Entscheidungsfindung unter Notfallbedingungen in komplexen palliativen Situationen. Im Vordergrund steht stets der individuelle Patientenwille. Bei schwierigen Entscheidungen bezüglich der Therapie sollte versucht werden, möglichst einen gewissen Konsens unter allen Betroffenen zu erreichen. Viel wichtiger als das bloße Durchführen von Maßnahmen sind emotionale Präsenz, aktives Zuhören, begleitende Medizin und eine fachkompetente Beratung.

Patientenautonomie unter Notfallbedingungen am Lebensende

Eine vom Patienten nicht gewünschte lebenserhaltende Therapie ist vom Arzt auch dann zu respektieren, wenn der Patient seine Einwilligungsfähigkeit verliert. In Notfallsituationen, in denen der Wille des Patienten nicht bekannt ist, ist die medizinisch indizierte Behandlung einzuleiten (Grundsätze der BÄK 2011 [3]). Im Zweifelsfalle ist ein Notfallteam üblicherweise gut beraten, sich gemäß des Grundsatzes „in dubio pro vita" eher für die Durchführung einer Maßnahme zu entscheiden als gegen sie.

Sterbebegleitung in der Notfallmedizin

Der wesentliche Part bei der Sterbebegleitung ist die Basisversorgung im Sinne einer menschenwürdigen Unterbringung, Vermeidung unnötiger Krankentransporte sowie eine angepasste Körperpflege unter authentischer emotionaler Zuwendung. Wirksame und effektive Schmerztherapie sind das Tor zu einer guten palliativen Versorgung. Ebenso müssen belastende Symptome wie Atemnot, Angst und Übelkeit effektiv kontrolliert werden.

Literatur

Referenzen

[1] **Bernhard** M, Hilger T, Sikinger M et al. Patientenspektrum im Notarztdienst – Was hat sich in den letzten 20 Jahren geändert? Anaesthesist 2006; 55: 1157–1165
[2] **Bundesärztekammer.** Musterweiterbildungsordnung für Notfallmedizin der Bundesärztekammer. Bundesärztekammer; 2007: 169. Im Internet: http://www.bundesaerztekammer.de/downloads; Stand: 01.05.2012
[3] **Bundesärztekammer.** Grundsätze der Bundesärztekammer zur ärztlichen Sterbebegleitung (2011). Im Internet: http://www.bundesaerztekammer.de/downloads/Sterbebegleitung_17022011.pdf; Stand: 24.04.2012
[4] **Bundesministerium für Gesundheit**. Bekanntmachung eines Beschlusses des gemeinsamen Bundesausschusses über die Erstfassung der Richtlinie zur Verordnung von spezialisierter ambulanter Palliativversorgung. BAnz 2009; 39: S911
[5] **Clemens** KE, Klaschik E. Symptomatische Therapie der Dyspnoe bei Patienten in der Palliativmedizin: Sauerstoff-Insufflation versus Opioidapplikation. Dtsch Med Wochenschr 2007; 132: 1939–1943
[6] **Emanuel** LL, Quest T, Hrsg. The education in palliative and end-of-life care for emergency medicine (EPEC-EM). The EPEC Project 2008. Im Internet: http://www.epec.net; Stand: 24.04.2012
[7] **Hoppe** J. Zitat. Dtsch Arztebl 2007; 104(22)
[8] **Nauck** F, Alt-Epping B. Crises in palliative care – a comprehensive approach. Lancet Oncol 2008; 9: 1086–1091
[9] **Radbruch** L, Voltz R. Was ist speziell an der speziellen ambulanten Palliativversorgung? Schmerz 2008; 22: 7–8
[10] **Sommer** J, Müller-Busch C, Flender HJ et al. Palliativpatienten im Rettungsdienst. Eine zunehmende und neue Herausforderung? Abstract. Hamburg: Kongress der Deutschen Interdisziplinären Vereinigung für Intensivmedizin (DIVI); 2008
[11] **Statistisches Landesamt Baden-Württemberg.** Im Internet: http://www.statistik.baden-wuerttemberg.de/BevoelkGebiet/Landesdaten/LRt0115.asp; Stand: 05.05.2012
[12] **Wiese** C, Bartels U, Ruppert D et al. Notärztliche Betreuung von Tumorpatienten in der finalen Krankheitsphase. Anaesthesist 2007; 56: 133–140
[13] **Wiese** CHR, Bartels U, Ruppert D et al. Treatment of palliative emergencies by emergency physicians in Germany. Palliat Med 2009; 23: 369–373

33 Notfälle aus der Gynäkologie und Geburtshilfe

W. Loos, F. Salomon

33.1 Gynäkologische Notfälle

Notfälle können klar gynäkologisch sein oder Symptome zeigen, die auch von anderen Organsystemen verursacht sein können.

33.1.1 Verletzungen

Unterschiedliche psychische Wertigkeit für die Patientin haben:
- Unfall,
- Anschlag auf Leben oder Weiblichkeit,
- Gewalt beim Geschlechtsverkehr,
- Selbstbefriedigung mit Hilfsmitteln.

▶ **Trauma.** Massive Traumen des weiblichen Genitale sind selten. Typisch sind stumpfe Traumen des Damms bei Sturz auf eine Kante (Hausarbeit, Fahrradverstrebung) mit Schmerz, Schwellung, Hämatom.

▶ **Psychische Belastung.** Begleitumstände können zu schwerer psychischer Belastung der Patientin führen.

> **Merke**
>
> Trotz Vorrangs der somatischen Therapie im Notfall ist die psychische Belastung zu beachten. Das gilt besonders für Opfer spezifischer Gewalt gegen die weibliche Sexualität durch Verletzungen von Unterleib oder Brüsten. Die hierbei erlebte Erniedrigung hat tief greifende Folgen.

Die Gefährdung ergibt sich aus dem Blutverlust und dem Ausmaß der Verletzungen. Eine Blutung kann sich nur nach innen ausbreiten oder als Hämatom der Genitalregion imponieren.

Bei *Sexualdelikten* verletzte Frauen brauchen Beistand:
- Einfühlende Anamnese. Wichtige Frage: Was ist verletzt, in welchem Ausmaß?
- Behutsame Untersuchung des Genitalbereichs, evtl. nur Inspektion.
- Beschränkung auf die Abklärung vitaler Bedrohungen.
- Typische Verletzungsmuster bei Vergewaltigung: Hämatome an der Oberschenkelinnenseite, Würgemale.

> **Cave**
>
> Eingedrungene Fremdkörper am Notfallort nicht entfernen, da eine Blutung aus noch tamponierten Gefäßen droht.

▶ **Präklinische Versorgung.** Anlage großlumiger Venenzugänge und Schocktherapie (Kap. 12):
- Sauerstoff über Nasensonde,
- zur Analgesie z.B (S)-Ketamine bzw. Opioide (Kap. 13),
- ggf. Anästhesie, Intubation und Beatmung zur Stabilisierung der Vitalfunktionen.

> **Merke**
>
> Auch bei geringerem Trauma erfolgen Wundversorgung, Tetanusimpfung etc. in der Klinik.

Wie es zur Verletzung kam, kann zu einem späteren Zeitpunkt psychologisch geschultes weibliches Personal in Ruhe klären. Bei Verletzungen durch Selbstbefriedigung muss die empfundene Scham bedacht werden.

33.1.2 Blutungen

Bei fortgeschrittenen Tumoren (Anamnese) sind lebensbedrohliche Blutungen möglich, z.B. durch Gefäßarrosion im Collum uteri. Die Blutung ist meist nach außen sichtbar. Ältere, geschwächte Frauen geraten schnell in einen Volumenmangelschock.

Auch im Notfall können je nach Wunsch der Frau Maximaltherapie oder palliatives Vorgehen nötig sein.

▶ **Präklinische Versorgung.** Im Vordergrund stehen:
- Stabilisierung des Kreislaufs durch Volumengabe,
- Sauerstoffzufuhr über Nasensonde.

Eine straffe vaginale Tamponade kann den Blutverlust vermindern (Dauerkatheter nötig).

33.1.3 Akuter Schmerz

▶ **Allgemeine Hinweise.** Als Ursache eines akuten Abdomens kommen auch gynäkologische Krankheitsbilder (z.B. Entzündungen, Ischämien) und Schwangerschaftskomplikationen infrage.

Infektion des inneren Genitale

Eine Infektion des inneren Genitale kann sich als
- Adnexitis,
- Abszess an Tuben und Ovarien oder
- Pelveoperitonitis

manifestieren. Eine Notfallsituation liegt vor, wenn zur abdominalen Abwehr gastrointestinale (Übelkeit, Erbrechen) und kardiovaskuläre Symptome (Schockzeichen) hinzukommen.

▶ **Präklinische Versorgung.** Die Notfallmaßnahmen sind symptomatisch und beschränken sich auf:
- Kreislaufstabilisierung,
- Sauerstoffzufuhr,
- Analgesie,
- Behandlung der Übelkeit.

Abklärung und kausale Therapie erfolgen stationär.

Ischämieschmerzen

Ischämieschmerzen sind heftigst mit starker Beeinträchtigung des Allgemeinbefindens. Sie entstehen durch *Torsion* gestielter Myome oder von Ovarialtumoren. Ein akutes Abdomen kann sich rasch entwickeln. Vor Ort ist die Diagnose selten zu stellen, eine kausale Therapie ist nur in der Klinik möglich.

▶ **Präklinische Versorgung.**
- wirkungsvolle Analgesie mit (S)-Ketamin oder Opioid,
- ggf. zusätzliche Sedierung mit Benzodiazepinen,
- Schocktherapie,
- Sauerstoffzufuhr,
- beruhigende Zuwendung.

33.2 Geburtshilfliche Notfälle

33.2.1 Verletzungen in der Schwangerschaft

Nach älteren Angaben sind Unfälle mit schweren Traumen führende Ursache bei nicht gestationsbedingten Sterbefällen. Von 2001–2008 wurden in Bayern 14 an Unfällen verstorbene Schwangere gezählt (Welsch et al. 2011 [8]).

> **Merke**
>
> Bei Notfällen von Frauen im gebärfähigen Alter ist an die Möglichkeit einer Schwangerschaft zu denken: daher ggf. Schwangerschaftstest bei Erstdiagnostik.

Die *direkte Uterusverletzung* ist sehr selten. Das fetale Absterben ist die Regel, die mütterliche Letalität durch den Blutverlust hoch. *Stumpfe Bauchtraumen* können über Scherkräfte eine vorzeitige Plazentalösung, auch protrahiert bis zu 48 h später, bewirken. Häufig setzen vorzeitige Wehen ein.

Die stationäre Überwachung von Mutter und Fetus ist obligat.

> **Praxistipp**
>
> Kindliche Herzfrequenzen < 110/min und > 180/min sind kritische Grenzen. Die traumatisch ausgelöste Wehentätigkeit sistiert oft spontan, sonst ist die Notfalltokolyse indiziert.

Das Trauma kann eine *fetomaternale Transfusion* bewirken. Bei rh-negativer Mutter ist die Gabe von Anti-D-Globulin indiziert.

> **Merke**
>
> Generell steht bei Unfällen und Verletzungen Schwangerer das Leben der Mutter im Vordergrund. Es sind alle Maßnahmen angezeigt, die auch bei Nichtschwangeren in gleicher Lage nötig sind. Bei Alternativen ist das zu wählen, was den Fetus weniger beeinträchtigt.

▶ **Präklinische Versorgung.** Grundzüge bei schweren Verletzungen in der Schwangerschaft:
- Schocktherapie,
- optimale Oxygenierung der Mutter und damit des Fetus.

Physiologisch liegt der arterielle pCO_2 ab dem 2. Trimenon bei 32 mmHg. Starke Hyperventilation verschlechtert die Sauerstoffversorgung des Fetus durch Konstriktion der uteroplazentaren Gefäße.

Bei Hypoventilation und einem arteriellen pCO_2 von 40 mmHg besteht bereits eine Azidose, die dem Fetus schaden kann.

Eine suffiziente Analgesie der Mutter führt durch Stressminderung zur besseren Oxygenierung des fetalen Blutes.

33.2.2 Außerklinische Geburt

Jeder Notarzt kann mit einer Geburt konfrontiert werden. Daher ist jedem Notarzt dringend eine Hospitation im Kreißsaal zu empfehlen.

Laut bayerischer Geburtsstatistik wurden 2009 von 99 911 Schwangerschaften 0,1 % (n = 100) vor der Klinikaufnahme entbunden 0,5 % (n = 500) waren als Haus- oder Praxisgeburt geplant, wurden aber nach Transport in der Klinik weitergeleitet (BAQ 2009 [1]).

Mit schnell verlaufenden Geburten (Partus praecipitatus) ist zu rechnen bei:
- Mehr- oder Vielgebärenden (geringer Weichteilwiderstand der Geburtswege),
- Schwangeren mit sehr kleinem Kind (Frühgeburt, mangelentwickeltes Kind),
- starker Wehentätigkeit,

Notfälle aus der Gynäkologie und Geburtshilfe

- zervikaler Insuffizienz (Cerclage).

Die Entbindung im Rettungsdienst ist zu vermeiden und nur in unabweisbaren Notfällen zu vertreten.

Praktisches Vorgehen

Allgemeines

Zunächst ist zu klären, ob sich die Frau bereits in der Pressperiode befindet: in der Pressperiode ist die Wehentätigkeit intensiv, die Schwangere presst mit, oft unter Anziehen der Oberschenkel. Sind kindliche Teile im Vulvaspalt erkennbar, muss sich der Notarzt der Geburt stellen.

Die übliche Pressperiode der Geburt sollte 20–30 min nicht überschreiten. Da nur ca. 1% der Spontangeburten mit einem gravierenden Risiko verläuft, darf der Notarzt auf einen unkomplizierten Geburtsverlauf hoffen.

▶ **Präklinische Versorgung.** Wichtig sind:
- beruhigende Zusprache, verbindliches, sicheres Auftreten,
- venöser Zugang mit Infusion und Sauerstoff über Nasensonde,
- ist eine Hebamme anwesend, ist ihr die Geburtsleitung zu überlassen.

Notfalltokolyse

- Bei noch nicht unmittelbar bevorstehender Geburt (keine kindlichen Teile in der Vulva sichtbar) Notfalltokolyse und schneller Transport in linker Halbseitenlage zur nächsten geburtshilflichen Abteilung.
- 25 μg Fenoterol in 4 ml Glukose 5%: 2–4 ml i.v. über 1–2 min, ggf. erneut nach 3 min (Gnirs u. Schneider 2011).
- Als Ersatz Fenoterol-Dosier-Aersol: 2–3 Hübe zu je 100 μg, ggf. nach etwa 5 min wiederholt, bis zum Sistieren der Wehentätigkeit.

Normaler Geburtsverlauf

▶ **Allgemeine Hinweise.** Bei unmittelbar bevorstehender Geburt, die überwiegend aus vorderer Hinterhauptlage erfolgt, sind zu beachten:
- Verzicht auf medikamentöse Wehenhemmung, Geburtsvorgang zu Ende führen.
- Begonnenen Transport anhalten, Maßnahmen in Ruhe treffen.
- Zur Prophylaxe der kindlichen Auskühlung für eine möglichst warme Umgebung zu sorgen.

▶ **Utensilien.** Bereitlegen (im Rettungsdienst als Set vorhanden):
- saubere Unterlage (Handtuch, Bettuch), auf die das Kind geboren wird,
- Mundabsauger zum nasopharyngealen Absaugen des Kindes,
- 2 sterile Klemmen/Fadenmaterial zum Abklemmen der Nabelschnur,
- sterile Schere/Skalpell zum Durchtrennen der Nabelschnur,
- vorgewärmte Tücher zum Säubern und Einpacken des Neugeborenen,
- Alufolie zum Schutz des Kindes vor Wärmeverlust.

Falls Zeit bleibt, ist die untere Körperhälfte der Patientin zu entkleiden.

▶ **Geburtshilfe.** Zur Hilfe bei der normalen Geburt aus vorderer Hinterhauptlage gehören:
- Mutter zum Mitpressen „wie beim Stuhlgang" anhalten. Ihre Hände sollen die angezogenen Knie umfassen.
- Dammschutz mit steriler Mullkompresse o. Ä. (▶ Abb. 33.1a).
- Auf Dammschnitt wird verzichtet, ein Dammriss wird in der Klinik versorgt.
- Nach Geburt des Kopfes diesen mit beiden Händen an den Schläfen nach unten leiten, um die vordere Schulter

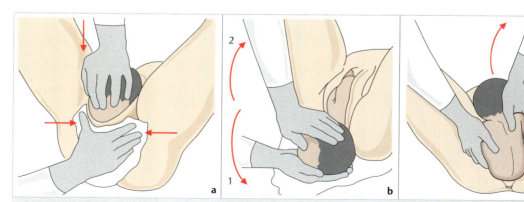

Abb. 33.1a–c Hilfeleistung bei präklinischer Geburt aus vorderer Hinterhauptlage.
a Dammschutz mit steriler Mullkompresse: auf einen Dammschnitt kann in der Regel verzichtet werden
b Nach Entwickeln des Kopfes wird dieser mit beiden Händen an den Schläfen gefasst und vorsichtig nach unten geleitet. Dadurch Entwicklung der vorderen Schulter. Danach Anheben des Kopfes und Entwicklung der hinteren Schulter.
c Vollständige Entwicklung des Kindes auf das Abdomen der Mutter

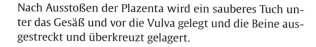

zu entwickeln. Anheben des Kopfes und Entwicklung der hinteren Schulter (▶ Abb. 33.1b).
- Vollständige Entwicklung des Kindes auf den Bauch der Mutter (▶ Abb. 33.1c).
- Nabelklemmen ca. 20 cm vor dem Nabel setzen, Nabelschnur durchtrennen.
- Versorgen (Absaugen, Abtrocknen usw.), Einpacken des Kindes, Übergabe an die Mutter.

Die Reanimation des Neugeborenen ist in Kap. 34 dargestellt.

▶ **Postnatale Maßnahmen.** Die Gewinnung der Plazenta soll nicht forciert werden (Zug an Nabelschnur). Nach Ausstoßung der Plazenta unter einer mittelstarken Lösungsblutung entspricht der Kontraktionszustand des Uterus der Konsistenz eines angespannten Daumenballens. Der Fundus uteri ist in Nabelhöhe tastbar.

Praxistipp

Verstärkte Blutungen nach Ausstoßung der Plazenta erfordern die bimanuelle Uteruskompression durch gleichzeitigen kräftigen Druck einer Hand auf den Fundus uteri und der Faust in der Vagina gegen die Gebärmutter. Wenn vorhanden, werden Uterotonika wie Oxytocin (3–6 IE i.v.) oder Methyl-Ergometrin (0,1 mg i.v.) verabreicht.

Nach Ausstoßen der Plazenta wird ein sauberes Tuch unter das Gesäß und vor die Vulva gelegt und die Beine ausgestreckt und überkreuzt gelagert.

Nach der Entbindung wird die Frau mit Kind unter Mitnahme der Plazenta (zur Prüfung auf Vollständigkeit) in eine geburtshilfliche Abteilung transportiert.

▶ **Verhalten bei Beckenend- oder Steißlage.** Bei Beckenendlage (▶ Abb. 33.2a) wird das Kind, sobald das vordere Schulterblatt sichtbar wird, durch Umfassen von Rumpf und Beinen in einer Drehbewegung nach oben auf den Bauch der Mutter hin entwickelt (Manualhilfe nach Bracht). Kräftiger Druck eines Helfers auf den Fundus uteri erleichtert diesen Vorgang. (▶ Abb. 33.2b).

Falls nötig, werden zuerst der hintere und dann der vordere Arm gelöst (▶ Abb. 33.2c).

Die Entwicklung des Kopfes erfolgt durch den Handgriff nach Veit-Smellie (▶ Abb. 33.2d).

Verhalten in Ausnahmesituationen

Bei protrahiertem Geburtsverlauf muss der kindliche Zustand geklärt werden:
- Abhören der kindlichen Herztöne mit dem Stethoskop (Üben im Kreissaal).
- Die Herztöne sind bei Schädellage unterhalb des Nabels rechts/links lateral zu finden.

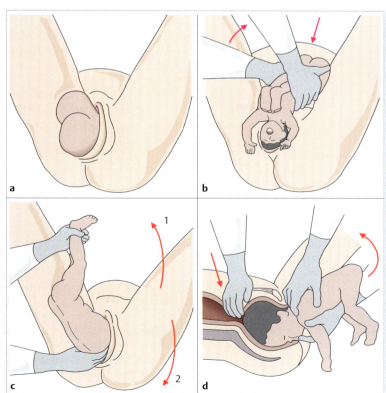

Abb. 33.2 a–d Hilfeleistung bei präklinischer Geburt aus Beckenend- oder Steißlage.
a Beckenend- oder Steißlage.
b Sobald das Schulterblatt des Kindes sichtbar wird, muss versucht werden, den Rumpf durch Umfassen von Rumpf und Beinen nach oben zu entwickeln (Manualhilfe nach Bracht). Die Entwicklung wird durch kräftigen Druck eines Helfers auf den Fundus uteri erleichtert.
c Falls erforderlich, werden nacheinander zuerst der hintere und dann der vordere Arm gelöst (Handgriff nach Bickenbach).
d Die Entwicklung des Kopfes erfolgt durch den Handgriff nach Veit-Smellie.

- Die regelrechte Herzfrequenz liegt deutlich über 100/min, ggf. Notfalltokolyse (siehe dort).

▶ **Nabelschnurvorfall.** Ist schon der Blasensprung erfolgt (Abgang von Flüssigkeit erfragen oder sehen), muss ein Nabelschnurvorfall ausgeschlossen werden.

Beim Nabelschnurvorfall kommt es nach Tiefertreten des vorangehenden kindlichen Teils zur Nabelschnurkompression. Ohne Therapie ist der Tod des Kindes unvermeidlich.

Die Diagnose wird durch Inspektion der Vulva (sichtbar vorliegende Nabelschnur) und oder vaginale Untersuchung gesichert: eine weiche, schlingenartige Struktur mit/ohne Pulsationen ist tastbar.

> **Praxistipp**
>
> Bei Nabelschnurvorfall unbedingt:
> - vorangehenden Kindesteil unter starkem manuellem Druck nach kranial schieben,
> - Becken hochlagern,
> - Notfalltokolyse (s. o.) ist obligat,
> - sofortiger Transport zur nächsten geburtshilflichen Abteilung unter andauerndem Hochschieben des vorangehenden Kindesteils (bis zur Sectioentbindung) zwingend.

33.2.3 Abort

> **Definition**
>
> Abort oder Fehlgeburt meint das Ende einer Schwangerschaft, ehe das Kind lebensfähig ist (Geburtsgewicht > 500 g).

▶ **Epidemiologie.** Nur ca. 40–50 % aller Konzeptionen enden in einer ausgetragenen Schwangerschaft. Nach Schätzungen führen etwa 15 % der klinisch bekannten Schwangerschaften zum Abort.

Zu unterscheiden sind der *Frühabort* bis zur 12.–14. SSW, der einzeitig mit eher geringem Blutverlust verläuft, sowie der *Spätabort*, der zweizeitig wie eine Entbindung am Termin mit relativ starken Schmerzen verläuft. Wegen der Fortschritte der Neonatologie muss ab der 23. SSW mit der Geburt eines überlebensfähigen Kindes (Geburtsgewicht > 500 g) gerechnet werden.

▶ **Klinik.** Bei begleitendem Fieber über 38 °C handelt es sich um einen febrilen Abort, ab 39 °C um einen septischen Abort. Ein klinisch festgestellter Abort erfordert häufig die Entleerung der Gebärmutter, um starke Blutungen/Infektionen zu vermeiden.

▶ **Präklinische Versorgung.** Nur symptomatische Maßnahmen (Volumengabe, Analgesie, Sauerstoffzufuhr). Transport zur Klinik.

33.2.4 Extrauteringravidität

▶ **Epidemiologie.** Die Inzidenz von Extrauteringraviditäten (EUG, Schwangerschaft außerhalb des normalen Sitzes im Cavum uteri) liegt bei 1–2 % aller Schwangerschaften. Über 90 % sind Tubargraviditäten, andere Lokalisationen sind das Ovar, das Abdomen oder (sehr selten) die Zervix.

▶ **Klinik.** EUG können in der Regel nicht ausgetragen werden. Die Tubargravidität kann mit Tubarabort oder Tubenruptur enden. Die Tubenruptur kann zur akuten, massiven Blutung in die Bauchhöhle führen. Bei folgenden Symptomen ist an eine EUG zu denken:
- Patientin im reproduktionsfähigen Alter,
- plötzlicher Unterbauchschmerz,
- Zeichen von Volumenmangel,
- Veränderung des Monatszyklus: Schwangerschaftsamenorrhö, Schmierblutungen.

Bei Verdacht auf EUG ist stets nach der letzten Regelblutung zu fragen.

Erhöhtes Risiko für eine EUG besteht nach Salpingitiden, früherer EUG, Sterilitätsoperationen, bei Kontrazeption mit Intrauterinpessar, Stimulationsbehandlung. Rauchen gilt als Risikofaktor.

▶ **Präklinische Versorgung.** Nur symptomatische Maßnahmen (Schocktherapie, Sauerstoffzufuhr, ggf. Sicherung der Vitalfunktionen).

> **Merke**
>
> Bei gesicherter EUG ist die chirurgische Intervention zwingend. Der Transport ist dringlich.

33.2.5 Gestationshypertensive Erkrankungen

▶ **Epidemiologie.** Eine Gestationshypertonie tritt in bis zu 6 % aller Schwangerschaften ab der 20. SSW auf, eine Präeklampsie (mit zusätzlicher Proteinurie) in 3–5 % der Erstgebärenden. Lebensbedrohliche Verläufe finden sich bei etwa 1 von 1000 Schwangerschaften.

▶ **Pathophysiologie.** Als zentraler Pathomechanismus gilt heute eine endotheliale Dysfunktion (Raio et al. 2011[6]). Es liegt ein generalisierter Arteriolenspasmus mit deutlich erhöhtem peripherem Widerstand vor, besonders in Nieren, Plazenta und Leber. Der erhöhte Gefäßwiderstand führt zur Linksherzbelastung mit der Gefahr von kardialer Dekompensation und Lungenödem. Eine disseminierte intravasale Gerinnung kann die Mikrozirkulation weiter verschlechtern.

▶ **Klinik.** Bei schweren Erkrankungen treten neurologische Symptome: Hyperreflexie, Kopfschmerz, Sehstörungen, Krampfneigung. Sie sind Folge eines Hirnödems mit Hirndruck. In schweren Fällen kann es zu intrazerebralen Blutungen kommen. Kardinalsymptome sind:
- Proteinurie,
- Hypertonie mit diastolischem Blutdruck über 90 mmHg,
- generalisierte Ödeme häufig, aber nicht spezifisch.

Es müssen nicht alle Symptome vorliegen. Auch der Schweregrad kann von leichten, monosymptomatischen Formen bis zur Eklampsie variieren.

▶ **HELLP-Syndrom.** Das HELLP-Syndrom als Sonderform ist durch Hämolyse (H), erhöhte Leberwerte (EL, Elevated Liver Enzymes) und Thrombozytenabfall (LP, Low Platelets) gekennzeichnet. Eine häufige Leberkapselspannung bewirkt Schmerzen im Oberbauch, Erbrechen und Übelkeit.

▶ **Therapie.** Die kausale Therapie von Gestationshypertonie/Präeklampsie/HELLP-Syndrom ist die Entbindung. Dabei muss der Reifegrad des Kindes bedacht werden; die vorzeitige Beendigung der Schwangerschaft ist nicht immer zwingend.

Auch nach Entbindung kann sich das Krankheitsbild noch verschlechtern. Ein knappes Drittel der Eklampsiepatientinnen hat erst postpartal Krampfanfälle. Wichtig ist die konsequente Therapie der Symptome, besonders der Hypertonie. Wegen des Arteriolenspasmus sind Vasodilatatoren angezeigt.

▶ **Präklinische Versorgung.** Die präklinische Therapie beschränkt sich auf die schwere Hypertonie mit RR > 170/110 mmHg. Nach den Leitlinien der Deutschen Gesellschaft für Gynäkologie und Geburtshilfe wird keine der nachfolgenden Substanzen präferiert (Fetsch u. Bremerich 2008 [2], Leitlinien der DGGG [5]):
- Nifedipin: initial 5 mg oral, ggf. Wiederholung nach 20 min,
- Urapidil: initial 6,25–12,5 mg i.v. als Bolus über 2 min, danach 3–24 mg/h (Perfusor),
- alternativ Dihydralazin: 5 mg i.v. alle 20 min oder 5 mg als Bolus und anschließend 2–20 mg/h (Perfusor).

> **Praxistipp**
>
> Vorsichtige Blutdrucksenkung, da sonst eine Minderperfusion des Uterus mit Gefährdung des Kindes droht („Erfordernishochdruck" im geschädigten plazentaren Stromgebiet). Es sind keineswegs normale Blutdruckwerte anzustreben.

Die Verbesserung der *Rheologie* ist über eine vorsichtige Infusionstherapie zu erzielen. Ziel ist die Diuresesteigerung, Risiko ein Lungenödem.

Diuretika (bei 75 kgKG 20–40 mg Furosemid i.v.) sind nur beim Lungenödem indiziert, ansonsten wegen der Gefahr der Hämokonzentration und Verschlechterung der Rheologie kontraindiziert.

Bei *neurologischer* Symptomatik ist früh und großzügig eine antikonvulsive Therapie indiziert:
- Magnesiumsulfat (z. B. Bolus 4 g MgSO4 5–10 min Kurzinfusion),
- als Mittel der 2. Wahl gilt Phenytoin, 250 mg i.v. (Leitlinien der DGGG [5], Raio et al. 2011 [6]).

In allen Fällen Zufuhr von *Sauerstoff* über Nasensonde.

▶ **Klinische Versorgung.** Bei operativer Entbindung ist der Synergismus von Magnesium und Muskelrelaxanzien sowie die Überwachung von Harnausscheidung, Sehnenreflexen und Atemfrequenz zur Dosierungskontrolle zu beachten.

33.2.6 Peripartale Notfälle

Placenta praevia

▶ **Epidemiologie.** Sie kommt bei 0,5 % aller Schwangerschaften vor, bei Mehrgebärenden häufiger.

▶ **Pathophysiologie.** Im Gegensatz zum normalen Plazentasitz im Fundus uteri inserieren die Placenta praevia und ihre Varianten im unteren Uterinsegment und verdecken mehr oder weniger den inneren Muttermund.

▶ **Klinik.** Meist aus Wohlbefinden heraus, gelegentlich unter Wehen treten schmerzlose Blutungen auf.

▶ **Präklinische Versorgung.** Wichtig sind:
- Notfalltokolyse (s. o.),
- Anlage großlumiger Venenzugänge, Schockbekämpfung,
- die vaginale Untersuchung ist kontraindiziert.

> **Merke**
>
> Die Beendigung der Schwangerschaft durch Sectio caesarea ist obligat. Neben der mütterlichen Gefährdung durch massiven Blutverlust ist immer mit kindlichem Blutverlust/Schock zu rechnen.

Die Nachgeburtsperiode ist durch erhöhte Blutungsgefahr gekennzeichnet, da an der plazentaren Haftstelle im unteren Uterinsegment die kontraktive Blutstillung am schwächsten ist.

Vorzeitige Lösung der normal sitzenden Plazenta

▶ **Epidemiologie.** Die vorzeitige teilweise oder vollständige Lösung der korrekt sitzenden Plazenta (Abruptio placentae) vor der Geburt des Kindes tritt bei 1:50–200 Geburten auf. Die Ursache ist meist unbekannt. Als prädisponierende Faktoren gelten u. a. (Gestations-)Hypertension, Traumen, plötzliche Volumenverminderung bei Blasensprung, nach Entwicklung des 1. Zwillings.

▶ **Klinik.** Eine zentrale Ablösung mit Bildung eines retroplazentaren Hämatoms muss nicht bzw. nicht sofort zur vaginalen Blutung führen; in 10–20 % der Fälle blutet die Patientin nicht nach außen. Der Uterus ist hart und dolent, die Schwangere (schon) schockiert.

> **Merke**
> Die außen erkennbare Blutung ist kein Maß für den Blutverlust.

Als Folge der Plazentalösung mit mütterlicher Schockierung ist die vitale Gefährdung des Feten hoch. Durch Einschwemmung „thromboplastischen Materials" aus Decidua und Plazenta in die mütterliche Strombahn, lokalem Verbrauch von Gerinnungsfaktoren im retroplazentaren Hämatom und disseminierter intravasaler Gerinnung mit gesteigerter Fibrinolyse besteht die Gefahr einer lebensbedrohlichen Gerinnungsstörung der Mutter.

Subjektive Symptome sind ein akuter abdominaler Schmerz, Unwohlsein und Sistieren der fetalen Bewegungen. Objektive Zeichen sind Symptome des Blutungsschocks, auffallend schmerzhafter, harter Uterus (Holzuterus, Spannungsschmerz infolge des retroplazentaren Hämatoms) sowie niederfrequente bis fehlende Herztöne des Feten.

▶ **Therapie.** Die Therapie besteht, v. a. bei noch lebendem Fetus, in der sofortigen Sectioentbindung; in der Klinik kann unter günstigen Umständen auch eine vaginale Entbindung angestrebt werden.

▶ **Präklinische Versorgung.** Volumengabe, Analgesie, Sauerstoffzufuhr sowie schnellster Transport zur Klinik.

Uterusruptur

▶ **Epidemiologie.** Spontane Rupturen ohne Anamnese sind sehr selten. Am häufigsten sind Narbenrupturen nach früheren Kaiserschnitten.

▶ **Pathogenese.** Akute Überdehnung (z. B. geburtsunmögliche Lage, Überdosierung von Wehenmitteln) oder frühere Wandschädigung (Sectio, Operation von Myomen, Septen).

▶ **Klinik.** Schock der Patientin sowohl sub partu als auch post partum, hochgradige Hypoxiezeichen des Fetus im CTG bzw. intrauteriner Fruchttod.

▶ **Therapie.** In jedem Fall, auch bei abgestorbenem Fetus, ist die Laparotomie indiziert. Meist kann die Ruptur übernäht und der Uterus erhalten werden.

▶ **Präklinische Versorgung.** Die Mutter ist durch den hämorrhagischen Schock gefährdet, der präklinisch entsprechend therapiert werden muss; bei noch lebendem Fetus: Notfalltokolyse (s. o.).

Fruchtwasserembolie

> **Merke**
> Die Fruchtwasserembolie (Amnioninfusionssyndrom) gehört zu den dramatischen Komplikationen unter der Geburt oder bis wenige Tage post partum mit hoher Mortalität. Über Defekte in den Eihäuten gelangt Fruchtwasser in den Kreislauf.

▶ **Epidemiologie.** Die Häufigkeit liegt bei 1:20000–30000 Geburten. Die Druckverhältnisse unter den Wehen, Verletzungen durch Uterusruptur oder auch der Schnitt bei der Sectio caesarea begünstigen den Übertritt von Fruchtwasser in die mütterliche Zirkulation.

▶ **Klinik.** Durch das Gewebethromboplastin im Fruchtwasser wird die Gerinnungskaskade aktiviert mit disseminierter intravasaler Gerinnung. Neben den akuten kardiopulmonalen Symptomen werden die Gerinnungsstörungen erst verzögert (ggf. erst nach mehreren Stunden) erkennbar.

Symptome:
- schwere Dyspnoe, Tachypnoe, Zyanose,
- schwere Hypotension, kardiales Versagen, pulmonale Hypertension,
- Lungenödem,
- Koagulopathie,
- Eintrübung, Bewusstlosigkeit.

Differenzialdiagnose: Lungenembolie, Aspiration oder akutes Linksherzversagen anderer Genese.

▶ **Präklinische Versorgung.** Die Therapie ist zunächst symptomatisch mit Oxygenierung, Intubation, Beatmung, Schockbekämpfung und evtl. kardiopulmonaler Reanimation.

▶ **Klinische Versorgung.** Zur Beseitigung der Emboliequelle ist die zügige Entleerung des Uterus (vaginale Entbindung bzw. Notfallsectio, Nachräumung) erforderlich. Die Verbrauchskoagulopathie ist adäquat zu behandeln. Weiter bestehende massive Blutungen können zur Hysterektomie zwingen.

Andere Notfälle sub partu

Die folgenden, exemplarisch genannten Notfälle bedeuten meist eine hohe fetale Gefährdung und erfordern meist eine Notfallsectio:
- Frei über das Amnion verlaufende Nabelschnurgefäße können beim Blasensprung einreißen und zum massiven fetalen Blutverlust führen.
- Sehr selten kann es bei der vaginalen Entbindung einer präeklamptischen Frau zur Eklampsie kommen. Während des Anfalls ist die Mutter ateminsuffizient; ihre Hypoxie gefährdet den Fetus. Zusätzlich besteht für die Mutter das Risiko zerebraler Einblutungen.
- Plazentare Insuffizienz, straffe Nabelschnurumschlingung oder hyperfrequente Wehentätigkeit können zur kindlichen Asphyxie führen. Diagnose durch CTG oder (besser) Mikroblutuntersuchung aus der fetalen Kopfhaut. Je nach Schweregrad ist eine Notfalltokolyse (s. o.) nötig.

33.2.7 Postpartale Notfälle

Atonische Nachblutung

Der normale mütterliche Blutverlust bei vaginaler Entbindung beträgt bis 500 ml.

Bei *unvollständiger Plazenta* ist die postpartale Blutung wegen mangelnder Kontraktion des Uterus etwas verstärkt. Die Stärke erreicht selten das Ausmaß der reinen atonischen Nachblutung. Therapie: Nachkurettage des Uterus unter Uterotonika (z. B. 3–6 IE Oxytocin und 0,1 mg Methyl-Ergometrin lgs. i. v.).

Ist die *Vollständigkeit der Plazenta* makroskopisch gesichert, muss bei weiterhin bestehender, verstärkter oder massiver Blutung von einer atonischen Nachblutung des Uterus ausgegangen werden. Rasches Erkennen und Handeln sind dringlich. Als wirksamste Medikamente gelten die Prostaglandine (Hofer et al. 2008 [4]).

▶ **Präklinische Versorgung:**
- massiver Volumenersatz,
- Sauerstoffgabe,
- bimanuelle Kompression der Gebärmutter durch gleichzeitigen kräftigen Druck einer Hand auf den Fundus uteri und der Faust in der Vagina gegen die Gebärmutter,
- Uterotonika wie Oxytocin (3–6 IE i. v.) oder Methyl-Ergometrin (0,1 mg i. v.), Sulproston: 1A = 500 µg in 500 ml NaCl/Infusomat/Anfangsdosis: 1,7 ml/min, bei Bedarf bis 8,3 ml/min, Misoprostol rektal/oral (Off Label Use; Leitlinien der DGGG [5], Rath 2010 [7]),
- ggf. Intubation und Beatmung.

Kernaussagen

Gynäkologische Notfälle

Wesentliche Verletzungsursachen sind Unfälle, Anschläge auf Leben oder Weiblichkeit, Vergewaltigung oder Gewalt beim Geschlechtsverkehr sowie Selbstbefriedigung mit Hilfsmitteln.

Eingehen auf die psychische Situation der Betroffenen ist auch in der Notfallsituation unverzichtbar.

Bei Sexualdelikten u. Ä. verletzte Frauen brauchen Beistand. Behutsame Anamneseerhebung. Zurückhaltende körperliche Untersuchung. Eingedrungene Fremdkörper am Notfallort nicht entfernen. Als Basismaßnahmen Schockbekämpfung, Sauerstoffzufuhr und Analgesie.

Bei der Versorgung *massiver Blutungen* aus bekannten und inkurablen Tumoren ist die Einstellung der Frau zu invasiven Maßnahmen zu beachten; ggf. palliatives Vorgehen. Im Vordergrund präklinischer Versorgung stehen Stabilisierung des Kreislaufs, Sauerstoffzufuhr; ggf. vaginale Tamponade.

Bei *akutem Abdomen* ist auch an gynäkologische Krankheitsbilder und Schwangerschaftskomplikationen zu denken. Schmerzen gynäkologischer Ursache können Folge von Entzündungen oder Ischämien sein. Die Notfallmaßnahmen sind symptomatisch.

Geburtshilfliche Notfälle

Bei Unfällen oder anderen Notfällen von Frauen im gebärfähigen Alter ist an eine Schwangerschaft zu denken. Daher sollte stets ein Schwangerschaftstest erfolgen.

Grundzüge der präklinischen Therapie bei schweren Verletzungen in der Schwangerschaft sind Schocktherapie, Oxygenierung der Mutter und des Feten und Analgesie.

Jeder Notarzt kann außerhalb der Klinik mit einer Geburt konfrontiert werden. Die präklinische Geburt im Rettungsdienst ist nur in unabweisbaren Notfällen vertretbar.

Bei noch nicht unmittelbar bevorstehender Geburt (keine kindlichen Teile in der Vulva sichtbar) erfolgen Notfalltokolyse (25 µg Fenoterol lgs. i. v. oder 2–3 Hübe Dosieraerosol zu je 100 µg) und schneller Transport in linker Halbseitenlage.

Bei unmittelbar bevorstehender Geburt keine Wehenhemmung, sondern Geburt zu Ende führen.

Bei Nabelschnurvorfall muss der vorangehende Kindsteil unter starkem manuellem Druck nach kranial geschoben werden. Becken hochlagern. Die Notfalltokolyse ist obligat.

Pädiatrische Notfälle

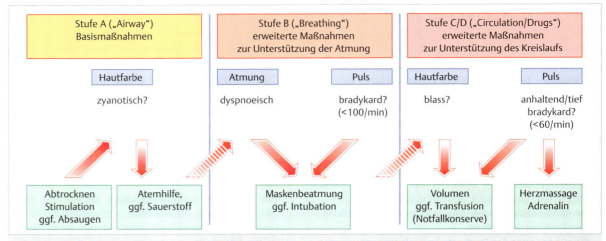

Abb. 34.1 Vereinfachtes Stufenschema der neonatalen Erstversorgung/Reanimation.

werden sollen (▶ Abb. 34.1). Anders als in der Reanimation von Erwachsenen, wo ein Kreislaufstillstand wesentlich häufiger auf kardialen als auf pulmonalen Ursachen beruht und der Herzmassage daher mittlerweile Vorrang vor der Beatmung eingeräumt wird (vgl. Kap. 10), hat wegen der Priorität der respiratorischen vor der hämodynamischen Adaptation diese klassische Reihenfolge (Atmung vor Kreislauf) in der Neonatologie unveränderte Gültigkeit.

Basismaßnahmen der neonatalen Erstversorgung (Stufe A)

Die Erstversorgung beginnt mit einer Reihe basaler Maßnahmen, die allen Neugeborenen zugute kommen und unter denen sich die neonatale Adaptation normalerweise unproblematisch vollziehen sollte.

Abtrocknen/Stimulation/thermische Protektion

Jedes Neugeborene wird gründlich abgetrocknet und anschließend in trockene Tücher eingewickelt, um einen Wärmeverlust zu vermeiden. Mit dem Abtrocknen ist außerdem eine taktile Stimulation verbunden, die den Atemantrieb steigert und so die Anpassung an das extrauterine Leben unterstützt.

Im Falle einer Kälteexposition kommt es bei *reifen Neugeborenen* zu einer kältegegenregulatorischen Stoffwechselsteigerung, die sich wegen der „Unsichtbarkeit" der zitterfreien Thermogenese zunächst durch eine Atemstörung bemerkbar macht und schließlich – über eine metabolische Azidose und pulmonale Vasokonstriktion – in einen „Circulus vitiosus" der Hypoxie münden kann. Dagegen zeigen *unreife Frühgeborene* eine weitgehend passive Abkühlung, die trotz der kältebedingten Stoffwechseldrosselung ein erhöhtes Risiko von Hirnblutungen (infolge temperaturabhängiger Gerinnungsstörungen und mit der Wiedererwärmung verbundener Blutdruckschwankungen) nach sich zieht.

Wegen dieser nachteiligen Auswirkungen einer unbeabsichtigten (akzidentellen) Hypothermie kommt der thermischen Protektion von Neu- und Frühgeborenen, auch wenn die therapeutische (induzierte) Hypothermie heute als Therapieoption nach perinatalen Sauerstoffmangelzuständen angesehen wird (s. u.), nach wie vor eine herausragende Bedeutung zu. Hierzu eignen sich die in den handelsüblichen „Erstversorgungseinheiten" eingebauten Wärmestrahler, deren langwellige („oberflächenwirksame") Infrarotstrahlung allerdings – besonders bei eingeschränkter peripherer Perfusion – ein potenzielles Verbrennungsrisiko birgt.

Praxistipp
Zum Schutz vor Abkühlung eignen sich auch Plastikfolien (z. B. sterile Amputatbeutel), mit deren Hilfe sich evaporative Wärmeverluste (Wasserverdunstung durch die unreife Haut bei Frühgeborenen) eindämmen lassen.

Absaugen

Viele Neugeborene zeigen nach der Geburt eine Schaumentwicklung vor Mund und Nase. Dieses Phänomen, das die Anwesenheit von Surfactant im Fruchtwasser widerspiegelt, kann die Atmung behindern und rechtfertigt ein kurzes Absaugen. Jedoch ist ein „routinemäßiges" Absaugen nicht erforderlich, zumal durch Manipulationen im Rachen ein Vagusreiz mit konsekutiver Bradykardie ausgelöst werden kann.

Einen Sonderfall stellt das grüne Fruchtwasser dar, bei dem das Absaugen – möglichst unmittelbar nach Geburt des Köpfchens – lange als obligatorisch galt. Grünes Fruchtwasser ist durch verfrühtes Absetzen von Mekonium im Mutterleib bedingt und wird typischerweise durch Geburtsstress verursacht. Bei schwererem Sauerstoffmangel kann zusätzlich ein Atemreiz ausgelöst werden, der dann zur Aspiration von Mekoniumpartikeln in die fetale Lunge führt. Da jedoch eine grünliche Tinktion des Fruchtwassers auch bei vielen normalen Geburten vorkommt und schwere Aspirationspneumonien ihren Ursprung meist im Mutterleib haben, ist diese Richtlinie inzwischen relativiert worden.

> **Praxistipp**
>
> Empfohlen wird das Absaugen nach wie vor für Neugeborene, die von dick-grünem („erbsbreiartigen") Fruchtwasser überzogen sind und/oder sich in einem deprimierten Zustand befinden. In solchen Fällen sollte immer erst oral abgesaugt werden, um zu verhindern, dass am Kehlkopfeingang befindliche Partikel durch den Reiz des nasalen Absaugens aspiriert werden.

Früher wurde das nasale im Anschluss an das orale Absaugen oft als notwendig dargestellt, um eine Choanalatresie zu erkennen. Jedoch können durch nasales Absaugen Blutungen oder Verletzungen der Nasenschleimhaut verursacht werden, die eine zuvor unbehinderte Nasenatmung überhaupt erst beeinträchtigen. Darüber hinaus kann ein Absaugkatheter (ebenso wie ein Beatmungstubus) bei Neugeborenen in sehr seltenen Fällen – meist auf dem Boden einer kongenitalen Fehlanlage (nasale Enzephalozele) – durch das Rachendach in die Schädelhöhle einbrechen.

> **Merke**
>
> Wegen dieser Verletzungsmöglichkeiten wird das nasale Absaugen heute im Allgemeinen auf Neugeborene mit manifester Atemstörung beschränkt, bei denen eine Choanalatresie als Ursache ausgeschlossen werden soll.

Atemhilfe/Sauerstoff

Sofern das Neugeborene unter den zuvor geschilderten Maßnahmen nicht ausreichend rosig wird, erhält es je nach den Umständen zunächst eine Atemhilfe und/oder eine Sauerstoffgabe.

Speziell bei Frühgeborenen kann durch eine an einen Constant-Flow-Generator angeschlossene Atemmaske ein CPAP (Continuous Positive Airway Pressure, empfohlene Höhe ca. 5 mbar) appliziert werden, der die Belüftung der Alveolen unterstützt (▶ Abb. 34.2).

Durch die alleinige oder zusätzliche Gabe von Sauerstoff wird nicht nur der Diffusionsgradient in der Lunge erhöht, sondern auch die pulmonale Vasodilatation unterstützt, die für die Umstellung vom fetalen zum adulten Kreislauf essenziell ist. So kann bei reifen Neugeborenen, die – etwa nach einer elektiven, für das Kind „überraschenden" Kaiserschnittentbindung – eine verzögerte Fruchtwasserresorption und daher eine verlängerte post-

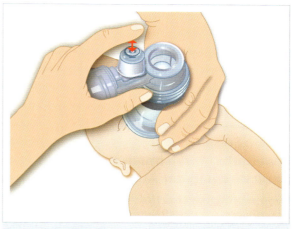

Abb. 34.2 Funktionsprinzip der CPAP-Atemmaske: Über ein am „T-Stück" angebrachtes Ventil wird der Continuous Positive Airway Pressure vorgegeben. Durch manuellen Verschluss dieses Ventils können bei Bedarf außerdem variable Beatmungshübe mit einem am Gerätetreiber einstellbaren Inspirationsdruck appliziert werden. Beachte die korrekte Handhaltung zum Offenhalten der Atemwege!

natale Adaptation aufweisen, durch eine kurzzeitige Sauerstoffvorlage geradezu ein „Einschalteffekt" erzielt werden, bei dem das Neugeborene schlagartig rosig wird und auch nach Beendigung der Sauerstoffzufuhr rosig bleibt.

Nachdem die Sauerstoffvorlage als Primärmaßnahme der Neugeborenenerstversorgung wegen der mangelnden Verfügbarkeit von Sauerstoff in weiten Teilen der Welt kritisiert worden war, konnte in entsprechenden Studien nachgewiesen werden, dass mit Raumluft insgesamt kein schlechteres Outcome erzielt wird als mit reinem Sauerstoff. Darüber hinaus wird vermutet, dass ein Überschuss an Sauerstoff in der Reperfusionsphase nach perinataler Asphyxie oder bei sehr unreifen Frühgeborenen sogar zu einer vermehrten Freisetzung toxischer Sauerstoffradikale führen könnte (Davis et al. 2004[9], Saugstad et al 2008[29]). Aufgrund dessen ist die früher für selbstverständlich gehaltene Gabe von reinem Sauerstoff in der neonatalen Erstversorgung durch die aktuelle Empfehlung zur initialen Reanimation mit Raumluft und situationsabhängigen Hinzudosierung von Sauerstoff abgelöst worden.

> **Merke**
>
> Sauerstoff ist in der Neugeborenenreanimation als Medikament zu betrachten, das nicht „überdosiert" werden sollte.

Analog dazu wird die ältere Vorstellung, dass ein Neugeborenes möglichst binnen 1 min komplett rosig geworden sein sollte, inzwischen als überholt betrachtet. Aufgrund von Studien an gesunden Neugeborenen wird vielmehr ein langsamer Sauerstoffsättigungsanstieg von einem intrauterinen Wert um 65% unmittelbar nach der Geburt auf einen Wert um 90% im Alter von 10 min als physiologisch angesehen (Saugstad 2006[28], Dawson et al. 2010[10]). Um einen solchen Anstieg kontrolliert zu erzielen, wird die Ausstattung des neonatalen Erstversorgungsplatzes mit einem Sauerstoffblender zur Einstellung eines definierten Sauerstoffgehalts im inspiratorischen Gasgemisch sowie mit einem Pulsoxymeter zur Überwachung der tatsächlichen Sauerstoffsättigung (Zielbereich 90–95%) empfohlen.

Erweiterte Maßnahmen zu Unterstützung der Atmung (Stufe B)

Wenn ein Neugeborenes trotz der vorgenannten Basismaßnahmen ateminsuffizient bleibt, sind zusätzliche Schritte zur Unterstützung der Atmung erforderlich. Dies gilt insbesondere dann, wenn die Herzfrequenz bradykard, d. h. < 100/min, sein sollte. Da bei plazentaren Versorgungsstörungen eine gegenregulatorische Herzfrequenz- und Blutdrucksteigerung einer Verschwendung von Sauerstoffreserven gleich käme, reagiert der Fet auf eine Mangelversorgung mit einer „Sparschaltung" aus Bradykardie und Kreislaufzentralisation.

> **Merke**
>
> Eine Bradykardie beim Neugeborenen ist daher – anders als bei Erwachsenen – nahezu ausnahmslos als Zeichen einer mangelnden Sauerstoffversorgung zu sehen und erfordert eine umgehende Stabilisierung der Atmung.

Maskenbeatmung

Die künstliche Beatmung des Neugeborenen wird i.A. zunächst über eine Gesichtsmaske begonnen. Hierbei ist zu achten auf:
- eine korrekte Positionierung des Kopfes in „Schnüffelstellung",
- eine saubere Abdichtung der Maske über der Nase und dem (vorzugsweise leicht geöffneten) Mund,
- eine ausreichende Anhebung des Unterkiefers (▶ Abb. 34.2).

An modernen Erstversorgungsplätzen wird die Beatmung meist über ein manuell zu verschließendes Ventil an der bereits erwähnten CPAP-Maske durchgeführt. Der Vorteil dieses Systems liegt in einer definierteren Einstellbarkeit von Sauerstoffgehalt und Beatmungsdrücken, der Nachteil darin, dass auch bei fehlerhafter Maskenapplikation ohne effektive alveoläre Ventilation Beatmungshübe vorgetäuscht werden können. Alternativ steht auch weiterhin die traditionelle Beutelbeatmung (vgl. ▶ Abb. 34.5) zur Verfügung.

In Anlehnung an den Mechanismus des „ersten Schreis" können zu Beginn einer künstlichen Beatmung zunächst 5 Atemhübe mit höherem Druck und längerem inspiratorischem „Hold" von 2–3 s appliziert werden, um die fetale Alveolarflüssigkeit aus der Lunge zu pressen. Andererseits hat sich gezeigt, dass gerade unreifen Lungen durch eine forcierte Beatmung binnen kürzester Zeit ernsthafte strukturelle Schäden zugefügt werden können, sodass ein solches „Blähmanöver" nicht unkritisch angewandt werden sollte.

> **Praxistipp**
>
> Der Erfolg der Beatmung ist anhand der Thoraxexkursionen zu beobachten. Wenn sich die Lunge (z. B. wegen ausgeprägter Unreife) nur schwer belüften lässt, kann es sinnvoll sein, von einer Hilfsperson ein Stethoskop auf den Thorax des Neugeborenen aufsetzen zu lassen und Beatmungsposition und -druck so lange zu variieren, bis hörbar Luft in die Alveolen eindringt.

Intubation

Wenn sich die respiratorische Situation unter Beutel-Maske-Beatmung nicht stabilisiert, ist eine Intubation zu erwägen.

Da neonatale Tuben zur Vermeidung von Intubationsschäden üblicherweise keinen Cuff aufweisen, wird im Interesse der besseren Fixierbarkeit die nasotracheale gegenüber der orotrachealen Intubation bevorzugt. Wenn sich der Tubus nicht über ein Nasenloch vorschieben lässt, kann er auf einen Absaugkatheter oder eine Magensonde „aufgefädelt" und über diese „Leitschiene" eingeführt werden. Sollte auch dies nicht zwanglos gelingen, ist eine orotracheale Intubation (ggf. mit Führungsstab) vorzuziehen.

> **Praxistipp**
>
> Bei der nasotrachealen Intubation ist zu bedenken, dass der Tubus von hinten unten (Rachenhinterwand) nach vorne oben (Kehlkopfeingang) gelenkt werden muss, um in die Trachea eingeführt werden zu können (▶ Abb. 34.3).

Viele frustrane Intubationsversuche beruhen darauf, dass sich der Tubus dabei an der Kehlkopf- bzw. Trachealvorderwand „verkeilt". Um dies zu vermeiden, muss einerseits das Laryngoskop so gehalten werden, dass der kleine Finger der linken Hand den Kehlkopf von außen in eine günstige Position bringt, und andererseits die Magill-Zange (falls erforderlich) so gefasst werden, dass der Tubus leicht nach unten gekippt zwischen die Stimmbänder positioniert wird. Oft kann dieser dann kurz vor dem Naseneingang gefasst und unter Drehbewegungen in die Trachea vorgeschoben werden. Anhaltspunkte für geeignete Tubusgrößen und -lagen bei Früh- und Neugeborenen gibt ▶ Tab. 34.1.

34.1 Notfälle bei Neugeborenen

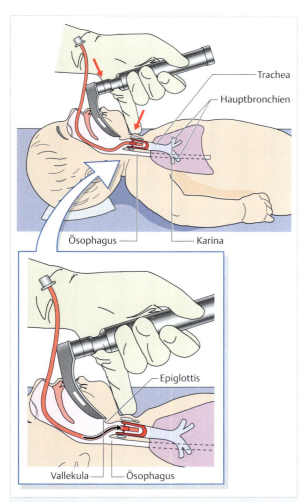

Abb. 34.3 Technik der nasotrachealen Intubation beim Neugeborenen.

Tab. 34.1 Richtwerte für Tubusgröße und Intubationstiefe bei Früh- und Neugeborenen.

Körpergewicht [g]	Tubusgröße [mm] (Innendurchmesser)	Tubuslage [cm] (am Naseneingang)
500	2,0 (–2,5)	7,0
1000	2,5	8,0
1500	(2,5–) 3,0	9,0
2000	3,0	10,0
2500	3,0	10,5
3000	3,0 (–3,5)	11,0
3500	3,5	11,5
4000	3,5	12,0
4500	3,5 (–4,0)	12,0

Die korrekte Tubuslage ist optisch anhand der Thoraxexkursionen, auskultatorisch anhand einer seitengleichen Lungenbelüftung, pulsoxymetrisch anhand einer stabilen Sauerstoffsättigung und – nach den neuesten Reanimationsleitlinien – v. a. auch kapnografisch anhand der Detektion von CO_2 in der Ausatemluft zu verifizieren.

Sonderfall Opiatüberhang

Nach Verabreichung von Opiatanalgetika an die Kreißende oder Kaiserschnittentbindung in Allgemeinanästhesie kann es zu einem „Narkoseüberhang" beim Neugeborenen kommen, der sich typischerweise darin äußert, dass sich das Kind unter Beutel-Maske-Beatmung zwar mühelos oxygenieren lässt, bei Unterbrechung der Beatmung aber keine (suffiziente) Eigenatmung zeigt. In solchen Fällen kann durch Gabe des Opiatantagonisten Naloxon (z. B. Narcanti, 0,1 mg/kgKG i.v. ED) eine Wiederherstellung des Atemantriebs erreicht werden, die sich dann typischerweise in einem abrupten Erwachen und Aufschreien des Neugeborenen äußert.

> **Merke**
>
> Da Naloxon eine kürzere Halbwertszeit aufweist als die zu antagonisierenden Opiatanalgetika, muss jedes mit Naloxon behandelte Neugeborene sorgfältig nachbeobachtet werden, um eine sekundäre Atemdepression auszuschließen.

Darüber hinaus ist die Gabe von Naloxon an Kinder drogenabhängiger Mütter kontraindiziert, weil sie zu einer abrupt einsetzenden Entzugssymptomatik führen würde.

Aufgrund dieser Risiken wird die Anwendung von Naloxon bei Neugeborenen heute kritisch betrachtet und eine

Bei der Intubation von Neugeborenen ist zu bedenken, dass durch langwierige Manipulationen eine erhebliche Verschlechterung herbeigeführt werden kann, sei es, dass Bradykardien und Sättigungsabfälle ausgelöst, sei es, dass Schleimhautläsionen hinterlassen werden, die nachfolgende Intubationsversuche zusätzlich erschweren. Es kann daher im Einzelfall klüger sein, auf weitere Versuche zu verzichten und das Neugeborene mit Beutel und Maske so lange zu stabilisieren, bis ein erfahrenerer Kollege eintrifft.

> **Praxistipp**
>
> Falls sowohl Maskenbeatmung als auch Intubation nicht gelingen, kann alternativ ein Tubus im Rachen platziert, das gegenseitige Nasenloch sowie der Mund von Hand zugehalten und über den nasopharyngealen Tubus beatmet werden. Jedes Neugeborene, das eine Beatmung benötigt, wird sich auf diese Weise ausreichend oxygenieren lassen.

Pädiatrische Notfälle

überbrückende Beatmung bis zum Abklingen des Opiatüberhangs als zulässige Alternative angesehen.

Erweiterte Maßnahmen zur Unterstützung des Kreislaufs (Stufe C/D)

Wenn das Neugeborene nach Stabilisierung der Atmung ein blasses Hautkolorit behalten und insbesondere, wenn es weiterhin bradykard bleiben sollte, so ist auch dann in aller Regel keine kardiale Ursache (z. B. Erregungsleitungsstörung), sondern noch immer eine mangelnde Sauerstoffversorgung des Körpers bzw. des Myokards anzuschuldigen.

> **Merke**
>
> Häufigste Ursache einer persistierenden Mangelversorgung ist ein akuter Volumenverlust, der – bei einer Placenta-praevia-Blutung oder vorzeitigen Lösung – offenkundig sein, aber – im Falle einer akuten fetomaternalen Transfusion (bei der der Fet über die Grenzfläche der sich lösenden Plazenta in den mütterlichen Kreislauf „verblutet") – auch gänzlich ohne äußere Blutungszeichen auftreten kann.

Ziel der Notfallversorgung ist es dann, durch adäquate Volumenzufuhr den Perfusionsdruck wiederherzustellen und damit sowohl die Bradykardie als auch die Kreislaufzentralisation zu durchbrechen. Bis dieses Ziel erreicht ist, ist die überbrückende Aufrechterhaltung eines Minimalkreislaufs durch Herzmassage und Adrenalin erforderlich.

Volumen

Zur Volumensubstitution muss zunächst ein adäquater Zugang geschaffen werden, was auch bei „deprimierten" Neu- und Frühgeborenen in der Regel durch Punktion einer Handrücken- oder Kopfvene mit einer geeigneten Verweilkanüle (24 oder 26 Gauge) gelingt.

Sollten entsprechende Versuche misslingen – oder es an Übung fehlen –, kann alternativ die Nabelvene katheterisiert werden. Allerdings ist auch dieser Zugangsweg nicht immer unproblematisch, da sich der Nabelvenenkatheter gelegentlich in der spiralig verlaufenden Nabelvene verfängt und sich oft nicht ohne Weiteres über den Ductus venosus Arantii und die V. cava inferior bis zur korrekten Position am rechten Vorhofeingang vorschieben lässt, sondern in die Pfortader oder die V. lienalis abweicht.

Daher ist es in eiligen Fällen oft einfacher, eine stumpfe Stahlkanüle nur wenige Zentimeter in die Nabelvene einzuführen und in dieser Position mit einer Klemme zu fixieren (▶ Abb. 34.4). Auch wenn es sich hierbei nur um einen „Notbehelf" handelt, erlaubt er doch bei fast allen Neugeborenen eine rasche und ausreichende Volumenzufuhr.

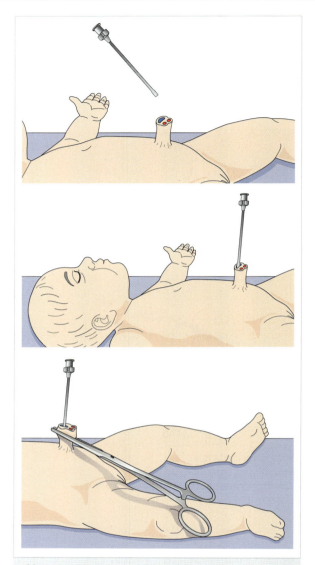

Abb. 34.4 Technik der notfallmäßigen Kanülierung der Nabelvene.

Im Gegensatz zur Dauerinfusionstherapie, für die bei Neugeborenen auf Drittelelektrolytlösungen zurückgegriffen werden muss, um eine Hypernatriämie zu vermeiden, ist für eine akute Volumensubstitution, bei der „verloren gegangenes Blut" ersetzt werden soll, auch bei Neugeborenen eine Vollelektrolytlösung (z. B. NaCl 0,9 %, Ringer, Ringer-Azetat, Sterofundin iso 10[–20] ml/kgKG) geeignet. Die früher favorisierte Humanalbuminlösung bietet hinsichtlich der Kreislaufstabilisierung keine Vorteile.

> **Merke**
>
> Im Falle eines hoch akuten Blutverlusts wird sich der Hb-Wert, der bei reifen Neugeborenen physiologischerweise 16–20 g/dl beträgt, zunächst nicht oder kaum verändern.

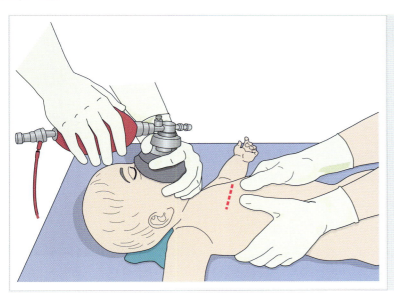

Abb. 34.5 Technik der kardiopulmonalen Reanimation beim Neugeborenen.

> Erst nach erfolgter Volumensubstitution (oder bei längerer Zeitverzögerung durch Flüssigkeitseinstrom aus dem Interstitium) kommt es zu einer „Demaskierung" des Blutverlusts durch Absinken des Hb-Wertes.

Da sich dadurch der Gehalt an Sauerstoffträgern verringert, kann trotz passager wiederhergestellter Kreislauffunktion die Oxygenierung ungenügend sein, sodass die Transfusion eines Erythrozytenkonzentrats angezeigt ist. Als Orientierungshilfe kann gelten, dass ein Hb-Wert < 14 g/dl bei Neugeborenen als „primäre Anämie" bezeichnet wird und dass bei Frühgeborenen in den ersten Lebensstunden meist ein Hb-Wert < 12 g/dl, bei Reifgeborenen ein Hb-Wert < 10 g/dl als Transfusionsindikation angesehen wird. Sollte der Blutverlust offenkundig gewesen sein, kann ein Erythrozytenkonzentrat auch als primäre Volumensubstitution eingesetzt werden. In jedem Kreißsaal sollte für solche Fälle eine Notfallkonserve (0 rh neg) verfügbar sein.

Herzmassage

Wie bereits erwähnt, wird unter adäquater Oxygenierung und Volumensubstitution die Herzfrequenz des Neugeborenen in der Regel auf Werte > 100/min ansteigen. Für das Tasten des Pulses wird bei älteren Neugeborenen und Säuglingen üblicherweise entweder die A. brachialis oder die A. femoralis empfohlen; bei der Erstversorgung ist dagegen die Palpation der Nabelschnur oder die Auskultation des Herzens vorzuziehen.

> **Merke**
>
> Es darf nicht übersehen werden, dass eine für Erwachsene „physiologische" Herzfrequenz für Neugeborene bereits eine ernsthafte Bradykardie darstellt, die einer überbrückenden Herzmassage bedarf.

Die Indikation zu einer extrathorakalen Herzmassage besteht dann, wenn die Herzfrequenz für mehr als 60 s nicht über 60/min (entsprechend knapp der Hälfte der für ein Neugeborenes physiologischen Herzfrequenz von 120–140/min) ansteigt.

Bei der Herzmassage soll das mittlere Sternumdrittel um ca. ⅓ des Thoraxlängsdurchmessers eingedrückt werden, was – bei 2 Helfern – am effizientesten mit dem sog. Klammergriff gelingt (▶ Abb. 34.5). Als Rhythmus wird ein Verhältnis von 3:1 von Thoraxkompressionen und Beatmungshüben empfohlen, wodurch bei 120 „Events per Minute" eine Herzfrequenz von 90/min und eine Atemfrequenz von 30/min – entsprechend den annähernd altersphysiologischen Werten – erreicht wird.

Muss die kardiopulmonale Reanimation des Neugeborenen durch einen einzelnen Helfer und ohne Hilfsmittel vorgenommen werden, sind die Thoraxkompressionen am besten mit 2 Fingern durchzuführen, während gleichzeitig der eigene Mund über Mund und Nase des Neugeborenen gelegt wird. Zur Vermeidung einer raschen Erschöpfung oder Hyperventilation sollten dann vom Helfer mit jeder eigenen Ausatmung mehrere Beatmungshübe appliziert werden.

Adrenalin

> **Merke**
>
> Da eine Bradykardie beim Neugeborenen, wie schon mehrfach betont, üblicherweise durch eine Sauerstoffmangelversorgung bedingt ist, ist auch die Adrenalingabe – ebenso wie die Herzmassage – nicht als kausale Therapie, sondern lediglich als Überbrückungsmaßnahme zu betrachten.

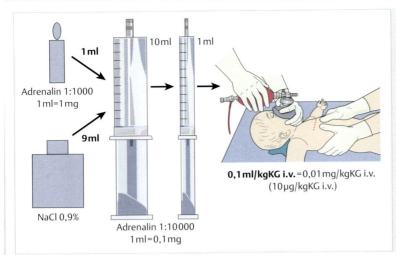

Abb. 34.6 Standardisiertes Aufziehen der Adrenalinlösung für die neonatale Reanimation.

Während für Adrenalin bislang die intratracheale Gabe (nach erfolgter Intubation) empfohlen wurde, wird – wegen ungenügend verlässlicher Daten über diesen Applikationsweg – inzwischen die zuverlässigere intravenöse Gabe vorgezogen. Auch sollte die Adrenalingabe nicht als Ersatz für eine adäquate Volumentherapie missverstanden werden, für die ohnehin ein venöser Zugang geschaffen werden muss.

Um über die adäquate Dosierung keine Missverständnisse aufkommen zu lassen, empfiehlt sich die Einhaltung eines strikten Algorithmus zur Vorbereitung der Adrenalinspritzen, wobei der Inhalt einer Ampulle Adrenalin 1:1000 (1 ml = 1 mg) mit 9 ml NaCl 0,9 % aufgezogen und die so entstandene verdünnte Lösung (1:10000, 1 ml = 0,1 mg) in 1-ml-Spritzen umgefüllt wird. Aus einer solchen 1-ml-Spritze sind dem Neugeborenen dann 0,1(– 0,3) ml/kgKG (entsprechend 0,01[–0,03] mg/kgKG) zu verabreichen (▶ Abb. 34.6).

Merke

Da mäßige perinatale Azidosen sich nach Kreislaufstabilisierung in der Regel spontan zurückbilden, wird eine „Blindpufferung" im Kreißsaal heute nicht mehr empfohlen, zumal die Natriumbikarbonatlösung infolge ihrer Hyperosmolarität nicht nur (bei versehentlicher paravasaler Infusion) Gewebenekrosen hervorrufen kann, sondern (bei Frühgeborenen) Hirnblutungen begünstigen soll.

Nur wenn eine tiefe Azidose sich so langsam zurückbildet, dass entweder eine belastende Hyperventilation ausgelöst und/oder eine Beeinträchtigung der Herz-Kreislauf-Funktion befürchtet wird, gilt eine Puffertherapie unter Kontrolle des Säure-Basen-Status als indiziert. In diesem Fall sollte die (8,4%ige = 1-molare) Natriumbikarbonatlösung 1:1 (mit Aqua dest. oder Glukose 5 %) verdünnt und über einen zentralen oder einwandfrei liegenden, periphervenösen Zugang appliziert werden (Initialdosis meist 1–2 ml/kgKG).

Merke

Sollte die Azidose auch unter adäquater Pufferung nicht abnehmen – oder gar zunehmen –, so ist neben einer anhaltenden Gewebehypoxie (z. B. im septischen Schock) auch an angeborene Stoffwechselkrankheiten zu denken.

Einstellung der Reanimation

Wenn die Reanimation nicht zu einer Wiederherstellung der spontanen Herz-Kreislauf-Funktion führt, so ist den internationalen Leitlinien zufolge bereits nach 10 min eine Einstellung der Maßnahmen vertretbar. In der Praxis wird bis zu diesem Entschluss meist mehr Zeit verstrichen sein. Auch wird man in unseren Breiten seltener mit einer akuten Asphyxie als mit einem Fehlbildungssyndrom konfrontiert, das in seinen Auswirkungen schwer einzuschätzen ist. In diesen Fällen empfiehlt es sich dringend, zunächst eine vorläufige Stabilisierung vorzunehmen, um dann – nach fundierter Beurteilung der Gesamtprognose – über das weitere Vorgehen zu entscheiden.

Merke

Von größter Bedeutung bei der Einstellung von Reanimationsbemühungen ist die adäquate Einbeziehung der Eltern.

Dies bedeutet nicht, dass den Eltern die Entscheidung über die Fortsetzung oder die Beendigung der Therapiemaßnahmen aufgebürdet werden darf, mit der sie überfordert wären und die sie mit lebenslangen Selbstvorwürfen zurücklassen würde. Es bedeutet jedoch, dass ihnen möglichst noch während der laufenden und absehbar frustranen Reanimationsbemühungen die Problematik nachvollziehbar erklärt werden sollte, um dem Eindruck halbherziger Hilfeleistung oder eigenmächtiger Therapieentscheidungen zuvorzukommen.

Die Gewissheit, dass nichts unversucht gelassen und letztlich „die vom Kind gegebenen Signale respektiert" wurden, stellt eine essenzielle Grundlage für eine spätere Verarbeitung des gravierenden Verlusterlebnisses dar. Darüber hinaus sollte den Eltern eine Nottaufe angeboten und – auch bei schweren Fehlbildungen – eine persönliche Verabschiedung von ihrem Kind empfohlen werden. Schließlich sollten Fotos von dem Neugeborenen angefertigt und in der Patientenakte verwahrt werden, da nicht selten – mitunter nach vielen Jahren – das Bedürfnis nach einer Rekapitulation der über lange Zeit verdrängten Geschehnisse auftritt.

Dokumentation der neonatalen Erstversorgung

Im Sinne der Qualitätssicherung und wegen späterer juristischer Auseinandersetzungen, mit denen sich Geburtshilfe und Neonatologie immer häufiger konfrontiert sehen, ist eine sorgfältige Dokumentation der Erstversorgung unerlässlich. Dazu gehört, neben dem Nabelarterien-pH und dem APGAR-Score, ein auch zeitlich minutiöses Protokoll der ergriffenen Maßnahmen.

Nabelarterien-pH

Der nabelarterielle pH-Wert des Neugeborenen gilt als „metabolische Bilanz des Geburtsverlaufs". Während mäßige perinatale Azidosen (pH 7,2–7,0, BE –10 bis –15 mval/l) meist nur eine vorübergehende Kreislaufzentralisation beim Feten mit anschließender Ausschwemmung saurer Valenzen aus der Peripherie und damit einen physiologischen Schutzmechanismus widerspiegeln, liegt tiefen Azidosen (pH < 7,0, BE < –15 mval/l) oft eine „echte" perinatale Hypoxie zugrunde. Charakteristisch hierfür ist neben dem stärkeren Ausmaß auch das verzögerte Abklingen der metabolischen Azidose nach erfolgter Reanimation, das auf eine nachhaltige Übersäuerung des „dritten Raumes" (intrazellulär, intrazerebral) hinweist. Abzugrenzen sind Überlagerungen durch eine respiratorische Komponente (pCO_2 > 45 mmHg) oder durch eine mütterliche Übersäuerung unter der Geburt (sog. „Leihazidose").

APGAR-Score

Der Verlauf der neonatalen Adaptation wird traditionell anhand des APGAR-Schemas beschrieben, das im Jahre 1953 von der US-amerikanischen Anästhesiologin Virginia Apgar eingeführt wurde und die Kriterien *A*tmung, *P*uls, *G*rundtonus, *A*ussehen und *R*eflexe (A-P-G-A-R!) umfasst, für die im Alter von 1, 5 und 10 Lebensminuten jeweils 0, 1 oder 2 Punkte vergeben werden. Um die Zustandsbeschreibung des Neugeborenen zu präzisieren, ist neuerdings von der American Academy of Pediatrics ein erweiterter APGAR-Score vorgeschlagen worden, in dem nicht nur ein 15- und ein 20-min-Wert vorgesehen sind, sondern zusätzlich zu den genannten Vitalzeichen auch die Hilfsmaßnahmen (Sauerstoff – Beatmung – Intubation – Herzmassage – Adrenalin) dokumentiert werden können, die zu deren Stabilisierung ergriffen wurden (ACOG u. AAP 2006[1]).

Reanimationsprotokoll

Neben der Vergabe der APGAR-Werte sollte von jeder neonatalen Erstversorgung ein detailliertes „Kreißsaalprotokoll" angelegt werden, das aus Gründen der juristischen Verbindlichkeit „zeitnah" niedergeschrieben und von allen beteiligten Ärzten und Schwestern (leserlich!) unterzeichnet werden sollte. Es sollte erkennen lassen, zu welchem Zeitpunkt und mit welchen Vorinformationen das Reanimationsteam alarmiert, in welchem Lebensalter und Zustand das Neugeborene übernommen wurde und wie die zeitliche Abfolge der ergriffenen Reanimationsmaßnahmen war. Hierbei ist noch einmal zu betonen, dass die internationalen Reanimationsrichtlinien für die initiale Evaluation des Neugeborenen (Stufe A) und für die Maßnahmen zur Stabilisierung der Atmung (Stufe B) insgesamt ca. 60 s vorsehen, sodass – im Falle einer anhaltenden Bradykardie < 60/min – nach etwa 1 min mit der Herzmassage (Stufe C) begonnen werden sollte.

> **Merke**
>
> Da in Gerichtsverfahren die fehlende Dokumentation von Maßnahmen zunehmend wie deren Unterlassung gewertet wird, darf – gerade nach einer „aufregenden" Reanimation – auch auf die Niederschrift vermeintlicher „Banalitäten" (Kontrolle der Wirksamkeit der ergriffenen Maßnahmen, nachträgliches Aufklärungsgespräch mit beiden Eltern über eine lebensnotwendige Notfalltransfusion, routinemäßige und unauffällige Blutzuckerkontrollen etc.) keinesfalls verzichtet werden.

Postresuscitation Care: Therapeutische Hypothermie

Aufgrund mehrerer prospektiver randomisierter Multicenterstudien, in denen sich zwar keine konsistente Verbesserung der Überlebensrate, wohl aber ein günstigeres neurologisches Outcome bei den Überlebenden gezeigt hat (Edwards et al. 2010[11], Shah 2010[32], Jacobs u. Tarnow-Mordi 2010[15]), gilt die induzierte Hypothermie (Ganzkörperhypothermie oder selektive Kopfkühlung) als therapeutische Option für reife Neugeborene, die nach Wiederbelebung aus einer schweren perinatalen Asphyxie Zeichen einer beginnenden hypoxisch-ischämischen Enzephalopathie aufweisen. Über Einschlusskriterien, Anwendungsrichtlinien und Kontraindikationen der neonatalen Hypothermiebehandlung gibt ▶ Tab. 34.2

Tab. 34.2 Derzeit empfohlene Rahmenbedingungen der therapeutischen Hypothermie bei Neugeborenen.

Einschlusskriterien	Anwendungsrichtlinien	Kontraindikationen
reifes Neugeborenes	Beginn ≤ 6 h postnatal	Frühgeburtlichkeit < 36 SSW
akute perinatale Asphyxie	Zieltemperatur 33–34 °C	postnatales Alter > 6 h
Nabelarterien-pH < 7,0 bzw.	Behandlungsdauer 72 h	Blutung/Blutungsneigung
Base Excess ≤ –16 mmol/l (≥ 1 h postnatal)	Wiedererwärmungsrate 0,5 °C/h	Infektion/Sepsis (?)
APGAR ≤ 5 im Alter von 10 min (anhaltender Reanimationsbedarf)		schwere angeborene Fehlbildung (mit Operationsbedarf)/genetische Syndrome
moderate bis schwere Zeichen einer beginnenden hypoxisch-ischämischen Enzephalopathie (Krampfanfälle, Koma)		desolate neurologische Schädigung (schwerste Hirnblutung, zerebraler Perfusionsstillstand)
pathologisches aEEG (amplitudenintegriertes EEG)		

Auskunft. Wegen zahlreicher offener Fragen sollte man sich strikt an diesen derzeit empfohlenen Rahmenbedingungen orientieren.

>
>
> **Merke**
>
> Die therapeutische (induzierte) Hypothermie setzt eine tiefe Analgosedierung zur Suppression der Thermoregulation voraus und darf nicht mit einer unkontrollierten (akzidentellen) Auskühlung verwechselt werden, die wegen ihrer nachteiligen Auswirkungen bei Neu- und Frühgeborenen (s. o.) nach wie vor sorgfältig vermieden werden sollte.

34.1.3 Ursachen und kausale Therapie neonataler Adaptationsstörungen

Auch wenn die geschilderten Maßnahmen eine adäquate Primärversorgung gewährleisten, sind doch im Einzelfall weitergehende Kenntnisse über die Ursachen neonataler Adaptationsstörungen erforderlich, um eine anhaltende Stabilisierung des Neugeborenen zu erzielen. Dies gilt speziell in solchen Fällen, in denen die Probleme nicht unmittelbar nach der Geburt, sondern erst nach einigen Stunden, Tagen oder Wochen auftreten und/oder in denen ein längerer Transport in eine geeignete Klinik erforderlich ist. Daher sollen im Folgenden noch einige typische Ursachen neonataler Adaptationsstörungen und die sich daraus ergebenden Therapiemaßnahmen erörtert werden.

Atemstörungen: unreifebedingt versus entzündlich

Entsprechend der vorrangigen Bedeutung der Lungenbelüftung bei der perinatalen Adaptation äußern sich die meisten Adaptationsstörungen in einer Tachydyspnoe.

▶ **Atemnotsyndrom.** Als Ursache kommt bei Frühgeborenen das durch primären Surfactantmangel bedingte Atemnotsyndrom (Respiratory Distress Syndrome, RDS) in Betracht, das in leichteren Fällen mittels einer nasalen CPAP-„Atemhilfe" behandelt werden kann, in schwereren Fällen eine Intubation und Beatmung mit Surfactantsubstitution (z. B. Curosurf, 100–200 mg/kgKG) erfordert.

▶ **Bakterielle Infektion.** Differenzialdiagnostisch ist an eine Pneumonie zu denken, die entweder bakteriell oder – nach Mekoniumaspiration – chemisch bedingt sein und ihrerseits zu einer sekundären Surfactantinaktivierung führen kann. Gerade Frühgeborene werden oft aus einer Chorioamnionitis (mit vorzeitigem Blasensprung und Infektionszeichen der Mutter) geboren und weisen dann neben ihrer Unreife eine bakterielle Infektion auf, die eine Kreislaufinstabilität bewirkt und das Risiko von Folgeschäden erhöht. Jedoch können auch reife Neugeborene auf ihrem Weg durch den Geburtskanal Keime aufnehmen und entweder in den ersten Lebensstunden („early onset") oder bis zur 6. Lebenswoche („late onset") eine Sepsis entwickeln.

>
>
> **Praxistipp**
>
> Im Gegensatz zu älteren Säuglingen reagieren Neugeborene auf eine Infektion oft noch nicht mit Fieber. Wenn doch ein Temperaturanstieg vorliegt, ist – nach Ausschluss harmloser Ursachen (Überwärmung durch Bekleidung oder Flüssigkeitsmangel, sog. „Durstfieber") – an eine Meningoenzephalitis zu denken!

▶ **Antibiotische Therapie.** Verantwortlich für neonatale bakterielle Infektionen sind neben den gefürchteten β-hämolysierenden Streptokokken der Gruppe B (Group B Streptococci) v. a. Escherichia coli und weitere Keime aus dem gramnegativen Spektrum. Daher besteht die antibiotische Therapie, die in dieser Lebensphase als Not-

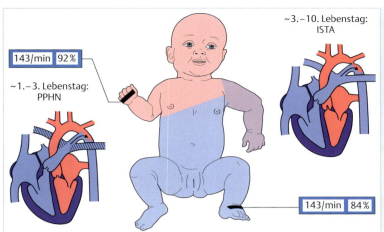

Abb. 34.7 Differenzielle Zyanose als „Alarmsymptom" einer persistierenden pulmonalen Hypertension des Neugeborenen (PPHN) oder einer Aortenisthmusstenose (ISTA). Diagnose durch ein „präduktales" und ein „postduktales" Pulsoxymeter. Der linke Arm ist hierfür wegen der Überschneidung beider Stromgebiete ungeeignet.

falltherapie betrachtet und schon bei Verdacht unverzüglich eingeleitet werden muss, aus:
- einem Penizillin (z. B. Ampicillin, 100 mg/kgKG/d in 3 ED) gegen Streptokokken, Enterokokken und Listerien *und*
- einem Aminoglykosid (z. B. Gentamycin, 3,5 mg/kgKG/d in 1–2 ED) *oder* einem Zephalosporin (z. B. Cefotaxim, 100 mg/kgKG/d in 3 ED) gegen Keime des gramnegativen Spektrums.

▶ **Pneumothorax.** Bei sehr angestrengter Spontanatmung oder forcierter Beatmung kann ein Pneumothorax entstehen, der sich durch eine Schocksymptomatik mit niedrigem Blutdruck und plötzlicher Bradykardie (!) bemerkbar macht und eine sofortige Drainage (z. B. mit einer Venenverweilkanüle, die in der mittleren Axillarlinie knapp oberhalb der Mamillenhöhe eingebracht wird) erfordert.

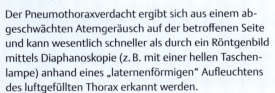

Praxistipp

Der Pneumothoraxverdacht ergibt sich aus einem abgeschwächten Atemgeräusch auf der betroffenen Seite und kann wesentlich schneller als durch ein Röntgenbild mittels Diaphanoskopie (z. B. mit einer hellen Taschenlampe) anhand eines „laternenförmigen" Aufleuchtens des luftgefüllten Thorax erkannt werden.

Zyanose: respiratorisch versus kardial

Besteht eine generalisierte Zyanose, die im Kontrast zu einem vergleichsweise guten klinischen Allgemeinzustand des Neugeborenen steht („blue baby") und – anders als pulmonale Belüftungsstörungen – nicht oder kaum auf Sauerstoffvorlage anspricht („sauerstoffresistente Zyanose"), so liegt der Verdacht auf ein zyanotisches Herzvitium mit intrakardialem Rechts-links-Shunt nahe.

Bei ausgeprägter Untersättigung kann eine Prostaglandininfusion (z. B. Minprog päd, 10–25[–50–100] ng/kgKG/min) eingesetzt werden, um – z. B. bei Pulmonalatresie – den Ductus arteriosus Botalli offen zu halten und so eine retrograde Perfusion der Lunge aus der Aorta zu ermöglichen. Unerwünschte Wirkungen sind neben einer Temperaturerhöhung v. a. Apnoen, weshalb niedrigere Dosierungen zu bevorzugen – und meist ausreichend – sind und weshalb eine Beatmungsmöglichkeit gegeben sein sollte. Sonst ist eine Beatmung bei zyanotischen Vitien eher nicht indiziert, weil sie die Lungenperfusion weiter einschränken und die Zyanose verstärken könnte.

▶ **Differenzielle Zyanose.** Eine Besonderheit der Neugeborenen ist die differenzielle Zyanose, die sich durch erniedrigte pulsoxymetrische Sättigungen an der unteren Körperhälfte zu erkennen gibt (▶ Abb. 34.7). Sie geht in den ersten Lebenstagen meist auf eine schwerwiegende Lungenbelüftungsstörung zurück, die zu einer mangelnden Absenkung des pulmonalen Gefäßwiderstands führt und – besonders bei gleichzeitiger Erniedrigung des systemarteriellen Blutdrucks (z. B. infolge einer Sepsis) – das gemischtvenöse Blut über den noch vorhandenen Ductus arteriosus in die Aorta descendens lenkt.

Merke

Zur Durchbrechung einer solchen persistierenden pulmonalen Hypertension des Neugeborenen (PPHN) oder persistierenden fetalen Zirkulation (PFC-Syndrom) ist eine sofortige Stabilisierung der Lungenbelüftung erforderlich.

Eine prä-/postduktale Sauerstoffsättigungsdifferenz findet sich auch bei einer Aortenisthmusstenose, bei der die deszendierende Aorta zunächst noch aus der A. pulmonalis gespeist wird, bis sich am Ende der ersten Lebenswoche mit der Konstriktion des Ductus arteriosus die Perfusion der unteren Körperhälfte zunehmend verschlechtert. Therapeutisch ist auch hier Prostaglandin zur Wiedereröffnung des Ductus indiziert, wodurch nicht nur die Perfusion der unteren Körperhälfte wiederhergestellt, sondern oft auch die Stenosierung der Aorta partiell rückgängig gemacht werden kann.

Krämpfe: metabolisch versus zerebral

Krämpfe beim Neugeborenen sind oft Ausdruck einer extremen „Hyperexzitabilität". Sie beruhen dann in erster Linie auf einer Hypoglykämie (Blutzucker < 35 mg/dl in den ersten 24 h bzw. < 45 mg/dl nach 24 h), zu der nicht nur hypotrophe Neugeborene oder Frühgeborene (aufgrund ihrer ungenügenden Glykogenreserven), sondern auch makrosome Neugeborene diabetischer Mütter (aufgrund ihres relativen Hyperinsulinismus) prädisponiert sind.

▶ **Erstmaßnahmen.** Dementsprechend bestehen die Erstmaßnahmen in der Gabe von:
- Glukose (2 ml/kgKG Glukose 10% i.v.), gefolgt von
- Kalzium (2 ml/kgKG Kalziumglukonat 10% i.v.) und
- Vitamin B_6 (Pyridoxin, z.B. Benadon, 50 mg i.v., probatorisch zum Kupieren der seltenen „Vitamin-B_6-abhängigen Neugeborenenkrämpfe").

Erst danach wird ein Antikonvulsivum verabreicht (Phenobarbital 10 mg/kgKG i.v. ED; ggf. auch Diazepam 0,5 mg/kgKG i.v./rektal oder Chloralhydrat 50[–100] mg/kgKG ED, entsprechend ¼–½ Rectiole à 600 mg).

In jedem Fall sollte eine i.v. antibiotische Behandlung (s.o.) einschl. Acyclovir (Zovirax, 45–60 mg/kgKG/d in 3 ED) begonnen werden, bis eine bakterielle bzw. virale (Herpes-)Meningoenzephalitis durch Liquordiagnostik ausgeschlossen ist.

„Echte", hirnorganische Anfälle, die einer i.v.-antikonvulsiven Einstellung bedürfen, finden sich sekundär nach größeren intrakraniellen Blutungen oder schwerer perinataler Asphyxie (s.o.) oder – selten – primär im Sinne einer „epileptischen Enzephalopathie". Wenn ein Neugeborenes unter neurologischen Symptomen verfällt und eine Sepsis/Meningitis ausgeschlossen ist, muss auch an angeborene Stoffwechselkrankheiten (Laktat? Ammoniak?) gedacht werden.

34.1.4 Transport von Früh- und Neugeborenen

Der Transport von Früh- und Neugeborenen birgt auch mit modernen Rettungsmitteln erhebliche Risiken. Sie ergeben sich u.a. ergeben aus:
- mechanischen Erschütterungen,
- evaporativen Wärmeverlusten infolge trockener Inkubatorluft und Atemgasen sowie
- der möglichen Sekretmobilisation und Tubusdislokation.

Zudem sind die Interventionsmöglichkeiten bei spontanen Verschlechterungen der Atem- und Kreislauffunktionen im Transportinkubator äußerst limitiert.

> **Merke**
>
> Daher ist dem „intrauterinen Transport", d.h. der rechtzeitigen Verlegung von Risikoschwangeren in ein Perinatalzentrum, wo die Betreuung des Neugeborenen „Tür an Tür" zum Kreißsaal möglich ist, grundsätzlich der Vorzug zu geben.

Wenn ein Transport – z.B. nach überraschender Geburt in einem kleineren Krankenhaus – unvermeidbar ist, so ist die vorausschauende Stabilisierung eine unabdingbare Voraussetzung zur Vermeidung von Transportproblemen (Ritzerfeld et al. 1997 [26]). Sie umfasst:
- eine sorgfältige thermische Protektion (u.a. durch Verwendung von Plastikfolien, um die evaporativen Wärmeverluste einzudämmen),
- eine großzügige Beatmungsindikation (wegen der nicht seltenen sekundären respiratorischen Verschlechterung bei Surfactantmangel und Infektion) sowie
- eine ausreichende Volumen- und Glukosezufuhr (zur Blutdruckstabilisierung und Hypoglykämievermeidung).

> **Praxistipp**
>
> Nach Ankunft in der Zielklinik sollte baldmöglichst ein „Check-up" auf mögliche Transportkomplikationen vorgenommen werden. Hierzu gehört neben der Temperaturmessung und einer Kontrolle der Beatmungs- und Kreislaufsituation (Röntgen-Thorax, Blutgasanalyse, Blutdruckmessung) auch eine Blutzuckerbestimmung sowie eine Schädelsonografie zur Dokumentation von Hirnblutungen.

34.2 Notfälle im Kindesalter

34.2.1 Störungen der Atmung

Inspiratorischer Stridor

Pathogenese

Die herausgehobene Stellung von Atemwegserkrankungen im Kindesalter ist durch den geringeren Durchmesser des Tracheobronchialbaums bedingt, der bei den nicht seltenen viralen und bakteriellen Infektionen rasch zu einer kritischen Verengung der Atemwege führt. Bei einer Stenose der *oberen Atemwege* stellt sich infolge des erhöhten Strömungswiderstands ein Gefühl der Luftnot ein, das eine reflektorische Steigerung der Atmung bewirkt. Durch den verstärkten „Sog" kommt es zu einer weiteren Beschleunigung der in einer Engstelle ohnehin erhöhten Flussgeschwindigkeit, sodass sich aus physikalischen Gründen (Bernoulli-Effekt) ein lokaler Unterdruck ausbildet. Der resultierende Kollaps des betroffenen Atemwegsabschnitts verursacht nicht nur das charakteristische Nebengeräusch, sondern ruft auch seinerseits eine zunehmende Atembehinderung hervor.

> **Merke**
>
> Der inspiratorische Stridor ist also das Ergebnis einer „Selbstaufschaukelung", deren Durchbrechung ein wichtiges Therapieziel darstellt.

Ätiologie

Als Ursachen des inspiratorischen Stridors kommen differenzialdiagnostisch in Betracht:
- die subglottische stenosierende Laryngitis (oft – im Unterschied zum „echten", diphtherischen Krupp – als Pseudokrupp bezeichnet) oder
- die akute Epiglottitis.

Während die subglottische Laryngitis durch „Erkältungsviren" hervorgerufen wird, handelt es sich bei der Epiglottitis um eine bakterielle Infektion durch Haemophilus influenzae B (HIB; vgl. Kap. 35), die allerdings seit Einführung der Impfung nahezu verschwunden ist. Daher gehört die Frage nach der Impfung (im 3., 4., 5. und 12. Lebensmonat; ggf. Impfpass vorlegen lassen) zur Anamneseerhebung dazu.

Klinik

Entsprechend der viralen Genese sind vom Pseudokrupp meist Kleinkinder betroffen, die in der kalten Jahreszeit zunächst nur einen leichten Atemwegsinfekt mit gering erhöhter Körpertemperatur aufweisen, dann aber aus dem Nachtschlaf heraus mit ausgeprägter Heiserkeit und „bellendem" Husten erwachen. Dagegen handelt es sich bei der bakteriellen Epiglottitis um schwer kranke, hoch fiebernde Kinder mit einer durch die Schwellung des Kehldeckels bedingten kloßigen Sprache und einem durch die Unfähigkeit zu schlucken verursachten Speichelfluss.

Erstmaßnahmen

Als Erstmaßnahme beim Pseudokrupp empfiehlt sich – neben der Beruhigung der Eltern (!) – das Einatmen kalter (geöffnetes Fenster) oder befeuchteter (Badezimmer) Luft; bei stärkerem Stridor kann auch die Verabreichung eines Prednison-Suppositoriums (z.B. Rectodelt 100 mg) und/oder die Inhalation einer Adrenalinlösung (z.B. 2 ml Adrenalin 1:1000 + 8 ml NaCl 0,9 %) die Abschwellung der oberen Atemwege unterstützen (auf das Legen eines i.v. Zugangs sollte zur Vermeidung zusätzlicher Aufregung verzichtet werden).

Bei im Vordergrund stehender Unruhe kommt auch eine milde Sedierung (z.B. Chloralhydrat-Rectiole à 600 mg, 50 mg/kgKG) in Betracht; jedoch ist hier Vorsicht geboten, weil die resultierende Müdigkeit zu einer respiratorischen Dekompensation führen könnte. Besteht bei hochgradiger Atemnot und/oder Zyanose der Verdacht auf eine Epiglottitis, ist ein unverzüglicher, ärztlich begleiteter Transport unter pulsoxymetrischer Überwachung und ggf. Sauerstoffinsufflation in die nächste (Kinder-)Klinik erforderlich.

> **Merke**
>
> Der frühere Ratschlag, zur Unterscheidung zwischen Pseudokrupp und Epiglottitis eine tiefe Racheninspektion durchzuführen, ist obsolet, da jede Manipulation zu einer Verschlechterung der Luftnot bis hin zum Laryngospasmus führen kann. Falls eine Laryngoskopie und/oder Intubation für notwendig erachtet wird, sollte diese ausschließlich in der Klinik unter Endoskopie- bzw. Nottracheotomiebereitschaft erfolgen. Die Erfahrung zeigt, dass auch bei hochgradiger Einengung des Kehlkopfs eine künstliche Beatmung mit Beutel und Maske meist noch gelingt, weil der zum Kollaps führende inspiratorische Sog durch einen „dilatatorischen" Luftstrom ersetzt wird.

Kausale Therapie

Eine kausale Therapie der akuten Epiglottitis ist nur antibiotisch (mit Ampicillin/-Sulbactam oder Cefotaxim, je 150 mg/kgKG/d i.v. in 3 ED) möglich. Die Epiglottitis stellt damit eine jener Erkrankungen im Kindesalter dar, bei denen das Antibiotikum als Notfallmedikament zu betrachten ist.

Exspiratorischer Stridor

Pathogenese

Bei einer Verengung oder Verlegung der *unteren Atemwege* ist die Einatmung zunächst nur wenig beeinträchtigt, weil die inspiratorische Erweiterung des Thorax und Entfaltung der Lunge auch zu einer Aufweitung der Bronchien führt. Dagegen kommt es bei der Ausatmung zu einer kritischen Bronchialstenose, die die Entlüftung der Alveolen verzögert oder verhindert („air trapping"). Die resultierende Gasaustauschstörung wird mit einer forcierten Exspiration beantwortet, die sowohl den intrapulmonalen Druck erhöht als auch die Bronchialobstruktion verschärft, sodass das resultierende exspiratorische Atemgeräusch („Giemen und Pfeifen") schon aus der Distanz hörbar wird.

> **Merke**
>
> Mit zunehmender obstruktiver Symptomatik werden Lunge und Thorax immer stärker überbläht mit der Folge, dass sich zwar ein „emphysematischer Fassthorax" mit hypersonorem Klopfschall ausbildet, aber das exspiratorische Atemgeräusch immer weniger wahrzunehmen ist („stille Obstruktion").

Ätiologie

Es ist für das Säuglings- und Kleinkindesalter charakteristisch, dass viele Bronchitiden – allein durch den geringen Durchmesser der Atemwege, die durch Schleimhautschwellung und vermehrte Sekretproduktion rasch verlegt werden können – obstruktiv verlaufen, ohne dass ein „echtes" Asthma bronchiale vorliegt. Einen besonders schweren Verlauf nimmt oft die Bronchiolitis, die durch das Respiratory Syncytial Virus (RSV) ausgelöst wird und sich bei jungen Säuglingen – ähnlich wie Pertussiserkrankungen – mit primären Apnoen äußern kann. In seltenen Fällen, besonders wenn sich die Symptomatik einer „Atemwegsobstruktion" im frühen Kindesalter als ausgesprochen therapierefraktär erweist, kann ihr auch einmal eine Linksherzinsuffizienz mit pulmonaler Stauung zugrunde liegen. Andererseits kann es im Rahmen einer Obstruktion, da durch die alveoläre Belüftungsstörung eine begleitende Engstellung der präkapillären Sphinkteren ausgelöst wird (von Euler-Liljestrand-Reflex), zu einem Rechtsherzversagen (akutes Cor pulmonale) kommen.

Klinik

Entscheidend für die Einstufung des Schweregrads ist, dass es im Beginn einer Obstruktion in den am stärksten betroffenen Lungenarealen bereits zu einer Störung des Ventilations-Perfusions-Verhältnisses mit Zunahme von intrapulmonalen Shunts kommen kann, die sich durch einen Abfall der pulsoxymetrischen Sauerstoffsättigung bzw. einen erhöhten Sauerstoffbedarf zu erkennen gibt, während die gleichzeitige CO_2-Austauschstörung durch Hyperventilation der „gesünderen" Alveolen noch kompensiert werden kann (Partialinsuffizienz). Je mehr sich die Bronchialobstruktion ausbreitet, desto mehr gesellt sich dann auch eine Hyperkapnie dazu (Globalinsuffizienz).

> **Praxistipp**
>
> Bei obstruktiven Atemwegserkrankungen zeigt somit ein ansteigendes pCO_2 in der transkutanen Kapnometrie oder kapillären Blutgasanalyse eine drohende Erschöpfung bzw. Dekompensation an.

Therapie

Therapeutisch kommt der Inhalation mit β_2-Sympathikomimetika (z. B. Salbutamol/Sultanol, 2–4 Tropfen der 0,5%igen Inhalationslösung auf 2 ml NaCl 0,9%), oft ergänzt durch das Parasympathikolytikum Ipratropiumbromid (Atrovent, 4–8 Tropfen der 0,025%igen Inhalationslösung auf 2 ml NaCl 0,9%) besonders im Kleinkindesalter eine vorrangige Bedeutung zu. Während die Inhalation auch von Kleinkindern dank der subjektiven Erleichterung bereitwillig angenommen wird, sind Dosieraerosole – außer bei „geübten Asthmatikern" – nur über eine sog. Vorschaltkammer (Spacer) einsetzbar.

Bei akuten Obstruktionen und Asthmaanfällen hat sich die primäre Applikation von Glukokortikoiden durchgesetzt, die in schweren Fällen zunächst systemisch (z. B. Prednisolon/Solu-Decortin H, 2 mg/kgKG i.v.), im Verlauf dann ebenfalls inhalativ (Budesonid/Pulmicort Susp. 0,5 mg/2 ml 3 × täglich) erfolgt. Erst zuletzt wird derzeit der Phosphodiesterasehemmer Theophyllin (Euphyllin, Loading Dose 5 mg/kgKG i.v. über 15–30 min, Erhaltungsdosis 24 mg/kgKG/d abzüglich der Loading Dose als Dauertropfinfusion) eingesetzt.

Vorsicht geboten ist mit Sedativa, die bei stärkerer Agitation zwar einen Vorteil bieten können; oft wird jedoch der Beitrag der Atem(hilfs)muskulatur des Zwerchfells zur Ventilation unterschätzt, sodass nach Sedierung nicht selten ein stärkerer Anstieg des pCO_2 eintritt, der in Einzelfällen sogar eine manuelle Expression des Thorax erfordern kann. Sind eine Intubation und Beatmung notwendig, wird die Analgosedierung vorzugsweise (wegen der bronchodilatatorischen Wirkung) mit Ketamin (1–2 mg/kgKG i.v.) in Verbindung mit einem Benzodiazepin (z. B. Midazolam, 0,1 mg/kgKG i.v.) vorgenommen.

Fremdkörperaspiration

> **Praxistipp**
>
> Zu den Besonderheiten der pädiatrischen Notfallmedizin gehört der Umstand, dass Atemwegsobstruktionen immer wieder einmal auf Fremdkörperaspirationen beruhen, die – wenn nicht aktiv daran gedacht und danach gefragt wird – oft nicht unmittelbar offensichtlich sind.

Ätiologie

Grundlage hierfür ist neben der Neigung junger Kleinkinder, unbekannte Objekte oral zu „erkunden", auch ihre Gewohnheit, von erreichbaren Nahrungsmitteln während des Herumtobens zu „naschen". Man darf annehmen, dass es dabei nicht selten zu geringfügigen Aspirationen kommt, die jedoch, soweit die aspirierten Objekte „biologisch abbaubar" sind, klinisch inapparent bleiben. Dagegen werden Folgeprobleme typischerweise von solchen Objekten verursacht, die entweder überhaupt nicht zersetzbar sind (Kunststoffspielzeuge) oder sich durch ihre harte Konsistenz (Nüsse, rohe Möhren) einer Phagozytose widersetzen.

Daneben können auch bei älteren Kindern Aspirationen auftreten, wenn etwa der Pfeil eines „Indianer-Blasrohrs" oder – wie bei Erwachsenen – ein mit den Lippen fixierter Gegenstand vor Schreck oder aus Versehen „eingeatmet" werden.

Klinik und Therapie

Die klinische Symptomatik ist naturgemäß stark von der Größe des Fremdkörpers und dem Ort seiner Deposition abhängig.

Wie bei älteren Erwachsenen mit Schluckstörungen kann es bei der Aspiration sehr großer Fremdkörper auch im Kindesalter zum reflektorischen Herzstillstand („Bolustod") oder zu schwerwiegenden Erstickungssymptomen kommen. Zur Erstbehandlung wird bei erhaltenem Bewusstsein die Ermunterung zum (effektiven) Husten bzw. die Unterstützung beim (ineffektiven) Husten durch Rückenschläge (Säuglinge) oder abdominelle Kompressionen (Heimlich-Manöver, Kinder > 1 Jahr) empfohlen (▶ Abb. 34.8a–c). Bei bereits eingetretener Bewusstlosigkeit ist die Einleitung einer kardiopulmonalen Reanimation angezeigt. Für den Notarzt besteht in solchen Fällen außerdem die Möglichkeit, unter laryngoskopischer Sicht den Fremdkörper zu lokalisieren und mittels einer Magill-Zange zu extrahieren.

Ungleich häufiger ist in der Kinderheilkunde jedoch die Situation, dass eine therapierefraktäre Pneumonie auf einem kleinen, in den distalen Bronchialbaum gelangten Fremdkörper beruht, dessen Aspiration nur noch vage erinnerlich ist („… hatte vor 2 Wochen nach dem Verzehr von Erdnüssen kurzzeitig gehustet").

Eine Mittelstellung nehmen solche Fremdkörper ein, die an einer Verzweigung des Bronchialbaums hängen bleiben und einen anhaltenden Hustenreiz sowie einen gemischten in- und exspiratorischen Stridor – oft mit eigentümlich „musikalischer" Geräuschkomponente – verursachen.

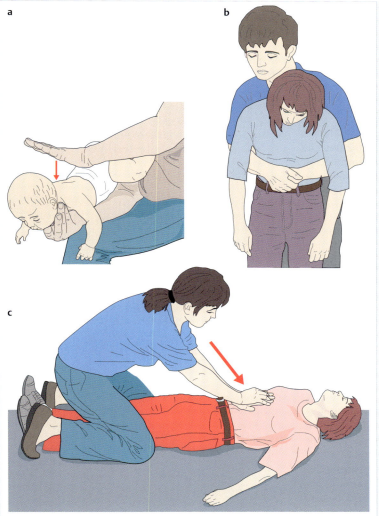

Abb. 34.8a–c Vorgehen zur Entfernung akut obstruierender Fremdkörper im Kindesalter.
a Rückenschläge beim Säugling.
b Abdominelle Kompressionen beim älteren Kind: von hinten (Heimlich-Handgriff);
c von vorne (am liegenden Kind).

> **Praxistipp**
>
> Da solche Fremdkörper einen „Ventilmechanismus" mit verzögerter Entlüftung der abhängigen Lungenpartie verursachen, lassen sie sich, auch wenn sie radiologisch nicht schattengebend sind, in einem – ausnahmsweise in Exspiration aufgenommenen – Röntgenbild anhand der selektiven Überblähung der betroffenen Seite nachweisen.

Sowohl beim direkten oder indirekten radiologischen Nachweis als auch in anamnestisch und klinisch begründeten Verdachtsfällen ist eine bronchoskopische Lokalisation und ggf. Entfernung des Fremdkörpers indiziert. Lässt sich ein vermeintlich aspirierter Fremdkörper nicht im Tracheobronchialbaum verifizieren, kann er „ingestiert" worden sein und sich auf dem Weg durch den Magen-Darm-Kanal befinden. Nicht zu vergessen ist aber auch eine sorgfältige Inspektion der Schleimhäute des Mund-Rachen-Raumes, in die sich gerade spitze Gegenstände – speziell wenn sie von den Eltern mit den Fingern geborgen werden sollten – „eingespießt" haben können!

34.2.2 Fieber-, Schmerz- und Eintrübungszustände

Fieber und Fieberkrampf

Ätiologie

Hohes und anhaltendes Fieber gehört zu den häufigsten Vorstellungsgründen in pädiatrischen Notfallambulanzen. Für den Kinderarzt stellt sich dann die Aufgabe, die bei Weitem überwiegenden viralen Bagatellinfekte von ernsthaften, einer antibiotischen Therapie bedürfenden bakteriellen Infektionen (Otitis media, Angina tonsillaris, Pneumonie, Harnwegsinfekt, Meningitis) abzugrenzen. Auch wenn sich kein eindeutiger Infektfokus lokalisieren lässt, wird man sich in vielen Fällen – besonders, wenn das Fieber seit mehr als 3 Tagen besteht und/oder schlecht auf Antipyretika anspricht – dennoch zu einer antibiotischen Therapie entschließen. Hintergrund dieses für die Pädiatrie typischen „Sicherheitsdenkens" ist die allgemein gefürchtete Foudroyanz, mit der sich im Kleinkindesalter septische Krankheitsbilder entwickeln können (s. u.).

Pathogenese und Klinik

Weitgehend unabhängig von der auslösenden Ursache ist es speziell für Kleinkinder charakteristisch, dass die Körpertemperatur bei Infektbeginn aus voller Gesundheit heraus innerhalb kürzester Zeit auf Werte um 40 °C oder höher ansteigen kann. Dieser abrupte Fieberanstieg ist geeignet, einen generalisierten Krampfanfall auszulösen. Die Disposition zu einem solchen „Fieberkrampf" besteht bei rund 5 % der Bevölkerung und bedeutet weder eine Anlage zu einem späteren generalisierten Anfallsleiden, noch sind von dem Krampfereignis selbst neurologische Folgeschäden zu befürchten.

> **Praxistipp**
>
> Während der typische Fieberkrampf also ein vergleichsweise „harmloses" Ereignis darstellt, besteht die eigentliche diagnostische und therapeutische Herausforderung darin, ihn von einem symptomatischen Anfall („komplizierter Fieberkrampf") zu unterscheiden, der z. B. Ausdruck einer Meningoenzephalitis sein könnte und daher einer sofortigen Therapie bedarf (▶ Tab. 34.3).

Therapie

Eine antikonvulsive Medikation ist beim typischen Fieberkrampf, der beim Eintreffen des Notarztes meist bereits spontan sistiert hat, in der Regel ebenso wenig erforderlich wie eine Intubation und Beatmung. Sollten die motorischen Entäußerungen anhalten, so lassen sie sich oftmals durch Applikation einer Chloralhydrat-Rektiole (à 600 mg, 50–100 mg/kgKG) oder eines Diazepams „rectal tube" (à 5 oder 10 mg, 0,3–0,5 mg/kgKG) durchbrechen. Danach käme die Gabe von Lorazepam (Tavor, 0,1 mg/kgKG i.v. ED) oder Clonazepam (Rivotril, 0,05 mg/kgKG i.v. ED) und dann von Phenobarbital (Luminal, 5–10–15 mg/kgKG i.v. ED) in Betracht.

Wird eine hohe Körpertemperatur bestätigt, so ist die Gabe eines Antipyretikums (z. B. Paracetamol, 15 mg/kgKG) – meist als Suppositorium – angezeigt. Ergeben

Tab. 34.3 Kriterien zur Einstufung von Fieberkrämpfen.

	Einfacher Fieberkrampf	Komplizierter Fieberkrampf
Alter	1–5 Jahre	< 9–12 Monate, > 5–6 Jahre,
Anamnese	psychomotorisch gesund	zerebral geschädigt
Anfallsmorphe	generalisiert tonisch-klonisch	asymmetrisch, Herdsymptome
Anfallsdauer	< 15 min	≥ 15 min
postiktaler Verlauf	nach kurzem Dämmerzustand unauffällig	persistierende fokale Ausfallerscheinungen
Häufigkeit (in 24 h)	1	≥ 2
Intervall-EEG	unauffällig	hypersynchrone Aktivität, Herdbefund
Rezidive (im Kindesalter)	< 3	≥ 3

sich Hinweise auf einen komplizierten Fieberkrampf, so wird unter dem Verdacht auf eine Meningoenzephalitis eine Lumbalpunktion vorgenommen und eine antibiotische Therapie (Cefotaxim, 200 mg/kgKG/d i.v. in 3 ED) eingeleitet. Besonders bei fokalen Symptomen sollte dabei auch an die Möglichkeit einer Herpes-Enzephalitis gedacht und bis zum Erhalt einer negativen Herpes-PCR im Liquor mit Acyclovir (Zovirax, 30 mg/kgKG/d in 3 ED) behandelt werden.

> **Praxistipp**
>
> Sofern bereits früher ein Fieberkrampf aufgetreten war, sind die Eltern oft mit Prophylaxeempfehlungen („rechtzeitig Fieberanstieg vermeiden") nach Hause entlassen worden. Da es jedoch zum Wesen des Fieberkrampfs gehört, bei einem unvermittelt raschen Fieberanstieg aufzutreten, sind auch gewissenhafte Eltern hier meist „chancenlos". Es ist daher wichtig, nicht den Eindruck aufkommen zu lassen, dass der neuerliche Fieberkrampf durch „Verschulden" der Eltern zustande gekommen sei.

Meningitis

Eine wichtige Differenzialdiagnose bei akuten fieberhaften Erkrankungen im Kindesalter stellt die Meningitis dar, die sich, je jünger das Kind ist, desto uncharakteristischer äußert.

Klinik

Bei Schul- und älteren Kleinkindern stehen die auch für Erwachsene typischen Symptome Kopfschmerzen und Nackensteifigkeit im Vordergrund, wobei Letztere eher indirekt durch eine schwerfällige, auf beiden Armen abgestützte Sitzposition („Dreifußzeichen") oder durch die Unfähigkeit, die eigenen Knie mit dem Mund zu berühren („Kniekussphänomen"), erkennbar ist. Andererseits ist eine „endgradige" Nackensteifigkeit ein häufiges Begleitphänomen hohen Fiebers im Kindesalter, auch wenn keine Meningitis vorliegt. Nach erfolgreicher antipyretischer Medikation ist diese dann meist prompt reversibel. Dagegen lassen jüngere Kleinkinder und Säuglinge oft nur eine allgemeine Berührungsempfindlichkeit, ein eigentümlich „schrilles" Schreien und – soweit noch offen – eine gespannte oder vorgewölbte Fontanelle erkennen.

Diagnostik und Therapie

Als beweisend für die Diagnose gilt die Lumbalpunktion, in der sich durch eine Pleozytose die Infektion und durch die Zelldifferenzierung (granulozytär oder lymphozytär) die wahrscheinliche (bakterielle oder virale) Genese nachweisen lässt. Bei stark beeinträchtigtem Allgemeinzustand ist eine antibiotische Therapie (s.o.) auch vor der Lumbalpunktion einzuleiten, selbst wenn dann der Erregernachweis nicht mehr gelingt.

Sepsis

Pathogenese

Wegen der labileren Abwehrlage kann sich bei Säuglingen und Kleinkindern nicht nur aus einer zunächst lokalisierten Infektion (z.B. Harnwegsinfekt) vergleichsweise rasch eine sekundäre Sepsis (z.B. Urosepsis) entwickeln, vielmehr ist auch häufiger als bei Erwachsenen mit primär septischen Krankheitsverläufen zu rechnen. In einzelnen Fällen stellen solche Septitiden auch die Erstmanifestation eines bislang unerkannten Immundefekts dar.

Klinik

Ein typisches Beispiel für einen Erreger, der im Kindes- und Jugendalter in beiden Verlaufsformen in Erscheinung treten kann, ist *Neisseria menigitidis*: Während endemische Meningokokkenerkrankungen bei Jugendlichen, wie sie immer wieder einmal in Heimen, Kasernen oder dergleichen auftreten, meist als typische Meningitis (mit Kopfschmerzen, Nackensteifigkeit und Bewusstseinstrübung) beginnen und erst sekundär zu einem septischen Bild generalisieren können, führt die Infektion bei Kleinkindern regelmäßig zu einer aus voller Gesundheit heraus auftretenden Sepsis (ähnliche Bilder werden auch durch Pneumokokken und Haemophilus influenzae B hervorgerufen).

▶ **Waterhouse-Friderichsen-Syndrom.** Das gefürchtete Waterhouse-Friderichsen-Syndrom ist äußerlich gekennzeichnet durch rasch aufschießende, zunächst petechiale, dann zunehmend flächige Hauteinblutungen, die nicht mit anderen „fleckbildenden" Erkrankungen des Kindesalters (exanthematische Viruskrankheiten, anaphylaktoide Purpura Schönlein-Henoch mit Suggillationen an den „abhängigen" Körperpartien, idiopathische thrombozytopenische Purpura mit stecknadelkopfgroßen Petechien) verwechselt werden dürfen und speziell an den Akren (Finger, Zehen) in Nekrosen – ggf. mit späterem Amputationsbedarf – übergehen können (▶ Abb. 34.9). Diese Hauterscheinungen sind Ausdruck eines septischen Kreislaufschocks mit disseminierter intravasaler Gerinnung, der rasch ins Multiorganversagen führt und wegen seines foudroyanten Verlaufs von Nebennierenblutungen (früher erst postmortal pathologisch, heute bald nach Erkrankungsbeginn sonografisch dokumentierbar) begleitet ist. Da der Organismus von den Erregern gleichsam „überrannt" wird, findet sich im Blut ein rascher Abfall der Leukozyten („Leukozytensturz") und im Liquor ein positiver Bakteriennachweis (von gramnegativen Diplokokken) bei noch fehlender Pleozytose.

Therapie

Beim geringsten Verdacht auf ein Waterhouse-Friderichsen-Syndrom muss unverzüglich eine antibiotische Behandlung, die in diesem Fall eine „lebensrettende So-

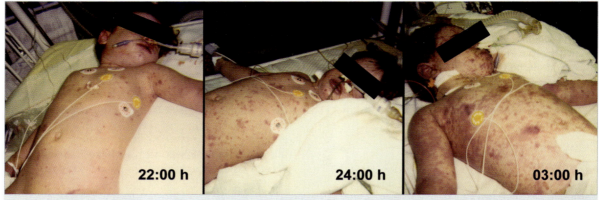

Abb. 34.9 Klinischer Verlauf einer Meningokokkensepsis (Waterhouse-Friderichsen-Syndrom).

fortmaßnahme" darstellt, begonnen werden (Penizillin G 0,5[–1,0] Millionen IE/kgKG/d i.v. in 4–6 ED, ggf. kombiniert mit Cefotaxim 200 mg/kgKG/d i.v. in 3 ED, ggf. in Verbindung mit Dexamethason 0,4–0,6 mg/kgKG/d i.v. in 2–3 ED, beginnend 10–15 min vor der ersten Antibiotikagabe, zur Minderung der toxinvermittelten Entzündungsreaktion). Weiterhin ist eine sehr großzügige Volumensubstitution zur Bekämpfung des septischen Kreislaufschocks (ggf. mit gleichzeitiger katecholaminerger Unterstützung des Myokards) erforderlich, die mit einer Vollelektrolytlösung (z. B. Ringer, 20–40–60 ml/kgKG) begonnen wird.

Schon beim begründeten Verdacht auf eine Meningokokkenerkrankung ist außerdem an die amtliche Meldepflicht und an die antibiotische Umgebungsprophylaxe (bei Erwachsenen mit Ciprofloxacin in einer Gabe à 500 mg p.o., bei Kindern mit Rifampicin in 4 Gaben à 10 mg/kgKG p.o. über 48 h, bei Schwangerschaft oder Überempfindlichkeit ggf. mit Ceftriaxon) zu denken.

Bauchschmerzen und akutes Abdomen

Da Kinder, je jünger sie sind, desto weniger eine Schmerzlokalisation angeben können bzw. viele Beschwerden auf den Bauch(-nabel) projizieren, wird für akute Erkrankungen im Kindesalter häufiger eine abdominelle Ursache angenommen, als sie sich letztlich bestätigt.

▶ **Appendizitis.** Insbesondere ist die akute Appendizitis weniger verbreitet, als vielfach vermutet, allerdings auch nicht immer durch eine so eindeutige Symptomenkonstellation (vorangehende Übelkeit, rektal-orale Temperaturdifferenz > 1,0 °C, Druckschmerz am McBurney-Punkt, kontralateraler Loslassschmerz, Psoasschmerz beim einbeinigen Hüpfen, Douglasschmerz bei der digital-rektalen Untersuchung) gekennzeichnet, wie oft erwartet wird. Da zudem gerade nach einer (gedeckten) Perforation oft eine schlagartige Linderung der Beschwerden auftritt, gehört die Nichterkennung einer akuten Appendizitis nach wie vor zu den gefürchteten Fehleinschätzungen in der pädiatrischen Notfallmedizin.

Praxistipp

Typische extraabdominelle Ursachen für „Bauchschmerzen" im (Klein-)Kindesalter sind:
- Otitis media (Otoskopie!),
- Pneumonie mit basaler Pleuritis (Auskultation!),
- akutes Skrotum (inkarzerierte Leistenhernie, Hodentorsion oder Orchitis/Epididymitis; Blick unter die Windel!),
- Harnwegsinfekt (Urinstatus!),
- Erstmanifestation eines Diabetes mellitus (sog. Pseudoperitonitis diabetica; Urin- und Blutzuckerkontrolle!).

Invagination

Unter den „echten", intraabdominellen Bauchschmerzursachen ist – neben einer nicht immer offensichtlichen Gastroenteritis oder chronischen Obstipation – besonders die Invagination zu erwähnen, die ihren Häufigkeitsgipfel zwischen dem 6. Lebensmonat und 3. Lebensjahr hat. Oft ausgelöst durch entzündliche Affektionen (bakteriell, viral, immunologisch) mit begleitender intestinaler Hypermotilität und Lymphknotenvergrößerung, kommt es bei der Invagination zur „Selbsteinstülpung" von Darmanteilen – meist des distalen Ileums über die Bauhin-Klappe in das Colon ascendens oder transversum – mit konsekutiver Verschlussileussymptomatik.

▶ **Klinik.** Klinisch treten dann aus voller Gesundheit heraus heftigste Bauchschmerzattacken mit Zusammenkrümmen des Körpers (bzw. „Hochwerfen der Beinchen") auf, die sich mit beschwerdefreien Intervallen abwechseln, in denen die Kinder allerdings blass und beeinträchtigt wirken. Im rechten Unterbauch ist mitunter eine „Walze" zu tasten, die sich in der Abdomensonografie durch die typische Schießscheibenform („Kokarde") als Invaginat zu erkennen gibt.

▶ **Therapie.** Während in diesem Stadium meist noch eine mechanische Devagination durch einen unter sonografischer Kontrolle vorgenommenen Einlauf möglich ist, kommt es bei längerer Latenz zu einer zunehmenden „Selbststrangulation" der invaginierten Darmschlingen, die sich durch rektalen Blutabgang bemerkbar macht und eine chirurgische Devagination – ggf. mit Resektion nekrotischer Darmanteile – erfordert. Um dies zu verhindern, ist bei jedem Invaginationsverdacht eine großzügige Klinikeinweisung erforderlich.

Dehydratation

Ein Flüssigkeitsmangel (durch Trinkverweigerung, Erbrechen oder Diarrhö) kann im Kindesalter wegen des erhöhten Wasserumsatzes rasch zu einer bedrohlichen Zustandsverschlechterung führen und wurde wegen des vergiftungsähnlichen Krankheitsbilds früher auch als „Toxikose" bezeichnet.

Klinik

Der Schweregrad bemisst sich nach dem prozentualen Wasserverlust, wobei genaue Gewichtsangaben, die eine Quantifizierung erlauben (z. B. „vor einer Woche beim Kinderarzt gewogen"), selten vorliegen; daher wird eine ungefähre Einschätzung anhand des klinischen Befunds vorgenommen (▶ Tab. 34.4).

Rehydratation

Besonders in schweren Fällen (Exsikkose ≥ 10 %) sollte noch vor Erhalt der Laborwerte mit einer Initialtherapie begonnen werden. Da deren Ziel ein zügiger Ersatz verloren gegangenen Volumens ist, darf hierzu – anders als in der Dauerinfusionstherapie – auch im Kindesalter eine Vollelektrolytlösung (NaCl 0,9 %, Ringer, Ringer-Azetat, Sterofundin iso) in einer Dosierung von 20 ml/kgKG über 30 min verwendet werden. Bei der anschließenden Rehydratationsbehandlung wird grundsätzlich zwischen dem Erhaltungsbedarf, also der Flüssigkeitszufuhr, die auch ein gesundes Kind bei kompletter Nahrungskarenz erhalten müsste, und dem Defizitausgleich, also dem Ersatz der im Rahmen der Gastroenteritis erlittenen Flüssigkeits- und Elektrolytverluste, unterschieden, die letztlich miteinander verrechnet und in Form einer handelsüblichen Fertiglösung verabreicht werden. Um für den Fall eines Nierenversagens eine Hyperkaliämie zu vermeiden, sollte Kalium (in einer Größenordnung von 1–2 mval/kgKG/d) erst dann beigemischt werden, wenn die Diurese wieder eingesetzt hat.

Bei einer *hypotonen Dehydratation* (Na < 130 mval/l), die dadurch zustande kommt, dass mehr Kochsalz als Wasser verloren gegangen ist bzw. zu viel freies Wasser nachgetrunken wurde, muss neben Erhaltungsbedarf und Defizitausgleich eine zusätzliche Natriumzufuhr zum langsamen Ausgleich des Defizits vorgesehen werden.

Tab. 34.4 Klinische Kriterien zur Einstufung des Schweregrads einer Dehydratation.

Exsikkose-grad	ca. 5 % (50 ml/kgKG)	ca. 10 % (100 ml/kgKG)	ca. 15 % (150 ml/kgKG)
Allgemein-zustand	*unruhig*	matt	apathisch
Schleim-häute	*trocken*	spröde	rissig
Haut-turgor		*reduziert*	stehende Falten
Augen		*eingesunken*	haloniert
Fontanelle		*unter Niveau*	tief eingesunken
Nieren-funktion		*Oligurie*	Anurie
Atmung		vertieft	*Hyperventilation*
Kreislauf			*Hypotonie/Tachykardie*

> **Merke**
>
> Bei einer *hypertonen Dehydratation* (Na > 150 mval/l), die sich im Kindesalter oft auf vorangegangene Versuche einer oralen Elektrolytzufuhr ohne ausreichende Wasserzufuhr zurückführen lässt, darf auf keinen Fall eine rasche „Verdünnung", sondern ausschließlich eine langsame, kontrollierte Absenkung des Natriumspiegels angestrebt werden. Anderenfalls kann es durch „Aufquellung" des ebenfalls hypertonen Intrazellularraumes zum Hirnödem und zur Auslösung von Krampfanfällen kommen.

Hierzu wird die Infusiontherapie mit einer isotonischen Elektrolytlösung begonnen, der – wenn auch damit noch ein zu rascher Abfall des Natriumspiegels resultiert – evtl. zusätzlich NaCl beigefügt werden muss.

Pufferung

In schwereren Fällen einer Exsikkose liegt meist eine begleitende metabolische Azidose vor, die sich oft schon klinisch durch eine vertiefte Atmung zu erkennen gibt. Im Säure-Basen-Status findet sich dann typischerweise ein erniedrigter pH-Wert, ein negativer Base Excess sowie – als Zeichen kompensatorischen Hyperventilation – ein herabgesetztes pCO_2. Pathophysiologisch liegt eine wechselnde Kombination aus einer Additionsazidose (Ketoazidose durch Hungerstoffwechsel, Laktatazidose durch beginnenden Kreislaufschock), einer Retentionsazidose (mangelnde Ausscheidung saurer Valenzen durch beeinträchtigte Nierenfunktion) und einer Subtraktionsazidose (diarrhöbedingte Verluste von alkalischen Dünndarmsekreten) zugrunde.

Da die metabolische Azidose symptomatischen Charakter hat, sollte sie unter adäquater Rehydratation spontan rückläufig sein, sodass sich eine Puffertherapie in den meisten Fällen erübrigt. Lediglich in schweren Fällen, in denen der Ausgleich zu lange benötigt oder durch die Hyperventilation zusätzliche Zustandsbeeinträchtigungen hervorgerufen werden, kann Natriumbikarbonat 8,4% (1 ml = 1 mval) in einer Dosis von 0,3 × Base Excess × Körpergewicht appliziert werden.

> **Merke**
>
> Sollte gleichzeitig die Atmung beeinträchtigt sein, ist bei der Gabe von Natriumbikarbonat Vorsicht geboten, da es zu einer Retention des vermehrt anfallenden CO_2 mit drohender weiterer (hyperkapniebedingter) Dämpfung des Atemantriebs kommen könnte.

Diabetisches Koma

Eine Sonderform der schweren Exsikkose stellt die Erstmanifestation des juvenilen Diabetes mellitus (Typ-I-Diabetes) dar.

Pathogenese und Klinik

Das Versiegen der Insulinausschüttung macht sich meist durch eine auffällige Polydipsie bemerkbar, die der zugrundeliegenden Polyurie (osmotische Diurese) entgegenwirkt, ohne diese vollständig kompensieren zu können. Der resultierende Flüssigkeitsverlust wird aggraviert durch die vermehrte Einschmelzung von Fettreserven, die ihrerseits zu einer Ketoazidose (Azetongeruch!) führt. Die metabolische Azidose bedingt eine ausgeprägte kompensatorische Hyperventilation (große Kußmaul'sche Azidoseatmung), durch die die Hirndurchblutung und damit der Bewusstseinszustand zusätzlich eingeschränkt wird.

> **Praxistipp**
>
> Werden bei einem (prä-)komatösen Zustand die Ausscheidung von Glukose und Ketonkörpern im Urin sowie ein erhöhter Blutzuckerspiegel nachgewiesen, kann bei Kindern die Diagnose eines Diabetes mellitus praktisch als gesichert gelten.

Therapie

Auch beim diabetischen Koma besteht das Ziel der Initialtherapie weniger in einer raschen Normalisierung des Blutzuckerspiegels als vielmehr in einer kontrollierten Rehydratation (s.o.), mit der, sobald der Blutzuckerspiegel unter vorsichtiger Altinsulindosierung (ca. 0,05–0,1 IE/kgKG/h über Perfusor) unter 300 mg/dl absinkt, auch wieder Glukose zugeführt werden darf. Eine überstürzte Volumenzufuhr ist wegen der Gefahr eines malignen Hirnödems ebenso zu vermeiden wie eine zu rasche Blutzuckersenkung wegen des Risikos einer Hypoglykämie. Bei ausgeprägter reaktiver Hyperventilation kann eine zurückhaltende Pufferung mit Natriumbikarbonat bis zu einem Base Excess (BE) von ca. −15 mval/l angebracht sein, um der gesteigerten Atemarbeit und dem hypokapniebedingten Verwirrtheitszustand zu begegnen. Die verbleibende metabolische Azidose wird sich dann in dem Maße spontan ausgleichen, in dem das Flüssigkeitsdefizit und die Stoffwechselstörung behoben werden.

> **Praxistipp**
>
> Aufgrund der metabolischen Azidose kommt es auch zu einer relativen Hyperkaliämie, durch die vorangegangene Kaliumverluste maskiert werden, sodass sich mit der Normalisierung des pH-Wertes typischerweise eine substitutionsbedürftige Hypokaliämie zu erkennen gibt.

Nach erfolgreicher Initialtherapie werden die Patienten auf ein Diätregime und eine Insulinbehandlung eingestellt. Werden Diätfehler begangen oder bestehen – besonders bei Jugendlichen – Complianceprobleme, so kann es auch zu sekundären Entgleisungen der Stoffwechselsituation analog der Erstmanifestation kommen; umgekehrt kann, wenn beispielsweise durch einen Infekt die Nahrungsaufnahme beeinträchtigt, aber die Insulingabe nicht entsprechend angepasst wird, ein hypoglykämischer Schock auftreten, der dann wie beim adulten Diabetiker durch rasche Glukosesubstitution (Glukose 20%, ca. 2 ml/kgKG) zu behandeln ist.

34.2.3 Unfälle und Vernachlässigungszustände

Stürze und Schädel-Hirn-Traumen

Ätiologie

Stürze stellen im Kindesalter eine Hauptursache für Verletzungen dar. Viele dieser Stürze spielen sich im Haushalt ab und wären durch entsprechende Vorbeugungsmaßnahmen vermeidbar gewesen, so etwa die Stürze in unbeaufsichtigten Momenten vom Wickeltisch (durch Unterschätzung der Fähigkeit auch junger Säuglinge, sich – wenngleich ungezielt – von der Stelle zu bewegen) oder die Stürze über nicht abgesicherte Treppen im „Gehfrei" (das, obwohl für die Entwicklung der Motorik völlig ungeeignet, leider immer noch im Handel ist).

Glücklicherweise verlaufen sie oft glimpflich, sei es durch die „zylindrische" Körperform von Säuglingen und Kleinkindern oder durch funktionierende Schutzreflexe, die zu einem glücklichen Abrollen des Körpers führen. Dagegen drohen schwerere Verletzungen erfahrungsgemäß immer dann, wenn es im Rahmen des Sturzes zu einem „Dezelerationstrauma", z. B. durch Aufschlagen des Kopfes auf dem Badewannenrand (bei Stürzen vom Wickeltisch) oder auf der Bettkante (bei Stürzen vom Hochbett), kommt. Zu dieser Kategorie gehören auch viele typische Verkehrsunfälle mit kindlichen Fußgängern oder Fahrradfahrern.

Klinik

In den meisten Fällen werden Kinder nach einem Sturz „sofort schreien", was anamnestisch als günstiges Zeichen gewertet wird. Besteht eine kurze Bewusstlosigkeit mit anschließendem Aufklaren, jedoch retrograder Amnesie für das Unfallgeschehen, so kann eine einfache „Commotio cerebri" vorliegen. Besondere Aufmerksamkeit verlangt eine sekundäre Eintrübung, die – ebenso wie eine anhaltende Bewusstlosigkeit – eine schwerere intrakranielle Verletzung befürchten lässt.

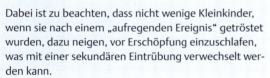

Praxistipp

Dabei ist zu beachten, dass nicht wenige Kleinkinder, wenn sie nach einem „aufregenden Ereignis" getröstet wurden, dazu neigen, vor Erschöpfung einzuschlafen, was mit einer sekundären Eintrübung verwechselt werden kann.

Zur Objektivierung des Bewusstseinszustands eignet sich die Glasgow-Koma-Skala (GCS), die hinsichtlich der „verbalen Antwort" in einer altersadaptierten Version anzuwenden ist (▶ Tab. 34.5).

Hinzu kommt die sorgfältige Beobachtung der Pupillenreaktionen (besonders auf eine sich entwickelnde Anisokorie als Ausdruck eines epiduralen Hämatoms) und des äußeren Gehörgangs auf einen Blut- und Flüssigkeitsabgang (Otoliquorrhö bei Schädelbasisfrakturen). Lassen sich unmittelbar nach einem Sturzereignis Konvulsionen beobachten, so sind diese meist (außer bei sehr schweren Hirnverletzungen) eher Ursache als Folge des Sturzes, indem das Kind z. B. beim Spielen einen Krampfanfall erlitten hat.

Erstmaßnahmen

Die Erstversorgung konzentriert sich auf die Stabilisierung der Vitalfunktionen, wobei nicht nur bei beeinträchtigter Atmung, sondern auch bei unsicherer Bewusstseinslage, instabiler Kreislaufsituation und allen Verletzungen mit voraussehbarer Verschlechterung oder Notwendigkeit einer adäquaten Analgesie eine Intubationsindikation besteht. Andererseits darf auch nach scheinbar dramatischen Unfallereignissen (Treppenstürzen oder dergleichen) die heftige Gegenwehr eines laut schreienden Kindes durchaus als Ausdruck eines guten Allgemeinzustands gewertet werden, zumal das „Erzwingen" einer Intubation – durch das Zusammenwirken von vollem Magen des Kindes, hoch dosierten Medikamenten zur Sedierung und Manipulationen im Hypopharynx – in solchen Fällen nicht selten zu einer Aspiration führt.

Im Falle einer blutenden Verletzung ist zu bedenken, dass eine für Erwachsene geringfügige Blutung bei Kindern bereits einen erheblichen Verlust darstellen kann, dem durch rechtzeitige adäquate Volumenzufuhr begegnet werden muss. Hierzu werden auch im Kindesalter und insbesondere dann, wenn mit einem beginnenden Hirnödem gerechnet werden muss, plasmaisotone, kristalloide Infusionslösungen (z. B. Ringer-Azetat) bevorzugt (Risiko der Akzentuierung einer Hirnschwellung durch Applikation hypotoner Infusionslösungen!; Sümpelmann et al. 2006 [34], Osthaus u. Sümpelmann 2010 [23]).

Tab. 34.5 Altersadaptierte Glasgow-Koma-Skala zur Stratifizierung von Schädel-Hirn-Traumen

Punkte	Augenöffnen	Motorische Antwort (auf Schmerzreize)	Verbale Antwort > 24–36 Monate	„Verbale" Antwort < 24–36 Monate
1	kein	keine	keine	keine
2	auf Schmerzreiz	Strecksynergismen	Lautieren	nicht „ansprechbar", kurze Unruhephasen
3	auf Anruf	Beugesynergismen	„Wortsalat"	somnolent, weint „untröstlich"
4	spontan	ungezielt	desorientiert	weinerlich, reagiert verlangsamt
5		gezielt	orientiert	munter, fixiert
6		auf Aufforderung		
Bewertung	15–13 Punkte leicht 12–9 Punkte mittel < 8 Punkte schwer (Intubationsindikation!)			

> **Praxistipp**
>
> Ein besonderes Augenmerk hat auch der Vermeidung von sekundären Beeinträchtigungen zu gelten. Sie können sich v. a. ergeben durch:
> - unbedachte Kälteexposition mit konsekutiver Hypothermie,
> - unzureichende Immobilisation bei möglichen Wirbelsäulenverletzungen,
> - Übersehen intraabdomineller Begleitverletzungen.

Ertrinkungsunfälle und Unterkühlungen

Ertrinkungsunfälle gehören zu den tragischsten Ursachen von Tod und bleibender Behinderung im Kindesalter, weil sie in aller Regel durch geeignete Präventionsmaßnahmen (sichere Absperrung von Gartenteichen und Swimmingpools, frühzeitiger Schwimmunterricht schon im Kleinkindesalter, konsequente Beaufsichtigung von Nichtschwimmern) vermeidbar gewesen wären. Sie zeigen eine 2-gipfelige Häufung im Kleinkindes- und im Adoleszentenalter, wobei besonders bei (dann oft alkoholisierten) Jugendlichen, aber auch schon bei Kleinkindern das männliche Geschlecht bevorzugt betroffen ist. Die Erstversorgung und Behandlung hat 2 Hauptaspekte zu berücksichtigen:
- die Aspirationspneumonie und Wasserintoxikation,
- die zerebrale Hypoxie und akzidentelle Hypothermie.

Daneben darf in der Hektik der Rettung und Wiederbelebung nicht vergessen werden, an auslösende Erkrankungen (Krampfanfall) und/oder begleitende Verletzungen (intrakraniell, spinal) zu denken (Bierens 2006 [7]).

Aspirationspneumonie und Wasserintoxikation

Da unter Wasser zunächst ein reflektorischer Laryngospasmus eintritt, verläuft ein kleiner Teil (10–15 %) der Submersionsereignisse als „trockenes Ertrinken". Jedoch kommt es spätestens im Rahmen der Rettung und Reanimation regelmäßig zur Regurgitation und Aspiration von Mageninhalt (verschlucktem Wasser), sodass in der Mehrzahl der Fälle (85–90 %) ein „feuchtes Ertrinken" vorliegt. Dabei ist der Unterschied zwischen Süß- und Salzwasseraspiration früher insofern überschätzt worden, als sich in beiden Fällen eine – wenn auch pathophysiologisch etwas unterschiedliche – Aspirationspneumonie ausbildet und das aspirierte Flüssigkeitsvolumen in der Regel nicht ausreicht, um signifikant unterschiedliche Kreislaufeffekte (Hämodilution und Hämolyse bei Süßwasser, Hämokonzentration und Hypovolämie bei Salzwasser) zu bewirken.

Für die Erstversorgung bedeutsamer ist, dass sich auch aus scheinbar harmlosen Submersionsereignissen (z. B. durch gegenseitiges „Sich-unter-Wasser-Drücken" badender Kinder) ein schweres Lungenversagen (Acute respiratory Distress Syndrome, ARDS) entwickeln kann, das aber oft erst nach einigen Stunden manifest wird.

> **Merke**
>
> Aufgrund der verzögerten Manifestation einer Aspirationspneumonie („sekundäres Ertrinken") gilt die Regel, dass jedes „beinahe ertrunkene" Kind – auch bei scheinbarer Symptomlosigkeit – für ca. 24 h stationär überwacht werden sollte.

Bei kritischeren Verläufen kommt es außerdem vor, dass sich über die Lunge ins Kreislaufsystem geratene Krankheitserreger aus verschmutzten Gewässern in ischämischen Gewebearealen absiedeln und dort zu Superinfektionen führen (z. B. zerebrale Pilzabszesse nach Sturz in Ententeich). Aus diesem Grund kann es sinnvoll sein, bei der Rettung des Patienten zusätzlich eine Wasserprobe zu asservieren, um diese auf mögliche Problemkeime analysieren zu lassen.

Hypoxie und Hypothermie

Während Ertrinkungsunfälle in warmen Gewässern (sommerlicher Gartenteich, beheiztes Wellenbad) infolge des „Erstickens unter Wasser" rasch zu einer irreversiblen zerebralen Hypoxie führen und die Unterkühlung bei Schiffbrüchigen auf See oft ein baldiges Kammerflimmern auslöst, sind gerade von Kleinkindern, die (z. B. beim Schlittschuhlaufen auf ungenügend zugefrorenen Seen) in eiskalte Gewässer gestürzt waren und vor ihrer Rettung für längere Zeit unter Wasser getrieben hatten, immer wieder erstaunliche Wiederbelebungserfolge beobachtet worden.

Ursächlich hierfür sind 4 Faktoren, die sich letztlich auf die geringe Körpergröße zurückführen lassen:
- Zunächst erfahren Kleinkinder in eiskalten Gewässern infolge ihres großen Oberfläche-Volumen-Verhältnisses eine „schlagartige Abkühlung", die anders als bei typischen akzidentellen Hypothermien nicht mit einer lang anhaltenden kältegegenregulatorischen Stoffwechselsteigerung einhergeht, sondern wie bei einer induzierten Hypothermie zu einer raschen, kältebedingten Stoffwechseldrosselung führt und daher einen Schutzeffekt vor Hypoxie ausübt.
- Zudem tolerieren sie – vermutlich aufgrund ihres höheren Grundumsatzes und des entsprechend größeren „Abstands" zu einem kritischen Minimalumsatz – eine tiefere absolute Absenkung der Körpertemperatur.
- Darüber hinaus scheint – ähnlich wie bei Feten mit intrauteriner Mangelversorgung – auch bei Kleinkindern unter Wasser ein „Tauchreflex" (bradykarde Kreislaufzentralisation) ausgelöst zu werden, durch den die verbleibenden Sauerstoffreserven langsamer verbraucht werden als bei der für ältere Ertrinkungsopfer typischen „Gegenwehr".

- Und schließlich bleibt wegen der geringeren Flimmerneigung kleiner Herzen auch in tiefer Hypothermie eine bradykarde Herzaktion erhalten, die mittels ihrer zentralen Kühlwirkung und der Auswaschung von Stoffwechselendprodukten („Spüleffekt") die zerebrale Hypoxietoleranz weiter erhöht.

Insgesamt ist es also die Kombination aus beschleunigter Abkühlung und verzögerter Hypoxieentwicklung, die dazu führt, dass kleine Kinder nach einem Sturz in eiskaltes Wasser bereits eine nennenswerte kältebedingte Stoffwechseldrosselung erfahren haben, bevor ein kritischer Sauerstoffmangel einsetzt, und so ihre günstigen Wiederbelebungsaussichten erklärt (Singer 2007 [33]).

> **Praxistipp**
>
> Daher gilt gerade im Kleinkindesalter die Devise „*no one is dead, until warm and dead*", der zufolge keinem hypothermem Patienten, bei dem keine eindeutigen Todeszeichen bzw. offensichtlich mit dem Leben unvereinbaren Verletzungen vorliegen, ein Wiederbelebungsversuch vorenthalten werden sollte.

Reanimation

Für die kardiopulmonale Reanimation wird außerhalb des Säuglingsalters ein Rhythmus von 30:2, bei Anwesenheit von 2 professionellen Helfern von 15:2 (Thoraxkompressionen : Beatmungshüben) empfohlen. Dabei wird betont, dass die Thoraxkompressionen schnell (empfohlene Frequenz ca. 100/min) und kräftig, aber nicht ohne vollständige Rückfederung des Thorax in die Ausgangsposition, ausgeführt und für die Beatmungshübe so kurz wie möglich, nach Intubation überhaupt nicht mehr, unterbrochen werden sollten (Berg et al. 2010 [4], Kleinman et al. 2010 [18], Biarent et al. 2010a [5], Biarent et al. 2010b [6]).

Das bei anhaltender Asystolie/Bradykardie indizierte Adrenalin sollte einer Dosis von 0,01 mg/kgKG i.v. (bzw. 0,1 ml/kgKG der 1:10000 verdünnten Lösung i.v.) appliziert werden. Dabei wird für den Fall, dass periphere Venenpunktionsversuche (V. jugularis externa!) fehlschlagen, der Platzierung einer Knochenkanüle (▶ Abb. 34.10a, b) vor der unsichereren intratrachealen Medikamentengabe der Vorzug gegeben, wobei die für Erwachsene genutzten „Akkuschrauber" mit entsprechend angepasster Ausstattung auch bei Kindern sinnvoll eingesetzt werden können.

Wiedererwärmung

Liegt eine Hypothermie vor, so sollten auf dem Transport alle Versuche einer aktiven Wiedererwärmung unterlassen werden, weil diese über eine periphere Vasodilatation einen weiteren Temperaturabfall („after-drop") begünstigen und/oder einen plötzlichen Blutdruckabfall („Wiedererwärmungsschock") auslösen könnten. Dagegen ist unter klinischen Bedingungen – im Gegensatz zu Erwachsenen, die wegen ihrer kardialen Instabilität vorzugsweise an die extrakorporale Zirkulation angeschlossen werden – im Kindesalter oft eine externe Wiedererwärmung möglich.

Nachdem Studien bei asphyktischen Neugeborenen (s. o.) und erwachsenen Herzpatienten einen neuroprotektiven Effekt der therapeutischen Hypothermie gezeigt haben, wird eine Kühlung auf 32–34 °C für mindestens 24 h nun auch für Kinder, die nach Wiederbelebung von einem Kreislaufstillstand komatös bleiben, als potenziell vorteilhaft angesehen. In der Praxis kann dies bedeuten, dass zumindest solche Kinder, die nach Reanimation von einem Ertrinkungsunfall oder einem anderen hypoxischen Ereignis hypotherm in die Klinik eingeliefert werden, nicht sofort bis zur Normothermie aufgewärmt, sondern zunächst in einem mäßig hypothermen Zustand belassen werden, bevor dann – nach Stabilisierung der Vitalfunk-

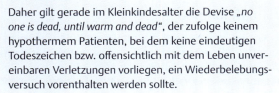
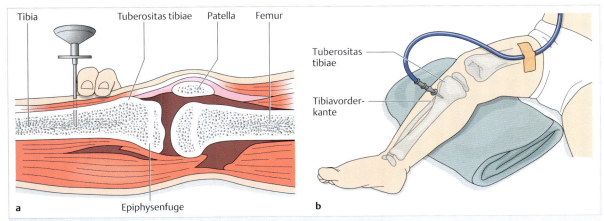

Abb. 34.10a, b Technik der intraossären Kanülierung bei Säuglingen und Kleinkindern.
a Punktionsstelle.
b Fixierung.

tionen und unter regelmäßiger Kontrolle der Hirnperfusion – die endgültige Wiedererwärmung vorgenommen wird. Inwieweit sich die induzierte Hypothermie als neuroprotektive Maßnahme bei Kindern nach Herzstillstand insgesamt bewähren wird, ist allerdings derzeit noch offen (Fink et al. 2010[12]).

Verbrennungen und schwere Hauterkrankungen

Ätiologie

Verbrennungsunfälle entstehen im Kindesalter leider noch viel zu oft durch Unachtsamkeit der Erwachsenen. Im Kleinkindesalter handelt es sich überwiegend um Verbrühungen, v. a. durch Überschütten mit kochendem Wasser (fehlende Herdschutzgitter, unbefestigte Tischdecken), bei älteren Kindern auch um „echte" Verbrennungen, v. a. durch Stichflammen beim Grillen (Spiritus). Hierbei wie auch bei Wohnungsbränden werden Kinder oft (zusätzlich) Opfer einer Rauchgasinhalation. Bei Stromunfällen sind die Verbrennungsmarken meist lokal begrenzt, außer bei Blitzschlag oder Hochspannung (Lichtbogen beim Herumklettern auf Eisenbahnwaggons).

Daneben treten im Kindesalter einige akute Erkrankungen mit großflächiger Hautablösung auf (Erythema exsudativum multiforme major oder Stevens-Johnson-Syndrom [SJS], toxische epidermale Nekrolyse (TEN) oder Lyell-Syndrom, „Staphylococcal scalded Skin Syndrome" (SSSS) oder Dermatitis exfoliativa neonatorum Ritter von Rittershain), die einer „Verbrennung" ähneln können.

Klassifikation

Die Einstufung des Schweregrads erfolgt wie bei Erwachsenen nach der Tiefe (Grad I–III) und nach der Flächenausdehnung, wobei die vom Erwachsenen abweichenden Körperproportionen zu beachten sind (▶ Abb. 34.11). Orientierend gilt, dass die Handfläche jeweils etwa 1 % der Körperoberfläche entspricht. Zusätzliche Kriterien für das weitere Vorgehen bilden die Lokalisation der Verbrennungen (z. B. frühzeitige Intubation bei Beteiligung der Atemwege und Hinweise auf Rauchgasinhalation) sowie der zugrundeliegende Mechanismus der Verbrennung (z. B. zusätzliche kardiologische und neurologische Überwachung nach Stromunfällen) oder Hauterkrankung (z. B. Absetzen auslösender Medikamente bei toxischer oder antibiotische Behandlung bei staphylogener Schädigung).

Erstmaßnahmen

Als Erstmaßnahme wird die ausgiebige Kühlung der betroffenen Körperregionen wegen begrenzter Wirksamkeit und möglicher Nebenwirkungen (akzidentelle Hypothermie besonders bei kleinen Kindern) derzeit nicht mehr so vehement propagiert wie früher. Hohe Bedeutung haben dagegen:
- die Entfernung verbrannter Kleidung,
- die saubere Abdeckung der betroffenen Hautareale,
- die Vermeidung weiterer Wärmeverluste,
- der Ersatz der gesteigerten Flüssigkeitsverluste (Ringer-Azetat, initial 20 ml/kgKG i.v., dann weiter nach der Parkland-Formel 4–8 ml × % verbrannte Körperoberfläche × Körpergewicht am ersten Tag) sowie
- die adäquate Analgosedierung – ggf. nach Intubation und Beatmung.

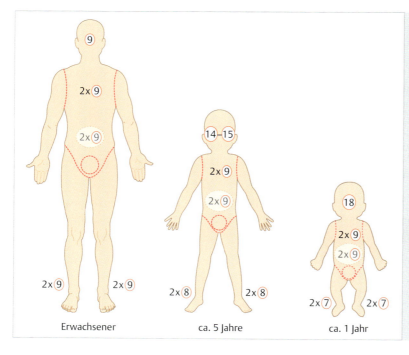

Abb. 34.11 Modifizierte „Neunerregel" nach Wallace zur Abschätzung der Verbrennung:Ausdehnung (in % der Körperoberfläche) im Kindesalter. Vorder- und Rückseite des Rumpfes setzen sich relativ altersunabhängig aus je 2 Flächen à 9 % zusammen; der relative Flächenanteil des Kopfes beträgt dagegen 18 % beim Säugling gegenüber 9 % beim Erwachsenen.

Der Transport sollte zunächst in die nächstgelegene (Kinder-)Klinik erfolgen, wo die basale Versorgung erfolgen kann, bis der Weitertransport an ein spezialisiertes Kinderverbrennungszentrum organisiert ist.

Praxistipp

Bei Rauchgasinhalation ist nicht nur an eine exogene Schädigung der Lunge, sondern auch an eine mögliche Kohlenmonoxid (CO)- und/oder Zyanidintoxikation mit ggf. erforderlichen spezifischen Gegenmaßnahmen (Sauerstoffbeatmung, ggf. Überdruckkammer bei Kohlenmonoxid; 4-Dimethylaminophenol [4-DMAP] in Kombination mit Natriumthiosulfat, alternativ Hydroxocobalamin bei Zyanid) zu denken.

Ingestionen und Intoxikationen

Definition

Die Aufnahme von Fremdsubstanzen wird zunächst als Ingestion und nur bei nachweislich überhöhten Dosen und/oder feststellbaren Vergiftungssymptomen als Intoxikation bezeichnet.

Ätiologie

Betroffen sind einerseits Kleinkinder durch ihre Neigung, unbekannte Objekte und Substanzen in den Mund zu nehmen, und andererseits Jugendliche im Rahmen von Alkohol- und Drogenkonsum oder in (para-)suizidaler Absicht. Entscheidend für die Risikobewertung sind eine präzise Anamnese (wann – was – wie viel?) und eine umfassende Materialasservierung (von Originalverpackungen, Medikamentenresten oder Pflanzenteilen zur Klärung der Inhaltsstoffe, aber auch von Erbrochenem, Blut- und Urinproben zur forensisch-toxikologischen Diagnostik).

Erstmaßnahmen

Im Vordergrund der Erstmaßnahmen steht – neben der glücklicherweise in den seltensten Fällen erforderlichen Sicherung der Vitalfunktionen – die primäre Giftentfernung. Dabei ist die früher (auch aus vermeintlich „erzieherischen" Gründen!) oft geübte Auslösung von Erbrechen mittels Ipecacuanhasirup wegen fraglicher Wirksamkeit und zahlreicher Kontraindikationen (nicht im Säuglingsalter, nicht bei Bewusstseinstrübung, nicht bei schäumenden oder ätzenden Substanzen, nicht bei Ölen und Lösungsmitteln) hinter die Verabreichung von Aktivkohle (1 g/kgKG) zurückgetreten. Zu einer – ebenfalls risikobehafteten – Magenspülung besteht bei Kindern nur selten Anlass.

Praxistipp

In jedem Fall müssen ratsuchende Eltern davor gewarnt werden, Erbrechen durch Kochsalzzufuhr auszulösen, was bei Kindern zu einer bedrohlichen Hypernatriämie führen kann.

Spezifische Therapie

Die größte Herausforderung im Kindesalter besteht darin, aus der großen Zahl harmloser Ingestionsunfälle diejenigen herauszufiltern, bei denen eine echte Intoxikation stattgefunden hat oder droht (s. Kap. 38).

Während etwa *Spül- oder Waschmittel* oft nur eine mäßige Schaumbildung verursachen (ggf. Dimeticon-Suspension, z. B. Sab simplex, 5–10 ml p.o., als Entschäumer benutzen), kommt es nach Aufnahme von *Rohrreinigern* regelmäßig zu schweren Verätzungen nicht nur im Mund-Rachen-Raum, sondern auch im Ösophagus (Endoskopie indiziert) und nach Trinken von *Lampenöl* zu ernsthaften Aspirationspneumonien (stationäre Aufnahme zur Beobachtung zwingend erforderlich).

Während viele *giftige Pflanzen und Beeren* in den realistischerweise aufgenommenen Mengen allenfalls zu Übelkeit und Erbrechen führen – und sich damit gewissermaßen selbst eliminieren –, kann eine *Knollenblätterpilzvergiftung* durch den tückischen, 2-phasigen Verlauf (zunächst mäßige gastrointestinale Symptome, dann beschwerdefreies Intervall bis zum bereits irreversiblen Leberversagen) verkannt werden. Ähnliches gilt auch für die *Paracetamolingestion* in suizidaler Absicht, die bei nicht zweifelsfrei subtoxischer Dosis noch vor Erhalt der letztlich entscheidenden Blutspiegel mit Acetylcystein behandelt werden sollte (von Mühlendahl et al. 2007 [20]).

Über substanzspezifische Vergiftungsfolgen und falladaptierte Therapiemaßnahmen geben die Vergiftungszentralen (z. B. in Berlin; Tel.: 030-19240) kompetente Auskunft.

Verschlucken von Fremdkörpern

Eine Sonderstellung unter den Ingestionsunfällen nimmt das im Kleinkindesalter nicht seltene Verschlucken von Fremdkörpern ein, die in den meisten Fällen nach unproblematischer Magen-Darm-Passage spontan wieder ausgeschieden werden. Eine Ausnahme hiervon besteht nur dann, wenn es – z. B. bei größeren Geldmünzen – zum Passagestopp an einer Ösophagusenge kommt oder wenn – v.a. bei Knopfbatterien – eine galvanische oder chemische Schleimhautverätzung droht, die dann zur endoskopischen Entfernung zwingt.

Plötzlicher Säuglingstod

Definition

Als plötzlicher Säuglingstod (Sudden Infant Death Syndrome, SIDS) wird ein im Säuglingsalter (d.h. zwischen dem vollendeten 1. und 12. Lebensmonat) auftretender, unerwarteter Todesfall bezeichnet, für den sich auch nach sorgfältiger ärztlicher Anamneseerhebung, staatsanwaltschaftlicher Fundortermittlung und pathologisch-forensischer Leichenschau keine Ursache angeben lässt.

Epidemiologie

Der plötzliche Säuglingstod macht in Deutschland mit ca. 0,5‰ (entsprechend ca. 350 Fällen pro Jahr oder einem Fall pro Tag!) noch immer die führende Todesursache im Säuglingsalter aus, obwohl die Inzidenz in den letzten Jahren deutlich abgenommen hat (Bajanowski u. Poets 2004 [2], Venneman et al. 2009 [35]).

Ätiopathogenese

Verantwortlich für diesen Rückgang ist zum einen die zunehmende Klärung zuvor unbekannter Ursachen (z.B. seltener Stoffwechselkrankheiten), v.a. aber der Erfolg von Präventionskampagnen. Kernstück dieser Kampagnen ist die Empfehlung, Säuglinge im unbeobachteten Schlaf auf den Rücken („back to sleep") zu legen und jegliches Bettzeug durch einen Schlafsack zu ersetzen. Den Hintergrund dieser Empfehlung bildet die pathophysiologische Vorstellung, dass Säuglinge auf eine Verlegung der Atemwege anders als ältere Kinder und Erwachsene nicht mit einer „Selbstbefreiung", sondern ähnlich wie der Fet mit einer „Sparschaltung" reagieren und daher, wenn ihnen keine Hilfestellung gegeben wird, gewissermaßen „wehrlos zu Tode kommen". Durch eine Lagerung, mit der jede Verlegung der Atemwege ausgeschlossen wird, kann dieses Geschehen offenbar im Ansatz verhindert werden.

Neuere Forschungsergebnisse deuten allerdings darauf hin, dass ein tödlicher Ausgang nur solchen Kindern droht, bei denen eine präfinale Weckreaktion und „Selbstreanimation" durch Schnappatemzüge – möglicherweise bedingt durch einen Defekt im Serotoninstoffwechsel des Atemzentrums – ausbleibt, sodass sich der plötzliche Säuglingstod letztlich doch als Ausdruck eines Stoffwechsel- bzw. Neurotransmitterdefekts erweisen könnte.

Praxistipp

Für den Notarzt ist der plötzliche Säuglingstod als „ungeklärter Todesfall" zu behandeln. Eine Obduktion sollte konsequent angestrebt werden, weil sie nicht nur zur exakten Einordnung des Todesfalls als „plötzlicher Säuglingstod" (s.o.), sondern auch zur Aufdeckung unerkannter Auslöser (z.B. angeborener Stoffwechselkrankheiten oder versteckter Misshandlungen) – besonders im Interesse weiterer Kinder der Familie – von Bedeutung ist. Nicht zuletzt kann sie, trotz momentaner Verzweiflung, auch zur dauerhaften Entlastung der – stets psychologisch betreuungsbedürftigen – Eltern von Schuldgefühlen beitragen.

Apparent Life-Threatening Events

Schwierig ist die Beurteilung in Fällen, in denen die Kinder leblos und zyanotisch vorgefunden, aber „gerade noch rechtzeitig ins Leben zurückgerufen" wurden. Solche Ereignisse wurden früher oft als „near missed SIDS-events" bezeichnet, womit allerdings präjudiziert wurde, dass die betroffenen Patienten ein erhöhtes Kindstodrisiko hätten, was sich letztlich nicht bestätigen ließ. Daher wird heute von „Apparent Life-Threatening Events" (ALTE) gesprochen und eine Monitorüberwachung eher zur Ursachenklärung als zur Kindstodverhütung durchgeführt. Nachdem die Erfahrung gezeigt hat, dass auch ein Monitor nicht sicher vor dem plötzlichen Säuglingstod schützt, wird die Indikation zu einer Monitorüberwachung sonst nur noch in Fällen gesehen, in denen bereits mehr als ein SIDS-Fall in einer Familie aufgetreten ist.

Kindesmisshandlung

Gerade bei „unklaren Ausnahmezuständen" muss immer auch die Möglichkeit einer Kindesmisshandlung in Betracht gezogen werden, die von den Angehörigen durch eine „erfundene Anamnese" verschleiert wird. In den meisten Fällen ist die „Misshandlung" dabei weniger Ausdruck krimineller Energie als vielmehr psychosozialer Überforderung, die sich in unkontrollierten Aggressionsausbrüchen äußert.

Pathomechanismen

Besonders charakteristisch ist ein energisches Schütteln („shaking"), durch das ein schreiender Säugling „zur Besinnung gebracht" werden soll und das – wegen der unzureichenden Kopfkontrolle des Kindes, der wirksam werdenden Scherkräfte und der resultierenden Zerreißung von Brückenvenen – subdurale Hämatome verursachen kann (▶ Abb. 34.12). Da vielen Menschen nicht klar ist, welche Schäden durch das instinktive Schütteln angerichtet werden können, sind auch hier Präventionskampagnen durchgeführt worden, die gezielt dazu auffordern, einen schreienden Säugling lieber vorübergehend sich selbst zu überlassen, als ihn unbedingt beruhigen zu wollen.

Bei stärkerem Kontrollverlust werden die Kinder aus dem Schütteln heraus auf eine harte Unterlage fallengelassen oder gestoßen („shaken impact"), woraus nicht selten ein

34.2 Notfälle im Kindesalter

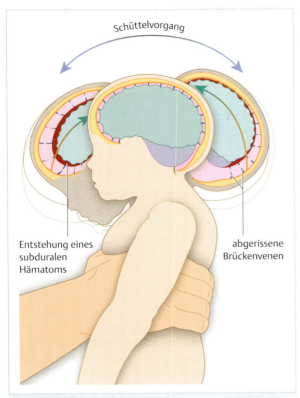

Abb. 34.12 Pathomechanismus des „Shaken-Baby-Syndroms": Neben der Zerreißung von Brückenvenen und der Ausbildung von subduralen Hämatomen kann es infolge des Schüttelns zu einem diffusen axonalen Trauma mit konsekutivem Hirnödem kommen. Durch das harte Anpacken am Brustkorb sind auch Rippen[serien]frakturen nicht selten.

Praxistipp

In allen Fällen, in denen eine Misshandlung vermutet wird, sollte – ggf. unter Einbeziehung eines Rechtsmediziners – eine sorgfältige Dokumentation der Verletzungen vorgenommen und je nach den Umständen entweder ein verpflichtendes Hilfsangebot unterbreitet oder eine staatsanwaltliche Ermittlung veranlasst werden.

Münchhausen-by-proxy-Syndrom

Besonders irreführend ist das Münchhausen-by-proxy-Syndrom, bei dem die engsten Angehörigen auf einer ernsten Erkrankung ihrer Kinder beharren, obwohl sich diese nicht objektiv verifizieren lässt (Noeker u. Keller 2002 [22]).

So haben verdeckte Videoaufzeichnungen in ausländischen Kliniken gezeigt, dass einzelne Fälle von vermeintlichen „Zyanoseattacken" bei Säuglingen von den leiblichen Müttern aktiv (durch Beinaheersticken mit dem Kopfkissen!) herbeigeführt wurden, um dann die Schwestern zu alarmieren. Während solche Fälle offenkundig auf einer schweren psychischen Störung der Mütter beruhen, kann sich hinter behaupteten Gesundheitsstörungen auch ein versteckter Hilferuf verbergen, um das Kind unter dem Vorwand einer Erkrankung dem Einflussbereich eines gewalttätigen Familienmitglieds zu entziehen. Nicht nachvollziehbare, „schwere Erkrankungen" sollten also im Interesse der betroffenen Kinder stets ernst genommen und keinesfalls leichtfertig abgetan werden.

schweres Dezelerationstrauma mit malignem Hirnödem resultiert. Oft wird dann zur Erklärung der Bewusstlosigkeit ein vermeintliches Unfallereignis (z. B. „Sturz vom Sofa auf Teppichboden") angeführt, das zwar durchaus vorkommen kann, aber erfahrungsgemäß nicht ein derartiges Ausmaß an Verletzungen hervorruft.

Differenzialdiagnose

Klinisch wegweisend für die Abgrenzung eines Shaken-Baby-Syndroms (Battered-Child-Syndroms) gegenüber „echten" Schädel-Hirn-Traumen oder subduralen Blutungen anderer Genese (Gerinnungsstörungen, Glutazidurie) sind retinale Blutungen (Fundoskopie bzw. augenärztliches Konsil!). Überdies finden sich oft Hinweise auf wiederholte Gewaltanwendungen, z.B. im Sinne mehrzeitiger subduraler Ergüsse (in der kranialen Computertomografie) oder periartikulärer subperiostaler Verkalkungsreaktionen an den langen Röhrenknochen (im sog. Babygramm oder in gezielten Röntgenaufnahmen), die – ähnlich wie begleitende Rippen[serien]frakturen beim akuten Schütteltrauma – auf ein früheres gewaltsames „Anpacken" der Kinder an den Extremitäten hinweisen (Schiffmann 2009 [31], Herrmann et al. 2010 [14]).

Kernaussagen

Notfälle bei Neugeborenen
Die Geburt stellt einen komplexen Anpassungsprozess dar, bei dem die Belüftung der Lunge die Voraussetzung für die Umstellung vom fetalen zum adulten Kreislauf und damit für die Erhöhung des Sauerstoffangebots im Organismus darstellt. Eine Bradykardie ist beim Neugeborenen nahezu ausnahmslos als Zeichen einer mangelnden Sauerstoffversorgung zu werten.

Bei der neonatalen Reanimation kommt der Wiederherstellung der Sauerstoffversorgung durch Stabilisierung der Atmung und Volumensubstitution bzw. Notfalltransfusion die entscheidende Rolle zu; im Falle einer anhaltenden tiefen Bradykardie (< 60/min) sollte nach 60 s eine überbrückende Herzmassage mit Adrenalingabe (vorzugsweise i.v.) eingeleitet werden. Bei reifen Neugeborenen, die nach schwerer perinataler Asphyxie Zeichen einer beginnenden hypoxisch-ischämischen Enzephalopathie erkennen lassen, gilt heute eine 72-stündige therapeutische Hypothermie von 33–34 °C als indiziert.

Neonatale Atemstörungen beruhen neben einem unreifebedingten Surfactantmangel oft auf einer bakteriellen Infektion, die auch die häufigste Ursache der Frühgeburt darstellt und wegen ihrer gravierenden Folgekomplikationen einer sofortigen antibiotischen Therapie bedarf.

Eine sauerstoffresistente Zyanose spricht für ein zyanotisches Vitium und erfordert ggf. den Einsatz von Prostaglandin zur Wiederherstellung einer ausreichenden pulmonalen Perfusion über den Ductus arteriosus. Eine differenzielle Zyanose mit Sauerstoffsättigungsdifferenz zwischen oberer und unterer Körperhälfte zeigt einen Rechts-links-Shunt über den Ductus arteriosus an und beruht entweder (früh postnatal) auf einer Lungenbelüftungsstörung mit ungenügendem Abfall des pulmonalen Gefäßwiderstands (Syndrom der „persistierenden fetalen Zirkulation") oder (spät postnatal) auf einer kritischen Aortenisthmusstenose.

Neonatale Krämpfe sind am häufigsten durch eine Hypoglykämie bedingt, von der sowohl hypotrophe (wegen mangelnder Glykogenreserven) als auch makrosome Neugeborene diabetischer Mütter (wegen eines Hyperinsulinismus) bedroht sind.

Wegen zahlreicher Gefahren des Transports von Früh- und Neugeborenen ist der rechtzeitigen Verlegung von Risikoschwangeren an ein Perinatalzentrum grundsätzlich der Vorzug zu geben.

Notfälle im Kindesalter
Bei den wegen des engen Tracheobronchialbaums häufigen akuten Atemwegserkrankungen im Kleinkindesalter ist neben der Unterscheidung zwischen inspiratorischem (obere Atemwege: Pseudokrupp) und exspiratorischem Stridor (untere Atemwege: obstruktive Bronchitis) immer auch an eine Fremdkörperaspiration zu denken.

Während ein einfacher Fieberkrampf ein vergleichsweise harmloses Ereignis darstellt, kommt es differenzialdiagnostisch v. a. auf die Abgrenzung gegenüber einer Meningoenzephalitis an. Neben fokalen Infektionen können bakterielle Erreger im Kleinkindesalter auch eine foudroyante Sepsis mit Kreislaufschock und Verbrauchskoagulopathie hervorrufen, die durch Hauteinblutungen charakterisiert ist und eine großzügige Volumensubstitution sowie eine sofortige antibiotische Therapie erfordert.

Bauchschmerzen sind im Kleinkindesalter ein häufiges Symptom auch extraabdomineller Erkrankungen. Bei intermittierenden Bauchschmerzattacken ist wegen der drohenden Darmischämie rechtzeitig an eine Invagination zu denken.

Wegen des hohen Wasserumsatzes führt ein Flüssigkeitsmangel bzw. -verlust im Kindesalter rasch zu einer ernsthaften Dehydratation, die – nach einer initialen Volumensubstitution mit Vollelektrolytlösung – einer berechneten Infusionstherapie bedarf. Wenn eine schwere Dehydratation mit einer tiefen metabolischen Azidose und einer Hyperglykämie einhergeht, so handelt es sich praktisch ausnahmslos um die Erstmanifestation eines juvenilen Diabetes mellitus.

Auch nach scheinbar harmlosen „Badeunfällen" kann es zu einer Aspirationspneumonie kommen, sodass eine sorgfältige Überwachung aller betroffenen Kinder unerlässlich ist. Nach einem Sturz in eiskaltes Wasser haben Kleinkinder besonders günstige Wiederbelebungschancen, weil der protektive Effekt der Hypothermie den schädlichen Auswirkungen der Hypoxie zuvorkommt.

Beim plötzlichen Säuglingstod sollte zur Aufklärung versteckter Ursachen und zur Entlastung der Eltern eine Obduktion angestrebt werden. Häufigster Misshandlungsmechanismus im Säuglings- und Kleinkindesalter ist das „shaking", das zu schwersten intrakraniellen Verletzungen führen kann und sich auch bei irreführender Anamnese durch retinale Blutungen und/oder Läsionen an den langen Röhrenknochen zu erkennen gibt.

Literatur

Referenzen

[1] **American College of Obstetricians and Gynecologists (ACOG)** and American Academy of Pediatrics (AAP). The Apgar score. Pediatrics 2006; 117: 1444–1447
[2] **Bajanowski** T, Poets C. Der plötzliche Säuglingstod, Epidemiologie, Ätiologie, Pathophysiologie und Differenzialdiagnostik. Dt Ärztebl 2004; 101: A3185–A3190
[3] **Bauer** K, Groneck P, Speer CP. Neonatologie. In: Speer CP, Gahr M, Hrsg. Pädiatrie. 3. Aufl. Berlin: Springer; 2009: 137–206
[4] **Berg** MD, Schexnayder SM, Chameides L et al. Special Report – Pediatric Basic Life Support: 2010 American Heart Association Guidelines for Cardiopulmonary Resuscitation and Emergency Cardiovascular Care. Pediatrics 2010; 126: e1345–e1360 (Circulation 2010; 122: S862–S875)
[5] **Biarent** D, Bingham R, Eich C et al. European Resuscitation Council Guidelines for Resuscitation 2010a, Section 6, Paediatric life support. Resuscitation 2010a; 81: 1364–1388
[6] **Biarent** D, Bingham R, Eich C et al. Lebensrettende Maßnahmen bei Kindern ("paediatric life support"). Sektion 6 der Leitlinien zur Reanimation 2010 des European Resuscitation Council. Notfall Rettungsmed 2010b; 13: 635–664
[7] **Bierens** JJLM, ed. Handbook on Drowning. Berlin: Springer; 2006
[8] **Cantor** RM, Sadowitz PD, eds. Neonatal Emergencies. New York: McGraw Hill Medical; 2010
[9] **Davis** PG, Tan A, O'Donnell CPF, Schulze A. Resuscitation of newborn infants with 100% oxygen or air: a systematic review and meta-analysis. Lancet 2004; 364: 1329–1333
[10] **Dawson** JA, Kamlin CO, Vento M et al. Defining the reference range for oxygen saturation for infants after birth. Pediatrics 2010; 125: e1340–e1347
[11] **Edwards** AD, Brocklehurst P, Gunn AJ et al. Neurological outcomes at 18 months of age after moderate hypothermia for perinatal hypoxic ischaemic encephalopathy: synthesis and meta-analysis of trial data. BMJ 2010; 340: c363

[12] **Fink** EL, Clark RSB, Kochanek PM et al. A tertiary care center's experience with therapeutic hypothermia after pediatric cardiac arrest. Pediatr Crit Care Med 2010; 11: 66–74
[13] **Fleisher** GR, Ludwig S, eds. Textbook of Pediatric Emergency Medicine. 6th Ed. Philadelphia: Lippincott Williams & Wilkins; 2010
[14] **Herrmann** B, Dettmeyer R, Banaschak S, Thyen U. Kindesmisshandlung. 2. Aufl. Heidelberg: Springer; 2010
[15] **Jacobs** SE, Tarnow-Mordi WO. Therapeutic hypothermia for newborn infants with hypoxic-ischaemic encephalopathy. J Paediatr Child Health 2010; 46: 568–576
[16] **Jorch** G, Hübler A, Hrsg. Neonatologie. Die Medizin des Früh- und Reifgeborenen. Stuttgart: Georg Thieme; 2010
[17] **Kattwinkel** J, Perlman JM, Aziz K et al. Special report – Neonatal resuscitation: 2010 American Heart Association Guidelines for Cardiopulmonary Resuscitation and Emergency Cardiovascular Care. Pediatrics 2010; 126: e1400–e1413 (Circulation 2010; 122: S909–S919)
[18] **Kleinman** ME, Chameides L, Schexnayder SM et al. Special Report – Pediatric Advanced Life Support: 2010 American Heart Association Guidelines for Cardiopulmonary Resuscitation and Emergency Cardiovascular Care. Pediatrics 2010; 126: e1361–e1399 (Circulation 2010; 122: S876–S908)
[19] **Maier** RF, Obladen M. Neugeborenenintensivmedizin, Evidenz und Erfahrung. 8. Aufl. Berlin: Springer; 2011
[20] **von Mühlendahl** KE, Oberdisse U, Bunjes R, Brockstedt M, Hrsg. Vergiftungen im Kindesalter. 4. Aufl. Stuttgart: Georg Thieme; 2007
[21] **Nicolai** T. Pädiatrische Notfall- und Intensivmedizin, ein praktischer Leitfaden. 3. Aufl. Heidelberg: Springer; 2007
[22] **Noeker** M, Keller KM. Münchhausen-by-proxy-Syndrom als Kindesmisshandlung. Monatsschr Kinderheilkd 2002; 150: 1357–1369
[23] **Osthaus** WA, Sümpelmann R. Volumentherapie im Kindesalter. Notfallmedizin up2date 2010; 5: 117–128
[24] **Richmond** S, Wyllie J. European Resuscitation Council Guidelines for Resuscitation 2010, Section 7, Resuscitation of babies at birth. Resuscitation 2010a; 81: 1389–1399
[25] **Richmond** S, Wyllie J. Versorgung und Reanimation des Neugeborenen. Sektion 7 der Leitlinien zur Reanimation 2010 des European Resuscitation Council. Notfall Rettungsmed 2010b; 13: 665–678
[26] **Ritzerfeld** S, Singer D, Speer CP et al. Notfalltransporte von Früh- und Neugeborenen: Vorausschauende Versorgung schützt vor Komplikationen. Notarzt 1997; 13: 1–7
[27] **Roos** R, Genzel-Boroviczény O, Proquitté H. Checkliste Neonatologie. 4. Aufl. Stuttgart: Georg Thieme; 2010
[28] **Saugstad** OD. Oxygen saturations immediately after birth. J Pediatr 2006; 148: 569–570
[29] **Saugstad** OD, Ramji S, Soll RF, Vento M. Resuscitation of newborn infants with 21% or 100% oxygen: An updated systematic review and meta-analysis. Neonatology 2008; 94: 176–182
[30] **Schiffmann** H. Unerwarteter Tod im Säuglingsalter – Schicksal oder Misshandlung? Notfallmedizin up2date 2007; 2: 173–184
[31] **Schiffmann** H. Pädiatrische Notfall- und Intensivmedizin. In: Speer CP, Gahr M, Hrsg. Pädiatrie. 3. Aufl. Berlin: Springer; 2009: 207–228
[32] **Shah** PS. Hypothermia: a systematic review and meta-analysis of clinical trials. Semin Fetal Neonatal Med 2010; 15: 238–246
[33] **Singer** D. Ertrinkungsunfälle im Kindesalter. Notfallmedizin up2date 2007; 2: 301-320.
[34] **Sümpelmann** R, Hollnberger H, Schmidt J, Strauß JM (Wissenschaftlicher Arbeitskreis Kinderanästhesie der Deutschen gesellschaft für Anästhesiologie und Intensivmedizin (DGAI)). Empfehlungen zur perioperativen Infusionstherapie bei Neugeborenen, Säuglingen und Kleinkindern. Anästh Intensivmed 2006; 47: 616–619
[35] **Venneman** MM, Bajanowski T, Brinkmann B et al. Sleep environment risk factors for sudden infant death syndrome: the German Sudden Infant Death Syndrome Study. Pediatrics 2009; 123: 1162–1170

35 Notfälle aus der Hals-Nasen-Ohren-Heilkunde und der Mund-Kiefer-Gesichts-Chirurgie

F. X. Brunner, T. Hachenberg, C. Wiegert

Vital bedrohliche Notfälle aus der Hals-Nasen-Ohren-Heilkunde und der Mund-Kiefer-Gesichts-Chirurgie betreffen überwiegend die akute Atemnot durch Fremdkörperaspiration, traumatische, infektiöse, anaphylaktische oder tumoröse Erkrankungen des Larynx oder Pharynx sowie Verletzungen von Gesicht oder Hals (Feldmann 1981 [15]).

35.1 Atemnot

35.1.1 Grundlagen

▶ **Leitsymptome.** Als Leitsymptome gelten Dyspnoe, Zyanose und inspiratorische Nebengeräusche. Die beginnende akute Atemnot kann aber auch durch uncharakteristische Symptome wie Unruhe, Verwirrtheit und Tachykardie gekennzeichnet sein.

▶ **Zeitlicher Ablauf.** Der zeitliche Ablauf der Entwicklung ist je nach Ursache der respiratorischen Insuffizienz verschieden:
- Akutes Auftreten schwerster Atemnot ist typisch für die Fremdkörperaspiration, Verletzungen von Trachea oder Kehlkopf und ein allergisch bzw. toxisch bedingtes Ödem (z. B. nach Insektenstich).
- Bei entzündlichen Schwellungszuständen von Larynx oder Trachea (Epiglottitis, Tracheitis, Pseudokrupp) entwickelt sich die Atemnot meist innerhalb einiger Stunden.
- Die langsam über Wochen oder Monate zunehmende Dyspnoe, die aber auch plötzlich dekompensieren kann, ist typisch für maligne Erkrankungen (im Erwachsenenalter Karzinom, im Kindesalter Papillom), Trachealstenosen, beidseitige Rekurrensparese oder in seltenen Fällen eine Tracheomalazie.

35.1.2 Basismaßnahmen

> **Merke**
>
> In der Behandlung der Atemnot hat die Sicherung der Luftwege oberste Priorität. Die Soforttherapie ist abhängig von Art und Grad der Beschwerden.

Die adäquate Oxygenierung des Patienten stellt eine der Hauptaufgaben in der präklinischen Notfalltherapie dar. Hierbei sollten immer alle Möglichkeiten berücksichtigt werden, um den Patienten suffizient mit Sauerstoff zu versorgen. Neben Intubation oder Notkoniotomie als erweiterte Maßnahmen zur Sicherung der Atemwege kommen zunächst einfachere Basismaßnahmen zur Anwendung.

▶ **Freimachen der Atemwege.** Durch leichtes Überstrecken des Kopfes bis zur „Schnüffelposition" und Anheben des Unterkiefers kann eine Verbesserung der Spontanatmung erreicht werden. Der Mund- und Rachenraum sollte auf das Vorhandensein von Sekret, Zahnresten, Zahnprothesen oder Erbrochenem untersucht und ggf. durch digitale Ausräumung oder Absaugen entfernt werden.

Bei Fehlen von Kontraindikationen verhindert die Einlage eines Guedel- oder Wendl-Tubus das erneute Herabsinken der Zunge und hält den Atemweg dauerhaft offen. Allerdings bieten diese Maßnahmen keine sichere Gewähr für eine ausreichende Ventilation und keinen Schutz vor Aspiration.

▶ **Spontanatmung erhalten.** Aufgrund der präklinisch zum Teil erheblich erschwerten Intubationsbedingungen bei zumeist nicht nüchternen Patienten sollte eine vorhandene Spontanatmung möglichst erhalten und optimiert werden. Der Zustand des Patienten kann durch die Applikation von Sauerstoff über eine Nasensonde (Flow 1–6 l/min), über eine Sauerstoffmaske (Flow 6–10 l/min) oder über eine Sauerstoffmaske mit Reservoir (Flow 10 l/min) verbessert werden.

▶ **Lagerung.** Wache und ansprechbare Patienten mit Luftnot, bei denen keine Kontraindikationen vorliegen, sollten mit erhöhtem Oberkörper oder sitzend transportiert werden. Bewusstlose Patienten werden in die stabile Seitenlage gebracht. Eine sekundäre Verlegung der Atemwege ist regelmäßig zu überprüfen.

> **Praxistipp**
>
> Die kontinuierliche Überwachung der Oxygenierung und Hämodynamik des Patienten muss in jedem Fall erfolgen. Dazu gehören die Dokumentation von peripherer Sauerstoffsättigung, EKG sowie Blutdruck, bei beatmeten Patienten zusätzlich noch etCO$_2$ mit Kapnografie. Bei Atemnot oder Bluthusten sowie beim Mediastinalemphysem dürfen keine stark wirksamen Sedativa oder Hypnotika gegeben werden.

35.1.3 Spezielle Maßnahmen

Intubation

▶ **Orotracheale oder nasotracheale Intubation.** Die orotracheale oder auch nasotracheale Intubation ist in den meisten Notfällen mit akuter schwerer Atemnot Mittel der Wahl. Sie ist z.B. dann indiziert, wenn Weichteilödeme oder Blutungen die Atmung stark behindern, insbesondere wenn mit einer signifikanten Verlegung der Atemwege durch Zunahme einer Schwellung zu rechnen ist. Im Vergleich zu anderen Beatmungstechniken bietet die Intubation bei den in den meisten Fällen nicht nüchternen Notfallpatienten einen sicheren Schutz der Atemwege vor Aspiration.

> **Merke**
>
> Der Notarzt muss berücksichtigen, dass Gewalteinwirkungen, die zur Fraktur von Mandibula oder Gesichtsschädel führen, gleichzeitige Verletzungen der Halswirbelsäule und des Rückenmarks hervorrufen können (Hills u. Deane 1993 [20]).

▶ **Verdacht auf HWS-Trauma:** Bei Verdacht auf ein HWS-Trauma muss die Intubation daher unter besonders vorsichtiger Laryngoskopie oder fiberoptisch (z. B. im Schockraum oder OP) erfolgen. Auch die blinde nasotracheale Intubation wird empfohlen, sofern keine Verletzung der Rhinobasis vorliegt (Combes et al. 2006 [10]). In allen Fällen muss eine Hyperextension des Halses vermieden werden. Bei Verdacht auf HWS-Trauma wird eine Stabilisierung der HWS mittels Stützverband durchgeführt.

Praxistipp

Grundsätzlich kann die Intubation unter präklinischen Bedingungen sehr erschwert oder sogar unmöglich sein. Die Häufigkeit des Auftretens eines schwierigen Atemwegs ist im Bereich der präklinischen Notfallmedizin mit etwa 14 % doppelt so hoch wie im klinischen Bereich (Mutzbauer et al. 2005 [27]). Die Indikation zur Intubation sollte aus diesem Grund sehr streng gestellt werden. Alternative Methoden der Atemwegssicherung müssen überdacht werden.

Koniotomie

Bei der Koniotomie handelt es sich um eine chirurgische Atemwegssicherung. Sie stellt die finale lebensrettende Option in einer „Cannot-intubate-cannot-ventilate-Situation" dar (Helm et al. 2011 [18]). Die Indikation zur Koniotomie wird gestellt, wenn eine Maskenbeatmung und/oder konventionelle Intubation nicht gelingt und die adäquate Oxygenierung mit supraglottischen Atemhilfsmitteln wie Larynxmaske, Combitubus, Larynxtubus oder „easy tube" nicht möglich oder für das weitere präklinische Management nicht akzeptabel ist (Braun et al. 2004 [3], ILCOR 2005 [22]). Die Notwendigkeit einer Koniotomie ergibt sich z.B. bei Schwellungszuständen der Zunge sowie der Epiglottis im Rahmen einer allergischen oder entzündlichen Reaktion, bei schwerem Mittelgesichtstrauma, Frakturen des Kehlkopfs oder massiven Einblutungen in die Halsweichteile nach penetrierenden Verletzungen großer Halsgefäße.

▶ **Durchführung.** Zur Koniotomie (▶ Abb. 35.1a) wird die Haut im Bereich des Schildknorpelunterrands mit einem Skalpell längs (oder auch quer) durchtrennt.

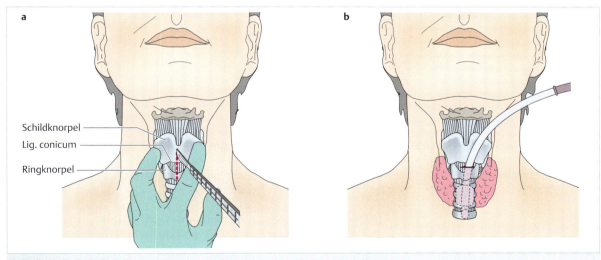

Abb. 35.1a, b Durchführung der Koniotomie.
a Zur Koniotomie wird die Haut im Bereich des Schildknorpelunterrands mit einem Skalpell längs durchtrennt.
b Die Inzision wird mit einer Schere oder Klemme offen gehalten, danach wird das Lig. conicum zwischen Schildknorpelunterrand und Ringknorpel quer durchtrennt. Die Sicherung des Luftwegs erfolgt durch eine Trachealkanüle oder einen dünnen Endotrachealtubus.

Die Inzision wird mit einer Schere oder Klemme offen gehalten, danach wird das Lig. conicum zwischen Schildknorpelunterrand und Ringknorpel quer durchtrennt. Die Sicherung des Luftweges erfolgt durch eine Trachealkanüle oder einen dünnen Endotrachealtubus (▶ Abb. 35.1b). Es gibt spezielle Koniotomiesets, bei denen mit einem Trokar und darüber geschobener Kanüle das Lig. conicum durchstochen wird. Die Kanüle verbleibt im Punktionskanal, der Trokar wird zurückgezogen. Die sichere Handhabung setzt jedoch die genaue Kenntnis des jeweiligen Sets voraus.

35.2 Weichteil- und Knochenverletzungen

35.2.1 Grundlagen

Nach Angaben des nationalen Traumaregisters der Deutschen Gesellschaft für Unfallchirurgie (DGU) beträgt die Häufigkeit von Kopf-, Gesichts- und Halsverletzungen bei den schwer verletzten Traumapatienten insgesamt 78% (DGU 2011[13]). Mit 60,7% dominieren Verletzungen des Kopfes, gefolgt von Gesichtsschädelverletzungen mit 15,9% sowie Verletzungen der Halsregion mit 1,4%. Dabei kann der Verletzungsumfang aufgrund der engen anatomischen Beziehung der 3 Regionen zueinander sehr variabel sein.

Ursachen

Hauptursachen für Weichteil- und Knochenverletzungen im Bereich von Kopf- und Hals sind im Erwachsenenalter:
- Unfälle im Straßenverkehr (Brunner 1989[4], Brunner u. Kleine 1987[4]),
- Suizidversuch (Herzog et al. 2005[19]),
- Sportverletzungen (Carroll et al. 1995[7]),
- sonstige Gewalteinwirkungen wie
  - stumpfes Trauma,
  - Stich- oder Schusstraumen (Chen et al. 1996[8]; Cole et al. 1994[9]).

Bei Kindern und Jugendlichen stehen an erster Stelle:
- Verkehrsunfälle,
- Stürze,
- Sportunfälle (Bernius u. Perlin 2006[2]).

Biss- und Kratzverletzungen durch Tiere kommen ebenfalls vor (Rettinger u. Reichensberger-Goertzen 1995[31]).

> **Merke**
>
> Beim kindlichen Gesichtstrauma ist durch sorgfältige Anamnese und aufmerksame Beobachtung der Umgebung eine Kindesmisshandlung auszuschließen (Strom et al. 1992[33]).

Verletzungen des Kopf-Hals-Bereichs treten selten isoliert, sondern häufig als Teil einer Mehrfachverletzung oder gar Polytraumatisierung auf (Helm et al. 2011[18]).

Diese umfassen bei polytraumatisierten Patienten in abnehmender Häufigkeit (Cannell et al. 1996[6]):
- Frakturen (46%),
- stumpfes Bauchtrauma (29%),
- Thoraxtrauma (19%) und
- intrakranielle Blutungen (9%).

> **Merke**
>
> Weichteilschädigungen im Gesichtsbereich ziehen durch den oft dramatischen Befund die Aufmerksamkeit des Notarzts auf sich. Dadurch wächst die Gefahr, Begleitverletzungen zu übersehen, die den Patienten möglicherweise wesentlich stärker bedrohen.

35.2.2 Weichteilverletzungen des Gesichts

Während Patienten mit isolierten Weichteil- und Knochenverletzungen im Gesichtsbereich aufgrund nur leichter und einfach stillbarer Blutungen meist stabile Kreislaufverhältnisse aufweisen, können penetrierende Verletzungen infolge massiver Blutung und einer Verlegung der Atemwege eine vitale Bedrohung darstellen.

Präklinische Versorgung

Bei der Erstversorgung haben die Sicherung der Atemwege sowie die Blutstillung oberste Priorität. Grundsätzlich sollte initial auch bei bewusstseinsklaren Patienten die Mundhöhle inspiziert und falls erforderlich von Blut, Knochen- oder Zahnfragmenten befreit werden. Ist die Blutungsquelle lokalisierbar und von außen zugänglich, wird eine Blutstillung durch einen festen Verband oder intraoral durch einen Tupfer kontrolliert.

Bei schwerer Gewalteinwirkung und ausgeprägtem Verletzungsmuster mit starker Blutung sollten grundsätzlich folgende Risiken beachtet werden:
- Es besteht *hohe Aspirationsgefahr* durch Blutungen, Speichel, Erbrochenes, Prothesenstücke, ausgebrochene Zähne oder andere intraorale Fremdkörper.
- *Weichteilödem*, das bei Lokalisation im Bereich von Mundboden oder Zunge schwere Atembehinderungen hervorrufen kann.

In diesen Fällen ist immer eine orale Intubation indiziert. Dazu wird der Oropharynxbereich gründlich abgesaugt. Nach Intubation kann die Blutung durch Anlage einer behelfsmäßigen Tamponade gestoppt werden. Bei unübersichtlichen Verhältnissen sollte der Patient nicht durch frustrane Intubationsversuche gefährdet und eine Koniotomie bevorzugt werden.

35.2.3 Knöcherne Gesichtsverletzungen: Mittelgesichtfrakturen

Mittelgesichtsfrakturen werden in zentrale, zentrolaterale und laterale Frakturen eingeteilt. Bei den zentralen Frakturen werden die Frakturen des Nasengerüsts und Nasenseptums, die Frakturen des nasoethmoidalen Komplexes und die nach LeFort bzw. Wassmund eingeteilten komplexen Mittelgesichtsfrakturen mit viszerofazialen Absprengungen sowie frontobasalen Frakturen unterschieden. Hohe Absprengungen des Viszerokraniums vom Neurokranium werden als zentrolaterale Mittelgesichtsfraktur bezeichnet. Die lateralen Frakturen betreffen entweder das Jochbein und/oder den Jochbogen (Thomas et al. 2010 [34]).

Häufigste Ursache für Frakturen des Mittelgesichts und der Rhinobasis sind Verkehrsunfälle (Belleza u. Kalman 2006 [1]). In etwa 50 % der Fälle treten Mittelgesichts- und Rhinobasisfrakturen kombiniert auf (Brunner u. Kleine 1987 [4]).

▶ **Siebbeinfraktur.** Siebbeinfrakturen imponieren durch ein Monokel- oder Brillenhämatom, ein Hautemphysem der Orbita und, bei zusätzlicher Frakturierung der Schädelbasis, durch eine Rhinoliquorrhö.

▶ **Orbitabodenfraktur.** Die Orbitabodenfraktur kann als isolierte „Blow-out"-Fraktur oder in Kombination mit einer Jochbeinfraktur oder auch nur als Fraktur des knöchernen Orbitarahmens auftreten. Symptome sind ein Tiefstand des Bulbus mit Motilitätsstörungen, Doppelbilder sowie Sensibilitätsstörungen im Versorgungsgebiet des N. infraorbitalis.

▶ **Jochbeinfraktur.** Bei einer Jochbeinfraktur ist in der Regel eine Stufe am knöchernen Infraorbitalrand zu palpieren. Die Symptome entsprechen denen der Orbitabodenfraktur, zusätzlich sind fast immer ein subkonjunktivales Hämatom und gelegentlich eine Einschränkung der Mundöffnung vorhanden.

> **Merke**
>
> Nicht selten tritt bei Mittelgesichtsfrakturen eine Rhinoliquorrhö als Zeichen eines offenen SHT auf, wobei der Liquor je nach der Körperhaltung aus der Nase oder auch in den Nasen-Rachen-Raum abfließen kann (Brunner u. Kleine 1987 [4]). Für die spätere operative Versorgung ist es sehr hilfreich, wenn der Notarzt schriftlich festhält, welche Seite betroffen ist.

▶ **Kieferfraktur.** Die frontale Gewalteinwirkung kann zu Kieferfrakturen führen, die teilweise den LeFort-Typen entsprechen, aber auch als *zentrale Mittelgesichtsfraktur* mit Impression der Nasenwurzel und oft auch der Stirnhöhlenvorderwand ohne Kieferbeteiligung und Okklusionsstörung in Erscheinung treten. Gelegentlich sind diese Verletzungen mit Unterkieferfrakturen und auch mit *Zahnschäden* bis hin zu Zahnluxationen vergesellschaftet. Typische Symptome sind Hämatome und Störungen der Okklusion; bei den LeFort-Oberkieferfrakturen entsteht durch Muskelzug ein frontal offener Biss. Bei Mittelgesichtsfrakturen ergibt sich in der Regel eine abnorme Beweglichkeit des Oberkiefers gegenüber der Nasenwurzel oder der Schädelbasis. Bei Ober- und Unterkieferfrakturen sind eine Stufenbildung im Zahnbogen und eine Krepitation zu palpieren.

> **Praxistipp**
>
> Trümmerfrakturen im Bereich der Rhinobasis sind nicht selten mit Hirnprolaps oder Austritt von Hirnmasse vergesellschaftet. Da das Legen von Tamponaden die Entstehung von Meningitiden begünstigt, sollte bei Verdacht auf diese Verletzung nur bei stärkeren Blutungen tamponiert werden.

▶ **Kiefergelenkluxation.** Habituell oder auch mit Frakturen kombiniert kann es zu Luxationen des Kiefergelenks kommen. Springt das Kiefergelenkköpfchen vor das Tuberculum articulare, kann der Mund nicht mehr geschlossen werden.

▶ **Frakturen des Keilbeins und der Pyramidenspitze.** Schwerwiegend sind die Frakturen des Keilbeins und der Pyramidenspitze, bei denen Verletzungen der A. carotis interna vorkommen. Je nach Lokalisation der Verletzung sind 2 Formen möglich:
- die Verletzung der A. carotis interna im Sinus cavernosus unter Bildung einer arteriovenösen Fistel bzw.
- die Traumatisierung mit Rhexisblutung oder Aneurysmabildung und massivem Nasenbluten.

Präklinische Versorgung

Der zügige Transport in eine Klinik mit spezifischen Behandlungsmöglichkeiten ist meistens notwendig.

> **Praxistipp**
>
> In bedrohlichen Fällen müssen Diagnostik und erste Therapiemaßnahmen unverzüglich einsetzen und darauf ausgerichtet sein, einen weiteren Blutverlust zu stoppen oder einzudämmen. Neben adäquatem Volumenersatz durch Zufuhr kolloidaler Lösungen über leistungsfähige Venenzugänge ist bei stärkerer arterieller Blutung aus der Nase das Einlegen einer Ballontamponade indiziert. Allerdings fehlt bei schweren Frakturen des Gesichtsschädels oft ein stabiles Widerlager für die Tamponade, sodass eine individuelle Lösung gefunden werden muss.

Eine wichtige Komplikation bei Siebbein-, Orbitaboden-, Jochbein-, Mittelgesichts- und Rhinobasisfrakturen stellt das *retrobulbäre Hämatom* dar. Durch Abdrosselung der A. centralis retinae kann es zu Visusstörungen und zur Erblindung des betroffenen Auges kommen.

35.2.4 Halsverletzungen: Verletzungen von Halsgefäßen

Halstraumen kommen in beiden Altersgruppen relativ selten vor. Die Ursachen sind v. a. stumpfe Verletzungen durch Schlag, Stoß, Sturz, Würgegriff und Strangulation; ferner penetrierende Gewalt wie Stich, Schnitt oder Schuss.

Die spezifische Gefährdung nach Halsverletzungen ist in der anatomischen Struktur des Halses begründet. Raumfordernde Prozesse infolge Blutungen oder Schwellungen können sich nach innen ausbreiten und zur mechanischen Atembehinderung führen.

> **Merke**
> Eine Verletzung der Halsgefäße ist mit hoher Letalität und Morbidität verbunden.

Läsionen der A. carotis

Die vollständige Durchtrennung der A. carotis communis führt in kürzester Zeit zum letalen hämorrhagischen Schock. Nur die sofortige digitale Kompression verhindert den Verblutungstod. Häufiger sind umschriebene Läsionen des Gefäßes. Die Blutung nach außen kann durch kulissenartige Verschiebung der Halsweichteile ausbleiben. Dann entsteht rasch ein pulsierendes Hämatom am Hals.

Präklinische Versorgung

Die Sofortbehandlung einer arteriellen Verletzung im Halsbereich umfasst:
- schnellstmögliche Blutstillung,
- Schocktherapie,
- Sicherung der Atemwege,
- raschen Transport zur operativen Intervention.

Eröffnung großer Halsvenen

Auch die Eröffnung großer Halsvenen kann zu beträchtlichen Blutverlusten führen. Noch größer ist die Gefahr einer Luftembolie, da die durchtrennte Vene durch Fixation an der Faszie klafft. Der hier zumeist negative Venendruck führt in der Inspiration zur Aspiration von Luft; häufig ist dieser Vorgang mit einem „schlürfenden" Geräusch verbunden.

Das klinische Bild hängt von der aspirierten Luftmenge ab und reicht von unspezifischen Reaktionen wie Atemnot, Unruhe und Benommenheit bis zu bedrohlichen Kreislaufreaktionen wie Hypotonie, Tachykardie, Herzrhythmusstörungen oder kardiogenem Schock.

Präklinische Versorgung

Die Soforttherapie besteht in der:
- digitalen Kompression des Gefäßes,
- Trendelenburg-Lagerung (Kopf tief),
- Infusion von kristalloiden oder kolloidalen Lösungen und
- raschem Transport in eine geeignete Klinik.

> **Praxistipp**
> Aufgrund der rasanten Ausbreitung von Blut in die Halsweichteile ist grundsätzlich mit einer zunehmenden Verlegung der Atemwege und einer damit zusätzlich verbundenen lebensbedrohlichen Situation für den Patienten zu rechnen. In jedem Fall sollte eine frühestmögliche orale Intubation in Koniotomiebereitschaft durchgeführt werden.

Die Abklemmung oder Unterbindung von Gefäßen der Halsregion (▶ Abb. 35.2) soll möglichst unterbleiben bzw. unter kontrollierten Bedingungen erfolgen, d. h. im Regelfall im Operationsraum.

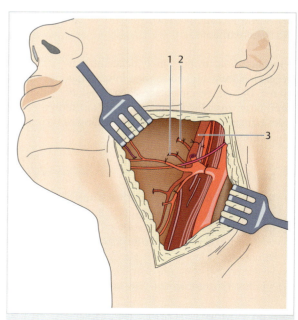

Abb. 35.2 Gefäßunterbindung am Hals bei unstillbarer Blutung, z. B. nach Trauma oder Tonsillektomie.
1 = A. lingualis; 2 = A. facialis; 3 = A. pharyngea ascendens.

35.2.5 Halsverletzungen: Traumatisierung von Kehlkopf und Trachea

Ursachen

Verletzungen des Larynx und der Trachea sind durch ihre geschützte anatomische Lage, ihren flexiblen Aufbau und die reflexartige Anteflexion des Kopfes als Schutzmechanismen selten. Ihre Inzidenz wird mit ca. 1:30000 Fällen pro Gesamtzahl aller behandelten Patienten einer Rettungsstelle angegeben (Jewett 1999[23]). Das Ausmaß der Verletzung kann sehr unterschiedlich sein und kann von einem endolaryngealen Hämatom ohne Schwellung bis hin zur laryngotrachealen Separation reichen (▶ Abb. 35.3; Coordes et al. 2011[11], Ernst et al. 2004[14]).

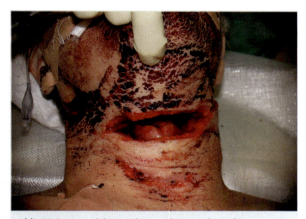

Abb. 35.3 Ausgedehnte Schnittverletzung des Halses mit subtotaler Durchtrennung des distalen Larynx im Rahmen eines Suizidversuchs (Quelle: Prof. Dr. Christoph Arens, Klinik für Hals-Nasen- und Ohrenkrankheiten, Universitätsklinik Magdeburg, mit freundlicher Genehmigung).

Klinik

Bei Symptomen wie Dyspnoe, Tachypnoe, Dysphonie und inspiratorischem Stridor, v. a. nach stattgehabtem Trauma, sollte immer an eine laryngotracheale Verletzung gedacht werden. Weitere Symptome wie Dysphagie, Prellmarken, Schwellungen, Hämatom oder ein Emphysem des Halses erhärten die Diagnose.

Präklinische Versorgung

Bei der initialen Versorgung der Patienten mit einem Kehlkopftrauma haben die Sicherung und Stabilisierung der Atemwege oberste Priorität. Grundsätzlich ist sorgfältig zu prüfen, ob sich durch Lagerung des Kopfes (Anteflexion, Lateralflexion) eine adäquate Atmung herbeiführen lässt.

Die Gabe von Prednisolon i.v. in einer Dosierung von 3–5 mg/kgKG soll das weitere Anschwellen des Larynx verhindern. Bei ausgedehnten Kehlkopfverletzungen mit akuter und rasch progredienter Dyspnoe ist die sofortige Notkoniotomie die sicherste Methode, um den Patienten suffizient zu beatmen. Die orale Intubation hingegen birgt das Risiko weiterer Larynxverletzungen oder die gänzliche Verlegung eines bis dahin noch verbliebenen Restlumens im Larynx (Thomas et al. 2010[34], Combes et al. 2006[10]).

Bei partieller Kontinuitätsunterbrechung der Trachea (Trachealriss) oder vollständigem Trachealabriss muss versucht werden, den Tubus bei oraler Intubation über die Verletzung hinaus vorzuschieben oder den distalen Stumpf der Trachea nach Inspektion der Wunde direkt zu intubieren. Der distale Trachealstumpf soll nach Möglichkeit mit einer Klemme gefasst und fixiert werden, da die Gefahr besteht, dass sich die Trachea aufgrund ihrer Elastizität in den Thorax retrahiert (▶ Abb. 35.4a, b).

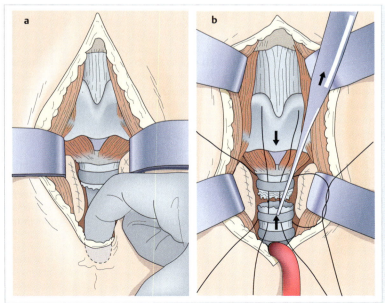

Abb. 35.4a, b Versorgung eines Trachealabrisses.
a Eingehen durch die Wunde oder großer medianer Hautschnitt. Aufsuchen des Trachealstumpfs mit dem palpierenden Finger.
b Präklinisch kann als Ultima Ratio ein dünner Endotrachealtubus eingebracht werden. Definitive Versorgung durch End-zu-End-Anastomose. Zunächst tiefe Tracheotomie. Nach Adaptation der Hinterwand werden die Nähte um die Trachealspangen gelegt.

Laryngotracheale Traumen, v.a. im Rahmen von Verkehrsunfällen, treten häufig als Begleitverletzungen bei polytraumatisierten Patienten auf.

Dazu gehören besonders:
- schweres Schädel-Hirn-Trauma,
- Gesichtsschädeltraumen,
- Thoraxtraumen: Rippenfrakturen, Pneumothorax oder Spannungspneumothorax, Herz- und Lungenkontusion.

> **Merke**
>
> Häufig ist ein Kehlkopftrauma mit Frakturen im Bereich der Hals- und Brustwirbelsäule assoziiert. Eine achsengerechte Lagerung auf einer Vakuummatratze sowie die Anlage einer Zervikalstütze (Stifneck) müssen grundsätzlich erfolgen.

35.2.6 Blutungen

Orale Blutungen

Ursachen

Neben Verletzungen im Rahmen von Unfällen oder Pfählungsverletzungen (z.B. Lutscherstiel bei Kindern) treten Blutungen aus der Mundhöhle sowie dem Rachenbereich hauptsächlich als Folge von Operationen wie Zahnextraktion oder Tonsillektomie auf. Aber auch Tumoren der Zunge, des Zungengrunds und der Tonsillen können bei Arrosion von großen Gefäßen zu nicht unerheblichen Blutungen führen. Patienten mit einer Dauertherapie von Antikoagulanzien können auch spontan ohne ersichtlichen Grund Blutungen im Oropharynx- oder Halsbereich entwickeln, die wegen des hohen Blutverlusts, der drohenden Blutaspiration sowie Verlegung der Atemwege durch ausgedehnte Schwellung im Halsbereich lebensbedrohlich werden können und ein schnelles und besonnenes Handeln bereits am Notfallort erfordern.

Präklinische Versorgung

Die Erhebung der Anamnese lässt in den meisten Fällen Rückschlüsse auf die Blutungsursache zu. Grundsätzlich ist bei allen Patienten die Anlage einer Venenverweilkanüle zu fordern. Die Substitution von kristalloiden bzw. kolloidalen Lösungen erfolgt in Abhängigkeit der Schwere des Blutverlusts. Dabei muss immer ein möglicher Blutverlust über den Magen-Darm-Trakt mitberücksichtigt werden.

Bei kooperativen Patienten sollte eine Inspektion des Mund-Rachen-Raumes unter Absaugen des Blutes erfolgen. Handelt es sich um eine stärkere Blutung und kann die Blutungsquelle lokalisiert werden, dann muss durch mechanische Kompression oder Auflegen von adrenalingetränkten Tupfern (Suprarenin 1:10000) die Blutung bis zum Eintreffen in der Klinik gestoppt werden. Darüber hinaus wird durch die Anlage einer Eiskrawatte eine zusätzliche Blutstillung sowie ein Abschwellen der Schleimhäute erreicht.

Der Transport des Patienten sollte sitzend, in Oberkörperhochlagerung oder stabiler Seitenlagerung erfolgen. Bei Aspirationsgefahr, zunehmender Bewusstseinstrübung und hämodynamischer Instabilität im Rahmen eines hämorrhagischen Schocks sollte der Patient analgosediert, intubiert und beatmet werden. Grundsätzlich muss eine rechtzeitige Information der weiterbehandelnden HNO-Klinik erfolgen.

Epistaxis

Als akut auftretendes Blutungsereignis ist Epistaxis einer der häufigsten Gründe für Notfallbehandlungen in der HNO-Heilkunde. Epistaxis kann mit einer erheblichen Morbidität einhergehen. Bei ungünstigem Verlauf kann sie im Extremfall auch zum Tode des Patienten führen (Imamura et al. 1998 [21]).

> **Merke**
>
> Jedes schwere oder lang anhaltende Nasenbluten stellt einen Notfall dar, der sofortiges Handeln erfordert.

Ursachen

Wichtigster ätiologischer Faktor ist der mit dem Alter korrelierte Hypertonus, die diabetische Angiopathie, der regelmäßige Genuss von Alkohol und Tabak sowie angeborene oder erworbene Blutgerinnungsstörungen wie z.B. das von Willebrand-Jürgens-Syndrom (Fuchs et al. 2003 [16]). Auch Verletzungen der Nase, die bei 40% aller Gesichtstraumen auftreten, führen oft zu heftigen Blutungen (Coulson u. De 2006 [12]). Persistierendes Nasenbluten nach Gesichtstrauma ist häufig mit Verletzungen von Ästen der A. carotis interna verbunden.

Die dringlichsten Maßnahmen bei stark ausgeprägter Blutung sind:
- die Kompression der blutenden Gefäße durch nasale Tamponaden (Schaumstoff, z.B. Merocel oder Fingerlingstamponaden wie Rhinotamp), bei schweren unstillbaren Blutungen kann ein Ballonkatheter eingeführt und geblockt werden,
- Applikation von Kälte in den Nacken (Eiskrawatte) oder lokale Applikation von Kälte auf die Nase,
- der rasche Transport in eine HNO-Abteilung in sitzender Position,
- zusätzlich Schockbekämpfung durch adäquaten Volumenersatz.

35.2.7 Verätzungen, Verbrühungen und Verbrennungen

> **Merke**
>
> Diese Formen von Verletzungen im Larynx- oder Pharynxbereich sind zwar selten, aber umso gefährlicher für die Betroffenen.

Ursachen

Neben Arbeitsunfällen stellt die suizidale Einnahme von Laugen oder Säuren die Hauptursache von *Verätzungen* des oberen Aerodigestivtrakts und des Ösophagus dar (Herzog et al. 2005[19]). Besonders bei Kindern im Alter von 1–4 Jahren stellt die Ingestion ätzender Substanzen ein häufiges Problem dar. Es werden folgende Schweregrade unterschieden:
- Grad Ia: örtliche Begrenzung der Verätzung, einhergehend mit Blutung und Schwellung. Die Verätzung bleibt auf die Schleimhaut begrenzt.
- Grad Ib: örtlich begrenzte, jedoch zirkuläre Verätzung. Diese Läsionen neigen zu Stenosenbildung.
- Grad II: diffus in Mundhöhle, Ösophagus und Magen lokalisierte Schleimhautulzera und Fibrinbeläge.
- Grad III: Ulzera und Gewebenekrosen der gesamten Ösophaguswand mit hohem Risiko der Perforation, Mediastinitis und Peritonitis.

Klinik

Eine *Laugeningestion* führt zu einer Kolliquationsnekrose mit zumeist tief greifender Wandschädigung, Rötung und sulziger Schwellung der Schleimhäute. Die *Säureverätzung* ist durch eine Koagulationsnekrose gekennzeichnet. Durch Denaturierung der Zelleiweiße und Verklumpung der Eiweißmoleküle wird die ätzende Flüssigkeit daran gehindert, tiefer in das Gewebe einzudringen. Salzsäure führt typischerweise zu weißlichen, Salpetersäure zu gelblichen und Schwefelsäure zu schwärzlichen Nekrosen.

Die Symptomatik umfasst:
- retrosternale Schmerzen,
- Hypersalivation,
- Übelkeit und
- Erbrechen, Nahrungsverweigerung

Die Ätzspuren in Mund und Rachen können auch bei schwersten Ösophagusverätzungen wegen der kurzen Passagezeit nur gering sein. Bei verätzungsbedingter Schwellung des Larynxeingangs kann es, auch verzögert, zur Atemnot mit erheblichem Stridor kommen. Ähnlich wie bei Verbrennungen steht auch hier der Flüssigkeitsverlust im Bereich der Kontaktstelle im Vordergrund. Bei ausgedehnten Verätzungen drohen ein hypovolämischer Schock und Nierenversagen.

Präklinische Versorgung

Unter Beachtung des Selbstschutzes bestehen die Sofortmaßnahmen in:
- Sicherung der Vitalfunktionen (nötigenfalls Intubation oder auch Koniotomie),
- unverzügliche, hoch dosierte Gabe von Prednisolon 3–5 mg/kg KG i.v.,
- Volumen- und Schmerztherapie.

> **Cave**
>
> Wegen der Gefahr der Ösophagusperforation erfolgt *keine* Anlage einer Magensonde, *keine* Lavage.

▶ **Neutralisierungsmaßnahmen.** Sie kommen meist zu spät, da die Ätzwirkung bereits nach 60 s abgeschlossen ist. Bei Laugenverätzungen kann jedoch ein Neutralisationsversuch mit verdünntem Essig oder Zitronensaft unternommen werden, bei Säureingestion eine Verdünnung oder Neutralisierung mit Wasser, Milch oder Antazida.

Die *Ätzsubstanz* sollte sichergestellt werden.

▶ **Verbrühungen und Verbrennungen der Schleimhäute des Aerodigestivtrakts.** Sie sind sehr selten und kommen überwiegend als Arbeitsunfälle vor. Als schädigendes Agens kommen heiße Dämpfe oder Flüssigkeiten infrage. Die Notfalltherapie ist symptomatisch und umfasst die Sicherung der Atemwege, Schockbehandlung und ausreichende Analgesie. Bei großflächigen und schweren Verbrennungen ist der direkte, organisierte Transport (ggf. mit Rettungshubschrauber) in ein spezielles Zentrum indiziert.

> **Merke**
>
> Bei geringstem Verdacht auf eine Mitbeteiligung der Schleimhäute muss eine stationäre Abklärung durch Laryngoskopie erfolgen.

35.3 Akute Entzündungs- und Schmerzzustände

Wegen der guten sensiblen Versorgung des Kopfes und Halses durch den N. trigeminus, N. glossopharyngeus und N. vagus werden akute Entzündungen und v. a. Abszedierungen und phlegmonöse Entzündungen sehr bald und oft hochgradig schmerzhaft wahrgenommen (Machtens u. Bremerich 1995[25]).

Der Schmerz ist dabei im Regelfall lokalisierbar, z. B. in ein Ohr oder über eine Nebenhöhle, gelegentlich aber auch ausstrahlend und nicht selten von Funktionseinschränkungen wie Kieferklemme, Schluck- oder Hörstörung begleitet.

35.3.1 Abszesse

Während beim Peritonsillarabszess sowie bei retromaxillaren und perimandibularen Abszessen eine ausgeprägte Luftnot selten zu beobachten ist, können Abszesse oder Phlegmone im Halsbereich durch ausgedehnte Schwellung der Halsweichteile zu einer signifikanten Dyspnoe mit Zyanose führen. Weitere Komplikationen dieses Krankheitsbilds können Thrombophlebitis und Thrombose der V. jugularis interna sowie Sepsis, Fieber und hämodynamische Instabilität sein. Zwischen der mittleren und der tiefen Halsfaszie kann es zur Absenkung der Infektion ins Mediastinum und zur Mediastinitis oder zum Mediastinalemphysem kommen.

Präklinische Versorgung

Vordringliche *Maßnahmen* sind der schnellstmögliche Transport in die Klinik und die unverzügliche und breite Eröffnung über mehrere Inzisionen, das Einbringen mehrerer Drainagen, konsequente Spülbehandlung, maximale antibiotische Abdeckung und Intensivüberwachung.

35.3.2 Subglottisch stenosierende Laryngotracheobronchitis (Pseudo- oder Infektkrupp)

Ursache

Bei der Laryngitis subglottica handelt es sich um eine viral bedingte, entzündliche Schwellung der Schleimhäute des Kehlkopfs, bis in die Trachea reichend. Das Punctum maximum der Atemwegsobstruktion liegt dabei subglottisch im Bereich des Ringknorpels. Die Erkrankung tritt häufig in den Herbstmonaten auf. Kinder zwischen dem 6. Lebensmonat und dem 3. Lebensjahr sind am häufigsten betroffen (Riedler 2011 [32]).

Klinik

Zu Beginn der Erkrankung bestehen in den meisten Fällen Allgemeinsymptome eines Infekts der oberen Atemwege mit meist nur leicht ausgeprägtem Fieber und Abgeschlagenheit. Leitsymptome sind Heiserkeit, ein v.a. in den Nachtstunden einsetzender inspiratorischer Stridor mit je nach Ausprägung der Obstruktion jugulären und interkostalen Einziehungen sowie ein typischer trockener, bellender Husten. Speichelfluss sowie Schluckbeschwerden fehlen.

Präklinische Versorgung

Die Versorgung des Kindes sollte in der gewohnten Umgebung und möglichst in engem Kontakt der Eltern erfolgen. Die Anlage eines peripheren Venenkatheters ist präklinisch meist nicht indiziert und sollte möglichst unter klinischen Bedingungen erfolgen. Durch einfache Maßnahmen wie Inhalation feuchter Luft (z.B. Öffnen des Badezimmerfensters unter laufendem Heißwasser oder apparativer Inhalation mittels Ultraschallvernebler) kann eine Besserung milder Symptome erreicht werden.

Weiterhin können additiv Steroide verabreicht werden, deren Wirkung allerdings erst nach etwa 30 min einsetzt. Wegen ihrer einfachen Applizierbarkeit finden v.a. steroidhaltige Suppositorien (z.B. Rectodelt supp.) Anwendung. Auch die orale Applikation von Dexamethason in einer Einzeldosis von 0,15–0,2 mg/kgKG oder Prednisolon 1 mg/kgKG sind möglich.

Bei sehr schweren klinischen Verläufen mit Ruhedyspnoe, Zyanose oder Blässe werden 3–5 ml Adrenalin 1:1000 über eine Maske vernebelt, was zu einem Abschwellen der Schleimhäute führt und die respiratorische Situation zunächst verbessern kann. Wegen der kardialen Nebenwirkungen von Adrenalin sollte das Kind jedoch mit EKG und SO_2-Monitoring überwacht werden.

> **Merke**
>
> Auf eine Sedierung der Kinder mit Pseudokrupp sollte wegen der Gefahr der Hypoventilation verzichtet werden. Eine Intubation ist in der Regel nicht notwendig, bei zunehmender Tachypnoe und respiratorischer Erschöpfung jedoch unumgänglich.

> **Praxistipp**
>
> Die Intubation sollte möglichst unter klinischen Bedingungen durch einen erfahrenen Anästhesisten oder Pädiater in Tracheotomiebereitschaft erfolgen. Wegen der subglottischen Stenose finden hauptsächlich Tuben mit deutlich kleinerem Innendurchmesser als rechnerisch notwendig Anwendung.

35.3.3 Epiglottitis

Ursache

Die Epiglottitis ist eine akut lebensbedrohliche, bakterielle Erkrankung (▶ Abb. 35.5). Sie betrifft häufiger Kinder im 2.–6. Lebensjahr. Auslösender Erreger ist bei Kindern meistens das Bakterium Haemophilus influenzae vom Typ B. Bei Erwachsenen wird die Epiglottitis überwiegend durch Pneumokokken oder Staphylokokken verursacht. Die Krankheitsfälle treten vereinzelt auf. Ein Zusammenhang zur Jahreszeit besteht nicht (Reinhard 2007 [30]).

Klinik

Dieses potenziell lebensbedrohliche Krankheitsbild entwickelt sich in der Regel rasch und aus voller Gesundheit heraus, nur manchmal besteht im Vorfeld ein Infekt des oberen

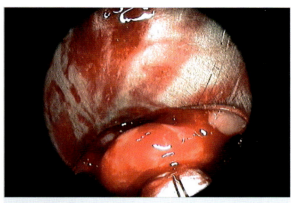

Abb. 35.5 Epiglottitis.

Nasen-Rachen-Raumes. Leitsymptome der akuten Epiglottitis sind ein akut einsetzendes, hohes Fieber mit Temperaturen bis zu 40 °C, stärkste Schmerzen beim Schlucken und infolgedessen ein starker Speichelfluss. Die Halslymphknoten sind vergrößert. Durch zunehmende Schwellung der Epiglottis und des Larynx kommt es im weiteren Verlauf zu schwerer Atemnot mit einem ausgeprägten inspiratorischen Stridor und einer karchelnden Ausatmung.

Um die Luftzufuhr zu verbessern, nehmen die Patienten eine sitzende Position ein. Der Mund ist geöffnet, die Atmung ruhig und langsam. Manche Patienten zeigen darüber hinaus eine periorale Blässe oder auch Zyanose. Die Sprache ist kloßig, meist wird das Sprechen aber vermieden.

>
> **Merke**
> Im Gegensatz zum Pseudokrupp tritt bei der Epiglottitis Husten nur selten auf.

Präklinische Versorgung

Bereits bei Verdacht auf eine akute Epiglottitis muss der Patient sofort in ein geeignetes Krankenhaus transportiert werden. Generell sollte der Umgang mit dem Patienten sehr vorsichtig erfolgen. Oberste Priorität hat hierbei die Aufrechterhaltung der Spontanatmung, die Applikation von Sauerstoff über eine Maske und das beruhigende Eingehen auf den Patienten. Die Gabe von Benzodiazepinen ist jedoch wegen der drohenden Ateminsuffizienz obsolet. Um eine weitere Verschlechterung der respiratorischen Situation durch Angst und Aufregung zu vermeiden, muss der Transport sitzend unter Pulsoxymeterüberwachung erfolgen. Bei Kindern sollte grundsätzlich ein Elternteil anwesend sein. Die Anlage einer Venenverweilkanüle sollte präklinisch nur im absoluten Notfall und unter Intubationsbereitschaft erfolgen.

>
> **Praxistipp**
> Die Diagnose der Epiglottitis wird anhand der klinischen Symptome gestellt. Eine Untersuchung des Patienten und die Manipulation im Nasen-Rachen-Raum muss unbedingt vermieden werden, weil dadurch eine komplette Verlegung der Atemwege oder ein Laryngospasmus ausgelöst werden kann. Eine Intubation sollte wegen der schwierigen Intubationsverhältnisse nur unter klinischen Bedingungen erfolgen. Ist dies aufgrund einer lebensbedrohlichen Ateminsuffizienz nicht möglich, sollte die Intubation mit einem Tubus mit deutlich kleinerem Innendurchmesser als rechnerisch notwendig unter Koniotomiebereitschaft durchgeführt werden.

35.4 Fremdkörper

35.4.1 Obere und untere Luftwege

Das Eindringen von Fremdkörpern in den Larynx, in die Trachea oder in die Bronchien wird als Aspiration bezeichnet. Bei dem Aspirat handelt es sich meist um feste Materialien wie Nahrungsmittel (Nüsse, Apfelstückchen) oder Spielzeug (Legosteinchen), Naturstoffe (Tannennadeln, kleine Zweige) oder Flüssigkeiten (Milch, Erbrochenes). Sehr häufig sind Kleinkinder im Alter von 1–5 Jahren betroffen (Nicolai 1999 [28]).

Im Erwachsenenalter tritt die Aspiration meist in Verbindung mit verminderten bis fehlenden Schutzreflexen bei Bewusstlosigkeit oder während epileptischer Anfälle sowie bei Störungen des Schluckakts nach Apoplex auf (Muth 2005 [26]).

Bei der akuten Fremdkörperaspiration liegen zwischen Ereignis und Diagnose nur wenige Minuten bis Tage.

Klinik

Bei Aspiration von Fremdkörpern in die oberen oder unteren Luftwege hängt die Symptomatik von der Lokalisation ab:
- Bei länger liegenden Fremdkörpern im *Nasenbereich* entsteht ein einseitiger, persistierender, serosanguinöser oder mukopurulenter Nasenfluss v. a. im Kindesalter sowie bei behinderten Jugendlichen und Erwachsenen.
- Fremdkörper im *Kehlkopfbereich* imponieren primär durch Heiserkeit, kruppartigen Husten und gelegentlich durch Aphonie.
- Bei Fremdkörpern in der *Trachea* lässt sich manchmal ein typisches „Floppgeräusch" oder ein asthmoides Giemen bei geöffnetem Mund des Patienten auskultieren.
- Fremdkörper in den *Bronchien* fallen durch rezidivierende Hustenanfälle, Atemnot und Erstickungsanfälle

sowie exspiratorischen Stridor auf. Im Erwachsenenalter liegen 80% der Fremdkörper im rechten Hauptbronchus.

Allgemeine *Leitsymptome* bei akuter Fremdkörperaspiration sind ein plötzlich einsetzender, kaum zu durchbrechender Reizhusten und eine mehr oder weniger ausgeprägte Dyspnoe bis Orthopnoe mit inspiratorischem (Fremdkörper hoch sitzend) oder exspiratorischem (Fremdkörper tief sitzend) Stridor. Bei Aspiration von Flüssigkeiten können ein Broncho- oder ein Laryngospasmus eintreten. Die Patienten sind meist agitiert und unruhig, atmen schnell und flach.

Präklinische Versorgung

Wache, kreislaufstabile Patienten mit nur gering bis mäßig ausgeprägter Symptomatik werden ohne weitere Manipulationen im Nasen-Rachen-Raum in Oberkörperhochlage unter Sauerstoffinsufflation (6–10 l/min) über eine Maske in eine geeignete Klinik gebracht. Um ein Abschwellen der Schleimhäute zu bewirken, kann präklinisch mit der Gabe von Prednison 2 mg/kgKG i.v. bzw. 100 mg rektal (Rectodelt supp) begonnen werden.

Bei ausgeprägter Dyspnoe mit Zyanose sollte der Patient zum Husten angeregt werden, um so einen möglicherweise hoch sitzenden Fremdkörper herauszubefördern. Bei Säuglingen kann durch 5 kräftige Schläge zwischen die Schulterblätter in Kopf-Tieflage („back blows") ein Aushusten des Fremdkörpers erreicht werden. Bei Erfolglosigkeit wird versucht, durch Thoraxkompressionen (gleichfalls in Kopf-Tieflage) den intrathorakalen Druck zu erhöhen und so den Bolus zu mobilisieren. Bei Kindern jenseits des 1. Lebensjahrs werden 5 Thoraxkompressionen durchgeführt. Einen ähnlichen Effekt erreicht man auch durch das Heimlich-Manöver, das jedoch wegen der möglichen Organverletzungen im Bauchraum nur bei Jugendlichen und Erwachsenen Anwendung finden sollte (Gallarado et al. 2003 [17]). Anschließend werden Mund und Rachen inspiziert und ein dort befindlicher Fremdkörper entfernt, ansonsten intubiert und beatmet (Nicolai u. Reiter 2004 [29]).

> **Merke**
>
> Grundsätzlich muss an dieser Stelle darauf hingewiesen werden, dass durch all diese genannten Maßnahmen eine komplette Verlegung der Atemwege induziert werden kann (▶ Abb. 35.6a, b). Eine Intubationsbereitschaft sollte immer bestehen.

Bei Vorliegen eines Herz-Kreislauf-Stillstands wird unverzüglich mit der kardiopulmonalen Reanimation begonnen. Durch die Thoraxkompressionen kann ein tief sitzender Fremdkörper in Richtung Pharynx transportiert werden, der dann bei der Laryngoskopie mit einer Zan-

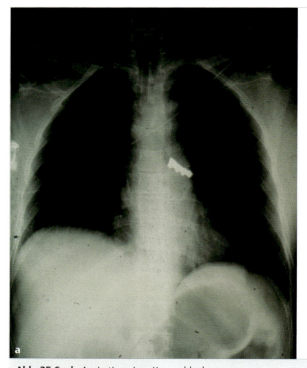
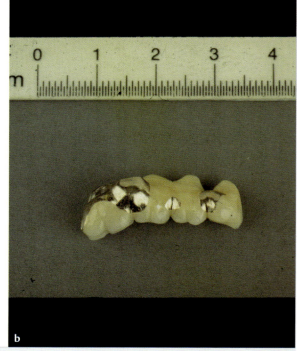

Abb. 35.6a, b Aspiration eines Kronenblocks.
a Röntgenbild.
b Entfernter Kronenblock.

ge entfernt werden kann. Bei ersichtlichem Aspirat wie Erbrochenem sollte der Rachenraum digital ausgeräumt und abgesaugt werden, nach endotrachealer Intubation wird auch die Trachea freigesaugt bzw. der Fremdkörper tiefer geschoben, um zumindest eine Lunge suffizient beatmen zu können.

> **Praxistipp**
>
> Präklinisch stehen die Überwachung der Vitalparameter und die Aufrechterhaltung der Spontanatmung im Vordergrund. Ist der Patient hämodynamisch stabil und die Sauerstoffversorgung akzeptabel, sollten sämtliche Manipulationen im Nasen-Rachen-Raum wegen eines möglichen Komplettverschlusses der Atemwege vermieden werden. Die Patienten müssen nach telefonischer Voranmeldung zügig in eine geeignete Klinik zur bronchoskopischen Fremdkörperextraktion in Allgemeinanästhesie transportiert werden.

35.4.2 Ösophagus

Klinik

Ösophagusfremdkörper sitzen meist in der ersten Enge des Ösophagus. Bei zahnlosen Patienten handelt es sich häufig um größere Fleischbrocken, bei Kindern um Geldmünzen oder Spielzeugteile. Neben Husten und Würgereiz besteht meist eine schmerzhafte Dysphagie, wobei die Schmerzen in der Regel im Bereich des Kehlkopfs oder nach retrosternal lokalisiert werden.

Präklinische Versorgung

Präklinisch sind nur symptomatische Maßnahmen (venöser Zugang, Sauerstoffzufuhr) möglich. Bei starken Schmerzen kann die Applikation von Analgetika erwogen werden.

35.5 Stenosierende Prozesse im Oropharynx-, Larynx- und Trachealbereich

35.5.1 Tumoren im Kopf-Hals-Bereich

Die Gesellschaft der epidemiologischen Krebsregister in Deutschland gab für das Jahr 2008 für Tumoren der Mundhöhle und des Pharynx eine Inzidenz von 19,4 für Männer und von 5,9 für Frauen an (Gesellschaft der epidemiologischen Krebsregister in Deutschland 2008); dies entspricht ca. 9639 Neuerkrankungen bei Männern und 3441 Neuerkrankungen bei Frauen. Für Larynxkarzinome wurden Inzidenzraten von 6,4 bei Männern und 0,7 für Frauen angegeben, entsprechend 3338 bzw. 382 Neuerkrankungen. Hauptursachen sind ein chronischer Alkohol- und Nikotinabusus oft in Zusammenhang mit schlechter Mund- und Zahnhygiene, Vitaminmangel, chronischem Eisenmangel sowie Immunsuppression. Weiterhin werden Infektionen mit humanen Papillomviren als weitere Risikofaktoren diskutiert.

Oropharynx- und Hypopharynxkarzinom

Das Oropharynxkarzinom umfasst definitionsgemäß den Bereich Gaumenmandel, Zungengrund, Gaumen und Zäpfchen, das Hypopharynxkarzinom betrifft den tiefen Schlund. Der Altersgipfel liegt bei beiden Tumoren in der 5.–6. Lebensdekade. Häufig besteht eine Schwellung der Halslymphknoten.

Klinik

Im Frühstadium bleibt dieser Tumor lange Zeit symptomlos. Im Verlauf treten neben Schmerzen und Schluckbeschwerden eine Schwellung am Hals sowie Ohrenschmerzen auf. Bei ausgedehnten Befunden klagen die Patienten über Engegefühl, kloßige Sprache sowie Dyspnoe bis Orthopnoe. Eine suffiziente Spontanatmung ist dann meist nur noch in aufrechter Körperhaltung und unter Zuhilfenahme der Atemhilfsmuskulatur möglich.

Larynxkarzinom

Beim Larynxkarzinom handelt es sich mit 25–30% aller Karzinome im Kopf-Hals-Bereich um den häufigsten bösartigen Tumor der oberen Speise- und Atemwege. Der Altersgipfel liegt zwischen 55 und 65 Jahren. Je nach Lokalisation des Tumors teilt man das Larynxkarzinom ein in Glottiskarzinom, supraglottisches bzw. subglottisches Larynxkarzinom.

Klinik

Frühsymptom beim Larynxkarzinom ist eine durch Bewegungseinschränkung der Stimmbänder bedingte Heiserkeit. Im Rahmen des progredienten Wachstums tre-

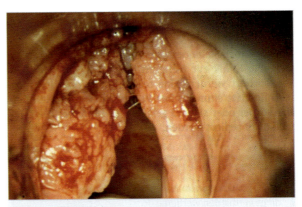

Abb. 35.7 Ausgedehnter Larynxtumor.

36 Notfälle aus der Augenheilkunde

T.-M. Radda

36.1 Einleitung

Definition
Ophthalmologische Notfälle ergeben sich nach Unfällen, plötzlichem Sehverlust und Schmerzen verschiedener Genese im Bereich des Sehorgans.

Die Notfälle können in 3 Gruppen unterteilt werden und zwar in solche mit
- höchster Dringlichkeit,
- hoher Dringlichkeit,
- relativer Dringlichkeit.

Im Einzelfall ist auch bei Notfällen mit relativer Dringlichkeit, z.B. einer Hornhauterosion, möglichst rasch Hilfe zu leisten. Durch die Zuordnung soll aber aufgezeigt werden, dass beim Vorliegen anderer Notsituationen beim selben Patienten das Augenproblem durchaus eine gewisse Wartezeit zulässt, z.B. die Schockbehandlung bei einem Patienten mit perforierender Augenverletzung. Bei Versorgung mehrerer Notfallpatienten (Triage) ist zu bedenken, dass das Augenlicht für den Betroffenen ein hohes Gut darstellt. Bei Augennotfällen mit hoher und höchster Dringlichkeit ist der Transport mit Sonderrechten angezeigt.

36.2 Notfälle mit höchster Dringlichkeit

36.2.1 Verätzungen und Verbrennungen

Grundlagen
Verätzungen der Lider, der Hornhaut und der Bindehaut können durch Laugen, Säuren, Kalk, Mörtel, Tintenstift, Tränengas, chemische Reinigungsmittel, Klebstoffe usw. erfolgen.

Pfefferspray (Reizstoff, der den Wirkstoff „Oleoresin capsicum" enthält) führt zu einer Entzündungsreaktion der Schleimhäute.

Präklinische Diagnostik und Therapie
Die Anamnese ist meist eindeutig. Neben einer geröteten oder auch anämischen und chemotischen (ödematösen) Bindehaut finden sich oberflächliche Hornhauttrübungen, ein Blepharospasmus (Lidkrampf), Epiphora (Tränenträufeln) sowie Schmerzen und ein Fremdkörpergefühl.

Merke
Frische Verätzungen machen oft einen benignen Eindruck; das volle Ausmaß der Schädigung wird erst nach etwa 2 Tagen sichtbar (besonders bei Einwirkung von Laugen). Manchmal sind Reste der auslösenden Substanz im Gesicht nachweisbar. Bei Verbrennungen können die Wimpern versengt sein.

Praxistipp
Bei Verätzungen ist die Spülung des vorderen Augenabschnitts binnen Sekunden erforderlich. Die Spülung erfolgt zunächst mit lauwarmem Leitungswasser, ggf. mithilfe einer speziellen Spülflasche. Zum gezielteren Vorgehen wird eine 20-ml-Einmalspritze ohne Kanüle benutzt.

Spülung mindestens 10 min. Eventuell anschließend pH-Wert mit Lackmuspapier überprüfen. Bei der Spülung können 10%ige Ascorbinataugentropfen eine günstige Wirkung haben. Bei der Erstversorgung sollten keine zykloplegischen oder kortisonhaltigen Tropfen gegeben werden. Ihre Applikation stellt normalerweise jedoch keinen Fehler dar. Bei Kontaktlinsenträgern sollten nach Verätzungen die Kontaktlinsen entfernt werden.

Bei Pfefferspray ist zunächst fetthaltige Salbe einzubringen und dann mit Wasser abzuwaschen, da Capsaicin fett- und nicht wasserlöslich ist. Kontakt des Bindehautsacks mit durch HIV oder Hepatitis kontaminierten Flüssigkeiten: Ausgiebige Spülung wie bei Verätzungen, Desinfektion der Bindehaut mit Betajodintropfen, bei HIV evtl. zusätzlich orale antivirale Prophylaxe.

Falls notwendig, etwa bei Blepharospasmus, erfolgt eine Oberflächenanästhesie durch Eintropfen von Procain- oder Tetracainlösung. Das Unterlid wird umgestülpt, das Oberlid ektropioniert. Es wird in die Umschlagfalte gespült. Das Ektropionieren erfolgt über ein Hypomochlion, etwa einen Stieltupfer (▶ Abb. 36.1).

Praxistipp
Fremdkörper im Bindehautsack können mit einem Stieltupfer entfernt werden; größere Partikel wie Mörtel mit einer Pinzette.

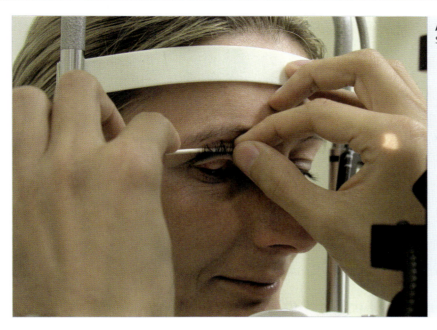

Abb. 36.1 Ektropionieren über einen Stieltupfer.

36.2.2 Perforierende Augenverletzung

Grundlagen

Es liegt eine Verletzung der Kornea oder Sklera mit Eröffnung des Bulbus vor. Zu den Ursachen zählen Windschutzscheibenverletzungen bei nicht angegurteten Autofahrern, Glasscherben von zerbrochenen Brillen oder explodierten Gefäßen, Angelhaken, Scheren, Dartpfeile und intraokulare Splitterverletzungen mit kleinen Fremdkörpern aus Glas, Stein oder Metall. Intraokulare Eisenfremdkörper führen nach Wochen zur Siderosis bulbi.

Präklinische Diagnostik und Therapie

Bei perforierenden Hornhautverletzungen ist die Vorderkammer aufgehoben. Die Pupille ist verzogen, oft besteht ein Irisvorfall in die Wunde, die Linse kann gequollen sein. Verletzungen der Sklera sind schwieriger zu diagnostizieren. Der Seidel-Test kann hilfreich sein: Nach Auftropfen von Fluoreszeinlösung zeigt sich an der Perforationsstelle eine Verdünnung des Farbstoffs.

> **Cave**
>
> Schon bei geringstem Verdacht auf Eindringen eines Fremdkörpers ins Auge muss unverzüglich der Transport an eine Augenabteilung erfolgen.
>
> Im Bulbus steckende Fremdkörper sollen in der Regel nicht entfernt werden und sind ggf. abzupolstern.
>
> Das Auge erhält einen sterilen Verband (▶ Abb. 36.2).
>
> Es darf kein Druck auf den Bulbus ausgeübt werden; ebensowenig ist es erlaubt, die prolabierte Iris zu reponieren.
>
> Es besteht höchste Infektionsgefahr.

Magnetresonanzuntersuchung (MR) ist bei Verdacht auf intraokularen Fremdkörper kontraindiziert. Dies gilt auch für MR-Untersuchungen aus anderer Ursache.

Der Patient soll nüchtern bleiben, weil die operative Versorgung meist in Allgemeinanästhesie erfolgt.

Differenzialdiagnostisch sind *reine Bindehautwunden* ohne Sklerabeteiligung abzugrenzen; sie sind relativ harmlos, erfordern aber trotzdem die mikrochirurgische Versorgung an einer Augenabteilung. Das *Hyposphagma* ist eine spontane Blutung unter die Bindehaut ohne Traumaanamnese und zählt nicht zu den ophthalmologischen Notfällen.

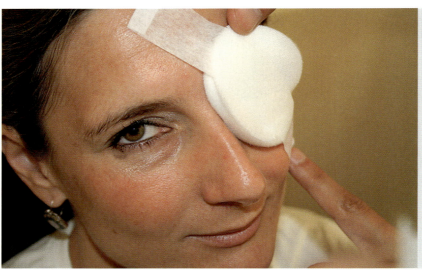

Abb. 36.2 Anlegen eines sterilen Augenverbands.

36.2.3 Zentralarterienverschluss

Grundlagen

Es handelt sich um einen Verschluss der A. centralis retinae mit Ischämie der Netzhaut. Die A. centralis retinae ist eine funktionelle Endarterie. Die Überlebenszeit der Retina beträgt ca. 1 h. Zu den Ursachen zählen Karotiserkrankungen, Vorhofflimmern, arterielle Hyper- (Arteriosklerose) oder Hypotonie, Ovulationshemmer und Nikotinabusus.

Präklinische Diagnostik und Therapie

Es liegt eine plötzliche einseitige Erblindung ohne Schmerzen oder Traumaanamnese vor. Gelegentlich berichten die Patienten über eine vorangegangene, kurzfristige Erblindung (Amaurosis fugax). Der zeitlich dringende Transport an eine Augenabteilung ist erforderlich.

Je schneller dort die Therapie einsetzt, desto besser sind die Erfolgsaussichten (es wird eine Vorderkammerpunktion zur Druckentlastung durchgeführt). Unterstützende präklinische Maßnahmen sind eine vorsichtige Bulbusmassage (mit beiden Zeigefingern abwechselnd auf das geschlossene Augenlid drücken) sowie ggf. die Behandlung einer arteriellen Hyper- oder Hypotonie.

36.2.4 Endophthalmitis

Grundlagen

Bakterielle (seltener pilzbedingte) Infektion des Augeninneren nach einer intraokulären Operation (z. B. Operation des grauen Stars). Die Keime dringen während der Operation ins Augeninnere ein oder bei undichtem Wundverschluss einige Tage später. Der Patient hat Schmerzen und sieht am betroffenen Auge schlechter.

Präklinische Diagnostik und Therapie

Da viele Kataraktoperationen tagesklinisch durchgeführt werden, treten die Symptome auf, wenn der Patient schon zu Hause ist.

> **Praxistipp**
>
> Rascher Transport an eine Augenabteilung. Keine antibiotischen Tropfen oder Salben, da zuerst ein Bindehautabstrich zum Erregernachweis durchgeführt werden sollte.

36.3 Notfälle mit hoher Dringlichkeit

36.3.1 Stumpfes Bulbustrauma

Grundlagen

Ein stumpfes Bulbustrauma (Contusio bulbi) kann durch einen Squash- oder Tennisball, Sturz auf eine Tischkante oder einen Faustschlag etc. herbeigeführt werden.

> **Cave**
>
> Es kann eine Ruptur des Bulbus vorliegen, die zunächst nicht sichtbar ist, da von Bindehaut bedeckt.

Präklinische Diagnostik und Therapie

Zu den Symptomen zählen Schmerzen, Visusverschlechterung, Lichtscheu, Epiphora und Blepharospasmus. Eventuell liegt ein Hyphäma (Blutung in die Vorderkammer) oder ein Hämophthalmus mit Augendrucksteigerung oder Linsenluxation vor.

Praxistipp

Das Auge wird durch einen sterilen Verband ruhiggestellt. Neben symptomatischen Maßnahmen erfolgt der rasche Transport an eine Augenabteilung.

36.3.2 Akuter Glaukomanfall

Grundlagen
Es handelt sich um eine Erhöhung des Augeninnendrucks von normal unter 20 mmHg auf bis zu 70 mmHg und darüber. Ursache ist eine Abflussstörung des Kammerwassers bei oft hyperopen Patienten (Winkelblock).

Präklinische Diagnostik und Therapie
Die Patienten klagen über Kopfschmerzen, Schmerzen im Bereich der Stirn und des Auges sowie ggf. über Bauchschmerzen und Übelkeit. Häufig kommt es zum Erbrechen. Es können durchaus Symptome wie bei einem akuten Abdomen vorliegen.

Praxistipp

Unter analgetischer Abschirmung erfolgt der Transport an eine Augenabteilung. Falls verfügbar, werden schon präklinisch 500 mg Acetazolamid i.v. zur Senkung des Augendrucks appliziert. Zusätzlich kann Pilocarpin eingetropft werden.

36.4 Notfälle mit relativer Dringlichkeit

36.4.1 Hornhautfremdkörper
Beim Stemmen, Fräsen, Bohren, Motorradfahren, starkem Wind etc. wird ein Fremdkörper gegen die Hornhaut geschleudert und bleibt dort stecken. Es finden sich Fremdkörpergefühl, Schmerzen und Epiphora.

Praxistipp

Nach Oberflächenanästhesie mit Procain- oder Tetracainlösung kann der Fremdkörper mit einer sterilen Fremdkörperlanzette, ersatzweise einer Kanülenspitze, vorsichtig entfernt werden. Die Entfernung des Fremdkörpers durch den Notarzt soll nur erfolgen, wenn der Transport zum Augenarzt nicht möglich ist. Nach Entfernung des Fremdkörpers wird ein antibiotischer Salbenverband angelegt.

36.4.2 Hornhauterosion
Durch mechanische Einwirkung (Fingernagel, zurückschnellender Ast, Kontaktlinse, subtarsaler Fremdkörper etc.) kommt es zu einer Abschürfung des Hornhautepithels. Symptome sind Fremdkörpergefühl, Schmerzen und Epiphora. Die Anfärbung mit Fluoreszeinlösung erleichtert die Erkennung des Epitheldefekts. Nach Anlegen eines Verbands mit Antibiotikasalbe erfolgt der Transport zum Augenarzt.

Cave

Kortisonhaltige Salben sind kontraindiziert!

36.4.3 Subtarsaler Fremdkörper
Der Fremdkörper, z. B. ein kleines Insekt, liegt auf der Conjunctiva tarsi oder bulbi und führt zu Fremdkörpergefühl und Epiphora.

Praxistipp

Der Fremdkörper wird mittels Stieltupfer entfernt, zuvor erfolgt ggf. eine Oberflächenanästhesie mit Procain- oder Tetracainlösung. Wenn keine Begleitverletzungen (Hornhauterosion) vorliegen, ist der Transport zum Augenarzt nicht notwendig.

36.4.4 Lidverletzungen
Es besteht ein durch direktes Trauma bedingter Einschnitt oder Einriss des Lides oder der Lidränder.

Die chirurgische Versorgung ist evtl. auch an einer chirurgischen Abteilung möglich.

Merke

Bei Einriss von Tränenröhrchen oder Lidrändern muss die operative Versorgung an einer Augenabteilung erfolgen.

36.4.5 Lid- und Orbitaphlegmone
Bei schweren Entzündungen von Lidern und Orbita besteht die Gefahr einer Lid- und Orbitaphlegmone sowie der Sinus-cavernosus-Thrombose. Ursachen sind meist Tränensackentzündungen, verschmutzte Verletzungen oder hämatogene Streuungen. Zu den Symptomen zählen der entzündliche Exophthalmus, die Bewegungsunfähigkeit des Bulbus und starke Schmerzen. Beim Liderysipel bestehen Fieber und Schüttelfrost.

> **Merke**
>
> Neben symptomatischen Maßnahmen ist der unverzügliche Transport an eine Augenabteilung erforderlich.

36.4.6 Arteriitis temporalis mit Augenbeteiligung

Infolge entzündlichen Verschlusses der kurzen hinteren Ziliararterien kommt es zu einer Apoplexie des Sehnervenkopfs. Die meist älteren Patienten klagen über eine plötzliche einseitige Erblindung und starke Kopfschmerzen. Die Blutkörperchensenkungsgeschwindigkeit (BSG) ist erhöht. Differenzialdiagnostisch ist an einen Zentralarterienverschluss zu denken.

> **Praxistipp**
>
> Die präklinische Therapie besteht in der Zufuhr von 50–200 mg Prednisolon i.v., um das nicht betroffene Auge zu schützen. Das befallene Auge kann nicht mehr sehend „gemacht" werden. Nachfolgend ist der Transport an eine Augenabteilung notwendig.

Weitere Ursachen für den plötzlichen Sehverlust eines Auges sind:
- Zentralarterienverschluss (s. o.),
- Glaskörperblutung bei Patienten mit diabetischer Retinopathie, hypertensiver Retinopathie oder Periphlebitis retinae,
- Neuritis nervi optici mit starker Beeinträchtigung des Sehvermögens, als Ursache kommt z. B. eine multiple Sklerose infrage,
- Hemianopsien; bei plötzlichem Auftreten ist die Ursache meist ein apoplektisches Geschehen, seltener sind es Tumoren.

36.4.7 Sonstige Notfälle mit relativer Dringlichkeit

Lagophthalmus

Es liegt ein mangelhafter Lidschluss mit Austrocknung der Hornhaut vor. Ursachen sind eine Fazialisparese, Narben sowie ein hochgradiger Exophthalmus. Auch bei Bewusstlosigkeit kann sich rasch ein Lagophthalmus ausbilden. Da sich der Bulbus beim Lidschluss normalerweise nach oben dreht (Bell-sches Phänomen), findet sich die Keratitis e lagophthalmo meist im unteren Hornhautdrittel.

Die Austrocknung der Hornhaut wird durch Schließen der Lider, ggf. durch zusätzliches Einbringen von Dexpanthenolaugensalbe, verhindert. Bei chronischen Zuständen erfolgt die augenärztliche Versorgung mittels Uhrglasverband (feuchte Kammer).

Keratoconjunctivitis photoelectrica

Es handelt sich um eine durch UV-Strahlung (Schweißarbeiten, Gletscherskifahren) bedingte Entzündung des vorderen Augenabschnitts. Zu den Symptomen zählen Blepharospasmus sowie Schmerzen, die erst ca. 6 h nach Exposition auftreten. Präklinisch kommen nur symptomatische Maßnahmen infrage; der Patient ist einem Augenarzt zur Begutachtung zuzuführen.

Zentralvenenthrombose

Eine Thrombose der Netzhautvenen bei Hypertonie oder Hyperlipidämie usw. führt zu einer deutlichen Herabsetzung der Sehschärfe. Das Auge ist äußerlich unauffällig. Präklinisch erfolgen keine therapeutischen Maßnahmen, erforderlich ist der Transport an eine Augenabteilung zur spezifischen medikamentösen Therapie (Antikoagulation, evtl. Lasertherapie).

Netzhautablösung

Als Prodromi (häufig bei Myopen) werden oft Lichtblitze wahrgenommen. Die Ablösung der Netzhaut (Ablatio retinae) führt zu Sehstörungen in Form einer grauen Wand, die sich in das Gesichtsfeld des betroffenen Auges hineinschiebt und schließlich die Sehschärfe stark herabsetzt. Der Transport an eine Augenabteilung zur operativen Versorgung ist erforderlich.

Akuter Keratokonus

Bei Patienten mit Keratokonus (kegelförmige Vorwölbung und Verdünnung der Hornhautmitte) kann es zum plötzlichen Eindringen von Kammerwasser in die Hornhaut kommen. Es tritt eine akute, schmerzhafte Sehverschlechterung ein. Der Keratokonus ist meist anamnestisch bekannt und relativ häufig bei Patienten mit Trisomie 21. Nach Anlage eines Druckverbands erfolgt der Transport an eine Augenabteilung (dort Hornhauttransplantation).

Iridozyklitis

Es handelt sich um eine Entzündung der Iris und des Ziliarkörpers durch eine Immunreaktion mit Schmerzen, Lichtscheu, Reizmiosis und ziliarer Injektion, die augenärztliche Behandlung erfordert (Antiphlogistika, Mydriatika).

Herpes corneae

Die Infektion der Hornhaut mit Herpes-simplex-Virus führt zur Keratitis dendritica. Es bestehen Schmerzen, Lichtscheu und Blepharospasmus. Oft gleicht das Bild einer banalen Konjunktivitis; die Keratitis dendritica zeigt jedoch eine Hypästhesie der Hornhaut und die hirschgeweihartig verzweigten Ulzerationen sind mit Fluoreszein anfärbbar.

> **Cave**
> Kortisonhaltige Salben sind wegen der Gefahr der Hornhautperforation kontraindiziert.

Nach Transport zum Augenarzt erfolgt dort die spezielle medikamentöse Therapie.

Zoster ophthalmicus

Es handelt sich um eine Herpes-zoster-Infektion des 1. Trigeminusastes. Es bilden sich rasch eintrocknende Bläschen an Stirn, Kopfhaut, Oberlid und Nasenwurzel und es bestehen heftige Schmerzen.

Mögliche Komplikationen am Auge sind Keratitis, Iridozyklitis und Neuritis nervi optici. Unter symptomatischer Therapie erfolgt der Transport zum Augenarzt.

Ulcus serpens

Es liegt ein durch Bakterien oder Pilze hervorgerufenes Hornhautulkus mit Hypopion (Eiteransammlung in der Vorderkammer) vor. Ursächlich sind Verletzungen der Hornhaut (Erosion durch Kontaktlinsen etc.) und Infektionen durch Keime, die meist aus dem Tränensack stammen. Die Patienten klagen über Schmerzen, Lichtscheu und Blepharospasmus. Nach Transport zum Augenarzt wird die antibiotische Therapie erst nach einem Abstrich (Antibiogramm) eingeleitet.

Diplopie

Es handelt sich um spontanes oder verletzungsbedingtes Auftreten von Doppelbildern, z. B. bei „Blow-out"-Fraktur, Arteriitis temporalis, apoplektischem Insult und Vergiftungen (Blei, Alkohol, Schlafmittel, Botulismus). Die Abklärung muss stationär erfolgen.

Bei Diplopie nach Traumen ist eine Röntgenuntersuchung bzw. eine CT-Untersuchung indiziert. Wenn bei Berührung die Haut „knistert", handelt es sich um ein Lidemphysem durch Lufteintritt aus den Nebenhöhlen (Schneuzverbot und antibiotische Abschirmung).

Anisokorie

Ungleich weite Pupillen können bei einer Vielzahl von Krankheitsbildern wie erhöhtem Hirndruck, neurologischen Störungen und Intoxikationen auftreten (s. entsprechende Kapitel). Eine relativ häufige und harmlose Ursache der Anisokorie ist der Kontakt mit Trompetenstrauch, der Scopolamin enthält. Hier ist keine Therapie erforderlich; nach 3 Tagen ist die Anisokorie verschwunden.

Trichiasis

Einwärtsgerichtete Wimpern bzw. Entropium, vor allem das Unterlid ist betroffen. Rezidivierendes Fremdkörpergefühl, häufig bei älteren Personen. Mit Heftpflaster kann das Unterlid temporär heruntergezogen werden, sodass die Wimpern nicht am Augapfel schleifen.

Kernaussagen

Einleitung
Ophthalmologische Notfälle ergeben sich nach Unfällen, plötzlichem Sehverlust und Schmerzen verschiedener Genese im Bereich des Sehorgans. Sie können nach Dringlichkeit (höchste, hohe, relative) eingeteilt werden.

Notfälle mit höchster Dringlichkeit
Bei Verätzungen ist die Spülung des vorderen Augenabschnitts binnen Sekunden erforderlich. Die Spülung erfolgt zunächst mit lauwarmem Leitungswasser.

Schon bei geringstem Verdacht auf eine perforierende Augenverletzung muss der Transport an eine Augenabteilung erfolgen. Im Bulbus steckende Fremdkörper sollen in der Regel nicht entfernt werden und sind ggf. abzupolstern. Das Auge erhält einen sterilen Verband. Es besteht höchste Infektionsgefahr.

Beim Zentralarterienverschluss liegt eine plötzliche einseitige Erblindung ohne Schmerzen oder Traumaanamnese vor. Der Transport an eine Augenabteilung ist binnen Minuten erforderlich.

Notfälle mit hoher Dringlichkeit
Bei stumpfem Bulbustrauma wird das Auge durch sterilen Verband ruhiggestellt. Neben symptomatischen Maßnahmen erfolgt der rasche Transport an eine Augenabteilung.

Der akute Glaukomanfall erfordert den raschen Transport an eine Augenabteilung unter analgetischer Abschirmung. Falls verfügbar, werden schon präklinisch 500 mg Acetazolamid i.v. zur Senkung des Augendrucks appliziert. Zusätzlich kann Pilocarpin eingetropft werden.

Notfälle mit relativer Dringlichkeit
Hornhautfremdkörper werden vom Notarzt nur entfernt, wenn ein Transport zum Augenarzt nicht möglich ist. Bei Hornhauterosionen erfolgt nach Anlegen eines Verbands der Transport zum Augenarzt. Ein subtarsaler Fremdkörper wird mittels Stieltupfer entfernt. Bei fehlenden Begleitverletzungen ist der Transport zum Augenarzt nicht notwendig.

Lidverletzungen mit Einriss von Tränenröhrchen oder Lidrändern erfordern die operative Versorgung an einer Augenabteilung.

Eine Lid- oder Orbitaphlegmone bedingt den unverzüglichen Transport an eine Augenabteilung. Die präklinische Therapie der Arteriitis temporalis mit Augenbeteiligung besteht in der Zufuhr von 50–200 mg Prednisolon i.v., um das nicht betroffene Auge zu schützen.

Zu den sonstigen Notfällen mit relativer Dringlichkeit zählen Lagophthalmus, Keratokonjunktivitis photoelectrica, Zentralvenenthrombose, Netzhautablösung, Iridozyklitis, Herpes corneae, Zoster ophthalmicus und Ulcus serpens.

Literatur

Weiterführende Literatur

[1] **Augustin** AJ. Augenheilkunde. Berlin: Springer; 2007
[2] **Burk** A, Burk R. Checkliste Augenheilkunde. 4. Aufl. Stuttgart: Thieme; 2010
[3] **Collins** JF, Augustin AJ. Augenheilkunde. Berlin: Springer; 1996
[4] **Hockwin** O, Koch HR. Unerwünschte Arzneimittelwirkungen am Auge. Stutgart: Gustav Fischer; 1982
[5] **Küchle** HJ, Busse H. Taschenbuch der Augenheilkunde. 4. Aufl. Bern: Hans Huber; 1998
[6] **Lang** GK. Augenheilkunde. 4. Aufl. Stuttgart: Thieme; 2008
[7] **Sachsenweger** M, Sachsenweger R. Notfallsituationen am Auge. 3. Aufl. Thieme, Stuttgart 1997

37 Urologische Notfälle

D. Brix, A. Roosen, H. Riedmiller

Definition

Kommt es durch Verletzungen oder Erkrankungen des Urogenitaltrakts zu einer vitalen Gefährdung des Gesamtorganismus oder dem drohenden Ausfall eines Organs oder treten unerträgliche Symptome auf, spricht man von urologischen Notfällen.

37.1 Verletzungen von Urogenitalorganen

Eine Beteiligung des Urogenitalsystems liegt allgemein bei 2% aller Unfallopfer vor. Der Grund für diese insgesamt niedrige Zahl ist in der geschützten Lage dieses Organsystems im Körper zu sehen. Betrachtet man aber gesondert die Gruppe der polytraumatisierten Patienten, findet man hier eine Beteiligung des Urogenitaltrakts von ca. 15%! Zu unterscheiden sind offene (5%) und geschlossene (95%) Verletzungen.

37.1.1 Nierenverletzungen

Definition

Durch stumpfe oder perforierende Gewalteinwirkung auf das Nierenlager, Abdomen oder den Thorax sowie ein Dezelerationstrauma können das Nierenparenchym oder die Nierengefäße geschädigt werden.

Tab. 37.1 Klassifikation der Nierenverletzung (AAST).

Stadium	Typ	Beschreibung
I	• Kontusion • Hämatom	• Mikro-, Makrohämaturie • subkapsulär ohne Parenchymlazeration
II	• Hämatom • Lazeration	• nicht expandierendes perirenales Hämatom • < 1 cm Parenchymlazeration ohne Urinextravasation
III	• Lazeration	• 1 cm Parenchymlazeration ohne Urinextravasation
IV	• Lazeration • Gefäßläsion	• tiefe Parenchymlazeration (> 1 cm) mit Eröffnung des Hohlsystems • arterielle/venöse Verletzung mit stabilisierter Blutung
V	• Lazeration • Gefäßläsion	• vollständig zerstörtes Nierenparenchym • Nierengefäßstielverletzung mit devaskularisiertem Organ

▶ **Symptome.** Das klassische Symptom Hämaturie tritt nur bei einer Beteiligung des Hohlsystems auf und wird oft von Notärzten vor Ort nicht bemerkt. Viele Verletzungen des Nierenparenchyms gehen außerdem nicht mit einer Beteiligung des Hohlsystems einher, sodass die Hämaturie grundsätzlich fehlt, obwohl eine relevante Verletzung vorliegt. Weiterhin können Flankenschmerzen, Schocksymptomatik oder eine lokale „Tumorbildung" vorliegen. Entscheidendes Kriterium ist die Art des Unfallhergangs; je höher die Gewalteinwirkung, desto größer ist die Wahrscheinlichkeit einer Nierenbeteiligung, an die man denken muss.

▶ **Einteilung.** Nierentraumata werden aktuell nach der American Association for the Surgery of Trauma in 5 Verletzungsgrade eingeteilt (▶ Tab. 37.1).

▶ **Diagnostik.** Präklinisch sind Informationen über den Unfallmechanismus und das Erfassen von äußeren Traumazeichen (Hautabschürfungen, Hämatome, Frakturen) wichtig. Eine Hämaturie entzieht sich in der Regel der präklinischen Diagnostik. Die Kontrolle der Vitalparameter (RR, HF, Atemfrequenz) kann über mögliche Blutverluste informieren (Schockzeichen). Bei Kindern versagen diese Möglichkeiten oft, da bei pädiatrischen Patienten ein RR-Abfall erst bei weit fortgeschrittenem Blutverlust zu beobachten ist. In der klinisch-apparativen Diagnostik stellt das CT derzeit den Goldstandard dar. Ein Urogramm (IVP) kann bei fehlender Verfügbarkeit des CT sinnvoll sein, die Sonografie als Screeninguntersuchung kann noch im Schockraum über Flüssigkeitsansammlungen informieren.

▶ **Therapie.** Der überwiegende Anteil an Nierentraumata kann konservativ behandelt werden (AAST Grad I–III). Dieses Konzept beinhaltet engmaschige hämodynamische Kontrollen (RR, HF, Labor), körperliche Untersuchung (Abwehrspannung?), radiologische/sonografische Kontrollen, Immobilisation bis zum Beginn der Reparationsphase der Wundheilung, Thromboseprophylaxe und antibiotische Abdeckung. Absolute Operationsindikationen bei höheren Graden (IV–V) sind unkontrollierbare Blutungen, Verdacht auf Nierengefäßstielverletzungen, expandierende pulsierende retroperitoneale Hämatome sowie alle Grade (I–V) von offenen Verletzungen.

Tab. 37.2 Grad der Ureterverletzung (Moore et al. 1992).

Grad	Verletzung
I	Hämatom ohne Perforation
II	Lazeration < 50 % der Zirkumferenz
III	Lazeration > 50 % der Zirkumferenz
IV	kompletter Abriss mit < 2 cm Devaskularisation
V	kompletter Abriss mit > 2 cm Devaskularisation

37.1.2 Ureterverletzungen

Traumatische Harnleiterverletzungen sind mit einer Inzidenz von 1 % aller stumpfen und 4 % aller penetrierenden Verletzungen äußerst selten. Anamnestisch hinweisend kann der Unfallhergang sein: Typischerweise kann der Harnleiter im Gefolge von Dezelerationstraumen, mit extremer Hyperextension und Lordose, abreißen. Häufiger tritt eine Harnleiterverletzung im Rahmen iatrogener Schädigung bei Operationen in den Gebieten der Gynäkologie, Allgemein-/Gefäßchirurgie und Urologie auf.

▶ Symptome. Klinisch besteht nur bei 70 % der Patienten eine Hämaturie, 30 % haben keine Symptome. Spätzeichen treten Tage bis Wochen nach der Schädigung auf und sind meist unspezifisch (Druckschmerzen, Peritonismus, Ileus, Leukozytose und Fieber). Spezifisches Symptom kann die Dilatation des oberen Harntrakts oder ein Urinom sein, das oft erst spät erkannt wird.

▶ Diagnostik. Zielführend sind Ultraschall, Urogramm und CT.

▶ Einteilung. Nach den Kriterien der AAST (Moore et al. 1992) werden 5 Grade unterschieden (▶ Tab. 37.2). In Abhängigkeit von Begleitverletzungen und dem Grad der Schädigung wird konservativ, interventionell (Harnleiterschiene) oder operativ behandelt.

37.1.3 Blasen- und Urethralverletzungen

▶ Mechanismus. Aufgrund ihrer gut geschützten Lage im kleinen Becken sind Verletzungen der Blase und/oder proximalen Harnröhre selten. Zu beachten ist jedoch, dass bei 60 % der Beckenfrakturen eine sekundäre Blasen- oder Harnröhrenverletzung vorliegt. Hierbei kommt es entweder zu einer direkten Lazeration durch Knochenfragmente oder – vermittelt über puboprostatische Bänder – zu einem Abscheren von Blase und Prostata oberhalb des Diaphragma urogenitale und konsekutivem supradiaphragmalen Harnröhrenabriss. Seltener sind isolierte Verletzungen: Ruptur der gefüllten Blase im Bereich des Daches (Locus minoris resistentiae) durch plötzliche Druckerhöhung im Unterbauch (Sicherheitsgurt) oder Abquetschen der bulbären Harnröhre gegen das Schambein durch direkte Gewalteinwirkung auf den Damm („Straddle"-Trauma mit infradiaphragmalem Harnröhrenabriss).

▶ Symptome. Die klassische Symptomtrias ist:
- Blutung aus der Harnröhre/Hämaturie,
- imperativer Harndrang bei Dysurie oder Harnverhalt (zusammen als „blutige Anurie" bezeichnet),
- Schmerzen und ggf. Prellmarken/Hämatome im Unterbauch- oder Dammbereich.

▶ Diagnostik. Bei Verdacht auf das Vorliegen einer Blasen- oder Harnröhrenverletzung ist das Diagnostikum der Wahl das retrograde Urethrozystogramm (UCG) unter Bildwandlerkontrolle. Hierbei lässt sich, falls noch nicht geschehen, gleichzeitig eine Beckenfraktur darstellen. Nach Ausschluss einer Urethralläsion wird dann über einen eingelegten Dauerkatheter (der ggf. belassen werden kann) ein Zystogramm unter Prallfüllung (mindestens 300 ml) in 2 Ebenen angefertigt. Eine rektale Palpation sollte – wenn überhaupt – nur mit äußerster Vorsicht durch einen Erfahrenen durchgeführt werden, da hierbei ein partieller in einen kompletten Abriss der Harnröhre verwandelt werden kann.

Merke
Sollte initial eine Kathetereinlage ohne Röntgenkontrolle durchgeführt werden, muss der Versuch beim Auftreten eines Widerstands beim Vorschieben des Katheters sofort abgebrochen werden!

▶ Therapie. Die intraperitoneale Blasenruptur verlangt eine sofortige operative Freilegung und Übernähung. Im Falle der extraperitonealen Ruptur genügt oft die Urinableitung über einen Dauerkatheter für zunächst 10 Tage, gelegentlich ist eine perivesikale Drainage notwendig.

Ein inkompletter Harnröhrenabriss wird konservativ (z.B. 14 Tage suprapubischen Harnableitung, antibiotische Abdeckung) versorgt. Ein kompletter Harnröhrenabriss muss operativ versorgt werden. Dies kann entweder sofort (innerhalb von 6 h, „primary realignment") oder verzögert (nach 3 Monaten, „delayed repair") erfolgen.

37.1.4 Verletzungen des äußeren Genitales

Penisverletzungen treten als Folge eines stumpfen Traumas (Sturz, Tritt), autoerotischer Manipulationen oder in Form einer Penisfraktur, d.h. einer Ruptur der Corpora cavernosa, auf. Letztere wird durch ein Kavernosogramm diagnostiziert. Bei Verdacht auf eine Mitbeteiligung der Harnröhre ist ein retrogrades Urethrogramm obligat. Die Versorgung erfolgt abhängig von Art und Ausmaß der Verletzung primär operativ.

37.2 Erkrankungen von Urogenitalorganen

37.2.1 Nierenkolik

Definition
In der Regel einseitiger wellenförmig verlaufender vernichtender Flankenschmerz mit möglicher Ausstrahlung

Ursache der Nierenkolik ist eine akute Harntransportstörung, z. B. durch abgehende Nierensteine, seltener eine dekompensierte Subpelvinstenose, abgestoßene Markpapillen, Koagel oder Tumore. Dies führt zu einer Dehnung des Nierenbeckens und des Harnleiters mit Aktivierung von Mechanonozizeptoren. Daraus resultieren intensive unkoordinierte schmerzhafte Kontraktionen der Uretermuskulatur. Durch den Verlust der peristaltischen Welle kann kein koordinierter Harn- oder Steintransport mehr erfolgen. Damit nimmt die Distension der o. g. Strukturen zu und die Symptomatik verstärkt sich. Der Schmerz kann in Abhängigkeit der Lokalisation der Obstruktion in den Mittel-/Unterbauch, die Blase, die ipsilaterale Leiste, Labien/Skrotum und Penisspitze weitergeleitet werden. Charakteristisch ist die motorische Unruhe der Patienten bei gleichzeitig stärksten Schmerzen. An vegetativen Begleiterscheinungen treten Übelkeit, Erbrechen, Harndrang, Obstipation/Meteorismus, Darmatonie und Schweißausbrüche auf.

▶ Symptome. Präklinisch ist die Symptomatik führend („Blickdiagnose"). Differenzialdiagnostisch ist, v. a. bei subakuter Klinik, u. a. an ein rupturiertes Aneurysma, Herzinfarkt, Gallenkolik, Appendizitis, Divertikulitis und gynäkologische Ursachen zu denken.

▶ Therapie. Im Vordergrund steht die sofortige Analgesie, gefolgt von Antiemese und antiphlogistischer Therapie. Hierzu stehen folgende Medikamente zur Verfügung:
- Analgesie:
  - Als erste Wahl: Metamizol in einer maximalen Erwachsenendosis von 30 mg/kgKG. Neben der Analgesie hat Metamizol einen direkten drucksenkenden Effekt auf das Nierenbecken. Als sehr seltene UAW besteht das Risiko einer Agranulozytose.
  - NSAR: Diclofenac, auch als Suppositorium oder i.m.
  - Opiate: Tramadol in der Dosierung 1,5 mg/kg, Opiate der 2. Wahl sind Piritramid, Pethidin, Buprenorphoin und Pentazosin.
  - Als praktisch haben sich feste Kombinationsschemata wie z. B. der „Würzburger Schmerztropf" (Metamizol, Tramadol, Metoclopramid) erwiesen.
  - Tamsulosin oral (uroselektiver α-Rezeptoren-Inhibitor) zur Regulation der Harnleiterperistaltik.
- Antiemese:
  - Metoclopramid, Vomex oder Dehydrobenzperidol, das auch zentral sedierend wirkt.

▶ Diagnostik. An erster Stelle steht der Ultraschall mit dem evtl. Nachweis einer Dilatation des Nierenbeckenkelchsystems. Zur Lokalisation des vermuteten Steins erfolgt eine radiologische Abklärung (z. B. Abdomenübersichtsaufnahme, intravenöses Pyelogram, CT). Kontrastmittel können zu einer erhöhten Diurese führen und sollten deswegen nur schmerzfreien Patienten infundiert werden. Andernfalls droht eine Fornixruptur. Therapierefraktäre Schmerzen erfordern eine interventionelle Diagnostik mit anschließend urinableitenden Maßnahmen (Harnleiterschiene, Nierenfistel).

37.2.2 Akuter Harnverhalt und Blasentamponade

Definition
Unvermögen der Blasenentleerung durch subvesikale Obstruktion bei freien Abflussverhältnissen der oberen Harnwege und unbeeinträchtigter Nierenfunktion (▶ Tab. 37.3).

▶ Symptomatik. Solange keine Störung der Blasensensibilität vorliegt, bestehen unerträgliche Unterbauchschmerzen bei imperativem Harndrang und gleichzeitigem Unvermögen, die prall gefüllte Blase willentlich zu entleeren. Oft fällt eine ausgeprägte Vagusreizung (Schwitzen, Tachykardie) auf.

▶ Diagnostik. Bei schlanken Patienten fällt bereits inspektorisch eine charakteristische Vorwölbung des Unterbauchs auf, suprapubisch ist ein ausgeprägter Druckschmerz auslösbar. Im Ultraschall präsentiert sich eine maximal gefüllte Blase, oft lässt sich hierbei auch die Ursache (benigne Prostatahyperplasie, Tumor, Blasenstein, Koagel) feststellen. Durch rasche, orientierende Sonografie beider Nieren wird eine konsekutive Harntransportstörung im Bereich des oberen Harntrakts ausgeschlossen.

▶ Therapie. Im Vordergrund steht die unverzügliche Entlastung der Blase durch transurethralen Katheterismus oder suprapubische Fistelung.

Tab. 37.3 Ursachen des akuten Harnhalts.

Blasenhalsobstruktion	Harnröhrenobstruktion
- Prostatahyperplasie	- Striktur
- Prostatakarzinom	- Harnröhrenklappen
- Blasentumor	- Konkrement
- Blasenstein	- Peniskarzinom
- Blasenhalssklerose	- Corpus alienum
- Detrusor-Sphinkter-Dyssynergie/ Beckenbodenspastik	- Phimose
- Corpus alienum	
- Koagel/Tamponade	

> **Merke**
>
> Der Urin sollte fraktioniert abgelassen werden, um eine Blutung ex vacuo aus submukösen Venen zu vermeiden.
>
> Bei bekanntem Urothelkarzinom oder bestehendem Verdacht, ist die Anlage eines suprapubischen Blasenkatheters streng kontraindiziert.

37.2.3 Akutes Skrotum

> **Definition**
>
> Jeder plötzliche Skrotalschmerz, mit und ohne Schwellung

Die Definition erfolgt in Analogie zum „akuten Abdomen". Es können verschiedene Erkrankungen zu diesem klinischen Befund führen. Bis zum Beweis des Gegenteils muss von einem operationswürdigen Ereignis ausgegangen werden!

Hodentorsion

Häufigstes Auftreten im ersten Lebensjahr und in der Präadoleszenz, typischerweise aus dem Schlaf heraus. Bei entsprechender Veranlagung (überschießender Kremasterreflex und fehlende Fixierung durch das Gubernaculum testis) erfolgt eine partielle oder komplette Stieldrehung des Hodens um seine versorgenden Gefäße. Bei meist erhaltener arterieller Perfusion kommt es zu einer Verminderung des venösen Abstroms. Hieraus resultieren ein interstitielles Ödem und eine hämorrhagische Infarzierung des Hodenparenchyms. Erfolgt nicht innerhalb weniger Stunden eine Retorquierung, wird das Parenchym irreversibel bis hin zum Organverlust geschädigt. Klinisch besteht oft ein akuter Schmerz aus dem Schlaf heraus und ein Hodenhochstand auf der betroffenen Seite. Das Hemiskrotum kann gerötet oder livide verfärbt sein. Das Anheben des Hodens führt nicht zu einer Schmerzreduktion (negatives Prehn-Zeichen). Therapie ist die sofortige medikamentöse Schmerzreduktion, unter der es gelegentlich zur spontanen Retorquierung kommen kann. Bei langen Wegen bis zur nächsten Klinik kann eine manuelle Retorquierung versucht werden("Hast Du mit dem Hoden Qual, drehe ihn nach lateral"). In jedem Fall muss eine operative Versorgung erfolgen:
- Hodenfreilegung,
- Retorquierung,
- Pexie (auch der Gegenseite!).

Hydatidentorsion

Hier kommt es im Gegensatz zur Hodentorsion nicht zu einer Stieldrehung des gesamten Organs sondern nur von embryologischen Resten des Wolff-Gangs (Appendix epididymitis) oder des Müller-Gangs (Appendix testis, Morgagni-Hydatide). Ist die Hydatidentorsion klinisch nicht von der Hodentorsion zu unterscheiden, erfolgt auch hier die operative Freilegung.

Akute Epididymitis

▶ **Ätiologie und Pathogenese.** Es handelt sich um eine akute Entzündung des Nebenhodens, meist aufgrund kanalikulär aszendierender Infektionen des Harntrakts mit uropathogenen Keimen. Entsprechend häufig sind gramnegative Bakterien zu finden, z.B. Escherichia coli (80%), Klebsiellen, Pseudomonaden, Proteus mirabilis, aber auch grampositive Erreger (Enterokokken). Hämatogene Infektionen kommen ebenfalls vor (z.B. Staphylococcus aureus, Salmonella spp., Candida spp.). Bei jungen Erwachsenen ist auch an Chlamydien zu denken. Risikofaktoren sind liegende transurethrale Katheter, Diabetes mellitus, und obstruktive Blasenentleerungsstörungen.

▶ **Symptome.** Neben den ausgeprägten lokalen Schmerzen besteht eine deutliche Schwellung, aufgehobene Fältelung, oft Rötung und Überwärmung des betroffenen Hemiskrotums. Hoden und Nebenhoden sind meist palpatorisch nicht mehr voneinander abzugrenzen. Durch Anheben des Hodens können sich die Schmerzen bessern (positives Prehn-Zeichen). Fieber kann auftreten, dann meist mit deutlicher Reduktion des Allgemeinzustands.

▶ **Therapie.** Im Frühstadium konservative Maßnahmen (Antibiose, Analgesie, antiphlogistisch, Kühlung und Hochlagern des Hodens). Einlage einer suprapubischen Blasenfistel, falls Restharn besteht. Bei Nachweis einer Abszedierung besteht die Indikation zur Ablatio testis.

Orchitis

Präklinisch schlecht von der Epididymitis abzugrenzen. Als Ursache kommen neben den o.g. bakteriellen Erregern auch Viren (Mumps, Coxsackie) in Betracht. Die Notfallbehandlung entspricht der Epididymitis. Die Diagnosesicherung erfolgt durch Ultraschall und Labor.

Hodenabszess

Tritt als Komplikation von Epididymitis, Orchitis oder Hodentrauma auf. Palpatorisch auffällig sind Fluktuationen im Skrotum. Die Therapie ist die Ablatio testis.

37.2.4 Erkrankungen des Penis

Priapismus

Definition

Schmerzhafte persistierende Erektion von über 2 h Dauer ohne sexuelle Stimulation.

▶ **Ätiologie.** Schwellkörperautoinjektion (SKAT) vasoaktiver Substanzen, hämatologische (Leukämien), neurologische Erkrankungen (Querschnittsyndrom) sowie Arzneimittelnebenwirkungen (Psychopharmaka, Antihypertensiva, Drogenabusus) stehen im Vordergrund. Bis zu 70 % aller Fälle sind jedoch idiopathisch.

▶ **Einteilung.** Unterschieden wird zwischen:
- High-Flow-Priapismus (erhöhter arterieller Zustrom in die Corpora cavernosa, nur geringe Schmerzen) und
- Low-Flow-Priapismus (venöse Abflussblockade der Corpora cavernosa, immer schmerzhaft). Das Corpus spongiosum ist niemals betroffen.

▶ **Therapie.** Beim High-Flow Priapismus sollte eine interventionelle Gefäßdarstellung mit Möglichkeit zur Embolisation der betroffenen Arterie erfolgen. Die Therapie des Low-Flow-Priapismus hat unverzüglich, spätestens jedoch 6 h nach Auftreten zu erfolgen, da andernfalls eine Schwellkörperfibrose mit nachfolgender erektiler Dysfunktion droht. Initial Injektion von Etilefrin in ein Corpus cavernosum (*cave:* RR!). Bei Erfolglosigkeit wird ein Corpus cavernosum streng steril mit einer großlumigen Butterflykanüle punktiert. Hierüber Abziehen des Staseblutes (bis zu 300 ml!), dann mit NaCl- und Heparinlösung nachspülen. Bei Versagen der konservativen Therapie ist eine operative Versorgung (Shuntbildung entweder distal z. B. nach Chester-Winter, oder proximal z. B. nach Quackels) einzuleiten.

Paraphimose

Bleibt eine verengte Vorhaut über einen längeren Zeitraum zurückgestreift und dadurch der oberflächliche venöse Rückstrom aus der Glans unterbunden, kann sich durch ein Ödem des inneren Vorhautblatts ein äußerst schmerzhafter Schnürring („Spanischer Kragen") entwickeln. In letzter Konsequenz droht eine Gangrän der Glans. Dieses Krankheitsbild lässt sich durch eine Kompression der Glans und des distalen Penisschafts und anschließendes „Zurückstülpen" der Glans durch Daumendruck hinter den mit Zeige- und Mittelfinger beider Hände gefassten Schnürring beheben. Nur in seltenen Fällen ist die dorsale longitudinale Inzision und quere Vernähung des Schnürrings vonnöten. Im Intervall ist eine Zirkumzision indiziert.

Kavernitis

Die Kavernitis ist eine foudroyant verlaufende, oft lebensbedrohliche Schwellkörperentzündung, die wegen der hohen Perfusion der Corpora cavernosa rasch zur generalisierten Sepsis führen kann. Ursache ist meist ein iatrogener (Via falsa bei Fehlkatheterisierung, operative Strikturschlitzung, Zystoskopie) oder automanipulativer Keimeintrag in den Schwellkörper. Bei entsprechendem Verdacht ist der Patient prophylaktisch antibiotisch abzudecken. Eine manifeste Kavernitis ist durch eine Breitflächenantibiose, strikte Bettruhe, lokale Kühlung und Hochlagerung des Genitales – und ggf. rechtzeitig operativ – zu behandeln.

37.2.5 Urosepsis

Definition

Septikämie/Systemic inflammatory Response Syndrome (SIRS), ausgehend von einem Infektionsherd im Urogenitaltrakt.

Die Patienten sind bei stark reduziertem Allgemeinzustand meist intensivpflichtig. Oft wird eine urogenitaler Infektquelle erst im Rahmen der Focussuche auf der Intensivstation gefunden. Insbesondere ist an eine infizierte Harnstauungsniere, Pyozystis mit Restharn und Abszessen in Organen des Urogenitaltrakts zu denken. Aus urologischer Sicht muss unbedingt der Urin abgeleitet (Blasenfistel, Nierenfistel) und/oder der Abszess operativ saniert werden.

Kernaussagen

Verletzungen von Urogenitalorganen
Bei polytraumatisierten Patienten ist der Urogenitaltrakt oft beteiligt. In diesen Fällen ist es wichtig, diesen Gesichtspunkt im Blick zu behalten und die Diagnostik entsprechend zu planen.

Erst- bis drittgradige Nierentraumata können meist – schwere gelegentlich – konservativ (Bettruhe, Antibiose, Bilanzierung, Urindrainage) behandelt werden.

Offene Verletzungen des Urogenitaltrakts müssen immer operativ versorgt werden.

Bei Beckenfrakturen sollte immer an eine Harnröhrenverletzung gedacht werden.

Erkrankungen von Urogenitalorganen
Ein akutes Skrotum ist eine Indikation zur Hodenfreilegung.

Patienten mit Nierenkoliken sollten schnellstmöglich analgetisch behandelt werden. Eine Verzögerung der Analgesie aus Sorge vor der Verschleierung einer endgültigen Diagnostik ist nicht gerechtfertigt.

Literatur

Referenzen
[1] **American Association for Surgery** (AAST). Revision of current American Association for the surgery of trauma renal injury grading system. J Trauma 2011; 70(1): 35–37
[2] **Moore** EE, Cogbill TH, Jurkovich GJ et al. Organ injury scaling. III: Chest wall, abdominal vascular, ureter, bladder, and urethra. J Trauma 1992; 33(3): 337–339

Weiterführende Literatur
[3] **Djakovic** N, Plas E, Martinez-Piñeiro L et al. EAU Guidelines on Urological Trauma 2010. Im Internet: http://www.uroweb.org/?id=217&tyid=1; Stand: 25.01.2012
[4] **McAninch** JW, Caroll PR, Jordan GH. Traumatic and reconstructive urology. Philadelphia: Saunders; 1996
[5] **Schmidlin** F. Nierentrauma, Behandlungsstrategien und Operationsindikationen. Urologe 2005; 44: 863–869

38 Intoxikation

P. Rupp

Vergiftungen gehören zu den häufigen Ursachen rettungsdienstlicher Einsätze. Die Vielzahl der möglichen Giftstoffe macht es dem Notarzt in aller Regel unmöglich, bereits in der Präklinik eine spezifische Therapie einzuleiten. Provoziertes Erbrechen, Magenspülung oder Antidottherapie werden aufgrund der bestehenden Risiken und des geringen zu erwartenden Nutzens präklinisch nur selten angewandt. Suizidversuche machen etwa 80% der Intoxikationen beim Erwachsenen aus, bei Kindern überwiegt die akzidentelle Einnahme des Giftes. Medikamente sind mit ca. 80% die am häufigsten aufgenommenen Substanzgruppen – hierbei sind Hypnotika, Psychopharmaka und Analgetika gefolgt von Betablockern und Digitalis führend. 20% der Giftstoffe verteilen sich auf Pflanzenschutzmittel, Reizgase und gewerbliche bzw. chemische Noxen. In der überwiegenden Mehrzahl erfolgt die Giftaufnahme peroral (80%), in 15% der Fälle handelt es sich um inhalative und in 5% der Fälle um eine perkutane Giftaufnahme. In bis zu 50% muss mit einer Kombinationsvergiftung gerechnet werden (von Mach u. Weilemann 2003a[11], 2003b[12]).

> **Definition**
> Eine Intoxikation ist die schädliche Einwirkung einer chemischen, pflanzlichen, tierischen oder sonstigen Substanz auf den Organismus.

38.1 Ursachen

Die Vielzahl der verschiedenen Toxine bedingt ein ebenso großes Spektrum an Ursachen und Auswirkungen. Die Giftaufnahme kann inhalativ, intravenös, über den Verdauungstrakt oder über Haut und Schleimhäute erfolgen. Schwere und Verlauf der Vergiftung ist abhängig von:
- Giftart,
- Giftmenge,
- Giftkombination,
- Giftinteraktion,
- Applikationsweg,
- Kontaminationsdauer,
- individueller Konstitution des Vergifteten.

38.2 Klinik

Jeder unklaren Bewusstseinsstörung, jeder unklaren Situation und Lage kann grundsätzlich eine Vergiftung zugrunde liegen. Es gibt kaum ein Symptom, das nicht auch durch eine Vergiftung verursacht werden kann, was die klinische Beurteilung erschwert.

Eine Übersicht über die bei Vergiftungen möglichen Symptome ist in ▶ Tab. 38.1 aufgeführt.

38.2.1 Symptome bei Vergiftungen
- zentralnervöse Störungen
  - Bewusstseinstrübung, Koma, Verwirrtheit, Lähmungserscheinungen
- psychische Störungen
  - delirante Symptomatik, Erregungszustände, Halluzinationen
- Atemstörungen
  - Hyper- oder Hypoventilation, Cheyne-Stokes-Atmung
- gastrointestinale Symptome
  - Übelkeit, Erbrechen, Durchfälle
- Störungen der Temperaturregulation
  - Hyperthermie, Hypothermie
- Störungen des Herz-Kreislauf-Systems
  - Herzrhythmusstörungen, Blutdruckstörungen; Hyper-, Hypotonie
- Hautveränderungen
  - Zyanose, graues Hautkolorit, rosiges Hautkolorit
- Pupillenveränderungen
  - Miosis, Mydriasis
- Hypersalivation

Bestimmte Substanzen verursachen typische Leitsymptome oder Befundkonstellationen, deren klinische Erscheinungsbilder – sog. Toxidrome – dann möglicherweise zu einer gut begründeten Verdachtsdiagnose führen. Eine Übersicht ist nachfolgend kurz zusammengefasst.

38.2.2 Leitsymptome bei Vergiftungen

Zentralnervensystem
- Koma
  - zentralnervös dämpfende Substanzen, z.B. Benzodiazepine, Barbiturate, Alkohol, Opiate, Kohlenmonoxid, Zyanide, Kohlenwasserstoffe, Methanol, Ethylenglykol
- Krampfanfälle
  - trizyklische Antidepressiva, Neuroleptika, Theophyllin, Cholinesteraseinhibitoren, Salicylate, Zyanide, Antiarrhythmika, Carbamazepin, Lithium
- Delir
  - Atropin, Antihistaminika, Neuroleptika, LSD, Alkohol, Theophyllin

- malignes Neuroleptikasyndrom (Hyperthermie, Rigidität, ändernde Bewusstseinszustände)
  - Neuroleptika
- extrapyramidales Syndrom, bizarres neurologisches Syndrom (Zungen- und Schluckkrämpfe, Athetose, Blickkrämpfe, Tortikollis, Schmatzen, Speichelfluss, Sprachstörungen, Starre)
  - Neuroleptika, Metoclopramid
- Serotoninsyndrom (Verwirrung, Hyperthermie, Tachykardie, Agitation, Diaphorese, Myoklonien, Schüttelfrost, Tremor, Delir, Krampfanfälle, Tod)
  - serotonerge Stoffe oder Drogen

Autonomes Nervensystem

- anticholinerges Syndrom (Tachykardie, Mydriasis, Harnverhalt, Hautrötung, Halluzinationen, Fieber, trockener Mund)
  - Atropin und atropinähnliche Pharmaka und Pflanzen, Antidepressiva, Neuroleptika
- cholinerges Syndrom (Blutdruckabfall, Bradykardie, Miosis, Erbrechen, Stuhl- und Urinabgang, Speichel- und Schleimsekretion, Schwitzen, Hypothermie, Harninkontinenz, spät: Koma und Krämpfe)
  - Organophosphate, manche Pilze, Cholinergikaüberdosierung
- sympathikomimetisches Syndrom (Hypertonie, Tachykardie, Mydriasis, Schwitzen, Unruhe, Angst, Tremor, Blässe)
  - Stimulanzien, Adrenalin

Atmung

- Hyperventilation (metabolische Azidose)
  - Azetylsalizylsäure, Mefaminsäure, Kohlenmonoxid, Zyanide, Säuren, Methanol, Ethylengylkol
- Atemdepression, Zyanose
  - Sedativa, Barbiturate, Hypnotika, Opiate, Alkohol
- Lungenfibrose
  - Paraquat

Herz

- Tachykardie
  - Antidepressiva, Stimulanzien, Alkohol, Theophyllin, Antihistaminika, selten Digitalis
- Bradykardie
  - Digitalis, Betablocker, Kalziumantagonisten, Azetylcholinesterasehemmer

Andere Organsysteme

- Miosis
  - Opiate, Azetylcholinesterasehemmstoffe
- Mydriasis
  - Antidepressiva, Neuroleptika, Antihistaminika
- Hyperthermie
  - Atropin, Neuroleptika, Stimulanzien

- Hypothermie
  - Barbiturate, Neuroleptika
- graue Haut
  - Methämoglobinbildner
- rosige Haut
  - Kohlenmonoxid
- Hypersalivation, Bronchorrhö
  - Azetylcholinesterasehemmer

Merke

Eine schwere Vergiftung ist meistens mit einer Beeinträchtigung des Bewusstseins, Bewusstseinstrübung oder Bewusstlosigkeit verbunden.

Kein Leitsymptom oder Syndrom beweist allerdings das Vorliegen einer bestimmten Vergiftung oder schließt eine Noxe aus. Die präklinische Therapie ist in aller Regel symptomatisch und muss auch ohne Kenntnis des genauen Giftes begonnen werden. Differenzialdiagnostisch müssen neurologische und endokrine Erkrankungen bedacht werden.

38.3 Diagnostik

Für den Notarzt ist es ohne anamnestische Hinweise kaum möglich, aus der Vielzahl der Gifte und der bunten Symptomatik die exakte Ursache herauszufinden. Die Diagnose Vergiftung ergibt sich aus sorgfältiger Eigen- und Fremdanamnese, Hinweisen aus der vorgefundenen Situation (leere Tablettenschachteln, Spritzen, Flaschen, Abschiedsbrief) und der klinischen Symptomatik. Körperliche Untersuchung, Erfassung der Vitalfunktionen, kontinuierliche Messung der Sauerstoffsättigung, EKG-Ableitung und Blutzuckermessung vervollständigen die präklinische Diagnostik. Kommerzielle Schnelltests auf häufige Gifte sind erhältlich, wegen der meist fehlenden therapeutischen Konsequenz im Rettungsdienst aber in der Regel nicht vorrätig.

Praxistipp

Die Diagnostik bei Intoxikationen umfasst:
- exakte Eigen- und Fremdanamnese,
- exakte Beobachtung der Auffindesituation,
- körperliche Untersuchung/Vitalfunktionen (Gerüche?),
- Messung der Sauerstoffsättigung,
- Messung des Blutzuckerspiegels,
- kontinuierliches EKG-Monitoring.

38.3.1 Diagnostik in der Notaufnahme

Labor:
- Elektrolyte,
- arterielle Blutgasanalyse,
- Anionenlücke,
- Kreatinin,
- Transamimasen,
- Blutbild,
- Kreatinin-Kinase,
- Serumosmolarität,
- ggf. Blut / Urin / Speichel / Magensaft toxikologisch analysieren lassen,
- ggf. Schnelltests (Mehrfachdrogentest),
- ggf. quantitativ Paracetamol-/Salizylatspiegel,
- EKG,
- Röntgenthorax.

38.4 Allgemeine Therapiegrundsätze

Die notfallmedizinische Behandlung folgt der „Fünferregel":
- Stabilisierung der Vitalfunktionen – Elementarhilfe,
- Detoxikation – Giftentfernung,
- Antidottherapie,
- Asservierung,
- Transport.

38.4.1 Stabilisierung der Vitalfunktionen – Elementarhilfe

Hier steht der Erhalt oder die Wiederherstellung der Vitalfunktionen Atmung und Kreislauf im Vordergrund, wobei auf Eigenschutz sorgfältig zu achten ist. Um Aspiration zu verhindern, ist die Intubationsindikation großzügig zu stellen. Bei Kreislaufstillstand sind unverzüglich erweiterte Reanimationsmaßnahmen einzuleiten.

38.4.2 Detoxikation – Giftentfernung

Die primäre Gifteliminaton, d.h. die Verhinderung der Giftaufnahme, ist präklinisch von besonderer Bedeutung. Techniken:
- Abwaschen der Haut,
- Entfernung kontaminierter Kleidungsstücke,
- Augenspülung,
- provoziertes Erbrechen oder Magenspülung.

Eine Magenspülung bzw. provoziertes Erbrechen (Ipecacuanha-Sirup, Dosierung: Kinder 1 Jahr 10 ml, 2 Jahre 20 ml, 3 Jahre 30 ml, nachfolgend Tee, Wasser oder Saft, Erwachsene 30 ml plus 0,5 l Flüssigkeit) wird heute allerdings nur noch – wenn überhaupt – bei peroralen Vergiftungen angewandt, die weniger als eine Stunde zurückliegen und potenziell vital bedrohlich sind.

> **Merke**
>
> Zu den absoluten Indikationen für eine Magenspülung oder provoziertes Erbrechen gehören Vergiftungen mit Alkylphosphaten, Arsen, Paraquat, Schwefelwasserstoff und Zyaniden, zu den relativen Betablocker, Chinin, Chloroquin, Koffein, Nikotin, Strychnin, Klasse-I-Antiarrhythmika und Digitalis.

Gefahren der Magenspülung liegen in der Möglichkeit einer Magenperforation und Aspiration von Mageninhalt bzw. Spülflüssigkeit v.a. bei bewusstseinsgestörten Patienten. Die grundsätzliche Gabe von Carbo medicinalis 0,5–1 g/kgKG, ggf. kombiniert mit einem salinischen Laxans (Glaubersalz 15 g), auch nach einer Magenspülung ist obligat (Chyka et al. 2005 [4]). Dies dient der primären und sekundären Bindung des sich im Gastrointestinaltrakt befindlichen Giftes.

Magenspülung und provoziertes Erbrechen sind absolut kontraindiziert bei bewusstseinsgetrübten Patienten, bei Ingestion schaumbildender oder ätzender Substanzen sowie organischer Lösungsmittel.

> **Merke**
>
> Provoziertes Erbrechen ist kontraindiziert bei Intoxikationen mit:
> - Schaumbildnern,
> - Lösemitteln,
> - Säuren und Laugen,
> - Substanzen, die aufgrund ihrer raschen Resorption zentral-nervöse Störungen hervorrufen können,
> - Bewusstseinstrübung (Weilemann 2000 [17]).

Die alleinige Gabe von Carbo medicinalis ist zumindest in ihrer Effektivität für lipophile Substanzen der Magenspülung absolut vergleichbar und Methode der Wahl (Weilemann 2000 [17], von Mach u. Weilemann 2003a [11], 2003b [12], Chyka et al. 2005 [4]). Der Nutzen einer präklinischen Magenspülung sollte den damit verbundenen Risiken (beachte auch Zeitverlust) sorgfältig gegenübergestellt werden. Eigenschutz hat bei allen der Giftelimination dienenden Maßnahmen absoluten Vorrang (AAC/EAPCCT 2004). Zudem besteht in der Regel im Rettungsdienst keine Möglichkeit zur Magenspülung mehr (Spülset nicht mehr Teil der DIN-Norm).

Intoxikation

> **Praxistipp**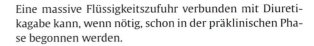
>
> Primäre Giftelimination:
> - Carbo medicinalis (0,5–1 g/kgKG)
> - induziertes Erbrechen (Ipecacuanha-Sirup)
> - Magenspülung
>
> Ipecacuanha-Sirup – Dosierung:
> - Kinder 9–12 Monate: 10 ml
> - Kinder bis 24 Monate: 20 ml
> - älter als 24 Monate: 30 ml
> - mit ausreichend Flüssigkeit

Sekundäre Giftelimination (Entfernung des Giftes aus dem Köperinneren), wie forcierte Diurese oder Hämofiltrationsverfahren, sind der Klinik vorbehalten (Weilemann 2003 [18]). Die Indikation zur forcierten Diurese besteht bei Intoxikation mit Giften, die renal eliminiert werden. Im Wesentlichen beschränkt sich dies auf Vergiftungen mit Azetylsalizylsäure, Lithiumsalze und Phenobarbital (Weilemann 2000 [18])

Eine massive Flüssigkeitszufuhr verbunden mit Diuretikagabe kann, wenn nötig, schon in der präklinischen Phase begonnen werden.

38.4.3 Antidottherapie

Die Behandlung mit einem Antidot wird bei einigen lebensbedrohlichen Intoxikationen nach primärer Giftelimination schon präklinisch eingeleitet. Blausäurevergiftungen, Intoxikationen mit Methämoglobinbildnern, Phosphorsäureestern und Opiaten gehören in diese Gruppe.

Eine Übersicht über die häufigsten Antidota und deren Indikation gibt ► Tab. 38.1. Die Relevanz der genannten Antidota orientiert sich an der Bremer Antidota-Liste (Schaper et al. 2012) für den Rettungsdienst sowie an den Informationen der Gift-Notrufzentralen (z.B. www.giftinfo.uni-mainz.de, www.giz-nord.de).

Tab. 38.1 Notfallmedizin – wichtige Antidota.

Antidot	Indikation	Leitsymptome	Dosierung	Hinweise
Wichtige Antidota				
Atropinantidot	Organophosphatvergiftung	• schwere Bewusstseinsstörung • Hypersalivation • Herz-/Atemstillstand	• 0,5 mg/kgKG i.v. • bei Bedarf wiederholte Anwendung	• präklinisch verfügbar • cave: Eigenschutz des Notarztteams bedenken (akzidentelle inhalative oder transdermale Giftaufnahme) • im weiteren Verlauf (stationär, nicht präklinisch) ggf. Anschlussbehandlung mit Obidoxim (Toxogonin) zur Reaktivierung der durch Organophosphat gehemmten Azetylcholinesterase
4-DMAP	Zyanidvergiftung	akute Atemnot mit Zyanose	3–4 mg/kg KG (etwa 250 mg) mit in die Spritze aspiriertem Blut langsam i.v. innerhalb von 45 min: Natrium-Thiosulfat 10% (50–100 mg/kgKG bis zu insg. 500 mg/kgKG bei Wdh., Lost: 100 mg/kg KG i.v. sofort) oder Hydroxycobalamin (70 mg/kg KG i.v. ggf. repetitiv)	• präklinisch verfügbar • cave: Methämoglobinspiegel • nicht bei Rauchgasvergiftung • Soforttherapie: Sauerstoffgabe bzw. künstliche Beatmung

Tab. 38.1 Fortsetzung.

Antidot	Indikation	Leitsymptome	Dosierung	Hinweise
Naloxon	Opioidvergiftung	Atemstörung	titrierende Gabe in 0,08-mg-Schritten i.v. bei Opioidintoxiation	• präklinisch verfügbar • beachte: HWZ 60 min
Toluidinblau	Methämoglobinvergiftung	• akute Atemnot • Zyanose, die nicht auf Sauerstoffgabe reagiert	2–4 mg/kg KG i.v.	• präklinisch verfügbar • die symptomatische notärztliche Therapie besteht in einer Sauerstoffgabe oder einer künstlichen Beatmung mit einer Sauerstoffkonzentration von 100 %
Aktivkohle	unspezifisch		empfohlen wird die Gabe von 1–2 g/kgKG als unspezifisches Giftadsorbens	• präklinisch verfügbar • präklinische Intervention mit einer Vergiftungszentrale absprechen, da die Kohlegabe eine spätere klinische gastroskopische Intervention erschweren oder unmöglich machen kann

Weitere Antidota

Antidot	Indikation	Leitsymptome	Dosierung	Hinweise
Acetylcystein	Paracetamolvergiftung	nicht vorhanden	• *initial* 150 mg/kgKG • dann 50 mg/kgKG in 4 h • dann 100 mg/kgKG über 16 h	• Therapie sollte innerhalb Stunden begonnen werden, nicht zwingend präklinisch • ist die aufgenommene Paracetamolmenge nicht feststellbar, sollte eine Klinikeinweisung erfolgen
Biperiden	Intoxikationen mit Psychopharmaka bei extrapyramidaler Symptomatik	• Bewegungsstörungen • ggf. Schlundkrämpfe (durch Neurolepatika induziert)	• initial: 0,04 mg/kg Körpergewicht langsam i.v. • 2–4-mal täglich wiederholbar	• *cave:* nicht bei komatöser Vergiftung
Kalzium	Flusssäureverätzung		• Verätzungen der Extremitäten: sofortige Injektion von 1–2 g Kalziumglukonat 10 % intraarteriell • in der Klinik: intraarterielle Perfusion der betroffenen Gliedmaßen mit Kalciumglukonat 20 % (10 ml und 40 ml NaCl 0,9 %) über 4 h bis zum Sistieren der Schmerzen • Verletzungen am Kopf/Rumpf: lokale Infiltration und Auflegen von Kalziumglukonatkompressen	
Flumazenil	Benzodiazepinvergiftung	• akute Bewusstseinsstörung • seltener: akute Atemstörung	• 0,3 bis 0,6 mg i.v. (Erwachsene) • bei Bedarf wiederholbar bis Gesamtdosis von ca. 1 mg (Titration nach Klinik)	• Sicherung der Atemwege durch Seitenlage oder Esmarch-Handgriff • *cave:* Entzugssymptomatik; Krämpfe bei Mischintoxikation mit trizyklischen Antidepressiva

Tab. 38.1 Fortsetzung.

Antidot	Indikation	Leitsymptome	Dosierung	Hinweise
Ethanol i.v. Konzentrat	leichte Vergiftungen mit Methanol und anderen niedermolekularen Glykolen	• Kopfschmerz • Übelkeit • zunehmende Lichtscheu	• initial: 5–7,5 ml/kg KG der 10 %igen Lösung i.v. • Erhaltungsdosis: 1–1,5 ml/kgKG/h der 10 %igen Lösung i.v. • Ethanolkonzentration im Blut soll zwischen 0,5 ‰ und 1,0 ‰ liegen	
Physostigmin	Vergiftung mit Atropin und anderen Anticholinergika, Belladonna, Pantherina, Antihistaminika, trizyklische Antidepressiva		• 1–2 mg Physostigminsalicylat (Erwachsene) langsam i.v. unter fortlaufender Herzrhythmuskontrolle • ggf. mehrfach wiederholen oder Dauerinfusion mit 2 mg/h i.v.	• *cave:* Bradykardie (EKG-Monitoring)! • Atropin hebt Physostigminwirkung sofort auf
Polyethylenglykol	organische Lösungsmittelrückstände auf der Haut		kontaminierte Hautareale damit einreiben, anschließend mit Wasser und Seife abwaschen	
Notfallmedikamente, die als Antidota eingesetzt werden können				
Diazepam	Chloroquinvergiftung			selten vorkommend; Chloroquinvergiftung führt zu Herzrhythmusstörungen, daher schon präklinisch Gabe von Diazepam
Vollelektrolytlösungen	Verätzungen des Auges			ausgiebig mit Wasser spülen, auch Vollelektrolytlösungen können verwendet werden

Asservierung

Die Sicherstellung des Giftstoffs ermöglicht es in vielen Fällen erst, die genaue Art des Giftes, die Giftmenge und -konzentration festzustellen. Der Notarzt muss daher unbedingt Blut, Erbrochenes, Mageninhalt, Speise- oder Tablettenreste u.Ä. suchen und dem Kliniker aushändigen. Vor Antidotgabe hat nach Möglichkeit immer eine Asservation von Blut- und Urinproben zu erfolgen. Bei der Asservation von Blut ist stets sowohl ein Nativ- als auch ein EDTA-Röhrchen abzunehmen. Die Probe ist mit dem Namen des Patienten, Datum und Uhrzeit zu versehen. Die lebenserhaltende Therapie darf durch die Asservierung nicht beeinträchtigt werden.

38.4.4 Transport

Ein intoxikierter Patient muss grundsätzlich ins nächste geeignete Krankenhaus gebracht werden. Der Notarzt kann über seine Leitstelle Kontakt mit dem zuständigen Giftnotruf aufnehmen und sich von dort mit speziellen Informationen versorgen lassen.

Nach diesen allgemeinen Ausführungen werden im Folgenden einige ausgewählte, häufige Vergiftungen im Detail beschrieben. Im Abschnitt „Therapie" wird nur auf die bei der jeweiligen Intoxikation bestehenden Besonderheiten hingewiesen.

38.5 Spezielle Vergiftungen

38.5.1 Kohlenmonoxid

Definition

Eine inhalatorische Aufnahme von Kohlenmonoxid führt bereits bei einer Konzentration von 0,01 % in der Atemluft zu Vergiftungserscheinungen. CO hat eine 300fach höhere Affinität zu Hämoglobin als Sauerstoff und verdrängt diesen aus seiner Bindung. Dadurch kommt es zur Gewebehypoxie, die v. a. an Herz und Gehirn frühzeitig irreversible Schäden verursachen kann.

▶ **Klinik.** Die Symptomatik hängt vom CO-Gehalt des Blutes ab. Bei einer Hämoglobinkohlenmonoxidkonzentration (HbCO) zwischen 10 % und 20 % kommt es zu starken Kopfschmerzen, verminderter körperlicher Belastbarkeit, Tachykardie, Übelkeit und Erbrechen. Liegt die HbCO-Konzentration zwischen 20 % und 40 % treten zusätzlich zentralnervöse Symptome (Schwindel, Verlust der Urteilsfähigkeit) und die typische rosige Hautfarbe auf. Werte zwischen 40 % und 60 % führen zu Verwirrtheit, Ataxie und Kollaps, bei über 60 % HbCO-Konzentration kommt es zu (Streck-)Krämpfen, Koma und Tod des Patienten. Auch bei primär überlebten CO-Intoxikationen kann es trotz anfänglicher Besserung im Verlauf erneut zu neuropsychiatrischen Störungen kommen. 10–15 % des CO sind extravaskulär, gebunden an Myoglobin, Zytochrome und NADP. Die Halbwertzeit ist hier größer als die des HbCO. In der Folge kann es zu einem Myocardial Stunning kommen. Der extravaskuläre Anteil des CO wird nicht beeinflusst durch O_2 oder hyperbare Oxygenierung.

▶ **Therapie.** Eigenschutz und Entfernen des Patienten aus der CO-haltigen Atmosphäre sind die ersten Maßnahmen. Hoch dosierte Sauerstoffgabe, zunächst 15 l/min über Maske, falls nötig Intubation und kontrollierte Beatmung mit 100 % Sauerstoff, ggf. mit PEEP, folgen unmittelbar. Bei bewusstlosen Patienten ist die hyperbare Oxygenierung in einer Druckkammer anzustreben (Kontakt über Leitstelle) (Weaver et al. 2002 [16], Thom et al. 2006 [15]). Dadurch wird zum einen die normale Halbwertszeit des CO-Hb von 4 h deutlich verkürzt, zum anderen die Gewebehypoxie minimiert und Folgeschäden vermieden (Bunc et al. 2006 [2]).

38.5.2 Reizgase

Definition

Reizgase sind alle Gase, Dämpfe, Staub, Rauch und Nebel, deren Inhalation zu einer Schädigung des Organismus führt.

▶ **Klinik.** Im Vordergrund steht die Atemnot, ausgelöst durch eine direkte Schädigung des Respirationstrakts, Methämoglobinbildung, Carboxyhämoglobinbildung oder systemische Toxizität. In der weiteren Folge kann es, sofort (Reizgase vom Soforttyp, hydrophil) oder nach einer Stunden dauernden Latenzzeit (Reizgase vom Latenztyp, lipophil), zur Ausbildung eines toxischen Lungenödems kommen. Dyspnoe, Orthopnoe, Zyanose, Distanzrasseln, Husten- und Würgereiz weisen darauf hin.

▶ **Therapie.** Neben der Sicherstellung einer ausreichenden Oxygenierung des Patienten (hoch dosierte Sauerstoffgabe, ggf. Intubation) ist die Gabe entzündungshemmender Medikamente indiziert. Die Gabe von Kortikosteroiden wird kontrovers diskutiert, kontrollierte Studien fehlen. Jedoch haben Glukokortikoide neben ihrer rezeptorvermittelten antientzündlichen Wirkung auch einen direkten membranstabilisierenden Effekt. Die entzündungsbedingte Sekretion sowohl im Gewebe als auch in den Alveolen wird dadurch vermindert. In manchen Fällen kann durch inhalative Steroide ein Lungenödem verhindert werden. Ein individueller ärztlicher Behandlungsversuch ist daher unter besonderen Umständen gerechtfertigt, die Unterlassung jedoch keinesfalls als Fehler zu werten. (Kaiser u. Kley 1997 [6], Xie et al. 1999 [19], Leach 1998 [9], Lechleuthner u. Steffens 1999 [10], Buschmann 2003). Nach dem Zulassungsstopp von Dexamethason aufgrund dessen FCKW-haltigen Treibgases steht heute Beclametason Dosieraerosol (Ventolair, Junik) zur Verfügung und sollte in 5-minütigen Abständen repetetiv appliziert werden. Bronchodilatatorische Maßnahmen wie kurz wirksame β_2-Mimetika (Fenoterol) inhalativ ergänzen die Therapie.

38.5.3 Zyanide

Definition

Zyanide sind Verbindungen, die CN⁻ freisetzen. Dazu gehören Blausäure (HCN), Kaliumzyanid (Zyankalium, KCN), Chlorzyan (ClCN) und Bromzyan (BrCN).

▶ **Ursachen.** Zyanide werden regelhaft bei Bränden durch die Verbrennung von Kunststoffen freigesetzt und sind in Rauchgasen mit enthalten. Bei einer Rauchgasinhalation kann es daher neben einem toxischen Lungenödem zusätzlich zu den Symptomen einer Zyanidvergiftung kommen. Weitere Ursachen sind die hoch dosierte Gabe von Natriumnitroprussid oder das Essen von Bittermandeln oder mehr als 30 (zerkaute) Aprikosenkerne.

▶ **Pathophysiologie.** CN⁻ bindet mit hoher Affinität an Zytochrome der mitochondrialen Atmungskette und hemmt die Zellatmung (inneres Ersticken). Aufgrund der anaeroben Glykolyse kommt es zur Laktatazidose.

▶ **Klinik.** Eine Zyanidvergiftung führt innerhalb weniger Minuten zu Symptomen. Bei leichten Intoxikationen kommt es zu Kopfschmerzen, Dyspnoe, Übelkeit, Erbrechen, Tachykardie und thorakalem Engegefühl, bei schweren Vergiftungen zur Bewusstlosigkeit, Lungenödem, Herzkreislaufversagen und Tod.

▶ **Therapie.** Nach Sicherung der Vitalfunktionen und Beatmung mit einem FiO_2 von 1,0 (hyperbare Oxygenierung erwägen) erfolgt Azidoseausgleich. Die Antidottherapie muss umgehend, auch präklinisch, eingeleitet werden. Zur Verfügung stehen einerseits Methämoglobinbildner wie 4-DMAP oder Amylnitrit (MetHb hat eine höhere Affinität zu CN⁻ als 2-wertiges Eisen), andererseits Natriumthiosulfat, das mit CN⁻ Thiozyanat bildet. Zur Therapie inhalativer CN⁻-Vergiftungen steht Hydroxycobolamin (Cyanokit) zur Verfügung, das mit CN⁻ zu Vitamin B_{12} re-

38.5.4 Methämoglobinbildner

Definition

Methämoglobinbildner sind Stoffe, die im Hämoglobin zu einer Oxidation des 2-wertigen zu 3-wertigem Eisen führen. Chlorate, Anilin, Nitrate, Nitrite, Nitrobenzol, Nitroglyzerin und Dapsone gehören in diese Gruppe. Bei Chloratintoxikationen kommt es zur Hämolyse und direkten Nierenschädigung, Hyperkaliämie und Rhythmusstörungen. Der Tod durch Hypoxie tritt innerhalb von Stunden ein. Die anderen Substanzen bewirken zwar keine Zerstörung der Erythrozyten, durch die Methämoglobinbildung kommt es aber zur Gewebehypoxie.

▶ **Klinik.** 2 Stunden nach Chloratingestion entstehen gastrointestinale Symptome wie Übelkeit, Erbrechen, Durchfälle oder Bauchschmerzen. Die Methämoglobinämie führt zur Blaufärbung des Patienten, die Hypoxie zur Tachykardie, zu Tachypnoe und zum Koma. Im Harn ausgeschiedenes Methämoglobin färbt diesen rot. Die klinische Symptomatik bei anderen Methämoglobinbildnern wird durch die Höhe des Methämoglobinspiegels bestimmt. Bei Konzentrationen bis 50% kommt es zu Kopfschmerzen, Tachykardie und Atemnot, bei 50–70% zu zunehmender Bewusstseinstrübung, Bradykardie, zerebralen Krampfanfällen, Hypoventilation und Azidose. Konzentrationen über 70% führen rasch zum Tod.

▶ **Therapie.** Eine Antidottherapie bei Chloratintoxikation ist kontraindiziert, da Toluidinblau nicht wirksam ist und selbst zur Hämolyse führen kann. Symptomatische Maßnahmen, Erhaltung der Vitalfunktionen, Intubation und Beatmung sind die einzig präklinisch möglichen Maßnahmen. Bei allen anderen Intoxikationen mit Methämoglobinbildnern kann Toluidinblau (2–4 mg/kgKG, maximal 4–8 mg/kgKG, i.v.) gegeben werden. Toluidinblau (alternativ: Methylenblau) reduziert 3-wertiges zu 2-wertigem Eisen. Höhere Dosierungen führen zur Hämolyse.

38.5.5 Organophosphate (Alkylphosphate)

Definition

Organophosphate sind irreversible Azetylcholinesterasehemmer. Der Anstieg der Azetylcholinkonzentration bewirkt eine Dauererregung des sympathischen, parasympathischen und motorischen Nervensystems mit Übergang in Lähmung. Parathion (E 605), Oxydemetonmethyl (Metasystox) und Dimethoat (Roxion) sind die wichtigsten Vertreter dieser Substanzklasse. In der Regel erfolgt die Giftaufnahme in suizidaler Absicht. Die Resorption kann transdermal, peroral oder inhalativ erfolgen.

▶ **Klinik.** Symptome können, je nach Menge und Art des Giftes, nach Minuten oder Stunden auftreten. Muskarinartige, nikotinartige und zentralnervöse Störungen werden unterschieden. Miosis, Bradykardie bis zur Asystolie oder Kammerflimmern, Bronchorrhö, Hypersalivation, Diaphorese, Durchfall und Erbrechen (muskarinartige Symptome), Muskelfaszikulationen, Myoklonien und Lähmung (nikotinartige Symptome) sowie Verwirrtheitszustände, delirante Symptomatik, Agitiertheit und letztlich Bewusstlosigkeit (zentralnervöse Störungen) können auftreten. Leitsymptome sind Diaphorese, Miosis, Hypersalivation, zerebrale Krampfanfälle und Lungenödem.

▶ **Therapie.** Unter Beachtung des Eigenschutzes (Kontaktgift!) werden initial 2–5 mg Atropin i.v. gegeben. Die maximale Dosierung richtet sich nach der klinischen Symptomatik (Pupillenweite und Herzfrequenz als „biologische" Richtparameter) und kann im Einzelfall bis zu 50 mg betragen. Obidoxim (Toxogonin) reaktiviert die Cholinesterase. Diese Wirkung setzt jedoch erst nach einer gewissen Latenzzeit ein. Intubation und Beatmung werden meist notwendig werden.

38.5.6 Carbamate

Definition

Carbamate sind in Fungiziden, Herbiziden und Insektiziden enthalten. Die wichtigsten Vertreter dieser Substanzgruppe sind Aldicarb (Temik), Propoxur (Unden) und Methomyl (Lannate). Carbamate sind Azetylcholinesterasehemmer mit kurzer Wirkdauer.

▶ **Klinik.** Die Symptomatik entspricht im Wesentlichen der Klinik bei Vergiftungen mit Organophosphaten.

▶ **Therapie.** Atropingabe 1–10 mg i.v. (nach Wirkung titriert) stellt die einzige „speziell toxikologische" Maßnahme dar. Die Applikation von Toxogonin ist möglicherweise sogar schädlich. Besteht eine (seltene) respiratorische Insuffizienz, muss der Patient intubiert und beatmet werden.

38.5.7 Organische Lösungsmittel

Definition

Organische Lösungsmittel sind flüssige Chemikalien, die Fette, Öle und Kunststoffmonomere in Lösung halten können.

Gruppen organischer Lösungsmittel:
- Alkohole,
- Ketone,
- Glykole,
- Benzine,
- aromatische Kohlenwasserstoffe,
- halogenierte Kohlenwasserstoffe.

▶ **Klinik.** Die unterschiedlichen Abbauwege der einzelnen Lösungsmittel und daraus entstehende Stoffwechselprodukte können eine Vielzahl unterschiedlicher Vergiftungen verursachen. Zentralnervöse Erscheinungen wie Krampfanfälle und narkotische Wirkungen stehen im Vordergrund. Herzrhythmusstörungen, Dyspnoe, Zyanose und Husten kommen vor. Methanol (Ameisensäure) führt zu einer ausgeprägten metabolischen Azidose und Erblindung, Ethylenglykol (Glykolsäure und Oxalsäure) zu Azidose und Nierenversagen, Tetrachlorkohlenstoff zu Leberversagen. Aspiration organischer Lösungsmittel verursacht eine schwere Pneumonie bis hin zum ARDS.

▶ **Therapie.** Provoziertes Erbrechen, Magenspülung, sogar die Gabe von Carbo medicinalis sind präklinisch strikt kontraindiziert. Eine spezielle Therapie gibt es nicht.

38.5.8 Schaumbildner

Definition

Alle Spülmittel und Haushaltsreiniger enthalten waschaktive Tenside. Tenside werden gastrointestinal nicht resorbiert, führen aber zur Schaumbildung. Entstehen große Schaummengen, besteht die Gefahr der Aspiration und der zunehmenden respiratorischen Insuffizienz. Bleichmittel und Geschirrspülmaschinenreiniger enthalten zusätzlich ätzende Bestandteile.

▶ **Klinik.** Gastrointestinale Reizerscheinungen wie Übelkeit, Erbrechen und Durchfall sind die führenden Symptome. Schluckbeschwerden, Schmerzen und Rötung der Mundschleimhaut können bei Ingestion von Bleichmitteln und Geschirrspülmaschinenreinigern darüber hinaus auftreten.

▶ **Therapie.** Die Verdünnung ätzender Substanzen durch orale Gabe von Tee oder Wasser sowie die Applikation des Entschäumers Dimeticon (Sab Simplex) 10 ml p.o. stehen an erster Stelle. Provoziertes Erbrechen und Magenspülung sind nicht indiziert.

38.5.9 Tabak

Definition

Tabak enthält u.a. Nikotin. Die Ingestion größerer Mengen Nikotin führt zu Vergiftungserscheinungen. Es kommt zunächst zur Erregung, später zur Blockade der nikotinartigen Rezeptoren im Nervensystem.

▶ **Klinik.** Übelkeit, Erbrechen und Bauchschmerzen sind die ersten Symptome. Die zentralen Wirkungen äußern sich initial in Kopfschmerzen und Unruhe, bei schweren Vergiftungen in Krämpfen und Koma. Muskelfaszikulationen, Schwitzen und Dyskrinie kommen vor.

▶ **Therapie.** Erbrechen (Sirup Ipecacuanha) muss nur bei Aufnahme von mehr als 1 Zigarette oder 2 Kippen ausgelöst werden. Auf ausreichende Flüssigkeitsgabe ist zu achten.

38.5.10 Giftpflanzen, Pilze

Definition

Vergiftungen mit Pflanzen kommen hauptsächlich bei Kindern vor. Schwere Intoxikationen sind selten. Pilzvergiftungen (in der BRD etwa 40–60 tödlich verlaufende pro Jahr) treten meist bei mehreren Personen gleichzeitig auf.

▶ **Klinik.** Die durch Giftpflanzen verursachten Symptome können nach atropinähnlichen, herzaktiven, nikotinartigen und gastrointestinalen Wirkungen unterschieden werden.

Pilzvergiftungen können ein anticholinerges Syndrom (z.B. Fliegenpilz) oder ein Muskarinsyndrom (Risspilze) verursachen. Das klinische Bild kann, je nach aufgenommener Giftart, breit variieren. Die Erscheinungen der Knollenblätterpilzvergiftung treten nach einer Latenz von bis zu 24 h auf und führen nach einer Phase mit gastrointestinalen Symptomen zu Leberversagen und Tod im Leberkoma nach etwa 6 Tagen.

▶ **Therapie.** Gegen die atropinartige Wirkung kann Physostigmin (Anticholium), bei Vergiftung mit digitalisglykosidhaltigen Pflanzen Digitalisantidot eingesetzt werden. Bei Vergiftungen mit Risspilzen wird Atropin zur Therapie des Muskarinsyndroms gegeben. Eine darüber hinausgehende spezielle präklinische Therapie existiert nicht.

38.5.11 Gifttiere

Von den vielen möglichen Intoxikationen durch Kontakt mit giftigen Tieren soll hier nur auf die Ciguatera- und Scombrotoxinvergiftung eingegangen werden.

Ciguatera

Definition

Vergiftung durch den Genuss ciguaterahaltiger Speisefische.

▶ **Ursache.** Ciguatera ist die wohl wichtigste Fischvergiftung und wird durch den Konsum normalerweise ungiftiger Fische verursacht, die durch das Fressen bestimmter Dinoflagellaten (Gambierdiscus toxicus) das Gift aufnehmen und damit selbst giftig werden. Das Auftreten ist sporadisch, streng lokal und lässt sich nicht vorhersagen. Die wirtschaftlichen Konsequenzen sind enorm. Ciguatera ist enorm toxisch (LD_{50} 0,45 µg) und verursacht bei Landwirbeltieren massive Vergiftungserscheinungen (Stewart et al. 2010[14], Kumar-Roine et al. 2011[7]).

▶ **Klinik.** Die ersten Symptome können Minuten, aber auch mit einer Latenz von bis zu 30 h nach einer Fischmahlzeit auftreten. Charakteristisch sind neben gastrointestinalen Beschwerden neurologische Symptome. Die Vergiftung beginnt mit Übelkeit, Erbrechen, wässrigen Durchfällen, schmerzhaften Tenesmen, gefolgt oder begleitet von Prickeln und Brennen im Mundbereich, Taubheitsgefühl, metallischem Geschmack und – pathognomonisch – Kälteempfindlichkeit. Juckreiz an Handinnenflächen und Fußsohlen, Muskel- und Gelenkschmerzen, Herzrhythmusstörungen, verschwommenes Sehen, Schwindel, Tremor, Ataxien, Reflexminderung, tonischklonische Krämpfe, Bewusstseinsstörungen bis hin zur Bewusstlosigkeit treten auf. Die akuten Symptome klingen in der Regel nach 8–10 h ab, die neurologischen Störungen können über Wochen und Monate anhalten (Lange et al. 1992[8], Stewart et al. 2010[14]).

▶ **Therapie.** Eine spezifische Therapie ist nicht bekannt.

Scombrotoxin

Definition

Die Scombrotoxinfischvergiftung ist nach Ciguatera die zweithäufigste Fischvergiftung und wird durch den Verzehr nicht mehr ganz frischer Fische hervorgerufen. Bestimmte Bakterienstämme bilden hierbei Histamin, das durch die enzymatische Decarboxylierung aus L-Histidin entsteht. Im Prinzip handelt es sich also um Fäulnisprodukte (Hungerford 2010[5]).

▶ **Klinik.** Die Klinik entspricht der einer klassischen Histaminvergiftung. Typisch ist die schon Minuten nach der Fischmahlzeit einsetzende Hautrötung, Juckreiz, Schweißausbruch, Brennen im Mundbereich sowie Übelkeit, Erbrechen, Magenschmerzen und Durchfall (Morrow et al. 1991[13], Hungerford 2010[5]).

▶ **Therapie.** Antihistaminika (H_1-Rezeptor-Antagonisten) aber auch H_2-Rezeptor-Antagonisten wie Cimetidin (Tagamet) führen üblicherweise rasch zu einer Besserung der Symptomatik.

38.5.12 Medikamente

Die folgenden Vergiftungen durch Medikamente stellen nur eine Auswahl der häufigsten und gefährlichsten Intoxikationen dar, da es im Rahmen dieser Übersicht nicht möglich ist, auch nur einen annähernd vollständigen Überblick zu geben.

Benzodiazepine

Definition

Benzodiazepine gehören zu den Schlaf- und Beruhigungsmitteln und zählen zu den am häufigsten verordneten Medikamenten überhaupt. Benzodiazepine wirken sedierend, anxiolytisch, muskelrelaxierend, antikonvulsiv und atemdepressiv. Benzodiazepine binden an den GABA-Rezeptor und verstärken die schlafinduzierende Wirkung von Gammaaminobuttersäure.

▶ **Klinik.** Zentralnervöse Symptome stehen im Vordergrund. Es kommt zu Ataxie, Bewusstseinstrübung und Koma. Bei oraler Aufnahme bleiben Atmung und Schutzreflexe sowie Kreislauffunktion in der Regel erhalten.

▶ **Therapie.** Flumazenil (Anexate), ein spezieller Benzodiazepinantagonist, hat eine so kurze Halbwertzeit, dass seine Anwendung höchstens unter „diagnostischen Gesichtspunkten" sinnvoll erscheint. Die symptomatische Therapie (wie Sicherung von Atmung und Kreislauf) ist präklinisch völlig ausreichend.

Barbiturate

Definition

Barbiturate sind Hydroxyderivate der Pyrimidine mit sedierender, hypnotischer und antikonvulsiver Wirkung. Barbitursäurederivate wirken wie Benzodiazepine über eine Erregung des inhibitorischen GABA-Rezeptors. Aufgrund ihrer sehr viel stärkeren Wirkung kommt es häufiger zur Atemdepression.

▶ **Klinik.** Die Symptomatik ähnelt den bei einer Benzodiazepinintoxikation auftretenden Erscheinungen. Die Schutzreflexe erlöschen frühzeitig, es besteht eine Atem- und Kreislaufinsuffizienz, häufig hat der Patient aspiriert.

▶ **Therapie.** Flumazenil ist unwirksam. Präklinisch sind Intubation und Beatmung sowie kreislaufstabilisierende Maßnahmen indiziert.

Antidepressiva

Definition

Tri- und tetrazyklische Antidepressiva werden in der Therapie depressiver Patienten eingesetzt. Antidepressiva wirken auf das alpha- und betaadrenerge sowie das serotonerge System im zentralen Nervensystem.

▶ **Klinik.** Das klinische Bild ist mit einer Atropinvergiftung vergleichbar. Man unterscheidet anticholinerge, zentralnervöse, kardiovaskuläre und pulmonale Symptome. Die Patienten klagen über trockenen Mund, Blasenentleerungsstörungen und Obstipation. Die Pupillen sind erweitert. Initial besteht eine delirante Symptomatik, die Patienten sind agitiert. Später trüben sie zunehmend ein, werden bewusstseinsgetrübt und bewusstlos. Zerebrale Krampfanfälle mit Aspiration und konsekutiver Pneumonie können auftreten. Bei leichteren Vergiftungen besteht eine Tachykardie, bei schweren kommt es zu einer Verbreiterung des QRS-Komplexes und Verlängerung der QT-Zeit. AV-Blockierungen, eine Torsade-de-pointes-Tachykardie oder Kammerflimmern können ausgelöst werden.

▶ **Therapie.** Kohlegabe, ggf. Intubation, Beatmung und Kreislaufstabilisierung stehen an erster Stelle. Falls der QRS-Komplex über 0,11 ms verbreitert ist, wird Natriumbikarbonat als Antidot gegeben. Physostigmin (initial 2 bis maximal 4 mg i.v.) lindert die anticholinerge Symptomatik und wirkt hier ebenfalls antiarrhythmisch.

Betablocker

Definition

Betablocker hemmen die Betarezeptoren in Lunge und Herz. Beta-1-selektive Betablocker hemmen überwiegend die kardialen Beta-1-Rezeptoren, nicht kardioselektive sowohl die pulmonalen Beta-2- als auch die Beta-1-Rezeptoren. Die Vergiftungserscheinungen beginnen etwa 30 min nach Einnahme. Betablocker werden zur Therapie der arteriellen Hypertonie, der Herzinsuffizienz, der koronaren Herzerkrankung und tachykarder Rhythmusstörungen eingesetzt. Betablocker wirken negativ inotrop, chronotrop, bathmotrop und dromotrop.

▶ **Klinik.** Eine Intoxikation mit Betablockern verursacht einen Blutdruckabfall, es kommt zu bradykarden Rhythmusstörungen (Sinusbradykardie, AV-Blockierungen) und akutem linksventrikulärem Versagen mit Lungenödem und kardiogenem Schock. Substanzen mit intrinsischer sympathomimetischer Aktivität können auch zu Hypertonie und tachykarden Rhythmusstörungen führen, nicht kardioselektive zu Bronchospasmus. Gastrointestinale Symptome wie Übelkeit und Erbrechen sind häufig.

▶ **Therapie.** Bei leichten Vergiftungserscheinungen wie mäßiger Bradykardie und Hypotonie ist die Gabe von Orciprenalin (Alupent) i.v., nach Wirkung titriert, ausreichend. Schwer intoxikierte Patienten werden intubiert und beatmet und beta-1-mimetisch wirkende Katecholamine in hoher Dosierung (bis zur 10fachen Normaldosis) appliziert. Glukagon umgeht den Betarezeptor und wirkt direkt am Myokard. Atropin kann in einer Dosierung von 0,5–2 mg intravenös bei ausgeprägter Bradykardie zusätzlich gegeben werden. Versagt auch dies, muss bereits präklinisch eine externe Schrittmacherstimulation erfolgen. Die Volumengabe ist sehr restriktiv zu handhaben (primäres Pumpversagen).

Digitalis

Definition

Die therapeutische Breite von Herzglykosiden ist gering. Chronische Überdosierungen kommen häufig, akzidentelle oder suizidale akute Vergiftungen nur selten vor. Digitalis blockiert die Natrium-Kalium-ATPase. Intrazellulärer Kaliumverlust und Anstieg des intrazellulären Natriums und Kalziums sind die Folge.

▶ **Klinik.** Gastrointestinale Symptome wie Übelkeit und Erbrechen fallen zuerst auf. Es kommt zu Farbsehen (typisch: gelb), Verwirrtheitszuständen und zerebralen Krämpfen. Bradykardie und AV-Blockierungen, aber auch tachykarde Rhythmusstörungen bis hin zur ventrikulären Tachykardie oder Kammerflimmern, treten auf.

▶ **Therapie.** Eine spezielle präklinische Therapie existiert nicht, da Digitalisantidot kühl gelagert werden muss und im Notarztwagen nicht vorrätig gehalten wird.

Kalziumantagonisten

Definition

Kalziumantagonisten werden in der Therapie der arteriellen Hypertonie und supraventrikulärer tachykarder Rhythmusstörungen eingesetzt. Sie sind bei Überdosierung extrem kardiotoxisch. Intoxikationen kommen fast nur in suizidaler Absicht vor. Kalziumkanalblocker hemmen den Einstrom von Kalzium in Phase 2 des kardialen Aktionspotenzials und behindern dadurch die Kontraktion des Myokards.

▶ **Klinik.** Symptome treten etwa 30–60 min nach Einnahme einer 5–10fachen Normaldosis auf. Verwirrtheit, Bewusstseinstrübung, Koma, zerebrale Krampfanfälle, Blutdruckabfall, tachykarde (initial bei Nifedipinintoxikation) oder bradykarde Rhythmusstörungen bis zur Asystolie, AV-Blockierungen, Verbreiterung des QRS-Komplexes, QT-Zeit-Verlängerungen, akute linksventrikuläre Insuffizienzzeichen und Zeichen der koronaren Ischämie bis zum Myokardinfarkt können beobachtet werden.

▶ **Therapie.** Schwere Vergiftungen verlaufen in der Regel letal. Klasse-I-Antiarrhythmika sind kontraindiziert, Lidocain ist ineffektiv. Die hoch dosierte Gabe von Carbo medicinalis (1 g/kgKG) verhindert die weitere Resorption. Kalzium intravenös und beta-1-mimetische Katecholamine stabilisieren den Blutdruck. Glukagon ist, wie bei Betablockerintoxikation, unter Umständen bei bradykarden Rhythmusstörungen wirksam.

Paracetamol

Definition

Paracetamol führt in einer Dosis von > 140 mg/kgKG zu einer Sättigung der Sulfat- und Glukuronidstoffwechselwege. Paracetamol wird dann vermehrt zu Mercaptursäure und N-Acetylparabenzoquinolin metabolisiert. Irreversible Leberschäden entstehen bei nicht vorgeschädigter Leber etwa ab einer Gesamtdosis von 15 g beim Erwachsenen, 7 g bei Kindern. Die Messung des Blutspiegels ab der 4. (bis zur 24.) Stunde nach Aufnahme ist zur Abschätzung der Prognose entscheidend.

▶ **Klinik.** Im Initialstadium (etwa bis zu 24 h nach Giftaufnahme) kommt es lediglich zu gastrointestinalen Symptomen wie Übelkeit, Erbrechen und Magenschmerzen. In den nächsten 24 h steigen die Transaminasen an. In der dritten, sog. „hepatischen" Phase kommt es zum Leberausfall mit Ikterus, kolikartigen Schmerzzuständen, allgemeiner Blutungsneigung und Koma.

▶ **Therapie.** Das Antidot, N-Acetylcystein (Fluimucil), ist im Notarztwagen nicht verfügbar, wird aber in der Klinik in einer Dosierung von 150 mg/kgKG initial, dann 50 mg/kgKG über 4 h und 100 mg/kgKG i.v. über 16 h (Gesamtdosis 300 mg/kgKG) gegeben. Präklinisch stehen ausschließlich symptomatische Maßnahmen zur Verfügung, ggf. kann die Gabe von Carbo medicinalis, 1 g/kgKG, erfolgen.

38.6 Giftnotrufzentralen

▶ Tab. 38.2 führt die Giftnotrufzentralen auf.

Kernaussagen

Ursachen
Intoxikation ist die schädliche Einwirkung einer chemischen, pflanzlichen, tierischen oder sonstigen Substanz auf den Organismus.

Die Giftaufnahme kann inhalativ, intravenös, über den Verdauungstrakt oder über die Haut und die Schleimhäute erfolgen. Schwere und Verlauf der Vergiftung ist abhängig von Giftart, -menge, -kombination, -interaktion, Applikationsweg, Kontaminationsdauer und individueller Konstitution des Vergifteten.

Klinik
Jeder unklaren Bewusstseinsstörung, jeder unklaren Situation und Lage kann eine Vergiftung zugrunde liegen. Es gibt kaum ein Symptom, das nicht auch durch eine Vergiftung verursacht werden kann.

Charakteristische Symptomenkomplexe weisen auf bestimmte Intoxikationen hin.

Diagnostik
Anamnese und genaue Beobachtung der Umgebung sind häufig wegweisend.

Klinik, körperliche Untersuchung und komplettes Monitoring vervollständigen die präklinische Diagnostik.

Kommerzielle Schnelltests auf häufige Gifte sind erhältlich, wegen der meist fehlenden therapeutischen Konsequenz im Rettungsdienst aber in der Regel nicht vorrätig.

Allgemeine Therapiegrundsätze

Die Erstbehandlung folgt der sog. Fünferregel: Stabilisierung der Vitalfunktionen, Detoxikation, Antidottherapie, Asservierung, Transport.

Die Stabilisierung der Vitalfunktionen hat Vorrang, auf Eigenschutz ist zu achten.

Giftnotrufzentralen
Eine spezielle Vergiftungstherapie wird präklinisch nur selten notwendig und möglich sein. Der Kontakt mit einem Vergiftungsnotruf kann wertvolle Hinweise geben.

Literatur

Referenzen

[1] **AAC / EAPCCT.** Position Paper: Whole bowel irrigation J Toxicol Clin Toxicol 2004; 42: 843–854
[2] **Bunc** M, Luzar B, Finderle Z et al. Immediate oxygen therapy prevents brain cell injury in carbon monoxide poisoned rats without loss of consciousness. Toxicology 2006; 225(2–3): 138–141
[3] **Buschmann** H. Reizgasintoxikation: Schnelle Erstbehandlung mit inhalativem Beclometason. Notfallmedizin 2003; 29: 367–368
[4] **Chyka** PA, Seger D, Krenzelok EP et al. American Academy of Clinical Toxicology. European Association of Poison Centers and Clinical Toxicologists: Position Paper: single-dose activated charcoal. Clin Toxicol (Phila) 2005; 43: 61
[5] **Hungerford** JM. Scombroid poisoning: a review. Toxicon 2010; 56(2): 231–243
[6] **Kaiser** H, Kley H. Cortisontherapie. Corticoide in Klinik und Praxis. Stuttgart: Thieme; 1997
[7] **Kumar-Roiné** S, Taiana Darius H, Matsui M et al. A review of traditional remedies of ciguatera fish poisoning in the pacific. Phytother Res 2011, DOI: 10.1002/ptr.3396 [Epub ahead of print]

38.6 Giftnotrufzentralen

Tab. 38.2 Giftnotrufzentralen im deutschsprachigen Raum.

PLZ, Ort	Telefon	Telefax	Adresse
	Vorwahl + 19 240		bundeseinheitlicher Giftnotruf
D-13353 Berlin	030/45 053 555	030/450 553 915	**Giftberatung Virchow-Klinikum** Charité, Campus Virchow-Klinikum Medizinische Klinik mit Schwerpunkt Nephrologie und internistische Intensivmedizin Augustenburger Platz 1
D-13437 Berlin	030/19 240	030/30 686 721	**Berliner Betrieb für Zentrale Gesundheitliche Aufgaben** **Beratungsstelle für Vergiftungserscheinungen** Karl-Bonhoeffer-Nervenklinik, Haus Diagnostikum Oranienburger Straße 285
D-37075 Göttingen	0551/19 240 0551/383 180	0551/38 31 881	**Giftinformationszentrum-Nord der Länder Bremen, Hamburg, Niedersachsen und Schleswig-Holstein** Georg-August-Universität Zentrum Pharmakologie und Toxikologie Robert-Koch-Straße 40
D-53113 Bonn	0228/19 240	0228/28 73 314	Informationszentrale für Vergiftungen der Universitätskinderklinik, Adenauerallee 119
D-66424 Homburg	06841/19 240	06841/16 28 438	Informations- u. Behandlungszentrum für Vergiftungen, Gebäude 9, Universitätsklinik für Kinder- und Jugendmedizin, 66421 Homburg / Saar
D-55131 Mainz	06131/19 24 0 oder 0700-GIFTINFO	06131/232 468	**Klinische Toxikologie und Beratungsstelle bei Vergiftungen der Länder Rheinland-Pfalz und Hessen** Universitätsklinikum, Langenbeckstraße 1
D-81675 München	089/19 240	089/4140-2467	Giftnotruf München der Toxikologischen Abt. der II. Med. Klinik der TU, Ismaninger Str. 22
D-90419 Nürnberg	0911/398-2451	0911/398-2192	Giftinformationszentrale der Medizinischen Klinik 2, Klinikum Nürnberg Nord, Professor-Ernst-Nathan-Str. 1
D-99089 Erfurt	0361/730 730	0361/73 07 317	Gemeinsames Giftinformationszentrum der Länder Mecklenburg-Vorpommern, Sachsen, Sachsen-Anhalt und Thüringen c/o Helios-Klinikum Erfurt Nordhäuser Straße 74
D-79106 Freiburg	0761/19 240	0761/27 04 457	**Vergiftungs-Informations-Zentrale** Universitäts-Kinderklinik Freiburg Mathildenstraße 1
A-1090 Wien	+43 (0)1/406 4343		Vergiftungsinformationszentrale, Allgemeines Krankenhaus, Währinger Gürtel 18-20
CH-Zürich	+41 (0)1/251 5151, innerhalb der Schweiz Tel.: 145		Schweizerisches Toxikologisches Informationszentrum

[8] **Lange** WR, Snyder FR, Fudala PJ. Travel and ciguatera fish poisoning. Arch Intern Med 1992; 152: 2049
[9] **Leach** CL. Improves delivery of inhaled steroids to the large and small airways. Respir Med 1998; 92
[10] **Lechleuthner** A, Steffens W. Cortison bei Reizgasinhalation. Wissenschaftliche Arbeiten des Instituts für Notfallmedizin der Berufsfeuerwehr Köln; 1999
[11] **von Mach** MA, Weilemann LS. Aktuelle Diagnostik von Intoxikationen. Dtsch Med Wschr 2003a; 128: 1121–1123
[12] **von Mach** MA, Weilemann LS. Aktuelle Therapie von Intoxikationen. Dtsch Med Wschr 2003b; 128: 1779–1781
[13] **Morrow** JD, Margolies GR, Rowland J, Roberts LJ. Evidence that histamine is the causative toxine of scromboid-fisch poisoning. New Engl J Med 1991; 324: 716
[14] **Stewart** I, Lewis RJ, Eaglesham GK et al. Emerging tropical diseases in Australia. Part 2. Ciguatera fish poisoning. Ann Trop Med Parasitol 2010; 104(7): 557–571
[15] **Thom** SR, Bhopale VM, Fisher D. Hyperbaric oxygen reduces delayed immune-mediated neuropathology in experimental carbon monoxide toxicity. Toxicol Appl Pharmacol 2006; 213(2): 152–159
[16] **Weaver** L et al. Hyperbaric Oxygen for acute CO Poisoning. NEJM 2002; 347: 1057–1067
[17] **Weilemann** LS. Primäre und sekundäre Giftelimination. Internist 2000; 41: 1071–1076
[18] **Weilemann** LS. Sekundäre Giftentfernung – extrakorporale Verfahren. In: von Mühlendahl KE, Oberdisse U, Bunjes R, Brocksted M, Hrsg. Vergiftungen im Kindesalter. Stuttgart: Thieme; 2003
[19] **Xie** L et al. Analysis of the treatment of 82 patients with inhalation injury. Zhonghua Zheng Xing Shao Shang Wai Ke Za Zhi 1999; 15: 414–416
[20] **Zilker** Th. Intoxikationen. In: Hündorf HP, Rupp P, Hrsg. Lehrbuch Präklinische Notfallmedizin. Edewecht: Stumpf & Kossendey; 2005

Weiterführende Literatur
[21] **Möllmann** H et al. Differential therapeutic aspects of the treatment of toxic gas poisoning with glucocorticoids. Intensivmed 1989; 26: 2–15
[22] **Vogel** F. Inhalierbare Corticoide als Prophylaxe zur Therapie inhalierbarer Noxen. Notfallmedizin 1985; 11: 1447–1456

39 Verbrennungen und Hitzeschäden

R. Klose

39.1 Grundlagen

39.1.1 Epidemiologie

In Deutschland müssen nach Schätzungen jährlich 10000–15000 thermisch Verletzte stationär behandelt werden; davon ca. 10% intensivmedizinisch in Spezialeinrichtungen. Notarzteinsätze wegen einer Brandverletzung bilden mit ca. 1% die Ausnahme.

Ziele und Organisation der Behandlung

Behandlungsziel ist nicht nur die Lebenserhaltung, sondern auch die Wiederherstellung einer möglichst hohen Lebensqualität mit Integration in das Berufs- und Privatleben. Eine Voraussetzung dafür ist die korrekte Wahl des Behandlungsortes. Weitgehend konform mit internationalen Standards sind für die Behandlung und Rehabilitation Brandverletzter Empfehlungen zur Qualitätssicherung erarbeitet und Behandlungskategorien (▶ Tab. 39.1) definiert worden (http://www.verbrennungsmedizin.de).

> **Praxistipp**
>
> Bereits am Unfallort, zumindest aber in der erstbehandelnden Klinik muss eine korrekte Einschätzung des thermischen Schadens und die Diagnose möglicher Begleitverletzungen erfolgen. Danach ist der definitive Behandlungsort zu wählen. Bei 5–10% der schweren Verbrennungen ist mit Begleitverletzungen im Sinne eines „thermomechanischen Kombinationstraumas" zu rechnen.

Jeder Schwerbrandverletzte muss wie ein Polytraumapatient in der nächsten geeigneten Klinik versorgt werden. Geeignet ist jedes Krankenhaus der Regelversorgung mit chirurgischer und anästhesiologischer Fachabteilung. Unüberlegte und übereilte wie auch verzögerte Transporte von der Unfallstelle in eine Spezialeinrichtung bringen keinen Gewinn und sind medizinisch nicht erforderlich. Risikoreiche Hubschrauberflüge bei Nacht und schlechtem Wetter zu entfernten Zentren sind nicht zu rechtfertigen; sie gefährden das Leben von Patient und Helfern.

Wahl des Transportziels zur klinischen Erstversorgung

▶ **Nächstgelegene Klinik.** Diese ist immer zu wählen, wenn:
- die Transportzeit in ein Zentrum > 45 min beträgt,
- kein sicherer Atemweg vorhanden ist (Intubationsprobleme),

Tab. 39.1 Klassifizierung und Behandlungskategorien der Verbrennungen. VKOF: verbrannte Körperoberfläche.

Leichte Verbrennung	Mittelschwere Verbrennung	Schwere Verbrennung
keine Verbrennung an Gesicht, Hand, Fuß, Genitale	keine Verbrennung an Gesicht, Hand, Fuß, Genitale	jede Verbrennung (II° und III°) an Gesicht, Hand, Fuß, Genitale
Verbrennungen I°		
< 5% VKOF II° < 1% VKOF III°	< 20% VKOF II° < 10% VKOF III°	> 20% VKOF II° > 10% VKOF III°
		Verbrennung durch Starkstrom Verbrennung + Inhalationstrauma + schwere mechanische Zusatzverletzung + schwere Allgemeinerkrankung + extreme Altersgruppe
ambulante Behandlung in der Regel ausreichend	Behandlung in spezieller Einrichtung ist wünschenswert plastisch-chirurgische Behandlung, evtl. Intensivtherapie	Behandlung in Spezialabteilung für Brandverletzte ist erforderlich

- andere Verletzungen im Vordergrund stehen oder nicht sicher auszuschließen sind,
- Kreislaufinstabilität besteht,
- widrige Transportbedingungen vorliegen.

Nach regelrechter Erstversorgung muss die Weiterverlegung in eine Spezialeinrichtung koordiniert und zügig erfolgen.

▶ **Brandverletztenzentrum (BVZ).** Dieses kann als primäres Transportziel gewählt werden, wenn:
- die Transportzeit 30 bis maximal 45 min beträgt,
- die Atemwege gesichert sind,
- ein zuverlässiger intravenöser Zugang vorhanden ist,
- Kreislaufstabilität besteht.

▶ **Zentrale Vermittlung von „Brand-Betten".** Überregional ist bei der Berufsfeuerwehr der Hansestadt Hamburg die „Zentrale Anlaufstelle (ZA) für die Vermittlung von Betten für Schwerbrandverletzte" angesiedelt. http://www.hamburg.de/feuerwehr/108006/brandbettenvermittlung-feuerwehr-hamburg.html
- ZA: Telefon (040) 4 28 51 / 39 98 oder 39 99
- Fax (040) 4 28 51 / 42 69
- E-Mail: leitstelle@feuerwehr.hamburg.de

39.2 Verbrennungen

39.2.1 Pathophysiologie

Allgemeine Pathogenese

Die Verbrennungswunde ist Folge einer Denaturierung von Zellproteinen und einer lokal gestörten Perfusion. Sie ist durch 3 konzentrische, schüsselförmige Zonen gekennzeichnet. Im Zentrum mit der intensivsten Hitzeeinwirkung findet sich die *Zone der Koagulationsnekrose* mit irreversiblem Zellschaden. Sie ist umgeben von einer *Zone der Ischämie*. Das Gewebe ist geschädigt, aber durchaus überlebensfähig bei Vermeidung einer Zunahme des lokalen Perfusionsdefizits durch:
- Austrocknung der Wunde,
- Hypovolämie,
- extremer Ödembildung mit Verlängerung der Sauerstofftransitstrecke,
- Druck,
- Infektion u. a.

Die äußere *Zone der Hyperämie* (Erythem) ist durch weit gestellte, paralytische Gefäße gekennzeichnet. Das Gewebe ist vital und antwortet auf den Verbrennungsreiz mit einer typischen Entzündungsreaktion.

Schweregrad

> **Merke**
>
> Der Schweregrad einer Verbrennung ergibt sich aus der Tiefe der Schädigung (Verbrennungsgrad) sowie dem Ausmaß der verbrannten Körperoberfläche, angegeben in Prozent der gesamten Körperoberfläche.

Die *Tiefe der thermischen Schädigung* ist abhängig von der Höhe und der Einwirkdauer der Temperatur sowie der Hautbeschaffenheit. Bereits bei Temperaturen von 45 °C und einer Einwirkdauer von 1 h sind Zellmembranschäden zu beobachten. 60–80 °C heißes Boilerwasser kann auch bei kurzer Einwirkzeit (Sekunden) zu schweren Verbrühungen führen. Explosionen (bis zu 2000 °C) oder ein Lichtbogen (bis 5000 °C) benötigen nur Sekundenbruchteile zu schwersten Zerstörungen.

> **Merke**
>
> Traditionell werden 4 *Verbrennungsgrade* unterschieden (▶ Abb. 39.1).

Verbrennungen I. Grades

Sie sind auf die Epidermis beschränkt. Eine schmerzhafte Rötung durch Vasodilatation steht im Vordergrund (Sonnenbrand). Innerhalb von 8 Tagen tritt evtl. unter Schuppung (Zelltod im Stratum granulosum) eine narbenlose Abheilung ein. Gelegentlich kommen in der Akutphase orthostatische Kreislaufstörungen und unangenehmer Juckreiz bis hin zu brennenden Schmerzen vor.

> **Merke**
>
> Erstgradige Verbrennungen werden bei der Berechnung des Ausmaßes *nicht* berücksichtigt!

Verbrennungen II. Grades

Sie werden in ein oberflächliches (IIA) und tiefes (IIB) Stadium unterteilt.

▶ **II-A-Verbrennung.** Bei der II-A-Verbrennung sind die gesamte Epidermis und das obere Drittel der Dermis (Corium) zerstört; die Basalschicht ist teilweise erhalten. Die gesteigerte Permeabilität im geschädigten subpapillären Gefäßplexus führt zu exzessivem Abstrom von Plasma an der dermal-epidermalen Verbindungslinie und hebt die hitzegeschädigte Epidermis an. Diese typischen Blasen nehmen wegen ihres hyperonkotischen Inhalts (Zell- und Proteinbruchstücke) an Größe zu. Gelegentlich tritt die Blasenbildung verzögert erst nach 12–24 h auf, sodass initial das Bild einer erstgradigen Verbrennung im-

Verbrennungen und Hitzeschäden

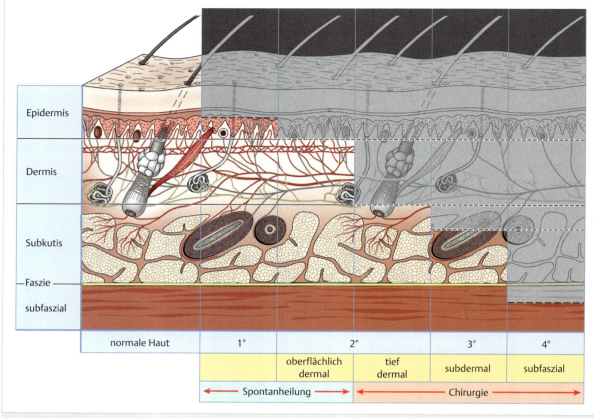

Abb. 39.1 Verbrennungsgrade.

poniert. Blasen verhindern zwar die Austrocknung der Wunde, dennoch ist der insensible Wasserverlust um das 10–20-Fache gegenüber der normalen Haut gesteigert. Die Plasmaverluste sind erheblich. Nervenendigungen in den erhaltenen Anteilen der Dermis verursachen heftigste Schmerzen. Bei richtiger Behandlung und Ausbleiben von Infektionen heilt die II-A-Verbrennung ausgehend von den noch erhaltenen Haarwurzeln und Drüsenfollikeln spontan innerhalb von 10–14 Tagen mit nur geringer Narbenbildung ab. Der Verlust von Melanozyten kann zu vorübergehenden oder permanenten Pigmentverschiebungen führen.

▶ **II-B-Verbrennung.** Bei der II-B-Verbrennung ist der Großteil der Dermis zerstört. Nur wenige epidermale Zellen der Hautanhangsgebilde sind in der Tiefe verblieben, sodass eine Reepithelisierung der Wunde, falls überhaupt, nur langsam und unter Umständen über Monate erfolgen kann. Infolge exzessiver Kollageneinlagerung geht sie mit ausgeprägter Narbenbildungen einher. Eine Blasenbildung ist wegen des kräftigen darüberliegenden Schorfes nicht zu beobachten. Auch ein Plasmaverlust über die Haut fehlt wegen der schlechten Perfusion. Ausnahmen finden sich bei der dünnen Haut des Kindes und des Greises. Die Wundoberfläche ist rot mit weißen Arealen bei tieferen Nekrosen. Die Zerstörung der Basalzellschicht öffnet der Keiminvasion den Weg. II-B-Verbrennungen können leicht in drittgradige Verbrennungen übergehen und sind wie diese operativ zu versorgen. Am Unfallort ist eine Unterscheidung von tief zweit- bzw. drittgradig kaum möglich.

Verbrennungen III. Grades

Sie sind durch die völlige Zerstörung von Epidermis und Dermis gekennzeichnet. Die Nekrose kann tief bis in das subkutane Fettgewebe auf die Faszie reichen. Charakteristisch sind trockene Hautfetzen auf weiß demarkiertem, schwarz verkohltem oder gelblich wachsartigem Untergrund. Die Gefäße sind koaguliert und thrombosiert und schimmern durch den wachsartigen Verbrennungsschorf (▶ Abb. 39.2). Dieser ist prall und hart; bei zirkulären Verbrennungen kann er zu bedrohlichen Einschnürungen an Extremitäten, Hals, Thorax und Abdomen führen. Haare und Nägel fallen aus. Über den „trockenen" Schorf ist der insensible Wasserverlust um ein Vielfaches gesteigert.

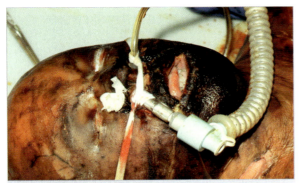

Abb. 39.2 Drittgradige Verbrennung des Gesichts. Der Verbrennungsschorf (Schwarte) verhindert eine Reklination der Halswirbelsäule und eine Mundöffnung zur Intubation.

> **Merke**
>
> Kennzeichnend für drittgradige Verbrennungen ist die fehlende Schmerzempfindung an der Wundoberfläche. Eine Heilung ist nur vom Rand und Wundgrund über Granulationsgewebe mit schwerster Narben- und Kontrakturbildung möglich.

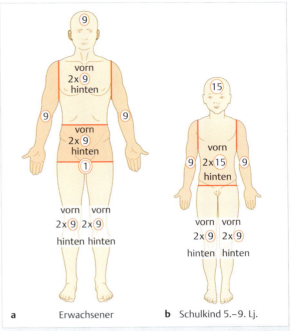

Abb. 39.3 „Neuner-Regel" nach Wallace zur Abschätzung des Verbrennungsausmaßes.

Verbrennung IV. Grades

Als Verbrennung IV. Grades (Verkohlung) werden Zerstörungen bezeichnet, die tiefe Strukturen wie Muskeln, Sehnen und Knochen betreffen. Sie sind vorwiegend durch hochgespannten Strom verursacht. Zur Behandlung sind ausgiebige Débridements bzw. Amputationen erforderlich.

Verbrennungsausmaß

Das Ausmaß der Verbrennung lässt sich orientierend mithilfe der „Neuner-Regel" nach Wallace (▶ Abb. 39.3) abschätzen.

Als Hilfe kann dienen, dass beim *Normalgewichtigen* (!) die Handfläche mit leicht gespreizten Fingern etwa 1 % der Körperoberfläche entspricht.

Zur genaueren Bestimmung, insbesondere bei Kindern, hat sich das *Lund-Browder-Schema* (▶ Abb. 39.4) etabliert.

39.2.2 Verbrennungskrankheit (SIRS)

Die durch die Verbrennung lokal wie systemisch freigesetzten vielfältigen Mediatoren unterschiedlicher Herkunft (Arachidonsäuremetaboliten, Thromboxane TXA_2, TXB_2, Prostaglandine PGE_2, PGI_2, Serotonin, Histamin, Peroxydasen, Sauerstoffradikale, TNF, Interleukine, Leukotriene, Katecholamine, Angiotensin, Vasopressin u.a. zirkulierende Faktoren) sind nicht nur für das Verbrennungsödem verantwortlich, sie führen als proinflammatorische Mediatoren und als Trigger einer ausgeprägten Immunsuppression zu umfassenden kardiozirkulatorischen, renalen, pulmonalen, endokrin-metabolischen und weiteren Reaktionen des Gesamtorganismus. Diese Veränderungen werden unter dem Terminus „Verbrennungskrankheit" zusammengefasst und erfüllen die Definition des „Systemic Inflammatory Response Syndrom" (SIRS).

Verbrennungsödem

Am Beginn des Verbrennungsödems steht die thermische Zerstörung des Gewebes mit Abstrom von Plasma aus dem Intravasalraum (Kramer et al. 2007 [16]). Bei entsprechender Flüssigkeitssubstitution kann das Ödem groteske Formen annehmen und Gewichtszunahmen von 10–15 % sind nicht ungewöhnlich. Zeitlicher Verlauf und Stärke des Ödems sind abhängig von Qualität und Quantität der Durchblutung des geschädigten Gewebes und der Flüssigkeitssubstitution. Die Wasseransammlung im Interstitium ist offenkundig, doch führt der Zusammenbruch der Na-K-Pumpe zum Verschwinden erheblicher Na-Mengen in die Zellen und somit auch zum Zellödem.

> **Merke**
>
> Tierexperimentelle Studien (Schaf) zur Produktion und Zusammensetzung der Lymphe belegen, dass die Ödementstehung in thermisch geschädigtem und thermisch nicht geschädigtem Gewebe unterschiedlichen Pathomechanismen folgt (Demling 2005 [8]).

Abb. 39.4 Berechnung des Verbrennungsausmaßes nach dem Lund-Browder-Schema.

Anlage zum D-Arzt-Bericht Nr. ....

Stempel des Durchgangsarztes — **Ergänzungsbericht bei schweren Verbrennungen**

Zuname: .... Vorname: .... Alter: .... J.

Verbrennung	1 Jahr	1–4	5–9	10–14	15	2°	3°
Kopf	19	17	13	11	9		
Hals	2	2	2	2	2		
Rumpf (vorn)	13	13	13	13	13		
Rumpf (hinten)	13	13	13	13	13		
r. Gesäßhälfte	2$\frac{1}{2}$	2$\frac{1}{2}$	2$\frac{1}{2}$	2$\frac{1}{2}$	2$\frac{1}{2}$		
l. Gesäßhälfte	2$\frac{1}{2}$	2$\frac{1}{2}$	2$\frac{1}{2}$	2$\frac{1}{2}$	2$\frac{1}{2}$		
Genitalien	1	1	1	1	1		
r. Oberarm	4	4	4	4	4		
l. Oberarm	4	4	4	4	4		
r. Unterarm	3	3	3	3	3		
l. Unterarm	3	3	3	3	3		
r. Hand	2$\frac{1}{2}$	2$\frac{1}{2}$	2$\frac{1}{2}$	2$\frac{1}{2}$	2$\frac{1}{2}$		
l. Hand	2$\frac{1}{2}$	2$\frac{1}{2}$	2$\frac{1}{2}$	2$\frac{1}{2}$	2$\frac{1}{2}$		
r. Oberschenkel	5$\frac{1}{2}$	6$\frac{1}{2}$	8	8$\frac{1}{2}$	9		
l. Oberschenkel	5$\frac{1}{2}$	6$\frac{1}{2}$	8	8$\frac{1}{2}$	9		
r. Unterschenkel	5	5	5$\frac{1}{2}$	6	6$\frac{1}{2}$		
l. Unterschenkel	5	5	5$\frac{1}{2}$	6	6$\frac{1}{2}$		
r. Fuß	3$\frac{1}{2}$	3$\frac{1}{2}$	3$\frac{1}{2}$	3$\frac{1}{2}$	3$\frac{1}{2}$		
l. Fuß	3$\frac{1}{2}$	3$\frac{1}{2}$	3$\frac{1}{2}$	3$\frac{1}{2}$	3$\frac{1}{2}$		
Summe:							
Gesamtverbrennung:							

▶ **Direkt thermisch geschädigtes Gewebe.** Im direkt geschädigten Gewebe kommt es unmittelbar nach dem Trauma zum Ausstrom von Plasmaproteinen als Zeichen einer extrem gesteigerten Kapillarpermeabilität (Reduktion des osmotischen Reflexionskoeffizienten σ). Hinzu tritt eine venöse Ausstrombehinderung durch Vasokonstriktion bzw. Stase des Blutstroms mit deutlichem Anstieg des hydrostatischen Kapillar- bzw. transkapillären Filtrationsdrucks. Die Entstehung des Verbrennungsödems ist komplex und alle Faktoren der Starling-Landis-Gleichung sind beteiligt. Der Plasmaabstrom ist in den ersten 6–8 h nach der Verbrennung am stärksten und nimmt in den folgenden 8–24 h ab. Das Ödem erreicht sein Maximum etwa 12–24 h nach Unfallereignis, bleibt 48–72 h – gerechnet vom Unfallzeitpunkt – bestehen, um dann langsam während der sog. Rückresorptionsphase zu verschwinden.

▶ **Thermisch nicht geschädigtes Gewebe.** Erwachsene mit Verbrennungen von mehr als 30–40 % VKOF entwickeln auch im nicht thermisch geschädigten Gewebe ein Ödem. Dieses Ödem ist eiweißarm und setzt in der

Regel erst verzögert und nach entsprechender Flüssigkeitszufuhr ein. Ein kapilläres Leck für Proteine konnte nicht nachgewiesen werden, die Kapillarmembran behält die Fähigkeit zur Proteinretenion. Ödemursache ist die Absenkung des kolloidosmotischen Druckes durch den Plasmaverlust in die Verbrennungswunde und in erheblichem Maße auch Folge einer Verdünnung durch ausschließlich kristalloiden Volumenersatz. Eine Beeinflussung des Ödems im verbrannten Gewebe ist kaum möglich, im nicht verbrannten jedoch durch geeignete Wahl von Menge und Art des Flüssigkeitsersatzes.

Hämodynamik. Das HZV ist durch Hypovolämie, eingeschränkte Kontraktilität und gesteigerten peripheren Gefäßwiderstand durch Katecholamine vermindert. Bei ca. 10 % der Brandverletzten besteht eine hypertone Kreislaufreaktion. Selbst beim Schwerstverbrannten (über 80 % VKOF) können hohe Katecholaminspiegel den Blutdruck zunächst im Normbereich halten und damit eine Kreislaufstabilität vortäuschen. Ist ein Schwerbrandverletzter unmittelbar nach dem Unfall hypotensiv, dann muss nach anderen Ursachen (Blutung, Herzversagen) gesucht werden.

Merke

Mit der Entwicklung eines hypovolämischen Schocks muss gerechnet werden:
- bei mehr als 15 % VKOF beim Erwachsenen,
- bei mehr als 10 % VKOF beim Schulkind und
- bei mehr als 5 % VKOF beim Kleinkind.

39.2.3 Präklinische Versorgung

Rettung und allgemeine Maßnahmen

Bei Brandunfällen muss der Verunfallte häufig zunächst durch komplizierte und gefährliche Rettungsmaßnahmen aus dem Gefahrenbereich gerettet werden, wodurch sich die notfallmedizinische Versorgung verzögern kann. Die Menschenrettung bleibt den mit schwerem Atemschutz ausgerüsteten Einsatzkräften der Feuerwehr vorbehalten. Eine Selbstgefährdung der Helfer muss unbedingt vermieden werden.

▶ Vorrangige Maßnahmen. Die präklinische Notfallversorgung hat nach den Prinzipien des Advanced Trauma Life Support (ATLS) zu erfolgen (Trupkovic u. Giessler 2008 [26]). Für den Brandverletzten sind darüber hinaus nach der Rettung folgende allgemeine Maßnahmen erforderlich:
- Der Verbrennungsprozess muss unverzüglich gestoppt werden: Brennende oder schwelende Kleidung ist mit Wasser abzulöschen oder mit geeigneten Decken zu ersticken. Heiße Kleidung ist möglichst rasch zu entfernen.
- Mit der Haut verbackenes Material wird umschnitten und in situ belassen.
- Ringe, Uhren, Schmuck sind zu entfernen, da sie Hitze zurückhalten und einen tourniquetähnlichen Effekt bewirken.

▶ Chemische Verbrennungen. Bei chemischen Verbrennungen bzw. Einwirkung von Gefahrstoffen ist zu berücksichtigen:
- Sofortige Entfernung getränkter Kleidungsstücke und Asservierung in sicheren Behältnissen (ggf. zur Identifizierung der chemischen Substanz).
- Dekontamination mit reichlich Wasser. Die Spülung muss ggf. über Stunden fortgeführt werden, da insbesondere alkalische Substanzen eine anhaltende Schädigung bewirken können.
- Die gezielte Neutralisation von Säuren oder Laugen ist in der Regel kontraindiziert, da sie durch Hitzeentwicklung zu weiterer Gewebezerstörung führt.
- Zum Selbstschutz soll der Helfer Handschuhe, Schutzbrille, Atemmaske und Kittel tragen.

Grundsätze der Erstversorgung

Am Unfallort stehen die Sicherung der Vitalfunktionen und die Identifizierung von Begleitverletzungen im Vordergrund.

Merke

Schwere thermomechanische Kombinationstraumata (5–10 %) werden vom Notarzt angesichts der Verbrennung nicht selten übersehen.

Hinweise auf begleitende mechanische Verletzungen können sich aus der Rekonstruktion des Unfallhergangs (Sprung, Sturz, Explosion, Fahrzeugkollision) ergeben. Eine initiale Hypotension weckt den Verdacht auf Begleitverletzungen.

Einblutungen in die großen Körperhöhlen, Schädelhirntraumata und Verletzungen der Wirbelsäule haben gegenüber der Verbrennung eindeutige Versorgungspriorität.

Die exakte Beurteilung des Ausmaßes der Verbrennung erfordert eine Inspektion der *gesamten* Körperoberfläche. Dazu ist der Brandverletzte komplett zu entkleiden und zu säubern, was an der Unfallstelle kaum möglich ist.

Merke

Eklatante Fehleinschätzungen von Verbrennungstiefe und VKOF sind am Unfallort keine Seltenheit. Sie sind Ursache folgenschwerer Fehlentscheidungen im Hinblick auf Behandlung und Transportziel. Vom Unerfahrenen wird die Tiefe der Verbrennung meist unterbewertet, das Ausmaß dagegen überbewertet.

Verbrennungen und Hitzeschäden

Kaltwasserbehandlung

Die Kaltwasserbehandlung der Brandwunde darf nicht mit dem kurzen Ablöschen brennender und schwelender Kleidung verwechselt werden. Zur angeblichen Vermeidung eines sog. „Nachbrennens" mit weiterem „Abtiefen" der Verbrennung ist sie allenfalls geeignet, wenn die Kühlung *sofort* innerhalb der ersten 2 min nach dem Unfall begonnen wird (Demling et al. 1979[7]). Unbestritten ist die gute analgetische Wirkung der Kühlung, der nachlassende Schmerz gilt als Kriterium für deren Beendigung.

Praxistipp

Schwerste Unterkühlungen von Brandverletzten zwingen dazu, vor der unkritischen Anwendung der Kaltwasserbehandlung eindringlich zu warnen.

Bei zerstörter Haut tritt eine Unterkühlung außerordentlich rasch ein; dies gilt insbesondere für den narkotisierten, unter Umständen relaxierten Verletzten ohne Möglichkeit zur Gegenregulation. Andererseits wird beim wachen Patienten der Sauerstoffverbrauch durch kompensatorisches Kältezittern extrem gesteigert. Die Hypothermie ist Ursache bedrohlicher, therapieresistenter Herzrhythmus- und Gerinnungsstörungen. Eine operative Notfallversorgung ist dann nur mit deutlich erhöhtem Risiko möglich. Insgesamt verschlechtert sich die Prognose für den Brandverletzten.

▶ **Hinweise zur Anwendung.** Bei der Kaltwasserbehandlung ist zu beachten (DFV 2005a[10]):
- Sie ist als Sofortmaßnahme der Selbst- und Laienhilfe zu sehen.
- Die Kühlung soll mit kaltem Leitungswasser (10–20 °C) bei einer VKOF von nicht mehr als 5–10 % und nicht länger als 10 min erfolgen.
- Beim Eintreffen des Rettungsdiensts nach mehreren Minuten ist eine Kühlung in der Regel nicht mehr sinnvoll.
- Besondere Zurückhaltung ist bei Säuglingen und Kleinkindern geboten.
- Sie ist kontraindiziert beim thermomechanischem Kombinationstrauma.
- Notärztliche Maßnahmen dürfen nicht verzögert werden.
- Auf eine ausreichende Wärmeerhaltung ist zu achten: Bedecken des Verunfallten, Aufheizen von Rettungsfahrzeug und Notfallraum.

Indikationen zur Intubation

Allein aus dem Ausmaß der Verbrennung ist die Indikation zur Intubation nur schwer abzuleiten.

▶ **Absolute Indikation.** Bereits am Unfallort sind Intubation und Beatmung erforderlich bei:
- anhaltender Bewusstseinstrübung (GCS < 8)
- schwerer Ateminsuffizienz, Sauerstoffsättigung < 90 % trotz Sauerstoffgabe,
- zirkulären bzw. großflächigen Rumpfverbrennungen III° mit reduzierter Thorax-Compliance,
- klinischen Zeichen eines *schweren* Inhalationstraumas (inspiratorischer Stridor, Bronchospasmus),
- *schwerem* thermomechanischem Kombinationstrauma.

▶ **Relative Indikation.** Eine relative Indikation zur Intubation und Beatmung ist gegeben bei:
- großflächigen Verbrennungen (VKOF > 40 %),
- Verbrennungen III° perioral oder nuchal (▶ Abb. 39.3),
- Verdacht auf ein Inhalationstrauma,
- hämodynamischer Instabilität,
- Atemwegssicherung während des Transports.

▶ **Weiterführende Hinweise zur Intubation.** Die orotracheale Intubation soll mit einem Tubus erfolgen, der später die problemlose Einführung eines flexiblen Fiberbronchoskops erlaubt. Sind Schwierigkeiten zu erwarten, so müssen entsprechende Vorkehrungen bis hin zur Notkoniotomie getroffen sein. Das zunehmende Gesichtsödem verlangt eine zuverlässige Sicherung des Tubus; häufige und sorgfältige Lagekontrollen sind unerlässlich.

Praxistipp

In der Frühphase der Verbrennung während der ersten 24 h kann Succinylcholin zur Blitzeinleitung benutzt werden.

Für die Beatmung gelten die gleichen Kriterien wie für jeden anderen Schwerunfallverletzten. Im Hinblick auf eine mögliche CO-Intoxikation soll bis zum Vorliegen einer Blutgasanalyse (CO- und Met-Hb!) mit 100 % Sauerstoff und einem PEEP von 5 cm H_2O beatmet werden.

Behandlung kardiozirkulatorischer Störungen

Merke

Die initialen hämodynamischen Veränderungen bei der schweren Verbrennung entsprechen einem protrahierten traumatisch-hypovolämischen Schock; somit kommt dem Volumenersatz eine Schlüsselstellung zu.

▶ **Flüssigkeitssubstitution.** Eine unverzügliche, innerhalb der ersten 30 min einsetzende Flüssigkeitssubstitution ist für die Prognose von Bedeutung. Ziel ist *nicht* ein normales oder gar supranormales, sondern ein für die Organperfusion ausreichendes Plasmavolumen. Solange ein Kapillarleck vorliegt, wird das intravasale Volumen trotz reichlicher Flüssigkeitszufuhr erniedrigt bleiben, anderenfalls wird das Problem der Hypovolämie durch ein übermäßiges generalisiertes Ödem mit seinen Komplikationen (Kompartmentsyndrome, ARDS, MODS) ersetzt.

▶ **Venenzugänge.** Am Unfallort ist 1 großlumiger Venenzugang (G 18, G 16) ausreichend, mehrere Zugänge verleiten zur nicht erforderlichen „aggressiven" Flüssigkeitszufuhr (Ausnahme: schwere Begleitverletzungen). Der erste Zugang kann für kurze Zeit durch die abgeflammte und daher zunächst sterile Haut gelegt werden, vorausgesetzt, die Venen sind nicht durch Hitze thrombosiert. Auf eine zuverlässige Sicherung ist zu achten. Ein zentraler Venenzugang ist für die Notfallbehandlung nicht erforderlich.

Volumenersatz beim Erwachsenen

▶ **Formeln zur Flüssigkeitssubstitution.** Jede Flüssigkeitssubstitution des Brandverletzten nach Formeln ist anachronistisch. Abgesehen von Katastrophensituationen zeichnet sich ein Abrücken von diesem alten Konzept ab. Letztlich muss sich die Flüssigkeitstherapie an den aktuellen Bedürfnissen des Verunfallten orientieren. Keine der propagierten Strategien hält den Kriterien einer evidenzbasierten Medizin stand. Das starre Festhalten an Formeln mit ausschließlich kristalloidem Ersatz wird zunehmend als Ursache einer erheblichen Überinfusion mit schwerwiegenden Komplikationen erkannt (Saffle 2007 [23], Warden 2007 [29], Pham et al. 2008 [20], Tricklebank 2009 [25], Alvarado et al. 2009 [1], Greenhalgh 2010 [12]).

> **Merke**
>
> Bei den „Verbrennungsformeln" handelt es sich somit lediglich um Orientierungshilfen für die Initialtherapie. Im Hinblick auf die Zusammensetzung und die Menge des primären Flüssigkeitsersatzes besteht kein Konsens.

▶ **Kristalloide Lösungen.** Traditionell werden überwiegend kristalloide Lösungen, vorrangig Ringer-Laktat (Hartmann–Lösung), empfohlen, obgleich die Ödementwicklung nicht nur von der Menge, sondern auch von der Art der Substitutionslösung abhängig ist. Mit der leicht hypotonen RL-Lösung (130 mmol Na/l, 276 mOsmo/l) wird gleichzeitig der insensible Wasserverlust gedeckt. Bei den erforderlichen Volumina ist RL aber unter Umständen keine optimale Ersatzlösung. Die Metabolisierung des Laktats als Anion setzt eine uneingeschränkte Leberfunktion (Schockzustand!) voraus, andernfalls kommt es zur Laktazidose. Dann ist das Serumlaktat als Surrogatparameter für eine Gewebehypoxie nicht mehr verwertbar. Eine Verstoffwechselung ist nur durch Zunahme des O_2-Verbrauchs (3 mmol O_2/mmol Laktat) möglich und es kann sich eine unerwünschte Rebound-Alkalose entwickeln. Alternativlösungen mit Malat oder Acetat als Anion haben einen geringeren O_2-Verbrauch bei Metabolisierung und stören die Lakatatdiagnostik nicht.

▶ **Kolloidale Lösungen.** Da im nicht verbrannten Gewebe das Ödem vornehmlich durch die Absenkung des kolloidosmotischen Druckes als Folge der allgemeinen Hypoproteinämie bedingt ist, haben auch Kolloide (Albumin, Polypeptide, Dextran, Hydroxyethylstärke) ihren Platz in der Volumensubstitution. Neuere Präparationen von Hydroxyethylstärke sind zumindest für die Notfallversorgung unbedenklich. Ein einfacher 1:1-Austausch von RL durch Kolloide ist nicht zulässig!

Beim thermomechanischen Kombinationstrauma sind die verletzungsbedingten Volumenverluste nach Bedarf durch Kolloide, Erythrozyten und Frischplasma zu ersetzen.

▶ **Hypertone Natriumlösungen.** Bei der „klassischen" Anwendung hypertoner Natriumlösungen (180–300 mmol/l) werden kleinere Infusionsvolumina benötigt und das Ödem ist geringer. Jedoch sind Erfahrung und häufige Kontrollen erforderlich, um die Gefahr einer Hypernatriämie (> 160 mmol/l) zu vermeiden. Das vermehrte Auftreten eines Nierenversagens in der viel zitierten Studie von Huang et al. (1995 [14]) hat seine Ursache wohl in der extrem hohen Na-Bolusbelastung mit einer 3 %igen NaCl-Lösung (= 513 mmol/l).

▶ **Small Volume Resuscitation.** Das Konzept der Small Volume Resuscitation zur kurzfristigen Beherrschung einer akuten, schweren hypovolämischen Hypotension hat sich beim Verbrennungsschock wegen des anhaltenden Flüssigkeitsverlusts nicht bewährt. Beim Massenanfall von Brandverletzten finden Zubereitungen einfacher Trinkelektrolytlösungen vermehrt Interesse (Thomas et al. 2003 [24], Alvarado et al. 2009 [1]).

▶ **Berechnung des Flüssigkeitsbedarfs.** Bei der Notfallversorgung orientiert sich der Flüssigkeitsbedarfs für die ersten 24 h an den Formeln:

> **Definition**
>
> Modifizierte Brooke-Formel und Parkland-Formel (Baxter-Formel)
>
> 24-h-Ringer-Laktatmenge = 2–4 ml × kgKG × % VKOF

Die Hälfte der errechneten 24-h-Menge ist in den ersten 8 h nach dem Unfallereignis zu geben, da in dieser Zeit die Extravasation am stärksten ist. Die häufig bereits präklinisch beginnende Überinfusion ist wegen ihrer erhebliche Morbidität und Mortalität unter allen Umständen zu vermeiden. Für die Berechnung der VKOF sind nur zweit- und drittgradige Verbrennungen zu berücksichtigen. Auch die von der Evans-Formel bekannte Modifikation, ein Verbrennungsausmaß über 50–60 % VKOF nicht mehr in der Berechnung zu berücksichtigen, beugt einer Überinfusion vor.

Der Entwicklung zu erheblichem Übergewicht und vergrößerter Körperoberfläche werden die „historischen" Berechnungsformeln nicht mehr gerecht. Es erscheint sinnvoll, sich grundsätzlich am Sollgewicht zu orientieren.

Praxistipp

Für die 1. Stunde nach dem Verbrennungsunfall erhält der Erwachsene 500 ml, das Schulkind (ab 5. Lebensjahr) 250 ml und das Kleinkinder 125 ml einer kristalloiden oder kolloidalen Infusionslösung.

Das Postulat, in der Primärversorgung seien kolloidale Lösungen kontraindiziert, ist nicht mehr aufrechtzuerhalten.

Beim thermomechanischen Kombinationstrauma ist der Volumenbedarf der Begleitverletzungen getrennt zu berücksichtigen.

Volumentherapie bei Kindern

Die Ausdehnung der Verbrennung kann bei Kindern etwa bis zum Vorschulalter mit einer modifizierten Neuner-Regel abgeschätzt werden (▶ Abb. 39.3). In der Klinik ist das Lund-Browder-Schema zu benutzen (▶ Abb. 39.4).

Je jünger das Kind und je kleiner die Verbrennung, desto häufiger und eklatanter wird das Ausmaß überschätzt, was eine initiale Überinfusion zur Folge hat.

Praxistipp

Bei bekanntem Gewicht des Kindes gilt für die Notfalltherapie (24-h-Menge für den 1.Tag):

6 ml Ringer-Laktat (RL) × kgKG × % VKOF. Das entspricht einer Stundenmenge von 0,375 ml pro kgKG × % VKOF in den ersten 8 h

oder

Substitutionsbedarf (pro 24 h): 2–4 ml × kgKG × % VKOF
plus

Erhaltungsbedarf (pro 1 h): 4 ml/kgKG für 1. 10 kgKG, + 2ml/kgKG für 2. 10 kgKG + 1 ml/kgKG > 20 kgKG (RL + 5 % Glukose).

Zielgrößen

Die Zielparameter für die Schocktherapie (Tricklebank 2009[25]) müssen – zumindest für die Notfallsituation – einfach erfassbar, andererseits aber auch hinreichend zuverlässig sein:

- Herzfrequenz < 120/min,
- arterieller Mitteldruck > 70–80 mmHg,
- ZVD 2–7 mmHg,
- Diurese 0,5–1,0 ml/kgKG/h,
- BE 0 ± 1,0 mmol/l,
- Laktat 1,5 ± 0,5 mmol/l (mit Einschränkung),
- zentralvenöse O_2-Sättigung > 70 %,
- Hämatokrit 30–35 %.

Ziel jeder Schocktherapie ist ein ausreichendes Sauerstoffangebot für den Gesamtorganismus zur Sicherung eines aeroben Stoffwechsels. Surrogatparameter sind die gemischtvenöse oder ersatzweise die zentralvenöse O_2-Sättigung (> 70 %), ein normaler Base-Excess und unter Vorbehalt (s. o.) das Fehlen einer Laktazidose.

Blutdruck und Herzfrequenz sind keine guten Indikatoren für den Volumenstatus. Die Herzfrequenz liegt gewöhnlich über 100–120/min. Der arterielle Druck kann anfangs katecholaminbedingt deutlich erhöht sein. Ein erweitertes hämodynamisches Monitoring (PiCCO, PK) gehört routinemäßig nicht zu den Erstmaßnahmen, kann aber im weiteren Behandlungsverlauf notwendig werden.

Merke

Die Diurese ohne pharmakologische Unterstützung gilt als klassischer, zuverlässiger Indikator für eine ausreichende Perfusion. Die Harnproduktion soll beim Erwachsenen 0,5 und beim Kind (< 30 kgKG) 1,0 ml/kgKG/h betragen.

Die Überinfusion mit Kristalloiden – als „fluid creep" bezeichnet (Pruitt 2000[21]) – ist allgegenwärtig (> 50 %) und mit schwerwiegenden Folgen belastet: massive Ödeme in allen Organen, Lungenödem auch ohne IHT mit längerer Intubation und Beatmung, vermehrt ARDS und MODS, Transplantatverluste, Kompartmentsyndrome der Extremitäten, des Rumpfes, der Orbita und des Abdomens. Der Einsatz kolloidaler Lösungen kann derartige Komplikationen reduzieren (Azzopardi et al. 2009[2], Greenhalgh 2010[12], Vlachou et al. 2010[28]).

Die kritische Flüssigkeitsmenge für die Entwicklung einer intraabdominellen Hypertension (IAH) bzw. eines *abdominellen Kompartmentsyndrom* liegt bei ca. 300 ml/kg KG in 24 h (Oda et al. 2006[18]). Neben dem Darm reagiert die Niere sehr früh auf eine IAH, sodass nicht jeder Rückgang der Diurese ungeprüft als unzureichende Flüssigkeitssubstitution fehlinterpretiert werden darf. Eine weitere Flüssigkeitszufuhr würde der IAH und Antidiurese Vorschub leisten.

▶ **Katecholamine.** Die strikte Ablehnung von α-Agonisten in der Schockphase ist nicht mit dem Hinweis auf ein mögliches „Abtiefen", d.h eine ischämiebedingte Zunahme der Verbrennungswunde zu begründen. Im Wundgebiet besteht eine Vasoparalyse und die Wirksamkeit der Katecholamine ist durch die lokale Azidose erheblich eingeschränkt. Nicht jede Hypotension lässt sich mit Flüssigkeit ohne drohende Überwässerung beseitigen und die Verbrennungswunde an sich stellt keine Kontraindikation für Vasopressoren dar. Zur Anhebung des HZV steht Dobutamin zur Verfügung.

Analgesie und Narkose

Die Schmerzintensität ist nicht selten umgekehrt proportional zur Schwere des Traumas. Verunfallte sind trotz ausgedehnter drittgradiger Verbrennungen häufig unmittelbar nach dem Unfall bewusstseinsklar, orientiert und relativ schmerzarm. Die Zerstörung nozizeptiver Strukturen führt zu einer Unempfindlichkeit der Wundoberfläche; in der Tiefe und den Randbezirken bleibt die Sensibilität jedoch erhalten. Großflächige zweitgradige Verbrennungen verursachen stärkste Schmerzen; ein leichter Luftzug wird als äußerst schmerzhaft empfunden.

> **Merke**
> Bei schweren Verbrennungen sind potente, intravenöse Analgetika unerlässlich. Anxiolytika oder Sedativa allein sind unzureichend.

Opioide wie Morphin oder Fentanyl sind indiziert, wobei unter Spontanatmung die mögliche Atemdepression zu beachten ist. Sowohl am Unfallort als auch zur klinischen Primärversorgung des Brandverletzten hat sich (S)-Ketamin (0,25–0,5 mg/kgKG), ggf. in Kombination mit einem Benzodiazepin (Midazolam 0,05–0,1 mg kgKG), über Jahre bewährt.

Zu den Einzelheiten der Narkose wird auf Kap. 13 verwiesen

Versorgung der Brandwunden

Am Unfallort verbietet sich eine Behandlung der Brandwunde. Das Auftragen von Puder, Salben oder anderen Lösungen ist zu unterlassen. Die Wundabdeckung soll mit sterilem, sekretaufnehmendem und nicht verklebendem Verbandmaterial erfolgen. Einschnürende zirkuläre Verbände müssen vermieden werden. Zum Wärmeschutz sind Rettungsdecken aus dünner Aluminiumfolie (Metalline, Aluderm) geeignet. Zum Sekundärtransport Schwerstverbrannter haben sich Ganzkörperverbandssets mit einem Spezialvlies als Wundauflage, Schaumstoffunterlage und Wärmeschutzhülle bewährt.

39.2.4 Grundzüge der klinischen Erstversorgung

Die Erstversorgung läuft vorzugsweise standardisiert nach einem Schockraumprotokoll ab. Bei allen Tätigkeiten ist streng auf Asepsis zu achten. Die Letalität des Brandverletzten wird durch die Infektion bestimmt.

Die übliche Klimatisierung eines Ambulanz- oder Operationsaums eignet sich nicht zur Erstversorgung eines Brandverletzten.

> **Praxistipp**
> Zur Vermeidung einer Hypothermie ist zu beachten:
> - Die Raumtemperatur soll bei mindestens 29 °C und die relative Luftfeuchte bei 50 % liegen. Durch Verwendung von Wärmelampen, Hitzestrahlern und konvektiver Wärme muss versucht werden, dieser Forderung möglichst nahezukommen; Türen sind geschlossen zu halten.
> - Infusionen und Waschlösungen sind anzuwärmen.
> - Bei Kleinkindern ist nach Möglichkeit der Kopf zu bedecken, er entspricht immerhin 18 % der KOF und eine kälteinduzierte Vasokonstriktion der Kopfhaut fehlt.

▶ **Reinigung.** Zur exakten Evaluation des Verbrennungsausmaßes ist die gründliche Ganzkörperreinigung einschließlich der Rasur der Kopf-, Achsel- und Schambehaarung erforderlich. Außerhalb von Spezialeinrichtungen steht nur selten ein Duschbad zur Verfügung, in dem der Verunfallte liegend mit warmem Wasser abgebraust werden kann. Da ein Tauchbad aus infektiologischen Gründen abzulehnen ist, muss eine Abwaschung erfolgen. Zur Reinigung eignen sich angewärmte desinfizierende Waschlösungen (z. B. Octenisept, Prontosan) oder Flüssigseifen. Polyvidonjodlösungen sind unter bakteriologischen Gesichtspunkten geeignet, verursachen jedoch Schmerzen, werden möglicherweise resorbiert und die Hautverfärbung erschwert die Beurteilung der Verbrennungswunde. Teer lässt sich mit Sonnenblumenöl, Butter oder Babypflegeöl entfernen.

▶ **Brandblasen.** Größere Brandblasen (> 1cm) werden eröffnet. Ausgehend von den Follikeln der Hautanhangsgebilde infizieren sie sich und enthalten in der Blasenflüssigkeit hohe Konzentrationen von Entzündungsmediatoren. Hautfetzen werden mit Schere und Pinzette entfernt.

▶ **Abstriche.** Nach Abschluss der Reinigung und sorgfältiger erneuter Beurteilung der Brandwunde werden an definierten Stellen Abstriche zur bakteriologischen Untersuchung vorgenommen.

▶ **Schutz der Wunde.** Schließlich muss die Wunde vor Infektion und Austrocknung geschützt werden. Prinzipiell bietet sich eine „offene" oder „geschlossene" Wundbehandlung an, im Hinblick auf die notwendige Verlegung in ein BVZ ist Letztere zu wählen. Die gesäuberten verbrannten Bezirke werden mit Sibersulfadiazine (Flammazine), Fettgaze, synthetischer Watte und halbelastischen Binden locker verbunden.

> **Merke**
>
> Da die Behandlungskonzepte der Verbrennungszentren nicht standardisiert sind und in kurzen Abständen neue Lokaltherapeutika und Verbandsmaterialien auf den Markt kommen, empfiehlt sich die Rücksprache mit der aufnehmenden Spezialeinrichtung.

Antibiotika werden weder lokal noch systemisch gegeben!

▶ **Escharotomie, Fasziotomie beim Kompartmentsyndrom.** Bei zirkulären Verbrennungen der Extremitäten gehört die regelmäßige *Überprüfung der Durchblutung* (alle 30 min) zu den wesentlichen Maßnahmen während der ersten 48 h, da durch die progrediente Ödembildung ein Kompartmentsyndrom (KS) droht.

Beachten: Beim behandlungsbedürftigen KS sind die Pulse noch tastbar! Bereits beim Verdacht auf ein KS ist eine Escharotomie (Inzision des Verbrennungsschorfs) und/oder eine Fasziotomie vorzunehmen. Bei zirkulären Verbrennungen des Thorax und des Abdomens können gleichfalls Escharotomien notwendig werden (▶ Abb. 39.5), um die Compliance der Thoraxwand und damit die Ventilation zu verbessern (Klose u. Trupkovic 2009 [15], Orgill u. Piccolo 2009 [19]).

▶ **Fotodokumentation.** Eine Fotodokumentation vor und nach der Säuberung ist empfehlenswert.

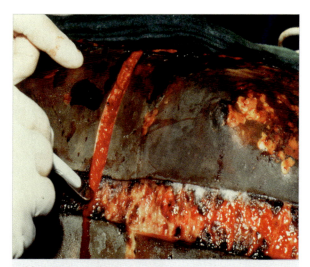

Abb. 39.5 Der Verbrennungsschorf (Schwarte) im Thoraxbereich behindert die Atemexkursionen. Die Escharotomie dient der Verbesserung der Compliance.

Weitere allgemeine Maßnahmen

Diese sind:
- Wiegen zur Ermittlung des Ausgangsgewichts,
- Blasenkatheter zur Diuresekontrolle,
- Magensonde zur frühzeitigen Ernährung oder Entlastung bei bereits bestehender Magenatonie,
- arterielle Kanüle zur Druckmessung und Blutgasanalyse,
- EKG,
- Röntgenaufnahme der Lunge,
- Bronchoskopie zur Diagnose eines Inhalationstraumas,
- laborchemische Untersuchungen einschließlich CO- und Met-Hb, Myoglobin und Laktat, Base-Excess,
- Überprüfung und ggf. Auffrischung des Tetanusimpfschutzes,
- augenärztliches Konsil bei Gesichtsverbrennungen,
- HNO-Konsil bei Explosionen.

39.3 Inhalationstrauma

39.3.1 Pathophysiologie

Begriff und Einteilung

> **Definition**
>
> Der Terminus „Inhalationstrauma" (IHT) charakterisiert ein akutes Ereignis und umfasst ein breites Spektrum respiratorischer Schädigungen mit unterschiedlicher Pathophysiologie und klinischer Manifestation.

Das IHT ist Todesursache bei 80 % der am Unfallort Verstorbenen. Etwa ein Drittel der stationär behandelten Brandverletzten hat zusätzlich ein IHT.

Das Ausmaß des Schadens ist abhängig von der Expositionszeit, der Art des verbrannten Materials, sowie der Konzentration und Löslichkeit der Substanzen. Toxische Gase werden nicht nur von Industriekunststoffen, sondern auch von organischen Bioprodukten (Holz, Papier, Jute, Wolle, Seide) produziert (Hoppe u. Klose 2005 [13], Demling 2008 [9], Rehberg et al. 2009 [22]).

Nach der auslösenden Noxe lassen sich 3 Arten des IHT unterscheiden:
- das system-toxische Inhalationstrauma,
- das thermische Inhalationstrauma,
- das chemische Inhalationstrauma

System-toxisches Inhalationstrauma

Neben der asphyktischen Erstickung infolge Sauerstoffmangels sind v. a. die Kohlenmonoxid- und Zyanidvergiftungen für den raschen Tod am Unfallort verantwortlich. Meist liegt eine Mischintoxikation vor.

▶ **Asphyxie.** Die Rekonstruktion des Feuers im „Stardust"-Nachtclub in Dublin (1981) zeigte, dass in einem geschlossenen Raum bereits nach 2 min der Sauerstoff auf weniger als 2 % verbraucht und die CO_2-Konzentration auf 17 % gestiegen sind, sodass der Tod durch Asphyxie eintritt.

▶ **Kohlenmonoxid-Vergiftung.** Die CO-Vergiftung (weitere Einzelheiten s. Kap. 38) gilt als eine der häufigsten unmittelbaren Todesursachen beim Brandverletzten. CO muss zunächst bei jedem Brandverletzten vermutet und entsprechend behandelt werden. Bereits 0,1 Volumen-% in der Atemluft können den Anteil von COHb auf 50 % erhöhen. 0,5 Volumen-% CO in der Atemluft führen bereits in wenigen Minuten zum Tod. Die Symptomatik subletaler CO-Konzentrationen reicht von Übelkeit und Schwindel über Desorientiertheit bis zur Bewusstlosigkeit. Das „klassische" kirschrote Hautkolorit wird beim Brandverletzten in der Regel vermisst. Übliche Pulsoxymeter unterscheiden nicht zwischen COHb und O_2Hb, sodass falsch hohe Sättigungswerte angezeigt werden. Neuere Pulsoxymeter (z. B. Masimo Rad 75) messen bei 7 und mehr Wellenlängen auch den COHb-Anteil.

▶ **Zyanidvergiftung.** Zyanidwasserstoff (HCN, Blausäuregas) entsteht in der Regel bei der Verbrennung bzw. Pyrolyse von natürlichen stickstoffhaltigen Materialien (Papier, Wolle, Seide, Leinen, Pferdehaar) oder synthetischen Schaum- und Dämmstoffen (Polyurethan, Polyamide, Polyacryl, Melaminharze u. a.), ist aber auch bei Bombenanschlägen freigesetzt worden und wird als chemische Waffe im Terrorismus eingestuft. Zyanidgase sind sehr flüchtig und deshalb praktisch nur bei Bränden in geschlossenen Räumen gefährlich.

Die Bedeutung von HCN im Rauchgasgemisch für die Intoxikation ist sehr umstritten, da die CN-Konzentration vom Brandmaterial, der Temperatur, der Dauer u. a. abhängt (Barillo 2009 [3]). Als letal werden üblicherweise Blutspiegel von 3 mg/l angegeben, doch wurden bei Überlebenden auch Blutspiegel von 5,6–9 mg/l gefunden. Die CN-Toxizität beruht auf der Hemmung des oxidativen Zellstoffwechsels durch Blockade der mitochondrialen Zytochromoxidase (innere Erstickung). Die Symptome ähneln der CO-Intoxikation: Übelkeit, Kopfschmerzen, Schwäche, Müdigkeit und Koma. Im EKG können frische ST-Hebungen auftreten und einen akuten Myokardinfarkt vortäuschen. Neben einer ausgeprägten Laktazidose, die auch andere Ursachen haben kann, findet sich eine hohe SvO_2 und niedrige $avDO_2$. Initial führt Zyanid über die Stimulation des Glomus caroticum und peripherer Chemorezeptoren zu einer Hyperventilation mit vermehrter CN-Aufnahme.

Thermisches Inhalationstrauma

▶ **Supraglottisches Ödem.** Durch direkte Hitzeeinwirkung kommt es bei etwa 45 % der Brandverletzten zu einem ausgeprägten supraglottischen Ödem mit der Gefahr der kompletten Atemwegsobstruktion. Der Schadensablauf im Rachen nach Hitzeexposition entspricht dem in anderen Körperbereichen. Dabei begünstigt aber die außerordentlich lockere, bindegewebige Verbindung der Schleimhaut mit den darunterliegenden Strukturen die Ödembildung. Das thermische IHT tieferer Abschnitte des Respirationstrakts ist selten, da im Gegensatz zum gesättigten Dampf heiße, aber trockene Gase während der Passage des oberen Respirationstrakts durch Wasseraufnahme aus der Schleimhaut rasch abkühlen.

> ### Merke
>
> Ein Ödem der oberen Atemwege führt nur in Ausnahmefällen bereits am Unfallort zur tödlichen Obstruktion. In der Regel macht es sich klinisch erst 6–8 h nach Hitzeeinwirkung und unter der Volumentherapie bemerkbar. Dennoch ist höchste Wachsamkeit gefordert! Pulsoxymetrie und BGA sind unzureichend. Die Obstruktion ist eine klinische Diagnose: Unruhe, Heiserkeit, zunehmende Atemnot, inspiratorischer Stridor. Zur gezielten Diagnostik gehört die sorgfältige Inspektion der Rachenschleimhaut.

▶ **Direkte Schädigung des Kehlkopfs.** Auch eine direkte Schädigung des Kehlkopfs durch Hitze oder toxische Verbrennungsprodukte mit bleibenden Schäden ist möglich. Eine zusätzliche Traumatisierung durch einen endotrachealen Tubus ist nicht auszuschließen, dennoch darf gerade bei diesen Patienten mit der Intubation nicht gezögert werden. Die neueren Tracheotomiemethoden haben dazu beigetragen, dass heute auch beim Brandverletzten die Indikation zur Tracheotomie frühzeitig und großzügig gestellt wird.

Chemisches Inhalationstrauma

Die Inhalation hoch toxischer Verbrennungsprodukten schädigt das tracheobronchiale System unter Umständen bis in tiefe alveoläre Abschnitte. Rußpartikel selbst sind inert, sie dienen jedoch als Träger für toxische Substanzen und gelten bei der Tracheobronchoskopie als Indiz für ein IHT.

▶ **Lokalisation und Schwere des Traumas.** Sie sind wesentlich vom Grad der Wasserlöslichkeit der Substanzen und der Expositionsdauer abhängig. Bei einem Brand wird gewöhnlich ein Gemisch wasserlöslicher (hydrophiler) und fettlöslicher (lipophiler) Rauchgaskomponenten freigesetzt.

▶ **Hydrophile Reizgase.** Reizgase mit hoher Wasserlöslichkeit wie Aldehyde, Ammoniak, Chlor- und Schwefelverbindungen reagieren sofort mit dem Wasser in den ersten Schleimhautoberflächen und schädigen so die Mukosa der oberen und evtl. auch mittleren Atemwege.

Die Symptome treten unmittelbar beim Kontakt auf (Reizgase vom „Soforttyp"). In niedriger Konzentration führen sie lediglich zur Irritation der Schleimhäute mit schmerzhafter Konjunktivitis, Rhinitis und Pharyngitis. In höherer Konzentration werden die Symptome verstärkt bis hin zum schwersten Laryngospasmus, der ein Tieferdringen der Reizgase zwar verhindern, selbst aber auch tödlich sein kann. Hyperventilation (CO_2-Anstieg, metabolische Azidose, Erregung) und längere Exposition bei fehlender Fluchtmöglichkeit oder Bewusstseinstrübung können das tiefere Eindringen von Reizgasen erleichtern und die distalen Luftwege und das Lungenparenchym schädigen. Bronchospasmus, Ulzerationen der Bronchialschleimhaut und Lungenödem sind mögliche Folgen.

▶ **Lipophile Reizgase.** Bei der Inhalation schlecht wasserlöslicher, *lipophiler Substanzen* (z.B. Stickstoffoxide, Phosgen) fehlen die warnenden Sofortreaktionen im oberen Respirationstrakt weitgehend, sodass lange Expositionszeiten möglich sind. Auch der Beginn des Schadens ist verzögert (*Reizgase vom „Latenztyp"*). Erst nach einem symptomfreien Intervall von 24–48 h (nur ausnahmsweise früher) kommt es zu schwerer Dyspnoe als Folge einer massiven Zellmembranschädigung mit Zerstörung des respiratorischen Epithels. Eine stationäre Überwachung über 48–72 h ist nur mit guter Begründung abzulehnen. Das ausgeprägte Ödem der Bronchialschleimhaut mit Sekretflut kann ein intraalveoläres Lungenödem vortäuschen.

Die Problematik ist genauer im Kap. 47 dargestellt.

39.3.2 Spezielle präklinische Versorgung

Nachfolgend werden nur die Abweichungen vom allgemeinen Vorgehen bei Verbrennungen erläutert. Das klinische Bild des Inhalationsschadens ist durch die Heterogenität der schädigenden Noxen außerordentlich variabel. Dies betrifft sowohl das Schädigungsmuster als auch das zeitliche Auftreten. Die diagnostischen Möglichkeiten sind präklinisch begrenzt.

▶ Hinweise auf ein IHT:
- Unfall in einem geschlossenen Raum, Explosion,
- Bewusstlosigkeit (75%),
- Heiserkeit, inspiratorischer Stridor, Husten,
- Dyspnoe, Zyanose
- Bronchospastik,
- Gesichtsverbrennungen,
- Ruß im Nasenrachenraum, rußiges Sputum
- Pulsoxymetrie s. o.

▶ In der Notaufnahme:
- BGA mit CO-Hb-Bestimmung,
- Bronchoskopie gilt zwar als diagnostisches Standardverfahren, ist aber ohne Aussagekraft zu Schweregrad und Prognose des IHT,
- Thorax-Röntgenbild (initial oft ohne Auffälligkeiten).

Behandlung

Jedem Schwerbrandverletzten soll im Rahmen der Notfallversorgung unverzüglich Sauerstoff zugeführt werden. Ergeben sich Hinweise auf eine Rauchgasinhalation, so kann bei Nichtbewusstlosen zunächst versucht werden, durch Sauerstoffzufuhr ($FiO_2 = 1{,}0$) über eine Maske möglichst mit Reservoir eine Besserung herbeizuführen. Der Kopf und möglichst auch der Oberkörper sollen hochgelagert (30-45°) werden.

▶ **Intubation.** Bis zu 80% der Patienten mit einem IHT bedürfen einer Intubation, doch ist diese bereits am Unfallort selten indiziert. Ungeschickte Intubationsversuche gefährden die ohnehin geschädigte oropharyngeale Schleimhaut. Unter besseren Bedingungen und in Kombination mit einer diagnostischen Tracheobronchoskopie kann sie in der erstbehandelnden Klink vorgenommen werden. Grundsätzlich ist eine „prophylaktische" Intubation abzulehnen, bei unklarer Situation und vor längerem Sekundärtransport sollte aber nicht gezögert werden, frühzeitig die Atemwege mit einem oralen Tubus zu sichern. Die Bedenken früherer Jahre, Brandverletzte zu tracheotomieren, sind inzwischen einer großzügigen Indikationsstellung zur vorzugsweise perkutanen Tracheotomie gewichen (Caruso 2009[6]). Bei voraussichtlich längerer Beatmungsdauer ist die perkutane Dilatationstracheotomie bereits im Rahmen der Erstversorgung im Verbrennungszentrum zu empfehlen.

▶ **Beatmung.** Die Indikation zur Beatmung wird nach den gleichen Kriterien wie bei anderen Schwerverletzten gestellt. Sie erfolgt mit den im Rettungsdienst üblichen Beatmungsgeräten und Einstellungen (bei längeren Sekundärtransporten gelten andere Vorgaben!). Zunächst wird mit einer $FiO_2 = 1{,}0$ beatmet, bis eine zuverlässige BGA eine CO-Intoxikation ausschließt (CO < 10%) und eine ausreichende Oxygenierung belegt.

> **Merke**
>
> Die Atmung/Beatmung einschränkende zirkuläre drittgradige Rumpfverbrennungen (Schwarte) erfordern unverzüglich eine Escharotomie (▶ Abb. 39.5). Bei entsprechendem Unfallmechanismus (z. B. Explosion) kann sich ein (Spannungs-)Pneumothorax entwickeln, eine Thoraxdrainage muss ggf. durch die Verbrennungswunde gelegt werden.

▶ **Hyperbare Oxygenierung (HBO).** Die HBO stellt für die *reine, schwere* CO-Intoxikation sicherlich die effektivste Therapie dar. Ob dies jedoch auch für die Kombination

Verbrennung plus IHT zutrifft, muss im Blick auf Nebenwirkungen, Kosten und Logistik (Verfügbarkeit von Mehrpersonenkammer, lange Transportwege) sehr infrage gestellt werden. Aus der dürftigen Studienlage kann keine Empfehlung der HBO bei Brandverletzten mit IHT abgeleitet werden (Villanueva et al. 2004 [27], update 2009).

▶ **Schocktherapie.** Historisch werden für die initiale Schocktherapie beim Brandverletzten mit IHT Flüssigkeitsmengen empfohlen, die weit über den nach der Parkland-Formel errechneten Volumina liegen. Dies führt zu einer Überwässerung mit frühem Lungenversagen. Vor einer zu geringen Flüssigkeitssubstitution unter der Vorstellung einer „Trockenlegung der Lunge" beim Inhalationstrauma ist zu warnen, andererseits soll die Flüssigkeitszufuhr keinesfalls über die Parkland-Formel hinausgehen. Diurese (0,5 bis maximal 1,0 ml/kg/h) und übliche Kreislaufparametern dienen der Orientierung.

▶ **Kortikosteroide.** Die *systemische* Gabe von Kortikosteroiden ist beim IHT nicht indiziert. Ihr sog. antiinflammatorischer Effekt hat keinen Einfluss auf das Ödem der Atemwege, nachgewiesen ist jedoch eine höhere Rate infektiöser Komplikationen. Der medizinische Nutzen einer *Inhalation von Kortikosteroiden* zur Prophylaxe oder Therapie des IHT oder zur Vermeidung eines Glottisödems ist durch Studien nicht belegt. Das Unterlassen einer derartigen Behandlung ist kein Versäumnis (DFV 2005b [11]).

Ohne Einschränkung sind natürlich Kortikosteroide dann einzusetzen, wenn der Brandverletzte zuvor auf diese Medikamente angewiesen war.

▶ **Bronchospastik.** Die prophylaktische Gabe von *Antibiotika* ist nicht indiziert, eine nachfolgende pulmonale Infektion kann damit nicht verhindert werden.

> **Praxistipp**
>
>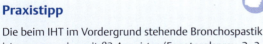
>
> Die beim IHT im Vordergrund stehende Bronchospastik ist vorzugsweise mit *β2-Agonisten* (Fenoterolspray, 2–3 Hübe zu je 100 μg) oder mit Theophyllin (4–5 mg/kgKg i.v. in 30 min) zu behandeln.

▶ **Antidota.** Bei der CN-Intoxikation stehen zwar Antidota zur Verfügung, doch ist deren allgemeine Anwendung bei Rauchgasvergiftungen umstritten (Barillo 2009 [3]). Sowohl 4-DMAP (4-Di-methyl-amino-phenol) als auch Amyl- und Natriumnitrit bilden für die Entgiftung Met-Hb, an dessen 3-wertiges Eisen sich das Zyanidion zum Zyanomethämoglobin bindet und damit ungiftig gemacht wird. Eine Brandgasinhalation führt ausnahmslos zu einer Mischintoxikation und die O_2-Transportkapazität ist durch CO-Hb-Bildung bereits erheblich reduziert. Die zusätzliche Bildung von Met-Hb bedingt eine weitere drastische Verminderung des O_2-Angebots.

Hydroxocobalamin, ein Vitamin-12-Derivat, ist die aktive Komponente des Cyanokits. Es bindet direkt CN und das entstehende Zyanokobalamin wird renal ausgeschieden. Hydroxocobalamingabe kann die Genauigkeit der CO-Oxymetrie ebenso wie die kolorimetrische Bestimmung von Leberenzymen und Elektrolyten über mehrere Tage beeinflussen. Aufwendige Handhabung (2 × 2,5 g müssen in je 100 ml NaCl gelöst werden), Preis (ca. 800 €) und begrenzte Haltbarkeit rechtfertigen bei fehlendem CN-Nachweis nicht die Empfehlung für einen generellen prophylaktischen Einsatz beim IHT.

39.4 Sonstige Hitzeschäden

39.4.1 Allgemeine Pathophysiologie

> **Merke**
>
> Unter dem Begriff Hitzeschaden („heat illness") werden pathogenetisch unterschiedliche Krankheitsbilder zusammengefasst, deren Gemeinsamkeit die Hitze als schädigende Noxe ist: Sonnenstich, Hitzekollaps, Hitzeerschöpfung und Hitzschlag.

▶ **Körpertemperatur.** Die Körpertemperatur des Menschen wird in engen Grenzen von 36,5–37,5 °C konstant gehalten (Homoiothermie). Der endogenen Wärmeproduktion (Stoffwechsel, Muskelaktivität) steht die Wärmeabgabe über Konvektion und Strahlung (75 %) sowie Verdunstung (25 %) gegenüber. Die Konduktion kann vernachlässigt werden. Die Wärmeabgabe ist abhängig:
- vom Transport aus dem Körperkern zur Körperschale,
- vom Temperaturgradienten zwischen Körperoberfläche und Umgebungstemperatur,
- von der Luftfeuchtigkeit und Luftbewegung,
- der Schweißproduktion sowie
- der Bekleidung.

▶ **Umgebungstemperatur.** Bei Umgebungstemperaturen oberhalb der Körpertemperatur und hoher Luftfeuchte (über 90 %) ist beim Nichtakklimatisierten eine Wärmeabgabe nicht mehr möglich und die Körpertemperatur steigt. Bei längerer Hitzeexposition (etwa 1 Woche) erfolgt eine Akklimatisation mit deutlich erhöhter Produktion eines salzarmen Schweißes. Auch bei normaler Umgebungstemperatur können Hitzeschäden auftreten, wenn die Wärmeproduktion (z. B. extreme Muskelarbeit) die Abgabe übersteigt. Die normale Wärmeproduktion von 60–80 kcal/h kann unter schwerer körperlicher Belastung für kurze Zeit auf 900 kcal/h steigen. Ein Anstieg der Körpertemperatur über 41,1 °C führt zu einer ausgeprägten Stoffwechselsteigerung, die ihrerseits wieder die Wärmeproduktion erhöht.

39.4.2 Sonnenstich

Definition

Der Sonnenstich („insolation") ist eine meningeale Reizung (seröse Meningitis) durch direkte intensive Sonnenbestrahlung des ungeschützten Kopfes.

Zur typischen Symptomatik zählen Kopfschmerz, Übelkeit, Erbrechen, Unruhe, Schwindel, Ohrensausen und Nackensteifigkeit. Bei oft normaler Haut- und Körpertemperatur ist der Kopf heiß und hochrot. Besonders gefährdet sind Säuglinge und Kleinkinder sowie Erwachsene mit unzureichender Kopfbehaarung. Selten entwickelt sich ein Hirnödem mit Bewusstseinstrübung, Krämpfen und Koma (Insolationsenzephalitis).

Die Behandlung beschränkt sich in der Regel auf die Lagerung mit leicht erhöhtem Oberkörper in kühler Umgebung und die lokale Kühlung des Kopfes. Bei Zeichen eines erhöhten intrakraniellen Druckes ist die Klinikaufnahme erforderlich.

39.4.3 Hitzekollaps, Hitzeohnmacht

Definition

Der Hitzekollaps („heat syncope") ist Folge einer allgemeinen Vasodilatation mit Umverteilung des Blutvolumens in die Peripherie bei steigender Körperkerntemperatur und erhaltener Thermoregulation.

Die orthostatische Hypotension führt zum Kreislaufkollaps mit kurzzeitigem Bewusstseinsverlust. Da kein absoluter, sondern lediglich ein relativer Flüssigkeitsmangel vorliegt, kann sich die Behandlung in der Regel auf einfache Maßnahmen beschränken: Schocklagerung in kühler Umgebung, orale Flüssigkeitsgabe, ggf. Kristalloidinfusion.

39.4.4 Hitzeerschöpfung

Definition

Die Hitzeerschöpfung („heat exhaustion") wird besonders bei jungen, gesunden Menschen während schwerer körperlicher Belastung (Soldaten, Sportler) beobachtet und ist auf einen extrazellulären Flüssigkeits- und Salzmangel durch Produktion großer Mengen eines salzreichen Schweißes zurückzuführen.

Die Wasserverluste können bis zu 1,5 l/h betragen; fehlende Hitzeakklimatisation führt zur ausgeprägten Hyponatriämie, die insbesondere in Kombination mit falscher hypotoner Flüssigkeitssubstitution den Tod zur Folge haben kann. Tachykardie und Hypotension sind Zeichen der Hypovolämie. Weitere Symptome sind: Schwäche, Unwohlsein, Kopfschmerzen, Erbrechen, Appetitlosigkeit und Kollaps, die Haut ist feuchtwarm. Bei der Hitzeerschöpfung sind die Patienten zunächst wach, entwickelt sich jedoch eine hyponatriämische Enzephalopathie mit Hirnödem, dann treten Verwirrtheit, Krämpfe, Bewusstseinsverlust und Koma auf. Muskelkrämpfe sind Folge der Hyponatriämie. Die Körpertemperatur steigt selten über 39 °C. Bei versagender Thermoregulation ist ein Übergang zum Hitzschlag möglich.

Patienten mit Hitzerschöpfung werden zunächst in kühler Umgebung in Schocklage gebracht. Der physikalischen Kühlung kommt nicht die Priorität zu, sie kann mit Ventilatoren oder feuchten Umschläge erzielt werden. Die vordringliche intravenöse Flüssigkeitssubstitution erfolgt mit normotonen Elektrolytlösungen; ersatzweise durch orale Zufuhr „nach Geschmack" gesalzener Flüssigkeit. Salzarme Getränke oder Infusionslösungen müssen vermieden werden.

39.4.5 Hitzschlag

In gemäßigten Klimazonen war der Hitzschlag bisher relativ selten, doch muss bei anhaltenden Hitzewellen in Mitteleuropa und vermehrten sportlichen Freizeitaktivitäten an diesen lebensbedrohlichen Hitzeschaden gedacht werden. Während der Hitzewelle im August 2003 in Frankreich wurde ein Sterblichkeitsüberhang von 14800 Toten verzeichnet.

Merke

Der Hitzschlag („heat stroke") unterscheidet sich durch das Versagen der Thermoregulation von den übrigen Hitzeschäden. Mit einer Mortalität bis zu 50 % stellt er einen medizinischen Notfall dar. Kardinalsymptome: rektale Temperatur > 40 °C und ZNS-Störungen.

Ätiologie und Pathogenese

Durch unzureichende Wärmeabgabe steigt die Körpertemperatur innerhalb kürzester Zeit auf > 40 °C. Die Hitze hat einerseits einen direkten zytotoxischen Effekt, andererseits triggert sie komplexe Mechanismen auf zellulärer und molekularer Ebene, die das Bild eines SIRS zeigen. Der Tod tritt entweder unmittelbar nach Beginn der Hyperthermie durch Herzkreislaufversagen oder verzögert nach einem Multiorganversagen (Rhabdomyolyse, Nieren-, Leberversagen, DIC, Darmischämie) ein. Neurologische Spätfolgen sind häufig (Bouchama 2006 [4], Bouchama et al. 2007 [5]). 2 Formen des Hitzschlags lassen sich unterscheiden:

▶ **Klassischer Hitzschlag.** Der klassische Hitzschlag ist Folge passiver Aufwärmung bei anhaltend schwülheißem Wetter (Hitzeepidemie). Auch ein Saunabesuch kann als Unfall in einem Hitzschlag enden. Diese Form trifft v. a. ältere Menschen mit entsprechenden Vorerkrankungen. Auch Medikamente, die zur Dehydratation (Diuretika) bzw. verminderten Schweißbildung (Anticholinergika, Phenothiazine) beitragen oder die endogene Wärmeproduktion antreiben (Amphetamine, LSD, Phencyclidin) haben einen fördernden Einfluss.

▶ **Überanstrengungshitzschlag.** Ein Überanstrengungshitzschlag tritt durch aktive Wärmeproduktion infolge exzessiver Muskelaktivität bei jungen, sonst gesunden Menschen auf (Soldaten, Leistungssportler, Marathonläufer). Die klimatischen Bedingungen spielen zwar eine Rolle, doch sind derartige Hitzschläge auch bei Temperaturen um 10 °C beobachtet worden. Dehydratation und isolierende Bekleidung verstärken den Prozess. Die Schweißbildung bleibt häufig (50 %) erhalten.

Symptome

Das klinische Bild variiert. Beim klassischen Hitzschlag mit passiver Wärmebelastung findet sich häufig ein über 1–2 Tage anhaltendes Prodromalstadium mit Lethargie, Ermüdung, Schwäche, Übelkeit, Erbrechen und Benommenheit. Bei aktiver Wärmebelastung kommt es hingegen ohne vorherige Warnzeichen zum Vollbild des Hitzschlags.

Merke

Leitsymptome des Hitzschlages sind:
- Körpertemperatur (rektal) > 40 °C,
- ZNS-Störungen (Erregung, Krämpfe, Apathie, Koma),
- trockene, gerötete Haut; häufig aber auch schwitzige, kühle Haut (Anstrengungshitzschlag),
- gestörte Vitalfunktionen,
- bei jüngeren Patienten initial evtl. ein hyperdynamer Kreislauf (Hypertonie, Tachykardie),
- bei ältere Menschen mehrheitlich Hypotension.

- Nicht immer sind diese typischen Zeichen vorhanden, sodass bei Bewusstlosen und entsprechender Situation immer an einen Hitzschlag gedacht werden muss. Differenzialdiagnostisch sind u. a. auszuschließen: Hitzeerschöpfung, Hyponatriämie, Hypoglykämie, Hypokaliämie, Myokardinfarkt, schwere Dehydratation, Meningitis, Enzephalitis, Epilepsie, Intoxikation mit Anticholinergika (malignes neuroleptisches Syndrom).

Notfalltherapie

Praxistipp

Nur rasches Erkennen und sofortige konsequente Kühlung (bei Verdacht, ggf. noch vor einem Transport beginnend) auf < 39 °C innerhalb von 30 min können die lebensbedrohliche Situation beherrschen. Wird diese Maßnahme verzögert, dann steigt die Mortalität erheblich an.

Die effizienteste Kühlmethode ist das Ganzkörperbad in Eiswasser (2 °C). Ist dies nicht möglich oder muss für ältere Patienten eine schonendere Methode gewählt werden, dann sind Eispackungen an die großen Gefäße (Axilla, Leiste, Hals) kombiniert mit in Eiswasser getränkten Tüchern auf Kopf, Rumpf und Extremitäten angezeigt. Besprühen der Haut mit Wasser und Kühlung mit Ventilatoren sind weniger effektiv. Eiswasserspülungen von Magen, Kolon oder Blase oder eine Hämodialyse sind obsolet (Bouchama et al. 2007 [5], McDermott et al. 2009 [17]). Tritt der Hitzschlag epidemisch auf, ist an eine Behandlung in Kühlhäusern zu denken. Die Kühlung wird abgebrochen, wenn die Rektaltemperatur < 39 °C erreicht hat.

Mit Pethidin und Benzodiazepinen lassen sich eine kälteinduzierte Vasokonstriktion und Kältezittern vermeiden.

Die intravenöse Flüssigkeitssubstitution erfolgt dem Bedarf angemessen. Bei älteren Patienten kann eine unkontrollierte Flüssigkeitsgabe zum Lungenödem führen. Falls der Einsatz von Katecholaminen erforderlich ist, sind reine α-Agonisten zu meiden, da durch die Vasokonstriktion die Wärmeabgabe vermindert wird. Ob bei einer schweren Rhabdomyolyse mit Myoglobinurie die Gabe von Mannitol eine akute tubuläre Nekrose verhindern kann, ist umstritten. Eine disseminierte intravasale Gerinnung ist entsprechend zu behandeln. Dantrolene ist unwirksam, ebenso Antipyretika (Aspirin, Paracetamol), da die hypothalamische Stellgröße nicht wie bei Fieber verändert ist. Die Gabe von Kortikosteroiden ist nicht indiziert.

Komatöse Patienten werden intubiert und beatmet.

Kernaussagen

Verbrennungen
Die Schwere einer Verbrennung ergibt sich aus Verbrennungsgrad und Ausmaß der verbrannten Körperoberfläche.

Brandverletzte werden grundsätzlich wie andere Unfallopfer versorgt. Die Erhaltung der Vitalfunktionen und die Erkennung von Begleitverletzungen stehen im Vordergrund. Das primäre Transportziel wird in der Regel das nächste Krankenhaus mit chirurgischer und anästhesiologischer Fachabteilung sein.

Die Kaltwasserbehandlung ist als Laienhilfe den ersten Minuten vorbehalten. Der Brandverletzte ist vor Auskühlung zu schützen.

Formeln zur Berechnung des Flüssigkeitsbedarfs geben einen groben Anhalt und sind nur für den Beginn der Behandlung hilfreich. Überinfusionen sind zu vermeiden. Nur zweit- und drittgradige Verbrennungen werden berücksichtigt.

Inhalationstrauma

Das klinische Bild des IHT ist durch die Heterogenität der Noxen sehr variabel, sowohl im Hinblick auf das Schädigungsmuster als auch das zeitliche Auftreten. Die diagnostischen Möglichkeiten sind präklinisch begrenzt. Die rasche Atemwegsobstruktion durch das Ödem erfordert eine rechtzeitige Intubation.

Sonstige Hitzeschäden

Der Sonnenstich ist eine Reizung der Meningen durch direkte intensive Sonnenbestrahlung des ungeschützten Kopfes.

Der Hitzekollaps ist Folge einer Vasodilatation mit Orthostasestörung.

Die Hitzeerschöpfung tritt bei der Produktion großer Mengen salzreichen Schweißes bei körperlicher Belastung auf.

Der Hitzschlag als lebensbedrohlicher Notfall ist durch ein Versagen der Thermoregulation gekennzeichnet. Sofortige aktive Kühlung ist notwendig.

Literatur

Referenzen

[1] **Alvarado** R, Chung KK, Cancio L et al. Burn resuscitation. Burns 2009; 35: 4–14
[2] **Azzopardi** EA, McWilliams B, Lyer S et al. Fluid resuscitation in adults with severe burns at risk of secondary abdominal compartment syndrome – An evidence based systematic review. Burns 2009; 35: 911–920
[3] **Barillo** DJ. Diagnosis and treatment of cyanide toxicity. J Burn Care Res 2009; 33: 148–151
[4] **Bouchama** A. Heatstroke: facing the threat. Crit Care Med 2006; 34:1772–1273
[5] **Bouchama** A, Dehbi M, Chaves-Carballo E. Cooling and hemodynamic management in heatstroke: practical recommendations. Critical Care 2007; 11: R54
[6] **Caruso** DM. Percutaneous dilatational tracheostomy. J Burn Care Res 2009; 33: 194–195
[7] **Demling** RH, Mazess RB, Wolbert W. The effect of immediate and delayed cold immersion on burn edema formation and resorption. J Trauma 1979; 19: 56–60
[8] **Demling** RH. The burn edema process: current concept. J Burn Care Rehabil 2005; 26: 207–227
[9] **Demling** RH. Smoke inhalation lung injury: an update. Eplasty 2008; 8: 254–282
[10] **DFV.** Deutscher Feuerwehr Verband. Einheitlicher Standard für die Versorgung Brandverletzter durch den Rettungsdienst. Fachempfehlung Nr. 6, 2005a. www.dfv.org/fachthemen
[11] **DFV.** Deutscher Feuerwehr Verband. Kortisontherapie nach Rauchgasexposition. Fachempfehlung Nr. 7, 2005 b. www.dfv.org/fachthemen
[12] **Greenhalgh** DG. Burn resuscitation: The results of the ISBI/ABA survey. Burns 2010; 36: 176–182
[13] **Hoppe** U, Klose R. Das Inhalationstrauma bei Verbrennungspatienten. Intensivmed 2005; 42: 425–439
[14] **Huang** PP, Stucky FS, Dimick AR et al. Hypertonic sodium resuscitation is associated with renal failure and death. Ann Surg 1995; 221: 543–557
[15] **Klose** R, Trupkovic T. Intensivmedizinische Therapie. In: Wappler F, Spilker G, Hrsg. Verbrennungsmedizin. Stuttgart: Thieme; 2009
[16] **Kramer** GC, Lund T, Beckum OK. Pathophysiology of burn shock and burn edema. In: Herndon DN, ed. Total Burn Care. 3rd ed. Philadelphia: Saunders; 2007
[17] **McDermott** BP, Casa DJ, Ganio MS et al. Acute whole-body cooling for exercise-induced hyperthermia: a systematic review. J Athletic Train 2009; 44: 84–93
[18] **Oda** J, Yamashita K, Inoue T et al. Resuscitation fluid volume and abdominal compartment syndrome in patients with major burns. Burns 2006; 32: 151–154
[19] **Orgill** DP, Piccolo N. Escharotomy and decompressive therapy in burns. J Burn Care Res 2009; 30: 759–768
[20] **Pham** TN, Cancio LC, Gibran NS. American Burn Association practice guidelines burn shock resuscitation J Burn Care Res 2008; 29: 257–266
[21] **Pruitt** BA. Protection from excessive resuscitation: "pushing the pendulum back". J Trauma 2000; 49: 567–568
[22] **Rehberg** S, Maybauer MO, Enkhbaatar P et al. Pathophysiology, management and treatment of smoke inhalation injury. Expert Rev Respir Med 2009; 3: 283–297
[23] **Saffle** JR. The phenomenon of „fluid creep" in acute burn resuscitation. J Burn Care Res 2007; 28: 382–339
[24] **Thomas** SJ, Kramer GC, Herndon DN. Burns – Military options and tactical solutions. J Trauma 2003; 54: S207–S218
[25] **Tricklebank** S. Modern trends in fluid therapy for burns. Burns 2009; 35: 757–767
[26] **Trupkovic** T, Giessler G. Das Verbrennungstrauma. Teil 1: Pathophysiologie, präklinische Versorgung und Schockraummanagement. Anaesthesist 2008; 57: 898–907
[27] **Villanueva** E, Bennett MH, Wasiak J et al. Hyperbaric oxygen therapy for thermal burns. Cochrane Database of Systematic Reviews 2004, 2: Art.No.: CD004727. Update 2009
[28] **Vlachou** E, Gosling P, Moiemen NS. Hydroxyethylstarch supplementation in burn resuscitation – a prospective randomised controlled trial. Burns 2010; 36: 984–991
[29] **Warden** GD. Fluid resuscitation and early management. In: Herndon DN, ed. Total Burn Care. 3rd ed. Philadelphia: Saunders; 2007

40 Stromunfälle

W. Lederer

Verletzungen durch elektrischen Strom werden häufig durch direkten Kontakt mit stromführenden Teilen unterschiedlicher Spannung oder mit einem stromführenden Leiter und gleichzeitigem Erdschluss verursacht. Indirekt können auch Feldspannungen oder Entladungen über Spannungsbogen zu Verletzungen führen. Zusätzlich können Begleitverletzungen durch Hitze, Muskelkontraktur, Sturz und herabfallende Teile verursacht werden.

Die Schwere der Verletzungen durch elektrischen Strom ist in erster Linie abhängig von:
- der Stromspannung,
- der Stromstärke,
- der Frequenz des Stromes,
- der Dauer der Stromeinwirkung,
- der Größe der Berührungsfläche,
- der Leitfähigkeit an der Kontaktstelle,
- vom Weg, den der Strom durch den Körper nimmt.

Während bei Unfällen mit *Niederspannung* (< 1000 V) v. a. die Herzfunktion betroffen ist, stehen bei Unfällen mit *Hochspannung* (> 1000 V) die ausgedehnten und tiefen Verbrennungen im Vordergrund. Beim *Blitzschlag* wird durch einen Stromimpuls mit extrem hoher Stromstärke und Spannung bei sehr kurzer Einwirkzeit in erster Linie ein Trauma verursacht (▶ Tab. 40.1).

40.1 Unfallvermeidung und Verhalten bei Stromunfällen

Stromunfälle sind oft verhaltensabhängig und in den meisten Fällen vermeidbar. Verletzungen durch technischen Strom und durch Blitzschlag betreffen in erster Linie Männer im 3. Lebensjahrzehnt und ereignen sich häufig während der Arbeit. Ungefähr 60–70 % der Stromunfälle ereignen sich im Haushalt; in ca. 20 % der Elektrounfälle sind Kinder betroffen (Goffeng et al. 2003 [4]).

40.1.1 Niederspannung

Betrieb elektrischer Geräte in Nassräumen, unfachmännische Elektroinstallationen und das Hantieren mit defekten elektrischen Geräten bei fehlender Erdung sind häufige Unfallursachen. Besondere Gefahrenquellen im Haushalt stellen nicht gesicherte Steckdosen und nicht isolierte Elektrokabel für Kinder dar. Prinzipiell sollten in Niederspannungsnetzen kindersichere Steckdosen mit Schutzkontakt-Steckvorrichtung und Fehlerstromschutzschalter (FI-Schutzschalter) eingebaut sein, die spätestens ab 30 mA Fehlerstrom auslösen. Wenn Elektrogeräte ohne wasserfestes Gehäuse mit Leitungswasser in Berührung kommen, kann ein elektrischer Kurzschluss entstehen.

Tab. 40.1 Epidemiologische Unterschiede bei Verletzungen durch Niederspannung, Hochspannung und Blitzschlag.

	Technische Elektrizität		Natürliche Elektrizität
	Niedervolt	**Hochvolt**	**Blitzschlag**
Stromart	Wechselstrom, Gleichstrom		Stromimpuls
Spannung (V)	< 1000 V	1000–380000 V	bis 1000000000 V
Stromstärke (A)	10–15 A	bis 1000 A	> 200000 A
Frequenz (Hz)	50 (60) Hz	16,7–50 Hz	
häufiger Stromweg	oberflächlich	tief	oberflächlich
Leitsymptome	Herzrhythmus	Verbrennung, Schock	Trauma
häufiger Unfallort	im Haushalt		im Freien
Inzidenz (pro 100000/Jahr)	ca. 70		ca. 0,09–0,12
Letalität	ca. 3 %	bis 30 %	10–30 %
Geschlechtsverteilung	männlich > weiblich		männlich (> 85 %)
Risikogruppe	Kinder, Jugendliche	20–29 Jahre	
Unfallzeit	Tageszeit	Arbeitsstunden	16–18 Uhr
Jahreszeit	jede	häufig im Sommer	häufig Mai–September
Aktivität	Spielen, unsachgemäße Handhabung	während Arbeit (bis 70 %)	während Arbeit (bis 33 %)

> **Cave**
> Zur Brandbekämpfung von elektrischen Geräten im Haushalt nur elektrisch nicht leitende Löschmittel (z. B. ABC-Feuerlöschpulver) verwenden, auf keinen Fall mit Wasser löschen.

Bei Stromunfällen mit Niederspannung muss unbedingt vor Beginn der Erste-Hilfe-Maßnahmen:
- die Stromquelle abgeschaltet werden,
- der Stecker aus der Steckdose gezogen werden,
- der Kontakt zwischen dem stromführenden Teil (z. B. freiliegendes Kabel) und dem Verletzten mithilfe nicht leitender Gegenstände (z. B. trockener Holzstiel, trockenes Tuch, Kleidung oder Plastiksack) getrennt werden.

40.1.2 Hochspannung

Unfälle mit Hochspannung ereignen sich häufig bei Arbeiten in der Nähe von Hochspannungsleitungen, durch missbräuchliches Klettern auf Strommasten oder auf abgestellte Eisenbahnwaggons. Durch Spannungsüberschläge kann es auch ohne direkten Stromkontakt zu schweren Verletzungen durch Hitze und Druckwelle kommen (Nagesh et al. 2009[9]).

Verletzungen direkt durch Pfeilelektroden und indirekt durch Sturz sowie respiratorische und kardiovaskuläre Notfälle – auch mit letalem Ausgang – sind nach der Anwendung von Distanz-Hochspannungs-Impulswaffen (TASER) beobachtet worden (Robb et al. 2009[11]).

Bei Hochspannungsunfällen darf der unmittelbare Gefahrenbereich von den Helfern erst betreten werden, wenn durch Fachleute des zuständigen Stromversorgers (Kraftwerk, Energiegesellschaft) die Abschaltung der Stromversorgung garantiert wird, und zwar durch:
- allseitiges Abschalten der Stromzufuhr (Freischaltung),
- Rückmeldung der erfolgten Freischaltung,
- Sicherung gegen irrtümliche Wiedereinschaltung,
- Überprüfung auf allseitige Spannungsfreiheit,
- Erden und Kurzschließen in Sichtweite der Unfallstelle und ggf. Isolieren von benachbarten und frei verlaufenden Leitungen.

Diese Maßnahmen gelten auch für alle nicht gekennzeichneten Stromleitungen, bei denen Hochspannung nicht sicher ausgeschlossen werden kann.

> **Merke**
> Um Spannungsüberschläge im unmittelbaren Nahbereich und Verletzungen über Schrittspannung zu vermeiden, ist bis zur gesicherten Freischaltung ein Mindestabstand von 10 m einzuhalten. Keinesfalls darf durch Hüpfen mit geschlossenen Beinen oder Gehen mit kleinen Schritten der Gefahrenbereich betreten werden.

Brände in elektrischen Anlagen wie Kraftwerken und Umspannwerken und in der unmittelbaren Nähe von Freileitungen dürfen nur von speziell geschulten Fachkräften der Feuerwehr gelöscht werden.

40.1.3 Blitzschlag

▶ **Gefahr von Blitzschlag.** Die meisten Empfehlungen zur Blitzprävention basieren auf *Beobachtungen*. Verletzungen durch Blitzschlag erfolgen häufig im Freien, beim Arbeiten, Wandern, Schwimmen und kommen hauptsächlich in den Sommermonaten vor. Blitzgefahr besteht bereits vor Ausbruch eines Gewitters, dauert auch nach Abklingen des Gewitters noch an und kann bis zu 15 km über den Randbereich des Unwetters hinausgehen. Ein Blitz aus heiterem Himmel ist möglich (Duppel et al. 2009[2]). Blitzschlag wird vermehrt an exponierten Stellen wie Felsgrat, Felswand und Gipfelkreuz, aber auch bei einzeln stehenden Bäumen, am Waldrand und an Gewässern beobachtet. Nach Blitzentladung wird die elektrische Energie an der Oberfläche weitergeleitet und gelangt über Drähte, Kabel, Rohre und Metalle auch in das Innere von Gebäuden, in Räume mit hoher Installationsdichte wie Küche und Bad. Baden und Telefonieren über Festnetz sollten während eines Gewitters unterlassen werden. Aufenthalt im Wasser oder am Wasserrand während eines Gewitters ist lebensgefährlich. Im Wasser erfolgt die Ausbreitung der elektrischen Energie um den Blitzeintrittsort in Abhängigkeit vom Elektrolytgehalt des Wassers und den Untergrundbeschaffenheiten der Gewässer.

▶ **Schutz vor Blitzschlag.** Guten Schutz vor Blitzverletzung bieten geschlossene Gebäude und geschlossene Fahrzeuge mit Ganzmetallkarosserie. Wenn man in freier Natur von einem Gewitter überrascht wird, sollten Personen zueinander einen Abstand von mindestens 10 m halten. Haut- oder Haarsensationen können durch vom Boden ausgehende Fangladungen entstehen. Bei hoher Blitzgefahr wird empfohlen:
- Hinhocken,
- Beine schließen zur Vermeidung von Schrittspannung,
- Ohren zuhalten.

40.2 Pathophysiologie und klinische Manifestation

Gewebeschäden durch elektrischen Strom entstehen durch Hitze, Hypoxie, direkte Zellschädigung und Elektrolyse.

Merke

Kurzzeitige Einwirkung von Strom führt bereits zu Schädigung der Zellmembranen (Elektroporation), Störung der Zellmembrangradienten und der Permeabilität und bewirkt Zellödem und letztlich irreversiblen Zellschaden. Lang andauernde Einwirkung von Strom verursacht zusätzliche Gewebeschädigung durch Konversion von elektrischer Energie in Hitze (Lee 1997 [7]).

Das Ausmaß der elektrischen Schädigung hängt ab von:
- der Menge der einwirkenden elektrischen Energie,
- vom Gewebewiderstand und
- der Einwirkzeit.

Direkte Kontaktstellen zeigen sich als Strommarken. Der elektrische Widerstand des Gewebes ist nicht konstant und hängt sowohl von der Einwirkzeit als auch vom Flüssigkeits- und Elektrolytgehalt ab. Während Knochen und trockene Haut einen hohen elektrischen Widerstand aufweisen, ist der Widerstand von Muskelgewebe, Nervengewebe und Blutgefäßen sehr niedrig. Das erklärt die hohe Vulnerabilität des Nervensystems und die Häufigkeit neurologischer Symptome. Art, Dauer und Intensität der Stromexposition, die spezifische Leitfähigkeit an der Kontaktstelle und die Ausbreitungswege innerhalb des Körpers unterscheiden sich bei jedem Stromunfall (Fish u. Geddes 2009 [3]).

40.2.1 Auswirkungen von Gleichstrom, Wechselstrom, Blitzschlag

▶ **Gleichstrom.** Auswirkungen auf Nervenleitung und Muskulatur werden beim Gleichstrom (gleichbleibende Polarität) bei ca. 4fach höheren Stromstärken als beim Wechselstrom beobachtet. Im Niedervoltbereich von Gleichstrom sind Verbrennungen durch 12-Volt-Autobatterien beschrieben worden. Im Hochvoltbereich (z.B. Eisenbahn) werden, wie auch durch Wechselstrom, schwere Verbrennungen verursacht. Im Blut kann sich ein osmotisches Ungleichgewicht nach Ionenleckage entwickeln und eine Hämolyse entstehen. Durch Elektrolyse freigesetzte Gasbläschen können zu Embolie und Thrombose führen.

Praxistipp

Herz-Kreislauf-Stillstand nach Exposition mit Gleichstrom, nach Blitzschlagverletzung, aber auch nach Kontakt mit Hochvoltstrom zeigt im EKG häufiger eine Asystolie als Kammerflimmern.

▶ **Wechselstrom.** Exposition mit Wechselstrom (rhythmische Änderung der Polarität) im Niederspannungsbereich führt häufig zu Herzrhythmusstörungen wie Extrasystolie, Vorhofflimmern, Sinustachykardie oder Bradykardie, ventrikuläre Extrasystolie, ventrikuläre Tachykardie und Kammerflimmern. Herzrhythmusstörungen werden durch direkte Schädigung des Myokards, durch Vasospasmus der Koronararterien, durch Hypoxie oder durch Katecholaminfreisetzung verursacht und können noch bis zu 12 h nach Stromverletzung auftreten. Primär pathologische EKG-Befunde normalisieren sich in der Regel nach mehreren Tagen. Herz-Kreislauf- und Atemstillstand sind besonders häufig, wenn die Stromexposition über 2 Extremitäten oder über den Brustkorb erfolgt.

▶ **Blitzschlag.** Ein durch Blitzschlag verursachter Herz-Kreislauf-Stillstand erfolgt häufiger sekundär hypoxisch nach direkter Schädigung des Hirnstamms und anhaltendem Atemstillstand als durch direkte Schädigung des Herzens. Kardiovaskuläre Symptome (Asystolie, Kammerflimmern, ST-Strecken und QT-Intervall-Veränderungen, Vorhofflimmern, Arrhythmien, Gefäßspasmen, Thrombosen, DIC) nach Blitzschlag werden in bis zu 46% beobachtet, pulmonale Symptome (primäre Apnoe, Bronchospasmus, Lungenödem, Lungeninfarkt, Pneumothorax) kommen in bis zu 12% vor (Blount 1990 [1]).

40.2.2 Lokalisation der Schäden

▶ **Störungen des Nervensystems.** Störungen des Nervensystems werden bei bis zu 70% der Stromverletzten beobachtet und sind besonders häufig beim Blitzschlagopfer (Bewusstlosigkeit, Amnesie, Hemiparese, Neuritis, Neuralgie). Die Beeinträchtigung des Bewusstseins geht von kurzzeitiger Bewusstlosigkeit bis zum Koma. Hemiparesen, Krampfanfälle und Lähmungen sind häufige neurologische Symptome nach Stromverletzung (Primeau 2005 [10]). Eine durch Blitzschlag ausgelöste Dysfunktion des vegetativen Nervensystems kann über Vasospasmus zu einer vorübergehenden Lähmung von Extremitäten (Keraunoparalyse) führen (Jost et al. 2005 [6]). Bewegungsstörungen durch Parkinsonismus oder Dystonien können sich erst Jahre nach dem Stromkontakt manifestieren (Lim u. Seet 2007 [8]).

▶ **Schäden am Bewegungsapparat.** Schäden am Bewegungsapparat können durch direkte Stromeinwirkung und durch Sturz verursacht werden. Massive Muskelkontrakturen können Atemstillstand, Frakturen und Dislokationen verursachen. Begleitende Gefäßspasmen, Gefäßrupturen und/oder Thrombenbildung durch Koagulation des Blutes sind auch fernab vom Stromdurchfluss möglich. Muskelnekrosen und Kompartmentsyndrom können sogar zum Verlust von Extremitäten führen. Massiver Gewebeuntergang mit Freisetzung von denaturierten Proteinen und Myoglobin kann eine akute tubuläre Nekrose mit Nierenversagen zur Folge haben. Lokomotorische Schäden (Frakturen, Dislokationen, Kontusionen, Kontrakuren) werden nach Blitzschlag in über 2 % beobachtet. Durch Einwirkung von Niedervoltstrom auf kleine Kontaktflächen kann es zu Hautrötungen, Verfärbungen, Blasenbildung oder bei Schleimhaut und Übergangsepithelgewebe zur Ausbildung von Aphten, Erosionen und Geschwüren kommen.

▶ **Weitere Beschwerden.** Psychische Beschwerden nach Blitzschlag (posttraumatische Stressreaktion, Agitiertheit, emotionale Labilität, Schlafstörungen Depression, Psychose, Angstattacken) werden in 4–18 % der Fälle beobachtet. Sensibilitätsstörungen und Neuropathien können noch Monate nach dem Stromunfall auftreten. Katarakt nach Blitzschlag und nach Verblitzung durch Lichtbogen sind häufig. Sensorische Schäden (Trommelfellruptur, Korneläsion, Retinaläsion, Katarakt) wurden in bis zu 55 % angegeben (Blount 1990 [1]).

▶ **Verbrennungen.** Hochspannung oder lang einwirkende Niederspannungen verursachen tiefe Verbrennungen bis zur Verkohlung mit Schock und metabolischer Azidose (▶ Abb. 40.1). Im Gegensatz zu Hochvoltstromverletzungen sind drittgradige Verbrennungen der Haut nach Blitzschlag seltener, da die Einwirkzeit extrem kurz ist (0,0001–0,003 s). Der oberflächliche Verlaufsweg kann zu den für Blitzschlag typischen farnblattähnlichen Lichtenberg-Mustern auf der Haut führen (▶ Abb. 40.2).

40.3 Notfallmedizinische Versorgung

40.3.1 Basismaßnahmen

Vor Beginn der Hilfsmaßnahmen immer zuerst auf die Eigensicherheit achten. Zu den Basismaßnahmen durch Laien gehören das Überprüfen der Vitalfunktionen, Schockbekämpfung und lebensrettende Sofortmaßnahmen:
- Ansprechen, Bewusstseinslage prüfen,
- Atemkontrolle, bei Atemstillstand unverzüglich mit Herz-Lungen-Wiederbelebung beginnen,
- Notruf und Absicherung des Unfallortes,
- bewusstlose Patienten mit Atem- und Herzkreislauffunktion in stabile Seitenlage bringen,
- Freihalten der Atemwege, Öffnen beengender Kleidungsstücke, Hochlagern der Beine,
- Schutz vor Kälte,
- Strommarken und Verbrennungen steril abdecken,
- beruhigender Zuspruch zu wachen Patienten,
- Bewusstsein, Atmung und Kreislauf wiederholt kontrollieren.

40.3.2 Erweiterte Maßnahmen

▶ **Vitalfunktionen.** Wenn der Zugang zum Patienten gefahrlos möglich ist, werden zuerst die Vitalfunktionen überprüft und gesichert. Jeder Stromverunfallte muss überwacht werden! Gibt es gleichzeitig mehrere Verletzte zu versorgen und die Ausrüstung ist limitiert, müssen die Vitalfunktionen zumindest bei den bewusstlosen Patienten monitiert werden. Die Pulsoxymetrie erlaubt

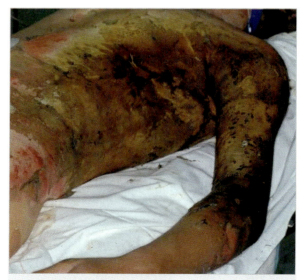

Abb. 40.1 Verbrennung nach Stromschlag (Hochspannung). (Quelle: P. Kronberger, Univ.-Klinik für Plastische und Wiederherstellungschirurgie, Innsbruck, mit freundlicher Genehmigung.)

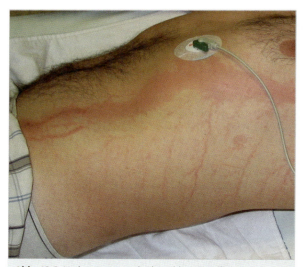

Abb. 40.2 Verbrennung nach Blitzschlag. (Quelle: A. Reiter, Anästhesie und Allgemeine Intensivmedizin, Landesklinikum Mostviertel, Amstetten, mit freundlicher Genehmigung.)

eine gute und einfach durchführbare Überwachung der Atem- und Herz-Kreislauf-Funktion. Auch die Puls- und Atemkontrolle durch erfahrene Rettungsdienstmitarbeiter kann eine qualitativ gute Überwachung bieten.

▶ **Reanimation.** Beim bewusstlosen Patienten ohne Atmung und Kreislauf muss unverzüglich mit den Reanimationsmaßnahmen begonnen und ein Rhythmus-EKG monitiert werden, da bei Kammerflimmern die Chance auf erfolgreiche Defibrillation in den ersten Minuten am höchsten ist. Der Ablauf der Reanimationsmaßnahmen orientiert sich an den internationalen Richtlinien für Basismaßnahmen und erweiterte Maßnahmen der Wiederbelebung unter Berücksichtigung der besonderen Umstände bei Elektrounfällen und Blitzschlag (Zafren et al. 2005[12], ILCOR 2005[5]). Da in Fallberichten gute Reanimationsergebnisse nach Stromunfall berichtet werden, sollten die CPR-Maßnahmen speziell nach Blitzschlagverletzung erst bei Asystolie und nach mindestens 1 h Reanimationsdauer abgebrochen werden. Bei Vorliegen zusätzlicher protektiver Umstände wie Hypothermie oder bei geringem Lebensalter des Patienten wird die Reanimation bis ins Krankenhaus fortgeführt.

▶ **Nachfolgende Untersuchungen und Maßnahmen.** Bei der Rettung wird auf maximale Schonung der Wirbelsäule und Vermeidung von Überstreckung und Drehung im Nacken geachtet, eine Halskrawatte angelegt und der Patient auf eine Vakuummatratze gelagert. Die Einschätzung des neurologischen Zustandsbilds, z.B. mithilfe der Glasgow Coma Scale (GCS), erlaubt eine gute Beurteilung und hat prognostische Aussagekraft. Eine genaue körperliche Untersuchung zur Erhebung von Begleitverletzungen ist immer notwendig, da innere Verletzungen weit dramatischer sein können, als von den Verletzungen der Haut geschlossen werden kann. Zur Einschätzung des Verbrennungsgrads und der Verbrennungsfläche wird die Neuner-Regel nach Wallace für Erwachsene bzw. das Lund-Browder-Schema für Kinder angewandt. Die Summe aus Lebensalter plus prozentualem Anteil verbrannter Körperoberfläche (Verbrennungsindex) erlaubt Rückschlüsse auf die Prognose.

▶ **Prähospitale Therapie.** Übergießen mit kühlem (nicht kaltem!) Wasser bei oberflächlichen Verbrennungen kann den Wundschmerz lindern und das Ausmaß des Gewebeschadens vermindern. Es darf dabei nur die verbrannte Region kurzfristig gekühlt werden, gleichzeitig muss aber ein Unterkühlen des Patienten vermieden werden. Bei mehr als 30% drittgradig verbrannter Hautoberfläche wird Kühlen mit Wasser nicht mehr empfohlen. Glimmende Kleidung, Gürtel, Schuhe etc. werden entfernt, wenn sie nicht direkt auf dem verbrannten Areal kleben.

> **Praxistipp**
>
> Flüssigkeitssubstitution mit Kristalloiden (z.B. Vollelektrolytlösung) wird noch vor Ort begonnen.

Die prähospitale Infusionsmenge bei Erwachsenen soll auf 1 l Elektrolytlösung/h und bei Kindern auf 10–15 ml/kgKG/h beschränkt werden, solange keine hämodynamische Instabilität durch Begleitverletzungen vorliegt. Bei Blitzverletzten ohne erkennbare verletzungsbedingte Hypovolämie wird die Volumensubstitution zurückhaltend durchgeführt.

▶ **Intubation und Beatmung.** Sauerstoff über Masken und zur Beatmung darf nur in sicherem Abstand zu brennenden oder heißen Objekten eingesetzt werden. Wenn Verbrennungen von Gesicht, Mundregion und Nacken vorliegen oder wenn ein Inhalationstrauma vermutet wird, ist die frühzeitige Sicherung der Atemwege durch Intubation durchzuführen. Das Tubuslumen soll dabei weit genug sein, um eine spätere bronchoskopische Beurteilung der Atemwege zu erlauben. Eine prophylaktische Intubation ist nicht indiziert.

▶ **Schmerzbehandlung.** Zur medikamentösen Schmerzbehandlung eignen sich Opioide oder Ketamin, Anxiolyse kann mit niedrigen Dosen von Midazolam erreicht werden. Achsengerechte Lagerung der Extremitäten bei Frakturen kann zur Schmerzlinderung und besseren Durchblutung beitragen. Oberflächliche Verletzungen werden durch saubere, keimfreie Wundverbände abgedeckt.

▶ **Allgemeine Hinweise.** Auch bei äußerlich geringfügigen Verletzungen nach Stromunfall mit technischer Elektrizität oder nach Blitzschlag ist ein Transport ins Krankenhaus anzustreben, da das Gesamtausmaß der Verletzungen am Einsatzort häufig unterschätzt wird. Für die Versorgung und Überwachung von Verletzungen durch Niederspannung eignen sich allgemeine Intensivstationen. Patienten mit ausgedehnten Verbrennungen nach Verletzung durch Hochspannung werden an ein Verbrennungs- und Traumazentrum gebracht, Blitzschlagpatienten an ein Traumazentrum.

> **Kernaussagen**
>
> **Unfallvermeidung und Verhalten bei Stromunfällen**
> Bei Stromunfällen mit Niederspannung unbedingt vor Beginn der Erste-Hilfe-Maßnahmen den Stromkontakt sicher abschalten.
>
> Bei Hochspannungsunfällen den unmittelbaren Gefahrenbereich erst betreten, wenn die allseitige Abschaltung (Freischaltung) durch Fachleute des zuständigen Stromversorgers sichergestellt ist.
>
> Das Berühren von Blitzschlagverletzten ist für den Helfer ungefährlich. Bei Atemstillstand unverzüglich mit der Herz-Kreislauf-Wiederbelebung beginnen.

Pathyphysiologie und klinische Manifestation

Häufige Ursache für Herz-Kreislauf-Stillstand sind bei Niedervoltstrom Rhythmusstörungen, bei Hochvoltstrom Asystolie und bei Blitzschlagverletzten Hypoxie nach Atemstillstand.

Bei Strom- und Blitzschlagverletzten sind Symptome des autonomen und somatischen Nervensystems besonders häufig, da Nervengewebe einen niedrigen elektrischen Widerstand hat.

Schwere Verbrennungen sind häufig bei Hochvoltstromverletzungen, können aber auch bei Niedervoltstrom nach langer Stromeinwirkung auftreten. Elektrothermische Schädigung tiefer Gewebe kann weit dramatischer sein, als aufgrund der Hautverletzungen erwartet werden kann.

Notfallmedizinische Versorgung

Selbstschutz beachten! Vitalfunktionen überprüfen und monitieren. Wenn keine hämodynamische Instabilität durch Begleitverletzungen vorliegt, sollte die prähospitale Infusionsmenge bei Erwachsenen mit oberflächlichen Verbrennungen auf 1 l Elektrolytlösung/h und bei Kindern auf 10–15 ml/kgKG/h beschränkt werden.

CPR-Maßnahmen sollten auch bei verzögertem Beginn erst nach prolongierter Reanimation und frustranem Ergebnis abgebrochen werden.

Verletzte durch Niederspannung sollten auf allgemeinen Intensivstationen überwacht werden, Patienten mit Hochspannungsverletzungen in Verbrennungs- und Traumazentren und Blitzschlagpatienten in Traumazentren.

Literatur

Referenzen

[1] **Blount** BW. Lightning injuries. Am Fam Physician 1990; 42: 405–415
[2] **Duppel** H, Löbermann M, Reisinger EC. Aus heiterem Himmel vom Blitz getroffen. Dtsch med Wochenschr 2009; 134: 1214–1217
[3] **Fish** RM, Geddes LA. Conduction of electrical current to and through the human body: a review. Eplasty 2009; 9:e44
[4] **Goffeng** LO, Veiersted KB, Moian R et al. Incidence and prevention of occupational electrical accidents. Tidsskr Nor Laegeforen 2003; 123: 2457–2458
[5] **International Liaison Committee on Resuscitation** (ILCOR). Part 4: Advanced life support. Resuscitation 2005; 67: 213–247
[6] **Jost** WH, Schönrock LM, Chrington M. Autonomic nervous system dysfunction in lightning and electrical injuries. Neuro Rehabilitation 2005; 20: 19–23
[7] **Lee** RC. Injury by electrical forces: pathophysiology, manifestations, and therapy. Curr Probl Surg 1997; 34: 677–764
[8] **Lim** EC, Seet RC. Segmental dystonia following electrocution in childhood. Neurol Sci 2007; 28: 38–41
[9] **Nagesh** KR, Kanchan T, Rastogi P, Arun M. Arcing injuries in a fatal electrocution. Am J Forensic Med Pathol 2009; 30: 183–185
[10] **Primeau** M. Neurorehabilitation of behavioral disorders following lightning and electrical trauma. Neuro Rehabilitation 2005; 20: 25–33
[11] **Robb** M, Close B, Furyk J, Aitken P. Review article: Emergency Department implications of the TASER. Emerg Med Australas 2009; 21: 250–258
[12] **Zafren** K, Durrer B, Herry JP, Brugger H. Lightning injuries: prevention and on-site treatment in mountains and remote areas. Official guidelines of the International Commission for Mountain Emergency Medicine and the Medical Commission of the International Mountaineering and Climbing Federation (ICAR and UIAA MEDCOM). Resuscitation 2005; 65: 369–372

41 Schuss- und Explosionsverletzungen

K.-G. Kanz

In Mitteleuropa ist die Inzidenz von penetrierenden Verletzungen, insbesondere mit kriminellem Hintergrund, insgesamt gering. Im Traumaregister der Deutschen Gesellschaft für Unfallchirurgie beträgt der Anteil an penetrierenden Traumata bei den über 20000 dokumentierten schwerverletzten Patienten lediglich 4,7 %. Die Verlagerung von terroristischen Aktivitäten auch nach Mitteleuropa erfordert es jedoch, dass sowohl Rettungsdienste wie auch Notfallaufnahmen auf Patienten mit Schuss- bzw. Explosionsverletzungen adäquat vorbereitet sind (Frykberg 2002 [4], Gutierrez et al. 2005 [5], Lockey et al. 2005 [11]).

41.1 Pathophysiologie

Definition
Penetrierende Verletzungen werden der gegenüber dem Gewebe applizierten Energie eingeteilt. Die häufigste Ursache von Verletzungen mit niedriger Energie („low energy") sind Stichverletzungen mit dem Messer. Typisch ist hierbei die Verletzung von Organen oder Geweben entsprechend dem Verlauf des Stichkanals. Pfählungsverletzungen mit stumpfen Gegenständen bilden eine Sonderform dieser Verletzungen. Im Gegensatz hierzu werden durch die Kavitation bei Verletzungen mit mittlerer Energie („medium energy") wie durch Handfeuerwaffen oder mit hoher Energie („high energy") wie durch Sturm- oder Jagdgewehre als Folge der Energieeinwirkung zusätzliche Schäden des umliegenden Gewebes verursacht. Eine weitere Sonderform von penetrierenden Verletzungen stellen hierbei Explosionsverletzungen dar, bei denen neben dem Splitterwind die ausgelöste Schockwelle ursächlich für die Verletzungen ist.

41.1.1 Schussverletzungen

Ausmaß

Wesentlich bei Verletzungen mit mittlerer oder höherer Energie ist die Kavitation, die in Abhängigkeit von
- Geschwindigkeit,
- Masse,
- Beschaffenheit,
- Form,
- Gierung und
- Rotation des Projektils

bestimmt wird (▶ Abb. 41.1). Das Ausmaß der Verletzung wird des Weiteren bestimmt durch die Dichte und Elastizität des Gewebes.

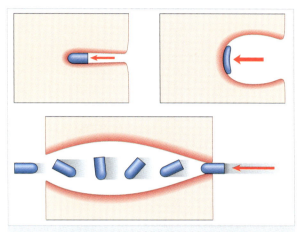

Abb. 41.1 Kavitation in Abhängigkeit von Geschwindigkeit, Masse, Beschaffenheit, Form, Gierung und Rotation des Projektils.

Organe mit einer Kapsel – wie Leber und Milz – absorbieren wegen der fehlenden Elastizität einen hohen Anteil der Geschossenergie. Knochengewebe wird wegen der hohen Dichte und geringen Elastizität zertrümmert. Die Splitter können sekundäre Verletzungen verursachen. Beim Lungengewebe ist wegen der hohen Elastizität und geringen Dichte eine Kavitationswirkung eher unwahrscheinlich.

Scharfe Projektile mit kleinem Aufschlagsquerschnitt verlieren im Gewebe an Geschwindigkeit und führen somit zu geringeren Verletzungen und Schäden. Im Gegensatz dazu verursachen Projektile mit großem Querschnitt bzw. Aufpilzung schwerwiegendere Verletzungen.

Gierungen und Rotationen des Projektils können ebenfalls Kavitationen bedingen. Bei Projektilgeschwindigkeiten von mehr als 600 m/s führt die Schockwelle im Gewebe zu einer temporären Kavitation, die das 30-Fache des Projektildurchmessers umfassen kann.

Merke
Wegen des unterschiedlichen Gewebewiderstandes folgen Projektile oft nicht einer direkten Linie, sodass anhand der Ein- und Austrittsstellen keine Rückschlüsse über den Schusskanal und die damit verbunden Verletzungen getroffen werden können.

41.1.2 Explosionsverletzungen

Schockwelle

Bei einer Explosion kommt es nach der Entzündung des Sprengstoffs zu einer heftigen chemischen Reaktion, bei der Gas und Hitze schlagartig freigesetzt werden. In Abhängigkeit von der chemischen Zusammensetzung und der freigesetzten Energie entwickelt sich eine explosionsartige Druckwelle („blast"). Durch diese Schockwelle können 2 verschiedene Verletzungsmechanismen auftreten:
- zum einen durch den Überdruck selbst und
- zum anderen durch Scherkräfte, die von der Ausbreitungsgeschwindigkeit und -dauer der Druckwelle abhängig sind (Wightman u. Gladish 2001 [16]).

Bei Explosionsverletzungen ist es entscheidend, ob die Explosion in einem offenen oder geschlossenen Raum stattfand, da in Abhängigkeit von diesem Sachverhalt erhebliche Unterschiede in der Verletzungsschwere und dem Verletzungsmuster auftreten. Nach einer Explosion im offenen Raum breitet sich die Schockwelle schnell vom Zentrum ausgehend nach peripher aus (▶ Abb. 41.2a–d). Im Gegensatz dazu kann sich die entstandene Schockwelle in geschlossenen Räumen nicht uneingeschränkt ausbreiten, sondern wird von den Wänden mehrfach reflektiert und verursacht somit weitere Schäden.

Die unmittelbar nach der Detonation überlebenden Patienten erleiden deshalb mit einer höheren Inzidenz

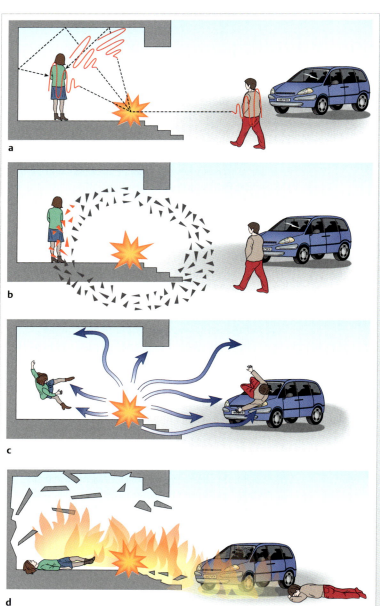

Abb. 41.2a–d Explosionsverletzungen.
- **a** Primäre Explosionsverletzungen durch die Schockwelle.
- **b** Sekundäre Explosionsverletzungen durch Fragmente und Splitter.
- **c** Tertiäre Explosionsverletzungen durch den Anprall der Opfer an Gegenstände oder durch den Sturz auf den Boden.
- **d** Quartäre Explosionsverletzungen durch Hitze, Feuer oder Giftstoffe.

schwerere Verletzungen, wobei Zerreißungen der Lunge besonders im Vordergrund stehen (Leibovici et al. 1996 [10]).

Zerreißungen innerer Organe

In Abhängigkeit von der Schwere der Explosion und dem verursachten Überdruck entstehen Zerrreißungen innerer Organe, wobei die Lunge als luftgefülltes Organ am häufigsten betroffen ist. Bei einem Überdruck von 35 psi (ca. 2,5 atm) werden Lungenverletzungen mit einer Mortalität von 1 % beobachtet, bei einem Überdruck von mehr als 70 psi (ca. 5 atm) ist mit einer Mortalität von 50 % zu rechnen (Kluger 2003 [8]). Die Explosion einer 25 kg TNT-Bombe verursacht einen kurzfristigen Überdruck für 2 ms von bis zu 150 psi (ca. 10 atm). In der Lunge führt die Schockwelle zu einer massiven Überdehnung der Alveolen mit Zerreißung der alveolären Septen und konsekutiver Ausbildung eines Lungenödems. Diese Veränderungen manifestieren sich klinisch als schwere Lungenkontusionen mit Hypoxie und Hämoptoe, die häufig eine endotracheale Intubation und maschinelle Beatmung erfordern. Bei einer Verletzung bzw. Zerreißung der Pleura visceralis entwickelt sich zunächst ein Pneumothorax oder Hämathothorax, der sich zu einem lebensbedrohlichen Spannungspneumothorax ausbilden kann.

Luftembolien

Ein weiteres Charakteristikum von Explosionsverletzungen ist das Auftreten von Luftembolien, die die häufigste sofortige Todesursache darstellen. Infolge des hohen Überdrucks im Bronchialsystem gelangen durch bronchiale und alveolare Läsionen relevante Luftmengen in die Pulmonalgefäße und führen dann zu dem Bild einer Luftembolie mit Kreislaufversagen, verursacht durch das Pumpversagens des Herzens.

Atypisches Schockgeschehen

Eine besondere Problematik bei Explosionsverletzungen stellt die Beurteilung des häufig beobachteten atypischen Schockgeschehens mit peripherer Vasodilatation, Bradykardie und konsekutiver Hypoxie dar. Dieses bislang nur nach Bombenexplosionen beschriebene Phänomen geht ohne ersichtliche äußere und innere Verletzungen einher, beginnt unmittelbar nach der Explosion und bildet sich nach 1–2 h zurück. Obwohl die Symptome eine Hypovolämie, einen myokardialen Schaden oder ein Cor pulmonale vermuten lassen, wurde in tierexperimentellen Studien gezeigt, dass diese Trias auf einen vagalen Reflex in der Lunge zurückzuführen ist. Dieser wird zusätzlich durch das nach der Bombenexplosion auftretende alveoläre Ödem getriggert (Irwin et al. 1999 [6]).

Verletzungen abdominaler Hohlorgane

Verletzungen abdominaler Hohlorgane treten seltener als die Explosionsverletzungen der Lunge auf. Die durch die Schockwelle verursachten Scherkräfte an den anatomischen Organaufhängungen können zu einer Verletzung oder einer Ruptur von Parenchymorganen führen, meist sind jedoch Organläsionen die Folge von tertiären Explosionsmechanismen im Sinne eines stumpfen Anpralls an festen Gegenständen.

Häufig werden Milzrupturen beschrieben, die auch ohne direktes Trauma oder Perforation der Bauchwand auftreten können. Es wird vermutet, dass nach einem schnell auftretenden Lungenkollaps mit anschließender Lungenentfaltung relevante Scherkräfte entstehen, die zur Verletzung des Milzparenchyms an den Ligamenten führen (Cooper u. Taylor 1989 [2]).

Schädel-Hirn-Trauma

Die Bewertung von Schädel-Hirn-Traumen gestaltet sich schwierig, da unmittelbar nach dem Explosionsereignis häufig psychomotorischen Störungen mit retrograder Amnesie, Apathie, Unruhe und Angstzuständen vorliegen. Es wird vermutet, dass die Schockwelle einen diffusen Axon- und Gliaschaden sowie eine Schwellung der Neurone verursacht, was diese reversible Symptomatik erklärt (Cernak et al. 1998 [1]).

Verletzungen des Gehörsystems

Das Gehörsystem ist eines der häufigsten Organe, das bei Explosionen verletzt wird. Die damit verbundene, häufig passagere Taubheit kann eine korrekte Bewertung des neurologischen Zustands erheblich erschweren. Die Zerreißung des Trommelfells ist eine Folge der mechanischen Kraft der Druckwelle und ein Indikator dafür, dass das Opfer der Schockwelle unmittelbar ausgesetzt war und somit andere begleitende Verletzungen ausgeschlossen werden sollten. Bei Hörstörungen sollte deshalb frühzeitig ein Auskultationsbefund erhoben und prinzipiell Röntgenaufnahmen des Thorax bzw. der Lungen angefertigt werden.

Verletzungen durch Splitter und Aufprall

Die meisten Verletzungen nach Bombenexplosionen werden sekundär durch Splitter und tertiär durch den Aufprall bedingt. Umherfliegende Projektile verursachen die Mehrzahl der Läsionen, hierbei handelt es sich sowohl um multipel penetrierende als auch stumpfe Verletzungen (Peleg et al. 2004 [12]).

> **Merke**
>
> Vor allem penetrierende Verletzungen können leicht übersehen oder verkannt werden, da sich äußerlich oft nur eine kleine Eintrittspforte zeigt und die damit verbundenen inneren Verletzungen von Gefäßen und Organen erhebliche Läsionen mit oft infauster Prognose verursachen können.

Verbrennungen

Durch Feuer und Hitze treten als quartiäre Explosionsverletzungen häufig Verbrennungen auf, wobei es sich bei etwa einem Drittel um hochgradige Verbrennungen handelt, die eine schnelle Versorgung in einem entsprechenden Zentrum für Schwerbrandverletzte erfordern.

> **Praxistipp**
>
> Insbesondere die Differenzierung zwischen Hämorrhagie und atypischem Schockgeschehen sowie zwischen Schädel-Hirn-Verletzungen und psychomotorischen Störungen kann meist nur in der Klinik mittels bildgebender Diagnostik bewerkstelligt werden. Zu erwägen ist der frühzeitige Einsatz der Sonografie, insbesondere bei Verdacht auf Perikardtamponade, Hämatothorax oder abdominelle Blutungen (Walcher et al. 2002 [15]).

41.2 Therapie

> **Merke**
>
> Vordringlichstes Ziel bei der Behandlung von Schuss- und Explosionsverletzungen ist der unverzügliche und möglichst schnelle Transport des Patienten in den nächstgelegenen Schockraum zur apparativen Diagnostik und chirurgischen Versorgung (▶ Abb. 41.3). Im Vordergrund der Behandlung am Unfallort stehen die Sicherstellung der respiratorischen Funktion, die Dekompression eines Spannungspneumothorax und die Kontrolle von externen Blutverlusten.

41.2.1 Reanimationsmaßnahmen

Die Indikation zur Einleitung von Reanimationsmaßnahmen bei einem traumatisch bedingten Atem-/Kreislaufstillstand – „traumatic cardiorespiratory arrest" (TCRA) – im Zusammenhang mit einer Schuss- oder Explosionsverletzung erfolgt im Rahmen einer Individualentscheidung des Notarztes. Führend ist, unabhängig vom EKG-Befund wie Kammerflimmern bzw. Asystolie oder geordneten Herzrhythmen, die

- fehlende Herzauswurfleistung und damit
- die fehlende Ansprechbarkeit,
- Atemtätigkeit und
- Pulslosigkeit.

Das Überleben bei einem traumatisch bedingten Atem-/Kreislaufstillstand korreliert direkt mit der präklinischen Versorgungs- und Transportzeit und der Dauer der Reanimationsmaßnahmen bis zur Wiederherstellung eines suffizienten eigenen Kreislaufes – „return of spontaneous circulation" (ROSC). Der traumatisch bedingte Atem-/Kreislaufstillstand hat zwar insgesamt eine relativ hohe Mortalität mit einer Gesamtüberlebensrate von 5,7 % (ERC 2010), es werden jedoch in einzelnen Untergruppen Überlebensraten von bis zu 71 % beschrieben. Für die Indikation zur Durchführung oder den Abbruch von Reanimationsmaßnahmen bei einem traumatisch bedingten Atem-/Kreislaufstillstand bestehen derzeit keine verlässlichen Prädiktoren in Bezug auf den Erfolg der Reanimation und das Überleben. Wegen der nicht ausreichenden Datenlage können deshalb keine verbindlichen Empfehlungen für die Einleitung oder den Abbruch einer Reanimation ausgesprochen werden.

> **Merke**
>
> Der Versuch einer Reanimation entsprechend den ABC-Prioritäten zum Ausschluss von einfach behebbaren Störungen wie Atemwegsverlegung, Spannungspneumothorax oder Kammerflimmern ist in jedem Fall gerechtfertigt.

41.2.2 Intubation

Eine endotracheale Intubation muss im Hinblick auf den Zeitverlust und das deutlich erhöhte Risiko eines Spannungspneumothorax kritisch überdacht werden. Im Zusammenhang mit Explosionsverletzungen ist bei intubationspflichtigen Patienten mit konsekutiver Überdruckbeatmung wegen der Lungenverletzungen mit der Ausbildung eines Spannungspneumothorax zu rechnen und somit die Indikation für eine beidseitige Thoraxdekompression zu erwägen (Einav et al. 2004 [3]).

41.2.3 Kontrolle von Blutverlusten

Erfahrungsberichte aus dem militärischen Bereich empfehlen eine regelhafte Anwendung von Tourniquets bei Schuss- und Explosionsverletzungen (Richey 2007 [13]). Durch Projektile und umherfliegende Fragmente und Splitter können lebensbedrohliche Blutungen durch Gefäßverletzungen, tiefe Weichteilverletzungen, offene Frakturen und subtotale Amputationen der Extremitäten verursacht werden. Die sofortige Anwendung eines Tourniquets kann diesen Blutverlust einfach, schnell und sicher vermeiden. Hierbei muss allerdings eine insuffiziente Anlage mit ungenügendem Druck unbedingt vermieden werden, da bei nicht ausreichender arterieller Kompression und gleichzeitiger venöser Stauung eine Zunahme der Blutung auftreten kann.

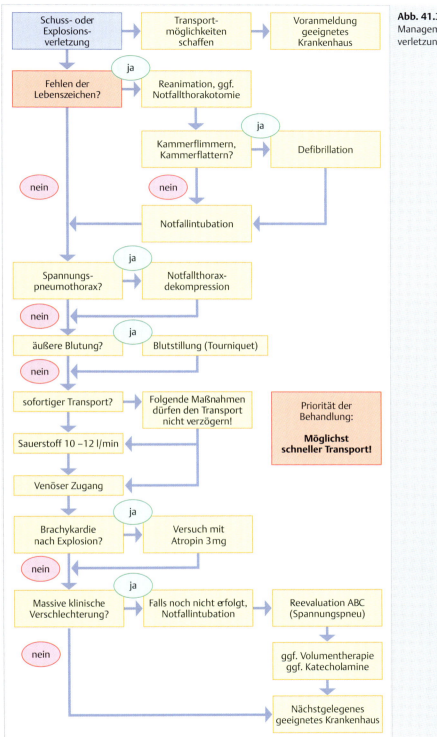

Abb. 41.3 Algorithmus für das präklinische Management bei Schuss- und Explosionsverletzungen.

41.2.4 Venöser Zugang

Nach Beginn des Transports erfolgt bei hämodynamischer Instabilität die Anlage eines venösen Zugangs zur differenzierten Volumentherapie. Liegt nach einer Explosion eine Kreislaufinstabilität mit Bradykardie vor, so ist ein atypisches Schockgeschehen in Betracht zu ziehen und eine medikamentöse Therapie mit Katecholaminen und Atropin einzuleiten. Bei einer aktiven Blutung ist bis zur operativen Blutungsstillung zur Verminderung der Hämorrhagie eine permissive Hypotension mit einem systolischen Blutdruck von unter 90 mmHg anzustreben (Kreimeier et al. 2002 [9]).

41.2.5 Schockraumdiagnostik

Im Rahmen von Explosionsverletzungen sind Patienten bei relevanten Bewusstseinsstörungen sowie nicht therapierbaren Schockzuständen unverzüglich einer Schockraumdiagnostik mittels Mehrschichtcomputertomografie zuzuführen, da hierdurch eine schnelle Identifikation von intrakraniellen Läsionen sowie eine eindeutige kausale Zuordnung einer systemischen Hypotension sichergestellt wird. Insbesondere bei kreislaufwirksamen Blutungen ermöglicht die kontrastmittelunterstützte Computertomografie eine eindeutige Indikationsstellung für Interventionen oder Notfalloperationen (Kanz et al. 2004 [7], Stein et al. 2003 [14]). Hilfreich für die Klinik ist es, wenn während des Transports ein venöser Zugang für die Kontrastmittelgabe angelegt wird.

41.2.6 Inspektion

Auch bei zunächst als leichtverletzt bewerteten Patienten ist eine sorgfältige Inspektion des Körperstammes durchzuführen, um penetrierende Verletzungen, die eine unverzügliche Weiterbehandlung in der Klinik erfordern, auszuschließen. Patienten mit Hörstörungen oder Schwerhörigkeit nach Explosion sollten ebenfalls in eine Klinik transportiert werden, um Verletzungen der Lunge durch eine Röntgenaufnahme des Thorax auszuschließen und ggf. eine stationäre Überwachung durchzuführen.

> **Kernaussagen**
>
> **Pathophysiologie**
> Entscheidend für die Verletzungsschwere sind neben der direkten Verletzung die indirekten Schäden durch die Projektile mittels Kavitation.
>
> Bei Explosionen werden durch die Schockwelle zusätzliche Verletzungen wie Luftembolien, Lungenzerreißungen, Gehirnläsionen sowie ein vagales Schockgeschehen verursacht.
>
> **Therapie**
> Vordringlichstes Ziel bei der Behandlung von Schuss- und Explosionsverletzungen ist der unverzügliche und möglichst schnelle Transport des Patienten in den nächstgelegenen Schockraum zur apparativen Diagnostik und chirurgischen Versorgung.
>
> Im Vordergrund der Behandlung am Unfallort stehen die Sicherstellung der respiratorischen Funktion, die Dekompression eines Spannungspneumothorax und die Kontrolle von externen Blutverlusten.

Literatur

Referenzen
[1] **Cernak** I, Wang Z, Jiang J. Ultrastructural and functional characteristics of blast injury-induced neurotrauma. J Trauma 1998; 50: 695–706
[2] **Cooper** GJ, Taylor DE. Biophysics of impact injury to the chest and abdomen. J R Army Med Corps 1989; 135: 58–67
[3] **Einav** S, Feigenberg Z, Weissman C et al. Evacuation priorities in mass casualty terror-related events implications for contingency planning. Annals of Surgery 2004; 239: 304–310
[4] **Frykberg** ER. Medical management of disasters and mass casualties from terrorist bombings: how can we cope? J Trauma 2002; 53: 201–212
[5] **Gutierrez de Ceballos** JP, Turegano Fuentes F, Diaz PD et al. Casualties treated at the closest hospital in the Madrid, March 11, terrorist bombings. Crit Care Med 2005; 33: S107–S112
[6] **Irwin** RJ, Lerner MR, Bealer JF. Shock after blast wave injury is caused by vagally mediated reflex. J Trauma 1999; 23: 44–53
[7] **Kanz** KG, Linsenmaier U, Kay MV et al. Prioritätenorientiertes Schockraummanagement unter Integration des Mehrschicht-Computertomographen. Unfallchirurg 2004; 107: 937–944
[8] **Kluger** Y. Bomb explosions in acts of terrorism – detonation, wound ballistics, triage and medical concerns. IMAJ 2003; 5: 235–240
[9] **Kreimeier** U, Lackner CK, Ruppert M, Peter K. Hypotension bei schwerem Trauma. Anaesthesist 2002; 51: 787–799
[10] **Leibovici** D, Gofrit O, Stein M et al. Blast injuries: bus versus open-air-bombings: a comparative study of injuries in survivors of open-air versus confined-space explosions. J Trauma 1996; 41: 1030–1035
[11] **Lockey** DJ, MacKenzie R, Redhead J et al. London bombings July 2005: The immediate pre-hospital medical response. Resuscitation 2005; 66: 9–12
[12] **Peleg** K, Aharonson-Daniel L, Stein M et al. Gunshot and explosion injuries – characteristics, outcomes and implications for care of terror-related injuries in israel. Annals of Surgery 2004; 239: 311–318
[13] **Richey** SL. Tourniquets for the control of traumatic hemorrhage: a review of the literature. World J Emerg Surg 2007; 24: 2: 28
[14] **Stein** M, Hirshberg A, Gerich T. Der Massenanfall an Verletzten nach Explosion. Unfallchirurg 2003; 106: 802–810
[15] **Walcher** F, Kortüm S, Kirschning T et al. Optimierung des Traumamanagements durch präklinische Sonographie. Unfallchirurg 2002; 105: 986–994
[16] **Wightman** JH, Gladish SL. Explosions and blast injuries. Annals of Emergency Medicine 2001; 37: 664–678

Weiterführende Literatur
[17] **Waydhas** C, Sauerland S. Thoraxtrauma und Thoraxdrainage: Diagnostik und Therapie – Ein systemischer Review. Teil 2: Therapie. Notfall & Rettungsmedizin 2003; 6: 627–639

42 Lawinenunfall und Kälteschäden

H. Brugger

42.1 Akzidentelle Hypothermie

Definition

Eine Hypothermie liegt vor, wenn die Körperkerntemperatur unter 35 °C liegt. Die Auskühlung verringert den zellulären Sauerstoffverbrauch und erhöht somit die Hypoxietoleranz des Organismus. Patienten mit Hypothermie haben deshalb nach der Wiedererwärmung, auch im Fall einer prolongierten Kreislaufinsuffizienz, in der Regel eine gute Prognose (Walpoth et al. 1997 [26]).

Hypothermie ist nicht nur im Gebirge, sondern auch im urbanen Raum ein häufigeres Ereignis als vielfach angenommen (Russo et al. 2005 [22]). Der Verdacht auf Unterkühlung besteht nach Immersion in kaltem Wasser (Auskühlung innerhalb Minuten), nach Exposition im Freien bei Kälte und Wind (Auskühlung innerhalb Stunden) und beim Lawinenunfall. Besonders gefährdet sind Kleinkinder, Patienten mit Erschöpfung oder konsumierenden Erkrankungen und generell alle Personen mit Bewusstseinsstörungen, die bei kalter Umgebungstemperatur aufgefunden werden. Alkohol und Drogen können die Wahrnehmung des Kältereizes unterdrücken und durch periphere Vasodilatation den Wärmeverlust beschleunigen.

Merke

Bei immobilisierten Traumapatienten muss zu jeder Jahreszeit mit dem Vorliegen einer Hypothermie gerechnet werden, auch wenn sie nur mäßiger Kälte ausgesetzt waren.

42.1.1 Pathophysiologie
Bei Kälteeinwirkung aktiviert der Organismus folgende Mechanismen zur Erhaltung der Körperwärme:
- Durch periphere Vasokonstriktion wird die Blutzirkulation in der Körperperipherie gedrosselt. Dadurch werden die zentralen Organe vor dem raschen Auskühlen geschützt und das Temperaturgefälle zwischen Körperschale und Körperkern wird größer. Das ist der Grund, weshalb zur Beurteilung des Schweregrads einer Hypothermie die Temperatur nicht an der Körperoberfläche, sondern im Körperinneren gemessen werden muss (Körperkerntemperatur).
- Das Kältezittern hat einen sehr hohen thermogenetischen Effekt, steigert aber den Stoffwechsel bis auf das 5-Fache und erschöpft sich in der Regel nach 1–2 h.
- Die metabolische Wärmeproduktion durch Ausschüttung von Adrenalin und Thyroxin spielt eine geringere Rolle.

Merke

Mit der Auskühlung nimmt der Sauerstoffbedarf des Körpers um ca. 6% pro Grad Celsius ab, sodass der Sauerstoffverbrauch z. B. bei circa 28 °C auf 50% des Normwerts reduziert ist. Dieser phylogenetisch angelegte Schutz vor dem organischen Zelltod in Kälte (Hibernation) ermöglicht eine Wiedererwärmung schwer unterkühlter Personen ohne Dauerschaden. In der Herz- und Gefäßchirurgie aber auch bei der Wiederbelebung von Patienten im Kreislaufstillstand wird dies therapeutisch genutzt.

42.1.2 Diagnose
Leitsymptom einer leichten Hypothermie ist das Kältezittern. Bei weiterem Auskühlen können ab 32 °C Körperkerntemperatur lebensbedrohliche Arrhythmien auftreten (Danger Zone). Ab ca. 24 °C weisen die meisten Patienten keine Vitalfunktionen mehr auf.

▶ **Stadieneinteilung.** Der Schweregrad einer Hypothermie kann mit der Schweizer Stadieneinteilung grob klinisch abgeschätzt werden (▶ Tab. 42.1). Zur Absicherung der Diagnose sollte jedoch, v.a. bei Verdacht auf eine Begleiterkrankung, welche die Bewusstseinslage beeinträchtigt (z.B. Schädel-Hirn-Trauma, Intoxikation), zusätzlich die Körperkerntemperatur epitympanal (beim wachen Patienten) oder ösophageal im unteren Ösophagusdrittel (beim intubierten Patienten) gemessen wer-

Tab. 42.1 Schweizer Stadieneinteilung der Hypothermie (Durrer et al. 2001 [8]).

Stadium	Klinische Symptome	Körperkerntemperatur (optional)
I	Patient ansprechbar mit Muskelzittern	35–32 °C
II	Patient erschwert ansprechbar ohne Muskelzittern	32–28 °C
III	Patient nicht ansprechbar	28–24 °C
IV	Patient im Atemstillstand	< 24 °C

den. Bewährt haben sich epitympanale Thermometer mit Thermistorsensoren (temperaturabhängiger Halbleiterwiderstand).

> **Merke**
>
> Die epitympanale Messung hat den Nachteil, dass sie bei großer Kälte, Verlegung des äußeren Gehörgangs und im Kreislaufstillstand gegenüber der ösophagealen Messung zu tiefe Werte anzeigen kann. Es sei erwähnt, dass die üblichen Körperthermometer und infrarotbasierte Ohrthermometer für die Messung tiefer Temperaturen nicht geeignet sind.

42.1.3 Notfallmedizinische Maßnahmen bei Hypothermie I–III

Die notfallmedizinischen Maßnahmen sind in ▶ Tab. 42.2 dargestellt. In unseren Breiten sollte jedes notfallmedizinische Einsatzfahrzeug (Rettungswagen, Notarzteinsatzfahrzeug, Rettungshubschrauber) mit einem Thermometer für die Messung der Körperkerntemperatur und den Utensilien für eine Wärmepackung ausgerüstet sein.

Anlegen einer Wärmepackung

▶ **Utensilien.** 2–3 chemische Wärmebeutel, 1 Alufolie, 2 Wolldecken, 1 Mütze.

▶ **Vorgehen.** Folgende Schritte werden empfohlen:
- vor dem Umlagern Auflegen von 2 Wolldecken und 1 Alufolie auf die Verletztentrage,
- 2–3 chemische Wärmebeutel in Herznähe auf Thorax und Oberbauch des Patienten,
- Umlagern des Patienten unter Vermeidung großer Bewegungen,
- Patienten in Decken und Alufolie dicht einpacken,
- Kopfschutz.

Präklinische Versorgung

Wichtig ist der Beginn des EKG-Monitorings vor der Rettung, um provozierte Rhythmusstörungen während des Umlagerns zu erkennen. Die Indikation zur endotrachealen Intubation im Stadium III kann großzügig gestellt werden, da die Gefahr eines iatrogenen Kammerflimmerns sich als unbedeutend erwiesen hat (Danzl 2001[7]). Die Verabreichung von ALS-Medikamenten incl. Adrenalin und Vasopressin ist im Stadium III–IV aufgrund fehlender Evidenz umstritten (Soar et al. 2010[24], Morrison et al. 2010[17]). Falls ein intravenöser Zugang aufgrund der Zentralisation nicht gelingt, sollte ohne Zeitverlust der intraossäre Zugang in Erwägung gezogen werden.

Im *Stadium III* sollte der Patient in ein Krankenhaus gebracht werden, das Erfahrung in der kontrollierten Wiedererwärmung von schwer unterkühlten Patienten hat

Tab. 42.2 Maßnahmen zur präklinischen Behandlung der Hypothermie.

Schweizer Stadium	Maßnahmen
Hypothermie I	• aktive Bewegung • heiße, nichtalkoholische Getränke • Wechsel nasser Kleidung
Hypothermie II–III	• Vermeiden großer Bewegungen • Anlegen einer Wärmepackung • Monitoring von EKG und Kerntemperatur • Sauerstoffgabe • Atemwegssicherung oder stabile Seitenlagerung • Transport in ein Krankenhaus mit Hypothermieerfahrung oder extrakorporalem Kreislauf
Hypothermie IV	• kardiopulmonale Reanimation • Transport in eine Klinik mit extrakorporalem Kreislauf

(z.B. Forced Air Surface Rewarming, Thorakallavage). Bei Kreislaufinstabilität (Arrhythmien, Blutdruck systolisch < 90 mmHg) sollte eine Klinik mit extrakorporalem Kreislauf (Herzlungenmaschine oder extrakorporale Membranoxygenierung) angefahren werden (Ruttmann et al. 2007[23]).

42.1.4 Notfallmedizinische Maßnahmen bei Hypothermie IV

> **Merke**
>
> Bei der Hypothermie gilt das Prinzip: „Niemand ist tot, bis er wiedererwärmt und tot ist." Ein ausgekühlter Patient ohne Vitalfunktionen sollte präklinisch nur dann für tot erklärt werden, wenn die Atemwege sicher verlegt sind oder ein tödliches Trauma bzw. eine andere sichere Todesursache erkennbar ist. Goldstandard in der Behandlung einer Hypothermie mit instabilem Kreislauf ist die Wiedererwärmung mit extrakorporalem Kreislauf.

Eine frühzeitige kardiopulmonale Reanimation verbessert die Prognose der Hypothermie im Stadium IV (Larach 1995[14]). Vor Beginn der Herz-Lungen-Wiederbelebung sollte man eine Minute Zeit aufwenden, um Karotispuls und Atmung zu prüfen (Bradykardie, Bradypnoe). Die Reanimation kann nach den normalen Standards und mit normaler Frequenz der Herzdruckmassage erfolgen.

▶ **Kammerflimmern.** Bei Kammerflimmern ist die elektrische Defibrillation bei einer Körperkerntemperatur unter 28 °C in der Regel erfolglos. Bleiben 3 Defibrillationsversuche mit maximaler Energie ohne Erfolg, sollte die Reanimation bis zur Wiedererwärmung mit extrakorporalem Kreislauf auch über Stunden fortgesetzt werden. 1999 konnte auf diese Weise eine 28-jährige Frau nach Kaltwasserimmersion mit einer Körperkerntemperatur von 13,7 °C erfolgreich wiederbelebt werden (Gilbert et al. 2000 [10]).

42.2 Lawinenunfall

Definition

Lawinenkatastrophen stellen seit jeher eine Bedrohung der Menschen im Gebirge dar. Verschüttungen von Siedlungen sind in Europa dank technischer Schutzbauten sehr selten geworden, umso mehr sind heute Wintersportler davon betroffen.

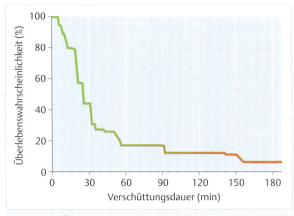

Abb. 42.1 Überlebenswahrscheinlichkeit bei Ganzverschüttung in Abhängigkeit von der Verschüttungsdauer in der Schweiz 1980–2005 (n = 946; Daten nach Haegeli et al. 2011 [12]).

In Europa und Nordamerika werden im Durchschnitt 140 Lawinentote jährlich registriert. In den meisten Fällen sind es Skifahrer, Snowboarder und Schneeschuhwanderer.

42.2.1 Pathophysiologie

Die Letalität des Lawinenunfalls beträgt 23 %. Wird eine Person von einer Lawine erfasst, so sind die folgenden Faktoren für das Überleben entscheidend:
- der Verschüttungsgrad,
- die Verschüttungsdauer,
- das Vorhandensein freier Atemwege und
- der Verletzungsgrad.

Verschüttungsgrad

Von einer Ganzverschüttung spricht man, wenn Kopf und Oberkörper durch Lawinenschnee verschüttet sind, von einer Teilverschüttung, wenn Kopf und Oberkörper frei bleiben. Die Letalität der Ganzverschüttung beträgt 52 %, der Teilverschüttung hingegen nur 4 %. Die durchschnittliche Verschüttungstiefe bei Ganzverschüttung beträgt ca. 1 m.

Verschüttungsdauer

Die Überlebenswahrscheinlichkeit während einer Ganzverschüttung nimmt im zeitlichen Verlauf diskontinuierlich ab (▶ Abb. 42.1; Falk et al. 1994 [9], Brugger et al. 2001 [3], Haegeli et al. 2011 [12]). In den Alpen bleibt die Überlebenswahrscheinlichkeit im Durchschnitt bis 18 min nach der Verschüttung bei 80 %. Diese Überlebensphase hängt von der Schneequalität ab und kann bei hoher Schneedichte deutlich verkürzt sein. Anschließend sinkt die Überlebenswahrscheinlichkeit bis 35 min auf 30 % steil ab. In dieser Erstickungsphase versterben circa 50 % der Verschütteten an akuter Asphyxie durch Verlegung der Atemwege mit Lawinenschnee, durch Aspiration oder Thoraxkompression. Ungefähr 20 % der Verschütteten überleben mit freien Atemwegen länger als 35 min, sterben jedoch anschließend langsam an Hypothermie und Asphyxie.

Praxistipp

In den Alpen hat ein ganz verschüttetes Lawinenopfer 18 min eine gute Überlebenschance, das bedeutet, dass alles daran gesetzt werden sollte, das Opfer in dieser Zeit zu befreien. Anschließend besteht noch eine Chance, Lawinenopfer mit freien Atemwegen lebend zu bergen. Nach ca. 2 h besteht nur mehr eine sehr geringe Hoffnung auf Lebendbergung.

Atemwege und Atemhöhle

Eine ganz verschüttete Person kann nur dann länger als 35 min überleben, wenn sie über freie Atemwege und einer eventuell vorhandenen Atemhöhle, d. h. einem Hohlraum vor Mund und Nase, verfügt. Die Dauer des Überlebens hängt von der Schneedichte, vom Volumen einer Atemhöhle und individuellen Faktoren ab (Brugger et al. 2003 [4]). Aus experimentellen Untersuchungen kann geschlossen werden, dass es bereits nach wenigen Minuten zur Hypoxie und Hyperkapnie (durch die CO_2-Rückatmung aus der Schneehöhle) kommt, begleitet von einer respiratorischen Azidose. Ab 35 min tritt als dritter Faktor die Hypothermie dazu (Brugger et al. 2010 [5], Paal et al. 2010 [21]), wobei der CO_2-Anstieg die Auskühlung beschleunigt (Grissom et al. 2004 [11]). Dieses Zusammentreffen von
- Hypoxie,
- Hyperkapnie und
- Hypothermie

wird als Triple-H-Syndrom bezeichnet (Brugger et al. 2003 [4]).

Praxistipp

Das Vorhandensein freier Atemwege ist prognostisch entscheidend und ein wichtiges Entscheidungskriterium für die Durchführung der Triage. Kann zusätzlich eine Atemhöhle beobachtet werden, ist dies ein weiterer Hinweis darauf, dass das Lawinenopfer nach der Verschüttung noch geatmet hat.

Eine Atemhöhle ist im Allgemeinen nur wenige Zentimeter breit und innen häufig vereist, bei vorsichtiger Rettung und entsprechender Aufmerksamkeit jedoch meistens gut erkennbar. Bergretter und Lawinenhundeführer sollten auf die Tragweite dieses Befunds hingewiesen und entsprechend geschult werden.

Das Ausgraben des Verschütteten sollte im Kopfbereich mit besonderer Vorsicht und ohne Zeitdruck erfolgen.

Hypothermie

Bei einer Lawinenverschüttung hat die Hypothermie eine schlechtere Prognose als nach Exposition im Freien, da die verschüttete Person häufig bereits erstickt ist, bevor die Unterkühlung zum Tragen kommt. In diesen Fällen bleibt eine Wiedererwärmung erwartungsgemäß ohne Erfolg. Die Abkühlungsrate wird auf durchschnittlich 3°C/h geschätzt (Locher u. Walpoth 1996[15]), ist aber von zahlreichen Faktoren wie Schneefeuchtigkeit, Bekleidung und Konstitution abhängig und kann Werte bis 9°C/h erreichen (Oberhammer et al. 2008[19]).

Verletzungen

Das Verletzungsrisiko hängt vom Gelände und von der Schneebeschaffenheit ab. Lawinenabgänge über Felsen oder durch Waldgebiete sowie Nassschneelawinen sind mit einem erhöhten Verletzungsrisiko verbunden. In den österreichischen Alpen liegt der Anteil an tödlichen Verletzungen bei 5% (Hohlrieder et al. 2007[13]), in Kanada bei 24% (Boyd et al. 2009[1]). Häufig sind Frakturen der Extremitäten, stumpfe Thorax- und Bauchtraumen, Schädel-Hirn-Traumen und Verletzungen der Halswirbelsäule.

42.2.2 Notfallmedizinische Maßnahmen

Merke

Der Lawinenunfall ist eine Indikation für den Rettungshubschrauber. Notarzt sowie Hundeführer mit Lawinensuchhund („docs and dogs") sollten zuerst zum Unfallort geflogen werden.

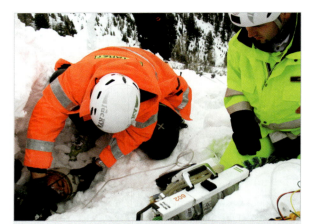

Abb. 42.2 Notfallmedizinische Versorgung am Lawinenkegel.

Bei allen Entscheidungen im Rahmen eines organisierten Einsatzes muss die rasche Rettung von Verschütteten gegenüber den Risiken für die Rettungsequipe abgewogen werden (Gefahr von Nachlawinen, Schnee- und Wetterbedingungen, Tagdauer). Komplette Winterausrüstung, ein Thermometer zur Messung der Kerntemperatur und Utensilien für die Wärmepackung (S. 448) sind erforderlich. Während der Sucharbeit kann außerhalb der Lawine ein windgeschütztes Depot mit Patientensammelstelle (Triagestation) eingerichtet werden. Wird ein Verschütteter geortet, so sollte der Notarzt beim Ausgraben anwesend sein, um die entscheidenden Befunde
- Atemwege,
- Atemhöhle und
- Vitalfunktionen

zu erheben (▶ Abb. 42.2). Fallen mehrere Verschüttete gleichzeitig zur Behandlung an, so hat die Erhaltung der Vitalfunktionen überlebender Patienten Vorrang vor der Reanimation von Verschütteten ohne Vitalfunktionen.

Praxistipp

Metalllaryngoskop und Notfallmedikamente sollten vor der Kälte geschützt sein (am Körper tragen oder chemischen Wärmebeutel in den Notarztrucksack legen). Bei Kälte ist auf eine ausreichende Batterieladung aller Überwachungsgeräte zu achten.

Algorithmus zur Behandlung von Lawinenverschütteten

Zur Behandlung von Lawinenverschütteten wird von der Internationalen Kommission für Alpine Notfallmedizin ICAR MEDCOM der in ▶ Abb. 42.3 dargestellte Algorithmus empfohlen.

Dabei ist das therapeutische Vorgehen zeitabhängig. Bei kurzer Verschüttungsdauer (bis 35 min) ist die dringende

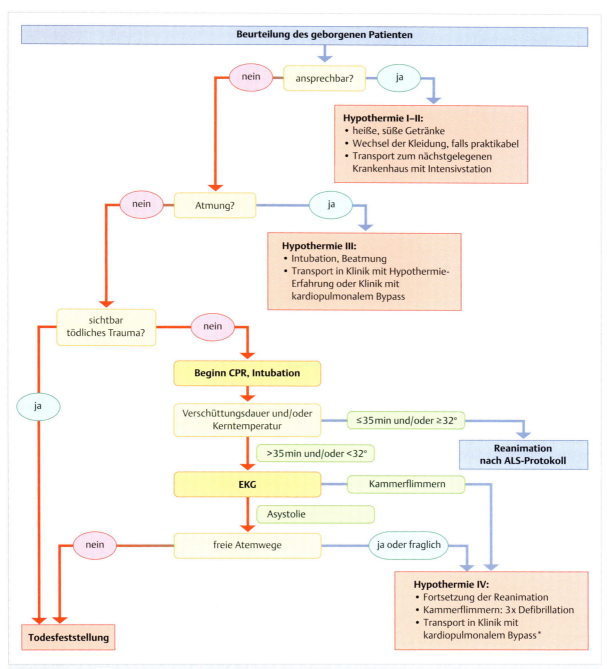

Abb. 42.3 Algorithmus zur präklinischen Behandlung von Lawinenopfern.
*Transport ins nächstgelegene Krankenhaus zur Bestimmung des Serumkaliums, wenn der Transport in eine Klinik mit kardiopulmonalem Bypass aus logistischen Gründen nicht möglich ist (Quelle: Brugger et al. 2001 [3], mit freundlicher Genehmigung).

Behandlung einer obstruktiven Asphyxie vorrangig, bei langer Verschüttungsdauer (ab 35 min) steht die schonende Behandlung der Hypothermie im Vordergrund (Boyd et al. 2010 [2]).

Notfallmedizinische Maßnahmen bei kurzer Verschüttungsdauer (bis 35 min)

Merke

Bis 35 min nach Verschüttung sind eine möglichst rasche Rettung und das Atemwegsmanagement entscheidend, um irreversible Folgen einer obstruktiven Asphyxie zu verhindern.

Befindet sich das Lawinenopfer in kritischem Zustand, so kann man davon ausgehen, dass dies auf akute Asphyxie oder auf ein mechanisches Trauma zurückzuführen ist. Schon während der Rettung sollten verlegte Atemwege so rasch wie möglich freigelegt und bei fehlender Atmung die Reanimation nach dem ALS-Protokoll eingeleitet werden. Dabei ist zu beachten, dass wegen der nicht kardialen Ursache die Herzdruckmassage allein nicht ausreichend ist, sondern immer in Kombination mit der Beatmung durchgeführt werden muss (Nolan et al. 2010 [18]). Ist ein längerer Abtransport zu erwarten, sollte der Patient mit einer Wärmepackung versehen werden (S. 448).

Die Wahl des geeigneten Zielkrankenhauses richtet sich bei traumatisierten Patienten nach der Art der Verletzung, ansonsten wird das nächstgelegene Krankenhaus mit Intensivabteilung angeflogen. Ganz verschüttete Lawinenopfer sollten immer, auch bei fehlender Beeinträchtigung, zum Ausschluss pulmonaler Komplikationen (Aspiration, sekundäres Lungenödem) stationär eingewiesen werden.

Praxistipp

Störende Lichtreflexe können unter Umständen die Intubation auf dem Lawinenfeld erschweren. Es kann hilfreich sein, sich selbst und den Kopf des Patienten abzudecken, um bessere Lichtverhältnisse zu schaffen.

Notfallmedizinische Maßnahmen bei langer Verschüttungsdauer (ab 35 min)

Merke

Ab 35 min ist die Existenz freier Atemwege Voraussetzung für das Überleben, weshalb bei der Freilegung des Verschütteten darauf geachtet werden muss. Wird ein Verschütteter mit freien Atemwegen geborgen, besteht immer Hoffnung auf ein Überleben, die Behandlung der Hypothermie stellt die wichtigste notfallmedizinische Maßnahme dar. Die Rettung sollte nicht so rasch, sondern so sanft wie möglich erfolgen (Paal et al. 2006 [20]).

Um große Bewegungen zu vermeiden, sollte der Körper einer verschütteten Person vor der Rettung möglichst zur Gänze freigelegt werden. Bereits am Unfallort sollte der Schweregrad der Hypothermie abgeschätzt (▶ Tab. 42.1) und sowohl die Körperkerntemperatur als auch das EKG monitorisiert werden. Die einzelnen Maßnahmen entsprechen der Behandlung bei Hypothermie (▶ Tab. 42.2).

Lawinenverschüttete mit Asystolie: Triage durch den Notarzt

Etwa 85 % der Lawinenopfer, die durch den organisierten Rettungsdienst gefunden werden, befinden sich im Kreislaufstillstand, in den meisten Fällen aufgrund einer irreversiblen obstruktiven Asphyxie. Nur in wenigen Fällen handelt es sich um eine Hypothermie im Stadium IV.

Merke

Ziel der Triage von Lawinenverschütteten mit Kreislaufstillstand ist es, die Fälle mit Verdacht auf eine reversible Hypothermie im Stadium IV am Unfallort zu erkennen und gezielt zur Wiedererwärmung in eine Klinik mit extrakorporalem Kreislauf einzuweisen.

Kriterien für die Triage sind:
- Verschüttungsdauer,
- Körperkerntemperatur,
- freie Atemwege und Atemhöhle.

Die Körperkerntemperatur sollte unmittelbar nach der Rettung gemessen werden. Auch wenn die epitympanale Messung tiefere Werte als die ösophageale Messung anzeigen kann (vgl. Hypothermie), ist sie für die Triage geeignet, da sich ein zu tief gemessener Wert nicht nachteilig für den Patienten auswirkt.

Ist die Asystolie elektrokardiografisch gesichert, ergeben sich für die Triage folgende Möglichkeiten (▶ Abb. 42.3):
- Verschüttungsdauer bis 35 min und/oder Kerntemperatur höher oder gleich 32 °C: Kreislaufstillstand durch akute Asphyxie. Die Reanimation erfolgt nach dem ALS-Protokoll.
- Verschüttungsdauer ab 35 min und/oder Kerntemperatur tiefer als 32 °C: Die Angaben über die Atemwege sind entscheidend für das weitere Vorgehen:
  - Atemwege frei: Verdacht auf Hypothermie IV. Die Reanimation sollte bis zur Wiedererwärmung in einer Klinik mit extrakorporalem Kreislauf fortgesetzt werden.
  - Atemwege blockiert: Prognose infaust. Die Reanimation kann durch den Notarzt abgebrochen und der Tod durch Asphyxie festgestellt werden.
  - Keine sicheren Angaben zu den Atemwegen: Fortsetzung der Reanimation und Transport in eine Klinik mit extrakorporalem Kreislauf. Alternativ Bestimmung des Serumkaliums im nächstgelegenen Krankenhaus. Das venöse Serumkalium ist ein Indikator für Asphy-

xie und stellt ein zusätzliches Kriterium für die Triage beim Lawinenunfall dar (Mair et al. 1994 [16], Boyd et al. 2010 [2]). Bei Serumkalium > 12 mmol/l kann eine reversible Hypothermie mit Sicherheit ausgeschlossen und die Reanimation abgebrochen werden, bei ≤ 12 mmol/l sollte hingegen die Reanimation bis zur Wiedererwärmung mit extrakorporalem Kreislauf fortgesetzt werden. Es sei erwähnt, dass ein massives Weichteiltrauma oder die Anwendung von depolarisierenden Muskelrelaxanzien ebenfalls zu einem Kaliumanstieg führen können. In diesem Fall sollte ein zu hoher Wert nicht zum Abbruch der Wiederbelebungsmaßnahmen führen.

> **Merke**
>
> Bei Verschütteten mit freien Atemwegen sollte der Tod nur nach einem Aufwärmversuch in einer Klinik mit extrakorporalem Kreislauf festgestellt werden. Als therapeutisches Prinzip gilt beim Lawinenunfall: Kein unterkühltes Lawinenopfer mit freien Atemwegen ist tot, bis es wiedererwärmt und tot ist.

42.3 Örtliche Erfrierung

Definition
Lokal begrenzter Kälteschaden, der zum Verlust des betroffenen Körperteils führen kann.

Die örtliche Erfrierung betrifft v.a. Finger, Zehen, Nase, Ohren, Kinn und Wangen und wird durch die gleichzeitige Einwirkung von großer Kälte und Wind verursacht. Prädisponierend sind Erschöpfung, Verletzung, Immobilisation, Dehydratation, Hypoxie in extremer Höhe, mangelnder Kälteschutz, enges Schuhwerk oder vorbestehende Krankheiten (Raynaud-Syndrom, Diabetes mellitus). Vorangegangene Erfrierungen oder Nikotin erhöhen das Risiko zusätzlich.

42.3.1 Diagnose

Es gibt 3 Schweregrade. Grad 2 und 3 können erst nach Stunden bis Tagen definiert werden:
- 1. Grad: Innerhalb Minuten bis Stunden lokalisierter Schmerz mit Weißfärbung, gefolgt von schmerzlosem Sensibilitätsverlust. Bei rechtzeitiger Wiedererwärmung Restitutio ad integrum.
- 2. Grad: Nach Stunden bis Tagen bläulich-rote Verfärbung, Schwellung und seröse oder serös-hämorrhagische Blasenbildung. Nach Abheilung erhöhte Kälteempfindlichkeit und Disposition für neuerliche örtliche Erfrierung.
- 3. Grad: Nach Wochen bis Monaten irreversible schwarze Nekrosebildung, Demarkation, Gewebeabstoßung.

42.3.2 Notfallmedizinische Maßnahmen

> **Merke**
>
> Bei gleichzeitigem Vorhandensein einer Hypothermie hat die Behandlung der allgemeinen Unterkühlung Vorrang.

- Sofortmaßnahmen: Schutz vor Kälte und Wind, Wechsel nasser Kleidung, Lockern beengender Stellen, heiße, süße (auch alkoholische) Getränke.
- Wenn eine Klinikeinweisung nicht möglich ist, Wiedererwärmung des betroffenen Körperteils in geschütztem Milieu (nur wenn eine erneute Kälteexposition ausgeschlossen ist): lauwarmes Wasserbad mit steigender Temperatur durch Zugießen von heißem Wasser, so weit es der Patient toleriert, bis auf normale Körpertemperatur. Zugabe einer Desinfektionslösung (Syme 2002 [25]).
- Sterile Abdeckung der betroffenen Körperteile, Gabe von Antiaggreganzien und Analgetika. Die Verabreichung von Azetylsalizylsäure oral und Prostacyclin intravenös sollte so früh wie möglich angestrebt werden (Cauchy et al. 2011 [6])

Kernaussagen

Akzidentelle Hypothermie
Bei allen immobilisierten Patienten sollte man an Hypothermie denken, auch wenn sie nur mäßiger Kälte ausgesetzt waren.

Unterkühlung verringert den zellulären Sauerstoffverbrauch und erhöht die Hypoxietoleranz des Gehirns. Hypotherme Patienten haben auch nach einem Kreislaufstillstand eine gute Prognose und dürfen ohne Versuch einer Wiedererwärmung nicht für tot erklärt werden.

Das Monitoring von EKG und Kerntemperatur, bewegungsarme Bergung, der Schutz vor weiterer Auskühlung und die richtige Wahl des Zielkrankenhauses sind die wichtigsten Maßnahmen. Goldstandard für die Behandlung der Hypothermie mit instabilem Kreislauf ist die Wiedererwärmung mit der Herz-Lungen-Maschine oder die extrakorporale Membranoxygenierung.

Lawinenunfall
Das Überleben in einer Lawine hängt v. a. von der Dauer der Verschüttung und dem Vorhandensein freier Atemwege ab.

Bis 35 min nach der Verschüttung sind eine möglichst rasche Bergung und das Atemwegsmanagement entscheidend, um irreversible Folgen einer obstruktiven Asphyxie zu verhindern.

Ab 35 min ist die Existenz freier Atemwege Voraussetzung für das Überleben, weshalb bei der Freilegung des Verschütteten darauf geachtet werden muss. Wird ein Verschütteter mit freien Atemwegen geborgen, stellt die Behandlung der Hypothermie die wichtigste notfallmedizinische Maßnahme dar. Die Bergung sollte nicht so rasch, sondern so sanft wie möglich erfolgen.

Bei unterkühlten Verschütteten mit freien Atemwegen und Kreislaufstillstand sollte der Tod nur nach einem Aufwärmversuch in einer Klinik mit extrakorporalem Kreislauf festgestellt werden.

Örtliche Erfrierung
Lokal begrenzter Kälteschaden, der zum Verlust der betroffenen Körperteile führen kann.

Falls keine sofortige Einweisung in ein Krankenhaus möglich ist, Wiedererwärmung des betroffenen Körperteils im Wasserbad mit steigender Temperatur bis auf normale Körpertemperatur.

Literatur
Referenzen

[1] **Boyd** J, Haegeli P, Abu-Laban RB et al. Patterns of death among avalanche fatalities: a 21-year review. CMAJ 2009; 180: 507–512
[2] **Boyd** J, Brugger H, Shuster M. Prognostic factors in avalanche resuscitation: a systematic review. Resuscitation 2010; 81: 645–652
[3] **Brugger** H, Durrer B, Adler-Kastner L et al. Field management of avalanche victims. Resuscitation 2001; 51: 7–15
[4] **Brugger** H, Sumann G, Meister R et al. Hypoxia and hypercapnia during respiration into an artificial air pocket in snow: implications for avalanche survival. Resuscitation 2003; 58: 75–81
[5] **Brugger** H, Paal P, Falk M. Outcry stopped approved pig study of avalanche survival. Nature 2010; 463: 877
[6] **Cauchy** E, Cheguillaume B, Chetaille E. A controlled trial of Prostacyclin and rt-PA in the treatment of severe frostbite. N Engl J Med 2011; 364: 189–190
[7] **Danzl** DF. Accidental hypothermia. In: Auerbach PS, ed. Wilderness Medicine. St. Louis: Mosby; 2001: 135–177
[8] **Durrer** B, Brugger H, Syme D. Advanced challenges in resuscitation: special challenges in EEC-hypothermia. Resuscitation 2001; 50: 243–244
[9] **Falk** M, Brugger H, Adler-Kastner L. Avalanche survival chances. Nature 1994; 368: 21
[10] **Gilbert** M, Busund R, Skagseth A et al. Resuscitation from accidental hypothermia of 13.7 °C with circulatory arrest. Lancet 2000; 355: 375–376
[11] **Grissom** CK, Radwin MI, Scholand MB et al. Hypercapnia increases core temperature cooling rate during snow burial. J Appl Physiol 2004; 96: 1365–1370
[12] **Haegeli** P, Falk M, Brugger H et al. Avalanche survival: analysis of Canadian patterns and comparison with the Swiss model. CMAJ 2011; DOI:10.1503/cmaj.101435
[13] **Hohlrieder** M, Schubert H, Brugger H et al. Pattern and Severity of Injury in Avalanche Victims. High Alt Med Biol 2007; 8: 56–61
[14] **Larach** MG. Accidental hypothermia. Lancet 1995; 345: 493–498
[15] **Locher** T, Walpoth BH. Differentialdiagnose des Herzkreislaufstillstands hypothermer Lawinenopfer: retrospektive Analyse von 32 Lawinenunfällen. Schweiz Rundsch Med Prax 1996; 85: 1275–1282
[16] **Mair** P, Kornberger E, Furtwaengler W et al. Prognostic markers in patients with severe accidental hypothermia and cardiocirculatory arrest. Resuscitation 1994; 27: 47–54
[17] **Morrison** LJ, Deakin CD, Morley PT et al. Part 8: Advanced life support: 2010 International Consensus on Cardiopulmonary Resuscitation and Emergency Cardiovascular Care Science with Treatment Recommendations. Circulation 2010; 122: S345–421
[18] **Nolan** JP, Soar J, Zideman DA. European Resuscitation Council Guidelines for Resuscitation 2010 Section 1. Executive summary. Resuscitation 2010; 81: 1219–1276
[19] **Oberhammer** R, Beikircher W, Hörmann C et al. Full recovery of an avalanche victim with profound hypothermia and prolonged cardiac arrest treated by extracorporeal re-warming. Resuscitation 2008; 76: 474–480
[20] **Paal** P, Beikircher W, Brugger H. Der Lawinennotfall, eine aktuelle Übersicht. Anästhesist 2006; 55: 314–324
[21] **Paal** P, Braun P, Brugger H et al. Animal rights activists bury avalanche study. BMJ 2010; 341: 133
[22] **Russo** S, Timmermann A, Radke O et al. Accidental hypothermia in the household environment. Importance of preclinical temperature measurement. Anaesthesist 2005; 54: 1209–1214
[23] **Ruttmann** E, Weissenbacher A, Ulmer H et al. Prolonged extracorporeal membrane oxygenation-assisted support provides improved survival in hypothermic patients with cardiocirculatory arrest. J Thorac Cardiovasc Surg 2007; 134: 594–600
[24] **Soar** J, Perkins GD, Abbas G et al. European Resuscitation Council Guidelines for Resuscitation 2010 Section 8. Cardiac arrest in spezial circumstances: Electrolyte abnormalities, poisoning, drowning, accidental hypothermia, hyperthermia, asthma, anaphylaxis, cardiac surgery, trauma, pregnancy, electrocution. Resuscitation 2010; 81: 1400–1433
[25] **Syme** D. On-site treatment of frostbite for mountaineers. High Alt Med Biol 2002; 3: 297–298
[26] **Walpoth** BH, Walpoth-Aslan BN, Mattle HP et al. Outcome of survivors of accidental deep hypothermia and cardiocirculatory arrest. N Engl J Med 1997; 337: 1500–1505

43 Wasserunfälle

U. van Laak

Wasserunfälle sind herausfordernde Notfälle, weil sie in ihrer Symptomatik vielschichtig sind und in ihrem Verlauf überraschend schnell lebensbedrohlich werden können. Sie sind vergleichsweise selten. Für die Verminderung der Letalität ist bereits die sofortige Laienhilfe unmittelbar am Unfallort entscheidend (Venema et a. 2010[29]), an die sich sofortiges konsequentes notärztliches Management anschließen muss.

43.1 Begriffsbestimmung, Gemeinsamkeiten und Abgrenzung

43.1.1 Ertrinken / Submersionstrauma

Definition

Ertrinken beschreibt den Zustand einer Atembarriere durch Flüssigkeit vor den Atemwegen, unabhängig davon, ob dieser Zustand überlebt wird oder nicht (Layon u. Modell 2009[17]). Diese neuere Definition ist einer gewissen Begriffsverwirrung geschuldet, die sich in den letzten Jahrzehnten entwickelt hat. Viele historisch gewachsene Begrifflichkeiten um das Ertrinken sind damit obsolet (Idris et al. 2006[16]; ▶ Tab. 43.1).

Die Deutsche Lebensrettungsgesellschaft weist in ihren Jahresberichten über die letzten 10 Jahre für Deutschland durchschnittlich rund 500 Tote durch Ertrinken aus. Darunter befinden sich überdurchschnittlich viele Kleinkinder (Brüning et al 2010[4]). Dabei sind private Schwimmbäder, Gartenteiche, Regentonnen oder auch Badewannen typische Unfallorte. In der Altersgruppe der 15- bis 24-jährigen Männern gehört Ertrinken zu den häufigsten Todesursachen. Oft ist Alkohol beteiligt. Die Hauptrisikogruppen sind in ▶ Tab. 43.2 dargestellt.

Die Letalität beträgt trotz intensivmedizinischer Maßnahmen bis zu 25%. In 10% muss mit neurologischen Langzeitschäden gerechnet werden. Ertrinken ist auch für die weitaus überwiegende Zahl der tödlich verlaufenden Tauchunfälle verantwortlich.

Tab. 43.1 Definitionen.

Begriff	Erläuterung
Immersion	Eintauchen in Flüssigkeit mit freien Atemöffnungen
Submersion	Untertauchen in Flüssigkeit
Ertrinken	Folgen einer Barriere vor den Atemöffnungen durch Flüssigkeit bei Immersion / Submersion, unabhängig davon, ob der Zustand überlebt wird oder nicht
obsolete Begriffe	trockenes, nasses, aktives, passives, stilles, sekundäres Ertrinken; Beinaheertrinken

Tab. 43.2 Risikogruppen für ein Ertrinken.

Risikogruppe	Ursachen
Kleinkinder	Unfall, Experimentierverhalten; mangelnde Aufsicht
männliche Jugendliche	Alkohol und Drogen, Imponiergehabe; fehlendes Risikobewusstsein
männliche ältere Erwachsene	Selbstüberschätzung, Leichtsinn; bestehende Vorerkrankungen

Merke

Ertrinken ist pathophysiologisch gekennzeichnet durch die Folgen der Asphyxie. Die Prognose ist von der schnellen und kompetenten Bekämpfung der Hypoxie vulnerabler Organe abhängig. Von prominenter Bedeutung ist die suffiziente Erste Hilfe durch Laien.

43.1.2 Hypothermie / Immersionstrauma

Definition

Ein Immersionstrauma ist die akzidentelle Absenkung der Körperkerntemperatur (Hypothermie) unter 35 °C beim – zumeist unfreiwilligen – Aufenthalt in kalter Flüssigkeit.

Bei Immersion oder Submersion in kaltem Wasser entsteht eine Hypothermie zügig. Der Wärmeverlust erfolgt über Konvektion und Konduktion bis zu 25-mal schneller als an der Luft (Walpoth u. Daanen 2006[31]).

Merke

Eine sich zügig in Kaltwasserumgebung entwickelnde Hypothermie kann die Überlebenszeit durch Hypoxie gefährdeter Organe über massive Reduktion des Metabolismus im Sinne eines „Winterschlafeffekts" verlängern.

Es gibt Einzelfallbeschreibungen über neurologisch unauffällige Überlebende auch nach sehr langen Immersionszeiten in kaltem Wasser. Grundsätzlich ist ein Submersionszustand bei gleichzeitiger Hypothermie gegenüber einem Immersionszustand die rettungsmedizinisch ungünstigere Situation, weil die Risiken des Ertrinkens in jedem Fall hinzukommen.

43.1.3 Tauchunfall

Definition

Tauchunfälle sind durch Auswirkungen der Gase unter Überdruckbedingungen und deren Folgen gekennzeichnet. Sie können initial lebensbedrohlich verlaufen, insbesondere wenn sie mit einem Ertrinken kombiniert sind.

Die häufigsten gesundheitlichen Ereignisse beim Tauchen sind zumeist nicht notfallmedizinisch relevante Barotraumen. Während des Tauchgangs gefährdet unvermuteter Black-out den Taucher. Dekompressionsunfälle während der Auftauchphase imponieren als zumeist bedrohliche neurologische Notfälle. Sie erfordern die unverzügliche, leitliniengerechte Therapie in einer Behandlungsdruckkammer. Zur Überbrückung sind unterstützende Behandlungsmaßnahmen direkt am Unfallort erforderlich (Gesellschaft für Tauch- und Überdruckmedizin e.V., Leitlinie Tauchunfall [6]).

Merke

Dekompressionsunfälle sind beim Tauchen typische medizinische Notfälle. Korrekt durchgeführte unmittelbare Maßnahmen am Unfallort haben den gleichen Stellenwert wie die spezifische tauchmedizinische Therapie.

43.2 Ertrinken / Submersionstrauma

43.2.1 Pathophysiologie

Im Ablauf eines Ertrinkens kommt es zu einer willentlichen, maximalen Inspiration infolge des Schocks bei plötzlicher Immersion oder im Kampf gegen die Submersion. In Submersion wird zunächst noch bewusst der Atem angehalten; in Kaltwasser dauert diese Phase nur kurz. Dann treten zwanghafte Atemaktionen auf. Hierbei kommt es zum Eintritt von Flüssigkeit in die Atemwege. Ein unmittelbarer reflektorischer Laryngospasmus verhindert allerdings die Aspiration größerer Volumina. Tonisch-klonische Krämpfe mit heftigen Zwerchfellfaszikulationen mischen Atemluft, Bronchialsekret, Surfactant und eingedrungenes Wasser zu einem weißen Schaum. Er kann in der darauffolgenden Phase der Bewusstlosigkeit und bei der Rettung aus dem Wasser als Schaumpilz aus den Atemwegen dringen.

Merke

Tatsächlich wird beim Ertrinken mit 1–4 ml/kgKG nur wenig Flüssigkeit aspiriert (Oehmichen et al. 2008 [19]). Erheblich mehr, beim Erwachsenen mehrere Liter, wird über den Magen-Darm-Trakt aufgenommen. Stets muss deswegen mit heftigem reaktivem Erbrechen und Aspiration gerechnet werden. Die Lungen zeigen anfänglich zumeist ein trockenes Lungenemphysem, weil die geringen Flüssigkeitsmengen rasch resorbiert werden oder sich verteilen. Viele Opfer sind leblos; blasses Hautkolorit und niedrige Hauttemperatur dürfen nicht als Todeszeichen missverstanden werden.

▶ **Schutz durch Kälte.** Der Metabolismus wird durch eine begleitende Hypothermie unter 30 °C Körperkerntemperatur interindividuell zunehmend reduziert. Es kann keine Zeit genannt werden, nach der eine erfolgreiche Reanimation nicht mehr möglich ist. Selbstverständlich gilt dies nicht bei Vorliegen von tödlichen Verletzungen oder sicheren Todeszeichen.

▶ **Salz- oder Süßwasser.** Die Unterscheidung ist für das Notfallmanagement ohne Relevanz (Golden u. Tipton 2002 [10]). Die geringe Menge reicht nicht dazu aus, klinisch relevante Elektrolytveränderungen oder Hämolysen zu verursachen (Oehmichen et al. 2008 [19]).

Das Kardinalproblem nach Wasseraspiration besteht in der alveolären Hypoventilation durch Alveolarkollaps und Atelektasenbildung. Eine Übersicht über pulmonale Sofort- und Folgeschäden gibt (▶ Abb. 43.1).

43.2 Ertrinken / Submersionstrauma

Abb. 43.1 Pulmonale Sofort- und Folgeschäden bei Ertrinken.

Tab. 43.3 Prognose nach initialem Auskultationsbefund nach Ertrinken (Szpilman 1997 [23]).

Auskultationsbefund am Ertrinkungsort	Risiko fataler Ausgang (%)
Rasselgeräusche über einigen Bereichen	1
Rasselgeräusche beidseits	5
deutliches Lungenödem	20
fehlende Spontanatmung	45

Merke

Ein akutes Hirnödem ist in den ersten 24 h jederzeit möglich. Hypoxämie, Azidose und begleitende signifikante Hypothermie können schwerwiegende Herzrhythmusstörungen nach sich ziehen. Mit Kammerflimmern muss jederzeit gerechnet werden

▶ **Unfallhergang.** Genaue Informationen über die Umstände eines Ertrinkens sind für die korrekte Lageeinschätzung von entscheidender Bedeutung, damit begleitende Verletzungen, wie Schädel- oder HWS-Verletzungen erkannt werden können, auch wenn deren Inzidenz mit < 15 % gering ist (Watson et al. 2001 [30]).

Praxistipp

Bei Wasserunfällen immer beachten:
- Mit Schädel- und HWS-Trauma rechnen (z. B. nach Kopfsprung) – Gefahr bei der Kopfüberstreckung – ggf. stabilisieren!
- Mehrfachverletzungen sind möglich (z. B. nach Bootskollision, Wasserskiunfall) – Gefahr innerer und äußerer Blutungen!
- Komplikationen durch Grunderkrankungen – z. B. Alkohol- oder Drogenabusus, Apoplex, koronare Herzkrankheit, Epilepsie.

43.2.2 Organbezogene Folgen

Organschäden sind zunächst durch die alveoläre Hypoxie induziert. Die Lunge reagiert darauf mit großer interindividueller Variabilität. Asymptomatische Verläufe, milde bis deutliche Dyspnoe oder schwerwiegende pulmonale Ödeme sind möglich.

Merke

Auch beim initial stabilen Patienten ist innerhalb der ersten 24 h jederzeit eine akute Verschlechterung der respiratorischen Situation möglich!

▶ **Lungenschädigung.** Ursache für das interstitielle und alveoläre Lungenödem nach Ertrinken ist nicht allein die Surfactantschädigung durch Aspirat, sondern auch die direkte hypoxische Schädigung an Alveolen und Kapillaren. Die Folge ist eine kombinierte respiratorisch-metabolische Azidose. Es entwickeln sich unspezifische diffuse, teils fleckig-konfluierende Infiltrationen wie beim akuten Lungenversagen.

Merke

Bereits die Auskultation der Lungen am Unfallort ermöglicht eine Risikoeinschätzung nach Ertrinken. Einen Überblick gibt ▶ Tab. 43.3.

▶ **Schädigung des ZNS.** Neben der die Letalität bestimmenden Lungenschädigung beeinträchtigen funktionelle Ausfälle des Zentralnervensystems als Folgen der hypoxisch-ischämischen Belastung die Prognose. Das anfänglich zytotoxische Ödem entwickelt sich über eine Störung der Blut-Hirn-Schranke zur progredienten Gefäßextravasation mit der Gefahr eines fokalen vasogenen Ödems, das sich durch die Minderperfusion im eigenen Zentral- und Randbereich selbst unterhält und ausweitet.

43.2.3 Präklinisches Notfallmanagement

Prominentes Ziel ist die Wiederherstellung einer suffizienten Respiration.

Praxistipp

Bei aller gebotenen Eile muss immer die Eigensicherung von Rettern und Helfern beachtet werden. Die Rettung sollte mit geeigneten Hilfsmitteln erfolgen, ohne dass der Retter allein selbst ins Wasser steigen muss. Möglichst sollten 2 Wasserretter gemeinsam agieren. Eine Notbeatmung (5 initiale Beatmungen) sollte so früh wie möglich, ggf. noch im flachen Wasser erfolgen, also vor der Verbringung an Land oder auf eine sichere Plattform. Wenn der Ertrunkene positiven Auftrieb hat und somit an der Oberfläche gesichert ist, kann auch im tieferen Wasser, entfernt von der Plattform, eine erweiterte Notbeatmung mit 10–15 Mund-zu-Nase-Aktionen über 1 min versucht werden. Danach ist die zügige Verbringung auf eine sichere Plattform erforderlich (Szpilman u. Soares 2004[24]).

Eine Übersicht über die erforderlichen Basis- und erweiterten Maßnahmen gibt ▶ Tab. 43.4.

Merke

In vielen Fällen, insbesondere bei unmittelbarem Einsetzen der Laienhilfe, reagieren die Verunfallten sofort, mit Husten, Würgen, Erbrechen und Wiedereinsetzen der Spontanatmung. Kurze Hypoxiezeiten, kaltes Wasser und schnelle Reaktion auf die getroffenen Erstmaßnahmen dürfen als günstige Prognose gewertet werden.

Die notärztliche Versorgung folgt zunächst den bekannten Reanimationsalgorithmen. Im Vordergrund stehen dabei die umgehende endotracheale Intubation nach vorhergehender Präoxygenierung und anhaltende Beatmung mit Sauerstoff (Ziel F_iO_2 = 1). Einschränkungen beim Einsatz supraglottischer Beatmungshilfen können sich beim Ertrinken durch das Erfordernis hoher Beatmungsdrucke bei reduzierter pulmonaler Compliance ergeben.

Notärztliche Maßnahmen bei Ertrinken vor Ort und beim Transport im Überblick (Soar et al. 2010[22]):
- kurze Trachealtoilette,
- sofortige manuelle Beatmung mit Sauerstoff F_iO_2 = 1 – Präoxygenierung,
- frühzeitige Indikation zur endotrachealen Intubation bei respiratorischer Insuffizienz, Lungenödem,
- PEEP-Beatmung initial mit maximal 5 mbar, Tidalvolumen initial 10 ml/kgKG,
- Tidalvolumen bei SaO_2 um 94–98 % bei 6 – 7 ml/kg KG,
- pulsoxymetrische Überwachung,
- Verhältnis PaO_2/FiO_2 baldmöglichst auf niedrigere Sauerstoffkonzentrationen reduzieren,
- Magensonde legen, Mageninhalt absaugen,
- anhaltende kardiopulmonale Reanimation,
- bei schwerer Hypothermie maximal 3 Defibrillationsversuche,
- kristalloide, isotone Volumentherapie i.v., bei Kleinkindern ggf. intraossär.

Die Datenlage über die Effizienz präklinischer notfallmedizinischer Maßnahmen beim Ertrinken ist vergleichsweise schlecht und noch am besten für Kindernotfälle dokumentiert (Pepe et al. 2002[20]).

▶ **Zurückhaltung bei den Beatmungsparametern.** Weil Ertrinken zumeist mit kollateralen Problemen einhergeht, wie Hypothermie, Verletzungen oder Schockzustand, ist bei der Beatmung auch unter Standardeinstellungen, wie sie bei Ateminsuffizienz normalerweise eingesetzt werden, Vorsicht geboten. Das gilt im Besonderen für kontinuierlichen positiven Druck bei Hypovolämie, deutlichen Kreislaufbeeinträchtigungen oder vorbestehenden obstruktiven Lungenerkrankungen. Initiale Zielgröße des Tidalvolumens sind 10 ml/kg. Die Reduktion auf 6–7 ml/kg sollte unter PEEP-Beatmung zügig und spätestens bei stabilem SpO_2 um 95 % erfolgen. Die Oxygenierung hat einen PaO_2 von 8–10 kPa zum Ziel. Bei längeren Transportwegen sollte das Verhältnis PaO_2/FiO_2 zur Vermeidung von Lungenparenchymschäden durch toxische Sauerstoffradikale möglichst auf niedrigere Sauerstoffkonzentrationen reduziert werden (Auf der Heide et al. 2004[1]).

Merke

Sämtliche Manipulationen mit dem Ziel, Flüssigkeit aus den tiefen Luftwegen zu entfernen, auch der Heimlich-Handgriff, sind obsolet, weil er die Aspirationsgefahr erhöht (Soar et al. 2010[22])! Nach Absaugen der oberen Atemwege muss zügig intubiert werden.

▶ **PEEP-Beatmung.** Bei hämodynamisch stabilen Patienten soll die initiale Beatmung zur optimalen Nutzung

Tab. 43.4 Basis- und erweiterte Maßnahmen bei Ertrinken (Soar et al. 2010[22]).

Maßnahme	Erläuterung
Sichern	alle Ersthelfer und Retter
Retten	Wasserrettung möglichst unter Einsatz von Rettungshilfsmitteln; wenn möglich, nie allein und ohne Eigensicherung ins Wasser gehen
Notbeatmen	Mund-zu-Mund oder Mund-zu-Nase 5 × initial, ggf. auch im Flachwasser; 10–15/min in Tiefwasserlagen abseits einer sicheren Plattform
Position	während der Rettung vertikal, den Kopf vorsichtig überstreckt
Thoraxkompressionen	sind im Wasser nicht effektiv, deswegen nur auf sicherer Plattform (Verhältnis 30:2)
Lagern	flach auf dem Rücken – Check Vitalfunktionen – bei fehlender Reaktion Seitenlagerung
Sauerstoff	Ziel möglichst rasch und maximal – ideal F_iO_2 = 1 (Demandsystem mit Maske)
Reanimation	gemäß BLS-Algorithmen, ggf. AED-Einsatz
Erbrechen	Aspirationsprophylaxe durch Seitenlagerung
Verletzungen	Vorsicht beim Kopfüberstrecken, Blutstillung, Tauchunfall?

der alveolären Gasaustauschfläche mit einem positiv-endexspiratorischen Druck (PEEP) von maximal 5 mbar erfolgen. Auch bei spontan atmenden Patienten kann aufgrund plötzlich eintretender Ateminsuffizienz jederzeit die Indikation zur endotrachealen Intubation eintreten.

Praxistipp

Bei schwer unterkühlten Patienten steht die Fortsetzung der Reanimationsmaßnahmen bis zum Erreichen einer Intensivstation und Vorliegen einer normalisierten Körperkerntemperatur außer Frage.

43.2.4 Klinikaufnahme

Merke

Die stationäre Aufnahme zur intensivem Überwachung ist für alle Ertrunkenen obligatorisch, wenn es sich um Kinder oder Erwachsene mit den geringsten klinischen Auffälligkeiten handelt. Häufig entwickelt sich eine Aspirationspneumonie (Soar et al. 2010 [22]). Die prophylaktische antibiotische Abdeckung ist gleichwohl nicht indiziert. Auch die Entwicklung eines ARDS ist wahrscheinlich (Gregorakos et al. 2009 [13]).

Nach Klinikaufnahme sind bei allen Ertrunkenen arterielle Blutgasanalysen und zügige bildgebende Untersuchungen der Thoraxorgane obligatorisch. Auch initial unauffällige Patienten sollten nach Ertrinken besser über mindestens 6 Stunden klinisch überwacht werden. Bei den diskretesten pulmonalen Zeichen ist die klinische Überwachung unbedingt auszuweiten. Die Indikation zur (assistierten) Beatmung wird großzügig gestellt.

43.3 Akzidentelle Hypothermie / Immersionstrauma

43.3.1 Pathophysiologie

Menschen in Immersion sind durch die Umgebungstemperatur des Wassers, aber auch durch Sprühnässe, Wind und körperliche Beanspruchung extremen thermischen Belastungen ausgesetzt. Die psychische Belastung mit erhöhter Atemfrequenz und weiterer Auskühlung kommt hinzu. Obwohl der Mensch Schwankungen der Umgebungstemperatur zwischen −70 °C und +100 °C kurzzeitig tolerieren kann, benötigt er für die optimale Funktion seines Körpers eine Temperatur um 37 °C; ein schmaler Bereich, der mittelfristig nur Schwankungen um bis zu 2 °C relativ problemlos erlaubt (Golden 1974 [9]).

Merke

Extreme sind möglich! Wenn auch nicht die Regel. Unbeschadet überlebt wurden bis zu 60 min unter Wasser bei einer Körperkerntemperatur von 13,7 °C (Gilbert et al. 2000 [12]). Mit schwerwiegenden Folgekomplikationen muss allerdings noch über längere Zeit gerechnet werden (Hungerer et al. 2010 [15]).

▶ **Messfühler.** Die Regulation der Körpertemperatur erfolgt über einen Regelkreis. Thermorezeptoren als Temperaturfühler messen ständig die Temperatur von Haut und inneren Organen und melden diese an das Temperaturzentrum im Hypothalamus. Dort findet ein Istwert-Sollwert-Vergleich statt. Temperaturabweichungen vom Normalwert werden durch Stellglieder des Regelkreises korrigiert: Innere Organe und Skelettmuskulatur produzieren Wärme. Hautgefäße steuern die Wärmeabgabe über die Durchblutung. Nur bei noch milder Unterkühlung resultiert Kältezittern.

▶ **Randbedingungen.** Das Ausmaß eines Immersionstraumas wird neben der Umgebungstemperatur wesentlich beeinflusst durch die Art der Bekleidung, die gesundheitliche Tagesform, die Stresstoleranz sowie weitere Risikofaktoren. Wenn die Wärmeabgabe die körpereigenen Möglichkeiten der Gegenregulation überschreitet, sinkt die Körperkerntemperatur kontinuierlich ab (Giesbrecht u. Bristow 1995 [8]).

Praxistipp

Bei einer akzidentellen Hypothermie ist nicht die absolute Körperkerntemperatur entscheidend, sondern:
- Alter, Allgemein- und Trainingszustand,
- Gradient der Unterkühlung als möglicher Schutzmechanismus,
- begleitende Gesundheitsstörungen oder Verletzungen,
- Organschädigungen durch Hypoxie.

Weil das klinische Bild über das notärztliche Management entscheidet, kann vor Ort auf die Bestimmung der Körperkerntemperatur verzichtet werden. Ohnehin stehen valide Messmethoden am Unfallort selten zur Verfügung (Muth et al. 2010 [18]).

Merke

Eine eindeutige Prognose darüber, wie lange eine Person einen spezifischen Immersionszustand überleben wird, kann nicht gegeben werden (Tikuisis 1997 [25]). Bei 28 °C Körperkerntemperatur reduziert sich der Sauerstoffbedarf vulnerabler Organe um 50 %, bei 22 °C sogar um 75 % (Soar et al. 2010 [22]).

▶ **Kinder haben günstigere Voraussetzungen.** Eine graduell rasche Abkühlung kann zerebroprotektiv wirken. Die akzidentelle Hypothermie führt manchmal zu schnellem zentralem Wärmeverlust, wobei auch die Aufnahme von kalter Flüssigkeit in den Gastrointestinaltrakt eine Rolle spielt. Die verhältnismäßig große Körperoberfläche von Kindern begünstigt die Protektion.

▶ **Auswirkung des Tauchreflexes.** Der sog. Tauchreflex durch Eintauchen des Gesichts in kalte Flüssigkeit kann zu einer reflektorischen Kreislaufdepression mit Bradykardie und Vasokonstriktion führen. Im Einzelfall wird die zerebrale Protektion weiter verstärkt.

Merke

Bei Submersion erhöht sich der aktuelle pO_2 initial entsprechend des Umgebungsdrucks. Submersionshypothermie, Tauchreflex und Partialdruckerhöhung gemeinsam können die Reanimationsgrenzen deutlich positiv beeinflussen (Gooden 1992 [11]).

Praxistipp

Muskuläres Kältezittern ist ein prognostisch günstiges Zeichen. Es ist nur bis ca. 33 °C vorhanden und gibt einen Hinweis auf die Schwere der Unterkühlung. Weil noch autonom Wärme produziert werden kann, sind Komplikationen während der Wiedererwärmungsphase eher unwahrscheinlich, wenn der unterkühlte Patient nicht anderweitig kompromittiert ist.

In der beginnenden Unterkühlung ist der Metabolismus bis auf 500 % gesteigert. Ursache hierfür ist v. a. das teils extreme Muskelzittern, aber auch eine Ausschüttung von Katecholaminen. Der Sauerstoffbedarf ist dabei deutlich erhöht. Bei weiter voranschreitender Unterkühlung reduzieren sich die Stoffwechselfunktionen. Durch Linksverschiebung der Sauerstoffdissoziationskurve entsteht eine relative Gewebehypoxie. Gasaustauschstörungen, Laktat- und CO_2-Retention resultieren in einer metabolischen Azidose. Die Folgen an den Organsystemen können erheblich sein (▶ Tab. 43.5).

43.3.2 Spezifische Gefährdungen

▶ **Weitere Temperaturverluste.** Vor der Rettung hat die kalte Körperschale ihre maximale Ausdehnung erreicht und kann bis zu 40 % des Körpergewichts betragen. Die Wärmeaufnahmekapazität dieser erheblichen Masse ist groß. Bei einem schwer Unterkühlten findet im Körperzentrum nahezu keine Wärmeproduktion mehr statt. Dennoch strömt entlang des Temperaturgradienten Körperkern-Körperschale weiterhin Wärme aus dem noch relativ warmen Kern in die kalte Schale.

Tab. 43.5 Veränderungen bei schwerer Hypothermie.

Organ / System	Auswirkungen
Metabolismus	Reduktion, Sauerstoffverbrauch sinkt
Herz	Bradykardie, Kammerflimmern
Kreislauf	Zentralisation, Anstieg von Blutdruck und zentralem Venendruck
Wasserhaushalt	Membranleckagen, intrazelluläre Ödeme
Blut	Sludgebildung, Perfusions- und Gerinnungsstörungen
Lungen	gestörter Gasaustausch, reduzierter Atemantrieb
Nieren	Diurese, erhebliche Glukose- und Natriumverluste

Die Phase dieses sog. Afterdrops erstreckt sich von der Rettung des Unterkühlten über die Erstbehandlung und den Transport bis hin zur ersten stationären Therapie. Er tritt nicht auf, wenn die autonome Wärmeproduktion noch wirkungsvoll aktiv ist. Durch den Afterdrop können initial stabile Patienten zunehmend in die Gefahrenzone schwerwiegender Herzrhythmusstörungen geraten.

▶ **Gefahr Bergetod.** Wenn der Verunfallte bei der Rettung senkrecht statt horizontal aus dem Wasser gehoben wird, fällt die hydrostatische Komponente plötzlich weg und Blut versackt in die kältebedingt atonischen Beinvenen. Bevor eine Chance zur Gegenregulation besteht, kann über einen Kollaps der sog. Bergetod („Afterfall") eintreten.

Praxistipp

Aus Sicherheitsgründen ist die horizontale Rettung, z. B. mittels Stretcher, anzustreben. Die senkrechte Rettung ist aus rettungstechnischen Gründen allerdings nicht immer zu vermeiden.

43.3.3 Klinisches Bild und Diagnostik

▶ **Unterschiedliche Ausprägungsformen.** Bei der Notfallbehandlung einer akzidentellen Hypothermie empfiehlt sich die Einteilung in mindestens 3 Schweregrade bzw. Stadien (Durrer et al. 2003 [5], Hohlrieder et al. 2007 [14]).

Praxistipp

Wenn die Messung der Körperkerntemperatur nicht möglich ist, hat es sich bewährt, nur zwischen leichter und schwerer Unterkühlung zu unterscheiden, weil damit verschiedene Behandlungsansätze verbunden sind. Unterscheidungskriterium ist das Kältezittern.

▶ **Leichte Form.** Der Betroffene ist stabil und reagiert uneingeschränkt. Die Körperkerntemperatur beträgt 36–33 °C. Unruhe und Agitiertheit sowie heftigstes Muskelzittern stehen im Vordergrund. Es kommt zur Zentralisation des Kreislaufs mit
- Vasokonstriktion der Hautgefäße,
- blasser Haut sowie
- Zyanose von Lippen und Nagelbetten.

Das Kältezittern erreicht sein Maximum bei 35–34 °C Körperkerntemperatur und stagniert mit weiterer Unterkühlung. Es entwickelt sich eine Hypoglykämie sowie eine gesteigerte Diurese. Der hydrostatische Druck auf die Extremitäten führt zu Blut- und Flüssigkeitsverlagerung nach zentral. Der Körper reagiert auf die vermeintliche Hypervolämie mit einer verminderten ADH-Freisetzung, die zur Immersionsdiurese führt.

▶ **Schwere Form.** Der Betroffene ist nicht stabil und reagiert eingeschränkt. Mit einer Körperkerntemperatur von 33–28 °C sind gravierende Immersionsfolgen zu erwarten. Das Bewusstsein ist getrübt, die Patienten sind verwirrt bis apathisch bzw. schlafend, aber noch zu erwecken, die Sprache ist bereits lallend. Die Pupillen reagieren träge, die Reflexe sind abgeschwächt. Das Muskelzittern fehlt. Die Muskulatur ist rigide, die Bewegungen sind verlangsamt, die Schmerzempfindung fehlt weitgehend. Puls und Atmung sind flach und unregelmäßig. Die Vasokonstriktion ist maximal. Der Metabolismus wird zunehmend vermindert, parallel entwickelt sich langsam fortschreitend ein Multiorganversagen.

▶ **Schwerste Form.** Der Betroffene reagiert nicht mehr. Die Körperkerntemperatur beträgt vermutlich weniger als 28 °C. Bereits ab 30 °C kann Bewusstseinsverlust auftreten, der in tiefste Bewusstlosigkeit bis zum „Scheintod" übergeht. Die Pupillen sind weit und ohne Reaktion, die Reflexe sind erloschen. Die Haut ist extrem kalt und zeigt ein blass-bläuliches Kolorit. Charakteristisch sind schwerwiegende Herzrhythmusstörungen (Bradykardie, Kammerflimmern), Hypoventilation bis Apnoe und Hypoxämie.

Praxistipp

In die Bewertung des Immersionstraumas fließen stets Begleitumstände, Entstehung, Begleiterkrankungen und Lebensalter sowie die klinische Symptomatik ein. Ein älterer Mensch kann bereits bei nur geringer Unterkühlung nicht stabil imponieren und nur noch eingeschränkt reagieren.

▶ **Immersionschock.** Der ungeschützte Sturz oder Sprung in kaltes Wasser beinhaltet das Risiko eines tödlichen Immersionsschocks mit akuter Hypertonie, unkontrollierbaren krampfartigen Inspirationen und schwerwiegenden Herzrhythmusstörungen. Aktives Entwickeln oder Anlegen von Rettungsmitteln sowie koordiniertes Handeln sind den Betroffenen nicht mehr möglich.

43.3.4 Präklinisches Notfallmanagement

Im Mittelpunkt des Handelns steht die zügige Wiedererwärmung des unterkühlten Patienten, in aller Regel unter klinischen Bedingungen. Das präklinische Notfallmanagement hat keine suffizienten Möglichkeiten zur Wiedererwärmung parat, weswegen Sicherung und Stabilisierung der Vitalfunktionen bis zur Abgabe an das geeignete Zielkrankenhaus im Vordergrund stehen.

Schon die Auswahl des richtigen Zielkrankenhauses, das auf das Management und auf Behandlungsstrategien schwer Unterkühlter spezialisiert ist, entscheidet über Verlauf und Outcome des Falls. Dabei muss die Rettungskette auch über mehrere Etappen und längere Distanzen funktionieren (Baumeier 2008 [3]).

Merke

Bei schwerstem Immersionstrauma kann der Patient apnoeisch und peripher ohne Puls sein. Damit ist die Diagnose „Kreislaufstillstand" gestellt, die ein entsprechendes Vorgehen erfordert. Der Leitsatz im Umgang mit Immersionsopfern lautet „nur tot, wenn warm und tot". Der Patient mit Kreislaufstillstand wird unter anhaltender Beatmung und Herzdruckmassage schnellstmöglich zum geeigneten Zielkrankenhaus transportiert, um dort mit der Wiedererwärmung zu beginnen. Eine Wiedererwärmung während des Transports ist wegen ihrer nur sehr geringen Effizienz nicht sinnvoll.

▶ **Gefahren durch das kalte Herz.** Die erhöhte elektrische Vulnerabilität des kalten Myokards kann dazu führen, dass durch jedwede Manipulation Kammerflimmern ausgelöst wird. Grundsätzlich gelten strenge Vorgaben für die Isolation und Immobilisation. Bei Verdacht auf Kreislaufstillstand muss nach intensiver Überprüfung der zentralen Pulse sofort mit Reanimationsmaßnahmen begonnen werden. Diese entsprechen hinsichtlich der Frequenzen von Thoraxkompressionen und Beatmung den Empfehlungen, die für normotherme Patienten gelten. Probleme kann es bei der Defibrillation geben. Sie ist in tiefer Hypothermie häufig erfolglos (Hohlrieder 2007 [14]).

Praxistipp

Die Muskulatur, einschließlich des Myokards, ist unterhalb von 30 °C Muskeltemperatur zunehmend funktionslos. Deswegen besteht im kalten Wasser auch nur kurzzeitig Schwimmchance. Das kalte Herz lässt sich nicht erfolgreich defibrillieren. Nach 2–3 erfolglosen Defibrillationsversuchen sollte zunächst die Wiedererwärmung auf mindestens 30 °C eingeleitet werden.

▶ **Der stark Frierende.** Nach kurzzeitiger Immersion und milder Unterkühlung mit ausgeprägtem Kältezittern sind einfache passive Maßnahmen wie Abtrocknen, Entfernen nasser Kleider und das Einhüllen in Decken im Allgemeinen ausreichend, wenn der Betroffene nicht anderweitig gesundheitlich kompromittiert ist. Diese lediglich „kalten Patienten" sind in der Regel nicht ernsthaft gefährdet und problemlos zu betreuen, sollten aber im Zweifel ebenfalls stationär kurzzeitüberwacht werden.

Merke

Unterhalb 33 °C wird das Management durch die pathophysiologisch verständliche zunehmende Inzidenz von Bradykardien mit eingeschränkter myokardialer Kontraktilität problematischer. Das Risiko einer Asystolie steigt. Die Nothelfer werden in eine passivere Rolle gezwungen. Die bewusste Zurückhaltung wird hier zum wesentlichen Teil des Managements.

Die erforderlichen Therapiemaßnahmen in der präklinischen Phase des Immersionstraumas sind in ▶ Tab. 43.6 dargestellt.

43.3.5 Klinikaufnahme

Es wird unterschieden zwischen einer passiven und aktiven, externen und internen Wiedererwärmung (▶ Tab. 43.7). Bei der passiven Wiedererwärmung, die nur bei milder Hypothermie sinnvoll ist, erwärmt sich der Patient „mit endogenen Mitteln". Bei aktiven Methoden wird dem Patienten Wärme von außen zugeführt. Interne Methoden sind zumeist speziell geschultem Personal in Notfallaufnahmen und größeren Krankenhäusern vorbehalten.

Tab. 43.6 Notärztliche Maßnahmen beim Immersionstrauma.

Schweregrad	Maßnahmen
leichtes Immersionstrauma – Patient ist stabil und reagiert uneingeschränkt	• Schutz vor weiterer Auskühlung, in warme Umgebung verbringen • Entfernung nasser Bekleidung, geeignete Isolation • passiv externe oder aktiv externe Wiedererwärmung • warme Getränke • instabil werdende Patienten in klinische Überwachung / Therapie bringen
schweres Immersionstrauma – Patient ist nicht stabil und reagiert nur eingeschränkt	• Schutz vor weiterer Auskühlung, in warme Umgebung verbringen • keine Eigenbewegungen zulassen • Entfernung nasser Bekleidung, Ruhigstellung, geeignete Isolation • Sauerstoffatmung • sicherer peripherer Zugang • permanentes notärztliches Monitoring – Reanimationsbereitschaft • rascher Transport über Rettungskette, Wiedererwärmung unter klinischen Bedingungen • Afterdrop-Gefahr!
schwerstes Immersionstrauma – Patient reagiert nicht mehr	• sofortige anhaltende kardiopulmonale Reanimation • keinerlei Manipulationen, Kleidung aufschneiden, wo erforderlich, sonst belassen • Herzdruckmassage, in der Frequenz nicht reduzieren • nur eine Defibrillationsserie, Wiederholung unter klinischen Bedingungen • Sauerstoffbeatmung • sicherer peripherer oder zentraler Zugang • permanentes notärztliches Monitoring • schnellster Transport über Rettungskette, Wiedererwärmung unter klinischen Bedingungen • erhebliche Afterdrop-Gefahr! • Todesfeststellung erst nach erfolgter Wiedererwärmung!

Die direkte Körper-zu-Körper-Erwärmung sollte „out-of area" als geeignete Maßnahme bei Fehlen anderer Möglichkeiten nicht vergessen werden (Giesbrecht et al. 1994 [7]).

▶ **Langsame Wiedererwärmung.** Allerdings haben sich in den vergangenen Jahren Erkenntnisse ergeben, dass die maximale Wiedererwärmung mittels extrakorporaler Zirkulation das Risiko schwerwiegender pulmonaler und zerebraler Ödeme beinhaltet, wahrscheinlich aufgrund einer Reperfusionsproblematik (Walpoth u. Fisher 2006 [32]). Die grundsätzlich guten Erfahrungen mit der konvektiven Wärmetherapie (Wiedererwärmungsraten von 2, maximal 3 °C/h) haben dazu geführt, dass die invasive Wiedererwärmung in der Klinik zumindest ab 33 °C Körperkerntemperatur stark verlangsamt wird (Walpoth u. Fisher 2006 [32]). Es besteht somit oft eine Möglichkeit zum nicht invasiven Vorgehen (Röggla et al. 2002 [21]).

> **Praxistipp**
>
> Wasserunfälle mit Herz-Kreislauf-Stillstand nach Ertrinken und/oder schwerer Hypothermie müssen in jedem Fall ohne Verzug unter anhaltender kardiopulmonaler Reanimation zu einer stationären Einrichtung mit Erfahrungen auf dem Gebiet der Wiedererwärmung Schwerstunterkühlter transportiert werden. Im Zielkrankenhaus sollte die Möglichkeit zur Wiedererwärmung mittels extrakorporaler Zirkulation gegeben sein (Walpoth u. Fisher 2006 [32]). Eine leistungsstarke Alternative ist die ubiquitär vorhandene konvektive Wärmetherapie (Warmluftgebläse; van der Ploeg 2010 [26]).

43.3.6 Projekt SARRRAH

Das Projekt SARRRAH (Search and Rescue, Resuscitation and Rewarming in Accidental Hypothermia) basiert auf der Erkenntnis, dass die Rettungs- und Behandlungskonzepte für Schiffbrüchige bzw. Menschen mit lebensbedrohlicher Unterkühlung verbesserungsfähig sind (Baumeier 2006 [2]).

> **Merke**
>
> Unterkühlte haben deutlich bessere Chancen auf eine erfolgreiche Wiederbelebung als kritisch erkrankte Menschen mit normaler Körpertemperatur. Voraussetzung ist, dass dies bei den Rettungs- und Behandlungsmaßnahmen hinreichend berücksichtigt wird. Eine durchgehend verfügbare ärztliche telefonische Rufbereitschaft im Rahmen des Projekts (07000-SARRRAH) stellt die ereignisnahe vollständige Dokumentation sicher. Detailinformation steht im Internet unter www.sarrrah.de bereit.

Tab. 43.7 Methoden der Wiedererwärmung (Auswahl).

Methode	Wiedererwärmung °C/h
passiv extern (warmer Raum, über Kältezittern)	< 0,5
aktiv extern:	
Decken, Wärmflaschen < 40 °C, Heizdecken Stufe 1–2	< 1
„Body-to-Body"	< 1
Sauerstoff, angewärmt, angefeuchtet	< 1
konvektive Wärmetherapie	< 2
Warmwasserdusche – kein Wannenbad!	< 5
invasiv	
Warmwasserspülungen Magen-Darm-Trakt	< 1
Infusionen, angewärmt, mit Wärmezuleitung	< 1
Peritoneallavage	< 5
venovenöse Hämofiltration, Wärmekreislauf, Hämodialyse	> 5 (ab 30 °C max. 2 °C/h)
kardiopulmonaler Bypass	> 5 (ab 30 °C max. 2 °C/h)

▶ **Neue Konzepte.** SARRRAH hat klare und im Realeinsatz anwendbare Rettungs- und Behandlungskonzepte auf der Grundlage aktuellen medizinischen Wissens erarbeitet. Ziel ist es, die Logistik einer funktionierenden Rettungskette für den Transport von Schwerstunterkühlten, auch unter fortwährender Wiederbelebung, bis in die geeignete und darauf vorbereitete Zielklinik zu gewährleisten. Dies wird in Ausbildungs- und Trainingsprogrammen bereits allen in der Seerettung tätigen Institutionen einheitlich vermittelt. Die erforderlichen Hilfsmittel zum Zweck der Lagerung, des Transports, der Wiederbelebung und der Überwachung unter rauen Einsatzbedingungen zur Anwendung durch Laien, semiprofessionelle und professionelle Ersthelfer wurden modifiziert bzw. neu entwickelt (Baumeier 2008 [3]).

▶ **Dokumentation.** Zur Qualitätskontrolle und wissenschaftlichen Aufarbeitung wird eine einheitliche einsatztaktische und medizinische Dokumentation der Rettungsabläufe von dem auslösenden Ereignis bis zum Abschluss der stationären Behandlung vorgenommen. In die Verlaufsbeobachtung werden auch Patienten, die durch Rettungsdienste an Land primär versorgt wurden, einbezogen.

43.3.7 Besonderheiten beim Seeunfall

Beim Seeunfall ist der Wille zum Überleben, mehr als alle anderen Faktoren, zugleich der Weg zum Überleben. In 5 °C kaltem Wasser ist die Sensibilität der Hand unmittelbar gestört. Unter 10 °C Hauttemperatur nimmt die Geschicklichkeit der Finger rapide ab, Hände und Füße schmerzen stark. Erforderliche Manipulationen an Rettungsmitteln werden problematisch.

▶ **Flüssigkeitsmangel.** Das Trinkwasserproblem ist auch heute noch die größte Bedrohung für Schiffbrüchige. Anfangs verliert ein Schiffbrüchiger durch Immersion und Erbrechen bei Seekrankheit vermehrt Flüssigkeit. Später, im Zustand der Hypovolämie, reduziert sich dieser Verlust. Der minimale Trinkwasserbedarf eines Schiffbrüchigen wird mit 0,5 l/d angenommen.

Rettungsinseln, Schlauchboote oder Schiffbrüchige mit Rettungswesten oder Überlebensanzügen sind allen Bewegungen des Wassers ausgesetzt. Die meisten Menschen reagieren darauf mit einer schweren Kinetose und anhaltendem Erbrechen. Der Flüssigkeits- und Elektrolytverlust verschlechtert die Prognose (van Laak 2010 [27]).

43.4 Tauchunfall

43.4.1 Barotrauma und „Black-out"

In allen luftgefüllten, knöchern-starren Hohlräumen des Körpers können Barotraumen durch Druckwechsel beim Ab- bzw. Auftauchen auftreten. In der Regel sind Nasennebenhöhlen, Mittel- und Innenohren betroffen. Als Symptomatik stehen Schmerzen oder dem Morbus Menière ähnliche Ausfälle im Vordergrund.

>
> **Merke**
> Anhaltende oder schwerwiegende Symptome erfordern eine rasche Diagnostik durch einen möglichst tauchmedizinisch erfahrenen HNO-Arzt.

▶ **Vielfältige Ursachen.** Der „Black-out" beim Tauchen ist mit einem hohen Ertrinkungsrisiko verbunden. Mögliche Ursachen können vom technischen Versagen über menschliches Fehlverhalten bis zu druckbedingten Beeinträchtigungen durch die Atemgase reichen. Im Vordergrund stehen die narkotische Wirkung hoher Stickstoffpartialdrücke, Retention von CO_2 unter Überdruckbedingungen, Intoxikationen durch Sauerstoff bei zu tiefen Tauchgängen sowie Hypoxie durch Aufbrauchen des Atemgases. In Paniksituationen oder bei Überanstrengung kann es oberflächennah zur Ohnmacht nach Hyperventilation kommen.

>
> **Merke**
> Nach einem „Black-out" beim Tauchen steht das allgemeine Notfallmanagement im Vordergrund. Ein begleitendes Ertrinken ist wahrscheinlich.

43.4.2 Dekompressionsunfälle

▶ **Überdehnung der Lungen.** Grundsätzlich dehnt sich in den Lungen befindliche Atemluft beim Aufstieg aus und muss abgeatmet werden. Ab einem intrapulmonalen Überdruck von 30 mmHg können Alveolarrupturen mit nachfolgender klinischer Symptomatik auftreten. Die Gefahr einer Überdehnung der Lungen besteht bei Panik- oder Notaufstiegen, aber auch beim völlig unauffälligen Aufstieg, wenn Atemwegs- oder Lungenerkrankungen vorliegen oder sich Atemgas in peripheren abgeschlossenen Lungenbezirken gefangen hat („air trapping"; Vann et al. 2011 [28]).

>
> **Praxistipp**
> Die partielle Überblähung von Lungenabschnitten kann als Notfallsituation arterielle Luftembolie, Pneumothorax, Mediastinal- und/oder Subkutanemphysem zur Folge haben. Kommt es noch unter Druck zum Pneumothorax, dehnt sich die Luft in der betroffenen Thoraxhöhle weiter aus. Die Folge ist ein lebensbedrohlicher Spannungspneumothorax. Die Symptome treten rasch, häufig unmittelbar nach dem Auftauchen auf. Die arterielle Luftembolie betrifft zumeist das ZNS.

▶ **Dekompressionskrankheit.** Sie entsteht durch Gasbläschen in Blut und Geweben. Während des Abstiegs und Aufenthalts eines Tauchers in der Tiefe sättigen sich die Körpergewebe mit Inertgasen entsprechend dem erhöhten Partialdruck im Atemgas. Beim Tauchen mit Atemluft ist das in der Regel Stickstoff. Die Sättigung wird von der Art des Gewebes, der Gaslöslichkeit sowie der regionalen Perfusion und Diffusion beeinflusst. Beim Aufstieg des Tauchers sinkt der Umgebungsdruck, sodass die Gewebe mit Inertgas übersättigt werden. Es kommt zur Bildung kleinster Stickstoffbläschen in Körperflüssigkeiten und Geweben.

>
> **Praxistipp**
> Schmerzen und vornehmlich neurologische Funktionsausfälle sind die klinischen Zeichen von Dekompressionsunfällen. Die Schmerzereignisse betreffen zumeist Haut und Muskulatur. Sie treten zeitverzögert auf. Schwerwiegende neurologische Ereignisse treten rasch auf (Vann et al. 2011 [28]).

▶ **Fortschreitender Prozess.** In der Folge stören die Bläschen die Integrität der Gefäße empfindlich. Es kommt zur lokalen Inflammation mit Mediatorenfreisetzung und ausgeprägten Ödembereichen. Gehirn und Rückenmark reagieren mit progredienten Funktionsausfällen im Sinne einer zunächst noch reversiblen fokalen neurologischen Degeneration. Zu Beginn noch umschriebene Ischämiebereiche weiten sich durch Störung der Blut-Hirn-Schranke aus.

> **Merke**
>
> Der Gesamtverlauf des Dekompressionsunfalls ist umso ungünstiger, je mehr Mikrobläschen sich im ZNS festsetzen und zu entzündlichen Prozessen führen können. Alle Notfallmaßnahmen haben die Verzögerung dieser Prozesse zum Ziel (Vann et al. 2011 [28]).

▶ **Flüssigkeitsmangel.** Hypovolämie und Hämokonzentration erhöhen das Risiko eines Dekompressionsunfalls und tragen zu schwerwiegenden Verläufen bei, weil periphere Strömungsverlangsamung die Elimination des Stickstoffs aus den Geweben verzögert.

▶ **Mischtypen.** Über zumeist pulmonale Shuntmechanismen kann es zu Kombinationen aus neurologischer Dekompressionskrankheit und Luftembolie in das ZNS kommen. Die neurologischen Symptome sind zumeist schwerwiegend.

43.4.3 Klinisches Bild des schweren Tauchunfalls

▶ **„Mild".** Schmerzen in Gelenkstrukturen und der Muskulatur („Bends") treten in der Regel zeitverzögert auf. Sie verlaufen prinzipiell unproblematisch, sofern keine weiteren Symptome hinzutreten. Die Schmerzen können allerdings eine erhebliche Intensität erreichen. Hautsymptome zeigen sich als schmerzhaftes Prickeln, flohstichartige Rötungen bis hin zu einer landkartenähnlichen, lividen Verfärbung größerer Areale (Typ I der Dekompressionskrankheit).

▶ **„Schwer".** Zielorgane des als Typ II der Dekompressionskrankheit bezeichneten Verlaufs sind ZNS und Lungen. Die neurologischen Ausfälle mit dem klinischen Bild einer zumeist inkompletten Querschnittsymptomatik treten zügig nach dem Auftauchen, in Mehrzahl der Fälle innerhalb der ersten Stunde, auf.

▶ **„Luftembolie".** Bei der arteriellen Gasembolie sind leichte Einschränkungen kortikaler Funktionen bis zur Bewusstlosigkeit mögliche Symptome. Das klinische Bild erinnert an einen Apoplex.

> **Merke**
>
> Eine Differenzierung ist im präklinischen Bereich nicht sinnvoll. Die Notfallbehandlung ist identisch.

Überblick über mögliche Symptome bei Dekompressionsunfällen:
- Haut-, Muskel- und Gelenkschmerzen,
- Hautverfärbungen,
- Ermüdungserscheinungen bis Somnolenz,
- Kopfschmerzen, Nausea, Vertigo,
- Koordinationsprobleme,
- Seh-, Hör- und Sprechstörungen,
- Dys- und Parästhesien,
- Paresen, Para- und Tetraplegien, komplett oder inkomplett,
- Miktions- und Defäkationsstörungen,
- Konvulsionen, Bewusstlosigkeit, Koma,

43.4.4 Notfallmanagement am Tauchunfallort

> **Merke**
>
> Die kausale und grundsätzlich notwendige Therapie bei schweren Tauchunfällen ist die hyperbare Sauerstofftherapie in einer Behandlungsdruckkammer, idealerweise in einem Zentrum für hyperbare Therapie (▶ Abb. 43.2). Zeitverzug muss dabei möglichst vermieden werden.

▶ **Hyperoxygenation.** Die Zeit bis zum Behandlungsbeginn in der Druckkammer ist durch unverzügliche initiale Notfallmaßnahmen zu überbrücken, die auch während des Transports weiterzuführen sind. Im Vordergrund steht die konsequente normobare Sauerstoffatmung ($F_iO_2 = 1$) unmittelbar nach Auftreten der ersten Symptome. Der Diffusionsgradient zwischen Inertgasbläschen,

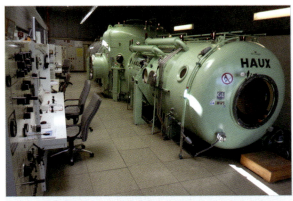

Abb. 43.2 Zentrum für hyperbare Therapie: Druckkammerkomplex am Schifffahrtmedizinischen Institut der Marine.

Gewebe, Blut, Lunge und Umgebungsluft führt zu einer schnellen Elimination des schädlichen Inertgases (Gesellschaft für Tauch- und Überdruckmedizin e.V., Leitlinie Tauchunfall[6]).

Basismaßnahmen beim Tauchunfall:
- Rettung und Sicherung der Vitalfunktionen nach allgemeinen Regeln der Notfallmedizin,
- flache Rückenlagerung bei Ansprechbaren, stabile Seitenlagerung bei Bewusstlosen,
- sofortige normobare kontinuierliche Zufuhr von 100% Sauerstoff.

43.4.5 Unterstützende Maßnahmen und definitive Versorgung

Während der ersten Stunden nach dem Unfall sollen bis 1000 ml nicht ausschließlich glukosehaltige Lösungen parenteral zugeführt werden, um einer Hypovolämie vorzubeugen bzw. diese auszugleichen. Bei fehlendem venösem Zugang erhalten ansprechbare Patienten, die nicht erbrechen, 1000 ml Flüssigkeit oral, idealerweise Trinkwasser.

Erforderliche notärztlichen Maßnahmen beim Tauchunfall (Gesellschaft für Tauch- und Überdruckmedizin e.V., Leitlinie Tauchunfall[6]):
- Flüssigkeit i.v. 0,5–1 l/h, keine ausschließlich glukosehaltige Lösungen,
- Sauerstoff(be)atmung Ziel $F_iO_2 = 1$,
- Intubation, wenn erforderlich,
- Medikamente nach notfallmedizinischen Standards – keine spezifische Medikamente,
- wiederholter Neurostatus,
- Urinkatheter, wenn erforderlich,
- Thoraxdrainage, bei Spannungspneumothorax immer erforderlich,
- rascher, Transport zum Druckkammerzentrum – Voranmeldung,
- bei Helikoptertransport möglichst Niedrigflug, idealerweise < 300 m,
- Dokumentation über Notarztprotokoll.

▶ **Leitliniengerechtes Vorgehen.** Die definitive Versorgung umfasst die stationäre Behandlung mit hyperbarem Sauerstoff und gleichzeitig die neurologische Frührehabilitation in einem Spezialzentrum. Die erste Behandlung mit hyperbarem Sauerstoff (HBO – hyperbaric oxygenation) wird im Notfall häufig in einer ambulanten Behandlungsdruckkammer vorgenommen werden müssen. Im Anschluss sollte unbedingt die Verlegung in ein Zentrum für hyperbare Therapie erfolgen (Gesellschaft für Tauch- und Überdruckmedizin e.V., Leitlinie Tauchunfall[6]).

Merke

Die hyperbare Sauerstofftherapie führt zu einer Bläschenverkleinerung durch Kompression. Darüber hinaus werden der physikalisch gelöste Sauerstoffanteil im Plasma 10–15fach und die Diffusionsstrecke des Sauerstoffs in das Gewebe 2–4fach erhöht.

Informationen über Druckkammereinrichtungen können im Notfall wie folgt erfragt werden:
- Schifffahrtmedizinisches Institut der Marine: +49 431/5409 1441
- Divers Alert Network Europa Hotline: +39 (06) 4211 8685 / 5685
- Taucherhotline aqua med: +49 700/3483 5463
- VDST-Hotline: + 49 180/3322105

▶ **Transport.** Während des Transports werden sämtliche unterstützenden Maßnahmen weitergeführt. Es ist unbedingt erforderlich, über die Rettungsleitstellen Absprachen mit den Druckkammereinrichtungen zu treffen – in der Regel ist außerhalb der Routinedienstzeiten ein Zeitintervall zur Vorbereitung der Anlagen bis zu 60 min erforderlich!

Merke

In den meisten Fällen ist der Hubschraubertransport die beste Wahl, wobei zur Vermeidung erneuter Blasenvergrößerung durch abnehmenden Umgebungsdruck so niedrig wie möglich geflogen werden muss.

▶ **Leitlinie Tauchunfall.** Komplett einsehbar im Internet unter www.gtuem.de. Ebendort aktuelle Informationen über qualifizierte Tauchmediziner und dienstbereite Druckkammereinrichtungen.

Kernaussagen

Begriffsbestimmung und Abgrenzung
Bei „Wasserunfällen" gibt es eine Vielzahl von Überschneidungsmöglichkeiten.

Wesentliche Gemeinsamkeit ist die Gewebehypoxie, auf die grundsätzlich unmittelbar, mit höchstmöglicher Effizienz und unter Ausschöpfung aller Reanimationsmöglichkeiten reagiert werden muss. ZNS und Lungen sind die primär gefährdeten Organe.

Ertrinken / Submersionstrauma
Kurzzeitige Submersion kann ohne initiale klinische Auffälligkeiten ablaufen. Die besondere Gefährdung besteht im verzögerten Lungenödem. Bei den geringsten Auffälligkeiten bedarf es kompromissloser klinischer Überwachung.

Entscheidend ist die frühzeitige Intubation mit initial maximaler Sauerstoffbeatmung.

Eine begleitende Hypothermie kann eine Hypoxieprotektion bedeuten.

Akzidentelle Hyopthermie / Immersionstrauma
Reanimations- und Wiedererwärmungsmaßnahmen müssen anhaltend erfolgen. Defibrillationsversuche sind bei schwer Unterkühlten häufig erfolglos.

Schwer unterkühlte Patienten müssen wegen erheblicher Begleitprobleme im bevorzugten Zielkrankenhaus stationär wiedererwärmt werden.

Maligne Herzrhythmusstörungen und Asystolie stehen im Vordergrund zu erwartender Komplikationen.

Milde Hypothermien mit Kältezittern, guter Vigilanz und einer Körperkerntemperatur > 34 °C verlaufen in der Regel unproblematisch.

Tauchunfall
Beim schweren Tauchunfall vermag das uneinheitliche klinische Bild zu verunsichern. Deswegen ist es vorteilhaft, jedes gesundheitliche Ereignis in zeitlichem Zusammenhang mit Tauchen so lange als Tauchunfall anzusehen, bis das Gegenteil bewiesen ist. Eine fachliche tauchmedizinische Beratung des Notdienstes über eine der Hotlines ist in jedem Fall anzuraten.

Vor Erreichen eines Druckkammerzentrums – das unbedingt zuvor kontaktiert werden muss – gelangen kontinuierlich normobarer Sauerstoff und vornehmlich isotonische Hämodilution zur Anwendung.

Literatur

Referenzen

[1] **Auf der Heide** TP, Sigurdsson G, Pirallo RG. Hyperventilation-induced hypotension during cardiopulmonary resuscitation. Circulation 2004; 109: 1960–1965
[2] **Baumeier** W. The SARRRAH Project. In: Bierens JJ ed. Handbook on Drowning. Berlin: Springer; 2006: 524–526
[3] **Baumeier** W. Schwerunterkühlte. Notfall Rettungsmed 2008; DOI 10.1007/s10049-007-0988-2
[4] **Brüning** C, Siekmeyer W, Siekmeyer M et al. Retrospektive Analyse von 44 Ertrinkungsfällen von Kindern und Jugendlichen. Wien Klin Wochenschr 2010; 122: 405–412
[5] **Durrer** B, Brugger H, Syme D. The medical on-site treatment of hypothermia ICAR-MEDCOM recommendation. High Alt Med Biol 2003; 4: 99-103.
[6] **Gesellschaft für Tauch- und Überdruckmedizin e.V.** Leitlinie „Tauchunfall" 2012. AWMF-Registernr. 072/001. Im Internet: http://www.awmf.org/leitlinien/detail/ll/072-001.html; Stand: 31.07.2012
[7] **Giesbrecht** GG, Sessler DI, Mekjavic IB, Schroeder M, Bristow GK. Treatment of mild immersion hypothermia by direct body-to-body contact. J Appl Physiol 1994; 76: 2373–2379
[8] **Giesbrecht** GG, Bristow GK. Influence of body composition on rewarming from immersion hypothermia. Aviat Space Environm Med 1995; 66: 1144–1150
[9] **Golden** F. Shipwreck and Survival. J R Nav Med Serv 1974; 16: 8–14
[10] **Golden** F, Tipton M. Essentials of Sea Survival. Stanninglay: Human Kinetics; 2002: 80
[11] **Gooden** BA. Why some people do not drown. Med J Austr 1992; 157: 629–632
[12] **Gilbert** M, Busund R, Skagseth A et al. Resuscitation from accidental hypothermia of 13,7 °C with circulatory arrest. Lancet 2000; 355: 375–376
[13] **Gregorakos** L, Markou N, Psalida V et al. Near-drowning: clinical course of lung jínjury in adults. Lung 2009; 197: 93–97
[14] **Hohlrieder** M, Kaufmann M, Moritz M et al. Management der akzidentellen Hypothermie. Anaesthesist 2007; 56: 805–811
[15] **Hungerer** S, Ebenhoch M, Bühren V. 17 Degrees Celsius Body Temperature – Resuscitation Successful? High Alt Med Biol 2010; 11: 369–374
[16] **Idris** A, Berg R, Bierens JJ et al. Recommended guidelines for uniform reporting of data from drowning: The Utstein Style. In: Bierens JJ, ed. Handbook on Drowning. Berlin: Springer; 2006: 377–380
[17] **Layon** AJ, Modell JH. Drowning – Update 2009. Anesthesiology 2009; 110: 1390–1401
[18] **Muth** CM, Shank E, Hauser B et al. Infrared ear thermometry in water-related accidents – not a good choice. J Emerg Med 2010; 38: 417–421
[19] **Oehmichen** M, Hennig R, Meissner C. Near-drowning and clinical laboratory changes. Legal Medicine 2008; 10: 1–5
[20] **Pepe** PE, Wigginton JG, Mann DM. Prospective, decade-long, population-based study of pediatric drowning related incidents. Acad Emerg Med 2002; 9: 516–517
[21] **Röggla** M, Wagner A, Eisenburger P et al. Resuscitation in hyperthermia and. drowning. Wien Klin Wochenschr 2002; 114: 315–320
[22] **Soar** J, Perkins GD, Abbas G et al. European Resuscitation Council Guidelines for Resuscitation 2010 Section 8. Cardiac arrest in special circumstances. Resuscitation 2010; 81: 1400–1433
[23] **Szpilman** D. Near drowning and drowning classification. Chest 1997; 112: 660–665
[24] **Szpilman** D, Soares M. In-water resuscitation – is it worthwhile? Resuscitation 2004; 63: 25–31
[25] **Tikuisis** P. Predicting survival time for cold exposure. Int J Biometeriol 1995; 39: 94–102
[26] **van der Ploeg** GJ, Goslings JC, Walpoth BH et al. Accidental hypothermia. Rewarming treatments, complications and outcomes from one university medical centre. Resuscitation; 2010: 81: 1550–1555
[27] **van Laak** U. Textbook on Maritime Medicine. Chapter 15 – Shipwreck and survival at sea. Im Internet: http://textbook.ncmm.no/158-distress-and-abandoning-ship; Stand 25.05.2012
[28] **Vann** RD, Butler FK, Mitchell SJ et al. Decompression Illness. Lancet 2011; 377: 153–164
[29] **Venema** AM, Groothoff JW, Bierens JJ. The role of bystanders during rescue and resuscitation of drowning victims. Resuscitation 2010; 81: 434–439
[30] **Watson** RS, Cummings P, Quan L et al. Cervical spine injuries among submersion victims. J Trauma 2001; 51: 658–662
[31] **Walpoth** B, Daanen H. Overview Immersion Hypothermia. In: Bierens JJ, ed. Handbook on Drowning. Berlin: Springer; 2006: 481–484
[32] **Walpoth** B, Fisher A. Hospital Treatment of Victims in Cardioresoiratory Arrest. In: Bierens JJ, ed. Handbook on Drowning. Berlin: Springer; 2006: 511–513

44 Notfälle unter Tage

F. Herbstreit

Der Notfall unter Tage fällt für die meisten Notärzte sicher in den Bereich der exotischen Einsätze. Während in den vergangenen Jahren größere Grubenunglücke (Urbina 2011[5]) und spektakuläre Rettungseinsätze (Grammaticas 2010[2], Padgett 2011[4]) weltweit eine große Beachtung fanden, sind solche Unfälle in Deutschland selten. Arbeitsunfälle oder akute Erkrankungen machen aber gelegentlich den Einsatz des Notarzts unter Tage notwendig. In Deutschland findet ab 2013 noch an 3 Standorten Steinkohlebergbau statt, dazu kommen Salz- und Kalibergwerke. Im Folgenden geht es hauptsächlich um rettungsdienstliche Einsätze im Steinkohlebergbau, wobei das rettungsdienstliche Vorgehen auf andere Bergwerke oder zum Teil z. B. auf Tunnelbaustellen übertragbar ist.

44.1 Besonderheiten unter Tage

44.1.1 Räumliche Ausdehnung, Zugang

Die deutschen Steinkohlebergwerke erreichen inzwischen Tiefen von 1500 m (die Tiefe gegenüber der Oberfläche wird bergmännisch als Teufe bezeichnet). Der Zugang zum Bergwerk erfolgt in der Regel per Seilfahrt in einem Förderkorb (bergmännisch: Anfahren), wobei große Bergwerke über mehrere Schächte zum Transport von Material, Personal und Förderung des Abbauguts verfügen. Unter Tage sind bei Ausdehnungen von über 200 km^2 und Streckennetzen von über 100 km erhebliche Entfernungen zurückzulegen, was per Grubenbahn, Einschienenhängebahn, Bandfahrung auf dem Förderband oder zu Fuß geschieht. Wegezeiten von über 1 h vom Förderkorb bis zum Abbauort sind somit keine Seltenheit. Eine mindestens so lange Zeit muss demnach für die Rettung Verletzter oder Erkrankter nach über Tage berücksichtigt werden.

44.1.2 Klima, „Wetter"

Die Versorgung der sehr ausgedehnten Gruben mit Frischluft (die im Bergwerk befindlichen Gase werden als „Wetter", die Belüftung als „Bewetterung" bezeichnet) ist eine besondere Herausforderung und geschieht über ein System von Bewetterungsschächten und einer aufwendigen Lenkung von Frisch- und Abluft unter Tage. Es herrscht eine relativ hohe Luftfeuchtigkeit (teilweise über 90 %) bei Temperaturen von häufig über 25 °C. Aus den Steinkohlelagern gast Methan aus, das mit der Luft explosionsfähige Gemische („Schlagwetter") bilden kann. Luftgemische mit verringertem Sauerstoffgehalt und erhöhter Kohlendioxidkonzentration werden als „Matte Wetter" bezeichnet. Unter bestimmten Voraussetzungen (stille Oxidation, Grubenbrände, unsachgemäßer Einsatz von Verbrennungsmotoren) kann Kohlenmonoxid entstehen (Hermülheim u. Bresser 2007[3]). In deutschen Bergwerken gehört die kontinuierliche Überwachung der Luftzusammensetzung mit speziellen Messgeräten zum Sicherheitsstandard und ist im Not- bzw. Brandfall eine Aufgabe der Grubenwehr.

44.1.3 Kommunikation

Funkverbindungen und Mobiltelefone sind unter Tage nur begrenzt bzw. gar nicht nutzbar. Es muss daher auch vom Rettungsdienst ein leitungsgebundenes Telefonsystem genutzt werden. Neben dem Telefonnetz unter Tage nutzt die Grubenwehr im Einsatzfall ein eigenes, an das Atemschutzgerät adaptiertes „Grubenwehrtelefon". Hierzu wird eine dünne Leitung vom vorgehenden Trupp ausgelegt.

> **Merke**
>
> Funkgeräte und Mobiltelefone sind unter Tage meist nicht nutzbar.

44.2 Grubenrettungswesen

44.2.1 Grubenwehr

Die Grubenwehren stellen eine Art Werkfeuerwehr im Bergbau dar. Die Mitglieder sind Freiwillige mit einer intensiven Ausbildung mit den Schwerpunkten Atemschutz, Gasmessung und Brandbekämpfung. Für längere Einsätze unter Atemschutz kommen besondere Regenerationsgeräte mit Kohlendioxidabsorber zum Einsatz, die einen Einsatz von mehreren Stunden möglich machen. Große Hitze in Kombination mit flammenhemmender Schutzkleidung (▶ Abb. 44.1) machen solche Einsätze allerdings extrem anstrengend und setzen regelmäßiges Training voraus. Die medizinische Ausbildung der Grubenwehrmänner beschränkt sich auf Maßnahmen der Ersten Hilfe, den Transport von Verletzten und die kardiopulmonale Reanimation. Die Trupps sind mit Beatmungsgerät und Defibrillator ausgestattet.

44.2 Grubenrettungswesen

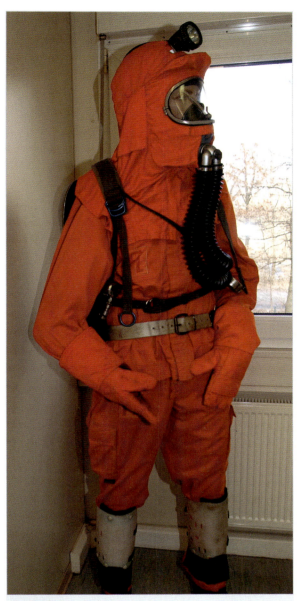

Abb. 44.1 Atemschutz- und Flammschutzausrüstung eines Grubenwehrmanns.

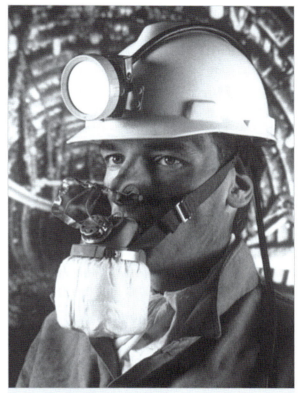

Abb. 44.2 Bergmann mit Filterselbstretter (Quelle: MSA Auer GmbH, mit freundlicher Genehmigung).

Merke

Wird der Rettungsdienst unter Tage eingesetzt, so muss das Personal mit Fluchtgeräten (Filterselbstretter) ausgestattet und in diese kurz eingewiesen werden.

44.2.2 Selbstrettung

Für den seltenen Fall von Grubenbränden, Explosionen oder Gasausbrüchen sind alle Beschäftigten unter Tage mit einem Filterselbstretter (▶ Abb. 44.2) ausgestattet, der vollwertigen Schutz gegen Kohlenmonoxid und andere schädliche Gase bietet, solange der Sauerstoffgehalt der Atemluft ausreichend hoch ist. Die Fluchtwege unter Tage sind so ausgelegt, dass innerhalb von 90 min zu Fuß ein unbelasteter Bereich erreicht werden kann.

44.2.3 Medizinische Versorgung

An jeder Arbeitsstätte unter Tage muss ein zur erweiterten Ersten Hilfe ausgebildeter Nothelfer anwesend sein. Auf jeder Zechenanlage ist ein Heilgehilfe anwesend, dessen Ausbildung u. a. die zum Rettungssanitäter umfasst.

Merke

Beim Notarzteinsatz unter Tage übernimmt der Heilgehilfe der Zeche die Koordination und die Einweisung des Rettungsdienstes.

44.3 Einsatz des Rettungsdienstes unter Tage

44.3.1 Alarmierung

Bei einem medizinischen Notfall, der eine Versorgung über bloße Maßnahmen der Ersten Hilfe hinaus notwendig macht, wird über das grubeneigene Telefonnetz die Grubenwarte über Tage verständigt, welche den Rettungsdienst alarmiert. Parallel erfolgt die Erstversorgung (Blutstillung, Freimachen der Atemwege) und ggf. schon ein Patiententransport durch Nothelfer unter Tage.

44.3.2 Notarzteinsatz unter Tage

Der Notarzt wird nach Eintreffen gemeinsam mit dem Heilgehilfen entscheiden, ob der Zustand des Patienten einen sofortigen Transport nach über Tage erlaubt. In diesem Fall wird der Patient am Förderkorb übernommen und der Einsatz unterscheidet sich kaum von solchen außerhalb des Bergbaus. Bei längerer Rettungszeit oder nicht gegebener Transportfähigkeit wird der Notarzt unter Tage zum Einsatz kommen („Anfahren") müssen.

> **Merke**
>
> Ein Notarzteinsatz unter Tage kommt nur infrage, wenn für das Rettungsdienstpersonal keine besonderen Gefahren (Grubengase, Brände) erwartet werden müssen.

Für den Einsatz im Bergwerk wird an jeder Zeche eine Schutzausrüstung (Overall, Knieschoner, Helm, Lampe, Filterselbstretter) für den Notarzt vorgehalten. Außerdem kommen spezielle medizinische Ausstattung mit Schutz vor statischer Entladung und Funkenbildung sowie ein modifiziertes Beatmungsgerät zum Einsatz. Der vorgehaltene Notarztrucksack entspricht rettungsdienstlichen Standards, trotzdem kann eine kurze Durchsicht insbesondere hinsichtlich der vorgehaltenen Medikamente sinnvoll sein (▶ Abb. 44.3).

> **Merke**
>
> Der Notarzt wird unter Tage von einem Wegweiser begleitet, über den auch die Kommunikation nach über Tage erfolgen kann.

Ein Einsatz unter Tage ist möglicherweise für den Notarzt mit einer gewissen Angst verbunden. Ein Einsatz wird allerdings nur erfolgen, wenn nicht mit einer Gefährdung für den Notarzt gerechnet werden muss. Der Notarzt wird begleitet von einem Wegweiser bzw. Mitgliedern der Grubenwehr.

44.3.3 Patientenversorgung unter Tage

Teilweise ist durch die schlechte Beleuchtung und die für Notfallpatienten ungünstige klimatische Situation die Versorgung vor Ort schwierig, sodass zunächst nur eine rasche Stabilisierung und umgehende Herstellung der Transportfähigkeit angezeigt sein können. Ein Einsatz in nicht atembarer Atmosphäre ist für den Notarzt unmöglich, sodass der Patient hier zunächst von der Grubenwehr versorgt und gerettet werden muss. Ist in solchen Situationen eine Beatmung unumgänglich, kann ein Beatmungsbeutel ebenso wenig genutzt werden wie eine Mund-zu-Mund-Beatmung.

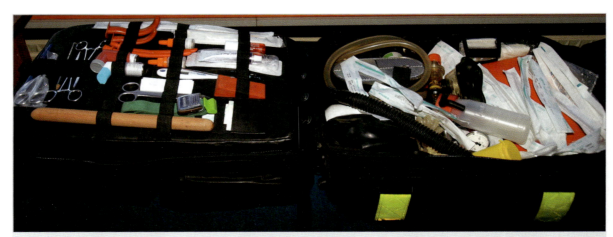

Abb. 44.3 Ausrüstung. An den Steinkohlezechen in Deutschland vorgehaltener Notarztrucksack.

44.4 Brände und Großschadenslagen unter Tage

> **Merke**
>
> Die Grubenwehren halten ein modifiziertes Beatmungsgerät vor, mit dem auch in nicht atembarer Atmosphäre eine Maskenbeatmung durchgeführt oder ein spontan atmender Patient mit Sauerstoff versorgt werden kann.

Für eine Reanimationsbehandlung ist die Grubenwehr in erweiterter Herz-Lungen-Wiederbelebung ausgebildet. Hier ist die Durchführung der Reanimation bis zum Eintreffen des Notarztes vorgesehen. Bei Einsätzen unter Atemschutz, die zeitlich begrenzt bleiben müssen, erfolgt ein Patiententransport unter Reanimation, wenn nach 30 min kein Spontankreislauf etabliert werden kann (Bresser et al. 2007 [1]).

> **Merke**
>
> Vor einer Defibrillation muss zunächst eine Freimessung erfolgen, um sicherzustellen, dass keine explosionsfähigen Gasgemische vorliegen.

44.3.4 Patiententransport

Das primäre Patiententransportmittel unter Tage ist der Schleifkorb. Dieser kann in niedrigen Strecken geschoben oder geschleift, bei ausreichender Deckenhöhe dann getragen werden. Schleifkörbe werden in regelmäßigen Abständen zusammen mit Material zum Einhängen an die Einschienenhängebahn vorgehalten (▶ Abb. 44.4). So eingehängt kann der Schleifkorb dann recht einfach und relativ erschütterungsfrei bewegt werden.

Neben dem Transport mit der Einschienenhängebahn ist der Transport per Grubenbahn möglich. Hier werden spezielle Wagen für den Notfalltransport von Patienten vorgehalten.

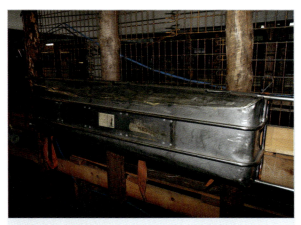

Abb. 44.4 Schleifkorb, wie er an regelmäßigen Abständen unter Tagen vorgehalten wird.

> **Praxistipp**
>
> Während des Transports in der Gruben- oder Hängebahn sind die Überwachung des Patienten und der Zugang zu diesem deutlich eingeschränkt.

Direkt an den Abbauorten ist es oft sehr eng, häufig ist ein aufrechtes Stehen nicht möglich. Dazu kommen schlechte Lichtverhältnisse und hohe Staubbelastung. Aus diesen Gründen kann zunächst eine Rettung in größere und besser beleuchtete Streckenabschnitte und dann eine Weiterversorgung unter Tage sinnvoll sein. Die Ausfahrt erfolgt dann per Förderkorb. Für den Weitertransport sind an den Zechen oft Hubschrauberlandeplätze in der Nähe der Fördergerüste eingerichtet.

44.4 Brände und Großschadenslagen unter Tage

44.4.1 Grubenbrände, Explosionen, Unglücke durch Gas

Bei Grubenbränden, Explosionen oder Unglücken durch Gas wird in der Regel kein Einsatz des Notarztes unter Tage erfolgen. Lediglich bei räumlich begrenzten Unglücken kann ein Einsatz in nicht betroffenen Bereichen erwogen werden, in welche die Patienten verbracht werden. Die Brandbekämpfung, Bewetterung und Rettung Betroffener erfolgt ausschließlich durch die Grubenwehren. Über Tage wird eine Einsatzleitung eingerichtet. Der Rettungsdienst wird in enger Koordination zwischen der Einsatzleitung der Grubenwehr über Tage und dem Leitenden Notarzt die Behandlung der Patienten nach der Rettung aus dem Bergwerk übernehmen.

> **Merke**
>
> Bei Großschadenslagen muss sofort nach Eintreffen des Rettungsdienstes geklärt werden, mit wie vielen Verletzten zu rechnen ist, welche Verletzungsmuster vorliegen und an welchen Stellen die Verletzten nach über Tage verbracht werden.

44.4.2 Ortung, Versorgung und Rettung eingeschlossener Bergleute

Durch den Einsturz von Strecken oder Schächten kann es zum Einschluss von Bergleuten unter Tage kommen. Nach der Ortung der Betroffenen, entweder durch noch bestehende Kommunikationsverbindungen oder durch andere Techniken (Probebohrungen, Kameras, Mikrofone, Rettungshunde), müssen diese ggf. über Versorgungsbohrungen mit Frischluft, Trinkwasser und Lebensmitteln versorgt werden. Die Rettung wird dann entweder von unter Tage oder von der Oberfläche aus erfolgen. Hier kommt ggf. ein Rettungskorb, die sog. Dahlbusch-Bombe, zum Einsatz, mit dem Betroffene über Bohrungen gerettet werden können.

Praxistipp

Die Rettung von eingeschlossenen Bergleuten kann sich über längere Zeit hinziehen, sodass ein frühzeitiges Einbinden lokaler Versorgungseinheiten (Betreuungszüge von z. B. Feuerwehr, DRK oder THW) zur Betreuung der Helfer notwendig sein kann.

Kernaussagen

Besonderheiten unter Tage
Die weite Ausdehnung der Abbaustellen unter Tage, die besonderen Bedingungen hinsichtlich Luftfeuchtigkeit, Sauerstoffgehalt und Temperatur sowie die eingeschränkten Möglichkeiten der Kommunikation sind zu berücksichtigen. Funkgeräte und Mobiltelefone sind unter Tage meist nicht nutzbar.

Grubenrettungswesen
Die Grubenwehren stellen eine Art Werkfeuerwehr im Bergbau dar. Die medizinische Ausbildung der Grubenwehrmänner beschränkt sich auf Maßnahmen der Ersten Hilfe, den Transport von Verletzten und die kardiopulmonale Reanimation. Die Trupps sind mit Beatmungsgerät und Defibrillator ausgestattet.

Wird der Rettungsdienst unter Tage eingesetzt, so muss das Personal mit Fluchtgeräten (Filterselbstretter) ausgestattet und in diese kurz eingewiesen werden.

Der Heilgehilfe der Zeche übernimmt unter Tage die Koordination und die Einweisung des Rettungsdienstes.

Einsatz des Rettungsdienstes unter Tage
Der Einsatz des Notarztes unter Tage kann nur mit Schutzausrüstung und begleitet von einem sach- und ortskundigen Wegweiser erfolgen. Von einem Einsatz wird man absehen, wenn mit einer Gefährdung für den Notarzt zu rechnen ist. Die Versorgung unter Tage sollte fokussiert sein auf die schnelle Herstellung der Transportfähigkeit und ein rasches Verbringen nach über Tage. Der Transport erfolgt in der Regel per Schleifkorb, ggf. in der Einschienenhängebahn oder Grubenbahn. Hier sind die eingeschränkten Möglichkeiten für Überwachung und Versorgung zu berücksichtigen.

Brände und Großschadenslagen unter Tage
In der Regel erfolgt bei Grubenbränden, Explosionen oder Gasunglücken kein Einsatz des Notarztes unter Tage. Brandbekämpfung, Bewetterung und die Rettung Betroffener werden von den Grubenwehren übernommen. Der Rettungsdienst wird in enger Abstimmung zwischen dem Leitenden Notarzt und der Einsatzleitung die Behandlung der Patienten über Tage übernehmen.

▶ **Danksagung.** Der Autor dankt der RAG Deutsche Steinkohle AG und besonders Herrn Dipl.-Ing. Georg Bresser von der Hauptstelle für das Grubenrettungswesen für die umfangreiche Unterstützung.

Literatur

Referenzen
[1] **Bresser** G, Ollesch E et al. Nachschulung in Nothilfe, Wiederbelebung. In: Hermühlheim W, Hrsg. Handbuch für das Grubenrettungswesen im Steinkohlenbergbau. Essen: VGE; 2007: 101–105
[2] **Grammaticas** D. Scores rescued from flooded Chinese mine. BBC News 2010; retrieved 05.04.2010
[3] **Hermülheim** W, Bresser G. Gase unter Tage und ihre Wirkung auf den Menschen. In: Hermühlheim W, Hrsg. Handbuch für das Grubenrettungswesen im Steinkohlenbergbau. Essen, VGE; 2007: 37–51
[4] **Padgett** T. Chile celebrates as miners emerge from underground. TIME 2011; retrieved Jul 18, 2011. Im Internet: http://www.time.com/time/world/article/0,8599,2025106,00.html; Stand: 15.06.2012
[5] **Urbina** I. Toll mounts in West Virginia coal mine explosion. The New York Times 2011; retrieved Mar 18, 2011. Im Internet: http://www.nytimes.com/2010/04/06/us/06westvirginia.html?ref=us; Stand: 15.06.2012

45 Höhen- und Flugmedizin

A. Gabel

45.1 Historie, Definitionen und Aufgabenfelder

Die Sehnsucht des Menschen, sich wie ein Vogel über Landschaften, Meere und Gebirge erheben zu können und spielerisch durch die luftigen Elemente zu gleiten, begleitet seine gesamte Kulturgeschichte. Im Gedankengut zahlreicher Völker ist das Bild vom „Vogelmenschen" archetypisches Traumelement, religiöse Vorstellung von der Seelenwanderung oder historische Sagengestalt geworden. Trotz enormer kultureller Fortschritte auf anderen Gebieten dauerte es bis zum 16. Jahrhundert, bis Leonardo da Vinci (1452–1519) erstmals das intuitive Bild vom flügeltragenden Menschen dank wissenschaftlicher Abstraktion in den Entwurf annähernd flugfähiger Apparate umwandelte. Doch erst als 1811 der Ulmer Albrecht Ludwig Berblinger und 1891 Otto Lilienthal das Konzept des beflügelten Menschenarms verließen und die Funktion einer Tragfläche ganz auf eine apparative Konstruktion übertrugen, gelang der erste erfolgreiche Sprung in den Luftraum (▶ Abb. 45.1).

Die nun folgende rasante Entwicklung der Luft- und Raumfahrt brachte unzählige technische wie medizinische Entdeckungen mit sich. Schließlich verlangte die Konfrontation mit Höhe, Kälte, Beschleunigung und Sinnestäuschung sowie die Erfordernis von Navigation, Blindflug, Pilotenauslese und Kriegsführung eine systematische medizinische Grundlagenforschung. Es entstand die Spezialisierung *Flugmedizin*, die sich später zur *Luft- und Raumfahrtmedizin* fortentwickelte.

> **Definition**
>
> Flugmedizin umfasst die Gebiete der Luft- und Raumfahrtmedizin. Sie beschäftigt sich mit den physikalischen und medizinischen Besonderheiten des Aufenthalts und der Bewegung in Luft und Weltraum, höhen- und beschleunigungsphysiologischen Anpassungsvorgängen, der flugspezifischen Sinnesphysiologie, dem Wohlergehen von Passagieren und fliegendem Personal, dem fachgerechten Lufttransport von Erkrankten sowie der medizinischen Eignung von Luftfahrtpersonal.
>
> Höhenmedizin befasst sich in Überschneidung mit der Flugmedizin mit den pathophysiologischen Erscheinungen der Höhenexposition einschließlich kurz- und langfristiger Adaptationsvorgänge, den Erscheinungen und Prävention der Höhenkrankheit, der sportphysiologischen Leistungssteigerung unter Höhenexposition sowie der Expeditionsplanung und Bergrettung.

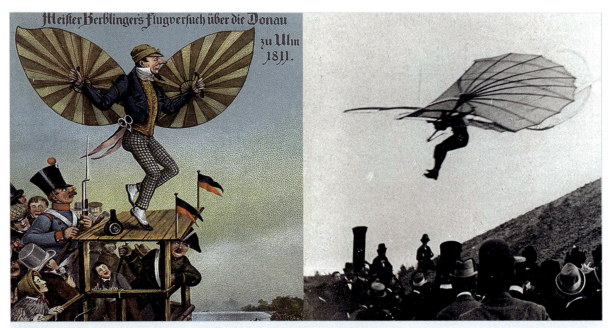

Abb. 45.1 Albrecht Berblinger 1811 (links; verspottende Zeichnung) und Otto Lilienthal (rechts; Originalfoto) 1891. Die Abstraktion vom Vorbild des Vogels und Abkehr von einer armgetragenen Flügelkonstruktion stieß die Tür in ein neues Zeitalter weit auf (Quelle: Stadtarchiv Ulm und Archiv Otto-Lilienthal-Museum, Anklam, www.lilienthal-museum.de, mit freundlicher Genehmigung).

45.2 Physikalische und physiologische Grundlagen

45.2.1 Erdatmosphäre

Die Biosphäre der Erde konnte sich im Schutz eines Luftmantels entwickeln, der sich vom Erdboden bis zu einer Höhe von annähernd 2200 km erstreckt. Die Erdatmosphäre bietet ausreichend Sauerstoffvorrat und sorgt für moderate Temperaturen. Sie ermöglicht klimatische Erscheinungen wie Wind, Wolkenbildung oder Niederschlag und schirmt in der Ionosphäre kosmische Strahlung (UV-Licht, ionisierende Strahlung) weitgehend ab. Konvektion und Diffusion halten die Luftzusammensetzung aus ca. 78 % Stickstoff, 21 % Sauerstoff, 0,9 % Argon und 0,1 % Restgasen (überwiegend Edelgase, Methan, Kohlendioxid) bis zu einer Höhe von 100 km weitgehend konstant (Homosphäre). In der darüberliegenden Heterosphäre ändert sie sich unter dem Einfluss des Weltraums und der hochenergetischen Strahlung (Rödig 1999 [17]).

45.2.2 Gasgesetze

Trockene Luft verhält sich physikalisch wie ein kompressibles Gemisch idealer Gase. Für das Verständnis des Luftdruckverlaufs in der Höhe sowie der physiologischen Auswirkungen ist die Kenntnis der sog. Gasgesetze unabdingbar. Ein zentraler Stellenwert kommt dabei dem Gesetz nach Boyle-Mariotte zu (▶ Tab. 45.1). Es beschreibt die lineare Expansion eines Gasvolumens unter isothermer Druckentlastung. Ergänzend gibt das Gesetz nach Charles die Ausdehnung einer Gasprobe unter isobarer Temperaturerhöhung wieder.

Das Gesetz von Boyle-Mariotte geht von einer konstanten Temperatur, das Gesetz von Charles hingegen von konstanten Druckverhältnissen aus. Fügt man beide Gesetze zusammen und erlaubt eine Variation aller 3 Größen Druck, Volumen und Temperatur, so folgt hieraus die sog. allgemeine Gasgleichung (▶ Tab. 45.2).

Bereits aus dem Boyle-Mariotte-Gesetz ist abzuleiten, dass ein kubisches Luftpaket in Bodennähe unter dem Druck der darüberliegenden Luftmassen ein weitaus geringeres Volumen aufweist als ein isomolares Luftpaket in 10 000 m Höhe: Volumen dV wie Kantenhöhe dh verhalten sich umgekehrt proportional zum Gewicht der darüberliegenden Luftmasse. Mathematisch bedeutet dies, dass der Massenzuwachs bei Durchschreiten eines differenziellen Höhenzuwachses dh abhängig ist vom „Bestand" der darüberliegenden Luftmasse.

Es handelt sich hierbei um den gleichen Sachverhalt wie bei der Berechnung der Wachstumsrate für eine Kolonie von Bakterien: Der Zuwachs – mathematisch die erste Ableitung $df(x)/dx$ – ist proportional zum aktuellen Bestand $f(x)$. Diese Verhältnismäßigkeit kennzeichnet eindeutig eine Exponentialfunktion. Luftdruck und Luftdichte nehmen von daher exponentiell mit der Höhe ab (▶ Abb. 45.2, ▶ Tab. 45.3).

> **Merke**
>
> In Bodennähe hat eine Änderung der Flughöhe weitaus größere Druckschwankungen zur Folge als eine gleichartige Änderung in Reiseflughöhe eines Verkehrsflugzeugs: So kann sich eine Druckänderung in Meereshöhe schon

Tab. 45.1 Gesetz nach Boyle-Mariotte und Gesetz nach Charles (P: Druck, V: Volumen, T: absolute Temperatur).

Gasgesetze		
Gesetz nach Boyle-Mariotte		
Formel	Gesetz	Beispiel
$P_1 \times V_1 = P_2 \times V_2$	Volumen und Druck eines idealen Gases verhalten sich umgekehrt proportional zueinander	halbiert sich der Umgebungsdruck, verdoppelt sich das Volumen einer abgeschlossenen Gasmenge
Gesetz nach Charles		
Formel	Gesetz	Beispiel
$V_1 / T_1 = V_2 / T_2$	Temperatur und Volumen eines idealen Gases verhalten sich proportional zueinander	verdoppelt sich die Temperatur einer Gasmenge, so verdoppelt sich ihr Volumen

Tab. 45.2 Allgemeine Gasgleichung.

Formel	Gesetz	Beispiel
$V = n \times R \times T / P$ n: Stoffmenge R: allgemeine Gaskonstante	das Volumen eines Gases verhält sich proportional zur Temperatur und umgekehrt proportional zum Druck	das Volumen einer Gasmenge verdoppelt sich, wenn sich seine Temperatur verdoppelt oder der Umgebungsdruck halbiert

45.2 Physikalische und physiologische Grundlagen

beim Treppensteigen weniger Etagen mit spürbarem Ohrdruck bemerkbar machen. Druckabhängige Erscheinungen wie Barotitis, Barosinusitis, Barodontalgie, Barometeorismus, Caisson-Krankheit oder Expansion eines TubusCuffs sind besonders bei Höhenwechseln in niedrigen Flughöhen zu erwarten. Sauerstoffmangelerscheinungen treten dem gegenüber in größeren Höhen bei Flügen ohne Druckkabine auf.

Für Diffusion und *Sauerstoffversorgung der Organe* ist nicht der atmosphärische Gesamtdruck, sondern der arterielle Sauerstoffpartialdruck PaO_2 maßgeblich. Dieser allerdings ändert sich ebenfalls verhältnisgleich zum Gesamtdruck (Gesetz nach Dalton, ▶ Tab. 45.4).

Physiologisch folgt hieraus eine exponentielle Reduktion auch des Sauerstoffpartialdrucks mit zunehmender Höhe, welcher numerisch stets 21% des atmosphärischen Gesamtdrucks beträgt. Die unabänderliche physikalische Gesetzmäßigkeit lässt den PaO_2 selbst beim Gesunden rasch auf kritische Werte absinken. Die mangelhafte Oxygenierung des Blutes bei höhenbedingt reduziertem inspiratorischen Gesamt- und Sauerstoffpartialdruck wird als sog. „hypoxische" oder „hypobare" Hypoxie bezeichnet (▶ Tab. 45.5) und stellt das flug- und höhenmedizinisch typische Erscheinungsbild aus dem Formenkreis der Gewebehypoxien dar (Wirth u. Rumberger 2002[22]).

Eine Kompensation der hypobaren Hypoxie kann bis zu einer Höhe von etwa 12 km durch Sauerstoffinsufflation (Constant Flow oder Demand-Systeme) erfolgen (▶ Abb. 45.3), darüber ist eine Überdruckbeatmung erforderlich.

Das *Gesetz von Henry* gibt den linearen Zusammenhang zwischen Druck P und Konzentration Q eines in Flüssigkeit gelösten Gases wieder (P1 / P2 = Q1 / Q2). Es spielt bei der Caisson-Krankheit (Decompression Sickness, DCS) eine wesentliche Rolle.

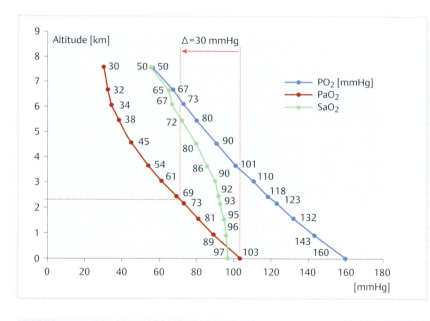

Abb. 45.2 Exponentielle Abnahme des atmosphärischen Gesamtdrucks (**blau**) und des arteriellen Sauerstoffpartialdrucks (**rot**) mit der Höhe (Amendt 1993[1]). Kleine Höhenunterschiede führen in Bodennähe zu einem weitaus größeren Druckabfall als in großer Höhe.

Tab. 45.3 Barometrische Höhenformel.

Formel	Gesetz	Beispiel
$P(h) = P_0 \times e^{-h/H}$ mit: $P_0 H = \rho_0 / \times g$	der Luftdruck vermindert sich exponentiell mit der Höhe h über der Bezugshöhe h_0	in Meereshöhe nimmt der Luftdruck alle 8 m um 1 hPa ab, in 5500 m Höhe beträgt die Druckabnahme nur noch 0,5 hPa pro 8 m

Tab. 45.4 Gesetz nach Dalton.

Formel	Gesetz	Beispiel
Pges = P1 + P2 + ... + Pn	der Gesamtdruck eines Gasgemisches setzt sich additiv aus dem Partialdruck der Gaskomponenten zusammen; dabei entspricht der Teildruck jedes Gases seinem prozentualen Volumenanteil	bei einem Volumenanteil von 21% beträgt der Sauerstoffpartialdruck in der Luft 21% des Gesamtluftdrucks

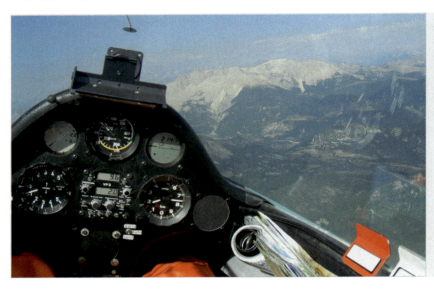

Abb. 45.3 Im Gebirgssegelflug sind mithilfe von Sauerstoffinsufflation über Nasenbrille und Demand-Systeme Rekordflüge über 10000 m Höhe oder mehr als 3000 km Distanz möglich geworden.

Tab. 45.5 Formen der Hypoxie.

Hypoxieform	Beispiele
hypoxische (syn.: hypobare) Hypoxie	• Höhenexposition • Hypoventilation • pulmonale Funktionsstörung
zirkulatorische (syn.: stagnatorische) Hypoxie	• Herzinsuffizienz • hohe g-Belastung (Kunstflug, Kampfflugzeuge)
hypämische Hypoxämie	• Anämie, HbCO-Bildung
diffusionsbedingte Hypoxämie	• Gewebeödem, schlecht vaskularisierte Tumoren
histotoxische Hypoxämie	• Zellgifte (Zyanide, Alkohol)

45.3 Höhenmedizinische Notfälle

Die „Höhenkrankheit" stellt eine Gruppe diverser hypoxie- oder hypobarismusabhängiger Erkrankungen bei Aufenthalt in mittleren und großen Höhen dar. Dabei sind akute und chronische Formen zu unterscheiden:
- akute Formen betreffen zumeist nicht adaptierte Tieflandbewohner bald nach Beginn einer Höhenexposition,
- die chronischen Formen treten bei Hochlandbewohnern als Zeichen einer erhöhten Suszeptibilität oder eines Adaptationsverlusts auf.

> **Merke**
> Die akute Höhenkrankheit mündet häufig in einen schwerwiegenden und lebensbedrohenden Zustand, der umgehend Anlass zu einer adäquaten medizinischen Notfallversorgung und Beendigung der Höhenexposition geben sollte.

Akute Formen der Höhenkrankheit:
- AMS: Acute Mountain Sickness,
- HAPE: High Altitude Pulmonary Edema,
- HACE: High Altitude Cerebral Edema.

Chronische Formen der Höhenkrankheit:
- CMS: Chronic Mountain Sickness,
- HAPH: High Altitude Pulmonary Hypertension.

▶ **Ätiologie und Pathogenese.** Eine Reihe von Studien mit dem Nachweis familiärer Cluster stützt die Annahme individuell prädisponierender Faktoren und genetischer Einflüsse für das Erleiden einer Höhenkrankheit (Rupert u. Koehle 2006 [18]). Neuere MR-gestützte Untersuchungen zeigen die Ausbildung einer AMS mit begleitendem Hirnödem auch unter normobarer Hypoxie (12 % O_2) bei ca. 50 % der Exponierten. Die Autoren leiten aus ihren Messergebnissen einen dualen Pathomechanismus aus zytotoxischem und extrazellulärem vasogenen Hirnödem bei anatomischer Enge des Kraniums als Ursache der neurologischen Symptomatik ab (Kallenberg et al. 2006 [13]).

▶ **Klinik.** Symptomatisch treten hauptsächlich Zephalgie, Nausea, Dyspnoe, Palpitationen, Dyssomnie sowie neurologische Störungen (Hör-/Sehstörungen, Ataxie, psychische Alterationen) auf. Die Erkrankung erreicht nach etwa 24–48 h ihren Höhepunkt und kann durch ungünstige Begleitfaktoren (Kälte, Erschöpfung, schlechter Trainingszustand) wesentlich aggravieren. Das Auftreten eines HAPE oder HACE ist regelmäßig mit einer sehr ernsten Prognose verbunden; die Letalität wird mit 0,5–12 % angegeben (Rödig 1999 [17]).

> **Merke**
>
> Merksätze zur Höhenkrankheit (Rödig 1999 [17]):
> - Eine vorsichtige Höhenadaptation ist die beste Prävention der Höhenkrankheit.
> - In Höhen über 3000 m empfiehlt sich ein täglicher Aufstieg von nicht mehr als 300–400 m.
> - Eine ausreichende Flüssigkeitszufuhr und Elektrolytbilanz sind äußerst wichtig.
> - Bei Hochtouren gilt: „sleep low, climb high".
> - Bei manifester Höhenkrankheit ist der sofortige Abstieg unter Sauerstoffzufuhr angezeigt.

▶ **Therapie.** Therapeutisch werden Sauerstoffinsufflation, Glukokortikoide, Kalziumantagonisten und Acetazolamid eingesetzt. Bei extremen Bergexpeditionen kann eine tragesackähnliche Überdruckkammer von Nutzen sein.

45.4 Flugmedizinische Notfälle

45.4.1 Notfälle im Cockpit

▶ **Historie.** Vor Einführung einer fliegerärztlichen Tauglichkeitsuntersuchung sahen sich die englischen und französischen Streitkräfte im ersten Weltkrieg mit der Tatsache konfrontiert, nur 2% ihrer Flugzeuge im Luftkampf, 8% durch mechanische Defekte, 90% aber durch Pilotenfehler zu verlieren. 2 Drittel dieser Verluste, also 60% aller Unfälle, gingen auf gesundheitliche Unzulänglichkeiten zurück. Bereits 2 Jahre nach Einführung einer Tauglichkeitsuntersuchung konnte diese exorbitante Rate auf 12% gesenkt werden (Dille 2002 [4]).

▶ **Flugmedizin heute.** Die beständige Weiterentwicklung der Flugmedizin hat heute zu einem hohen gesundheitlichen Sicherheitsniveau geführt. Insbesondere Luftfahrtkardiologie und -neurologie verfolgen die Aufgabe, auch bei erkrankten und rehabilitierten Piloten eine adverse Ereigniswahrscheinlichkeit von weniger als 1% pro Jahr sicherzustellen, was der natürlichen Ereignisrate eines 60–65-jährigen, gesunden Normalkollektivs entspricht (Gabel u. Janicke 2006 [7]). Dank regelmäßiger Tauglichkeitsuntersuchungen durch speziell geschulte Flugmediziner haben gesundheitliche Ursachen heute nur noch einen Anteil von 1% an allen tödlichen Flugunfällen in der kommerziellen und ca. 5% in der privaten Luftfahrt (Booze 1989 [2], Cullen et al. 1997 [3]).

▶ **Einmann- und Zweimanncockpit.** Dennoch sind auch in einem absolut sicherheitsorientierten Flugbetrieb jährliche Ausfallraten im Flug (sog. Sudden Incapacitation) von rund 1 Promille der Besatzung kaum zu vermeiden. Im Zweimanncockpit können diese Ereignisse zumeist hinlänglich kompensiert werden. Insbesondere stellen formalisierte redundante Verfahrensweisen die „geistige Anwesenheit" des Pilot Flying in den kritischen Phasen von Start und Landung sicher. Im Einmanncockpit von Kleinflugzeugen allerdings endet ein plötzlicher Bewusstseinsverlust zu 100% tödlich (Gabel u. Janicke 2006 [7]). In diesem Bereich sind weitere flugmedizinische Anstrengungen erforderlich, um die Gefahren für Piloten und die ihnen anvertrauten Passagiere zu vermindern.

▶ **Ursachen von Ausfallraten im Flug.** Häufigste Ursachen einer Sudden Incapacitation in Flight sind Herz-Kreislauf-Erkrankungen, vasovagale Synkopen und Erstmanifestation eines Krampfleidens. Dementsprechend spielen Luftfahrtkardiologie und -neurologie eine entscheidende Rolle in der Prävention medizinisch bedingter Flugunfälle.

45.4.2 Notfälle in der Kabine

▶ **Report der Unfallereignisse.** Rasch wachsende Passagierzahlen, zunehmendes Durchschnittsalter und Entwicklung von Super-Airlinern der Generation A 380 rücken den medizinischen Notfall an Bord zunehmend in den Blickpunkt öffentlichen Interesses. Trotz spektakulärer Ausmaße auch nur eines einzigen Flugzeugunfalls sterben im Luftverkehr weitaus mehr Menschen an prälatenten inneren Erkrankungen als an Unfallereignissen: Nach dem Report der IATA (International Air Transport Association) kamen im Jahr 2004 weltweit 428 Menschen bei Verkehrsflugzeugunfällen ums Leben. Davon ereigneten sich 32% bei Frachtflügen, weitere 22% bei afrikanischen Fluglinien mit niedrigsten Sicherheitsstandards.

▶ **Todesfälle aufgrund von inneren Erkrankungen.** Demgegenüber sterben jährlich 1000 Flugpassagiere an einem plötzlichen Herztod (O'Rourke et al. 1997 [15]). Zwischen 1996–1997 ermittelte die amerikanische Luftfahrtbehörde bei einer systematischen Untersuchung 43 Todesfälle in Flight (Possick u. Barry 2004 [16]). Aus US-amerikanische Reports wurde eine Sterberate zwischen 0,3–1,0 pro Million Fluggäste geschätzt (Russell et al. 2002 [19], Jagoda u. Pietrzak 1997 [12]). Demnach sind bei einem Weltpassagieraufkommen von 2 Milliarden pro Jahr (Ryan u. Kain 2000 [20], Gendreau u. DeJohn 2002 [11]) zwischen 300–2000 Todesfälle aus innerer Ursache zu erwarten.

Nach neueren Erhebungen europäischer Luftfahrtunternehmen allerdings liegt die betreffende Rate derzeit mit 0,1–0,2 Todesfällen pro Million Passagiere deutlich niedriger als die US-amerikanischen Zahlen aus dem Jahr 1997. Neben erheblichen Fortschritten in der invasiven Kardiologie dürften die Ausstattung der Flugzeuge mit AED (Automatic External Defibrillator) und Notfallausrüstung sowie konsequente HLW-Schulung von Flug-

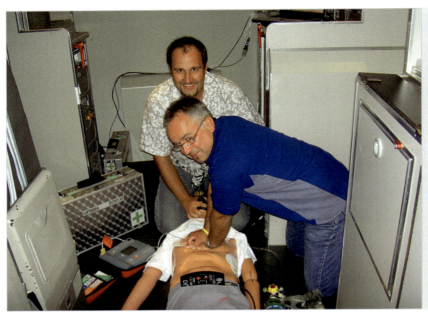

Abb. 45.4 Hands-on-Training für den medizinischen Notfall über den Wolken. Unter Anleitung des als Björn-Steiger-Zentrum zertifizierten Medizinischen Dienstes werden interessierte Ärzte mit originalem Bordequipment in der Umsetzung neuster CPR-Guidelines unter Realbedingungen im Kabinensimulator geschult (Quelle: Simulatorzentrum der LFT – Lufthansa Flight Training, Frankfurt/M., mit freundlicher Genehmigung; Kontakt: www.wallmeyer.de).

begleitern und Laienhelfern wesentlich zu dieser eindrucksvollen Reduktion tödlicher Zwischenfälle an Bord beigetragen haben (Gabel 2009 [9], Gabel 2010 [10]).

Ärztliche Schulung

Bei 80–90 % der Zwischenfälle findet sich ein Arzt oder medizinisches Assistenzpersonal unter den Passagieren. Sicherheitskonzepte großer Fluggesellschaften unterstützen durch qualitativ hochwertiges Equipment, notärztlichen Rat über Satellitentelefon und spezielle Schulungsangebote für Notfallszenarien an Bord. Eine beispielhafte Entwicklung ist die Einführung der „Doctor's Card" bei der Lufthansa: Ärzte, die unter Angabe ihrer Facharztqualifikation am Programm teilnehmen, erhalten als Gratifikation Prämienmeilen. Im Notfall kann der am besten geeignete Arzt unter den Passagieren gezielt um Hilfe gebeten werden. Zur optimalen Unterstützung von Laienhelfern wird in Zusammenarbeit mit der Charité, Berlin, ein Telemedizinsystem mit Echtzeiterfassung aller wesentlichen Vitalparameter und Videoübermittlung entwickelt (Stüben 2007 [21]).

▶ **Versorgungsstrategien an Bord.** Notfälle an Bord sind durch räumliche Enge, eingeschränkte diagnostische und therapeutische Möglichkeiten sowie flugbetriebliche Erfordernisse gekennzeichnet. Demzufolge weichen notfallmedizinische Versorgungsstrategien teils erheblich von Standards des bodengebundenen Rettungsdienstes ab. Eine optimale und leitliniengerechte Patientenversorgung wird Interessierten in speziellen Kursen an Simulatorzentren (LFT, Frankfurt/M.) unter realen Bordbedingungen vermittelt (▶ Abb. 45.4).

▶ **Krankheitsbilder.** Glücklicherweise überwiegen einfache Krankheitsbilder bei Weitem die Notfallstatistiken. Von rund 1700 jährlichen Zwischenfällen pro Jahr liegt etwa 920-mal ein banaler Kreislaufkollaps vor. Vital bedrohliche kardiologische Zwischenfälle sind nur in 6 % aller Ausrufe „ist ein Arzt an Bord?" zu erwarten.

▶ **Flugangsterkrankung.** Nicht unterschätzt werden dürfen Häufigkeit und Manifestation einer Flugangsterkrankung. Bis zu 30 % aller Passagiere geben Unbehagen oder Angstgefühle beim Fliegen an, welche sich in sublimierter Form als somatoformer Beschwerdekomplex bemerkbar machen können. Neben beruhigender verbaler Intervention und ggf. medikamentöser Sedierung in der Akutsituation profitieren Betroffene langfristig von verhaltenstherapeutischen (VT) Angstreduktionsverfahren. Eine vielversprechende Neuentwicklung stellt die VT unter Virtual-Reality-Simulation (VR-Simulation) dar (▶ Abb. 45.5). Mehrere Studien haben die Überlegenheit der VR-Therapie gegenüber der alleinigen Vermittlung von Entspannungsverfahren gezeigt (Mühlberger et al. 2001 [14]).

45.4.3 Qualifizierter Krankentransport

Der Transport von Erkrankten stellt stets eine erhebliche zusätzliche Belastung dar. Vorbereitung und Durchführung sind häufig durch Unterbrechung wichtiger Therapien, inadäquate Flüssigkeits- und Nahrungsaufnahme sowie fehlende Ruhemöglichkeiten gekennzeichnet. Umlagern, Systemwechsel und Bewegung lassen die Rate an „mishaps" beim Transport besonders ansteigen. Darüber hinaus droht eine Gefährdung durch das eigentliche Transporttrauma (Gabel 2007 [8]).

45.4 Flugmedizinische Notfälle

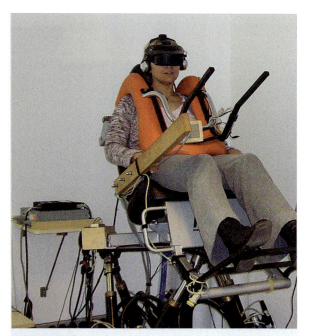

Abb. 45.5 Effektive Flugangsttherapie: verhaltenstherapeutische Intervention unter Virtual-Reality-Simulation (Probandensicht: Einschub links oben), Universität Würzburg. Weiterentwicklung zur Therapie von fliegendem Personal: Gemeinschaftsprojekt Aeromedical Center Frankfurt/M., Universität Würzburg, Psychosomatische Fachklinik Bad Dürkheim (Kontakt: www.ahg.de/AHG/Standorte/Bad_Duerkheim oder www.psychologie.uni-wuerzburg.de; Quelle Foto: Prof. Dr. A. Mühlberger, Universität Würzburg, mit freundlicher Genehmigung).

Beim Lufttransport treten zu den bodenüblichen Stressoren spezifische Störgrößen hinzu. Bewegung im dreidimensionalen Raum und das Empfinden von Ausgeliefertsein führt schon beim Gesunden häufig zum Auftreten einer Luftkrankheit. Lange Immobilisation und räumliche Enge können vermehrte Schmerzen, starken Dyskomfort und erhöhte Thromboseneigung hervorrufen. Eine Abnahme des Sauerstoffpartialdrucks verschlechtert die pulmonale Situation und die periphere Gewebeoxygenierung mit der Folge von Kreislaufreaktionen, vermehrten Herzrhythmusstörungen und Thrombogenese aufgrund einer endothelialen Stickoxidfreisetzung. Die trockene Kabinenluft bedingt eine erhöhte Perspiratio insensibilis und erfordert eine gesteigerte Flüssigkeitszufuhr.

Die Einschätzung der Transportfähigkeit, die Bestimmung der Modalitäten und des erforderlichen Equipments sind ärztliche Aufgabe. Wie jede therapeutische Maßnahme bedarf auch der Lufttransport Kranker einer medizinischen Indikation unter Abwägung von Nutzen und Risiko für den Patienten (Gabel 2007 [8]).

Voraussetzungen für einen qualifizierten Krankentransport

> **Merke**
>
> Voraussetzungen für einen qualifizierten Krankentransport sind:
> - eine begründete Indikation,
> - eine adäquate Nutzen-Risiko-Analyse für den Patienten,
> - die ärztliche Auswahl des geeigneten Transportmittels, der Rahmenbedingungen und der erforderlichen Hilfsmittel.

▶ **Hilfsmittel zum Intensivtransport.** An Hilfsmitteln steht bis zum individuellen Intensivtransport im Kleinjet eine Reihe von Optionen zur Verfügung. Angefangen beim Extra-Seat zur Verbesserung der Beinlagerung beim Extremitätentrauma über den Stretcher bis hin zur vollständig ausgestatteten Intensiveinheit, dem PTC (Patient Transport Compartment, ▶ Abb. 45.6). Letztere Option ist bislang nur auf dem Langstreckennetz der Lufthansa verfügbar. Ein Vorrat von 13000 Litern Sauerstoff ermöglicht eine ununterbrochene differenzierte Beatmungstherapie auch beim kritisch Kranken. Ausreichend Infusionspumpen sowie ein Ampullarium, das der Ausstattung eines Notarztwagens entspricht, bieten Gewähr für die Fortsetzung erforderlicher medikamentöser Therapien.

Mit dem PTC sind dem Transport auch von Schwerkranken über weite Strecken kaum noch Limitationen gesetzt. Im Hinblick auf die Auswirkungen eines Transporttraumas allerdings sollte ein intensivmedizinisch stabiler Zustand mit konsolidierten Kreislauf- und Beatmungsverhältnissen bestehen. Naturgemäß sind die Optionen bei Eskalation einer Erkrankung auf die Verhältnisse eines Notarztwagens beschränkt. Weitergehende diagnostische und therapeutische Hilfsmittel wie Einschwemm- oder Linksherzkatheter, Röntgen oder Cardiac Assist Devices können über den Weltmeeren und unerschlossenen Ländern mitunter stundenlang außer Reichweite sein.

45.4.4 Flugmedizin im Katastropheneinsatz und Massenevakuierung

▶ **Luftbrücke.** Große übernationale Katastrophen wie der Tsunami 2004 im Indischen Ozean oder die Überschwemmung von New Orleans 2005 haben neben dem Helikopter als lokalem Rettungsmittel die zentrale Bedeutung des Luftverkehrs in der Bewältigung unübersehbarer Schadenslagen gezeigt. Bei Großschadensereignissen in fernen Ländern muss einerseits jedes Hilfsmittel dorthin, andererseits jeder Patient in seine Heimat zurücktransportiert werden. Es entsteht die Situation einer „Luftbrücke" als

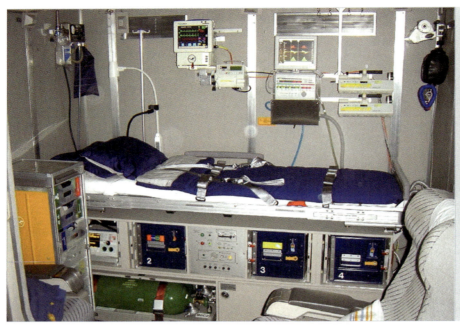

Abb. 45.6 Das PTC (Patient Transport Compartment, Entwicklung Lufthansa 1996) ermöglicht auf dem gesamten Langstreckennetz der Fluglinie einen schonenden Non-stop-Transport stabiler Intensivpatienten. Details: Ausrüstung mit Breas Ventilator LTV 1000, Blutgasanalysator, 13000 l Sauerstoffvorrat, intensivmedizinischem Ampullarium für eine differenzierte Beatmungstherapie unter Analgosedierung.

Flaschenhals notfallmedizinischer Versorgung mit zentraler Bedeutung flugmedizinischer Aspekte (Gabel 2005 [5]).

▶ **Fluggesellschaften der Luftbrücke.** Als 3 essenzielle Säulen dieser Luftbrücke haben sich die großen Fluggesellschaften, die Ambulanzfluggesellschaften sowie das System MedEvac der Bundeswehr erwiesen. Bei der größten Naturkatastrophe nach dem zweiten Weltkrieg, dem Tsunami im Indischen Ozean, waren Ärzte und Hilfsgüter der Fluggesellschaften und Assistancen naturgemäß als Erste vor Ort und konnten die erforderlichen rettungsdienstlichen Strukturen lange vor dem Einsetzen einer organisatorisch erheblich trägeren staatlichen Hilfe in Gang setzen.

▶ **Zusammenarbeit.** In beispielloser Zusammenarbeit mit ehrenamtlichen professionellen Helfern aus deutschen Kliniken, Arztpraxen, Sanitätsorganisationen und Berufsfeuerwehren gelangen innerhalb 1 Woche medizinische und psychosoziale Notversorgung sowie Repatriierung Tausender Betroffener. Rund 300 Schwerverletzte wurden in speziell vorbereiteten Langstreckenflugzeugen befördert. Eine Boeing 747 oder 767 der Lufthansa bot neben 220 Sitzplätzen Versorgungsmöglichkeiten für 50 Liegendpatienten auf 20 eigens eingebauten Stretchern oder 30 Businessclasssitzen. Beatmungsmöglichkeiten und Großschadenscontainer wurden innerhalb weniger Stunden von der Berufsfeuerwehr Frankfurt sowie Ortsverein und Kriseninterventionsdienst Bellheim/Pfalz (www.drk-bellheim.de) zur Verfügung gestellt (Gabel et al. 2005 [6]).

Trotz bestmöglicher Ausstattung (rund 45 Stretcher, 6 Intensiveinheiten PTE) und Eignung des A 310 MedEvac (▶ Abb. 45.7) für derartige Notfallszenarien waren die bestehenden Kapazitäten der Bundeswehr mit 100 transportierten Patienten bald erschöpft. Als wesentliche Einschränkungen konnten die Erfordernis zur Zwischenlandung (Auftanken) sowie politische Uneinigkeit über die Kostenträgerschaft identifiziert werden, die den Ersteinsatz um ganze 3 Tage verzögerte. Die überwiegende Zahl der Schwerverletzten (ca. 200) musste deshalb durch zivile Fluggesellschaften befördert werden, die Distanzen von 11000 km non-stop und ohne bürokratische Hindernisse bewältigen konnten.

Auf dem Prüfstein internationaler Zusammenarbeit hatten sich erhebliche Organisationsdefizite in der überregionalen Katastrophenhilfe gezeigt, die dringend politische Verbesserungen und neue Organisationsstrukturen erforderten.

> **Kernaussagen**
>
> **Historie, Definition und Aufgabenfelder**
> Flug- und Höhenmedizin befassen sich mit den physikalischen Einflussgrößen und physiologischen Adaptationsvorgänge einer Exposition gegenüber mittleren und großen Höhen.
>
> **Physikalische und physiologische Grundlagen**
> Zentrale physikalische Determinante der Höhenphysiologie ist die exponentielle Abnahme des atmosphärischen Luftdrucks und damit des arteriellen Sauerstoffpartialdrucks mit der Folge einer hypobaren Hypoxie.
>
> **Höhenmedizinische Notfälle**
> Die akute Höhenkrankheit entwickelt sich innerhalb von Stunden nach dem Aufstieg und erreicht innerhalb von 24–48 h ihren Höhepunkt.
>
> Höhen-Lungenödem oder -Hirnödem sind lebensbedrohliche Erscheinungen mit der Erfordernis einer sofortigen Notfallversorgung.

45.4 Flugmedizinische Notfälle

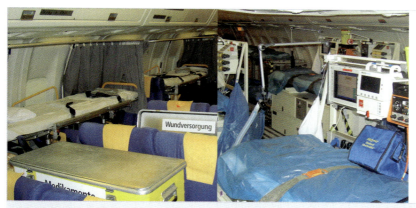

Abb. 45.7 Luftbrücke für die Flutopfer (Phuket 2004). Bei übernationalen Katastrophen wie dem Tsunami im Indischen Ozean haben medizinische Dienste ziviler Fluggesellschaften die erste qualifizierte medizinische Hilfe geleistet. Gemeinsam mit zahlreichen freiwilligen Helfern von Sanitätsorganisationen und Feuerwehren wurden Tausende von Betroffenen und Verletzten versorgt und evakuiert. Auf Sonderflügen mit Langstreckenflugzeugen konnten je 50 Liegendpatienten auf 20 Stretchern und 30 Businessclasssitzen (links) befördert werden. Der A 310 MedEvac der Bundeswehr hält bis zu 50 Liegeplätze, davon 6 Intensiveinheiten, bereit (PTE, Patiententransporteinheit – rechts).

Flugmedizinische Notfälle

Notfälle im Cockpit sind dank qualifizierter fliegerärztlicher Tauglichkeitsuntersuchungen und Fortschritten der Luftfahrtkardiologie eine Rarität.

Ärztliche Hilfe bei Fluggästen wird in 34 Fällen pro Mio. Passagiere erforderlich, in nur 6 % liegt ein vital bedrohliches kardiologisches Krankheitsbild vor. Bei etablierten Fluggesellschaften kann der hilfsbereite Arzt Unterstützung durch hochwertiges Notfallequipment einschließlich AED, kollegiale Beratung über Satkom und vorbereitende Trainingskurse in Kabinensimulatoren erhalten.

Flugmedizinische Belange spielen in der Notfallmedizin im Hubschraubereinsatz sowie bei überregionalen Katastrophen eine entscheidende logistische und organisatorische Rolle.

Literatur

Referenzen

[1] **Amendt** R, Hrsg. Kompendium der Flugphysiologie. Fürstenfeldbruck: Flugmedizinisches Institut der Luftwaffe; 1993
[2] **Booze** CF. Sudden in-flight incapacitation in general aviation. Aviat Space Environ Med 1989; 60: 332–335
[3] **Cullen** SA et al. Role of medical factors in 1000 fatal aviation accidents: case note study. Br Med J 1997; 314: 592
[4] **Dille** JR. In the beginning. In: DeHart RL, Davis JR, eds. Fundamentals of Aerospace Medicine. 3rd ed. Philadelphia: Lippincott Williams & Wilkins; 2002
[5] **Gabel** A. Luftbrücke für die Flutopfer. Evakuierungsoperation in Asien. Dt Ärztebl 2005; 102: C78–80
[6] **Gabel** A, Greie A, Braun J et al. Die Renaissance der Luftbrücke. Analyse der Evakuierungsoperation von Phuket, Thailand. Notarzt 2005; 21: 43–48
[7] **Gabel** A, Janicke I. Allgemeine Grundlagen der Flugmedizin, Kardiozirkulatorisches System. In: Hinkelbein J, Glaser E, Hrsg. Flugmedizin. Bremen: Uni-Med; 2006
[8] **Gabel** A. Krankentransport im Linienflugzeug. In: Stüben U, Hrsg. Taschenbuch Flugmedizin und ärztliche Hilfe an Bord. Berlin: Medizinisch Wissenschaftliche Verlagsgesellschaft; 2007
[9] **Gabel** A. Medizinische Notfälle an Bord von Verkehrsflugzeugen. Notfallmedizin up2date 2009; 4: 145–157
[10] **Gabel** A. Kardiologische Notfälle an Bord von Verkehrsflugzeugen. Kardiologe 2010; 4(3): 249–266
[11] **Gendreau** M, DeJohn C. Responding to medical events during commercial airline flights. N Engl J Med 2002; 346(14): 1067–1073
[12] **Jagoda** A, Pietrzak M. Medical emergencies in commercial air travel. Emerg Med Clin North Am 1997; 15: 251–260
[13] **Kallenberg** K, Bailey DM, Christ S et al. Magnetic resonance imaging evidence of cytotoxic cerebral edema in acute mountain sickness. J Cereb Blood Flow Metab 2007; 27: 1064–1071
[14] **Mühlberger** A, Herrmann MJ, Wiedemann GC et al. Repeated exposure of flight phobics to flights in virtual reality. Behav Res Ther 2001; 39(9): 1033–1050
[15] **O'Rourke** MF, Donaldson E, Geddes JS. An airline cardiac arrest program. Circulation 1997; 96(9): 2849–2853
[16] **Possik** SE, Barry M. Air Travel and Cardiovascular Disease. J Travel Med 2004; 11(4): 243–250
[17] **Rödig** E. Höhen- und Flugmedizin. In: Hempelmann G, Adams HA, Sefrin P et al., Hrsg. Notfallmedizin. Stuttgart: Thieme; 1999: 372–379
[18] **Rupert** JL, Koehle MS. Evidence for a genetic basis for altitude-related illness. High Alt Med Biol 2006; 7(2): 150–167
[19] **Russel** B, Williams R, Williams K. The Passenger and the Patient Inflight. In: DeHart RL, Davis JR, eds. Fundamentals of Aerospace Medicine. 3rd ed. Philadelphia: Lippincott Williams & Wilkins; 2002
[20] **Ryan** ET, Kain KC. Primary care: health advice and immunization for travellers. N Engl J Med 2000; 342(23): 1716–1725
[21] **Stüben** U, Hrsg. Taschenbuch Flugmedizin und ärztliche Hilfe an Bord. Berlin: Medizinisch Wissenschaftliche Verlagsgesellschaft; 2007
[22] **Wirth** D, Rumberger E. Ausgewählte physiologische Grundlagen der Flugmedizin. In: Draeger J, Kriebel J, Hrsg. Praktische Flugmedizin. Landsberg/Lech: ecomed; 2002

Weiterführende Literatur

[23] **Curdt-Christiansen** C, Draeger J, Kriebel J, eds. Practical Aviation Medicine. Singapore: World Scientific; 2007
[24] **DeHart** RL, Davis JR, eds. Fundamentals of Aerospace Medicine. 3rd ed. Philadelphia: Lippincott Williams & Wilkins; 2002
[25] **Draeger** J, Kriebel J, Hrsg. Praktische Flugmedizin. Landsberg / Lech: ecomed; 2002
[26] **Ernsting** J, Nicholson AN, Rainford DJ, eds. Aviation medicine. 3rd ed. Oxford: Butterworth-Heinemann; 2000
[27] **Hinkelbein** J, Glaser E, Hrsg. Flugmedizin. Bremen: Uni-Med; 2006

46 Strahlenschäden

W. Kirchinger

46.1 Einteilung der Strahlenschäden am Menschen

46.1.1 Einteilungskriterien

Nach dem zeitlichen Auftreten

Früheffekte / Spätfolgen

- Akuter Strahlenschaden:
  - Frühschaden bis zu 90 Tage,
  - Spätfolgen > 90 Tage.
- Chronischer Strahlenschaden, Spätschaden:
  - ab 1 Jahr.

Nach den Gesetzen der Wahrscheinlich- oder Zwangsläufigkeit

Schadenseintritt nach den Gesetzen der Wahrscheinlichkeitsmathematik:
- stochastischer Strahlenschaden,
- deterministischer Strahlenschaden.

Nach dem Zielpunkt bzw. dem betroffenen Individuum

Betroffene Körperzellen oder Keimzellen:
- somatischer Strahlenschaden: selbes Individuum,
- genetischer, hereditärer Strahlenschaden: nächste bzw. folgende Generationen.

Sonderform

Bestrahlung der befruchteten Eizelle, des Embryo und/oder Fetus:
- teratogener Strahlenschaden.

Nach dem Wirkungsmechanismus

Negative Auswirkung auf den Organismus durch die physikalische Wirkung der Teilchen- oder Wellenstrahlung selbst oder durch die Erzeugung für die Zelle schädlicher chemischer Stoffe:
- direkte Strahlenwirkung: Zerstörung von Molekülen oder Veränderung von Makromolekülen,
- indirekte Strahlenwirkung: Ionisierung intrazellulärer Wassermoleküle und Erzeugung von freien Radikalen oder stabilen reaktiven Produkten.

Nach der betroffenen Anzahl an Zellen

Ist nur ein Teil der Körperzellen von ionisierender Strahlung getroffen oder der ganze Mensch:
- Teilkörperexposition: lokal, z. B. Haut (kutanes Strahlensyndrom, Cutaneous Radiation Syndrome, CRS),
- Ganzkörperexposition: generalisiert, z. B. Ganzkörperbestrahlung (akutes Strahlensyndrom, Acute Radiation Syndrome, ARS).

46.1.2 Details

Stochastischer Strahlenschaden

▶ **Zufallswahrscheinlichkeit.** Der stochastische Strahlenschaden ist das Ergebnis einer ablaufenden biologischen Effektkaskade, die nach den Gesetzen der Zufallswahrscheinlichkeit eintritt. Die Eintrittswahrscheinlichkeit für stochastische Strahleneffekte am Menschen (Beispiel: strahlenbedingte solide maligne Tumore oder Leukämie) ist direkt proportional zur akkumulierten Strahlendosis (LNT-Hypothese).

> **Merke**
>
> Bei stochastischen Strahlenschäden ist der Schweregrad des biologischen Schadens unabhängig von der Dosis. Die Wahrscheinlichkeit, an einem durch ionisierende Strahlung ausgelösten Krebs zu sterben, ist umso größer, je höher die Dosisbelastung des Individuums war.

▶ **Überlebenswahrscheinlichkeit.** Die Malignität des Tumors und somit die Überlebenswahrscheinlichkeit der betroffenen Person richtet sich nicht nach der erhaltenen Dosis. Nach heutiger Vorstellung der Ereignisabläufe im Körper der exponierten Person gibt es keine Schwellendosis, unterhalb derer das Risiko eines schädlichen Effekts die Wahrscheinlichkeit „Null" hätte. Das bedeutet aber auch, dass alleine die natürliche Strahlenexposition des Menschen durch seine Umwelt theoretisch zu einem gewissen Prozentsatz zu malignen Tumoren führt, die letztlich frühzeitig lebenszeitbegrenzend sein können. Eine einzelne getroffene Körperzelle, welche die Bestrahlung überlebt, kann theoretisch ausreichen, dass die betroffene Person später an einem malignen Tumor verstirbt (Single Hit Hypothesis).

> **Merke**
>
> Zur Bewertung des Strahlenrisikos und für Vergleichszwecke wurde die effektive Dosis eingeführt. Die Einheit ist das Sievert (Sv).

Deterministischer Strahlenschaden

▶ **Schweregrad des Schadens von der Dosis abhängig.** Unter deterministischen Strahlenschäden bzw. nach alter Nomenklatur sog. „nicht stochastischen Strahlenschäden" versteht man negative gesundheitliche Effekte am Menschen, deren Schweregrad eindeutig von der akkumulierten Dosis abhängt. Bei deterministischen Effekten gibt es eine Dosisschwelle unterhalb der solche Effekte nicht auftreten können.

> **Merke**
>
> Neben lokalen Effekten wie z. B. der Rötung der Haut nach Strahlenexposition (Strahlendermatitis) zählt auch die akute Strahlenkrankheit mit allen ihren Facetten, bis hin zum akuten, nicht malignen Strahlentod, zu den deterministischen Strahlenschäden.

Genetischer, hereditärer Strahlenschaden

Der vererbbare Strahlenschaden basiert auf der Wirkung ionisierender Strahlung auf die Eizelle der Frau und / oder die Samenzelle des Mannes in allen ihren Entwicklungsstadien, wobei es vor dem Zeitpunkt der Befruchtung zur Einwirkung der Strahlung kommen und die betroffene Zelle prinzipiell zur Erzeugung eines Kindes fähig bleiben muss. Die Daten der Nachkommen der Überlebenden von Hiroshima und Nagasaki (Atombombenexplosion, 1945) zeigen bis heute keinen signifikanten Hinweis für das Auftreten schwerer hereditärer Strahlenschäden am Menschen.

> **Merke**
>
> Der hohe Stellenwert der jahrzehntelang besonders beachteten Gonadendosis und der genetisch signifikanten Dosis ist einer mittlerweile nüchternen Einschätzung des genetischen Risikos gewichen.

Nichtsdestotrotz ist aber aus den vielen Tierversuchen im Rahmen der Strahlenforschung des letzten Jahrhunderts bestens belegt, dass ionisierende Strahlung sehr wohl zu vererbbaren hereditären Strahlenschäden bei Labortieren führen kann.

Teratogener Strahlenschaden

Die Einwirkung der Strahlung muss während der Embryonal- bzw. Fetalperiode erfolgen, also auf jeden Fall pränatal. Die zum Zeitpunkt der Explosionen der Atombomben schwangeren Frauen in den beiden betroffenen Städten Hiroshima und Nagasaki, haben überdurchschnittlich viele missgebildete Kinder zur Welt gebracht. Etwa 30 der in utero bestrahlten Kinder waren schwer geistig behindert (sensible Phase zwischen der 8. und 15. Schwangerschaftswoche). Auch in Bezug auf eine Erhöhung der Krebsrate erscheint die pränatale Bestrahlung kritisch. Es besteht eine besondere Strahlenempfindlichkeit in utero.

In den ersten Tagen der Schwangerschaft ist nach heutiger Vorstellung die „Alles-oder-nichts-Regel" gültig. Dies bedeutet, dass es bis zur Einnistung der befruchteten Eizelle in die Gebärmutter bei Einwirkung der Noxe Strahlung entweder zum Absterben der Frucht kommt oder aber die Zygote ein gleich hohes Risiko hat, wie eine nicht bestrahlte Eizelle. Man nimmt, je nach Effekt, einen Schwellenwert von 100–300 mSv Uterusdosis (= Kinddosis) an.

46.2 Notfallmedizinische Aspekte

46.2.1 Erkennbare Symptome der Strahlenwirkung am Menschen

Früheffekte (bis zu 90 Tage nach Bestrahlung)

- Nausea / Emesis
- Veränderung des Geschmacksempfindens
- Dysphagien
- Radiodermatitis
- Mukositis (oropharyngeal, gastrointestinal), Mukositis enoralis
- „Strahlenkater", Gastritis, Magenentleerungsstörungen
- reversibler Temperaturanstieg
- schmerzhafte Parotitis
- Knochenmarkaplasie
- thrombozytopenische Blutungen
- Infektanfälligkeit
- Nierenfunktionsstörungen
- hämorrhagische Zystitis
- Alopezie, Nagelwachstumsstörungen, Onycholyse
- akutes Lungenödem, interstitielle Pneumonie, alveoläre Hämorrhagie
- hepatische Venenverschlusserkrankung
- Kardiomyopathie
- Multiorganversagen

Spätfolgen

- Teleangiektasien
- permanente Epilation
- Poikilodermie
- Xerose, Xerostomie (radiogenes Sjögren-Syndrom)
- gonadale Insuffizienz
- Wachstumsstörungen im Kindesalter
- Hypothyreose
- Lungenfibrose
- Strahlenmyelopathie
- Strahlenkaries
- Osteoradionekrosen
- Magenulzera, Ileus
- Katarakt
- Malignome
- Herz-Kreislauf-Erkrankungen
- Psychosen, Suizidgefährdung
- Infektanfälligkeit
- Multiorganversagen

Tab. 46.1 Effekte durch akute Ganzkörperbestrahlung.

Dosis [Gy]	Symptome / Laborbefunde
0,1	Chromosomenaberrationen nachweisbar
0,15	Störung der Spermatogenese (Spermatozoenzahl < 20 Mio / ml)
0,5	Störung der Hämatopoese
1	Nausea, Erbrechen
2	Beginn des hämatopoetischen Strahlensyndroms
3–4	Teilkörperexposition: Hauterythem, temporäre Epilation Ganzkörperexposition: mittlere letale Dosis für den Menschen ($LD_{50/30}$)
6	Beginn des gastrointestinalen Strahlensyndroms
16	permanente Epilation
einige 20	neurovaskuläres Strahlensyndrom, evtl. mit Bewusstseinsverlust, Krämpfen, Schock, Tod

46.2.2 Akutes Strahlensyndrom

In Abhängigkeit von der Dosis treten unmittelbar oder wenige Stunden nach der Strahlenexposition erste Symptome auf, die als Früheffekte (Frühschaden) oder frühe Normalgewebereaktionen bezeichnet werden. Die wichtigsten Manifestationsorte der Strahlenwirkung am Menschen unter dem Aspekt der Notfallmedizin betreffen überwiegend sog. Umsatz- oder Mausergewebe wie z.B. die Haut, die Schleimhäute, die Augenbindehäute, das blutbildende Knochenmark, den Gastrointestinaltrakt und bei sehr hohen Dosen auch das Zentralnervensystem.

Je nach Höhe der akkumulierten Dosis treten die klinischen Symptome nicht sofort nach Bestrahlung auf, sondern erst, wenn eine große Zahl betroffener Zellen funktionsunfähig ist bzw. zerstört wurde. Die wichtigsten Organe für eine akute lebensbedrohliche Strahlenwirkung stellen die Haut, das blutbildende Knochenmark, der Gastrointestinaltrakt und das Zentralnervensystem dar.

> **Cave**
>
> Die Schädigung kann nach folgenden Syndromen eingeteilt werden:
> - kutanes Strahlensyndrom,
> - hämatopoetisches Strahlensyndrom,
> - gastrointestinales Strahlensyndrom,
> - neurovaskuläres Strahlensyndrom.

Die Effekte am Menschen durch akute Ganzkörperbestrahlung werden aus nachfolgender Tabelle deutlich (▶ Tab. 46.1).

Die letale Dosis von 50 % der betroffenen Personen ($LD_{50/30}$) ist bei etwa 3–4 Gy Ganzkörperdosis erreicht (sofern keinerlei medizinische Maßnahmen ergriffen werden).

Prodromalphase

Je nach der Höhe der akkumulierten Dosis können die nachfolgenden Symptome innerhalb von Minuten bis Stunden auftreten und einen ersten Hinweis auf die Schwere der Schädigung geben: Es zeigt sich eine Phase allgemeiner Schwäche mit Appetitlosigkeit, Schwindel, Kopfschmerzen, Übelkeit und Erbrechen (Prodromalphase). Achtung: Das Auftreten dieser Symptome kann jedoch auch Ausdruck der psychischen Belastung und der allgemeinen Erwartungshaltung nach vermeintlicher Strahlenexposition sein.

Nach einem Intervall (Latenzphase) teilweise mit relativem Wohlbefinden vermischt mit euphorischer Stimmungslage, kann es in den folgenden Tagen und Wochen zum Auftreten von Infektionen mit hohem Fieber, Blutungen und Durchfällen mit sichtbaren Ulzerationen der Schleimhäute z.B. im Mund-Rachen-Raum sowie Haarausfall und neurologischen Symptomen bis hin zur Querschnittssymptomatik kommen.

46.2.3 Kutanes Strahlensyndrom

Das strahlenbedingte Erythem und eine trockene Desquamation lassen sich mit Hautdosen ab 3–4 Gy auslösen. Oberhalb von 10 Gy treten Symptome wie Epitheliolyse und Blasenbildung auf. Nach Werten über 20 Gy entwickeln sich Nekrosen. Die Reaktionen der Haut kann eingeteilt werden in:

46.2 Notfallmedizinische Aspekte

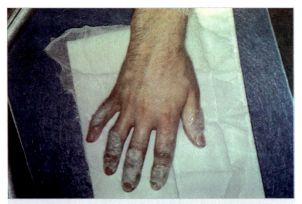

Abb. 46.1 Akuter Strahlenschaden an der Haut durch weiche Röntgenstrahlung (Quelle: Dr. A. Lösler, Fachklinik Hornheide).

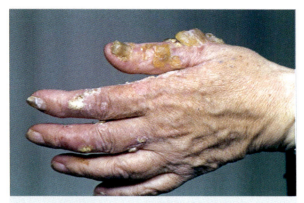

Abb. 46.2 Kumulativer Spätschaden: „Röntgenhaut" mit multiplen präkanzerösen Keratosen (Morbus Bowen) und Vorstufen von Plattenepithelkarzinomen sowie Nageldystrophie (Quelle: Dr. A. Lösler, Fachklinik Hornheide).

- Früh- oder Primärerythem, das nach mehreren Stunden bis Tagen auftritt und wenige Tage dauert,
- Haupterythem, das mit einer Latenzzeit von Tagen bis Wochen später auftritt,
- Späterythem (▶ Abb. 46.1).

Die einzelnen Phasen des Hauterythems können durch Erholungsphasen mit äußerlich intakt aussehender Beschaffenheit der betroffenen Hautareale (symptomfreies Intervall mit evtl. auftretender lokaler Hyperthermie) getrennt sein (▶ Abb. 46.2).

Je höher die Dosisbelastung der Haut, desto kleiner wird die Latenzzeit, wie sie aus der Literatur bekannt ist. Die Veränderungen an der Haut können sehr schmerzhaft sein und bedürfen einer suffizienten Schmerztherapie.

Wurde eine Person mit durchdringender Strahlung (z. B. Gamma-Strahlung) exponiert, ist die Haut weit weniger betroffen als bei Exposition mit Beta-Strahlung, Neutronen oder weicher Röntgenstrahlung.

Merke

Das Ausmaß und Muster des Hauterythems kann einen Hinweis auf die Ausprägung einer vermeintlichen Ganz- oder Teilkörperbestrahlung liefern.

Bei Kontamination der Haut mit radioaktiven Stoffen überwiegt bei einem Gemisch aus Beta- und Gamma-Strahlern die schädigende Wirkung der Beta-Strahlung, sog. Beta-Burns.

Merke

Faustformel: Eine Flächenkontamination der Haut von 1 Bq / cm² eines beliebigen Beta- / Gamma-Strahlers ruft eine maximale Beta-Hautdosisleistung von 1–2 μSv / h hervor.

46.2.4 Hämatopoetisches Strahlensyndrom

Wird durch ionisierende Strahlung das blutbildende rote Knochenmark mit einer so hohen Dosis exponiert, dass ein Großteil der Stammzellen funktionsunfähig werden, dann sind
- die Erythropoese,
- die Granulopoese,
- die Lymphopoese und
- die Thrombopoese

betroffen. Die sich schnell teilenden Zellpopulationen des roten Knochenmarks produzieren normalerweise pro Tag etwa 10×10^{11} Zellen.

Merke

Die mittlere letale Dosis für den Menschen beträgt 3–5 Sv (Ganzkörperdosis).

▶ **Auswirkungen und Grading.** Die strahlenbedingte Granulozytopenie führt zu einer erhöhten Infektanfälligkeit, die Thrombozytopenie erklärt das gesteigerte Blutungsrisiko. Im Rahmen der klinischen Versorgung und der Einschätzung der Gefährdung des Patienten sowie des Gradings ist eine fortlaufende Sequenzialdiagnostik mit Laborbestimmung der Anzahl der noch vorhandenen Lymphozyten, Granulozyten und Thrombozyten entscheidend. Diese Daten müssen ab dem ersten postexpositionellen Tag erhoben werden. Ebenso muss eine Retikulozytenzählung erfolgen. Des Weiteren ist eine HLA-Typisierung, sind Blutausstriche und zytogenetische Tests einschließlich Stammzelltestungen notwendig. Eine Knochenmarkpunktion sollte zu Beginn (binnen 24 h) und in wöchentlichem Abstand erfolgen.

▶ **Stadieneinteilung.** Je nach dem Grad der Stadieneinteilung, Grading H1–H4 (Fliedner u. Meinecke 2005 [1]), des hämatopoetischen Schadens, kann das Sterberisiko innerhalb der ersten Tage nach akuter Strahlenexposition extrem hoch sein und sich bei Versagen weiterer Organe und Organkomplexe potenzieren. Die am schwersten betroffenen Patienten (Kategorie H4) erleben einen linearen Abfall der Lymphozytenzahlen innerhalb der ersten 24 h auf Werte um 0,1–0,25 × 10^9/l. Die Granulozytenzahl verändert sich innerhalb von 48 h und erreicht Werte von 0 – 0,5 × 10^9/L nach 5–7 Tagen. Auch die Blutplättchen zeigen einen linearen Abfall mit einem Tiefpunkt (Nadir) um den 10. Tag. Diese Werte können theoretisch mehrere Wochen bestehen bleiben.

Die einzige Rettung für solch schwer geschädigte Patienten ist die Stammzelltransplantation, da keine pluripotenten autologen Stammzellen mehr für die Repopulierungsprozesse zur Verfügung stehen. Viele Patienten überleben die ersten beiden Wochen aufgrund des Versagens lebenswichtiger Organkomplexe (strahlenbedingtes Multiorganversagen) jedoch nicht.

46.2.5 Gastrointestinales Strahlensyndrom (GIS)

Der Gastrointestinaltrakt (GIT) des Menschen zählt zu den Organkomplexen mit hohem Zellumsatz und besitzt eine hohe Strahlensensibilität. Vorraussetzung für die fortwährende Erneuerung der funktionalen Zellen des GIT sind pluripotente Stammzellpopulationen in den Lieberkühn-Krypten.

▶ **Prodromalphase.** Die nach Bestrahlung auftretenden Symptome können einer Prodromalphase und der manifesten Krankheitsphase zugeordnet werden. Kurzfristig bis wenige Stunden nach akuter Strahlenexposition kann es zu Appetitlosigkeit, Übelkeit und Erbrechen sowie Durchfällen und abdominalen Krämpfen kommen.

> **Merke**
>
> Das zeitliche Auftreten dieser Symptome hängt stark von der Expositionsdosis und der Bestrahlungsfläche ab. Übelkeit und Erbrechen können jedoch auch bei Exposition mit kleinen Dosen auftreten und lassen sich in ihrer Ursache oftmals nicht exakt zuordnen.

Bei Personen, die sich nur „bestrahlt" fühlen, aber keine tatsächliche Dosis akkumuliert haben, können diese Effekte ebenfalls auftreten. In der Prodromalphase kann Diarrhö auch erst nach Tagen beginnen. Abdominelle Krämpfe können noch nach Wochen auftreten.

▶ **Krankheitsphase.** Die klinischen Symptome der manifesten Krankheitsphase des GIS sind dann hauptsächlich abdominelle Krämpfe und Diarrhö. Bei Ganzkörperbestrahlung treten nach initialer Diarrhö 1–2 Wochen später schmerzhafte blutige Diarrhöen mit Krämpfen durch die Zerstörung der Mukosa des GIT auf. Das Resultat ist massiver Flüssigkeits- und Elektrolytverlust sowie die massenhafte Überschwemmung des Körpers mit Keimen aus dem GIT (Verlust der Schutzfunktion der Darmmukosa). Die Veränderungen durch das parallel ablaufende hämatopoetische Strahlensyndrom verstärken das Krankheitsbild durch mangelnde Infektabwehrfähigkeit und zunehmende Blutungsneigung.

▶ **Strahlensensibilität der Organe.** Der Dünndarm ist wegen seiner schnelleren Zellerneuerung strahlensensibler als der Magen oder das Kolon. Die Strahlensensibilität der verschiedenen Darmabschnitte nimmt von kranial nach kaudal ab. Schon nach Organdosiswerten von 10 mSv können in den Dünndarmkrypten von Mäusen vermehrt apoptotische Zellen (Aktivierung zelleigener Zerstörungsprogramme) nachgewiesen werden.

Im Magen wird die Zellerneuerung nach Applikation von 7 Sv gestoppt und schon nach 1,5 Sv treten Motilitätsstörungen und Hyperämie auf. Das Symptom der Nausea ist relativ zu anderen bestrahlten Teilen des GIT hier am stärksten ausgeprägt. Die Absorptionskapazität des normalen Kolon beträgt bis zu 6 l/d. Nach Überschreiten dieses Wertes kommt es zu massiven Diarrhöen.

Bei all diesen Veränderungen spielen auch neuronale Faktoren (Neurotransmitter) und Entzündungsmediatoren eine pathophysiologisch wichtige Rolle.

▶ **Späteffekte.** Als Späteffekte des GIS können Stenosierungen bis hin zum Ileus und Perforationen der Darmwände auftreten.

> **Praxistipp**
>
> Für die Behandlung des GIS ist eine rasche Reduzierung der intestinalen Keimzahl zur Verminderung der Endotoxinämie und Sepsis wichtig (Antibiotika, Antimykotika, antivirale Mittel). Ziel einer Therapie muss der rasche Wiederaufbau des Darmepithels unter maximalem Infektionsschutz sein.

Chronische Strahlenreaktionen am Darm werden durch Schädigungen des Bindegewebes und der blutversorgenden Gefäße verstärkt. Chronische Ulzerationen können zu Stenosen bis hin zum Ileus führen. Die operative Versorgung solcher Schäden ist äußerst risikobehaftet und Wundheilungsstörungen sind vorprogrammiert.

46.2.6 Neurovaskuläres Strahlensyndrom (NVS)

Historisch wurde das Zentralnervensystem aufgrund der mangelnden Zellerneuerungsrate als relativ strahlenresistent betrachtet. Zentralnervöse regulatorische Kontrollmechanismen sind aber durchaus als strahlenempfindlich einzustufen.

▶ **Prodromalphase.** Das NVS lässt sich in seiner Prodromalphase charakterisieren durch Appetitlosigkeit, Übelkeit, und Erbrechen. Diese Symptome werden auch durch das gastrointestinale Strahlensyndrom hervorgerufen. Die Schwere der Prodromie lässt mit zunehmender Strahlendosis nach. Bei Dosiswerten über 10 Gy kann das Gefühl der Übelkeit unterdrückt sein und es stellt sich eine allgemeine Sedierung und Teilnahmslosigkeit ein. Es kommt aufgrund von Gefäßveränderungen zu Begleitsymptomen wie Hypotension und Schwindel.

Nach Exposition hoher Dosen entwickelt sich häufig ein Fatigue-Syndrom. Je ausgeprägter das Fatigue-Syndrom ist, desto schwerwiegender ist das NVS. Es können zentral bedingtes Fieber, Kopfschmerzen und neurologische Defizite der sensorischen und motorischen Fähigkeiten des Patienten (z. B. Gangstörungen) auftreten.

▶ **Späteffekte.** Überlebende haben ein hohes Risiko für Späteffekte, wie Einschränkung der kognitiven Fähigkeiten und Persistieren neurologischer Defizite.

> **Merke**
> Für die grobe Einschätzung des Schweregrads einer Strahlenexposition mit unbekannter Dosis können Erbrechen (erstmaliger Beginn, Dauer und Häufigkeit), einsetzende Müdigkeit und Abgeschlagenheit von prognostischer Bedeutung sein.

Man sollte jedoch bedenken, dass auch psychogene Ursachen im Rahmen einer vermeintlichen Strahlenexposition infrage kommen. In der manifesten Phase kann es zu zerebralen Ödemen mit Hirndrucksteigerung kommen. Die Permeabilität der Blut-Hirn-Schranke ist erhöht. Es kommt zu Flüssigkeitsansammlungen im Extrazellulärraum. Weiter kennzeichnen zerebrale Durchblutungsstörungen, petechiale Blutungen, Meningitis und eine Hypertrophie der perivaskulären Astrozyten die akute Phase des NVS. Die inflammatorische Zerstörung kleiner Blutgefäße und Kapillaren wird häufig beobachtet. Eine Beeinträchtigung größerer Gefäße tritt meist erst später auf. Bei sehr hohen Strahlendosen kann der Tod innerhalb von wenigen Minuten eintreten.

46.3 Akutes Strahlensyndrom

46.3.1 Präklinische und klinische Maßnahmen

Allgemeines Vorgehen und Basistherapie

> **Praxistipp**
> Lebensrettende Sofortmaßnahmen zur Aufrechterhaltung der Vitalfunktionen des Patienten haben absoluten Vorrang vor jeglichen sonstigen Maßnahmen wie z. B. einer Dekontamination.

▶ **Präklinische Maßnahmen.** Präklinisch unterscheidet sich die Primärversorgung von betroffenen Patienten nicht von weniger exotischen Einsatzszenarien: Die Vitalfunktionen müssen aufrechterhalten werden. Schock- und Schmerzbekämpfung sowie Stabilisierung für den Transport in die Klinik sind obligat. Bei Strahlenunfällen ohne zusätzliche Noxen (wie z. B. Verletzungen, Verbrennungen) sollte besonders auf das zeitliche Einsetzen der Prodromie wie Übelkeit und Erbrechen geachtet werden. Für die Suche nach einem Hauterythem als möglichen Indikator für die Schwere der Strahlenexposition darf keine Zeit verschwendet werden.

Ein kontaminierter Patient sollte, sofern es sein Zustand zulässt, noch an der Unfallstelle und damit vor dem Transport in die Klinik grob dekontaminiert werden. Hierfür ist das Rettungsdienstpersonal in der Regel auf die Mithilfe der Feuerwehreinsatzkräfte angewiesen. Dekontaminationsmaßnahmen werden auf die betroffenen Hautareale beschränkt bleiben und so schonend wie möglich durchgeführt. Die Einsatzkräfte haben geeignete persönliche Schutzausrüstung zu tragen (Spritzschutzanzug, Handschuhe, Füßlinge, Brille, FFP3-Mundschutz). In den meisten Fällen lässt sich schon durch Entkleiden des Patienten („trockene Dekontamination") eine deutliche Reduzierung der Kontamination erreichen und eine Kontaminationsverschleppung verringern oder gänzlich vermeiden. Kontaminationen im Gesichtsbereich bedeuten immer auch eine mögliche Inkorporation durch radioaktive Stoffe.

> **Merke**
> Ein kontaminierter Patient stellt keine Gefahr für den behandelnden Arzt dar, sofern Kontamination vermieden und Inkorporation verhindert wird!

Dekorporierungsmaßnahmen nach Inkorporation radioaktiver Isotope können, je nach Substanz, schon am Unfallort von Bedeutung sein.

47 Chemische Schäden und Gefahrstoffunfall

R. Blomeyer, S. Neuhoff

In unserer industrialisierten Gesellschaft spielt die chemische Industrie eine große wirtschaftliche Rolle. Die Produkte der chemischen Industrie sind die Grundlage des technologischen und medizinischen Fortschritts, allerdings können die Produktion, die Lagerung und der Transport chemischer Güter eine erhebliche Gefahr darstellen. Dabei besteht die Gefahr nicht nur an den Produktionsorten, sondern kann jederzeit an nahezu jedem Verkehrsweg auftreten. Deshalb sollte jeder Notarzt ein Basiswissen über die Einsatzstrategie bei Gefahrgutunfällen und die Therapiegrundsätze bei typischen Vergiftungen besitzen.

> **Definition**
> Als Gefahrstoffe im Sinne der Gefahrstoffverordnung gelten Stoffe und Gemische, die eines oder mehrere der folgenden Gefährlichkeitsmerkmale aufweisen: giftig, reizend, ätzend, krebserzeugend, leicht entzündlich oder umweltgefährlich.

47.1 Einsatzplanung

Für Betriebe, die den erweiterten Pflichten der Störfallverordnung unterliegen, müssen externe Notfallpläne erstellt werden. Entscheidend für diese Pflicht sind in der Regel Art und Menge der gelagerten Gefahrstoffe.

▶ **Störfallverordnung.** Die Störfallverordnung (12. BImSchV; 12. Verordnung zur Durchführung des Bundes-Immissionsschutzgesetzes) regelt im § 6(4) Folgendes: Der Betreiber hat der zuständigen Behörde auf Verlangen alle zusätzlichen Informationen zu liefern, die notwendig sind, damit die Behörde … externe Alarm- und Gefahrenabwehrpläne erstellen und Stoffe, die aufgrund ihrer physikalischen Form, ihrer besonderen Merkmale oder des Ortes, an dem sie vorhanden sind, zusätzliche Vorkehrungen erfordern, berücksichtigen kann. Das heißt, dass z.B. der Ärztliche Leiter Rettungsdienst über die für die Gefahrenabwehr zuständige Behörde notfallmedizinisch relevante Informationen bereits in der Planungsphase beim Betreiber anfordern kann.

▶ **Notfallplan.** Der externe Notfallplan enthält Informationen über die Anlage und den Betrieb sowie die Beschreibung der Umgebung mit den besonders zu schützenden Objekten und den Gefahren in der Umgebung. Zusätzlich sind die betrieblichen und die außerbetrieblichen Gefahrenabwehrkräfte einschließlich der Führungsstruktur, der Alarmierungsablauf, die Warnung und Information der Bevölkerung zu beschreiben und Anweisungen für spezielle Ereignisse wie Hochwasser oder Energienotstand zu formulieren.

Die aus Sicht des Katastrophenschutzes, der Feuerwehr oder des Rettungsdienstes berechtigte Frage, auf wie viele Verletzte mit welchen Verletzungsmustern man sich einstellen muss, ist angesichts der Vielzahl der möglichen Szenarien in der Regel nicht vernünftig zu beantworten.

47.1.1 Einsatz von Feuerwehr und Rettungsdienst

Die Gefahrenabwehr nach der Freisetzung von gefährlichen Stoffen, egal ob aus einem chemischen Betrieb oder beim Transport, ist Aufgabe der Feuerwehr. Unabhängig von ihrer Größe wird grundsätzlich immer die örtlich zuständige Feuerwehr alarmiert. Jede Feuerwehr und jeder Rettungsdienst, auch wenn sie zu einer Kleinstadt im ländlichen Bereich gehören, müssen sich auf Gefahrguteinsätze einstellen. Alle Einsatzkräfte müssen zumindest die GAMS-Regel beherrschen:
- *G*: Gefahr erkennen
- *A*: Absperren
- *M*: Menschenrettung durchführen
- *S*: Spezialkräfte alarmieren

▶ **Gefahr erkennen.** Das G steht für Gefahr erkennen. Verschiedene Kennzeichnungen wie orange Warntafeln oder Gefahrenzettel, Informationen von anwesenden Personen, auffälliger Geruch und sichtbare Dämpfe können auf das Vorhandensein gefährlicher Stoffe und Güter hinweisen.

▶ **Absperren.** Das A bedeutet Absperren. Vor dem Ergebnis einer ausführlichen Erkundung wird zu Beginn des Einsatzes von einem Gefahrenbereich von 50 m um die Einsatzstelle ausgegangen und im Umkreis von 100 m abgesperrt. Im Verlauf der weiteren Erkundung müssen der Gefahrenbereich und die Absperrgrenze an den ausgetretenen Stoff und die freigewordenen Mengen angepasst werden.

▶ **Menschenrettung durchführen.** Das M ist die Abkürzung für Menschenrettung durchführen. Diese Einsatzmaßnahme erfordert geeignete persönliche Schutzausrüstung. Diese besteht mindestens aus von der Umluft unabhängigem Atemschutz, Chemikalienschutzhandschuhen und Feuerwehr-Gummistiefeln solange der gefährliche Stoff unbekannt ist. Sie kann somit von den meisten, leider aber nicht von jeder Feuerwehr ohne Eigengefährdung durchgeführt werden. Aufgrund fehlender Schutzausrüstung verbietet sich der Einsatz von Rettungsdienstpersonal in dem Gefahrenbereich. Unkoordinierte und ungeschützte Rettungsversuche gefährden das Leben des Retters, des Patienten und den Erfolg des gesamten Einsatzes.

▶ **Spezialkräfte alarmieren.** Das S bedeutet Spezialkräfte alarmieren. Das Tragkraftspritzenfahrzeug und das Löschgruppenfahrzeug, die Standardfahrzeuge der Freiwilligen Feuerwehr, sind nicht mit Messgeräten ausgestattet. Dafür verfügen benachbarte Stützpunktfeuerwehren oder Berufsfeuerwehren über messtechnisch ausgestattete Sonderfahrzeuge.

47.2 Detektion

Spezialkräfte der Feuerwehren verfügen über Möglichkeiten der Detektion von Gefahrstoffen. Ausgerüstet sind diese Einheiten mit einem Satz Prüfröhrchen, deren Zusammensetzung der Richtlinie 10/05 der Vereinigung zur Förderung des deutschen Brandschutzes (vfdb) entspricht, einem Mehrgasmessgerät, einem Probennahmekoffer und Schnelltests (pH-Papier, Öl-Test-Papier, Wassernachweispaste, Lecksuchspray). Zusätzlich können Ionenmobilitätsspektrometer (IMS) und Photoionisationsdetektor (PID) eingesetzt werden.

▶ **Nachweis durch Prüfröhrchen gemäß Richtlinie 10/05 der vfdb.** Nachweisbar sind:
- Aceton,
- Acrolein,
- Acrylnitril,
- Ammoniak,
- Anilin,
- Arsenwasserstoff,
- Benzol,
- Blausäure,
- Chlor,
- Epichlorhydrin,
- Essigsäure,
- Ethanol,
- Ethylendiamin,
- Ethylenoxid,
- Fluor,
- Flusssäure,
- Formaldehyd,
- n-Hexan,
- Hydrazin,
- Kohlenstoffdioxid,
- Kohlenstoffmonoxid,
- Methanol,
- Methylmercaptan,
- Phosgen,
- Phosphorwasserstoff,
- Salpetersäure,
- Salzsäure,
- Schwefeldioxid,
- Schwefelwasserstoff,
- Schwefelkohlenstoff,
- Stickstoffdioxid,
- Styrol,
- Tetrachlorethen,
- Tetrachlorkohlenstoff,
- Toluol,
- Toluendiisocyanate,
- Trichlorethan,
- Trichlorethen,
- Vinylchlorid.

Merke

Der Nachweis von Schadstoffen mittels Prüfröhrchen gestaltet sich schwierig, weil jedes Prüfröhrchen nur einen Stoff nachweisen kann. Wenn kein Verdacht auf einen bestimmten Schadstoff vorliegt, müssen alle Röhrchen nacheinander getestet werden. Dieses Verfahren ist sehr aufwendig. Mehrgasmessgeräte können immerhin 5 Qualitäten beurteilen.

▶ **Nachweis durch Mehrgasmessgeräte.** Nachweisbar sind:
- Explosionsgefahr,
- Sauerstoff,
- Schwefelwasserstoff,
- Kohlendioxid,
- Kohlenmonoxid.

▶ **Analytische Task Forces.** Neu und noch im Aufbau durch den Bund und die Länder sind deutschlandweit flächendeckend verteilt 7 Analytische Task Forces (ATF), die überwiegend bei großen Berufsfeuerwehren stationiert sind. Die Standorte der ATFs sind Berlin, Dortmund, Hamburg, Heyrothsberge, Köln, Mannheim und München.

Die ATFs sind mit einem Gaschromatografen mit Massenspektrometer (GC-MS) für gasförmige Proben und verdampfbare Flüssigkeiten, einem Fourier-Transformations-Infrarot-Spektrometer (FT-IR) für Fest- und Flüssigproben, einem FT-IR-Fernerkundungsgerät (bis 10 km) zur Lokalisierung und zum Ausmessen von gasförmigen Schadstoffwolken und einem Gefahrstoffdetektoren-Array (GDA) für Gase ausgestattet. Die ATFs bieten ein 3-stufiges Hilfeleistungskonzept an:
- Der Einsatzleiter vor Ort kann sich in Stufe 1 telefonisch beraten lassen.
- In Stufe 2 werden einzelne Verbindungsbeamte oder ein Erkundungsteam mit mobiler Messtechnik entsandt.
- Stufe 3 bedeutet die Entsendung der gesamten ATF zur Einsatzstelle.

▶ **Transport-Unfall-Informations- und Hilfeleistungssystem.** Informationen und Hilfestellung vor Ort können über das Transport-Unfall-Informations- und Hilfeleistungssystem (TUIS) des Verbands der chemischen Industrie bereitgestellt werden. An dem TUIS wirken verschie-

dene Werkfeuerwehren der chemischen Industrie mit. Das System arbeitet 3-stufig:
- während in der 1. Stufe eine telefonische Beratung der Einsatzleitung vor Ort stattfindet,
- entsendet TUIS in der 2. Stufe auf Anforderung auch Fachberater der Werkfeuerwehren oder der Produktionsbetriebe zur Einsatzstelle und
- kann in der 3. Stufe mit Fahrzeugen und Geräten z. B. ausgetretene Stoffe aufnehmen oder umpumpen.

47.3 Gefährdungsbeurteilung

Die Gefährdung, die durch die Freisetzung des Stoffes entstanden ist, entscheidet über die Art und den Umfang der zu treffenden Maßnahmen. Dabei sind die Maßnahmen in Bezug auf die folgenden 3 Fragestellungen festzusetzen:
- Maßnahmen für Betroffene, die ohne Schutzausrüstung exponiert waren,
- Maßnahmen für Einsatzkräfte,
- Maßnahmen für Anwohner und Passanten.

Die Gefährdung hängt davon ab, in welcher Konzentration und über welchen Zeitraum die Betroffenen dem Stoff ausgesetzt waren. Es existieren unterschiedliche Nomenklaturen, anhand derer die Gefährdung durch bestimmte Stoffe beschrieben wird:
- AGW: Arbeitsplatzgrenzwert (früher MAK: maximale Arbeitsplatzkonzentration),
- ETW: Einsatztoleranzwert,
- AEGL: Acute Exposure Guideline Levels,
- ERPG: Emergency Response Planning Guidelines.

▶ **AGW.** Die AGW sind für den Zweck der Gefährdungsbeurteilung bei Gefahrstoffeinsätzen ungeeignet, weil sie von einer permanenten Exposition ausgehen. Da die meisten Giftwirkungen der Haber'schen Regel folgen, können kurzzeitig deutlich über dem AGW liegende Giftkonzentrationen gefahrlos ertragen werden. Die Haber'sche Regel besagt, dass die toxische Wirkung als Produkt aus Einwirkzeit und Konzentration verstanden werden kann.

> **Merke**
> Haber'sche Regel: $W = c \times t$
> (W: Wirkung, c: Konzentration, t: Zeit)

▶ **ETW.** Die ETW wurden Anfang der 1990er-Jahre mit dem Ziel festgelegt, für Einsatzkräfte der Feuerwehr bei einer vermuteten Einsatzdauer von 4 h Stunden Grenzwerte zu kennen, die das Tragen von umluftunabhängigem Atemschutz erforderlich machen.

▶ **AEGL-Werte.** Die AEGL-Werte sind toxikologisch begründete Spitzenkonzentrationswerte für 5 verschiedene Expositionszeiträume (10 min, 30 min, 1 h, 4 h, 8 h) und für 3 verschiedene Effektschweregrade:
- AEGL-1: Schwelle zum spürbaren Unwohlsein,
- AEGL-2: Schwelle zu schwerwiegenden, lang andauernden oder fluchtbehindernden Wirkungen,
- AEGL-3: Schwelle zur tödlichen Wirkung.

▶ **ERPG-Werte.** Die ERPG-Werte sind wie die AEGL-Werte 3-stufig, allerdings wird nur eine 1-stündige Expositionsdauer für die Berechnung herangezogen. Damit bleiben die ERPG-Werte von der Anwendbarkeit her deutlich hinter den AEGL-Werten zurück, denn sowohl die Einsatzdauer von Gefahrstoffeinsätzen als auch die Expositionszeit der Bevölkerung wird häufig oberhalb von 1 h liegen. Die aktuellen AEGL-Werte können über die Website des Umweltbundesamtes eingesehen werden.

47.3.1 Unfall im Produktionsprozess

Eine besondere Schwierigkeit stellen Einsätze dar, bei denen im Produktionsprozess ein Unfall passiert. Während bei Transportunfällen meistens Monosubstanzen freigesetzt werden, gibt es bei Störungen im Produktionsprozess eine Vielzahl möglicher Zwischen- und Endprodukte. Unter diesen Bedingungen kann es sein, dass auch der Betreiber nicht mit ausreichender Sicherheit mitteilen kann, welche Stoffe freigesetzt werden.

▶ **Evakuierung.** Im Rahmen der Gefährdungsbeurteilung muss die Frage der Evakuierung von Anwohnern diskutiert werden. Grundsätzlich gilt, dass jede Evakuierungsmaßnahme die Betroffenen für einen begrenzten Zeitraum einer höheren Schadstoffkonzentration aussetzt. Wenn Betroffene in Gebäuden bleiben, Türen und Fenster geschlossen werden und Raumluft- oder Klimaanlagen so betrieben werden, dass keine Umgebungsluft in das Gebäude gelangt, hat man für mehrere Stunden ausreichende Sicherheit.

Während der Evakuierungsmaßnahme müssen Mitarbeiter von Polizei, Ordnungsamt, Feuerwehr und Rettungsdienst sowie die betroffenen Anwohner sich der höheren Schadstoffkonzentration außerhalb geschlossener Räume aussetzen. Dabei kennen wir die Dauer einer Evakuierungsmaßnahme im Zusammenhang mit Räumungen vor Bombenentschärfungen. Diese Evakuierungsmaßnahmen dauern dabei je nach der Größe des zu evakuierenden Gebiets mehrere Stunden.

> **Merke**
> Evakuierungen sind bei Schadstofffreisetzungen nur dann gerechtfertigt, wenn die erwartete Schadstoffkonzentration über viele Stunden hoch sein wird oder wenn mit deutlich steigender Schadstoffkonzentration gerechnet werden muss.

Eine typische Situation, die zur Evakuierung der Anwohner führt, wäre die geplante Bergung eines verunfallten Behältnisses, das unter Umständen im Rahmen der Bergung aufreißen könnte und Schadstoffe in erheblichem Maße freisetzen würde.

47.4 Medizinische Versorgung

Die medizinische Versorgung bei Gefahrgutunfällen unterscheidet sich im Prinzip nicht von der Vorgehensweise bei Notfalleinsätzen. Allerdings wird bei diesen Einsätzen der Eigenschutz sehr umfänglich betrieben, dem hier eine existenzielle Bedeutung zukommt. Als einziges neues Versorgungselement kommt die Dekontamination der Verletzten hinzu. Unabhängig davon wird zum möglichst frühen Zeitpunkt eine symptomatische Therapie begonnen.

Ablauf der medizinischen Versorgung:
- Eigenschutz,
- Dekontamination,
- symptomatische Therapie,
- spezifische Therapie,
- Entgiftung,
- Biomonitoring.

Sobald der Gefahrstoff bekannt ist, muss die Entscheidung für oder gegen eine spezifische Therapie fallen. Handelt es sich nicht um eine der klassischen Vergiftungen, so ist es selbstverständlich, dass der Notarzt Beratung von Sachverständigen benötigt. Folgende Informationsquellen stehen dafür zur Verfügung:
- Nach der Störfallverordnung ist der Betreiber verpflichtet, die Gefahrenabwehrbehörden unverzüglich, umfassend und sachkundig zu informieren.
- Ferner verfügen die Feuerwehren über Gefahrstoffdatenbanken, die für viele Stoffe Behandlungsempfehlungen enthalten.
- Weitere Informationsquellen sind die Giftinformationszentralen (▶ Tab. 47.1), das Auskunftssystem Meditox (www.meditox.org) sowie das Transport-Unfall-Informations- und Hilfeleistungssystem der chemischen Industrie.

47.4.1 Kohlenmonoxid

Kohlenmonoxid ist ein farb- und geruchloses Gas, das als Verbrennungsprodukt überall auftreten kann. Darüber hinaus wird Kohlenmonoxid in etlichen Produktionsprozessen der Petrochemie oder der Schwerindustrie eingesetzt oder freigesetzt.

Kohlenmonoxid bindet sich ca. 300fach stärker an das Hämoglobin als der Sauerstoff. Das als COHb vorliegende Hämoglobin fällt für den Sauerstofftransport aus. Die Symptome der akuten Vergiftung lassen sich über den Sauerstoffmangel in den Erfolgsorganen erklären. Konzentrationsstörungen, Kopfschmerzen und Schwindel treten bei niedrigen Konzentrationen auf. Bei hohen Konzentrationen treten Bewusstseinsverlust und Krampfanfälle auf, bevor der Patient am Kreislaufversagen verstirbt.

▶ **Präklinische Maßnahmen.** Die präklinische Therapie beginnt sofort nach der Rettung aus dem Gefahrenbereich mit einer Sauerstofftherapie. Am Beispiel der Kohlenmonoxidvergiftung ist die Sauerstoffgabe symptomatische Therapie, spezifische Therapie und Beginn der Entgiftung gleichermaßen. Je höher die Sauerstoffkonzentration in der Einatemluft ist, umso mehr Kohlenmonoxid kann aus der Bindung mit dem Hämoglobin verdrängt und abgeatmet werden.

▶ **Weitere therapeutische Maßnahmen.** Um die weitere Therapie angemessen durchführen zu können, ist die Messung des COHb-Wertes erforderlich. Dazu kann man an der Einsatzstelle pulsoxymetrische Verfahren (z.B. RAD 57 der Fa. Masimo) einsetzen oder man entnimmt eine Blutprobe und bestimmt den COHb-Wert in einem Krankenhaus, das über ein Hämoxymeter verfügt. Herkömmliche Pulsoxymeter liefern falsch hohe Werte für sauerstoffgesättigtes Hämoglobin, weil sowohl O_2Hb als auch COHb als „sauerstoffgesättigtes Hämoglobin" angezeigt werden. Optisch kennen wir dieses Phänomen, denn Patienten mit ausgeprägter Kohlenmonoxidvergiftung fallen durch ihr kirschrotes Hautkolorit auf.

Tab. 47.1 Tabelle der Giftinformationszentralen.

Stadt	Telefonnummer	Website
Berlin	030/19240	http://www.bbges.de/content/index28aa.html
Bonn	0228/19240	http://www.gizbonn.de
Freiburg	0761/19240	http://www.uniklinik-freiburg.de/giftberatung/live/index.html
Göttingen	0551/19240	http://www.giz-nord.de
Homburg	06841/19240	http://www.uniklinikum-saarland.de/de/einrichtungen/kliniken_institute/kinder_und_jugendmedizin/informations_und_behandlungszentrum_fuer_vergiftungen_des_saarlandes/
Mainz	06131/19240	http://www.giftinfo.uni-mainz.de/
München	089/19240	http://www.toxinfo.org

Patienten mit einem COHb-Wert über 10% zeigen häufig neurologische Symptome und sollten deshalb stationär aufgenommen werden. Bei Patienten mit COHb-Werten über 20% muss die Behandlung mit hyperbarer Oxygenierung erwogen werden. Das ist deshalb sinnvoll, weil als chronische Folge nach Kohlenmonoxidvergiftung neurologische und kardiale Erkrankungen beobachtet werden. Die pathophysiologische Erklärung dafür ist, dass Kohlenmonoxid nicht nur das Hämoglobin, sondern auch andere Hämproteine besetzt; dazu zählen auch die Cytochromoxidase und das Myoglobin. Die frühzeitige Entgiftung scheint in der Lage zu sein, diese chronischen Beschwerden zu reduzieren.

Patienten mit einem COHb-Wert über 20% sollten auf jeden Fall intubiert und mit einer FiO_2 von 1,0 beatmet werden, und zwar unabhängig von der späteren hyperbaren Sauerstofftherapie.

In Abhängigkeit von der Kreislaufsituation soll ein möglichst hoher PEEP eingesetzt werden. Nachdem diese Therapie begonnen wurde, kann mit einem Therapiezentrum für hyperbare Oxygenierung über die weiteren Therapieoptionen gesprochen werden.

47.4.2 Blausäure

Blausäure wird in vielen Produktionsprozessen der chemischen Industrie und der Schwerindustrie eingesetzt. Blausäure wird aber auch als Schädlingsbekämpfungsmittel eingesetzt und kann bei der Verbrennung stickstoffhaltiger Verbindungen entstehen.

Die akzidentielle Aufnahme der Blausäure erfolgt über den Atemweg. Dabei ist die Wahrnehmung des typischen Bittermandelgeruchs nur bei niedrigen Konzentrationen zu erwarten. Große Gefahr, auch für die Einsatzkräfte, geht von der kontaminierten Kleidung der Betroffenen aus, sodass frühzeitig und konsequent dekontaminiert werden muss (s. u.).

Die Wirkung entfaltet Blausäure durch Blockade des 3-wertigen Eisens der Cytochromoxidase. Damit wird die Sauerstoffverwertung in der Zelle blockiert. Die Symptome, die zu beobachten sind, sind unspezifisch. Bei niedrigen Konzentrationen treten Schwindel, Übelkeit, Erbrechen und Sehstörungen auf. Bei höherer Konzentration kommt es zu Bewusstseinsverlust, Krampfanfällen, Arrhythmien und letzlich zum Atem- und Kreislaufstillstand. Weil der Sauerstoff nicht verstoffwechselt werden kann, sind Haut und Schleimhäute immer rosig.

▶ **Therapeutische Maßnahmen.** Erste therapeutische Maßnahmen sind Sauerstoffinhalation und Anlage eines venösen Zugangs sowie die Sicherung der Vitalfunktionen. Die Antidottherapie wird in Abhängigkeit der Vergiftungsschwere durchgeführt.

Bei niedrigen Konzentrationen, also allen Patienten ohne Vigilanzminderung, wird Natriumthiosulfat in einer Dosierung von 100 mg/kgKG verabreicht. Der Wirkmechanismus des Natriumthiosulfats besteht darin, das körpereigene Enzym Rhodanase bei der Bindung der Blausäure in einem wasserlöslichen und ungiftigen Rhodanidkomplex zu unterstützen. Die sofortige Therapie bei schweren Vergiftungssymptomen besteht in der Gabe von 4-DMAP in einer Dosis von 3–5 mg/kgKG.

4-DMAP ist ein Methämoglobinbildner, der in der angegebenen Dosierung ca. 30–40% des Hämoglobins in Methämoglobin überführt. Das Eisen im Methämoglobin ist 3-wertig und steht für den Sauerstofftransport nicht zur Verfügung, allerdings kann an das 3-wertige Eisen Blausäure gebunden werden, die deshalb ihre Bindung zur Cytochromoxidase aufgibt.

Damit kann die Cytochromoxidase reaktiviert werden und die Sauerstoffverwertung in der Zelle beginnt. In dem Moment der Methämoglobinbildung fällt eine deutliche Zyanose auf, die allerdings keine Verschlechterung der klinischen Situation bedeutet. Als indirektes Zeichen des Therapieerfolgs kann beim intubierten Patienten der Anstieg des endexspiratorischen CO_2-Wertes gesehen werden. Sofern die Verbrennung des Sauerstoffs in der Zelle funktioniert, wird daraus Kohlendioxid entstehen. Nach der Therapie mit 4-DMAP wird zusätzlich Natriumthiosulfat wiederum in einer Dosis von 100 mg/kgKG verabreicht, um die Ausscheidung der Blausäure zu beschleunigen.

Sofern eine schwere Mischintoxikation aus Kohlenmonoxid und Blausäure besteht, ist der Einsatz von 4-DMAP obsolet. Die iatrogene Methämoglobinbildung nach vorausgegangener COHb-Entstehung kann akut lebensgefährlich sein. Als Mittel der Wahl steht für diese Situationen Hydroxocobalamin als Cyanokit zur Verfügung. Der Wirkmechanismus besteht in einer Komplexbildung mit dem Cyanid. Damit kann der Cyanidkomplex über die Nieren ausgeschieden werden.

Eine Hilfestellung bei der Entscheidung, ob es sich um eine Mischintoxikation handelt, kann der Einsatz eines Pulsoxymeters sein, das auch die Dyshämoglobine MetHb und COHb messen kann (z. B. RAD 57, Fa. Masimo).

47.4.3 Schwefelwasserstoff

Bei Schwefelwasserstoff handelt es sich um ein farbloses, aber sehr intensiv riechendes Gas, das u.a. bei Fäulnisprozessen und in der Erdölindustrie entsteht. Hier müssen Rettungsdienste und Feuerwehren in besonderem Maße sensibilisiert werden. Die Fäulnisprozesse können in Siloanlagen der Landwirtschaft, in Biogasanlagen, auf Mülldeponien und in der fleischverarbeitenden Industrie auftreten. Auch in den letzten Jahren sind mehrfach Arbeiter und ungeschützte Retter in diesen Anlagen zu Tode gekommen und Mitarbeiter des Rettungsdienstes und der Krankenhäuser wegen fehlender Schutzausrüstung bzw. wegen fehlender Dekontaminationsmaßnahmen zu Schaden gekommen.

> **Merke**
> Der Wirkungseintritt der Schwefelwasserstoffe ist schlagartig und wird in der angloamerikanischen Literatur als „knockdown" beschrieben. Dieser schlagartige Wirkungseintritt verhindert jeden Selbstrettungsversuch.

Schwefelwasserstoffe riechen nach faulen Eiern, bei höherer Konzentration kommt es allerdings zu einer Lähmung der Geruchsnerven und die Warnwirkung der Substanz entfällt sehr rasch.

Auch Schwefelwasserstoffe hemmen wie Blausäure die Cytochromoxidase und führen deshalb zu einer Sauerstoffverwertungsstörung in der Zelle. Allerdings sind auch andere Wirkmechanismen bekannt, dazu zählen v. a. sofortige Atemlähmungen und toxische Lungenödeme nach deutlicher Latenz (Shannon et al. 2007 [3]).

▶ **Therapeutische Maßnahmen.** Nach der Notdekontamination (s. u.) muss sofort die symptomatische Therapie beginnen. Eine evidente spezifische Therapie existiert nicht. Während im angloamerikanischen Raum der Einsatz von Natriumnitrit empfohlen wird, gibt es in der deutschen Literatur Hinweise auf die Wirksamkeit von 4-DMAP. Allerdings kann der Einsatz von 4-DMAP allenfalls als Therapieversuch verstanden werden. Ob der anschließende Einsatz von Natriumthiosulfat sinnvoll ist, muss bezweifelt werden.

47.4.4 Chlor

Chlorgas stellt ein Reizgas vom Soforttyp dar. Reizgase vom Soforttyp sind wasserlöslich und schlagen sich deshalb auf den Schleimhäuten nieder und verursachen dort Symptome, z.B. Tränenfluss und Reizhusten. Auch hier gilt, dass die Betroffenen sofort aus der belasteten Umgebung herausgebracht werden.

Wegen der Wahrnehmung des stechenden Geruchs und wegen der Atemwegssymptomatik werden sich die Betroffenen in aller Regel selbst frühzeitig und ausreichend weit von der Gaswolke entfernen. Besonders bemerkenswert ist bei Chlorgasfreisetzungen mit hoher Konzentration, dass ein nennenswertes Risiko eines toxischen Lungenödems besteht. Das Risiko steigt erheblich an, wenn der Patient sich nicht selbst aus der kontaminierten Atmosphäre befreien konnte!

▶ **Therapeutische Maßnahmen.** Während die einer geringen Konzentration ausgesetzten Betroffenen unter Sauerstofftherapie und inhalativen ß$_2$-Mimetika rasch symptomfrei werden und nach ambulanter Behandlung entlassen werden können, müssen die einer hohen Konzentration ausgesetzten Patienten mit Glukokortikoiden intravenös behandelt und zur Überwachung stationär aufgenommen werden.

47.4.5 Anilin

Anilin ist ein aromatisches Amin und wird u. a. in der Herstellung von Farbstoffen, Medikamenten und Kunststoffen eingesetzt. Anilin wird inhalativ und transdermal aufgenommen und führt in der akuten Phase zu einer MetHB-Bildung. Dadurch entsteht eine Einschränkung der Sauerstofftransportkapazität des Blutes, die hier mit der Zyanose korreliert. Der daraus resultierende Sauerstoffmangel erklärt die Symptome. Zunächst entwickeln sich Schwindel, Kopfschmerzen, Übelkeit und Erbrechen. Bei Fortschreiten der Vergiftung kommt es zu Atemnot, Bewusstlosigkeit und letztlich zum Kreislaufstillstand.

▶ **Therapeutische Maßnahmen.** Die symptomatische Therapie besteht in der Sauerstoffinhalation. Als Antidot kann Toluidinblau in einer Dosierung von 2–4 mg/kgKG eingesetzt werden. Als Zeichen des Therapieerfolgs kann der Rückgang der Zyanose gesehen werden. Ferner kann man an der Einsatzstelle pulsoxymetrische Verfahren (z.B. RAD 57 der Fa. Masimo) einsetzen oder man entnimmt eine Blutprobe und bestimmt den MetHb-Wert in einem Krankenhaus, das über ein Hämoxymeter verfügt.

47.5 Dekontamination

Der Begriff Dekontamination bezeichnet die Reinigung von Oberflächen mit dem Ziel, dass für die Umwelt keine weitere Gefahr von der Oberfläche ausgehen kann. Mit der Dekontamination der Patienten verfolgen wir 2 Ziele:
- Bei luftgetragenen Giftstoffen wird durch Entfernen der Kleidung das Ausdünsten des Giftes beendet und sowohl der Patient als auch die Einsatzkräfte vor weiterer Inhalation der Dämpfe geschützt.
- Im Anschluss an das Entkleiden wird die Haut des Patienten gereinigt. Damit wird v. a. das 2. Ziel erreicht, nämlich die Inkorporation hautgängiger Giftstoffe zu unterbrechen.

Dekontaminationskonzepte des Bundes und der Länder sehen den Einsatz umfangreicher Technik zur Dekontamination einer Vielzahl von Betroffenen vor.

> **Merke**
>
> In bestimmten Notfallsituationen und bei einer kleinen Anzahl Betroffener ist es erforderlich und möglich, vor der Verfügbarkeit der Dekontaminationseinrichtungen die Patienten vorsichtig von ihrer kontaminierten Kleidung zu befreien und die Körperoberfläche mit Wasser zu reinigen. Dieses Verfahren wird als Notdekontaminationsverfahren bezeichnet.

Da dieses Notverfahren zu einem frühen Zeitpunkt eingesetzt werden kann, ist es in besonderem Maße geeignet, die Einwirkzeit des Giftstoffes zu reduzieren. Nach Gefährdungsbeurteilung muss zwischen dem Einsatzleiter der Feuerwehr und dem medizinisch verantwortlichen Notarzt festgelegt werden, zu welchem Zeitpunkt in welchem Umfang die Dekontamination notwendig ist.

▶ **Notdekontamination.** Der Ablauf der Notdekontamination wird im Folgenden dargestellt. Selbstverständlich müssen die Einsatzkräfte geeignete Schutzkleidung tragen, um eine Gefährdung für sich auszuschließen. Als Beispiel sei hier die Freisetzung von Flusssäure erwähnt. Latex- oder Nitril-Untersuchungshandschuhe bieten keinen ausreichenden Schutz. Deshalb müssen Einsatzkräfte mit Chemikalienschutzhandschuhen ausgerüstet sein, um gefahrlos die Notdekontamination durchführen zu können.

Die geschützten Einsatzkräfte bringen den Patienten aus dem Gefahrenbereich in einen Bereich, in dem keine Kontamination vorliegt. Dort wird die Kleidung des Patienten aufgeschnitten und der Patient ohne Berührung der äußeren Kleidungsschichten aus der Kleidung herausgehoben. Die Kleidung muss schnell luftdicht abgeschlossen werden, um die Verbreitung der luftgetragenen Giftstoffe zu beenden. Im Anschluss können die Haut und die Schleimhaut des Patienten mit Wasser abgewaschen werden. Der Patient kann nach dieser Maßnahme durch Mitarbeiter des Rettungsdienstes, die keine besondere Schutzausrüstung tragen, bereits versorgt werden.

Eine Kontaminationsverschleppung ist durch diese Maßnahmen nahezu ausgeschlossen. Nur in besonderen Fällen kann es erforderlich werden, spezielle Dekontaminationsverfahren einzusetzen, um Giftstoffe von der Haut zu entfernen, die nur unter Einsatz von Detergenzien abwaschbar sind. Auch in diesen Fällen ist die Notdekontamination zwar sinnvoll, um die Konzentration des Giftstoffs zu reduzieren, allerdings ist das Verfahren nicht ausreichend, um Kontaminationsverschleppung zu verhindern. Deshalb kann im Anschluss an die Notdekontamination ein Standardverfahren unter Einsatz geeigneter Detergenzien angewendet werden.

▶ **Dekontamination und Operation.** An dieser Stelle muss ein Konflikt erwähnt werden, der entstehen kann, wenn neben der Freisetzung von Gefahrstoffen ein Unfallmechanismus auf den Patienten gewirkt hat, der eine schnelle operative Versorgung erfordert. Hier muss entschieden werden, ob eine Kontaminationsverschleppung in Kauf genommen werden kann, um eine akute Lebensbedrohung abzuwenden. Um in diesen Situationen alle Ressourcen des Gesundheitssystems optimal einsetzen zu können, ist es notwendig, dass auch Krankenhäuser Vorbereitungen treffen, um eine Dekontamination von Verletzten durchführen zu können.

Im Jahr 1995 verübte die Aum-Sekte Anschläge auf die U-Bahn von Tokio. Über 5000 Menschen wurden dabei verletzt. 11 Patienten starben. Eine Vielzahl von Verletzten begab sich selbstständig in Krankenhäuser, um dort Hilfe zu erhalten. Jedoch wurde wegen fehlender Dekontamination aus der Kleidung der Verletzten weiterhin Sarin freigesetzt, was bei Mitarbeitern der Krankenhäuser wiederum zu Vergiftungserscheinungen geführt hat.

▶ **Dekontaminationsstelle und Patientenablage.** Dekontaminationseinheiten der Feuerwehren sind technisch so ausgestattet, dass radioaktive, biologische und chemische Kontaminationen beseitigt werden können. Dafür werden unterschiedliche Detergenzien bereitgehalten.

Vor der eigentlichen Dekontaminationsstelle wird eine Patientenablage gebildet, die sich, wie oben bei der Notdekontamination beschrieben, außerhalb des kontaminierten Areals befindet. In dieser Patientenablage wird eine erste medizinische Sichtung durchgeführt. Das Ergebnis dieser Sichtung legt die Reihenfolge der Dekontamination und den Umfang einer eventuell vor der Dekontamination durchzuführenden notfallmedizinischen Behandlung fest. Das Entkleiden der Betroffenen wird ebenfalls anhand der oben beschriebenen Kriterien durchgeführt.

> **Merke**
>
> Die Haut der Betroffenen darf die äußeren Kleidungsschichten nicht berühren und die Kleidung muss möglichst schnell luftdicht verpackt werden. Für die Wartezeit bis zur Dekontamination werden den entkleideten Betroffenen Umhänge aus Kunststoff zur Verfügung gestellt.

▶ **Geeignete Detergenzien.** Die Frage nach den geeigneten Detergenzien hat Brüne (Brüne 2006[1]) in seiner Bachelorarbeit beantwortet: Lipophile Substanzen können die Haut besser durchdringen als hydrophile Substanzen. Deshalb und weil lipophile Substanzen sich nicht gut mit klarem Wasser von der Haut abwaschen lassen, müssen diese Substanzen frühzeitig mittels Tensiden oder durch Einsatz von Polyethylenglykol von der Haut entfernt werden.

47.6 Biomonitoring

Unter dem Begriff Biomonitoring versteht man die Bestimmung von Schadstoffen im Organismus. Ziel ist es dabei, das Ausmaß der Exposition und mögliche Folgen genau bestimmen zu können.

Das Verfahren nutzt die Tatsache, dass sich schadstoffspezifische Addukte z. B. an Hämoglobin oder an die DNA anlagern. Die Hämoglobinaddukte sind für den Lebenszeitraum des Erythrozyten, der sich auf 120 Tage beläuft, nachweisbar. Darin liegt eine große Stärke des Biomonitorings, denn die Probengewinnung kann problemlos in den Tagen nach Abschluss des Einsatzes geplant und durchgeführt werden.

Biomonitoring spielt in der Umweltmedizin seit vielen Jahren eine sehr große Rolle. In den letzten Jahren wurde das Biomonitoring auch bei Gefahrgutunfällen häufig und mit großem Erfolg eingesetzt. Eines dieser Ereignisse war das Eisenbahnunglück in Bad Münder, bei dem Epichlorhydrin freigesetzt wurde. Ein anderes Ereignis war der Brand eines Acrylnitriltanks bei Köln.

Mit den validen Ergebnissen des Biomonitorings kann die irrationale Angst der Betroffenen auf eine rationale Grundlage gestellt werden. Für diejenigen, bei denen das Biomonitoring negative Ergebnisse liefert, besteht Gewissheit, dass auch keine Spätschäden zu befürchten sind. Dadurch können viele diagnostische und therapeutische Maßnahmen in der Gruppe der Nichtvergifteten entfallen. Patienten mit Nachweis einer Schadstoffaufnahme können dagegen von gezielten diagnostischen und therapeutischen Maßnahmen profitieren.

Der Verursacher der Schadstofffreisetzung kann durch das Anbieten des Biomonitorings für Betroffene verdeutlichen, dass er Verantwortung übernimmt, und damit versuchen, einem möglichen Imageschaden durch das Ereignis entgegenzuwirken. Gleichzeitig kann er sich durch den Einsatz des Biomonitorings vor ungerechtfertigten Schadensersatzansprüchen schützen. Alle in der Gefahrenabwehr beteiligten Institutionen profitieren vom Biomonitoring, denn damit kann eine Relation zwischen der Schadstoffkonzentration in der Luft, der Expositionszeit und dem Ausmaß der Inkorporation hergestellt werden. Erfahrungsgemäß ist die Schadstoffkonzentration im Blut der Betroffenen deutlich niedriger, als es die Schadstoffkonzentration in der Luft erwarten lässt (Nasterlack 2009 [2]).

Perspektivisch ist zu erwarten, dass durch den Einsatz des Biomonitorings die Gefährdungsbeurteilung genauer durchführbar wird und Grenzwerte eventuell korrigiert werden können.

Kernaussagen

Einsatzplanung
Für Betriebe, die den erweiterten Pflichten der Störfallverordnung unterliegen, müssen externe Notfallpläne erstellt werden. Entscheidend für diese Pflicht sind in der Regel Art und Menge der gelagerten Gefahrstoffe.

Alle Einsatzkräfte müssen die GAMS-Regel beherrschen: Gefahr erkennen, absperren, Menschenrettung durchführen, Spezialkräfte alarmieren.

Detektion
Spezialkräfte der Feuerwehren verfügen über Möglichkeiten der Detektion von Gefahrstoffen. Ausgerüstet sind sie mit einem Satz Prüfröhrchen, deren Zusammensetzung der Richtlinie 10/05 der Vereinigung zur Förderung des deutschen Brandschutzes (vfdb) entspricht, einem Mehrgasmessgerät, einem Probennahmekoffer und Schnelltests (pH-Papier, Öl-Test-Papier, Wassernachweispaste, Lecksuchspray). Zusätzlich können Ionenmobilitätsspektrometer (IMS) und Photoionisationsdetektor (PID) eingesetzt werden. Wenige Einheiten, meist die Analytischen Task Forces, verfügen über mobile Gaschromatografen mit Massenspektrometer.

Gefährdungsbeurteilung
Die Gefährdung, die durch die Freisetzung des Stoffes entstanden ist, entscheidet über die Art und den Umfang der zu treffenden Maßnahmen. Dabei sind die Maßnahmen in Bezug auf die folgenden 3 Fragestellungen festzusetzen:
- Maßnahmen für Betroffene, die ohne Schutzausrüstung exponiert waren,
- Maßnahmen für Einsatzkräfte,
- Maßnahmen für Anwohner und Passanten.

Medizinische Versorgung
Die medizinische Versorgung bei Gefahrgutunfällen unterscheidet sich im Prinzip nicht von der Vorgehensweise bei Notfalleinsätzen. Allerdings wird der Eigenschutz sehr umfänglich betrieben und als neues Versorgungselement kommt die Dekontamination der Verletzten hinzu. Unabhängig davon wird zum möglichst frühen Zeitpunkt eine symptomatische Therapie begonnen.

Dekontamination
Der Begriff Dekontamination bezeichnet die Reinigung von Oberflächen mit dem Ziel, dass für die Umwelt keine weitere Gefahr von der Oberfläche ausgehen kann.

Bei luftgetragenen Giftstoffen wird durch Entfernen der Kleidung das Ausdünsten des Giftes beendet und sowohl der Patient als auch die Einsatzkräfte vor weiterer Inhalation der Dämpfe geschützt.

Im Anschluss an das Entkleiden wird die Haut des Patienten gereinigt. Damit wird v. a. das zweite Ziel erreicht, nämlich die Inkorporation hautgängiger Giftstoffe zu unterbrechen.

Biomonitoring
Ziel des Biomonitorings (Bestimmung der Schadstoffe im Organismus) ist es, das Ausmaß der Exposition und mögliche Folgen genau bestimmen zu können. Es wird inzwischen auch bei Gefahrgutunfällen erfolgreich eingesetzt.

Literatur

Referenzen
[1] **Brüne** F. Erstellen von Standard-Dekon-Verfahren. Bachelorarbeit an der Fachhochschule Bonn-Rhein-Sieg; 2006
[2] **Nasterlack** M. Human-Biomonitoring in der Chemischen Industrie. Vortrag am 27.01.2009 in Bonn
[3] **Shannon** MW, Borron SW, Burns MJ. Haddad and Winchester's Clinical Management of Poisoning and Drug Overdose. Philadelphia: Saunders Elsevier; 2007

Weiterführende Literatur
[4] **Eisenbrand** G, Metzler M, Hennecke FJ. Toxikologie. Weinheim: Wiley VCH; 2005
[5] **Geßmann** B, Schmidt J, Spörri R. Einwirkungen chemischer Stoffe. In: Luiz T, Lackner CK, Peter H, Schmidt J, Hrsg. Medizinische Gefahrenabwehr. München: Elsevier; 2010: 309–343

Teil IV

Organisation des Rettungsdienstes

48.3.4 Unbefriedigende IT-und Kommunikationsinfrastruktur

Große Logistikdienstleister disponieren ihre Fahrzeugflotten mit modernster Planungs- und Optimierungssoftware so, dass sie ihren Auftrag sowohl schnell als auch wirtschaftlich ausführen können. Hierzu genutzte Technologien umfassen RFID-Tags (Radio Frequency Identification), GPS (Global Positioning System)-gestützte Ortung etc. In der Notfallmedizin hingegen hält moderne Informations- und Kommunikationstechnologie erst langsam Einzug. Dies hat nicht nur Konsequenzen für die Einsatzdurchführung, sondern auch bei der Auswertung von Einsatzdaten.

48.4 Einsatzstrategien für die Golden Hour Diseases

Zunächst gilt es, auf organisatorischer Ebene (Ärztlicher Leiter Rettungsdienst, Leitstelle, Führungsebenen der Leistungserbringer) die gesamte Versorgungskette auf Optimierungspotenziale zu untersuchen. Hieraus müssen dann grundsätzliche Einsatzstrategien und Maßnahmenpakete beschrieben werden, die geeignet sind, Zeitverluste und Fehlzuweisungen zu minimieren (▶ Tab. 48.3).

▶ **Grundsätzliche Anforderungen an die notfallmedizinische Logistik.** Hier sind zu nennen:
- intensivierte Bevölkerungsaufklärung über die Bedeutung eines frühen Notrufs,
- flächendeckender Notruf 112,
- integrierte, kreisübergreifende Leitstellen für alle medizinischen Hilfeersuchen,
- Einsatz des/r nächstgeeigneten Rettungsmittel(s),
- zügige Erstversorgung nach Standard Operating Procedures,
- frühe Voranmeldung in der Klinik,
- direkter Transport in eine für die definitive Versorgung geeignete Klinik (unter Abwägung des Patientenzustands und der Transportdauer),
- strukturierte Patientenübergabe und standardisierte Ersteinschätzung des Patienten in der Klinik,
- klare Zuständigkeiten und kurze Wege in den Notaufnahmebereichen der Kliniken.

Im Einsatz gilt es dann, aus dieser Summe der grundsätzlich verfügbaren Maßnahmen diejenigen auszuwählen, die 1. zu dem definierten Zeitpunkt lokal verfügbar sind und 2. für den konkreten Patienten den größten Nutzen versprechen.

Tab. 48.3 Spezielle logistische Überlegungen bei zeitkritischen Krankheitsbildern.

Krankheitsbild	Logistische Überlegungen
Schlaganfall	- kurze präklinische Versorgungszeit - direkter Transport in Zentren - CT-Vorhaltung auch in kleinen Kliniken +Telekonsultation
ST-Hebungsinfarkt	- direkter Transport in ein Katheterzentrum unter Umgehung näher gelegener, kleiner Kliniken - direkte Übergabe im Katheterlabor unter Umgehung der Notaufnahme - präklinische Lyse
Kreislaufstillstand	- präklinische Initiierung der Hypothermie, - Umgehung von Kliniken ohne Hypothermieoption
Trauma	- kurze präklinische Versorgungs- und Transportzeiten - direkter Transport Schwerstverletzter in ein Traumazentrum - Schockraumalgorithmus

48.4.1 Rolle der Luftrettung

Rettungshubschrauber (RTH) sind insbesondere in ländlichen Regionen häufig die einzige Möglichkeit, dass Patienten mit zeitkritischen Erkrankungen oder Verletzungen rechtzeitig in eine geeignete Klinik gelangen. Die vorliegenden Daten lassen jedoch vermuten, dass die Luftrettungsmittel hierbei häufig nicht oder nicht rechtzeitig eingesetzt werden. Idealerweise wird der RTH schon bei Vorliegen bestimmter Meldebilder in Abhängigkeit von den geografischen Gegebenheiten primär alarmiert. Im Falle von Nachalarmierungen durch den bodengebundenen Rettungsdienst dürfen diese nicht erst dann erfolgen, wenn der Patient transportbereit ist. Luftrettungsbetreiber und Rettungsdienstträger sollten überregionale Landeplatzverzeichnisse erstellen. Darüber hinaus sind Hubschrauberlandeplätze an Kliniken so anzulegen, dass ein umständlicher Zwischentransport per RTW generell unterbleiben kann (▶ Tab. 48.4).

Vom medizinischen Meldebild unabhängige Kriterien sind:
- ein (signifikanter) Zeitvorteil bis zum Erreichen der Einsatzstelle und/oder einer geeigneten Zielklinik sowie
- die aktuell herrschenden Witterungs- und Verkehrsbedingungen.

Unabhängig von der Rolle des RTH als überregionales Transportmittel ist die zeitgerechte Herbeiführung des Notarztes in dünn besiedelten Gebieten heute immer häufiger nur bei primärer Einbeziehung der Luftrettung sicherzustellen.

48.4 Einsatzstrategien für die Golden Hour Diseases

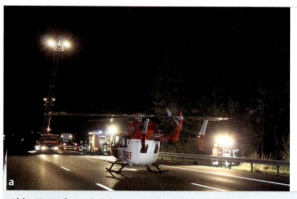 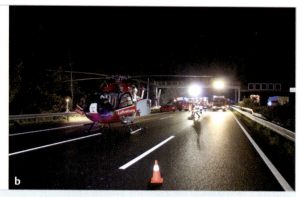

Abb. 48.1a, b Nächtlicher Primäreinsatz des RTH Christoph Niedersachsen (Quelle: DRF Luftrettung, mit freundlicher Genehmigung).

Tab. 48.4 Mögliche Kriterien für den RTH-Einsatz.

Medizinisches Meldebild	Differenzialindikation
Zustand nach Kreislaufstillstand	• Transport zur Hypothermie und / oder Katheterintervention
Schlaganfall	• schneller Transport bei Patienten im Lysefenster • Bewusstseinsstörung • Verdacht auf intrakranielle Blutung
ST-Hebungs-infarkt	• schneller Transport zur Katheterintervention, besonders bei großem Vorderwandinfarkt oder bei kardiogenem Schock
Trauma	• Amputationsverletzungen; Läsion großer Gefäße • Polytrauma • schweres Schädel-Hirn-Trauma • schweres Thoraxtrauma • schwere Verbrennung • schweres Wirbelsäulentrauma
Diverses	• Aortenaneurysma • Ertrinkungsunfall • Massenanfall Verletzter: schnelles Heranführen des Notarztes und schneller Transport

▶ **Nachteinsatz der Luftrettung.** Bislang ist die Luftrettung in den meisten Bundesländern weitgehend auf den Tagbetrieb beschränkt. Allerdings wurden in den letzten Jahren in mehreren Bundesländern, besonders Bayern, Hessen und Schleswig-Holstein, zunehmend Standorte mit 24-h-Bereitschaft eingerichtet (▶ Abb. 48.1a, b) und so die Versorgung im ländlichen Raum spürbar verbessert.

Merke

Trotz technologischer Fortschritte wie Hinderniswarnradar und Nachsichtgeräten wird der nächtliche RTH-Einsatz allerdings auch zukünftig nur unter Sichtflugbedingungen erfolgen können und sich vornehmlich auf ausgewiesene Landestellen beschränken

48.4.2 Auswahl der Zielklinik

Jeder im Rettungsdienst Tätige muss die spezifischen Anforderungen, die für die jeweiligen Akutdiagnosen an die Zielkliniken gestellt werden, und die Klinikstrukturen seines Einzugsgebiets kennen. Die entsprechenden Aufnahmekriterien sollten vom Ärztlichen Leiter Rettungsdienst bzw. Notarztstandort in Handlungsanweisungen für die jeweiligen Krankheitsbilder hinterlegt werden.

Instabile Notfallpatienten benötigen primär eine rasche Diagnostik und stabilisierende Erstversorgung (z.B. Katheterintervention, CT, Schockraum, Notoperation). Entsprechend sind Anfragen des Rettungsdienstes möglichst auf diese Erstversorgungskapazität und nicht auf eine spätere Intensivbehandlung auszurichten. Zentrale Behandlungskapazitätsnachweise erleichtern diese Anfragen, ersetzen aber nicht die gesetzliche Verpflichtung der Kliniken, zumindest die Erstversorgung vorzunehmen.

Merke

Die letzte Verantwortung für die Frage, welche Klinik angesteuert wird, liegt stets beim medizinisch Höchstqualifizierten vor Ort, nicht bei der Leitstelle (▶ Tab. 48.5)!

Tab. 48.5 Kriterien zur Auswahl der geeigneten Zielklinik nach Krankheitsbild.

Krankheitsbild	Anforderungen an die Zielklinik
Schlaganfall	• 24-h-CT-Bereitschaft • Stroke Unit • bei Koma oder Verdacht auf intrakranielle Blutung: zusätzlich Neurochirurgie
ST-Hebungs-Infarkt	• 24-h-Katheterbereitschaft • bei schwerem kardiogenem Schock auch Assistenzsysteme (Ballonpumpe, Herz-Lungen-Maschine, linksventrikuläre Assistenzsysteme)
Kreislaufstillstand	• Intensivstation mit Option der therapeutischen Hypothermie • möglichst auch Katheterlabor
schweres Trauma	• Schockraum mit interdisziplinärem Team (Unfallchirurgie, ggf. Neurochirurgie, Viszeralchirurgie, Anästhesie, Radiologie) • Transportdienst • zentrale Rufnummer zur Voranmeldung

48.4.3 Voranmeldung des Patienten

Bei der Voranmeldung von Notfallpatienten in Kliniken besteht häufig das Problem, aus einer Vielzahl an potenziellen Anlaufstellen die geeignete Einrichtung selbst bestimmen zu müssen bzw. von einer Stelle zur nächsten „weitergereicht" zu werden. Dies ist sehr zeitaufwendig. Überdies gelingt es auch präklinisch nicht immer, Symptome eindeutig einem bestimmten Fachgebiet zuzuordnen (z. B. unklare Bewusstseinsstörung).

Die Voranmeldung sollte daher möglichst dem Grundsatz eines „single point of contact" folgen, d. h. für die gesamte Klinik gibt es in der Kommunikation nach außen nur einen einzigen, entscheidungsbefugten Ansprechpartner.

Merke

Die Erfolge eines „Zentralen Innerklinischen Notfallkoordinators", der Makler der Interessen *aller* Notfallpatienten ist, sprechen für sich: Eine deutliche Abnahme abgelehnter Notfallpatienten, sowie eine Verkürzung innerklinischer Latenzen bei zeitkritischen Krankheitsbildern (Luiz et al. 2010 [9]). Wo eine solche zentrale Regelung nicht umgesetzt werden kann, muss der Rettungsdienst zumindest für die zeitkritischen Notfälle den jeweils zuständigen Arzt telefonisch direkt erreichen können.

48.4.4 Rolle der Informations- und Kommunikationstechnologie

Moderne Informations- und Kommunikationstechnologie, z. B. GPS-gestützte Disposition der Rettungsmittel, ermöglicht es, Informationen entlang der gesamten Versorgungskette in einer Geschwindigkeit und Präzision zu übermitteln bzw. zu verarbeiten, dass das Rettungswesen einen enormen Effizienzzuwachs erfährt.

Die in ▶ Tab. 48.6 aufgeführten Technologien sind regional noch sehr unterschiedlich verbreitet, gewinnen allerdings an Dynamik. Entscheidend ist, dass die Beteiligten in den neuen Technologien auch gut aus- bzw. fortgebildet werden und sowohl die Vorteile wie auch die Grenzen der einzelnen Verfahren kennen.

Kernaussagen

Einführung
Neben den eigentlichen medizinischen Maßnahmen ist für die Prognose von Patienten mit lebensbedrohlichen Erkrankungen der Faktor Zeit von entscheidender Bedeutung.

Das Eckpunktepapier zur notfallmedizinischen Versorgung
2008 haben die Fachgesellschaften in Deutschland in einem Eckpunktepapier konkrete Zeitintervalle festgelegt, innerhalb derer bei Patienten mit zeitkritischen lebensbedrohlichen Erkrankungen (schweres Trauma inkl. Schädel-Hirn-Trauma, Schlaganfall, ST-Hebungs-Myokardinfarkt) eine geeignete Klinik erreicht werden und dort die definitive Behandlung beginnen soll. Diese Latenzen sind für die Prognose häufig bedeutsamer als die bislang weit im Vordergrund stehende „Hilfsfrist" der Rettungsmittel.

Herausforderungen
Die größte logistische Herausforderung besteht darin, den reibungslosen Informationsfluss innerhalb der Rettungskette sicherzustellen. Dies ist heute ohne die Nutzung von vernetzten, auf Echtzeitinformationen basierenden Informationssystemen nicht mehr zu leisten.

48.4 Einsatzstrategien für die Golden Hour Diseases

Tab. 48.6 Innovative Informations- und Kommunikationstechnologie und ihr Potenzial in der Notfallmedizin.

Technologie	Vorteile	Realisierungsgrad	Bedeutung
Optimierte Standortplanung auf der Basis mathematischer Simulation und Optimierung (Henderson u. Mason 2004 [7])	objektive Entscheidungsgrundlage für den Neubau oder die Verlagerung von Wachen	bislang in Deutschland nicht eingeführt	+++
Standortermittlung bei Notrufen	Identifizierung des Notfallorts bei plötzlichem Gesprächsabbruch oder fehlender Ortskenntnis des Anrufers	zunehmende Umsetzung	+
PC-gestützte Notrufabfrage	strukturierte und vollständige, auf konstantem Niveau erfolgende Informationsabfrage	derzeit nur in Berlin und Hamburg sowie Österreich umgesetzt	?
GPS-gestützte Rettungsmitteldisposition und Navigation	Realisierung der „Nächste-Fahrzeug-Strategie"	zunehmende Umsetzung	+++
Leitstellenkopplung	Beschleunigung leitstellenübergreifender Einsätze; effizienterer Ressourceneinsatz	erste erfolgreiche Projekte, z. B. in Rheinland-Pfalz	++
zentraler internetbasierter Behandlungskapazitätsnachweis der Kliniken	transparente, leicht zugängliche Abfrage freier Klinikkapazitäten bei zeitkritischen Erkrankungen; beschleunigte Entscheidungsprozesse beim Finden der geeigneten Klinik	regional etabliert (Frankfurt, Rheinland-Pfalz, Saarland)	++
Telemetrie (z. B. 12-Kanal-EKG; Scholz et al. 2008 [13])	Optimierung der Entscheidungsfindung und Vorbereitung der Zielkliniken (z. B. Katheterlabor)	zunehmende Verbreitung, ausgehend von erfolgreichen Pilotprojekten (z. B. Hildesheim, Neustadt/Saale)	+
Telekonsultation (Skorning et al. 2009 [14])	Optimierung der Entscheidungsfindung und Vorbereitung der Zielkliniken durch sog. „Telenotarzt" in ausgewählten Fällen	Pilotprojekt im Testbetrieb (Uni Aachen)	+
IT-gestützte Triage in der Notaufnahme	erhöhte Sicherheit und Verkürzung der Zeit bis zum Beginn der ärztlichen Versorgung	Pilotprojekt (Uni Bonn)	++

+++: generell deutliche Zeitvorteile und / oder wirtschaftliche Vorteile zu erwarten
++: mehrheitlich Zeitvorteile und / oder wirtschaftliche Vorteile zu erwarten
+: in Einzelfällen bzw. für bestimmte Krankheitsbilder vorteilhaft
?: derzeit noch unklare Datenlage

Einsatzstrategien für die Golden Hour Diseases
- Einsatz des jeweils nächststehenden und geeigneten Rettungsmittels („Nächste-Fahrzeug-Strategie") unter Einsatz von GPS-Technologie (Satellitennavigation) und Datenfunk. Die Dispositionsentscheidung sollte bei Tracerdiagnosen möglichst auch bereits die möglichen Transportzeiten berücksichtigen.
- Kopplung bzw. Vernetzung von Leitstellen zur Verkürzung der Hilfsfristen und Erhöhung der Wirtschaftlichkeit.
- Möglichst primäre Einweisung der Patienten in eine für die definitive Behandlung geeignete Zielklinik.
- Optimierung der Schnittstelle zur Klinik durch Nutzung von Online-Datenbanken, die die aktuell verfügbaren Klinikkapazitäten anzeigen.

Literatur

Referenzen
[1] **Arbeitsgemeinschaft Südwestdeutscher Notärzte** (agswn), Institut für Notfallmedizin und Medizinmanagement (INM), Bundesärztekammer (BÄK) et al. Eckpunktepapier zur notfallmedizinischen Versorgung der Bevölkerung in Klink und Präklinik. Notfall Rettungsmed 2008; 11: 421–422
[2] **Behrendt** H, Runggaldier K Ein Problemaufriss über den demographischen Wandel in der Bundesrepublik Deutschland. Notfall Rettungsmed 2009; 12: 45–50
[3] **Biewener** A, Aschenbrenner U, Sauerland S et al. Einfluss von Rettungsmittel und Zielklinik auf die Letalität nach Polytrauma. Unfallchirurg 2005; 108: 370–377
[4] **Clarke** JR, Trooskin SZ, Doshi PJ et al. Time to laparotomy for intraabdominal bleeding from trauma does affect survival for delays up to 90 Minutes. J Trauma 2002; 52: 420–425
[5] **Deutsche Gesellschaft für Unfallchirurgie** (DGU), Sektion Intensiv- und Notfallmedizin (NIS). Traumaregister DGU. Jahresbericht 2009 für den Zeitraum bis Ende 2008. Im Internet: http://www.traumaregister.de/images/stories/downloads/Jahresbericht_2009.pdf; Stand: 16.06.2012

[6] **Grau** A, Eicke M, Biegler MK et al. Qualitätssicherung beim akuten Schlaganfall in Rheinland-Pfalz, 2001–2006. Ärztebl Rheinland-Pfalz 2011; 64: 12–16

[7] **Henderson** SG, Mason AJ. Ambulance service planning: simulation and data visualization. In: Brandeau ML, Sainfort F, Pierskalla WP, eds. Handbook Operations Research and Health Care: A Handbook of Methods and Applications. International Series in Operations Research and Management Science. Vol. 70. Boston: Kluwer Academic; 2004: 77–102

[8] **Lambert** L, Brown K, Siegel E et al. Association between timeliness of reperfusion therapy and clinical outcomes in ST-elevation myocardial infarction. JAMA 2010; 303: 2148–2155

[9] **Luiz** Th, Laux T, Morgenthaler M et al. Optimierung der frühen innerklinischen Prozessabläufe bei Patienten mit akutem Schlaganfall. Effekte der Implementierung eines zentralen innerklinischen Notfallkoordinators. Nervenheilkunde 2010; 29: 305–308

[10] **Luiz** T, van Lengen R, Wickenkamp A et al. Verfügbarkeit bodengebundener Notarztstandorte in Rheinland-Pfalz: Landesweites webbasiertes Erfassungs-, Anzeige- und Auswerteinstrument. Anästhesist 2011; 60: 421–425

[11] **Sagalyn** E, Band RA, Gaieski DF et al. Therapeutic hypothermia after cardiac arrest in clinical practice: Review and compilation of recent experiences. Critical Care Med 2009; 37: 223–226

[12] **Saver** JL. Time is brain – quantified. Stroke 2006; 37: 263–266

[13] **Scholz** KH, von Knobelsdorff G, Ahlersmann D et al. Prozessentwicklung in der Herzinfarktversorgung: Netzwerkbildung, Telemetrie und standardisiertes Qualitätsmanagement mit systematischer Ergebnisrückkopplung. Herz 2008; 33: 102–109

[14] **Skorning** M, Bergrath S, Rörtgen D et al. E-health in der Notfallmedizin – das Forschungsprojekt Med-on-@ix. Anaesthesist 2009; 58: 285–292

[15] **Thilo** C, Blüthgen A, Kuch B, von Scheidt W. Herzinfarktnetzwerk Region Augsburg (HERA). Einjahresergebnisse. Notfall Rettungsmed 2010; 14: 128–134

[16] **Towae** F, Juenger C, Mudra H et al. The development of door-to-angiography time in the last 14 years for patients with acute ST-elevation myocardial infarction treated with primary coronary intervention: Determinants and outcome. Results from the MITRA-plus and OPTAMI register. Acute Card Care 2011; 13: 35–39

[17] **Zahn** R, Vogt A, Zeymer U et al. In-hospital time to treatment of patients with acute ST elevation myocardial infarction treated with primary angioplasty: determinants and outcome. Heart 2005; 91: 1041–1046

49 Bodengebundener Rettungsdienst

P. Sefrin

Der Rettungsdienst ist eine öffentliche Aufgabe sowohl im Bereich der Daseinsfürsorge als auch der Gefahrenabwehr. Hieraus ergibt sich die Staatspflicht, für eine ausreichende medizinische Versorgung der Bevölkerung zu sorgen. In der Bundesrepublik Deutschland gibt es 319 Rettungsleitstellen in 325 Rettungsdienstbereichen. Ein Rettungsdienstbereich erstreckt sich im Durchschnitt über eine Fläche von ca. 1104 km^2, auf der ca. 253000 Einwohner leben. Pro Rettungsdienstbereich errechnen sich im Mittel 3,2 Notarztstandorte und 6,8 Rettungswachen, sodass auf jede Rettungswache etwa 41000 Einwohner entfallen.

Der bodengebundene Rettungsdienst verfügt über mehr als 1054 Notarztstandorte. 7678 Fahrzeuge gehören zum Bestand des öffentlichen Rettungsdienstes, davon sind 44% Rettungswagen (RTW), 35% Krankenwagen (KTW) und 15% Notarzteinsatzfahrzeuge (NEF). Der Anteil von Notarztwagen (NAW) beträgt 4%.

Pro Jahr werden in Deutschland ca. 12,1 Mio. Einsatzfahrten im öffentlichen Rettungsdienst durchgeführt. Damit nimmt durchschnittlich jeder 7. Einwohner den öffentlichen Rettungsdienst einmal im Jahr in Anspruch.

49.1 Aufgaben

Im bodengebundenen Rettungsdienst werden neben dem „Krankentransport" und der „Notfallrettung" verschiedene Sonderformen des Patiententransports unterschieden.

Definition

Definition (DIN 13050): Notfallrettung ist die organisierte Hilfe, die in ärztlicher Verantwortung erfolgt und die Aufgabe hat, bei Notfallpatienten am Notfallort lebensrettende Maßnahmen zur Verhinderung schwerer gesundheitlicher Schäden durchzuführen, ggf. ihre Transportfähigkeit herzustellen und die Person ggf. unter Aufrechterhaltung ihrer Transportfähigkeit und Vermeidung weiterer Schäden in eine weiterführende medizinische Versorgungseinrichtung zu befördern.

Die Anzahl der Notfalleinsätze beträgt jährlich 4,6 Mio., das sind rund 46,2% des gesamten Einsatzaufkommens. Im bodengebundenen Rettungsdienst gibt es pro Jahr 2,3 Mio. Notfälle mit Notarztbeteiligung. Insgesamt werden 99,4% aller Einsätze im bodengebundenen Rettungsdienst durchgeführt. Das Aufkommen der Notfalleinsätze an der Gesamteinsatzleistung hat sich von 33% im Jahre 1990/1991 auf 44% in den Jahren 2004/2005 erhöht. Häufigster Einsatzanlass für den Notarzt ist der internistische Notfall (55,4%). Verkehrsunfälle sind mit 6,3% am Gesamteinsatzaufkommen beteiligt. Bei 34,3% oder jedem 3. Notarzteinsatz besteht als Einsatzanlass ein „sonstiger Notfall". Im Mittel gilt jeder 23. Notarzteinsatz (4,3%) einem Verkehrsunfall.

49.2 Allgemeine Organisation

▶ **Rettungsleitstelle.** Die Kommunikations- und Einsatzzentrale des gesamten Rettungsdienstes für einen definierten Rettungsdienstbereich ist die Rettungsleitstelle. In ihr werden Einsatzaufträge und Notfallmeldungen entgegengenommen. Der daraus resultierende abgestufte Einsatz von Krankentransportwagen, Rettungswagen, Notarztwagen, Notarzteinsatzfahrzeugen und Rettungshubschraubern hängt weitgehend vom Inhalt und der Zuverlässigkeit der Notfallmeldung ab. Ungefähr 80% der Leitstellen werden als gemeinsame/integrierte Leitstellen betrieben, wobei eine Disposition sowohl für Einsätze der Feuerwehr wie des Rettungsdienstes erfolgt. Die Leitstelle kann im Bereich des Rettungsdienstes nach der „Zuweisungs-" oder der „Nächste-Fahrzeug-Strategie" disponieren. Nach der „Zuweisungsstrategie" erfolgt die Fahrzeugzuteilung strikt gemäß der Aufgabentrennung zwischen Notfallrettung und Krankentransport. Bei der „Nächste-Fahrzeug-Strategie" wird das dem Einsatzort nächststehende Fahrzeug – meist ein KTW – als Vorabfahrzeug alarmiert. Das bedeutet, dass parallel zum KTW immer noch zusätzlich ein RTW entsandt werden muss.

▶ **Rettungskette.** Handelt es sich um einen Notfall, so wird dieser als Notfalleinsatz mit und ohne Notarzt durchgeführt. Liegt kein akuter Notfall vor, werden die Einsätze als dringliche (23,8%) oder disponible (planbare) (30%) Krankentransporte eingestuft. Zur richtigen Einschätzung des Notfalls durch das Personal der Leitstelle werden differenzierte Schemata eingesetzt. Ein angepasstes Abfrageschema soll dem Personal der Rettungsleitstelle eine gedankliche Stütze sein und eine gewisse Systematik in das Wechselgespräch zwischen Notrufmelder und Leitstellenpersonal bringen. Die Rettungsleitstelle stellt auch in der *Rettungskette* ein wesentliches Verbindungsglied zwischen dem Rettungsdienst und der aufnehmenden Klinik dar. Nach der Einsatzalarmierung zur Rettung eines Notfallpatienten müssen Organisationsabläufe in Gang gesetzt werden, die durch definierte Vorschriften und Regeln weitgehend festgelegt sind, zu einem großen Teil aber ganz akut von situationsangepassten Entscheidungen bestimmt werden.

> **Definition**
> Die Rettungskette soll eine lückenlose Versorgung des Notfallpatienten vom Ort des Geschehens bis zur definitiven Versorgung ermöglichen. Dazu müssen alle Glieder (Erste Hilfe, Alarmierung, Notfall- und Rettungsdienst, Krankenhaus) reibungslos ineinandergreifen.

▶ **Eintreffzeit.** Ein geeigneter Indikator für die Leistungsfähigkeit des Rettungsdienstes ist die Eintreffzeit, d.h. die Zeitspanne vom Eingang der Notfallmeldung bis zum Eintreffen des Rettungsmittels am Notfallort. Die Bedienschnelligkeit des Rettungsdienstes ist ein wichtiges Beurteilungsmerkmal für seine Leistungsfähigkeit. Im Durchschnitt erreicht bei Verkehrsunfällen das erste Rettungsmittel den Unfallort nach 7,6 min und 95 % der Verkehrsunfälle werden innerhalb von 16,8 min erreicht. Der Durchschnittswert für das Eintreffen bodengebundener Notärzte bei Verkehrsunfällen beträgt 10,6 min, wobei 95 % der Notärzte binnen 22,8 min eingetroffen sind.

▶ **Hilfsfristen.** Hilfsfristen in der Notfallrettung sind planerische Vorgaben für die Zeitspanne aller Notfalleinsätze eines Rettungsdienstbereichs zwischen dem Eingang des Notrufs in der Leitstelle und dem Eintreffen des Rettungsdienstes am Einsatzort, die so zu bemessen ist, dass die Möglichkeiten der Notfallmedizin umsetzbar sind (DIN 13050). Die Planungsgrößen sind in den Ländern unterschiedlich definiert und zeitlich festgelegt. Sie stellen eine zentrale Leistungsvorgabe und einen Parameter für die Bedarfsplanung im Rettungsdienst dar, aus der sich der Ausbaustandard der bedarfsgerechten rettungsdienstlichen Infrastruktur ableitet. Die Einhaltung der Hilfsfrist muss planerisch und organisatorisch sichergestellt werden.

49.3 Rendezvous- und Stationssystem

▶ **Organisationsmodelle.** Der bodengebundene Notarztdienst wird in 2 verschiedenen Organisationsmodellen betrieben, das Stations- und das Rendezvoussystem. Das Stationssystem wird auch als Kompaktsystem bezeichnet, da Notarzt und Rettungspersonal gemeinsam zum Einsatz kommen. Beide Organisationsformen haben ihre spezifischen Vor- und Nachteile. 78,2 % werden im Rendezvous- und 21,8 % im Stationssystem gefahren.

49.3.1 Rendezvoussystem

> **Definition**
> Das Rendezvoussystem ist durch den getrennten Standort von Rettungswagen (RTW) und Notarzt (NA) mit getrennter Anfahrt zum Notfallort gekennzeichnet. Voraussetzung ist die Verfügbarkeit eines gesonderten Notarzteinsatzfahrzeuges (NEF – gemäß DIN 75079).

Der Notarzt kann im Rendezvoussystem seiner gewohnten Tätigkeit als niedergelassener Arzt oder Krankenhausarzt nachgehen. Er muss jedoch jederzeit unverzüglich abkömmlich sein und wird im Bedarfsfall mit dem NEF zum Einsatzort gebracht. Damit fahren 2 Fahrzeuge zum Notfallort und treffen dort aufeinander. Für den Einsatz mit dem NEF sollte dem Notarzt ein Rettungsassistent oder -sanitäter als Fahrer zur Verfügung stehen, da nicht auszuschließen ist, dass im Einzelfall das NEF zuerst am Notfallort eintrifft und damit die Versorgung des Patienten zu übernehmen hat. Nach der Patientenversorgung begleitet der Notarzt je nach Ausmaß der Schädigung und des Erfolgs der Behandlung den Patienten zur Klinik. Der Anteil der arztbegleitenden Klinikfahrten liegt im Bereich zwischen 30 und 50 %.

▶ **Vorteile.** Der entscheidende Vorteil des Rendezvoussystems ist seine hohe Flexibilität. Nach suffizienter Versorgung des Patienten ist es möglich, einen Folgeauftrag zu übernehmen. Bei nicht indizierter Alarmierung steht der Notarzt (NA) sofort für weitere Einsätze zur Verfügung. Insbesondere im ländlichen Bereich ist darüber hinaus die Versorgung mehrerer RTW-Einsatzbereiche durch einen NA mit dem NEF möglich.

▶ **Nachteile.** Zu den Nachteilen des Rendezvoussystems zählt die Möglichkeit, am Notfallort auf ein unbekanntes Team zu treffen. Darüber hinaus besteht ein relativ hoher personeller Aufwand, denn es müssen stets 2 Fahrzeuge mit entsprechender Besetzung eingesetzt werden (▶ Tab. 49.1).

49.3.2 Stationssystem

> **Definition**
> Beim Stationssystem sind NA und die Besatzung des RTW am Krankenhaus oder an einer Rettungswache stationiert. Im Alarmfall rücken sie von dort gemeinsam zum Notfallort aus. Dabei wird der RTW durch Mitnahme des NA zum Notarztwagen (NAW).

Bei der Stationierung des RTW am Krankenhaus kann der Notarzt seiner üblichen klinischen Tätigkeit nachgehen. Das Rettungspersonal wird in den Klinikbetrieb integriert und kann damit gleichzeitig fortgebildet werden.

Tab. 49.1 Vor- und Nachteile des Rendezvous- und Stationssystems.

	Rendezvoussystem	Stationssystem
Vorteile	• höhere Flexibilität und bessere Kompensation von Meldefehlern • ggf. kürzere Eintreffzeit und kürzere Einsatzdauer • größeres Ärztereservoir (mehrere Kliniken, niedergelassene Ärzte)	• komplettes Team ständig einsatzbereit • routinierte Zusammenarbeit • gleichzeitiges Eintreffen von Notarzt und Notarztwagen am Einsatzort • kontinuierliche Therapie vom Notfallort bis zur Klinikaufnahme
Nachteile	• gesondertes Fahrzeug, zusätzlicher Rettungssanitäter/-assistent als Fahrer • evtl. unbekanntes Team des Rettungswagens	• Blockierung des Notarzts bei absoluten und relativen Fehleinsätzen • Konkurrenz einzelner Krankenhäuser • bei Einsatz des Notarzts an Notarztwagen gebunden • längere Anfahrtswege, wenn Krankenhaus nicht im Zentrum • bei Stationierung auf Rettungswache untätiges Warten auf den Einsatz

▶ **Vorteile.** Der besondere Vorteil dieses Systems liegt in der engen Zusammenarbeit und Vertrautheit des Teams außerhalb des Einsatzes. Der NA ist genauestens über die Qualifikation und die Fähigkeiten seiner Mitarbeiter informiert. Aufgrund der engen Zusammenarbeit sind nach dem Einsatzende eine Analyse des Geschehens, eine Besprechung möglicher Fehler und Komplikationen sowie die Verbesserung der medizinischen Ausrüstung durchführbar. Durch die gemeinsame Stationierung ist weiter gewährleistet, dass das Rettungsteam gemeinsam am Notfallort eintrifft. Das Team kann die Notfalltherapie am Ort des Geschehens einleiten und kontinuierlich bis zur Klinik und darüber hinaus auch innerklinisch fortsetzen.

▶ **Nachteile.** Der wesentliche Nachteil des Stationssystem ist die Bindung des NA an das Rettungsfahrzeug. Dies ist insbesondere in Gegenden relevant, in denen nur ein NAW zur Verfügung steht. Bei einem Doppeleinsatz ist ein Abrücken in der Regel unmöglich, obwohl keineswegs alle Notfallpatienten nach der Primärversorgung zwingend eine ärztliche Transportbegleitung benötigen. Dazu kommt, dass die für den Rettungsdienst zuständigen Organisationen durchgehend auf 2 Mitarbeiter verzichten müssen, die nicht für Aufgaben auf der Wache oder andere geeignete Transportaufgaben zur Verfügung stehen.

Merke

Rendezvous- und Stationssystem werden vielerorts in unterschiedlicher Modifikation eingesetzt. Eine generelle Empfehlung für ein bestimmtes System ist nicht möglich, vielmehr sollten die regionalen Gegebenheiten die Einsatzform bestimmen.

49.4 Intensivtransport

Mit der zunehmenden Spezialisierung der medizinischen Versorgung und der Versorgungsstätten parallel geht eine zunehmende Verlagerung von Patienten in höherwertige Behandlungsstätten, auch unter Fortführung der begonnenen Behandlung. Dies beinhaltet auch die Tatsache, dass eine Intensivtherapie während des Transports weitergeführt werden muss.

Definition

Definition (DIN 13050): Der Intensivtransport ist ein nicht zeitkritischer bodengebundener Sekundärtransport zur Beförderung eines intensivüberwachungs- und -behandlungspflichtigen Patienten, bei dem Notarzt und Rettungsassistent mit besonderer intensivmedizinischer Qualifikation sowie ein geeignetes Transportsystem erforderlich sind.

Der Intensivtransport gehört zum Bereich des Notfalltransports, da ein Intensivpatient nach der Definition grundsätzlich als Notfallpatient einzustufen ist.

Definition

Definition (DIN 13050): Ein Intensivpatient ist ein Patient, dessen Erkrankungs- und/oder Verletzungsfolgen die Behandlung und Überwachung mit den Mitteln der Intensivmedizin unter Verwendung der Möglichkeiten invasiver Diagnose- und Therapieverfahren und deren Monitoring bei lebensbedrohlichem Versagen eines oder mehrerer Organsystems erfordert.

Zur Durchführung dieser Transporte werden im bodengebundenen Rettungsdienst eigene, besonders dimensionierte Fahrzeuge (Intensivtransportwagen, ITW – gemäß DIN 75076) eingesetzt. Sie ermöglichen aufgrund ihrer Konzeption und Ausstattung die Weiterführung einer stationär begonnenen Intensivtherapie.

50 Luftrettungsdienst

L. Lampl, T. Schlechtriemen

50.1 Aufgabenstellung und Begriffsbestimmung

Die Einbindung von Luftfahrzeugen in das Gesamtsystem der notärztlichen Versorgung dient der Ergänzung des bodengebundenen Rettungsdienstes sowie der Erweiterung der dort vorhandenen Möglichkeiten. Dabei fällt dem Rettungshubschrauber (RTH) die quantitativ wie qualitativ umfangreichste Aufgabe im Bereich der Luftrettung zu.

Vom Prinzip her ist der RTH, ebenso wie der Notarztwagen (NAW) und das Notarzteinsatzfahrzeug (NEF), als „schneller Notarztzubringer" konzipiert. Die Kurzhaltung des therapiefreien Intervalls ist seine vordringliche Aufgabe.

Im gesamten zentraleuropäischen Raum gilt der RTH als integraler Bestandteil des organisierten Rettungsdienstes (▶ Abb. 50.1a–c zeigen im Überblick die RTH-Stationen in Deutschland, in der Schweiz und in Österreich).

Dazu haben neben staatlichen Institutionen (Bundeswehr, Bundesministerium des Innern) v.a. privatrechtliche Träger wie der Allgemeine Deutsche Automobilclub (ADAC), die Deutsche Rettungsflugwacht (DRF) und vergleichbare Organisationen im Ausland (ÖAMTC, REGA) während der vergangenen 40 Jahre bahnbrechende Pionierarbeit und entscheidende Beiträge geleistet.

Aufbauend auf den mit dem RTH gewonnenen Erfahrungen haben sich im Laufe der letzten Jahre weitere notfallmedizinische Hubschrauberkonzepte mit gezieltem Aufgabenspektrum entwickelt. Dies betrifft v.a. den speziell ausgestatteten Intensivtransporthubschrauber (ITH), der Einsatz des Großraumhubschraubers (GRH) ist nur im Ausnahmefall (Großschaden bzw. Katastrophe) vorgesehen.

Grundlegend für das Verständnis des RTH ist es, ihn nicht als besonders herausgehobenes Rettungsmittel zu betrachten, das v.a. in Laienmedien mit geradezu mystischen Eigenschaften belegt wird. Es ist stattdessen die Kenntnis der speziellen Einsatzcharakteristika, der Vorteile, aber auch Nachteile des RTH, die es gestatten, Boden- und Luftrettung im Sinne des individuellen Notfallpatienten wirkungsvoll zu verknüpfen.

> **Merke**
>
> Der RTH übernimmt, auch im Sinne einschlägiger gesetzlicher Regelungen, „nur" eine Ergänzungsfunktion im Gesamtrahmen des Rettungsdienstes. Der weitaus größere Anteil an Rettungseinsätzen wird von der Bodenrettung geleistet. Gemeinsames Ziel ist die effiziente Nutzung personeller, finanzieller und fachlicher Ressourcen.

50.2 Charakteristika der Luftrettung im Vergleich zur bodengebundenen Rettung

50.2.1 Personelle Besetzung und apparative Ausstattung

Personelle Besetzung und materielle Ausstattung von RTH und NAW bzw. NEF stimmen weitgehend überein. Die Besatzung eines Rettungshubschraubers (RTH) besteht im Regelfall aus Pilot, Notarzt und Rettungsassistent. An einigen Stationen müssen zusätzliche fliegerische Aufgaben – etwa die Windenrettung im Gebirge oder im Küstenbereich – geleistet werden, für die ein Bordmechaniker die Crew ergänzt. Für routinemäßige Nachteinsätze – etwa im Intensivtransportbereich – sind 2 Piloten vorgesehen.

Qualifikation des Notarztes

Die berufsrechtlichen Vorgaben an die Qualifikation des Notarztes unterscheiden nicht zwischen Luftrettung und bodengebundenem Rettungsdienst. Gefordert wird je nach zuständiger Ärztekammer der Fachkundenachweis Rettungsdienst oder die Zusatzbezeichnung Notfallmedizin. Die internen Vorgaben der Luftrettungsorganisationen gehen jedoch über diese Mindestanforderungen hinaus. So benennt die Deutsche Rettungsflugwacht die Facharztqualifikation als Eingangsvoraussetzung für den Luftrettungsdienst. Die ADAC-Luftrettung schreibt in ihrem Handbuch Medizin Facharztniveau vor – in 2010 wurden hier 89,4 % aller Einsätze von Fachärzten betreut. 98,6 % der Notärzte kamen aus einem Fachgebiet mit Bezug zur Intensivmedizin (Anästhesie, Innere Medizin, Chirurgie, Pädiatrie).

▶ **Intensivtransportkurs.** Für den Einsatz auf dem ITH wird von ADAC und Deutscher Rettungsflugwacht von den Ärzten zusätzlich ein „Intensivtransportkurs" nach den Empfehlungen der DIVI gefordert – beide Organisationen führen für ihre Mitarbeiter entsprechende Kurse durch. Diese Qualifikationsanforderung ist nicht gesetzlich vorgeschrieben, wird jedoch von den notärztlichen Fachgesellschaften in Deutschland dringend empfohlen.

50.2 Charakteristika der Luftrettung im Vergleich zur bodengebundenen Rettung

Einige Intensivtransporte erfordern spezifische Kenntnisse (Inkubatortransport von Frühgeborenen, Einsatz der intraaortalen Ballongegenpulsation). Im Bedarfsfall kann bei diesen Einsätzen ein entsprechender Spezialist (Pädiater, Intensivmediziner) die Stammbesatzung ergänzen.

Qualifikation des Rettungsassistenten

Für das nichtärztliche Personal im Luftrettungsdienst ist die Qualifikation „Rettungsassistent" nur in einigen Landesrettungsdienstgesetzen vorgeschrieben. Trotzdem setzen alle Luftrettungsorganisationen in Deutschland in ihren medizinischen Teams ausschließlich Rettungsassistenten ein.

▶ **Berufserfahrung und Zusatzqualifikation.** Zudem werden – wie im notärztlichen Bereich – unternehmensintern zusätzliche Qualifikationsvorgaben gemacht. So verlangt die ADAC-Luftrettung eine mindestens 3-jährige Berufserfahrung als Rettungsassistent, die DRF eine mindestens 5-jährige hauptamtliche Tätigkeit auf arztbesetzten Rettungsmitteln. An Luftrettungszentren mit medizinischem Personal der Bundeswehr haben die eingesetzten Rettungsassistenten grundsätzlich die zusätzliche Qualifikation einer Fachpflegekraft aus dem Bereich Anästhesie oder Intensivmedizin.

▶ **HEMS-Crew-Member.** Zusätzlich zur medizinischen Qualifikation absolvieren die Rettungsassistenten im Luftrettungsdienst eine spezifische Ausbildung zum

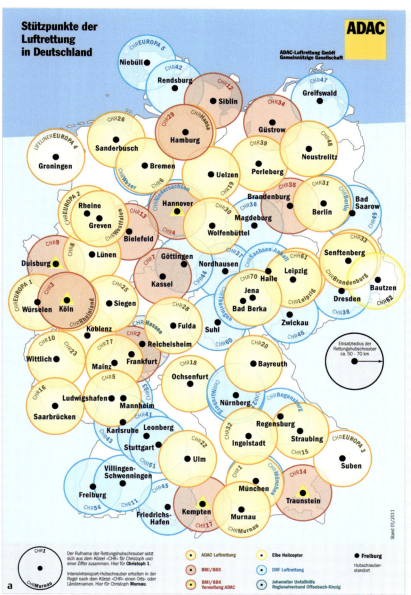

Abb. 50.1a–c Luftrettungsstandorte.
a RTH-Stationen in der Bundesrepublik Deutschland (Stand: 04/2011; Quelle: ADAC-Luftrettung GmbH, mit freundlicher Genehmigung.)

Luftrettungsdienst

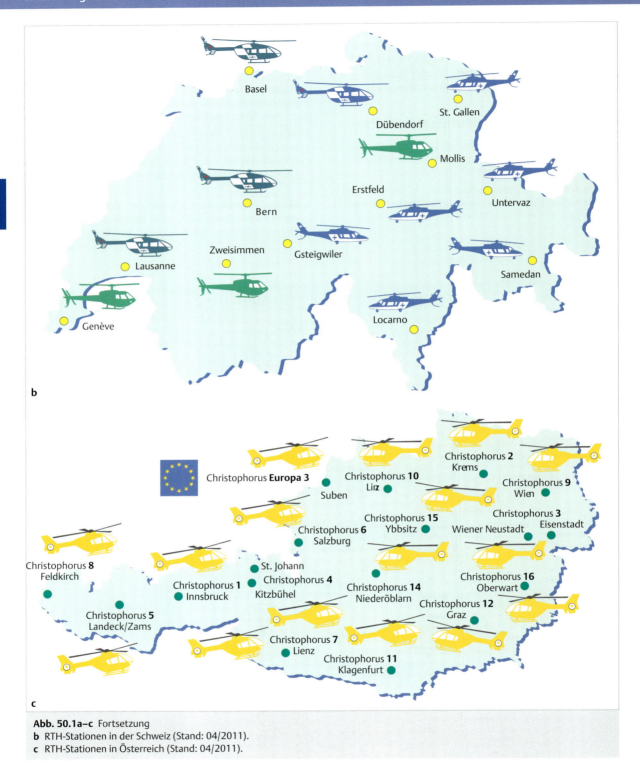

Abb. 50.1a–c Fortsetzung
b RTH-Stationen in der Schweiz (Stand: 04/2011).
c RTH-Stationen in Österreich (Stand: 04/2011).

HEMS-Crew-Member (Helicopter Emergency Medical Service Crew Member). Diese Ausbildung vermittelt detailliert vorgeschriebene Kenntnisse in den Bereichen Flugplanung, Meteorologie, Funk und Navigation und wird von den einzelnen Luftrettungsunternehmen zum Teil noch durch unternehmensinterne Schulungsvorgaben v. a. im Bereich Crew Ressource Management erweitert.

50.2 Charakteristika der Luftrettung im Vergleich zur bodengebundenen Rettung

> **Merke**
>
> Eine spezielle Weiterbildung zum „Rettungsassistenten im Luftrettungsdienst" – wie von einigen Rettungsdienstschulen angeboten – entspricht weder einem berufsrechtlich anerkannten Ausbildungsgang noch wird sie von den Luftrettungsunternehmen anerkannt.

Apparative Ausstattung

In DIN 13230 bzw. EN 13 718 ist die apparative Ausstattung eines RTH, im Part 2 und 4 die Ausrüstung eines ITH festgelegt. Alle Luftrettungsunternehmen in Deutschland überschreiten diese Mindestausstattung in der Regel deutlich. Eine flottenweite Ausstattung mit Intensivrespiratoren und ein erweitertes Patientenmonitoring ermöglichen es beispielsweise, mit demselben Ausstattungskonzept sowohl Primäreinsätze wie Intensivtransporte durchzuführen (Dual-Use-Modus) und damit flexibel auf Einsatzanforderungen zu reagieren. Dem hohen Anteil an Traumapatienten in der Luftrettung wird durch spezielle Ausrüstungskonzepte (spezifische Lagerungshilfsmittel, Kindertraumasets, präklinische Sonografie) Rechnung getragen.

Weitere Spezialausstattung (z. B. Inkubatoren) kann bei den meisten RTH nach entsprechender Vorabsprache innerhalb von Minuten zusätzlich verladen werden. Nur im Ausnahmefall ist bei Patienten mit sehr spezifischen Krankheitsbildern (z. B. ARDS-Patienten) eine personelle wie apparative Sonderausstattung notwenig, die nur von wenigen ITH vorgehalten wird und bei der Anforderung im Detail besprochen werden muss.

> **Merke**
>
> Zusammenfassend lässt sich der RTH treffend als „fliegender NAW" charakterisieren.

50.2.2 Einsatztaktik

Besonderheiten und Unterschiede zwischen RTH und NAW ergeben sich nach dem bisher Gesagten nicht aus Ausstattung und Besatzung, sondern hinsichtlich der Einsatztaktik im Primäreinsatz.

> **Merke**
>
> Rettungshubschrauber werden in Deutschland zumeist in Ergänzung zu einem flächendeckenden bodengebundenen Rettungssystem eingesetzt. Nur im Ausnahmefall ersetzen sie in einer Region routinemäßig bodengebundene Rettungsmittel.

Rettungshubschrauber dienen insbesondere als:
- *Back-up-Funktion für den bodengebundenen Rettungsdienst:* Ist der bodengebundene Notarzt im Einsatz gebunden, können parallel in der Region auftretende Notfälle durch das Team des RTH versorgt werden. So werden insbesondere in ländlichen Regionen mit weiten Entfernungen zwischen benachbarten Notarztstandorten die in den Landesrettungsdienstgesetzen festgelegten Hilfsfristen besser eingehalten. Als Back-up-System kann der RTH eine größere Region (50–70 km um seinen Standort) abdecken und unterliegt hierbei typischerweise denselben Dispositionsvorgaben wie der bodengebundene Notarzt.
- *Alternative bei Notfallsituationen mit mehreren Betroffenen:* Nach dem regionalen bodengebundenen Notarzt kann der RTH bei Notfällen mit mehreren Betroffenen als weiteres arztbesetztes Rettungsmittel zur Verfügung stehen und bietet darüber hinaus auch die Möglichkeit, die Patientenversorgung in den möglichen Zielkliniken zu entlasten, indem der RTH mit dem von ihm versorgten Patienten weiter entfernte Krankenhäuser – wegen seiner Schnelligkeit ohne Zeitverlust – anfliegt, während die regionalen Kliniken die Patienten des bodengebundenen Rettungsdienstes übernehmen.
- *Transport von Patienten in Spezialkliniken:* Aufgrund der zunehmenden Spezialisierung der Kliniken ist die Versorgung eines Traumapatienten (Polytrauma, schweres Schädel-Hirn-Trauma, Schwerbrandverletzte) in der Region oft nicht möglich – der RTH kann schnell größere Distanzen überwinden und damit auch weiter entfernte Häuser mit speziellen Versorgungsmöglichkeiten zeitgerecht erreichen. Dies gilt zunehmend auch für internistische Notfälle (Transport von Myokardinfarktpatienten zum Herzkatheter, Transport von Schlaganfallpatienten zur Stroke-Unit). Das zügige Überwinden großer Strecken spielt in Ausnahmefällen auch bei Organtransporten zu Transplantationen oder Transporten von Spezialkräften (z. B. Rettungstaucher) eine Rolle.
- *Schonender Transport:* Bestimmte Patientengruppen (z. B. Patienten mit Wirbelsäulenfrakturen) profitieren nicht nur von einem schnellen, sondern auch von einem schonenden, erschütterungsarmen Transport.
- *Einsatz in schwierigem Gelände:* Notfälle im Gebirge, auf der Küste vorgelagerten Inseln, in größeren Waldgebieten oder im Tagebergbau können besser erreicht, Hindernisse (Flusstäler, ausgedehnte Industrie- oder Hafenanlagen) zügig überflogen und Verkehrsstaus umgangen werden.
- *Einsatz bei unbekannten Einsatzstellen:* Aus dem Luftrettungsmittel lassen sich unbekannte Einsatzstellen insbesondere im Gelände besser lokalisieren. Bei Verkehrsunfällen auf Autobahnen mit unklaren Informationen zur Fahrtrichtung kann der RTH flexibel reagieren, während Einheiten des bodengebundenen Rettungsdienstes bei zeitkritischen Einsätzen ggf. aus beiden Fahrtrichtungen anrücken müssten.

Wichtige Nachteile der Luftrettung sind:
- *Abhängigkeit vom Wetter:* Bei eingeschränkter Sicht (Nebel, insbesondere auf Berghängen aufliegender Bodennebel) sind Bodenhindernisse und Hochspannungsleitungen schlecht zu erkennen und die Gefahr einer Kollision ist insbesondere bei der Landung an der Einsatzstelle in unbekanntem Gelände hoch. Flugsicherheit und damit das Leben der Besatzung gehen in diesen Fällen vor – die Entscheidung, ob ein Einsatz wetterbedingt möglich ist, trifft ausschließlich der Pilot.
- *Abhängigkeit vom Tageslicht:* Luftrettungsmittel werden üblicherweise von 7:00 Uhr morgens bis Sonnenuntergang (Sunset) vorgehalten. Weder der tatsächliche Bedarf noch das erheblich erhöhte Flugrisiko rechtfertigen die 24-h-Bereitschaft bzw. den routinemäßigen Nachteinsatz von Primärrettungshubschraubern. Sinnvoll und machbar ist es dagegen, den Notfallpatienten nachts nach Erstversorgung im nächstgelegenen Krankenhaus, das in der Regel über einen bekannten und ausleuchtbaren Landeplatz verfügt, sekundär z.B. mittels eines ITH zu verlegen. In allen Fällen ist die Indikation zum Nachteinsatz jedoch streng zu stellen. Zukunftsweisend erscheint das Konzept des sog. Dual Use, das tagsüber den Einsatz derselben Maschine als RTH, nachts als ITH vorsieht.
- *Notwendigkeit von Landemöglichkeiten:* Nicht immer sind in unmittelbarer Nähe zur Einsatzstelle Landemöglichkeiten vorhanden. Unter Umständen gelangt das RTH-Team erst mit einem Zwischentransport (Polizei, Passanten) zur Einsatzstelle. Sinnvoll kann es auch sein, wenn der RTW sich mit dem RTH an einer geeigneten Landestelle trifft.
- *Reduzierte Überwachungs- und Behandlungsmöglichkeiten im Flug:* Im RTH ist aufgrund der räumlichen Enge die Zugänglichkeit des Patienten eingeschränkt – invasive Maßnahmen (z.B. Intubation, Thoraxdrainage) müssen daher vor Transportbeginn mit großzügigerer Indikation als im bodengebundenen Notarztdienst erfolgen. Die Kommunikation mit wachen Patienten ist im RTH aufgrund des hohen Lärmpegels nur eingeschränkt möglich.
- *Einschränkungen bei speziellen Infektionskrankheiten:* Da sich in den in der Luftrettung überwiegend verwendeten Hubschraubermustern keine Trennung zwischen Pilotenkanzel und Patientenkompartment einrichten lässt, könnten sich floride Keime von Infektionspatienten (etwa bei offener Tuberkulose oder MRSA-Infektion der Atemwege) auch ins Cockpit ausbreiten. Während des Fluges ist den Piloten das Tragen von persönlicher Infektionsschutzausrüstung nicht möglich. Zudem lassen sich die empfindlichen Geräte im Cockpit keiner regelgerechten Desinfektion zuführen, ohne erheblichen Schaden zu nehmen. Aus diesen Gründen sind RTH in aller Regel zum Transport von Infektionserkrankten nicht geeignet.

▶ Tab. 50.1 fasst Vor- und Nachteile des RTH zusammen.

Tab. 50.1 Vor- und Nachteile des RTH.

Vorteile	Nachteile
Back-up-System für bodengebundenen Rettungsdienst mit großem Einsatzradius	Abhängigkeit vom Wetter (Nebel)
zweites Rettungsmittel bei Notfällen mit mehreren Betroffenen	Abhängigkeit vom Tageslicht
Transport in Spezialkliniken über größere Entfernungen (Polytrauma, Schädel-Hirn-Trauma, Verbrennungen, Herzinfarkt, Schlaganfall)	reduzierte Überwachungs- und Behandlungsmöglichkeit im Flug (Lärmpegel, eingeschränkte Zugänglichkeit des Patienten)
erschütterungsarmer Transport (Wirbelsäulenverletzungen)	Notwendigkeit von Landemöglichkeiten
Patientenversorgung in schwierigem Gelände (Gebirge, Inseln, Autobahn)	Einschränkungen bei speziellen Infektionskrankheiten
Unabhängigkeit von Verkehrsverhältnissen (Stau)	

50.2.3 Patientenspektrum

Die genannten einsatztaktischen Besonderheiten der Luftrettung bedingen ein besonderes Spektrum der zu versorgenden Patienten, das sich auszeichnet durch:
- Hoher *Traumaanteil* (31,3%), darunter *viele Polytraumen* (15,2% aller Traumapatienten): Während zu Beginn der Luftrettung fast ausschließlich Traumapatienten zu versorgen waren, nimmt der Traumaanteil von Jahr zu Jahr kontinuierlich ab.
- Hoher Anteil *kardiozirkulatorischer* (30,0%) und *neurologischer* (17,8%) Notfälle: Diese internistisch-neurologischen Krankheitsbilder überwiegen ähnlich wie im bodengebundenen Rettungsdienst.
- Hoher Anteil von *Kindernotfällen* (12,9%): Im Luftrettungsdienst sind nicht nur häufiger Kinder zu versorgen, sie sind auch gemäß NACA-Score deutlich schwerer betroffen (Schlechtriemen et al. 2006 [1]).
- Niedriger Anteil an *psychiatrischen Notfällen* und *Intoxikationen* (2,5%), da diese Notfälle nicht selten in den Abendstunden und nachts auftreten und Innenstadtbereiche betreffen – hier wird die Luftrettung seltener eingesetzt.

(Die Zahlen in Klammern geben den Anteil der Patienten bei Primäreinsätzen der ADAC-Luftrettung 2010 an.)

50.2.4 Zusammenarbeit und Grenzziehung zwischen RTH und ITH

Im Gegensatz zum schnellen Notarztzubringer RTH stellt der ITH hinsichtlich des Raumangebots sowie der personellen und gerätetechnischen Ausstattung eine fliegende Intensivbehandlungseinheit dar, deren originäre Aufgabe der planbare Verlegungsflug kritisch kranker Patienten ist. Dies gilt insbesondere dann, wenn der Zustand des Patienten bzw. die einsatztaktischen Gesichtspunkte mit dem Auftrag des RTH bzw. dessen Ausstattung kollidieren.

> **Merke**
>
> Als pragmatisch in der Abgrenzung und Ergänzung von RTH und ITH erscheint es, den Einsatz des ITH dann vorzusehen, wenn
> - die medizinische Ausstattung des RTH nicht ausreicht oder
> - der RTH aus logistischen Gründen nicht eingesetzt werden kann.

Letzteres ist gewöhnlich der Fall, wenn
- das abgebende Krankenhaus (deutlich) außerhalb des 50-km-Radius liegt,
- die Distanz zwischen abgebendem und aufnehmendem Krankenhaus mehr als 100 km beträgt,
- die Abwesenheit des RTH insgesamt länger als 2 h dauert,
- der Einsatz zur Nachtzeit durchzuführen ist.

50.3 Arbeitsbedingungen

In allen in der Bundesrepublik Deutschland, der Schweiz und Österreich gebräuchlichen RTH bzw. ITH (z.B. BK 117, EC 135, EC 145, Bell 412, SA 365 usw.) sind die medizinischen Arbeitsmöglichkeiten während des Fluges bestimmt durch:
- räumliche Enge (Patient nicht uneingeschränkt zugänglich),
- Lärm (90–95 dB gegenüber 75–80 dB im Rettungswagen, daher Auskultation und Perkussion nahezu unmöglich),
- Vibrationen,
- eingeschränkte Überwachungs- und Behandlungsmöglichkeiten (wird eine Flugunterbrechung für die Durchführung von Behandlungsmaßnahmen notwendig, so gehen bis zur Landung und zum Turbinenstillstand im günstigsten Fall zumindest einige Minuten verloren).

> **Merke**
>
> Im Vergleich zum bodengebundenen Notarzteinsatz stellen Luftrettungseinsätze daher erhöhte Anforderungen an die Transportstabilität des Patienten.

Daraus leiten sich folgende Empfehlungen ab:
- Die Indikation zur endotrachealen Intubation und Beatmung ist im Zweifelsfall großzügig zu stellen.
- Endotrachealtubus, venöse Zugänge und sonstige Sonden sind zuverlässig zu fixieren.
- Vor dem Start muss eine präzise Kontrolle von (Be-)Atmung und Kreislauf erfolgen.
- Alle Überwachungsmöglichkeiten wie Monitor-EKG, Pulsoxymetrie, Kapnografie und oszillometrische Blutdruckmessung sind konsequent zu nutzen.
- Zur Dämpfung von Schwingungen und Vibrationen ist der Patient stets auf einer Vakuummatratze zu lagern.
- Alle Patienten erhalten einen geeigneten Gehörschutz.

50.4 Kontraindikationen gegen einen Lufttransport

Absolute Kontraindikationen gegen den Hubschraubertransport von Notfallpatienten stellen sich äußerst selten, sofern 2 Voraussetzungen beachtet werden:
- Zum einen bedürfen die Patienten einer vor Transportbeginn sichergestellten Stabilisierung ihrer vitalen Funktionen, die über das im NAW erforderliche Maß häufig hinausgeht. Eine suffiziente Reanimation ist im Flug in aller Regel nicht zu erreichen (auch wenn eine Defibrillation technisch möglich ist). Dieses Risiko gilt es gegenüber dem Vorteil eines schnellen Transports in ein ggf. weit entferntes Herzzentrum mit PTCA-Möglichkeit abzuwägen.
- Zum anderen ist im Einzelfall zu prüfen, welcher Hubschrauber das geeignete Transportmittel darstellt. Während dies im Primärrettungseinsatz praktisch stets der RTH ist, muss beim Sekundärtransport kritisch Kranker entschieden werden, ob umfangreiches Monitoring oder lückenlose Aufrechterhaltung invasiver Therapieverfahren den Einsatz des ITH erfordern.

Unter Berücksichtigung des Gesagten finden sich in der Praxis so gut wie keine Kontraindikationen gegen einen Lufttransport mit Ausnahme des akut psychotischen bzw. randalierenden Patienten (Gefährdung der Flugsicherheit), der aber seinerseits selten eine Indikation für den Lufttransport darstellt, und der Patienten mit hoch kontagiösen Infektionserkrankungen.

50.5 Aspekte der Flugsicherheit

Von speziellen Sicherheitsrichtlinien für die fliegerische Besatzung abgesehen, sind zwei Bereiche auch für die mit dem RTH zusammenarbeitenden Rettungskräfte von Wichtigkeit:
- das Verhalten am Hubschrauber und
- die Kenntnis der Anforderungen an den Landeplatz.

Die Nichtbeachtung nachfolgend aufgeführter Regeln ist für den Großteil der Unfälle in der Luftrettung verantwortlich:

- Die Annäherung an den Hubschrauber erfolgt nur von vorne, ggf. von schräg vorne, jedoch stets im Blickwinkel des (der) Piloten (vorne rechts).
- Die Annäherung an den Hubschrauber erfolgt in aller Regel nur bei stehendem Hauptrotor, bei noch laufendem Hauptrotor ausschließlich nach eindeutigen Zeichen der Besatzung.
- Der Rotorkreis darf nicht bei an- bzw. auslaufendem Hauptrotor durchquert werden. Bei An- bzw. Auslaufen der Turbine ist der Hauptrotor nicht höhenstabil und kann Kopf- und Brusthöhe eines aufrecht stehenden Erwachsenen erreichen. Besonders gefährlich ist das Herantreten an den RTH in abschüssigem Gelände von der „Bergseite" her (▶ Abb. 50.2).
- Das größte Gefahrenmoment geht vom senkrecht drehenden Heckrotor aus; daher gilt der hintere Teil eines Hubschraubers ab Beginn des Heckauslegers als besonderer Gefahrenbereich, der in begründeten Fällen ausschließlich mit der fliegerischen Besatzung betreten wird.
- Schaulustige sind in sicherem Abstand zu halten.

> **Merke**
>
> Für die Auswahl eines geeigneten Landegeländes im Primäreinsatz und die Durchführung des sicheren Landemanövers ist die fliegerische Besatzung verantwortlich.

Es erhöht jedoch die Flugsicherheit, wenn die bodengebundenen Rettungskräfte die typischen Anforderungen an einen geeigneten Landeplatz kennen und beachten:
- Die Größe des Landeplatzes soll mindestens den doppelten Rotordurchmesser betragen, d.h. je nach Hubschraubertyp 25–30 m Kantenlänge eines gedachten Vierecks.
- Der Landeplatz soll möglichst eben gelegen sein und einen festen Untergrund haben.
- Der Landeplatz soll frei von losen Gegenständen sein, die durch Luftwirbelungen weggeweht und dadurch zur Gefahr für Umstehende oder den RTH werden können.
- Es ist besonders darauf zu achten, dass der Landeplatz frei von Hindernissen ist bzw. solche weit genug entfernt sind. Dazu zählen z.B. Telefon- und Hochspannungsleitungen, Baukräne, Fabrikschlote und Straßenlaternen. Besonders bei eingeschränkter Sicht sind entsprechende Hinweise der bodengebundenen Rettungskräfte an die fliegerische Besatzung über Funk von größter Wichtigkeit.

Der Einsatz des RTH bei Verkehrsunfällen erfordert die Beachtung folgender Regeln:
- Wenn immer möglich, soll ein Landeplatz neben der Fahrbahn gewählt werden, um eine Gefährdung von Personen an der Einsatzstelle zu vermeiden, die An- und Abfahrt von Rettungskräften und Verkehr so wenig wie möglich zu behindern und Gefahren für den landenden Hubschrauber durch weiterhin fließenden Verkehr zu eliminieren.
- Ist eine Landung nur auf der Fahrbahn möglich, muss die Fahrbahn in jedem Fall komplett gesperrt werden, zumindest für die Zeit der Landung und des Starts des RTH.

> **Kernaussagen**
>
> **Aufgabenstellung und Begriffsbestimmung**
> Die Luftrettung dient der Ergänzung der Bodenrettung und erweitert die dort vorhandenen Möglichkeiten.
>
> Die Kurzhaltung des therapiefreien Intervalls ist die vordringliche Aufgabe des RTH; dazu kommt der schnelle Transport in geeignete Zentren.
>
> **Charakteristika der Luftrettung im Vergleich zur bodengebundenen Rettung**
> Personelle Besetzung und materielle Ausstattung von RTH und NAW bzw. NEF stimmen weitgehend überein. Die Disposition folgt in erster Linie einsatztaktischen Gesichtspunkten.
>
> Im Gegensatz zum schnellen Notarztzubringer RTH stellt der ITH hinsichtlich Raumangebot sowie personeller und gerätetechnischer Ausstattung eine fliegende Intensivbehandlungseinheit dar, deren originäre Aufgabe der planbare Verlegungsflug kritisch kranker Patienten ist.

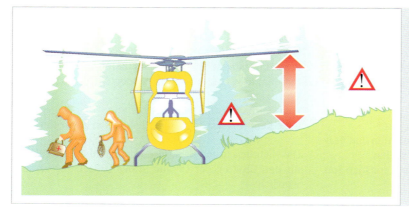

Abb. 50.2 Gefährdungspotenzial bei der Annäherung an einen RTH mit laufendem Rotor am Hang.

Arbeitsbedingungen
Im Vergleich zum bodengebundenen Notarzteinsatz stellen Luftrettungseinsätze insgesamt erhöhte Anforderungen an die Transportstabilität des Patienten.

Kontraindikationen gegen einen Lufttransport
Ein schädigender Einfluss von Vibrationen und Beschleunigungskräften auf den Notfallpatienten im RTH ist nicht erwiesen.

Praktisch bestehen mit Ausnahme hoch kontagiöser Infektionserkrankungen so gut wie keine Kontraindikationen gegen einen Lufttransport.

Aspekte der Flugsicherheit
Das Anfliegen nicht erkundeter Landeplätze beim Primäreinsatz beinhaltet typische fliegerische Gefahren. Dies begründet gegebene Einschränkungen zur Nachtzeit und bei Nebelwetterlagen.

Bezüglich der Flugsicherheit sind das Verhalten am Hubschrauber und die Kenntnis der Anforderungen an den Landeplatz von wesentlicher Bedeutung.

Literatur

Referenzen
[1] **Schlechtriemen** T, Masson R, Burghofer K, Lackner C, Altemeyer K. Pädiatrische Notfälle in der präklinischen Notfallmedizin. Schwerpunkte des Einsatzspektrums im bodengebundenen Rettungsdienst und in der Luftrettung. Anaesthesist 2006; 55: 255–262

Weiterführende Literatur
[2] **Ellinger** K, Genzwürker H, Hinkelbein J, Lessing P, Hrsg. Intensivtransport. 2. Aufl. Köln: Deutscher Ärzte-Verlag; 2010
[3] **Fischer** H, Helm M, Zinoni F, Lampl L. Veränderungen des Einsatzspektrums der Luftrettung. Vergleichende Analyse der 5-Jahres-Zeiträume 1980–1984 und 2000–2004 am Beispiel des „Christoph 22" Ulm. Notarzt 2009; 25: 143–150
[4] **Helm** M, Biehn G, Lampl L, Bernhard M. Pädiatrischer Notfallpatient im Luftrettungsdienst – Einsatzrealität unter Berücksichtigung „invasiver" Maßnahmen. Anästhesist 2010; 59: 896–903
[5] **Hossfeld** B, Lampl L, Helm M. Bedeutung des Sekundärtransports in der Luftrettung. NotfallRettungsmed 2008; 11: 252–257

51 Seenotrettung

C.W. Flesche, W. Toepfer

51.1 Zivile Maritime Notfallvorsorge

51.1.1 Rechtliche und organisatorische Grundlagen

Die internationale Festschreibung der Regelungen für den SAR-Dienst erfolgt durch eine Arbeitsgruppe von 2 Unterorganisationen der Vereinten Nationen (IMO, International Maritime Organisation, und ICAO, International Civil Aviation Organisation). Dieser Ausschuss für Schiffssicherheit der Vereinten Nationen (UN) definiert SAR wie folgt:

> **Definition**
>
> SAR: „Search and Rescue Service. The performance of distress monitoring, communication, coordination and search and rescue functions, including provision of medical advice, initial medical assistance, or medical evacuation, through the use of public and private resources including cooperating aircraft, vessels and other craft and installations."

Deutsche Gesellschaft zur Rettung Schiffbrüchiger

Die Bundesrepublik Deutschland hat schon im Jahre 1965 die Deutsche Gesellschaft zur Rettung Schiffbrüchiger (DGzRS) mit den in Artikel 27 des 2. Genfer Abkommens vom 12.08.1949 festgelegten Aufgaben im Bereich der Seenotrettung beauftragt. Der Rettungsdienst fällt in der 12-Seemeilen-Zone wie die Brandbekämpfung in die Zuständigkeit der Bundesländer. Außerhalb der 12-Seemeilen-Zone in der ausschließlichen Wirtschaftszone und auf Flächen und Wassergebieten, die durch bi- oder trilaterale sowie internationale Abkommen in die Verantwortlichkeit der Bundesrepublik Deutschlands fallen, ist der Bund und hier im Besonderen das Bundesministerium für Verkehr, Bau- und Stadtentwicklung (BMVBS) zuständig. Für die Verletztenversorgung auf See werden eine generelle Vereinbarung zwischen Bund und Küstenländern sowie Vereinbarungen zwischen Ländern und Kommunen angestrebt. Mittels einer Verwaltungsvereinbarung BMVBS/BMVg über die Zusammenarbeit beim Such- und Rettungsdienst in Seenotfällen vom 30.06.1977 wurde diese Aufgabe zweigeteilt – die Suche und Rettung (SAR)
- mit Wasserfahrzeugen wurde der DGzRS und
- mit Luftfahrzeugen dem Bundesministerium der Verteidigung (BMVg) und damit der Bundeswehr übertragen.

51.1.2 Medizinische und rettungsdienstliche Aspekte

Der zivile Teil der maritimen Notfallversorgung Verletzter und Erkrankter fußt prinzipiell auf 4 Säulen:
- Krankenfürsorge auf Kauffahrteischiffen,
- seefunkärztliche Beratung (Medico Cuxhaven),
- Deutsche Gesellschaft zur Rettung Schiffbrüchiger,
- Havariekommando.

Medizinische Ausrüstung und Ausbildung an Bord nach der Verordnung über die Krankenfürsorge auf Kauffahrteischiffen (KrfVO)

Für die medizinische Behandlung an Bord ist der Kapitän verantwortlich. Er kann diese Aufgabe delegieren; in der Regel ist der II. Nautische Offizier damit betraut. Eine mehrwöchige medizinische auch praktische Ausbildung findet an den Seefahrtsschulen und angebundenen Krankenhäusern im Rahmen des Studiums statt. International ist nach STCW (Standards of Training, Certification and Watchkeeping) zudem zur Aufrechterhaltung des nautischen Patents im 5-Jahres-Intervall ein 1-wöchiger medizinischer Auffrischungslehrgang an hierfür zugelassenen Einrichtungen verpflichtend vorgeschrieben.

Eine sog. „Anleitung zur Gesundheitspflege auf Kauffahrteischiffen" soll zudem als Leitfaden an Bord (Ausrüstungspflicht) eine richtige und zweckentsprechende Anwendung der an Bord standardisiert mitgeführten Arznei- und Hilfsmittel ermöglichen. Diese Krankenfürsorgeverordnung enthält ein Mindestmaß dessen, was für die Erkennung und Behandlung von Krankheiten und Verletzungen an Bord notwendig ist. Sie stellt die deutsche Variante des „International Medical Guide for Ships" dar.

Seefunkärztliche Beratung – Telemedical Maritime Assistance Service (TMAS Germany, Medico Cuxhaven)

Die Funkärztliche Beratung stellt eine weitere Besonderheit in der Seefahrt dar. Nach einem Übereinkommen über den Gesundheitsschutz und die medizinische Betreuung der Seeleute aus dem Jahre 1987 hat eine funk- oder satellitenfunkärztliche Beratung, einschließlich fachärztlicher Beratung, allen Schiffen unabhängig von Nationalität und Heimathafen zu jeder Tages- und Nachtzeit unentgeltlich zur Verfügung zu stehen. Der medizinische Hilfe leistende Schiffsoffizier an Bord kann wie prinzipiell auch jeder Seemann selbst auf diesem Wege jederzeit ärztlichen Rat einholen.

▶ **TMAS.** Im Gegensatz zum nachfolgend beschriebenen Maritime Rescue Coordination Center (MRCC) Bremen liegt der Aufgabenschwerpunkt des deutschen funkärztlichen Beratungsdienstes „Medico Cuxhaven" primär international und sind medizinische Anfragen im deutschen Zuständigkeitsbereich von MRCC Bremen vergleichsweise selten. Nach Vorgaben der International Maritime Organisation (IMO) werden die nationalen funkärztlichen Beratungszentren heute einheitlich als Telemedical Maritime Assistance Service (TMAS) bezeichnet. Aufgrund seiner über 80-jährigen Geschichte wird TMAS Germany hierbei jedoch in der täglichen Routine meist noch als „Medico Cuxhaven" angesprochen.

▶ **Seeposition des Hilfe ersuchenden Schiffes.** Im Falle eines medizinischen Hilfeersuchens von See wird als eine der ersten Maßnahmen die exakte Seeposition des Schiffes abgefragt und das potenziell zuständige MRCC ermittelt. Erst hierdurch wird man in die Lage versetzt, die notfallmedizinische Versorgung eines Patienten in See zu planen. Um die Abwicklung von Notfällen an Bord von Land aus angemessen organisieren zu können, besteht zusätzlich eine automatisierte Zugriffsmöglichkeit auf die Daten eines zu beratenden Schiffes, die im Bedarfsfall auch einem kooperierenden MRCC, z. B. per E-Mail, unkompliziert zur Verfügung gestellt werden können.

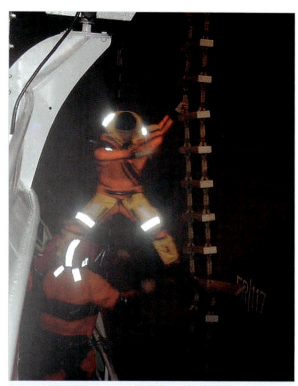

Abb. 51.1 Übersteigen des Notarztes von Schiff zu Schiff (Quelle Foto: Dr. J. Kohfahl/Dr. C. Flesche, mit freundlicher Genehmigung).

Merke
Um eine „funkärztliche" Beratung durchführen zu können, müssen die beratenden Ärzte neben medizinischem Fachwissen und spezifischem telemedizinischem Know-how zudem über eingehende Kenntnisse besonderer schifffahrtspezifischer Aspekte, wie z. B. Schiffstypen, Einfluss der nautischen Position, klimatische Besonderheiten, Windbedingungen, Besonderheiten bei Sturm oder Eisgang sowie reise- und tropenmedizinische Grundkenntnisse verfügen (▶ Abb. 51.1).

▶ **Kooperation.** Auf diese Weise kooperieren mit der Seenotrettung bzw. Hilfeleistung in See befasste, in der Regel staatliche Organisationen wie Marine und MRCC militärisch und zivil international sehr eng. Von der nationalen deutschen Funkärztlichen Beratungsstelle werden über 1000 derartige Gespräche pro Jahr abgewickelt bzw. Hilfeersuchen bearbeitet.

Deutsche Gesellschaft zur Rettung Schiffbrüchiger mit dem Maritime Rescue Coordination Center Bremen

▶ **Rettungsdienstbereiche.** An Land ist in Deutschland u. a. durch eine Festlegung von sog. Rettungsdienstbereichen und entsprechend zuständigen Rettungsleitstellen geregelt, auf welchem Wege einer erkrankten oder verletzten Person geholfen wird und wie diese Hilfe ggf. zu organisieren ist.

Merke
In Analogie hierzu könnte man die bestehende Aufteilung der Seegebiete dieser Welt in die sog. MRCC-Zonen betrachten. Durch dieses System ist weltweit die Zuständigkeit für „Search & Rescue" (SAR) auf allen Meeren dieser Welt geregelt.

▶ **Einsatzfahrten der DGzRS-Rettungsflotte.** Auch wegen der vergleichsweise kurzen deutschen Küstenlinie ist das Seegebiet mit originärer deutscher SAR-Zuständigkeit international vergleichsweise sehr klein. Innerhalb dieses Bereichs deutscher Zuständigkeit für SAR unter Leitung des MRCC Bremen mit der Deutschen Gesellschaft zur Rettung Schiffbrüchiger sorgt ein sehr enges Netz von etwa 60 ständig einsatzbereiten Rettungseinheiten der DGzRS für ein im internationalen Vergleich beispielhaftes Seenotrettungssystem an der deutschen Nord- und Ostseeküste (s. auch: www.dgzrs.de; ▶ Abb. 51.2).

Seenotrettung

Die Seenotretter der Deutschen Gesellschaft zur Rettung Schiffbrüchiger (DGzRS) haben im Verlauf des Jahres 2011 insgesamt 1323 Menschen aus Seenot gerettet oder Gefahr befreit (2010: 1130). Insgesamt ist die Rettungsflotte der DGzRS 2106-mal im Einsatz gewesen (2010: 2044 Einsätze).

2011 haben die Besatzungen der 61 Seenotkreuzer und Seenotrettungsboote in Nord- und Ostsee:
- 56 Menschen aus Seenot gerettet,
- 1267 Menschen aus drohender Gefahr befreit,
- 453 Kranke und Verletzte von Seeschiffen, Inseln oder Halligen zum Festland transportiert,

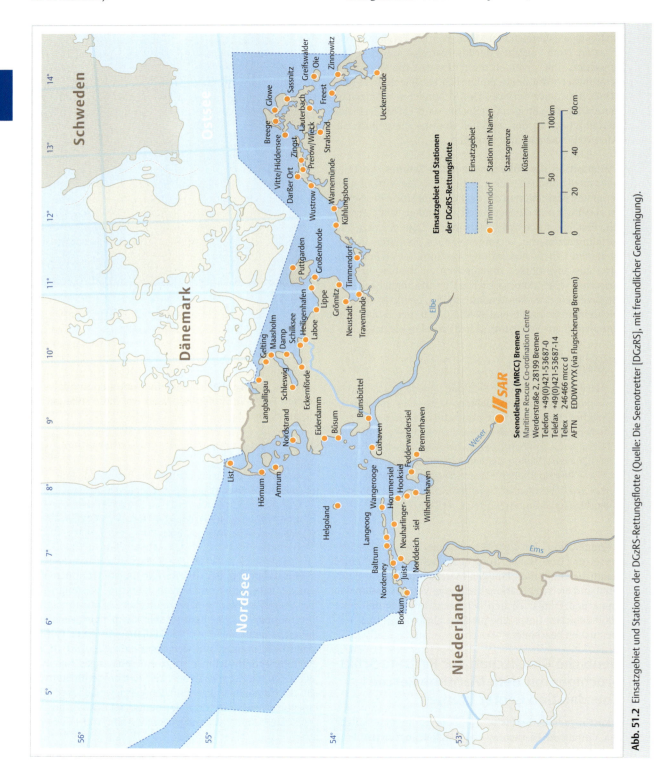

Abb. 51.2 Einsatzgebiet und Stationen der DGzRS-Rettungsflotte (Quelle: Die Seenotretter [DGzRS], mit freundlicher Genehmigung).

- 59-mal Schiffe und Boote vor dem Totalverlust bewahrt und
- 946-mal Hilfeleistungen für Wasserfahrzeuge aller Art erbracht.

In vielen Fällen griffen die Seenotretter frühzeitig ein und begrenzten so Schäden bereits im Vorfeld. Zudem sind sie 3068-mal in ihren Revieren zwischen Borkum im Westen und Ueckermünde im Osten auf Kontrollfahrt gegangen.

▶ **Unterstützung bei internationalen Anfragen.** Neben der primären Zuständigkeit für das deutsche SAR-Gebiet wird MRCC Bremen auf Anfrage jedoch auch international unterstützend und koordinierend tätig. So war die Seenotleitung Bremen (Maritime Rescue Co-ordination Centre, MRCC BREMEN) im Jahr 2011 in 225 Seenotfällen international im Interesse der deutschen Schifffahrt unterstützend oder initiativ tätig (2010: 248-mal).

Die für die Seefahrt beeindruckend großen Zahlen zeigen jedoch gleichzeitig im Vergleich zu aus der Landrettung bekannten Dimensionen, dass es sich hierbei um einen nur sehr kleinen, besonderen Bereich des Rettungsdienstes handelt.

▶ **Medizinische Ausrüstung der Seenotrettungskreuzer.** Die medizinische Ausrüstung der Seenotrettungskreuzer entspricht weitgehend der eines typischen Notarztwagens, ergänzt um spezifische Bedürfnisse in der Seenotrettung. Den größten Unterschied zum Rettungsdienst an Land stellt die personelle Besetzung dar. Einsatzhäufigkeit und -schwerpunkte bedürfen einer primär seemännisch qualifizierten Besatzung, ergänzt durch notfallmedizinische Kenntnisse. Eine notärztliche Präsenz kann nur in Einzelfällen realisiert werden, die medizinische Erstversorgung geschieht daher in der Regel durch sog. SAR-Rettungshelfer. Diese spezifische Qualifikation wird den besonderen Einsatzbedingungen gerecht und liegt medizinisch vergleichsweise auf einer Stufe zwischen Ersthelfer und Rettungssanitäter, jedoch bei funkärztlicher Anbindung.

Havariekommando (HK)

Das Havariekommando ist eine gemeinsame Einrichtung des Bundes und der Küstenländer und repräsentiert mit dem Fachbereich 4 den Aufgabenbereich „Brandbekämpfung und Verletztenversorgung". Die Küstenländer haben sich im Rahmen einer Bund-/Küstenländer-Vereinbarung über die Errichtung des Havariekommandos (HKV) gegenüber ihren Partnern verpflichtet, an der Sicherstellung der Verletztenversorgung auf See mitzuwirken. Die Übernahme der im Einsatzfall und bei Übungen den Partnern entstehenden Kosten ist bereits in § 10 der HKV geregelt. Die Verletztenversorgung auf See bei einer komplexen Schadenslage gemäß HKV beinhaltet die Versorgung einer Vielzahl von Verletzten und Kranken auf See.

Massenanfall von Verletzten

Ein Massenanfall von Verletzten oder Kranken auf See erfordert zusätzliche Maßnahmen zur Einsatzplanung, Einsatzvorbereitung, Vorhaltung, Ausbildung, Übung und Einsatzbewältigung. Neben dem Sinken eines Schiffes stellt hierbei Feuer an Bord eines Schiffes eine besondere Gefahr dar. Bund und Küstenländer nehmen diese Aufgabe auf der Grundlage der HKV gemeinsam wahr. Die von Bund und Küstenländern aufgestellten Einheiten werden unter der Führung des HK im Geltungsbereich der HKV eingesetzt. Internationale Hilfeersuchen werden durch das HK koordiniert. Eine „Generalvereinbarung für die Verletztenversorgung auf See" zwischen Bund und Küstenländern trat mit Wirkung vom 01.01.2007 in Kraft.

Komplexe Schadensfälle

Zur Aufgabenwahrnehmung bei der Brandbekämpfung und der Verletztenversorgung in komplexen Schadensfällen auf See wurden vorrangig Berufsfeuerwehren an den Küsten gewählt, die landseitig sowohl Brandbekämpfung und Technische Hilfeleistung als auch den Rettungsdienst ausüben.

Es wurden hierfür speziell ausgebildete und ausgerüstete sog. Brandbekämpfungseinheiten (BBEs: 1 Einsatzleiter, 1 Gruppenführer, 8 Einsatzkräfte) und Verletztenversorgungsteams (VVTs: 1 LNA See, 1 NA, 4 RA/[2 RS]) an geeigneten Küstenstandorten an Nord- und Ostsee aufgestellt (▶ Abb. 51.3, ▶ Abb. 51.4). Daneben nehmen Freiwillige Feuerwehren mit hauptberuflichen Wachbereitschaften oder hauptamtlichen Kräften diese Aufgaben wahr. Diese waren bereits vor Indienststellung des Havariekommandos durch Vereinbarungen zwischen den Kommunen und den Ländern auf der Basis von Vereinbarungen zwischen Küstenländern und Bund in das Einsatzgeschehen einbezogen.

Besonderheiten der Seeeinsätze

Grundsätzlich ist hierbei zu beachten, dass bei Einsätzen auf See der Transport der Einheiten zum Havaristen im Vergleich zu Einsätzen an Land erheblich mehr Zeit in Anspruch nimmt und dessen Dauer durch die Wetterabhängigkeit und sonstige seespezifische Rahmenbedingungen schwer kalkulierbar ist.

Bei Einsätzen auf See sind nach der Alarmierung zunächst die benötigten Einsatzkräfte und die Ausrüstung zum Ablandeort zu transportieren und an Bord eines Hilfsschiffs, eines Feuerlöschboots oder eines Hubschraubers zu verladen. Die Anmarschzeit der Einheiten zum Havaristen ist – abhängig von der Entfernung zum Havaristen, der Geschwindigkeit des Transportmittels und den weiteren seespezifischen Rahmenbedingungen – in der Regel erheblich länger als an Land. Das Übersetzen auf einen Havaristen ist eine besonders kritische Phase im Laufe ei-

Seenotrettung

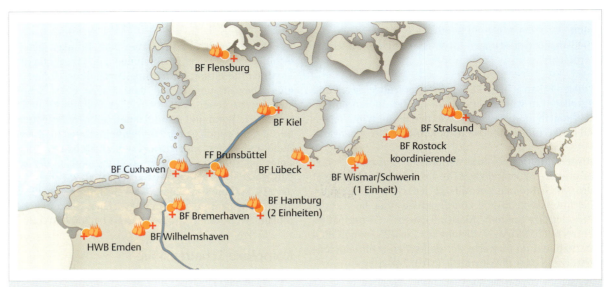

Abb. 51.3 Brandbekämpfungseinheiten an geeigneten Standorten der Nord- und Ostsee. BF: Berufsfeuerwehr, FF: Freiwillige Feuerwehr, HWB: Hauptberufliche Wachbereitschaft.

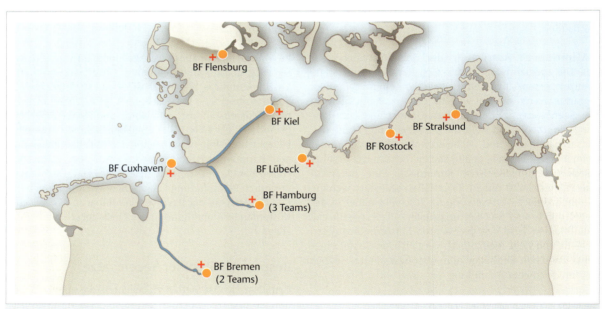

Abb. 51.4 Verletztenversorgungsteams an geeigneten Standorten der Nord- und Ostsee. BF: Berufsfeuerwehr.

nes Einsatzes, da auch dies beträchtliche Zeit in Anspruch nimmt und die Einsatzkräfte dabei selbst gefährdet sein können.

Des Weiteren kann sich bedingt durch nicht hinreichende Zuladungsreserven bei Lufttransporten ergeben, dass Einheiten nur sukzessive und nicht geschlossen zu einem Einsatzort auf See verbracht werden können. Im Einzelfall kann es bei schwerer See vorkommen, dass ein Übersetzen von einem Hilfsschiff auf den Havaristen überhaupt nicht möglich ist. Ebenso kann ein Hubschrauber z. B. wegen zu geringer Sicht oder Vereisungsgefahr an seine Einsatzgrenzen stoßen. Somit kann es vorkommen, dass ein Einsatz auf dem Havaristen zunächst nicht möglich ist und die Personen auf dem Havaristen auf sich selbst gestellt bleiben.

Besonderheiten bei Einsätzen auf Fährschiffen

Grundsätzlich handelt es sich bei einer Fähre oder einem Fährschiff um ein Wasserfahrzeug zum Transport von Personen, Tieren, Fahrzeugen und/oder Gütern. Fähren unterscheiden sich u. a. nach Einsatzgebiet, Betriebsart und Bautyp (Personenfähren, Autofähren, Eisenbahnfähren etc.).

Unter dem Aspekt potenzieller notärztlicher Versorgung bei einem Massenanfall von Verletzten oder Erkrankten sind im Bereich deutscher Zuständigkeit besonders die Fähren in der Ostsee von Bedeutung. Dort befinden sich teilweise mehrere tausend Personen an Bord, aufgrund der kurzen Zeiten in See jedoch kein Schiffsarzt und keine besondere medizinische Ausrüstung, wie dies auf Kreuzfahrtschiffen der Fall ist. Vor diesem Hintergrund werden z. B. Entscheidungen für oder gegen eine Evakuierung größerer Personenzahlen, über Versorgungsmöglichkeiten an Bord, das angemessene Vorgehen in See vs. im Hafen wie auch die Orientierung auf diesen großen Schiffen besondere Anforderungen an eingesetzte Notärzte und Leitende Notärzte stellen. Durch gezielte Fortbildung und Schulung eingesetzter Notärzte und Rettungsassistenten sowie enge Führung durch das HK wird dieser besonderen Situation in der Fährschifffahrt Rechnung getragen.

Merke

Diese Einsatzgrenze ist konzeptionell in Abhängigkeit von der Entfernung von einer Küste nicht zu überwinden. Der Transport von Einheiten zu einer Einsatzstelle auf See kann aufgrund der großen Entfernungen und begrenzten Hubschrauberreichweiten und -verfügbarkeiten einen entscheidenden, begrenzenden Faktor für einen schnellen und wirksamen Einsatz darstellen.

Deshalb wird laufend versucht, Transportmittel im Wege von Vereinbarungen bzw. Verträgen mit in das Einsatzgeschehen einzubinden. Hierbei ist insbesondere eine Vereinbarung mit der Bundeswehr, und hier in erster Linie mit der Deutschen Marine, von Bedeutung, um auf deren Luftfahrzeuge zugreifen zu können. Dies gilt nicht nur für den Einsatzfall, sondern auch für gemeinsame Übungen.

51.2 SAR-Dienst der Marine

51.2.1 Rechtliche und organisatorische Grundlagen

Die internationalen Abkommen zur Sicherheit des See- und Luftverkehrs der International Maritime Organisation (IMO) und der International Civil Aviation Organisation (ICAO), beides Organisationen der Vereinten Nationen (s. o.), verpflichten die Unterzeichnerstaaten, Rettungsdienste im jeweiligen Zuständigkeitsbereich zu unterhalten.

▶ **SAR-Dienst im Bereich der zivilen Luftfahrt.** In der Bundesrepublik Deutschland liegt die Verantwortung für den Such- und Rettungsdienst (Search and Rescue, SAR) beim Bundesministerium für Verkehr, Bau- und Stadtentwicklung, das die Zuständigkeit für den Teilbereich der zivilen Seefahrt der Deutschen Gesellschaft zur Rettung Schiffbrüchiger (DGzRS) übertragen hat (s. o.). Auf der Grundlage ministerieller Vereinbarung mit dem Bundesministerium der Verteidigung ist die Bundeswehr unter Federführung der Luftwaffe für den SAR-Dienst im Bereich der zivilen Luftfahrt zuständig und unterstützt zugleich die DGzRS in See im Rahmen der Nothilfe.

Merke

Die Deutsche Marine unterhält entsprechend einen SAR-Dienst zur Hilfeleistung bei Unfällen mit zivilen und militärischen See- und Luftfahrzeugen sowie bei sonstigen Notfällen in See und im Küstenbereich.

▶ **Rettungsleitstelle.** Im Flottenkommando in Glücksburg/Ostsee wird hierzu eine ständig erreichbare Rettungsleitstelle (Rescue Coordination Center, RCC) betrieben, die überregional Informationen über Notfälle aufnehmen sowie die notwendigen Maßnahmen koordinieren kann, ggf. auch im Verbund mit den RCC anderer Staaten. Bei einer Alarmierung greift das RCC Glücksburg primär auf einen der beiden ständig verfügbaren Rettungshubschrauber der SAR-Bereitschaft auf Helgoland und in Warnemünde zurück. Die Rettungshubschrauber der Marine vom Typ MK 41 „Sea King" sind für den Einsatz über See konzipiert, können auf geeigneten Decks von Schiffen landen, sofern Seegang und Wind dies zulassen, und befinden sich in einer 15-min-, nachts 60-min-Bereitschaft.

▶ **Ausstattung der Rettungshubschrauber.** Sie sind mit einer Transporteinheit zum Lufttransport eines Patienten unter Intensivbehandlungsbedingungen ausgestattet. Im Notfall können ein 2. liegender Patient sowie 3 weitere sitzende Personen transportiert werden. Die Hubschrauber sind in der Lage, im Bedarfsfall umgerüstet 6 liegende Patienten aufzunehmen. Die Flugausdauer liegt bei ca. 3–3½ h.

▶ **MPA und weitere Einheiten.** Lageabhängig werden auch Seefernaufklärungsflugzeuge der Marine (Maritime Patrol Aircraft, MPA) mit der Fähigkeit zur weitreichenden Seeraumüberwachung sowie visuellen und elektronischen Aufklärung zur Suche über See eingesetzt. Bei einem großen Seeunfall können weitere Einheiten der Marine wie Fregatten, Einsatzgruppenversorger oder Tender zur Hilfeleistung eingesetzt werden. Diese verfügen mit ihren Schiffslazaretten über moderne, in der Regel ärztlich besetzte Notfallambulanzen und sind mit einem Flugdeck für Marinehubschrauber ausgestattet.

51.2.2 Rettungsdienstliche Aspekte

Einsatzverfahren bei der Rettung Einzelner

Das Einsatzspektrum des SAR-Dienstes der Marine umfasst neben Hilfeleistung bei Unfällen von See- und Luftfahrzeugen die Suche und Rettung einzelner, z.T. erkrankter, verletzter oder unterkühlter Personen in See sowie Sekundärtransporte im Küsten- und Inselbereich. Bei großen Entfernungen und ungünstigen Wetterverhältnissen ist eine Hilfeleistung evtl. nur verzögert möglich, sodass mit einer Verschlechterung eines gemeldeten Krankheitsbilds gerechnet werden muss.

▶ **Vertikales Aufwinschen.** Ist ein Flugdeck am Einsatzort nicht verfügbar, können Patienten, Personal und Ausrüstung auch über eine hydraulische Seilwinde an Bord des Hubschraubers gebracht werden. Für das Aufwinschen von Personen steht die Rettungsschlinge zur Verfügung, mit der ein handlungsfähiger Patient allein in vertikaler Lage rasch gerettet werden kann (▶ Abb. 51.5).

▶ **Horizontales Aufwinschen.** Alternativ ist im Doppelwinschverfahren sowie mit dem Rettungskorb die gemeinsame Rettung einer handlungsunfähigen Person zusammen mit einem Retter möglich. Patienten in kritischem Zustand sollten dagegen grundsätzlich in horizontaler Lage mit einer speziellen ohnmachtssicheren, schwimmfähigen Patiententrage von *Bord des Schiffes* oder mit dem *Rettungskorb aus dem Wasser* (▶ Abb. 51.6) bzw. von Bord des Schiffes geborgen und aufgewinscht werden.

▶ **Unterkühlte Patienten.** Dies gilt besonders bei der Rettung schwer unterkühlter Patienten, um der Gefahr einer lebensbedrohlichen orthostatischen Dysregulation bei vertikaler Bergung entgegenzuwirken. Die Erstversorgung eines häufig handlungsunfähigen unterkühlten Patienten ist meist erst an Bord des Hubschraubers möglich. Zur orientierenden Messung der Körpertemperatur stehen spezielle Tieftemperaturthermometer zur Verfügung.

Einsatzverfahren beim Massenanfall von Verletzten

Bei größeren Unfällen in See, die mit einem Massenanfall an Verletzten verbunden sind, ist eine frühzeitige Koordination aller an der Rettung beteiligten Kräfte erforderlich, um die verfügbaren Mittel optimal zu nutzen.

▶ **Medical Coordinator.** Hierzu ist ein erfahrener Arzt als Medical Coordinator (MC) an Bord eines sicheren, mit funktionstüchtiger Funk-/Satellitenkommunikationsanlage ausgerüsteten Schiffes sinnvoll, der sich in unmittelbarer Nähe des Unfallorts befindet und die Rettungskräfte mit geeigneter Schutzausrüstung (Schwimmweste/Kälteschutz) auf den havarierten Schiffen einsetzt, den Abtransport von Patienten organisiert und die Transportmittel koordiniert.

▶ **Leitender Notarzt.** An Bord eines havarierten Schiffes sollten alle Notarztteams unter Führung eines Leitenden Notarztes eingesetzt werden, der das medizinische Lagebild laufend an den MC weiterleitet.

▶ **Rettungsmittel.** Hubschrauber sind in See für den Transport von Patienten das Mittel der Wahl. Stehen diese nicht in ausreichender Anzahl zur Verfügung, um z.B. bei weiten Transportwegen über See in angemessener Zeit den Abtransport aller Patienten zu gewährleisten, ist ggf. der Betrieb provisorischer Behandlungseinrichtungen auf den havarierten Schiffen oder einem sicheren Schiff in unmittelbarer Nähe erforderlich. Seegang und schiffbauliche Gegebenheiten setzen der Übergabe von Patienten von Schiff zu Schiff allerdings Grenzen, sodass auch über kurze Strecken der Hubschrauber das wichtigste Transportmittel bleibt.

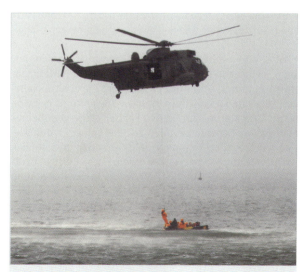

Abb. 51.5 Rettungsschlinge zum Aufwinschen von handlungsfähigen Personen in vertikaler Lage.

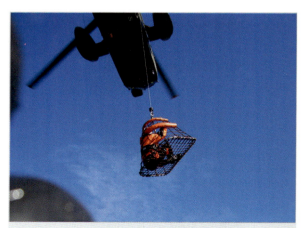

Abb. 51.6 Aufwinschen mit dem Rettungskorb.

Eine wesentliche Aufgabe des MC ist es daher, im Zusammenwirken mit dem RCC die Abwesenheitszeiten der Hubschrauber am Unfallort möglichst gering zu halten, z. B. durch den Transport der Patienten in eine nahe Behandlungseinrichtung oder deren Abgabe an landgebundene Rettungsmittel bei Erreichen der Küste.

▶ **Verifizierung.** Die Wirksamkeit dieser Einsatzkonzepte konnte neben einer Vielzahl von Übungen z. B. 2010 auch bei einem Brand nach einer Explosion auf dem Oberdeck auf dem litauischen RoRo-Schiff „Lisco Gloria" unter Beweis gestellt werden. Passagiere und die Crew konnten das Schiff verlassen. Die Auto- und Personenfähre befand sich mit mehr als 200 Personen an Bord auf dem Weg von Kiel nach Klaipeda, als sich gegen Mitternacht die Explosion ereignete (▶ Abb. 51.7a, b).

Kernaussagen

Zivile Maritime Notfallvorsorge
Die Ausstattung mit Medikamenten, medizinischen Instrumenten und Hilfsmitteln ist detailliert und verbindlich für fast alle zivilen Schiffe unter deutscher Flagge durch die „Verordnung über die Krankenfürsorge auf Kauffahrteischiffen" (KrfVO) geregelt.

Für die medizinische Behandlung an Bord ist der Kapitän verantwortlich. Er kann diese Aufgabe delegieren; in der Regel ist der II. Nautische Offizier damit betraut. Um das nötige Wissen hierfür zu erlangen, muss jeder Nautiker bereits während der Ausbildung einen 4-wöchigen medizinischen Kurs mit theoretischen und praktischen Anteilen absolvieren und später alle 5 Jahre einen 5-tägigen Wiederholungskurs nachweisen.

Eine funkärztliche Beratung steht allen Schiffen unabhängig von Nationalität und Heimathafen weltweit 24 h/Tag an 365 Tagen im Jahr unentgeltlich zur Verfügung.

Die Deutsche Gesellschaft zur Rettung Schiffbrüchiger (DGzRS) ist für den seegebundenen SAR-Dienst der Bundesrepublik Deutschland zuständig und betreibt mit dem Maritime Rescue Coordination Center (MRCC) Bremen eine Einsatzzentrale, über die alle Seenotfälle abgewickelt werden.

Das Havariekommando (HK), eine gemeinsame Einrichtung des Bundes und der Küstenländer, wird bei komplexen Schadenslagen in See mit einem Massenanfall von Verletzten oder Kranken auf See in Zusammenarbeit mit den Partnern (DGzRS, Deutsche Marine, Feuerwehren, TMAS, Medico Cuxhaven u. a.) leitend, unterstützend und koordinierend tätig.

SAR-Dienst der Marine
Die Deutsche Marine nimmt zivile und militärische SAR-Aufgaben wahr.

Das RCC führt die SAR-Bereitschaft mit 2 Hubschraubern für den Nord- und Ostseebereich.

Die Hubschrauber sind materiell für den Transport eines Patienten unter Intensivbehandlungsbedingungen ausgestattet.

Lageabhängig können weitere Marineeinheiten zur Hilfeleistung eingesetzt werden.

Das Einsatzspektrum umfasst Hilfeleistung bei Unfällen von See- und Luftfahrzeugen, Rettung einzelner Personen in See sowie Sekundärtransporte im Küstenbereich.

Das Aufwinschen von Patienten ist mit unterschiedlichem Gerät sowohl vertikal als auch horizontal möglich.

Bei Großschadensereignissen in See ist eine zentrale Koordination des Rettungseinsatzes erforderlich.

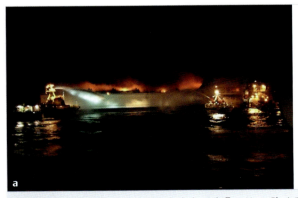
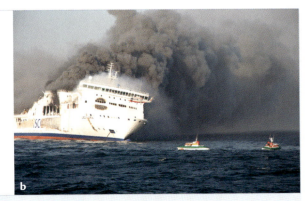

Abb. 51.7a, b Brand auf dem Oberdeck des Schiffes „Lisco Gloria".
a Seenotkreuzer kühlen die Fähre (Quelle: Die Seenotretter [DGzRS], mit freundlicher Genehmigung).
b Am nächsten Morgen brennt das Schiff noch immer (Quelle: Die Seenotretter [DGzRS], mit freundlicher Genehmigung).

Ein MC in See setzt Rettungsteams an Bord der havarierten Schiffe ein und organisiert zusammen mit dem RCC die Hubschrauber als wichtigstes Transportmittel in See.

Das eingesetzte Rettungspersonal muss über eine persönliche Schutzausrüstung verfügen.

Einsatztaktische Entscheidungen sind unter Berücksichtigung der Raum-/Zeitfaktoren und der Wetterverhältnisse in See zu treffen.

52 Bergrettung

B. Durrer

Neue Outdoor-Abenteuersportarten (z. B. Freeriding, Downhillbiking, Waterfallclimbing, Canyoning, Basejumping, Speed- und Proximityflying) erweitern die klassischen Bergsportarten und fordern auch die Bergretter mit neuen Rettungstechniken. Eine Bergrettungsaktion kann durch klimatische und geländebedingte Faktoren erschwert werden. Bei unzugänglichen Notfallorten limitieren häufig objektive Gefahren (Steinschlag, Eisschlag, Lawinen- oder Absturzgefahr), meteorologisch bedingter Zeitstress, Platzmangel sowie fehlende paramedizinische Helfer den Umfang der notärztlichen Maßnahmen. Zudem erschweren Kälte, Nässe und Höhe die Erstversorgung. Bei den meisten Luftrettungen in den europäischen Alpen werden schwer verletzte Patienten innerhalb der „golden hour" ins adäquate Zielspital gebracht (Marsigny et al. 1999 [5], Scrimgeour 2003 [8]). Bei rein terrestrischen Rettungen wird dieser Zeitrahmen regelmäßig gesprengt.

52.1 Gebirgsmedizin

Heute gibt es in den meisten Gebirgsländern nationale Gesellschaften für Gebirgsmedizin, die theoretische und praktische Ausbildungskurse für interessierte Ärzte anbieten. Diese Gesellschaften sind z. T. eng mit den Internationalen Kommissionen der UIAA (Union Internationale des Associations d' Alpinisme) und der IKAR (Internationale Kommission für Alpine Rettungsarbeit) sowie mit der Internationalen Gesellschaft für Gebirgsmedizin (ISMM) und der amerikanischen Wilderness Medical Society (WMS) vernetzt.

52.2 Anforderungen an den Bergrettungsarzt

> **Merke**
>
> Die Möglichkeiten und Grenzen der notärztlichen Versorgung am Unfallort hängen wesentlich von den Fähigkeiten des Rettungsarztes ab. Idealerweise ist diese Person ein teamfähiger, in der Region verankerter, gut trainierter und aktiver Bergsportler, mehrsprachig, mit spezieller gebirgsmedizinischer und bergungstechnischer Zusatzausbildung.

Medizinisch muss das Notarztcurriculum mit pathophysiologischen Inhalten über Höhe und Kälte sowie über Lawinen-, Spalten-, Hänge-, Höhlen- und Canyoningunfälle ergänzt werden. Die Bergungstechniken müssen regelmäßig mit den regionalen Rettungsbergführern respektive Rettungsspezialisten praktisch geübt werden. Der Arzt ist in die regionale/lokale Bergrettungsorganisation integriert und fähig, auch terrestrisch auszurücken. Ab NACA II ist im Gelände ein Arzt erwünscht und ab NACA IV ein Notarzt erforderlich.

In den Bergländern vermitteln nationale Gesellschaften für Gebirgsmedizin die entsprechende Postgraduateausbildung mit dem International Diploma of Mountain Medicine (UIAA, IKAR, ISMM) sowie mit Zusatzmodulen einer kontinuierlichen Aus- und Weiterbildung (Peters u. Plotz 1998 [7]).

52.3 Rettungsmöglichkeiten

Im unwegsamen Gelände gibt es reine Bodenrettungen, reine Luftrettungen und kombinierte Boden-Luft-Rettungen.

52.3.1 Bodenrettung

In Höhlen und bei schlechtem Wetter im Gebirge wird rein bodengebunden gerettet. Dabei rückt der Notarzt zusammen mit dem Rettungsteam zu Fuß aus. Es gibt dabei eine Vorausgruppe, die die technischen Passagen mit Fixseilen einrichtet. Die Medizingruppe (Notarzt und 1–2 Rettungsleute) rückt mit dem medizinischen Material unmittelbar nach und die Transportgruppe ist für die technische Rettung des Patienten zuständig. In den meisten Bergländern werden die Bodenrettungsleute durch Alpenvereine oder ähnliche Organisationen rekrutiert und ausgebildet (Brugger et al. 2005 [1]). Reine Bodenrettungen machen ca. 5 % aller Bergrettungseinsätze aus.

52.3.2 Luftrettung

Im europäischen Alpenraum gibt es staatliche und private Helikopterrettungsunternehmen, die in der Regel in 15 Flugminuten jeden Notfallort erreichen können (Tomazin u. Kovacs 2003 [9]).

Bei heiklen Hochgebirgsrettungen hat in den letzten Jahren eine Spezialisierung der Helikopter stattgefunden. Für Einsätze in großen Höhen (> 3500 m), hoher Temperatur und starkem Wind werden häufig leistungsfähige Rettungshelikopter benötigt, um eine Rettung sicher durchführen zu können. Nach der rudimentären Erstversorgung und Evakuation des Patienten mit dem Rettungshelikopter aus der Wand, wird der Patient an den Ambulanzhelikopter für die definitive Erstversorgung und den Transport ins Spital übergeben. Neuerdings werden auch Helikopterrettungen im Himalaya bis 7000m (Nepal 2010, Pakistan 2008) durchgeführt. Die Zukunft wird zeigen, wo die technischen Grenzen und Möglichkeiten in der Höhenluftrettung liegen.

> **Merke**
>
> Bei Bergrettungseinsätzen wird die normale Helikopterrettungscrew (Pilot, Rettungssanitäter / Flughelfer und Notarzt) mit Rettungsspezialisten (Rettungsbergführer) ergänzt. Für Nachteinsätze stehen spezielle Nachtsichtgeräte, Suchscheinwerfer und Wärmebildkameras zur Verfügung. Ungefähr 90 % aller Bergrettungen sind reine Luftrettungen (Durrer 1993b [3] u. Durrer 1994 [4]).

Landung am Notfallort möglich

Falls die Landung am Notfallort möglich ist, kann der Patient mithilfe des Rettungssanitäters und des Piloten optimal erstversorgt und sofort in den Helikopter verladen werden.

Schwebende Verladung des Patienten

Im steilen, bis ca. 35-grädigen Gelände können die Retter aus dem schwebenden Helikopter aussteigen. Der versorgte Patient wird anschließend auf der Trage schwebend in den Helikopter verladen. Dieses Manöver ist nicht ungefährlich, setzt ein eingespieltes Team voraus und kann nicht mit jedem Helikoptertyp ausgeführt werden. Die schwebende Verladung ist schneller als eine Winden- oder Lineaktion und wird v.a. auf Skipisten und unter Zeitdruck durchgeführt.

Windenaktion (25 – 50 – 90 m)

Falls eine Landung oder ein schwebender Ausstieg nicht möglich sind, wird der Notarzt vor oder nach dem Rettungsspezialisten am Klettergurt vom Windenoperator zur Notfallstelle abgelassen. Je nach Helikoptertyp stehen 25, 50 oder bis zu 90 m Windenseil zur Verfügung. Der Patient wird je nach Schädigung am Klettergurt, in der Rettungsweste, im Rettungskorsett oder im Horizontalsack respektive -netz zusammen mit dem Arzt am Windenseil gerettet. Anschließend wird der Patient in der Regel an einem Zwischenlandeplatz in den Helikopter verladen.

Die meisten Winden sind für maximal 2 Personen ausgelegt. Für die Evakuierung einer größeren Gruppe wird entsprechend mehr Zeit benötigt. Ein Vorteil ist, dass man im ersten Anflug einen Retter oder Arzt absetzen kann.

Windenabseilgerät

Bei Unfallstellen in engen Schluchten oder steilen Waldgebieten ist es für den Piloten einfacher, wenn sich der Retter oder Arzt direkt mit einem speziellen Abseilgerät (WAG) an einem statischen Seil an die Notfallstelle abseilen kann. Der Helikopter kann dabei immer am gleichen Ort schweben und die Einweisung für den Abtransport ist damit einfacher.

Taurettung: Line- und Longlineaktionen

> **Definition**
>
> Taulängen: Fixation am doppelt gesicherten Lastenhaken des Helikopters. Line (L): Stahlseil bis 50 m. Longline (LL): Stahlseil 50–270 m.

Je nach gewählter Seillänge ist der Helikopter sicher außerhalb bzw. oberhalb eines möglichen Stein- oder Eisschlags. Taurettungen – Line (L) bis 50 m, Longline (LL) ab 50 m – erlauben eine Evakuation im Horizontalsack zusammen mit dem Arzt (medizinische Betreuung) und einem erfahrenen Rettungsspezialisten (Einweisung und Funkverkehr).

Das gleichzeitige Ein- und Ausfliegen von bis zu 5 Personen ist möglich und im Vergleich zu Windenaktionen sehr zeitsparend. Mit dieser Technik können sich die Retter mit einer Teleskopstange auch an Bergsteiger unter Überhängen heranziehen. Gestrandete Deltaglider, Gleitschirmer und Basejumper können mit einer Seillänge von ca. 75–90 m (je nach Helikoptertyp) ohne gefährlichen Abwind gerettet werden. Das Linesystem wird auch für Seil-, Gondelbahn- und Sesselliftevakuationen erfolgreich eingesetzt. Longlineaktionen sind wegen Pendelbewegungen potenziell gefährlich und verlangen ein eingeübtes Team (▶ Abb. 52.1). Rund 90 % aller Bergrettungen sind reine Luftrettungen (Mosimann et al. 1993–2006 [6]).

52.3.3 Kombinierte Luft-Boden-Rettung

Bei schlechtem Wetter ist es häufig möglich, die Retter und das nötige Material mit dem Helikopter bis unter die Wolkendecke zu bringen. Darauf wird zu Fuß zur Notfallstelle aufgestiegen. Vor Ort kann die Wettersituation besser beurteilt werden. Gelegentlich kann darauf der Helikopter für die technische Rettung eingelotst werden. Ansonsten wird der Patient zu Fuß unter die Nebelgrenze transportiert.

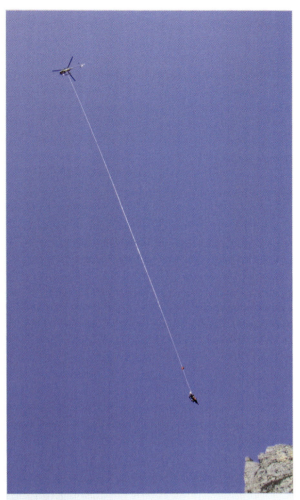

Abb. 52.1 Einfliegen der Retter mit der Longline.

52.4 Entscheidungsalgorithmus einer Bergrettungsaktion

52.4.1 Einsatzvorbereitungen des Bergrettungsarztes

Der Einsatz beginnt mit dem Alarmeingang. Im Hochgebirge muss der Arzt mit wetterfester, biwaktauglicher Kleidung und steigeisenfesten Schuhen und Gamaschen ausgerüstet sein. Steigeisen, Pickelhammer, Schaufel, Stirnlampe sowie Material für die Selbstsicherung gehören zur persönlichen Ausrüstung. Karte, Höhenmesser und GPS können hilfreich sein. Ein Notbiwak sollte überlebt werden können. Bei Gletscherspalten- und Lawineneinsätzen sind Thermounterwäsche, genügend heiße Getränke, Tourenskis sowie das Lawinenverschüttetensuchgerät Teil der Ausrüstung.

Bei einem bevorstehenden Windeneinsatz wird der Klettergurt rechtzeitig angelegt. Bei mehreren Verletzten muss das medizinische Material evtl. zusätzlich ergänzt werden. Ein 2. Ambulanz- oder Rettungshelikopter mit zusätzlichen Rettungsspezialisten muss rechtzeitig aufgeboten werden.

52.4.2 Entscheidungen der Helicrew über dem Notfallort

Beim Anfliegen der Unfallstelle ergeben sich für die Rettung folgende Möglichkeiten:
- Rettung nicht sofort möglich,
- Rettung sofort möglich.

Rettung nicht sofort möglich: immer Teamentscheid!

Gelegentlich kann ein Einsatz nicht unmittelbar durchgeführt werden, wegen objektiver Gefahren am Unfallort oder aus fliegerischen und rettungstechnischen Gründen.

▶ **Objektive Gefahren am Unfallort.** Die Rettung ist wegen drohender Stein-, Eisschlag- oder Lawinengefahr nicht unmittelbar möglich. Gewisse Nordwandteile und Steilcouloirs, v. a. unter Eisabbrüchen, sind spätnachmittags stark steinschlaggefährdet. Eine Rettung ist deshalb nur in den frühen, kälteren Morgenstunden möglich.

▶ **Fliegerisch.** Die Sichtverhältnisse sind schlecht oder bei Nachteinsätzen ungenügend. Die Ausbildung, Erfahrung und Geländekenntnisse des Piloten sind bei heiklen Einsätzen limitierend. Wegen Leistungsproblemen in großer Höhe und bei starkem Wind muss evtl. auf einen leistungsstärkeren Helikopter gewechselt werden.

▶ **Rettungstechnisch.** Bei Absturzgefahr am Notfallort wird das Team mit einem Rettungsspezialisten, meist einem Bergführer, ergänzt. Zusätzliche Rettungsspezialisten sind nötig bei Longline-, Gletscherspalten-, Lawinen-, Gleit- und Fallschirmrettungen.

Rettung sofort möglich

Bei einer Landung am Notfallort kann der Arzt zusammen mit dem Rettungssanitäter und dem Piloten den Patienten optimal versorgen. Bei Absturzgefahr am Notfallort wird häufig zuerst ein Rettungsspezialist mit der Winde abgelassen, um den Notfallort zu sichern. Für eine Line- und Longlineaktion wird der Notfallort zuerst aus der Luft inspiziert. Danach wird das Seil in der erforderlichen Länge ausgelegt. Arzt und Rettungsspezialist werden dann gemeinsam eingeflogen (▶ Abb. 52.2).

Bergrettung

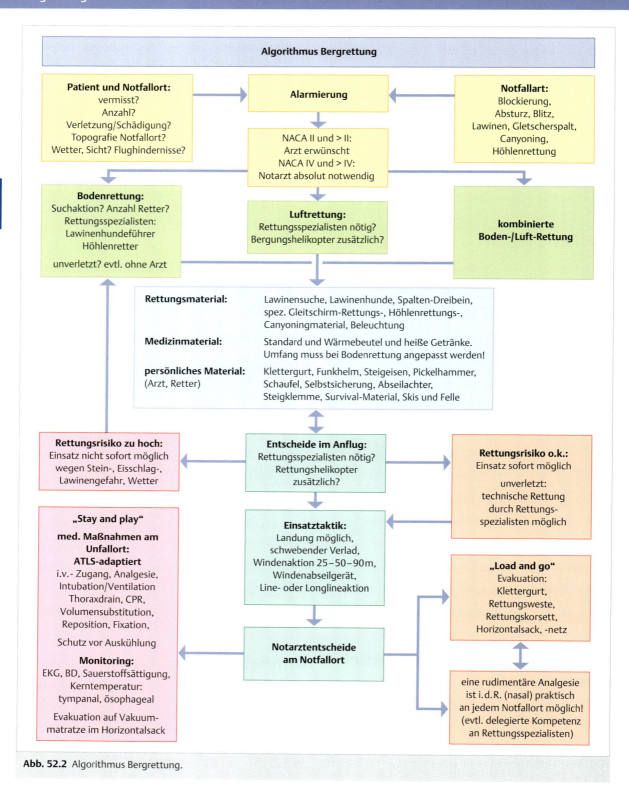

Abb. 52.2 Algorithmus Bergrettung.

52.5 Medizinische Maßnahmen am Notfallort

Die Möglichkeiten und Grenzen der medizinischen Erstversorgung im Hochgebirge hängen einerseits stark von geländebedingten und meteorologischen Faktoren und andererseits von den Fähigkeiten des medizinischen Rettungspersonals ab. Der Umfang der möglichen ärztlichen Maßnahmen wird aber auch durch die Anzahl der Helfer am Notfallort beeinflusst. Ob ein Patient ohne medizinische Versorgung („load and go") gerettet werden muss, hängt von der Topografie des Notfallorts, objektiven Gefahren, klimatischen Einflüssen und der medizinischen Dringlichkeit ab. Im Idealfall kann eine notärztliche Erstversorgung am Notfallort („stay and play") vor der technischen Rettung erfolgen (▶ Abb. 52.3; Durrer 1993a[2], Durrer 1993b[3] u. Durrer 1994[4]).

52.5.1 „Load and go" im schwierigen Gelände?

Bei absoluter Gefährdung des Notfallorts oder drohender wetterbedingter Blockierung hat eine sofortige technische Rettung aus der Gefahrenzone Priorität vor der medizinischen Erstversorgung.

Dabei kann eine Landung am Unfallort möglich sein. Sonst wird der Patient entweder schwebend verladen oder mit der Line oder Winde gerettet. Eine ausreichende Analgesie vor der Rettung ist aber auch im schwierigen Gelände eine humanitäre Pflicht.

52.5.2 Landung / schwebende Verladung

Bei einer Landung oder einer schwebenden Verladung sind auch der Helikopter und die Retter kurzfristig im Gefahrenbereich eines möglichen Stein- oder Eisschlags.

52.5.3 Rettung am Klettergurt / Rettungsweste / Rettungskorsett

Unverletzte mit Klettergurt können sich evtl. selber an der Winde oder am Tau einhängen. Ein vorheriges Briefing über Mobiltelefon oder über ein herabgelassenes Funkgerät ist dabei aber notwendig. Dieses Vorgehen hat den Vorteil, dass keine Retter in der Wand abgesetzt werden müssen.

Ein freihängender Bergsportler wird von den Rettern an der Line gesichert; darauf wird das Bergseil mit einem Messer gekappt (Kaperbergung).

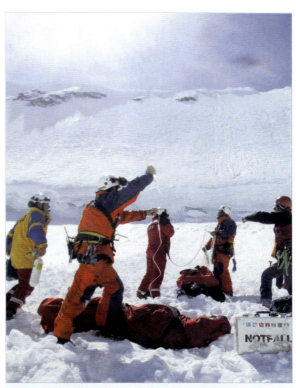

Abb. 52.3 Versorgung von 2 polytraumatisierten Patienten nach Wächtenabsturz.

Unverletzte ohne Klettergurt werden von den Rettern in Rettungsgurten oder -westen verpackt und ausgeflogen. Dabei lösen sich die Retter häufig nicht vom Helikoptertau. Im Seil hängende Schwerverletzte werden nach Möglichkeit mit dem Rettungskorsett fixiert und ausgeflogen.

52.5.4 Rettung im Rettungssack / -netz

Ein Schwerverletzter wird im Horizontalsack / -netz am schonungsvollsten evakuiert. Dafür sind die Retter aber längere Zeit im Gefahrenbereich und müssen sich vom Helikopterseil lösen. Bei Absturzgefahr sind für Sicherungsaufgaben zusätzliche Rettungsspezialisten am Notfallort notwendig. Die Gefährdung der Retter ist deshalb gegenüber dem medizinischen Risiko für den Patienten gut abzuwägen.

52.5.5 „Stay and play" im schwierigen Gelände?

Falls die Umgebungssituation es erlaubt, wird der Patient bereits vor der technischen Rettung am Notfallort medizinisch erstversorgt. Viele theoretische notfallmedizinische Forderungen (ATLS, ACLS) lassen sich im Gelände aber nur bedingt in die Praxis umsetzen.

> **Merke**
> Die Qualität der Erstversorgung am Notfallort ist besser bei genügend Platz und Helfern. Im sehr schwierigen oder gefährlichen Gelände wird primär die Rettung und sekundär die medizinische Erstversorgung vorgenommen. Je schwieriger das Gelände und je schwerer die Schädigung, desto mehr Helfer werden am Notfallort benötigt.

52.5.6 Notärztliche Maßnahmen im Gelände

▶ **Airways.** Akut vitalgefährdete Schwerverletzte werden im schwierigen Gelände nur ausnahmsweise vor einer Winden- oder Tauerettung intubiert (evtl. Laryngealtubus). Genügend Helfer und eine doppelt gesicherte Tubusfixation sind dabei nötig. Die Atemwege können für die technische Rettung evtl. mit einem Guedel gesichert werden. Die Sauerstoffflasche kann im Horizontalsack verstaut werden. Bei Schädel-Hirn-Trauma mit suffizienter Atmung wird besser primär (evtl. im Rettungskorsett) geborgen und sekundär intubiert. Auf Schnee oder bei hellem Sonnenlicht müssen der Kopf des Arztes und des Patienten vorgängig mit einer Decke abgedunkelt werden, um die Augen vor dem Intubieren genügend akkommodieren zu können. Eine Winden- oder Linerettung im Horizontalsack dauert im Idealfall immer mindestens 10–15 min. Die Indikation für eine Thoraxdrainage muss deshalb rechtzeitig gestellt werden.

▶ **CPR.** Im schwierigen Gelände soll nur ausnahmsweise mit der Reanimation begonnen werden, z.B. nach Blitzunfällen. Bei Unterkühlten im schwierigen Gelände (z.B. Gletscherspalten, Eiswand) empfiehlt es sich, die CPR erst einzuleiten, wenn sie ununterbrochen weitergeführt werden kann.

> **Merke**
> Die potenziellen Gefahren einer Intubation bei schlechten Bedingungen sind dabei mit dem möglichen Nutzen kritisch abzuwägen. In der Regel ist es besser, primär die technische Rettung vorzunehmen und danach zu intubieren.

▶ **Venöser Zugang / Analgesie / Infusion.** Material für einen venösen Zugang sowie nasal anwendbare Analgetika werden vom Arzt leicht greifbar und einsetzbar, z.B. in einem Rettungsgilet oder einer Nierentasche, mitgeführt. Der venöse Zugang kann nach der Analgesieapplikation abgestöpselt werden. Infusionsbeutel werden vorgängig am Körper des Arztes vor der Kälte geschützt. Für Druckinfusionen gibt es lageunabhängige Systeme, die auch im Horizontalsack funktionieren. Bei Unterkühlung kann der venöse Zugang schwierig sein. Der Zeitaufwand dafür ist immer mit dem Risiko der weiteren Auskühlung zu evaluieren (▶ Abb. 52.4 u. ▶ Abb. 52.5).

▶ **Auskühlungsschutz.** Verletzte kühlen schneller aus, deshalb ist der Schutz vor weiterer Auskühlung im Gebirge mit Isolationsschichten, Wärmebeutel, evtl. heißen Getränken und evtl. Wechsel von nassen Kleidern notwendig. Der Patient muss immer vor dem Wind geschützt werden (Kälte-Wind-Index). Der Bergesack isoliert besser als das Horizontalnetz.

▶ **Fixation.** Bei Wirbelsäulenverletzten und/oder Polytraumatisierten ist nach Möglichkeit die technische Rettung auf der Vakuummatratze im Horizontalsack anzustreben. Das Rettungskorsett und der Halskragen können praktisch in jedem Gelände angelegt werden. Extremitäten können mit rollbaren Leichtgewichtschienen, z.B. SAM-Splints, versorgt werden.

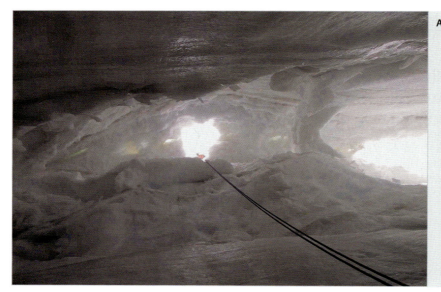

Abb. 52.4 Gletscherspalt von unten.

▶ **Repositionen.** Finger-, Patella- und Schulterluxation können von erfahrenen Notärzten am Notfallort reponiert werden. Die technische Rettung ist danach einfacher.

▶ **Monitoring.** Auf eine vollständige Monitorisierung (Blutdruck, EKG, Sauerstoffsättigung, Temperaturmessung) kann vor der technischen Rettung häufig verzichtet werden.

52.6 Rettungsrisiko

Die medizinische Dringlichkeit ist bei schwierigen und gefährlichen Rettungen immer wohlüberlegt gegenüber den subjektiven (Können und Erfahrung der Helicrew und Retter) und objektiven Rettungsrisiken (Wetter, Lawinen, Stein-/Eisschlag) abzuwägen. Unverletzte, gut ausgerüstete Bergsteiger können problemlos eine weitere Nacht biwakieren und frühmorgens ohne Steinschlaggefahr aus einer Wand geflogen werden. Bei Schwerverletzten wird man hingegen den zu verantwortenden Risikospielraum immer voll ausnützen. Die letzte Entscheidung muss immer beim Rettungsteam liegen. Bei schlechtem Wetter ist ein primärer Transport per Bergbahn und Ambulanz ins nächste Spital besser als ein gefährlicher Irrflug mit Landung und Blockierung im unzugänglichen Gelände.

Praxistipp

Bei Rettungsstress sind doppelte Vorsicht (Rotorblätter, Flughindernisse) und dreifache Kontrolle (z. B. Knoten, Karabinersicherung, Leinenzahl des Horizontalsacks) vonnöten. Falscher Heroismus bei Piloten, Rettungsspezialisten und Ärzten ist lebensgefährlich. Der Selbsterhaltungstrieb muss immer vor dem Rettungstrieb kommen.

Kernaussagen

Gebirgsmedizin
Spezielles Wissen und Können im Zusammenhang mit Outdoor- und Bergsport wird von Gebirgsmedizin-Gesellschaften vermittelt: Pathologie der Höhe und Kälte, Rettungsmedizin im unwegsamen Gelände und bei speziellen Notfallmustern (Lawinen, Gletscherspalten).

Anforderungen an den Bergrettungsarzt
Der Bergrettungsmediziner ist im Idealfall aktiver Bergsportler und Notarzt.

Rettungsmöglichkeiten
Im Gebirge gibt es reine Boden-, reine Luft- und kombinierte Boden-Luft-Rettungen.

Helikopterrettungen können mit Landung am Unfallort, schwebendem Patientenverlad, Winden- oder Taubergung (Line, Longline) erfolgen.

Entscheidungsalgorithmus einer Bergrettungsaktion
Je nach Unfallart und -ort gelangen Rettungsspezialisten mit dem entsprechenden Material zum Einsatzort. Die Wetterbedingungen spielen bei den Entscheidungsabläufen eine zentrale Rolle.

Medizinische Maßnahmen am Notfallort
Im schwierigen und gefährlichen Gelände entscheidet der Arzt zusammen mit dem Rettungsspezialisten über „load and go" oder „stay and play".

Je schwieriger das Gelände und je schwerer die Schädigung, desto mehr Helfer werden am Notfallort gebraucht.

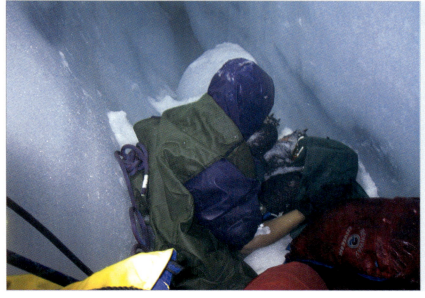

Abb. 52.5 Analgesie im 20 m tiefen Gletscherspalt.

> **Rettungsrisiko**
> Nicht alle Einsätze sind jederzeit durchführbar. Die medizinische Dringlichkeit muss immer mit den subjektiven und objektiven Rettungsrisiken abgewogen werden.
> Dies gilt v. a. bei Einsätzen in der Nacht und bei schlechtem Wetter.

Literatur

Referenzen

[1] **Brugger** H, Elsensohn F, Syme D et al. A survey of emergency medical services in mountain areas of Europe and North America: official recommendations of the International Commission for Mountain Emergency Medicine (ICAR Medcom). High Alt Med Biol 2005; 6(3): 226–237
[2] **Durrer** B. Besonderheiten der Notfalltherapie bei Bergunfällen. Ther Umsch 1993a; 50(4): 228–233
[3] **Durrer** B. Rescue Operations in the Swiss Alps. Wilderness Environ Med 1993b; 4: 363–373
[4] **Durrer** B. Bergrettung und ärztliche Nothilfe. Schweiz Aerztezeitung 1994; 45: 1782–1784
[5] **Marsigny** B, Lecoq-Jammes F, Cauchy E. Medical mountain rescue in the Mont-Blanc massif. Wilderness Environ Med 1999; 10(3): 152–156
[6] **Mosimann** U, Hassler R, Durrer B. Bergnotall- und Bergrettungsstatistiken Schweizer Alpen. Die Alpen. Schweizer Alpenclub-Bulletins Mai und Juni 1993–1996 und 1997–2011
[7] **Peters** P, Plotz W. Mountain medicine education in Europe. Wilderness Environ Med 1998; 9(1): 19–27
[8] **Scrimgeour** C. Mountain rescue medicine in France. BMJ 2003; 19: 327(7407): S17–18
[9] **Tomazin** I, Kovacs T. International Commission for Mountain Emergency Medicine. Medical considerations in the use of helicopters in mountain rescue. High Alt Med Biol 2003; 4(4): 479–483

53 Nichtärztliches Personal

P. Sefrin

53.1 Entwicklung der Qualifikation des Rettungsdienstpersonals

▶ **1973 – Gesetzesentwurf über den Beruf des Rettungssanitäters.** Die Bemühungen um eine Verbesserung der medizinischen Qualifikation der Mitarbeiter des Rettungsdienstes gehen auf den 2. Rettungskongress des Deutschen Roten Kreuzes 1973 zurück, wo ein Gesetzentwurf über den Beruf des Rettungssanitäters mit 2-jähriger Ausbildung vorgelegt wurde. Das Fehlen eines definierten Ausbildungsziels hatte zur Folge, dass der Bundesrat in seiner Stellungnahme zum Gesetzesentwurf der Bundesregierung Zweifel hatte, ob die Schaffung eines neuen Berufsbilds wegen seiner großen fachlichen Spezialisierung überhaupt bildungspolitisch wünschenswert sei oder ob nicht die Schulung vorhandenen Personals im Hinblick auf die gestiegenen Anforderungen im Rettungsdienst letztlich vorzuziehen wäre. Dieser Entwurf scheiterte im Jahre 1976 und führte zu landesdifferenten Regelungen bezüglich der Besetzung des Rettungsdienstes.

▶ **1977 – Grundsätze zur Ausbildung des Personals im Rettungsdienst.** Im Jahre 1977 wurden vom damaligen Bund-Länder-Ausschuss „Rettungswesen" die „Grundsätze zur Ausbildung des Personals im Rettungsdienst" mit einer Mindestausbildungszeit von 520 h zur Grundlage der Qualifikation gemacht. Die Ausbildung war die höchste Ausbildungsstufe mit Schwerpunkt Notfallrettung.

▶ **1989 – Rettungsassistentengesetz.** 1985 wurde ein erneuter Vorstoß des Bund-Länder-Ausschusses zur Regelung der beruflichen Qualifikation durch die Schaffung eines Berufsbilds vorgetragen, der 1989 dann nach langen, z. T. außerordentlich kontroversen Diskussionen zur Verabschiedung des Rettungsassistentengesetzes (RettAssG) einschließlich einer Ausbildungs- und Prüfungsverordnung führte.

▶ **2005 – Eckpunktepapier zur Novellierung des Rettungsassistentengesetzes.** Im Jahre 2005 einigten sich alle an der Ständigen Konferenz für den Rettungsdienst Beteiligten gemeinsam auf ein „Eckpunktepapier zur Novellierung des Rettungsassistentengesetzes".

▶ **2008 – Empfehlungen für die Ausbildung von Rettungssanitäter.** 2008 hat der Ausschuss „Rettungswesen" Empfehlungen für die Ausbildung von Rettungssanitätern in Abstimmung mit den an der Ausbildung Beteiligten verabschiedet. Die Umsetzung dieser Empfehlungen liegt in der Zuständigkeit der Länder.

▶ **2009 – Novellierung des Rettungsassistentengesetzes.** Beim Bundesministerium für Gesundheit ist eine beratende Arbeitsgruppe eingesetzt worden, die das Ministerium bei der Novellierung des Gesetzes unterstützt.

▶ **2012 – Referentenentwurf.** Im Juli 2012 wird vom Bundesgesundheitsministerium ein Entwurf für ein Notfallsanitätergesetz (NotSanG) zur Diskussion vorgelegt, das das RettAssG ablösen soll.

53.2 Verschiedene Qualifikationen des Rettungsdienstpersonals

Im Rettungsdienst in Deutschland sind ca. 32 000 Mitarbeiter hauptamtlich eingebunden, auf die 84 % des Einsatzaufkommens entfallen. Neben den hauptamtlichen Mitarbeitern sind in den einzelnen Ländern different ehrenamtliche Mitarbeiter im Einsatz.

Voraussetzung für die geforderte Leistung im Rettungsdienst ist, dass das gesamte Personal die notwendige Qualifikation besitzt. Es gibt derzeit 4 wesentliche Qualifikationsstufen.

53.2.1 Rettungshelfer

Die Qualifikation zum Rettungshelfer berechtigt zu einer Tätigkeit im Rettungsdienst, ist aber kein anerkannter Ausbildungsberuf. Die Ausbildung zum Rettungshelfer stellt die einfachste Qualifikationsstufe für das Personal im Rettungsdienst dar. Die Rettungshelferausbildung ist vordergründig als Einführungslehrgang für neue Mitarbeiter, Ehrenamtliche und ehemals Zivildienstleistende gedacht. Ziel der Ausbildung ist deshalb auch eine Vorbereitung auf die zukünftige Tätigkeit im Rettungsdienst durch die Vermittlung der fachlichen Grundvoraussetzungen und ein intensives Training grundlegender praktischer Maßnahmen. Die Ausbildung umfasst 320 h, beginnend nach einem Erste-Hilfe-Kurs, der nicht länger als 1 Jahr zurückliegen soll, mit mindestens 160 h theoretischer Ausbildung, gefolgt von einem mindestens 80 h Klinikpraktikum und einer mindest 80 h Rettungswachenausbildung.

Einzig im Bundesland Nordrhein-Westfalen gibt es seit dem Jahr 2000 eine verbindliche Ausbildungs- und Prüfungsverordnung für Rettungshelfer. Rettungshelfer werden in den meisten Bundesländern als Fahrer von Krankentransportwagen eingesetzt.

53.2.2 Rettungssanitäter

In den 1977 festgelegten Grundsätzen zur Ausbildung des Rettungspersonals findet sich auch heute noch die Basis für die Ausbildung als Rettungssanitäter. Die Festlegung der Ausbildung liegt in der Zuständigkeit der Länder. Zum Ausbildungsprogramm gehören ein Lernzielkatalog und ein Gegenstandskatalog. Im Tätigkeitskatalog werden die Tätigkeiten des Rettungssanitäters vorgeschrieben.

▶ **Ausbildungsumfang.** Die Ausbildung umfasst nach einer Erste-Hilfe-Ausbildung, die nicht länger als 1 Jahr zurückliegen darf, eine mindestens 160 h dauernde theoretische Ausbildung, ein mindestens 160 h umfassendes Klinikpraktikum und eine mindestens 160 h dauernde Rettungswachenausbildung.

Die neuen Empfehlungen enthalten die Grundlagen für eine neue, bundesweit einheitliche theoretische und praktische Rettungssanitäterausbildung. Die Inhalte sind nicht mehr stoffbezogen sondern handlungsorientiert definiert. Insgesamt sind 8 Ausbildungsziele festgeschrieben. Subsummiert sind Themen und Kompetenzen unter den jeweiligen Notfallbildern unter Berücksichtigung der altersspezifischen Besonderheiten. Der Ausbildungsumfang ist gleichbleibend mindestens 520 h.

53.2.3 Rettungsassistent

Berufsbildungsgesetz. Ziele und Zweck der Berufsausbildung zum Rettungsassistenten sind bundeseinheitlich im Berufsbildungsgesetz festgelegt. Danach sind in einer Berufsausbildung eine breit angelegte berufliche Grundqualifikation und die für die Ausübung einer qualifizierten beruflichen Tätigkeit notwendigen fachlichen Fertigkeiten und Kenntnisse in einem geordneten Ausbildungsgang zu vermitteln. Sie hat den Erwerb der erforderlichen Berufserfahrung zu ermöglichen. Der Beruf des Rettungsassistenten gehört zu den Gesundheitsfachberufen und hat zum Ziel (gemäß § 3 RettAssG), die zukünftigen Rettungsassistenten zu befähigen,
- am Notfallort als Helfer des Arztes tätig zu werden sowie
- bis zur Übernahme der Behandlung durch den Arzt lebensrettende Maßnahmen bei Notfallpatienten durchzuführen,
- die Transportfähigkeit solcher Patienten herzustellen und
- die lebenswichtigen Körperfunktionen während des Transports zu beobachten und aufrechtzuerhalten.

In der gültigen Fassung konnte allerdings das Gesetz in der Praxis nicht befriedigen. Im Vergleich zu anderen Gesetzen im nichtärztlichen Bereich stellt es einen systematischen Bruch dar, wenn die staatliche Prüfung bereits nach dem 1. Jahr der praktischen und theoretischen Ausbildung an staatlich anerkannten Schulen für Rettungsassistenten abgelegt wird und nicht erst nach dem sich anschließenden Jahr der Ausbildung als Praktikant.

▶ **Keine einheitlichen Ausbildungsvorgaben.** In den staatlich anerkannten Schulen gibt es derzeit keine einheitlichen Ausbildungsvorgaben, außer zeitlichen: Die 2-jährige Regel- oder Vollzeitausbildung nach §§ 4 und 7 nach RettAssG umfasst mindestens 1200 Ausbildungsstunden in einer Schule und im Krankenhaus im 1. Ausbildungsjahr und mindestens 1600 Ausbildungsstunden auf einer Lehrrettungswache im 2. Ausbildungsjahr. Das 2. Jahr wird, von einem Abschlussgespräch abgesehen, eigentlich nur mit einer Bescheinigung über die erfolgreiche Ableistung dieser Zeit abgeschlossen.

Von einer einheitlichen Qualifikation kann derzeit keine Rede sein, trotz eines inzwischen abgestimmten gemeinsamen Inhalts- und Lehrzielkatalogs zur Rettungsassistentenausbildung.

Im Vorfeld des neuen NotSanG wird seitens des Ministeriums als Ausbildungsziel angestrebt, dass dieses dem allgemein anerkannten Stand rettungsdienstlicher, medizinischer und weiterer bezugswissenschaftlicher Erkenntnisse fachliche, personale, soziale und methodische Kompetenzen zur eigenverantwortlichen Durchführung und teamorientierten Mitwirkung insbesondere bei der rettungsdienstlichen Versorgung und dem Transport von Patienten vermitteln soll. Dabei sollen die unterschiedlichen Einsatzbedingungen berücksichtigt und auf die Lebenssituation, die jeweiligen Lebensphasen sowie die Selbstständigkeit und Selbstbestimmung der Verletzten, Erkrankten und sonstigen Beteiligten beachtet werden. Die Dauer der Ausbildung soll 3 Jahre betragen und in Analogie zum Krankenpflegegesetz durch einen Wechsel zwischen theoretischer und praktischer Ausbildung charakterisiert sein.

53.2.4 Lehrrettungsassistent

Der Lehrrettungsassistent ist für die Aus- und Fortbildung auf der Rettungswache v. a. für die Berufspraktikanten zuständig. Zu seinen Aufgaben gehört die Vorbereitung sowohl in fachlicher wie organisatorischer Sicht des Rettungswachenpraktikums, die Überwachung der Dokumentation der geforderten Berichtshefte, die praktische Ausbildung und Praxisanleitung sowie die Durchführung von Unterrichtsgesprächen und die Unterweisung am Arbeitsplatz. Zu diesem Zweck hat er eine zusätzliche Qualifikation im Bereich Methodik und Didaktik.

Die Qualifikation beruht lediglich auf einer Absprache der ausbildenden Hilfsorganisationen über die Bezeichnung, die Tätigkeitsbeschreibung, das Anforderungsprofil, die Zulassungsvoraussetzungen, den Ausbildungsgang, die Prüfung und die Fortbildungspflicht. Qualifikationsvoraussetzung ist allgemein eine abgeschlossene Ausbildung zum Rettungsassistenten und eine mindestens 2-jährige Berufserfahrung.

53.3 Tätigkeit im Rettungsdienst

▶ **Rechte und Pflichten.** Die Rechte und Pflichten von haupt- und nebenberuflichen Mitarbeitern ergeben sich aus dem jeweiligen Arbeitsvertrag. Die rechtliche Stellung von Ehrenamtlichen ergibt sich aus der das Mitgliedsverhältnis regelnden Satzung der jeweiligen Hilfsorganisationen. Die rechtliche Stellung der Freiwilligen im Rahmen einer Ableistung eines sozialen Jahres ergibt sich aus dem Gesetz zur Förderung eines freiwilligen sozialen Jahres.

▶ **Fortbildung.** Fortbildungspflichten des Rettungsdienstpersonals ergeben sich nicht nur aus den jeweiligen Dienstverhältnissen, z.B. für hauptberufliche und nebenberufliche Mitarbeiter aus dem Arbeitsvertrag und für Ehrenamtliche aus der Satzung, sondern auch aus den meisten Rettungsdienstgesetzen. Meist umfasst die Fortbildungspflicht, unabhängig von der konkreten Qualifikation, mindestens 30 h jährlich.

Kernaussagen

Entwicklung der Qualifikation des Rettungsdienstpersonals
1977 wurde vom Bund-Länder-Ausschuss „Rettungswesen" die Ausbildung von Rettungssanitätern mit 520 h mit einem konkreten Ausbildungsprogramm und einem Tätigkeitskatalog geregelt, die noch heute gültig ist.

1989 wurde das Rettungsassistentengesetz einschließlich einer Ausbildungs- und Prüfungsverordnung verabschiedet, dessen konkrete Zielbeschreibung den Rettungsassistenten zum Helfer des Arztes macht und ihm in begrenztem Umfang eigenverantwortliche Tätigkeiten zuweist.

2005 fordert das „Eckpunktepapier" der ständigen Konferenz für den Rettungsdienst eine Novellierung des RettAssG und macht konkrete Vorschläge.

2008 legt der Ausschuss Rettungswesen eine neue Ausbildungsvorgabe für Rettungssanitäter vor.

2012 wird ein Entwurf für ein Notfallsanitätergesetz als Ersatz für das RettAssG vorgelegt.

Verschiedene Qualifikationen des Rettungsdienstpersonals
Die derzeitige Qualifikation trotz definierter Vorgaben ist uneinheitlich, weshalb eine Novellierung des RettAssG erforderlich ist, wozu es konkrete Vorgaben der Ständigen Konferenz für den Rettungsdienst gibt.

Tätigkeit im Rettungsdienst
Die Tätigkeit des nichtärztlichen Personals im Rettungsdienst kann in verschiedenen Funktionen erfolgen (ehren-, hauptamtlich, als Freiwilliger).

54 Ärztliches Personal

P. Sefrin, D. Stratmann

Der Rettungsdienst in Deutschland ist eine hoch qualifizierte, notfallmedizinische Dienstleistung, die sich ständig weiterentwickelt. Das Rettungssystem besteht aus einer nichtärztlichen und einer ärztlichen Komponente. Die gegenwärtige Rechtslage verlangt im Bedarfsfall den Notarzt am Einsatzort. Eine Übernahme von ärztlichen Maßnahmen durch Rettungsdienstpersonal würde eine Veränderung der bisherigen Rechtslage voraussetzen, was aus rechtpolitischen und finanziellen Gründen wenig realistisch ist. Die Mitwirkung von Ärzten im Rettungsdienst, aber auch in der klinischen Notfallmedizin kann in verschiedenen Funktionen erfolgen, was auch differente Qualifikationen erforderlich macht. Hierzu gibt es den Aufgaben und der Funktion entsprechend konkrete Vorgaben.

54.1 Notarzt

54.1.1 Aufgaben

Die präklinische notfallmedizinische Versorgung der Bevölkerung erfolgt im Rahmen des Rettungsdienstes, wobei die notärztliche Versorgung im Verbund mit der Notfallrettung erfolgt. Der Notarzt ist ein für diese Aufgabe gesondert qualifizierter Arzt, wobei sich die Qualifikation an seinen Einsatzindikationen orientiert. Das primäre, in den Rettungsdienstgesetzen der Länder (z. B. gemäß Art. 1 BayRDG) definierte Ziel seiner Tätigkeit ist es,
- Notfallpatienten zu versorgen (Durchführung lebensrettenden Maßnahmen),
- sie transportfähig zu machen und
- die Patienten unter Begleitung und Überwachung zu transportieren.

Definition
Definition (gemäß DIN 13050): Der Notarzt ist ein Arzt in der Notfallrettung, der über eine entsprechende Qualifikation verfügt.

▶ **Erkennung und Abwendung der Vitalfunktionsstörungen.** Die Hauptaufgabe der präklinischen Versorgung ist die Erkennung und Abwendung der Vitalfunktionsstörung sowie die Betreuung von Notfallpatienten (▶ Tab. 54.1). Im Einzelnen umfasst diese:
- die erste notfallmedizinische Hilfe am Notfallort,
- die Überwachung der Rettung,
- die Stabilisierung zum Abtransport und die richtige Lagerung,
- die Auswahl des geeigneten Krankenhauses,
- die Übergabe des Patienten zur Weiterbehandlung.

▶ **Notarztindikation.** Die über die Rettungsleitstelle vermittelten Einsätze orientieren sich zur Unterstützung des Disponenten an Notarztindikationskatalogen bzw. an einer Alarm- und Ausrückeordnung, die nach unterschiedlichen Kriterien konzipiert sind. So kann sich z. B. die Notrufabfrage in 2 Ebenen gliedern:
- die Notfallbeschreibung und
- die Beschreibung des Zustandes des Patienten (Symptome).

Merke
Derzeit wird meist nicht mehr nach – von Laien kaum feststellbaren – Diagnosen als vielmehr von Beschreibungen einzelner Notfallsituationen ausgegangen.

▶ **Notfall- und Zustandsbeschreibung.** Spezielle Notfallbeschreibungen sind u. a. Sturz aus großer Höhe (> 3 m), Wasser-, Ertrinkungs-, Tauch- und Eisunfälle, Einklem-

Tab. 54.1 Aufgaben des Notarztes am Notfallort.

Rettung	Vorverlagerte Intensivtherapie	Transport
• Sicherung der Notfallstelle, Schutz vor Selbstgefährdung	• Freimachen und Freihalten der Atemwege – Intubation, Absaugung, Beatmung mit O_2	• Herstellung der Transportfähigkeit
• Sicherung der Vitalfunktionen	• Bekämpfung von Zirkulationsstörungen (Schock) – Infusionen – Blutstillung	• Vermeidung eines Transporttraumas
• ärztliche Versorgung während der Rettung	• kardiales und respiratorisches Monitoring (EKG-Veränderungen, Rhythmusstörungen, O_2, CO_2)	• Verlaufsbeobachtung
• Überwachung der Rettung (Reihenfolge der Maßnahmen)	• gezielte medikamentöse Therapie	• Klinikauswahl
• Vermeidung von Folgeschäden		• Voranmeldung über die Leitstelle mit Befundübermittlung und Ankunftszeit
• psychische Betreuung von Patient und evtl. Angehörigen		• Dokumentation zur Klinikübergabe

mung oder Verschüttung, großflächige Verbrennungen oder Verbrühungen, Suizid, Schuss-, Stichverletzungen.

Zu den Zustandsbeschreibungen, die einen Notarzteinsatz bedingen, gehören Bewusstseins-, Atem- und Kreislaufstörungen sowie starke Schmerzen und Lähmungen.

▶ **Alarmierung für den Notarzteinsatz.** Eine weitere Form der Alarmierung für den Notarzteinsatz in der integrierten Leistelle ist die Alarm- und Ausrückeordnung (AAO). Sie enthält Grundregeln für die Alarmierung bei Alarmfällen der Behörden und Organisationen mit Sicherheitsaufgaben (BOS), zu denen auch der Rettungs- und Notarztdienst gehört. Sie besteht aus Alarmstichworten, Alarmierungsstufen und daraus folgend Alarmreaktionen. Abhängig vom Alarmstichwort, z.B. Atemnot, und der vom Disponenten festgelegten Alarmierungsstufe werden unterschiedliche Fahrzeuge oder Fahrzeugkombinationen (z.B. RTW und NEF) alarmiert. Die AAO ist in die Computersoftware der Leistelle integriert.

> **Merke**
>
> Die notärztliche Hilfe ist dann als absolute Indikation anzusehen, wenn es zu einer Bedrohung, Störung oder zum Ausfall der Vitalfunktionen gekommen ist.

Dies setzt eine vorherige Beurteilung der Lage voraus, wobei sich diese sowohl auf die Symptomatik des Krankheitsgeschehens wie auf die vor Ort vorgefundene Situation bezieht. Nach einer mit minimalem Aufwand im Gegensatz zu stationären Versorgungsmöglichkeiten durchgeführten Diagnostik muss der Notarzt unter Einbeziehung möglicher exogener Störungseinflüsse (Witterung, Geräuschkulisse, Emotionen u.a.) sein Handlungsvorgehen festlegen.

54.1.2 Qualifikation

Fachkundenachweis Rettungsdienst

Die Qualifikation der Notärzte ist auf Landesebene in den Rettungsdienstgesetzen und den Weiterbildungsordnungen der Landesärztekammern geregelt. Die Bundesärztekammer hat schon 1983 den Beschluss gefasst, einen „Fachkundenachweis Rettungsdienst" für diejenigen Ärzte einzuführen, die mit Personal und Fahrzeugen des Rettungsdienstes notfallmedizinischen Patienten medizinische Hilfe leisten. Darüber hinaus haben die Länder in ihren Rettungsdienstgesetzen geregelt, welche Qualifikation für den Einsatz als Notarzt gefordert werden muss. Derzeit haben nur noch 3 Landesärztekammern einen Fachkundenachweis als Voraussetzung für die Teilnahme am Rettungsdienst (Brandenburg, Nordrhein, Westfalen-Lippe).

Zusatzweiterbildung Notfallmedizin

Der Deutsche Ärztetag hat die Zusatzweiterbildung „Notfallmedizin" im Jahre 2003 in die (Muster-)Weiterbildungsordnung (MWBO; zuletzt aktualisiert 2006) aufgenommen. Damit wurde als Nachfolge des bisherigen Fachkundenachweises Rettungsdienst den Landesärztekammern empfohlen, eine Zusatzbezeichnung einzuführen. Die Inhalte der MWBO sind allerdings in den Weiterbildungsordnungen der Landesärztekammern unterschiedlich geregelt.

▶ **Weiterbildungszeit.** Als Zugangsvoraussetzungen sieht die MWBO 24 Monate Weiterbildung in einem Gebiet der stationären Patientenversorgung bei einem weiterbildungsbefugten Arzt an einer Weiterbildungsstätte vor. Des Weiteren wurde festgelegt, dass mindestens 6 Monate Weiterbildung in Intensivmedizin, Anästhesiologie oder in der Notaufnahme unter Anleitung eines Weiterbildungsbefugten zu absolvieren sind. Der bisher geforderte 80-h-Kurs bleibt hinsichtlich der Grundstruktur unverändert. Anschließend sind unter Anleitung eines verantwortlichen Notarztes 50 Einsätze im Notarztdienst auf dem RTW oder im RTH zu absolvieren.

> **Merke**
>
> Die Zusatzweiterbildung Notfallmedizin umfasst die Erkennung drohender oder eingetretener Notfallsituationen und die Behandlung von Notfällen sowie die Wiederherstellung und Aufrechterhaltung akut bedrohter Vitalfunktionen.
>
> Ziel der Zusatzweiterbildung ist das Erlangung der fachlichen Kompetenz in der Notfallmedizin nach Ableistung der Weiterbildungszeit und -inhalte sowie des Weiterbildungskurses und der Notarzteinsätze.

▶ **Weiterbildungsinhalt.** Erwerb von Kenntnissen, Erfahrungen und Fertigkeiten in:
- den rechtlichen und organisatorischen Grundlagen des Rettungsdienstes,
- der Erkennung und Behandlung akuter Störungen der Vitalfunktionen einschließlich der dazu erforderlichen instrumentellen und apparativen Techniken wie
  - endotracheale Intubation,
  - manuelle und maschinelle Beatmung,
  - kardiopulmonale Wiederbelebung,
  - Punktions- und Katheterisierungstechniken einschließlich Anlage zentralvenöser Zugänge und Thoraxdrainage,
- der Notfallmedikation einschließlich Analgesierungs- und Sedierungsverfahren,
- der sachgerechten Lagerung von Notfallpatienten,
- der Herstellung der Transportfähigkeit,
- den Besonderheiten beim Massenanfall Verletzter und Erkrankter einschließlich Sichtung.

54.1.3 Rechtsstellung

Die Rechtsstellung des Notarztes bestimmt sich primär nach seiner Rechtsbeziehung zum Träger des Rettungsdienstes. Wer als Kassenarzt an einem von der Kassenärztlichen Vereinigung (KV) organisierten Notarztdienst teilnimmt, erbringt seine Leistungen aufgrund selbstständiger Rechtsbeziehung zum Notfallpatienten auf eigenes wirtschaftliches Risiko. Sofern ermächtigte (Klinik-)Ärzte an von der KV organisierten Notarztdiensten teilnehmen, üben auch diese eine freiberufliche Tätigkeit aus. Sie benötigen dazu eine Nebentätigkeitsgenehmigung ihres Arbeitgebers.

Bei einer Tätigkeit für andere Rechtsträger, die den Notarztdienst durchführen (z. B. Zweckverbände, Hilfsorganisationen, Feuerwehren), bleibt offen, ob der Notarzt die Leistungen im eigenen Namen oder als Erfüllungsgehilfe der Organisation erbringt.

54.1.4 Haftung

Aus der Rechtsstellung des Notarztes resultiert die Haftung, wobei zumindest in Bayern grundsätzlich für Notärzte die Amtshaftung zum Tragen kommt. Der Bundesgerichtshof hat festgestellt, dass die rettungsdienstlichen Aufgaben sowohl im Ganzen wie im Einzelfall der hoheitlichen Betätigung zuzurechnen sind. Somit sind Behandlungsfehler des Notarztes im Rettungsdiensteinsatz nach Amtshaftungsgrundsätzen zu beurteilen. Die Teilnahme an rettungsdienstlichen Einsätzen stellt sich als Ausübung eines öffentlichen Amtes im Sinne des Art. 34 Satz 1 GG dar. Damit ist auch die ärztliche Tätigkeit als Ausübung eines öffentlichen Amtes einzustufen. Durch die 1997 erfolgte Änderung des SGB V ist klargestellt, dass der Notarzt im Rettungsdienst eine grundsätzlich der Gesetzgebungskompetenz der Länder unterliegende Rechtsfigur ist, sodass die Haftung des Notarztes an der in dem jeweiligen Bundesland anzutreffenden Organisationsform des Rettungsdienstes auszurichten ist.

54.2 Leitender Notarzt

Die zunehmende Anzahl von größeren Schadensereignissen mit einer Vielzahl Verletzter („Massenanfall") veranlasste 1988 die Bundesärztekammer, Empfehlungen zur Fortbildung zum „Leitenden Notarztes" (LNA) im Rettungsdienst herauszugeben. Mit diesen Empfehlungen sollte einerseits – analog zu den anderen am Schadensort tätigen Diensten wie z. B. Polizei und Feuerwehr – auch eine *medizinische Führung* bei außergewöhnlichen Schadenslagen im Rettungsdienst realisiert werden. Andererseits sollte auch das Ziel, bei größeren oder speziellen Schadenslagen so früh wie möglich eine individualmedizinischen Maßstäben genügende rettungsdienstliche Versorgung wiederherzustellen, adäquat umgesetzt werden können. Zeitgleich und inhaltlich übereinstimmend hat auch die Deutsche Interdisziplinäre Vereinigung für Intensiv- und Notfallmedizin (DIVI) ihre Empfehlungen zum LNA veröffentlicht.

54.2.1 Definition und allgemeine Aufgabenstellung

> **Definition**
>
> Nach der Definition der Bundesärztekammer übernimmt der LNA „Leitungsaufgaben im medizinischen Bereich beim Massenanfall Verletzter und Erkrankter sowie bei außergewöhnlichen Notfällen und Gefahrenlagen. Er hat alle medizinischen Maßnahmen am Schadensort zu leiten, zu koordinieren und zu überwachen."

Auch die DIN 13050 (Begriffe im Rettungswesen) definiert den LNA als einen Notarzt, der am Notfallort bei einer größeren Anzahl Verletzter, Erkrankter sowie auch bei anderen Geschädigten oder Betroffenen oder bei außergewöhnlichen Ereignissen alle medizinischen Maßnahmen in Abstimmung mit dem organisatorischen Leiter zu leiten hat, über eine entsprechende Qualifikation verfügt und von der zuständigen öffentlichen Stelle berufen wird.

Damit kommt dem LNA eine verantwortungsvolle, umfassende medizinische Führungsfunktion am Einsatzort zu, die die im Folgenden geschilderten besonderen Voraussetzungen erfordern.

54.2.2 Qualifikation und Fortbildung

Qualifikation

Qualifikationsvoraussetzungen sind:
- umfassende Kenntnisse in der Notfallmedizin und regelmäßige Tätigkeit im Rettungsdienst.
- eine Gebietsanerkennung eines Gebiets mit intensivmedizinischer Tätigkeit soll ebenso vorliegen wie die „Fachkunde Rettungsdienst"; Letztere ist zukünftig durch die „Zusatzbezeichnung Notfallmedizin" zu erweitern,
- eine spezielle Fortbildung zum LNA (s. u.),
- Detailkenntnisse der regionalen Infrastruktur des Rettungs- und Gesundheitswesens,
- Fortbildung in Fachfragen seines Aufgabenbereichs.

Damit scheidet der vereinzelt aus Kostengründen erwogene Einsatz eines „überregionalen" LNA für mehrere Rettungsdienstbereiche in Ermangelung des erforderlichen regionalen Bezugs aus.

Fortbildung

Die spezielle Fortbildung (40 h) zur Übernahme der Aufgaben als LNA umfasst weniger notfallmedizinische Bereiche als vielmehr die Vermittlung der Fähigkeit zur Bewältigung der umfangreichen organisatorischen Aufgaben, die Kooperation mit der Einsatzleitung vor Ort und technische Kenntnisse.

▶ **Spezielle Fortbildung des Leitenden Notarztes.** Die spezielle Fortbildung umfasst:
- medizinische Fortbildung (Kriterien der Sichtung und der medizinischen Versorgung unter den Bedingungen des Massenanfalls),
- gesetzliche Grundlagen (Rechtsgrundlagen für den LNA-Einsatz, Organisationsstruktur und Rechtsgrundlagen für den Einsatz von Polizei, Feuerwehr sowie Hilfsorganisationen und Katastrophenschutz),
- Einsatztaktik (Grundlagen der Führungslehre und der rettungsdienstlichen Versorgung, Koordination mit anderen Einsatzdiensten, Dokumentation),
- technische Fortbildung (Geräte und Fahrzeuge für die Rettung und die technische Hilfeleistung, Fernmeldewesen [Funk]),
- Übungen (Planspiel Großschadensfall und gemeinsame Einsatzlenkung, Funkübung).

54.2.3 Spezielle Aufgabenstellungen

Die besonderen Aufgaben des LNA gegenüber dem Notarzt erfordern zwingend eine zunächst möglichst umfassende, aber rasche *Lagebeurteilung*, bevor Entscheidungen zur *Lagebewältigung* gefasst werden können. Beide Bereiche erfordern eine ständige und enge *Koordination mit der Einsatzleitung* (▶ Tab. 54.2).

> **Merke**
>
> Lagebeurteilung vor Lagebewältigung! Enge Koordination mit der Einsatzleitung!

Dieser auch für alle anderen Einsatzdienste selbstverständliche Führungsgrundsatz entscheidet über den Erfolg des Einsatzes. Eine bei Nichtbeachtung wiederholt notwendige Revision früher getroffener Entscheidungen durch den LNA wird kaum zu gezielten und reibungslosen Versorgungsabläufen führen und die Akzeptanz des LNA entscheidend schmälern.

Beraterfunktion

Neben seiner medizinischen *Einsatztätigkeit* hat der LNA auch eine *Beraterfunktion* gegenüber einer Einsatzleitung. Diese kann sowohl „prophylaktisch" zum Tragen kommen, z. B. im Rahmen der Planung und Durchführung von Großveranstaltungen wie im Einsatz im Hinblick auf Gefährdungspotenziale – auch für die Einsatzkräfte – z. B. bei einem Unfall/Brand unter Einbeziehung gefährlicher Stoffe und Güter. Letztere Risikobeurteilung erfordern eine besonders enge Kooperation mit der Einsatzleitung der Feuerwehr und nicht vorschnelle Festlegungen einer Gefährdung mit ggf. erheblichen Konsequenzen für den weiteren Schadensverlauf.

54.2.4 Stellung im Rettungsdienst

Stellung und Ausstattung

▶ **Stellung.** Der LNA muss im Einsatz über eine Stellung verfügen, die ihm auch die problemlose Durchführung seiner Aufgabe ermöglicht, wie es z. B. mit einer Beraterfunktion allein nicht möglich ist.

Da auch Großschadensereignisse primär immer zunächst vom Rettungsdienst zu versorgen sind und ggf. erst sekundär zusätzlich Einheiten des Katastrophenschutzes zum Einsatz kommen, ist seine Bestellung durch die für den *Rettungsdienst* zuständige Behörde („Träger des Rettungsdienstes") erforderlich, die ihm insbesondere ein klares *Weisungsrecht in allen medizinischen Fragen* zuordnen muss. Damit ist er im Einsatz vor Ort der *Leiter* der medizinischen Maßnahmen. Zudem obliegt ihm gegenüber einer Einsatzleitung die o.a. Beraterfunktion.

▶ **Ausstattung.** Zur persönlichen Ausstattung eines jeden LNA gehören ein Dienstausweis, ein Funkmeldeempfänger, geeignete Schutzkleidung und Kommunikations- sowie Dokumentationsmittel.

Tab. 54.2 Spezielle Aufgabenstellung für den Leitenden Notarzt.

Lagebeurteilung	Lagebewältigung
• Erkennen der taktischen Lage (Schadensart, -umfang und -entwicklung, Anzahl, Art, Umfang, Intensität und Ausmaß der Schädigungen)	• Festlegen der Prioritäten (Behandlung, Transport), der medizinischen Versorgung (Behandlungsumfang bei eingeschränkten Kapazitäten) und der Transportmittel und -ziele
• Erkennen der eigenen Lage (Personal-, Material-, Transport- und Behandlungskapazitäten, Zusatzgefährdungen)	• Festlegen von Nachforderungen (Material/Personal)
• Feststellen des Schwerpunkts und der Art des medizinischen Einsatzes	• Delegation medizinischer Maßnahmen
	• Dokumentation

Dienstordnung

Es empfiehlt sich, die Rechte und Pflichten, die Aufgaben und Einsatzkriterien, die Stellung, Absicherung (Haftung, Unfallversicherung), Ausstattung und Honorierung des LNA in einer gemeinsam festgelegten *Dienstordnung* auf der Basis der Empfehlungen der BÄK zu regeln und schriftlich zu fixieren. Dies gilt unbeschadet der Tatsache, dass nach der Entscheidung des BGH vom 09.01.2003 (AZ III ZR 217/01) die für den Notarzt geltende „Amtshaftung" des rettungsdienstlichen Trägers wohl auch für den LNA gilt.

54.2.5 Alarmierung und Einsatz

Die zur Einsatzabwicklung erforderlichen regionalen Kenntnisse des Rettungsdienstes und des Gesundheitswesens (insbesondere der Klinikkapazitäten und spezieller Versorgungsleistungen) erfordern es, dass für jeden Rettungsdienstbereich jederzeit ein LNA verfügbar sein muss. Effektiv wird sein Einsatz aber nur dann sein können, wenn vorab eine schnelle Alarmierung durch die Leitstelle (z. B. über Funkmeldeempfänger) und eine klare Regelung des unverzüglichen Transports zum Einsatzort erfolgte.

▶ **Allgemeine Kriterien für den Einsatz des LNA.** Als grundsätzliches Einsatzkriterium für den LNA gilt die Notwendigkeit einer koordinierenden medizinischen Führung am Einsatzort. Hierfür gelten folgende allgemeine Kriterien:
- Schadensereignisse, bei denen die Anzahl der Verletzten/Erkrankten oder die Schwere der gesundheitlichen Schädigung die *reguläre* Kapazität des Notarztdienstes übersteigt. Dabei ist es allerdings nicht möglich, z. B. eine bundesweit einheitliche Mindestanzahl Betroffener festzulegen. Es sind vielmehr regional unterschiedliche Kriterien zu berücksichtigen, die die im Schadensfall konkret erforderlichen Versorgungskapazitäten bestimmen (z. B. Uhrzeit, Witterung, Entfernung, Schadensart und -umfang, Schadensschwere und -verlauf, Koordinierungsbedarf) und erheblichen regionalen Schwankungen unterliegen können.
- Schadensereignisse, bei denen mit einer gesundheitlichen Gefährdung einer größeren Personenzahl gerechnet werden muss (Großbrand/-veranstaltung bis hin zu Gefährdungslagen bei polizeilichen Einsätzen).
- Die *vermutete* Schwere der Verletzungen/Schädigungen oder der notfallmedizinische Versorgungsumfang übersteigen die reguläre Kapazität der Notfallrettung (prophylaktische Alarmierung oder besonders aufwendige Rettung/Versorgung nach Art/Umfang der Maßnahmen und/oder Zeitdauer).
- Anforderung durch den Notarzt oder die Einsatzleitung vor Ort.

54.3 Ärztlicher Leiter Rettungsdienst

Um den hohen medizinischen und organisatorischen Anforderungen im Rettungsdienst gerecht zu werden, ist eine kompetente ärztliche Leitung erforderlich. Nach der Definition der Bundesärztekammer und der Deutschen Vereinigung für Intensiv- und Notfallmedizin (DIVI) ist der Ärztliche Leiter Rettungsdienst (ÄLRD) ein Notarzt, der auf regionaler bzw. überregionaler Ebene die medizinische Kontrolle über den Rettungsdienst wahrnimmt und für Effektivität und Effizienz der präklinischen notfallmedizinischen Patientenversorgung und -betreuung verantwortlich ist. Der Ärztliche Leiter Rettungsdienst hat die Verantwortung für das Qualitätsmanagement. Er soll die dazu erforderlichen Grundsätze festlegen und daran mitwirken, dass im Rettungsdienst die notwendigen Strukturen aufgebaut und Prozessabläufe konstant sach-, zeit- und bedarfsgerecht erbracht werden.

> **Definition**
>
> Der ärztliche Leiter Rettungsdienst ist ein Notarzt, der die medizinische Aufsicht und Weisungsbefugnis in medizinischen Angelegenheiten über mindestens einen Rettungsdienstbereich hat. Er verfügt über eine entsprechende Qualifikation und wird von der zuständigen öffentlichen Stelle berufen (DIN 13050).

54.3.1 Aufgaben

Einsatzplanung und -bewältigung

Mitwirkung:
- bei der Erstellung von rettungsdienstlichen Bedarfsanalysen,
- bei der Koordination der Aktivitäten der am Rettungsdienst beteiligten Organisationen,
- bei der Konzeption der Fahrzeugstrategie,
- in der Leitstelle bei besonderen Schadenslagen.

Festlegung:
- der medizinischen Behandlungsrichtlinien für das nichtärztliche Personal im Rettungsdienst,
- der medizinisch-organisatorischen Versorgungsrichtlinien für arztbesetzte Rettungsmittel,
- der pharmakologischen und medizinisch-technischen Ausrüstung und Ausstattung im Rettungsdienst,
- von Strategien für die Bearbeitung von medizinischen Hilfeersuchen durch die Leitstelle,
- von medizinisch-taktischen Konzepten für die Bewältigung von besonderen Schadenslagen.

Qualitätssicherung

Mitwirkung:
- bei der Planentwicklung für evtl. notwendige Korrekturmaßnahmen,
- bei der Identifikation der zu untersuchenden Systemkomponenten,
- bei der Beurteilung der Wirksamkeit durchgeführter Korrekturmaßnahmen.

Festlegung:
- der Dokumentationsinstrumente für den Rettungsdienst,
- der Methodenauswahl für die Datenanalyse,
- der medizinischen Bewertung der Datenanalyse und Berichtfertigung.

Aus-/Fortbildung

- Richtlinienkompetenz für die notfallmedizinischen Aus- und Fortbildungsinhalte für nichtärztliches Personal im Rettungsdienst (inkl. Leitstellenpersonal),
- Erarbeitung von Roh- und Feinzielen für die ärztlichen Unterrichtsthemen der Aus- und Fortbildung für nichtärztliches Personal im Rettungsdienst,
- Auswahl und Einweisung von ärztlichen Referenten,
- Mitwirkung bei ärztlichen Unterrichtsthemen in der Aus- und Fortbildung von nichtärztlichem Rettungsdienstpersonal,
- Planung und Koordination der klinischen Aus- und Fortbildung von nichtärztlichem Rettungsdienstpersonal,
- Mitwirkung bei der Planung und Koordination der ärztlichen notfallmedizinischen Fortbildung.

Arbeitsmedizin / Hygiene

- Mitwirkung bei Anwendung von Einsatztauglichkeitskriterien,
- Mitwirkung bei der Auswahl von Schutzbekleidung,
- Überwachung der Einhaltung von Hygienevorschriften.

Gremienarbeit

Vertretung des Trägers des Rettungsdienstes in medizinischen Fragen in regionalen und überregionalen Gremien.

Forschung

Initiierung, Durchführung und Mitwirkung bei notfallmedizinischen Forschungsprojekten.

54.3.2 Stellung

Zur Durchführung seiner Aufgabe bedarf der Ärztliche Leiter Rettungsdienst einer Stellung, die ihm die Kompetenz zur Durchführung seiner Aufgaben verleiht.

Der Ärztliche Leiter Rettungsdienst:
- wird von der für den Rettungsdienst zuständigen Behörde bestellt,
- ist in allen medizinischen Belangen der Durchführung des Rettungsdienstes entscheidungs- und weisungsbefugt:
  - in medizinischen Fragen und Belangen gegenüber den durchführenden Organisationen und dem nichtärztlichen Personal,
  - in medizinisch-organisatorischen Belangen gegenüber dem ärztlichen Personal im Rettungsdienst,
  - die den Rettungsdienst durchführenden Organisationen sind ihm gegenüber berichtspflichtig,
  - berät die zuständige Behörde in allen medizinischen Angelegenheiten des Rettungsdienstes,
  - ist in verantwortlicher Stellung eingebunden in eine am Notarztdienst beteiligten Abteilung eines Krankenhauses.

Neben den Kernaufgaben können dem Ärztlichen Leiter Rettungsdienst zusätzliche Aufgaben übertragen werden, z.B. Gefährdungsbeurteilungen, Gutachtertätigkeit.

54.3.3 Organisationsmodelle

Aufgrund der regional unterschiedlichen Größe und Organisationsstruktur des Rettungsdienstes können keine verbindlichen Empfehlungen für die Organisationsform zur Institutionalisierung des Ärztlichen Leiters Rettungsdienst gegeben werden. Grundsätzlich unverzichtbar ist die Verknüpfung von klinischer und rettungsdienstlicher Tätigkeit in verantwortlicher Stellung.

54.3.4 Qualifikation

Um die mit dem umfangreichen Aufgabenkatalog und der Bedeutung der Stellung als Ärztlicher Leiter Rettungsdienst verbundenen hohen Anforderungen erfüllen zu können, ist eine besondere Qualifikation erforderlich, die sowohl medizinische als auch administrative Kenntnisse erfordert. Die Qualifikation umfasst:
- eine abgeschlossene Weiterbildung in einem Gebiet mit Bezug zur Notfall- und Intensivmedizin,
- den Fachkundenachweis „Rettungsdienst" oder eine von der zuständigen Ärztekammer als vergleichbar anerkannte Qualifikation,
- die Qualifikation als „Leitender Notarzt" entsprechend den Empfehlungen der Bundesärztekammer,
- eine langjährige und anhaltende Tätigkeit in der präklinischen und klinischen Notfallmedizin,
- zu erwerbende Kenntnisse in der Systemanalyse, Konzeptentwicklung und Problemlösung im Rettungsdienst,
- Detailkenntnisse der Infrastruktur des Rettungsdienstes und des Gesundheitswesens,

- Teilnahme an einer speziellen Fortbildung zum Ärztlichen Leiter Rettungsdienst über mind. 24 h entsprechend den Empfehlungen der Bundesärztekammer,
- kontinuierliche Fortbildung in den Fachfragen des Aufgabengebiets.
- Die spezielle Fortbildung über mindestens 24 h kann im Block oder, wie z. B. in Bayern, über 2 Jahre verteilt auf 7 Module mit insgesamt 220 Fortbildungsstunden durchgeführt werden.

54.4 Arzt in der Notaufnahme

Die Schnittstelle zwischen präklinischer und klinischer Notfallmedizin ist die (zentrale) Notaufnahme. Der Arzt in der Notaufnahme hat die Aufgabe, die Organisation der interdisziplinären Diagnostik und Therapie bei Notfallpatienten zu gewährleisten. Die klinische Notfallmedizin implementiert fachübergreifend die akutmedizinischen Behandlungsvorgaben aller Fachgesellschaften. Ein Arzt in dieser Position sollte die im Folgenden aufgeführten Qualifikationen haben.

Kenntnisse, Erfahrungen und Fertigkeiten in:
- der ärztlichen Begutachtung,
- den Maßnahmen der Qualitätssicherung und des Qualitätsmanagements,
- der ärztlichen Gesprächsführung einschließlich der Beratung von Angehörigen,
- psychosomatischen Grundlagen,
- der interdisziplinären Zusammenarbeit,
- der Ätiologie, Pathophysiologie und Pathogenese von Krankheiten,
- der Aufklärung und der Befunddokumentation,
- labortechnisch gestützten Nachweisverfahren mit visueller oder apparativer Auswertung (Basislabor),
- medizinischen Notfallsituationen,
- den Grundlagen der Pharmakotherapie einschließlich der Wechselwirkungen der Arzneimittel und des Arzneimittelmissbrauchs,
- der allgemeinen Schmerztherapie,
- der interdisziplinären Indikationsstellung zur weiterführenden Diagnostik einschließlich der Differenzialindikation und Interpretation radiologischer Befunde im Zusammenhang mit gebietsbezogenen Fragestellungen,
- der Betreuung von Schwerstkranken und Sterbenden,
- den psychosozialen, umweltbedingten und interkulturellen Einflüssen auf die Gesundheit,
- gesundheitsökonomischen Auswirkungen ärztlichen Handelns,
- geschlechtsspezifischen Aspekten in Prävention, Diagnostik, Therapie und Rehabilitation.

Kernaussagen
Die ärztliche Tätigkeit in der Notfallmedizin kann in verschiedenen Funktionen und differenter Qualifikation erfolgen.

Notarzt
Der Notarzt – Arzt mit Zusatzqualifikation „Fachkunde Rettungsdienst" bzw. Zusatzweiterbildung „Notfallmedizin" und Tätigkeit im Rettungsdienst – hat folgende Aufgaben:
- erste notfallmedizinische Hilfe,
- Überwachung der Rettung,
- Stabilisierung zum Transport,
- Auswahl des Zielkrankenhauses,
- Übergabe zur Weiterbehandlung.

Die Rechtsstellung ergibt sich aus der Rechtsbeziehung zum Träger des Rettungsdienstes.

Die Tätigkeit stellt eine Ausübung eines öffentlichen Amtes dar, woraus die Haftung im Sinne der Amtshaftung resultiert.

Leitender Notarzt
Der „Leitende Notarzt" (LNA) soll medizinische Führungsaufgaben beim Massenanfall Verletzter/Erkrankter sowie bei außergewöhnlichen Notfällen und Gefahrenlagen übernehmen. Er hat alle medizinischen Maßnahmen am Schadensort zu leiten, zu koordinieren und zu überwachen.

Der LNA muss notfall- und intensivmedizinisch sowie im Notarztdienst erfahren sein und eine spezifische 40-h-Fortbildung (Rechtsgrundlagen, Einsatztaktik, Organisation, Koordination und Führungslehre, Technik und Kommunikation) absolviert haben.

Er ist zu bestellen durch den Träger des Rettungsdienstes. Als Leiter aller medizinischen Maßnahmen muss er über ein Weisungsrecht in allen medizinischen Fragen verfügen.

Zur Erfüllung seiner Aufgaben bedarf der LNA einer geeigneten persönlichen Ausstattung, Schutzkleidung und Kommunikations- sowie Dokumentationsmitteln.

Als grundsätzliches Einsatzkriterium für den LNA gilt die Notwendigkeit einer koordinierenden medizinischen Führung am Einsatzort.

Der LNA wird vermehrt in umfangreiche Planungen zur Bewältigung bisher außergewöhnlich erscheinender Schadenslagen einbezogen werden müssen.

Ärztlicher Leiter Rettungsdienst

Der Ärztliche Leiter Rettungsdienst ist ein Notarzt, der die medizinische Kontrolle über den Rettungsdienst wahrnimmt und für Effektivität und Effizienz der präklinischen Patientenversorgung und -betreuung verantwortlich ist. Seine Aufgaben sind:

- Einsatzplanung und -bewältigung,
- Qualitätssicherung,
- Aus-/Fortbildung,
- Arbeitsmedizin/Hygiene,
- Forschung.

Arzt in der Notaufnahme

Der Arzt in der Notaufnahme hat die Aufgabe, die Organisation der interdisziplinären Diagnostik und Therapie bei Notfallpatienten nach Aufnahme im Krankenhaus zu gewährleisten.

Literatur

Weiterführende Literatur

[1] **Arbeitsgemeinschaft der in Bayern tätigen Notärzte**. Im Internet: www.agbn.de; Stand: 25.01.2012
[2] **Bundesärztekammer.** Die Empfehlungen zur Fortbildung zum „Leitenden Notarzt". Dtsch Ärztebl 1988; 85: A454-A458
[3] **Bundesärztekammer.** Im Internet: www.baek.de; Stand: 25.01.2012
[4] **Eichler** F. Ärztlicher Leiter Rettungsdienst. DMW 2006; 41: 674–677
[5] **Fehn** K. Richtiger Anspruchsgegner bei notärztlichem Behandlungsfehler. Notarzt 2003; 19: 237–240
[6] **Karami** A, Burchard H. DIVI-Stellungnahmen. Empfehlungen zu Problemen der Intensiv- und Notfallmedizin. 5. Aufl. DIVI; 2004
[7] **Mendel** A, Hennes P. Handbuch Rettungswesen. Witten: Mendel; o.J.
[8] **Sefrin** P, Knuth P, Stratmann D, Hrsg. Handbuch für den Leitenden Notarzt. Organisation, Strategie, Recht. Leitfaden für Einsatz und Fortbildung. Landsberg: ecomed; Loseblattwerk
[9] **Sefrin** P. Notfalltherapie. 6. Aufl. München: Urban & Schwarzenberg; 1999

55 Crew Resource Management

W. Ummenhofer, M. Zürcher

Ein Patient in einer akut lebensbedrohlichen Extremsituation ist wohl eine der größten Herausforderungen für jeden Arzt. Bedauerlicherweise wird die initiale Behandlung dieser Patienten häufig den jüngsten Mitgliedern unseres Berufsstands mit der geringsten klinischen Erfahrung überlassen.

▶ **Strukturierung des Notfallsystems.** Insofern beginnt „Crew Resource Management" (CRM) mit einer sinnvollen Strukturierung des leistungserbringenden Notfallsystems: Der Notarztdienst ist eigentlich kein geeignetes Terrain für die Ausbildung; die notwendige Ausbildung muss stufenweise, gestützt auf ein klares Curriculum, in der „geschützten Werkstätte" der Klinik unter unmittelbarer Supervision erworben werden können. Im Anschluss daran bietet das präklinische Umfeld allerdings eine Chance, das klinisch erworbene Wissen und vorhandene Skills in einer neuen und dynamischen Umgebung einzusetzen. Gleichzeitig können dabei Erfahrungen gesammelt werden, die dem reinen Kliniker in dieser Form vorenthalten bleiben.

▶ **Expertise.** Wichtig ist in diesem Zusammenhang die Tatsache, dass Erfahrung eine zwar notwendige, aber nicht hinreichende Voraussetzung für „Expertise" darstellt: Trotz zum Teil jahrelanger Erfahrung verhalten sich vermeintliche „Experten" in einer objektiv definierten Umgebung häufig nicht sehr souverän (Bond et al. 2008).

> **Merke**
>
> Erfahrung ist nicht automatisch mit Expertise gleichzusetzen, sondern bedarf eines Wechselspiels von Assessment, Debriefing, Reflexion und erneuter Erfahrung auf einem anderen Niveau, um sich effizient und kreativ weiterzuentwickeln. Ansonsten besteht die Gefahr, dass sich Selbstvertrauen und Kompetenz nicht entsprechen (Bond et al. 2007 [2]).

▶ **Konstellation des Rettungsteams.** Warum soll sich gerade Rettungsdienstpersonal mit dem Thema CRM beschäftigen? In der Notfallmedizin arbeiten kleine und damit an und für sich gut strukturierbare Teams unter schwierigen äußeren Bedingungen. Die Arbeitsbedingungen variieren regelmäßig. Die Teamzusammensetzung findet oft *ad hoc* statt, wechselt dynamisch und meist nach kurzer Zeit, besteht aus Spezialisten unterschiedlicher Disziplinen und muss verschiedene professionelle Kulturen integrieren (Manser 2009 [15]). Es bestehen Zeit-, Erwartungs- und Erfolgsdruck und Patienten sowie das Rettungsteam sind mit Extremsituationen konfrontiert. Bei einer derartigen Konstellation ungünstiger Faktoren lohnt es sich, in die „Homöostase" des Behandlungsteams zu investieren, um in dem ohnehin schmalen therapeutischen Fenster möglichst viele Faktoren zugunsten des Patienten zu beeinflussen.

55.1 Organisationsversagen

55.1.1 Kernprobleme

Die Kernprobleme unserer medizinischen Organisationsformen sind nicht rettungsdienstspezifisch. Sie finden sich gleichermaßen auf Notfall- und Intensivstationen, im Operationssaal, auf stationären Krankenhausabteilungen und in Arztpraxen. Sie sind gekennzeichnet durch:
- ständig wechselnde Teamzusammensetzung,
- hierarchische Konflikte,
- Personalmangel,
- Kommunikationsprobleme innerhalb des Teams,
- Kommunikationsprobleme zwischen Teammitgliedern und Patienten bzw. deren Angehörigen,
- Unsicherheit in ethischer Kompetenz,
- Schnittstellenprobleme,
- hohe Variation in Behandlung und Outcome,
- hohe Fehlerrate.

55.1.2 Notfallmedizin in Europa

Kontinentaleuropa und die angelsächsischen Länder haben während der vergangenen Jahrzehnte unterschiedliche Ansätze für die notfallmedizinische Versorgung ihrer Bevölkerung gewählt. Erstaunlicherweise ist in jenen Systemen, die eine anerkannte und strukturierte Facharztausbildung zum „Emergency Physician" entwickelt haben, die präklinische Versorgung von Notfallpatienten nichtärztlichen Berufsgruppen übertragen worden. Auf der anderen Seite weisen die Systeme in Kontinentaleuropa Strukturdefizite in der klinischen Fortsetzung der notärztlich begonnenen Versorgungskette auf.

> **Merke**
>
> Die Interdisziplinarität europäischer Versorgungssysteme bietet einerseits die Chance hoher selektiver Kompetenz, offenbart aber andererseits auch schonungslos die jeweiligen „Teilleistungsschwächen" der beteiligten Disziplinen, die im Einzelfall zu einer fragmentierten und wenig ganzheitlichen Patientenversorgung führen können: Die im Schockraum tätigen Personen unterscheiden sich erheblich in ihren Einstellungen und Wahrnehmungen von eigentlich gemeinsam durchgeführten Aktivitäten, je nachdem, welcher Fachdisziplin sie angehören (Ummenhofer et al. 2001 [20]).

55.1.3 Sicherheitssysteme

Nur punktuell liegen die Versorgungsdefizite im rein fachlichen Kompetenzbereich der beteiligten Individuen. Zumindest Anästhesiekomplikationen sind überwiegend den sog. „non-technical skills" geschuldet (Koetsier et al. 2011[12]). Zertifizierte Weiterbildungsprogramme im Sinn einer Continuous medical Education konzentrieren sich auf die Vermittlung neuer wissenschaftlicher Erkenntnisse und vernachlässigen die Entwicklung der „non-technical skills".

Gaba und Mitarbeiter haben früh auf den Stellenwert von „interpersonal human factors" hingewiesen (Gaba et al. 1987[7]), Helmreich und Schaefer haben Erfahrungen aus der Luftfahrt für komplexe medizinische Systeme wie einen Operationssaal weiterentwickelt (Helmreich u. Schaefer 1994[10]) und ein Sicherheitsmodell für die Notfallmedizin angedacht (Schaefer et al. 1994[19]). Eine breite Öffentlichkeit ist allerdings erst kurz vor der Jahrtausendwende durch den Bericht des amerikanischen Institutes of Medicine (Kohn et al. 1999[13]) dafür sensibilisiert worden, dass solche Sicherheitssysteme nicht nur in Risikoindustrien, sondern auch in der Medizin eingeführt werden müssen. Erste zaghafte Erfolge zeichnen sich seither ab (Leape u. Berwick 2005[14]).

55.2 CRM – Crew Resource Management

55.2.1 Interaktion im Team

Um die Systemsicherheit zu erhöhen, müssen sich nicht nur die Organisationen und Strukturen, sondern auch die beteiligten Personen verändern und weiterentwickeln. Notwendige Verhaltensänderungen von Individuen und eine Sensibilisierung für das Vorhandensein von Gruppenprozessen lassen sich am besten in der realen Welt der praktischen Arbeit anstoßen. Die Interaktion im Team ist dabei ein zentrales Element einer Sicherheitskultur (Rall et al. 2002[17]): Um funktionierende Mikrosysteme aufzubauen, muss das System und dürfen nicht nur die Individuen trainiert werden.

55.2.2 CRM-Programme

CRM-Programme konzentrieren sich sowohl auf Inputfaktoren wie vorbestehende Meinungen und Einstellungen von Teammitgliedern als auch auf dynamische Prozessfaktoren wie Teambildung, Kommunikation, Leadership und Entscheidungsstrategien (Helmreich u. Fushee 1993[9]). David Gaba und seine Mitarbeiter haben als erste CRM als „crisis resource management" aus dem Cockpit der Luftfahrt in den medizinischen Anwendungsbereich des Patientensimulators überführt (Howard et al. 1992[11]).

55.2.3 CRM-Key-Points

Die wichtigsten Punkte sind (Rall u. Gaba 2005[18]):
- Das Wissen um die personellen und technischen Ressourcen ist entscheidend. Wen kann ich wann (nachts, am Wochenende?), wo und wie erreichen, was habe ich an Material wo zur Verfügung und wie funktioniert es?
- Vorausdenken hilft, den meist unangenehmen Überraschungseffekt zu reduzieren.
- In einer kritischen Situation ist personelle Unterstützung notwendig. Ein Hilfeersuchen ist kein Ausdruck mangelnden Selbstvertrauens, sondern von Souveränität. Einsame Helden sind zwar tapfer, scheitern aber meistens. Signale für Hilfe früh genug aussenden: Auch Unterstützung benötigt ein Zeitfenster!
- Jedes Team braucht einen Leiter. Das ist nicht jemand, der alles weiß und alles kann, sondern jemand, der plant und koordiniert und effizient kommuniziert. Für den Teamerfolg sind alle Teammitglieder verantwortlich.
- Idealerweise hält der Teamleiter eine gewisse Distanz zum unmittelbaren Geschehen und verteilt Aufgaben und Arbeitspensum. Ein effizientes Team zeichnet sich dadurch aus, dass Rollen definiert sind und die Aufgabenverteilung im Wesentlichen abgesprochen ist. Das Fehlen von Leadership oder expliziter Aufgabenverteilung führt auch in einem kleinen Reanimationsteam zu einer schlechten Performance (Marsch et al. 2004[16]).
- Ressourcen sind Chancen: Sie sind da, um genutzt zu werden. Man bekommt keinen Preis, wenn man es sich unnötig schwer macht.
- Kommunikation ist das Schlüsselelement von Teamarbeit: Aber effiziente Kommunikation ist ein sehr komplexer Prozess.
- Informationsbeschaffung ist essenziell; in einem 2. Schritt muss dann aber die vorhandene Information auch noch gefiltert werden: Was ist für die konkrete Situation wichtig, was fehlt mir noch?
- Fixierungsfehler sind eine der häufigsten Ursachen fataler Verläufe. In einem frühen Stadium setzt eine mentale Festlegung auf eine Ursache oder Diagnose oder ein spezifisches Verfahren ein. Die weiteren Prozesse sind dann relativ konsistent auf diesen Irrtum bezogen und induzieren damit erst die letztlich verhängnisvolle Eigendynamik. Alternativmöglichkeiten werden dabei gar nicht mehr geprüft. Wichtig ist, immer wieder an diese Gefahr zu denken und Techniken zu kennen, die eine Reevaluation der Situation mit offenen Augen ermöglichen.
- Gelegentlich werden bei Routineprüfungen Dinge für gut befunden, die nicht in Ordnung oder nicht einmal vorhanden sind. Deswegen sind „Double Checks" wertvoll: entweder durch eine 2. Person oder mit einer 2. Methode (korreliert z. B. der Pulsoxymeteralarm mit dem EKG?).
- „Der Zweck heiligt die Mittel": Hilfsmittel sind immer erlaubt. Wenn man alternative Informationsquellen in nützlicher Frist zum Absichern eines Medikaments oder einer Dosierung nützen kann: do it!

- Das Kochbuch der Notfallmedizin hat die Überschrift „Evaluation und Reevaluation". Notfallsituationen sind dynamisch und haben ein extremes Veränderungspotenzial. Was jetzt richtig ist, kann eine Minute später völlig falsch sein.
- „Dream-Teams" werden nicht geboren, sie entwickeln sich. Damit alle Teammitglieder ihre Stärken zum Tragen bringen können, müssen auch ihre Schwächen erkannt und respektiert werden.
- Aufmerksamkeit und Konzentration können nur schwer verteilt werden. Zu viele Details können für die effiziente Leitung eines Teamablaufs hinderlich sein. Allerdings kann auch der Teamleiter sich vorübergehend einem speziellen Aspekt widmen, sofern ein anderes Mitglied in dieser Phase den Überblick behält.
- Prioritäten dürfen im Verlauf neu gesetzt werden. Ein gutes Team trägt Kehrtwendungen dann mit, wenn sie dem wechselnden Zustand des Patienten Rechnung tragen und wenn die Kommunikation darüber stimmt.

> **Praxistipp**
>
> CRM-Key-Points:
> - kenne deine Umgebung,
> - versuche, vorauszudenken und zu planen,
> - ziehe früh Unterstützung hinzu,
> - trainiere unterschiedliche Teamrollen (Leitung und Unterstützung),
> - verteile das Aufgabenpensum,
> - mobilisiere alle verfügbaren Ressourcen,
> - betreibe wirkungsvolle Kommunikation,
> - nutze jegliche verfügbare Information,
> - vermeide Fixierungsfehler; falls eingetreten, erkenne sie, und versuche, mit ihnen umzugehen,
> - arbeite mit Rückkopplung: Cross (double) Check,
> - benütze Erinnerungshilfen,
> - reevaluiere Situationen wiederholt,
> - nutze die Vorteile guter Teamarbeit,
> - passe deine Prioritäten der Dynamik der Situation an.

55.2.4 Teamtraining

CRM versucht, alle verfügbaren Ressourcen, insbesondere eben die menschlichen Ressourcen, zugunsten einer höheren Patientensicherheit nutzbar zu machen. Dabei sollen Individuen nicht idealisiert werden. Um kritische Ereignisse zu reduzieren, muss ein Bewusstsein über die Entstehungsgeschichte fehlerhafter Prozesse und die Beschränktheit menschlicher Kommunikation geschaffen werden. Wegweisend war die Einsicht, dass effizientes Teamverhalten nur durch erfolgreiches Training erworben wird. Ein solches Teamtraining darf sich nicht auf einzelne Ausbildungsabschnitte beschränken, sondern muss ein integraler Bestandteil der gesamten beruflichen Karriereentwicklung sein. Simulatoren sind ideale Vermittler von evidenzbasierten Teamentwicklungsprogrammen (Fernandez et al. 2008 [5]).

> **Merke**
>
> Funktionierende Kommunikation ist die Grundvoraussetzung eines funktionierenden Teams.

55.3 Kommunikation

Fatale Fehleinschätzungen oder Fehlentscheidungen sind fast immer mit gestörten Kommunikationsprozessen assoziiert (Davies 2005 [4]). Dies wird begünstigt durch:
- hierarchische Barrieren,
- interindividuelle Konflikte,
- unterentwickeltes Verantwortungsgefühl,
- Fehleinschätzung von Situationen und Personen.

55.3.1 Hilfsmittel und Techniken

Neben diesen vorwiegend organisatorischen, aber auch individuellen Barrieren, die analysiert und reduziert werden müssen, um funktionierende Kommunikation überhaupt erst zu ermöglichen, gibt es glücklicherweise einfache strukturelle Hilfsmittel und Techniken, die Kommunikation effizienter machen:
- Checklisten für standardisierte Situationen,
- Arbeiten mit Algorithmen,
- Briefing/Debriefing als fester Bestandteil von Teamaktivitäten,
- sog. Closed Loop Communication für alle situativ oder emotional angespannten Interaktionen: Das „Senden" eines Signals wird als nicht angekommen bewertet, solange es vom Empfänger nicht mit einer adäquaten Reaktion „quittiert" wird:
  - gemeint heißt nicht gesagt,
  - gesagt heißt nicht gehört,
  - gehört heißt nicht verstanden,
  - verstanden heißt nicht ausgeführt (Rall u. Gaba 2005 [18]).

55.4 Teamarbeit

55.4.1 Teamleistung

Teamleistung setzt sich aus den kognitiven Kompetenzen und den Skills der Mitglieder, aber auch aus ihrem spezifischen Verhalten zusammen. Nach der Formel:

$$P = K \times S \times B$$

(P = Performance, K = Knowledge, S = Skills, B = Behaviour)

setzt eine optimale Teamperformance neben adäquatem Wissen und ausgezeichneten Skills eben auch ein souveränes Verhalten voraus (1 × 1 × 1 = 1). Betragen Skills und Verhalten nur 50 % eines Optimums, ergibt sich bereits eine erhebliche Verschlechterung des Gesamtergebnisses (1 × 0,5 × 0,5 = 0,25).

> **Merke**
>
> Fatal wird das Resultat beim völligen Fehlen eines der Faktoren: Ein katastrophales Verhaltensmuster produziert einen Totalausfall der Teamleistung, selbst bei gleichzeitig vorhandener hundertprozentiger Sachkompetenz (1 × 1 × 0 = 0).

Neben der Verhaltensebene der Mitglieder und der hohen Wertigkeit effizienter Kommunikation braucht Teamarbeit folgende zusätzliche Komponenten:
- gemeinsames Situationsbewusstsein,
- Koordination und Führung („Leadership"),
- Problemlösungsverhalten,
- gemeinsame Entscheidungsfindungsprozesse,
- Konfliktlösungsverhalten.

55.4.2 Faktoren erfolgreicher Teamarbeit

In der psychologischen Literatur werden Teamstrukturen als soziale Systeme beschrieben, die größen- und zeitabhängig sind. Ein Team gewinnt an innerer Konsistenz, wenn es im Verlauf der Zeit über eine gemeinsame Geschichte geteilter Erfahrungen oder erlebter Ereignisse verfügt. Erfolgreiche Zusammenarbeit im Team wird dabei v. a. von 4 Faktoren mitbestimmt (West 1990[21]):
- gemeinsame Vision,
- Beteiligungssicherheit: ein Gefühl, dass das Team für seine Mitglieder keine Bedrohung ausstrahlt und deren persönliches Engagement belohnt,
- Unterstützung von innovativem, auf Veränderung abzielendem Verhalten,
- inneres Klima, das nach „Exzellenz" strebt.

55.5 Crew Resource Training

55.5.1 Nicht technische Verhaltensmerkmale

Im Umfeld des schottischen Anästhesiesimulationszentrums ist ein Behavioural-Marker-System entwickelt worden, das auf verschiedenen Ebenen eine strukturierte Beobachtung und damit auch eine systematische Entwicklung von „non-technical skills" (Anaesthetists' non-technical Skills, ANTS) ermöglichen soll (Fletcher et al. 2003[6]). Wie für „technical skills" (TS) gilt auch für die nicht technischen Verhaltensmerkmale (NTS), dass sie standardisiert und kategorisiert werden müssen, um er-

Tab. 55.1 ANTS-System (Fletcher et al. 2003[6]).

Kategorien	Elemente
Task Management	• Planung und Vorbereitung • Setzen von Prioritäten • Berücksichtigen und Einhalten von Standards • Erkennen und Nutzbarmachen von Ressourcen
Team Working	• Koordination eigener Aktivitäten mit denen der Teammitglieder • Austausch von Informationen • Autorität und Selbstvertrauen • Einschätzen der Fähigkeiten und Möglichkeiten • Unterstützung anderer Teammitglieder
Situation Awareness	• gezieltes Einholen notwendiger Informationen • Erkennen von und Verständnis für eine spezielle Situation • Vorausschau auf mögliche Entwicklungsperspektiven
Decision Making	• Erkennen vorhandener Optionen • Risikoabwägung und Auswahl von Optionen • Reevaluation

folgreich für Trainingszwecke einsetzbar zu werden. Sollen sie darüber hinaus zu einem späteren Zeitpunkt auch in Selektionsprozessen nutzbar sein, müssen sie objektiven Evaluationsverfahren standhalten können.

Für Notfallsimulationen konnte gezeigt werden, dass solche TS wie auch NTS sicher diskriminiert und zuverlässig evaluiert werden können. Interessanterweise ergab sich eine positive Korrelation zwischen der technischen und der nicht technischen Kompetenzebene (Von Wyl et al. 2009[21]). Das ANTS-System unterscheidet 4 Kategorien von wichtigen Verhaltensmerkmalen und verknüpft sie mit beobachtbaren Elementen (▶ Tab. 55.1).

55.5.2 Wechselnde Teamzusammensetzung

Gerade im Bereich der Notfallmedizin kann man nicht mit einer konstanten Teamzusammensetzung rechnen. Insofern bleibt der teambegünstigende Effekt von gemeinsamen positiven Erfahrungen bei der Bewältigung komplexer Aufgaben auf Ausnahmen beschränkt. Immer wieder wird man auf Mitarbeiter, die man nicht kennt, und Situationen, die man so noch nie erlebt hat, treffen. Um unter solchen Bedingungen nach innen wie auch nach außen dennoch als Team zu funktionieren, ist ein hohes Maß an Uniformität auf der Skills- wie auch auf der Verhaltensebene eine Voraussetzung.

> **Merke**
>
> Vorhersehbarkeit von Reaktionen und Verlässlichkeit in der Abfolge von Tätigkeiten ermöglicht allen Teammitgliedern strukturiertes und zielorientiertes Arbeiten auch mit weniger gut bekannten Funktionsträgern.

Die eingangs erwähnten Unterschiede in der Einstellung zu und der Wahrnehmung von interdisziplinären Reanimationsraumaktivitäten konnten überwunden werden, wenn die Teammitglieder in einem Advanced-Trauma-Life-Support-Kurs die Vorteile uniformer Abläufe kennengelernt haben (Gross et al. 2005 [8]).

55.5.3 Sicherheitsstrategien

In der Luftfahrt und anderen Risikoindustrien sind heute weltweit Sicherheitsstrategien akzeptiert und standardisiert, die neben allen anderen Bereichen explizit auch Personaltraining und Kompetenzevaluation enthalten. Medizinische Teams sind gerade in Notfallsituationen aber den gleichen Faktoren wie Entscheidungsfindung unter Stress und feindlichen Umgebungsbedingungen, divergierenden und gleichzeitig einwirkenden Umgebungssignalen, Zeitdruck und Gruppenkonflikten ausgesetzt. Alles spricht dafür, dass auch sie von einem Systemwechsel profitieren würden.

> **Merke**
>
> Die Balance zwischen Eigenverantwortung des Individuums und Verantwortung des organisierenden Systems muss in der Richtung der organisatorischen Strukturen verschoben werden, die mehr als bisher dafür leisten müssen, dass sich auch in der Medizin Fehlerkultur zu Sicherheitskultur entwickeln kann.

CRM ist ein wichtiges Element auf diesem Weg, um ein „Team von Experten" in ein „medizinisches Expertenteam" zu verwandeln (Burke et al. 2004 [3]).

> **Kernaussagen**
>
> **Organisationsversagen**
> Fehler sind selten nur „menschliches Versagen", sondern oft Systemfehler.
>
> Effiziente Kommunikation kann Unsicherheit, hierarchische Barrieren, häufig wechselnde Teamzusammensetzung und Schnittstellenprobleme entschärfen.
>
> Uniformität in Abläufen von Standardsituationen schafft Struktur und Sicherheit.
>
> **CRM – Crew Resource Management**
> Systemsicherheit setzt Systementwicklung voraus.
>
> Ein System entwickelt sich nur, wenn seine Organisation, Struktur und die beteiligten Individuen für Veränderungen offen sind und Teaminteraktionen unterstützen.
>
> **Kommunikation**
> In Extremsituationen braucht es nicht irgendeine Kommunikation, sondern effiziente und funktionierende Kommunikation.
>
> Bewährt haben sich hierfür Checklisten, Algorithmen, Briefing und Debriefing sowie die sog. Closed Loop Communication.
>
> **Teamarbeit**
> Performance (P) =
> Knowledge (K) × Skills (S) × Behaviour (B).
>
> **Crew Resource Training**
> Unsere Aus- und Weiterbildungsstrategien sind zu sehr auf Wissensvermittlung (K) und die Eben der Skills (S) fixiert; die nicht technischen Skills (NTS; B) warten auf ihre Anerkennung.

Literatur

Referenzen
[1] **Bond** WF, Lammers RL, Spillane LL et al. The use of simulation in emergency medicine: a research agenda. Acad Emerg Med 2007; 14: 353–364
[2] **Bond** W, Kuhn G, Binstadt E et al. The use of simulation in the development of individual cognitive expertise in emergency medicine. Acad Emerg Med 2008; 15: 1037–1045
[3] **Burke** CS, Salas E, Wilson-Donnelly K, Priest H. How to turn a team of experts into an expert medical team: guidance from the aviation and military communities. Qual Saf Health Care 2004; 13(Suppl1): i96–i104
[4] **Davies** JM. Team communication in the operating room. Acta Anaesthesiol Scand 2005; 49(7): 898–901
[5] **Fernandez** R, Vozenilek JA, Hegarty CB et al. Developing expert medical teams: toward an evidence-based approach. Acad Emerg Med 2008; 15: 1025–1036
[6] **Fletcher** G, Flin R, McGeorge P et al. Anaesthetists' Non-Technical Skills (ANTS): evaluation of a behavioural marker system. Br J Anaesth 2003; 90(5): 580–588
[7] **Gaba** DM, Maxwell M, DeAnda A. Anesthetic mishaps: breaking the chain of accident evolution. Anesthesiol 1987; 66(5): 670–676
[8] **Gross** T, Amsler F, Ummenhofer W et al. Multiple-trauma management: standardized evaluation of the subjective experience of involved team members. Eur J Anaesthesiol 2005; 22(10): 754–761
[9] **Helmreich** RL, Foushee HC. Why crew resource management? The history and status of human factors training programs in aviation. In: Wiener E, Kanki B, Helmreich RL, ed. Cockpit Resource Management. New York: Academic Press; 1993
[10] **Helmreich** RL, Schaefer HG. Team Performance in the Operating Room. In: Bogner MS, ed. Human Error in Medicine. Hillsdale, NJ: Lawrence Erlbaum Associates; 1994: 225–253
[11] **Howard** SK, Gaba DM, Fish KJ et al. Anesthesia crisis resource management training: teaching anesthesiologists to handle critical incidents. Aviat Space Environ Med 1992; 63(9): 763–770
[12] **Koetsier** E, Boer C, Loer SA. Complaints and incident reports related to anaesthesia are foremost attributed to nontechnical skills. Eur J Anaesthesiol 2011; 28: 29–33
[13] **Kohn** KT, Corrigan JM, Donaldson MS. To Err is Human: Building a Safer Health System. Washington, DC: National Academy Press; 1999

[14] **Leape** LL, Berwick DM. Five years after To Err Is Human: what have we learned? JAMA 2005; 293(19): 2384–2390
[15] **Manser** T. Teamwork and patient safety in dynamic domains of healthcare: a review of the literature. Acta Anaesthesiol Scand 2009; 53: 143–151
[16] **Marsch** SC, Muller C, Marquardt K et al. Human factors affect the quality of cardiopulmonary resuscitation in simulated cardiac arrests. Resuscitation 2004; 60(1): 51–56
[17] **Rall** M, Schaedle B, Zieger J et al. Innovative training for enhancing patient safety. Safety culture and integrated concepts. Unfallchirurg 2002; 105(11): 1033–1042
[18] **Rall** M, Gaba DM. Human performance and patient safety. In: Miller R, ed. Miller's Anesthesia. Philadelphia: Elsevier Churchill Livingstone; 2005: 3021–3072
[19] **Schaefer** HG, Helmreich RL, Scheidegger D. Human factors and safety in emergency medicine. Resuscitation 1994; 28(3): 221–225
[20] **Ummenhofer** W, Amsler F, Sutter PM et al. Team performance in the emergency room: assessment of inter-disciplinary attitudes. Resuscitation 2001; 49(1): 39–46
[21] **West** MA. The social psychology of innovation in groups. In: West MA, Farr JL, ed. Innovation and Creativity at Work: psychological and organizational Strategies. Chichester: Wiley; 1990: 101–122
[22] **Von** Wyl T, Zuercher M, Amsler F et al. Technical and non-technical skills can be reliably assessed during paramedic simulation training. Acta Anaesthesiol Scand 2009; 53: 121–127

56 Burn-out der Retter – Gratifikationskrisen in der Notfallmedizin

A. Michalsen

56.1 Problembeschreibung

Lebensumstände, die im privaten oder beruflichen Bereich als dauerhaft belastend empfunden werden, können anhaltende gesundheitsrelevante Störungen (mit-)verursachen (Holmes u. Rahe 1967 [8], Siegrist u. Dragano 2008 [22], Tosevski u. Molovancevic 2006 [23]). Davon sollen Angehörige sog. „Hochrisikoberufe", wie z. B. Polizei- und Feuerwehrbedienstete, besonders betroffen sein. Dazu können auch ärztliche und nichtärztliche Mitarbeiter in der Notfall- und Rettungsmedizin gezählt werden, deren Tätigkeit u. a. durch wechselnde Arbeits- und Umgebungsbedingungen, einschließlich der Arbeit in wechselnden Teams und im Schichtdienst, die Konfrontation mit traumatisierenden Ereignissen sowie die Notwendigkeit zur raschen Entscheidungsfindung bei häufig anamnestischer Kargheit gekennzeichnet ist.

Chronische Überlastung kann nicht nur erhebliche gesundheitliche Folgen für die Betroffenen nach sich ziehen; vielmehr kann auch die Qualität der Patientenversorgung beeinträchtigt werden. Daher ist es sowohl in fürsorglicher als auch in betriebs- und volkswirtschaftlicher Hinsicht erforderlich, hinsichtlich der potenziell betroffenen Subpopulationen die jeweiligen Determinanten individuell zur Erschöpfung führender Konstellationen zu beschreiben und, soweit möglich, die Präventions- und Bewältigungsstrategien zu verbessern (Bengel u. Heinrichs 2004 [3], Michalsen u. Hillert 2011a [16], Michalsen u. Hillert 2011b [17]).

Definition

Für einen chronischen berufsbedingten Überlastungszustand hat sich inzwischen weithin die Bezeichnung „Burn-out" etabliert.

56.2 Begriffsbestimmung und Alternativbegriff

Maslach, Jackson und Leiter beschrieben Burn-out als ein „psychological syndrome of emotional exhaustion, depersonalization and reduced personal accomplishment" (Maslach et al. 1996 [13], Maslach u. Jackson 1981 [12], Michalsen u. Hillert 2011a [16]).

Inzwischen ist eine Vielzahl von psychosomatischen oder somatischen Beschwerden sowie von auffälligen Verhaltensweisen damit assoziiert worden, z. B. vegetative Überreaktionen, Verspannungen, Kopfschmerzen, Müdigkeit, Schlafstörungen, Koronarerkrankungen, gastrointestinale Beschwerden, Schwächung des Immunsystems, kognitive Defizite, Ängstlichkeit, Antriebsmangel, Substanzmissbrauch, Zunahme von Fehl- oder Krankheitstagen, Abflachen sozialer Beziehungen, Verzweiflung, Aggressivität und Suizidalität.

Merke

„Burn-out" bezeichnet allerdings nicht ein umschriebenes Symptom und ein Kausalzusammenhänge integrierendes Krankheitsbild, sondern ist Ausdruck individueller Konstellationen von belastenden Faktoren und dadurch erlebten Symptomen (Bengel u. Heinrichs 2004 [3], Hillert u. Marwitz 2006 [7], Kaschka et al. 2011 [10], Michalsen u. Hillert 2011a [16]).

▶ **Maslach Burn-out Inventory.** Die Solidität des entsprechenden psychometrischen Instruments, des Maslach Burn-out Inventory (MBI), muss ungeachtet seiner häufigen Verwendung infrage gestellt werden, besonders hinsichtlich Reliabilität und Validität (Michalsen u. Hillert 2011a [16]).

▶ **Effort-Reward-Imbalance-Modell.** Im Rahmen der Stressforschung gibt es Modelle, die den Zusammenhang zwischen beruflicher Belastung und Gesundheit theoretisch besser begründen, klarer operationalisieren und validierter beschreiben, z. B. das Effort-Reward-Imbalance-Modell (Michalsen u. Hillert 2011a [16], Siegrist et al. 2004 [21], Siegrist u. Dragano 2008 [22]).

Ein chronischer Überlastungszustand wird hier als Folge eines anhaltend empfundenen Ungleichgewichts zwischen Leistung und Mühe für den Beruf einerseits und Lohn und Belohnung durch den Beruf andererseits beschrieben und einprägsam als *Gratifikationskrise* bezeichnet. Dabei meint „Gratifikation" ausdrücklich nicht nur Lohn und geldwerten Vorteil, sondern auch positives Arbeitsklima, Wertschätzung, Solidarität und Gerechtigkeit, also einen lebenswerten Anteil an der Erfüllung der beruflichen Aufgaben.

56.3 Epidemiologie

Für die Betroffenen sind die Folgen chronischer psychomentaler Belastungen unabhängig von ihrer diagnostischen Einordnung oft existenziell und machen, je nach

Ausprägung der Symptome, in vielen Fällen die Inanspruchnahme des Gesundheitssystems erforderlich.

▶ **Studien.** Parallel zur generellen, häufig populärwissenschaftlich geführten Diskussion des Burn-out-Syndroms wurde dazu in den vergangenen Jahren eine Reihe empirischer Untersuchungen bei Ärzten und Pflegekräften durchgeführt (Hyman et al. 2011[9], Michalsen u. Hillert 2011b[17]). Europaweit sind in der letzten Dekade auch einige Studien veröffentlicht worden, die die Auswirkungen der rettungsdienstlichen Arbeits- und Einsatzbedingungen auf die mentale und emotionale Verfassung der Rettungsdienstmitarbeiter untersuchten, u.a. in Schottland, den Niederlanden, Deutschland und Italien (Alexander u. Klein 2001[1], Argentero u. Setti 2011[2], Bengel u. Heinrichs 2004[3], Gebhardt et al. 2006[6], Prati et al. 2010[18], van der Ploeg u. Kleber 2003[24]). Manche Studien untersuchten ausschließlich Rettungsdienstmitarbeiter (Alexander u. Klein 2001[1], Gebhardt et al. 2006[6], van der Ploeg u. Kleber 2003[24]), andere hatten Angehörige mehrerer Hochrisikoberufe eingeschlossen (Argentero u. Setti 2011[2], Prati et al. 2010[18]). Als psychometrisches Instrument wurde mehrheitlich das MBI verwendet.

▶ **Organisation der Rettungsdienste.** Innerhalb Europas sind die Rettungsdienste unterschiedlich organisiert, insbesondere hinsichtlich des prähospitalen Einsatzes von Notfallmedizinern. Innerhalb Deutschlands wiederum bestehen Unterschiede hinsichtlich der Anbindung der Mitarbeiter an Rettungsdienstorganisationen oder die Feuerwehr einerseits und hinsichtlich der Teilnahme von niedergelassenen Ärzten am Rettungsdienst andererseits. Die grundsätzlichen Arbeitsbedingungen der Rettungsdienstmitarbeiter insgesamt erscheinen allerdings relativ ähnlich und jedenfalls deutlich verschieden von innerklinischen Bedingungen.

▶ **Studienergebnisse.** Ungeachtet solcher Unterschiede zeichnet sich anhand der genannten Studien Folgendes ab (Alexander u. Klein 2001[1], Argentero u. Setti 2011[2], Gebhardt et al. 2006[6], Prati et al. 2010[18], van der Ploeg u. Kleber 2003[24]):
- Wenngleich die Arbeit im Rettungsdienst als emotional fordernd erlebt wird, berichten die Mitarbeiter über eine hohe Arbeitszufriedenheit, die allerdings nicht mit der Zufriedenheit über die jeweilige Organisation des Arbeitsalltags gleichgesetzt werden kann.
- Kritische Einsatzabläufe, geringe Entscheidungsspielräume, Rollenkonflikte, mangelnde soziale Unterstützung (durch Kollegen und Vorgesetzte) und unzulängliche Kommunikation steigern das Belastungserleben erheblich.
- Bei etwa 10–30 % der Befragten wurde ein hohes Risiko für Burn-out festgestellt.
- Mitarbeiter wenden verschiedene Strategien zur Bewältigung (Coping) potenziell stressbehafteter Einsätze und Arbeitsbedingungen an, z. B. das Gespräch in sozialen Bezugsgruppen oder die Rückbesinnung auf persönliche Eigenschaften wie Robustheit („hardiness") und Selbstwirksamkeit („self-efficacy").

56.3.1 Burn-out-Prävalenz

Eine „Burn-out-Prävalenz" von etwa 30 % wird auch für viele andere Disziplinen mitgeteilt, beispielsweise für Ärzte und Pflegekräfte in Anästhesie und Intensivmedizin (Michalsen u. Hillert 2011b[17]). Ob die o.g. Studien tatsächlich belegen können, dass Mitarbeiter im Rettungsdienst überzufällig häufig von chronischen Überlastungsstörungen betroffen sind, erscheint fraglich. So wurden in der Regel keine geeigneten Vergleichsgruppen miterfasst. Auch ist die Generalisierbarkeit der individuellen Studien eingeschränkt. Insgesamt wird aber deutlich, dass auch Rettungsdienstmitarbeiter einem nicht geringen Risiko unterliegen, an den Folgen einer chronischen beruflichen Überlastung zu leiden (Alexander u. Klein 2001[1], Argentero u. Setti 2011[2], Bengel u. Heinrichs 2004[3], Bengel u. Riedl 2004[4], Gebhardt et al. 2006[6], Hillert u. Marwitz 2006[7], Litzcke u. Schuh 2010[11], Maslach et al. 2001[14], Michalsen 2001[15], Michalsen u. Hillert 2011a[16], Michalsen u. Hillert 2011b[17], Prati et al. 2010[18], Schaufeli u. Bakker 2010[20], van der Ploeg u. Kleber 2003[24]).

56.3.2 Determinierende Faktoren

> **Merke**
>
> Die gerade angeführten Quellen einschließlich der genannten Studien lassen den Schluss zu, dass unterschiedliche Einflussfaktoren (mit-)verantwortlich dafür sind, ob potenziell stressbehaftete Belastungen im individuellen Erleben angenommen und geschultert werden können oder ob sie als kurzfristige oder anhaltende negative Beanspruchung empfunden werden.

▶ **Persönliche Ebene.** Auf der persönlichen Ebene können gegenüber einer chronischen Überlastung u.a. körperliche Fitness, Robustheit, Selbstwirksamkeit, verlässliche soziale Unterstützung und die Entwicklung von „engagement", das antithetisch zum Burn-out u.a. als Trias aus „energy, involvement and efficacy" beschrieben wird, protektiv sein. Hingegen können beispielsweise hohe Leistungserwartung, Vereinsamung, Genussmittelgebrauch und Rollenkonflikte eine Überlastung verstärken.

▶ **Organisatorische Ebene.** Auf organisatorischer Ebene werden als protektiv die Beteiligung an Entscheidungsprozessen, Gestaltungsfreiheit im Arbeitsablauf, erkennbare Unterstützung durch Kollegen und Vorgesetzte, klare und zeitgerechte Kommunikation, ein kooperativer Führungsstil, regelmäßige Fortbildungsmaßnahmen sowie eine angemessene Gratifikation beschrieben. Arbeitsüberlastung, Über- oder Unterforderung, mangelnde Einflussmöglichkeiten auf den Arbeitsablauf und eine bewusst tolerierte Personalunterdeckung verstärken eine Überlastung eher.

▶ **Weitere Einflüsse.** Die Einflüsse von Geschlecht, Lebensalter und Berufserfahrung werden unterschiedlich beurteilt. Bestimmte Einsatzszenarien, wie beispielsweise Einsätze bei Kindern oder Schwersttraumatisierten, können, auch als sekundäre traumatische Belastung, d. h. durch das Miterleben eines Traumas bei anderen, die Überlastung insgesamt verstärken.

> **Merke**
>
> Letztlich kommt es bei den Betroffenen häufig dann zu einer Krise, wenn ihre individuellen Bewältigungsstrategien nicht (mehr) ausreichen, eine fortgesetzte „Gemengelage" aus Erwartungen und Ansprüchen, privaten und beruflichen Anforderungen sowie den jeweiligen Arbeitsbedingungen adäquat bewerten und meistern zu können, sodass (mindestens subjektiv) ihre Handlungskontrolle verloren geht.

56.4 Prävention und Therapie

Da Burn-out kein klar definiertes Krankheitsbild ist, sondern vor allem die Befindlichkeit der Betroffenen widerspiegelt, gibt es zwar hinsichtlich Prävention und Therapie diverse Expertenmeinungen, aber keine den Kriterien von Leitlinien entsprechend fundierten Empfehlungen (Kaschka et al. 2011 [10], Hillert u. Marwitz 2006 [7], Michalsen u. Hillert 2011b [17]). Grundsätzlich kann der Fokus präventiver und therapeutischer Maßnahmen entweder auf die gefährdeten oder bereits betroffenen Individuen oder auf deren konkrete berufliche Arbeitsumstände oder letztlich auf die gesellschaftlichen Rahmenbedingungen gerichtet werden.

Auf individueller Ebene liegt es nahe, hinsichtlich des Erlebens von Überlastung präventiv oder therapeutisch eine Belastungsreduktion anzustreben. Die von Freudenberger bereits 1974 in seiner wegweisenden Publikation zum Burn-out-Phänomen vorgeschlagenen Maßnahmen sind auch heute noch aktuell (Freudenberger 1974 [5], Michalsen u. Hillert 2011b [17]):

- Einführungs- und Trainingsprogramm für neue Mitarbeiter,
- Klärung der Aufgaben(bereiche), der Anforderungen und der Hierarchie,
- gelegentlicher Wechsel des Arbeitsbereichs (soweit möglich),
- Begrenzung der Arbeitszeit (sowohl arbeitstäglich als auch in Hinblick auf Urlaub),
- Pflege von Kollegialität und kollegialem Austausch,
- Stiftung und Pflege von Corporate Identity,
- regelmäßige Fortbildung (intern oder extern),
- ausreichende Personalstärke,
- adäquate Gratifikation,
- Erhaltung der körperlichen Fitness.

▶ **Stressreduktion und Stressmanagement.** Alle seitdem zur individuellen primären bis tertiären Prävention vorgeschlagenen Maßnahmen beruhen auf den Konzepten „Stressreduktion" und „Stressmanagement". Die Basis hierfür ist eine hinreichende Sensibilität und Offenheit gegenüber den Warnzeichen von chronischer Überlastung (▶ Tab. 56.1). Darauf aufbauend sollen, gerade auch im Rettungsdienst, psychosoziale Fähigkeiten der Entste-

Tab. 56.1 Vorschläge zur Therapie von Burn-out (Litzke u. Schuh 2010 [11], Michalsen u. Hillert 2011b [17]).

Zielgruppe	Maßnahmen
Betroffene	• Erkennen und eingestehen, dass Burn-out droht oder eingetreten ist und zur Überwindung ggf. professionelle Hilfe erforderlich ist • Ursachenanalyse durchführen („Motivation", sich chronisch zu überfordern, ergründen) • Prioritäten setzen (lernen) • Handlungskontrolle zurückgewinnen, zunächst durch die Klärung eigener Wünsche und Bedürfnisse, dann durch die Etablierung von Filterfunktionen (Sekretariat, Anrufbeantworter), um sie auch erfüllen zu können • achtsamen Umgang mit sich selbst etablieren und die eigene Widerstandskraft erhöhen
Führungskräfte	• aufmerksam und gesprächsbereit sein gegenüber Burn-out bei Mitarbeitern • Führen durch Vorbild • „Auftragstaktik" anwenden, d. h., möglichst viel Gestaltungsspielraum zur Erfüllung von Aufträgen einräumen
Organisation	• Autonomie in Arbeitsstil und -einteilung gewähren • Arbeitsverdichtung begrenzen • Teilhabe an Entscheidungsprozessen ermöglichen • Fortbildungs- und Schulungsmaßnahmen anbieten • Supervision und Coaching anbieten • Orientierungsphase für Berufseinsteiger anbieten • ausreichende Personalstärke sicherstellen

hung von Gratifikationskrisen vorbeugen helfen: die Festigung hilfreicher Persönlichkeitsmerkmale, klassische Entspannungstechniken sowie Bewältigungsstrategien im Sinne von Kommunikationstraining, Konfliktmanagement oder die Verbesserung der Work-Life-Balance (s. o.). Die generelle Stärkung der eigenen Widerstandskraft („resilience") erscheint dazu ebenso wichtig wie der Einsatz der eigenen Kräfte im Sinne des „work engagement" (Michalsen u. Hillert 2011b[17], Michalsen 2001[15], Schaufeli u. Bakker 2010[20], Schmitz et al. 2012[19]).

▶ **Stressbewältigungsprogramme.** Die genannten Maßnahmen können im individuellen Fall nützlich und hinreichend sein. Ihre Unterbauung durch Studienergebnisse bleibt aber bislang dürftig. Dass insbesondere systematische Schulungsprogramme zur individuellen Stressreduktion als hilfreich erlebt werden und grundsätzlich nutzbringend sein können, wurde vielfach belegt. Allerdings zeigen mehrere Reviews zu Präventivmaßnahmen im Gesundheitswesen in Bezug auf arbeitsbezogenen Stress und Burn-out auf, dass es im Rahmen der jeweils untersuchten Studien kaum belastbare Nachweise für eine anhaltende Wirksamkeit präventiver Stressbewältigungsprogramme gibt (Michalsen u. Hillert 2011b).

▶ **Stressprävention am Arbeitsplatz.** Zur organisatorischen Stressprävention am Arbeitsplatz wurden u. a. Maßnahmen vorgeschlagen, die einerseits die Autonomie der Arbeitnehmer bezüglich Gestaltungsfreiheit und Variabilität am Arbeitsplatz erhöhen, andererseits aber den Zusammenhalt am Arbeitsplatz durch verlässliche soziale Unterstützung immer wieder verdeutlichen (s. o.). Insbesondere nach schwierigen, ungewöhnlichen oder frustranen Einsätzen erscheint ein Debriefing im Team wichtig, was den Einsatz speziell darin geschulter Kräfte erforderlich machen kann.

Merke

Für die Mitarbeiter soll deutlich werden, dass seitens des Unternehmens nicht nur (rettungsdienstliche) Techniken und Abläufe gelehrt und überprüft werden, sondern dass v. a. Menschen in die Lage versetzt werden, ihre Aufgabe mit adäquater Qualifikation und Gratifikation zu erfüllen.

▶ **Multimodale Therapie.** Wenn Präventionsprogramme zu spät kommen, ist oft eine Inanspruchnahme des Gesundheitssystems unabdingbar. Nach sorgfältiger psychotherapeutischer, internistischer und ggf. psychiatrischer Abklärung sollte eine notwendige professionelle Therapie am besten multimodal angelegt sein, d. h. als sinnvolles Miteinander verschiedener Behandlungsmethoden, wie z. B. Psychotherapie, Physio- und Ergotherapie, psychologische Beratung, ggf. auch Ernährungs- und Suchtberatung. Ein lang andauerndes „time-out" vom Arbeitsplatz wird eher kritisch bewertet. Parallel zur Behandlung der jeweils im Vordergrund stehenden Symptomatik bzw. Diagnose können Therapieprogramme hilfreich sein, die im Sinne berufsbezogener Behandlungsangebote auf die spezifischen beruflichen Belastungen fokussieren (Michalsen u. Hillert 2011b[17]).

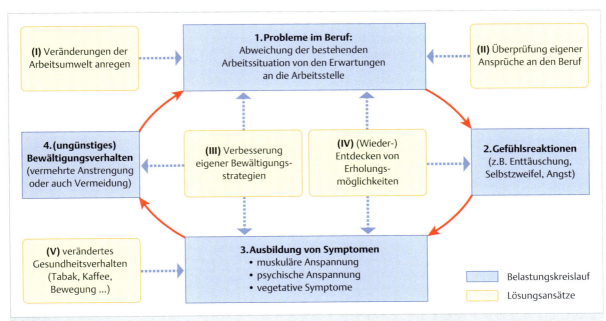

Abb. 56.1 Belastungskreislauf und Lösungsansätze (Quelle: Michalsen u. Hillert 2011b[17], mit freundlicher Genehmigung).

Kernaussagen

Problembeschreibung
Chronische Überlastung kann nicht nur erhebliche gesundheitliche Folgen für die Betroffenen nach sich ziehen; vielmehr kann auch die Qualität der Patientenversorgung beeinträchtigt werden. Innerhalb Europas wird das „Burn-out der Retter" zunehmend als ein relevantes Problem bewertet.

Begriffsbestimmung und Alternativbegriff
„Burn-out" bezeichnet allerdings nicht ein umschriebenes Symptom und ein Kausalzusammenhänge integrierendes Krankheitsbild, sondern ist Ausdruck individueller Konstellationen von belastenden Faktoren und dadurch erlebten Symptomen.

Epidemiologie
Häufig anhand des MBI bestimmt, liegt die Punktprävalenz in der Notfall- und Rettungsmedizin etwa bei 10–30 %, wobei die Datenlage für die nichtärztlichen Mitarbeiter besser ist als für die ärztlichen. Die aufgeführten Studien zeigen zumindest, dass bestimmte Faktoren mit dem Burn-out-Niveau der Betroffenen korrelieren, z. B. hohe Arbeitsbelastung, Rollenkonflikte, geringe Kontrolle über den Arbeitsablauf, mangelnde soziale Unterstützung durch Kollegen und Vorgesetzte, Kommunikationsmängel und sekundäre traumatische Belastung. Prävalenz und Einflussfaktoren sind den für andere Berufsgruppen beschriebenen vergleichbar.

Prävention und Therapie
Zwar stellen die Folgen chronischer beruflicher Belastung zunächst ein individuelles Problem der Betroffenen dar. Indem ihre Leistungsfähigkeit in der Regel mehr oder weniger eingeschränkt ist, kann allerdings die Qualität der Patientenversorgung gefährdet sein. Oft wird auch die Inanspruchnahme des Gesundheitssystems notwendig, um die Symptome der Betroffenen zu lindern. Gratifikationskrisen stellen damit zusätzlich zur individuellen auch eine betriebs- und volkswirtschaftliche Problematik dar. Den Kriterien von Leitlinien entsprechend fundierte allgemeine Empfehlungen zur Prävention und Therapie von Burn-out, also der so bezeichneten individuellen Überlastung bzw. Gratifikationskrise, stehen bislang aus.

Die Frage, was der Einzelne tun kann, um sein „Burn-out-Risiko" oder seine „Burn-out-Bürde" zu verringern, ist – da „Burn-out-Bundles" bislang nicht beschrieben sind – gegenwärtig am ehesten mit einem Hinweis auf die Empfehlungen von Freudenberger (s. o.) oder von Litzcke und Schuh (▶ Tab. 56.1) oder auf die individuelle Bearbeitung eines Be- und Entlastungsmodells (▶ Abb. 56.1) zu beantworten.

Individuelle Maßnahmen werden vermutlich langfristig desto erfolgreicher sein, je mehr sie mit angemessenen organisatorischen Änderungen am Arbeitsplatz einhergehen. Ziel für die von Gratifikationskrisen Betroffenen sollte letztlich sein, die verloren geglaubte Handlungskontrolle wiederzuerlangen.

▶ **Danksagung.** Herrn Prof. Dr. Dr. A. Hillert, Prien, danke ich für die kritische Durchsicht des Manuskripts.

Literatur

[1] **Alexander** DA, Klein S. Ambulance personnel and critical incidents: Impact of accident and emergency work on mental health and emotional well-being. Brit J Psychiatr 2001; 178: 76–81
[2] **Argentero** P, Setti I. Engagement and vicarious traumatization in rescue workers. Int Arch Occup Environ Health 2011; 84: 67–75
[3] **Bengel** J, Heinrichs M. Psychische Belastungen des Rettungspersonals. In: Bengel J, Hrsg. Psychologie in Notfallmedizin und Rettungsdienst. 2. Aufl. Berlin: Springer, 2004: 25–43
[4] **Bengel** J, Riedl T. Stressbewältigung und Belastungsverarbeitung. In: Bengel J, Hrsg. Psychologie in Notfallmedizin und Rettungsdienst. 2. Aufl. Berlin: Springer; 2004: 89–99
[5] **Freudenberger** HJ. Staff burn-out. J Soc Issues 1974; 30: 159–165
[6] **Gebhardt** H, Klußmann A, Maßbeck P et al. Sicherheit und Gesundheit im Rettungsdienst. Bremerhaven: Neue Wissenschaft; 2006
[7] **Hillert** A, Marwitz M. Die Burn-out-Epidemie. Oder: Brennt die Leistungsgesellschaft aus? München: Beck; 2006
[8] **Holmes** TH, Rahe RH. The social readjustment rating scale. J Psychosom Res 1967; 11: 213–218
[9] **Hyman** SA, Michaels DR, Berry JM et al. Risk of burnout in perioperative clinicians. Anesthesiology 2011; 114: 194–204
[10] **Kaschka** WP, Korczak D, Broich K. Modediagnose Burn-out. Dt Ärztebl 2011; 108: 781–787
[11] **Litzcke** S, Schuh H. Stress, Mobbing, Burn-out am Arbeitsplatz. 5. Aufl. Berlin: Springer; 2010
[12] **Maslach** C, Jackson SE. The measurement of experienced burnout. J Occup Behav 1981; 2: 99–113
[13] **Maslach** C, Jackson SE, Leiter PE. Maslach Burnout Inventory Manual. 3rd ed. Palo Alto, CA: Consulting Psycholgists Press; 1996
[14] **Maslach** C, Schaufeli WB, Leiter MB. Job burnout. Annu Rev Psychol 2001; 52: 397–422
[15] **Michalsen** A. Belastungen im Berufsalltag – ein Plädoyer für die persönliche Robustheit. Rettungsdienst 2001; 24: 14–17
[16] **Michalsen** A, Hillert A. Burnout in Anästhesie und Intensivmedizin – Teil1: Klärung und kritische Wertung des Begriffs. Anaesthesist 2011a; 60: 23–30
[17] **Michalsen** A, Hillert A. Burnout in Anästhesie und Intensivmedizin – Teil 2: Epidemiologie und Bedeutung für die Versorgungsqualität. Anaesthesist 2011b; 60: 31–38
[18] **Prati** G, Pietrantoni L, Cicognani E. Self-efficacy moderates the relationship between stress appraisal and quality of life among rescue workers. Anxiety Stress Coping 2010; 23: 463–470
[19] **Schmitz** GR, Clark M, Heron S et al. Strategies for coping with stress in emergency medicine: Early education is vital. J Emerg Trauma Shock 2012; 5 64–69
[20] **Schaufeli** WB, Bakker AB. Defining and measuring work engagement: Bringing clarity to the concept. In: Bakker AB, Leiter MP, eds. Work Engagement. New York: Psychology Press; 2010: 10–24
[21] **Siegrist** J, Starke D, Chandola T et al. The measurement of effort-reward imbalance at work: European comparisons. Soc Sci Med 2004; 58: 1483–1499
[22] **Siegrist** J, Dragano N. Psychosoziale Belastungen und Erkrankungsrisiken im Erwerbsleben. Bundesgesundheitsbl Gesundheitsforsch Gesundheitsschutz 2008; 51: 305–312
[23] **Tosevski** DL, Molovancevic MP. Stressful life events and physical health. Curr Opin Psychiatry 2006; 19: 184–189
[24] **van der Ploeg** E, Kleber RJ. Acute and chronic job stressors among ambulance personnel: predictors of health symptoms. Occup Environ Med 2003; 60(Suppl): i40–i46

57 Aufgaben einer Leitstelle im Rettungsdienst

P. Rechenbach

Für die Mehrzahl der betroffenen Menschen ist die Inanspruchnahme der Leistungen des Rettungsdienstes eine Ausnahmesituation. Diese Menschen haben keine Routine in der klaren Formulierung eines Notrufs und kennen die Prozesse des Rettungsdienstes nicht. Sie haben den Wunsch, dass der Rettungsdienst sie schnellstens erreicht und Maßnahmen ergreift. Diese Erwartungshaltung führt zu Unverständnis oder in einzelnen Fällen auch Verärgerung, wenn aus ihrer Sicht vermeintlich unnötige Fragen vom Disponenten der Leitstelle gestellt werden. Die Handlungsprozesse der Leitstelle müssen dieses emotionale Reaktionsverhalten berücksichtigen, um das Ziel einer zeit- und sachgerechten rettungsdienstlichen und notfallmedizinischen Versorgung zu erreichen.

Die im Einsatz befindlichen Rettungsmittel erwarten von der Leitstelle eine umfassende Unterstützung in all den Fällen, in denen der Schadensort nicht eindeutig beschrieben ist, der Zustand des Patienten nicht der Schadensmeldung entspricht, weitere Rettungsmittel erforderlich sind oder Hilfe bei der Zuführung des oder der Patienten in die geeigneten Versorgungskrankenhäuser oder Diagnosezentren erforderlich sind.

57.1 Ziele und Aufgaben einer Leitstelle im Rettungsdienst

Die Rettungsleitstelle stellt die optimale Versorgung der Menschen in akuten Notlagen, bei Unfällen oder Erkrankungen sicher, damit jederzeit eine zeit- und fachgerechte rettungsdienstliche und notfallmedizinische Versorgung garantiert ist. Die Leitstelle im Rettungsdienst disponiert die ihr zugewiesenen Rettungsmittel in einer räumlich begrenzten Region so, dass den betroffenen Menschen, die einen Notfall erleiden, schnellstmöglich rettungsdienstliche und – soweit erforderlich – unmittelbar am Schadensort notfallmedizinische Hilfe zuteil wird. Die entsprechenden Fristen (Hilfsfristen, Interventionszeiten) sind im Rettungsdienstplan festzuschreiben (s. Rettungsgesetze der Länder) und deren Erfüllungsgrad ist im Rahmen der Strukturqualität zu überwachen (Kap. 64).

> **Merke**
>
> Die Notfallrettung ist ein Element der Gefahrenabwehr und somit Bestandteil der staatlichen Daseinsvorsorge. Die Notfallrettung entzieht sich deshalb den Gesetzmäßigkeiten einer konkurrierenden Leistungserbringung durch Wettbewerb mit verschiedenen Anbietern.

Gleichwohl müssen auch im Rahmen der Daseinsvorsorge die einzelnen Elemente der Notfallrettung wirtschaftlich erbracht werden.

▶ **Krankenbeförderung.** In der Krankenbeförderung disponiert die Leitstelle die dafür vorgesehenen Rettungsmittel in der Weise, dass die betroffenen Menschen innerhalb einer zeitlichen Frist in das vorgesehene Krankenhaus bzw. Diagnose- oder Therapiezentrum oder von dort nach Hause mit qualifizierter Versorgung befördert werden (Outcome) und dabei eine wirtschaftliche Nutzung der Rettungsmittel erzielt wird (Output). Dringende Krankenbeförderungen sollten innerhalb von 30 min, normale Krankenbeförderungen innerhalb von 60 min nach der Anforderung beginnen. Terminierte Beförderungsaufträge müssen innerhalb einer zeitlichen Toleranz von max. 10 min realisiert werden.

▶ **Kassenärztlicher (Not-)Bereitschaftsdienstarzt.** Mit der Disposition des kassenärztlichen (Not-)Bereitschaftsdienstarztes wird gewährleistet, dass Patienten, die offenkundig keine Notfallpatienten sind, schnellstmöglich von einem Notdienstarzt näher untersucht werden. Ob und inwieweit sich aus der Diagnose des Notdienstarztes eine Beförderung in ein Krankenhaus ergibt und mit welcher Priorität und Versorgungsqualität (Patientenfahrten, Kranken- oder Notfallbeförderung) dies realisiert wird, bestimmt der Notdienstarzt. Die Effizienz und die Effektivität der ärztlichen Versorgung außerhalb der normalen Sprechzeiten der niedergelassenen Ärzte lässt sich durch die Kooperation mit der Rettungsleitstelle optimieren. Die ärztliche und rettungsdienstliche Versorgung wird insbesondere in zeitlicher Hinsicht nachhaltig verbessert.

▶ **Kernaufgaben der Leitstelle.** Für eine Leitstelle im Rettungsdienst sind insbesondere folgende Kernaufgaben zu nennen:
- Annahme der Notrufe und Notmeldungen mit einem strukturierten Abfragealgorithmus (europaweiter einheitlicher Notruf 112, automatischer Patientennotruf oder Unfallmeldung, Gehörlosenfax, Short-Message-Service o. Ä.).
- Bewertung der Notmeldung.
- Disposition der erforderlichen mobilen Rettungsmittel.
- Alarmierung, Heranführen oder Bereitstellung der mobilen Rettungsmittel, wie insbesondere:
  - des ärztlichen (Not-)Bereitschaftsdienstes der kassenärztlichen Vereinigung (KV-[Not-]Bereitschaftsdienst-Arzt),
  - Rettungswagen der Krankenbeförderung,
  - Rettungswagen der Notfallbeförderung,
  - Notarztwagen/Notarzteinsatzfahrzeuge,
  - Rettungshubschrauber,
  - Fahrzeuge für Intensivpatienten,

- Babynotarztwagen,
- Infektionsschutzrettungswagen,
- Großrettungswagen,
- Schnell- oder Spezialeinsatzgruppe (SEG),
- medizinische Task Force
- Aktivierung der psychosozialen Notfallversorgung (PSNV),
- des Leitenden Notarztes (LNA),
- des Organisatorischen Leiters Rettungsdienst (OrgL).
• Koordinierung der einsatzlenkenden Maßnahmen mit anderen Einrichtungen der Gefahrenabwehr, wie
  - den Feuerwehren (z. B. Brandschutz, technische Gefahrenabwehr, ABC-Schutz, Umweltschutz, Katastrophenschutz),
  - der Bundesanstalt Technisches Hilfswerk (z. B. Bergung),
  - dem Katastrophenschutz (z. B. Betreuung),
  - den Trägerorganisationen für die Wasser-, Höhen-, Berg- oder Höhlenrettung,
  - der Polizei,
  - sonstiger Einrichtungen der Gefahrenabwehr,
  - sonstiger Einrichtungen der gewerblichen Wirtschaft mit speziellen Ressourcen.
• Alarmierung und Information von Angehörigen der verantwortlichen Führungskräfte und der Führungsstäbe (administrativ-organisatorische und operativ-taktische Führung).
• Alarmierung der Krankenhäuser bei einem Massenanfall von verletzten oder erkrankten Patienten (MANV).
• Alarmierung des öffentlichen Gesundheitsdienstes (z. B. bei dem Verdacht der Ausbreitung ansteckender Krankheiten).
• Alarmierung der Ver- und Entsorgungsbetriebe (kritische Infrastrukturen).
• Alarmierung der Verkehrsbetriebe (z. B. bei Evakuierungen oder Räumungen).
• Information, Warnung und Alarmierung der betroffenen Bevölkerung auf Weisung des politisch gesamtverantwortlichen Leiters der Katastrophenabwehr.
• Beschaffung von Informationen.
• Darstellung einer Lagekarte.
• Darstellung der Kräftelage.
• Beschaffung, Bereitstellung und Übertragung von Informationen (z. B. Gefahrgutdaten).

▶ **Weitere Aufgaben der Leitstelle.** Die Leitstelle unterstützt aktiv die einzelnen Rettungsmittel bei der Aufgabenwahrnehmung. Alle Informationen, die der Disponent bei der Annahme der Notmeldung oder aus anderen Quellen über die Situation am Schadensort bzw. dem Weg dorthin gewinnen konnte (z. B. Straßensperrungen, Stau, besondere Witterungsverhältnisse etc.), werden den Rettungsmitteln zeitgerecht zugeleitet.

Ergänzende Informationen vom Schadensort, Anforderung zusätzlicher Rettungsmittel, Informationen über den Zustand des Patienten an das aufnehmende Krankenhaus oder Anforderung zusätzlicher Dienste (z. B. Feuerwehr, Polizei, Notfallseelsorge) werden von den eingesetzten Rettungsmitteln an die Leitstelle gegeben und von ihr weiterbearbeitet.

Die sog. Gesamtschadenslage in einer räumlich begrenzten Region wird von der Leitstelle kontinuierlich beobachtet und ggf. mit den Leitstellen der angrenzenden Regionen ausgetauscht. Besondere Auffälligkeiten (z. B. Häufung von Krankheitsmustern, Unwetter) werden an den ärztlichen und organisatorischen Leiter des Rettungsdienstes gemeldet.

▶ **Zusammenarbeit mit benachbarten Leitstellen.** Zwischen benachbarten Leitstellen müssen Regelungen bezüglich der gegenseitigen Unterstützung vereinbart sein. Insbesondere bei Großschadenslagen im Zuständigkeitsbereich einer Leitstelle müssen die benachbarten Rettungsdienstbereiche zusätzliche Rettungsmittel kurzfristig bereitstellen und diese in definierten Bereitstellungsräumen mit Meldekopf sammeln.

Die Vielzahl anderer Aufgaben, die sich aus der Kombination der Leitstelle des Rettungsdienstes mit anderen Fachdiensten (z. B. Feuerwehr, Wasserrettung) ergeben, werden hier nicht detailliert dargestellt.

57.1.1 Abfrage der eingehenden Notrufe

▶ **Gesprächsführung des Disponenten.** Jeder Mensch, der die Notrufnummer wählt, befindet sich in einer momentanen Lebenssituation, in der er persönlich externe Hilfe benötigt oder sie für eine andere Person für geboten hält. Dieses Empfinden ist grundsätzlich emotional und subjektiv geprägt und muss nicht mit einer objektiven Bewertung eines tatsächlichen Notfalls im Einklang stehen. Diesen Grundsatz muss der Disponent bei jeder Annahme einer Notmeldung berücksichtigen. Der Abfragedialog muss deshalb darauf ausgerichtet sein, dass der Anrufer schnellstmöglich das Gefühl gewinnt, dass ihm hier sofort geholfen wird.

> **Merke**
>
> Der Disponent darf sich nicht durch die emotionale Lage des Anrufers an der Erreichung dieses Zieles hindern lassen. Der Disponent muss deshalb so schnell wie möglich die Gesprächsführung übernehmen.

Der Disponent kann zunächst nicht beurteilen, welche Umstände und Rahmenbedingungen die emotional geprägte Situation des Anrufers ausgelöst haben. Ist der Anrufer nur ein Beauftragter, der ohne eigene Kenntnisse einen Notruf abzusetzen hat, oder ist es die Mutter eines schwer verunglückten Kindes, die bereits seit mehreren Minuten auf den Rettungsdienst in der Annahme wartet, dass der Notruf bereits abgesetzt wurde. Deshalb ist es Ziel der ersten

Einstiegsfragen, zu ermitteln, *wo* ist *was* passiert. Auf dieser Basis kann die erste Disposition erfolgen und ein Rettungsmittel zum Schadensort entsandt werden.

Der gesamte strukturierte Abfragealgorithmus muss so gestaltet sein, dass zum einen weitere Informationen gewonnen werden, die eine Spezifizierung der erforderlichen Rettungsmittel zulassen, und dass zum anderen dem Anrufer erste zur Versorgung des Patienten bis zum Eintreffen der Rettungsmittel hilfreiche Sicherheits- und Verhaltenshinweise gegeben werden können.

▶ **Schwierige Telefonsituationen.** Der Disponent wird auch mit Anrufen konfrontiert, in denen der Anrufer den Rettungsdienst, den Disponenten oder alle staatlichen Einrichtungen beleidigen oder nur das Ergebnis eines Fußballspiels abfragen will. Gleichwohl dürfen diese ärgerlichen Anrufe nicht dazu führen, dass der Disponent beim nächsten Notruf unangemessen, unaufmerksam oder nachlässig reagiert. Jeder Disponent muss sich ständig gedanklich auf die Ausnahmesituation der Anrufer einstellen. Er muss sich selbst in die Lage versetzen, wie er reagiert, wenn er in einem fremden Land mit unzureichenden Orts- und Sprachkenntnissen einen Notruf absetzen muss, wie Kleinkinder die Notfallerkrankung des Vaters oder der Mutter melden oder wie ältere Menschen reagieren.

▶ **Ablauf der Gesprächssequenzen.** Die Annahme eines Notrufs, der optisch und akustisch signalisiert wird, muss innerhalb von ca. 10s erfolgen. In der ersten Gesprächssequenz ist festzustellen, ob es sich tatsächlich um einen Notruf handelt oder ob der Anrufer lediglich eine falsche Nummernfolge eingegeben hat bzw. eine missbräuchliche Nutzung erfolgt (z. B. beleidigende Äußerungen oder beliebiges Auskunftsersuchen). Dabei muss kontinuierlich berücksichtigt werden, dass die Ausnahmesituation der Personen, die Hilfe anfordern wollen, ursächlich für fehlerhafte Äußerungen sein könnte. Der Disponent muss auch in dieser ersten Sequenz deutlich machen, mit wem der Anrufer spricht. Dies bedeutet, dass auch in dieser ersten Gesprächssequenz die Gesprächsführung vom Disponenten ausgehen muss.

▶ **Abfrage des Schadensortes.** Sowie erkennbar wird, dass es sich um einen Notruf handelt, muss der Disponent schnellstmöglich versuchen festzustellen, *wo was* passiert ist. Die Abfrage des Schadensorts muss eindeutig und zweifelsfrei erfolgen. Neben der Straße, der Hausnummer, dem Geschoss, dem Namen an der Klingel, sind weitere Elemente zur eindeutigen Ortsbestimmung (Stadt- oder Ortsteil, Straßen- oder Streckenkilometer, Forst- oder Flurstücke usw.) abzufragen, damit die Rettungskräfte den Zielort eindeutig identifizieren und finden. Insbesondere die eindeutige Identifizierung des Schadensorts im Bereich von Großbaustellen, in Neubaugebieten, Verkehrsknotenpunkten, auf Gewässern, in Land- oder Forstgebieten oder in Freizeitanlagen mit vielen Menschen ist für eine schnelle Rettung unabdingbar.

▶ **Abfrage des Geschehens.** In einer weiteren Gesprächssequenz ist zu klären, was passiert ist und in welchem Zustand sich der Patient bzw. die Patienten befinden. Um hier eindeutige Informationen für eine sachgerechte Bewertung des Notrufs zu erhalten, stehen international anerkannte Abfragealgorithmen zur Verfügung. Durch gezielte Anwendung dieser Abfragemodi erkennt der Disponent aufgrund seiner persönlichen Ausbildung (Rettungsassistent) und Erfahrung (ca. 5 Jahre in der Notfallrettung), welcher Zustand des Patienten zu erwarten ist.

▶ **Schutz des Anrufers.** In einer weiteren Gesprächssequenz gibt der Disponent Hinweise zum persönlichen Schutz des Anrufers und des Patienten bzw. zur Sicherung der Schadenstelle, sofern eine Eskalation des Gefahrenzustands nicht ausgeschlossen werden kann.

▶ **Hinweise zur Erstversorgung des Patienten.** Die abschließende Gesprächssequenz gibt dem Anrufer soweit möglich Hinweise zur Erstversorgung des Patienten auf der Grundlage der Erkenntnisse aus dem Abfragealgorithmus. In jedem Fall muss für den Anrufer am Ende des Gesprächs eindeutig klar sein, dass ein Rettungsmittel zu ihm unterwegs ist. Diese Gesprächssequenz kann möglicherweise bis zum Eintreffen der Rettungsmittel an der Schadensstelle andauern, wenn es für die Erstversorgung des Patienten geboten erscheint.

> **Merke**
>
> Eine fernmündliche Betreuung des Anrufers bis zum Eintreffen der Rettungsmittel mit den Hinweisen zur Erstversorgung des Patienten kann nur dann geleistet werden, wenn entsprechende personelle Ressourcen verfügbar sind und nicht für die anderweitige Notrufannahme bzw. Rettungsmitteldisposition dringend benötigt werden.

57.1.2 Bewertung von Notrufen und Disposition von Notfalleinsätzen

▶ **Disposition des Rettungsmittels.** Mit der Abfrage entsprechend der Vorgaben durch den Algorithmus entscheidet der Disponent, welches Rettungsmittel in diesem Fall zur Anwendung kommen sollte. Neben den Ergebnissen des Abfragemodus stehen dem Disponenten weitere ihm bekannte Informationen (z. B. Großveranstaltung am Schadensort) zur Verfügung, die bei der Wahl der erforderlichen Rettungsmittel Berücksichtigung finden. Die Entscheidung, welche Rettungsmittel erforderlich sind, muss zunächst unabhängig von deren Verfügbarkeit getroffen werden. Insbesondere ist die Frage zu klären, ob eine unmittelbare vitale Bedrohung gegeben bzw. in den nächsten Minuten aufgrund der Umstände zu erwarten ist und somit die sofortige Alarmierung eines arztbesetzten Rettungsmittels ergänzend zum Rettungswagen realisiert werden muss. Mit der exakten Einhaltung des entsprechenden Abfragemodus ergeben sich die erforderlichen Maßnahmen nahezu zwangsläufig.

▶ **Reviergrenzen der Rettungswachen.** Bei der Disposition von Notfällen wird das Ziel verfolgt, dass die erforderlichen Rettungsmittel den Patienten in der kürzesten Zeit erreichen. Mit der Einsatzplanung sind die Reviergrenzen der einzelnen Rettungswachen so zu definieren, dass die einzelnen Bereiche des Reviers von der Rettungswache schneller angefahren werden können, als dies von den benachbarten Rettungswachen möglich ist.

Aufgrund unterschiedlicher Ursachen (Verkehrsstau, Großveranstaltungen, Straßensperrungen usw.) muss die Zuordnung einer Region an eine bestimmte Rettungswache dynamisch gestaltet werden. So kann aufgrund des werktäglichen Berufsverkehrs und der damit verbundenen Verkehrsdichte in einzelnen Streckenabschnitten eine bestimmte Region morgens einer anderen Rettungswache zugeordnet werden als am Abend.

Sind geeignete Rettungsmittel in der Region um den Schadensort einsatzbereit unterwegs, so sind diese zu alarmieren, wenn sie schneller am Schadensort verfügbar sein können als das Fahrzeug an der weiter entfernten Rettungswache. Geografische Informationssysteme unterstützen den Disponenten bei der Entscheidungsfindung, können und dürfen jedoch die erforderlichen genauen Revierkenntnisse der Disponenten nicht vollständig ersetzen.

▶ **Ergänzende Rettungsmittel und Einheiten.** Neben den primär zu alarmierenden Rettungsmitteln (z. B. Rettungswagen, Notarztwagen, Notarzteinsatzfahrzeug und Rettungshubschrauber) muss bewertet werden, ob weitere Rettungsmittel (Intensivtransportwagen, Babynotarztwagen, Infektionsschutzrettungswagen, Großrettungswagen usw.) oder ergänzende Einheiten (z. B. Polizei, Feuerwehr, Spezialeinsatzgruppen) erforderlich sein könnten. Insbesondere bei überschweren Personen oder engen Treppenräumen, kann die Alarmierung zusätzlicher Einsatzkräfte geboten sein. Es ist dabei abzuwägen, ob diese zusätzlichen Einheiten vorsorglich ebenfalls alarmiert werden oder ob eine entsprechende Nachalarmierung erst nach der Lagebewertung durch das erste Rettungsmittel am Schadensort erfolgt.

▶ **Anzahl der Patienten.** Weiterhin ist anhand der verfügbaren Informationen zu prüfen, ob mit weiteren verletzten oder erkrankten Patienten aufgrund der Schadensschilderung (Serie von Verkehrsunfällen auf der Autobahn, akute Durchfallerkrankungen einer Hochzeitsgesellschaft usw.) zu rechnen ist oder ob sich die Situation auf einen Patienten beschränkt. Die sofortige Aktivierung zusätzlicher Ressourcen (SEG-Rettung) bzw. die Auslösung der Handlungsprozesse für einen Massenanfall von Verletzten/Erkrankten (MANV) oder die frühzeitige Heranführung überörtlicher Hilfe (Ü-MANV) reduziert die Interventionszeit nachhaltig. Das Risiko, eine Prozedur gestartet zu haben, die letztendlich nicht erforderlich war, muss gelegentlich von allen Beteiligten getragen werden.

▶ **Besondere Umstände.** Bei der Bewertung der Notrufe sind besondere Informationen über gewalttätige Demonstrationen, spezielle Polizeieinsätze (z. B. Schusswaffengebrauch, Geiselnahmen) oder besondere Witterungsverhältnisse (z. B. Eisregen oder Orkan) zu würdigen. Hier kann es erforderlich sein, dass der organisatorische Leiter Rettungsdienst zusammen mit dem Leitenden Notarzt aktiviert und die aufnehmenden Krankenhäuser informiert werden müssen.

▶ **Großschadenslagen.** Bestimmte Großschadenslagen beginnen zunächst als unscheinbare einzelne Ereignisse, die sich im Lauf von einigen Minuten oder Stunden zu einer Großschadenslage entwickeln (z. B. Massenanfall von erkrankten Patienten infolge einer Lebensmittelvergiftung, Ausbreitung einer ansteckenden Viruserkrankung). Diese zunächst schleichende Entwicklung muss von den Disponenten einer Rettungsleitstelle möglichst frühzeitig erkannt werden. Dabei ist eine kontinuierliche Kommunikation mit dem Personal des Rettungsdienstes zwingend geboten. Nur dadurch kann gewährleistet werden, dass aus vielen Einzelinformationen ein vollständiges Lagebild entwickelt und die kritische Situation transparent werden kann. So waren die akut steigenden Fälle von Durchfallerkrankungen infolge der EHEC-Epidemie in Hamburg frühzeitig von der Rettungsleitstelle erkannt worden.

57.1.3 Disposition in der Krankenbeförderung

▶ **Konkurrierende Anbieter.** Die Beförderung von Patienten, die keine Notfallpatienten sind, aber unter fachlicher Betreuung bzw. Versorgung mit einem entsprechend geeigneten Rettungsmittel transportiert werden müssen, ist eine wirtschaftliche Leistungserbringung, die den Regeln konkurrierender Anbieter unterliegt. Es ist dabei unerheblich, ob die Patienten in ein Krankenhaus, in eine Diagnose- oder Therapieeinrichtung oder von dort nach Hause befördert werden.

> **Merke**
>
> Im Rahmen der öffentlichen Daseinsvorsorge muss sichergestellt sein, dass mindestens ein entsprechender Leistungsanbieter vorhanden ist und dass die erforderlichen Beförderungen innerhalb einer akzeptablen Frist durchgeführt werden.

Die Disposition der einzelnen Aufträge muss deshalb in der Weise erfolgen, dass der Anteil von sog. Leerfahrten insbesondere in zeitlicher Hinsicht minimiert wird und zwischen den einzelnen Aufträgen keine Wartezeiten für die Rettungsmittel entstehen.

▶ **Rettungsmittel oder Personenbeförderung.** Weiterhin ist sicherzustellen, dass die Rettungsmittel eingesetzt werden, mit denen eine sach- und fachgerechte Beförderung und Betreuung des Patienten gewährleistet wird. Patienten, die besonders eingerichtete Fahrzeuge zur Beförderung benötigen, aber keiner Betreuung während der Beförderungen bedürfen und deren Gesundheitszustand stabil ist, müssen nicht mit Rettungsmitteln befördert werden. Diese Transporte gehören in den Bereich der Personenbeförderung (sog. Patientenfahrten).

> **Merke**
>
> Die Notwendigkeit, dass der Patient während der Beförderung eine rettungsdienstliche Betreuung/Versorgung durch speziell ausgebildetes Personal (mindestens Rettungssanitäter) benötigt, ist das Entscheidungskriterium für den Einsatz eines Rettungsmittels, nicht die technische Ausstattung des Fahrzeuges.

57.1.4 Automatisierte Anforderung von Rettungsmitteln

▶ **Informations- und Kommunikationssysteme.** Die technischen Möglichkeiten der Informations- und Kommunikationssysteme haben in den letzten Jahren deutlich zugenommen. Der Hausnotruf, die automatische Alarmierung einer Leitstelle durch ein verunfalltes Fahrzeug über das Mobilfunknetz (GSM-Netz) mit den geografischen Daten des Schadensorts oder die automatisierte Anforderung eines bestimmten Rettungsmittels aus einem Pflegeheim sind realisierte Verfahren. Letztlich ist die weitgehend automatisierte Alarmierung im Bereich der Polizei (Einbruchsmeldeanlagen) und der Feuerwehr (Brand- und Gefahrenmeldeanlagen) seit vielen Jahrzehnten erfolgreich im Einsatz.

▶ **Datenübertragung.** Um zeitliche Verzögerungen auszuschließen, müssen die automatisch generierten Daten (z. B. aus einem Unfallfahrzeug) unmittelbar an die örtlich zuständige Rettungsleitstelle übertragen werden. Eine Datenübertragung an eine zentrale Koordinierungsstelle, die dann wiederum die örtlich zuständige Rettungsleitstelle alarmiert, führt zu einer zeitlichen Verzögerung von bis zu 3 min, die in der Notfallrettung nicht akzeptiert werden kann. Die automatisch übermittelten Daten werden ggf. in der Rettungsleitstelle mit anderen verfügbaren Informationen (z. B. telefonische Meldungen) abgeglichen und damit verifiziert und entsprechend in Reaktionsprozesse umgesetzt.

▶ **Automatische Anforderung eines Rettungsmittels.** Die automatische Anforderung eines Rettungsmittels durch ein Diagnose- oder Therapiezentrum bzw. durch ein Krankenhaus erfordert klar abgestimmte Verfahren. Die Bewertung der Schadenslage muss durch eine Fachkraft erfolgen (Mediziner oder Pflegekraft), die den gesundheitlichen Zustand des Patienten beurteilen kann und die einzelnen Leistungselemente des Rettungsdienstes genau kennt. Letztendlich wird von diesen Personen entschieden, welche Rettungsmittel der Notfallrettung oder Krankenbeförderung zum Einsatz kommen sollen.

▶ **Fachliche Bewertung eines automatisch eingehenden Hausnotrufs.** Bei der fachlichen Bewertung eines eingehenden automatischen Hausnotrufs muss vorher aufgrund des individuellen gesundheitlichen Zustands definiert werden, mit welchen Mitteln des Rettungsdienstes oder unter Einbeziehung eines häuslichen Pflegedienstes reagiert wird. Täglich aktualisierte Informationen über den jeweiligen Gesundheitszustand des Patienten können mit jeweils unterschiedlichen Reaktionsmechanismen verknüpft werden.

In diesen Bereichen sind bisher noch nicht flächendeckend alle Möglichkeiten eines zukunftsorientierten Serviceunternehmens Rettungsleitstelle realisiert worden.

▶ **New Generation Network oder weitergehende Kommunikationstechniken.** Die technischen Entwicklungen der letzten Jahrzehnte haben zu einem vollständig geänderten Kommunikationsverhalten der Menschen geführt. Die Verbreitung der Mobiltelefone und die Nutzung neuer Kommunikationsmöglichkeiten wie z. B. Voice-over-Internet-Protokoll (VoIP), E-Mail und der Short Message Service (SMS) sind weit verbreitet. Die Rettungsleitstellen und der Gesetzgeber müssen sich kurz- bis mittelfristig darauf einstellen, dass diese Kommunikationsmöglichkeiten auch für die Übertragung von Notmeldungen von den Menschen gefordert werden.

Bisher sind die Provider (Leistungsanbieter im Mobilfunknetz) noch nicht von der Bundesnetzagentur bzw. auf der Grundlage des Telekommunikationsgesetzes verpflichtet, SMS oder E-Mail an definierte Zieladressen, wie z. B. Rettungsleitstellen innerhalb einer zeitlich akzeptablen Frist zu übertragen. Auch die Internettelefonie lässt derzeit noch keine Notrufe zu.

Für Menschen mit einem Handicap sind diese Dienste jedoch von wesentlicher Bedeutung. So kann ein Gehörloser auf einer einsamen Landstraße nur eine SMS als Notmeldung abgeben, da er hier nicht die Möglichkeit eines Gehörlosentelefons (Notfallfax) hat. Auch besitzen zunehmend mehr Menschen keinen sog. Festnetzanschluss, sondern kommunizieren überwiegend mit der Internettelefonie (VoIP). Um hier mittelfristig keine schwerwiegenden Nachteile zu provozieren, sind die Rettungsleitstellen gehalten, sich auf diese Technologien einzustellen. Erste Feldversuche (z. B. SMS-Notmeldung an die Rettungsleitstelle der Berliner Feuerwehr) zeigen eindeutig in diese Richtung.

57.1.5 Alarmierung und Lenkung der Rettungsmittel

Allgemeine Grundsätze

▶ **Zeitliche Richtlinien.** Unmittelbar nach der Bewertung des Notrufs oder der Anforderung einer Krankenbeförderung ist zu prüfen, ob die erforderlichen Rettungsmittel verfügbar sind. Ist dieser Umstand gegeben, sind sie unmittelbar zu alarmieren. Die Alarmierung muss auch bei komplexen Schadenslagen so gestaltet sein, dass alle erforderlichen Rettungsmittel, auch von unterschiedlichen Rettungswachen, innerhalb von ca. 40 s alarmiert sind. Dazu gehört eine optische und akustische Signalfolge an den jeweiligen Rettungswachen und eine Übertragung einer schriftlichen Meldung (in Papierform ausgedruckt, als mobile Displayanzeige auf einem Pager oder im Fahrzeug mit dem Navigationssystem).

▶ **Schadensort und Schadensereignis.** Die schriftliche Information muss klar zeigen, wo sich der Schadensort befindet (Straße, Hausnummer, Geschoss, Name an der Tür, Anfahrtsstraßen, Belegeinheit usw.) und welches Schadenereignis eingetreten ist (z. B. Notfallerkrankung, Verkehrsunfall). Weiterhin sind zusätzliche Informationen, die für die zeit- und fachgerechte Aufgabenwahrnehmung bedeutsam sind, bereitzustellen (z. B. Krankheitssymptome, Schusswaffengebrauch, Eisregen).

▶ **Wechselseitige Information.** Alle durch weitere Informationen gewonnenen Erkenntnisse der Leitstelle und alle Möglichkeiten der Unterstützung der Rettungsmittel während der Anfahrt zum Schadensort sind über drahtlose Kommunikationsmittel den Rettungskräften zur Verfügung zu stellen. Alle Erkenntnisse, die die Rettungskräfte während der Anfahrt gewinnen (z. B. Staubildung auf den Zufahrtsstraßen, starke Rauchentwicklung/Feuerschein auf der Anfahrt erkennbar, viele Zuschauer mit schockähnlichem Reaktionsmuster), sind an die Leitstelle zu melden. Informationen, die sich aus der akuten Situation am Schadensort ergeben, müssen von den Rettungskräften der Leitstelle mitgeteilt werden. Dies gilt insbesondere in den Fällen, in denen ein Patient aufgrund seines gesundheitlichen Zustands (vitale Bedrohung) in einem Versorgungskrankenhaus angemeldet werden muss (z. B. Schädel-Hirn-Trauma, Zustand nach Reanimation).

▶ **Ungünstige Rahmenbedingungen.** Alle Aufgaben einer Leitstelle müssen auch unter ungünstigen Rahmenbedingungen (Ausfall der Stromversorgung, hohes Einsatzaufkommen, fehlende Unterstützung durch eine Leitstellensoftware) realisiert werden. Die Disponenten müssen kontinuierlich in den einzelnen Aufgaben trainiert werden, die bei Störungen zusätzlich wahrzunehmen sind. Auch der Ausfall wesentlicher technischer Teilkomponenten muss durch entsprechend trainierte Handlungsprozesse weitgehend kompensierbar sein (schnellstmögliche Heranziehung zusätzlichen Personals aus der Freizeit).

Grundsätzlich müssen Leitstellen des Rettungsdienstes mit allen wesentlichen Sicherheitselementen ausgestattet sein, wie sie auch für die gewerblichen Gefahrenmeldestellen gelten. Entsprechende Regelungen sind vom Verband der Schadensversicherer (VdS e.V. Köln, VdS 2135, Dezember 2005) herausgegeben worden. Insbesondere sind hier die Zugangssicherung, Einbruchssicherung, Blitzschutzanlage, Überspannungsschutzmaßnahmen, Notbeleuchtung, unterbrechungsfreie Stromversorgung mit Ersatzstromanlage einschließlich einer ausreichenden Kraftstoffversorgung (> 24 h) zu nennen.

Massenanfall von Verletzten

▶ **Disposition bei mehreren Patienten.** Ist aus den eingehenden Informationen zu entnehmen, dass mehrere Personen verletzt oder erkrankt sind (z. B. Unfallserie auf der Autobahn, Lebensmittelvergiftung), sind zusätzliche Rettungsmittel bereitzustellen. Die Einrichtung eines geeigneten Bereitstellungsraums mit Meldekopf ist zu prüfen; er ist bei mehr als 5 Rettungsmitteln obligatorisch. Der Leitende Notarzt (LNA) sowie der ärztliche und organisatorische Leiter des Rettungsdienstes sind zu informieren bzw. zu alarmieren. Während der Leitende Notarzt (LNA) mit dem Organisatorischen Leiter Rettungsdienst (OrgL) am Schadensort aktiv wird, muss der Ärztliche Leiter Rettungsdienst (ÄLRD) ggf. in der Rettungsleitstelle weitere individuelle Maßnahmen einleiten und steuern.

▶ **Bestimmte Schadenslagen.** Bei bestimmten Schadenslagen oder bei Schadensmeldungen aus bestimmten Objekten muss grundsätzlich von einem Massenanfall von Verletzten/Erkrankten ausgegangen werden (z. B. Panik in einem Kongresszentrum, Explosion in einer Chemiefabrik, Verkehrsunfälle mit Bussen). Entsprechend den vorgeplanten Handlungsprozessen sind in diesen Fällen die verschiedenen Ressourcen des Rettungsdienstes sowie der erforderlichen Unterstützungseinrichtungen (z. B. SEG-Rettung, Betreuungsdienst, Kriseninterventionsteam) zu aktivieren. Weiterhin sind die erforderlichen Maßnahmen zur Sicherstellung einer geordneten Führungsorganisation umzusetzen. Mit den benachbarten Rettungsleitstellen ist ein kontinuierlicher Informationsaustausch einzurichten, damit zusätzlich erforderliche Ressourcen aus anderen Rettungsdienstbereichen ohne zeitlichen Verzug alarmiert, herangeführt und bereitgestellt werden können. Die Rettungsleitstelle muss versuchen, in Kooperation mit der Polizei bestimmte An- und Abfahrtstrecken für die Rettungsmittel zu bestimmen und weitgehend freizuhalten (Aktivierung einer entsprechenden polizeilichen Verkehrslenkung).

▶ **Information von Einrichtungen medizinischer Versorgung.** Alle für die medizinische Versorgung geeigneten lokalen und regionalen Einrichtungen sind bei einem Massenanfall von verletzten oder erkrankten Patienten von der Rettungsleitstelle zu informieren. Sobald konkrete Informationen vom Schadensort über die Zahl der verletzten bzw. erkrankten Patienten, deren Zustand (z. B. 9 Patienten der Sichtungskategorie rot, 12 Patienten der Sichtungskategorie gelb und 56 Patienten der Sichtungskategorie grün) und die Art des Schadenereignisses (z. B. Explosion in einem Wohnhaus) bekannt sind, muss die Leitstelle diese Informationen an alle Einrichtungen und an die benachbarten Leitstellen weitergeben. Ziel dieser Maßnahme ist, dass alle vital bedrohten Patienten so schnell wie möglich in ein geeignetes Krankenhaus befördert werden, um die Vitalfunktionen nachhaltig zu stabilisieren.

▶ **Notfallindikation und Sekundärverlegung.** Ist erkennbar, dass aufgrund des gesundheitlichen Zustands eines Patienten nach einer primären Notfallversorgung eine weitergehende Versorgung in einer speziellen Einrichtung geboten erscheint, sind von der Leitstelle in Abstimmung mit dem behandelnden Krankenhaus entsprechende Vorbereitungen zu treffen. Dazu gehört beispielhaft die Behandlung von brandverletzten Patienten. Um die dem Schadensort am nächsten gelegenen Krankenhäuser bei einem Massenanfall von Verletzten nach der primären Stabilisierung der Vitalfunktionen von Patienten zu entlasten, die einer zeitgerechten Weiterversorgung bedürfen, dies jedoch aufgrund der Kapazitätsgrenzen (Operationssaal oder Intensivpflegeeinrichtungen) in dem betreffenden Krankenhaus nicht leistbar erscheint, sind Planungen für mögliche Sekundärverlegungen frühzeitig aufzunehmen. Sind dafür aufgrund der Vielzahl von Patienten zusätzliche Ressourcen erforderlich, muss die Leitstelle in Abstimmung mit dem behandelnden Arzt klären, welcher Patient in welche Einrichtung verlegt wird. Die dafür ggf. erforderliche übergeordnete Koordinierung muss von einer Leitstelle unter Leitung des Ärztlichen Leiters Rettungsdienst oder eines Leitenden Notarztes realisiert werden. Entsprechende Planungen sind umzusetzen und kontinuierlich zu aktualisieren.

▶ **Qualitätsmanagement.** Alle Handlungsprozesse in der Rettungsleitstelle sind im Rahmen des Qualitätsmanagementsystems zu zertifizieren. Damit wird nachhaltig gewährleistet, dass die Notrufabfrage und die Rettungsmitteldisposition sowie die Unterstützung der eingesetzten Rettungsmittel immer mit einem Mindestmaß an Qualität erfolgen. Durch regelmäßige Stichproben und statistische Auswertungen ist zu prüfen, ob in allen Handlungsprozessen der dokumentierte Mindestqualitätsstandard erreicht wird.

Kernaussagen

Ziele und Aufgaben einer Leitstelle im Rettungsdienst

Mit klar definierten Handlungsprozessen ist die Leitstelle das effiziente und effektive Bindeglied zwischen den Rettungsmitteln einer Region und den hilfsbedürftigen Menschen, die einer rettungsdienstlichen oder notfallmedizinischen Versorgung bedürfen.

Weiterhin wirkt die Leitstelle als Unterstützungseinrichtung für die Rettungsmittel, damit diese eine zeit- und fachgerechte Versorgung der Patienten realisieren können.

Die Leitstelle informiert, alarmiert und koordiniert alle beteiligten Einrichtungen und ist ständig über die Schaden- und Kräftelage in ihrem Zuständigkeitsbereich auskunftsfähig.

Literatur

Weiterführende Literatur

[1] **Kooperation für Transparenz und Qualität im Gesundheitswesen GmbH KTQ.** Katalog Rettungsdienst Version 1.0 2011
[2] **National Academy of Emergency Medical Dispatch.** Who benefits from an Academy-Accredited Emergency Medical Dispatch Program? Utah: 2001
[3] **National Academy of Emergerncy Medical Dispatch.** Application & Self-Assement (Accreditation / Re- Accreditation) Utah: 2004
[4] **National Academy of Emergency Medical Dispatch.** Medical Dispatch Case Evaluation Record 2005

58 Primäreinsatz

F. Reifferscheid

58.1 Grundlagen

58.1.1 Definition und Ziele

Definition

Die DIN 13050 „Rettungswesen-Begriffe" definiert den Primäreinsatz als „Einsatz zur Versorgung von Patienten am Notfallort, der ggf. den Transport einschließt, der mit der Alarmierung beginnt und mit der erneuten Einsatzbereitschaft endet".

In Abgrenzung zum Krankentransport einerseits und zum Sekundäreinsatz andererseits handelt es sich um Einsätze, bei denen der Notarzt oder der Rettungswagen zur Erstversorgung eines unmittelbar oder potenziell vital bedrohten Patienten gerufen werden. Das Hauptziel eines Primäreinsatzes wird in derselben DIN als Notfallrettung beschrieben. Hierbei handelt es sich um „organisierte Hilfe, die in ärztlicher Verantwortung erfolgt und die Aufgabe hat, bei Notfallpatienten am Notfallort lebensrettende Maßnahmen oder Maßnahmen zur Verhinderung schwerer gesundheitlicher Schäden durchzuführen, ggf. ihre Transportfähigkeit herzustellen und diese Personen ggf. unter Aufrechterhaltung der Transportfähigkeit und Vermeidung weiterer Schäden in eine weiterführende medizinische Versorgungseinrichtung zu befördern". Neben dieser Kernaufgabe des Rettungsdienstes gehören zur Pflicht des Notarztes die Untersuchung des Patienten und die sorgfältige Abwägung, ob dessen Zustand eine Krankenhauseinweisung und -behandlung erfordert oder ob er in seinem häuslichen Umfeld verbleiben und dort durch einen niedergelassenen Kollegen ambulant weiterbehandelt werden kann.

58.1.2 Indikationen

Merke

Grundsätzlich ist der Einsatz eines Notarztes immer dann erforderlich, wenn die Vitalfunktionen des Patienten deutlich beeinträchtigt sind oder gänzlich fehlen.

Als Handreichung für die Disponenten in Notdienstzentralen und Rettungsleitstellen hat die Bundesärztekammer einen Indikationskatalog für den Notarzteinsatz erstellt (Bundesärztekammer 2008 [2]). Diese Empfehlung unterscheidet grundsätzlich Indikationen unter Bezug auf den Patientenzustand und solche, bei denen das Notfallgeschehen eine vitale Gefährdung für den oder die Patienten vermuten lässt (▶ Tab. 58.1). Es liegt dabei stets im Ermessen des Disponenten, wie er die Situation des Patienten nach der Schilderung des Anrufers einschätzt und welches Rettungsmittel er an die Einsatzstelle entsendet. Darüber hinaus muss er beispielsweise ein arztbesetztes Rettungsmittel entsenden, wenn ein Arzt einen Notarzt anfordert oder die Nachforderung durch die am Notfallort eingesetzten Rettungsassistenten und -sanitäter erfolgt.

Indikationen für den Notarzteinsatz

Der Notarztindikationskatalog (aus einer Empfehlung der AGNN 2012) fasst die Indikationen für den Einsatz des Notarztes zusammen. Er stellt eine grundsätzliche Vorgabe für den Disponenten dar. Unabhängig von den Regelungen des Notarztindikationskataloges steht es jedem Disponenten frei, nach eigenem Ermessen bei Situationen oder Befunden, die sich nicht eindeutig in die genannten Kriterien einordnen lassen, einen Notarzt einzusetzen, wenn eine akute Gefahr für das Leben oder die Gesundheit vermutet wird. In jedem Fall sind regionale Vorgaben des Trägers bzw. des zuständigen ÄLRD zu beachten.

Die Auswahl des geeigneten Rettungsmittels und damit auch des Notarztes erfolgt stets anhand der vom Disponenten ermittelten medizinischen Lage als Resultat einer *strukturierten Notrufabfrage* bzw. einer konkret notfallbezogenen Indikation. Zur Ermittlung der Einsatzindikation sind standardisierte Fragen einzusetzen, die grundsätzlich mindestens die in ▶ Tab. 58.2 genannten Parameter abdecken müssen.

Die Indikationen für den Einsatz des Notarztes werden in 2 Kategorien eingeteilt:
- auf den Patientenzustand bzw. die Symptome bezogen,
- auf den Notfall bzw. das Ereignis bezogen.

Auf den Patienten bzw. die Symptome bezogene Indikationen

Der Notarzt ist einzusetzen, wenn eine Vitalfunktion gestört ist, fehlt oder ein Anhalt für eine sonstige schwere Schädigung vorliegt:
- Bewusstsein:
  - fehlende Reaktion auf Ansprache und Rütteln / Schmerzreiz,
  - neu aufgetretene Bewusstseinstrübung / Sprachstörung.
- Atmung:
  - akute oder zunehmende Atemnot,

Tab. 58.1 Notarztindikationskatalog (Bundesärztekammer 2008 [2]).

Auf den Patientenzustand bezogene Indikationen

Bei Verdacht auf fehlende oder deutlich beeinträchtigte Vitalfunktion ist der Notarzt einzusetzen:

Funktionen	Zustand
Bewusstsein	reagiert nicht auf Ansprechen und Rütteln
Atmung	ausgeprägte oder zunehmende Atemnot, Atemstillstand
Herz / Kreislauf	akuter Brustschmerz, ausgeprägte oder zunehmende Kreislaufinsuffizienz, Kreislaufstillstand
sonstige Schädigungen mit Wirkung auf die Vitalfunktionen	schwere Verletzung, schwere Blutung, starke akute Schmerzen, plötzliche Lähmungen (halbseitig)

Notfallbezogene Indikationen

- Beispiele – bei Hinweis auf Personenschaden:
- schwerer Verkehrsunfall
- Unfall mit Kindern
- Brände/Rauchgasentwicklung
- Explosions-, thermische oder chemische Unfälle, Stromunfälle
- Wasserunfälle, Ertrinkungsunfälle, Eiseinbruch
- Maschinenunfall mit Einklemmung
- Verschüttung
- drohender Suizid
- Sturz aus Höhe (≥ 3 m)
- Schuss-/ Stich-/ Hiebverletzungen im Kopf-, Hals- oder Rumpfbereich
- unmittelbar einsetzende oder stattgefundene Geburt
- Vergiftungen

○ Blaufärbung (Zyanose) der Lippen oder der Haut,
○ fehlende Brustkorbbewegungen – Atemstillstand/ nicht normale Atmung.
- Kreislauf:
○ akuter Brustschmerz.

Auf den Notfall bzw. das Ereignis bezogene Indikationen

Der Notarzt ist bei zu erwartender schwerer Schädigung unverzüglich einzusetzen:
- anhaltender generalisierter Krampfanfall,
- starke Blutung nach innen oder außen,
- schwere Verletzung,
- starker akuter Schmerzzustand (Schmerzen der Stärke 5 oder mehr auf der numerischen Rating-Skala (1–10),
- akutes Koronarsyndrom,
- schwere Blutdruckentgleisung:
○ (systolisch > 220 mmHg) in Verbindung mit weiterer Symptomatik (z. B. Luftnot/Brustschmerz),
- schweres allergisches Ereignis:
○ z. B. mit Zyanose, Dyspnoe, Stridor, Hypotonie, Bewusstseinstrübung, schnell zunehmender Symptomatik,
- unmittelbar einsetzende bzw. stattgefundene Geburt,
- Vergiftungen mit klinischer Symptomatik:
○ z. B. mit Zyanose, Dyspnoe, Hypotonie, Bewusstseinstrübung,

Tab. 58.2 Standardisierte Fragen.

Vitalfunktion	Basisfragen
Bewusstsein	• Reagiert der Patient, wenn Sie ihn ansprechen, an ihm rütteln? • Kann der Patient normal sprechen? • Seit wann nehmen Sie die Veränderungen wahr? (< 6 h?)
Atmung	• Atmet der Patient normal? • Besteht eine schwere Atemnot • Kann der Betreffende ohne Atemnot ganze Sätze sprechen? • Hat der Patient eine blaue Haut-/Gesichtsfarbe? • Seit wann besteht das Problem? (< 6 h?)
Herz-Kreislauf	• Ist aus vorstehenden Fragestellungen abzuleiten.
Schmerz	• Hat der Patient starke oder stärkste Schmerzen? • Schmerzen der Stärke 5 oder mehr auf der numerischen Rating-Skala (1–10)? • Sind die Schmerzen akut aufgetreten und/oder zunehmend? • Wo sind die Schmerzen lokalisiert?

- Kindernotfall mit der zu erwartenden Notwendigkeit einer ärztlichen Intervention,
- schwerer Verkehrsunfall mit Hinweis auf Personenschaden,
- Brände mit Hinweis auf Personenbeteiligung,
- Explosions-, thermische oder chemische Unfälle mit Hinweis auf Personenbeteiligung,
- Stromunfall mit klinischer Symptomatik,
- Wasserunfälle (Ertrinkungsunfall, Eiseinbruch),
- Einklemmung und Verschüttung von Personen,
- Sturz aus großer Höhe (> 3 m),
- Schuss-, Stich- und Hiebverletzungen im Kopf-Hals-Rumpf-Bereich,
- manifeste oder drohende Gefährdung von Menschenleben:
  - Geiselnahme, Amoklage, Bombendrohung usw.,
- unmittelbar drohender Suizid.

58.1.3 Einsatzzeiten

Bei der Versorgung des Notfallpatienten kommt dem Faktor Zeit besondere Bedeutung zu. Ziel ist die schnellstmögliche Wiederherstellung eines Minimalkreislaufs, um die Sauerstoffversorgung der lebenswichtigen Organe zu sichern und deren Funktionsfähigkeit zu erhalten. Wenige Minuten können über die vollständige Regeneration, körperliche oder geistige Behinderungen oder den Tod des Patienten entscheiden.

Hilfsfrist

Um die Phasen des Primäreinsatzes messbar und vergleichbar zu machen, wurden verschiedene Abschnitte des Einsatzablaufs definiert. Während die Zeit vom Eintritt eines Notfallereignisses bis zur Meldung an die zuständige Rettungsleitstelle in der Regel weder mess- noch planbar ist, hat der Gesetzgeber die Reaktionszeiten des Rettungsdienstes geregelt.

Obwohl in den einzelnen Landesrettungsdienstgesetzen unterschiedliche Definitionen und differierende Zeitvorgaben beschrieben sind, lässt sich zusammenfassen, dass die Hilfsfrist überwiegend als das Zeitintervall vom Notrufeingang bis zum Eintreffen eines Rettungsmittels an der Einsatzstelle definiert ist (▶ Abb. 58.1).

> **Definition**
>
> Hilfsfrist (gemäß DIN 13050): „Planerische Vorgabe für die Zeitspanne aller Notfalleinsätze eines Rettungsdienstbereichs zwischen dem Eingang des Notrufs in der (Rettungs-)Leitstelle und dem Eintreffen des Rettungsdienstes am Einsatzort, die so zu bemessen ist, dass die Möglichkeiten der Notfallmedizin nutzbar sind."

Abhängig von Art und Ausdehnung des Einsatzgebiets reichen die Vorgaben für die Hilfsfrist von 5 min in den städtischen Bereichen Nordrhein-Westfalens bis zu 17 min in den dünn besiedelten Gebieten Thüringens. Die Mehrzahl der Bundesländer schreibt jedoch vor, dass das erste Rettungsmittel bei 95 % der Primäreinsätze den Einsatzort nach 12 min erreicht haben soll (Forplan 2010 [3]).

Daneben fordern die Notarztarbeitsgemeinschaften, Hilfsorganisationen und alle notfallmedizinisch relevanten Fachgesellschaften in einem im Jahr 2007 gemeinsam veröffentlichten „Eckpunktepapier zur notfallmedizinischen Versorgung der Bevölkerung in Klinik und Präklinik", die Versorgungsstrukturen so aufeinander abzustimmen, dass die definitive klinische Therapie bei wesentlichen notfallmedizinischen Krankheitsbildern nach höchstens 90 min begonnen hat. Beispielhaft werden das akute Koronarsyndrom (AKS), das Schädel-Hirn-Trauma und das Polytrauma als Krankheitsbilder genannt, zu deren Versorgung der Patient in der genannten Zeit im Herzkatheterlabor bzw. im Operationssaal sein soll. Um diese ambitionierten Vorgaben erreichen zu können, sind für die präklinische Phase 60 min eingeplant, innerhalb derer der Patient vom Notrufeingang bis zur Aufnahme in der Zielklinik versorgt werden muss.

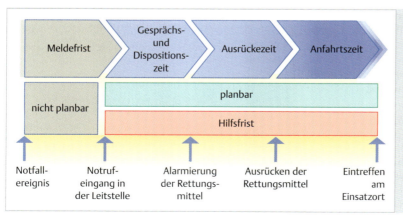

Abb. 58.1 Die Hilfsfrist.

58.1.4 Einsatzspektrum

Bereits 1938 postulierte der Heidelberger Chirurg Martin Kirschner: „Nicht der Verletzte muss so schnell wie möglich zum Arzt, sondern der Arzt zum Verletzten, da die Lebensgefahr in unmittelbarer Nähe des Ereignisses am größten ist." Darum und durch den Umstand, dass das erste Notarzteinsatzfahrzeug 1964 von der Chirurgischen Klinik in Heidelberg in den Dienst gestellt wurde, war der Einsatzgrund damals überwiegend der schwer verletzte Patient.

Nachdem sich das Notarztsystem etabliert hatte, wurde es zunehmend auch für nicht traumatologische Notfälle in Anspruch genommen. Mit dem demografischen Wandel veränderte sich zudem das Einsatzspektrum des Notarztes hin zu internistischen Krankheitsbildern, unter denen das AKS und der Apoplex die größten Gruppen bilden. Weitgehend stabil verhalten sich die Zahlen der pädiatrischen Notfälle um 4%.

Ein deutlicher Unterschied besteht in der Häufigkeit traumatologischer Notfälle zwischen dem bodengebundenen Notarztdienst und der Luftrettung, was sich besonders am ansonsten seltenen Polytrauma zeigt. Damit verbunden ist auch die Notwendigkeit invasiver Maßnahmen, wie Thoraxdrainagen oder Intubationen, in der Luftrettung höher (Mohr 2007 [5], Bernhard et al. 2006 [1], Gries et al. 2005 [4]).

58.2 Einsatzablauf

58.2.1 Alarmierung

Nach der Notrufabfrage des Disponenten in der Leitstelle alarmiert dieser die nächstgelegenen geeigneten und zur Verfügung stehenden Rettungsmittel. Dabei orientiert er sich an der vom Anrufer erhaltenen Schilderung des Notfallereignisses und dem oben beschriebenen. In einigen Leitstellen führt eine standardisierte Notrufabfrage nach einem rechnergestützten Protokoll zu einem entsprechenden Vorschlag des Systems, den der Disponent dann durch Alarmierung der entsprechenden Kräfte bestätigt. Die Alarmierung selbst erfolgt im Falle der rettungsdienstlichen Kräfte meist über sog. Funk- oder digitale Meldeempfänger, in einigen Bereichen wird zusätzlich eine Einsatzdepesche auf die Rettungswache oder direkt an das Fahrzeug gesandt, die weiterführende Angaben wie Anfahrmöglichkeiten und parallel eingesetzte Kräfte enthält.

58.2.2 Ausrücken und Anfahrt

Nach erfolgter Alarmierung besetzen die Fahrzeugbesatzungen unverzüglich, nach dem Anlegen der erforderlichen Schutzbekleidung, die Rettungsmittel. Die Einsatzübernahme selbst erfolgt über das Funkmeldesystem (FMS), mit dessen Hilfe unter Minimierung des Funkverkehrs die jeweiligen Einsatzabschnitte an die Leitstelle übermittelt und dort dem Einsatz zugeordnet dokumentiert und gespeichert werden können. Auf der Anfahrt zum Notfallort bereitet sich der Notarzt auf den bevorstehenden Einsatz vor. Dabei gilt es zu bedenken, ob die eingesetzten Kräfte ausreichen. Ferner ist es dienlich, sich Gedanken über die geografische Lage des Einsatzortes in Bezug auf mögliche Gefahrenquellen sowie Zielkrankenhäuser und deren Leistungsspektrum zu machen.

Um den Erfordernissen der Dokumentation zu genügen, sollte bereits die Anfahrt dazu genutzt werden, die einsatztechnischen Daten, also Angaben zum eigenen Rettungsmittel und der Besatzung, Einsatzort und -art sowie Alarmierungszeit und -stichwort, in das Notarzteinsatzprotokoll einzutragen.

58.2.3 Eintreffen am Notfallort

Beim Eintreffen am Notfallort gilt es, je nach Einsatzart, das eigene Fahrzeug so zu positionieren, dass unter Umständen weitere eingesetzte Kräfte, insbesondere die der technischen Rettung, an die Einsatzstelle vorrücken können und die Abfahrt vom Einsatzort jederzeit möglich ist. Dies ist insbesondere bei Verkehrsunfällen mit mehreren Verletzten essenziell, um Chaos und damit verbundene Zeitverzögerungen zu vermeiden. In diesen Fällen sollte neben der Bestätigung des Eintreffens über das FMS eine mündliche Lagemeldung auf Sicht über Funk an die Leitstelle erfolgen, damit diese und nachrückende Kräfte einen ersten Eindruck erhalten.

> **Merke**
>
> Erst wenn der Einsatzort augenscheinlich sicher ist, also keine Gefahren durch Strom, Schienen, Feuer oder auch durch kriminelle Einflüsse zu erwarten sind, wird das Fahrzeug verlassen; dabei ist stets die Eigensicherung zu beachten.

Es folgt eine Erkundung der Lage und mit deren Ergebnis eine zweite, konkrete Lagemeldung, die womöglich die Nachforderung weiterer Kräfte beinhalten muss. Erst dann kommt es zur Versorgung der Verletzten oder Erkrankten.

Auch bei Einsätzen in Gebäuden gilt es, die Sicherheit der Einsatzstelle vor deren Betreten zu überprüfen. Unter Mitnahme aller gebotenen Ausrüstungsgegenstände erfolgt der Zugang zum Patienten, wobei bereits dieser genutzt werden sollte, um den notwendigen Patiententransport zu planen.

58.2.4 Diagnostik und Therapie

Primäres Ziel des Notarzteinsatzes ist es, gestörte oder fehlende Vitalfunktionen schnellstmöglich wiederherzustellen, um zumindest einen Minimalkreislauf zu erhalten und die Oxygenierung lebenswichtiger Organe zu sichern. Damit soll Schaden für Leib und Leben des Patienten abgewendet werden. Die diagnostischen Mittel sind dabei auf die körperliche Untersuchung und die Möglichkeiten der mitgeführten Geräte wie EKG, Blutdruckmessgerät, Pulsoxymeter, Kapnografie und Blutzuckermessung, mitunter auch Sonografie beschränkt.

Mit diesen eingeschränkten diagnostischen Möglichkeiten trifft der Notarzt gewöhnlich auf einen ihm unbekannten Patienten, dessen Anamnese und Vormedikation mitunter aus der Auffindesituation oder durch Befragung von Angehörigen oder Pflegedienstleistenden ermittelt werden müssen und der stets als nicht nüchtern zu betrachten ist.

Um zu einer Arbeitsdiagnose zu kommen, empfiehlt sich ein strukturiertes Vorgehen:
- die apparative Untersuchung sollte stets EKG, Blutdruck, Sauerstoffsättigung und Blutzuckermessung beinhalten,
- die körperliche Untersuchung erfolgt streng von Kopf bis Fuß, wobei paarige Organe im Seitenvergleich zu beurteilen sind.

Gemäß dem oben zitierten Eckpunktepapier bleiben dem Notarzt für Anamnese, Untersuchung und Therapie des Notfallpatienten maximal 20–30 min (▶ Abb. 58.2), um diesen der definitiven Versorgung in einem Krankenhaus zuzuführen.

Die einzelnen therapeutischen Maßnahmen sind meist symptomorientiert. Wenn möglich wird anhand einer ersten Arbeitsdiagnose eine kausale Therapie eingeleitet, deren Erfolg engmaschig überwacht und deren Richtigkeit entsprechend überprüft werden muss. Im Vordergrund steht die Sicherung der Vitalfunktionen, sodass hier die Schaffung eines periphervenösen Zugangs, die medikamentöse Therapie und ggf. die Sicherung des Atemwegs im Vordergrund stehen.

Neben dem frühestmöglichen Beginn einer ärztlichen Behandlung am Notfallort liegt ein weiterer Vorteil des notarztgestützten Rettungsdienstsystems darin, dass eventuell nicht erforderliche Krankenhauseinweisungen vermieden und damit Ressourcen geschont und Kosten eingespart werden können.

58.2.5 Transport und Zielklinik

Vor einem erforderlichen Transport gilt es, nach Möglichkeit die vollständigen Daten des Patienten einschließlich Versicherung, Hausarzt und Kontakttelefonnummer von Angehörigen sowie die Vormedikation zu dokumentie-

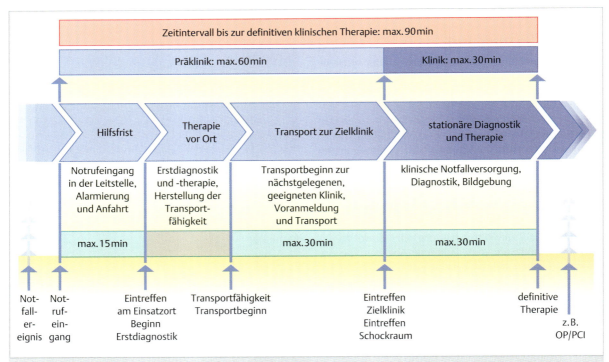

Abb. 58.2 Verzahnung der präklinischen und klinischen Versorgung, um eine definitive Behandlung nach spätestens 90 min zu ermöglichen.

ren. Die Auswahl der geeigneten Zielklinik orientiert sich an der Arbeitsdiagnose und dem Patientenzustand, aber auch an der geografischen Lage des Einsatzortes zu den möglichen Versorgungseinrichtungen und deren Leistungsspektrum.

Wird der Transport vom Notarzt begleitet und handelt es sich um ein Krankheitsbild, das eine unterbrechungsfreie Weiterversorgung oder spezielle Therapiemaßnahmen erfordert, ist frühzeitig daran zu denken, die aktuellen Notfallversorgungskapazitäten zu klären und eine konkrete Voranmeldung vorzunehmen. Diese sollte Angaben zum Patienten, dem Notfallhergang und der geschätzten Eintreffzeit beinhalten und ferner die zur Übernahme erforderlichen Fachdisziplinen nennen, um dem Krankenhaus eine möglichst lange Vorbereitungsphase einzuräumen, in der beispielsweise das CT freigemacht und Operationskapazitäten oder Intensivbetten geschaffen werden können. Dies kann am besten telefonisch durch den Notarzt oder ggf. durch die Leitstelle erfolgen und etwa durch die telemetrische Übermittlung des 12-Kanal-EKG ergänzt werden.

Gerade bei größeren Distanzen (z. B. > 15 min bodengebundene Transportzeit bei Schwerverletzten) kann der luftgestützte Transport dem bodengebundenen in Bezug auf Transportzeit und Erschütterungen überlegen sein. Es gilt jedoch zu bedenken, dass der Einsatz des Rettungshubschraubers heutzutage in den meisten Regionen noch an das Tageslicht gebunden ist und die Erreichbarkeit des Fluggeräts sowie gelegentlich fehlende Dachlandeplätze Zwischentransporte und Umladen erforderlich machen und die Vorteile schmälern können.

58.3 Dokumentation

Neben der Versorgung des Patienten ist es Aufgabe des Notarztes die getroffenen Maßnahmen so zu dokumentieren, dass der weiterbehandelnde Arzt die Therapie lückenlos fortsetzen kann. Es ist daher wesentlich, die Patienten- und Einsatzdaten zu erfassen, aber auch den Patientenzustand bei Eintreffen, die Auffindesituation und den Therapieverlauf festzuhalten. Daneben dient die Dokumentation ebenso der medikolegalen Absicherung der behandelnden Personen wie der Qualitätssicherung.

58.3.1 DIVI-Protokoll

Um die Dokumentation zu erleichtern und eine standardisierte Erfassung und Auswertung der Notarzteinsätze und therapeutischen Maßnahmen vorzubereiten, hat die DIVI bereits 1991 Empfehlungen für ein Notarzteinsatzprotokoll ausgesprochen. Dieses bietet Raum zur strukturierten Datenerfassung und ist die Grundlage für den sog. minimalen Notarztdatensatz (MIND). Der 2011 veröffentlichte MIND 3 strebt dabei eine Konzentration auf die wesentlichen Informationen an, um einerseits größtmögliche Dokumentationscompliance und andererseits einen schnellen Überblick über Notfallsituation und -maßnahmen zu ermöglichen. Der MIND 3 ist modular aufgebaut und bietet neben dem Basismodul, das auf einem einseitigen DIN-A4-Protokoll alle arztbesetzten und nicht arztbesetzten Einsätze erfassen soll, Zusatzmodule für die Anbindung an bestehende Register wie das Reanimations- oder das Traumaregister.

58.3.2 NACA-Score

Ursprünglich zur Beurteilung der Verlegungsfähigkeit verletzter Soldaten per Lufttransport entwickelt, ist der NACA-Score (National Advisory Committee of Aeronautics) heute im Rettungsdienst zur Erfassung der Schwere der Verletzung oder Erkrankung eines Patienten weit verbreitet und fester Bestandteil des MIND und damit des DIVI-Protokolls. Mit seiner Hilfe kann die Intensität der vitalen Bedrohung in 7 Kategorien eingeteilt und mithin objektiviert werden. Da der Zeitpunkt der Erhebung des NACA leider nicht eindeutig geregelt ist und die Kriterien für die einzelnen Kategorien recht weit gefasst sind, wurde das System modifiziert und der M-NACA entwickelt, bei dem die Zuordnung zu den verschiedenen Kategorien nach objektiven Kriterien erfolgt.

58.3.3 MEES und delta-MEES

Ein Hilfsmittel zur Ermittlung der Ergebnisqualität der notärztlichen Versorgung stellt der Mainzer Emergency Evaluation Score (MEES) dar. Bewusstsein, Schmerz, Atemfrequenz, Sauerstoffsättigung, Herzfrequenz, Blutdruck und EKG-Rhythmus werden dem DIVI-Protokoll/MIND entnommen und bewertet. Dabei werden 4 Punkte für einen normalen physiologischen Zustand und einer für eine lebensbedrohliche Abweichung davon vergeben. Der MEES wird anhand des Erst- und des Übergabebefunds ermittelt. Die Differenz zwischen beiden Werten (delta-MEES) gilt als Maß für die Veränderung des Patientenzustands während des Notarzteinsatzes.

> **Kernaussagen**
>
> **Grundlagen**
> Beim Primäreinsatz versorgen Notarzt und Rettungsassistenten einen vital gefährdeten Patienten am Notfallort und befördern ihn unter Umständen in ein Krankenhaus.
>
> Die Indikation für den Notarzteinsatz wird grundsätzlich symptom- oder notfallbezogen gestellt und ist immer dann gegeben, wenn die Vitalfunktionen des Patienten gefährdet bzw. deutlich beeinträchtigt sind oder gänzlich fehlen.

Einsatzablauf

Neben der medizinischen Versorgung des Notfallpatienten obliegt dem Notarzt beim Primäreinsatz auch einsatztaktisch die Leitung des Einsatzes und die Organisation von Transport und Weiterbehandlung.

Die diagnostischen Möglichkeiten am Notfallort sind begrenzt und durch einen meist unbekannten Patienten erschwert, die apparative Diagnostik sollte daher stets umfassend und die körperliche Untersuchung streng vollständig sein.

Da es sich in der Notfallmedizin oft um vital gefährdete Patienten handelt, kommt dem Zeitmanagement besondere Bedeutung zu. Die Therapie konzentriert sich primär auf die Wiederherstellung und Sicherung der Vitalfunktionen. Die Versorgungsstrukturen in Klinik und Präklinik müssen so aufeinander abgestimmt werden, dass die definitive klinische Therapie bei den wesentlichen notfallmedizinischen Krankheitsbildern im Anschluss an die prä- und innerklinische Erstversorgung inklusive aller Fahr- und Transportzeiten nach höchstens 90 min begonnen werden kann.

Neben einer sorgfältigen Auswahl der richtigen Zielklinik ist deren Vorabinformation durch den Notarzt entscheidend, um die Weiterbehandlung ohne Zeitverzögerung zu ermöglichen.

Dokumenation

Die getroffenen Maßnahmen sind vom Notartz so zu dokumentieren, dass der weiterbehandelnde Arzt die Therapie lückenlos fortsetzen kann. Es ist daher wesentlich, die Patienten- und Einsatzdaten zu erfassen, aber auch den Patientenzustand bei Eintreffen, die Auffindesituation und den Therapieverlauf festzuhalten. Daneben dient die Dokumentation ebenso der medikolegalen Absicherung der behandelnden Personen wie der Qualitätssicherung.

Literatur

Referenzen

[1] **Bernhard** M et al. Patientenspektrum im Notarztdienst. Anaesthesist 2006; 55: 1157–1165
[2] **Bundesärztekammer.** Indikationskatalog für den Notarzteinsatz 2008. Im Internet: http://www.bundesaerztekammer.de; Stand: 05.05.2011
[3] **Forplan.** Hilfsfristen der Bundesländer 2010. Im Internet: http://forplan.de; Stand: 05.05.2011
[4] **Gries** A et al. Einsatzrealität im Notarztdienst. Notfall Rettungsmed 2005; 8: 391–398
[5] **Mohr** M. Hochleistungsmedizin am Boden. Notfall Rettungsmed 2007; 10: 167–170

Weiterführende Literatur

[6] **Arbeitsgemeinschaft Südwestdeutscher Notärzte (agswn)**, Institut für Notfallmedizin und Medizinmanagement (INM), Bundesärztekammer (BÄK), Bundesvereinigung der Arbeitsgemeinschaften der Notärzte Deutschlands (BAND), Deutsche Gesellschaft für Anästhesiologie und Intensivmedizin (DGAI), Deutsche Gesellschaft für Chirurgie (DGCH), Deutsche Gesellschaft für Kardiologie (DGK), Deutsche Gesellschaft für Neurochirurgie (DGNC), Deutsche Gesellschaft für Unfallchirurgie (DGU). Eckpunktepapier zur notfallmedizinischen Versorgung der Bevölkerung in Klinik und Präklinik. Notfall Rettungsmed 2008; 11(6): 421–422

59 Sekundäreinsatz

F. Reifferscheid

Der zunehmende Kostendruck und die wachsende Ausrichtung nach wirtschaftlichen Gesichtspunkten führen zu Veränderungen in der Krankenhauslandschaft. Einer sinkenden Bettenzahl steht eine zunehmende Spezialisierung und Konzentration diagnostischer und therapeutischer Möglichkeiten sowie die Bildung von Krankenhausverbünden und Kompetenznetzwerken gegenüber. Während der demografische Wandel und die Steigerung des medizinisch Machbaren wachsende Patientenzahlen zur Folge haben, führt die limitierte Zahl von Intensivbetten dazu, dass sich die Schwerpunkteinrichtungen in Universitätskliniken und großen kommunalen Häusern vermehrt auf die Akutversorgung intensivtherapiepflichtiger Patienten fokussieren müssen und Patienten oftmals nach erfolgter Intervention und Stabilisierung in Häuser einer anderen Versorgungsstufe verlegt werden. Folgerichtig steigt die Zahl der Sekundäreinsätze in den letzten Jahren stetig.

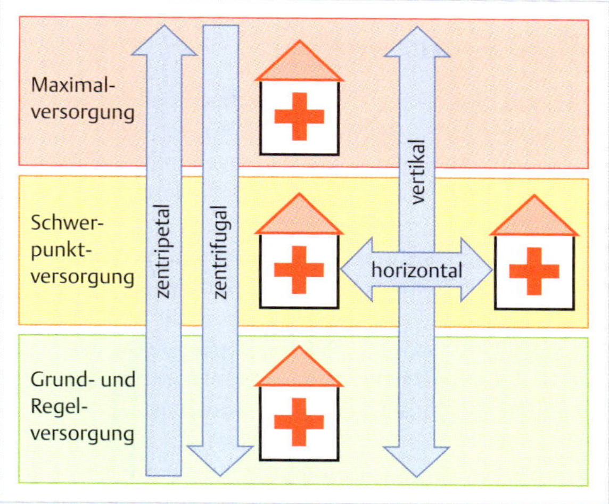

59.1 Begriffsbestimmung

Anders als beim Primäreinsatz handelt es sich beim Sekundäreinsatz um den Transport eines bereits versorgten Patienten von einem Krankenhaus zum anderen.

Wird der Patient von einem Haus mit niedriger in eines mit höherer Versorgungsstufe verlegt, spricht man von einer zentripetalen Verlegung. Umgekehrt handelt es sich um einen zentrifugalen Transport. Beide werden auch als vertikale Verlegungen bezeichnet, während es beim Transport innerhalb derselben Versorgungsstufe um eine horizontale Verlegung geht (▶ Abb. 59.1). Grundsätzlich ist dies mit und ohne Arztbegleitung möglich.

Definition

Die DIN 13050 „Rettungswesen – Begriffe" definiert den Sekundäreinsatz als „Einsatz zur Beförderung von Patienten von einer Gesundheitseinrichtung bzw. einem Krankenhaus unter sachgerechter Betreuung, auch unter der Erhaltung und Überwachung der lebenswichtigen Körperfunktionen zu weiterführenden medizinischen Versorgungseinrichtungen oder zurück, beginnend mit der Alarmierung und endend mit der erneuten Einsatzbereitschaft".

Bereits hier wird deutlich, dass auch der Rücktransport in das entsendende Krankenhaus inbegriffen ist. Die DIN präzisiert den Sekundäreinsatz für solche Patienten, bei denen bereits eine Intensivtherapie begonnen wurde, und beschreibt den Intensivtransport als „Sekundäreinsatz zur Beförderung eines intensivüberwachungs- und behandlungspflichtigen Patienten, bei dem Notarzt und Rettungsassistent mit besonderer intensivmedizinischer Qualifikation sowie ein geeignetes Rettungsmittel erforderlich sind". Hier steht also der Transport eines vital bedrohten Patienten im Vordergrund, bei dem die Fortführung der bereits eingeleiteten Intensivtherapie ohne für den Patienten nachteilige Einschränkungen obligat ist.

Im Folgenden soll daher besonders auf den Intensivtransport eingegangen werden, der in den meisten Landesrettungsdienstgesetzen der Notfallrettung zugeordnet (Hennes 2005[3]) wird.

Abb. 59.1 Begriffsklassifizierung beim Interhospitaltransfer.

59.2 Indikation

Zu den häufigen Indikationen zählt die Verlegung in eine spezialisierte Versorgungseinrichtung, gefolgt von erforderlichen Operationen, Interventionen oder Diagnostik, die im abgebenden Haus nicht ausgeführt werden können, ebenso mangelnde Intensivbettenkapazität sowie Rückverlegung nach erfolgter Intervention und Stabilisierung.

Je nach Dringlichkeit wird für diese Transporte häufig auf die Ressourcen des regulären Rettungsdienstes zurückgegriffen. Da jedoch Übernahme und Übergabe eines Intensivpatienten wesentlich zeitintensiver als beim Primäreinsatz sind und häufig größere Distanzen überwunden werden müssen, führt dies zu einer unzumutbaren Abstinenz der Rettungsmittel aus ihrem eigentlichen

Bestimmungsbereich, was für die Notfallversorgung des jeweiligen Rettungsdienstbereichs nicht hinnehmbar ist. Hier ist der Einsatz spezieller Fahrzeuge für den Intensivtransport unbedingt anzustreben.

59.3 Fahrzeuge

Während die DIN EN 13718 die Anforderungen an Intensivtransporthubschrauber (ITH) definiert und lange Zeit als Basis für die Ausstattung bodengebundener Einheiten galt, sind diese erst seit Mai 2012 normiert.

Die Fahrzeuge des Rettungsdienstes sind größtenteils in der DIN EN 1789 beschrieben. Deren Typ C, wenngleich Mobile Intensiv Care Unit genannt, stellt aber eher den Standard eines in Deutschland üblichen Rettungswagens (RTW) dar und ist daher für den Transport eines Intensivpatienten allenfalls eingeschränkt nutzbar.

Auf Basis einer gemeinsamen Stellungnahme der Bundesvereinigung der Arbeitsgemeinschaften der Notärzte Deutschlands (BAND) und der Deutschen Interdisziplinären Vereinigung für Intensiv- und Notfallmedizin (DIVI) zur Konstruktion und Ausstattung von Intensivtransportwagen (ITW) aus dem Jahr 2004 wurde eine eigene DIN für ITW (DIN 75076) entworfen, die im Mai 2012 verabschiedet und veröffentlicht wurde.

BAND und DIVI sind sich einig, dass der normale RTW größenmäßig ebenso wenig wie wegen der übrigen Ausstattung zum Transport von Intensivpatienten geeignet ist. Neben einem großen Fahrzeug mit ausreichendem Platzangebot rund um die Trage fordert die DIN vor allem, dass die eingesetzten Medizingeräte mindestens 45 min autark arbeiten und das ganze System zumindest 240 min ununterbrochene Intensivtherapie garantieren soll. Da gerade hämodynamisch instabile Patienten auf Veränderungen ihrer Lage teils sehr empfindlich reagieren, soll das Fahrzeug so konzipiert sein, dass der Patient ohne große Neigung ein- und ausgeladen werden kann. Hier empfiehlt sich eine Ladebordwand. Zudem sollen Federung und Fahreigenschaften axiale Beschleunigungen und Verzögerungen minimieren. Einige Systeme sind zur Aufnahme umgebauter Intensivbetten geeignet.

59.3.1 Ausstattung

Beatmungsgerät

Besondere Anforderungen werden an die medizintechnische Ausrüstung gestellt. Während RTW über Notfallrespiratoren verfügen, die meist lediglich volumenkontrollierte Beatmung ohne genaue Messung der applizierten Volumina und Drücke erlauben, erfordert der Transport respiratorisch kompromittierter Patienten die Möglichkeiten differenzierter Beatmung.

Zur Verwendung kommen mobile Versionen üblicher Intensivbeatmungsgeräte (z. B. Transportevita), die zum Teil zum Betrieb auf Druckluft angewiesen sind, oder spezielle Intensivrespiratoren für den mobilen Einsatz. Diese verfügen über ein Monitoring der eingestellten Beatmungsparameter, wichtige Alarmfunktionen sowie eine große Bandbreite druck- und volumengesteuerter Beatmungsformen und die Option zur nicht invasiven Ventilation.

Geräte mit eingebauter Turbine erlauben einen druckluftunabhängigen Betrieb. Neben sehr kleinen Tidalvolumina können ein positiver endexspiratorischer Druck (PEEP) von bis zu 20 mbar und ein FiO_2 zwischen 0,21 und 1,0 eingestellt werden. Da die Beatmung eine wesentliche Qualität des Intensivtransports darstellt und ihr Ausfall mit hohen Risiken vergesellschaftet ist, ist ein zweites Beatmungsgerät als Redundanz vonnöten.

Monitoring

Weitere, teils durch die Ausstattung eines RTW unerfüllbare Anforderungen entstehen durch die Notwendigkeit eines umfangreichen Monitorings. Neben gängigen Optionen wie Pulsoxymetrie, EKG und nicht invasiver Blutdruckmessung verlangt die Behandlung eines Intensivpatienten kontinuierliche Parameter wie die Messung invasiver Drücke (arterielle Blutdruckmessung, zentralvenöser oder intrakranieller Druck). Als Teil des Beatmungsmonitorings ist die Kapnografie unerlässlich. Zum sicheren Transport von kardiochirurgischen Patienten ist ein externer Herzschrittmacher zum Anschluss an epikardiale Schrittmacherelektroden zu empfehlen.

Spritzenpumpen

Auch wenn häufig nicht alle eingesetzten Medikamente während des Transports kontinuierlich appliziert werden müssen, sollten im Intensivtransport mindestens 6 Spritzenpumpen mit ausreichender Akkukapazität mitgeführt werden. Besonders geeignet sind solche, die den Einsatz verschiedener Spritzentypen ermöglichen.

Medikamente

Neben den Medikamenten zur Intensivtherapie müssen die üblichen Notfallmedikamente verfügbar und sachgerecht gelagert (Kühl- und Wärmefach) sein.

Blutgasanalyse (BGA) und weitere Geräte

Zum Monitoring der Beatmung sowie des Säure-Basen-Haushalts muss ein mobiles BGA-Gerät vorhanden sein.

Für den Transport von Unterstützungsgeräten wie z. B. der extrakorporalen Membranoxygenierung (ECMO) oder der intraaortalen Ballonpumpe (IABP) müssen ein Schienensystem zu deren Befestigung sowie 230-V-Wechselstromsteckdosen vorhanden sein.

Intensivtransportsystem

Damit die genannten Geräte auf dem Transport des Patienten durch das Krankenhaus, aber auch im Fahrzeug sicher und jederzeit zugänglich mitgeführt werden können, wurden verschiedene Intensivtransportsysteme entwickelt. Bei diesen sind die Geräte zwischen dem Fahrgestell des Systems und der Patientenliege so angebracht, dass sie fest verankert (10 g) und zudem jederzeit einsehbar und zugänglich sind. Sie sind damit in jeder Transportphase verfügbar und behindern dennoch nicht bei der Umlagerung des Patienten.

59.4 Personal

Verschiedene Arbeiten konnten nachweisen, dass der Transport kritisch kranker Patienten für diese mit Risiken verbunden ist. Hierbei traten gravierende Schäden beim Transport mit einem beliebigen Fahrzeug und Personal des Regelrettungsdienstes deutlich häufiger auf als beim Einsatz eines speziellen Fahrzeugs mit entsprechend gut ausgebildetem Personal (Ligtenberg et al. 2005[5], Wiegersma et al. 2011[6]).

59.4.1 Notarzt

Der Transport und die Behandlung eines schwerstkranken Patienten über längere Zeit und auf engem Raum setzt Erfahrung und Sicherheit im Umgang mit Intensivpatienten voraus. Folgerichtig hat die DIVI eine Empfehlung zur ärztlichen Qualifikation veröffentlicht.

Als geeignet gilt, wer folgende Voraussetzungen erfüllt (DIVI 2004[1]):
- 3 Jahre klinische Weiterbildung in einem Fachgebiet mit intensivmedizinischen Versorgungsaufgaben,
- zusätzlich 6 Monate nachweisbare Vollzeittätigkeit auf einer Intensivstation,
- zusätzlich Qualifikation für den Einsatz als Notarzt im Rettungsdienst nach landesrechtlichen Vorschriften,
- aktiver Notarzt mit mindestens 1-jähriger Einsatzerfahrung und regelmäßigem Einsatz im Notarztdienst,
- zusätzlich 20-stündiger Kurs Intensivtransport.

59.4.2 Nichtärztliches Personal

Für die Qualifikation des nichtärztlichen Personals werden folgende Voraussetzungen gefordert (DIVI 2010[2]):
- Berufsbezeichnung Rettungsassistent,
- mindestens 3-jährige Tätigkeit im Rettungsdienst in Vollzeitform bzw. eine zeitlich vergleichbare Berufserfahrung,
- mindestens 14-tägige Hospitation auf einer Intensivstation (höchstens 2 Blöcke à 7 Tage, innerhalb der letzten 18 Monate),
- Besuch eines Kurses „Intensivtransport für Rettungsdienstpersonal".

Examiniertes Pflegepersonal mit Fachkurs Intensivmedizin oder Anästhesie soll analog mindestens 14 Tage im Rettungsdienst hospitieren.

59.4.3 DIVI-Kurs Intensivtransport

Der Kurs umfasst 20 Unterrichtsstunden, in denen rechtliche Bestimmungen und organisatorische Grundsätze sowie Aspekte der praktischen Abwicklung behandelt werden. Daneben werden die Anforderungen an die Intensivtransportmittel beleuchtet und einzelne Exemplare vorgestellt. Im Weiteren sollen die Besonderheiten des luftgestützten Transports (Flugphysiologie, räumliche Enge) dargestellt und das Vorgehen bei häufigen bzw. besonderen Krankheitsbildern besprochen sowie Mittel zu Dokumentation und Qualitätsmanagement präsentiert werden.

59.5 Disposition

Da Sekundäreinsätze wegen des höheren Organisations- und Behandlungsbedarfs meist deutlich mehr Zeit in Anspruch nehmen als Primäreinsätze, kommt ihrer Disposition auch in der Leitstelle ein besonderer Stellenwert zu.

> **Merke**
> Ziel muss es sein, die Primärrettungsmittel möglichst wenig von ihrem originären Aufgabengebiet abzuziehen.

Anzustreben sind überregionale Leitstellen, die alle zur Verfügung stehenden Intensivtransportfahrzeuge einer Region zentral koordinieren (▶ Abb. 59.2, ▶ Abb. 59.3 u. ▶ Abb. 59.4; Schlechtriemen 2003).

▶ **Abfrageformulare.** Bewährt haben sich spezielle Abfrageformulare, mit denen der anfordernde Arzt schon in der Planungsphase wichtige Fragen beantwortet. Abgefragt werden sollten neben personenbezogenen Daten die Transportindikation, abgebendes und aufnehmendes Haus mit Station und Ansprechpartnern sowie Diagnosen, Körpergewicht und Infektsituation des Patienten.

▶ **Verlegungsarzt.** Um zu vermeiden, dass auf den Primärnotarzt zurückgegriffen werden muss, sofern ein ITW oder ITH nicht zeitgerecht zur Verlegung eines Patienten verfügbar ist, wurde in Bayern der „Verlegungsarzt" eingeführt. Dieser muss allerdings weder über besondere intensivmedizinische Kenntnisse verfügen, noch ist sein Einsatzfahrzeug über das des Primärnotarztes hinaus besonders ausgestattet. Das System ist weder zum Transport komplex erkrankter Patienten noch als Ersatz für ein Intensivtransportmittel konzipiert oder geeignet.

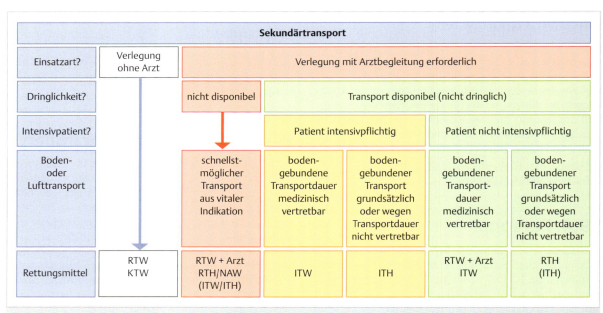

Abb. 59.2 Schema zur Disposition von Sekundäreinsätzen.

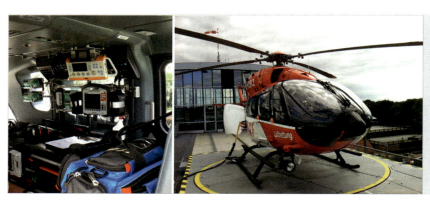

Abb. 59.3 Intensivtransporthubschrauber und Platzverhältnisse in dessen Innenraum (Quelle Foto: H. Rasmussen, mit freundlicher Genehmigung der HDM Luftrettung).

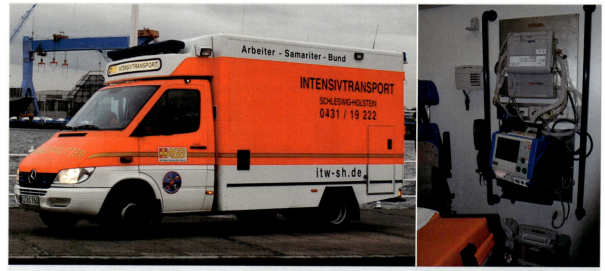

Abb. 59.4 Intensivtransportwagen (ITW) und Teil der Ausstattung (Intensivrespirator und Überwachungsmonitor). (Quelle: Foto: F. Reifferscheid, mit freundlicher Genehmigung des ASB Kiel.)

59.6 Transport

59.6.1 Transporttrauma

Die Summe aller während des Transports auf den Patienten einwirkenden, potenziell schädigenden Faktoren wird allgemein als Transporttrauma bezeichnet. Dieses multifaktorielle Geschehen wird wesentlich von 4 Einflüssen bestimmt (Hinkelbein 2009 [4]):
- Transportbedingungen (organisatorische Abläufe, Ausstattung und personelle Qualifikation),
- Transportstress,
- Missgeschicke, Zwischenfälle und
- Spontanverlauf der Erkrankung.

Da Transporte innerhalb oder zwischen 2 Versorgungseinrichtungen gelegentlich unerlässlich sind, gilt es, diese schädigenden Einflüsse zu kennen und zu vermeiden. Eine sorgfältige Transportvorbereitung durch alle an der Behandlung und dem Transport Beteiligten bildet die Grundlage für ein hohes Maß an Patientensicherheit.

59.6.2 Arzt-Arzt-Gespräch

Während die Indikationsstellung und die Vorbereitung des Patienten auf den Transport sowohl mental als auch medizinisch und medikolegal (Arztbrief, Pflegeüberleitung, Röntgenbefunde etc.) Aufgaben des abgebenden Hauses sind, obliegt es dem den Transport durchführenden Arzt, sich und sein Team individuell auf den jeweiligen Patienten vorzubereiten. Grundlegend hierfür ist ein Gespräch zwischen dem abgebenden und dem begleitenden Arzt.

Dieses Arzt-Arzt-Gespräch sollte strukturiert anhand einer Checkliste stattfinden und dokumentiert werden (▶ Tab. 59.1). Es bietet überdies die Möglichkeit, beispielsweise die Anfahrtszeit nutzen zu lassen, um weitere Katheter zu platzieren (invasive Blutdrucküberwachung beim hämodynamisch instabilen Patienten) oder den respiratorisch insuffizienten Patienten zu intubieren.

59.6.3 Transportplanung

Zur sorgfältigen Planung gehört ebenso eine ausführliche Funktionsprüfung des Fahrzeugs selbst wie eine Durchsicht des Verbrauchsmaterials sowie eine Überprüfung der Medizingeräte gemäß dem Medizinproduktegesetz. Mit Kenntnis des Beatmungsregimes müssen der Sauerstoffvorrat überprüft und ausreichende Reserven eingeplant werden.

Eine gründliche Routenplanung inklusive Alternativroute und möglicher Krankenhäuser im Streckenverlauf ist wichtig, um unnötige Verzögerungen auszuschließen. Dabei sollte so geplant werden, dass eine möglichst ruhige Fahrt gewährleistet ist und häufiges Beschleunigen oder Erschütterungen weitgehend vermieden werden können. Der Trend zu immer größeren ITW auf Lkw-Basis macht Erkundigungen über die Anfahrmöglichkeiten der Krankenhäuser notwendig, da viele RTW-Zufahrten nur beengte Verhältnisse bieten.

Tab. 59.1 Checkliste Arzt-Arzt-Gespräch.

Checkliste	Details
Patientendaten	Name, Geburtsdatum, Geschlecht, Größe, Gewicht
Dringlichkeit	sofort (< 30 min), dringend (< 2 h), disponibel (< 24 h), Folgetag, Wunschdatum, -uhrzeit
Quellklinik	abgebendes Haus, Station, Adresse, Anfahrt, Ansprechpartner, Telefon
Zielklinik	aufnehmendes Krankenhaus, Station, Adresse, Anfahrt, Ansprechpartner, Telefon, Ankunftszeit
Diagnosen	Grunderkrankungen, aktuelle Erkrankung, Krankheitsverlauf, bisherige Therapie
Verlegungsgrund	Intervention, weiterführende Therapie, andere
Instrumentierung	ZVK, arterielle Kanüle, Blasenkatheter, Hirndrucksonde, Ventrikeldrainage, IABP, ECMO, Bülau-Drainagen
Neurologie	Glasgow Coma Scale, Analgosedierung
Atmung	Spontanatmung, Atemweg (Intubation/Tracheostoma), Beatmung (Beatmungsform, FiO_2, PEEP, Inspirationsdruck, Atemfrequenz, I:E-Verhältnis, Tidalvolumen), aktuelle BGA
Hämodynamik	vasoaktive Substanzen (Spritzenpumpen, Konzentration, Laufrate), Herzrhythmus, -frequenz, Herzschrittmacher (extern, intern, perkutan)
Laborparameter	Hb, Gerinnung, Retentionsparameter, Leberwerte, CRP
Infektionsparameter	Keimnachweise, resistente Keime, Antiinfektiva, Körpertemperatur
Besonderheiten	besondere Geräte (ECMO, IABP, Inkubator), spezielles Personal (Kardiotechniker, Pädiater)

60 Innerklinischer Notfall

T. Jantzen, J.-T. Gräsner

Notfallsituationen können im Krankenhaus genauso plötzlich auftreten wie in der häuslichen oder öffentlichen Umgebung. Das Ausmaß der Störung ist meistens größer, weil sie bei diesen Patienten einen vorgeschädigten Organismus betrifft. Bei innerklinischen Notfallsituationen muss man zwischen 2 Ereignissen unterscheiden:
- „unerwartete" Notfallsituationen, wie Sturz aus dem Bett, Herzinfarkt oder Schlaganfall, können jeden Menschen an jedem Ort treffen,
- „erwartete" Notfallsituationen, wie Nachblutung oder Wundinfektion, sind spezifisch für den Patienten und durch seinen Aufenthalt im Krankenhaus (z.B. Operation) oder seine Grundkrankheit bedingt.

Merke

Beide Situationen bewirken Patientenunzufriedenheit, Verlängerung der Krankenhausverweildauer, zusätzliche Belegung der Intensivstation, erhöhte Mortalität und Kosten. Deshalb muss es das Ziel sein, innerklinische Notfälle zu vermeiden bzw., wenn sie nicht vermeidbar sind, dafür Sorge zu tragen, dass sie so schnell wie möglich beherrscht werden.

60.1 Gegenwärtige Situation

In deutschen Krankenhäusern gibt es für Notfallsituationen häufig ein Team von Ärzten und Schwestern, die als *Herzalarm-, Reanimations-* bzw. *Notfallteam* in plötzlichen kritischen Situationen alarmiert werden. Im englischsprachigen Raum werden diese Teams Medical Emergency Team (MET) oder Rapid Response Team (RRT) genannt. Der Erfolg dieser Teams hängt, wie auch in präklinischen Notfallsituationen, von den zeitlichen Abläufen der Rettungskette ab. Ergebnisrelevant ist:
- wann wurde die Notfallsituation erkannt,
- wann wurden die Erstmaßnahmen eingeleitet,
- wann wurde das Notfallteam gerufen,
- wann konnte der Patient erfolgreich behandelt werden und
- wann hat sich sein Zustand stabilisiert?

Neben diesen Zeitfaktoren ist der Erfolg des Teams von den Fähigkeiten der „Glieder" der Rettungskette abhängig:
- Waren die Erstmaßnahmen regelrecht?
- Hat das Notfallteam die erweiterten Maßnahmen sachgerecht durchgeführt?
- Hat die Intensivbehandlung den wissenschaftlichen Erkenntnissen entsprochen und zur Genesung des Patienten beigetragen?

Merke

Um sowohl die zeitliche als auch die inhaltliche Komponente der innerklinischen Notfallbehandlung zu optimieren, müssen gegenwärtig praktizierte Systeme analysiert werden.

60.2 Epidemiologische Daten

▶ **Inzidenz innerklinischer Kreislaufstillstände.** Das Risiko des Auftretens eines innerklinischen Kreislaufstillstands ist abhängig von der Art und der Belegung der jeweiligen Kliniken. Dabei ist die medizinische Fachdisziplin, in der sich der Patient behandeln lässt, bedeutsamer als die Altersstruktur der Patienten. Die Inzidenz innerklinischer Kreislaufstillstände wird mit 1/1000 Patienten angegeben und unterliegt einer – von der Präklinik bekannten – großen Überlebensbandbreite von 5–37%. Analysen aus dem DGAI Reanimationsregister für innerklinische Kreislaufstillstände zeigen hiervon abweichende Ergebnisse mit deutlich höheren primären Erfolgs- und Entlassungsraten nach Reanimationen (Gräsner et al. 2006[8]). Durch den Einsatz innerklinischer Notfallteams lässt sich der Anteil innerklinischer Kreislaufstillstände verringern (Jones et al. 2009[10]).

▶ **Früherkennung.** In Anbetracht unbefriedigender Langzeitergebnisse nach innerklinischem Kreislaufstillstand sind die Beachtung von Vorboten und die Erkennung potenziell gefährdeter Patienten bereits vor Eintritt der Reanimationssituation entscheidende Faktoren zur Verbesserung der Ergebnisqualität. Etwa 80% der Patienten mit Kreislaufstillstand und mehr als 50% der Patienten mit unerwarteter Aufnahme auf die Intensivstation zeigten im Zeitfenster bis zu 8h vor dem Ereignis eine Verschlechterung der Vitalparameter Atmung, Bewusstsein oder Herzfrequenz (Krause et al. 2004[12]).

60.3 Vermeiden innerklinischer Notfallsituationen

Innerklinische Notfallsituationen treten nur selten unvorhersehbar ein. Häufig geht die Erkrankung, die zur Krankenhausaufnahme führt, mit beeinträchtigter Funktion lebenswichtiger Organsysteme einher. In vielen Fällen weisen die Patienten langsam fortschreitende Veränderungen des Atem-, Kreislauf- und Nervensystems auf, die bislang unerkannt waren, oder sie zeigen Prodromi, die akute Veränderungen der vitalen Funktionen nach sich ziehen.

Deshalb ist es anzustreben, Patienten im Krankenhaus entsprechend der Schwere der Grundkrankheit und der Störung der vitalen Funktionen zu versorgen.

60.3.1 Versorgung von Patienten nach Schweregrad ihrer vitalen Bedrohung

Die Versorgung der Patienten im Krankenhaus erfolgt auf 3 unterschiedlichen Versorgungsstufen (▶ Tab. 60.1). Die Versorgungsstufe (Anzahl der Pflegekräfte/Ärzte und technische Ausstattung) hängt von der Schwere der Grundkrankheit und der vitalen Bedrohung ab.

Bereits in der Aufnahme/Notaufnahme muss nach angemessenen diagnostischen und ggf. therapeutischen Maßnahmen die richtige Einordnung des Patienten in seine Versorgungsstufe erfolgen. Bei Veränderung der Vitalparameter sind zusätzliche Kontrollen anzuordnen. Im weiteren Verlauf ist ein Wechsel zwischen den Versorgungsstufen jederzeit möglich. Für jeden Patienten sollte eine klare Strategie für das Auftreten von Notfallsituationen (z. B. Verzicht auf Reanimationsmaßnahmen) vorliegen.

> **Praxistipp**
>
> Zur Vermeidung von Notfallsituationen und Komplikationen werden Patienten im Krankenhaus nicht fachgebietsbezogen, sondern entsprechend der Schwere ihrer Erkrankung untergebracht und überwacht.

60.3.2 Intensivüberbrückungsteams

Besonders gefährdet sind Patienten, die nach der Intensivtherapie auf einer Station mit niedriger Versorgungsstufe betreut werden. Zur Überbrückung des Gradienten an diagnostischen, therapeutischen und pflegerischen Maßnahmen können Intensivüberbrückungsteams (im englischen Sprachraum: Critical Care Outreach Teams, CCOT) eingesetzt werden.

Diese Teams (Pflegekräfte und / oder Ärzte) unterstützen auf Anforderung oder zu festgelegten Zeiten das Personal der Überwachungs- oder Allgemeinstation bei Maßnahmen wie Tracheostomapflege, endotracheales Absaugen, nicht invasive Beatmung bzw. Flüssigkeitsbilanzierung. Die Intensivüberbrückungsteams können darüber hinaus den Stationskräften bei der Beurteilung des Fortschreitens des Gesundungsprozesses und bei der Bewältigung kritischer Situationen helfen. Diese Teams kann es in vielfältiger Form geben: von einer einzelnen Fachschwester bis zu einem multiprofessionellen Team rund um die Uhr. Durch den Einsatz derartiger Intensivüberbrückungsteams können die Krankenhausmortalität und die Häufigkeit von Wiederaufnahmen auf die Intensivstation gesenkt werden (Ball et al. 2003 [1]).

> **Praxistipp**
>
> Patienten, die von der Intensivstation verlegt werden, bedürfen einer erhöhten Aufmerksamkeit bei der weiteren Behandlung im Krankenhaus.

60.3.3 Nutzen von Frühwarnsystemen

Werden bei der Überwachung der vitalen Funktionen pathologische Befunde erhoben, sollte ein Frühwarnscore zur Abschätzung der vitalen Gefährdung eingesetzt werden (▶ Tab. 60.2). Eine kritische Situation ist anzunehmen, wenn in der Summe 5 und mehr Punkte ermittelt werden bzw. Alarmierungskriterien für das Notfallteam (s. dort) gegeben sind. Diagnostische und therapeutische Maßnahmen müssen so zeitnah eingeleitet werden, dass der Eintritt einer Notfallsituation vermieden werden kann. Abgestuft nach der jeweiligen Situation werden der Stationsarzt, der Oberarzt bzw. das Intensivüberbrü-

Tab. 60.1 Versorgungsstufen im Krankenhaus.

Stufe	Station	Grundkrankheit	Grundkrankheit	Kontrolle der Vitalparameter	Beispiel
Stufe 1	Allgemeinstation	leicht	physiologisch	gelegentlich (3-mal täglich)	Cholezystitis
Stufe 2	Überwachungsstation	schwer	kompensierbar	regelmäßig (stündlich)	Pneumonie
Stufe 3	Intensivstation	schwerst	dekompensiert bzw. unterstützt	kontinuierlich (online)	Lungenembolie

Innerklinischer Notfall

Tab. 60.2 Beispiel eines Frühwarnscores (nach Goldhill 2005 [7]).

Score	Temperatur (°C)	Herzfrequenz (1/min)	Systolischer Blutdruck (mmHg)	Atemfrequenz (1/min)	Sauerstoffsättigung (%), pulsoxymetrisch bestimmt	Urinproduktion (ml/kg/h)	Bewusstseinszustand
0	36–37,4	50–99	100–179	10–19	≥ 95	0,5–3	wach
1	35–35,9 37,5–38,4	40–49 100–114	80–99	20–29	90–94	Dialyse >3	somnolent
2	< 35 >38,5	115–129	70–79 >180	< 10 30–39	85–89	< 0,5	Reaktion auf Ansprache
3		< 40 ≥130	< 70	≥ 40	< 85	keine	Reaktion auf Schmerz

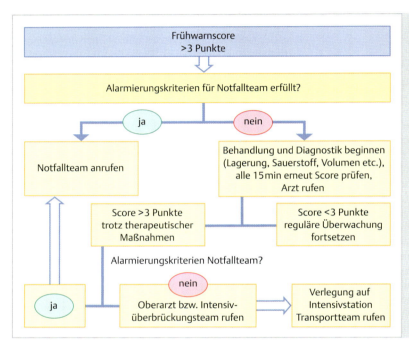

Abb. 60.1 Beispiel eines Handlungsalgorithmus bei Nutzung eines Frühwarnscores.

ckungsteam oder das Notfallteam gerufen. Gegebenenfalls muss der Patient auf einer höheren Versorgungsstufe weiterbetreut werden (▶ Abb. 60.1; Rees 2003 [15]).

Praxistipp

Handlungsalgorithmen zum Erfassen und Bewältigen von Notfallsituationen müssen für alle Mitarbeiter im Krankenhaus zugänglich sein. Sie sollten als Plakat auf allen Stationen in frequentierten Arbeitsbereichen sichtbar angebracht sein.

60.3.4 Standardarbeitsanweisungen für das Vorgehen beim Auftreten vitaler Störungen

Sollten trotz Einsatz von Frühwarnsystemen und Intensivüberbrückungsteams akute Notfallsituationen eintreten, müssen Arbeitsanweisungen für das weitere Handeln vorliegen. Diese Anweisungen müssen auf die konkrete Situation bezogen sein und so detailliert wie möglich die vorzunehmenden Maßnahmen festlegen.

60.4 Management innerklinischer Notfälle

60.4.1 Erstversorgung

Bei der innerklinischen Bewältigung von Kreislaufstillständen und anderen Notfallsituationen unterscheidet man – wie in der Präklinik – zwischen Erst- und Weiterversorgung. Unter der Annahme, dass das Klinikpersonal auf jeder Versorgungsstufe mit den Grundlagen der notfallmedizinischen Diagnostik und Erstversorgung vertraut ist, sollte die Versorgungsqualität gegenüber reinen Laienmaßnahmen erhöht sein.

▶ Basic-Life-Support. Als Basic-Life-Support-Team kommt das Personal jeder Station oder Funktionseinheit außerhalb einer Intensivstation zum Einsatz. Die Zeichen eines Kreislaufstillstands und dessen Vorboten sind bekannt und erste Maßnahmen im Rahmen des Basic-Life-Supports können eingeleitet werden. Während dem Laienhelfer keine Hilfsmittel zur Verfügung stehen, kann das Klinikpersonal entsprechend der Ausstattung bereits in dieser Phase Sauerstoff und technische Hilfsmittel wie Beatmungsbeutel nutzen.

Sollten die technischen und organisatorischen Gegebenheiten den Zugriff auf Hilfsmittel nicht ermöglichen, sind die Reanimationsmaßnahmen mit Mund-zu-Mund- oder Mund-zu-Nase-Beatmung und Herzdruckmassage einzuleiten.

Der ERC fordert bei Kreislaufstillstand innerklinisch den Einsatz eines Defibrillators: Der Einsatz halbautomatischer Defibrillatoren (AED) innerhalb von 3 min, die vor Ort sind und auch durch nichtärztliches Personal angewandt werden, können einen Vorteil für die Patienten bringen. Zeitersparnis und einfache Handhabung sind dafür ausschlaggebend. Parallel zum BLS-Team wird leitlinienkonform das innerklinische Notfallteam alarmiert, das aufgrund der personellen Besetzung und der Ausstattung die gesamte Bandbreite der Notfall- und Reanimationsversorgung sicherstellen kann.

▶ Schulung von Ärzten und Pflegepersonal. Um die Mitarbeiter im Krankenhaus in die Lage zu versetzen, die Erstmaßnahmen erfolgreich durchzuführen, sind wiederholte Schulungen erforderlich. Diese dürfen nicht auf die Basismaßnahmen beschränkt bleiben, sondern müssen auch die erweiterten Maßnahmen beinhalten, weil die Ersthelfer (Stationspersonal) das Notfallteam bei den weiteren Aktivitäten zur Stabilisierung des Patienten unterstützen müssen. Die Fortbildungsmaßnahmen sollten die praktische Unterweisung an Modellen und den Gebrauch der Notfallausrüstung beinhalten. Ein gemeinsames Training von Ärzten und Pflegepersonal in Notfallmaßnahmen im Arbeitsbereich dient der Erkennung von Schwachstellen und verbessert die Zusammenarbeit.

60.4.2 Notfallteam

▶ Einsatz des Notfallteams. Das Notfallteam besteht idealerweise aus mehreren Personen. Die Anzahl der Personen hängt davon ab, welche Aufgaben das Team erfüllen muss. Neben dem Einsatz als Reanimationsteam hat es sich immer mehr durchgesetzt, dieses Team auch in anderen Notfallsituationen zu rufen. Der Einsatz des Notfallteams auch in lebensbedrohlichen oder kritischen Situationen kann eine Verringerung der Häufigkeit von Reanimationen im Krankenhaus zur Folge haben (DeVita et al. 2004 [3]). Darüber hinaus kann der konsequente Einsatz eines Notfallteams die Mortalität, den Anteil ungünstiger Ergebnisse und die Krankenhausverweildauer senken (Bellomo et al. 2004 [2]).

▶ Kompetenzen des Notfallteams. Neben einem in der Reanimation erfahrenen Arzt (Anästhesist, Notfallmediziner) sollten dem Team eine Pflegekraft (Fachschwester/-pfleger Anästhesie) und ein erfahrener Internist angehören. Das Team sollte folgende 4 Kompetenzen besitzen:
- für jede Notfallsituation die adäquate Notfallbehandlung einleiten,
- das erweiterte Atemwegsmanagement beherrschen,
- zentrale Venenkatheter platzieren können und
- eine Intensivtherapie bettseitig beginnen können.

Mitglieder des Notfallteams dürfen während ihrer Dienstzeit keine Aufgaben übernehmen, die nicht sofort unterbrochen werden kann, damit eine Hilfsfrist von unter 4 min eingehalten werden kann. Das Notfallteam muss 24 h am Tag über das ganze Jahr verfügbar sein. Die Mitglieder des Notfallteams bilden sich ständig auf dem Gebiet der Notfallmedizin fort und besuchen mindestens 1- bis 2-mal im Jahr entsprechende Kurse. Diese werden in größeren Kliniken und von den Ärztekammern in allen Bundesländern regelmäßig angeboten.

60.4.3 Alarmierung

Für das Personal auf den Stationen müssen eindeutige und einfache Kriterien für die Alarmierung des Notfallteams festgelegt werden (▶ Tab. 60.3). Komplizierte Tabellen mit Punktsystemen sind eher unpraktisch. Untersuchungen haben gezeigt, dass am häufigsten Bewusstseinsstörungen, gefolgt von Blutdruckabfall und Hyperventilation, Einsatzindikation für ein Notfallteam sind (Parr et al. 2001 [13]).

Die technische Alarmierung des Notfallteams erfolgt in der Regel von einem Telefon zu einem Rufempfängersystem. Bei modernen Telefonanlagen kann die Notfallnummer z. B. unter Taste 1 gespeichert werden, sodass kein Zeitverlust entsteht. Ist eine Pflegekraft auf der Station allein (was zunehmend der Fall ist), ist ein tragbares Telefon vorzuhalten. Die Mitglieder des Notfallteams tragen einen Funkmeldeempfänger, der ihnen idealerweise neben

Tab. 60.3 Alarmierungskriterien für das Notfallteam (Hillman et al. 2001 [11]).

Gestörte Funktion	Störung
Atmung	• Atemstillstand • Atemwegsverlegungen, subjektive Atemnot • Atemfrequenz < 5 oder > 40
Kreislauf	• Kreislaufstillstand • Herzfrequenz < 40 oder > 140 • systolischer Blutdruck < 70 mmHg
ZNS	• plötzliche Änderung der Bewusstseinslage (Abnahme des GCS um > 2 Punkte) • wiederholte oder anhaltende Krampfanfälle
andere	• plötzliche starke Schmerzen (Kopf, Thorax, Abdomen) • jeder Patient, bei dem die Pflegekraft ein „schlechtes Gefühl" hat, obwohl die obigen Kriterien nicht erfüllt sind

dem Alarmsignal auch den Bereich übermittelt, in dem der Alarm ausgelöst wurde. So kann sich das Personal am Notfallort ausschließlich um den Patienten kümmern, weitere Telefongespräche und Nachfragen entfallen. Das Notfallteam begibt sich unverzüglich zum Notfallort.

> **Praxistipp**
> Bei Unsicherheiten bezüglich des Zustands des Patienten wird eine Alarmierung des Notfallteams empfohlen.

60.4.4 Notfallausrüstung

▶ **Geräte.** Auf jeder Station und in jedem Funktionsbereich sind die für die innerklinische Notfallversorgung/Reanimation erforderlichen Hilfsmittel an einem gut zugänglichen Ort vorzuhalten. Dazu gehören als Minimum ein Sauerstoffgerät, ein Beatmungsbeutel und ein Reanimationsbrett. Entsprechend den ERC-Leitlinien (ERC 2010a [5], ERC 2010b [6]) sollen halbautomatische Defibrillatoren (AED) im Krankenhaus so verteilt sein, dass sie in jedem Bereich innerhalb von 3 min zum Einsatz gelangen können. Für die erweiterten Maßnahmen werden darüber hinaus Hilfsmittel zur Sicherung des Atemwegs (orotracheale Luftbrücken, Laryngoskop und verschiedene Spatel, Endotrachealtuben, Larynxtuben, Kehlkopfmasken, Kombitubus, Koniotomieset, Absaugung) und für den venösen Zugang (Venenverweilkanülen, ZVK, intraossäres Punktionssystem) benötigt.

▶ **Medikamente.** Weiterhin ist ein Sortiment an Notfallmedikamenten zur Behandlung der häufigsten Notfallsituationen vorzuhalten. Bewährt hat es sich, die Hilfsmittel und Notfallmedikamente in entsprechenden Notfallkoffern, Notfallrucksäcken oder auf Notfallwagen in den Bereichen zu bevorraten. Die Funktionstüchtigkeit der Hilfsmittel und die Haltbarkeit der Medikamente müssen gewährleistet sein. Durch wöchentliche Kontrolle durch eine verantwortliche Person des Bereichs oder aus zentralen Bereichen (Anästhesie, Medizintechnik, Apotheke) kann das sichergestellt werden.

▶ **Vorhaltung der Notfallausrüstung.** Alternativ zu der Vorhaltung der Notfallausrüstung in den einzelnen Bereichen kann diese auch zentral vorgehalten und durch das Notfallteam mitgebracht werden. Das verzögert allerdings das Eintreffen des Notfallteams und Maßnahmen durch die handelnden Personen vor Ort. Bewährt hat sich das Nachordern von Transportmonitor, Infusions- bzw. Spritzenpumpen, Transportbeatmungsgerät und speziellen Medikamenten vor Verlegung des stabilisierten Patienten auf eine Intensivbehandlungs- oder Überwachungseinheit. Hierfür ist ein sog. „Transportteam" verantwortlich, das aus einem in der Intensivtherapie erfahrenen Arzt und einer Fachschwester besteht.

> **Praxistipp**
> Checklisten für die Notfallausrüstung einschließlich der Notfallmedikamente vereinfachen die notwendigen Kontrollen.

60.4.5 Notfallbehandlung

Für die innerklinische Notfallbehandlung gelten die gleichen Behandlungsalgorithmen wie für die präklinische Notfallmedizin. Diese Maßnahmen können im Krankenhaus um
- zielgerichtete apparative Diagnostik (z. B. CT),
- labormedizinische Analysen und
- spezielle Behandlungsmaßnahmen (z. B. Transfusion)

erweitert werden. Vorteilhaft ist auch, dass im Krankenhaus Spezialisten für konkrete Fragestellungen zur Verfügung stehen und einbezogen werden können. Hier gilt: Der Erfahrenste und am besten Ausgebildete gehört an das Bett des Notfallpatienten.

Präklinisch sind der Notarzt und die Rettungsassistenten dagegen auf sich alleine gestellt und müssen die Notfallsituation mit der Ausrüstung des Notarzteinsatzfahrzeugs bzw. des Rettungswagens meistern.

> **Praxistipp**
> Standardanweisungen zur Behandlung der häufigsten Notfallsituationen erleichtern die Ausbildung und praktische Arbeit. Sie müssen regelmäßig überarbeitet werden.

60.4.6 Dokumentation und Auswertung des Notfallmanagements

Die Dokumentation der Notfallversorgung im innerklinischen Alltag ist bisher nicht festgeschrieben und demzufolge heterogen. Einheitliche Protokolle, wie sie in der Präklinik üblich sind, werden bisher kaum eingesetzt. Häufig erfolgt eine handschriftliche, freie Dokumentation der Befunde und der durchgeführten Maßnahmen im Krankenblatt. Dadurch können wichtige Informationen, die für die weitere Behandlung des Patienten notwendig sind, vergessen werden. Das kann unter Umständen rechtsrelevante Folgen haben. Deshalb wurde für innerklinische Notfallsituationen ein Protokoll entwickelt, das sich an den internationalen Empfehlungen zur Dokumentation innerklinischer Notfälle orientiert (▶ Abb. 60.2; Peberdry et al. 2007 [14], Jantzen et al. 2011 [9]).

> **Praxistipp**
>
> Die Nutzung des innerklinischen Notfallprotokolls der DGAI, in dem die Daten für das Reanimationsregister enthalten sind, ist für die Dokumentation innerklinischer Notfälle zu empfehlen.

Die erfassten Daten müssen statistisch ausgewertet werden. Die Erläuterung und Bewertung der Ergebnisse mit den beteiligten Personen dient der Optimierung von Prozess- und Strukturqualität im Rahmen des Qualitätsmanagements. Nur durch standardisierte Dokumentation und Auswertung ist ein Benchmarking für die eigene Einrichtung möglich. Neben der statistischen Auswertung ist zur Einschätzung der individuellen Situation ein analysierendes Gespräch mit den Beteiligten geboten.

> **Merke**
>
> Weitere Einzelheiten zum innerklinischen Notfallprotokoll und zum Reanimationsregister der DGAI findet man unter: www.ak-notfallmedizin.dgai.de.

60.5 Perspektiven

Für die präklinische Notfallmedizin sind Hilfsfrist, Einsatzindikation, Alarmierung/Leitstelle, Kommunikation, Personal und dessen Qualifikation, Ausrüstung und Finanzierung durch die Rettungsdienstgesetze der Länder geregelt. Für innerklinische Notfallsituationen gibt es bislang keine Vorgaben. Die heterogenen Strukturen erlauben derzeit einzig klinik- oder abteilungsbezogene Lösungswege.

Die Anzahl der Studien über den Einsatz von Notfallteams im Krankenhaus ist überschaubar. Die Ergebnisse sind aufgrund der unterschiedlichen Strukturen und Prozesse kaum vergleichbar. Eine erste internationale Konsensuskonferenz zum Thema innerklinischer Notfall (DeVita et al. 2006 [4]) hatte die Analyse der gegenwärtigen Situation zum Gegenstand. Damit verbunden war die Hoffnung, durch klare Definitionen Voraussetzungen für einen Vergleich gegenwärtig etablierter, innerklinischer Notfallversorgungsstrukturen zu schaffen. Weitere Konsensuskonferenzen sind notwendig, um nationale oder internationale Empfehlungen für die innerklinische Notfallversorgung und deren Weiterentwicklung zu erarbeiten.

> **Merke**
>
> Krankenhausträger müssen auf die Vorteile eines optimierten innerklinischen Notfallmanagements aufmerksam gemacht und überzeugt werden, die Finanzierung sicherzustellen.

DOKUMENTATION NOTFALLTEAM 08/2012
Deutsches Reanimationsregister

Feld für Aufkleber
Name | Vorname
Geburtsdatum T T M M J J J J
Alter, wenn jünger als 28 Tage: ○ 1 bis 7 Tage ○ 8 bis 28 Tage

Pat.-Nr. □ m □ w
Protokoll-Nummer
Einsatzdatum T T M M J J J J
Standort-Kennung
Personal Name | Personal Name
Personal Name | Personal Name

1. Einsatzzeiten
○ geschätzt
Ereignis | Notruf | Kreislaufstillstand (wenn nach Notruf)

	Stationsteam	Notfallteam
Alarm		
Eintreffen Pat.		
Transport		
Übergabe		
Einsatzende		

2. Alarmierungsgrund
- ○ A Atemweg
- ○ B Atmung
- ○ C Kreislauf
  - ○ Kreislaufstillstand
- ○ D Neurologie
- ○ E äußere Einwirkung
- ○ Team besorgt

Situation erfasst durch: ○ Manuell ○ Monitoring

- ○ HF < 40/min oder > 140/min
- ○ AF < 5/min oder > 36/min
- ○ RR syst < 90 mmHg
- ○ SpO_2 < 90 %
- ○ Temp. < 35 °C oder > 38,5 °C
- ○ Diurese < 0,5 ml/kg KG oder > 3ml/kg KG pro Stunde

3. Höchste Qualifikation Personal
○ Arzt in WB ○ Zusatzbez. Intensivmedizin
○ Facharzt ○ Zusatzbez. Notfallmedizin
○ Innere ○ Chirurgie ○ Anästhesie
○ Pädiatrie ○ Andere
○ Pflege ○ Fachpflege ○ Rettungsassistent

4. Einsatzort
Station/Bereich
○ Normalstation ○ IMC
○ Intensivstation ○ Notaufnahme
○ Aufwachraum/OP ○ Funktionsbereich
○ Gelände ○ Schockraum
○ Sonstiges Station ______
Fachgebiet (siehe Rückseite)

5. Patientenstatus
Status vor Notfall (siehe Rückseite)
Vorerkrankungen (siehe Rückseite)

6. Vermutete Ursache bei Kreislaufstillstand
○ kardial ○ Trauma ○ Hypoxie ○ Intoxikation
○ ICB / SAB ○ SIDS ○ Verbluten ○ Stroke
○ metabol. ○ Sepsis ○ Sonstige

7. Krankenhausbehandlung
Krankenhaushauptdiagnose: ___
Krankenhausnebendiagnose: ___
Operation: ___
Vorangegangener ITS Aufenthalt ○ ja ○ < 24h ○ nein
Weitere Diagnosen

KH-Aufnahme: T T M M J J J J
Erst-OP Datum: T T M M J J J J

Therapielimitation
- ○ Todesfeststellung ohne Reanimation (sichere Todeszeichen)
- ○ Behandlungsausweitung/Reanimation nicht durchgeführt, weil DNAR-Order bzw. Patientenverfügung vorhanden
- ○ Behandlungsausweitung/Reanimation nicht durchgeführt, weil aussichtslose Grunderkrankung bekannt
- ○ Behandlungsausweitung/Reanimation nicht durchgeführt, weil sonstige Faktoren vorliegen

Bis hier ausfüllen bei Todesfeststellung OHNE Reanimation

8. Notfallgeschehen/Anamnese/Erstbefund
Medikation:
Allergie:

9. Erstbefund
9.1. Neurostatus
Bewusstseinslage
- ○ wach
- ○ Reaktion auf Ansprache
- ○ Reaktion auf Schmerz
- ○ keine Reaktion
- ○ analgosediert

Pupillenweite

	re	li
eng	○	○
mittel	○	○
weit	○	○
entrundet	○	○
nicht beurteilbar	○	○
Lichtreaktion	ja ○ nein ○	ja ○ nein ○
Meningismus	ja ○	nein ○
GCS		

Extremitätenbewegung (re, li: Arm, Bein)
3 normal
2 leicht vermindert
1 stark vermindert

9.2. Messwerte
RR ___ / ___
Puls ___ regelmäßig ○ ja ○ nein
BZ ___ ○ mg/dl ○ mmol/l
AF ___
SpO_2 ___ O_2 ___ l/min
$etCO_2$ ___ ○ mmHg ○ kPa
Temp. ___

9.3. schlechtester EKG-Befund
- ○ Sinusrhythmus
- ○ absolute Arrhythmie
- ○ AV-Block ○ II° ○ III°
- ○ Bradykardie
- ○ schmale QRS-Tachykardie
- ○ breite QRS-Tachykardie
- ○ Kammerflimmern / -flattern
- ○ PEA/EMD
- ○ Asystolie
- ○ Schrittmacher
- ○ Infarkt-EKG (STEMI, LSB)

9.4. Atmung
○ unauffällig ○ Rasselgeräusche ○ Schnappatmung
○ Dyspnoe ○ Stridor ○ Apnoe
○ Zyanose ○ Atemwegsverlegung ○ Beatmung
○ Spastik ○ Hyperventilation
Beatmung ○ ass. ○ kontroll. ○ NIV FiO_2

9.5. psychischer Zustand
○ unauffällig ○ delirant ○ hypoaktiv
○ hyperaktiv ○ psychotisch

9.6. Schmerzen
0 — 1 — 2 — 3 — 4 — 5 — 6 — 7 — 8 — 9 — 10

Abb. 60.2 Protokoll Notfallteam (Quelle: dokuform, mit freundlicher Genehmigung).

Nur bei Reanimation ausfüllen!

10. Verlauf

UHRZEIT | 15 | 30 | 45 | 15 | 30 | 45

Puls • • •
RR
HDM
Defibrillation
Transport T
In/Extubation

280, 260, 240, 220, 200, 180, 160, 140, 120, 100, 80, 60, 40, 20

Maßnahmen
SpO_2
O_2 L/min
Temp.
et CO_2

Medikamente	Dosis: (mg / ml / IE)

- ○ keine Medikamente
- ○ Analgetika (Opiate)
- ○ Antiarrhythmika
- ○ Antidota
- ○ Antiemetika
- ○ Antikonvulsiva
- ○ Antihypertensiva
- ○ Antikoagulantien
- ○ Bronchodilatatoren
- ○ Diuretika
- ○ Glukose
- ○ Katecholamine
- ○ Kortikosteroide
- ○ Muskelrelaxantien
- ○ Narkotika
- ○ Sedativa
- ○ Thrombolytika
- ○ Vasodilatantien
- ○ Kristalloide
- ○ Kolloide
- ○ Small Volume Lsg.
- ○ Pufferlösung
- ○ Sonstige

Verlauf:

11. Kernmaßnahmen und Ablauf

	Vorbehandelnden	NICHT beobachtet / durchgeführt	Ersthelfer	Stations-Team	Notfall-Team	Zeitpunkt
Kollaps beobachtet		○	○	○	○	
Herzdruckmassage Start		○	○	○	○	
Beatmung Start	○	○	○	○	○	
Defibrillator angeschlossen	○	○	○	○	○	
1. Defibrillation ○ AED		○	○	○	○	
Supraglottische Atemwegshilfe	○	○	○	○	○	
Intubation	○	○		○	○	
i.v. Zugang	○	○		○	○	
1. Vasopressor		○		○	○	
1. ROSC durch		○	○	○	○	

Primäres Reanimationsergebnis

- ○ **jemals ROSC**
- ○ **niemals ROSC**
- ○ Tod am Einsatzort / Ende der Reanimation
- ○ Übergabe mit ROSC
- ○ Übergabe unter laufender Reanimation

Maßnahmen Reanimation

- ○ offene HLW
- ○ aktive Kühlung
- ○ Feedbacksystem
- ○ mechanisches Thorax-kompressionssystem
- ○ weitere techn. Hilfsmittel

Defi Auswertung

Energie 1. erfolgreicher Schock

Anzahl der abgegebenen Schocks

○ monophasisch ○ biphasisch

Code Hersteller

Code Defi

Monitoring

vorh. neu

- ○ ○ EKG
- ○ ○ 12-Kanal-EKG
- ○ ○ RR man.
- ○ ○ RR oszill.
- ○ ○ RR invasiv
- ○ ○ Pulsoximetrie
- ○ ○ Kapnometrie
- ○ ○ Temp.
- ○ ○ ICP
- ○ ○ ZVD
- ○ ○ PICCO
- ○ Temperatur/ Blutgasanalyse
- ○ Labor
- ○ ○ ____________
- ○ ○ ____________

Weitere Maßnahmen

vorh. neu **Kreislauf**

- ○ ○ Schrittmacher
  - ○ transkutan
  - ○ transvenös
- ○ ○ i.v. Zugang
- ○ ○ i.o. Nadel
- ○ ○ e.b. Medikation
- ○ ○ ZVK

Atmung

- ○ ○ O_2 Insuff.
- ○ ○ NIV/CPAP/Beutel-Maske
- ○ ○ Intub.
- ○ ○ SGA
  - ○ Larynxmaske
  - ○ Combitubus
  - ○ Larynxtubus
  - ○ I-GEL
  - ○ andere Verfahren
- ○ Tracheotomie
- ○ ○ Thoraxdrainage ○ re ○ li

Sonstige

- ○ ○ Magensonde
- ○ ○ Harnableitung

Komplikationen Atemweg

- ○ Zugang erschwert, >1 Versuch
- ○ Zugang erschwert, Verfahrensw.
- ○ Koniotomie/chir. Atemweg

Komplikationen venöser Zugang

- ○ Zugang erschwert, >2 Versuche
- ○ Zugang unmöglich, Verfahrenswechsel notw.

12. Übergabe

12.1. Neurostatus

Bewusstseinslage

- ○ wach
- ○ Reaktion auf Ansprache
- ○ Reaktion auf Schmerz
- ○ keine Reaktion
- ○ analgosediert

Pupillenweite

	re	li
eng	○	○
mittel	○	○
weit	○	○
entrundet	○	○
nicht beurteilbar	○	○
Lichtreaktion	ja ○ nein ○	ja ○ nein ○
Meningismus	ja ○	nein ○
GCS		

Extremitätenbewegung (re li)

3 normal
2 leicht vermindert
1 stark vermindert

Arm
Bein

12.2. Messwerte

- RR /
- Puls — regelmäßig ○ ja ○ nein
- BZ — ○ mg/dl ○ mmol/l
- AF
- SpO_2 — O_2 l/min
- etCO_2 — ○ mmHg ○ kPa
- Temp.

12.3. EKG

- ○ Sinusrhythmus
- ○ absolute Arrhythmie
- ○ AV-Block ○ II° ○ III°
- ○ Bradykardie
- ○ schmale QRS-Tachykardie
- ○ breite QRS-Tachykardie
- ○ Kammerflimmern / -flattern
- ○ PEA/EMD
- ○ Asystolie
- ○ Schrittmacher
- ○ Infarkt-EKG (STEMI, LSB)
- ○ ____________

12.4. Atmung

- ○ unauffällig
- ○ Dyspnoe
- ○ Zyanose
- ○ Spastik
- ○ Rasselgeräusche
- ○ Stridor
- ○ Atemwegsverlegung
- ○ Hyperventilation
- ○ Schnappatmung
- ○ Apnoe
- ○ Beatmung

Beatmung ○ ass. ○ kontroll. ○ NIV FiO_2

12.5. psychischer Zustand

○ unauffällig ○ delirant ○ hypoaktiv ○ hyperaktiv ○ psychotisch

12.6. Schmerzen

⓪—①—②—③—④—⑤—⑥—⑦—⑧—⑨—⑩

Unterschrift/Stempel

Zielklinik Patientenübergabe ○ Pat. bleibt vor Ort ____________

○ ZNA/INA ○ Schockraum ○ Intensivstation/IMC ○ Normalstation ○ Coro-Labor
○ Stroke Unit ○ OP direkt ○ Fachambulanz ○ anderer Übergabeort ○ Station ________

Abb. 60.2 Fortsetzung

Kernaussagen

Gegenwärtige Situation
Der innerklinischen Notfallsituation steht ein Team von Ärzten und Schwestern gegenüber, deren Erfolg vom zeitlichen Ablauf der Rettungskette sowie von deren einzelnen Gliedern abhängig ist.

Um sowohl die zeitliche als auch die inhaltliche Komponente der innerklinischen Notfallbehandlung zu optimieren, müssen gegenwärtig praktizierte Systeme analysiert werden.

Epidemiologische Daten
Die Inzidenz innerklinischer Kreislaufstillstände wird mit 1/1000 Patienten angegeben und unterliegt einer – von der Präklinik bekannten – großen Überlebensbandbreite von 5–37 %.

Vermeiden innerklinischer Notfallsituationen
Bei einem von 1000 Krankenhauspatienten wird eine Reanimation notwendig.

Im Vorfeld des Kreislaufstillstands ist bei diesen Patienten in 80 % eine Beeinträchtigung der Vitalfunktionen festzustellen.

Durch die Versorgung der Patienten entsprechend der Schwere ihrer Erkrankung können innerklinische Reanimationen und Notfallsituationen vermieden werden. Frühwarnscores können zur Identifikation dieser Patienten hilfreich sein.

Management innerklinischer Notfälle
Sollten dennoch Notfallsituationen eintreten, müssen Standardanweisungen für das weitere Handeln vorliegen.

Das Krankenhauspersonal muss in der Bewältigung von Notfallsituationen regelmäßig geschult werden.

Das Personal vor Ort muss die Erstmaßnahmen einschließlich der Defibrillation mit AED einleiten und das Notfallteam rufen.

Das Notfallteam muss 24 h am Tag verfügbar sein und Kompetenz in den erweiterten Maßnahmen einschließlich der Intensivtherapie besitzen.

Alarmierung des Teams, vorgehaltene Notfallausrüstung und Dokumentation des Einsatzes sind zu standardisieren. Auswertungen sind nützlich, um das innerklinische Notfallmanagement zu verbessern.

Perspektiven
Konsensuskonferenzen sind notwendig, um nationale und internationale Empfehlungen für die innerklinische Notfallversorgung und deren Weiterentwicklung zu erarbeiten.

Literartur

Referenzen
[1] **Ball** C, Kirkby M, Williams S. Effects of the critical care outreach team on patient survival to discharge from hospital and readmission to critical care: non-randomised population based study. Brit Med J 2003; 327: 1014–1017
[2] **Bellomo** R, Goldsmith D, Uchino S et al. Prospective controlled trial of effect of medical emergency team on postoperative morbidity and mortality rates. Crit Care Med 2004; 32: 916–921
[3] **DeVita** MA, Schaefer J, Lutz J et al. Improving medical crisis team performance. Crit Care Med 2004; 32(Suppl2): 61–65
[4] **DeVita** MA, Bellomo R, Hillman K et al. Findings of the first Consensus Conference on Medical Emergency Teams. Crit Care Med 2006; 34: 2463–2478
[5] **European** Resuscitation Council. Guidelines for Resuscitation 2005. Section 3. Electrical therapies: Automated external defibrillators, defibrillation, cardioversion and pacing. Resuscitation 2010a; 81: 1293–1304
[6] **European Resuscitation Council.** Guidelines for Resuscitation 2005. Section 4. Adult advanced life support. Resuscitation 2010b; 81: 1305–1352
[7] **Goldhill** DR. Preventing surgical death: critical care and intensive care outreach services in the postoperative period. Brit J Anesth 2005; 95: 88–94
[8] **Gräsner** JT, Doerges V, Rosolski T et al. Outcome differences between pre-hospital and in hospital cardiac arrest. Resuscitation 2006; 69: 115 (P-039)
[9] **Jantzen** T, Dreyer A, Gräsner JT. Das innerklinische Notfallprotokoll der DGM. Anästh Intensivmed 2012; 53: 250
[10] **Jones** D, Bellomo R, DeVita MA. Effectiveness of the Medical Emergency Team: the importance of dose. Crit Care 2009; 13(5): 313–318
[11] **Hillman** K, Parr M, Flabouris A et al. Redifining in-hospital resuscitation, the concept of the medical emergency team. Resuscitation 2001; 48: 105–110
[12] **Krause** J, Smith G, Prytherch D et al. A comparsion of antecedents to cardiac arrest, death and emergency intensive care admission in Australia and New Zealand and the United Kingdom – the ACADEMICA study. Resuscitation 2004; 62: 275–283
[13] **Parr** MJ, Hadfield JH, Flabouris A et al. The Medical Emergency Team: 12 month analysis of reasons for activation, immediate outcome and not-for-resuscitation orders. Resuscitation 2001; 50: 39–44
[14] **Peberdy** MA, Cretikos M, Abella BS et al. Recommended guidelines for monitoring, reporting, and conducting research on medical emergency team, outreach, and rapid response systems: An Utstein-style scientific statement: A Scientific Statement from the International Liaison Committee on Resuscitation; the American Heart Association Emergency Cardiovascular Care Committee; the Council on Cardiopulmonary, Perioperative, and Critical Care; and the Interdisciplinary Working Group on Quality of Care and Outcomes Research. Resuscitation 2007; 75: 412–433
[15] **Rees** JE. Early warning scores. Update in Anaesthesia 2003; 17: 30–33

61 Technische Rettung

T. Heyne

Die technisch-medizinische Rettung von eingeklemmten Personen nach einem Verkehrsunfall stellt eine der größten Herausforderungen für das Team aus Rettungspersonal und Notärzten dar. Neben den häufig schwer und mehrfach verletzten Patienten ist die Zusammenarbeit mit anderen Fachdiensten, wie der Feuerwehr und der Polizei, sowie die oftmals eingeschränkte Zugänglichkeit des im Fahrzeug eingeklemmten oder eingeschlossenen Patienten eine extrem anspruchsvolle Aufgabe für das Rettungsteam.

Im Allgemeinen kann man davon ausgehen, dass nach einem Verkehrsunfall eingeklemmte Insassen als schwer verletzte, sprich kritische Patienten zu betrachten sind. Es darf unterstellt werden, dass etwa ⅓ aller bei einem Verkehrsunfall schwer verletzten Patienten (Injury Severity Score, ISS ≥ 16) in ihren Fahrzeugen eingeklemmt werden und mithilfe von hydraulischem Rettungsgerät gerettet werden müssen.

Bei der Rettung und Versorgung eines eingeklemmten Unfallopfers wird das Rettungsteam sowohl medizinisch als auch organisatorisch gefordert. Ein gewisses technisches Verständnis für einen schnellen, reibungslosen Einsatzablauf ist auch für die Mitarbeiter im Rettungsdienst unumgänglich.

61.1 Grundlagen

61.1.1 Verletzungsmuster beim Unfallverletzten

Der bei weitem größte der Teil der im Straßenverkehr getöteten und schwer verletzten Patienten wird als Insasse eines Fahrzeugs in einen Unfall verwickelt. Besonders Schädel-Hirn-Traumata sowie thorakale und abdominelle Verletzungen sind als Ursachen letaler Verläufe zu beobachten. Epidemiologische Untersuchungen von tödlich verletzten Patienten nach einem Verkehrsunfall zeigen, dass bis zu 50 % dieser Personen bereits bei Ankunft des Rettungsdienstes verstorben sind.

61.1.2 Notfallmedizinische Besonderheiten beim eingeklemmten Traumapatienten

▶ **Atemwegssicherung und venöser Zugang.** Notfallmedizinisch besonders herausfordernd sind beim eingeklemmten Traumapatienten die handwerklichen Fähigkeiten des Rettungsteams, wie z. B. die Durchführung der Atemwegssicherung sowie die Anlage eines venösen Zugangs. In besonderen Einsatzsituationen, wie z. B. Dach- oder Seitenlage des verunfallten Fahrzeugs, ist häufig die Verwendung alternativer Atemwegshilfen, wie z. B. des Larynxtubus oder der Intubationslarynxmaske, die einzige Möglichkeit, die Atemwege des Patienten zu sichern. Auch die Anlage eines venösen Zugangs kann aufgrund der mangelnden Zugänglichkeit des Patienten und Witterungseinflüsse erschwert sein. Eine gute Alternative ist dann die Verwendung einer intraossären Kanüle, z. B. mit dem EZ-IO-intraossär-System, die an nahezu jedem zugänglichen Röhrenknochen platziert werden kann.

▶ **Schutz des Verunfallten vor weiteren Verletzungen.** Eine wichtige Maßnahme ist das frühzeitige Abdecken des Verunfallten mit einer durchsichtigen Plastikfolie, um einen gewissen Schutz vor Witterungseinflüssen sowie Glas etc. zu erreichen. Im weiteren Verlauf haben sich Vliesdecken oder bei längerer Befreiungszeit die Verwendung von Warmluftgebläsen, wie sie auch aus dem Operationssaal bekannt sind, bewährt. Die Effektivität der Benutzung von Halogenstrahlern zum Wärmeerhalt ist aufgrund der häufig großen Entfernung zum Patienten begrenzt.

▶ **Spezifische Erkrankungsbilder.** Ein weiterer Aspekt in der notfallmedizinischen Versorgung von eingeklemmten Traumapatienten sind die Erkrankungsbilder, die direkt durch die Einklemmung zwischen Fahrzeugbauteilen entstehen.

> **Merke**
>
> Beachtet werden sollte die potenziell vermehrte Blutung, z. B. beim abdominellen Trauma, nach Beseitigung einer Einklemmung durch die Feuerwehr infolge der Dekompression.

61.1.3 Fahrzeugtechnik

Seit Einführung der europäischen Crashtestnormen nach Euro-NCAP um die Jahrtausendwende werden nahezu alle in Europa auf den Markt gebrachten Fahrzeuge so konstruiert, dass diese mindestens mit 4–5 von 5 Sternen nach Euro-NCAP bewertet werden. Dies bedeutet, dass u. a. die Konstruktion dieser Pkws auf eine besonders stabile Fahrgastzelle ausgelegt wird.

▶ **Fahrzeugstrukturen.** Um bei der Rettung eines eingeklemmten Fahrzeuginsassen eine gemeinsame Sprache mit den Kräften der Feuerwehr zu sprechen, hier die Erklärung der Bezeichnungen von wichtigen Fahrzeugstrukturen (▶ Abb. 61.1). Als A-Säule werden die vorderen Holme, welche die Frontscheibe eines Fahrzeugs begrenzen, bezeichnet. Die Holme hinter der Fahrertür werden B-Säulen, alle weiteren Fahrzeugholme werden dem Alphabet folgend C- sowie ggf. D-Säulen genannt. Als Schweller bezeichnet man den stabilen unteren Bereich der Karosserie im Einstiegsbereich.

Die B-Säule sowie der Schweller werden aufgrund der fehlenden seitlichen „Knautschzone" besonders stabil ausgeführt, um die Insassen zu schützen.

▶ **Sicherheitssysteme.** Neben einer stabilen Sicherheitsfahrgastzelle vermindern passive Sicherheitssysteme, wie der Sicherheitsgurt und Airbags (▶ Abb. 61.1), die Schwere der Verletzungen der Insassen. Um die Effektivität des Sicherheitsgurts zu erhöhen, verfügen heutige Fahrzeuge darüber hinaus über Gurtstraffer. Während diese Sicherheitssysteme für die Insassen eine Minderung der Verletzungsschwere garantieren, können nicht ausgelöste Sicherheitssysteme für die Einsatzkräfte eine potenzielle Gefahr darstellen. Aus diesem Grund sollten in dem Moment, wo Rettungsgeräte der Feuerwehr am Fahrzeug verwendet werden, der Wirkbereich der Airbags freigehalten werden. Airbags lösen bei Rettungsarbeiten nicht ohne Grund aus! Bereits ausgelöste Airbags sind vollkommen ungefährlich, können aber direkt nach Auslösung noch heiß sein.

Merke

Um die Fahrzeuginsassen bei einem Unfall optimal zu schützen, werden moderne Fahrzeuge aus hoch festem Stahl gebaut sowie mit Sicherheitssystemen, wie Airbags, ausgerüstet. Aufgrund dieser Konstruktionen kann das klassische Abtrennen des Daches, um den Patienten aus dem Pkw zu befreien, mehr Zeit in Anspruch nehmen als bei älteren Fahrzeugen.

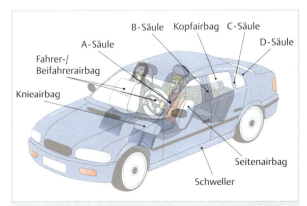

Abb. 61.1 Ausrüstung eines aktuellen Personenkraftwagens mit Fahrer-, Beifahrer-, Knie-, Kopf- und Seitenairbags. Bezeichnet sind außerdem die wichtigsten Strukturen: A–D-Säule und Schweller.

61.1.4 Gerätschaften der Feuerwehr

Um einen in seinem Fahrzeug eingeklemmten Insassen aus seiner Zwangslage zu befreien, verfügen bestimmte Feuerwehren über entsprechende Rettungsgeräte. Diese werden entweder hydraulisch oder elektrisch und in Einzelfällen von Hand betrieben. Alle diese Gerätschaften können Fahrzeugbauteile abtrennen bzw. zur Seite drücken, um Platz zur Befreiung des Patienten zu schaffen. Standardwerkzeug bei der technischen Rettung sind der zu den hydraulischen Rettungsgeräten zählenden Spreizer, die sog. Rettungszylinder sowie das hydraulische Schneidgerät. Neben diesen Gerätschaften werden auch elektrisch betriebene Trennwerkzeuge, wie Pendelhubsägen etc., bei der Unfallrettung verwendet. Diese Geräte können in bestimmten Situationen die Rettungszeit deutlich reduzieren, allerdings entstehen bei der Nutzung oft deutlich mehr Lärm sowie Vibrationen als bei hydraulischen Rettungsgeräten.

61.2 Allgemeiner Ablauf

61.2.1 Sicherung/Erkundung der Einsatzstelle

Bereits auf der Anfahrt beginnt die Erkundung der Einsatzstelle durch die Notfallmeldung der Einsatzleitstelle. Die Hinweise auf die Art der am Unfall beteiligten Fahrzeuge geben bereits erste Informationen über die Zahl der zu erwartenden verletzten Personen etc. Bei und nach Ankunft am Unfallort erfolgt die Sicherung der Unfallstelle gegen den eventuell noch fließenden Verkehr durch das geschickte Abstellen des Einsatzfahrzeugs mit eingeschaltetem Warnblinker sowie Blaulicht und dem Aufstellen von Warndreieck und Blitzleuchten.

Merke

Beim Abstellen der Einsatzfahrzeuge des Rettungsdienstes muss unbedingt auf einen ausreichenden Abstand zur Unfallstelle geachtet werden, um genügend Platz für die Fahrzeuge der Feuerwehr (Löschfahrzeug, Rüstwagen, ggf. Kranwagen) zu erreichen.

Praxistipp

Wenn bei Ankunft des Rettungsdienstes noch keine Kräfte der Feuerwehr vor Ort sind, sollte neben den notfallmedizinischen Gerätschaften auch an die Mitnahme eines Feuerlöschers gedacht werden!

▶ **Erkundung der Unfallstelle.** Neben der Sicherung gegen den fließenden Verkehr sowie einem Fahrzeugbrand,

beginnt die Erkundung der Unfallstelle mit der Überprüfung des Unfallfahrzeugs auf einen sicheren Stand. Dann erfolgt durch das erste Team des Rettungsdienstes die Erkundung der „medizinischen" Lage, die folgende Punkte umfassen sollte:
- Zahl der betroffenen Personen,
- Schwere der Verletzungen,
- Art und Schwere der Deformationen der Fahrzeuge,
- Verformungen von Lenkrad/ Armaturenbrett,
- ausgelöste Sicherheitssysteme (Airbags),
- eingeklemmte/eingeschlossene Personen im Fahrzeug,
- ausreichend Rettungsmittel/Feuerwehr alarmiert?

▶ **Rückmeldung an die Einsatzleitstelle.** Nach dieser Erkundung sollte vor Beginn der Versorgung eine entsprechende Rückmeldung an die Einsatzleitstelle erfolgen, um die zeitgerechte Nachforderung ausreichender Rettungskräfte zu organisieren. Bereits hier ist an die frühzeitige Nachalarmierung von Rettungshubschraubern zu denken, wenn diese einen Zeitvorteil beim Transport der Patienten ins Traumazentrum bieten.

Merke

Als eingeklemmte Person wird eine Person bezeichnet, die ganz oder teilweise zwischen Gegenständen eingeklemmt ist und sich nicht selbst befreien kann. Zur Befreiung der eingeklemmten Personen ist in der Regel der Einsatz von hydraulischen oder elektrischen Rettungsgeräten notwendig. Als eingeschlossene Person wird ein Patient bezeichnet, der in seiner Bewegungsfreiheit eingeschränkt ist und sich nicht selbst befreien kann. Hier kann ggf. schon das Öffnen der Tür eine Befreiung des Patienten ermöglichen.

61.2.2 Organisation der Einsatzstelle

Um die Einsatzkräfte von Feuerwehr und Rettungsdienst optimal arbeiten lassen zu können, werden die Bereiche der Einsatzstelle in verschiedene Arbeitskreise eingeteilt. Der direkte Bereich (etwa 5 m Radius) um das verunfallte Fahrzeug wird als Arbeitsbereich, der umliegende Bereich als Absperrbereich bezeichnet. Im sog. Arbeitsbereich halten sich nur die Einsatzkräfte auf, die direkt beim Patienten und am Fahrzeug benötigt werden. Material und Werkzeug wird an sog. Ablageplätzen vorgehalten. Jeweils ein Geräteablageplatz für den Rettungsdienst sowie die Feuerwehr sind einzurichten und entsprechend Material für den folgenden Einsatz, z. B. Spineboard, vorzubereiten.

Wenn es die Platzverhältnisse zulassen, sollten die Arbeit von Rettungsdienst und Feuerwehr parallel möglich sein (▶ Abb. 61.2), ohne sich gegenseitig zu behindern!

Merke

Notfallrucksäcke, Notfallkoffer etc. sollten nicht aufgeklappt in unmittelbarer Nähe zum Unfallfahrzeug abgelegt werden, um eine Beschädigung des Materials zu vermeiden. Ähnliches gilt auch für Monitoring oder Beatmungsgeräte!

61.2.3 Kommunikation mit anderen Fachdiensten

Die genaue Absprache zwischen den einzelnen an der Rettung beteiligten Organisationen trägt wesentlich zu einem schnellen Einsatzerfolg bei. Spätestens nach einmaligem Durchlaufen des Traumaalgorithmus mit einer ungefähren Kenntnis über das Verletzungsmuster des

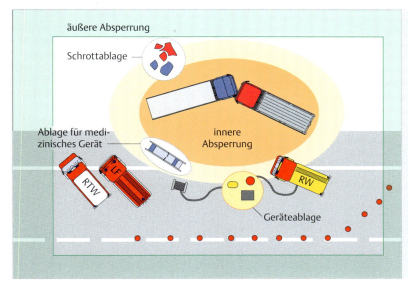

Abb. 61.2 Schematische Organisation einer Unfallstelle.

Patienten muss die Absprache des Rettungsmodus zwischen dem Leiter der technischen sowie der medizinischen Rettung erfolgen.

Den Einsatzleiter der Feuerwehr erkennt der Rettungsdienst z.B. an einer gelben Weste bzw. dem Schulterkoller oder an einer entsprechenden Helmkennzeichnung. Hilfreich sind klare Zeitabsprachen in Minuten, sodass der Führer der technischen Rettung die Maßnahmen der Feuerwehr entsprechend dieser Vorgabe vorbereiten kann. Während der technischen Rettung ist die Information des im Fahrzeug am Patienten arbeitenden Rettungsdienstpersonals über die Tätigkeiten der Feuerwehr, z.B. Glasentfernung, von großer Bedeutung. Dann kann das Rettungsteam sich z.B. aus dem Wirkbereich der Airbags fernhalten sowie einen ansprechbaren Patienten über den Fortgang der Rettungsmaßnahmen informieren.

61.2.4 Rettungsmodus „sofort, schnell, schonend"

Je nach Verletzungsmuster und Zustand des Patienten muss der Notarzt als Führer der medizinischen Rettung dem Einsatzleiter ein Zeitfenster bis zur Befreiung des Patienten definieren. Um mit wenigen Worten ein für beide Seiten verständliches Zeitraster zu schaffen, werden in der technisch-medizinischen Rettung 3 Arten der Rettung, die sog. Rettungsmodi, definiert (▶ Tab. 61.1):
- **s**ofort,
- **s**chnell,
- **s**chonend.

Jeder der o.g. Rettungsmethoden ist ein sog. patientengerechter, also dem Verletzungsmuster zeitlich angemessener Rettungsmodus:
- Bei der Sofortrettung steht aufgrund äußerer Umstände, wie z.B. einem Fahrzeugbrand, oder besonderer medizinischer Gründe, der Zeitaspekt im Mittelpunkt. Alle Bemühungen fokussieren sich auf die schnellstmögliche Befreiung.
- In den meisten Fällen allerdings sollte die Befreiung des Patienten innerhalb eines Zeitraums von etwa 20 min erfolgen, um den Patienten noch annähernd in der goldenen Stunde des Traumas der definitiven Versorgung in der Klinik zuzuführen. Hier werden die üblichen Maßnahmen der Feuerwehr durchgeführt und der Patient wird nach rettungsdienstlicher Betreuung unter Immobilisation aus dem Fahrzeugwrack befreit.
- Nur in Ausnahmefällen kommt der schonende Rettungsmodus zum Einsatz. Hier stehen die maximale Immobilisation sowie der Schutz der Wirbelsäule im Fokus.

> **Merke**
>
> Obwohl es nur einen geringen Zusammenhang zwischen der Deformation des verunfallten Fahrzeugs und der Schwere der Verletzungen zu geben scheint, kann man doch grundsätzlich davon ausgehen, dass ein eingeklemmter Patient als potenziell schwerstverletzt zu betrachten ist. Aus diesem Grund ist der schonende Rettungsmodus, der zwangsläufig eine längere Rettungszeit zur Folge hat, nur in Einzelfällen ein dem Verletzungsmuster angepasster Rettungsmodus!

61.2.5 Führung des rettungsdienstlichen Einsatzes

Während der technisch-medizinischen Rettung trägt der Notarzt die medizinische Verantwortung für den sicheren Einsatzablauf. Aus diesem Grund wird er sowohl notfallmedizinisch als auch organisatorisch gefordert. Der Notarzt sollte neben der rettungsdienstlichen Versorgung des Patienten im Fahrzeug auch als Ansprechpartner für den technischen Einsatzleiter zur Verfügung stehen. Deshalb sollte der Notarzt nach Versorgung des Patienten im Fahrzeug zumindest zeitweise außerhalb des verunfallten Pkw für Absprachen mit der Feuerwehr präsent sein. Sollte dies aufgrund des kritischen Zustands des Patienten oder ähnlichen Gründen nicht möglich sein, so muss ein Rettungsassistent aus dem Rettungsteam diese Rolle übernehmen.

Tab. 61.1 Rettungsmodus „sofort – schnell – schonend".

Sofort	Schnell	Schonend
Zeitvorgabe: sofort	Zeitvorgabe: Befreiung in maximal 20 min	Zeitvorgabe: so rasch wie möglich
• Befreiung des Patienten unter Tolerierung von Folgeverletzungen • technische Rettung nur so weit zur direkten Entklemmung notwendig!	• Patientenschutz • Fahrzeugstabilisierung • Batterie- und Glasmanagement • raumschaffende Maßnahmen (nur soweit im Zeitfenster durchführbar!)	• Patientenschutz • Fahrzeugstabilisierung • Batterie- und Glasmanagement • raumschaffende Maßnahmen • komplette Immobilisation

61.2.6 Die 3 Phasen des Einsatzes (Zugang schaffen, versorgen, befreien)

Zugang schaffen

Zur Versorgung des Patienten ist es in der Regel notwendig, einen Zugang ins Fahrzeug zu schaffen. Dazu sind beim Verkehrsunfall einzelne, z.B. die hinteren Türen zu öffnen, sonst kann auch über Seiten- und Heckscheibe in das Fahrzeug eingestiegen werden.

Während sich der Rettungsdienst um die Versorgung des Verunfallten kümmert und sich einen medizinischen Ersteindruck über den Patienten verschafft, gehören auch einige einsatztaktische Maßnahmen zur Aufgabe der „inneren Retter":

- das Betätigen der Handbremse oder des Wahlhebels des Automatikgetriebes verhindert ein Wegrollen des Fahrzeugs,
- der Zündschlüssel sollte in Nullstellung gebracht und
- der Warnblinker eingeschaltet werden.

Hiermit wird anderen Einsatzkräften demonstriert, dass das Unfallfahrzeug noch nicht stromlos geschaltet ist. Darüber hinaus sind alle elektrisch betriebenen Einrichtungen des Fahrzeugs zu nutzen. Hier sind z.B. elektrisch verstellbare Sitze, Seitenscheibe etc. zu nennen.

Versorgen

In aller Regel ist der Übergang in die zweite, die sog. Versorgungsphase fließend. Allerdings kann es notwendig sein, dass zur rettungsdienstlichen Versorgung des Patienten, wie
- Sicherung der Atemwege,
- Immobilisation der Wirbelsäule,
- Sauerstoffgabe,
- Blutstillung,
- i.v./i.o. Zugang,
- Infusionstherapie,
- Analgesie,
- Wärmeerhaltung, bzw. aktive Erwärmung

mehr Platz im Fahrzeug gebraucht wird. Hier muss die Abstimmung mit dem Einsatzleiter der Feuerwehr erfolgen und klar formuliert werden:
- Wo wird Platz benötigt?
- Wie soll der Patient befreit werden?
- Wie viel Zeit in Minuten darf dies (aus medizinischer Sicht) in Anspruch nehmen?

▶ **Schutz vor Glas oder Metallteilen.** Nachdem ein Zugang zum Patienten geschaffen und die rettungsdienstliche Versorgung möglich ist, muss ein Schutz vor Glas, oder scharfen Metallteilen erfolgen. Hier bietet sich eine durchsichtige Folie an, die über den Patienten und den „inneren Retter" gelegt wird. Unter dieser Folie kann die weitere Versorgung des Verunfallten erfolgen, sie dient gleichzeitig als Witterungsschutz. Zum Wärmeerhalt kann diese Folie mit einer Einmal- oder Wolldecke ergänzt werden.

Befreien

Während die rettungsdienstliche Versorgung im oder am Fahrzeug läuft, wird die Feuerwehr die sog. Befreiungsphase vorbereiten. Hier wird der Weg aus dem demolierten Fahrzeug freigemacht. Den Patienten einklemmende Fahrzeugteile werden entfernt oder weggedrückt. Um den Patienten aus seiner Zwangslage zu befreien, kann es notwendig sein, dass kurzfristig die Betreuung des Patienten von außerhalb des Fahrzeugs durchgeführt wird oder der „innere Retter" die Feuerwehr beim Einsatz der Rettungsgeräte unterstützen muss.

> **Merke**
>
> Um die Rettung des eingeklemmten Patienten in einer dem Verletzungsmuster angepassten Zeit zu ermöglichen, ist eine präzise Absprache zwischen der medizinischen und technischen Rettung erforderlich. Die Verwendung von einheitlichen Begriffen sowie die Ansage des Rettungsmodus vereinfacht die Kommunikation erheblich und verkürzt die Rettungszeit!

61.3 Rettungstechniken

61.3.1 Entfernung von Fahrzeugtüren

Die Entfernung verklemmter Fahrzeugtüren gehört zu den häufigsten technischen Maßnahmen der Feuerwehr beim Verkehrsunfall. Das Öffnen der Türen dauert nur wenige Minuten und ermöglicht eine gute Zugangsmöglichkeit zum Patienten oder der Erkundung einer Einklemmung im Fußbereich. Je nach Einsatzsituation kann die jeweilige Tür an der Schloss- oder Scharnierseite entfernt oder nur geöffnet und gesichert werden. Neben den klassischen Öffnungsmethoden hat sich als schnellste und effektivste Methode zur Türöffnung die Platzierung eines Spreizers in der Fensteröffnung gezeigt. Dies wirkt auf den ersten Blick etwas beängstigend, spart aber im Einsatz sehr viel Zeit.

61.3.2 Große Seitenöffnung

Als große Seitenöffnung bezeichnet man die komplette Entfernung der Seitentüren, inkl. B-Säule, eines 5-türigen Fahrzeugs (▶ Abb. 61.3). Diese Rettungsmethode bietet einen sehr komfortablen Zugang zum Patienten und ermöglicht die nahezu achsengerechte seitliche Befreiung des Verunfallten auf das Spineboard oder auf die Schau-

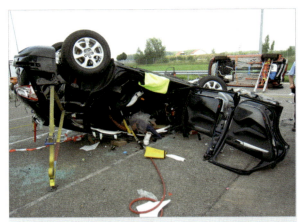

Abb. 61.3 Die Rettungsmethode „große Seitenöffnung" bietet einen schnellen Zugang zum Patienten und kann zur Befreiung des Patienten genutzt werden.

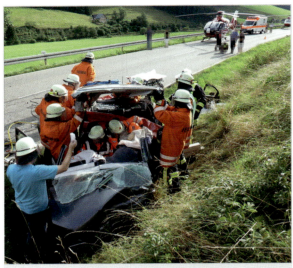

Abb. 61.4 Zur Befreiung des eingeklemmten Insassen kann das komplette Dach entfernt werden. Wenn dies zeitlich zu vertreten ist, bietet diese Methode den umfassendsten Zugang zum eingeklemmten Patienten. (Quelle Foto: F. Jaenke, Rettungshubschauber Christoph 11, Station Villingen-Schwenningen, mit freundlicher Genehmigung).

feltrage. Gerade in zeitkritischen Einsatzsituationen ist diese Rettungsmöglichkeit eine gute Alternative zur traditionellen Dachentfernung.

61.3.3 Dachentfernung

Die komplette Dachentfernung des Unfallfahrzeugs bietet die beste Möglichkeit, von allen Seiten umfassend Zugang zum eingeklemmten Patienten zu bekommen (▶ Abb. 61.4). Hierzu werden mit einem Schneidgerät alle Fahrzeugsäulen durchtrennt und anschließend das komplette Dach vom Fahrzeug abgenommen. Während dieses Vorgehen in den vergangenen Jahren als „Golden Standard" der Rettung nach einem Verkehrsunfall angesehen wurde, muss bei dieser Methode bedacht werden, dass gerade bei einem Unfall mit einem neueren Fahrzeug die Entfernung des Daches bis zu 10–15 min dauern kann. Alternativ kann das Dach nach vorne oder hinten sowie zu einer Fahrzeugseite geklappt oder mit einem Rettungszylinder gedrückt werden.

61.3.4 Raumschaffende Maßnahmen

Unter raumschaffenden Maßnahmen versteht man den Einsatz von Rettungsgeräten, um Platz zur Versorgung bzw. Befreiung des eingeklemmten Traumapatienten zu schaffen. Neben einfachen Maßnahmen wie manueller Sitz- oder Lenkradverstellung sowie dem Ausziehen eines Schuhs sind hier Maßnahmen gemeint, die deformierte Fahrzeugteile in ihre originäre Lage oder darüber hinaus zurückdrücken. Besonders der Einsatz von Rettungszylindern sowie des Spreizers bieten sich hier an, um schnell Raum zu gewinnen.

61.3.5 Besondere Einsatzlagen

Kommt der verunfallte Pkw nach einem Unfall auf der Seite oder auf dem Dach zum Liegen, ist das Zurückdrehen des Fahrzeugs auf die Räder nur in wenigen Fällen sinnvoll oder überhaupt möglich. Ist die rettungsdienstliche Versorgung eines eingeklemmten Insassen in einem auf der Seite liegendem Pkw notwendig, kann mit hydraulischen Rettungsgeräten in wenigen Minuten das Dach nach unten abgeklappt werden.

Ist ein Patient im Gurt hängend kopfüber im Fahrzeug eingeklemmt, so ist eine notfallmedizinische Versorgung nur schwerlich möglich. Aus diesem Grund ist das zeitnahe Schaffen von ausreichend Platz im Innenraum des Fahrzeugs notwendig. Eine schnelle Methode ist durch das Trennen der (oder beider) C-Säule(n) und dem Einsatz eines langen Rettungszylinders zu erreichen.

61.4 Lkw-Rettung

61.4.1 Einsatztaktische Besonderheiten

Unfälle mit Transportern oder schweren Lastkraftwagen stellen die Einsatzkräfte von Feuerwehr und Rettungsdienst vor andere Aufgaben als der Verkehrsunfall mit einem Pkw (▶ Abb. 61.5). Die Größe und Höhe der Fahrzeuge erfordern andere Strategien als die Rettung eines Pkw-Insassen.

61.4 Lkw-Rettung

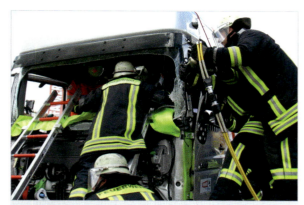

Abb. 61.5 Parallel zu der notfallmedizinischen Versorgung läuft bei der Lkw-Rettung die technische Rettung durch die Feuerwehr (Quelle Foto: R. Knoll, Weber Rescue-Sysem, Güglingen, mit freundlicher Genehmigung).

Wichtig für die Beachtung des Eigenschutzes ist die Kenntnis über die nur wenig stabile Fixierung der Kabine auf dem Fahrgestell. Aufgrund der Wucht des Unfalls werden diese Befestigungen abgerissen und die Fahrerkabine ist nur noch lose mit dem Chassis verbunden. Hier muss vor Betreten der Kabine zu einer eventuellen Versorgung des Fahrers das Fahrerhaus z. B. mit Stützen oder einem Spanngurt gesichert werden. Die typischen Unfallsituationen in Deutschland mit Beteiligung eines Lkw sind Auffahrunfälle auf der Autobahn sowie das Umstürzen der Fahrzeuge auf die Seite.

Durch die größere Dimensionen der Fahrzeuge und die damit schwierigere Erreichbarkeit der eingeklemmten Insassen dauert die Rettung eines eingeklemmten Lkw-Lenkers häufig länger als bei der Rettung aus einem Pkw. Obwohl sich an der grundsätzlichen Versorgung und dem einsatztaktischen Ablauf nur wenig ändert, sollte sich das Rettungsteam auf diese längere Rettungszeit einstellen und eine entsprechende Planung der notfallmedizinischen Versorgung durchführen.

61.4.2 Standardrettungsmethode Lkw

Aufgrund der häufig nur seitlichen Zugänglichkeit wird primär eine Tür des Lastwagens entfernt, was aufgrund der Dimensionen sowie der größeren Arbeitshöhe mehr Zeit in Anspruch nehmen kann als beim Pkw.

Nach Entfernen der Tür wird die A-Säule im oberen Bereich nahe des Daches in einem schrägen Schnitt durchtrennt sowie ein weiterer Schnitt im unteren Bereich der A-Säule oder des Schwellers gemacht. Hier werden zur Überwindung des Höhenunterschieds und folgend zur Erleichterung der Arbeit für die Einsatzkräfte von Feuerwehr und Rettungsdienst auf den Fahrzeugen der Feuerwehren sog. Rettungsbühnen mitgeführt. Diese Arbeitsbühnen ermöglichen einen kräftesparenden Einsatz der Rettungsgeräte sowie einen einfacheren Zugang zum eingeklemmten Patienten. Die weitere Befreiung des eingeklemmten Insassen erfolgt dann durch den gezielten Einsatz von Rettungszylindern oder dem Spreizer, in der Regel zwischen der A-Säule und dem Bereich des Türschlosses sowie im Innenraum der Fahrerkabine. Nach Beseitigung der eigentlichen Einklemmung wird der verletzte Lkw-Insasse seitlich auf das Spineboard oder die Schaufeltrage gedreht und aus dem Fahrzeug gehoben.

Kernaussagen

Grundlagen
Bei der Rettung und Versorgung eines eingeklemmten Unfallopfers wird das Rettungsteam sowohl medizinisch, als auch organisatorisch gefordert. Technisches Verständnis ist für einen reibungslosen Einsatzablauf unumgänglich.

Notfallmedizinisch besonders herausfordernd sind beim eingeklemmten Traumapatienten die handwerklichen Fähigkeiten des Rettungsteams, wie z. B. die Durchführung der Atemwegssicherung sowie die Anlage eines venösen Zugangs.

Eine wichtige Maßnahme ist das frühzeitige Abdecken des Verunfallten mit einer durchsichtigen Plastikfolie, um einen gewissen Schutz vor Witterungseinflüssen sowie Glas etc. zu erreichen. Im weiteren Verlauf haben sich Vliesdecken oder bei längerer Befreiungszeit die Verwendung von Warmluftgebläsen, wie sie auch aus dem OP bekannt sind, bewährt.

Allgemeiner Ablauf
Neben der Sicherung gegen den fließenden Verkehr sowie einen Fahrzeugbrand beginnt die Erkundung der Unfallstelle mit der Überprüfung des Unfallfahrzeugs auf einen sicheren Stand. Dann erfolgt durch das erste Team des Rettungsdienstes die Erkundung der „medizinischen" Lage, die folgende Punkte umfassen sollte:
- Zahl der betroffenen Personen,
- Schwere der Verletzungen,
- Art und Schwere der Deformationen der Fahrzeuge,
- Verformungen von Lenkrad/Armaturenbrett,
- ausgelöste Sicherheitssysteme (Airbags),
- eingeklemmte/eingeschlossene Personen,
- ausreichend Rettungsmittel/Feuerwehr alarmiert?

Die genaue Absprache zwischen den einzelnen an der Rettung beteiligten Organisationen trägt wesentlich zu einem schnellen Einsatzerfolg bei. Die Verwendung von einheitlichen Begriffen sowie die Ansage des Rettungsmodus vereinfacht die Kommunikation erheblich und verkürzt die Rettungszeit!

Rettungstechniken

Die Entfernung verklemmter Fahrzeugtüren gehört zu den häufigsten technischen Maßnahmen der Feuerwehr beim Verkehrsunfall. Die Rettungsmethode „Große Seitenöffnung" ist eine schnelle und effektive Möglichkeit, um einen eingeklemmten Patienten zu versorgen bzw. zu befreien. Diese Befreiungstechnik benötigt deutlich weniger Zeit als das traditionelle komplette Entfernen des Fahrzeugdachs.

Lkw-Rettung

Unfälle mit Transportern oder schweren Lastkraftwagen stellen die Einsatzkräfte von Feuerwehr und Rettungsdienst vor andere Aufgaben als der Verkehrsunfall mit einem Pkw. Die Größe und Höhe der Fahrzeuge erfordern andere Strategien, als die Rettung eines Pkw-Insassen.

Literatur

Weiterführende Literatur

[1] **Isenberg** D, Cone DC, Vaca FE. Motor vehicle intrusion alone does not predict trauma center admission or use of trauma center resources. Prehosp Emerg Care 2011; 4: 203–237
[2] **Kjetil** S, Krüger AJ et al. Epidemiology and contemporary patterns of trauma deaths: changing place, similar pace, older face. World J Surg 2007; 31: 2092–2103
[3] **Sanson** G, Di Bartolomeo S, Nardi G et al. Road traffic accidents with vehicular entrapment: incidence of major injuries and need for advanced life support. Eur J Emerg Med 1999; 12: 285–291
[4] **Südmersen** J, Cimolino U, Heck J et al. Technische Hilfeleistung bei LKW-Unfällen. Landsberg: Ecomed; 2006
[5] **Südmersen** J, Cimolino U, Heck J et al. Technische Hilfeleistung bei PKW-Unfällen. Landsberg: Ecomed; 2008
[6] **Vereinigung zur Förderung des deutschen Brandschutzes** (vfdb). Richtlinie 06/01, 2011. Im Internet: http://www.vfdb.de/Richtlinien.108.0.html; Stand: 15.07.2012
[7] **Watson** LM. RTA, Persons trapped. Vehicle Accident Rescue. Halstead: Greenwave; 1990.
[8] **Weniger** P, Hertz H. Factors influencing the injury pattern and injury severity after high speed motor vehicle accident – A retrospective study. Resuscitation 2007; 75: 35–41
[9] **Westhoff** J, Haasper C, Otte D. Motor vehicle accidents with entrapment. A medical and technical investigation of crash mechanism, injury pattern and severity of entrapment of motor vehicle occupants between 1983 and 2003. Chirurg 2007; 3: 246–253
[10] **Westhoff** J, Kröner C, Meller R et al. Entrapped motorists and air rescue services: analysis of tactical rescue approach, rescue techniques, and emergency medical services illustrated by a helicopter emergency medical service. Unfallchirurg 2008; 3: 155–161

62 Hochkontagiöse lebensgefährliche Erkrankungen

G.-D. Burchard, K. Gerlach

Als Notarzt muss man damit rechnen, als erster Arzt einen Patienten mit einer hochkontagiösen lebensbedrohlichen Erkrankung zu sehen – z. B. mit einem viralen hämorrhagischen Fieber (VHF). Dies kommt sicherlich nur äußerst selten vor, hat aber andererseits enorme Konsequenzen. Daneben muss man bei einem Massenanfall von Patienten mit ungewöhnlichen Symptomen evtl. auch an einen bioterroristischen Angriff denken, unter Umständen ebenfalls mit einem hochkontagiösen Agens. Die Gefährdung für das medizinische Personal ist insbesondere deshalb sehr hoch, weil diese Erkrankungen auch aerogen übertragen werden.

Die wichtigsten Erreger hochkontagiöser und lebensbedrohlicher Erkrankungen sind:
- Filoviren,
- Arenaviren,
- Bunyaviren,
- Yersinia pestis,
- Pockenviren.

> **Merke**
>
> An eine hochkontagiöse Erkrankung, z. B. an ein VHF, muss man denken bei:
> - einem Patienten, der Fieber hat und angibt, im Endemiegebiet – insbesondere in Afrika südlich der Sahara – Kontakt mit VHF-Patienten gehabt zu haben (z. B. bei medizinischem Personal),
> - einem Patienten mit Fieber und einer hämorrhagischen Diathese nach Aufenthalt im Endemiegebiet.
>
> Hochkontagiös sind auch Patienten mit Lungenpest; i. A. wird diese Verdachtsdiagnose aus der Reiseanamnese möglich sein.

62.1 Erkrankungen

▶ **Virales hämorrhagisches Fieber.** Die viralen hämorrhagischen Fieber sind eine Gruppe von Erkrankungen, die mit Fieber und im fortgeschrittenen Stadium mit Blutungen einhergehen. Die Filoviren verursachen Ebola- und Marburg-Fieber, die Arenaviren Lassafieber und südamerikanische hämorrhagische Fieber, die Bunyaviren u. a. das hämorrhagische Krim-Kongo-Fieber (Crimean Congo haemorrhagic Fever, CCHF).

Das Krankheitsbild ist immer ähnlich: Die Inkubationszeit liegt zwischen 1 und maximal 21 Tagen. Es tritt Fieber auf, dann können respiratorische Symptome, schwere Blutungen, Nierenversagen und Schocksymptomatik folgen. Alle VHF führen zu mikrovaskulären Schädigungen und zu einem *„Capillary Leak Syndrome"*. Die Letalität beim Ebola-Fieber kann bis zu 90 % betragen, andererseits gibt es insbesondere auch beim Lassafieber leichtere Verläufe. Der Krankheitsbeginn ist bei Lassafieber meist langsamer als bei Ebola und CCHF.

> **Praxistipp**
>
> Wenn die Symptomatik länger als 3 Wochen nach Verlassen des Endemiegebiets einsetzt, kann es sich nicht um ein VHF handeln.

▶ **Lungenpest.** Nach einer Inkubationszeit von 2–3 Tagen kommt es bei respiratorischen Infektionen mit Pestbakterien zu einem plötzlichen Krankheitsausbruch mit Fieber, Schüttelfrost, Kopf- und Gliederschmerzen sowie Symptomen einer akuten Pneumonie mit Thoraxschmerz, Dyspnoe, Husten und blutigem Sputum. Das Röntgenbild zeigt eine rasch progrediente Pneumonie.

▶ **Pocken.** 7–19 Tage nach Infektion kommt es zum Initialstadium mit steilem Fieberanstieg, Gliederschmerzen, Rötung des Gesichts, Injektion der Konjunktiven und Rachenkatarrh. Dann treten unter Fieberabfall zunächst kleinpapulöse Veränderungen auf. Charakteristisch sind Effloreszenzen mit einem Durchmesser von 2–3 mm, die Ähnlichkeit mit Schrotkörnern besitzen. Die primäre Effloreszenz ist eine feste Papel, die aber bereits am 1., deutlicher am 2., sicher dann am 3. Krankheitstag auf ihrer Kuppe eine Bläschenbildung erkennen lässt (▶ Abb. 62.1). Die nachfolgenden Pusteln zeichnen sich durch eine prall-elastische Festigkeit aus, die etwa bis zum Zeitpunkt der Suppuration, also bis zum Einschießen der Leukozyten in die Bläschen, besteht.

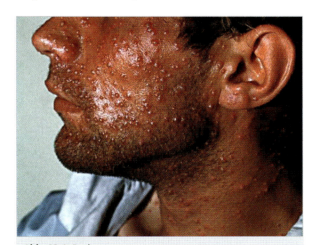

Abb. 62.1 Pocken.

> **Merke**
> Bei Pocken befinden sich die Effloreszenzen im gleichen Entwicklungsstadium und weisen eine periphere oder zentrifugale Ausbreitung auf.

62.1.1 Differenzialdiagnose

▶ **Virales hämorrhagisches Fieber.** Wichtige Differenzialdiagnosen sind
- fulminante Virushepatitis,
- Leptospirose,
- Meningokokkensepsis und
- Intoxikationen.

> **Praxistipp**
> Wichtigste Differenzialdiagnose ist die Malaria, die bedeutend häufiger importiert wird (man rechnet mit etwa 1000 Fällen in Deutschland pro Jahr). Bei der Malaria tropica tritt typischerweise eine Thrombozytopenie auf; eine Verbrauchskoagulopathie bzw. manifeste Blutungen sind allerdings selten.

▶ **Lungenpest.** Fulminante Pneumonien anderer Ursache kommen infrage. Bei Lungenmilzbrand (Anthrax ist der am einfachsten zu produzierende und einzusetzende biologische Kampfstoff) findet sich ebenfalls ein schweres septisches Krankheitsbild mit Dyspnoe, Fieber und Hypotension, röntgenologisch liegt aber keine Pneumonie, sondern eine hämorrhagische Mediastinitis vor; es besteht hier keine Kontagiosität.

▶ **Pocken.** Bei Windpocken beginnt das Fieber mit dem Exanthem, die Eruptionen sind auf den Stamm konzentriert und die Läsionen befinden sich in unterschiedlichen Entwicklungsstadien. Affenpocken kommen vor in West- und Zentralafrika, werden nur äußerst selten importiert (wenige über importierte infizierte Tiere übertragene Fälle in den USA), imponieren klinisch aber wie diskrete Pocken und sind ebenfalls kontagiös.

62.1.2 Epidemiologie und Übertragung

> **Merke**
> Um die Verdachtsdiagnose eines VHF oder einer anderen hochkontagiösen Erkrankung zu stellen, muss die Verbreitung der Krankheit bekannt sein.

▶ **Filoviren** (**Ebola und Marburg**). Die Erkrankungen kommen im subsaharischen Afrika vor. Reservoirtiere sind Fledermäuse, die Übertragung auf den Menschen ist z.B. bei Besuch von Fledermaushöhlen, aber auch über erkrankte nichtmenschliche Primaten möglich. Die Erkrankungen treten in kleineren Epidemien in meist abgelegenen Gebieten auf.

▶ **Arenaviren** (**Lassa und Arenaviren der Neuen Welt**). Lassafieber ist endemisch in Westafrika, man rechnet mit 100000–300000 Erkrankungen und etwa 5000 Todesfällen pro Jahr. Reservoirtiere sind Ratten (*Mastomys natalensis*), die das Virus mit dem Urin ausscheiden. Menschliche Infektionen sind meist auf Exposition mit aerolisierten Ausscheidungen oder kontaminierten Nahrungsmitteln zurückzuführen. Erkrankungen durch Arenaviren der Neuen Welt sind selten und wurden bisher kaum nach Europa importiert.

▶ **Bunyaviren** (**hämorrhagisches Krim-Kongo-Fieber**). CCHF ist endemisch in Afrika, Asien, aber auch in Südosteuropa, mit Ausbrüchen z.B. im Kosovo, in Albanien, in der Türkei, in Pakistan, in Südafrika. Die Viren können durch Zecken übertragen werden, aber auch über Aerosole beim Schlachten infizierter Tiere.

▶ **Pest.** *Yersinia pestis* lebt v.a. in Nagetieren sowie Kaninchen, Hasen und deren Flöhen. Es gibt lokal begrenzte Endemiegebiete in Amerika, Asien und Afrika.

62.1.3 Nosokomiale Übertragung

> **Merke**
> Die Bedeutung der genannten Krankheiten liegt darin, dass medizinisches Personal hochgradig gefährdet ist, sich an diesen Patienten zu infizieren – insbesondere erstversorgendes Personal in Unkenntnis der Diagnose.

▶ **Filoviren.** Infektionen mit Ebola- und Marburg-Virus nach Nadelstichverletzungen sind häufig, offenbar können dabei schon sehr geringe Inokula zur Infektion führen. Filoviren können aber auch durch Kontakt mit Schleimhäuten übertragen werden. Da man bei Patienten eine große Zahl von Ebola-Viruspartikeln auf der Haut und in den Ausführungsgängen der Schweißdrüsen findet, kann bereits die Berührung infizierter Patienten zur Infektion führen – ein derartiger Übertragungsweg wurde vermutet bei Erkrankten, die während Ebola-Epidemien Verstorbene gewaschen hatten. Darüber hinaus ist auch eine aerogene Übertragung möglich.

▶ **Arenaviren.** Ähnlich wie bei Filoviren besteht bei Arenaviren eine Ansteckungsgefahr insbesondere durch Kontakt mit infiziertem Blut oder Sekreten. Dementsprechend wurden nosokomiale Infektionen bei Krankenhauspersonal häufig beschrieben. Ebenso wie bei Filoviren ist aber auch eine aerogene Transmission möglich.

▶ **CCHF.** Nosokomiale Ausbrüche wurden mehrfach beschrieben. Die Infektion erfolgt meist über Blutkontakte, aerogene Übertragungen können nicht ausgeschlossen werden.

▶ **Lungenpest.** Der blutig-seröse Auswurf der Patienten enthält massenhaft Pestbakterien, die aerogen übertragen werden können. Nur die sofortige Einleitung von Isolationsmaßnahmen kann eine Epidemie verhindern.

62.2 Verdacht auf bioterroristischen Angriff

Die amerikanischen Seuchenzentralen (*Centers for Disease Control and Prevention*/CDC) und Gesundheitsinstitute (*National Institutes of Health/NIH*) veröffentlichen Listen mit den humanpathogenen Agenzien, die als wahrscheinliche Ausgangsstoffe für die Konstruktion von Biowaffen gelten. Erreger, mit denen bei bioterroristischen Angriffen am ehesten zu rechnen ist, sind:
- *Variola* (Pocken),
- *Bacillus anthracis* (Milzbrand),
- *Yersinia pestis* (Pest),
- *Francisella tularensis* (Tularämie),
- *Filoviren* und *Arenaviren*.

Diese Erreger können potenziell als Aerosol verbreitet werden. Würden sie auf eine nicht immune Zivilbevölkerung treffen, führen sie zu hoher Morbidität und Letalität und sind schwer zu behandeln.

Symptome, bei denen man an einen bioterroristischen Angriff denken sollte, zeigt ▶ Tab. 62.1.

Tab. 62.1 Symptome, bei denen an einen bioterroristischen Angriff gedacht werden muss.

Erkrankung	Symptome
Anthrax	• verbreitertes Mediastinum (ohne Thoraxtrauma)
Pocken	• vesikopustulöser Ausschlag mit Beteiligung von Hand- und Fußsohlen • Gesicht häufiger als der Rumpf betroffen • alle Läsionen in der gleichen Entwicklungsphase
Botulismus	• absteigende Paralyse beginnend mit Hirnnervenlähmungen
Pest	• erhöhte Inzidenz schwerer Pneumonien bzw. von Pneumonien mit Hämoptoe
Tularämie	• erhöhte Inzidenz atypischer Pneumonien
VHF	• erhöhte Inzidenz von Patienten mit Fieber und Hämorrhagien

62.3 Maßnahmen bei Verdacht auf eine hochkontagiöse Erkrankung

Praxistipp

Bei Verdachtsfällen müssen der Patient – soweit möglich – vor Ort isoliert und das zuständige Gesundheitsamt informiert werden. Das Gesundheitsamt muss den Transport des Patienten unter strikter Isolation in ein Behandlungszentrum organisieren.

▶ **Postexpositionsprophylaxe.** Bei Kontaktpersonen mit einem hohen Infektionsrisiko (z.B. Nadelstichverletzungen, Kontamination von Schleimhäuten mit Blut oder Körperflüssigkeiten, Teilnahme an Reanimationen) kann eine Postexpositionsprophylaxe mit Ribavirin erwogen werden (bei Lassafieber und CCHF).

Dosierung: Ribavirin als Kapsel (Handelsname Rebetol, 1 Kapsel enthält 200 mg), Loading Dose 35 mg/kg (Maximum 2,5 g), dann 15 mg/kg (Maximum 1g) 3-mal täglich für 10 Tage (Dosisreduktion erforderlich bei Kreatininclearance < 50 ml/min).

Häufigste *Nebenwirkungen* sind:
- hämolytische Anämie,
- Panzytopenie,
- Transaminasenanstiege,
- Exanthem,
- Pankreatitis,
- Übelkeit,
- Kopfschmerzen,
- Müdigkeit,
- Myalgie.

Merke

Eine Chemoprophylaxe ist auch indiziert bei unerwartet exponiertem Personal oder bei Angehörigen eines Pestkranken, verabreicht werden Tetrazykline oder Ciprofloxacin.

▶ **Krankentransporte.** Die Krankentransporte müssen in jedem Fall unter hygienisch einwandfreien Bedingungen durchgeführt werden (Kap. 63). Dabei werden dem Assistenzpersonal die Infektionsgefahren mitgeteilt, die Erkrankung muss jedoch nicht benannt werden. Für die Organisation der Krankentransporte werden 3 Zuordnungsgruppen gebildet. Die hochkontagiösen Erkrankungen bzw. auch nur der Verdacht auf das Vorliegen einer der Erkrankungen, die in Gruppe 3 genannt sind, erfordern spezielle infektionsprophylaktische Maßnahmen. Bei der Durchführung dieser Infektionstransporte sind

62.3.1 Geplanter Transport

> **Merke**
>
> Bei einem geplanten Transport, d. h., wenn bei der Anforderung des Transports der Verdacht auf eine hochkontagiöse Erkrankung besteht oder diese bereits gesichert diagnostiziert ist, muss ein speziell vorbereitetes und ausgerüstetes Infektfahrzeug zum Einsatz kommen (Infekt-RTW).

In diesem Fall ist der Transport durch das Gesundheitsamt bzw. einen vom Gesundheitsamt beauftragten Infektiologen zu veranlassen. Die notärztliche Begleitung des Transports ist nur bei medizinischer Notwendigkeit, die durch den Patienten bedingt ist, indiziert. Die Durchführung des Transports erfolgt unter der Maßgabe, möglichst wenig Personal, aber auch Material in Kontakt mit der infizierten Person zu bringen. Im Vorfeld des Transports werden schwer zugängliche Flächen des Rettungswagens, der mit einem wannenartig ausgegossenen Boden ausgestattet sein soll, mit Folien abgedeckt. Nicht benötigtes Material wird entfernt.

> **Praxistipp**
>
> Das Einsatzpersonal zieht Infektionsschutzanzüge, inkl. Handschuhe und Überschuhe an, sorgt für entsprechenden Augenschutz und hält Atemschutzmasken bereit, um einen ausreichenden Inkorporationsschutz sicherzustellen.

▶ **Ausrüstung.** Die Ausrüstung des Infektfahrzeugs beinhaltet darüber hinaus:
- Händedesinfektionsmittel,
- Schutzkleidung für den Patienten,
- geeignete Säcke für die kontaminierte Wäsche und (Einmal-)Kleidung,
- Abfallbehälter und den
- schriftlichen Hygiene- bzw. Desinfektionsleitfaden.

> **Merke**
>
> Luftrettungsmittel sind für den Transport kontaminierter Patienten aufgrund der Desinfektionsproblematik ungeeignet.

Spezialfahrzeuge

Einige Rettungsdienstträger halten Spezialfahrzeuge für den Transport von Patienten mit hochkontagiösen Erkrankungen vor. Diese Fahrzeuge sollten, wenn immer möglich, zum Einsatz kommen, auch wenn lediglich der Verdacht auf das Vorliegen einer solchen Erkrankung besteht. Zur Ausrüstung dieser Fahrzeuge gehört eine Anlage zur thermischen Desinfektion. Die Desinfektion der kontaminierten Abluft gewährleistet den Schutz Dritter außerhalb des Fahrzeugs vor Übertragung von Erregern.

▶ **Patientenraum.** Der Patientenraum ist nach außen hin vollständig abgedichtet. Es besteht auch kein Kontakt zur Fahrerzelle wie beim normalen Rettungswagen. Die Zugangstüren sind mit entsprechenden Dichtungen versehen. Die Fenster sind gasdicht ausgeführt. Durch die Anlage zur thermischen Desinfektion der Abluft wird im Betrieb permanent Luft aus dem Patientenraum abgesaugt, wodurch im Inneren ein leichter Unterdruck entsteht. Luft kann infolgedessen nur von außen nachströmen, kontaminierte Luft nicht aus dem Inneren des Fahrzeugkoffers entweichen.

Die abgesaugte Luft wird in die dieselbetriebene Verbrennungsanlage im Technikraum geleitet, wo sie über eine gewisse Zeit auf eine Temperatur von mehr als 160 °C erwärmt wird. Auf diese Weise werden enthaltene Keime abgetötet. Der Patientenraum verfügt über eine Fußbodenheizung, die die Abluft der thermischen Desinfektionsanlage über einen Wärmeaustauscher nutzt. Die Kühlung des Patientenraums wird bei Bedarf über eine Kühldecke ermöglicht.

▶ **Inneneinrichtung.** Die Inneneinrichtung ist spartanisch gehalten und besteht aus:
- 1 Tragetisch für genormte Rettungstragen,
- 2 Begleitersitze,
- 1 Schrank und
- 1 Arbeitstisch.

Die medizinische Ausrüstung beinhaltet lediglich einen Notfallkoffer und die entsprechende Schutzausrüstung für das Personal (▶ Abb. 62.2).

▶ **Transportmodus.** Die kontaminierten Personen werden von sonstigen Personen getrennt befördert. Transportfähige Patienten werden abgedeckt. Beim Verdacht auf das Vorliegen einer entsprechenden Erkrankung und ausreichendem Zustand des Patienten kann auch dieser eine Atemschutzmaske (FFP 2) tragen. Bei der Übergabe an die Klinik sollte der Patient so lange im Fahrzeug belassen werden, bis diese tatsächlich aufnahmebereit ist.

62.3.2 Notfalltransport

Ungleich problematischer ist das Vorgehen, wenn die Situation im Vorhinein unklar bzw. nicht bekannt ist, insbesondere dann, wenn der Patient zudem durch die Erkrankung selbst oder aus anderen Gründen vital bedroht ist und dringender Diagnostik und Behandlung bedarf.

62.3 Maßnahmen bei Verdacht auf eine hochkontagiöse Erkrankung

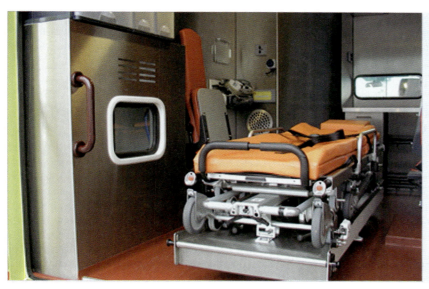

Abb. 62.2 Der Innenraum eines speziellen Fahrzeugs für den Transport von Patienten mit hochkontagiösen Erkrankungen (Infekt-RTW). Der Fußboden ist ausgegossen und an den Rändern hochgezogen. Der Patientenraum ist gegenüber der Fahrerzelle abgeschlossen. Dichtungen in den Türen gewähren einen gasdichten Verschluss des Patientenraums während des Transports.

Praxistipp
Ergibt sich auf der Anfahrt zumindest der Verdacht auf das Vorliegen einer entsprechenden Erkrankung, sollten
- die Einsatzkleidung geschlossen,
- Einmalhandschuhe angezogen und
- eine Atemschutzmaske getragen werden.

Nach dem Eintreffen an der Einsatzstelle sind, wenn erforderlich, vor direktem Kontakt mit dem Patienten weitere Maßnahmen für den Rettungsdienst unter Aspekten eines ausreichenden Kontaminations- und Inkorporationsschutzes festzulegen und durchzuführen.

Dies ist insbesondere auch mit Blick auf weitere erforderliche Kräfte notwendig.

Merke
Ergibt die Lageerkundung ausreichende Hinweise auf eine entsprechende Infektionserkrankung, muss frühzeitig Unterstützung durch das Gesundheitsamt angefordert werden.

▶ **Amtsarzt und Kompetenzzentrum.** Der Ansprechpartner des Gesundheitsamts wird in der Regel der Amtsarzt sein, zu dem der Kontakt über die Leitstellen des Rettungsdienstes hergestellt werden kann. Gegebenenfalls kann auch Hilfe beim zuständigen Kompetenzzentrum (s.u.) angefordert werden. Mit der dort vorhandenen fachlichen Expertise können über das reine „Case Management" hinaus auch Fragen im Vorfeld, z.B. im Zusammenhang mit der Plausibilität eines Krankheitsverdachts, geklärt werden. Wird der Verdacht bestätigt, dann findet der Transport des Patienten erst nach Indikationsstellung durch den Amtsarzt und nach Alarmierung des vorgesehenen Behandlungszentrums statt.

62.3.3 Auswahl des geeigneten Krankenhauses

▶ **Patient nicht vital bedroht.** Wenn ausreichend Zeit bleibt, der Patient also nicht vital bedroht ist, wird das Krankenhaus vom Gesundheitsamt ausgewählt. Dies wird in der Regel das nächste Kompetenzzentrum sein.

▶ **Patient vital bedroht.** Wenn der Patient vital bedroht ist, erfolgt die Auswahl des geeigneten Krankenhauses zunächst unter den üblichen notärztlichen Aspekten. Dabei müssen jedoch zwingend die erforderlichen Hygienemaßnahmen eingehalten werden. Die Auswahl der Zielklinik und die Durchführung des Transports werden mit dem Amtsarzt abgestimmt. Der Schutz des Personals und der Bevölkerung bleibt auch bei der Versorgung vital bedrohter Patienten vorrangig.

▶ **Aufgaben des Amtsarztes.** Dem Amtsarzt obliegt die Information der obersten Landesgesundheitsbehörde, die Isolation der Indexpatienten, die Anordnung von Quarantänemaßnahmen, das Management der Kontaktpersonen und die Prüfung der Schutzmaßnahmen für das Personal und die Umgebung.

Praxistipp
Bei der Auswahl der geeigneten Klinik ist zu berücksichtigen, dass aufgrund der Isolation des Patienten nicht nur die bildgebende Diagnostik, sondern auch die Durchführung von Laboruntersuchungen und die Bereitstellung von gekreuzten Erythrozytenkonzentraten logistisch erheblich erschwert sind, weil kontaminierte Blutproben nicht in den Routinelaboratorien der Kliniken bearbeitet werden dürfen.

Es kann deshalb hilfreich sein, auch den vital bedrohten Patienten nach Versorgung am Einsatzort unmittelbar in das Behandlungszentrum eines Kompetenzzentrums zu verlegen.

62.3.4 Kompetenzzentren

In diesen spezialisierten Behandlungszentren können die Patienten optimal behandelt werden, während gleichzeitig ein maximaler Schutz von Patienten und Personal vor nosokomialer Verbreitung der Infektionen besteht. Den Behandlungszentren ist jeweils eine spezialisierte Funktionseinheit des öffentlichen Gesundheitsdienstes an die Seite gestellt worden, die dem Gesundheitsschutz der Bevölkerung dient.

▶ **StAKoB.** In Deutschland sind mehrere derartige Behandlungszentren vorhanden. Sie sind Mitglieder der „Ständigen Arbeitsgemeinschaft der Kompetenz- und Behandlungszentren" (StAKoB; ▶ Tab. 62.2). Ihre Aufgaben bestehen in der Risiko- und Lagebeurteilung bei Verdachtsfällen hochkontagiöser Erkrankungen und dem Quarantäne- und Kontaktpersonenmanagement bei Verifizierung sowie in der Risikokommunikation mit anderen Behörden, den Medien und der Öffentlichkeit. Die Kompetenzzentren sind Teile eines konvergierend vernetzten Systems (Gesundheitsämter → oberste Landesbehörde → oberste Bundesbehörde, Robert-Koch-Institut), das dazu dient, zeitnah eine zentrale Zusammenfassung und Analyse von Daten sicherzustellen, um übertragbare Erkrankungen wirkungsvoll zu verhüten und zu bekämpfen. Diese neue Art der konvergierenden Datenerfassung ermöglicht auch ein Erkennen von Häufungen, die nicht auf ein enges räumliches Umfeld beschränkt sind.

62.3.5 Gesetzliche Grundlagen

Die gesetzlichen Grundlagen hierzu finden sich u. a. im Seuchenrechtsneuordnungsgesetz (SeuchRNeuG) und im Artikel 1 dieses Gesetzes, der als Artikelgesetz das Infektionsschutzgesetz (IfSG) beinhaltet. Der Hintergrund dieser gesetzlichen Neuordnung ist dabei nicht nur in der Sicherstellung einer adäquaten Behandlung lebensbedrohlich infizierter Patienten zu suchen, sondern insbesondere auch darin, planvolles und effizientes Agieren bei Freisetzung biologischer Agenzien in Betrieben oder bei Transportunfällen und letztlich auch im Zusammenhang mit bioterroristischen Anschlägen zu ermöglichen.

62.3.6 Anmeldung des Patienten und weitere Versorgung

> **Merke**
>
> Bei Verdacht auf Vorliegen einer hochkontagiösen Erkrankung wird der Patient in der Klinik vorangemeldet. Die Übergabe des Patienten an die Klinik erfolgt erst, wenn alle vorbereitenden Maßnahmen der Klinik abgeschlossen sind.

Die Kliniken müssen über einen Alarmplan verfügen, in dem das Vorgehen bei der Übernahme und der anschließenden Diagnostik und Behandlung festgelegt und beschrieben ist. Im Regelfall werden mit dem Patienten spezielle Räumlichkeiten außerhalb der regulären Notaufnahme aufgesucht. Diese Räumlichkeiten müssen vom übrigen Klinikbereich durch Schleusen getrennt sein und sollten über weitere spezielle Ausstattungsmerkmale verfügen, beispielsweise die Möglichkeiten, eine vorhandene Klimatisierung abstellen zu können, um eine Weiterverbreitung von Krankheitserregern durch kontaminierte Luft zu vermeiden. Im Alarmplan ist auch festgelegt, welcher Abteilung der Klinik die ärztliche und pflegerische Versorgung dieser Patienten obliegt.

> **Merke**
>
> Die Entscheidungen über das weitere Vorgehen – auch über eine Verlegung innerhalb der Klinik oder in eine externe Behandlungseinrichtung – werden in Absprache mit dem Gesundheitsamt gefällt.

Tab. 62.2 Kompetenz- und Behandlungszentren für Patienten mit hochkontagiösen Erkrankungen in Deutschland

Stadt	Adresse
Berlin	Universitätsklinikum Charité – Campus Virchow-Klinikum, Medizinische Klinik mit Schwerpunkt Infektiologie
Frankfurt am Main	Universitätsklinikum, Medizinische Klinik III, Zentrum für Innere Medizin
Hamburg	Bernhard-Nocht-Klinik für Tropenmedizin, Universitätsklinikum Eppendorf
Leipzig	Klinikum St. Georg, 2. Klinik für Innere Medizin
München	Städtisches Krankenhaus München-Schwabing, 1. Medizinische Abteilung
Berlin	Robert-Koch-Institut
Saarbrücken	Klinikum Saarbrücken, Medizinische Klinik I
Stuttgart	Robert-Bosch-Krankenhaus Stuttgart, Innere Medizin I
Würzburg	Missionsärztliche Klinik, Abteilung für Tropenmedizin

62.3.7 Einsatznachsorge

Nach dem Einsatz sind die Einsatzfahrzeuge und die Ausrüstung zu desinfizieren. Die Einsatzkleidung wird in dichte Foliensäcke verpackt und anschließend der Desinfektion zugeführt. Sämtlicher Abfall wird in speziellen, als Sondermüll gekennzeichneten Behältern entsorgt. Die entsprechenden Vorschriften sind in den Hygieneplänen und den Plänen für die Abfallentsorgung aufgeführt. Einzelheiten müssen ggf. mit dem Hygienebeauftragten und dem Abfallbeauftragten geklärt werden.

> **Merke**
>
> Das betroffene Personal wird einem ermächtigten Arzt vorgestellt, der bei Bedarf weitere Maßnahmen, z. B. die Durchführung einer Antibiotikaprophylaxe, veranlasst.

Dabei müssen alle beteiligten Kräfte erfasst werden. Die im Zusammenhang mit dem Einsatz erstellten Unterlagen müssen 30 Jahre aufbewahrt werden. Weitere Maßnahmen werden mit den zuständigen Behörden abgestimmt.

Kernaussagen

Erkrankungen

Als Notarzt sollte man bei unklaren internistischen Krankheitsbildern überlegen, ob evtl. eine ansteckende Infektionskrankheit vorliegen könnte.

Als Notarzt muss man damit rechnen, dass man in sehr seltenen Fällen auf einen Patienten mit viralem hämorrhagischem Fieber trifft und richtig reagieren muss.

Bei Verdacht auf das Vorliegen einer hochkontagiösen Erkrankung sollte Kontakt mit einer tropenmedizinischen Einrichtung oder mit dem zuständigen Gesundheitsamt aufgenommen werden.

Die wichtigsten importierten hochkontagiösen Erkrankungen sind Lassa-, Ebola- und hämorrhagisches Krim-Kongo-Fieber sowie die Lungenpest.

Verdacht auf bioterroristischen Angriff

Bei einem bioterroristischen Angriff ist v. a. mit Erregern von Pocken, Milzbrand, Pest, Tularämie sowie mit Filo- und Arenaviren zu rechnen. Die Erreger können als Aerosol verbreitet werden.

Maßnahmen bei Verdacht auf eine hochkontagiöse Erkrankung

Für den Transport dieser Patienten muss ein speziell vorbereitetes und ausgerüstetes Infektfahrzeug zum Einsatz kommen.

Die Durchführung des Transports erfolgt unter der Maßgabe, möglichst wenig Personal und Material in Kontakt zur infizierten Person zu bringen.

Es ist zwingend erforderlich, schon auf der Anfahrt einen ausreichenden Kontaminations- und Inkorporationsschutz festzulegen und durchzuführen.

Die Zielklinik für diese Patienten sollte im Regelfall ein spezialisiertes Behandlungszentrum eines der in Deutschland eingerichteten Kompetenzzentren sein.

Literatur

Weiterführende Literatur

[1] **Bausch** DG et al. Review of the literature and proposed guidelines for the use of oral rivavirin as postexposure prophylaxis for Lassa fever. Clin Inf Dis 2010; 51: 1435–1441
[2] **Beeching** NJ et al. Travellers and viral hemorrhagic fevers: what are the risks? Int J Antimicrob Agents 2010; 36(Suppl1): S26–35
[3] **Bossi** P et al. Bichat guidelines for the clinical management of haemorrhagic fever viruses and bioterrorism-related haemorrhagic fever viruses. Euro Surveill 2004; 9: 1–8
[4] **Breman** JG et al. Diagnosis and management of smallpox. N Engl J Med 2002; 346: 1300–1308
[5] **Brouqui** P et al. Infection control in the management of highly pathogenic infectious diseases: consensus of the European Network of Infectious Disease. Lancet Infect Dis 2009; 9: 301–311
[6] **Butler** T. Plague into the 21st century. Clin Infect Dis 2009; 49: 736–742
[7] **Centers** for Disease Control and Prevention (CDC). Facts about Pneumonic Plague. Im Internet: www.bt.cdc.gov/agent/plague/factsheet.asp; Stand: 15.07.2012
[8] **Centers** for Disease Control and Prevention (CDC). Informationen zu VHF. Im Internet: www.cdc.gov/ncidod/dvrd/spb/mnpages/disinfo.htm; Stand: 15.07.2012
[9] **Hartman** AL, Towner JS, Nichol ST. Ebola and Marburg hemorrhagic fever. Clin Lab Med 2010; 30: 161–177
[10] **Kerwat** K, Becker S, Wulf H, Densow D. Biologische Waffen. Dtsch Med Wochenschr 2010; 135: 1612–1616
[11] **Meltzer** E. Arboviruses and viral hemorrhagic fevers. Infect Dis Clin North Am 2012; 26: 479–496
[12] **Robert-Koch-Institut**. Informationen zu Krankheiten. Im Internet: www.rki.de/cln_011/nn_225576/DE/Content/InfAZ/InfAZ_node.html_nnn=true; Stand: 15.07.2012
[13] **WHO**. Beschreibungen der Erkrankungen. Im Internet: www.who.int/mediacentre/factsheets/en/; Stand: 15.07.2012
[14] **WHO**. Informationen zu Ausbrüchen von Pest. Im Internet: www.who.int/topics/plague/en/; Stand: 15.07.2012
[15] **WHO**. Informationen zu VHF-Ausbrüchen. Im Internet: www.who.int/topics/haemorrhagic_fevers_viral/en/; Stand: 15.07.2012
[16] **Woodrow** CJ et al. Early risk assessment for viral haemorrhagic fever: experience at the Hospital for Tropical Diseases, London, UK. J Infect 2007; 54: 6–11

63 Hygiene im Rettungsdienst

F.-A. Pitten, P. Sefrin

63.1 Verantwortlichkeit und rechtliche Grundlagen

Mitarbeiter im Rettungsdienst führen Tätigkeiten in unfallgefährdeten, zeitkritischen Situationen durch, die mit einer möglichen Infektionsgefährdung verbunden sind. Zu ihrem Schutz sind die rechtlichen Bestimmungen zu beachten.

▶ **Infektionsschutzgesetz.** Auch das Infektionsschutzgesetz (IfSG) hat einen Bezug zum Rettungsdienst und Krankentransport, da sein Ziel darin besteht (§ 1 Abs. 1), „übertragbaren Krankheiten bei Menschen vorzubeugen, Infektionen frühzeitig zu erkennen und ihre Weiterverbreitung zu verhindern". Im § 23(2) IfSG ist geregelt, dass beim Robert-Koch-Institut (RKI) die „Kommission für Krankenhaushygiene und Infektionsprävention (KRINO)" eingerichtet wird, die Empfehlungen zur Prävention nosokomialer Infektionen und zu betrieblich-organisatorischen und baulich-funktionellen Maßnahmen der Hygiene in Krankenhäusern und anderen medizinischen Einrichtungen herausgibt.

In den „Anforderungen der Hygiene im Krankentransport einschließlich Rettungstransport in Krankenkraftwagen" als Anlage zur Ziffer 4.5.3 der „Richtlinie für die Erkennung, Verhütung und Bekämpfung von Krankenhausinfektion" (Bundesgesundheitsblatt 1998; www.rki.de) des Robert-Koch-Instituts wird gefordert, dass im Rettungsdienst ausreichende Vorsorge zu treffen ist, um Infektionen zu verhüten. Es wird festgestellt, dass für den hygienischen Zustand des Krankenkraftwagens die jeweilige Transportorganisation verantwortlich ist; stellvertretend haftet der Kraftfahrer.

Die Auswirkung des IfSG betreffen im Bereich des Rettungsdienstes weniger die neu geregelten Erfassungs- und Meldewege, da es hierzu ausdrücklich im § 8 Abs. 2/Satz 1 IfSG heißt: „Die Meldepflicht besteht nicht für Personen des Not- und Rettungsdienstes, wenn der Patient unverzüglich in eine ärztlich geleitete Einrichtung gebracht wird."

▶ **Biostoffverordnung.** Nach § 2 Abs. 5 der Biostoffverordnung (BioStoffV) fallen Tätigkeiten im Bereich des Gesundheitswesens, insbesondere im Zusammenhang mit Rettungsdienst und Krankentransport, unter die „nicht gezielten Tätigkeiten", da gewöhnlich nicht bekannt ist, ob der Patient mit Krankheitserregern infiziert oder besiedelt ist und, falls dies der Fall sein sollte, um welche Erkrankungen es sich handelt.

▶ **Hygieneplan.** Zum Schutz vor Infektionen und anderen Gesundheitsschäden für das Personal im Rettungsdienst wird ein Hygieneplan erstellt, der den Forderungen der BGV A1 (Unfallverhütungsvorschrift – Grundsätze der Prävention, Januar 2004) und der BGR/TRBA 250 (Biologische Arbeitsstoffe im Gesundheitswesen und in der Wohlfahrtspflege, Stand 2008[1]) Rechnung trägt.

Gemäß BGR/TRBA 250/Abs. 7 hat der Unternehmer für den Rettungsdienst bei entsprechender Infektionsgefährdung Maßnahmen zur Desinfektion, Reinigung und Sterilisation sowie zur Ver- und Entsorgung schriftlich festzulegen (Hygieneplan) und ihre Durchführung zu überwachen. Darüber hinaus wird die Notwendigkeit der Immunisierung des gefährdeten Personals betont.

Das Rettungspersonal ist bei der Fort- und Weiterbildung in den Hygieneplan einzuweisen und mit den einzelnen hygienischen Maßnahmen – auch durch praktische Übungen – vertraut zu machen. Zur Sicherstellung eines ordnungsgemäßen Rettungsdienstbetriebs gehört, dass die Anforderungen der Hygiene erfüllt sind und das Personal aus- bzw. fortgebildet ist. Insbesondere der korrekte Umgang mit der persönlichen Schutzausrüstung (PSA) ist dem Personal durch den Arbeitgeber in geeigneten Schulungen zu erläutern (§ 3 PSA-Benutzungsverordnung).

▶ **Medizinprodukte.** Die Medizinprodukte-Betreiberverordnung (MPBetreibV) legt im § 4 fest, dass die Reinigung, Desinfektion und Sterilisation von Medizinprodukten nur mit geeigneten, validierten Verfahren (nach Angaben des Herstellers) durchgeführt werden dürfen (Abs. 2). Der Betreiber darf nur Personen mit der Instandhaltung von Medizinprodukten beauftragen, die Sachkenntnis, Voraussetzungen und erforderliche Mittel zur ordnungsgemäßen Ausführung besitzen (Abs. 1). Seitens der Hersteller der eingesetzten Medizinprodukte sind präzise Informationen zur Aufbereitung gemäß DIN EN ISO 17664 zur Verfügung zu stellen. Detaillierte Empfehlungen, insbesondere zum Qualitätsmanagement und zur Risikobewertung von Medizinprodukten, werden von der RKI-Kommission für Krankenhaushygiene und Infektionsprävention veröffentlicht (RKI 2001[2]).

63.2 Aus- und Weiterbildung

In der Anlage 4.5.3 der „Richtlinie zur Erkennung, Verhütung und Bekämpfung von Krankenhausinfektionen" wird festgelegt, dass für Rettungspersonal („Krankenwagenkraftfahrer und ihre Begleiter") eine Schulung und regelmäßige Nachschulungen in Grundfragen der Infektionsprophylaxe durchgeführt werden müssen. In sinngemäßer Anwendung von § 35 IfSG (Belehrung von Personen, die in Gemeinschaftseinrichtungen tätig sind) ist das Rettungspersonal vor Aufnahme seiner Tätigkeit über die gesundheitlichen Anforderungen und Mitwirkungspflichten zu belehren. Das Personal ist verpflichtet, unverzüglich mitzuteilen, wenn einer der in § 34 Abs. 1, 2 oder 3 IfSG genannten Tatbestände eingetreten ist. Entsprechend der BGR-TRBA 250 Abs. 5.2 sind diese Belehrungen mindestens einmal pro Jahr mündlich durchzuführen und durch Unterschrift des Unterwiesenen zu bestätigen. Dies trifft auch auf Personen zu, die sich in Ausbildung befinden.

63.3 Schutzimpfungen

Um Rettungspersonal vor arbeitsbedingten Infektionen zu schützen, sollten diese gegenüber den relevanten impfpräventablen Erkrankungen geschützt sein. Schutzimpfungen stellen die effektivste Präventivmaßnahme zur Infektionsverhütung dar. Sie dienen dem Schutz des Personals, in einigen Fällen auch dem Schutz der transportierten und behandelten Patienten. Seitens der Ständigen Impfkommission am Robert-Koch-Institut (STIKO) werden Impfungen (z.B. Hepatitis A und B, Tetanus, Masern, Mumps, Poliomyelitis, Influenza) empfohlen (RKI 2010[3]).

Bei der Hepatitis-B-Impfung ist zu berücksichtigen, dass bei allen im Gesundheitsdienst Beschäftigten der Impferfolg nach Erstimmunisierung serologisch kontrolliert werden muss; dies gilt auch für Auszubildende, Studenten oder Reinigungspersonal im Rettungsdienst.

Auch die Impfung gegen die jeweilige saisonale Influenza-Virusgrippe wird nachdrücklich für den Rettungsdienst empfohlen. Hierbei handelt es sich nicht nur um eine Maßnahme des Personalschutzes, sondern auch des direkten Patientenschutzes: vielfach wird übersehen, dass der frisch an Influenza-Virusgrippe Erkrankte bereits in der Inkubationszeit das Virus weitergeben und so andere Patienten und insbesondere Kollegen gefährden kann.

63.4 Standardhygienemaßnahmen

Unter Standardhygienemaßnahmen sind Maßnahmen zu verstehen, die bei allen Patienten unabhängig von einer vermuteten oder bekannten Infektionskrankheit angewendet werden. Diese Maßnahmen kommen zum Einsatz bei Patienten ohne Anhalt auf eine Infektionserkrankung und bei Infektionspatienten, deren Erreger während des Transports üblicherweise nicht übertragen werden (z.B. HIV-positive Patienten ohne Krankheitszeichen, geschlossene Lungentuberkulose).

Die Standardmaßnahmen umfassen folgende Punkte:
- Hygienische Händedesinfektion nach möglichem Erregerkontakt und zwischen Patientenkontakten, auch nach Ablegen von Handschuhen, wobei ausschließlich alkoholische Händedesinfektionsmittel, die entsprechend den Vorgaben der Desinfektionsmittelkommission des Verbunds für angewandte Hygiene (VAH) geprüft wurden (ehemalige DGHM-Desinfektionsmittelliste), verwendet werden sollten.
- Puderfreie und proteinarme Handschuhe nach EN 455 bei Kontakt mit erregerhaltigem Material; bei der Auswahl der Handschuhe ist zu bedenken, dass für den Rettungsdienst besonders reißfeste Handschuhe erforderlich sind.
- Bei Auftreten von Blutspritzern und Aerosolen Benutzung von Mund- und Nasenschutz, Schutzbrille und Schutzkittel.
- Schutz vor Stich- und Schnittverletzungen durch sicheren Umgang (Schulung) und Verwendung von stichfesten Entsorgungsbehälter; unter keinen Umständen Zurückstecken der Injektionsnadel oder Kanüle in die Schutzkappe („*Recapping*").
- Routinemäßige Flächendesinfektion, sofortige Reinigung und Desinfektion von sichtbaren Kontaminationen.
- Sichere Lagerung von Instrumenten, Textilien und Abfällen vor Entsorgung.
- Sichere Lagerung von Fäzes, Urin und Erbrochenem vor Entsorgung über die Kanalisation.

63.5 Hygienemaßnahmen bei Infektionstransporten

Grundsätzlich müssen dem Rettungs- und Krankentransportpersonal Infektionsgefahren (ohne Nennung der Erkrankung) mitgeteilt werden, so weit diese bekannt sind. Aus infektionsprophylaktischen Gründen empfiehlt es sich, alle Krankentransporte durch den Arzt, der den Transport veranlasst, einer der nachfolgenden Gruppen (gemäß Anlage zur Ziffer 4.5.3 „Richtlinie für Erkennung, Verhütung und Bekämpfung von Krankenhausinfektionen") zuzuordnen.

▶ **Einteilung.** Es werden 3 Patientengruppen unterschieden:
- Gruppe 1: Patienten, bei denen kein Anhalt für das Vorliegen einer Infektionsgefahr besteht.
- Gruppe 2: Patienten, bei denen zwar eine Infektion besteht oder bekannt ist, die jedoch nicht durch die beim Transport üblichen Kontakte übertragen werden (wie z.B. Patienten mit Virushepatitis, HIV-positive Patienten ohne klinische Zeichen von AIDS, Patienten mit geschlossener Lungentuberkulose).
- Gruppe 3: Patienten, bei denen die Diagnose ätiologisch gesichert ist oder der begründete Verdacht besteht, an einer kontagiösen und gefährlichen Infektionskrank-

heit zu leiden (Cholera, Diphtherie, hämorrhagisches Fieber, Meningoenzephalitis, Milzbrandsepsis, Poliomyelitis, Q-Fieber, SARS, Tollwut, offene Tuberkulose, Typhus, Windpocken). Hierbei sind virale hämorrhagische Erkrankungen, Lungenpest und Infektionskrankheiten im Zusammenhang mit bioterroristischen Angriffen gesondert zu betrachten.

▶ **Transport Gruppe 1 und 2.** Beim Transport der Patienten der Gruppe 1 und 2 sind die Standardhygienemaßnahmen zu beachten. Die Unterscheidung zwischen Patienten der Gruppe 1 und 2 ist nur für Zwischenfälle während des Transports (Reanimation, Verkehrsunfall o. Ä.) relevant.

▶ **Transport Gruppe 3.** Beim Transport von Patienten der Gruppe 3 (= Infektionstransport) gelten die spezifischen Maßnahmen nach Ziffer 5.1.3 der RKI-Richtlinie für Krankenhaushygiene und Infektionsprävention. Rasche und zudem hoch aktuelle Informationen zu einem einzelnen Krankheitserreger und den erforderlichen Schutzmaßnahmen können über die Homepage des RKI (www.rki.de) unter der Rubrik „Infektionskrankheiten A–Z" abgerufen werden.

63.5.1 Durchführung eines Infektionstransports

▶ **Maßnahmen hinsichtlich des Personals.** Zum Transport von Infektionskranken werden je nach Zustand des Patienten Krankenwagen oder ein Rettungswagen eingesetzt. Für hoch infektiöse Patienten stehen an einigen Standorten gesonderte Infektionstransportfahrzeuge zur Verfügung. Praktikanten, Hospitanten und nicht zwingend erforderliche („Dritte") Besatzungsmitglieder nehmen an der Durchführung von Infektionstransporten nicht teil. Handelt es sich um eine impfpräventable Erkrankung der Gruppe 3 (Diphtherie, Poliomyelitis, Windpocken s. o.), wird ausschließlich immunisiertes Personal eingesetzt.

▶ **Infektionsschutzausrüstungen.** Vor Beginn des Transports wird überprüft, ob alle ggf. benötigten Infektionsschutzausrüstungen in ausreichender Zahl vorhanden sind und ob ausreichende Informationen zur Art der Erkrankung sowie zur Durchführung von Präventivmaßnahmen vorliegen. Auf jedem Rettungsdienst- bzw. Krankentransportfahrzeug müssen mindestens 3 Infektionsschutzsets und möglichst 3 Ergänzungssets vorhanden sein. Die Infektionsschutzsets bestehen aus:
- Schutzhandschuhen,
- Mund-Nasen-Schutz, Schutzbrille,
- partikeldichtem Einwegoverall und
- Einwegüberstiefeln.

Bei offener Lungentuberkulose empfiehlt die Kommission für Krankenhygiene und Infektionsprävention (KRINKO) beim RKI, dass das Tragen eines mehrlagigen Mund-Nasen-Schutzes (z. B. OP-Mund-Nasen-Schutz) für den Patienten angemessen und ausreichend ist, um die Abgabe von Tröpfchen in die Umgebung zu reduzieren.

▶ **Hoch kontagiöse Patienten.** Bei hoch kontagiösen Erkrankungen wird auf die Alarmpläne des öffentlichen Gesundheitsdienstes verwiesen. Nach Erreichen der Einsatzstelle ist die Schutzkleidung anzulegen (Mund-Nasen-Schutz, Einmalhandschuhe, Einmaloverall und Schutzschuhe). Nach Verbringung des Patienten in das Fahrzeug legt der Fahrer seine Schutzkleidung ab (Innenseite nach außen) und belässt diese im Patientenraum (am besten gleich in den entsprechenden Säcken). Die Frage, welche Qualität der Mund-Nasen-Schutz in welcher Situation haben muss, wird seit Längerem kontrovers diskutiert.

> **Merke**
>
> Einigkeit besteht darin, dass im Umgang mit MRSA-Patienten eine chirurgische Operationsmaske vollkommen ausreicht, da es hier weniger darum geht, das Einatmen von Staphylokokken zu verhindern, als vielmehr darum, durch Handkontakt von kontaminierten Flächen zur Nase eine Besiedlung des Vestibulum nasi herbeizuführen.

Ist ein Patient mit offener Tuberkulose mit einem mehrlagigen Mund-Nasen-Schutz versorgt, ist ebenfalls eine Operationsmaske als hinreichend anzusehen. Muss ein solcher Patient allerdings intubiert, extubiert oder reanimiert werden (Absaugen!), so ist in jedem Fall ein Mund-Nasen-Schutz mit einer höheren Qualität erforderlich. Sinnvollerweise kommen hier Gesichtsmasken der Kategorie FFP 2 zum Einsatz. Bei hoch kontagiösen Erkrankungen kann auch eine Maske der Kategorie FFP 3 erforderlich sein.

▶ **Maßnahmen nach dem Transport.** Nach dem Transport wird die kontaminierte Wäsche in fest verschlossenem (gelbem) Sack der Schmutzwäsche zur Wäscheaufbereitung oder Abfallentsorgung zugeführt. Das Fahrzeug ist gemäß dem lokalen Hygieneplan zu desinfizieren. Hierbei sind Desinfektionsmittel, die vom Verbund für angewandte Hygiene (VAH) für prophylaktische Desinfektionsmaßnahmen gelistet wurden, zu verwenden. Bei der behördlich angeordneten Desinfektion ist die Verwendung der vom RKI gelisteten Desinfektionsmittel erforderlich.

63.6 Hygienische Händedesinfektion

> **Merke**
>
> Die hygienische Händedesinfektion ist die wichtigste Maßnahme zur Prävention nosokomialer Infektionen. Sie verhindert die Kontamination bzw. Infektion des Personals nach passagerem Kontakt mit Erregern, die durch Schmierinfektion übertragen werden können. Sie ist auch durchzuführen, wenn Handschuhe abgelegt werden, da Handschuhe keinen absoluten Schutz vor erregerhaltigem Material bieten können und die Hände häufig beim Ablegen der Handschuhe kontaminiert werden.

Die hygienische Händedesinfektion ist mit alkoholischen Einreibepräparaten, die in einem fest installierten Desinfektionsmittelspender vorgehalten werden, auszuführen. Die korrekte Anwendung ist durch entsprechende Einweisungen und praktische Übungen sicherzustellen.

Bei mutmaßlichem Kontakt mit unbehüllten Viren (insbesondere bei Durchfallerkrankungen durch Rota- oder Noroviren sowie der epidemischen Bindehautentzündung durch Adenoviren) sind viruswirksame Mittel bzw. Mittel, deren spezifische Wirksamkeit gegen das betreffende Virus seitens der Hersteller ausgelobt wird, einzusetzen. Bei besonderen Indikationen ist auf eine verlängerte Einwirkzeit, bei behördlich angeordneten Desinfektionen auf die Verwendung von Präparaten aus der RKI-Liste, zu achten.

Von der Installation von Handwaschplätzen in Krankentransport- oder Rettungswagen wird abgeraten, da das Wasser in den Tanks der Fahrzeuge häufig mit potenziell pathogenen Mikroorganismen kontaminiert ist. Um dennoch eine Reinigung der Hände nach erfolgter Kontamination zu ermöglichen, sollte das hierfür benötigte Wasser in Einweggebinden vorgehalten werden. Es wird empfohlen, die Abfallentsorgung schriftlich zu regeln und mit dem zuständigen kommunalen Abfallentsorgungsunternehmen abzustimmen.

63.7 Hygienepraxis im Rettungsdienst

63.7.1 Instrumente

Gemäß TRBA 250 Punkt 4.2.4 sind für Tätigkeiten im Rettungsdienst und in der Notfallaufnahme sichere Arbeitsgeräte einzusetzen, bei denen keine oder nur eine geringere Gefahr von Stich- und Schnittverletzungen besteht.

> **Praxistipp**
>
> In der Praxis bedeutet dies, dass beispielsweise Venenverweilkanülensysteme eingesetzt werden müssen, deren Edelstahlnadel nach Zurückziehen aus der Vene automatisch verschlossen wird und somit eine Verletzung verhindert.

Medizinprodukte zur endotrachealen Intubation werden nach Gebrauch vorzugsweise maschinell aufbereitet (Reinigung, Desinfektion). Bei allen Medizinprodukten sind die Herstellerangaben zur Wiederaufbereitung zu beachten. Sekretbehälter sollten nach Gebrauch durchgespült und anschließend maschinell wieder aufbereitet werden. Alternativ können auch Einwegsekretbeutel verwendet werden. Für alle Medizinprodukte, die manuell aufbereitet werden, muss in einer schriftlichen Anweisung die Aufbereitung spezifiziert werden. Die mit diesen Aufgaben betrauten Personen müssen entsprechend eingewiesen und weitergebildet werden.

EKG-Geräte, Defibrillationen, Blutdruckmessgerät, Pulsoxymeter, Perfusor und Transportinkubator sind wöchentlich nach Herstellerangaben oder nach Kontamination einer Wischdesinfektion zu unterziehen.

63.7.2 Textilien

Dienstkleidung und Rettungsdienstjacken werden täglich oder bei Kontamination desinfizierend in einer Wäscherei gereinigt. Laken werden täglich oder bei Kontamination, Wolldecken oder Kopfkissen werden wöchentlich oder bei Kontamination desinfizierend in einer Wäscherei gereinigt.

63.7.3 Flächen

Flächen werden in Abhängigkeit von Infektionstransporten nach Kontamination desinfizierend gereinigt. Ansonsten werden alle Kontaktflächen im Innenraum täglich desinfizierend gereinigt. Als Desinfektionsmittel sollten Produkten, die sowohl in der Desinfektionsmittelliste des VAH, als auch in der RKI-Liste aufgeführt sind, der Vorzug gegeben werden.

> **Merke**
>
> Bei der Auswahl von Desinfektionsmitteln ist u. a. zu berücksichtigen, dass für die Desinfektion stark verschmutzter Flächen (z. B. Blut, Erbrochenes, Sekrete) Desinfektionsmittel zur Anwendung kommen sollten, die in der Desinfektionsmittelliste des VAH unter der Bedingung einer „hohen organischen Belastung" geprüft und für wirksam befunden wurden.

Für den Fall, dass Flächen möglicherweise mit TB-Erregern kontaminiert wurden, sind Desinfektionsmittel, deren tuberkulozide Wirksamkeit belegt ist, anzuwenden. Kleinere Flächen (Türgriff, RR-Manschette, Stethoskop usw.) können auch mit VAH-zertifizierten alkoholischen Desinfektionsmitteln behandelt werden. Sonstige Flächen werden bei Ausbleiben einer Kontamination mit infektiösem Material wöchentlich gereinigt. Dies gilt auch für den Fußboden. Nach jedem Einsatz sollte die Patiententrage desinfizierend gereinigt werden. Kontaktflächen des Fahrerraums sind nach jedem Infektionstransport bzw. nach Kontamination desinfizierend zu reinigen.

Aufgrund der guten Anwendbarkeit werden zunehmend vorgetränkte Tuchsysteme zur Flächendesinfektion verwendet. Bei der Auswahl dieser Systeme muss berücksichtigt werden, dass nicht jedes Tuch mit jedem Desinfektionsmittel kombiniert werden kann. Daher ist für das jeweilige System (d. h. Tuch + Desinfektionsmittel) ein Wirksamkeitsnachweis zu fordern. In der Regel können die Desinfektionsmittelhersteller diesbezügliche Angaben vorlegen.

> **Praxistipp**
>
> Bei der Verwendung vorgetränkter Tuchsysteme ist insbesondere die Anwendungsdauer strikt zu beachten. Von großer Bedeutung kann dies sein, wenn die Behältnisse im Rettungswagen höheren Temperaturen ausgesetzt sind und möglicherweise nicht dicht verschlossen waren. Unter diesen Anwendungsbedingungen kann es zu einem signifikanten Wirkungsverlust des eingesetzten Desinfektionsmittels kommen.

63.8 Ver- und Entsorgung, Abfallentsorgung

Bei der Organisation der Abfallentsorgung ist die aktuelle Richtlinie über die ordnungsgemäße Entsorgung von Abfällen aus Einrichtungen des Gesundheitsdienstes der Länderarbeitsgemeinschaft Abfall (LAGA) zu berücksichtigen. Im Einzelnen werden folgende Abfallarten und Entsorgungsanforderungen (Abfallschlüssel AS) unterschieden (Richtlinie über die ordnungsgemäße Entsorgung von Abfällen aus Einrichtungen des Gesundheitsdienstes):

- AS 180101 – „Spitze oder scharfe Gegenstände" (Skalpell, Kanülen, Spritzen):
  - Vorgehen: Sammlung in stich- und bruchfesten Behältnissen – keine Sortierung.
- AS 180102 – „Körperteile und Organe einschließlich Blutbeutel und Blutkonserven":
  - Vorgehen: Sammlung in sorgfältig verschlossenen Einwegbehältnissen, gesonderte Beseitigung in zugelassener Verbrennungsanlage; einzelne Blutbeutel können unter Beachtung der kommunalen Abwasserordnung in die Kanalisation entleert werden.
- AS 180103 – „Abfälle, an deren Sammlung und Entsorgung aus infektionspräventiver Sicht besondere Anforderungen gestellt werden" (Abfälle mit erregerhaltigem Blutsekret oder -exkret, Blutabfälle, die mit meldepflichtigen Erregern behaftet sind; die LAGA zählt hierzu auch blutgefüllte Gefäße oder blutgetränkten Abfall von Patienten mit AIDS / HIV und Virushepatitis. Ausdrücklich nicht gemeint sind kontaminierte, aber nicht-tropfende Abfälle wie Wundverbände oder Kompressen von Patienten mit AIDS / HIV und Virushepatitis):
  - Vorgehen: am Abfallort verpacken, in reißfeste, feuchtigkeitsbeständige und dichte Behältnisse, Sammlung in sorgfältig verschlossenen Einwegbehältnissen zur Verbrennung oder Desinfektion, kein Sortieren oder Komprimieren.
- AS 180104 – „Abfälle, an deren Sammlung und Entsorgung aus infektionspräventiver Sicht keine gesonderten Anforderungen gestellt werden" (Wundverbände, Gipsverbände, Einwegkleidung usw.):
  - Vorgehen: Sammlung in reißfesten, flüssigkeitsbeständigen und dichten Behältnissen, Transport nur in sorgfältig verschlossenen Behältnissen, kein Umfüllen oder Sortieren.

> **Merke**
>
> Es wird empfohlen, die Abfallentsorgung in einer schriftlichen Dienstanweisung festzulegen und mit dem kommunalen Abfallentsorgungsunternehmen abzustimmen.

Kernaussagen

Verantwortlichkeit und rechtliche Grundlagen
Die rechtlichen Grundlagen für die Hygiene im Rettungsdienst finden sich u. a. im Infektionsschutzgesetz, der Biostoffverordnung und der Medizinprodukte-Betreiberverordnung.

Für das Personal im Rettungsdienst ist verpflichtend ein Hygieneplan zu erstellen und eine Schulung sowie eine regelmäßige Nachschulung in Grundfragen der Infektionsprophylaxe durchzuführen.

Aus- und Weiterbildung
Für Rettungspersonal („Krankenwagenkraftfahrer und ihre Begleiter") müssen Schulungen und regelmäßige Nachschulungen in Grundfragen der Infektionsprophylaxe durchgeführt werden.

Schutzimpfungen
Zum Schutz des Personals werden von der Impfkommission des RKI Impfungen empfohlen.

Standardhygienemaßnahmen
Für die Sicherheit der Patienten und des Personals sind Standardhygienemaßnahmen erforderlich.

Hygienemaßnahmen bei Infektionstransporten
Bei bekannten Infektionsgefahren sind spezielle Maßnahmen zu ergreifen und Besonderheiten bei einem Infektionstransport zu beachten.

Hygienische Händedesinfektion
Die hygienische Händedesinfektion ist die wichtigste Maßnahme zur Prävention nosokomialer Infektionen.

Hygienepraxis im Rettungsdienst
Besondere Hygienemaßnahmen betreffen im Rettungsdienst verwendete Instrumente, Textilien und Flächen in den Fahrzeugen.

Ver- und Entsorgung, Abfallentsorgung
Für die Entsorgung ist die Richtlinie über die ordnungsgemäße Entsorgung der Länderarbeitsgemeinschaft Abfall zu berücksichtigen.

Literatur

Referenzen
[1] **Bundesamt für Arbeitsschutz und Arbeitsmedizin.** Biologische Arbeitsstoffe im Gesundheitswesen und in der Wohlfahrtspflege TRBA 250. Im Internet: http://www.bama.de/m_15116/de/Themen von A-Z/Biologische-Arbeitsstoffe/TRBA/pdf/TRBA-250.pdf; Stand: 15.05.2012
[2] **Robert-Koch-Institut.** Kommission für Krankenhaushygiene und Infektionsprävention beim RKI. Anforderungen an die Hygiene bei der Aufbereitung von Medizinprodukten. Bundesgesundheitsbl 2001; 44: 1115–1126
[3] **Robert-Koch-Institut.** Empfehlungen der Ständigen Impfkommission (STIKO) am RKI, Juli 2010. Epidemiologisches Bulletin 2010; 30. Im Internet: http:/www.rki.de/; Stand: 15.05.2012

Weiterführende Literatur
[4] **Ländergemeinschaft Abfall.** 18. Mitteilungen. 2. Aufl. Januar 2002
[5] **Robert-Koch-Institut.** Aktuelle Empfehlungen der STIKO. Epidemiologisches Bulletin 2006; 30: 235–254
[6] **Wysnewski** M, Mielke M. Prävention der nosokomialen Übertragung der Tuberkulose. Hygmed 2006; 31: 84–92

64 Dokumentation und Qualitätsmanagement

M. Fischer, H. M. Messelken

64.1 Dokumentation im Rettungsdienst

Der Notarzt- und Rettungsdienst dient der Daseinsfürsorge und stellt heutzutage weit mehr als einen Krankentransportdienst dar.

> **Merke**
>
> Die wichtigste Aufgabe des Rettungsdienstes ist eine qualifizierte notfallmedizinische Versorgung und Betreuung von akut erkrankten oder verletzten Personen während der Notfallrettung und auf dem Transport.

Rettungs- und Notarztdienst sind medizinische Dienstleistungen, die in der Bundesrepublik Deutschland zu einer eigenständigen medizinischen Entität geworden sind. Diese Entwicklung spiegelt sich u.a. in der Musterweiterbildungsordnung der Bundesärztekammer (www.bundesaerztekammer.de) wider, welche die Inhalte der Zusatzweiterbildung Notfallmedizin definiert. Ebenso hat die Etablierung eines medizinisch verantwortlichen Arztes für den Rettungsdienst diese Entwicklung unterstützt. Schon 1994 hat die Bundesärztekammer eine klare Empfehlung zur Etablierung eines „Ärztlichen Leiters Rettungsdienst" ausgesprochen (www.bundesaerztekammer.de), die inzwischen in einigen Bundesländern per Erlass oder per Landesrettungsdienstgesetz umgesetzt wurde. Entsprechend diesen Ausführungen ist es nur verständlich, dass es eine Dokumentationspflicht nicht nur für den Notarzt, sondern auch für nichtärztliche Mitarbeiter im Rettungsdienst gibt.

64.1.1 Dokumentationspflicht und Ziele der Dokumentation

▶ **Grundlagen der Dokumentationspflicht.** Die Dokumentationspflicht des Arztes und Notarztes ergibt sich u.a. aus dem ärztlichen Standesrecht (vgl. § 10 der Musterberufsordnung), den Heilberufe-Kammergesetzen, im vertragsärztlichen Bereich aus den Bundesmantelverträgen für Ärzte und Zahnärzte und entsprechend der privatärztlichen Gebührenordnungen (GOÄ/GOZ). Darüber hinaus bewertet der Bundesgerichtshof die Dokumentationspflicht als vertraglich und deliktisch begründete Pflicht des Arztes zur Aufzeichnung des Behandlungsgeschehens und bezeichnet sie als unverzichtbare Grundlage für die Sicherheit des Patienten in der Behandlung. Weitere Gesetze verpflichten Notarzt- und Rettungsdienst unmittelbar zur Dokumentation und beschreiben die Art und Weise, wie der Untersuchungsbefund schriftlich festzuhalten ist.

▶ **Zweck der Dokumentation.** Die Dokumentation sollte immer die für Diagnostik und Therapie wichtigen medizinischen Fakten in einer für den Fachmann hinreichend klaren Form darstellen. Die Dokumentation dient der Therapiesicherung und der Rechenschaftspflicht, sie soll das Persönlichkeitsrecht des Patienten wahren. Der Patient hat ein Recht, die Dokumente einzusehen.

Kommt es zu einer Schadensersatzklage eines Patienten gegen die Behandelnden, so hat der Patient – entsprechend der regelmäßigen Beweisverteilung –
- den Schaden,
- den Behandlungsfehler und
- den Kausalzusammenhang zwischen diesem Fehler und dem Schaden

zu beweisen.

▶ **Verletzung der Dokumentationspflicht.** Dokumentationspflichtverletzungen können aber eine Beweiserleichterung bis hin zur Beweislastumkehr zugunsten des Patienten zur Folge haben. Im Einzelfall kann sogar zulasten der Behandelnden vermutet werden, dass nicht dokumentierte Maßnahmen auch nicht erbracht und vorgenommen wurden.

> **Merke**
>
> So ergibt sich für die ärztliche Praxis die klare Empfehlung, Aufklärung, Diagnose und Behandlung sorgfältig und vollständig zu dokumentieren; möglichst entsprechend medizinischer Standards vorzugehen und bei Abweichungen entsprechende Begründungen zu dokumentieren.

▶ **Dokumentationsverpflichtung für den Notarzt.** Die für den Arzt im Allgemeinen dargestellten Verpflichtungen zur Dokumentation sind ebenso auf die notärztliche Tätigkeit zu übertragen. Die Dokumentation sollte zeitnah zur Behandlung durchgeführt und spätestens mit Übergabe des Patienten an die weiterversorgende Einrichtung vervollständigt und abgeschlossen werden. Dies dient nicht nur der Dokumentationspflicht im Rechtssinn, sondern ist die Grundvoraussetzung für eine gezielte Weiterversorgung von Notfallpatienten in der Klinik.

▶ **Dokumentationsverpflichtung für nichtärztliche Mitarbeiter im Rettungsdienst.** Für die im Rettungsdienst tätigen nicht ärztlichen Mitarbeiter ergibt sich die Pflicht zur Dokumentation aus entsprechenden Paragraphen der Landesrettungsdienstgesetze, Vorschriften zur Abrechnung, den Empfehlungen zur Notkompetenz und den medikolegalen Überlegungen zu jedweder medizinischen Handlung.

▶ **Dokumentationspflicht in Rettungsdienstgesetzen.** In manchen Rettungsdienstgesetzen – hier Bayern (www.gesetze-bayern.de) – sind die Pflichten zur Dokumentation klar geregelt:

„Art. 46 *(Bayerisches Rettungsdienstgesetz (BayRDG) vom 22. Juli 2008)*

Dokumentation
(1) Das im Rettungsdienst mitwirkende ärztliche und nichtärztliche Personal ist verpflichtet, Einsätze und die dabei getroffenen aufgabenbezogenen Feststellungen und Maßnahmen zu dokumentieren. Art. 18 Abs. 1 Nr. 3 des Gesetzes über die Berufsausübung, die Berufsvertretungen und die Berufsgerichtsbarkeit der Ärzte, Zahnärzte, Tierärzte, Apotheker sowie der Psychologischen Psychotherapeuten und der Kinder- und Jugendlichenpsychotherapeuten (Heilberufe-Kammergesetz -HKaG) in der Fassung der Bekanntmachung vom 6. Februar 2002 (GVBl S. 42, BayRS 2122-3-UG) in der jeweils geltenden Fassung bleibt unberührt. Die für die Weiterbehandlung erforderlichen Daten sind der Einrichtung zu übergeben, die den Notfallpatienten aufnimmt.

(2) Die Unternehmer, die Durchführenden des Rettungsdienstes, die Kassenärztliche Vereinigung Bayerns und die mit der Sicherstellung der Mitwirkung von Verlegungsärzten Beauftragten haben die Einhaltung der Dokumentationsverpflichtung nach Abs. 1 gegenüber den in ihrem Einwirkungsbereich tätigen Personen durchzusetzen, die Dokumentation fortdauernd auszuwerten und zusammen mit den Ergebnissen der Auswertung als Grundlage des Qualitätsmanagements nach Art. 45 zu verwenden. 2 Die in Abs. 1 genannten Personen sind verpflichtet, ihnen ihre Dokumentation zur Verfügung zu stellen.

(3) Die Dokumentation hat nach einheitlichen Grundsätzen zu erfolgen, um eine bayernweit einheitliche Auswertung für Zwecke der Bedarfsfeststellung, für die Nutzung zum Qualitätsmanagement, für die Weiterentwicklung des Rettungsdienstes und zur notfallmedizinischen Forschung zu ermöglichen.

(4) Der Zweckverband für Rettungsdienst und Feuerwehralarmierung und die Rettungsdienstbehörden können verlangen, dass ihnen oder von ihnen beauftragten Dritten die Einsatzdokumentationen und die Ergebnisse der Auswertung zur Verfügung gestellt werden, soweit dies für ihre Aufgabenerledigung erforderlich ist.“

In diesem Gesetzestext werden die umfassenden Ziele der rettungsdienstlichen Dokumentation klar dargelegt. Sie dient
- der Information der weiterbehandelnden Teams in der Zielklinik,
- der Pflicht zur Dokumentation unter medikolegalen Aspekten,
- der Abrechnung und
- als Informationsbasis der Bedarfsfeststellung und des medizinischen Qualitätsmanagements.

▶ **Dokumentationspflicht des gesamten Rettungspersonals.** Die rettungsdienstliche Dokumentationspflicht betrifft demnach alle am Prozess beteiligten Personen, insbesondere Leitstellenpersonal, Notärzte, Rettungsassistenten und Rettungssanitäter. Betrachtet man die Aufgaben des Ärztlichen Leiters des Rettungsdienstes, so obliegen ihm entsprechend der Empfehlung der Bundesärztekammer von 1997 umfangreiche Aufgaben im Qualitätsmanagement. Diese kann er nur wahrnehmen, wenn sowohl die Logistik als auch die medizinische Versorgung vom Beginn des Notrufes bis hin zur Übergabe des Patienten dokumentiert werden und elektronisch verfügbar sind. Einem regelmäßigen Berichtswesen kommt hier eine besondere Bedeutung zu.

64.1.2 Dokumentation des Notarztes

▶ **Notarzteinsatzprotokoll.** Bei einer bestehenden Rechtspflicht zur Dokumentation ist eindeutig geregelt, dass der Notarzt sein Tun nachvollziehbar dokumentieren muss. Jedoch wird dieses erschwert durch Zeitdruck und wechselnde äußere Umstände bei der präklinischen Behandlung vital bedrohter Patienten. Nicht nur aus diesem Grund haben sich standardisierte Notarzteinsatzprotokolle seit Jahren bewährt. Sie ermöglichen die schnelle und übersichtliche Erfassung notfallmedizinisch relevanter Befunde, Diagnosen, Maßnahmen und Therapien.

1992 wurde erstmals ein bundeseinheitliches Notarzteinsatzprotokoll von der Deutschen Interdisziplinären Vereinigung für Intensiv- und Notfallmedizin (DIVI) vorgestellt und in den folgenden Jahren mehrfach überarbeitet (Moecke u. Herden 1994[38], Moecke et al. 2000[40]). In 2011 wurde der Minimale Notfalldatensatz MIND3 vorgelegt und publiziert (Messelken et al. 2011[37]). Dieser wurde im Auftrag der DIVI durch eine Arbeitsgruppe von notfallmedizinisch ausgewiesenen Experten erstellt. Der MIND3-Datensatz ist modular aufgebaut. Er besteht aus einem sehr komprimierten Basismodul sowie Zusatzmodulen für spezielle Notfallsituationen. Die Daten des Basismoduls sind für jeden Einsatz zu erfassen. Zusatzmodule sind derzeit nur für wenige Notfallsituationen mit besonderen Dokumentationsanforderungen definiert: Interhospitaltransport, Reanimationsbehandlung und die Schwerverletztenversorgung. Dabei wurde strikt darauf geachtet, dass Daten nicht redundant in Basismodul und Zusatzmodul erhoben werden.

▶ **Inhalt des Notarzteinsatzprotokolls.** Die Daten des Basismoduls entsprechend der MIND3-DIVI-Empfehlung sind in jedem Einsatz zu erfassen und umfassen 91 Datenfelder aus den folgenden Bereichen:

- Strukturdaten und rettungsdienstliche Einsatzdaten (beteiligte Rettungsmittel, Qualifikation des eingesetzten Rettungsdienstpersonals, Ablaufzeiten),
- Patientendaten (Geschlecht und Patientenalter),
- Erstbefund bei Eintreffen des Rettungsteams,
- Diagnose (Erkrankungen oder Verletzungen/Trauma),
- Scores (MEES, M-NACA),
- rettungsdienstliche Maßnahmen und Medikamente (inkl. Basisdaten Reanimation),
- Übergabebefund in der Zielklinik,
- einsatzrelevante Besonderheiten.

Der MIND3 übernimmt dabei unverändert die von den jeweiligen Fachgesellschaften erstellten und validierten Befunde und Scores. Dazu gehören beispielsweise der Mainz Emergency Evaluation Score (MEES; Hennes et al. 1993 [22]), die Glasgow Coma Scale (GCS) und Face Arms Speech Time (FAST; Harbison et al. 2003 [20]).

Die Umsetzung des Modulsystems wirkt sich direkt auf die Gestaltung des DIVI-Notfallprotokolls aus. Während die auf den MIND2 aufbauende Protokollversion das vielfach als unhandlich kritisierte DIN-A3 Format benötigte, ist es durch Reduktion des Datensatzes im Basismodul gelungen, das zukünftige DIVI-Notfallprotokoll (in der Basisversion) auf ein DIN-A4 Format zu beschränken.

Hierzu hat neben der oben dargestellten Reduktion der Datenfelder insbesondere beigetragen, dass Diagnosen und Medikamentengaben zukünftig im Klartext notiert und nur bei digitaler Erfassung kodiert werden. Bei der Kodierung der Diagnosen wurde aus Gründen der Datenkongruenz die bisherige Systematik des MIND2 beibehalten.

▶ **Vorteile der papiergestützten Dokumentation.** Die Vorteile einer papiergestützten Dokumentation liegen in einer
- universellen Verfügbarkeit,
- unproblematischen Anwendung auch unter erschwerten äußeren Bedingungen,
- guten Übersichtlichkeit und Lesbarkeit,
- sofortigen Verfügbarkeit von Kopien für die weiterbehandelnden Teams.

▶ **Nachteile der papiergestützten Dokumentation.** Nachteilig ist jedoch, dass eine elektronische Erfassung und Weiterverarbeitung der Daten primär nicht möglich ist und zusätzliche Arbeitsschritte erfordert.

64.1.3 Dokumentation in der Leitstelle

Die Dokumentation beginnt mit dem Anruf der Leitstelle, umfasst dort die Gesprächsaufzeichnung, die Dispositionsentscheidung, Erste-Hilfe-Anweisungen an den Anrufer sowie die zugehörige Zeitendokumentation bis hin zur Alarmierung und Freimeldung der rettungsdienstlichen Einheit.

Merke

Die Notwendigkeit zur umfassenden Dokumentation ergibt sich aus den medikolegalen Aspekten der rettungsdienstlichen Aufgabe, den Belangen der Abrechnung und Darstellung des gesetzlich verankerten Versorgungsauftrags.

In den verschiedenen Rettungsdienst- und Feuerschutzgesetzen der Länder ist die Dokumentationspflicht entsprechend geregelt. Bei jedweder Dokumentation sind die entsprechenden Vorschriften zum Datenschutz personenbezogener Daten zu beachten.

▶ **Rechnergestützte Dokumentation.** Die Dokumentation der Leitstelleninformationen erfolgt in der Regel rechnergestützt. Eine exakte Erfassung der Zeiten zur Berechnung der Hilfsfrist und der einzelnen Prozesse der Disposition ist somit möglich. Diese Datendokumentation ist unerlässlich, um im einzelnen Rettungsdienstbereich nachweisen zu können, ob die gesetzlich geregelten oder per Rechtssprechung eingeforderten Hilfsfristen im Rettungsdienst eingehalten werden.

▶ **Definitionen.** Die DIN-Norm **DIN 13050** definiert Begriffe aus dem Rettungswesen, u. a. die Hilfsfrist als: „die planerische Vorgabe für die Zeitspanne aller Notfalleinsätze eines Rettungsdienstbereiches zwischen dem Eingang des Notrufes in der (Rettungs-) Leitstelle und dem Eintreffen des Rettungsdienstes am Einsatzort" und fordert, sie „so zu bemessen, dass die Möglichkeiten der Notfallmedizin nutzbar sind".

Die Bundesärztekammer definiert 1997 die Hilfsfrist aus medizinischer Sicht als die Zeitspanne zwischen Eingang der Meldung und Eintreffen am Patienten. Für das Qualitätsmanagement ist ausschließlich der Behandlungsbeginn entscheidend. Die Hilfsfrist sollte mit 10 min festgeschrieben werden; in dieser Zeit sollten 80 % der Notfallpatienten erreicht werden, so die Empfehlung der Bundesärztekammer.

▶ **Weitere Ziele der Dokumentation.** Die Dokumentation der Leitstellendaten kann jedoch nicht nur die Grundlage der Bedarfsplanung sein, vielmehr stellt die Verknüpfung von Einsatzort, Zeiten und Art des Notfalls einen Datensatz dar, der zur prädiktiven Einsatzplanung (Fischer et al. 2003 [9]), Erstellung von Gesundheitsindikatoren (Krafft et al. 2003 [24], Krafft et al. 2006 [25]) und Nutzung in geografischen Informationssystemen (Lerner et al. 2005 [28], Peleg u. Pliskin 2005 [45], Ott 2003 [44], Soo et al. 2001 [52]) hilfreich ist und der Weiterentwicklung des Rettungsdienstes dient.

64.1.4 Dokumentation des Rettungsassistenten und Rettungssanitäters

Die rettungsdienstliche Dokumentation beinhaltet neben der Logistik des Einsatzes ebenfalls die medizinische Befundung und Therapie. Die Dokumentation der medizinischen Tätigkeit von Rettungsassistenten und Rettungssanitätern ist nach o.g. Sachverhalten als eine Pflicht anzusehen. Diese Dokumentationspflicht umfasst natürlich alle Einsätze, die ohne Notarzt durchgeführt werden, sollte aber auch die Zeit vor Eintreffen des Notarztes oder eines alleinig durchgeführten Transportes abbilden.

▶ **Dokumentationsbogen für Rettungsdiensteinsätze.** Unter dem Aspekt der Notkompetenz oder der erweiterten Regelkompetenz, wie sie z.B. in den aktuellen Reanimationsleitlinien eingefordert werden, ist die Pflicht zur lückenlosen Dokumentation entsprechend höher anzusetzen. Schon 1994 hat die DIVI die Notwendigkeit eines einheitlichen Dokumentationsbogens für die Rettungsdiensteinsätze erkannt und gefordert. Bei diesen Protokollen handelt es sich in der Regel um eine komprimierte Version des o.g. Notarzteinsatzprotokolls. Die Vorteile dieser komprimierten Versionen mögen in der höheren Compliance der Rettungsdienstmitarbeiter liegen, jedoch erschwert der verminderte Datenrahmen ein umfassendes Qualitätsmanagement, da die Abschnitte zur Befundung, Diagnostik, Therapie und zum Verlauf stark gekürzt wurden.

▶ **Einheitliches Protokoll für Notärzte und Rettungsdienst.** In wissenschaftlichen Untersuchungen (Fischer et al. 2003 [9], Krafft et al. 2003 [24], Krafft et al. 2006 [25]) und einzelnen Pilotprojekten konnte aber gezeigt werden, dass Rettungsdienstmitarbeiter in der Lage sind, auch das umfangreichere Notarzteinsatzprotokoll weitgehend korrekt einzusetzen.

> **Merke**
>
> Der entscheidende Vorteil eines einheitlichen Protokolls für Notärzte und Rettungsdienst liegt darin begründet, dass qualitätssichernde Maßnahmen – basierend auf dem Notarzteinsatzprotokoll – schon weiter verbreitet sind (Messelken et al. 2001 [33], Messelken et al. 2005 [35], Gräsner et al. 2005 [11], Schlechtriemen et al. 2004 [50]) und deswegen leichter auf den Rettungsdienst zu übertragen wären. Zudem ist dem Ärztlichen Leiter Rettungsdienst eine medizinische Qualitätssicherung auch im Rettungsdienst nur mittels einer umfänglichen Dokumentation möglich.

Im Hinblick auf eine erweiterte Regelkompetenz der Rettungsdienstmitarbeiter wird dieser Aspekt zukünftig immer wichtiger. Das nach DIVI-Standard-MIND3 noch zu entwickelnde Einsatzprotokoll soll diese Anforderung unterstützen und wird auf eine duale Nutzung (Notarzt und Rettungsdienst) ausgelegt.

64.1.5 Elektronische Datenverarbeitung zur Dokumentation und Qualitätssicherung

Die Ziele der rettungsdienstlichen Dokumentation sind – wie schon genannt – die Information der weiterbehandelnden Teams in der Zielklinik, die Pflicht zur Dokumentation unter medikolegalen Aspekten, die Abrechnung, eine Bedarfsplanung und das medizinische Qualitätsmanagement. Die ersten beiden Ziele sind allein mit einem entsprechenden Protokollwesen zu erreichen, die erweiterten Ziele sind aber nur mit einer elektronischen Verfügbarkeit der Information effizient zu erschließen. Insofern stellt sich die Frage, mit welcher Technik eine elektronische Datenerfassung machbar ist.

Papierdokumentation und Scanner

Ausgehend von den bundeseinheitlichen DIVI-Notarzteinsatzprotokollen wurden verschiedene Möglichkeiten der elektronischen Erfassung entwickelt. In den einfachsten Varianten haben die Notärzte oder Rettungsdienstmitarbeiter die Daten händisch in die EDV übertragen (Moecke u. Herden 1994 [38], Moecke et al. 2000 [40], Fischer et al. 2003 [9], Fischer et al. 1997 [8], Moecke 1998 [39]), später wurden Versionen für Belegleser und Scanner entwickelt, die den Datentransfer vom Papier in den Computer übernehmen.

Diese Techniken haben bis heute eine hohe Zuverlässigkeit erreicht und ermöglichen auch Standorten mit einer hohen Anzahl von Rettungsdiensteinsätzen eine effiziente elektronische Datenerfassung. Der Vorteil dieser Dokumentationsart liegt in der:
- hohen Zuverlässigkeit,
- ergonomischen Protokolldarstellung,
- besten Verfügbarkeit.

Als Nachteil ist die zweizeitige elektronische Erfassung zu sehen, die den Aufwand entsprechend steigert.

Papiergestützte digitale Einsatzdokumentation

Die papiergestützte digitale Einsatzdokumentation basiert auf der Technik eines digitalen Stiftes in Kombination mit einem Notarzteinsatzprotokoll, das auf mikrorastertem Spezialpapier gedruckt sein muss. Beim Ausfüllen und Beschreiben des Protokolls werden diese Positionen und Wege im digitalen Stift aufgezeichnet. Anschließenden wird der Stift in einer Dockingstation ausgelesen und die geschriebenen Informationen werden digitalisiert. Im Computer erscheint ein ausgefülltes Notarzteinsatzprotokoll, das umgehend nachbearbeitet und verifiziert werden kann. Die Daten werden in der hinterlegten Datenbank entsprechend dem MIND-Standard gespeichert und stehen zur weiteren Verarbeitung zur Verfügung. Nach ersten Testungen – auch in der Luftrettung (Helm et al. 2009 [21]) – scheint dies ein unkompliziertes System zu sein, das die Vorteile der Papierdokumentation nutzt und die Digitalisierung deutlich erleichtert.

Tragbare Computer (Notebooks und Handheld-PCs)

Mit Einführung des bundeseinheitlichen Notarztprotokolls 1994 wurde überlegt, ob eine direkte Eingabe der notfallmedizinischen Daten in ein tragbares Computersystem eine sinnvolle Alternative zur Variante „Protokoll und Scanner" sein kann (Felleiter 1995). Der Beginn wurde in den 1990er-Jahren mit Notebooks und kompletter Tastatur gemacht, es folgten Handheld-PCs mit 3,5-Zoll-Bildschirmen und schließlich Tablett-PCs mit bis zu 10 Zoll großen Bildschirmen. Alle Versuche zeigten bisher in der Praxis Schwächen, die zukünftig aber sicher ausgeräumt werden können.

> **Praxistipp**
>
> Im notfallmedizinischen Alltag können sich demzufolge nur Systeme bewähren, die bei großer Übersichtlichkeit der Bildschirmdarstellung eine zügige Dokumentation auch bei schlechten Lichtverhältnissen und störenden äußeren Umständen ermöglichen. Insofern scheint die Mindestgröße bei 8-Zoll-Bildschirmen zu liegen, um eine ergonomisch akzeptable Eingabeprozedur zu gewährleisten. Im Einsatzgeschehen sind die Geräte verschiedenen äußeren Einflüssen wie Hitze, Kälte und Nässe ausgesetzt, auch ein Herabfallen des Geräts wird sich nicht immer vermeiden lassen. Insofern ist eine robuste Gesamtkonstruktion der Geräte eine Grundvoraussetzung für eine PC-gestützte außerklinische Rettungsdienstdokumentation.

Um die Vorteile der direkten elektronischen Datenerfassung vollumfänglich nutzen zu können, sollten zukünftige Systeme z. B.:
- das Meldebild und einsatztaktische Daten der Leitstelle vor oder während der Fahrt empfangen (Mobilfunktechnologie),
- über einen Kartenleser die Patienten- und Arztdaten erfassen,
- über eine drahtlose Schnittstelle verfügen, um die Daten des Monitorings, des Defibrillators und des Beatmungsgeräts zu registrieren,
- einen Protokollversand an die Klinik während der Anfahrt (Mobilfunktechnologie) ermöglichen.

In der Zukunft wird eine direkte elektronische Erfassung und Dokumentation der Einsatzdaten – wie heutzutage das automatische Anästhesieprotokoll oder Patientendatenmanagementsysteme in der Intensivmedizin – zum Standard gehören. Im Rahmen der Interoperabilität sollten die wichtigsten Datenfelder hinsichtlich Format und Inhalt abgestimmt sein, damit eine direkte Übermittlung in KIS-Systeme möglich wird.

64.2 Qualitätsmanagement im Rettungsdienst

Der Rettungsdienst als Teilbereich der medizinischen Leistungserbringung im Gesundheitswesen unterliegt ebenso wie die anderen Bereiche der Forderung eines umfassenden Qualitätsmanagements. Schon 1998 haben die „Ständige Konferenz für den Rettungsdienst", die „Bundesvereinigung der Arbeitsgemeinschaften Notärzte Deutschlands (BAND)", der „Vorstand der Bundesärztekammer" und die „Deutsche Interdisziplinäre Vereinigung für Intensiv- und Notfallmedizin (DIVI)" eine entsprechende Empfehlung erarbeitet und publiziert (Ahnefeld 1998 [1]).

Eine bundeseinheitliche gesetzliche Regelung zum Qualitätsmanagement im Rettungsdienst gibt es bis heute aber nicht. In den verschiedenen Rettungsdienstgesetzen der Länder ist teilweise ein Qualitätsmanagement als Aufgabe des Ärztlichen Leiters Rettungsdienst klar geregelt, in anderen Ländern fehlen entsprechende Bestimmungen komplett oder sind per Erlass geordnet. Unabhängig von dieser verwirrenden Gesetzeslage ist ein umfassendes Qualitätsmanagement im höchsten Maße sinnvoll, um die Ergebnisqualität, aber auch die Effektivität in Bezug auf die Kosten (Effizienz) vergleichen und optimieren zu können. Das Qualitätsmanagement im Rettungsdienst ist eine der wesentlichen Aufgaben des „Ärztlichen Leiters Rettungsdienst" oder entsprechend ausgewiesener Personen und umfasst 4 verschiedene Ebenen:
- Strukturqualität,
- Prozessqualität,
- Ergebnisqualität,
- ökonomische Effektivität.

64.2.1 Strukturqualität

▶ **Räumliche Ordnung.** Die räumliche Ordnung der Rettungsdienstbereiche und die Festlegung von Anzahl und Standorten der Rettungsmittel ist die Grundvoraussetzung für ein effizientes und schnelles Rettungsdienstsystem. Doch bis heute bestimmen eher kommunale Grenzen als rettungstaktische Überlegungen den Zuschnitt der Bereiche. Auch bei der Standortwahl ist eher die Lage des Krankenhauses und der Wache entscheidend als die Einsatzschwerpunkte und Verkehrswege. Eine Optimierung dieser Grundfragen ist heutzutage jedoch mittels des Einsatzes geografischer Informationssysteme leicht möglich und kann bei verminderten Kosten die Hilfsfrist verkürzen (Peleg u. Pliskin 2004 [45], Ott 2003 [44], Peters u. Hall 1999 [46], Ong et al. 2010 [43]).

▶ **Qualifikation des Personals.** Die Qualifikation des eingesetzten Personals sowie dessen Weiterbildung und Motivation sind – wie in jedem Dienstleistungsbetrieb – die entscheidende Größe für die Leistungsfähigkeit des Systems. In den Rettungsdienstgesetzen der Länder und der Berufsordnung der Ärztekammern sind die Vorgaben zur Qualifikation und Ausbildung geregelt. Dies umfasst die Qualifikationen für den Notarzt, Leitenden Notarzt und die Besatzung der Rettungsfahrzeuge. Personelle Vorgaben für die Leitstelle sind indes höchst unterschiedlich festgelegt. Dies ist insbesondere durch die Art der Leitstelle bestimmt. Man unterscheidet reine Rettungsdienstleitstellen von sog. integrierten Leitstellen, die Feuerwehr, Rettungsdienst und ggf. weitere Dienste disponieren. Wissenschaftlich kontrovers diskutiert wird bis heute der Einsatz von computergestützten Dispositionsalgorithmen, die präziser die medizinische Dringlichkeit des Notfalls erkennen sollen (Cone et al. 2008 [4], Bailey et al. 2000 [2]).

▶ **Technische Ausstattung.** Die technische Ausstattung von Leitstelle und Fahrzeugen bestimmen in erheblichem Maß die Effizienz der rettungsdienstlichen Arbeit. Insbesondere kann moderne Ortungs-, Navigations- und Kommunikationstechnik zu einer Effizienzsteigerung des Rettungsdienstsystems beitragen (Fischer et al. 2003 [9]). Gerade in großen Rettungsdienstbereichen mit mehr als 20 Fahrzeugen ist eine „Nächste-Fahrzeug-Strategie" nur mit entsprechender technischer Hilfe sicher umzusetzen. Zu diesem Zweck sind eine Geokodierung des Einsatzortes, eine Satellitenortung und Statusübermittlung der Fahrzeuge und entsprechende Computersysteme erforderlich, welche die nächsten freien Rettungsmittel ermitteln und zur Disposition vorschlagen. Eine digitale Kommunikationstechnik zwischen Leitstelle, Rettungsdienstfahrzeugen und Dokumentationssystemen zur bidirektionalen Übermittlung von Notfallgeschehen, Einsatzort, Anfahrtshilfen, Einsatzdaten, Vor-Ort-Befunden und medizinischen Daten ist heutzutage technisch möglich und aus Gründen der medizinischen Versorgung, Abrechnung und Qualitätssicherung sinnvoll. Die Einführung des digitalen BOS-Funkstandards TETRA25 ist in den nächsten Jahren vorgesehen.

▶ **Organisatorische Rahmenbedingungen.** Die Trennung von Notfallrettung und Krankentransport, die Integration von kassenärztlicher Notfallversorgung, der Luftrettung sowie Sekundär- und Intensivverlegungstransporten beschreiben organisatorische Rahmenbedingungen, die die Komplexität der rettungsdienstlichen Struktur weiter steigern. Eine sinnvolle Integration und Kooperation der verschiedenen Systeme ist für eine optimierte Rettungs- und Notfallmedizin erforderlich und stellt eine weitere Aufgabe für den Ärztlichen Leiter Rettungsdienst dar.

▶ **Zusammenarbeit mit der aufnehmenden Klinik.** Ein strukturell bestens organisierter Rettungsdienst ist hinsichtlich seiner medizinischen Effektivität zum Scheitern verurteilt, wenn die aufnehmende Klinik diese Arbeit nicht entsprechend fortführt. Vordringliche Aufgabe der medizinischen Notfallversorgung durch Rettungsdienst und Klinik ist es daher, den Notfallpatienten möglichst schnell einer „definitiven Versorgung" zuzuführen. Je nach Krankheitsbild kann dies durch den Rettungsdienst selbst – Reanimationsbehandlung – oder durch die geeignete Zielklinik erfolgen. Beim akuten Koronarsyndrom ist z. B. eine funktionierende 24-h-Bereitschaft des Herzkatheterlabors zur Koronarangiografie, Dilatation und Stentversorgung erforderlich, beim Schädel-Hirn- und Polytrauma sind ein funktionierendes Schockraummanagement, CT-Diagnostik und chirurgische Interventionsmöglichkeit obligat.

> **Merke**
>
> Eine zentrale interdisziplinäre Notaufnahme, die eine professionelle Schnittstelle zwischen Rettungsdienst und Klinik darstellen kann, wird sich als ein sinnvolles Konzept für die Zukunft der Notfallversorgung herausstellen (Kap. 12).

64.2.2 Prozessqualität

Ziel des Rettungsdienstes ist es, einem Notfallpatienten schnellstmöglich die notwendige medizinische Hilfe zukommen zu lassen und ihn in das nächste geeignete Krankenhaus zu transportieren. Insofern müssen die zugrundeliegenden Prozesse erkannt und definiert werden. Die Expertengruppe des European Emergency Data Project (www.eed-project.de) hat diese Prozesse anhand einer „Reise des Patienten" (▶ Abb. 64.1) durch die verschiedenen Schritte der rettungsdienstlichen Versorgung allgemeingültig dargestellt (Krafft et al. 2006 [25]).

▶ **Aufgaben der Leitstelle.** Die Leitstelle ist hierbei das Bindeglied zwischen Hilfesuchenden und Rettungsdienst. Sie ermöglicht den Zugang zum System, bewertet Schwere und Dringlichkeit des Notfalls, lokalisiert den Notfallort, priorisiert die verschiedenen Einsätze und entsendet das nächste geeignete Rettungsdienstfahrzeug zum Notfallort und Patienten. Dieser Prozess sollte zeitlich exakt erfasst werden, um die Hilfsfrist ermitteln zu können. Die Bundesvereinigung der Arbeitsgemeinschaften der Notärzte Deutschlands (BAND) schlägt diesbezüglich folgende Definitionen vor (Stellungnahme der BAND 2001):
- *Therapiefreies Intervall:* Zeitspanne zwischen dem Eintreten eines – vermutlich – akut lebensbedrohlichen Ereignisses und dem Einsetzen geeigneter notfallmedizinischer Maßnahmen der Notfallrettung am Notfallpatienten.
- *Hilfsfrist und Sicherheitsniveau in der Notfallrettung:* Die Hilfsfrist ist eine Planungsgröße für den Rettungsdienst-

Dokumentation und Qualitätsmanagement

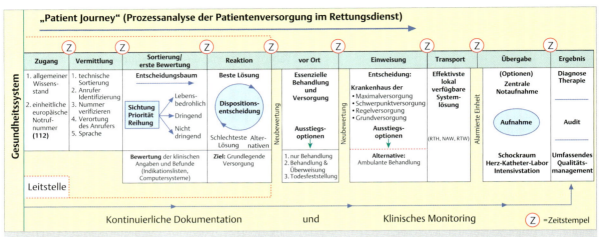

Abb. 64.1 „Patient Journey" entsprechend der Prozessanalyse Rettungsdienst der Arbeitsgruppe des EED-Projects.

bereich als Zeitspanne zwischen dem Aufschaltzeitpunkt des Notrufs bei der für den Rettungsdienst zuständigen Leitstelle und dem Eintreffen eines geeigneten Rettungsmittels der Notfallrettung am Einsatzort. Unter Hinweis auf das Urteil des BGH vom 12.11.1992 (III ZR 178/91) ist diese Planungsgröße sowohl bei der Standortwahl von Rettungswachen als auch bei der ggf. notwendigen Festlegung von Notarztstandorten zu beachten. Die Bundesärztekammer empfiehlt, dass die Hilfsfrist mit 10 min festgeschrieben werden sollte und in dieser Zeit 80 % der Notfallpatienten erreicht werden sollten, was einem Sicherheitsniveau von 80 % entspricht. In den verschiedenen Landesrettungsdienstgesetzen wird die Hilfsfrist sehr unterschiedlich definiert, man findet Zeitintervalle von 8–15 min und ein Sicherheitsniveau von 80–95 %.

▶ **Standards.** Darüber hinaus sollten alle weiteren Prozesse im Rettungsdienst eindeutig definiert und zweifelsfrei festgelegt sein, d. h., sie sollten sich an Normierungsstandards (z. B. Norm ISO 9001, 2000) orientieren. Das betrifft u. a. Abläufe im Verwaltungsbereich und Standardprozeduren auf den Rettungswachen (Geräteüberprüfungen, Einhaltung des MPG sowie der MPBetreibV, Hygienestandards). Im Rahmen der Prozessbeschreibung sollten ebenso die Standards zur Dokumentation und elektronischen Speicherung festgelegt werden, z. B. die Verwendung der DIVI-Protokolle zum Rettungsdienst, Notarzteinsatz oder Intensivtransport und der Minimale Notfalldatensatz (MIND3; Messelken et al. 2011 [37]).

64.2.3 Ergebnisqualität

Qualitätsmanagement darf kein Selbstzweck sein, sondern vielmehr muss es dem eigentlichen Ziel dienen, dem Notfallpatienten schnellstmöglich die erforderliche medizinische oder technische Hilfe zukommen zu lassen. Ob dies gelingt, muss letztlich anhand der Ergebnisqualität analysiert werden.

Im Bereich der Wiederbelebung nach „plötzlichem Herztod" sind die Endpunkte zur Beschreibung eines Erfolgs gut definiert und seit Publikation des „Utstein Style" (Cummins et al. 1991 [5]) weit verbreitet. Insofern ist es nicht verwunderlich, dass seither viele Untersuchungen die Erfolgsrate nach präklinischem Herz-Kreislauf-Stillstand und kardiopulmonaler Reanimation berechnet und publiziert haben (Fischer et al. 1997 [8], Pleskot et al. 2006 [47], Sipria et al. 2006 [51], Fredriksson et al. 2003 [10], Leung et al. 2001 [29], Herlitz et al. 1999 [23], Lombardi et al. 1994 [30], Berdowski et al. 2010 [3]).

Diese Untersuchungen zeigen klar auf, dass die Wahrscheinlichkeit, einen plötzlichen Herztod zu überleben, in verschiedenen Rettungsdienstbereichen um den Faktor 10 variiert. Die Gründe hierfür sind vielfältig und sind in einigen Untersuchungen analysiert worden (Fischer et al. 2003 [9], Krafft et al. 2006 [25], Herlitz et al. 1999 [23]). Da der plötzliche Herztod ein höchst zeitkritischer Notfall ist, sind kurze Hilfsfristen obligat, um hohe Überlebensraten zu erzielen (Vukmir 2006 [55]). Doch auch bei vergleichbarer Hilfsfrist war der Reanimationserfolg in verschiedenen Rettungsdienstsystemen höchst unterschiedlich (Fischer et al. 2003 [9], Eisenberg et al. 1990 [6]). Mängel der logistischen und medizinischen Prozessqualität erklären diese Befunde.

Reanimationsregister der DGAI

Diese eher ernüchternden Ergebnisse von Rettungsdienstsystemvergleichen und die in der Fläche – trotz anhaltender Bemühungen – bis heute eher bescheidene Erfolgsrate der Wiederbelebung nach „plötzlichem Herztod" haben die Deutschen Gesellschaft für Anästhesiologie und Intensivmedizin (DGAI) veranlasst, bundesweit ein interdisziplinäres Reanimationsregister zu etablieren. Anonymisiert werden die Daten von Patienten erfasst, die inner- oder außerklinisch einen Kreislaufstillstand erlitten haben.

Die DGAI startete im Jahre 2003 ihre Initiative zum Reanimationsregister und hat dieses Projekt seither kon-

64.2 Qualitätsmanagement im Rettungsdienst

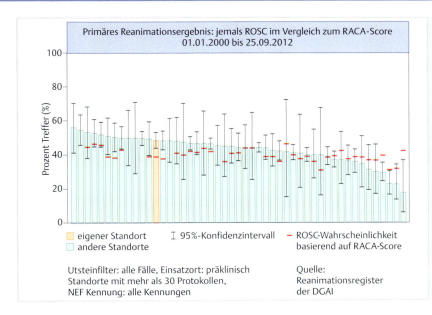

Abb. 64.2 Diese Abbildung zeigt je teilnehmenden Rettungsdienst den Vergleich zwischen tatsächlich erzielter ROSC-Rate vs. vorhergesagter ROSC-Rate (Gräsner et. al 2011b [15]). Liegt die tatsächliche ROSC-Rate außerhalb des Konfidenzintervalls, so liegt ein signifikanter Unterschied zum vorhergesagtem Wert vor. Der Rettungsdienst zeigt also eine signifikant bessere oder schlechtere Ergebnisqualität als vorhergesagt (eigener Standort = Göppingen; Quelle: Individueller Ausdruck der Klinik Göppingen, AK Notfallmedizin der DGAI, mit freundlicher Genehmigung).
ROSC: „return of spontaneous circulation", RACA: „ROSC after cardiac arrest score".

tinuierlich weiterentwickelt (Gräsner et al. 2005[11], Gräsner et al. 2006[12], Gräsner et al. 2009[13], Gräsner et al. 2011a[15]). Nach Vorgaben des Utstein-Style-Protokolls wurde zunächst der Reanimationsdatensatz „Erstversorgung" entwickelt, die Datensätze „Weiterversorgung" und „Langzeitverlauf" folgten. Hierbei wurde darauf geachtet, dass der MIND2 sachgerecht erweitert wurde.

Auf der Basis dieser Datensätze ist eine zentrale webbasierte Datenbank aufgesetzt worden (www.reanimationsregister.de). Die Daten können nach entsprechender Anmeldung via Internet direkt in diese Datenbank eingegeben werden. Ein sofortiges Feedback ist genauso implementiert wie ein regelmäßiges Berichtswesen. Darüber hinaus sind unterschiedliche Erfassungssysteme entwickelt worden, welche die vielfältigen Dokumentationsmöglichkeiten im Notarztdienst berücksichtigen. Hierbei kommen sowohl Papierprotokolle – als reine Reanimationsregisterprotokolle – oder Kombinationsprotokolle für den Notarztdienst, die neben den MIND2-Daten auch die ergänzenden Reanimationsdaten enthalten, zum Einsatz.

Im Jahre 2011 erfolgte die Anpassung der Datensätze des Reanimationsregisters an den neuen MIND3-Standard. Stand August 2012 sind mehr als 133 Notarzt- und Rettungsdienste und 95 Kliniken registriert. Über 23000 Datensätze sind erfasst worden und können ausgewertet werden. Das regelmäßige Berichtswesen ermöglicht den Teilnehmern, ihr System über ein Benchmarking zu analysieren und kontinuierlich zu verbessern. Das Register liefert als universelles Werkzeug des Qualitätsmanagements Ärzten, Rettungsdiensten und Krankenhäusern die notwendigen Informationen, um ihre CPR-Erfolgsraten zu steigern (www.reanimationsregister.de; ▶ Abb. 64.2).

Baden-württembergisches Projekt zum Qualitätsmanagement im Notarztdienst

Eine noch umfassendere Analyse der notärztlichen Tätigkeiten bietet das „NADOK-Projekt" (Messelken et al. 2005[35], Messelken u. Dirks 2001[33], Messelken et al. 2010, das seit 2003 unter der Trägerschaft der Landesärztekammer Baden-Württemberg (www.aerztekammer-bw.de/20/qualitaetssicherung/info-nadok/index.html) läuft. Es dient der zentralen Auswertung von jährlich über 100000 Notarzteinsätzen in Baden-Württemberg.

Die Landesärztekammer erhält derzeit im Halbjahresturnus von 106 der 136 Notarztsysteme aus 31 Rettungsdienstbereichen die kodierten Einsatzdaten und lässt sie extern auswerten. Halbjährlich werden entsprechende Ergebnisdarstellungen im Sinne eines externen Benchmarkings an die Notarztstandorte übermittelt und dort im Sinne einer eigenen Qualitätsinitiative in Struktur- oder Prozessänderungen umgesetzt (▶ Abb. 64.3).

Diese Vorgehensweise hat an vielen Standorten bereits zu messbaren Verbesserungen der Versorgungsqualität geführt. Bei der Tracerdiagnose „Akutes Koronarsyndrom" breitet sich z. B. mehr und mehr die geforderte prähospitale Diagnostik mittels 12-Kanal-EKG aus, was einen dezidierten Maßnahmenkatalog und die Einweisung in eine geeignete Zielklinik zur Folge hat (▶ Abb. 64.4). In einer Qualitätsoffensive sollen Fragen der Vermittlung von Notfalleinsätzen (Dispositionskriterien), der Organisation (Fahrzeug, Strategien, Ausrückzeiten, Hilfsfristerreichungsgrade) und der notärztlichen Versorgungsqualität angegangen werden. Auch die Frage der Auslastung von Notarztstandorten ist unter der Frage der Wirtschaftlichkeit zu prüfen.

Dokumentation und Qualitätsmanagement

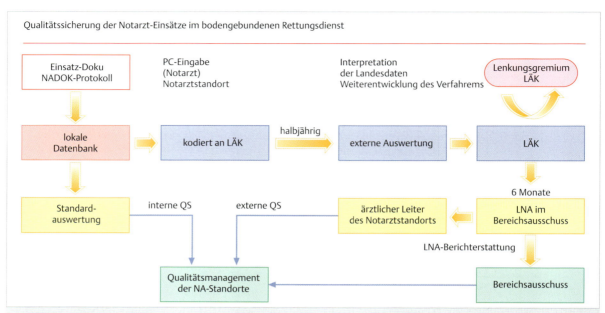

Abb. 64.3 Workflow des Programms zur Qualitätssicherung in Baden-Württemberg: Die Datenerfassung erfolgt lokal auf Notarzteinsatzprotokollen, die über einen Scanner eingelesen werden. Diese Daten stehen für lokale Auswertungen zur Verfügung und werden im Format des MIND2 in eine zentrale Datenbank der Landesärztekammer exportiert. Die Leitenden Notärzte der Rettungsdienstbereiche erhalten halbjährig entsprechende Berichte, u. a. im Sinne eines Benchmarkings, und setzen die notwendigen Maßnahmen um. Anmerkung: In Baden-Württemberg werden keine Ärztlichen Leiter Rettungsdienst bestellt. Soweit es um das Qualitätsmanagement geht, wird diese Funktion durch einen Leitenden Notarzt im Bereichsausschuss wahrgenommen.
LÄK: Landesärztekammer, QS: Qualitätssicherung.

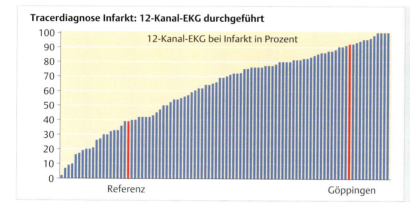

Abb. 64.4 Benchmark für durchgeführte 12-Kanal-EKG-Diagnostik bei Patienten mit der Notarztdiagnose „Herzinfarkt". Häufigkeiten dargestellt für die 106 teilnehmenden Notarztstandorte in Baden-Württemberg und den eigenen Standort. (Quelle: AQAI GmbH, mit freundlicher Genehmigung.)

Ergebnisqualität im Rettungsdienst anhand des Mainzer Emergency Evaluation Score (MEES)

Die präklinische Patientenversorgung umfasst nur eine kurze Zeitspanne, die Beurteilung der Ergebnisqualität ist daher – jenseits der Reanimationsbehandlung – schwierig. Bei allen methodischen Einschränkungen bietet der MEES hierzu eine sinnvolle Beurteilungsmöglichkeit (Fischer et al. 2003 [9], Hennes et al. 1993 [22], Grmec u. Gasparovic 2001 [16], Grmec u. Kupnik 2003 [17], Kulla et al. 2005 [26]).

▶ **Inhalt des MEES.** Der MEES ist ein Scoresystem, das auf der Analyse von 7 Vitalparametern basiert, die in ihrer Gesamtheit den Zustand eines Notfallpatienten kennzeichnen. Die einzelnen Parameter der Funktionen Atmung, Kreislauf und Bewusstsein (Atemfrequenz, arterielle Sauerstoffsättigung, Herzfrequenz, Herzrhythmus, Blutdruck, Glasgow-Coma-Skala und Schmerzstatus) werden jeweils mit 1–4 Punkten klassifiziert.

4 Punkte entsprechen dem physiologischen Normalzustand. Bei gering pathologischer Abweichung eines Parameters wird dieser mit 3 Punkten und bei einer erheblich pathologischen Abweichung mit 2 Punkten bewertet. Bei vitaler Gefährdung wird dieser Parameter mit nur 1 Punkt bewertet. Unter der Annahme, dass Schmerz keine vitale Bedrohung darstellt, wird die Kategorie Schmerz minimal mit 2 Punkten bewertet. Die Kategorie Schmerz ist zugleich auch der einzige Parameter des MEES, der ei-

64.2 Qualitätsmanagement im Rettungsdienst

Tab. 64.1 Mainzer Emergency Evaluation Score.

Vitalparameter	Wertegrenzen	MEES-Punkte
Glasgow-Koma-Skala	• 15 • 14–12 • 8–11 • < 8	• 4 • 3 • 2 • 1
Herzfrequenz [1/min]	• 60–100 • 50–59 oder 101–130 • 40–49 oder 131–160 • < 40 oder > 160	• 4 • 3 • 2 • 1
Atemfrequenz [1/min]	• 12–18 • 8–11 oder 19–24 • 5–7 oder 25–30 • < 5 oder > 30	• 4 • 3 • 2 • 1
Herzrhythmus	• SR • SVES, monotope VES • absolute Arrhythmie, polytope VES • ventrikuläre Tachykardie, Kammerflimmern, Asystolie	• 4 • 3 • 2 • 1
Schmerz	• kein Schmerz (auch Narkose) • leichter Schmerz • starker Schmerz	• 4 • 3 • 2
Blutdruck [mmHG]	• 120 / 80 bis 140 / 90 • 100 / 70 bis 119 / 79 oder 141 / 91 bis 159 / 94 • 80 / 60 bis 99 / 69 oder 160 / 95 bis 229 / 119 • < 80 / 60 oder 229 / 119	• 4 • 3 • 2 • 1
SaO2 [%]	• 100–96 • 95–91 • 90–86 • < 85	• 4 • 3 • 2 • 1
		MEES-Wert = Summe

ner subjektiven Einschätzung durch das Rettungsdienstpersonal bedarf, wenn eine VAS nicht angewendet werden kann.

Der MEES berechnet sich aus der Summe der Einzelpunkte. Er nimmt Werte von maximal 28 bis minimal 10 Punkten an (▶ Tab. 64.1).

▶ Erhebung des MEES-Wertes. Alle diese Parameter werden ohnehin routinemäßig bei der Versorgung von Notfallpatienten erhoben. Die Berechnung des MEES durch ein EDV-System setzt aber Vollständigkeit bei der Befunddokumentation voraus. Zu Beginn der präklinischen Versorgung wird der MEES1 von der Besatzung der zuerst eintreffenden Rettungseinheit erhoben. Am Ende der präklinischen Versorgung, also in der Regel bei Übergabe im Krankenhaus, wird der MEES2 vom Rettungsdienstpersonal oder den Notärzten erhoben.

Die Differenz von MEES2–MEES1 = Δ MEES beschreibt objektiv die Änderung des Patientenzustands während der präklinischen Versorgung durch den Notarzt und/oder die RTW-Besatzung. In wissenschaftlichen Untersuchungen (Fischer et al. 2003 [9], Hennes et al. 1993 [22], Messelken et al. 2010 [37]) hat sich gezeigt, dass Δ MEES die Effektivität der präklinischen Rettungsdienstmaßnahmen gut abbilden kann, weswegen dieser Messparameter ebenfalls im „NADOK-Projekt" zur Objektivierung der notärztlichen Leistungsfähigkeit und Ergebnisqualität Anwendung findet.

Sekundäre und tertiäre Ergebnisqualität

Darüber hinaus kann die sekundäre Ergebnisqualität der rettungsdienstlichen Maßnahmen anhand der erzielten Verkürzung von Liegezeiten auf Intensivstation oder im Krankenhaus beschrieben werden. Die tertiäre Ergebnisqualität beschreibt schließlich die durch rettungsdienstliche Maßnahmen erreichte Senkung von Morbidität und Mortalität, Erhöhung der Lebensqualität und die Häufigkeit der Wiedereingliederung in den Arbeitsprozess.

▶ Zusammenführung der Daten. All diese Analysen benötigen eine Zusammenführung von Daten des Rettungsdienstes und Krankenhauses, was logistisch aufwendig und in Deutschland teilweise als datenschutzrechtlich bedenklich angesehen wird. In wissenschaftlichen Analysen haben sich derartige Untersuchungen als außerordentlich ergiebig erwiesen (Fischer et al. 2003 [9], Eisenberg et al. 1990 [6], Matsumoto et al. 2006 [31], Hallstrom et al. 2004 [19], Stiell et al. 1999 [54], Moront et al. 1996 [42]), sind in Deutschland als Routineauswertungen aber nicht etabliert. Zudem ist es aus methodischen Gründen schwer nachzuweisen, welchen Anteil die prä- oder innerklinische medizinischen Behandlung am Erfolg oder Misserfolg der Gesamtbehandlung hat.

▶ Traumaregister. Das TraumaRegister DGU® der Deutschen Gesellschaft für Unfallchirurgie (www.traumaregister.de) beinhaltet mittlerweile einen sehr umfänglichen Satz prä- und innerklinischer Daten von über 42000 polytraumatisierten Patienten (Kulla et al. 2011 [27], Ruchholtz 2004 [49], Guenther et al. 2003 [18], Ruchholtz 2000 [48]). Auch bei diesem Projekt wird den Teilnehmern jährlich ein Bericht übersandt, der die Ergebnisse der eigenen Klinik der Gesamtheit aller Teilnehmer gegenüberstellt. Diese detaillierte Darstellung versetzt die Teilnehmer in die Lage, ihren eigenen prä-, aber auch innerklinischen Ablauf hinsichtlich der benötigten Zeit, der durchgeführten Maßnahmen und dem erzielten Ergebnis zu analysieren und im Sinne eines kontinuierlichen Qualitätsmanagements die notwendigen Änderungen zu veranlassen (▶ Abb. 64.5).

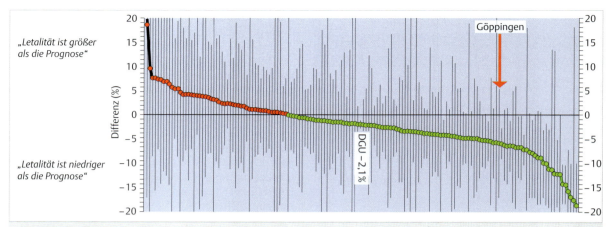

Abb. 64.5 Auswertung des TraumaRegisters DGU® des Jahres 2009. Diese Grafik zeigt die Differenz in % zwischen der beobachteten Letalitätsrate und der RISC-Prognose. Ein grüner Punkt (rechts) zeigt günstige Werte an, das heißt, hier ist die Letalität niedriger als die Prognose. Bei einem roten Punkt liegt die Letalitätsrate entsprechend über der Prognose (links). Die senkrechte Linie ist das 95 %-Konfidenzintervall [CI95] für die Differenz. (Quelle: Sektion NIS der DGU/AUC GmbH, mit freundlicher Genehmigung.)

Kernaussagen

Dokumentation im Rettungsdienst

Im Notarzt- und Rettungsdienst besteht eine Pflicht zur Dokumentation, die u. a. in den Landesrettungsdienstgesetzen, dem ärztlichen Standesrecht und den Heilberufe-Kammergesetzen aufgeführt ist. Sie umfasst u. a. die medizinische Diagnose und Therapie sowie die Logistik des Einsatzes.

Die Dokumentation dient primär als Information der Weiterbehandelnden in der Klinik, aber ebenso der Abrechnung und als Informationsbasis des medizinischen Qualitätsmanagements.

Unter medikolegalen Aspekten ist zu berücksichtigen, dass Verletzungen der Dokumentationspflicht eine Beweiserleichterung bis hin zur Beweislastumkehr zugunsten des Patienten zur Folge haben können. So gilt die klare Empfehlung, Aufklärung, Diagnose und Behandlung sorgfältig und vollständig zu dokumentieren, möglichst entsprechend medizinischer Standards vorzugehen und bei Abweichungen entsprechende Begründungen zu dokumentieren.

Das bundeseinheitliche Notarzteinsatzprotokoll gemäß den aktuellen DIVI-Empfehlungen ist – in seinen verschiedenen Auslegungen – das Protokoll der Wahl.

Eine elektronische Erfassung der Daten unter Nutzung des konsentierten „Minimalen Notfalldatensatzes MIND3" ist für qualitätssichernde Maßnahmen obligat. Sie erfolgt derzeit mittels Papierprotokoll und händischer Eingabe/Scanner/digitaler Stift oder verschiedenen tragbaren Computern. Hohe Verfügbarkeit und einfache Handhabung sprechen für ersteres Verfahren, partielle Arbeitserleichterung und variable Integration weiterer Systeme für Letzteres.

Qualitätsmanagement im Rettungsdienst

Qualitätsmanagement im Rettungsdienst ist keine „Liebhaberei einer interessierten Minderheit", sondern ist als ethische Verpflichtung gegenüber Patienten, Gesellschaft und Kostenträgern anzusehen.

Die Basis hierfür ist eine einheitliche und hinreichend umfängliche Dokumentation einschließlich elektronischer Datenerfassung und Plausibilitätsprüfung, welche die Bereiche Leitstelle, Rettungs- und Notarztdienst umfasst.

Um im Sinne eines Benchmarking Vergleiche und Analysen über den eigenen Bereich hinaus durchführen zu können, ist eine Vereinheitlichung der Daten über die Landes-, Bundes- bis hin zur europäischen Ebene sinnvoll.

Die vorgestellten Werkzeuge zum Qualitätsmanagement (Hilfsfrist, DIVI-Protokoll, MIND3, Reanimationsregister, NADOK-Projekt, TraumaRegisters DGU®) erzeugen plausible Daten, die ein regelmäßiges Feedback an die Teilnehmer über die Qualität ihrer Arbeit ermöglichen.

Ein weisungsunabhängiger „Ärztlicher Leiter Rettungsdienst", der alle genannten Aktivitäten in einem Rettungsdienstbereich koordiniert, ist insofern als eine „conditio sine qua non" für ein umfassendes Qualitätsmanagement zu verstehen.

Literatur

Refereznen

[1] **Ahnefeld** F. Grundlagen und Grundsätze zur Weiterentwicklung der Rettungsdienste und der notfallmedizinischen Versorgung der Bevölkerung in der Bundesrepublick Deutschland. Anästh Intensivmed 1998; 39: 255–261

[2] **Bailey** ED, O'Connor RE, Ross RW. The use of emergency medical dispatch protocols to reduce the number of inappropriate scene responses made by advanced life support personnel. Prehosp Emerg Care 2000; 4(2): 186–189

[3] **Berdowski** J, Berg RA, Tijssen JG, Koster RW. Global incidences of out-of-hospital cardiac arrest and survival rates: Systematic review of 67 prospective studies. Resuscitation 2010; 81(11): 1479–1487
[4] **Cone** DC, Galante N, MacMillan DS. Can emergency medical dispatch systems safely reduce first-responder call volume? Prehosp Emerg Care 2008; 12(4): 479–485
[5] **Cummins** RO, Chamberlain DA, Abramson NS et al. Recommended guidelines for uniform reporting of data from out-of-hospital cardiac arrest: the Utstein style. A statement for health professionals from a task force of the American Heart Association, the European Resuscitation Council, the Heart and Stroke Foundation of Canada, and the Australian Resuscitation Council. Circulation 1991; 84: 960–975
[6] **Eisenberg** MS, Horwood BT, Cummins RO et al. Cardiac arrest and resuscitation: a tale of 29 cities. Ann Emerg Med 1990; 19: 179–186
[7] **Felleiter** P, Helm M, Lampl L, Bock KH. Data processing in prehospital emergency medicine. Int J Clin Monit Comput 1995; 12: 37–41
[8] **Fischer** M, Fischer NJ, Schüttler J. One-year survival after out-of-hospital cardiac arrest in Bonn city: outcome report according to the ‚Utstein style'. Resuscitation 1997; 33: 233–243
[9] **Fischer** M, Krep H, Wierich D et al. Effektivitäts- und Effizienzvergleich der Rettungsdienstsysteme in Birmingham (UK) und Bonn (D). Anästhesiol Intensivmed Notfallmed Schmerzther 2003; 38: 630–642
[10] **Fredriksson** M, Herlitz J, Engdahl J. Nineteen years' experience of out-of-hospital cardiac arrest in Gothenburg – reported in Utstein style. Resuscitation 2003; 58: 37–47
[11] **Gräsner** JT, Fischer M, Altemeyer KH et al. Nationales Reanimationsregister – Strukturierte Datenerfassung mit dem DGAI-Reanimationsdatensatz „Erstversorgung". Notfall Rettungsmed 2005; 8: 112–115
[12] **Gräsner** JT, Messelken M, Scholz J, Fischer M. Das Reanimationsregister der DGAI. Anästh Intensivmed 2006; 47: 630–631
[13] **Gräsner** JT, Meybohm P, Fischer M et al. A national resuscitation registry of out-of-hospital cardiac arrest in Germany-a pilot study. Resuscitation 2009; 80(2): 199–203
[14] **Gräsner** JT, Meybohm P, Lefering R et al. ROSC after cardiac arrest – the RACA score to predict outcome after out-of-hospital cardiac arrest. Eur Heart J 2011b; 32:1649–1656
[15] **Gräsner** JT, Meybohm P, Lefering R et al. ROSC after cardiac arrest – the RACA score to predict outcome after out-of-hospital cardiac arrest. Eur Heart J 2011b; 32: 1649–1656
[16] **Grmec** S, Gasparovic V. Comparison of APACHE II, MEES and Glasgow Coma Scale in patients with nontraumatic coma for prediction of mortality. Acute Physiology and Chronic Health Evaluation. Mainz Emergency Evaluation System. Crit Care 2001; 5: 19–23
[17] **Grmec** S, Kupnik D. Does the Mainz Emergency Evaluation Scoring (MEES) in combination with capnometry (MEESc) help in the prognosis of outcome from cardiopulmonary resuscitation in a prehospital setting? Resuscitation 2003; 58: 89–96
[18] **Guenther** S, Waydhas C, Ose C, Nast-Kolb D. Quality of multiple trauma care in 33 German and Swiss trauma centers during a 5-year period: regular versus on-call service. J Trauma 2003; 54: 973–978
[19] **Hallstrom** AP, Ornato JP, Weisfeldt M et al. Public-access defibrillation and survival after out-of-hospital cardiac arrest. N Engl J Med 2004; 351: 637–646
[20] **Harbison** J, Hossain O, Jenkinson D et al. Diagnostic accuracy of stroke referrals from primary care, emergency room physicians, and ambulance staff using the face arm speech test. Stroke 2003; 34(1):71–76
[21] **Helm** M, Hauke J, Schlechtriemen T et al. Primäre Dokumentationsqualität bei papiergestützter digitaler Einsatzdokumentation. Erste Ergebnisse aus dem Luftrettungsdienst. Anaesthesist 2009; 58(1): 24–29
[22] **Hennes** HJ, Reinhardt T, Otto S, Dick W. Die präklinische Effektivität der notärztlichen Versorgung. Eine prospektive Studie. Anaesthesist 1993; 42: 455–461
[23] **Herlitz** J, Bahr J, Fischer M et al. Resuscitation in Europe: a tale of five European regions. Resuscitation 1999; 41: 121–131
[24] **Krafft** T, Castrillo-Riesego LG, Edwards S et al. European Emergency Data Project (EED Project), EMS data-based Health Surveillance System. European Journal of Public Health 2003; 13: 85–90
[25] **Krafft** T, Garcia-Castrillo Riesgo L, Fischer M et al. European Emergency Data Project (EED Project) – EMS data-based health surveillance system. Köln: Brandt; 2006
[26] **Kulla** M, Fischer S, Helm M, Lampl L. Traumascores für den Schockraum – eine kritische Übersicht. Anästhesiol Intensivmed Notfallmed Schmerzther 2005; 40: 726–736
[27] **Kulla** M, Helm M, Lefering R, Walcher F. Prehospital endotracheal intubation and chest tubing does not prolong the overall resuscitation time of severely injured patients: a retrospective, multicentre study of the Trauma Registry of the German Society of Trauma Surgery. Emerg Med J 2011; 27
[28] **Lerner** EB, Fairbanks RJ, Shah MN. Identification of out-of-hospital cardiac arrest clusters using a geographic information system. Acad Emerg Med 2005; 12: 81–84
[29] **Leung** LP, Wong TW, Tong HK et al. Out-of-hospital cardiac arrest in Hong Kong. Prehosp Emerg Care 2001; 5: 308–311
[30] **Lombardi** G, Gallagher J, Gennis P. Outcome of out-of-hospital cardiac arrest in New York City. The Pre-Hospital Arrest Survival Evaluation (PHASE) Study. JAMA 1994; 271: 678–683
[31] **Matsumoto** H, Mashiko K, Hara Y et al. Effectiveness of a „doctor-helicopter" system in Japan. Isr Med Assoc J 2006; 8: 8–11
[32] **Messelken** M, Martin J, Milewski P. Ergebnisqualität in der Notfallmedizin. Notfall Rettungsmed 1998; 1: 143–149
[33] **Messelken** M, Dirks B. Zentrale Auswertung von Notarzteinsätzen im Rahmen externer Qualitätssicherung. Notfall Rettungsmed 2001; 4: 408–415
[34] **Messelken** M, Schlechtriemen T. Der minimale Notarztdatensatz MIND2. Notfall Rettungsmed 2003; 6: 189–192
[35] **Messelken** M, Fischer M, Dirks B et al. Externe Qualitätssicherung im Rettungsdienst – Das Baden-Württemberger Modell. Notfall Rettungsmed 2005; 8: 476–483
[36] **Messelken** M, Kehrberger E, Dirks B, Fischer M. The quality of emergency medical care in baden-wurttemberg (Germany): four years in focus. Dtsch Arztebl Int 2010; 107(30): 523–530
[37] **Messelken** M, Schlechtriemen T, Arntz HR et al. Der Minimale Notfalldatensatz MIND3. DIVI 2011; 3: 130–135
[38] **Moecke** HP, Herden HN. Dokumentation im Rettungsdienst. Basis für Forschung und Qualitätssicherung. Anaesthesist 1994; 43: 257–261
[39] **Moecke** H. Emergency medicine in Germany. Ann Emerg Med 1998; 31: 111–115
[40] **Moecke** H, Dirks B, Friedrich H et al. DIVI Notarzteinsatzprotokoll, Verson 4.0. Anaesthesist 2000; 49: 211–213
[41] **Moecke** H, Dirks B, Friedrich HJ et al. DIVI-Notarzteinsatzprotokolle Version 4.2. Notarzt 2004; 20: 139–141
[42] **Moront** ML, Gotschall CS, Eichelberger MR. Helicopter transport of injured children: system effectiveness and triage criteria. J Pediatr Surg 1996; 31: 1183–1186
[43] **Ong** ME, Chiam TF, Ng FS et al.; Cardiac Arrest Resuscitation Epidemiology (CARE) Study Group. Reducing ambulance response times using geospatial-time analysis of ambulance deployment. Acad Emerg Med 2010; 17(9): 951–957
[44] **Ott** WE. GIS in EMS. Jems 2003; 28: 89–91
[45] **Peleg** K, Pliskin JS. A geographic information system simulation model of EMS: reducing ambulance response time. Am J Emerg Med 2004; 22: 164–170
[46] **Peters** J, Hall GB. Assessment of ambulance response performance using a geographic information system. Soc Sci Med 1999; 49: 1551–1566
[47] **Pleskot** M, Babu A, Kajzr J et al. Characteristics and short-term survival of individuals with out-of-hospital cardiac arrests in the East Bohemian region. Resuscitation 2006; 68: 209–220
[48] **Ruchholtz** S. Das Traumaregister der DGU als Grundlage des interklinischen Qualitätsmanagements in der Schwerverletztenversorgung. Eine Multicenterstudie. Arbeitsgemeinschaft „Polytrauma" der Deutschen Gesellschaft für Unfallchirurgie. Unfallchirurg 2000; 103: 30–37
[49] **Ruchholtz** S. Das externe Qualitätsmanagement in der klinischen Schwerverletztenversorgung. Unfallchirurg 2004; 107: 835–843
[50] **Schlechtriemen** T, Lackner CK, Moecke HP et al. Medizinisches Qualitätsmanagement mit Hilfe ausgewählter Zieldiagnosen – Empfehlungen für eine einheitliche Dokumentation und Datenauswertung. Notfall Rettungsmed 2004; 6: 175–188
[51] **Sipria** A, Novak V, Veber A et al. Out-of-hospital resuscitation in Estonia: a bystander-witnessed sudden cardiac arrest. Eur J Emerg Med 2006; 13: 14–20
[52] **Soo** L, Huff N, Gray D, Hampton JR. Geographical distribution of cardiac arrest in Nottinghamshire. Resuscitation 2001; 48: 137–147
[53] **Stellungnahme der Bundesvereinigung der Arbeitsgemeinschaften der Notärzte Deutschlands** (BAND) zur ‚Hilfsfrist' im Rettungsdienst (Notfallrettung). Notarzt 2001; 17: A33–A34
[54] **Stiell** IG, Wells GA, Field BJ et al. Improved out-of-hospital cardiac arrest survival through the inexpensive optimization of an existing defibrillation program: OPALS study phase II. Ontario Prehospital Advanced Life Support. JAMA 1999; 281: 1175–1181
[55] **Vukmir** RB. Survival from prehospital cardiac arrest is critically dependent upon response time. Resuscitation 2006; 69: 229–234

65 Spezielle Rechtsfragen

E. Biermann

65.1 Aufnahmepflicht der Krankenhäuser

Krankenhäuser sind in ein öffentlich-rechtliches Planungs- und Finanzierungssystem eingebunden, aus dem nach §§ 39 Abs. 1, 73 Abs. 4 Sozialgesetzbuch V (SGB V) eine Aufnahme- und Behandlungspflicht gegenüber stationär behandlungsbedürftigen Patienten folgt. Ob und inwieweit teil-, vor- und nachstationäre oder ambulante Behandlung ausreicht, ist nach § 39 Abs. 1 Satz 1 SGB V (auch) durch das Krankenhaus zu prüfen. Vielfach ist diese Verpflichtung in den Krankenhausgesetzen der Länder präzisiert (Genzel u. Degener-Hencke 2010 [10]: § 80 RN 31).

> **Merke**
>
> Ist das Krankenhaus nicht in der Lage, seiner Aufnahme- und Behandlungspflicht zu genügen, weil es z. B. voll belegt ist, seine Operationskapazitäten erschöpft sind oder die notwendige personelle oder apparative Infrastruktur nicht zur Verfügung steht, so muss es akut aufnahmebedürftige Patienten gleichwohl einstweilen aufnehmen, wenn kein anderes geeignetes Krankenhaus eine zeitgerechte Versorgung sicherstellen kann. Das Krankenhaus muss zumindest eine Erstversorgung durchführen und sich nötigenfalls um eine Verlegung kümmern. (Genzel u. Degener-Hencke 2010 [10]: § 80 RN 33)

Erschöpfte ökonomische Ressourcen rechtfertigen die Verlegung eines Patienten aus einem an sich nach Leistungsstruktur und Versorgungsauftrag geeigneten Krankenhaus nicht. Die Verlegung eines Patienten allein aus ökonomischen Gründen von einem Krankenhaus der Grund- und Regelversorgung in ein Krankenhaus höherer Versorgungsstufe, etwa der Maximalversorgung, gefährdet nach der Gliederung der Krankenhausversorgung die speziellen Versorgungsaufträge der Häuser der Maximalversorgung und würde diese berechtigen, die Aufnahme solcher Patienten abzulehnen, die im verlegenden Krankenhaus ausreichend versorgt werden könnten. (Zur Aufnahmeverweigerung aus ökonomischen Gründen: Franzki 1994 [9].)

> **Merke**
>
> Wie die Landeskrankenhausgesetze betonen, bleiben weitergehende Pflichten der Krankenhäuser bei der Hilfe in Notfällen unberührt. Krankenhäuser haben im System der Gesundheitsfürsorge eine Auffangfunktion (Genzel u. Degener-Hencke 2010 [10]: § 80 RN 34). Jedes für die Erstversorgung geeignete Krankenhaus muss in Unglücks- und Notfällen Patienten untersuchen, soweit notwendig behandeln und aufnehmen.

65.2 Hilfspflicht der Ärzte

65.2.1 Grundlagen

Aus der allgemeinen Rechtspflicht des Krankenhauses folgt für die nach der internen Aufgabenteilung, also nach Dienstvertrag oder Dienstordnung, zuständigen Ärzte eine konkrete Untersuchungs- und Behandlungspflicht der aufnahmesuchenden Patienten (Genzel u. Degener-Hencke 2010 [10]: § 80 RN 31, 36).

Abgesehen vom Wahlleistungspatienten (BGH, MedR 2010, 787 [788]) hat der Patient in der Regel keinen Anspruch auf die Behandlung durch einen bestimmten Arzt. Es obliegt dem Krankenhausträger in Zusammenarbeit mit den leitenden Ärzten der Fachabteilungen, für eine sachgerechte personelle, aber auch räumlich-apparative Infrastruktur zu sorgen, damit die Aufnahme-, Untersuchungs- und Behandlungspflichten erfüllt und eine haftungs- und strafrechtlich problematische Verzögerung bei der Diagnostik und Therapie von Notfallpatienten vermieden werden kann. (Deutlich zur Pflicht des Krankenhausträgers, die notwendige Infrastruktur zu schaffen: BGH, NJW 1985, 2189 ff., dazu: Weißauer 1986, 2005 [37]. Zur zentralen Notaufnahme s. Gimmler et al. 2009 [12], Gries et al. 2011 [13].)

> **Merke**
>
> Der Patient hat aber Anspruch auf eine Behandlung durch einen für diese Erkrankung ausreichend qualifizierten Arzt. Bekanntlich stellt die Rechtsprechung an die Qualität der ärztlichen Versorgung hohe Ansprüche. Deutlich hat z. B. das Oberlandesgericht (OLG) Düsseldorf festgestellt (OLG Düsseldorf, NJW 1986, 790),

dass das Krankenhaus jederzeit, auch in Not- und Eilfällen – auch außerhalb der Regeldienstzeiten – eine Versorgung gewährleisten muss, die dem Standard eines Facharztes entspricht. (Zur Bedeutung des Facharztstandards: Weißauer u. Opderbecke 1993a [34], Weißauer u. Opderbecke 1993b [35].)

Kommen Krankenhaus und Ärzte den Aufnahme- und Behandlungspflichten nicht nach und kommt ein Patient dadurch zu Schaden, so drohen zivilrechtliche Konsequenzen den zuständigen Ärzten, unter Umständen dem Pflegepersonal sowie dem Krankenhausträger (u. a. Schadenersatz einschließlich Schmerzensgeld wegen „unerlaubter Handlung" nach §§ 823, 847 BGB); dies zumindest dann, wenn die nachfolgend noch zu besprechende Garantenstellung gegeben ist. Strafrechtliche Konsequenzen – u. U. auch gegen den Krankenhausträger bzw. den Verwaltungsleiter (Schulte-Sasse 2010 [27]), der die erforderliche Infrastruktur nicht zur Verfügung gestellt hat – können sich in erster Linie wegen Körperverletzung oder Tötung durch Unterlassen nach §§ 223 ff., 222, 13 StGB oder wegen unterlassener Hilfeleistung nach § 323 c StGB ergeben.

65.2.2 Garantenstellung

Begriff

> **Merke**
>
> Nicht nur derjenige, der schuldhaft, d. h. vorsätzlich oder fahrlässig, einen Patienten durch eine fehlerhafte Behandlung „aktiv" schädigt, sondern auch derjenige, der schuldhaft untätig bleibt, kann, wenn diese „Passivität" einen Patienten schädigt, wegen Körperverletzung oder Tötung durch Unterlassen zivil- und strafrechtlich zur Rechenschaft gezogen werden.

Voraussetzung dafür ist einmal, dass der Untätige den schädlichen Erfolg durch pflichtgemäßes Verhalten hätte vermeiden können, also eine Kausalität vorliegt *(Kausalitätsproblem)*. Zum anderen muss, damit ein Untätigbleiben ein strafwürdiges Unrecht darstellt, eine Rechtspflicht bestanden haben, den schädlichen Erfolg abzuwehren; dies wird als *Garantenstellung* bezeichnet (§ 13 Abs. 1 StGB).

Garantenstellung kraft Fallübernahme

> **Merke**
>
> Eine Garantenstellung *kraft* Fallübernahme hat derjenige Arzt, der eine Behandlung eines Patienten übernommen und damit den Patienten quasi in seine Obhut genommen hat.

Schon eine erstmalige telefonische Konsultation (Lipp 2009 [20]), u. U. bereits die Bitte um eine Beratung (s. den Fall der Eileiterschwangerschaft: BGH, JR 1984, 293 mit ablehnender Anmerkung Kreuzer, 294 ff.), kann eine Garantenstellung des um Hilfe angegangenen Arztes begründen. Der Arzt übernimmt eine Schutzfunktion für den Patienten und ist nun verantwortlich für eine sorgfältige, leistungsgerechte Untersuchung und Behandlung bzw. deren Kontrolle, z. B. bei der Therapie mit Betäubungsmitteln (Wömpner u. Kienzler 1987 [40]: RN 629 f.). Soweit er dies nicht selbst kann, muss er zumindest die weitere Versorgung sicherstellen.

Garantenpflicht zur Fallübernahme

> **Merke**
>
> Neben der Garantenpflicht wegen Fallübernahme kann sich ein Arzt schadenersatzpflichtig bzw. strafbar machen, wenn er es ablehnt, einen Fall, d. h. die Versorgung eines Patienten, zu übernehmen.

Voraussetzung ist auch hier eine Garantenstellung gegenüber dem Patienten bzw. gegenüber dem „Publikum". Eine solche Garantenstellung obliegt nicht jedem Arzt. Kein Arzt hat sich ständig und überall einsatzbereit zu halten oder ständig einen Notfallkoffer mitzuführen. Insbesondere ein Krankenhausarzt hat nicht generell eine Garantenstellung gegenüber externen Personen.

> **Merke**
>
> Derjenige Arzt allerdings, der im vertragsärztlichen Notfall- oder im Rettungsdienst eingesetzt ist oder der im Krankenhaus für die Patientenaufnahme zuständig ist, hat eine Garantenstellung, d. h. eine Pflicht zur Übernahme der medizinischen Betreuung der „Notfallpatienten". Dasselbe wird für den zum Ruf- oder Bereitschaftsdienst eingeteilten Arzt zumindest für die Patienten seiner Abteilung gelten.

Aufgrund der übernommenen speziellen Aufgaben haben diese Ärzte eine besondere Schutzfunktion gegenüber dem Personenkreis, zu dessen Versorgung sie eingesetzt sind.

Erfüllt der Arzt diese Garantenpflicht vorsätzlich oder fahrlässig (leichte Fahrlässigkeit genügt) nicht und ergreift er die nach Lage des Einzelfalles gebotenen Maßnahmen nicht, so kann dieses Unterlassen, wenn es schuldhaft (zu Irrtumsfragen ausführlich Wömpner u. Kienzler 1987 [40]: RN 597 ff.) und für einen Gesundheitsschaden beim Patienten oder für seinen Tod (mit-)ursächlich war, zu forensischen Konsequenzen wegen Körperverletzung oder Tötung führen („unechtes Unterlassungsdelikt"). Der Arzt muss für die schädlichen Folgen seiner „Passivität" ebenso wie für ein sorgfaltswidriges aktives Tun einstehen.

Pflicht zur Gefahrtragung

> **Merke**
> Der Garant muss in gewissen Grenzen Gefahren tragen, die mit der übernommenen Schutzfunktion zusammenhängen.

Polizisten, Feuerwehrleute, Mitarbeiter des Katastrophenschutzes haben besondere Schutzpflichten gegenüber der Allgemeinheit, die sich aus ihrer besonderen sozialen Rolle ergeben, deren Erfüllung typischerweise mit erhöhten Gefahren verbunden ist. Das gilt auch für Ärzte, die im Rettungsdienst eingebunden sind. Die besonderen Gefahrtragungspflichten beziehen sich aber immer nur auf die mit der fraglichen Tätigkeit in typischer Weise verbundenen Gefahren (BGH, NJW 1964, 730). Vom „ärztlichen Garanten", also dem in Notarztdienst eingebundenen Arzt, ist die Inkaufnahme von gewissen, mit der ärztlichen Versorgung verbundenen Gefahren, etwa Ansteckungsgefahren, oder, in später noch zu besprechenden Grenzen, auch der Umgang mit aggressiven und unkooperativen Patienten zu erwarten.

> **Merke**
> Dies bedeutet indes nicht, dass der Arzt im Notarztdienst konkrete Lebensgefahr eingehen muss, etwa indem er sich in ein brennendes, einsturzgefährdetes Haus oder auf eine stark befahrene Autobahn oder z. B. in einem Bergwerk unter Tage in konkrete Lebensgefahr bei der Versorgung eines Verunfallten begibt.

Was von dem einzelnen Arzt erwartet werden kann, ist nur situationsorientiert im Einzelfall zu entscheiden. Unter dem Aspekt der „Eigensicherung" kann der Arzt erwarten, dass die anderen Berufsgruppen, insbesondere die Polizei oder Einsatzkräfte der Feuerwehr und des Katastrophenschutzes, die Einsatzstelle absichern, den Verunfallten retten, sodass eine für den Arzt zumutbare und den Patienten, so weit wie möglich, sichere Behandlungssituation geschaffen wird.

Schaden des Patienten

Allein die Verletzung der Garantenpflicht führt nicht zu forensischen Konsequenzen, wenn der Patient dadurch keinen Nachteil erleidet. Wird der Patient indes geschädigt – ausreichend sind auch nicht unerhebliche Schmerzen, die pflichtwidrig nicht gelindert werden – so hängt die zivilrechtliche Haftung und die strafrechtliche Verantwortung noch davon ab, ob die unterlassene Maßnahme den Patienten gerettet, unter Umständen den Tod auch nur um geringe Zeit hinausgezögert (BGH, NStZ 1985, 26; kritisch dazu Ulsenheimer 2008 [30]: RN 221), vor sonstigen Schaden bewahrt oder seinen Zustand verbessert hätte (Kausalitätsproblem). Ist dies zu verneinen, kann sich der Arzt aber einer unterlassener Hilfeleistung nach § 323 c StGB schuldig gemacht haben.

65.3 Hilfspflicht nach § 323 c StGB

65.3.1 Grundlagen

Eine strafrechtliche Verantwortung wegen unterlassener Hilfeleistung – in der Regel mit milderer Strafdrohung – kann aber auch denjenigen treffen, der nicht Garant ist. Nach § 323 c StGB wird bestraft, wer es unterlässt, bei Unglücksfällen, gemeiner Gefahr oder Not die erforderliche und zumutbare Hilfe zu leisten.

Diese Vorschrift gilt für jedermann, der zufällig mit einem Not- oder Unglücksfall konfrontiert wird, und nicht speziell nur für den Arzt, aber auch für diesen. Allerdings wird kompetente medizinische Hilfe nur vom Arzt bzw. vom Heil-/ Hilfspersonal erbracht werden können. Insoweit bestimmt die Qualifikation nicht nur Art und Umfang, sondern auch unter Umständen bereits den Inhalt der Hilfspflicht. Deshalb hat die spezielle berufliche Qualifikation des Arztes dort Relevanz, wo medizinisches Wissen zur Hilfeleistung erforderlich ist (Ulsenheimer 2008 [30]: RN 224).

Die Verpflichtung zur Hilfeleistung nach § 323 c StGB begründet keine Garantenstellung, sie ist als „Minus" gegenüber der Garantenverantwortlichkeit subsidiär, sie kann aber bei einem Garanten greifen, wenn unklar bleibt, ob die unterbliebene Maßnahme den schädlichen Erfolg vermieden hätte. § 323 c StGB setzt, was gelegentlich übersehen wird, Vorsatz voraus, Fahrlässigkeit genügt hier – anders als bei der Garantenstellung – nicht.

> **Merke**
> Bei § 323 c StGB handelt es sich um ein „echtes Unterlassungsdelikt". Dies bedeutet, dass hier das bloße, schuldhafte Untätigbleiben trotz möglicher, notwendiger und zumutbarer Hilfeleistung unter Strafe gestellt wird. Auf die Erfolgsaussichten der Hilfeleistung kommt es nicht an, es genügt die Gefahr weiterer Schäden, vorausgesetzt, der Arzt kann auf das Geschehen noch Einfluss nehmen (Ulsenheimer 2010 [31]: § 129 RN 30).

65.3.2 Unglücksfall und Gefahr

Ein *Unglücksfall* ist jedes plötzlich eintretende Ereignis, das erhebliche Gefahren für Menschen oder Sachen mit sich bringt oder zu bringen droht (BGHSt 6, 147). *Gefahr* besteht, wenn aufgrund konkreter, tatsächlicher Anhaltspunkte der Schadenseintritt naheliegt. Eine entfernte oder bloß gedankliche, theoretische Schadensmöglichkeit reicht nicht aus. Unerheblich ist allerdings, ob das Ereignis „von außen" kommt oder vom Betroffenen selbst herbeigeführt wurde (BGHSt 6, 147; 13, 162).

Auch der Suizidversuch ist nach allgemeiner Auffassung der Rechtsprechung ein zur Hilfeleistung verpflichtender Unglücksfall (einschränkend Staatsanwaltschaft München, Verfügung vom 30.07.2010, MedR 2011, 291 ff.).

Nicht jede Erkrankung, auch nicht eine schwere, ist schon ein Unglücksfall im Sinne des § 323 c StGB. Sie ist oder wird es aber dann, wenn sie eine akute, sich rasch verschlimmernde Wende nimmt (z.B. AG Gerau, NJW 1972; 709), z.B. bei sich steigernden, unerträglichen Schmerzen in der Bauchhöhle (OLG Hamm, NJW 1975, 605) oder bei plötzlichen Symptomen eines Myokardinfarkts (weitere Nachweise bei Ulsenheimer 2010[31]: § 141 RN 17 f.).

Die Rechtsprechung neigt dazu, in Arztfällen den Begriff des Unglücksfalls weit zu interpretieren und zudem, nach allerdings umstrittener Auffassung, die Hilfeleistungspflicht in eine Untersuchungs- und Informationspflicht *(Prüfungspflicht)* und in eine aus den gewonnenen Ergebnissen abzuleitende *Hilfspflicht im engeren Sinn* aufzuteilen (Nachweise bei Wömpner u. Kienzler 1987[40]: RN 583 ff.). Daran wird kritisiert, dass so die Feststellung, ob überhaupt ein Unglücksfall vorliegt, schon zum Inhalt der Hilfspflicht gemacht wird und damit der Arzt, der diese Prüfung unterlässt, bereits kriminalisiert wird, selbst wenn die Untersuchung den Verdacht des „Unglücksfalls" nicht bestätigt („Vorwurf des Gesinnungsstrafrechts"; gegen OLG Köln, NJW 1957, 1609; z.B. Kreuzer 1967: 278 ff.).

Merke

Vorsichtshalber sollte der Arzt sich auf diese Rechtsprechung einstellen. Im Rahmen der Prüfungspflicht ist deshalb sorgfältig zu eruieren, ob überhaupt ein behandlungsbedürftiger Fall vorliegt und ob und wie ggf. zu helfen ist, um dann im Rahmen der Hilfspflicht im engeren Sinne die notwendigen Maßnahmen zur Schadenabwehr, soweit möglich und zumutbar, zu ergreifen.

Aus dieser Prüfungspflicht leitet die Rechtsprechung die Pflicht zur sofortigen Untersuchung eingelieferter Notfallpatienten ab, selbst dann, wenn eine anschließende stationäre Aufnahme nicht möglich ist. Die notwendige „Erste Hilfe" muss geleistet werden, sodann ist zu prüfen, ob ein Weitertransport verantwortbar ist, sonst muss der Patient zumindest provisorisch aufgenommen werden (s. OLG Köln, NJW 1957, 1609; Rieger 1991[24]: 1610 ff.).

65.3.3 Erforderlichkeit

Merke

§ 323 c StGB setzt weiter voraus, dass die Hilfeleistung erforderlich ist. Dies ist sie dann, wenn nach dem vorausschauenden Urteil eines objektiven Beobachters im Zeitpunkt der möglichen Hilfeleistung – also Sicht „ex ante" – eine Chance zur Gefahrenabwehr besteht (Ulsenheimer 2010[31]: § 141 RN 28).

Die Hilfeleistungspflicht entfällt (nur), wenn sichere Gewähr für andere, ausreichende Hilfe besteht oder Hilfe von vornherein aussichtslos ist. Da aber nicht nur die Abwendung von Gefahren für Leib und Leben, sondern auch die Möglichkeit der Schmerzlinderung ein Akt der Hilfeleistung sein kann, besteht Hilfeleistungspflicht auch in aussichtslosen Fällen, bezogen dann allerdings auf Schmerz- oder Leidenslinderung (Ulsenheimer 2008[30]: RN 256).

Merke

Der Arzt genügt seiner Hilfeleistungspflicht nicht schon dadurch, dass er irgendetwas tut, sondern er muss sofort die ihm *zumutbare, bestmögliche Hilfe* leisten (BGHSt 21, 50 [54]). Er hat je nach Umfang der Gefahr und der zu ihrer Abwehr notwendigen Maßnahmen unter Einsatz seiner fachlichen Kompetenz und der ihm zur Verfügung stehenden Mittel *unverzüglich* tätig zu werden (Wömpner u. Kienzler 1987[40]: RN 153).

Wer als Arzt in Notfällen zu Hilfe gerufen wird, darf sich nicht mit hinhaltenden Auskünften oder Scheinmaßnahmen begnügen (BGH, MedR 1985, 229). Nach Auffassung des OLG München (OLG München. Das Krankenhaus 1980: 64) ist unter Umständen die einfache körperliche Untersuchung nicht ausreichend, sondern der Arzt muss die ihm zur Verfügung stehenden diagnostischen Möglichkeiten, z.B. das EKG, einsetzen, um weitere Aufschlüsse über das Befinden des Patienten zu gewinnen.

65.3.4 Zeitlicher und räumlicher Zusammenhang

Dass nach § 323 c StGB „bei" Unglücksfällen Hilfe geleistet werden muss, darf nicht räumlich und zeitlich eng interpretiert werden, sondern ist als „anlässlich eines Unglücksfalls" zu verstehen (Ulsenheimer 2008[30]: RN 254). Auch ein Abwesender, der fernmündlich zur Hilfe gerufen wird, muss Hilfe leisten, wenn sonst keine oder jedenfalls keine ausreichend qualifizierte Hilfe zur Verfügung steht.

> **Merke**
>
> Im Zweifel muss der Arzt einem Hilferuf folgen (Wömpner u. Kienzler 1987 [40]: RN 154).

65.3.5 Zumutbarkeit

Art und Umfang der Hilfspflicht werden auch durch das Merkmal der Zumutbarkeit begrenzt.

Konkreter Gefahr braucht sich der nach § 323 c StGB Hilfspflichtige – anders als u. U. der ärztliche Garant – nicht aussetzen, auch nicht der hilfspflichtige Arzt (Wömpner u. Kienzler 1987 [40]: RN 155). Im Rahmen der Zumutbarkeit spielt auch die fachliche Qualifikation eine Rolle. Ein um Erste Hilfe ersuchter Facharzt kann sich zwar nicht darauf berufen, als Spezialist sei er für allgemeine Fälle nicht zuständig, auf der anderen Seite können einem Facharzt aber schwierige und riskante Maßnahmen fremder Fächer nicht zugemutet werden (Lipp 2009 [20], RN 15). Ebenso wenig muss der Arzt eigene Pflichten vernachlässigen, z. B. andere dringende Fälle. Auch eine eigene Erkrankung, Übermüdung oder das Ruhebedürfnis vor einer eigenen Operation können eine Hilfeleistung im konkreten Fall unzumutbar machen.

Doch ist Vorsicht geboten. Verunglückt z. B. vor dem Krankenhaus ein Passant, wird ein um Hilfe ersuchter Krankenhausarzt sich nicht auf die abstrakte Gefährdung der Krankenhauspatienten berufen, falls er die Klinik verlässt, und deshalb die externe Hilfe ablehnen dürfen, sofern die Gefahr für die Klinikpatienten eine nur entfernte, die für den verunglückten Passanten dagegen eine konkrete ist (Kreuzer 1967a [15]).

65.4 Pflichtennotstand

> **Merke**
>
> Unter Umständen muss der Hilfspflichtige sogar eine Ordnungswidrigkeit (z. B. das Überschreiten der zulässigen Höchstgeschwindigkeit, um einen Patienten aufzusuchen oder ins Krankenhaus zu bringen [z. B. OLG Schleswig, VRS 30, 62]) oder gar eine Straftat begehen, z. B. eine Trunkenheitsfahrt, vorausgesetzt, eine Fahrt mit einem Taxi scheidet als Mittel zur Gefahrenabwehr aus.

Dies folgt aus der Hilfspflicht nach § 323 c StGB bzw. aus der Garantenstellung in Verbindung mit § 34 StGB und wird als *rechtfertigender Notstand* bezeichnet. § 34 StGB bestimmt:

„Wer in einer gegenwärtigen, nicht anders abwendbaren Gefahr für Leben, Leib, Freiheit, Ehre, Eigentum oder ein anderes Rechtsgut eine Tat begeht, um die Gefahr von sich oder einem anderen abzuwenden, handelt nicht rechtswidrig, wenn bei Abwägung der widerstreitenden Interessen, namentlich der betroffenen Rechtsgüter und des Grades der ihnen drohenden Gefahren, das geschützte Interesse das beeinträchtigte wesentlich überwiegt. Dies gilt jedoch nur, soweit die Tat ein angemessenes Mittel ist, die Gefahr abzuwenden."

Das Notstandsrecht nach § 34 StGB gibt dem Hilfeleistenden zunächst nur das Recht zu handeln, verpflichtet ihn aber nicht ohne Weiteres dazu. Soweit der Arzt aber Hilfe leisten muss und sich bei der Hilfeleistung zugleich im Rahmen des § 34 StGB über sonst entgegenstehende gesetzliche Verbote hinwegsetzen darf, führt die Kombination von Hilfeleistungspflicht und Notstandsrecht dazu, dass das Notstandsrecht zur *Pflicht* erstarkt („Pflichtennotstand"; Leipziger Kommentar zum Strafgesetzbuch, 11. Aufl. 2003; vor § 32 RN 76), vorausgesetzt, die Hilfeleistung ist zumutbar.

Wann dies der Fall ist, kann nur anhand des Einzelfalls entschieden werden: Je geringer die Gefahr, die mit der Ausübung des Notstandsrechts nach § 34 StGB verbunden ist, je stärker indes die Hilfeleistungspflicht, desto eher erstarkt das Notstandsrecht zur Notstandspflicht.

65.5 Pflichtenkollision

Davon zu unterscheiden ist der Fall, dass mehrere Hilfspflichten zu erfüllen sind, der Betroffene aber nur einer gerecht werden kann.

Beispiel: Der Arzt sieht sich am Unfallort mehreren Patienten gegenüber. Hier liegt eine Kollision vor. Der Arzt muss u. U. eine Hilfspflicht verletzen, um einer anderen genügen zu können. Kollidieren Pflichten verschiedenen Ranges, so ist der Arzt gerechtfertigt, wenn er die höherwertige auf Kosten der geringerwertigen erfüllt, z. B. zunächst den Schwerverletzten versorgt und die Behandlung des Leichtverletzten zurückstellt.

> **Merke**
>
> Bei gleichwertigen Rangverhältnissen (z. B. mehrere Schwerverletzte) muss der Arzt wählen und hat nicht mit rechtlichen Konsequenzen zu rechnen, wenn er in dieser Situation nach bestem Vermögen hilft und wenigstens ein Leben zu retten versucht.

Das Rangverhältnis bestimmt sich nach dem Grad der Schutzwürdigkeit, wobei es nicht nur auf den abstrakten Rang, sondern die Umstände des Einzelfalls, das Schutzbedürfnis in der konkreten Situation, auf die Art der Gefahr und das Ausmaß der Verletzung ankommt. In der Regel wird deshalb die akute Gefahr eines schweren Gesundheitsschadens bei dem einen, der entfernteren Lebensgefahr bei dem anderen Patienten vorgehen (Schönke et al. 2010[26]: vor § 32 RN 73). Ob der Arzt in diesen Sichtungsfällen im Hinblick auf die Verletzten, deren Behandlung zurückgestellt werden muss, für gerechtfertigt oder nur für entschuldigt zu halten ist oder ob bereits die Hilfeleistungspflicht durch die zur Verfügung stehenden Mittel und Möglichkeiten als begrenzt anzusehen ist (Lippert u. Weißauer 1984[21]: RN 411), mag dahinstehen.

> **Merke**
>
> Im Ergebnis ist festzuhalten, dass sich der Arzt mit der Sichtung keiner unterlassenen Hilfeleistung oder, falls eine Garantenstellung vorliegt, keiner Körperverletzung oder Tötung durch Unterlassen schuldig macht.

65.6 Fixierung

Die im Bereich der stationären Heilbehandlung diskutierte Frage, ob und unter welchen Umständen der Arzt Fixierungsmaßnahmen bei einem einwilligungsunfähigen Patienten (mutmaßlicher Wille – Einwilligung des Betreuers – Genehmigung des Betreuungsgerichts) vornehmen darf, spielt im Notarztdienst im Rahmen der Erstversorgung des Notfallpatienten keine Rolle. Weil der mutmaßliche Wille eines einwilligungsunfähigen Patienten in aller Regel darauf gerichtet sein wird, gerettet und ärztlich versorgt zu werden, kann und darf der Arzt dazu erforderliche Fixierungsmaßnahmen, zumal sie in aller Regel nur vorübergehender Art sind, durchführen.

> **Merke**
>
> Soweit Fixierungsmaßnahmen überhaupt den strafrechtlichen Tatbestand einer Freiheitsberaubung oder Nötigung erfüllen, wären sie jedenfalls dort, wo sie im Rahmen der notärztlichen Maßnahmen notwendig oder zur (Transport-)Sicherung des Patienten erforderlich sind, nach § 34 StGB gerechtfertigt oder zumindest nach § 35 StGB entschuldigt.

65.7 Kollision von Garantenpflicht und Hilfspflicht

Beispiel: Der Bereitschaftsdienst leistende Anästhesist führt eine Narkose bei der Operation eines Unfallopfers durch und wird gleichzeitig zu einem weiteren Einsatz, z.B. einer Notsectio oder zu einem Rettungseinsatz außerhalb des Hauses, gerufen.

> **Merke**
>
> Nach dem Präventionsprinzip hat der Anästhesist als Garant zunächst den Patienten weiterzubetreuen, dessen Versorgung er einmal übernommen hat. Dies entbindet ihn aber nicht von der Pflicht, zu prüfen, ob seine Hilfe an anderer Stelle dringender benötigt wird und ohne konkrete Gefährdung „seines" Patienten erfolgen kann.

Nicht in jedem Fall kommt der Garantenpflicht absoluter Vorrang zu, sondern bei der Abwägung sind der Rang und die Schutzbedürftigkeit des anderen Rechtsguts mit einzubeziehen (so z.B. Leipziger Kommentar zum Strafgesetzbuch 2003: vor § 32 RN 79, 80; anderer Ansicht Schönke et al. 2010[26]: vor § 32 RN 76). Rechtlich wiegt ein Leben so schwer wie das andere, eines kann nicht gegen das andere aufgewogen werden. Hier hilft die Garantenstellung allein nicht weiter, um eine höhere Schutzwürdigkeit eines Lebens zu begründen (Wömpner u. Kienzler 1987[40]: RN 179 ff.). Der Arzt wird auch bei der Kollision der Garantenstellung mit einer anderen Hilfspflicht nach den Umständen des Einzelfalls abwägen dürfen und müssen.

65.8 Ende der Hilfspflicht

65.8.1 Grundlagen

Die Hilfspflicht endet, wenn keinerlei Hilfe, einschließlich Schmerzens- oder Leidenslinderung, mehr nötig oder möglich ist. Doch schon vorher kann der Patient dem ärztlichen Bemühen Grenzen setzen.

> **Merke**
>
> Die medizinische Indikation allein berechtigt den Arzt nicht zur Behandlung des Patienten bzw. des Hilfsbedürftigen, sondern nach allgemeinen Grundsätzen der Heilbehandlung ist zusätzlich grundsätzlich die Einwilligung des Patienten bzw. seines gesetzlichen Vertreters erforderlich (hier genauer: Biermann 1997[4]: 427 ff.).

65.8.2 Weigerung des Patienten

Die Hilfeleistungspflicht des Arztes, sei es aus der Garantenstellung, sei es aus § 323 c StGB, findet ihre Grenze im Veto des Patienten bzw. Verunglückten, der die Hilfeleistung oder die ärztliche Maßnahme insgesamt oder teilweise ablehnt.

Die Möglichkeit und Notwendigkeit einer ärztlichen Behandlung rechtfertigt einen zwangsweisen Eingriff nicht. Zwangsbehandlungen sind in der Bundesrepublik nur in wenigen, gesetzlich genau definierten Ausnahmefällen, etwa zur Bekämpfung von Seuchen und übertragbaren Krankheiten, nach § 81 a Strafprozessordnung (StPO) oder § 101 Strafvollzugsgesetz (StVollzG) zulässig (weitere Beispiele bei Ulsenheimer 2010: § 155 RN 38).

> **Merke**
> Weigert sich der Patient, Hilfe anzunehmen bzw. sich untersuchen oder behandeln zu lassen, so darf der Arzt nicht tätig werden, selbst wenn die Entscheidung des Patienten aus ärztlicher Sicht unvernünftig erscheint und eine schwere Gesundheitsschädigung oder den Tod zur Folge haben kann.

Das aus Artikel 2 Grundgesetz abgeleitete Selbstbestimmungsrecht des Menschen beinhaltet das Recht zur Unvernunft. Eine eigenmächtige Behandlung gegen die dezidierte, wirksame und rechtsbeachtliche Weigerung des Patienten kann vorsätzliche Körperverletzung, Nötigung und Freiheitsberaubung mit strafrechtlichen Konsequenzen sein, selbst wenn der Eingriff erfolgreich ist.

Die nachfolgend dargestellten Voraussetzungen einer bindenden Weigerung des Patienten sind sorgfältig zu beachten.

65.8.3 Voraussetzungen einer bindenden Weigerung

Grundsatz

Ähnlich wie die Einwilligung ist eine Weigerung, sich untersuchen oder behandeln zu lassen, für den Arzt nur dann bindend, wenn die Weigerung rechtlich wirksam und beachtlich ist.

Wirksamkeit

> **Merke**
> Der Patient muss entscheidungsfähig sein. Dies bedeutet, dass der Patient die Tragweite seiner Entscheidung überblicken und eine entsprechende Verstandesreife und Urteilskraft besitzen muss.

Die Entscheidungsfähigkeit ist nicht identisch mit der bürgerlich-rechtlichen Geschäftsfähigkeit. Kinder unter 14 Jahren sind regelmäßig nicht entscheidungsfähig, bei 14–18-Jährigen muss der Arzt im Einzelfall die psychosoziale Reife prüfen (Wömpner u. Kienzler 1987 [40]: RN 179 ff.).

> **Merke**
> Zu den Pflichten des Arztes gehört auch bei einem Veto die Aufklärung des Patienten – unter Umständen drastisch und schonungslos – über die Notwendigkeit der Untersuchung und Behandlung sowie über die Folgen ihrer Nichtvornahme.

Der Arzt hat „alles nach der Sachlage gebotene zu unternehmen, damit der Patient seine Weigerung aufgibt und seine Einwilligung zu den notwendigen ärztlichen Eingriffen erteilt" (so BGH, VersR 1954, 98). Ansonsten braucht der Arzt im Notfall, in dem sofortiges Eingreifen erforderlich ist, „mit der Aufklärung nicht viel Umstände machen" (Lippert u. Weißauer 1984 [21]: RN 472), insbesondere die Risikoaufklärung bei einem akut bedrohten Patienten tendiert gegen Null (Wömpner u. Kienzler 1987; RN 179 ff.).

Bleibt der Hilfsbedürftige bei seiner Weigerung und handelt es sich nicht nur um eine „psychische Ausnahmeverfassung von Krankheitswert" (Dreher u. Tröndle 1995: § 323c RN 6), d.h., ist die Einsichtsfähigkeit gegeben, so bindet die Weigerung den Arzt.

Allein aus einer Weigerung, sich einer – auch notwendigen – Behandlung zu unterziehen, darf für sich genommen nicht schon ohne weiteres der Schluss auf fehlende Einsichtsfähigkeit gezogen werden (Wigge 1996 [39]: 291 [292] mit weiteren Nachweisen), jedenfalls nicht bei einem Erwachsenen; allerdings können Art und Weise der Weigerung Rückschlüsse erlauben (Ukena 1992 [29]: 202).

Betreuung und Betreuungsgericht

> **Merke**
> Kann der Patient selbst nicht wirksam einwilligen oder ist seine Weigerung nach den oben dargestellten Grundsätzen nicht rechtswirksam, so muss an seiner Stelle ein „Stellvertreter" entscheiden.

Hat der Patient nicht bereits durch eine Vorsorgevollmacht eine oder mehrere Personen seines Vertrauens ermächtigt, ihn im Falle seiner Einwilligungsunfähigkeit zu vertreten – für diesen Fall wäre eine Betreuerbestellung nicht mehr notwendig – und steht der Patient nicht schon unter Betreuung, so muss, wenn Zeit bleibt, eine Betreuung beim Betreuungsgericht (Amtsgericht) angeregt werden. Der Betreuer ist dann für die Entscheidung über die zu treffenden Maßnahmen zuständig. Anders als nach früherem Recht müssen nunmehr auch schwerwiegende Eingriffe, bei denen die begründete Gefahr besteht, dass der Patient aufgrund der Maßnahme stirbt oder einen schweren und länger dauernden gesundheitlichen Schaden erleiden könnte (§ 1904 BGB), nicht mehr vom

Betreuungsgericht genehmigt werden, vorausgesetzt, zwischen Arzt und Vorsorgebevollmächtigten/Betreuer besteht Einvernehmen darüber, dass die Entscheidung über die Maßnahme dem Willen des Patienten entspricht (§ 1904 Abs. 4 BGB). Das Betreuungsgericht ist nur noch einzuschalten, wenn zwischen Arzt und Vorsorgebevollmächtigten/Betreuer ein Dissenz besteht.

Ohnehin ist die Genehmigung des Betreuungsgerichts dann entbehrlich, wenn mit dem Aufschub der Maßnahme eine Gefahr für den Patienten verbunden ist. Kann in Eilfällen der Vorsorgebevollmächtigte/Betreuer nicht erreicht werden bzw. reicht die Zeit zur Betreuerbestellung nicht aus, kann das Betreuungsgericht im Wege einstweiliger Anordnung einen Betreuer bestellen bzw. auch selbst anstelle des Betreuers entscheiden (§ 1846 BGB; Weißauer 1999 [36], Coeppicus 1999 [5], Coeppicus 2010 [6]).

> **Merke**
>
> Reicht auch dazu die Zeit nicht, kann der Arzt ohne ausdrückliche Einwilligung handeln, wenn er annehmen darf, dass der Patient in den Eingriff eingewilligt haben würde (mutmaßliche Einwilligung).

Wenn möglich, muss der Arzt diesen Willen ermitteln, z. B. durch Befragung der Angehörigen (s. auch § 1901 b BGB). Die Angehörigen, falls sie nicht Vorsorgebevollmächtigte/Betreuer sind, können nicht anstelle des Patienten einwilligen. Fehlen konkrete Anhaltspunkte oder lassen sie sich in der zur Verfügung stehenden Zeit nicht ermitteln, hat der Arzt sich am Leitbild des „verständigen Patienten" zu orientieren (Biermann 1997 [4]).

Patientenverfügung

> **Merke**
>
> Ein einwilligungsfähiger Volljähriger kann für den Fall seiner Einwilligungsunfähigkeit schriftlich festlegen, in welche ärztlichen Eingriffe er einwilligt oder welche er untersagt (Patientenverfügung, s. § 1901 a BGB).

Auch wenn in der Notfallmedizin die Lebensrettung und die Hilfeleistung im Vordergrund stehen, sind auch im Notfall die Patientenautonomie und der Patientenwille zu respektieren. Dies bedeutet nicht nur, den aktuell geäußerten Willen des Patienten zu achten, sondern auch Vorausverfügungen, z.B. Patientenverfügungen, ernst zu nehmen. Eine Patientenverfügung, sei es auch in Form eines – idealerweise nach ärztlicher Beratung abgefassten – „Notfallbogens" – hat auch der Notarzt zu berücksichtigen. Dies bedeutet aber nicht, dass ein Notfallbogen „unreflektiert oder quasi mechanisch umzusetzen ist" (Kreß 2009 [14], S. 69 ff.). Es handelt sich auch bei einer schriftlichen Patientenverfügung um eine Willenserklärung, die der Auslegung bedarf. Dazu wird im Notfalleinsatz nicht immer Zeit bleiben. Dennoch: Zwar gilt auch in der Notfallmedizin der Grundsatz „Im Zweifel für das Leben", doch kann eine Patientenverfügung bzw. ein Notfallbogen/Notfallpass dem Notarzt in einer medizinisch zweifelhaften Situation durchaus Anhaltspunkte geben, ob etwa eine Reanimation dem Interesse des Patienten gerecht wird. Unter Umständen sind eingeleitete Maßnahmen später wieder zu beenden (Wiese 2009 [38]).

> **Merke**
>
> Soweit keine gegenteiligen Erkenntnisse vorliegen, wird der Arzt von dem Grundsatz „in dubio pro vita" auszugehen haben (Weißauer 1988 [32]).

Suizidpatienten

Die Weigerung muss nach der Rechtsordnung beachtlich sein. Dies stellt die Rechtsprechung bei der Selbsttötung infrage. Zwar ist die Selbsttötung rechtlich nicht verboten, doch wird sie von der Rechtsordnung nicht gebilligt.

„Da niemand selbstherrlich über sein eigenes Leben verfügen und sich den Tod geben darf, kann das Recht nicht anerkennen, dass die Hilfspflicht des Dritten hinter dem sittlich mißbilligten Willen des Selbstmörders zu seinem eigenen Tode zurückzustehen habe" (BGH, NJW 1954, 1049; BGH, NJW 1959, 1738).

> **Merke**
>
> Dies bedeutet nach der Rechtsprechung, dass trotz des entgegenstehenden Willens des Suizidanten der Arzt – sei es aus Garantenstellung oder nach § 323 c StBG – zur Hilfeleistung verpflichtet ist und bleibt, gleichgültig, ob der Suizidant einer freien Willensbestimmung oder einem „krankhaften Kurzschluss" (Lipp 2009 [20], Kap. IV RN 19 ff. [24]) folgt.

Nicht zu verkennen ist aber die Antinomie zu den vorstehend geschilderten Rechtsprechungsgrundsätzen: Wer die wirksame Weigerung eines Patienten missachtet und ihn gegen seinen Willen behandelt, setzt sich forensischen Konsequenzen aus, auch wenn der Eingriff erfolgreich ist; wer den Willen des Suizidanten beachtet, unter Umständen ebenso.

In äußersten Grenzfällen, in denen der Arzt bei schwerstkranken Patienten nichts zu deren Rettung unternahm, hat die Rechtsprechung allerdings unter dem Gesichtspunkt der Zumutbarkeit das Gebot des Lebensschutzes der Verantwortung der Ärzte gegenübergestellt, bei der Festlegung der Grenzen ärztlicher Behandlungspflicht dem gewissenhaften Entschluss des Arztes Raum gelassen und ihm einen Beurteilungsspielraum zugestanden.

Die Problematik kann hier nicht näher dargestellt werden – detaillierte Übersicht über den Problemkreis bei Wömpner u. Kienzler 1987[40], RN 483 ff.; s. auch „Dr. Wittig" BGH, Med R 1985, 40; Landgericht Ravensburg, Med R 1987, 196; Fall „Hackethal" OLG München, NJW 1987, 2940; s. FN 53; Opderbecke u. Weißauer 1996[23], S. 42 ff.).

65.8.4 Keine Weigerung zulasten Dritter

> **Merke**
>
> Eine Weigerung, deren Folgen nicht den Verweigernden betreffen, sondern zulasten eines Dritten gehen, ist in der Regel unzulässig.

So dürfen Eltern mit der Verweigerung der Zustimmung in notwendige Heilmaßnahmen aus weltanschaulichen oder religiösen Gründen nicht Gesundheit oder Leben ihrer Kinder aufs Spiel setzen (OLG Hamm, NJW 1968, 212 zur religiös begründeten Weigerung des Vaters, bei seinem Kind eine Bluttransfusion vornehmen zu lassen; Biermann 1993[3], S. 187 ff.).

Soweit hier Zeit bleibt, ist wegen des Verdachts des Sorgerechtsmissbrauchs das Familiengericht einzuschalten. Ist dies nicht oder nicht zeitgerecht möglich, ist der Arzt im Rahmen des Notstands (§ 34 StGB) zum Handeln berechtigt und unter dem Aspekt der Garantenstellung bzw. Hilfeleistungspflicht nach § 323 c StGB sogar verpflichtet.

65.9 Unkooperative Patienten

Auch bei an sich bestehender Hilfspflicht, etwa bei rechtsunwirksamer oder unbeachtlicher Weigerung, findet die Hilfeleistungspflicht bzw. die Notstandsbefugnis unter dem Aspekt der Zumutbarkeit Grenzen bei unkooperativen und nicht einsichtsfähigen Patienten, die sich mit „Händen und Füßen" wehren.

Weniger der Hilfspflichtige nach § 323 c StGB, mehr indes der ärztliche Garant, muss zwar gewisse Gefahren auf sich nehmen, dies steht jedoch unter dem Vorbehalt der Zumutbarkeit. Inwieweit kann oder muss ein körperlicher Widerstand des Patienten gebrochen werden, was ist dem Arzt zumutbar?

In der Literatur findet sich die Formel von der Verpflichtung zum Einsatz „maßvoller, sanfter Gewalt". Es wird auf den „kurz entschlossenen Handgriff", auf den „maßvoll dirigierenden Einsatz körperlicher Kraft" hingewiesen (Wömpner u. Kienzler 1987[40], RN 573 ff. mit weiteren Nachweisen).

Auch hier sind die Umstände des Einzelfalls entscheidend. Steht dem Arzt geschultes Pflegepersonal (z.B. in einer psychiatrischen Klinik/einem Landeskrankenhaus) zur Verfügung, kann und muss dessen Hilfe in Anspruch genommen werden.

Hilfskräfte der Polizei, die ihrerseits hilfeleistungspflichtig sind, können und müssen dem Arzt helfen, indem sie etwa den sich Sträubenden, nicht Einsichtsfähigen zur Untersuchung und Behandlung oder zu deren Vorbereitung zur Verabreichung eines Sedativums festhalten (Wömpner u. Kienzler 1987[40], RN 593).

> **Merke**
>
> Der Einsatz von „Brachialgewalt", die nur zu „widerwärtigen Ringkämpfen" führt, wird – mit Einschränkung indes wieder bei der Verhinderung von Selbsttötungen – allgemein als unzumutbar abgelehnt (Wömpner u. Kienzler 1987[40], RN 565 ff. mit weiteren Nachweisen).

Dabei geht es nicht nur um die Zumutbarkeit für den Arzt, sondern auch um die Frage, inwieweit ärztliche Maßnahmen ohne Gefährdung des Patienten überhaupt durchführbar sind. Steht das Risiko, dass der Patient wegen seines Widerstands bei ärztlichen Maßnahmen zusätzlicher Gefahr ausgesetzt wird, in keinem Verhältnis zum Untersuchungs- oder Behandlungszweck, haben die Maßnahmen zu unterbleiben.

Ist stationäre Aufnahme erforderlich, muss auch bei unkooperativen Patienten (mit Ausnahme der Weigerung eines informierten, einsichtsfähigen Patienten) eine Aufnahme gewährleistet werden, wenn sich keine andere, bessere oder genauso geeignete Möglichkeit zur Versorgung finden lässt. Unter Umständen sind solche Patienten nach Polizei- und Ordnungsrecht von der Polizei in „Schutzgewahrsam" zu nehmen.

Eine polizeiordnungswidrige Selbstgefährdung, die diesen Gewahrsam erlaubt, wird die Weigerung gegen ärztliche Maßnahmen aber wohl erst dann darstellen, wenn damit mit Sicherheit oder zumindest hoher Wahrscheinlichkeit erhebliche Gesundheitsbeeinträchtigungen verbunden sind (Baumann 1966[1]), die über „normale Selbstgefährdungen" hinausgehen, wenn nicht gar zugleich Fremdgefährdung oder eine Gefährdung der Allgemeinheit gefordert werden muss, wie z.B. bei Zwangsimpfungen (Kullmann 1967[17]). Auch die zivilrechtliche oder öffentlich-rechtliche Unterbringung kann infrage kommen, wobei auch in diesem Rahmen Zwangsbehandlungen nur in engen Grenzen zulässig sind. Diese Problematik kann hier nicht vertieft dargestellt werden (s. dazu Wigge 1996[39], S. 291 ff; auch BayObLG, MedR 1990, 273).

65.10 Alkoholisierte Patienten

Die dargestellten Grundsätze gelten auch gegenüber eingelieferten, anscheinend oder tatsächlich alkoholisierten Patienten, die nicht selten durch Polizei oder Rettungsdienst im Krankenhaus abgeliefert werden.

> **Merke**
>
> Weil – nach wenn auch umstrittener Auffassung – bereits die Prüfung, ob eine Hilfsbedürftigkeit vorliegt (also die ärztliche Untersuchung), Teil der Hilfspflicht ist (S. 625), muss der Arzt durch Untersuchung feststellen, ob und inwieweit der Eingelieferte behandlungsbedürftig ist.

Insbesondere bei unkooperativen Patienten soll der Arzt dabei auf der Anwesenheit der Polizeibeamten bestehen, die ihn unterstützen und, wenn sich keine Behandlungsbedürftigkeit zeigt, den Eingelieferten wieder mitnehmen können (Wömpner u. Kienzler 1987[40], RN 577).

> **Merke**
>
> Dem Arzt kann nur dringend geraten werden, den Patienten in jedem Fall zu befragen, wozu auch Hinweise der Polizei, wo und wie der Eingelieferte aufgefunden wurde, wichtige Informationen geben können, und ihn zu untersuchen.

Weist der Arzt einen anscheinend alkoholisierten Patienten ohne Untersuchung mit dem Bemerken ab: „Der gehört in eine Ausnüchterungszelle", weil er z. B. die Symptome einer Hypoglykämie für Trunkenheit gehalten hat, so kann dies fatale Folgen für den Patienten und forensische Konsequenzen für den Arzt haben.

Doch nicht in jedem Falle ist die Einlieferung eines Betrunkenen ein zur Hilfeleistung verpflichtender Unglücksfall. Ein angetrunkener Obdachloser, der vor der Klinik einen „Herzanfall" simuliert, um sich für die Nacht ein warmes Bett zu verschaffen, begründet keine Hilfspflicht. Aber: Abgesehen von offensichtlichen Fällen wird der Arzt ohne Untersuchung in unklaren Situationen eine Gesundheitsgefahr in der Regel nicht von vornherein ausschließen können.

> **Merke**
>
> Im Zweifel ist deshalb jedem Arzt, ob Garant oder „nur" (potenziell) hilfspflichtig nach § 323 c StGB, zur Untersuchung zu raten (Wömpner u. Kienzler 1987[40], RN 587).

65.11 Ärztliche Eingriffe zur Unterstützung hoheitlicher Maßnahmen

Von ärztlichen Eingriffen, die dem gesundheitlichen Interesse des Patienten dienen, sind die Fälle zu unterscheiden, in denen Ärzte von der Polizei zugezogen werden, um etwa eine in Polizeigewahrsam genommene oder nach der StPO festgenommene Person im Streifenwagen, für den Transport oder auf der Polizeiwache bzw. bei Einweisungsfahrten zur Unterbringung „ruhigzustellen" (Sander u. Agor 1995[25]).

> **Merke**
>
> Sofern die betroffene Person sich mit den ärztlichen Maßnahmen nicht (freiwillig) einverstanden erklärt, dürfen Zwangsmaßnahmen nur in gesetzlich definierten, engen Grenzen durchgeführt werden.

Dazu § 81 a StPO: „Eine Untersuchung des Beschuldigten darf zur Feststellung von Tatsachen angeordnet werden, die für das Verfahren von Bedeutung sind. Zu diesem Zweck sind Entnahmen von Blutproben und andere körperliche Eingriffe, die von einem Arzt nach den Regeln der ärztlichen Kunst zu Untersuchungszwecken vorgenommen werden, ohne Einwilligung des Beschuldigten zulässig, wenn kein Nachteil für seine Gesundheit zu befürchten ist. Die Anordnung steht dem Richter, bei Gefährdung des Untersuchungserfolgs durch Verzögerung auch der Staatsanwaltschaft und ihren Hilfsbeamten … zu."

> **Merke**
>
> Ärztliche Maßnahmen sind hiernach nur zur körperlichen Untersuchung, nicht darüber hinaus zulässig. Die Maßnahme muss vom Richter und kann bei Gefahr im Verzug auch von der Staatsanwaltschaft und ihren Hilfsbeamten, nicht aber von jedem Polizeibeamten angeordnet werden.

Nicht jede beliebige ärztliche Maßnahme ist zulässig, sondern nur eine solche, die dem Untersuchungszweck dient (Dettmeyer et al. 2000[7]). Kein Beschuldigter ist verpflichtet, aktiv an der Untersuchung mitzuwirken. Er muss die Untersuchung nur dulden. Von der Polizei kann gegen einen sich sträubenden Patienten unmittelbarer Zwang eingesetzt werden, um die Untersuchung zu ermöglichen. Das Polizei- und Ordnungsrecht der Länder regelt, welche Maßnahmen des unmittelbaren Zwanges (Einsatz körperlicher Gewalt, Einsatz von Hilfsmittel wie Fesseln und technischen Sperren, Waffen) wann und in welchen Grenzen angewendet werden dürfen.

Die Fesselung eines Beschuldigten durch die Polizei kann als eine Form unmittelbaren Zwanges zulässig sein. Die „psychische Fesselung" durch Verabreichung einer Beruhigungsspritze, z. B. im Rahmen der Blutprobenentnahme bei Verdacht der Trunkenheit im Straßenverkehr, wird überwiegend als unzulässig angesehen (Sander u. Agor 1995 [25]). Zur Begründung wird angeführt, dass es sich nicht um eine akzessorische Maßnahme zur Durchführung des Eingriffs handelt, wie z. B. die Schmerzausschaltung bei schmerzhaften Untersuchungen, sondern um eine selbstständige Zwangsmaßnahme, die so im Gesetz jedenfalls nicht ausdrücklich vorgesehen ist.

Auch der Untersuchungszweck rechtfertigt nicht jedes beliebige Mittel. Es gilt das *Übermaßverbot* (Grundsatz der Verhältnismäßigkeit). Dies gilt erst recht, wenn zweifelhaft ist, ob die ärztliche Maßnahme nicht anderen als Untersuchungszwecken dient (Dettmeyer et al. 2000 [7]). So hat das OLG Frankfurt/Main (OLG Frankfurt/Main, NJW 1997, 1647) die zwangsweise Verabreichung von Brechmitteln durch einen Arzt bei Verdacht des Mitsichführens von Kokainpäckchen im Magen eines Beschuldigten als einen von der StPO nicht gedeckten, unerlaubten Eingriff in die körperliche Unversehrtheit angesehen (s. auch: Weißauer u. Biermann 1989 [33], Lueck 2009 [22], BGH, Urteil vom 29.04.2010, Az. 5 StR 18/10).

Merke

Wenn schon im Rahmen eines strafrechtlichen Ermittlungsverfahrens ärztlichen Eingriffen Grenzen gesetzt sind, so gilt dies erst recht, wenn es darüber hinaus (nur) darum geht, der Polizei die Arbeit oder die Ausübung „unmittelbaren Zwanges" zu erleichtern, um Festgehaltene zu „beruhigen".

Anders ist es, wenn der Betroffene – nach Aufklärung – in die Maßnahmen einwilligt oder diese zur Abwehr von Gesundheitsgefahren des in Gewahrsam genommenen *nicht* einwilligungsfähigen Betroffenen notwendig sind. Bei einwilligungsfähigen Personen, die sich in staatlichem Gewahrsam befinden, gelten für die ärztlichen Eingriffe die allgemeinen arztrechtlichen Regeln, wenn nicht ausnahmsweise weitergehende gesetzliche Eingriffsbefugnisse bestehen. Aber auch dann sind die Grenzen oft streitig, wie z. B. die Diskussion um die Zwangsbehandlung von Häftlingen (§ 101 StVollzG; dazu: Geppert 1982 [11], Ulsenheimer 2010 [31], § 155 RN 35, Tröndle 1987 [28], Becker 1987 [2]) bei einem Hungerstreik zeigt.

Auch gegenüber untergebrachten Patienten sind ärztliche „Zwangsmaßnahmen", die über den Unterbringungszweck hinausgehen, in der Regel nur zur Abwehr von Gefahren für Leib und Leben des nicht einsichtsfähigen Untergebrachten, nicht aber zur Erleichterung des Vollzugs der Unterbringung für das Personal zulässig (Wömpner u. Kienzler 1987 [40], RN 858 ff.). Es gelten im Wesentlichen die allgemeinen arztrechtlichen Grundsätze (Wigge 1996 [39]).

Kernaussagen

Aufnahmepflicht der Krankenhäuser
Krankenhäuser haben im Gesundheitssystem eine Auffangfunktion. In Unglücks- oder Notfällen muss jedes Krankenhaus eine Erstversorgung von Notfallpatienten durchführen und diese, ggf. provisorisch, aufnehmen bzw. sekundär verlegen.

Hilfspflicht der Ärzte
Aus der allgemeinen Aufnahmepflicht des Krankenhauses folgt für die nach Dienstvertrag oder Dienstplan zuständigen Krankenhausärzte eine Untersuchungs- und Behandlungspflicht gegenüber behandlungsbedürftigen Patienten. Verletzen z. B. die für die Notaufnahme zuständigen Ärzte diese Pflicht, können sie aufgrund ihrer Garantenstellung zur Fallübernahme zivil- und strafrechtlich zur Verantwortung gezogen werden, wenn ein Patient dadurch zu Schaden kommt.

Darüber hinaus ist jedermann, auch der Arzt, verpflichtet, bei Unglücksfällen oder Gefahr so schnell wie möglich zu helfen, soweit seine Hilfe erforderlich, möglich und ihm zumutbar ist.

Hilfeleistungspflicht besteht für den Arzt auch in aussichtslosen Fällen, dann aber reduziert auf die Schmerz- und Leidenslinderung.

Hilfspflicht nach § 323 c StGB
Nach § 323 c StGB wird bestraft, wer es unterlässt, bei Unglücksfällen, gemeiner Gefahr oder Not die erforderliche und zumutbare Hilfe zu leisten.

Diese Vorschrift gilt für jedermann, der zufällig mit einem Not- oder Unglücksfall konfrontiert wird, und nicht speziell nur für den Arzt, aber auch für diesen.

Pflichtennotstand
Unter Umständen muss der hilfspflichtige Arzt sogar eine Ordnungswidrigkeit oder Straftat begehen, wenn die Gefahr nicht anders abgewendet werden kann.

Pflichtenkollision
Kollidieren mehrere Hilfspflichten, so hat der Arzt bei Pflichten verschiedenen Ranges in der Regel die höherwertige zu erfüllen, bei gleichwertigen Pflichten, z. B. mehrere Schwerverletzte, nach pflichtgemäßem Ermessen unter Berücksichtigung des Schutzbedürfnisses der jeweiligen Personen im konkreten Fall zu entscheiden und zu handeln.

Fixierung

Weil der mutmaßliche Wille eines einwilligungsunfähigen Patienten in aller Regel darauf gerichtet sein wird, gerettet und ärztlich versorgt zu werden, kann und darf der Arzt dazu erforderliche Fixierungsmaßnahmen, zumal sie in aller Regel nur vorübergehender Art sind, durchführen.

Kollision von Garantenpflicht und Hilfspflicht

Nach dem Präventionsprinzip hat der Anästhesist als Garant zunächst den Patienten weiterzubetreuen, dessen Versorgung er einmal übernommen hat. Dies entbindet ihn aber nicht von der Pflicht zu prüfen, ob seine Hilfe an anderer Stelle dringender benötigt wird und ohne konkrete Gefährdung „seines" Patienten erfolgen kann.

Ende der Hilfspflicht

Die Hilfspflicht endet nicht nur, wenn keinerlei Hilfe mehr nötig oder möglich ist, sondern auch dann, wenn der Hilfsbedürftige sie in Kenntnis der Tragweite seiner Entschließung dezidiert verweigert, vorausgesetzt, die Weigerung ist wirksam und rechtsbeachtlich.

Der Arzt ist zwar gehalten, den Betroffenen, der der Hilfe bedarf, sie aber verweigert, umzustimmen, er hat dabei die freie und selbstbestimmte Entscheidung des informierten und einsichtsfähigen Patienten zu respektieren, selbst wenn die Entscheidung medizinisch unvernünftig und mit Leibes- oder Lebensgefahren für den Patienten verbunden ist. Das Selbstbestimmungsrecht schließt das Recht zur Unvernunft ein. Eine Ausnahme macht die Rechtsprechung nur beim Suizidanten. Hier bleibt der Arzt grundsätzlich zur Hilfeleistung verpflichtet.

Vertreter

Gesetzliche Vertreter (etwa Eltern) können, z. B. aus religiöser oder weltanschaulicher Überzeugung, die ärztliche Hilfe nicht zulasten Dritter (ihrer Kinder) verbieten. Soweit Zeit bleibt, ist wegen des Verdachts des Sorgerechtsmissbrauchs das Familiengericht anzurufen, im Eilfall hat der Arzt nach Notstandsgesichtspunkten die erforderlichen Hilfsmaßnahmen zu ergreifen.

Bei einem nicht einwilligungsfähigen, erwachsenen Patienten obliegt die Entscheidung dem Vertreter (Vorsorgebevollmächtigten/Betreuer). Ist noch kein Betreuer bestellt, so ist das Betreuungsgericht einzuschalten. In Eilfällen kann das Betreuungsgericht selbst über ärztliche Maßnahmen entscheiden.

Mutmaßlichen Einwilligung

Reicht die Zeit für die Anrufung des Betreuungsgerichts nicht aus, hat der Arzt nach den Gesichtspunkten der mutmaßlichen Einwilligung „in dubio pro vita" zu handeln.

Unkooperative Patienten

Die Hilfspflicht besteht im Grundsatz auch gegenüber unkooperativen Patienten. Sie ist jedoch beschränkt durch die Zumutbarkeit. Brachialgewalt gegenüber dem Patienten kann nicht verlangt werden. Die ärztliche Hilfeleistung wird unzumutbar insbesondere dann, wenn durch den Widerstand des Patienten die ärztlichen Maßnahmen mehr Schaden als Nutzen anzurichten drohen.

Alkoholisierte Patienten

Dies gilt auch gegenüber alkoholisierten Patienten. Grundsätzlich ist der Arzt auch hier zur Untersuchung und ggf. Behandlung verpflichtet; auch dies steht aber unter dem Gebot der Zumutbarkeit.

Ärztliche Eingriffe zur Unterstützung hoheitlicher Maßnahmen

Medizinische Zwangsbehandlungen sind nur ausnahmsweise in gesetzlich genau definierten Fällen zulässig. Im Prinzip gelten auch gegenüber Personen in hoheitlichem Gewahrsam die allgemeinen Grundsätze für ärztliche Eingriffe. Soweit ärztliche Zwangsmaßnahmen zulässig sind, gilt das Übermaßverbot: Nicht jedes Mittel ist erlaubt.

Unmittelbarer Zwang mithilfe des Arztes in Form einer nicht von der Einwilligung des Betroffenen gedeckten „psychischen Fesselung", z. B. durch Sedierung, allein zur Erleichterung anderer hoheitlicher Maßnahmen außerhalb der gesetzlich definierten Zwangsbefugnisse, ist in der Regel nicht zulässig.

Literatur

Referenzen

[1] **Baumann** J. Unterbringungsrecht. Tübingen: Mohr Siebeck; 1966
[2] **Becker** F. Medizinische und ethische Aspekte der Zwangsernährung. Anästh Intensivmed 1987; 90
[3] **Biermann** E. Forensische Gesichtspunkte der Bluttransfusion. Anaesthesist 1993; 187 ff.
[4] **Biermann** E. Einwilligung und Aufklärung in der Anästhesie – Rechtsgrundlagen und forensische Konsequenzen. Anästhesiol Intensivmed Notfallmed Schmerzther 1997; 427 ff.
[5] **Coeppicus** R. Der nicht einwilligungsfähige Patient. Anästh Intensivmed 1999; 40: 583 ff.
[6] **Coeppicus** R. Das „Gesetz über Patientenverfügung" und Sterbehilfe – Wann sind die Umsetzungen von Patientenverfügungen und eine Sterbehilfe rechtmäßig? Landsberg: ecomed; 2010
[7] **Dettmeyer** R, Musshof F, Madea B. Die zwangsweise Verabreichung von Vomitivmitteln als ärztlicher Eingriff gem. § 81a l. MedR 2000; 316
[8] **Dreher** E, Tröndle H. StGB Kommentar. München: Beck; 1995
[9] **Franzki** H. Heilauftrag und Wirtschaftlichkeitsgebot unter Berücksichtigung haftungsrechtlicher Fragen. Arzt und Krankenhaus 1994; 61: 65
[10] **Genzel** H u. Degener-Hencke U. Die Aufgaben der Krankenhäuser im gesundheitlichen Versorgungssystem. In: Laufs A, Kern BR, Hrsg. Handbuch des Arztrechts. 4. Aufl. München: Beck; 2010: 895–913
[11] **Geppert** K. Die gegenwärtige gesetzliche Regelung zur Zwangsernährung von Gefangenen (§ 101 Strafvollzugsgesetz). Jura 1982; 177
[12] **Gimmler** C. et al. Interdisziplinäre Notaufnahme: Aktueller Stand und Ausblick. Anästh Intensivmed 2009; 50: 108 ff.
[13] **Gries** A. et al. Personalplanung in der zentralen Notaufnahme – optimierte Patientenversorgung rund um die Uhr. Anästhesist 2011: 60; 71–78
[14] **Kreß** H. Patientenverfügung und Selbstbestimmung in Anbetracht der Notfallmedizin. Zeitschrift für Rechtspolitik 2009; 3: 69 ff.

[15] **Kreuzer** A. Die strafrechtliche Haftung des Krankenhausarztes für unterlassene Hilfe gegenüber dem Außenpublikum. Med Klinik 1967a; 850 ff., 889 ff.
[16] **Kreuzer** A. Die unterlassene ärztliche Hilfe in der Rechtsprechung. NJW 1967b; 278 ff.
[17] **Kullmann** HJ. Die Bedrohung der öffentlichen Sicherheit oder Ordnung bei Zwangsunterbringung. NJW 1967; 287
[18] **Laufs** A, Katzenmeier Chr, Lipp V, Hrsg. Arztrecht. 6. Aufl. München: Beck; 2009
[19] **Laufs** A, Kern BR, Hrsg. Handbuch des Arztrechts. 4. Aufl. München: Beck; 2010
[20] **Lipp** V. Die ärztliche Hilfspflicht. In: Laufs A, Katzenmeier Chr, Lipp V, Hrsg. Arztrecht. 6. Aufl. München: Beck; 2009: 87–98
[21] **Lippert** HD, Weißauer W. Das Rettungswesen. Berlin: Springer; 1984
[22] **Lueck** SA. Der Einsatz von Emetika bei Ingestion von Betäubungsmittelcontainern aus medizinischer und strafprozessualer Sicht [Dissertation]. Berlin; 2009
[23] **Opderbecke** HW, Weißauer W: Grenzen der ärztlichen Behandlungspflicht bei irreversibler Bewußtlosigkeit – zugleich ein Kommentar zum „Kemptener Fall". Anästh Intensivmed 1996; 42 ff.
[24] **Rieger** HJ. Pflichten des Krankenhaus- Aufnahmearztes bei Überbelegung des Krankenhauses. DMW 1991; 1610 ff.
[25] **Sander** B, Agor M. „Mit Schlagstock und Handschellen im Rettungsdienst" – Rechtliche Probleme bei Einweisungsfahrten. Rettungsdienst-Journal 1995; 113
[26] **Schönke** A, Schröder H, Lenckner T. Kommentar zum Strafgesetzbuch. 28. Aufl. München: Beck; 2010
[27] **Schulte-Sasse** U. Der Täter hinter dem Täter. ArztRecht 2010; 8: 200 ff.
[28] **Tröndle** H. Zwangsernährung und Rechtsstaat. Anästh Intensivmed 1987; 95
[29] **Ukena** G. Aufklärung und Einwilligung beim Heileingriff an Untergebrachten. Med R 1992; 202
[30] **Ulsenheimer** K. Arztstrafrecht in der Praxis. 4. Aufl. Heidelberg: Müller; 2008
[31] **Ulsenheimer** K. Die ärztliche Hilfeleistungspflicht (§ 323c StGB). In: Laufs A, Kern BR, Hrsg. Handbuch des Arztrechts. 4. Aufl. München: Beck; 2010: 1637
[32] **Weißauer** W. Ärztliche Behandlungspflicht und Sterbehilfe. Anästh Intensivmed 1988; 333
[33] **Weißauer** W, Biermann E. Körperliche Untersuchungen aufgrund strafprozessualer Anordnungen – am Beispiel des Verdachts intrakorporalen Drogenschmuggels. Chirurg BDC 1989; 116
[34] **Weißauer** W, Opderbecke HW. Facharztqualität versus formelle Facharztqualifikation (Anmerkungen zu einem Urteil des BHG v. 10.03.1992, BGH. MedR 1993a; 1ff.
[35] **Weißauer** W, Opderbecke HW. Eine erneute Entscheidung des BGH zur „Facharztqualität" Anmerkungen zum Urteil v. 15.06.1993 (VI ZR 195/92). Med R 1993b; 447
[36] **Weißauer** W. Der nicht einwilligungsfähige Patient. Anästh Intensivmed 1999; 40: 209 ff.
[37] **Weißauer** W. Haftung des Krankenhausträgers bei personeller Unterbesetzung der Anästhesieabteilung. Anästh Intensivmed 1986; 24. BDAktuell JUS-Letter. Anästh Intensivmed 2005, 101 ff.
[38] **Wiese** Chr et al. Notfallmedizinische Betreuung von Palliativpatienten am Lebensende – juristische Beurteilung notfallmedizinischer Handlungsweisen – retrospektive Fallbetrachtung zur medizinischen Indikation und zum Patientenwillen. Anasthesist 2009; 58: 1097 ff.
[39] **Wigge** P. Ärztliche Fragen des Unterbringungsrechtes. Med R 1996; 291 (292)
[40] **Wömpner** A, Kienzler E. Schwierige Patienten. Erlangen: perimed; 1987

Teil V

Großschadensereignisse

66 Alarm- und Einsatzplan des Krankenhauses

S. Wirtz, Hp. Moecke, H. Krause, S. Oppermann

66.1 Planung – allgemeiner Teil

Die Reaktion auf außergewöhnliche Ereignisse mit Auswirkungen auf die Versorgungsstruktur von Kliniken sollte in einfachen, möglichst universellen Handlungsanweisungen hinterlegt und in allen Einzelbereichen des Krankenhauses bekannt, umgesetzt und regelmäßig geübt sein. Dabei ist es sinnvoller, vorhandene und bewährte Routineprozesse zu nutzen, als Spezial- und Sonderkonzepte zu entwickeln, die nur im Krisenfall gelten und damit aus vielen Gründen im Ernstfall nicht funktionieren. Die Situationen, bei denen der Alarm- und Einsatzplan zur Anwendung kommt, müssen klar benannt werden. Der einheitlichen Nomenklatur wegen verwenden wir im Weiteren den Begriff „Alarm- und Einsatzplan" (ALEP).

Anhand des in ▶ Tab. 65.1 aufgeführten, *beispielhaften* und *kurzgefassten* Inhaltsverzeichnisses werden im Folgenden die wichtigsten Elemente der Alarm- und Einsatzplanung dargelegt.

66.1.1 Zweck

Der ursprüngliche Gedanke des früher geforderten „Krankenhauskatastrophenplans" verfolgte allein das Ziel, das Krankenhaus auf die Aufnahme und Versorgung einer größeren Anzahl von Verletzten vorzubereiten. Es hat sich aber zunehmend die Erkenntnis durchgesetzt, dass entsprechende Planungen auch für interne Schadenslagen notwendig sind. Zusammenfassend besteht der Zweck der Alarm- und Einsatzplanung darin, bei eskalierenden Betriebsstörungen, besonderen medizinischen Lagen sowie bei notwendiger Räumung bzw. Evakuierung:

- jedem einzelnen Patienten die bestmögliche individualmedizinische Versorgungsqualität zukommen zu lassen,
- die uneingeschränkte Betriebsfähigkeit der Klinik aufrechtzuerhalten bzw. so zügig wie möglich wiederherzustellen,
- Mitarbeitern die notwendige Handlungssicherheit zu vermitteln,
- dem Auskunftsbegehren behördlicher Instanzen sowie betroffener Angehöriger gerecht zu werden,
- eine sach- und zeitgerechte Öffentlichkeitsarbeit zu gewährleisten,
- eine adäquate Dokumentation, Leistungserfassung und -abrechnung zu ermöglichen.

66.1.2 Begriffe

Begriffe wie Notfall, Krisenfall, Großschadensfall, Katastrophenfall, interne bzw. externe Schadenslage, Räumung oder Evakuierung sind Beispiele dafür, wie schnell Verwirrung dadurch entstehen kann, dass sie selbst innerhalb eines Krankenhauses mit unterschiedlichem Inhalt belegt werden können. Begriffsdefinitionen sind zur besseren Verständigung unumgänglich und im ALEP zu hinterlegen.

66.1.3 Zuständigkeit und Verantwortung

Die Krankenhausleitung ist verantwortlich für die Vorhaltung eines aktuellen und *funktionsfähigen* Alarm- und Einsatzplans. Zur Umsetzung der dadurch implizierten Aufgaben benennt sie einen qualifizierten Beauftragten, der verantwortlich ist für die Erstellung, Pflege und Aktualisierung des ALEP und für die Planung und Durchführung geeigneter Schulungsmaßnahmen der Mitarbeiter.

66.1.4 Aufbau des Alarm- und Einsatzplans

Für jeden Bereich und jede Schadenslage werden Handlungsprozesse definiert und verantwortliche Funktions- und Entscheidungsträger benannt. Im sog. *Masterplan* werden dann alle Verfahren, Anweisungen und Regelungen zusammengefasst. Es macht allerdings keinen Sinn, diesen Plan zu kopieren und auf die Funktionsträger bzw. Funktionsbereiche und Stationen zu verteilen. Die notwendige Handlungssicherheit für die Mitarbeiter wird durch 2 Faktoren erhöht:

- gezielte Informationsreduktion auf das für einen Bereich / Funktionsträger notwendige Maß,

Tab. 65.1 Planung des Alarm- und Einsatzplans.

Allgemeiner Teil	Spezieller Teil
- Zweck - Begriffe - Zuständigkeit und Verantwortung - Aufbau des Alarm- und Einsatzplans - Führung - Alarmierung - Schulungen und Übungen - Änderungsdienst	- eskalierende Betriebsstörungen - besondere medizinische Lagen - Räumung / Evakuierung

- Vorhaltung von kurz gefassten, verständlichen und übersichtlichen Handlungsanweisungen und Checklisten für unterschiedliche Szenarien, die exakt für einen Bereich / Funktionsträger zugeschnitten sind.

Damit entstehen neben dem Masterplan einzelne Arbeitsordner für die Bereiche (Satellitenpläne), deren Inhalte die Aufgaben dieser Bereiche sicher beschreiben. Die im Ergebnis erzielte Handlungssicherheit für die unterschiedlichen Notfallsituationen rechtfertigt den initial erhöhten Aufwand.

66.1.5 Führung

Erfahrungen aus Schadensfällen in Kliniken, aber auch bei präklinischen Großschadensereignissen haben gezeigt, dass in der frühen Phase die entscheidenden Weichen für den weiteren Einsatzablauf gestellt werden. Im Ereignisfall ist es daher von grundlegender Bedeutung, dass das Krankenhaus einen initial sofort verfügbaren und weisungsberechtigten Einsatzleiter hat, der unverzüglich Maßnahmen anordnen kann.

Diese Führungsperson
- erkundet initial die Lage,
- besitzt die Fähigkeit und Ermächtigung, sachgerecht entsprechende Reaktionen zu veranlassen,
- koordiniert die Maßnahmen in den verschiedenen betroffenen Bereichen.

Dieser Einsatzleiter wird analog zum präklinisch tätigen Leitenden Notarzt (LNA) *LNA-Krankenhaus* genannt. Er muss über Führungserfahrung und eingehende Kenntnisse bzgl. der Krankenhausstruktur und Versorgungsprozesse verfügen.

Praxistipp

Da Führungspersonen, die die Aufgabe des LNA-Krankenhaus wahrnehmen könnten, nachts und am Wochenende nicht regelhaft im Krankenhaus präsent sind, muss wiederum mithilfe von Checklisten und Handlungsanweisungen sichergestellt werden, dass diese Aufgaben bis zum Eintreffen des LNA-Krankenhaus auch von nachgeordneten Mitarbeitern überbrückend wahrgenommen werden können.

Bei ausgedehnten Schadenslagen fallen zusätzliche Führungs- und Koordinationsaufgaben an, die vom LNA-Krankenhaus allein nicht bewältigt werden können. Für diese Aufgaben wird eine Krankenhauseinsatzleitung (KEL) einberufen, deren Arbeit mithilfe eines Stabes effektiv unterstützt wird.

Leiter Krankenhauseinsatzleitung

Der Leiter der KEL stellt prinzipiell die letzte Entscheidungsinstanz dar und wird deshalb von einem Mitglied der Krankenhausleitung gestellt. Er entscheidet über die personelle Besetzung des Stabes, er leitet, überwacht und koordiniert die Arbeit des Stabes. Für die Teilbereiche der Stabsarbeit sind die Funktionen folgendermaßen zu besetzen:
- S1 Personal / innerer Dienst: organisiert die Einrichtung einer Personalsammelstelle und die Registrierung von alarmierten Mitarbeitern.
- S2 Lage: beschafft Informationen, fordert Lagemeldungen an, wertet Informationen aus, führt die Einsatzübersicht und bereitet Lagebesprechungen vor.
- S3 Einsatzführung: Diese Position entspricht dem LNA-Krankenhaus, der initial als KEL-Mitglied die Führung vor Ort übernimmt und sich im weiteren Verlauf, abhängig von der Lage, in die KEL begibt und von dort aus seine Koordinationsaufgabe wahrnimmt.
- S4 Versorgung / Technik: ist zuständig für die Technik sowie für die Bereitstellung, Zuführung und Koordination von Verbrauchsgütern, Einsatzmitteln, Essen und Getränken, Ver- und Entsorgung. Für letztgenannte Aufgaben setzt er zusätzlich Fachberater ein.
- S5 Presse- und Öffentlichkeitsarbeit: Diese Funktion umfasst die Presse- und Medienkoordination, -information und -betreuung und die Vorbereitung von Pressekonferenzen.
- S6 Information und Kommunikation: Diese Funktion ist verantwortlich für die Herstellung und Aufrechterhaltung und Rückfallstufen der Kommunikationswege innerhalb des Krankenhauses (EDV, Telefone, Fax, Pieper, Schaltung von Hotlines).

Praxistipp

Alle Funktionsträger im Rahmen des Alarmeinsatzes sind für jeden erkennbar zu kennzeichnen. Das gelingt am besten durch das Tragen von entsprechend beschrifteten Westen.

66.1.6 Alarmierung

Im Schadensereignis ist eine schnelle Einsatzbereitschaft der benötigten Kräfte in ausreichender Stärke und Qualifikation von entscheidender Bedeutung. Dabei unterscheidet der Alarm- und Einsatzplan zwischen 2 Betriebszuständen:
- Innerhalb der Regeldienstzeit ist Personal in ausreichender Stärke in der Klinik; hier ist vorrangig der laufende Klinikbetrieb organisatorisch an die Schadenslage anzupassen.
- Außerhalb der Regeldienstzeit ist eine gezielte Alarmierung von zusätzlichen Mitarbeitern erforderlich.

▶ **Alarmierungskonzept.** Das Alarmierungskonzept sollte möglichst einfach sein und eine rasche Alarmierung sicherstellen. Nach Alarmeingang wird der Einsatzleiter vom Dienst (LNA-Krankenhaus) benachrichtigt, die Meldung übermittelt und durch ihn eine Alarmstufe ausgerufen. Die Festlegung geeigneter Alarmstufen im Alarm- und Einsatzplan dient u.a. einer einheitlichen Kommunikation und der abgestuften Reaktionsmöglichkeit auf unterschiedliche Szenarien. Bewährt haben sich 3 Alarmstufen:
- die Alarmierung und Information bereits im Dienst befindlicher Kräfte,
- eine zusätzliche Teilalarmierung vorher festgelegter Kräfte aus der Freizeit und
- die Vollalarmierung für alle Mitarbeiter des Hauses.

▶ **Ort des Alarmeingangs und Aufnahme der Meldung.** Der Alarmierungsweg der Klinik durch die Rettungsleitstelle und der Ort des Alarmeingangs sind eindeutig festzulegen. So ist beispielsweise eine ständig besetzte Zentrale Notaufnahme geeigneter Standort für das Alarmierungstelefon („Rotes Telefon"). Die Aufnahme der Meldung bei externen und internen Alarmierungen sollte auf einem standardisierten Formular erfolgen, das einerseits eine schnelle Mitschrift des Meldungstextes möglich macht, andererseits aber die Vollständigkeit der benötigten Informationen durch checklistenartige Abfrage gewährleistet.

▶ **Alarmstufe.** Nach Verifizierung (Rückruf des LNA beim Leiter der Rettungsleitstelle) dieser Meldung legt der LNA-Krankenhaus die Alarmstufe für die Klinik fest:
- In der *1. Alarmstufe* reicht das im Dienst befindliche Personal zur Bewältigung des Schadensereignisses aus. Hier ist es wichtig, möglichst schnell die entsprechenden Mitarbeiter über die Art des Ereignisses zu informieren, damit sie sofort entsprechende Maßnahmen gemäß dem Einsatzplan ergreifen können. Bewährt hat sich hierfür z.B. ein zahlenkodierter, krankenhausinterner Sammelruf („Generalalarm") über die Personensuchanlage oder Telefonanlage analog des Reanimationsalarms.
- In der *2. Alarmstufe* werden entsprechend der im ALEP hinterlegten Alarmierungslisten szenarienabhängig nur für bestimmte Bereiche Mitarbeiter aus der Freizeit rekrutiert.
- Die *3. Alarmstufe* bedeutet, dass zur Herstellung der höchstmöglichen Leistungsfähigkeit des Krankenhauses alle Mitarbeiter aus der Freizeit alarmiert werden.

Merke

Es muss bei der Planung *sorgfältig* geprüft und festgelegt werden, wer die Alarmierung übernimmt – Telefonzentrale, Pförtner, Aufnahmestation oder der jeweilige Funktionsbereich für sich. Hierbei ist darauf zu achten, dass es in dieser zeitkritischen Phase zu keiner Überlastung einzelner Funktionsträger durch eine große Anzahl sich überschneidender Aufgaben kommt!

Alarmierungsformen

▶ **Händische Alarmierungsformen.** Bei den händischen Alarmierungsformen hat eine Listenalarmierung (einer ruft alle Mitarbeiter einer Dienstgruppe der Reihe nach an) im Gegensatz zum sog. „Schneeballsystem" (einer stößt die Alarmierung an, die jeweils Alarmierten rufen weitere an) den *Vorteil*, dass
- sich die Alarmierung im Bedarfsfall anhalten lässt,
- der Alarmierende jederzeit einen Überblick über die bisher erreichten Kräfte hat,
- sich damit Personalreserven bilden lassen.

Die *Nachteile* dürfen aber nicht außer Acht gelassen werden:
- das Telefonieren ist zeitaufwendig,
- bedarf einer hinreichenden Anzahl (ggf. fernamtsberechtigter!) Apparate,
- bindet Personal,
- kann ausfallen,
- weist keine Redundanz auf.

▶ **Automatisierte Alarmierungssysteme.** Alternativ können computergestützte, automatisierte Alarmierungssysteme genutzt werden (Hessisches Ministerium des Innern und für Sport 2003[1]). Vorteile dieser Systeme liegen in der technisch ermöglichten Gleichzeitigkeit der Alarmierung einer großen Personenzahl und der parallelen Nutzung unterschiedlicher Alarmierungswege (Festnetz, Handy, SMS, E-Mail). Zusätzlich sind damit gezielte, im Voraus programmierte, szenarienabhängige Alarmierungen möglich. Allerdings ist darauf zu achten, dass die automatisierten Systeme auch eine Rückmeldung über die erreichten Kräfte geben, damit der Einsatzleiter die zu erwartenden Personalstärken einschätzen kann.

▶ **Ausstattung.** In jedem Fall sollten die Orte, von denen aus die Alarmierung erfolgt, über eine funktionsgerechte Ausstattung verfügen. Hierzu zählen neben fernamtsberechtigten Telefonen, die auch bei Ausfall der Strom- und Ersatzstromversorgung funktionstüchtig bleiben, auch weitere technische Hilfen und Kommunikationssysteme (Fax, Kopierer usw.).

▶ **Personalsammelstelle.** Während die primär alarmierten Kräfte entsprechend den Einsatzplänen ihre zugewiesenen Positionen direkt beziehen, sollte sich das nachalarmierte Personal bei der 2. und 3. Alarmstufe zunächst in einer ausgewiesenen Sammelstelle einfinden. Der Standort der Personalsammelstelle soll unter Nutzung bereits vorhandener Räumlichkeiten sinnvoll gewählt werden (z.B. Cafeteria). Hier kann durch die Registrierung der eintreffenden Mitarbeiter ein Überblick über die zur Verfügung stehende Personalstärke gewonnen werden.

▶ **Parkplatz.** Eine Abstellmöglichkeit für Pkws außerhalb des Klinikgeländes, ggf. mit Transfermöglichkeit, sollte eingeplant und im Ablauf geübt werden. Nur so kann sichergestellt werden, dass Mitarbeiter trotz polizeilicher Absperrmaßnahmen auf das Klinikgelände kommen können.

66.1.7 Schulungen und Übungen

Praxistipp

Handlungskompetenz in außergewöhnlichen Situationen kann nur durch Übungen erreicht werden. Vor der Durchführung von Großübungen sollten zunächst einzelne Elemente geübt und die Optimierungspotenziale aufgedeckt werden. Dazu gehören auch Probealarmierungen der verschiedenen Dienstgruppen, um eine realistische Einschätzung der Erreichungsquoten zu haben.

Folgende Teilübungen können beispielsweise durchgeführt werden:
- interne Alarmierung,
- externe Alarmierung von momentan dienstfreien Mitarbeitern,
- Aufbau einer Sichtungsstelle,
- Sichtung,
- Stabsarbeit der KEL,
- Aufbau einer Notdekontaminationsstelle,
- Umgang mit Infektionserkrankungen
- Räumung und Evakuierung von Teilbereichen.

66.1.8 Änderungsdienst

Der Alarm- und Einsatzplan muss ständig den sich ändernden Verhältnissen angepasst werden. Dies betrifft nicht nur die telefonischen Erreichbarkeiten der Mitarbeiter oder strukturelle Änderungen der Klinik, sondern ebenso die Einschätzung von Risikopotenzialen. Neue Herausforderungen können die bisherigen Planungsinhalte ergänzen (z.B. Pandemieplanung, Versorgung von verstrahlten Patienten).

In diesem Abschnitt wird ein stringentes Verfahren beschrieben, mit dem Informationen über Änderungen einerseits zu dem Beauftragten für Alarm- und Einsatzplanung, andererseits aber auch zu den betroffenen Mitarbeitern gelangen.

66.2 Planung – spezieller Teil

Im speziellen Teil werden Verfahren zur Bewältigung verschiedener Szenarien beschrieben. Hierbei gilt die Regel, dass insbesondere in der Anfangsphase nach Etablierung eines Alarm- und Einsatzplans die Szenarien bevorzugt beplant werden, die eine hohe Eintrittswahrscheinlichkeit haben, mit einem hohen Gefährdungspotenzial für Mitarbeiter verbunden sind oder schwerste betriebswirtschaftliche Schäden verursachen können.

66.2.1 Interne Schadenslagen, eskalierende Betriebsstörungen

In diesem Bereich werden alle Störungen aufgeführt, die potenziell zu erheblichen Teil- oder gar vollständigen Betriebsstörungen der Klinik führen können. Folgende Themenbereiche gehören dazu:
- Feuer / Rauchentwicklung,
- Gefahrstofffreisetzung,
- technische Störungen (Strom- / Wasserversorgung),
- kriminelle Delikte:
  - (Bomben-)Drohung, sprengstoffverdächtige Gegenstände,
  - Entführung oder Geiselnahme,
  - Schusswaffengebrauch,
  - Entweichung amtlich untergebrachter Personen.

▶ **Feuer und Rauchentwicklung.** Grundsätzlich gilt in jedem Krankenhaus eine Brandschutzordnung, die in der Regel jedoch nicht umfassend detaillierte Handlungsanweisungen für alle Beteiligten beinhaltet. Sie zielt auf die Menschenrettung, die Alarmierungs-, Brandbekämpfungs- und Brandvermeidungsregeln ab. Nicht geregelt ist darin der Umgang mit der sich aus der Schadenslage ergebenden Betriebsstörung innerhalb der Klinik. Es ist deshalb sinnvoll, dieses häufige (!) Szenario in Form von Checklisten für die verschiedenen Akteure im ALEP zu hinterlegen. Hierzu zählen auch die Maßnahmen bei Räumung bzw. Evakuierung.

▶ **Gefahrstofffreisetzung.** Die Möglichkeiten der innerbetrieblichen Gefahrstofffreisetzung unterscheiden sich von Haus zu Haus ganz erheblich. Das Management dieser Situationen sollte Teil des Gesamtplans sein.

▶ **Technische Störungen.** Diese unterliegen grundsätzlich dem üblichen Störfallmanagement, können aber potenziell auch Dimensionen annehmen, die zu einer Patientengefährdung bzw. zu massiven betriebswirtschaftlichen Schäden führen können. In diesen Fällen muss schnell und kompetent reagiert werden. Mögliche Beispiele hierfür sind:
- der komplette Stromausfall (ggf. mit Stillstand lebenserhaltender Therapiegeräte auf der Intensivstation und im Operationssaal),
- der vollständige Ausfall der Telekommunikationsanlage,
- die Wasserkontamination mit Krankheitserregern,
- der längerfristige Ausfall von Fahrstühlen oder
- eine anhaltende Störung des Krankenhausinformationssystems.

▶ **Kriminelle Delikte.** Kriminelle Delikte, wie Schusswaffengebrauch, Entführung oder Bombendrohung treten nicht häufig auf. Das Vorhalten von Handlungsanweisungen wird aber von den Mitarbeitern als Sicherheit vermittelnde Maßnahme eingestuft und kann die polizeiliche Arbeit erheblich erleichtern. In jedem Falle sind hier klare

66.2.2 Besondere medizinische Lagen

> **Definition**
> Darunter versteht man medizinische Lagen, die das übliche tägliche Leistungsvermögen einer Klinik erheblich übersteigen und bei denen zur Bewältigung der Lage die zur Verfügung stehenden Versorgungskapazitäten angehoben werden müssen.

Dazu gehören:
- der Massenanfall von Verletzten,
- das Auftreten hochinfektiöser lebensbedrohlicher Erkrankungen,
- das gehäufte Auftreten von Vergiftungen,
- chemische oder radioaktive Kontamination von Patienten.

Massenanfall von Verletzten

▶ **Sichtungs- und Registrierungsstelle.** Bei der Bewältigung von externen Großschadenslagen mit der Aufnahme einer Vielzahl verletzter oder erkrankter Personen ist die Sichtungs- und Registrierungsstelle das wichtigste Instrument zur Patientensteuerung innerhalb der Klinik. Sie sollte so lokalisiert und personell ausgestattet sein, dass sie eine Schleusenfunktion bilden kann. Nur so ist es möglich, ins Krankenhaus kommende Patientenströme steuern zu können, einen Überblick zu gewinnen und die zur Verfügung stehenden materiellen und personellen Ressourcen sinnvoll einzusetzen. Im Sichtungsbereich erfolgt
- die Registrierung der Betroffenen,
- eine Sichtung und Einstufung in die gängigen Dringlichkeitsstufen zur Therapie und
- die Weiterleitung an Behandlungsteams bzw. in Behandlungsbereiche.

▶ **Beschriftung und Beschilderung.** Personal und Sichtungsstelle müssen deutlich gekennzeichnet sein (z.B. beschriftete Kennzeichnungswesten, Beschilderung). Die materielle Ausstattung muss einsatzbereit vorgehalten werden und zur Erfassung einer vorgegebenen Anzahl Betroffener ausreichen. Dabei hat sich die Vorbereitung von Patientensets (Aufkleber, Formulare, Labormaterial, Beutel für Patienteneigentum usw.) in Rollcontainern bewährt. Die frühzeitige und eindeutige krankenhausinterne Registrierung ist zwingend erforderlich, um beispielsweise Laborbefunde oder Blutkonserven anfordern und eindeutig zuordnen zu können. Raumkonzept, Transportlogistik und Überlagerungsorte sind im Vorwege festzulegen. Den Sichtungsgruppen entsprechend werden Räume definiert, die Farbgebung entsprechend der festgelegten Ampelfarben rot-gelb-grün hat sich zur Kennzeichnung der Bereiche und ihrer Erreichbarkeit besonders für externe Einsatzkräfte bewährt.

▶ **Räumlichkeiten und Patientensichtungskategorie.** Nachfolgend seien beispielhaft die zur Verfügung stehenden Räumlichkeiten entsprechend der Patientensichtungskategorien aufgeführt:
- Sichtungskategorie 1 (rot) – Patienten mit akuter Vitalbedrohung und erforderlicher Sofortbehandlung: Operationssaal, Anästhesieeinleitungsräume, perioperative Behandlungseinheit („Aufwachraum"), Intensivstation, Schockraum.
- Sichtungskategorie 2 (gelb) – Schwerverletzte / -erkrankte, die dringend behandelt werden müssen: Intermediate-Care-Bereich, perioperative Behandlungseinheit („Aufwachraum"), zentrale Notaufnahme.
- Sichtungskategorie 3 (grün) – Leichtverletzte / -erkrankte, die später ggf. ambulant behandelt werden können: geeigneter Stations- oder Funktionsbereich, möglichst deutlich abgetrennt von den Rot-gelb-Bereichen.

▶ **Spezifische Organisation der Sichtungsbereiche.** Für jeden dieser Bereiche ist eine Leitung zu benennen und zu kennzeichnen. In der Anfangsphase gehört die Schaffung ausreichender Kapazitäten durch geeignete Verlegungsmaßnahmen zu den Hauptaufgaben der Funktionsträger. Weiterhin müssen Behandlungsplätze eingerichtet und Vorräte bereitgestellt werden. Bedarfsmeldungen (Material, Blutkonserven usw.) können anhand von Checklisten erfolgen. Ein besonderes Augenmerk ist auf die kommunikative Verbindung der Bereiche zu legen. Nur so ist eine engmaschige Übersicht über die Behandlungskapazitäten und sich entwickelnde Engpässe (Kapazitätsüberschreitung, Logistik) möglich.

▶ **Materialreserven.** Um die Versorgungskapazität sicherstellen zu können, muss bei der Erstellung des ALEP bekannt sein, wie viele Materialreserven (Medizinbedarf, Arzneimittel, Sterilgut, Blutprodukte, Wäsche) wo im Krankenhaus vorhanden sind. Gegebenenfalls sind die Reserven dem für Krisenfälle errechneten Bedarf anzupassen.

▶ **Patientenangehörige, Besucher, Presse.** Bei einer größeren Schadenslage gibt es neben den Patienten selbst weitere Personengruppen, die gelenkt werden müssen: Besucher müssen aufgefordert werden, die Klinik zu verlassen, Angehörige müssen in vom Versorgungsbereich getrennte Bereiche gelenkt werden. Um ihnen qualifizierte Auskunft geben zu können und Einsatzkräfte nicht durch Nachfragen zu blockieren, ist frühzeitig eine Auskunftsstelle einzurichten. Zusätzlich ist es unbedingt nötig, Aufenthaltsräume vorzubereiten, damit begleitende Angehörige getrennt von den Versorgungsbereichen betreut werden können.

Die Presse erwartet Informationen zur Lage und muss an einem Ort gesammelt und zu vorgegebenen Terminen durch die Krankenhauseinsatzleitung informiert werden. Um diesem Bedarf gerecht werden zu können, ist neben der Raumplanung auch ein klar strukturiertes Zugangskonzept in die Klinik mit sicherer Lenkung der Personengruppen durch einen gut erkennbaren und durchsetzungsfähigen Ordnungsdienst erforderlich.

Hochinfektiöse lebensbedrohliche Erkrankungen

Wenn Erkrankungen dieser Art, wie beispielsweise die verschiedenen Formen des virusbedingten hämorrhagischen Fiebers (z. B. Krim-Kongo, Lassa), auch relativ selten auftreten, sind sie angesichts der heutigen Reisemöglichkeiten doch nicht auszuschließen. Der Verdacht einer solchen Erkrankung ergibt sich möglicherweise erst, wenn sich der Patient bereits in der Klinik befindet.

> **Merke**
>
> Das oberste Ziel ist es, eine Ansteckung des Personals oder anderer Patienten zu verhindern. Der Regelungsbedarf umfasst in erster Linie die Anordnung von adäquaten Schutz- und Isolierungsmaßnahmen.

Hierzu müssen folglich bereits im Vorfeld entsprechende Materialien wie Schutzmasken, -brillen und -kleidung beschafft und in angemessener Zahl vorgehalten werden. Des Weiteren müssen entsprechende Räumlichkeiten sowie die Möglichkeit zur Isolierung oder Abschaltung raumlufttechnischer Anlagen beschrieben sein. Wichtig ist ebenso die Vorhaltung von Telefonverzeichnissen, die eine schnelle Kontaktaufnahme mit entsprechenden infektiologischen Referenzzentren oder dem zuständigen Gesundheitsamt ermöglichen. Bewährt hat sich die Ausgabe von Informationsblättern an die Mitarbeiter, in denen das allgemeine Verhalten sowie die Notwendigkeit für Quarantänemaßnahmen für Kontaktpersonen erläutert werden.

Gehäuft auftretende Vergiftungen

Die in diesem Abschnitt zu beschreibenden allgemeinen Verfahren dienen dem Schutz der Mitarbeiter, der schnellen Identifikation des Agens, der zeitgerechten Kommunikation mit behördlichen Instanzen (Gesundheitsamt, Polizei) und dem Rettungsdienst sowie der Einleitung einer adäquaten Therapie.

Kontaminierte Patienten

Ist eine Kontamination – bakteriell, chemisch oder radioaktiv – bereits präklinisch bekannt, werden die zuständigen Organisationen versuchen, Patienten erst nach einer erfolgten Dekontamination den Krankenhäusern zu übergeben. Probleme ergeben sich dann, wenn deren Dekontaminationskapazitäten überschritten werden, die Information über die Kontamination erst später bekannt wird oder Patienten ohne Kontakt zum Rettungsdienst in die Klinik gelangen. Für diesen Fall müssen entsprechende Schutzmaßnahmen ergriffen und die Vorhaltung der hierfür notwendigen Ausrüstung gewährleistet sowie Maßnahmen zur behelfsmäßigen Dekontamination beschrieben werden. Grundsätzlich soll die Planung darauf ausgerichtet sein, Patienten noch vor Eintritt in die Klinikstruktur zu dekontaminieren, geeignete Konzepte sind in Zusammenarbeit mit dem Rettungsdienst und den Organisationen zur Gefahrenabwehr umzusetzen.

66.2.3 Räumung / Evakuierung

▶ **Evakuierung.** Der Bombenfund bei Bauarbeiten ist ein Beispiel dafür, dass auch ein Krankenhaus einmal evakuiert werden muss. Der vielfältige Regelungsbedarf umfasst u. a. die Erstellung von Handlungsanweisungen für Stationspersonal, die Festlegung von Sammelstellen, die Organisation des Transportwesens, die Vorhaltung einer Ausgangs- und Eingangsdokumentation sowie Absprachen bezüglich der Aufnahmekapazitäten anderer Krankenhäuser.

▶ **Räumung eines Teilbereichs.** Noch wichtiger ist die Vorhaltung von Strategien und Handlungsanweisungen für Situationen, in denen eine sofortige Räumung eines (Teil-)Bereichs notwendig wird, wie beispielsweise bei Feuer / Rauchentwicklung oder ernst zu nehmenden Bombenwarnungen. In der Regel ist bei Bränden in Krankenhäusern die horizontale Räumung vorgesehen, d. h. die Verbringung von Patienten in die benachbarten Rauch- bzw. Brandabschnitte. Ergänzend sind Verfahren zur vertikalen Räumung zu beschreiben, bei der Patienten in eine tiefer gelegene Etage verbracht werden. Letztere erfordern die Vorhaltung von speziellen Rettungstüchern, mit deren Hilfe Patienten auf ihren Matratzen liegend gezogen werden können. Die beschriebenen Strategien sind mit der Feuerwehr abzusprechen.

66.3 Gesetzliche Grundlagen

Gesetzliche Forderungen nach Alarm- und Einsatzplänen für Kliniken in Deutschland finden sich beispielsweise in den Krankenhausgesetzen der Bundesländer, dem Zivilschutzneuordnungsgesetz, den Katastrophenschutzgesetzen oder auch dem Haushaltsgrundsätzegesetz. Aus diversen anderen gesetzlichen Regelungen lassen sich einzelne Elemente der Alarm- und Einsatzplanung ableiten, wie die Räumungsplanung nach Arbeitsstättenverordnung oder die Brandschutzplanung aus der Brandschutzverordnung.

Kernaussagen

Planung – allgemeiner Teil
Ein funktionierender Alarm- und Einsatzplan eines Krankenhauses bildet die Grundlage dafür, dass die ungeplante Aufnahme einer großen Zahl an verletzten oder erkrankten Patienten in kurzer Zeit gelingt und deren Versorgung in der Klinik sichergestellt wird.

Ferner bildet er die Grundlage dafür, dass besondere medizinische Lagen ohne erhebliche Störung des Gesamtbetriebs und zum Schutz der Mitarbeiter sicher bewältigt werden können.

Er sichert ab, dass es bei Betriebsstörungen innerhalb der Klinik nicht zu einem Totalausfall und damit zu einem erheblichen Risiko für die Patienten und Mitarbeiter kommt.

Ebenso schützt er Krankenhäuser bei inneren Betriebsstörungen durch klares Krisenmanagement vor erheblichen wirtschaftlichen Schäden.

Planung – spezieller Teil
Im speziellen Teil werden Verfahren zur Bewältigung verschiedener Szenarien beschrieben: interne Schadenslagen, besondere medizinische Lagen, Räumung / Evakuierung.

Bei der Etablierung eines ALEP sollen die Szenarien bevorzugt geplant werden, deren Eintrittswahrscheinlichkeit am höchsten ist.

Gesetzliche Grundlagen
Die Grundlagen eines ALEP sind in den Krankenhausgesetzen, dem Zivilschutzneuordnungsgesetz, den Katastrophenschutzgesetzen, dem Haushaltsgrundsätzegesetz festgelegt; Einzelelemente können aus der Arbeitsstättenverordnung, der Brandschutzplanung und anderen Verordnungen entnommen werden.

Literatur

Referenzen
[1] **Hessisches Ministerium des Innern und für Sport**. Katastrophenschutz in Hessen. Medizinischer Katastrophenschutz; 2003

Weiterführende Literatur
[2] **Bundesamt für Bevölkerungsschutz und Katastrophenhilfe**. Biologische Gefahren. 2. Aufl. Bonn; 2005
[3] **Peral** Gutierrez de Ceballos J, Turégano Fuentes F, Perez Diaz D et al. Casualties treated at the closest hospital in the Madrid, March 11, terrorist bombings. Crit Care Med 2005; 33: 107–112
[4] **Rega** P. Bio-Terry. In: Moecke H, Hrsg. Handbuch zur Diagnose und Therapie von Erkrankungen durch biologische Kampfstoffe. Berlin: ABW Wissenschaftsverlag; 2002
[5] **Robert Koch-Institut**. Im Internet: www.rki.de; Stand: 01.08.2012
[6] **Urban** B, Kreimeier U, Prückner S et al. Krankenhaus-Alarm- und Einsatzpläne für externe Schadenslagen an einem Großklinikum. Notfall Rettungsmed 2006; 9: 296–303

67 Massenanfall von Verletzten – Strukturfragen

A. Lechleuthner

67.1 Grundlagen

Die Bewältigung von Großschadensereignissen ist glücklicherweise selten notwendig. Bei der öffentlichen Gefahrenabwehr beginnen derartige Einsätze in der Regel mit einer Meldung an die Rettungsleitstelle. Spätestens dann stellt sich die Frage, welche und wie viele Kräfte an die Einsatzstelle entsandt werden müssen und können.

▶ **Begriff.** Hinter der Abkürzung MANV versteckt sich der Begriff „Massenanfall von Verletzten", womit gemeint ist, dass die Anzahl der Patienten die Kapazitäten des lokalen Rettungsdienstes übersteigt. Anfang 2002 wurde dieser Begriff als Ü-MANV von den Rheinischen Feuerwehren und Rettungsdiensten weiterentwickelt, wobei ein überregionales Unterstützungssystem geschaffen wurde (Arbeitsgruppe Ü-MANV 2003 [1]).

▶ **Beschreibung der Strukturen.** Eine übersichtliche Beschreibung von MANV und Ü-MANV-Strukturen findet sich unter http://de.wikipedia.org/wiki/Massenanfall_von_Verletzten. In dem hier vorliegenden Beitrag werden ergänzende – keinesfalls abschließende – Aspekte von Großschadensereignissen mit einem MANV aufgegriffen (Ü-MANV wird nicht besprochen), die als Informationen zur bisherigen Entwicklung, teilweise auch als Weiterentwicklung oder auch nur als Anregung verstanden werden können. Neben den vorliegenden Ausführungen sei noch auf die Rettungsdienst-, Feuerschutz- und Katastrophenschutzgesetze der Länder sowie auf die regional spezifischen Erlasse und Verwaltungsvorschriften verwiesen, die die rechtliche Grundlage für die Bewältigung von Großschadensereignissen bilden.

> **Merke**
>
> In Deutschland sind die Strukturen der Gefahrenabwehr sehr heterogen, wobei Rettungsdienst und Katastrophenschutz historisch voneinander getrennt sind, was negative Auswirkungen bei der Organisation von Großschadensereignissen haben kann.

67.1.1 Kapazität des Rettungsdienstes

Die Kapazitäten des Rettungsdienstes sind regional je nach Größe des Rettungsdienstbereichs und der Besiedelungsdichte unterschiedlich.

> **Merke**
>
> Zusammengefasst können die Kräfte des Regelrettungsdienstes als diejenige Anzahl von Rettungsmitteln (Rettungswagen, notarztbesetzte Fahrzeuge, Krankentransportfahrzeuge und Luftrettungsmittel) bezeichnet werden, die zum Zeitpunkt eines Unfalls zur Abdeckung des Grundbedarfs im Dienst sind.

▶ **Leitstelle.** Auf diese Einsatzmittel hat die Leitstelle Zugriff. Sie muss entscheiden, wie viele davon an die Einsatzstelle entsandt werden können, welche zur Abdeckung des übrigen Einsatzgebiets verbleiben müssen und welche zusätzlichen Kräfte alarmiert und eingesetzt werden können. Bereits an diesem Punkt wird klar, dass diese Entscheidung nicht der einzelne Mitarbeiter der Leitstelle treffen sollte, da es sich um eine Ressourcenverschiebung handelt, die Einfluss sowohl auf die Versorgung der Patienten am Unfallort als auch auf die folgenden Patienten im übrigen Rettungsdienstbereich hat. Diese Entscheidung muss deshalb vom Träger des Rettungsdienstes zuvor in der Form getroffen werden, dass die Reaktionsmuster auf Großschadensereignisse in einem Einsatzplan niedergelegt werden. Damit wird der Einsatzdisponent der Leitstelle von diesen Entscheidungen entlastet und auch von späteren Vorwürfen befreit.

67.1.2 Einsatzplan

▶ **Alarmierung.** Soweit die vorhandenen Kapazitäten des Regelrettungsdienstes zur schnellen Bewältigung eines Großschadensereignisses nicht ausreichen, muss der Plan Vorgaben enthalten, ob eine horizontale (z.B. beim Ü-MANV) oder eine vertikale Alarmierung (z.B. beim MANV) erfolgen soll – oder beides und in welchen Stufen:
- Unter einer *horizontalen Alarmierung* wird die Einbeziehung der benachbarten Rettungsdienstbereiche verstanden, wobei das sog. Ü-MANV-Konzept diese Zusammenarbeit am detailliertesten regelt.
- Mit einer *vertikalen Alarmierung* ist die Aktivierung lokaler Kräfte aus dem eigenen Bereich gemeint, die sich entweder im Dienstfrei befinden oder als zusätzliche

Einsatzkontingente (z. B. in Form von Schnelleinsatzgruppen) zum Einsatz gebracht werden.

▶ **Rettungsfahrzeuge.** Während bei der horizontalen Alarmierung in der Regel zunächst Kräfte des Regelrettungsdienstes aus dem Nachbarbereich entsandt werden und diese mit den jeweiligen Fahrzeugen kommen, muss in der Vorplanung geklärt werden, welche Fahrzeuge durch zusätzlich alarmierte Kräfte besetzt werden können oder sollen. Das können sowohl Reservefahrzeuge als auch Spezialfahrzeuge sein, die entweder nur das Personal mit persönlicher Einsatzausrüstung oder auch zusätzliche Materialien und Geräte für die Bewältigung von Großschadensereignissen besitzen.

▶ **Schnelleinsatzgruppen.** Derartige ergänzende Komponenten werden häufig in Form sog. „Schnelleinsatzgruppen" (SEG) organisiert, was bedeutet, dass diese Komponenten ergänzend zum Regelrettungsdienst vorgehalten und aus dienstfreien oder ehrenamtlichen Kräften besetzt werden (Mitschke u. Peter 2001 [15]).

▶ **Einsatzkonzeption.** Der Vorplanung ist dabei, eine Konzeption zugrunde zu legen, die Rettungsfahrzeuge, das Personal und die zusätzlichen Materialien und Geräte entsprechend des Einsatzwertes zu einem leistungsfähigen Instrument der rettungsdienstlichen MANV-Bewältigung macht.

Praxistipp

Neben der Vorplanung, Organisation und Beschaffung der dafür erforderlichen Materialien und Fahrzeuge wird eine derartige Einsatzkonzeption allerdings erst dann wirksam, wenn sie regelmäßig anhand angenommener Szenarien beübt wird.

Ohne präzise Vorabsprachen und ohne dahinterstehende Konzeption (z. B. Ü-MANV-Konzept) erfolgt eine horizontale Alarmierung oft nur unstrukturiert („schickt, was Ihr habt …"), wobei dann meist nur Einsatzfahrzeuge (z. B. RTW, NEF) entsandt werden.

▶ **Führungs- und Koordinationsunterstützung.** Das Heranführen aller Kräfte sollte grundsätzlich koordiniert erfolgen. Neben der reinen Heranführung und Einsatzzuweisung sind auch Absprachen zwischen verschiedenen Einsatzkräften mit unterschiedlichen Aufgaben notwendig. Die häufigsten sind Feuerwehr, Rettungsdienst, Polizei und Technisches Hilfswerk, aber auch Spezialfirmen und auswärtige Kräfte benötigen diese Führungs- und Koordinationsunterstützung.

▶ **Einsatzleitung.** Dieser Führungs- und Koordinationsaufwand lässt sich nur durch spezialisierte, ortskundige Kräfte realisieren, die zusammengefasst als Einsatzleitung bezeichnet werden. Je schneller eine funktionsfähige Einsatzleitung vor Ort ist, umso schneller können Sicherheits- und Rettungsmaßnahmen koordiniert und damit effektiv und effizient eingesetzt werden. Die Heranführung und der Aufbau einer Einsatzleitung fällt Ballungszentren mit im Dienst befindlichen hauptamtlichen Führungskräften naturgemäß etwas leichter als Gebieten, in denen die Führungskräfte im Dienstfrei oder grundsätzlich rein ehrenamtlich sind und deshalb erst von zu Hause oder vom Arbeitsplatz weg alarmiert und herangeführt werden müssen.

▶ **Einsatzleiter.** Je komplexer das Einsatzgeschehen ist, umso mehr unterschiedliche Kräfte werden gebraucht, was den Koordinationsbedarf erhöht.

Praxistipp

Bereits in der Aufbauphase des Einsatzes, in dem der Ressourcenmangel klar ersichtlich ist, muss vermieden werden, dass unterschiedliche Kräfteverbände die gleiche Aufgabe wahrnehmen und so Einsatzkraft verschwendet wird.

Sowohl beim Einsatzaufbau, der Zuweisung von Aufgaben als auch bei Konflikten muss ein letztlich Verantwortlicher als Einsatzleiter vor Ort sein, der die Entscheidungen trifft. Dieser Einsatzleiter bildet zusammen mit seinem Stab die Gesamteinsatzleitung, die die verschiedenen Abschnitte lenkt und führt.

▶ **Feuerwehrdienstvorschrift.** Der Aufbau und die Zusammensetzung erfolgt üblicherweise und vorteilhaft nach den Vorschriften der Feuerwehrdienstvorschrift 100 (Stand 1999 [6]). Diese Feuerwehrdienstvorschrift 100 (FWDV 100) und die darin beschriebenen Führungsstrukturen und Positionen (S1–S6) sind in allen Bundesländern durch Rechtsvorschrift eingeführt. Dabei wird die sog. Einsatzleitung als „operativ-taktische Komponente" bezeichnet. Bei größeren Schadenslagen, die eine übergreifende Führung benötigen, tritt eine „administrativ-organisatorische" Komponente hinzu, die als sog. kommunaler Krisenstab bezeichnet wird.

▶ **Leitender Notarzt.** Der Leitende Notarzt LNA ist – obwohl in allen Rettungsgesetzen der Länder vorgesehen – bislang in keinem dieser Stäbe institutionalisiert, was durchaus als Mangel gewertet werden kann. Auch der organisatorische Leiter Rettungsdienst (OrgL; Crespin u. Peter 2002 [5]) ist explizit weder in der FWDV 100 noch in vielen Rettungsdienstgesetzen enthalten. Definition der Aufgaben, Zuständigkeiten und die dafür erforderliche rechtliche Absicherung sind derzeit in der Entwicklung.

Bei komplexen Einsatzlagen und einer Vielzahl unterschiedlicher Einsatzkräfte wird der Rettungsdienst zu einem Abschnitt von mehreren und auch dieser Abschnitt benötigt eine Führung (▶ Abb. 67.1).

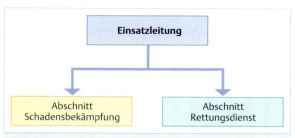

Abb. 67.1 Einsatzabschnitte. Der Einsatz kann unterhalb der Einsatzleitung eine Vielzahl von Abschnitten erforderlich machen.

67.2 Einsatzorganisation in Komponenten

Unterschiedliche geografische Situationen, unterschiedliche Ausrüstung, unterschiedliche Personalmengen und -strukturen und eine unterschiedliche Kliniklandschaft führen zwangsläufig dazu, dass die Konzepte für eine MANV-Bewältigung nicht alle gleich sein können. Wie so oft ist dies einzelnen Akteuren nicht immer bewusst, weshalb lokale Konzeptionen, die aufgrund dieser unterschiedlichen Gegebenheiten erarbeitet wurden, schnell als Standard oder sogar „Einsatzphilosophie" verkauft werden, die dann auch zu Kontroversen führen können, welches Vorgehen jetzt das „richtige" sei.

67.2.1 Komponente

Alle diese Grundkonzepte benötigen Bausteine, mit denen sie ihr eigenes, lokales Konzept aufbauen können. Ein kleiner Baustein wird hier als „Komponente" bezeichnet. Eine Komponente umfasst dabei:
- einheitliche, abgrenzbare Aufgabe,
- definierte Ausrüstung,
- Führung und Koordinierung durch eine dafür vorgesehene Führungskraft,
- Anbindung und Unterstellung an eine nächsthöhere Führungsebene/-kraft.

> **Merke**
> Auf der konzeptionellen Aneinanderreihung dieser Komponenten baut der Einsatzplan auf.

67.2.2 Funktionale Einheiten

Kleinere Komponenten können auch zu größeren funktionalen Einheiten zusammengefasst und einer Führungskraft unterstellt werden. Das Arbeiten mit kleinen Komponenten muss aber bereits in die Vorplanung aufgenommen werden, ansonsten werden lediglich Aufgaben beschrieben und es wird – mehr oder weniger informell – erwartet, dass die Führungskräfte die Abarbeitung der Aufgaben im Einsatzfall mit einer reinen Kräftezuweisung realisieren können, was in der Regel nicht gelingt.

> **Praxistipp**
> Bei MANV-Situationen handelt es sich um hochdynamische Prozesse, die einer intensiven strukturellen Vorplanung bedürfen, in der individualisierte Erklärungen und Aufgabenkonstruktionen im Einsatz minimiert werden müssen.

Der Begriff der „Komponente" kann hier helfen, die Vorplanung und den Einsatzablauf besser in funktionale Aufgabeneinheiten zusammenzufassen, damit besser zu strukturieren und somit auch hinzukommende Kräfte ohne vorbestehenden Auftrag klarer einbinden zu können.

67.2.3 Aufgaben rettungsdienstlicher Komponenten

Rettungsdienstliche Komponenten müssen bei der MANV-Bewältigung folgende Aufgaben erledigen:
- Unfallort,
- Verletzten- bzw. Patientenablage,
- Behandlungsplatz,
- Betreuung,
- Transport,
- Krankenhäuser,
- Auskunftsstelle.

▶ **Unfallort.** Rettungskräfte müssen Patienten und Betroffene aus dem Schadensgebiet herausholen und außerhalb der unmittelbaren Gefahrenzone ablegen (sog. Verletztenablage).

> **Praxistipp**
> Es kann erforderlich sein, dass diese Kräfte besonders geschützt sein müssen. Treffen an der Unfallstelle zuerst ungeschützte Kräfte ein, kommt es immer wieder vor, dass diese Rettungsmaßnahmen ungeschützt durchführen und dadurch zu Schaden kommen.

Diese erste Komponente wird bei zusätzlichen Gefahren (z. B. Feuer, Gefahrstoff) in der Regel aus Einsatzkräften der Feuerwehr oder des THW bestehen, da nur sie über Schutzmaßnahmen verfügen. Die Tätigkeit dieser Kräfte muss durch eine oder mehrere Führungskräfte koordiniert werden.

▶ **Verletzten- bzw. Patientenablage.** Erste rettungsdienstliche Fachkräfte können an der Verletztenablage bereits eine erste Sichtung durchführen und mittels geeigneter Priorisierungsinstrumente (z. B. Sichtungskarten) den Abtransport in eine medizinisch sinnvolle Reihenfolge bringen (logistische Aufgabe; s. Konzept STaRT oder mSTaRT; Kanz et al. 2006a [11]). Tragekräfte können als weitere Komponenten diese Patienten dann zu einem bestimmten Behandlungsplatz, direkt zu Rettungsfahrzeugen oder anderen Räumen oder Plätzen bringen.

Praxistipp
Idealerweise kann eine Verletztenablage direkt zu einem Behandlungsplatz ausgebaut werden, da dann längere Transportwege und weitere Sammel- oder Behandlungsplätze entbehrlich sind.

▶ **Behandlungsplatz** (BHP). An einem oder mehreren Behandlungsplätzen können Patienten behandelt und für den Abtransport vorbereitet werden. Je nach Ausrüstung können dort eine bestimmte Anzahl von Patienten auch nach intensivmedizinischem Standard versorgt werden. Üblich sind Behandlungsplätze von bis zu 50 Patienten. Daneben gibt es noch Sammelräume für Betroffene („grüne"), in denen Unverletzte oder Patienten mit absoluten Bagatellverletzungen versorgt und organisiert werden. Die Komponente des BHP besteht aus Rettungskräften und Notärzten sowie Organisationspersonal für die Registratur, Patientenverteilung und Material (Nachschub). Für den Aufbau von Zelten können auch andere Komponenten (z. B. ein spezieller Trupp, der anschließend auch andere Aufgaben wahrnehmen kann) herangezogen werden.

Praxistipp
Ein BHP ist automatisch dann notwendig, wenn sich der Abtransport der Patienten wesentlich verzögert, sodass zwischenzeitlich auch eine Behandlung notwendig ist.

Bei wenigen Patienten, hoher Transportkapazität und günstigen Zufahrts- und Abfahrtswegen kann u. U. auf den BHP verzichtet werden, da er kein Selbstzweck an sich ist und bei fehlender Notwendigkeit lediglich Zeit und Aufwand kostet.

▶ **Betreuung.** Der Betreuung wurde früher keine besondere Beachtung geschenkt, da man sich in den frühen 1980er-Jahren eigentlich nur Verletzte vorstellen konnte. Inzwischen wurde die Erkenntnis gewonnen, dass auch dem ersten Augenschein nach unverletzt erscheinende Betroffene sehr wohl betreut und auch „verwaltet" und organisiert werden müssen. Neben diesen betreuenden Aufgaben gibt es sowohl psychologisch fassbare Bedürfnisse im Akutfall wie Angst, Trauer, Panik etc., als auch Spätfolgen, die als posttraumatische Belastungsreaktion über Monate, Jahre und teilweise das ganze Leben nachwirken können. Die Folgen können sowohl Patienten, Betroffene, Angehörige als auch Einsatzkräfte treffen.

Diesem Problemfeld wurde etwa Ende der 1980er-Jahre durch die Einführung seelsorgerischer und psychologischer Fachkräfte Rechnung getragen. Die Betreuung umfasst dabei nicht nur die Akutversorgung im Einsatz, sondern auch die Nachsorge der Betroffenen nach dem Einsatz. Inzwischen hat sich dieser Bereich zu einem echten Spezialgebiet weiterentwickelt. Näheres zu diesen Konzepten findet sich in Arbeitskreise psychosoziale Unterstützung der AGBF in NRW (2005 [2], Armagan et al. 2006 [3]).

Praxistipp
Auf einen Einsatzfall bezogen sollten die Betreuung und die weitere Nachsorge als eigener Abschnitt geführt werden.

▶ **Transport.** Für die Organisation der Fahrzeuge (auch Luftfahrzeuge) ist eine logistische Komponente erforderlich. Diese muss den Krankenkraftwagenhalteplatz einrichten sowie die Heranführung und Bereitstellung organisieren. Dabei ist zu regeln, wie die Übernahme bzw. Übergabe der Patienten erfolgt. Kritisch dabei ist, bei welcher Komponente die Registratur angesiedelt werden muss. Wird ein Behandlungsplatz betrieben, kann die Registratur dort angesiedelt werden. Wird kein BHP betrieben, kann die Registratur und Patientenverteilung eine eigene logistische Komponente bilden oder sie wird bei der Fahrzeugorganisation angesiedelt.

Praxistipp
Wichtig ist, dass in der Registratur und der Patientenverteilung eine erfahrene Einsatzkraft, am besten ein erfahrener Notarzt, eingebunden wird. Die Dokumentation und Verteilung sollte sich dabei an Übersichtslisten orientieren, auf denen die Krankenhäuser und ihre Kapazitäten vermerkt sind.

▶ **Krankenhäuser.** Mit den Krankenhäusern ist die Einsatzorganisation abzusprechen. Hier sind grundsätzlich unterschiedliche Konzepte möglich. Eine Variante kann sein, dass das Krankenhaus für seinen Notfallbetrieb eine bestimmte Anzahl von roten, gelben und grünen Patienten vorsieht. Eine andere, dass das Krankenhaus alle roten Patienten annimmt und dann eine Weiterverteilung stattfindet. Alle anderen Konstellationen sind ebenfalls denkbar. Ein Krankenhaus stellt dabei ebenfalls eine eigene Komponente dar.

Besonderes Augenmerk ist der Krankenhausalarmierung im Großschadensfall mit einem MANV zu schenken. Der Grund ist, dass meistens noch bevor die Gefahrenabwehrbehörden eine genaue Übersicht über die Lage vor Ort haben, die Medien schon weiträumig über den Unglücksfall berichten und Kliniken sich sehr schnell die Frage stellen, ob sie Patienten bekommen und wenn, wie viele. Anrufe bei der Leitstelle sind zu diesem Zeitpunkt oft noch fruchtlos, da die Leitstelle mit Alarmierungen und Führungsaufgaben beschäftig ist.

Die diesbezüglichen Vorgaben der Notfallpläne tragen diesen komplexen Einsatzentwicklungsprozessen oft nicht Rechnung. Dort ist oft lediglich die Alarmierung dienstfreier Kräfte geregelt, um volle Einsatzbereitschaft herzustellen. Sowohl die Alarmierung als auch die organisatorische Umgestaltung von Krankenhäusern, die größere Wirtschaftsunternehmen darstellen, ist allerdings aufwendig und letztlich auch mit Kosten verbunden.

> **Praxistipp**
>
> Insofern ist es sinnvoll, Krankenhäuser entsprechend dem aktuellen Wissenstand des Rettungsdienstes zu informieren und Schritt für Schritt auf Patienten vorzubereiten. Dadurch ist eine – auch unter wirtschaftlichen Gesichtspunkten – optimierte Zusammenarbeit möglich, die unnötige Kosten vermeiden hilft. So kann sich das Krankenhaus adäquat auf eine kleinere oder größere Zahl von Patienten vorbereiten.

In Köln wird deshalb von der Leitstelle der Berufsfeuerwehr die Information und Alarmierung der Kliniken in Stufen vorgenommen (▶ Tab. 67.1).

Im MANV-Plan der Stadt Köln ist des Weiteren zur verbesserten Klinikkommunikation ein erfahrener Arzt als Ansprechpartner in der Leitstelle vorgesehen, der in Kontakt mit den zuständigen Kollegen der Kliniken tritt und laufend Fragen und Entwicklungen abspricht. In anderen Städten (z. B. London) ist vorgesehen, dass der Rettungsdienst je einen Mitarbeiter als „Verbindungskraft" in die Notaufnahmen der Krankenhäuser entsendet, die dann vor Ort den Brückenkopf zur Leitstelle bilden. Nach Abarbeitung des Ereignisses müssen die Kliniken mit einer Abschlussmeldung informiert werden, dass planmäßig keine Patienten mehr kommen werden, sodass die Klinik wieder zu ihrem Normalbetrieb zurückkehren kann.

▶ **Auskunftstelle.** Bei Großschadensereignissen mit vielen Betroffenen gibt es regelmäßig einen hohen Andrang von Angehörigen, Freunden, Botschaften (bei Bürgern anderer Staaten) und Behörden. Diese hohe Nachfrage sollte von einer zentralen Stelle bearbeitet werden, die die vorhandenen Informationen verwaltet, das Auskunftersuchen prüft und Auskünfte erteilt. Entscheidend für die Leistungsfähigkeit dieser Komponente ist nicht nur die ausreichende Besetzung und Qualifikation der damit Beschäftigten, sondern auch die Informationserfassung und Weiterleitung an die Auskunftsstelle. Es gibt dafür in verschiedenen Bundesländern spezialisierte Strukturen, wie z. B. das Gast-Epic-System in München (Gast-Epic-System 2005[8]) und das GSL.net in NRW (LZPD 2005[14]). Die Einrichtung derartiger Auskunftstellen bei Großschadensereignissen sind teilweise in Gesetzen vorgeschrieben (z. B. § 31 FSHG-NRW).

Tab. 67.1 Krankenhausalarmierungsschema der Leitstelle Köln.

Stufe	Maßnahmen
☐ Stufe 1:	Es ist noch unklar, ob und wie viele Patienten kommen. Sie werden gebeten, sich einen Überblick über freie Kapazitäten zu verschaffen. Das Routineprogramm kann weiterlaufen. Es muss kein zusätzliches Personal einbestellt werden.
☐ Stufe 2:	Es ist mit 3–10 gelben und grünen Patienten (und bei Zentren mit 1–3 roten Patienten) zu rechnen. Das Routineprogramm sollte beendet werden. Die Notaufnahme sollte für die Ankunft der Patienten vorbereitet werden. Zusätzliches Personal ist nur nach Maßgabe der Kliniken einzubestellen.
☐ Stufe 3:	Es ist mit Patienten, bis hin zur vereinbarten MANV-Kapazität, zu rechnen. Es sind in der Notaufnahme alle Vorkehrungen zu treffen, die Patienten aufzunehmen und im Krankenhaus unterzubringen. Für die Anfahrt sind verkehrslenkende Maßnahmen vorzubereiten. Dienstfreies Personal ist zu alarmieren und volle Einsatzbereitschaft herzustellen.
☐ Stufe 4:	Es ist mit mehr Patienten als der vereinbarten MANV-Kapazität zu rechnen. Es sind in der Notaufnahme alle Vorkehrungen zu treffen, die Patienten aufzunehmen und im Krankenhaus unterzubringen. Für die Anfahrt sind verkehrslenkende Maßnahmen vorzubereiten. Dienstfreies Personal ist zu alarmieren und volle Einsatzbereitschaft herzustellen.

☒ Innerhalb von 10 min ist ein Ansprechpartner für die weitere Kommunikation mit der Leitstelle der Berufsfeuerwehr Köln hier einzutragen und an die 0221 / 9 748 700 zu faxen!

Krankenhaus: _____

Ansprechpartner: _____

Tel.: _____

Nach 60 min können Sie unter der 0221 / 9 748 712 telefonisch Rückfragen zur aktuellen Entwicklung stellen.

67.2.4 Erstellung von MANV-Plänen

Die zuvor beschriebenen Komponenten sind in ▶ Tab. 67.2 zusammengefasst. Diese Komponenten sollten bei der Erstellung von MANV-Plänen auch berücksichtigt werden (▶ Abb. 67.2).

67.3 Qualitätssicherung von MANV-Einsätzen

67.3.1 Nachbesprechungen mit einer Gesamtbeschreibung des Einsatzes

Die Nachbesprechung von Übungen und Einsätzen macht das Gesamtgeschehen nachvollziehbar. Einsatzkräfte verstehen dadurch, was und warum etwas funktioniert oder nicht funktioniert hat. Mit einer Einteilung in Einsatzphasen (Lechleuthner et al. 1990 [13]) können Prozesse zugeordnet werden, was ebenfalls bei der Analyse helfen kann. Jede Führungskraft sollte an solchen Nachbesprechungen teilnehmen und ihre Beobachtungen und Erfahrungen mit einbringen. Während und (oft besser) nach der Nachbesprechung müssen Abläufe und Zuständigkeiten immer wieder auf den Prüfstand (Furbee et al. 2006 [7]).

> **Merke**
>
> Es ist ein Zeichen hoher Führungsqualität, wenn die Führungskraft eigene Probleme und Sichtweisen schonungslos mit auf den Prüfstand stellt und nicht durch (meist sinnlose) Erklärungen versucht, eigene Defizite zu rechtfertigen. Erkannte Defizite müssen an geeigneter Stelle (z. B. im Plan, bei der Schulung) geändert und umgesetzt werden.

Für die genaue Beschreibung des Einsatzes ist der Einsatz von Beobachtern sehr hilfreich, was aber in der Regel nur bei Übungen gelingt.

67.4 Wiederkehrende Probleme

Im Rahmen des Studiengangs Rettungsingenieurwesen (Rescue Engineering) der Fachhochschule Köln wird mit den Studenten regelmäßig versucht, an einer rettungsdienstlichen Übung teilzunehmen, wobei die Studenten als Beobachter eingesetzt werden. Dabei ließen sich bei der Begleitung von Großübungen wiederkehrende Probleme beobachten, wobei hier die wichtigsten kursorisch beschrieben werden.

67.4.1 Zeitabläufe

Bei Übungen werden die Zeitabläufe häufig unrealistisch eingeschätzt. Anfahrten erfolgen oft schneller, da die Übungseinheiten meist schon in Bereitschaft stehen. Umgekehrt erfolgen Patiententransporte oft sehr verzögert, was vielschichtige Gründe hat. Ein ganz wesentlicher Grund ist das nicht synchronisierte Eintreffen von Kräften, Komponenten und Führungspersonen. Dies führt zu unterschiedlichen Einsatzabläufen, bis das gesamte System „steht". Während dieser Aufbauphase kann es vorkommen, dass Kräfte an einer Stelle eingesetzt werden (müssen), für die eigentlich eine andere oder überhaupt keine Komponente vorgesehen war. Diese Komplexität ist schwer in Einsatzplänen wiederzugeben und es bedarf deshalb des Geschicks der Einsatzleitung, damit umzugehen. Die Strukturierung der Einsatzkräfte in Komponenten bereits im Einsatzplan, kann diese Probleme aber vereinfachen.

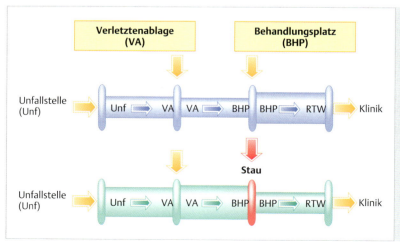

Abb. 67.2 Darstellung der Versorgungs- und Transportkette als Kapazitäten. Überschreitet die Transportkapazität eines vorhergehenden Abschnitts die des nachfolgenden, entstehen Stauungen.

67.4 Wiederkehrende Probleme

Tab. 67.2 Rettungsdienstliche Komponenten bei einem MANV vor Ort (Beispiele nicht abschließend).

	Einsatzabschnitt	Komponente	Kräfte	Führungskraft	Aufgaben
1	Gesamt	Einsatzleitung	Stabsfunktionen gemäß FWDV 100 (Feuerwehrdienstvorschrift 1999 [6]) sowie LNA und OrgL	Einsatzleiter	• Führung • Koordination • Kommunikation • Dokumentation • Öffentlichkeitsarbeit
2	Unfallort	Rettungstrupp	Feuerwehr erste Kräfte	Zugführer Führungskraft der ersten Komponente	• Rettung der Patienten aus der Gefahrenzone zur Patientenablage
3	Patientenablage	Rettungskräfte	Rettungsdienstkräfte (RA, RS, Notärzte)	Führungskraft Rettungsdienst	• Sichten • lebensrettende Sofortmaßnahmen
4		Tragetrupps	z. B. Freiwillige Feuerwehr Helfer	Führungskraft für Tragetrupps	• Transport zum BHP oder zum Abtransport
5	Behandlungsplatz (BHP)	Behandlung	Notärzte RA RS RH	LNA-BHP koordinierende Notärzte in Zelten / Teilabschnitten	• Behandlung der Patienten: Sichtung und Priorisierung
7		Organisation		OrgL-BHP	• Aufbau BHP • Betrieb des BHP • Material • Nachschub
8		Registratur vor Ort	Einsatzkräfte	Führungskraftregistratur besonders erfahrener Notarzt	• Registratur der Patienten • Zuweisung von Krankenhäusern gemäß Übersichtslisten • Übergabe an Transportkräfte mit Zielauftrag • Unterstützung bei Trageaufgaben (BHP zum Fahrzeug) • Information an Einsatzleitung, welche und wie viele Patienten wohin
9	Betreuungsraum (kann Bestandteil des BHP sein)	Betreuung	Betreuungskräfte	Führungskraft Betreuung	• Betreuung und Organisation von grünen Patienten
10	Kliniken	Krankenhaus	Mitarbeiter / innen des Krankenhauses entsprechend der Alarmstufe und in Einklang mit dem klinikinternen Alarm- und Organisationsplan	Notfallkoordinator, schrittweise später eine klinikinterne Einsatzleitung	• Aufnahme und Behandlung von Patienten
11	Spezialisierte Stelle, die auch außerhalb des Schadensortes liegen kann	Auskunftstelle	spezialisierte Kräfte und spezialisierte (Software-) Instrumente	Erfassung und Verwaltung von einsatzbezogenen Personendaten	• Prüfung von Auskunftsersuchen und Auskunft

67.4.2 Kommunikation

Die Ausdehnung von Einsatzstellen wird häufig unterschätzt. Großflächige Einsatzstellen führen dazu, dass sich Kräfte der Einsatzabschnitte und die Einsatzleitung nicht sehen können. Dadurch wird die Kommunikation zum kritischen Element. Gelingt die funktechnische Versorgung, bleiben nur die Verständnisprobleme. Gelingt die funktechnische Versorgung nicht, verselbständigt sich alles und die Abläufe bleiben chaotisch.

67.4.3 Verletztendarsteller (Mimen) bei Übungen

Als Mimen werden oft jugendliche Freiwillige herangezogen, die sich hoch engagiert beteiligen. Je nach Wetterlage und Kleidung kann es passieren, dass die Mimen unterkühlt oder auch psychisch überfordert werden. Hier ist es notwendig, dass ein Arzt und einige Betreuer ausschließlich für die Mimen abgestellt werden und die Kompetenz besitzen, einzelne Mimen aus dem Geschehen zu nehmen und in einem gesonderten Zelt zu betreuen.

> **Merke**
> Fehlen diese Kräfte und die Betreuungsmöglichkeit, ist dies ein Übungsmangel der zulasten des Veranstalters (nicht der Mimeneinheit) geht.

67.4.4 Einsatz zu junger Kräfte

Nicht nur bei den Mimen in Übungen, sondern auch als Einsatzkräfte werden sowohl bei Übungen als auch bei Realeinsätzen oft Personen eingesetzt, die teilweise noch sehr jung sind und mit Aufgaben betraut werden, denen sie vielleicht physisch, aber noch nicht psychisch gewachsen sind. Betreuungskräfte zwischen 14 und 17 Jahren können die Aufgaben durch entsprechende Schulung vielleicht leisten, der Kontakt mit Leichen, schreienden Patienten, weinenden Angehörigen etc. kann aber zur Überforderung, Traumatisierung und evtl. sogar zu posttraumatischen Folgeschäden führen. Bereits in der Vorplanung, aber auch während eines Einsatzes muss deshalb dafür Sorge getragen werden, dass derartige Situationen minimiert oder verhindert werden.

67.4.5 Kennzeichnung der Einsatzkräfte

Der Kennzeichnung von Einsatzkräften bei Großschadensfällen kommt herausragende Bedeutung zu, da nur so die Funktionen auch erkennbar sind. Im Einsatzfall trifft man häufig jedoch auf eine „bunte Truppe" von Funktionsträgern. So z.B. mehrere LNAs, zahlreiche Zugführer, Einsatzleiter. Viele Rettungsdienste haben sich dazu bereits Gedanken gemacht und Konzepte für eine einheitliche und differenzierende Kennzeichnung entwickelt. Oft handelt es sich dabei um sog. Überwurfwesten, die zusätzlich zur Einsatzkleidung die Funktion bei Großschadensfällen kennzeichnen. Nicht immer gelingt es, alle Funktionen im Großschadensfall schnell genug zu kennzeichnen und / oder bei der Beteiligung von überregionalen Kräften ausreichend Kennzeichnungen verfügbar zu haben.

> **Praxistipp**
> Wichtig ist, dass die Einsatzkräfte sich direkt an ihre Führungskraft halten und nicht Fragen bzw. Unterstützung bei anderen suchen.

Für die Einbindung von Ärzten, die zufällig am Unfallort vorbeikommen und sich anbieten, hat sich die Vorhaltung von Überwurfwesten mit der Aufschrift „Arzt" bewährt, da sie damit auch kenntlich eingebunden werden können.

67.4.6 Arbeitsplatzsicherheit

Während des Einsatzes sind Aufregung und die Fokussierung der Beteiligten auf den Einsatz so groß, dass die Arbeitsplatzsicherheit *oft* vernachlässigt wird. Das heißt, dass Risiken (Kabel, Hindernisse, eigene Sicherheit etc.) entstehen und Beteiligte zu Schaden kommen können.

Beispiel: Bei einer Großübung werden die Tragen am Behandlungsplatz so aufgestellt, dass die Tragenkopfteile in den Gang ragen und die Einsatzkräfte über den Kopf von Patienten stolpern können.

67.4.7 Krankenhäuser

Die Beteiligung von Krankenhäusern verläuft, je nachdem ob es sich um ein Realereignis oder eine Übung handelt, unterschiedlich. Bei Übungen und Realeinsätzen kommt es häufig vor, dass angesichts des Ausmaßes des Ereignisses die Krankenhäuser mit einer deutlich höheren Anzahl und einem schnelleren Zustrom von Patienten rechnen, als sie tatsächlich bekommen. Bei Realeinsätzen werden nicht selten naheliegende Krankenhäuser von Patienten und Betroffenen geflutet, die sich teilweise selbst auf den Weg gemacht haben. Die Flutung mit roten Patienten kann konzeptionell gewollt und abgesprochen sein, kann aber insbesondere bei sehr kleinen Krankenhäusern zu Problemen bei Versorgung und Logistik führen. Das Management innerhalb des Krankenhauses ist inzwischen ebenfalls weiterentwickelt und sehr spezialisiert (Hsu et al. 2004[10], Kanz et al. 2006b[12]).

67.4.8 Rote Patienten mit hoher Transportpriorität

Patienten mit bestimmten Verletzungsmustern (z.B. unkontrollierte innere Blutung) müssen schnellstmöglich durch Sichtung identifiziert, erstversorgt und einer definitiven klinischen Behandlung zugeführt werden. Wird diese Aufgabe konzeptionell nicht berücksichtigt, kommt es zu Problemen. Diese manifestieren sich häufig in zu lang dauernden Sichtungsprozessen (Gutsch et al. 2006 [9]) oder aber die Patienten erhalten keine besondere Aufmerksamkeit und schwimmen im Strom mit den weniger bedürftigen (gelben und grünen) einfach mit. Vermeidbare schwere Schäden und eine erhöhte Sterblichkeit von Patienten können Konsequenzen davon sein.

Praxistipp

Gegebenenfalls müssen diese Patienten *sofort* nach der Sichtung in ein Transportmittel verbracht, versorgt und abtransportiert werden, damit sie nicht im Behandlungsplatz unter erheblichen Zeitverlusten untergehen.

67.4.9 Übungsszenarien

Bei einer Übungsplanung werden oft als realistisch eingeschätzte Szenarien zugrunde gelegt, anhand derer die Einsatzfähigkeit des eigenen Systems geprüft werden soll. Dabei werden dann auch Einheiten / Komponenten eingesetzt und beübt, die für das Übungsszenario nicht benötigt werden. Dadurch kann sich die Abarbeitung verkomplizieren und es entsteht der Eindruck, dass die Abläufe viel zu lange gedauert haben oder nicht notwendig waren (Übungskünstlichkeit).

Beispiel: Die Komponente Behandlungsplatz soll in die Übung miteinbezogen werden. Dieser wird abgesetzt von der Verletztenablage aufgebaut, obwohl die Transportfahrzeuge gut an die Verletztenablage heranfahren und die Patienten direkt hätten übernehmen können. So wurden die Patienten um die Fahrzeuge herum zuerst zum BHP und von dort wieder zurück zu den Fahrzeugen transportiert.

67.4.10 Sichtung, Dokumentation und Auskunftsstelle

Die Sichtung soll eine Priorisierung von Patienten ermöglichen. Bereits bei Übungen zeigt sich immer wieder, dass die Sichtungskarten im Einsatzfall regelmäßig kompliziert zu handhaben sind, sie oft die Ablaufprozesse nicht wiedergeben und ihr zeitlicher Aufwand nicht unerheblich ist. Dies führt nicht selten dazu, dass bei Realeinsätzen das vorhandene Sichtungskartensystem nicht oder nur teilweise genutzt wird. Oft werden in der Vorplanung auch zu große Erwartungen an das Sichtungssystem und die Dokumentation von Patientendaten geknüpft, die weder im Übungs- noch im Einsatzfall erfüllt werden.

Schon die Erhebung von Namen bei Großschadensereignissen stößt oft auf Grenzen der Verständlichkeit, der Genauigkeit der Schrift etc. Wo die Datenerhebung peinlichst genau durchgesetzt wird, kommt es zu Verzögerungen im Versorgungsfluss (Staus etc.). Die ersten patientenbezogenen Daten werden deshalb in der Registratur zusammengeführt. Dazu gehören Sichtungskategorien und weitere Daten (z.B. Namen, Verletzungen). Der Informationsfluss von der Registratur zur Einsatzleitung und von dort weiter zur Auskunftsstelle ist bis heute noch sehr schleppend. Innovative Ansätze wie Laptopunterstützung, Informationsweitergabe durch Funk, Datenfunk, Datenübertragung, W-LAN etc. sind vielerorts in der Entwicklung bzw. Erprobung.

Kernaussagen

Grundlagen

Bereits die hier dargestellten kursorischen Aspekte zeigen die Komplexität der Bewältigung von Großschadensereignissen. Diese Komplexität hat in den letzten Jahren mit zunehmenden Erfahrungen mit Großschadensereignissen und Übungen sowie durch die Weiterentwicklung von Aufgaben, Geräten und Technik stetig zugenommen.

Daneben ist anzumerken, dass im Bereich der Bewältigung von Großschadensereignissen bislang sehr wenige wissenschaftliche Untersuchungen vorliegen, sodass Konzepte häufig „Glaubenscharakter" besitzen, was beispielhaft die Auseinandersetzungen im Vorfeld der WM 2006 mit Diskussionen um Behandlungsplätze, Krankenhauszuweisungen etc. zeigen. Aufgrund der fehlenden wissenschaftlichen Daten und der lokalen, geografischen, technischen und personellen Unterschiede gibt es diesbezüglich auch zumindest derzeit keine belegten Vorteile eines Konzepts für alle Regionen.

Somit sind individuell angepasste Lösungsansätze das derzeitige Optimum, die sich an den örtlichen Möglichkeiten und Gegebenheiten orientieren. Die Koordination und Synchronisation der beteiligten Komponenten ist deshalb die Kunst vor Ort.

Einsatzorganisation in Komponenten

Alle Grundkonzepte benötigen Bausteine, mit denen sie ihr eigenes, lokales Konzept aufbauen können. Ein kleiner Baustein wird als „Komponente" bezeichnet. Eine Komponente umfasst dabei: einheitliche, abgrenzbare Aufgaben, definierte Ausrüstung, Führung und Koordinierung durch eine dafür vorgesehene Führungskraft, Anbindung und Unterstellung an eine nächsthöhere Führungsebene/-kraft.

Bei den in ▶ Tab. 67.2 beschriebenen Versorgungs- und Transportkomponenten spielt die Kapazität (Patientendurchsatz/h) des einzelnen Abschnitts eine ganz entscheidende Rolle für die effektive und effiziente Bewältigung.

Qualitätssicherung von MANV-Einsätzen
Hemmnisse und Stauungen entstehen dann, wenn der Durchsatz an einer Stelle hängt (▶ Abb. 67.2). Dies kann sowohl Ressourcenmangel sein (z. B. zu wenig Tragekräfte an der Unfallstelle, zu wenige Rettungsfahrzeuge), aber es kann sich auch um Konzeptionsprobleme handeln (z. B. an der Unfallstelle werden schon Maximaltherapien vorbereitet und durchgeführt, der BHP kann sich nicht von Patienten trennen, die Dokumentation wird hochgeschraubt und wirkt ablaufhemmend).

In diesem Bereich sind noch viele weitere Entwicklungen und wissenschaftliche Projekte notwendig, die helfen können, diese Prozesse weiter zu optimieren.

Wiederkehrende Probleme
Die wichtigsten wiederkehrenden Probleme betreffen:
- Zeitabläufe,
- Kommunikation,
- Verletztendarsteller bei Übungen,
- Einsatz zu junger Kräfte,
- Kennzeichnung der Einsatzkräfte,
- Arbeitsplatzsicherheit,
- Krankenhäuser,
- Patienten mit hoher Transportpriorität,
- Übungsszenarien,
- Sichtung, Dokumentation und Auskunftsstelle.

Literatur

Referenzen
[1] **Arbeitsgruppe MANV** überörtlich, Projektleitung Ruster V. Einsatzkonzept ÜMANV. Köln; 2003. Im Internet: http://www.bbk.bund.de/SharedDocs/Downloads/BBK/DE/Downloads/AKNZ/A%20ZusaetzlErlaeut.pdf?__blob=publicationFile; Stand: 01.08.2012
[2] **Arbeitskreise Psychosoziale Unterstützung und AGBF in NRW.** Konzept zur psychosozialen Unterstützung bei Großschadensereignissen in NRW. Münster; 2005. Im Internet: http://wp.psu-nrw.de/wp-content/uploads/2010/03/PSU-bei-GSE-Endfassung-2005-10-04.pdf; Stand: 01.08.2012
[3] **Armagan** E, Engindeniz Z, Onder Devay A et al. Frequency of post-traumatic stress disorder among relief force workers after the tsunami in asia: Do rescuers become victims? PrehospDisMed 2006; 21: 168–172
[4] **Beck** A, Bayeff-Filloff M, Kanz KG, Sauerland S. Algorithmus für den Massenanfall von Verletzten an der Unfallstelle: Ein systematisches Review. Notfall Rettungsmed 2005; 8: 466–473
[5] **Crespin** UB, Peter H, Hrsg. Handbuch für organisatorische Leiter. Edewecht: Stumpf & Kossendey; 2002
[6] **Feuerwehrdienstvorschrift 100** in NRW. Düsseldorf; 1999. Im Internet: http://www.mv-regierung.de/feuerwehr/landesfeuerwehrschule/_files/FwDV_100.pdf; Stand: 01.08.2012
[7] **Furbee** PM, Coben JH, Smyth KS et al. Realities of Rural Emergency Medical Services Disaster Preparedness. PrehospDisMed 2006; 21: 64–71
[8] **Gast-Epic-System** am Flughafen München. München; 2005. Im Internet: http://www.gast-epic.de; Stand: 01.08.2012
[9] **Gutsch** W, Huppertz T, Zollner C et al. Initiale Sichtung durch Rettungsassistenten. Notfall- und Rettungsmedizin 2006; 9: 384–388
[10] **Hsu** EB, Jenckes MW, Catlett CL et al. Effectiveness of hospital staff mass casualty incident training methods: a systematic literature review. PrehospDisMed 2004; 19: 191–200
[11] **Kanz** KG, Hornburger P, Kay V et al. mSTaRT-Algorithmus für Sichtung, Behandlung und Transport bei einem Massenanfall von Verletzten. The mSTaRT algorithm for mass casualty incident management. Notfall Rettungsmed 2006a; 9: 264–270
[12] **Kanz** KG, Huber-Wagner SM, Lefering R et al., AG Polytrauma der DGU. Abschätzung von Operationskapazitäten bei einem Massenanfall von Verletzten anhand des Zeitbedarfs für lebensrettende Notfalloperationen. Unfallchirurg 2006b; 109: 278–284
[13] **Lechleuthner** A, Bouillon B, Schweins M et al. Die 4 Phasen eines Massenanfalls von Verletzten (MANV) – ein Konzept für Management, Fehleranalyse und Qualitätssicherung. Notarzt 1990; 6: 160–165
[14] **Landesamt für Zentrale Polizeiliche Dienste** (LZPD) NRW. GSL.net. Polizei NRW; 2005
[15] **Mitschke** T, Peter H. Handbuch für Schnell-Einsatz-Gruppen. Edewecht: Stumpf & Kossendey; 2001

Weiterführende Literatur
[16] **Adams** HA et al. Patientenversorgung im Katastrophenfall. Stellungnahme der Interdisziplinären Arbeitsgruppe (IAG) Schock der Deutschen Interdisziplinären Vereinigung für Intensivmedizin und Notfallmedizin (DIVI). Intensivmed 2006; 43: 452–456
[17] **Adams** HA, Mahlke L, Flemming A, Probst C, Tecklenburg A. Katastrophenmedizin: Konzentration aller Ressourcen. Dt. Ärztebl 2006; 6: A-314, B-278, C-264
[18] **Flemming** A, Adams HA. Rettungsdienstliche Versorgung beim Massenanfall von Verletzten (MANV). Intensivmed Notfallmed 2007; 44: 452–459
[19] **Lechleuthner** A. Rettungsdienst und Katastrophenschutz. In: Strategiepapier der AGBF und des Deutschen Städtetages zur Neuorganisation, Ausstattung und Ausbildung im Katastrophenschutz. Köln; 2002
[20] **Lobermann** G. Hausarbeit: Aufbau- und Ablauforganisation einer Personenauskunftsstelle auf Landesebene mit GSL.net. Pforzheim; 2005[8]
[21] **Stratmann** D. Hannoversches Konzept – grundlegende Neuorientierung? Notarzt 2006; 22: 1–3
[22] **Stratmann** D, Sefrin P, Beneker J et al. Stellungnahme der BAND zur Planung der rettungs- und sanitätsdienstlichen Hilfeleistung anlässlich der Fußball-WM 2006. Notarzt 2006; 22: 4–6

68 Ärztliche Aspekte

A. Lechleuthner

68.1 Grundlagen

Die Erkenntnis, dass in der Bewältigung von Großschadensereignissen mit vielen Verletzten und betroffenen Personen eine medizinische Konzeption und Führung benötigt wird, hat in den letzten 25 Jahren dazu geführt, dass eine medizinische Führungskraft gefordert und geschaffen wurde, die als „Leitender Notarzt" (LNA) zahlreiche Aufgaben im Großschadensfall übernimmt (Bundesärztekammer 1988 [2]). Dabei wurde diesem LNA anfangs eine Fülle von Aufgaben zugewiesen, die ein Einzelner während eines Großeinsatzes kaum bewältigen kann. Darin sind auch Aufträge enthalten, die nach der FWDV 100 Aufgaben der Einsatzleitung sind (Stand 1999 [6]), weshalb es hier immer wieder zu Konflikten gekommen ist. Dies mag ein Grund sein, warum diese Funktion teilweise nur sehr zögerlich angenommen wurde und bis heute auch noch längst nicht alle Aufgabenträger diese Funktion im Großschadensfall organisatorisch sichergestellt haben.

Nach den ersten Erfahrungen mit der LNA-Funktion stellte sich immer mehr die Frage, bei welcher Einsatzlage der LNA welche Aufgaben am wirkungsvollsten übernehmen soll, und damit verbunden, wo er im Einsatzplan am besten platziert wird. Diese Frage ist keineswegs trivial.

Praxistipp

Grob gilt, je kleiner und dynamischer die Einsatzlage ist, umso weiter vorne sollte der LNA tätig werden. Bei sehr großen und eher statischen Einsatzlagen ist er besser bei der Gesamteinsatzleitung als Berater des Einsatzleiters und als Koordinator der medizinischen Ressourcen aufgehoben. Der Hinweis auf die enge Zusammenarbeit mit dem OrgL ist sicherlich nicht zu vernachlässigen.

68.2 Voraussetzung für eine wirksame LNA-Funktion

Voraussetzungen für die Wirksamkeit der Funktion des LNA sind:
- exakte Kenntnis des gültigen Einsatzplanes für Großschadensereignisse (MANV-Plan),
- exakte Kenntnisse, welche Einsatzkräfte, Einsatzgruppen (SEG), Spezialfahrzeuge und welche Ausrüstung vorhanden sind sowie welchen Einsatzwert sie besitzen; dazu gehören auch Kenntnisse zu den technischen Möglichkeiten der Feuerwehr und anderer Organisationen,
- Kenntnis der Zuständigkeiten, Aufgaben und Abläufe,
- Einsatzlehre, Einsatztaktik (Ferch u. Melioumis 2005 [4]),
- Kennen der Führungspersonen des Rettungsdienstes und der anderen beteiligten Institutionen (Feuerwehr, Polizei, Rettungsdienstorganisationen, THW etc.),
- Kenntnis der rechtlichen, länderspezifischen Rahmenbedingungen (Rettungsdienstgesetz, Feuerschutzgesetz, Katastrophenschutzgesetz, zugehörige Erlasse und Verwaltungsvorschriften, Dienstvorschriften wie die FWDV 100).

Merke

LNAs, die diese Voraussetzungen nicht erfüllen, können im Realeinsatz nicht wirkungsvoll und harmonisch arbeiten und werden entweder zum Lernenden („was muss ich hier machen?") oder können im schlimmsten Fall sogar den Einsatz stören, wenn sie Aufgaben und Zuständigkeiten für sich reklamieren, die ihnen im Einsatzplan nicht zugewiesen sind.

▶ **Einsatzplan.** Substantielle Kenntnisse über den Einsatzplan erlernt man jedoch nicht durch bloßes Durchlesen oder Lernen. Vielmehr ist eine intensive Auseinandersetzung mit den anderen Mitgliedern der Einsatzleitung erforderlich. Noch günstiger sind die Verhältnisse dort, wo der LNA bei der Einsatzplanerstellung miteinbezogen wird. Zwar ist die ärztliche Mitwirkung üblicherweise durch den Ärztlichen Leiter des Rettungsdienstes (ÄLRD) sichergestellt, jedoch gibt es noch nicht überall einen ÄLRD und dort, wo einer vorhanden ist, kann dieser die LNAs bei der Einsatzplanerstellung beteiligen. Eine weitergehende Einarbeitung in den Plan wird dort intensiviert, wo der LNA bereits bei der Übungsvorbereitung mitwirken und er sich mit den Szenarien, Alarmierungen und Abläufen auseinandersetzen kann.

▶ **Der LNA als Teil des Gesamtsystems.** Bei diesen Interaktionen wird jedem LNA schnell klar, dass auch Führungskräfte nur Teil eines ganzen Systems sind und die Aufgaben, die ursprünglich dem LNA zugeschrieben wurden, letztlich ärztliche Führungsaufgaben sind, die der LNA keinesfalls alle alleine erledigen kann. Vielmehr ist er auf erfahrene Kollegen und Assistenten sowie auf organisatorische Führungskräfte (z. B. den OrgL; Crespin u. Peter 2002 [3]) angewiesen, mit denen er arbeitsteilig arbeiten kann. So sind ärztliche Führungs- und Koordinierungsaufgaben auch an der Patientenablage, am Behandlungsplatz, an der Registratur und im Bereich der Schnittstellenkommunikation notwendig.

68.3 Gestaltung von LNA-Dienstplänen und Einsätzen

Mit der Umsetzung der LNA-Funktion in die Praxis haben sich viele Aufgabenträger von Anfang an schwergetan. Zum einen sind die echten Großschadensfälle glücklicherweise selten, zum anderen kommen damit Kosten auf den Aufgabenträger zu, die er nicht überall ohne Weiteres vollständig refinanzieren kann. In diesem Spannungsfeld wurde die Errichtung einer leistungsfähigen LNA-Gruppe nicht selten kontinuierlich verschoben und dort, wo sie eingerichtet wurde, war zunächst unklar, wie der LNA tatsächlich eingesetzt werden soll.

▶ **Ungünstiger Einsatz des LNA.** Hinzu kommen seitens des Aufgabenträgers bzw. der Leitstelle oft Lösungen, die die tatsächlich vorgehaltenen LNAs nicht selten als unbefriedigend empfinden. So werden verschiedentlich LNAs immer wieder als „Reservenotarzt" eingesetzt, wenn die Notärzte des rettungsdienstlichen Grundbedarfs im Einsatz sind, oder der LNA wird zu aufwendigen Verlegungen alarmiert, womit der Notarzt des Grundbedarfs mehrere Stunden gebunden gewesen wäre. Diese eigentlich zweckfremden Aufgaben können Hinweise darauf sein, dass dort bereits der Regelrettungsdienst nicht vollständig durchgeplant und durchorganisiert ist.

> **Merke**
>
> Es kann durchaus zur Planung gehören, dass aufwendige Verlegungen vom LNA durchgeführt werden, da er sehr erfahren und intensivmedizinisch fachkundig ist. Dies sollte dann allerdings konsequent geplant sein und mit Zustimmung der Beteiligten geschehen.

▶ **Kein Einsatz des LNA.** Neben diesen anderweitigen Einsätzen kommt es auch heute noch vor, dass der LNA bei echten Großschadensfällen nicht zum Einsatz kommt („vergessen" wird), was ebenfalls unterschiedliche Gründe hat. Die Ursachen können in einer fehlenden Versorgung im Leitrechner der Rettungsleitstelle, im langsamen Einsatzaufbau (ein RTW wird nachgefordert, dann noch einer etc.) und auch in einer Unterschätzung der Lage durch die vor Ort tätigen Einsatzkräfte bzw. Einsatzleiter liegen.

▶ **Günstiger Einsatz des LNA.** Umgekehrt gibt es auch Beispiele hochaktiver LNA-Gruppen, die sich intensiv in die rettungsdienstliche Vorplanung, in Übungen und Nachbesprechungen gestaltend einbringen und teilweise dadurch den Aufgabenträger nicht nur bereichern, sondern auch tatsächlich vorwärts bringen.

> **Praxistipp**
>
> Für eine erfolgreiche LNA-Arbeit ist deshalb neben der Aufnahme in den Einsatzplan und den darin enthaltenen Zuweisungen der einzelnen Aufgaben und Funktionen ein intensives Engagement der beteiligten LNAs unabdingbar. Gute Vorarbeit wird nicht zuletzt an der Minimalforderung gemessen, dass der LNA beim Eintreffen an der Einsatzstelle den Führungskräften persönlich bekannt sein muss. Ist dies nicht der Fall, so hat entweder der Aufgabenträger die LNAs nicht richtig in der Vorplanung und bei Übungen beteiligt (das gilt auch bei dem Verzicht auf Übungen) oder die LNA-Gruppe hat sich oder ihre Mitglieder bis dahin nicht richtig eingebracht.

68.4 Priorisierung von Patienten – Sichtungskategorien

Für alle echten Großschadenslagen, aber auch schon darunter gilt, dass Entscheidungen ohne medizinischen Sachverstand dazu führen können, dass eine Priorisierung oder Ressourcenverteilung nicht nach rettungsmedizinischen Erfordernissen erfolgt, was zu weniger optimalen Ergebnissen bei Patienten führen kann. Zur Priorisierung werden – neben der sog. „Sweeping-Triage" (de Boer 1999[1]), die sich auf den visuellen Eindruck stützt – meistens sog. Sichtungssysteme benutzt (Neff u. Crespin 2000[6]), wobei sich 2003 auf einer Konsensuskonferenz deutsche und ausländische Experten auf einen Standard geeinigt haben (Sefrin et al. 2003[7]). Sichtungssysteme sind in der häufigsten Variante farbkodiert:

- *Sichtungskategorie I (rot):*
  - Patienten, bei denen eine akute Störung ihrer Vitalfunktionen besteht, die mit hoher Wahrscheinlichkeit durch die vor Ort befindlichen Kräfte und Mittel erfolgreich beseitigt oder deren Zustand stabilisiert werden kann.
  - Patienten, deren gesundheitliche Schädigungen die Vitalfunktionen akut bedrohen und bei denen eine zielführende Behandlung vor Ort nicht möglich ist.
  - Nach erfolgter Behandlung ist der Sichtungsentscheid erneut festzulegen.
- *Sichtungskategorie II (gelb):*
  - Patienten, deren Vitalfunktionen trotz schwerer Erkrankung / Verletzung nicht unmittelbar bedroht sind, aber einer umgehenden Behandlung bedürfen.
- *Sichtungskategorie III (grün):*
  - Patienten, deren Behandlung zu einem späteren Zeitpunkt (ohne wesentliche Nachteile) erfolgen kann.
  - Patienten, deren Behandlung unter den gegebenen Bedingungen ambulant durchgeführt werden kann.
- *Sichtungskategorie IV (blau):*

- Patienten, deren gesundheitliche Schädigung so schwerwiegend ist, dass ein Überleben mit den vorhandenen Behandlungskapazitäten kaum oder nicht möglich ist.

Ergänzend wurde festgelegt, dass der LNA zusätzlich eine Transportpriorisierung festlegen kann (Sefrin et al. 2003 [7]). Nicht gesichtete Patienten besitzen oft eine weiße Markierung, von einem Notarzt für tot erklärte Patienten eine schwarze Markierung.

68.5 Medizinische Maßnahmen an der Einsatzstelle

Die medizinischen Maßnahmen an einer MANV-Einsatzstelle entsprechen grundsätzlich jenen des Regelrettungsdienstes (► Tab. 68.1).

► **Umgebungsbedingungen.** Entlang der Rettung werden die Umgebungsbedingungen immer stärker strukturiert und standardisiert. Das bedeutet, dass am Unfallort und der Verletztenablage (VA) noch reine Umgebungsbedingungen herrschen. Dort sollten nur Stufe-1-Maßnahmen durchgeführt werden, da ansonsten der Behandlungs- und Sichtungsaufwand erheblich ansteigt und die äußeren Einwirkungen auf einen zunehmend ungeschützten Körper treffen, denn für Maßnahmen der Stufen 2 und 3 ist zunehmende Entkleidung notwendig und die Liegedauer wird verlängert.

Der weitere Transport zum Behandlungsplatz (BHP) führt dann zu einer wettergeschützten Umgebung (Zelt), die sowohl als Puffer als auch als Behandlungsstelle dient. Danach erfolgt der Weitertransport in einem Boden- oder Luftrettungsmittel, die weitergehenden Schutz und Behandlungsmöglichkeiten bieten (► Abb. 68.1).

68.6 Herausragendes Organisationsinstrument des LNA – die Übersichtsdokumentation

Das vom Autor am meisten favorisierte Organisationsinstrument des LNA ist die Übersichtsdokumentation (► Tab. 68.2).

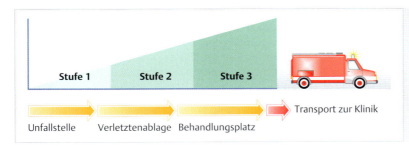

Abb. 68.1 Grafische Darstellung der Zuordnung von medizinischen Maßnahmen (Stufen 1–3) zu der Lokalisation.

Tab. 68.1 Medizinischer Aufwand an Diagnostik und Therapie (Beispiele).

Aufwand in 3 Stufen	Diagnostik	Therapie
Stufe 1: • Aufwand gering • Maßnahmen ohne Geräte oder Assistenz möglich • keine laufende Überwachung vorhanden	• Inspektion • körperliche Untersuchung • Puls	• Lagerung • einfache Schienung • Verband
Stufe 2: • Aufwand höher • einfache Geräte / Medikamente	• Auskultation • Blutdruckmessung • EKG • Pulsoxymetrie	• Sauerstoffgabe • i.v. Zugang • Infusion • Analgesie
Stufe 3: • Aufwand hoch • aufwendige Geräte / Medikamente • Assistenz und laufende Überwachung notwendig	• Invasive Blutdruckmessung • Sonografie	• spezifische medikamentöse Therapie • Narkose, Beatmung, Defibrillation • Eingriffe (z. B. Thoraxdrainage)

Tab. 68.2 Übersichtsdokumentation.

Nr.	Nr. Sichtungskarte	Sichtung	Patient	Verletzung	Transportmittel	Zielkrankenhaus
1	2345	rot	weiblich, ca. 30 Jahre	SHT III, Polytrauma	RTW 7 / 5, NEF 1	Uniklinik X
2	3456	gelb	männlich, ca. 45 Jahre Peter Müller	Oberschenkelfraktur links, Prellungen	RTW 5 / 5	St. Josef KH
3						

Praxistipp

Diese Dokumentation sollte bereits bei wenigen Patienten eingeführt werden, da sie die Patienten, ihre Kennzeichnung und den Verbleib übersichtlich dokumentiert.

Die Übersichtsdokumentation schafft die erste (!) Möglichkeit, Patienten zu erfassen, zu bezeichnen und zuzuordnen. Die Sichtungskarten dienen lediglich der Individualklassifikation und -dokumentation. Für die Einsatzsteuerung und Organisation ist allerdings nur eine Übersichtsdokumentation geeignet.

Steigt die Anzahl der Patienten an, stellt sich die Frage, wo diese Übersichtsdokumentation am sinnvollsten erstellt und geführt wird. Ist ein BHP eingerichtet und laufen alle Patienten durch den BHP, ist die Ausgangsregistratur die erfahrungsgemäß sinnvollste Stelle.

Diese in der Übersichtsdokumentation erfassten Informationen sind auch für die Einsatzleitung von erheblicher Bedeutung.

Derzeit lassen sich bei der Übermittlung dieser Informationen von der Registratur zur Einsatzleitung (ggf. auch zur Leitstelle) noch viele mehr oder weniger gute Lösungen beobachten. Dies fängt an bei Meldern, elektronischen Lösungen, Kopien etc. Häufig werden diese Dokumentationen erst am Ende des Einsatzes weitergegeben, wenn der Patientenstrom durch den BHP versiegt ist. Lücken entstehen, wenn Patienten an dieser Registratur „gebypasst" oder vor ihrer Etablierung bereits abtransportiert wurden. Dadurch entstehen viele Probleme, so kann z.B. die Personenauskunftstelle nicht richtig arbeiten, Schätzungen von Patientenzahlen bleiben ungenau, wer und wie viele Patienten wohin gekommen sind, bleibt unklar etc.

Praxistipp

Es spricht deshalb derzeit viel dafür, eine eigene Komponente nur für Registratur im MANV-Einsatzplan einzurichten und entsprechend auszurüsten. Dabei ist zu regeln, in welchen Fahrzeugen die Sichtungskarten in welchem Umfang vorhanden sein müssen und welche Aufgaben die unterschiedlichen möglichen Fahrzeuge übernehmen, wenn sie als erste an der Einsatzstelle eintreffen.

68.7 Qualitätssicherung der LNA-Funktion

Mit der Bestellung zum LNA ist nicht nur die Übernahme einer Funktion verbunden, sondern sie muss auch funktional ausgefüllt werden. Dazu gehören neben der Wahrnehmung der Einsatzaufgaben auch die Mitwirkung bei der Analyse der Einsätze und dabei das Erkennen von Mängeln. Während die Erkennung von Mängeln bei anderen relativ leicht fällt, ist das Erkennen der eigenen Mängel und Defizite oft eine schwierige Aufgabe.

Merke

Bei Übungen und Großeinsätzen wird auch der LNA zu einem Teil eines Gesamtprozesses, dessen Effektivität und Effizienz von der Aktivität und Leistungsfähigkeit jedes einzelnen Beteiligten abhängt. Insofern stehen bei der Qualitätssicherung das Erkennen und das Verstehen des Gesamtprozesses am Anfang jeder Analyse.

Dazu ist es erforderlich den Gesamteinsatz (Übung, Realeinsatz) in Gänze nachzuvollziehen, da der Einzelne nur sich und seine eigenen Aktionen wahrnimmt und deshalb Abläufe und Prozesse ohne Kenntnisse der Zusammenhänge unverstanden bleiben:
- warum waren die Patienten vom Zelt X plötzlich weg,
- warum lagen bis zum Schluss noch immer 10 rote Patienten an der Ablage etc.

Der LNA ist bei der Aufarbeitung des Einsatzes ein enorm wichtiger Prozessteil:
- Er kann Prozesse, Abläufe und mögliche Ursachen aus ärztlicher Sicht beschreiben.
- Er kann und muss (!) aber auch das Einsatzpersonal durch Lob und Motivation stärken und entlasten.

Gerade die Entlastungsfunktion ist eine herausragende Aufgabe, da manche Einsatzkräfte, wenn etwas schief gelaufen ist, die Schuld bei sich suchen bzw. Schuld auf sie geladen wird.

Kernaussagen

Grundlagen
Hinsichtlich der Aufgaben des LNA gilt: Je kleiner und dynamischer die Einsatzlage ist, umso weiter vorne sollte der LNA tätig werden.

Bei sehr großen und eher statischen Einsatzlagen ist er besser bei der Gesamteinsatzleitung als Berater des Einsatzleiters und als Koordinator der medizinischen Ressourcen aufgehoben.

Voraussetzung für eine wirksame LNA-Funktion
Grundvoraussetzung ist die exakte Kenntnis von Einsatzplan, Einsatzmitteln, Personal und Rahmenbedingungen.

Nicht minder wichtig sind jedoch das persönliche Engagement und die Bereitschaft, sich als ein Teil in das Gesamtsystem des Einsatzes einzureihen.

Gestaltung von LNA-Dienstplänen und Einsätzen
Bereichernd ist der Einsatz des LNA v. a. dann, wenn sich LNA-Gruppen intensiv in die rettungsdienstliche Vorplanung, in Übungen und Nachbesprechungen gestaltend einbringen können.

Priorisierung von Patienten – Sichtungskategorien
Zur Priorisierung werden – neben der sog. „Sweeping-Triage", die sich auf den visuellen Eindruck stützt – meistens sog. Sichtungssysteme benutzt, wobei sich 2003 auf einer Konsensuskonferenz deutsche und ausländische Experten auf einen Standard geeinigt haben.

Medizinische Maßnahmen an der Einsatzstelle
Die medizinischen Maßnahmen an einer MANV-Einsatzstelle entsprechen grundsätzlich jenen des Regelrettungsdienstes.

Herausragendes Organisationsinstrument des LNA – die Übersichtsdokumentation
Die Übersichtsdokumentation schafft die erste (!) Möglichkeit, Patienten zu erfassen, zu bezeichnen und zuzuordnen. Die Sichtungskarten dienen lediglich der Individualklassifikation und -dokumentation. Für die Einsatzsteuerung und Organisation ist allerdings nur eine Übersichtsdokumentation geeignet.

Qualitätssicherung der LNA-Funktion
Der LNA ist bei der Aufarbeitung des Einsatzes ein enorm wichtiger Prozessteil:
- Er kann Prozesse, Abläufe und mögliche Ursachen aus ärztlicher Sicht beschreiben.
- Er kann und muss (!) aber auch das Einsatzpersonal durch Lob und Motivation stärken und entlasten.

Literatur

Referenzen
[1] **de** Boer J. Order in chaos: modelling medical management in disasters. Europ J Emerg Med 1999; 6: 141–148
[2] **Bundesärztekammer.** Empfehlungen zur Fortbildung zum Leitenden Notarzt. Köln: Bundesärztekammer; 1988
[3] **Crespin** UB, Peter H, Hrsg. Handbuch für organisatorische Leiter. Edewecht: Stumpf & Kossendey; 2002
[4] **Ferch** H, Melioumis M. Führungsstrategie. Großschadenslagen beherrschen. Stuttgart: Kohlhammer; 2005
[5] **Feuerwehrdienstvorschrift 100** in NRW. Düsseldorf; 1999. Im Internet: http://www.mv-regierung.de/feuerwehr/landesfeuerwehrschule/_files/FwDV_100.pdf; Stand: 01.08.2012
[6] **Neff** G, Crespin UB, Hrsg. Handbuch der Sichtung. Edewecht: Stumpf & Kossendey; 2000
[7] **Sefrin** P, Weidringer JW, Weiss W. Katastrophenmedizin: Sichtungskategorien und deren Dokumentation. Dt Ärztebl 2003; 31–32: A-2057, B-1711, C-1615

69 Schnelleinsatzgruppen

J. Wnent

Eine Schnelleinsatzgruppe (SEG) stellt eine Erweiterung des Regelrettungsdienstes für den Massenanfall von Verletzten/Erkrankten unterhalb der Katastrophenschwelle dar. Sie wird in der Regel von dienstfreiem und/oder ehrenamtlichem Rettungsdienstpersonal, ergänzt durch weitere Kräfte der Hilfsorganisationen, besetzt.

69.1 Definition einer Schnelleinsatzgruppe

Definition

Gemäß der DIN 13050 (2009 [1]) ist eine SEG: Eine Gruppe von Einsatzkräften, die so ausgebildet und ausgerüstet ist, dass sie bei einem Großschadensfall oder außergewöhnlichen Ereignissen Verletzte, Erkrankte und andere Betroffene versorgen kann.

Diese sehr allgemein gehaltene Definition einer SEG schafft einen großen Interpretationsspielraum. Dadurch kann und soll das Konzept einer SEG an die jeweiligen regionalen Gegebenheiten adaptiert werden. Grundsätzlich sind verschiedenste einsatztaktische Ausrichtungen einer SEG möglich, wobei ein Schwerpunkt auf der Unterstützung des Rettungsdienstes bei der Abarbeitung eines Massenanfalls von Verletzten/Erkrankten unterschiedlicher Größe liegt. Daher sollte eine SEG kurzfristig nach der Alarmierung zur Verfügung stehen.

Die Etablierung dieses Konzepts begann nach den Großschadensfällen der 1980er-Jahre und der Umstrukturierung im Katastrophenschutz zu Beginn der 1990er-Jahre (Luiz et al. 2010 [4]).

Neben den Schnelleinsatzgruppen werden für den Katastrophenfall Einheiten des Katastrophenschutzes vorgehalten. Die Katastrophenschutzeinheiten haben in der Regel eine längere Vorlaufzeit und stehen deshalb häufig für den kurzfristigen Einsatz nicht direkt zur Verfügung.

69.2 Aufgaben und Schwerpunkte

SEG können unterschiedliche Spezialisierungen aufweisen.

69.2.1 SEG Rettungsdienst/Sanitätsdienst

Die am häufigsten anzutreffende Form ist die SEG Rettungsdienst/Sanitätsdienst. Auch innerhalb einer solchen Spezialisierung können abhängig von den Aufgaben Subspezialisierungen oder Differenzierungen erfolgen.

So ist z.B. innerhalb der SEG-San/RD eine SEG-Behandlungsplatz möglich, die sich im Einsatzfall um die Errichtung und den Betrieb eines entsprechenden Behandlungsplatzes (BHP), in der Regel ein BHP 25 oder BHP 50 (zur Versorgung von 25 bzw. 50 Patienten pro Stunde), kümmert (▶ Abb. 69.1).

Des Weiteren gibt es Spezialisierungen auf die Behandlung am Rande des Schadensgebiets, beispielsweise die Einrichtung und den Betrieb einer Patientenablage oder die Vorhaltung von Transportkomponenten (mittels Reservefahrzeugen des Rettungsdienstes oder durch Fahrzeuge des Katastrophenschutzes; Mitschke u. Peter 2001 [5]).

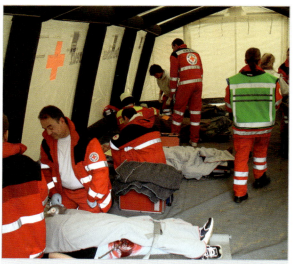

Abb. 69.1 Innenansicht Behandlungsplatz DRK KV Lübeck (Quelle Foto: Deutsches Rotes Kreuz, Kreisverband Lübeck e.V., mit freundlicher Genehmigung).

69.2.2 SEG-Betreuung

Neben der rettungsdienstlichen Ausrichtung ist auch eine gänzlich andere Schwerpunktbildung möglich. So ist die SEG-Betreuung eine wichtige Ergänzung des Rettungsdienstes bei der Bewältigung von Großschadenslagen. Neben den verletzten/erkrankten Betroffenen gibt es bei Großschadensfällen meistens eine größere Anzahl unverletzter Betroffener, die von der SEG-Betreuung versorgt werden können.

Die SEG-Betreuung stellt die Versorgung mit Getränken und Nahrungsmitteln sowie die psychosoziale Unterstützung der Betroffenen sicher. Bei länger andauernden Schadenslagen ist die Schaffung von Unterkünften ebenfalls eine Aufgabe der SEG-Betreuung.

69.2.3 Weitere spezielle Einheiten

Darüber hinaus sind weitere spezielle Einheiten wie z. B. die SEG-Wasserrettung von den verschiedenen Hilfsorganisationen, hier v. a. von der Deutschen-Lebens-Rettungs-Gesellschaft e.V. (DLRG) und von der Wasserwacht des DRK, etabliert worden. Diese stellen als Ergänzung zu den Feuerwehren die Wasserrettung in vielen Städten und Landkreisen außerhalb eines Massenanfalls von Verletzten sicher (Fischer et al. 2004 [2]).

69.3 Materielle und personelle Ausstattung

Die materielle und personelle Ausstattung einer SEG richtet sich im Wesentlichen nach ihrer Schwerpunktaufgabe. Einige grundsätzliche Ausstattungsmerkmale sind aber allen gemein. Die Einsatzkräfte einer SEG rekrutieren sich zu einem großen Teil aus dem Ehrenamt. Es kommen jedoch auch dienstfreie hauptamtliche Kräfte des Rettungsdienstes zum Einsatz.

69.3.1 Personelle Ausstattung

> **Merke**
>
> Hinsichtlich der personellen Ausstattung einer SEG ist zu beachten, dass nicht alle Einsatzkräfte immer vollzählig zu jeder Tageszeit zur Verfügung stehen, was eine geplante personelle Doppelbesetzung erforderlich macht.

▶ **Alarmierung.** Um die Zeitspanne bis zum Ausrücken der Einsatzkräfte so kurz wie möglich zu halten, sind die Einsatzkräfte einer SEG in der Regel mit Funkmeldeempfängern ausgestattet. Diese ermöglichen auf der einen Seite die zeitgleiche Alarmierung aller Einsatzkräfte, auf der anderen Seite aber auch eine selektive Alarmierung einzelner Einsatzkräfte, wie z. B. der Zugführung (Lipp u. Domres 2000 [3], Sefrin 2010 [6]).

Ergänzend hat sich in den letzten Jahren eine parallele Alarmierung mittels eines automatischen Alarmierungssystems via Mobiltelefon etabliert.

▶ **Ausbildung.** Die Ausbildung der Helfer richtet sich im Wesentlichen nach den hauptsächlichen Einsatzgebieten der Einheit. Bei einer sanitätsdienstlich/rettungsdienstlich ausgerichteten SEG hat sich als Mindeststandard die Sanitätsausbildung der Hilfsorganisationen durchgesetzt. Darüber hinaus verfügen viele Mitarbeiter über eine rettungsdienstliche Ausbildung (Rettungshelfer/Rettungssanitäter oder Rettungsassistent).

> **Praxistipp**
>
> Da die regelmäßige praktische Erfahrung der Einsatzkräfte einen wichtigen Faktor darstellt, ist es zumeist üblich, die ehrenamtlichen Kräfte in verschiedenen Formen in den Rettungsdienst einzubinden. Des Weiteren hat es sich als hilfreich erwiesen, die Einsatzkräfte einer sanitätsdienstlichen SEG in den grundlegenden Fertigkeiten des Betreuungsdienstes auszubilden. Dadurch steht im Einsatz eine breit einsetzbare Einsatzkraft zur Verfügung.

▶ **Ehrenamtlich tätige Ärzte.** Neben dem nichtärztlichen Personal ist es durchaus sinnvoll, ehrenamtlich tätige Ärzte sowie Notärzte in die Arbeit einer SEG einzubinden.

69.3.2 Materielle Ausstattung

Für jeden eingesetzten Helfer muss die im Rettungsdienst übliche persönliche Schutzausrüstung im Einsatzfall zur Verfügung stehen.

▶ **Fahrzeuge.** Die vorgehaltenen Fahrzeuge richten sich im Wesentlichen nach den regionalen Gegebenheiten und dem Einsatzschwerpunkt. In der Regel kommen die im Folgenden beschriebenen Fahrzeugtypen in einer SEG zum Einsatz:
- Gerätewagen,
- Rettungswagen,
- Krankentransportwagen und KTW-2/KTW-4 zum Transport von 2 bzw. 4 liegenden Patienten (▶ Abb. 69.2 u. ▶ Abb. 69.3),
- Mannschaftstransportwagen,
- Führungsfahrzeuge: ELW 1 oder ELW 2 (▶ Abb. 69.4).

▶ **Medizinisches Material.** Die materielle Ausstattung orientiert sich bei einer rettungsdienstlich ausgerichteten SEG an dem obersten Einsatzziel, der Wiederherstellung und Aufrechterhaltung der Vitalfunktionen der Pati-

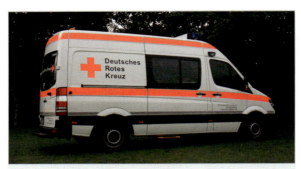

Abb. 69.2 KTW Typ B zum Transport zweier liegender Patienten (Quelle: Deutsches Rotes Kreuz, Kreisverband Lübeck e. V., mit freundlicher Genehmigung).

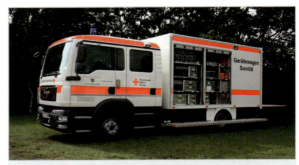

Abb. 69.5 GW Sanitätsdienst, Übersicht der Beladung (Quelle: Deutsches Rotes Kreuz, Kreisverband Lübeck e. V., mit freundlicher Genehmigung).

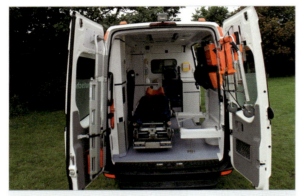

Abb. 69.3 Innenansicht KTW Typ B (Quelle: Deutsches Rotes Kreuz, Kreisverband Lübeck e. V., Foto: H. Maurer, mit freundlicher Genehmigung).

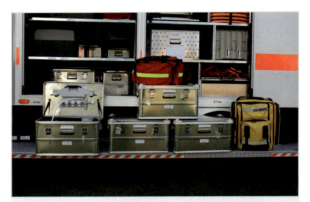

Abb. 69.6 GW Sanitätsdienst, Verlastung der Ausstattung in einheitliche Kisten (Quelle: Deutsches Rotes Kreuz, Kreisverband Lübeck e. V., mit freundlicher Genehmigung).

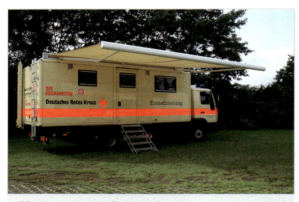

Abb. 69.4 ELW 2 (Quelle: Deutsches Rotes Kreuz, Kreisverband Lübeck e. V., mit freundlicher Genehmigung).

enten. Zur Erfüllung dieser Aufgabe wird entsprechendes medizinisches Material vorgehalten. Hierbei handelt es sich in der Regel um Gerätschaften, Verbrauchsmaterial und Medikamente zur:
- einfachen Diagnostik,
- Atemwegssicherung und Sauerstoffapplikation,
- Kreislaufstabilisierung,
- Schmerztherapie,
- Immobilisation,
- maschinellen Beatmung,
- EKG-Diagnostik und Defibrillation.

Bei der umfangreich / mehrfach vorgehaltenen medizinischen Ausstattung hat es sich bewährt, diese je nach Anwendungsgebiet in entsprechend bezeichnete Kisten o. Ä. zu verstauen.

Als Beispiel wird in den ▶ Abb. 69.5 und ▶ Abb. 69.6 der Gerätewagen Sanitätsdienst des DRK KV Lübeck gezeigt.

Des Weiteren sollten Notfallkoffer bzw. Notfallrucksäcke zur autarken Erstversorgung eines oder mehrerer Patienten an der Patientenablage vorgehalten werden.

▶ **Medikamente.** Bei der Planung der Ausrüstung hat sich eine Orientierung an der im jeweiligen Rettungsdienstbereich üblichen medikamentösen und materiellen Ausstattung der Notarzteinsatzfahrzeuge und Rettungswagen bewährt. So kann sichergestellt werden, dass die eingesetzten Rettungsdienstkräfte und Notärzte mit den vorgehaltenen Medikamenten und Materialien vertraut sind. Hierfür ist eine enge Zusammenarbeit mit dem Ärztlichen Leiter Rettungsdienst und ggf. dem Beauftragten der LNA-Gruppe sinnvoll.

Es sollten aber mindestens Medikamente vorgehalten werden zur:
- Kreislaufstabilisierung,
- Analgesie und Sedierung,
- ggf. zur Narkose,
- Behandlung von respiratorischen Störungen sowie
- kristalloide und kolloidale Infusionslösungen.

Praxistipp
Die medikamentöse Ausstattung einer SEG sollte sich an den im Rettungsdienstbereich vorgehaltenen Medikamenten auf den Notarzteinsatzfahrzeugen orientieren. So sind die eingesetzten Kräfte mit dem vorhandenen Material vertraut.

▶ **Ausstattung Behandlungsplatz.** Neben der medizinischen Ausstattung wird in der Regel Material zur autarken Einrichtung eines Behandlungsplatzes (▶ Abb. 69.7) bzw. einer Patientenablage vorgehalten:
- Zelte,
- Tragen mit Tragenlagerungsböcken,
- Decken,
- Stromerzeuger,
- Zeltheizung,
- Material zur Dokumentation,
- Kommunikations- und Führungsmittel.

Die Führung der SEG obliegt einem entsprechend ausgebildeten Gruppenführer bzw. Zugführer. Der Führungskraft sollte ein Führungsassistent bzw. Melder zur Seite stehen. Weiter sollten der Führungskraft alle notwendigen Führungs- und Kommunikationsmittel zur Verfügung stehen. Bei größeren Schadenslagen wird die Einheit in den allermeisten Fällen dem Einsatzabschnitt Rettungsdienst zugeordnet und untersteht damit der entsprechenden Abschnittsleitung (in der Regel gebildet aus Leitendem Notarzt und dem Organisatorischen Leiter Rettungsdienst).

Kernaussagen

Definition einer Schnelleinsatzgruppe
Gemäß der DIN 13050 (2009) ist eine SEG: Eine Gruppe von Einsatzkräften, die so ausgebildet und ausgerüstet ist, dass sie bei einem Großschadensfall oder außergewöhnlichen Ereignissen Verletzte, Erkrankte und andere Betroffene versorgen kann.

Aufgaben und Schwerpunkte
SEGen sind nach ihren Hauptaufgaben gegliedert. Die am häufigsten anzutreffende Form ist die SEG-Rettungsdienst/Sanitätsdienst, die den Rettungsdienst in unterschiedlicher Form bei der Bewältigung eines Massenanfalls von Verletzten/Erkrankten unterstützt. Daneben existieren weitere spezialisierte Einheiten wie die SEG-Betreuung und die SEG-Wasserrettung.

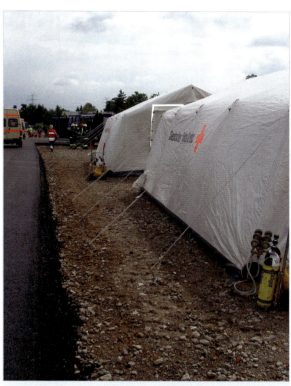

Abb. 69.7 Seitenansicht Behandlungsplatz (Quelle: Deutsches Rotes Kreuz, Kreisverband Lübeck e. V., mit freundlicher Genehmigung).

Materielle und personelle Ausstattung
Die technische und medizinische sowie die personelle Ausstattung einer SEG San/RD ist so ausgelegt, dass diese nach einer kurzen Vorlaufphase die Versorgung einer bestimmten Anzahl an Patienten mit dem Ziel der Sicherung und Wiederherstellung der Vitalfunktionen und des Transports in geeignete Krankenhäuser übernehmen kann.

Die SEG arbeitet dabei weitgehend autark. Bei größeren Einsätzen arbeit die SEG im Einsatzabschnitt Rettungsdienst und ist der entsprechenden Abschnittsleitung unterstellt.

Literatur

Referenzen
[1] **DIN 13050**: 2009-02. Rettungswesen Begriffe. Berlin: Beuth; 2009
[2] **Fischer** PA, Künneth T, Vorderauer A. Taschenbuch für Wasserretter. Ausgabe 2004. Landsberg/Lech: Ecomed; 2004
[3] **Lipp** T, Domres B. Lehrbuch für präklinische Notfallmedizin. 2. Aufl. Edewecht: Stumpf und Kossendey; 2000
[4] **Luiz** T, Lackner CK, Peter H, Schmidt J. Medizinische Gefahrenabwehr. München: Urban und Fischer; 2010
[5] **Mitschke** Th, Peter H. Handbuch für Schnell-Einsatz-Gruppen. 3. Aufl. Edewecht: Stumpf und Kossendey; 2001
[6] **Sefrin** P. Handbuch für den Leitenden Notarzt. Landsberg/Lech: Ecomed; 2010

70 Unterstützung durch die Bundeswehr bei Massenanfall

B. Hossfeld, L. Lampl

Der Massenanfall von Patienten definiert sich durch ein Missverhältnis zwischen Patientenaufkommen und Versorgungskapazität. Die Versorgungskapazität wird dabei durch die verschiedensten Faktoren beeinträchtigt. Im Wesentlichen handelt es sich dabei um personelle und materielle Engpässe. Insgesamt sind jedoch auch Defizite in anderen Bereichen denkbar:
- Personal unterschiedlichster Qualifikationen,
- Material,
- geeignete Fahrzeuge, ggf. geländetauglich,
- Lufttransportmittel,
- ggf. schweres Gerät (Radlader, Kran etc.),
- Verpflegung für Helfer bei entsprechender Einsatzdauer.

Bedingt durch die neuen Anforderungen infolge von internationalen Einsätzen hat sich der Sanitätsdienst der Bundeswehr in den vergangenen Jahren deutlich gewandelt. Ein Großteil des Personals ist rettungsdienstlich aus- und weitergebildet und das vorgehaltene medizintechnische Gerät entspricht dem aktuellen Stand der zivilen Technik.

Sowohl das präventive als auch das reaktive Management von Großschadensereignissen fällt in Deutschland in die Zuständigkeit der Bundesländer sowie der Regierungsbezirke, Landkreise und kreisfreien Städte. Das Bundesministerium des Inneren kann koordinierend unterstützen. Für grundsätzlich vorgesehene Hilfeleistungen bei Katastrophen und besonders schweren Unglücksfällen stellt die Bundeswehr subsidiär Kräfte und Mittel ab.

Die rechtliche Grundlage hierfür ergibt sich vor allem aus Artikel 35 des Grundgesetzes.

Neben der allgemeinen Verpflichtung der Behörden des Bundes und der Länder zur gegenseitigen Amtshilfe kann im Falle von Katastrophen oder besonders schweren Unglücksfällen die Unterstützung der Streitkräfte angefordert werden. Der militärische Einsatz erfolgt auf Beschluss der Bundesregierung.

Hiervon zu unterscheiden ist der Einsatz der Streitkräfte im Falle der dringenden Nothilfe. Begünstigte Stelle kann hierbei auch eine Einzelperson oder ein Unternehmen sein.

Der Einsatz der Bundeswehr erfolgt in allen Fällen subsidiär im Rahmen verfügbarer Ressourcen.

Fallbeispiel Hochwasser

Im Rahmen eines schnell steigenden Hochwassers wird die Evakuierung einer Klinik in einer süddeutschen Kreisstadt erforderlich. Die Zufahrt zum Krankenhaus durch den regulären Rettungsdienst und die örtlichen Katastrophenschutzeinheiten wird durch das steigende Wasser zunehmend erschwert und dann aufgrund mangelnder Wattiefe der Fahrzeuge unmöglich.

Der Einsatz von geländegängigen Rettungsfahrzeugen einer nahe gelegenen Bundeswehreinheit ermöglicht den Transport der Patienten vom Krankenhaus zu einem geeigneten Übergabeplatz, von dem aus die Patienten durch den zivilen Rettungsdienst auf die umliegenden Krankenhäuser verteilt werden.

Fallbeispiel Großunfall

In ländlicher Gegend rast der Fahrer eines Kleintransporters infolge eines akuten Herzinfarkts mit seinem Fahrzeug in einen Trauerzug. Die Zahl von 3 Toten und 35 zum Teil schwerstverletzten Patienten übersteigt die Versorgungskapazität des örtlichen Rettungsdienstes bei Weitem. Seitens der zuständigen Rettungsleitstelle werden alle Rettungshubschrauber aus einem Radius von etwa 200 km angefordert. Innerhalb dieser Entfernung liegt auch eine Heimatbasis der SAR-Hubschrauber der Bundeswehr. Infolge der Alarmierung über die SAR-Leitstelle in Münster entsendet die Bundeswehr 4 im Dienst befindliche RTH und 2 weitere schnell umgerüstete Hubschrauber vom Typ Bell UH-1D sowie den Großraumrettungshubschrauber (GRH) zur Einsatzstelle. Der ersteintreffende Rettungshubschrauber CHRISTOPH 22 setzt das medizinische Team an der Einsatzstelle ab und bringt weitere Notärzte aus dem Bundeswehrkrankenhaus Ulm an die Einsatzstelle.

Fallbeispiel Elbehochwasser

Das Jahrhunderthochwasser an der Elbe macht vor allem im Raum Dresden die Evakuierung mehrerer Kliniken erforderlich. Darüber hinaus werden Kräfte und Mittel für Deichbau und -sicherungsmaßnahmen benötigt. Neben einem Großaufgebot ziviler Helfer aus ganz Deutschland ist die Bundeswehr mit über 40 Luftfahrzeugen im Einsatz: Hubschrauber vom Typ Bell UH-1D zur Rettung mit Winde, vom Typ CH-53 zum Transport von Patienten und Deichbaumaterial sowie Flächenflugzeuge vom Typ

C160-Transall und Airbus A-310 zur weit reichenden Dislozierung von Patienten. Darüber hinaus sind 25 Busse zum Transport von Personal, 250 Lkw zum Transport von Material, 50 Berge-, Pionier- und Brückenlegepanzer für Deichbaumaßnahmen sowie 50 Schlauchboote der Bundeswehr im Einsatz.

Diese Beispiele zeigen stellvertretend die Möglichkeiten der Bundeswehr zum Einsatz bei zivilen Schadenslagen. Die aktuelle Verfügbarkeit von Personal und Material im Inland ist dabei stets abhängig vom eigentlichen Einsatzauftrag der Streitkräfte. Besonders durch die Verlegung von Soldaten und Gerät in die Auslandseinsätze kann es jedoch regional auch zu Einschränkungen kommen.

Jederzeit verfügbar sind die SAR-Rettungsmittel.

70.1 SAR-Rettungshubschrauber

Der Such- und Rettungsauftrag (SAR = Search and Rescue) ergibt sich aus den Vereinbarungen der International Civil Aviation Organisation (ICAO), einer Sonderorganisation der Vereinten Nationen zur Standardisierung und Sicherung der zivilen Luftfahrt. Demzufolge muss jedes Land, das am internationalen zivilen Luftverkehr teilnimmt, sog. SAR-Mittel für die Suche nach vermissten oder abgestürzten Luftfahrzeugen sowie die Rettung der Insassen bereithalten. In Deutschland wurde dieser Auftrag über Land der Luftwaffe und über See der Marine übertragen. Entsprechend hält die Bundeswehr über ganz Deutschland verteilt 4–6 Hubschrauber vom Typ Bell UH-1D (bzw. SeaKing im Bereich der Küste) 24 h an 365 Tagen an folgenden Standorten in Bereitschaft:
- Landsberg,
- Nörvenich,
- Holzdorf,
- Kiel.

Die Außenstellen der Marineflieger auf Helgoland und in Warnemünde sind derzeit nur von montags bis freitags besetzt.

> **Merke**
>
> Die medizinische Ausstattung der Rettungshubschrauber der Bundeswehr entspricht dem zivilen Standard. Die Besatzung besteht aus Pilot, Bordtechniker und Rettungsassistent. Die Besetzung mit einem Notarzt ist nur fallweise gegeben. Abhängig von den herrschenden Wetterbedingungen sind die SAR-Hubschrauber nachtflugfähig.

70.2 Großraumrettungshubschrauber (GRH)

Im oberschwäbischen Laupheim verfügt das Heeresfliegerregiment 25 über das nötige Equipment um einen mittleren Transporthubschrauber vom Typ CH-53 zu einem Großraumrettungshubschrauber umzurüsten. Seit Beginn der 1980er-Jahre stand je ein solcher Hubschrauber einsatzbereit eingerüstet bei den CH-53-Regimentern der Herresflieger in Laupheim und Mendig zur Verfügung. Diese konnten im Bedarfsfalle mit medizinischem Personal aus den Abteilungen für Anästhesiologie und Intensivmedizin der nahe gelegenen Bundeswehrkrankenhäuser Ulm und Koblenz besetzt werden und ermöglichten den gleichzeitigen Transport von bis zu 12 Patienten (6 davon beatmet), um die Krankenhäuser im Schadensraum zu entlasten.

Zuletzt war allerdings nur noch der GRH Süddeutschland einsatzbereit. Inzwischen kann selbst auf diesen Hubschrauber nur noch mit entsprechendem Vorlauf zurückgegriffen werden, da im Bedarfsfalle zunächst eine Maschine umgerüstet werden muss.

Während in den letzten Jahrzehnten mit dem GRH und seiner medizinischen Besatzung immer wieder erfolgreich zur Entlastung des zivilen Rettungsdienstes bei Großschadenslagen beigetragen werden konnte, dürfte sich derzeit der Einsatz auf Katastrophen wie die im Fallbeispiel beschriebene Hochwasserevakuierung beschränken.

70.3 Flächenflugzeuge zum Patiententransport

Die Notwendigkeit, verwundete oder erkrankte Soldaten aus den Einsatzländern zur definitiven Versorgung in die Heimat zu transportieren, führte in den vergangenen 15 Jahren zur Entwicklung eines der international modernsten Systeme zur medizinischen Evakuierung (MedEvac).

Im Zuge dessen wurde eine Patiententransporteinheit (PTE – ▸ Abb. 70.1) zum Transport von Intensivpatienten entwickelt. Diese PTE sind ausgestattet mit einem Intensivrespirator mit eigenem Atemgasvorrat für mindestens 10 h, geeignetem Monitoring und Perfusoren zur kontrollierten Medikamentapplikation. Bronchoskopie, Sonografie und Laboranalysegeräte gehören ebenfalls zur Ausstattung.

Mit diesem einheitlichen System können Hubschrauber und Flächenflugzeuge der Bundeswehr zum Transport von Patienten ausgerüstet werden. Interessant für den Einsatz bei Großschadenslagen sind aufgrund der zu erreichenden Transportkapazität der Airbus A-310 MRT so-

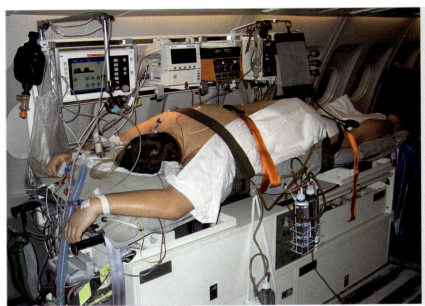

Abb. 70.1 Patiententransporteinheit.

wie die C-160 Transall. Diese Luftfahrzeuge werden von der Luftwaffe bereitgestellt und analog zum GRH mit Fachärzten und Fachpflegepersonal aus den Bundeswehrkrankenhäusern besetzt.

Die C-160 Transall kann dabei je nach Rüstsatz bis zu 3 Intensivpatienten auf der PTE sowie 10 weitere liegende Patienten auf Monitorplätzen mit Beatmung über Notfallrespiratoren aufnehmen. Der Vorteil der C-160 liegt v. a. in der einfachen Beladung des Militärtransporters über die Laderampe im Heck sowie in der Fähigkeit auf provisorischen oder unvorbereiteten Landeflächen zu operieren.

Für die Langstrecke empfiehlt sich der Airbus A-310 MRT. Mit diesem Luftfahrzeug können bis zu 44 liegende Patienten (6 davon auf PTE) transportiert werden. Allerdings ist der Einsatz an geeignete Flugplätze gebunden und die Be- und Entladung gestaltet sich infolge des in etwa 4,5 m Höhe gelegenen Ladetors deutlich langwieriger.

Im Rahmen der Fluthilfe an der Elbe wurde deutlich, dass die C-160 Transall infolge der einfacheren Be- und Entladung auf der Kurzstrecke innerhalb Deutschlands gegenüber dem Airbus einen einsatztaktischen Vorteil bietet.

tung den zivilen deutschen Standard entsprechen. Besonders im Rahmen von Naturkatastrophen (Hochwasser, Schneekatastrophen etc.) können mit solchem Gerät Patienten auch noch erreicht werden, wenn die handelsüblichen Fahrzeuge versagen (▶ Abb. 70.2).

Darüber hinaus können beispielsweise Pioniereinheiten mit technischem Großgerät unterstützen, wie in dem Hochwasserbeispiel beschrieben. Hubschrauber der Bundeswehr können im Einzelfall der Einsatzleitung den Blick auf die Gesamtlage aus der Luft und somit eine bessere Lagebeurteilung ermöglichen. Ebenso kann eine nahe gelegene Kaserne auch mit Unterkunfts- oder Verpflegungsmöglichkeiten für Helfer bei mehrtägigen Einsätzen unterstützen.

Im Rahmen der Abwehr von atomaren, biologischen und chemischen Angriffen verfügt die Bundeswehr über verschiedene spezialisierte Einrichtungen, die auf diesem Gebiet Fähigkeiten aufweisen, über die zivile Einrichtungen nur eingeschränkt verfügen. Im Falle einer entsprechenden Schadenslage könnte die Bundeswehr mit fachkundigen Beratern oder technischem Gerät die örtliche Einsatzleitung unterstützen.

70.4 Einsatz von technischem und medizinischem Spezialgerät

Um den Anforderungen der internationalen Auslandseinsätze entsprechen zu können, ist auch die Ausstattung des Sanitätsdienstes der Bundeswehr in den vergangenen Jahren stetig weiter optimiert worden. So finden sich z. B. geländegängige Rettungsfahrzeuge, die in ihrer Ausstat-

70.5 Mobile und modulare Sanitätseinrichtungen

Ebenfalls für die Anforderungen im militärischen Auslandseinsatz wurden hoch mobile und modular aufbaubare Sanitätseinrichtungen auf der Basis von Zelt- und Containersystemen entwickelt, die in ihrer maximalen Ausstattung mit Schockraum, OPs, Intensivstation, CT und Labor einem zivilen Krankenhaus vergleichbar sind.

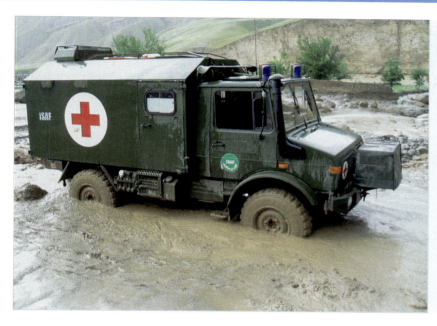

Abb. 70.2 Geländefahrzeug (Quelle: Foto des Autors; Bundeswehr, mit freundlicher Genehmigung).

Dabei sind diese Einrichtungen dank der Integration von Peripherieanteilen, wie z. B. Stromerzeugern, Wasseraufbereitung und -entsorgung, autark zu betreiben.

Zur Verstärkung der Versorgungskapazität im Rahmen des Weltjugendtages und der FIFA-Weltmeisterschaft 2006 wurden solche Module aufgebaut bzw. verlegebereit an verschiedenen Standorten in Deutschland vorgehalten.

Solche Module benötigen allerdings je nach Ausmaß (von der Rettungsstation bis zum Einsatzlazarett) Stunden bis Tage für den Aufbau, sind also für einen akuten Massenanfall von Patienten wenig hilfreich. Durchaus sinnvoll kann es jedoch sein, sich im Katastrophenfall auf einzelne Komponenten (z. B. Stromerzeuger) zu stützen.

Weiterhin bietet sich der Einsatz derartiger Einrichtungen an, wenn durch Zerstörung oder Überlastung ziviler Strukturen über längere Zeitabschnitte Lücken kompensiert werden müssen. Luftverlegbare, zeltgestützte Module bieten darüber hinaus die Möglichkeit des Einsatzes in von der Außenwelt infrastrukturell abgeschnittenen Gebieten (z. B. nach Naturkatastrophen).

70.6 Alarmierung

Da abgesehen vom Such- und Rettungsauftrag (SAR) der Luftwaffe derartige Unterstützungen durch die Bundeswehr nicht zum Kernauftrag der Streitkräfte gehören, ist auch keine zentrale Alarmierung vorgesehen. Die SAR-Hubschrauber sowie der Großraumrettungshubschrauber können jederzeit über die SAR-Leitstelle in Munster angefordert werden:

- SAR-Leitstelle beim Luftransportkommando, Munster: 0251 / 13 57 57

Die Organisation von Kräften und Mitteln der Bundeswehr im Rahmen von Großeinsätzen im Inland obliegt dem Streitkräfteunterstützungskommando in Köln.

Zur zivil-militärischen Zusammenarbeit auf regionaler Ebene empfiehlt es sich, nicht erst im Bedarfsfalle nach der Bundeswehr zu schauen, sondern bereits im Vorfeld mit Bundeswehreinrichtungen im eigenen Bereich Kontakt aufzunehmen, um die Möglichkeiten der Unterstützung und Zusammenarbeit auszuloten. Als Ansprechpartner auf Bezirks- und Kreisebene stehen speziell beauftragte Offiziere der Reserve zur Verfügung. Die Einbindung der Bundeswehr in gemeinsame Übungen (z. B. im Rahmen des Katastrophenschutzes) hat sich im Hinblick auf die zivil-militärischen Zusammenarbeit bestens bewährt.

Kernaussagen

SAR-Rettungshubschrauber
- 24 h einsatzbereit
- Ausstattung gemäß zivilem Standard
- Notarzt nur fallweise

Großraumrettungshubschrauber (GRH)
- nur noch für Katastropheneinsätze mit entsprechendem Vorlauf
- weitreichende Dislozierung von bis zu 12 Patienten

Flächenflugzeuge zum Patiententransport
- hochwertige Ausstattung für Intensivtransport
- auf kurzen Distanzen C160-Transall gegenüber Airbus im Vorteil

Einsatz von technischem und medizinischem Spezialgerät
- geländegängige Fahrzeuge mit rettungsdienstlicher Ausstattung
- technisches Großgerät

Mobile und modulare Sanitätseinrichtungen
- modulares Konzept – auch nur einzelne Komponenten möglich
- Gesamtaufbau je nach Umfang zeitintensiv

Alarmierung
- Lufttransportkapazität über SAR-Leitstelle Münster: 0251 / 13 57 57
- gemeinsame zivil-militärische Übungen sinnvoll

Literatur

Weiterführende Literatur

[1] **Hossfeld** B, Rohowsky B, Rödig E, Lampl L. Intensivtherapie im militärischen Langstreckentransport. Anästhesiol Intensivmed Notfallmed Schmerzther 2004; 39(5): 256–264

[2] **Hossfeld** B, Lampl L, Helm M. Notfallmedizin in Krisengebieten – Einsatzkonzepte der Bundeswehr. Notfallmedup2date 2008; 3(4): 357–366

[3] **Lampl** L. Hilfeleistung durch Kräfte der Bundeswehr. In: Adams HA, Krettek C, Lange C, Unger C, Hrsg. Patientenversorgung beim Großschadensereignis und im Katastrophenfall. Köln: Deutscher Ärzteverlag; [in press]

[4] **Sanitätsführungskommando der Bundeswehr**. Handbuch für sanitätsdienstliche Hilfeleistungen der Bundeswehr bei Naturkatastrophen, besonders schweren Unglücksfällen und im Rahmen der dringenden Nothilfe (Stand: Oktober 2009). Koblenz; 2009

[5] **Willy** Chr, Hrsg. Weltweit im Einsatz – der Sanitätsdienst der Bundeswehr. Bonn: beta; 2009

71 Terroristische Anschläge

Hp. Moecke, S. Oppermann, P. Rechenbach, J. Schallhorn, S. Wirtz

Das staatliche Handeln im Falle einer Katastrophe muss darauf konzentriert sein, dass durch
- den vorbeugenden Katastrophenschutz („disaster prevention"),
- die umfassende Abwehrbereitschaft („disaster preparedness") und
- den abwehrenden Katastrophenschutz („disaster protection")

die Auswirkungen durch koordiniertes gemeinschaftliches Handeln aller verfügbaren Ressourcen des Bundes, der Länder, der Kommunen sowie der privaten Organisationen unter einheitlicher Leitung wirksam begrenzt werden.

> **Merke**
>
> Eine Vielzahl von Terroranschlägen in Europa hat gezeigt, dass es nicht einer zentralen Steuerung bedarf, sondern Aktivisten in separaten Zellen sich eigenständig einsetzen und fatale Anschläge vorbereiten und durchführen (Glasgow und Istanbul). Bisher konnten in Deutschland entsprechende Täter frühzeitig identifiziert und unschädlich gemacht werden oder der Tatversuch ist aufgrund bestimmter Umstände nicht im beabsichtigten Umfang zur Wirkung gekommen. Dies zeigt jedoch deutlich, dass wir umfassend vorbereitet sein müssen.

Die jeweiligen Handlungskonzepte, die weitgehend spezifisch für einzelne Fachbereiche z. B. Feuerwehr, Polizei, Rettungsdienst, Notarzt, Leitender Notarzt, Katastrophenschutz, Krankenhaus, Krankenhausabteilungen, Versorgungs- und Dienstleistungseinrichtungen oder für bestimmte Arbeitssequenzen erarbeitet wurden, sind einer strukturierten Betrachtung zu unterziehen. Diese muss alle einzelnen Maßnahmen in der chronologischen Prozesskette aus dem Blickwinkel der betroffenen Patienten untersuchen. Wer wird wo und wie tätig, welche Mittel werden von wem und wann bereitgestellt.

71.1 Bedrohungspotenzial

> **Merke**
>
> Die Ursachen für medizinische Großschadenslagen können vielfältig sein. Aus rettungsmedizinischer Sicht ist es unerheblich, welche Ursache tatsächlich zu einem Schadensereignis geführt hat.

Zu den bereits bekannten Gefahren für eine Großschadenslage sind die Bedrohungen durch Terroranschläge hinzugetreten. Anschläge von global operierenden Terroristen verursachen schwere Schäden, deren Wirkungen nationale und internationale Bedeutung erlangen können. Deshalb sind diese Szenarien in die Entwicklung medizinischer Versorgungsstrategien mit einzubeziehen, ohne dass zunächst die Notwendigkeit besteht, grundsätzlich andere Versorgungsstrategien aufzubauen. Wegen der möglichen Größe solcher Schadensereignisse, der potenziell zusätzlichen Gefährdung für die eingesetzten Rettungskräfte und der mangelnden Möglichkeit zur Vorplanung für die Orte des Geschehens ist es allerdings zwingend erforderlich, zusätzliche Planungsgrundlagen zu schaffen. Während Terroranschläge mit Sprengmitteln oder giftigen chemischen Stoffen an einem oder mehreren Orten gleichzeitig zur Wirkung gebracht werden, können insbesondere Schädigungen mit radioaktiven Stoffen und biologischen Agenzien so zur Wirkung gebracht werden, dass erst die Vielzahl von Patienten mit ähnlichen Krankheitsmustern auf einen terroristischen Zusammenhang schließen lässt. Aus mehreren Anschlägen ist bekannt, dass Terroristen die Rettungskräfte durch einen zweiten oder dritten Schlag („secondary device") treffen wollen (z. B. Madrid).

71.1.1 Historische Entwicklung

Auf der Basis der Erfahrungen der beiden Weltkriege im 20. Jahrhundert und der Bedrohungslage während des kalten Krieges konzentrierten sich die Diskussionen zur Gefahrenabwehr im Rahmen der Zivilverteidigung auf den möglichen Einsatz von Waffensystemen mit strategischen oder taktischen Atomwaffen (A-Waffen), biologischen Kampfstoffen, chemischen Kampfstoffen sowie konventionellen Waffensystemen (Spreng- und/oder Brandwirkung).

71.1.2 Neue Bedrohung

> **Merke**
>
> Die Anschläge global operierender Terroristen haben gezeigt, dass Schadensereignisse eintreten können, deren Wirkungen die vorhandenen Ressourcen und Strukturen der regionalen Gefahrenabwehr möglicherweise deutlich übersteigen.

Während in der Vergangenheit überwiegend Spreng- oder Brandmittel eingesetzt wurden, muss berücksichtigt werden, dass auch gefährliche chemische, biologische oder radioaktive Stoffe für die Anschläge genutzt werden (Powers 2004 [14]).

Die Kombination von relativ kleinen Sprengsätzen mit am Zielort vorhandenen Gefahrenpotenzialen z. B. Tanklager, Gasanlagen oder die gezielte Zerstörung tragender Elemente können sekundäre Wirkungen z. B. Gebäudeeinsturz, Ausbreitung einer Giftgaswolke, Explosionen und Flächenbrände auslösen, die die eigentliche Sprengwirkung der primären Bombe wesentlich übersteigen (Koenig et al. 2005 [8], Okumara et al. 1998 [13]).

Die Terroranschläge am 11. September 2001 in den USA haben die neue Form des global wirkenden Terrorismus grausame Realität werden lassen. Dass die Bedrohung durch terroristische Anschläge real existiert, zeigen z. B. die Anschläge in Djerba (TUN), in Kuta auf Bali (IDN), in Madrid (E), in London (GB) oder in Mumbai (I). Die fatalen Wirkungen sind jedoch auch bei den Anschlägen in Erfurt, Winnenden, Alphen aan den Rijn (NL) und Rio de Janeiro (BRA) deutlich geworden.

> **Merke**
>
> Ein besonderes Augenmerk muss auch auf Gefahrenlagen gerichtet werden, die eine unmittelbare Gefahrenabwehr in einem Schadengebiet nicht zulassen, da sie das eingesetzte Personal extrem gefährden. Erst wenn die Gefahrensituation durch die Polizei oder die technischen Gefahrenabwehrmaßnahmen der Feuerwehr so gesichert ist, dass medizinisches oder rettungsdienstliches Personal in den Schadensraum eindringen kann, können die Rettungsmaßnahmen durchgeführt werden. Bis zu diesem Zeitpunkt können nur die Patienten versorgt werden, die durch die Polizei oder die Feuerwehr herausgebracht sowie aus eigenem Vermögen außerhalb der Gefahrenzone sind.

So ist die Ausbreitung einer Epidemie z. B. durch das Ausbringen von Pockenviren durch bewusst infizierte Terroristen, die flächendeckende radioaktive Kontamination infolge einer Sabotage in einem Kernkraftwerk oder den Absturz eines Satelliten mit Kernreaktor (Koenig et al. 2005 [8], de Lorenzo 2005 [5]) oder einer Tier- bzw. Pflanzenseuche nicht mit den üblichen Methoden der technischen Gefahrenabwehr zu bekämpfen. An der Optimierung der hierfür erforderlichen Gefahrenabwehrprozesse wird intensiv gearbeitet. Hier ergeben sich auch völlig neue Aufgabenfelder für den öffentlichen Gesundheitsdienst (Jason u. McKee 2002 [7]).

> **Merke**
>
> Die Ursachen für diese Störungen sind sehr unterschiedlich. Die Antworten der Gefahrenabwehr und -beseitigung müssen aber stets auf den gleichen Prinzipien beruhen.

71.2 Fallbeispiel: Madrid

▶ **Gezielte Rettungsmaßnahmen.** Mit eindrucksvoller Grausamkeit haben die Anschläge vom 11. März 2004 auf Nahverkehrszüge der Großstadt Madrid gezeigt, dass auch die Rettungsmaßnahmen gezielt getroffen werden sollen. Die Einsatzkräfte wurden primär mit 177 Toten und 2062 Verletzten an 4 räumlich getrennten Einsatzorten konfrontiert. Erschwerend kam hinzu, dass eine erhebliche Bedrohung von nicht detonierten Sprengkörpern ausging. Rettungskräfte sind unter Lebensgefahr zu den Verletzten in den Zügen vorgedrungen. Vom Rettungsdienst wurden 388 Patienten registriert, davon 50 vital bedrohte Patienten, 86 Schwerverletzte und 252 Leichtverletzte. Dies macht klar, dass ein erheblicher Anteil von über 1000 Verletzten unabhängig vom Rettungsdienst oder zumindest unregistriert in die Krankenhäuser gelangte.

▶ **Schwer- und Leichtverletzte.** Die immense Zahl Leichtverletzter stellt hierbei für alle Versorgungsebenen ein Problem dar, da sie die Konzentration der knappen Personal- und Transportressourcen auf vital bedrohte und schwer verletzte Patienten erschwert. Dass alle Patienten innerhalb von 2 h 25 min abtransportiert wurden, verdeutlicht einerseits, dass die Transportkapazität eines großstädtischen Rettungsdienstes in der Regel kein limitierender Faktor ist. Andererseits kann als Lektion hieraus gelernt werden, dass die Kombination mehrerer schädigender Ereignisse mit besonderen Eigenschaften in alle strategische Überlegungen und planerische Konzepte einzubeziehen ist. Ist Sichtung, Stabilisierung vor Ort und zielgerichteter Transport nach Prioritäten beispielsweise ein heute favorisiertes Konzept, wird dieses bei fortbestehender Bedrohung durch Sprengstoffe, Ausfall moderner Kommunikationsmittel und panikartige Fluchtbewegungen nur noch eingeschränkt anwendbar sein.

▶ **Rettungskette.** Beeindruckend zeigen auch Berichte der klinischen Versorgung, mit welchen Realitäten sich dieses Glied der Rettungskette auseinandersetzen muss, wenn präklinische Strategien nur bedingt anwendbar sind: Die beiden größten öffentlichen Krankenhäuser Madrids haben nach den Anschlägen über die Hälfte aller Patienten aufgenommen. So wurden innerhalb von 2,5 h in das Gregorio-Marañón-Universitätskrankenhaus 312 Patienten eingeliefert. Neben der sehr hohen Zahl Leichtverletzter, befanden sich 29 Patienten in einem kritischen Zustand von denen 9 sofort operativ versorgt werden mussten (de Ceballos et al. 2005 [4]).

Auch hier wurden die ersten Minuten für Maßnahmen genutzt, die aktuelle Alarm- und Einsatzplankonzepte vorsehen:
- Anhalten des Routineoperationsprogramms,
- Vorbereitung der perioperativen Behandlungseinheiten,
- Schaffung von Bettenkapazitäten, besonders auf Intensiv- und Intermediate-Care-Einheiten, Einrichtung

eines Triagepunkts und eines Informationszentrums. Erleichternd in dieser Situation war der Zeitpunkt des Unglücks: So standen an einem Wochentag gegen 8 Uhr morgens ausreichend Personal und Behandlungsressourcen zur Verfügung.

71.3 Abwehrbereitschaft

Sachgerechte Versorgung bei MANV. Bei einem Massenanfall von Verletzten und/oder Erkrankten (MANV) wird unter Einbeziehung der Ressourcen aus den unmittelbar benachbarten Kreisen und Regionen sowie der dafür eingerichteten Ergänzungen z.B. Schnell- oder Spezialeinsatzgruppen (SEG) des Rettungsdienstes und des Katastrophenschutzes (z.B. medizinische Task Forces), eine sachgerechte Versorgung der betroffenen Patienten gewährleistet. Großschadensfälle der letzten Jahre belegen, dass dieses System in Deutschland funktioniert. Beispiele dafür sind die Eisenbahnunglücke in Eschede und Brühl sowie die Massenkarambolage auf der BAB A 19. Dabei ist anzumerken, dass über die unmittelbare nachbarschaftliche Hilfe hinaus überregionale Rettungsmittel aus Entfernungen von mehr als 80 km eingesetzt werden mussten und Arzneimitteldepots ausreichenden Nachschub vorhalten müssen.

> **Merke**
>
> In Abhängigkeit zur optimalen Leistungsgrenze einer Klinik gilt: Je geringer die Zahl der medizinisch indizierten Sekundärverlegungen, desto qualifizierter war die prähospitale Primärstrategie.

▶ **Regionale Leistungsfähigkeit.** Die regionale Leistungsfähigkeit des öffentlichen Rettungsdienstes und des Gesundheitswesens mit den Ergänzungen für den Großschadens- oder Katastrophenfall ist in Abhängigkeit von der Bevölkerungsdichte regional sehr unterschiedlich. Grundsätzlich kann angenommen werden, dass auch in dünn besiedelten Regionen eine Versorgung von ca. 50 verletzten und/oder erkrankten Personen bei einem Schadensfall gewährleistet wird. In den Ballungsräumen ist die Versorgung von bis zu 300 Patienten – in Ausnahmefällen bis zu 500 Patienten – weitgehend gesichert. Dies ist jedoch entscheidend von den auslösenden Elementen, also z.B. Explosion, Flugzeugabsturz oder Epidemie, und den damit verbundenen Verletzungsmustern und/oder Krankheitsbildern abhängig.

Schadenslagen mit mehr als 1000 verletzten Menschen können nicht ausgeschlossen werden. So wurden in New York in den ersten 48 h nach dem Terroranschlag vom 11. September 2001 1103 Personen in den 5 Emergency Departments der Krankenhäuser Manhattans als Folge des Anschlags behandelt; es mussten aber nur 129 Patienten primär aufgenommen werden (Moecke 2002 [11]).

> **Merke**
>
> In Abhängigkeit von der regionalen Leistungsfähigkeit des Rettungsdienstes und des Katastrophenschutzes sowie der Krankenhäuser müssen bei unerwartet auftretenden Ereignissen überregionale Einheiten (Spezialeinsatzgruppen, medizinische Task Force) aus Entfernungen bis zu 120 km herangeführt werden (sog. ÜMANV).

71.4 Sichtung

Die typische Verteilung der Verletzungsmuster auf die verschiedenen Kategorien ist wesentlich abhängig von der Art der Katastrophe. Jan de Boer hat dazu vor Jahren ein mathematisches Vorhersagemodell entwickelt. Der Schweregrad einer Katastrophe ergibt sich aus dem Quotienten, der aus der Summe der Patienten in den Kategorien I und II geteilt durch die Anzahl der Betroffenen in Kategorie III (S = (I + II) / III) besteht. Nach seinen Analysen beträgt der Quotient bei Wirbelstürmen zwischen 0,1 und 1. Unfälle mit Verkehrsmitteln liegen bei 1,0. Bei Bränden und Explosionen muss mit einem Quotient zwischen 1,0 und 2,0 gerechnet werden (Sefrin et al. 2003 [16], de Boer et al. 1989 [3]).

71.5 Prozesse im Einsatz

> **Merke**
>
> Bei der Planung muss darauf geachtet werden, dass auch in Großschadenslagen aus dem Alltag gewohnte medizinische und organisatorische Versorgungsprinzipien genutzt werden, damit nicht in der schwierigen Großschadenslage völlig neue, sonst ungewohnte medizinische Maßnahmen umgesetzt werden müssen. Die für bestimmte Handlungsabläufe benötigte zusätzliche persönliche Schutzausstattung (z.B. Atemfilter) muss in entsprechender Stückzahl vorhanden sein.

Dieses Prinzip ist schon vor über 30 Jahren von Mitarbeitern des Royal Victoria Hospitals in Belfast beschrieben worden, als sie über ihre Erfahrungen mit der medizinischen Bewältigung der Bombenanschläge durch die IRA in Nordirland berichteten (Rutherford 1973 [15]).

▶ **Übernahme der Patienten.** Der Rettungs- und Sanitätsdienst übernimmt die geretteten Personen an den Patientenablagen von den Rettungskräften der Feuerwehren. Die verletzten Personen werden einer Sichtung durch entsprechend qualifizierte Notärzte und zur weiteren Versorgung dem Behandlungsplatz zugeführt. Eine unmittelbare Beförderung ohne Sichtung und Primärtherapie in ein Notfallkrankenhaus erfolgt grundsätzlich nicht.

Als Behandlungsplätze werden geeignete Örtlichkeiten, z. B. Turnhallen, Gaststätten oder öffentliche Gebäude genutzt. Ergänzend werden schnell aufzubauende Zelte mit entsprechender Infrastruktur bereitgestellt. Hier wird auch unmittelbar geklärt, ob und inwieweit eine sofortige grobe Dekontamination (Entkleidung und Abspülen mit kaltem Wasser) durchgeführt werden muss. Mit dieser Maßnahme kann eine sonst mögliche Vielzahl von Folgeerkrankungen des Personals in den Krankenhäusern vermieden werden, wie sie z. B. bei dem Anschlag mit Sarin in Tokio 1995 entstanden sind.

▶ **Sichtung und Erstversorgung.** Nach der ersten Sichtung, müssen die notwendigen Behandlungsmaßnahmen zur Erstversorgung, Sicherung der Vitalfunktionen und Herstellung der Transportfähigkeit festgelegt und am Behandlungsplatz umgesetzt werden. Sten Lennquist weist zu Recht darauf hin, dass auch beim Großunfall das Zeitintervall zwischen schädigendem Ereignis und definitiver klinischer Behandlung von größter Bedeutung ist. Das Ziel der präklinischen Triage muss deshalb sein, sich mit der Erstversorgung vor Ort auf das Minimum des Notwendigen zu reduzieren und die Patienten schnellstmöglich in ein für das Verletzungsmuster geeignetes Krankenhaus zu befördern. Es muss ausgeschlossen sein, dass durch gut gemeinte präklinische Strukturen im Ergebnis wertvolle Zeit verloren geht (Lennquist 2004 [10]). Deshalb macht es auch keinen Sinn, alle Patienten in das nächstgelegene Krankenhaus zu befördern (Adams 2005 [1]), egal wie groß das Krankenhaus ist.

Die Arbeitsgruppe Notfallmedizin der Deutschen Gesellschaft für Unfallchirurgie (DGU) hat dazu 2005 je einen Algorithmus zum Einsatz beim Massenanfall von Verletzten und zur Triage veröffentlicht (▶ Abb. 71.1a, b; Beck et al. 2005 [2]).

Behandlungsplätze. Für die Behandlung einer großen Zahl an Verletzten ist der Aufbau von Behandlungsplätzen in direkter Nähe zum Schadensort, aber außerhalb des Gefährdungsbereichs erforderlich. Hier werden die Kräfte zur Stabilisierung der Vitalfunktionen der Patienten eingesetzt.

> **Merke**
>
> Die medizinische Versorgung richtet sich dabei nach den Möglichkeiten in der Großschadenslage und beschränkt sich auf das absolut Erforderliche zur Erhaltung und Stabilisierung der Vitalfunktionen, zur Schmerzbekämpfung und zur Betreuung der betroffenen Patienten.

▶ **Nicht stabilisierbare und stabilisierbare Patienten.** Nicht stabilisierbare Patienten müssen in dieser Phase rasch identifiziert und mit hoher Priorität direkt den umliegenden Versorgungskrankenhäusern zugeführt werden, die übrigen Patienten werden vor Ort stabilisiert und weiterbehandelt. Damit kann gewährleistet werden, dass die Katastrophe nicht direkt in die Kliniken verlagert wird und dass die zu Beginn noch eingeschränkten Beförderungskapazitäten entlastet werden können. Außerdem ermöglicht diese Strategie den Versorgungskliniken eine ausreichende Reaktionszeit zur Vorbereitung der Ausnahme einer Vielzahl von Verletzten.

▶ **Nachführung weiterer Ressourcen.** Das anfängliche Defizit zwischen Hilfsnotwendigkeit und Hilfsangebot wird durch Nachführung weiterer Ressourcen an die Einsatzstelle ausgeglichen. Dabei wird nach der vorher durchgeführten Sichtung die Dringlichkeit der Versorgung vor Ort festgelegt, um den anfangs beschränkten Ressourceneinsatz sinnvoll steuern zu können. Grundsätzlich muss für das rettungsdienstliche und medizinische Personal eine qualitativ ausreichende Ausstattung von persönlicher Schutzausrüstung (z. B. Atemschutzmaske mit Filter) vorhanden sein. Diese nach Norm optionale Ausstattung der Fahrzeuge des Rettungsdienstes (RTW, KTW, NAW, NEF, RTHub und dergleichen) muss verfügbar sein.

▶ **Prozess der Sichtung am Behandlungsplatz.** Lebensbedrohlich Verletzte werden sofort behandelt, weniger schwer betroffene werden aufgeschoben behandelt. Neben großlumigen Zugängen zur Volumenersatztherapie und der Schmerzbehandlung durch Analgetika ist die Lagerungsbehandlung und Betreuung eine wichtige Maßnahme. Immer muss der Prozess der Sichtung am Behandlungsplatz wiederholt durchgeführt werden, um der Dynamik einzelner Verläufe Rechnung tragen und Zustandsverschlechterungen am Versorgungsort frühzeitig erkennen zu können. Die Beurteilung bestimmt dann die Reihenfolge und das Ziel der Beförderung in die Krankenhäuser. Ziel ist die möglichst frühzeitige Wiederherstellung individualmedizinischer Versorgung.

▶ **Versorgungsstruktur bei Großschadenslagen.** Um bei großen Schadenslagen eine funktionierende Versorgungsstruktur realisieren zu können, müssen modular aufgebaute Behandlungsplätze auch unterschiedlicher Rettungsdienstbereiche in einer Gesamtstruktur sinnvoll und koordiniert zusammenarbeiten. 2 grundsätzliche Ergänzungsstrukturen können dabei eingesetzt werden: Die Ergänzung medizinischen Personals und Materials unterschiedlicher Organisationen und Rettungsdienstkreise zu einer Behandlungsplatzeinheit oder die Zusammenführung selbstständig arbeitender Module für jeweils eine definierte Anzahl verletzter Patienten (Behandlungsplatz). Verschiedene Übungsszenarien haben gezeigt, dass die Zusammenführung selbstständig operierender Behandlungsplätze eine sehr effektive Methode zur Bewältigung einer Großschadenslage mit mehreren hundert Betroffenen ist. Unabhängig davon sind entsprechende Transportkapazitäten bereitzustellen.

71.5 Prozesse im Einsatz

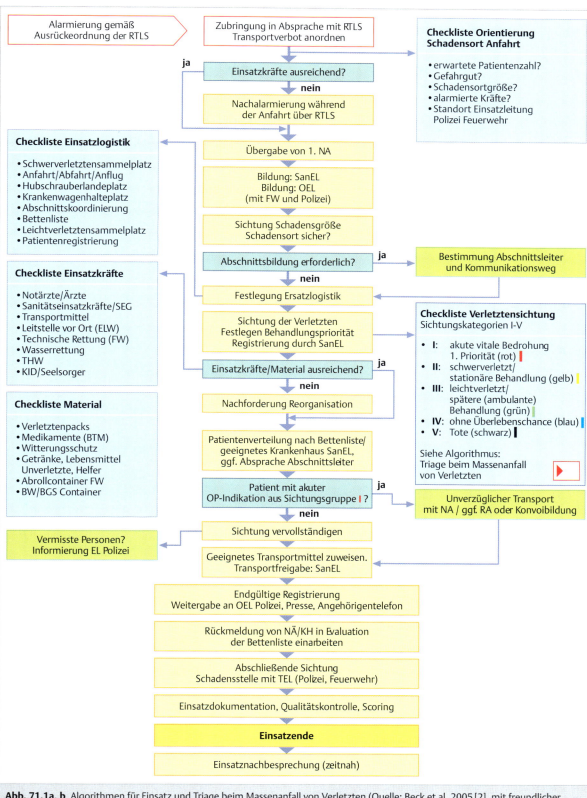

Abb. 71.1a, b Algorithmen für Einsatz und Triage beim Massenanfall von Verletzten (Quelle: Beck et al. 2005 [2], mit freundlicher Genehmigung).
a Algorithmus für den Einsatz.

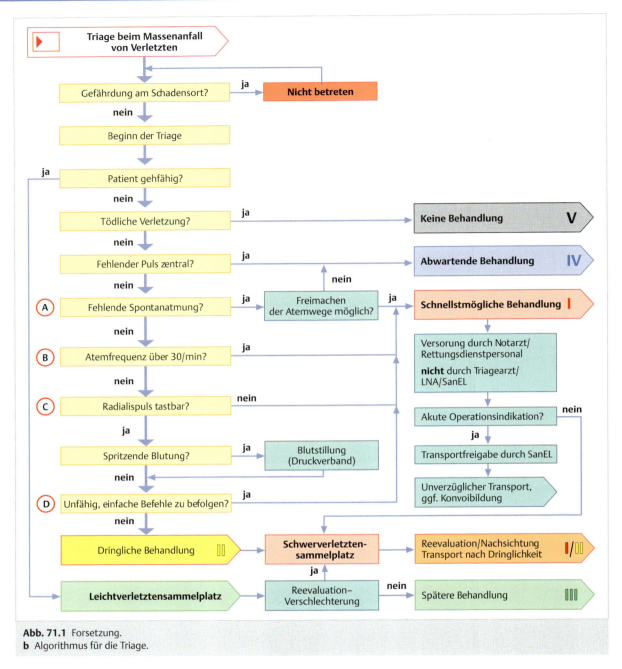

Abb. 71.1 Fortsetzung.
b Algorithmus für die Triage.

Die Erfahrung lehrt, dass mit der ersten Sichtung eine Reihe von Patienten der Sichtungskategorie 3 zugeordnet werden (Person bei Bewusstsein, eigenständige Bewegung, zunächst keine schweren Verletzungen erkennbar). Da die Notärzte und die Rettungsassistenten für die Versorgung der Patienten in der Kategirie I + II dringend benötigt werden, werden für die Betreuung der Patienten in der Kategorie III häufig nur Rettungssanitäter und Rettungshelfer bzw. Pflegehilfskräfte ohne umfangreiche Erfahrung eingesetzt. Eventuell wird dadurch eine Veränderung des Zustands eines Patienten von Kategorie III nach II oder gar I nicht oder sehr spät erkannt. Es ist deshalb geboten, dass ein Notarzt mindestens alle 30 min prüft, ob und inwieweit einzelne Patienten aus dieser Gruppe neu zugeordnet werden müssen. Alternativ können erfahrene Rettungsassistenten oder Pflegekräfte mit der kontinuierlichen Aufgabe der Patientenbeobachtung betraut werden.

▶ **Teilung in Module.** Auch hier ist die Teilung in Module, z.B. jeweils zum Transport von 50 Betroffenen der unterschiedlichen Verletzungsschwere, sinnvoll und für die einzelnen Regionen planbar, im Schadensfall dann als „Gesamtpaket" abrufbar. Die einzelnen Module werden an der Einsatzstelle mit durch die örtliche Einsatzleitung zugewiesenen Aufgaben betraut und arbeiten diese selbstständig ab.

▶ **Notfallplanung der Krankenhäuser.** Grundsätzlich kann jedes Krankenhaus ca. 1–5% seiner normalen Bettenkapazität pro Stunde an Patienten aufnehmen. Mit dem Schadenseintritt und der Aktivierung der Notfallplanung der Krankenhäuser werden die Bettenkapazitäten kurzfristig deutlich gesteigert (bis zu 40%), indem ein Teil der Patienten in die häusliche Pflege entlassen und die im Voraus geplanten Fälle nicht aufgenommen werden. Die tatsächlich realisierbaren Möglichkeiten müssen in den entsprechenden regionalen Einsatzplänen festgelegt sein. Die Aufnahme von Notfallpatienten der Sichtungskategorien I und II erfordert jedoch bestimmte diagnostische Kapazitäten, die nicht beliebig gesteigert werden können. Deshalb wird vorbehaltlich einer entsprechenden Einsatzplanung und -organisation zunächst davon ausgegangen, dass nicht alle Patienten in die örtlichen Krankenhäuser befördert werden, sondern auch in Krankenhäuser in größeren Entfernungen. Dies erfordert eine längere Verweilzeit der Patienten am Behandlungsplatz und eine entsprechende Beförderungsvorbereitung und Stabilisierung am Behandlungsplatz.

71.6 Personalbedarf

▶ **Anzahl.** Die sachgerechte Versorgung einer Vielzahl von teilweise lebensbedrohlich verletzten Personen wird mit allen verfügbaren Ressourcen der Gefahrenabwehr sichergestellt. Aufgrund der längeren Anfahrtswege werden die sonst im Rettungsdienst üblichen Hilfsfristen grundsätzlich nicht eingehalten werden können. Auf der Basis der standardisierten Konzepte für einen Massenanfall von Verletzten und / oder Erkrankten müssen für 1000 Patienten über 645 Personen unterschiedlicher Qualifikationen alarmiert und zugeführt werden.

Dieses Personal (75 Ärzte, 105 Rettungsassistenten [RA], 121 Rettungssanitäter [RS], 84 Rettungshelfer [RH], 84 Sanitäter [SA], 84 Sanitätshelfer [SH] und 92 sonstige Helfer) muss unter Einbeziehung aller ehren- und hauptamtlichen Kräfte bereitgestellt werden. Weitere Funktionen wie der leitende Notarzt (LNA), der organisatorische Leiter (OrgL), zusätzlich erforderliche Ärzte für die Sichtung (ca. 30) oder sonstiges Personal sind dabei noch nicht genannt, müssen jedoch gleichermaßen verfügbar sein. Für Führungs-, Kommunikations-, Registrierungs- und Logistikaufgaben müssen der örtlichen Einsatzleitung – in der Regel der leitende Notarzt und der organisatorische Leiter – mindestens 18 Helfer zur Verfügung stehen.

Die hier genannten quantitativen und qualitativen Anforderungen bilden die untere quantitative Grenze. Bei einer linearen Steigerung der sonst üblicherweise im Rettungsdienst bereitgestellten Ressourcen, wären deutlich mehr qualifizierte Helfer geboten.

▶ **Integration der niedergelassenen Ärzte.** Die Bewältigung eines Massenanfalls von 1000 verletzten und/oder erkrankten Personen kann nicht ohne eine sachgerechte Integration der niedergelassenen Ärzte realisiert werden. Sie leisten einen spezifischen Beitrag durch Behandlung von Patienten der Sichtungskategorie III in ihren Praxen. Die Kassenärztlichen Vereinigungen müssen – entsprechend den Krankenhäusern – Alarmierungspläne entwickeln, über die die Arztpraxen informiert werden, sodass außerhalb der üblichen Praxiszeiten eine Öffnung der Praxen sichergestellt wird.

Darüber hinaus müssen in der ersten Phase des MANV evtl. Ärzte aus den Krankenhäusern zum Schadensort beordert werden, um dort die sachgerechte Sichtung und Notfallbehandlung durch die Notärzte des Rettungsdienstes zu unterstützen. Hier kann potenziell ein Zielkonflikt entstehen, da die umliegenden Krankenhäuser wegen der großen Zahl von Akutpatienten ihre Ärzte im Krankenhaus benötigen. Dies muss deshalb im Einzelfall sehr sorgfältig abgewogen werden, damit der Arzteinsatz dort erfolgt, wo er den größten Nutzen bringt.

Die notwendigen regionalen Planungen müssen von den dafür verantwortlichen Stellen des öffentlichen Gesundheitswesens in Zusammenarbeit mit den Krankenhäusern realisiert werden (Holden 2005 [6]).

71.7 Materiallogistik

Merke

Die spezifischen Schadenslagen nach terroristischen Anschlägen lösen spezifische Materialbedarfe aus. Dies stellt eine besondere logistische Herausforderung für den Rettungsdienst und die Krankenhäuser dar.

▶ **Sprengstoffanschläge.** Bei „reinen" Sprengstoffanschlägen besteht die Herausforderung darin, akut große Mengen an konventionellem medizinischem Material prähospital und im Krankenhaus zur Verfügung zu stellen. Infusionslösungen, Analgetika und Verbandmaterial stehen im Vordergrund.

▶ **Chemische Schadstoffe.** Das Ausbringen von chemischen Schadstoffen mit spezifischen Wirkmechanismen (z. B. phosphororganische Stoffe) macht die sofortige Verabreichung von spezifischen Antidota erforderlich. Diese sind fast nirgendwo in Deutschland im größeren Umfang so bevorratet, dass sie kurzfristig ausgeliefert werden können. Es ist dabei zu berücksichtigen, dass nicht jeder gefährliche chemische Stoff, mit dem Personen nachhaltig geschädigt wurden, eine Kontamination zur Folge hat. Hier ist die genaue Gefahrenerkundung und eindeutige Identifizierung der freigesetzten Stoffe an der Schadensstelle obligatorisch.

▶ **Dekontamination.** Ähnlich problematisch wird sich die Dekontamination einer großen Zahl von Betroffenen darstellen. Die Kapazitäten der Feuerwehren sind begrenzt. Erst wenige Krankenhäuser verfügen über eine geeignete Infrastruktur. Gleichwohl ist zu berücksichtigen, dass die Entfernung der kontaminierten Kleidung zu einer Schadstoffreduzierung von ca. 80–90 % führt. Die ergänzende einfache Reinigung mit kaltem Wasser (Haare und offene Hautflächen) führt nachhaltig zu einer weiteren Reduzierung des Gefahrenpotenzials durch Kontaminationsverschleppung. Dies lässt sich auch in den Krankenhäusern oder im unmittelbaren Vorfeld (z. B. Garagenbereich) mit einfachen Mitteln realisieren. Das dafür erforderliche zusätzliche Personal muss ggf. von der Feuerwehr und dem Katastrophenschutz bereitgestellt werden. Die erforderliche Einsatz- und Prozessplanung muss zwischen dem Krankenhaus und der örtlichen Gefahrenabwehrbehörde abgestimmt und regelmäßig trainiert werden.

▶ **Infektiologische Großschadenslagen.** Im Fall von infektiologischen Großschadenslagen müssen analoge Konzepte zur kurzfristigen Auslieferung von z. B. Atemschutzmasken und ggf. spezifischen Medikamenten sowohl an die Kräfte der Gefahrenabwehr wie auch die betroffene Bevölkerung entwickelt werden. Die konsequente Umsetzung von Hygienemaßnahmen reduziert nachhaltig die Gefahr.

71.8 Aus- und Fortbildung

Insbesondere für die Bewältigung von radiologischen, biologischen und chemischen Anschlägen müssen besondere Schulungsmaßnahmen erfolgen (Moecke et al. 2002 [12], de Lorenzo 2005 [5]).

Die World Association for Disaster and Emergency Medicine (WADEM) hat 2004 internationale Standards und Richtlinien für die Ausbildung und das Training für einen multidisziplinären Einsatz bei Großschadenslagen veröffentlicht (WADEM 2004 [17]).

Die Homepage der National Disaster Life Foundation zeigt Beispiele für solche Aus- und Fortbildungsangebote (http://www.ndlsf.org). Ein weiteres Beispiel aus den USA findet sich auf der Homepage der University of Arizona Health Science Center (http://www.ahls.org). Von diesen Webpages aus öffnet sich der Zugang zu vielen weiteren amerikanischen Institutionen, die sich mit den verschiedenen Risiken der sog. CRNBE-Problematik beschäftigen. Auch die Webauftritte des Robert Koch-Instituts (http://www.rki.de) und der WHO (http:// who.int) haben sehr konkrete und aktuelle Hinweise zum Umgang mit biologischen Gefahren online verfügbar.

> **Praxistipp**
>
> Insbesondere wenn das Personal des Krankenhauses mit dem Rettungsdienst, der Feuerwehr und dem Katastrophenschutz bestimmte Handlungsprozesse durchführen muss, müssen diese Prozesse regelmäßig in geeigneten realitätsnahen Übungen trainiert werden.

▶ **Simulationsmethoden.** Damit die theoretischen Prinzipien der Bewältigung von Terrorangriffen im Einsatzfall auch erfolgreich eingesetzt werden können, müssen sie von allen Beteiligten regelmäßig geübt werden. Da reale Großübungen wegen der hohen damit verbundenen Kosten nur beschränkt durchgeführt werden können, sind Simulationsmethoden entwickelt worden.

Das in Europa am erfolgreichsten eingesetzte Konzept – Emergotrain – ist vor fast 20 Jahren von Sten Lennquist in Schweden entwickelt worden. Unter Echtzeitbedingungen lernen die Teilnehmer Prinzipien des Ressourcenmanagements unter Berücksichtigung verschiedener Vorgaben. Mit Emergotrain kann man nahezu alle theoretischen Schadenslagen in der Prozesskette Schadensbewältigung gesamthaft und in Abschnitten üben. Der Teilnehmer sieht während der Simulation nicht nur sich selbst als Person, sondern versteht die Verzahnung und Verkettung von Entscheidungen, Prozessen und Abläufen und kann diese besser nachvollziehen (Lennquist 2003 [9]). Mit einfachen Planbesprechungen können sich die Akteure in einzelnen Stationen auf die optimale Gestaltung der Handlungsabläufe einstellen und diese auch kleinteilig, insbesondere bezüglich der Schnittstellen, trainieren.

> **Kernaussagen**
>
> **Bedrohungspotenzial**
> Zu den bereits bekannten Gefahren, wie z. B. Naturkatastrophen oder technische Großschadensereignisse, sind die Bedrohungen durch Terroranschläge hinzugetreten.
>
> Wegen der möglichen Größe solcher Schadensereignisse, der potenziell zusätzlichen Gefährdung für die eingesetzten Rettungskräfte und der mangelnden Möglichkeit zur Vorplanung für die Orte des Geschehens ist es allerdings zwingend erforderlich, zusätzliche Planungsgrundlagen zu schaffen.
>
> **Fallbeispiel: Madrid**
> Die Kombination mehrerer schädigender Ereignisse mit besonderen Eigenschaften ist in alle strategischen Überlegungen und planerischen Konzepte mit einzubeziehen.

Abwehrbereitschaft

Die regionale Leistungsfähigkeit des öffentlichen Rettungsdienstes und des Gesundheitswesens mit den Ergänzungen für den Großschadens- oder Katastrophenfall ist in Abhängigkeit von der Bevölkerungsdichte regional sehr unterschiedlich.

Die Strategien des Alltags müssen auch im Schadensfall greifen und müssen sich modular aufbauen.

Triage

Der Schweregrad einer Katastrophe ergibt sich aus dem Quotienten, der aus der Summe der Patienten in den Kategorien I und II geteilt durch die Anzahl der Betroffenen in Kategorie III besteht. Formel: (S = (I + II) / III).

Personalbedarf

Auf der Basis der standardisierten Konzepte für einen Massenanfall von Verletzten und / oder Erkrankten müssen für 1000 Patienten über 645 Personen unterschiedlicher Qualifikationen alarmiert und zugeführt werden.

Materiallogistik

Die spezifischen Schadenslagen nach terroristischen Anschlägen lösen spezifische Materialbedarfe aus. Dies stellt eine besondere logistische Herausforderung für den Rettungsdienst und die Krankenhäuser dar.

Aus- und Fortbildung

Insbesondere für die Bewältigung von radiologischen, biologischen und chemischen Anschlägen müssen besondere Schulungsmaßnahmen erfolgen.

In die Aus- und Fortbildung sind neue Lern- und Lehrmethoden, wie z. B. das E-Learning, das Blended-Learning oder die Simulation zu integrieren.

Literatur

Referenzen

[1] **Adams** HA. Überörtliche Hilfe beim Massenanfall von Verletzten (Ü-MANV). Anästh Intensivmed 2005; 46: 215–223
[2] **Beck** A, Bayeff-Filloff M, Kanz KG, Sauerland S. Algorithmus für den Massenanfall von Verletzen an der Unfallstelle. Notfall Rettungsmed 2005; 8: 466–473
[3] **de** Boer J, Brismar B, Eldar R et al. The medical severity index of disasters. J Emerg Med 1989; 7: 269–273
[4] **de** Ceballos JPG, Fuentes FT, Diaz DP et al. Casualties treated at the closest hospital in the Madrid March 11, terrorist bombing. Crit Care Med 2005; 33(Suppl): S 107–112
[5] **de** Lorenzo RA. When it's hot, it's hot. Ann Emerg Med 2005; 45: 653–654
[6] **Holden** PJP. Improvising in an emergency. NEJM 2005; 353: 541–543
[7] **Jason** S, McKee M. The implication of terrrism for public health. Europ J Pub Health 2002; 12: 1–2
[8] **Koenig** KL, Goans RE, Hatchett RJ et al. Medical treatment of radiological casualities: current concepts. Ann Emerg Med 2005; 45: 643–652
[9] **Lennquist** S. The emergotrain system for training and testing disaster preparedness: 15 years experience. ISDM 2003; 1: 13–22
[10] **Lennquist** S. The importance of maintaining simplicity in planning and preparation for major accidents and disasters. IJDM 2004; 2: 5–8
[11] **Moecke** Hp. Erste Übersicht über das Verletzungsmuster der Überlebenden des Terroranschlages auf das World-Trade-Center. Notfall Rettungsmed 2002; 5: 54–56
[12] **Moecke** Hp, Finke EJ, Fleischer et al, Hrsg. Paul Rega: Bio-Terry. Handbuch zur Diagnose und Therapie von Erkrankungen durch biologische Kampfstoffe. Berlin: ABW; 2002
[13] **Okumara** T, Suzuki K, Fukuda A et al. Tokyo subway sarin attack: disaster management. Part 1: Community emergency response. Acad Emerg Med 1998; 5: 613–617
[14] **Powers** MJ. CBRN terrorism – a risk matrix. Crisis Response J 2004; 1: 39–43
[15] **Rutherford** WH. Experience in the Accident and Emergency Department of the Royal Victoria Hospital with patients from civil disturbances in Belfast 1969–1972. Injury 1973; 4: 189–199
[16] **Sefrin** P, Weidringer J, Weiss W. Katastrophenmedizin: Sichtungskategorien und deren Dokumentation. Dtsch Ärztebl 2003; 100: A2057–2058
[17] **WADEM**. International standards and guidelines on education and training fort he multi-disciplinary health response to major events that threaten the health status of a community. Prehosp Disast Med 2004; 19 (Suppl2): s17-s24

72 Schäden durch ABC-Kampfmittel

72.1 A-Gefahren

V. Meineke, H. Dörr

72.1.1 Medizinisches Strahlenunfallmanagement

Strahlenunfälle stellen im Vergleich mit anderen Schadensereignissen relativ seltene Ereignisse dar, können jedoch katastrophale Ausmaße annehmen, wie die Kernkraftwerksunfälle von Tschernobyl im April 1986 und von Fukushima im März 2011 zeigen. Zwischen 1945 und 1992 erlitten weltweit immerhin über 2000 Personen bei über 300 Strahlenunfällen einen Gesundheitsschaden durch die Einwirkung ionisierender Strahlung (Densow et al. 1992 [2]).

▶ **Folgen.** Die potenziellen Folgen eines Strahlenunfalls können äußerst gravierend sein und umfassen ein breites Spektrum von akuten und chronischen Gesundheitsschäden strahlenexponierter Personen, psychologischer Reaktionen sowie möglicherweise erheblichen direkten und indirekten wirtschaftlichen Schäden (Zimmerman u. Loeb 2004 [12]).

▶ **Biologische Wirkung.** Die biologische Wirkung auf den Organismus unterscheidet sich generell nicht durch die Art und Weise, wie eine Exposition mit ionisierender Strahlung zustande gekommen ist. Entscheidend für die biologischen Wirkungen sind in erster Linie:
- die Strahlenart,
- die Strahlenqualität,
- die absorbierte Dosis sowie der zeitliche Verlauf der Strahlenexposition (akut, fraktioniert oder chronisch) und
- die Verteilung der absorbierten Strahlendosis im Organismus (homogene Ganzkörperexposition bzw. Teilkörperexposition).

Bei einer Inkorporation von Radionukliden ist neben der Strahlenexposition auch eine für das entsprechende chemische Element (z.B. Plutonium) bekannte Toxizität zu berücksichtigen.

Merke

Grundsätze des medizinischen Strahlenunfallmanagements sind somit unabhängig von der Ursache der Strahlenexposition anwendbar.

Wichtige Problemfelder bei Strahlenunfällen sind insbesondere:
- Diagnostik strahleninduzierter Gesundheitsschäden,
- Ursachenaufklärung / Identifikation von Strahlenquellen,
- Kontamination / Inkorporation,
- Therapie von Patienten mit einem akuten Strahlensyndrom.

▶ **Planung der medizinischen Versorgung.** Die Planung der medizinischen Versorgung von strahlenexponierten Patienten ist in erheblichem Maße von der *Höhe der Strahlenexposition* abhängig. So kann eine geringere Strahlenexposition eine große Anzahl von Personen betreffen, wobei initial Evakuierungsmaßnahmen, Dekontamination und ggf. weitere Maßnahmen wie eine Verteilung von Jodtabletten (Jodprophylaxe) unter Umständen in großem Umfang durchzuführen sind.

Bei einer hohen Strahlenexposition bestehen hingegen gänzlich andere medizinische Probleme und Anforderungen. So ist bei der Versorgung von schwer strahlenexponierten Patienten eine unverzüglich beginnende, intensive und interdisziplinär angelegte medizinische Behandlung von besonderer Bedeutung. Hierbei sind insbesondere eine strahlenbedingte Multiorganbeteiligung sowie ein mögliches strahlenbedingtes Multiorganversagen zu berücksichtigen (Fliedner et al. 2005 [5]). Gegebenenfalls müssen frühzeitig alle Vorbereitungen für eine evtl. notwendige Transplantation von hämatopoetischen Stammzellen getroffen werden. Weiter ist zu berücksichtigen, dass die adäquate Versorgung von schwer strahlenexponierten Patienten medizinische Ressourcen in erheblichem Umfang erfordert und möglicherweise über mehrere Wochen bindet.

Merke

Zur Vermeidung bzw. Verminderung potenzieller Folgeschäden ist es von entscheidender Bedeutung, auf einen radiologischen oder nuklearen Schadensfall schnell und adäquat reagieren zu können. Dies wird jedoch nur möglich sein, wenn bereits im Vorfeld eine umfassende Planung der zu ergreifenden diagnostischen, therapeutischen und organisatorischen Maßnahmen erfolgt (Dörr u. Meineke 2006 [3]).

▶ **Risikobewertung.** Die Bewertung des Risikos einer terroristisch motivierten Ausbringung von radioaktiven Substanzen hat sich insbesondere seit den Terroranschlägen vom 11. September 2001 in New York und Washington verändert (Lubenau u. Strom 2002 [7]). Die Bedrohung durch den möglichen Einsatz einer sog. „schmutzigen Bombe" oder „dirty bomb" (Sprengvorrichtung mit radioaktiver Beiladung) wird seit dieser Zeit verstärkt im Rahmen der vorbereitenden Planungen berücksichtigt (Timins u. Lipoti 2003 [11]).

Der Strahlenunfall von Fukushima/Japan in 2011 verdeutlicht potenzielle Folgen gezielter Angriffe auf Kernkraftwerke. Als besonders kritisch stellt sich hierbei die Lagerung von abgebrannten Brennelementen in wassergefüllten Lagerbecken dar (Alvarez et al. 2003 [1]).

▶ **Ressourcen.** Die verfügbaren Ressourcen können ab einer bestimmten Größenordnung eines Strahlenunfalls zum limitierenden Faktor des medizinischen Strahlenunfallmanagements werden. Über internationale Netzwerke können die jeweiligen limitierten national vorhandenen Ressourcen im Strahlenunfallmanagement einschließlich Diagnostik- und Therapiekapazitäten bei Bedarf zusammengefasst werden. Dies insbesondere im Hinblick auf eine multidisziplinär angelegte und ressourcenfordernde intensivmedizinische Versorgung von schwer strahlenexponierten Patienten, die eine Verfügbarkeit von international vorhandener Fachexpertise und Behandlungskapazität erfordern.

72.1.2 Umschlossene Strahlenquellen

▶ **Vagabundierende Strahlenquellen.** Umschlossene Strahlenquellen werden in der Industrie sowie im medizinischen Bereich regelmäßig und in großer Anzahl für unterschiedlichste Anwendungen eingesetzt. Neben beruflichen Strahlenexpositionen stellen v. a. umschlossene Strahlenquellen, die nicht mehr unter institutioneller Überwachung stehen und als „vagabundierende Strahlenquellen" bezeichnet werden, eine relevante Problematik dar. Diese Strahlenquellen können praktisch überall auftauchen und werden oftmals erst identifiziert, nachdem bereits strahlenbedingte Gesundheitsschäden bei Personen aufgetreten sind. In solchen Fällen ist die frühzeitige diagnostische Einordnung von Symptomen und Befunden als strahlenbedingte Gesundheitsschäden von entscheidender Bedeutung.

▶ **Symptome der Strahlenkrankheit.** Eine physikalische Messung von ionisierender Strahlung wird nicht an jedem Ort ohne begründeten Verdacht durchgeführt. Somit kann die Existenz einer oder mehrerer Strahlenquellen über einen längeren Zeitraum unbemerkt bleiben.

Praxistipp
Die ersten Symptome der akuten Strahlenkrankheit fallen in die sog. Prodromalphase und können, wenn die Möglichkeit einer Strahlenexposition nicht in Betracht gezogen wird, als unspezifische Symptome gastrointestinaler Erkrankungen bzw. von Infektionskrankheiten fehlinterpretiert werden. Symptome der Prodromalphase können Appetitmangel, Übelkeit, Erbrechen, Diarrhö sowie bei sehr hohen Strahlendosen auch Bewusstseinseintrübung bis hin zum Koma sein. Hinzu kommen Symptome der Haut sowie der Schleimhäute in Form von Erythem bzw. Mukositis und im weiteren zeitlichen Verlauf des kutanen Strahlensyndroms auch Ulzerationen.

Besonders bei nicht anders erklärbaren unspezifischen Symptomen ist daher eine strahlenbedingte Gesundheitsstörung im Rahmen der Differenzialdiagnostik zu berücksichtigen.

Bei einem Strahlenunfall in Lilo, Georgien, wurden die Gesundheitsstörungen über einen langen Zeitraum von 15 Monaten nicht als strahleninduziert erkannt, was neben einer verzögerten medizinischen Versorgung auch eine weiter andauernde Strahlenexposition der betroffenen Personen zur Folge hatte (IAEA 2000 [6]).

72.1.3 Freigesetzte Radionuklide – Kontamination / Inkorporation

▶ **Schmutzige Bombe.** Eine bewusste Ausbringung von radioaktiven Substanzen wird durch den Begriff der „Radiological Dispercal Devices" (RDD) beschrieben. Hierzu gehört auch die sog. „schmutzige Bombe" oder „dirty bomb". Bei einer schmutzigen Bombe handelt es sich um einen konventionellen Sprengsatz in Verbindung mit radioaktivem Material, das durch die Explosion verteilt wird und dann zu einer radioaktiven Kontamination im Umfeld des Ereignisses führt.

▶ **Äußerliche Kontamination.** Personen, die sich im Umfeld eines solchen Ereignisses aufhalten, können äußerlich mit radioaktivem Material kontaminiert werden. Die äußere Kontamination führt zu einer Strahlenexposition in Abhängigkeit von Art und Menge der vorliegenden Radionuklide sowie von Strahlenart und Strahlenqualität. Bei einer entsprechend großflächigen Verteilung des radioaktiven Materials sind jedoch bei äußerlich kontaminierten Personen in der Regel keine akuten Gesundheitsschäden durch die Strahlenexposition zu erwarten.

Merke
Ein wichtiger Aspekt ist jedoch das Erkennen bzw. der sichere Ausschluss einer äußeren Kontamination mit radioaktiven Substanzen. Eine Kontamination macht neben einer Dekontamination des Patienten auch besondere Vorkehrungen zur Vermeidung einer Kontamination des medizinischen Personals sowie von medizinischen Einrichtungen und Geräten notwendig.

▶ **Dekorporationstherapie.** Neben einer äußerlichen Kontamination besteht auch die Gefahr, durch Inhalation oder Ingestion Radionuklide zu inkorporieren. Neben der Strahlenexposition ist hierbei auch immer die Toxizität des jeweiligen Radionuklids zu berücksichtigen. Bei Vorliegen einer Inkorporation von radioaktiven Substanzen ist eine spezifische Dekorporationstherapie durchzuführen. Durch eine frühzeitige und adäquate Dekorporationstherapie lässt sich die absorbierte Strahlendosis erheblich reduzieren. Zur Durchführung einer Dekorporationstherapie mit spezifischen Dekorporationstherapeutika ist die Identifizierung des inkorporierten Radionuklids notwendig. Diese kann mithilfe der hochauflösenden Gammaspektrometrie erfolgen. Darüber hinaus kann dann die Gesamtexposition abgeschätzt werden.

Bei einem Strahlenunfall 1987 in Goiânia, Brasilien, stand zum Zeitpunkt der Identifikation der Strahlenquelle die Problematik der Kontamination im Vordergrund. Die Messung von kontaminierten Arealen wurde umgehend eingeleitet. 112000 Personen wurden auf eine äußere Kontamination hin untersucht, wobei 249 Personen als kontaminiert identifiziert wurden. Die kontaminierten Personen konnten daraufhin mit sehr gutem Erfolg äußerlich dekontaminiert werden. Zusätzlich zeigte sich die Problematik einer Inkorporation des Radionuklids Cäsium-137. Bei 46 Patienten wurde eine Dekorporationstherapie mit Preussisch Blau (Radiogardase) erfolgreich durchgeführt (Farina et al. 1991 [4]). Dieses Beispiel illustriert mögliche Größenordnungen von durchzuführenden Untersuchungen sowie von weiterführenden therapeutischen und organisatorischen Maßnahmen.

▶ **Psychologische Reaktionen.** Bei einer Freisetzung von radioaktiven Substanzen ist zusätzlich zu den bereits genannten Aspekten stets auch mit psychologischen Reaktionen, wie z. B. einer Massenpanik, zu rechnen. Hierbei können primär nicht betroffene, jedoch ängstliche und verunsicherte Personen unter Umständen die Durchführung erforderlicher Maßnahmen erheblich behindern (Salter 2001 [10]).

72.1.4 Unkontrollierte Kettenreaktion

▶ **Neutronenstrahlung.** Eine unkontrollierte Kettenreaktion ist mit einer hohen Abgabe von Energie in Form ionisierender Strahlung verbunden, hierbei tritt auch Neutronenstrahlung auf. Neutronenstrahlung besitzt eine höhere biologische Wirksamkeit als Gammastrahlung und induziert darüber hinaus Radioaktivität in exponierter Materie. So führte die neutroneninduzierte Radioaktivität z. B. bei einem Strahlenunfall in Tokai-Mura, Japan, zu einer Ortsdosisleistung von bis zu 1,5 µSv/h in unmittelbarer Nähe der Patienten. Hieraus resultierte eine, wenn auch geringe, Strahlenexposition des medizinischen Personals (NIRS 2002 [9]).

▶ **Nuklearwaffen.** Eine unkontrollierte Kettenreaktion tritt ebenfalls bei einem Einsatz von Nuklearwaffen auf. Die Wirkung von Nuklearwaffen ist über das Auftreten von ionisierender Strahlung hinaus gekennzeichnet durch das begleitende Auftreten von Druck-, Sogwirkung und Hitzewelle. Bei betroffenen Patienten ist hierbei mit einer Strahlenexposition in Kombination mit mechanischen und thermischen Traumata zu rechnen. Diese Kombinationsschäden führen im Vergleich zu einer isolierten Betrachtung von Strahlenschäden und begleitenden Traumata zu einer insgesamt deutlich ungünstigeren Prognose (Messerschmidt et al. 1969 [8]).

▶ **Radioaktiver Fallout.** Darüber hinaus besteht durch radioaktiven Fallout die Gefahr einer Kontamination sowie einer Inkorporation von Radionukliden. Vertiefende Aspekte hierzu sind im Abschnitt über freigesetzte Radionuklide aufgeführt.

Kernaussagen

Medizinisches Strahlenunfallmanagement
Wichtige Problemfelder des Medizinischen Strahlenunfallmanagements sind:
- Diagnostik strahleninduzierter Gesundheitsschäden,
- Ursachenaufklärung / Identifikation von Strahlenquellen,
- Kontamination / Inkorporation,
- Therapie von Patienten mit einem akuten Strahlensyndrom.

Eine vorbereitende Planung von diagnostischen, therapeutischen und organisatorischen Maßnahmen muss, um schnell und adäquat reagieren zu können, vor Eintreten eines Strahlenunfalls erfolgen.

Umschlossene Strahlenquellen
Umschlossene Strahlenquellen werden in großem Umfang in der Industrie und im medizinischen Bereich eingesetzt und können u. U. als „vagabundierende" Strahlenquellen überall auftauchen. Oft sind strahlenbedingte Gesundheitsschäden dann der erste Hinweis auf eine Strahlenquelle und müssen daher im Rahmen der Differenzialdiagnostik berücksichtigt werden.

Freigesetzte Radionuklide – Kontamination / Inkorporation
Bei Nachweis einer äußeren Kontamination mit Radionukliden ist eine Dekontamination durchzuführen, eine weitere Kontamination sowie Inkorporation ist zu vermeiden.

Bei einer Inkorporation sind die Radionuklide schnellstmöglich zu identifizieren und abhängig von Dosisabschätzung und Toxizität eine spezifische Dekorporationstherapie einzuleiten.

> **Unkontrollierte Kettenreaktion**
> Bei einer unkontrollierten Kettenreaktion (Unfall in kerntechnischen Anlagen, Nuklearwaffen) tritt auch Neutronenstrahlung auf, die eine hohe biologische Wirksamkeit besitzt und in Materie Radioaktivität induziert.
>
> Eine Kombination von Strahlenexposition mit begleitenden Traumata führt zu einer insgesamt deutlich ungünstigeren Prognose.

Literatur

Referenzen

[1] **Alvarez** R, Beyea J, Janberg K et al. Reducing the hazards from stored spent power-reactor fuel in the United States. Science and Global Security 2003; 11: 1–51
[2] **Densow** D, Fliedner TM, Arndt D. Übersicht und Kategorisierung von Strahlenunfällen und -katastrophen als Grundlage medizinischer Maßnahmen. In: Der Bundesminister für Umwelt, Naturschutz und Reaktorsicherheit, Hrsg. Medizinische Maßnahmen bei Strahlenunfällen. Stuttgart: Gustav Fischer; 1992; 27: 9–50
[3] **Dörr** HD, Meineke V. Appropriate radiation accident medical management: necessity of extensive preparatory planning. Radiat Environ Biophys 2006; 45: 237–244
[4] **Farina** R, Brandao-Mello CE, Oliveira AR. Medical aspects of 137Cs decorporation: the Goiania radiological accident. Health Phys 1991; 60: 63–66
[5] **Fliedner** TM, Dörr HD, Meineke V. Multi-organ involvement as a pathogenetic principle of the radiation syndromes: A study involving 110 case histories documented in SEARCH and classified as the bases of hemopoietic indicators of effect. Br J Radiol Supplement 2005; 27: 1–8
[6] **International** Atomic Energy Agency. The Radiological Accident in Lilo. Vienna: International Atomic Energy Agency; 2000
[7] **Lubenau** JO, Strom DJ. Safety and security of radiation sources in the aftermath of 11 September 2001. Health Phys 2002; 83: 155–164
[8] **Messerschmidt** O, Langendorff H, Birkenmayer E, Koslowski L. Studies on combination injuries. The life expectancy of mice, who were exposed to skin burns in different time intervals previous and following whole body irradiation. Strahlentherapie 1969; 138: 619–626
[9] **National** Institute of Radiological Sciences. The report of the criticality accident in a uranium conversion test plant in Tokaimura. Chiba: National Institute of Radiological Sciences (NIRS-M-154); 2002
[10] **Salter** CA. Psychological effects of nuclear and radiological warfare. Mil Med 2001; 166: 17–18
[11] **Timins** JK, Lipoti JA. Radiological terrorism. N J Med 2003; 100: 14–21
[12] **Zimmerman** PD, Loeb C. Dirty Bombs The Threat Revisited. Center for Technology and National Security Policy, National Defense University. Defense Horizons 2004; 38

72.2 B-Gefahren

E.-J. Finke, R. Gottschalk, D. Frangoulidis

> **Merke**
>
> *Biologische (B-)Gefahren* sind anzunehmen beim unerwarteten Ausbruch einer Krankheit, die aufgrund ihres ungewöhnlichen Schweregrads, der hohen Letalität und Ausbreitungstendenz die öffentliche Gesundheit schwerwiegend beeinträchtigen und eine Notlage von internationaler Tragweite auslösen kann.

▶ **Ursachen.** Mögliche Ursachen von B-Gefahren sind:
- *natürliches* „Neu-" oder „Wiederauftauchen" durch den Import gefährlicher Infektionskrankheiten (z.B. 2003: SARS, virale hämorrhagische Fieber, 2009: Influenza-A (H1N1)pdm09, 2011: EHEC 0104:H4),
- *unbeabsichtigte* Freisetzung von Krankheitserregern durch Havarien (z.B. Sverdlovsk 1979: Anthraxausbruch), Hygienedefizite oder Zerstörung von Ökosystemen und Infrastruktur durch Naturkatastrophen (z.B. Haiti 2010: Choleraepidemie) und Kriegshandlungen (z.B. Kosovo 1999: Tularämie),
- *absichtliche* Ausbringung biologischer Agenzien als *biologische (B-)Kampfmittel* im Rahmen militärischer Konflikte (*biologische Kriegführung*), terroristischer Angriffe (*Bioterrorismus*) und ähnlicher krimineller Anschläge (z.B. USA 2011: Milzbrandsporen in Briefpost).

> **Definition**
>
> *Biologische (B-)Kampfmittel* (syn.: *B-Waffen*) bestehen aus *biologischen (B-)Kampfstoffen* und Einsatzmitteln.
>
> B-Kampfstoffe (syn.: *biologische [B-]Agenzien*) sind zu nicht friedlichen Zwecken produzierte, vermehrungsfähige Organismen und daraus gewonnene physiologisch aktive Stoffe (z.B. Toxine), die den Tod, eine vorübergehende Handlungsunfähigkeit oder Dauerschädigung verursachen können.

▶ **Einteilung.** Aus epidemiologischer Sicht sind B-Kampfstoffe zu unterteilen in:
- Erreger übertragbarer Krankheiten,
- Erreger nicht übertragbarer Krankheiten,
- Biogifte (Toxine).

Gegenwärtig werden über 70 Arten und Typen von Mikroorganismen (Bakterien, Viren und Pilze) sowie einige Toxine als potenzielle B-Agenzien betrachtet. Bei den Mikroorganismen handelt es sich mit wenigen Ausnahmen, z.B. Variolavirus oder Choleravibrionen, um gefährliche tier- *und* humanpathogene Zoonoseerreger der Risikogruppen 3 und 4. Außerdem müssen gentechnisch veränderte oder synthetisierte Organismen als zukünftige B-Kampfstoffe in Betracht gezogen werden. Ferner könnten Mixturen verschiedener Erreger und Toxine oder Gemische mit Radionukliden bzw. C-Kampfstoffen eingesetzt werden, um die Wirkung zu verstärken und die Diagnostik sowie Therapie zu erschweren.

Eine Übersicht „klassischer" B-Agenzien ehemaliger B-Waffen-Programme ist in ▶ Tab. 72.1 gegeben.

▶ **Eigenschaften.** Folgende Eigenschaften lassen Mikroorganismen oder Biogifte als B-Kampfstoff geeignet erscheinen:
- hohe Virulenz der ausgewählten Erregerstämme bzw. extreme Giftigkeit der Toxine:

- z. B. Clostridium botulinum Neurotoxin A: etwa 15000fach giftiger als der toxischste Nervenkampfstoff VX,
- geringe aerogene Infektionsdosen von < 10–1000 Zellen bzw. Viruspartikeln,
- Möglichkeit, B-Kampfstoffe per Aerosol lautlos und unsichtbar, damit unbemerkt und verdeckt auszubringen,
- Unfähigkeit des Menschen, diese Ausbringung und Exposition mit seinen Sinnen wahrzunehmen,
- derzeitiger Mangel an effizienten Detektions- und Warnsystemen zum Nachweis eines Angriffs:
  - Anwendung persönlicher Schutzausstattungen (PSA) erst *nach* einer erfolgten Exposition möglich,
- breites Wirkungsspektrum:
  - von vorübergehender Handlungsunfähigkeit bis zu schwersten klinischen Verlaufsformen und Komplikationen mit hoher Letalität,
  - Erkrankung nach einer spezifischen Inkubationszeit von wenigen Stunden, mehreren Tagen oder Wochen; dadurch Schwierigkeit, Ort und Zeitpunkt eines B-Angriffs und einer B-Exposition festzustellen,
  - Vielfalt an differenzialdiagnostisch schwer abgrenzbaren, hierzulande unbekannten, Krankheitsbildern beim Einsatz von Erregern aus subtropischen oder tropischen Regionen,
  - hohe Aerosol- und Umweltstabilität (z. B. Anthraxsporen); damit Gefährdung durch Kontamination von Personen, Objekten, Flora und Fauna,
  - große psychologische Wirkung: Angst, Terror!
- Zugriffsmöglichkeit auf einige potenzielle B-Agenzien in ihren natürlichen Verbreitungsgebieten,
- *Mimikry-Potenzial*, d. h. die Fähigkeit zur Nachahmung natürlich vorkommender Krankheiten, zum Tarnen verdeckter B-Anschläge (z. B. Sabotage, Diversion) und Vortäuschen *natürlicher* Krankheitsursachen, insbesondere beim Einsatz endemischer Erreger, z. B. Salmonellen, Shigellen oder EHEC/ETEC,
- Fehlen einer agensspezifischen Immunität und damit Gefährdung aller Altersgruppen,
- Mangel an effizienten zugelassenen Schutzimpfungen und damit nur begrenzte Vorsorgemöglichkeiten durch Immunisierung,
- eingeschränkte Optionen für eine *medikamentöse prä- bzw. postexpositionelle Prophylaxe* (*PEP*), kausale oder supportive Therapie bei viralen B-Agenzien und Toxinen,
- Möglichkeit der großtechnischen Herstellung, Stabilisierung und Lagerung mittels ziviler „Dual-Use"-Verfahren der Biotechnologie, Nahrungsmittel- und Pharmaindustrie,
- begrenzte Verfügbarkeit valider Testmethoden und Diagnostika sowie spezialisierter S3- bzw. S4-Laboratorien zur *zweifelsfreien* Identifizierung von B-Kampfstoffen, zur Diagnostik relevanter Erkrankungen und Verifizierung von B-Angriffen.

▶ **Einsatzmittel.** *Militärische* Einsatzmittel sind Generatoren, Raketen, Bomben oder Granaten, die B-Kampfstoffaerosole mit einer lungengängigen Partikelgröße < 5 µm freisetzen. Als Einsatzmittel für *terroristische* oder *kriminelle* Aktionen gelten kommerzielle Aerosol- und Sprühvorrichtungen (tragbar, auf Land-, Luft- und Wasserfahrzeugen), improvisierte Sprengvorrichtungen, Trinkwasserversorgungssysteme, kontaminierte Lebens- und Genussmittel, Drogen oder Gebrauchsgegenstände sowie infizierte Arthropoden, Haus-, Nutz oder Wildtiere.

72.2.1 Exposition und Wirkungen

Die Besonderheit von B-Kampfmitteln ist die *Breite des potenziellen Einsatzspektrums*. Es reicht von offen oder verdeckt ausgeführten Aktionen krimineller Einzeltäter und Gruppen bis zur Möglichkeit eines militärischen B-Angriffs.

Seit 1972 gibt es das Übereinkommen zum Verbot der Entwicklung, Herstellung, Lagerung biologischer (bakteriologischer) und Toxinwaffen sowie ihrer Vernichtung. Dies hinderte jedoch selbst Signatarstaaten nicht, geheime B-Waffen-Programme zu betreiben.

Es ist deshalb nicht auszuschließen, dass gewisse Regierungen oder staatlich gestützte, terroristische und andere kriminelle Gruppen oder Einzeltäter an B-Kampfmittel gelangen könnten. Diese würden auch die Art und Menge des Agens, die Ausbringungsweise, die Zielgruppe/-n sowie den Ort und Zeitpunkt des Einsatzes bestimmen.

Exposition

Eine Exposition gegen B-Kampfstoffe ist daher nicht nur in militärischen Konflikten möglich, wie die Milzbrandbriefanschläge in den USA im Herbst 2001 zeigten. Mit Anthraxausbrüchen ist angesichts der Milzbrandfälle bei intravenösen Heroinabhängigen, die 2009/2010 in Schottland, England und Deutschland sowie 2012 erneut in Deutschland vermutlich durch sporenkontaminierte Drogen auftraten (Health Protection Scotland 2011[4], Holzmann et al. 2012[5]), auch künftig in der notfallmedizinischen Praxis zu rechnen.

Die größte B-Gefahr würde von einem Angriff mit B-Waffen ausgehen: Aufgrund von Modellrechnungen von WHO-Experten wären nach dem Absprühen von 50 kg Anthraxsporen über einer Stadt mit 500000 Einwohnern innerhalb von 1–7 Tagen ca. 125000 Erkrankte zu erwarten (WHO 1970[6]). Davon würden etwa 95000 an einem akuten Atemnotsyndrom oder einer Sepsis versterben.

Ein derartiger *Massenanfall an Infektionskranken (MANI)*, der als sog. „außergewöhnliches Seuchengeschehen" ablaufen kann (BBK 2007[1]), wäre ein Großschadensereignis katastrophalen Ausmaßes, dessen Bewältigung durch mögliche Panik- und Fluchtreaktionen zusätzlich kompliziert würde.

> **Merke**
>
> B-Waffen gelten als Massenvernichtungsmittel, die in ihrer Wirksamkeit mit Kernwaffen vergleichbar sind. B-Kampfstoffe würden mit größter Wahrscheinlichkeit als Aerosol ausgebracht. Die Opfer wären daher primär über die Lunge massiven Dosen des Agens ausgesetzt. Gleichzeitig können B-Kampfstoffe auch alimentär und kontaktiv, z. B. im Falle begleitender Verletzungen, in den Körper gelangen.

Wirkungen

Nach Inhalation oder Ingestion hoher Kampfstoffmengen sind zu erwarten (▶ Tab. 72.1):
- ungewöhnlich kurze Inkubations- oder Latenzzeiten,
- Häufung seltener Verlaufsformen bei Pest, Anthrax, Rotz und Tularämie:
  - primär pneumonische Form mit sekundärer Sepsis,
  - primär septische Form mit sekundärer Organmanifestation: z. B. Pneumonie, Meningitis,
- raschere Entwicklung lebensbedrohlicher Komplikationen: z. B. ARDS, DIC und MOD schon innerhalb von 24–36 h,
- auffällige Häufung von Patienten mit oropharyngealer, ulzeroglandulärer und gastrointestinaler Form,
- mehrere klinische Formen in demselben Patienten: z. B. Darm- und Inhalationsmilzbrand,
- höherer Anteil an Komplikationen und letalen Verläufen, z. B. hämorrhagische Pocken, Q-Fieber-Endokarditis, infektiös-toxischer Schock,
- intensivere, frühere und längere Erregerelimination und Ansteckungsfähigkeit bei von Mensch zu Mensch übertragbaren Krankheiten,
- kürzeste Inkubationszeit und ungünstigste Prognose von Exponierten, die unmittelbar am Angriffsort waren (= hohe Dosisaufnahme).

▶ **Aerosoleinsatz.** Aufgrund der simultanen aerogenen Infizierung würde ein Aerosoleinsatz von B-Agenzien mit kurzer Inkubationszeit (▶ Tab. 72.1) während mehrtägiger Großveranstaltungen (z. B. Musikfestivals, Olympische Spiele) zu Explosivepidemien mit einem Massenanfall von Infektionskranken (MANI) am Ort der Exposition und einem sog. *biologischen Wirkungsherd* führen. Darin wären nahezu alle exponierten Personen, Tiere, Pflanzen und Objekte als verseucht zu betrachten und ggf. zu dekontaminieren. Krankheitsausbrüche sind aber je nach Mobilität der Betroffenen oder bei längeren Inkubationszeiten (▶ Tab. 72.1) auch *außerhalb* eines biologischen Wirkungsherds oder erst verzögert nach mehreren Tagen zu erwarten.

Abhängig von der Übertragbarkeit der Krankheit, der Ansteckungsfähigkeit und der Effizienz therapeutischer, prophylaktischer und hygienisch-antiepidemischer Maßnahmen können weitere Epidemiewellen folgen.

▶ **Risikogruppen/Prognose.** Viele der in ▶ Tab. 72.1 aufgelisteten B-Agenzien sind Erreger der Risikogruppen 3 und 4. Sie verursachen Krankheitsbilder, die selbst unter moderner Intensivtherapie eine schlechte Prognose haben. Bis auf Lungenpest, Pocken und bestimmte virale hämorrhagische Fieber besteht jedoch nur geringe oder keine Ansteckungsfähigkeit.

Im Falle der Pocken wären aufgrund der mittlerweile geringen Herdimmunität der Bevölkerung ohne sofortige Quarantänemaßnahmen und Riegelungsimpfungen überregionale Epidemien mit hoher Letalität zu erwarten.

Einige Agenzien wie die Erreger von Q-Fieber oder Brucellose würden ihre Opfer lediglich krank machen, aber von Abwehrgeschwächten abgesehen, nicht töten. Eine Übertragbarkeit bestünde nicht.

Umweltresistente B-Kampfstoffe, z. B. Milzbrandsporen, bleiben im Aerosolzustand in der Luft mehrere Stunden und in der Umwelt monatelang infektiös. Daher ist unmittelbar nach einer mutmaßlichen B-Exposition eine behelfsmäßige Dekontamination anzustreben, um ein Weiterverbreiten des Agens aus einem biologischen Wirkungsherd in Krankenhäuser zu verhindern (BBK 2007 [1], Domres et al. 2010 [2]).

▶ **Psychischer Terror.** Neben physischer Schädigung bezwecken biologische Angriffe auch psychischen Terror, um Zielpopulationen in Angst zu versetzen und zu demoralisieren. Bei Verdacht auf z. B. Lungenpest oder Pocken wäre mit einem hohen Anteil (bis zu 30%) an Personen mit psychischen oder psychosomatischen Stressreaktionen zu rechnen, die ebenso medizinische Hilfe beanspruchen würden.

> **Merke**
>
> Im Gegensatz zu konventionellen und A- oder C-Waffen sind Einsatz- und Wirkungsort sowie Zeitpunkt eines B-Angriffs nicht zwangsläufig identisch, da bis zum Krankheitsbeginn eine agenstypische Inkubationszeit vergeht. Je nach Mobilität der B-Exponierten und Dauer dieser Inkubationszeit können Einzelfälle oder Cluster von Erkrankungen sowie außergewöhnliche Seuchengeschehen am, nahe oder weit entfernt des Angriffsorts, regional und überregional auftreten.
>
> Bei einem möglichen Massenanfall psychisch Traumatisierter („worried well") sind in die präklinische Sichtung frühzeitig *Kriseninterventionsteams* (KIT) einzubeziehen.

Tab. 72.1 Wirkungen ausgewählter B-Agenzien nach aerogener und/oder oraler Aufnahme: infektiologische Merkmale, klinische Manifestation, antiepidemische Maßnahmen und Behandlung.

Agens Krankheit	Einsatzform Übertragungsfaktor	Vorwiegende Wirkung Letalität % (unbehandelt)	Inkubationszeit (d)	Früh-/Leitsymptome nach Inhalation	Klinische Manifestation (Syndrome) Differenzialdiagnose	Ansteckungsfähigkeit Dauer (d)	Maßnahmen E/K: Exponierte/Kontaktpersonen inkl. Einsatzteams Kv: Krankheitsverdächtige (Kranke)
Variola-major-Virus[2][3] **Pocken** • modifizierte Pocken • Variola vera • V. maligna	Aerosol Staub	letal 25–50	(<3) 7–17 (22)	Fieber, Krankheitsgefühl, Schüttelfrost, Übelkeit, Erbrechen, Kopf-, Kreuzschmerzen, En-/Exanthem	**infektiöses Exanthemsyndrom** Affenpocken, Varizellen, Kuhpocken, Tularämie, Masern, virale hämorrhagische Fieber, Fleckfieber, Hautmilzbrand	*sehr hoch* Sekrettröpfchen, Krusten, Staub (1 d vor Exanthem/Enanthem – Krustenabfall)	E/K: Quarantäne 17 d Beob Inkubations-/Riegelungsimpfungen** Kv: Iso supportive Therapie
Marburg-Virus[2][3] **Marburg-Krankheit** *Ebola-Virus*[2] **Ebola-Fieber**	Aerosol infektiöse Körperflüssigkeiten	letal 25–80 50–90	(<3) 4–10 (12) (2) 4–7 (24)	Fieber, Schüttelfrost, Krankheitsgefühl, Halsschmerzen, Blutungen (Haut, Schleimhäute, Meläna)	**hämorrhagisches Fiebersyndrom** Gelbfieber, Lassa-Fieber, CCHF, Leptospirose, Septikämie: Pest, Milzbrand, Meningokokken, Malariasepsis	*möglich* Blut, Sekrete, Gewebe	E/K: Quarantäne 21 d Beob Kv: Iso supportive Therapie
Yersinia pestis[2][3]* **Pest** Pestpneumonie/-sepsis/-pharyngitis/-meningitis Beulen-/Hautpest	Aerosol Lebensmittel infizierte Flöhe Ratten	letal bis 100	(<1) 2–4 (10)	Fieber, Schüttelfrost, Krankheitsgefühl, Verwirrtheit, Kopfschmerz, Durst, Übelkeit, produktiver Husten (blutiges Sputum), Atemnot, Splenomegalie	**akutes Pulmonalsyndrom (ARDS)** Lungenmilzbrand, Tularämie, Rotz, Influenza, Legionellose, Pneumokokkenpneumonie, Q-Fieber, Mykoplasmen, Tuberkulose **infektiös-toxisches ZNS-/Schocksyndrom** Typhus abdominalis, Fleckfieber, Septikämie: Rotz, Melioidose, Milzbrand, Meningokokken, Streptokokken, Staphylokokken, SEB- und Ricin-Intoxikation	*sehr hoch* (Lungenpest!) Atemsekrete (mit Einsetzen respiratorischer Symptome)	E/K: Quarantäne (PEP) 7 d Beob Kv: Iso supportive Therapie

Tab. 72.1. Fortsetzung

Agens Krankheit	Einsatzform Übertragungsfaktor	Vorwiegende Wirkung Letalität % (unbehandelt)	Inkubationszeit (d)	Früh-/Leitsymptome nach Inhalation	Klinische Manifestation (Syndrome) Differenzialdiagnose	Ansteckungsfähigkeit Dauer (d)	Maßnahmen E/K: Exponierte/Kontaktpersonen inkl. Einsatzteams Kv: Krankheitsverdächtige (Kranke)
Bacillus anthracis [2][3] * Milzbrand (Anthrax) Lungen-, Darm-, Hautmilzbrand Milzbrandsepsis, -meningitis, Injektionsmilzbrand	Aerosol Lebensmittel Postsendungen Drogen	letal 80–100	(<1) 2–6 (13–60)	Fieber, Kopfschmerz, schwerstes Krankheitsgefühl, Brustschmerz, Atemnot, Husten, Kreislaufkollaps	akutes Pulmonalsyndrom (ARDS) siehe Pest infektiös-toxisches ZNS-/Schocksyndrom siehe Pest infektiöstoxisches Gastrointestinalsyndrom Tularämie, Anthrax Shigellosen, Salmonellosen, EHEC-/ETEC-, Campylobacter-, Norovirusinfektion, Cholera	sehr selten	E/K: Beob PEP 60 (100) d sofern US- oder UK-Vakzine** verfügbar: simultane Impfung und 30 d PEP Kv: AB, AIG supportive Therapie Einzelzimmer SHR
Burkholderia mallei [2][3] * Rotz *B. pseudomallei* [2] Melioidose	Aerosol Lebensmittel Trinkwasser	letal >90 letal >90	(<1) 4–8 (21) (<1) 2–8 (21 d – Jahre)	Fieber, Schüttelfrost, Schweißausbrüche, Muskel-, Brust-, Kopfschmerzen Exanthem, Haut-, Nasen-Rachen-Ulzera, Lymphadenopathie, Spleno-/Hepatomegalie	ulzeroglanduläres Syndrom Tularämie, Beulenpest infektiös-toxisches Schocksyndrom siehe Pest akutes Pulmonalsyndrom (ARDS) siehe Pest	selten Sekrete, Exkrete (suppuratives Stadium)	E/K: Beob PEP 10 d Kv: AB supportive Therapie SHR bei Rotz: Einzelzimmer
Francisella tularensis [2][3] * *F. tul. holarctica* Tularämie • oropharyngeale • ulzeroglanduläre • kutanoglanduläre • typhöse Form	Aerosol Trinkwasser Lebensmittel Nager Mücken Zecken	letal 30–60 krankmachend <1	(1) 3–5 (21)	Fieber, Krankheitsgefühl, Kopf- und Brustschmerzen, Husten, Atemnot *Ingestion:* Fieber, Krankheitsgefühl, rauer Rachen, Ulzera, regionale Lymphadenopathie, Durchfall *Kontakt:* Fieber, Hautulzera, regionale Lymphadenopathie	ulzeroglanduläres Syndrom Rotz, Melioidose, Beulenpest, infektiöse Mononukleose infektiös-toxisches Schocksyndrom siehe Pest akutes Pulmonalsyndrom (ARDS) siehe Pest infektiös-toxisches Gastrointestinalsyndrom siehe Anthrax	keine	E/K: Beob PEP 10 d Kv: AB supportive Therapie SHR

Tab. 72.1. Fortsetzung

Agens Krankheit	Einsatzform Übertragungsfaktor	Vorwiegende Wirkung Letalität % (unbehandelt)	Inkubationszeit (d)	Früh-/Leitsymptome nach Inhalation	Klinische Manifestation (Syndrome) Differenzialdiagnose	Ansteckungsfähigkeit Dauer (d)	Maßnahmen E/K: Exponierte/Kontaktpersonen inkl. Einsatzteams Kv: Krankheitsverdächtige (Kranke)
Brucella suis[2][3] B. melitensis B. abortus[2][3] **Brucellose**	Aerosol Lebensmittel Trinkwasser	krankmachend < 5	(3) 11–21 (60) je nach Spezies und Einsatzform	Fieber (undulierend), Schüttelfrost, Krankheitsgefühl, Kopf-, Muskel-Gelenkschmerzen, Schweißausbrüche, Brustschmerzen, Husten	**infektiös-toxisches Syndrom** Influenza, Q-Fieber, Borreliose, Virushepatitis, Dengue-Fieber	keine	E/K: Beob 14 d PEP Kv: AB supportive Therapie SHR
Coxiella burnetii[2][3] *****Q-Fieber**	Aerosol Lebensmittel Gebrauchsgegenstände	krankmachend < 1	(< 2) 4–20 (40)	Fieber, Kopf-, Muskelschmerz, Mattigkeit Husten, Atemnot, Brustschmerz	**akutes Pulmonalsyndrom (ARDS)** siehe Pest **infektiös-toxisches Syndrom** Virushepatitis, Endokarditis	möglich	E/K: Beob PEP 14 d Kv: AB supportive Therapie SHR
Venezuelan Equine Encephalitis Virus[2][3] **Venezolanische Pferdeenzephalitis**	Aerosol (Mücken)	krankmachend < 1 (ggf. höher nach Inhalation)	(1) 2–6 (10)	Krankheitsgefühl, Fieberschübe, Schüttelfrost, Übelkeit, Erbrechen, rauer Rachen, massiver Kopfschmerz	**infektiös-toxisches ZNS-Syndrom** Herpes-simplex-Enzephalitis, FSME, Venezolanische Pferdeenzephalitis, Neuroborreliose	keine	E/K: Beob 6 d Kv: supportive Therapie SHR
Clostridium botulinum Neurotoxine[2][3] ***** **Botulismus**	Aerosol Lebensmittel Trinkwasser	letal > 50 (Typ A)	2 h – 10 d	Doppeltsehen, Dysarthrie, Dysphagie, Übelkeit, Obstipation, doppelseitige Paresen/ Paralyse	**paralytisches Syndrom** Atropinintoxikation	keine	E/K: Beob 7 d Kv: Antitoxine supportive Therapie
Staphylococcus aureus S. Enterotoxin B[2][3] ***** **SEB-Intoxikation**	Aerosol Lebensmittel	krankmachend < 1 (20 % bei toxischem Schocksyndrom)	0,5–3 h (bis 2 d)	Übelkeit, Erbrechen, Durchfall, ggf. Fieber, Husten	**infektiös-toxisches Syndrom** EHEC/ETEC, Noro-/Rotavirusinfektion, akute Strahlenkrankheit Lost-Vergiftung	keine	E/K: Beob 2 d Kv: supportive Therapie

Tab. 72.1. Fortsetzung

Agens Krankheit	Einsatzform Übertragungsfaktor	Vorwiegende Wirkung Letalität % (unbehandelt)	Inkubationszeit (d)	Früh-/Leitsymptome nach Inhalation	Klinische Manifestation (Syndrome) Differenzialdiagnose	Ansteckungsfähigkeit Dauer (d)	Maßnahmen E/K: Exponierte/Kontaktpersonen inkl. Einsatzteams Kv: Krankheitsverdächtige (Kranke)
Ricinus communis Rizin[2][3] * **Rizinintoxikation**	Aerosol Lebensmittel	letal 30	4–8 h	Fieber, Husten, Dyspnoe, Lungenödem, Übelkeit, Erbrechen, Durchfall, Schock	infektiös-toxisches Syndrom akutes Pulmonalsyndrom (ARDS) SEB-Intoxikation, Anthrax, EHEC-/ETEC-Infektion, Shigellosen Lost-Vergiftung	keine	E/K: Beob 2 d Kv: supportive Therapie

[2] B-Kampfstoff ehemaliger B-Waffenprogramme
[3] biologische Agenzien der Kategorie A und B (Centers for Disease Control and Prevention, Atlanta, USA; (http://www.bt.cdc.gov/agent/agentlist-category.asp)
* schon einmal für militärische, terroristische oder kriminelle Zwecke eingesetzt
** Einrichten von Pockenimpfstellen gemäß Pockenalarmplanung
AB: Antibiose, AIG: Anthrax-Immunglobulin, ARDS: Acute Respiratory Distress Syndrome, Beob: medizinische Überwachung mit Temperaturmessung 2 × täglich, Isolierung bei Krankheitsverdacht, Iso: Isolierung mit Barrierepflege, PEP: postexpositionelle Prophylaxe, SHR: Standardhygieneregime

72.2.2 Symptomatik und klinisches Erscheinungsbild

Unmittelbar nach einem B-Kampfstoffeinsatz ist noch nicht unbedingt mit Krankheitsfällen zu rechnen. Je nach Art und Dosis des Agens und der Disposition des Opfers werden *erste, meist untypische, unspezifische Krankheitszeichen* frühestens nach einigen *Stunden bis wenigen Tagen* auftreten.

> **Merke**
>
> Ein erster Hinweis auf einen B-Kampfstoffeinsatz und „Alarmzeichen" für behandelnde Ärzte und Rettungskräfte sowie Veterinäre kann das zeitgleiche, gehäufte Auftreten *ungewöhnlicher* Erkrankungs- und Todesfälle bei Menschen bzw. in Tierbeständen sein. Als ungewöhnlich sind Krankheitsgeschehen zu betrachten, die aus klinisch-infektiologischer, mikrobiologischer, epidemiologischer und demografischer Sicht *von der bekannten Norm abweichen*.

In einem biologischen Wirkungsherd wird bei der Sichtung die Differenzialdiagnostik dadurch erschwert, dass es fast keine agenstypischen pathognomonischen Leit- oder Frühsymptome gibt. Unabhängig von einer natürlichen oder absichtlichen Exposition starten die meisten Infektionskrankheiten gewöhnlich mit einer *influenzaähnlichen Symptomatik*, d. h. mit akutem Fieber mit/ohne Frösteln und Schüttelfrost, Krankheitsgefühl, Mattigkeit, Hals-, Kopf-, Glieder- oder Muskelschmerzen, Husten, ggf. Übelkeit, Durchfall, Erbrechen, flüchtigen En- und Exanthemen, gelegentlich mit Meningismus und diskreter Lymphknotenschwellung.

> **Praxistipp**
>
> Bei der präklinischen Versorgung von mutmaßlichen B-Exponierten sollten zur Beurteilung des Zustands von Notfallpatienten, z. B. mittels Mainzer Emergency Evaluation Scores (MEES), auch Fieber sowie Durchfall, Erbrechen, Husten und Exantheme mit einbezogen werden, um Infektionskranke erfassen und hinsichtlich ihrer Ansteckungsfähigkeit beurteilen zu können.

Häufige *Frühsymptome bzw. -befunde* sind in ▶ Tab. 72.1 kurz beschrieben (Domres et al. 2010[2], Finke et al. 2011[3]).

In der akuten Krankheitsphase können sich „klassische" B-Kampfstoffe mit verschiedenen Syndromen klinisch manifestieren (für virale hämorrhagische Fieber s. Kap. 19 und Kap. 62). Diese sind jedoch zumeist ebenfalls erregerunspezifisch und daher auch bei einigen endemischen Infektionskrankheiten zu beobachten, die differenzialdiagnostisch zu beachten wären.

72.2.3 Management biologischer Gefahrenlagen

Allgemeine Schutz- und Gegenmaßnahmen

Dazu gehören:
- sicherheits- und ordnungspolitische Maßnahmen zur Verhinderung biologischer Anschläge,
- B-Risikoanalyse und -kommunikation sowie Gewährleistung einer hohen biologischen Sicherheit,
- Planungen zum Katastrophen- und Bevölkerungsschutz vor B-Gefahren; derzeit verfügbar:
  - Bund-Länder-Rahmenkonzept zur Seuchenbekämpfung nach bioterroristischen Anschlägen mit Pocken,
  - Seuchenalarm-Pläne des öffentlichen Gesundheitsdienstes,
  - Alarm- und Einsatzpläne der Krankenhäuser,
  - nationaler Influenzapandemieplan,
  - Konzept zum Management lebensbedrohlicher, hochkontagiöser Krankheiten der Ständigen Arbeitsgruppe der *Kompetenz- und Behandlungszentren* (StAKoB),
- Vorhalten von Grundkapazitäten für die Surveillance, Erfassung und Meldung (gemäß §§ 6, 7, 12 IfSG), Diagnostik, Behandlung und Prävention gefährlicher Krankheiten durch:

Abb. 72.1 Generischer Algorithmus für die präklinische Versorgung eines Massenanfalls von Infektionskranken (MANI) in einer B-Gefahrenlage. ▶

[1] Empfehlungen der Deutschen Interdisziplinären Vereinigung für Intensiv- und Notfallmedizin (DIVI)
[2] Vorsichtung und Dokumentation durch Leitenden Notarzt/Sichtungsarzt/Sichtungsarztgruppe; Kommunikation mit Leitenden Notärzten der festgelegten Krankenhäuser zur Aufnahme der Patienten der Sichtungskategorien I und II
[3] erste antiepidemische Maßnahmen zur Kontrolle, Begrenzung und Untersuchung des biologischen (Ausbruchs-)Herdes durch Amtsarzt, gemäß IfSG, ggf. Einbindung von Amtstierarzt bei Ausbrüchen in Tierbeständen, epidemiologischer Task Force des RKI, BfR, Bundeskriminalamt (Spurensicherung) oder Bundeswehr (Task Force Med ABC Schutz)
[4] Umgang mit Leichnamen Verstorbener gemäß Empfehlungen BBK Handbuch Teil I [1]
* meldepflichtige Ereignisse gemäß Internationalen Gesundheitsvorschriften (§ 12 IfSG)
** Kategorien der Kontaktpersonen gemäß BBK Handbuch Teil I (13)
*** Notarzt, Rettungsdienstpersonal, Seelsorger
BHP: Behandlungsplatz, I-RTW: Infektions-Rettungswagen, KIT: Kriseninterventionsteam, MESS: Mainzer Emergency Evaluation Scores, PSNV: psychosoziale Notfallversorgung, RD/San El: Rettungsdienst- bzw. Sanitätseinsatzleitung, SEG: Schnelleinsatzgruppe.

72.2 B-Gefahren

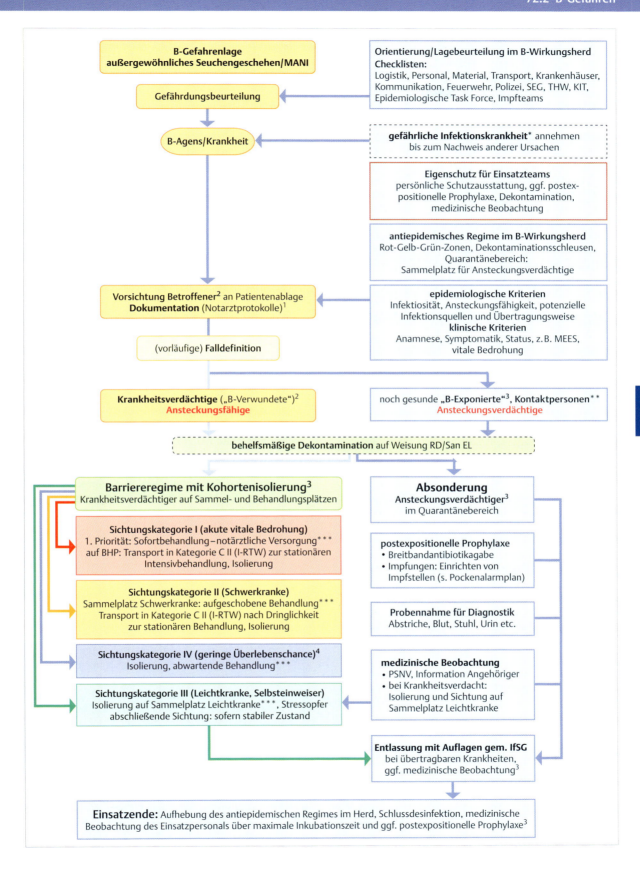

- Netzwerke zur epidemiologischen Überwachung von Infektionskrankheiten, z. B. AGI-Sentinel und syndromische Surveillance, SEEDARE (www.influenza.rki.de/Sentinelpraxis.aspx),
- Referenz- und Konsiliarlaboratorien am Robert Koch-Institut (RKI) Berlin, auf Länderebene und im Sanitätsdienst der Bundeswehr,
- Kompetenz- und Behandlungszentren mit Sonderisolierstationen in Berlin, Hamburg, Frankfurt/Main, München, Leipzig, Saarbrücken und Würzburg,
- spezielle Task Forces des RKI und des Sanitätsdienstes der Bundeswehr zur Probennahme und epidemiologischen sowie mikrobiologischen Aufklärung mutmaßlicher B-Gefahrenlagen,
• spezielle Aus- und Fortbildung der Rettungskräfte und Angehörigen des öffentlichen Gesundheitsdienstes im Management biologischer Gefahrenlagen und des klinischen Personals in der Barrierebehandlung.

Spezielle Schutz- und Gegenmaßnahmen

Merke

Die epidemiologischen und infektiologischen Besonderheiten einer Großschadenslage nach einem B-Angriff erfordern ein enges Zusammenwirken von Notärzten und Rettungskräften mit den zuständigen Gesundheitsbehörden zum Schutz der Einsatzkräfte vor einer Infektion und zur Verhütung der Verbreitung übertragbarer Krankheiten aus dem Wirkungsherd.

Das notfallmedizinische Vorgehen ist mit den zuständigen Gesundheits- und Ordnungsbehörden sowie Rettungsdiensten abzustimmen. Dabei sind internationale Gesundheitsvorschriften, nationale Gesetze, Rechtsvorschriften und Richtlinien zur Verhütung und Bekämpfung übertragbarer Krankheiten zu beachten. Weitere fachliche Beratung und Unterstützung mit Spezialkräften können beim Robert Koch-Institut (www.rki.de/), Bundesamt für Bevölkerungsschutz (www.bbk.bund.de/) und Bundesamt für Risikobewertung (www.bfr.bund.de/) oder bei der Bundeswehr (www.bmvg.de/) angefragt werden.

Als Orientierung für das notfallmedizinische und antiepidemische Handeln in biologischen Großschadenslagen soll der in der ▶ Abb. 72.1 dargestellte Handlungsalgorithmus dienen (Domres et al. 2010[2]; www.bbk.bund.de).

Dieser geht von einem auf allen Ebenen koordinierten generischen Einsatzplan für das Management biologischer Großschadensereignisse aus und sollte beinhalten:
• Etablieren einer Einsatzleitung auf höchster Ebene,
• Bereitstellen von Personal (z. B. Leitende Notärzte, Sichtungsgruppen, KIT, THW, Feuerwehr etc.), Material (Betten, Medikamente, Desinfektions- und Dekontaminationsmittel etc.) und Krankentransportmittel gemäß Checklisten,
• Lagebeurteilung (Art des Kampfstoffs, Einsatzort, Herdgröße),
• Meldung der Lage und ggf. Anfordern von Experten und Spezialkräften,
• Festlegen und Markieren der Gefahrenbereiche (Rot-Gelb-Grün-Zone, ggf. Bewachung),
• Festlegen des Eigenschutzes (PSA) und notwendiger Dekontaminationsmaßnahmen,
• Ausbruchsmanagement:
  - Registrierung und Vorsichtung Betroffener durch Sichtungsärzte aus klinischer Sicht und durch Angehörige des ÖGD aus epidemiologischer Sicht,
  - behelfsmäßige Dekontamination **aller** potenziell B-Exponierten auf Weisung,
  - Festlegung des antiepidemischen Regimes im biologischen Wirkungsherd:
    – sofortige *Isolierung aller Krankheitsverdächtigen* auf den entsprechenden Sammelplätzen gemäß Sichtungskategorie,
    – strikte Quarantäne aller Ansteckungsverdächtigen („gesunde" B-Exponierte, Kontaktpersonen zu Krankheitsverdächtigen einschließlich ungeschütztes Personal) in Kohorten mit medizinischer Beobachtung (mehrfach täglich Kontrolle der Temperatur und Symptome) und ggf. medikamentöser PEP oder Impfung, im Falle der Erkrankung: sofortige Isolierung und Behandlung nach Priorität,
  - präklinische Versorgung der Erkrankten und Abtransport in Infektionsstationen vorher festgelegter Krankenhäuser der Regel- oder (optional) Maximalversorgung,
  - Organisation der psychosozialen Notversorgung, der Seelsorge für Moribunde und der Benachrichtigung sowie psychischen Betreuung von Angehörigen *und* Einsatzkräften durch KIT,
  - fachlich kompetente Kommunikation und objektive Öffentlichkeitsarbeit („Reden mit einer Stimme"!).

Präklinische Versorgung

Merke

Sofern bekannt ist oder vermutet wird, dass ein B-Kampfstoff eingesetzt wurde, sind bis zum Beweis des Gegenteils B-Exponierte als *ansteckungsverdächtig* und Erkrankte als *ansteckungsfähig* zu behandeln. In diesem Falle ist beim Einsatz im kontaminierten Bereich und Umgang mit Betroffenen persönliche Schutzausstattung (PSA) zu nutzen.

Eigenschutz

Solange das ursächliche B-Agens oder die Krankheit nicht identifiziert sind, ist von einer hohen Infektionsgefahr auszugehen. Einfache Maßnahmen zur Reduktion des Infektions- und Intoxikationsrisikos für Patient und Rettungspersonal sind:
• Tragen einer ausreichenden PSA, bestehend aus:

- Atemschutz (Partikel filtrierende Halbmaske FFP3 mit Ausatmungsventil – keine Operationsmasken!),
- Schutzbrille mit seitlichem Spritzschutz,
- Schutzanzug (Overall),
- doppeltes Paar Schutzhandschuhe mit langen Stulpen, Klebeband zum Abdichten und Fixieren,
- Einwegschürze,
- Überziehschuhe (entfallen bei Overall mit Füßlingen),
- Entsorgungsbeutel,
• Aufenthalt in kontaminierter Umgebung so kurz wie möglich gestalten,
• sofortiges Entfernen kontaminierter Kleidung und persönlicher Gegenstände (Asservieren) und behelfsmäßige oder vollständige Dekontamination exponierter Körperteile,
• Schutz des Patienten vor sekundärer Kontamination bei notfallmedizinischer Versorgung,
• Transport ansteckungsfähiger Patienten (Tröpfchenbildung beim Husten!) ggf. mit chirurgischer Gesichtsmaske,
• ggf. Einteilen der Sammel- und Behandlungsplätze in Schwarz-, Grau-, Weiß-Bereiche mit Dekontaminationsschleusen,
• Kleidungswechsel und Dekontamination (Duschen) des Personals vor Verlassen des kontaminierten Bereichs,
• Etablieren interner Behandlungs-/Pflegeteams und externer Versorgungsteams,
• Durchführen invasiver Eingriffe möglichst unter Barrierebedingungen und Einhalten der Vorsichtsmaßnahmen beim Umgang mit infektiösem Material (Sekrete, Blut, Fäzes, Urin, Erbrochenes),
• Sammeln von infektiösen Abfällen und Entsorgung nach ordnungsgemäßer Desinfektion,
• laufende und Schlussdesinfektion kontaminierter Oberflächen,
• Standardhygienemaßnahmen,
• falls verfügbar: agensspezifische Immunisierung oder medikamentöse PEP.

▶ **Barrierepflege.** Im Krankenhaus werden diese Maßnahmen unter dem Stichwort „Barrierepflege" bis zur Identifizierung des B-Kampfstoffs weitergeführt. In Deutschland ist die Anzahl von Sonderisolierstationen begrenzt. Diese sind speziell für die Behandlung *einzelner* Patienten mit gefährlichen Infektionskrankheiten ausgestattet. Bei einem Massenanfall an Erkrankten nach einem biologischen Angriff werden diese Kapazitäten sehr schnell erschöpft, sodass eine Räumung von Krankenhausbereichen und Etablierung behelfsmäßiger Isolierstationen erforderlich werden kann (Stichwort: *Krankenhausalarm- und Einsatzplan*).

Absonderungsmaßnahmen wie Isolierung und Quarantäne können zurückgenommen werden, sobald eine Mensch-zu-Mensch-Übertragung und damit auch die Gefahr nosokomialer Infektionen ausgeschlossen sind.

Notfallmedizinische Versorgung

Merke

Die notfallmedizinische Versorgung im biologischen Wirkungsherd muss unter Berücksichtigung von Grundkrankheiten und möglicher Begleittraumata nach klinischen Kriterien und daraus abgeleiteten Behandlungs- und Transportprioritäten erfolgen. Eine eventuell festgelegte Dekontamination ist im Notfall nachrangig.

Die notfallmedizinische Versorgung sollte umfassen:
• Sicherung der Vitalfunktion (Atmung, Kreislauf, ZNS) durch Schockbekämpfung (ZVK, Volumen- und Elektrolytsubstitution),
• Verhinderung einer Hyperpyrexie,
• sofortiger Start der intravenösen Breitbandantibiose bei Verdacht auf lebensbedrohliche bakterielle Infektionen (Sepsis, Meningitis),
• Analgosedierung bei starken Schmerzzuständen und Angst- oder Panikreaktionen.

Die chirurgische Versorgung von B-Exponierten mit begleitenden Verletzungen ist innerhalb der Inkubationszeit abzuschließen und nach Möglichkeit eine postexpositionelle Chemo- und/oder Immunprophylaxe durchzuführen.

Der Transport von Krankheitsverdächtigen sollte möglichst in speziell dafür ausgestatteten Rettungswagen (RTW) der Kategorie C II (sog. *Infektions-RTW*) erfolgen (Domres et al. 2010[2]). Diese Rettungswagen sind anschließend gründlich zu desinfizieren.

Infektions-RTW werden vorrangig an internationalen Flug- oder Passagierhäfen durch die zuständigen Rettungsdienste für den Transport von Patienten mit Verdacht auf gefährliche Infektionskrankheiten in den regionalen Kompetenz- und Behandlungszentren vorgehalten.

Merke

Bei Patienten mit pulmonalen, kardiovaskulären, zentralnervösen oder renalen Begleitkrankheiten sind schwerere Krankheitsverläufe mit hoher Komplikationsrate und rascher Dekompensation der Grundkrankheit bei der Sichtung einzukalkulieren und entsprechende notfallmedizinische Maßnahmen einzukalkulieren. Ähnliches gilt auch für andere Risikogruppen (Säuglinge, Kleinkinder, Schwangere, Personen > 65 Jahre, starke Raucher und Patienten mit metabolischem Syndrom oder Immundefizit).

72.2.4 Diagnostik

- Zur Sicherung der *ätiologischen Diagnose* und *Verifikation* eines mutmaßlichen biologischen Angriffs sowie zur *Testung der Antibiotikaempfindlichkeit* bakterieller Kampfstoffe müssen umgehend geeignete Untersuchungsmaterialien aus der Umwelt und von Patienten (Nasen-Rachen-Sekret, Sputum, Blut, Urin, Stuhl, Erbrochenes, Punktate oder Abstriche) sowie krankheitsverdächtigen Tieren gewonnen werden. Probennahme und -transport sind durch geschultes Personal unter Einhaltung geltender Bestimmungen in zugelassenen Behältnissen (ADR/RID 2011) zu transportieren.

Bei Verdacht auf eine biologische Gefahrenlage oder eine absichtliche Exposition gegen B-Agenzien werden erforderliche epidemiologische, kriminologische und spezialisierte Laboruntersuchungen durch die zuständigen Ermittlungs- und Gesundheitsbehörden eingeleitet.

Kernaussagen

Exposition
- Das Risiko der biologischen Kriegführung wird insgesamt in Deutschland als gering eingeschätzt.
- Es besteht grundsätzlich aber ein Expositionsrisiko für die Zivilbevölkerung außerhalb militärischer Konflikte (Stichworte: „Bioterrorismus", „Biokriminalität").

Eigenschaften
- B-Kampfstoffe werden zumeist *verdeckt* verbreitet, sind *nicht wahrnehmbar* und mit derzeitigen Warnsystemen *auch nicht rechtzeitig nachweisbar*.
- Sie verfügen über eine hohe Wirksamkeit und ein breites Wirkungsspektrum und sind schwierig nachweisbar. Durch ihr „Mimikry-Potenzial" ist eine absichtliche Auslösung von Krankheiten nur schwer abzuklären.
- Prophylaxe und Therapiemöglichkeiten sind zum Teil unzureichend und sehr kostenaufwendig.
- Angedrohte und ausgeübte B-Kampfstoffeinsätze üben eine große psychologische Wirkung aus.

Symptomatik und klinisches Erscheinungsbild
- Bei einem unerwarteten Ausbruch einer Krankheit mit ungewöhnlichem Verteilungsmuster oder Patientenkollektiv, hohem Schweregrad, großer Fallzahl und/oder hoher Letalität ist auch an B-Gefahrenlagen zu denken. Eine *frühzeitige Meldung* gemäß IfSG ist erforderlich.
- Die Wirkung von B-Kampfstoffen kann je nach Kampfstoff und Dosis innerhalb von Stunden bis Tagen einsetzen. B-kontaminierte Patienten können unzureichend geschützte Helfer erheblich gefährden.
- Die meisten B-Kampfstoff-bedingten Krankheiten beginnen mit einer influenzaähnlichen Symptomatik. Typische pathognomonische Leit- oder Frühsymptome gibt es in der Regel nicht.
- Nach Inhalation oder Ingestion massiver Kampfstoffdosen können die Inkubationszeit stark verkürzt sein und die Symptomatik vom klinischen Bild abweichen, das bei einer natürlich erworbenen Infektion typisch ist.
- Das klinische Erscheinungsbild ist oft vielgestaltig und nicht immer agensspezifisch.

Management biologischer Gefahrenlagen
- Das seuchenhygienische Management wird von den Gesundheitsbehörden koordiniert und festgelegt.
- Alle Handlungen in einem B-Wirkungsherd dürfen nur unter ausreichender persönlicher Schutzausstattung und strikter Einhaltung des festgelegten antiepidemischen und Hygieneregimes erfolgen.
- B-Kampfstoff-Exponierte und Kontaktpersonen zu Erkrankten, einschließlich ungeschützte Einsatzkräfte, sind als äußerlich kontaminiert und bis zur Identifizierung des Agens als potenziell ansteckungsverdächtig zu betrachten.
- Sie unterliegen der Dekontamination, Quarantäne und medizinischen Beobachtung und sollten möglichst sofort eine postexpositionelle Prophylaxe erhalten.
- Die Dekontamination von Krankheitsverdächtigen soll so früh wie möglich, d. h. vor der stationären Aufnahme, des Patienten abgeschlossen sein.
- Krankheitsverdächtige gelten bis zum Nachweis des Gegenteils als ansteckungsfähig. Sie sind zu isolieren und unter Barrierebedingungen zu versorgen.
- Zeitpunkt und Umfang notfallmedizinischer Maßnahmen sind primär am klinischen Status des Patienten auszurichten.

Diagnostik
- Proben für die Identifizierung des B-Kampfstoffs sind so früh wie möglich zu entnehmen und nach Vorankündigung an dafür ausgewiesene Untersuchungseinrichtungen nach den geltenden Vorschriften gekühlt per Kurier zuzustellen.

Literatur

Referenzen

[1] **BBK** (Bundesamt für Bevölkerungsschutz und Katastrophenhilfe). Handbuch für den Bevölkerungsschutz: Biologische Gefahrenlagen. 2 Bde. 3. Aufl. Bonn; 2007

[2] **Domres** B, Finke EJ, Kekulé A. Großschadenslagen durch biologische Agenzien. In: Schutzkommission beim Bundesministeriums des Inneren, Hrsg. Katastrophenmedizin: Leitfaden für die ärztliche Versorgung im Katastrophenfall. 5. Aufl. München; 2010: 266–302

[3] **Finke** EJ, Tomaso H, Frangoulidis D. Bioterrorismus: Infektiologische Aspekte. In: Darai G, Handermann M, Sonntag HG, Zöller L, Hrsg. Lexikon der Infektionskrankheiten des Menschen: Erreger, Symptome, Diagnose, Therapie und Prophylaxe. 4. Aufl. Heidelberg: Springer; 2012: 76–100

[4] **Health Protection Scotland**. An outbreak of anthrax among drug users in Scotland, December 2009 to December 2010. Glasgow: Health Protection Scotland; December 2011. Im Internet: http://www.documents.hps.scot.nhs.uk/giz/anthrax-outbreak/anthrax-outbreak-report-2011-12.pdf; Stand: 09.08.2012

[5] **Holzmann** T, Frangoulidis D, Simon M et al. Fatal anthrax infection in a heroin user from southern Germany, June 2012. Eurosurveillance 2012; 17(26)

[6] **World Health Organization**. Health Aspects of Chemical and Biological Weapons: Report of a WHO Group of Consultants. Genf; 1970

Weiterführende Literatur
[7] **Beck** V. Biologische Waffen Bedrohung, Risiken und Herausforderungen. Wehrmed Monatsschrift 2010; 3: 74–79
[8] **Bossi** P, Van Loock F, Tegnell A, Gouvras G Bichat clinical guidelines for bioterrorist agents. Euro Surveill 2004; 9(12):E1–E2
[9] **BBK** (Bundesamt für Bevölkerungsschutz und Katastrophenhilfe). Biologische Gefahren II. Entscheidungshilfen zu medizinisch angemessenen Vorgehensweisen in einer B-Gefahrenlage. Bonn; 2007
[10] **Centers for Disease Control and Prevention** (Atlanta). Im Internet: www.bt.cdc.gov; Stand: 09.08.2012
[11] **Fock** R, Koch U, Finke EJ et al. Schutz vor lebensbedrohenden importierten Infektionskrankheiten: Strukturelle Erfordernisse bei der Behandlung und anti-epidemische Maßnahmen. Bundesgesundheitsbl Gesundheitsforsch Gesundheitsschutz 2000; 42: 891–899
[12] **Franz** D et al. Medical Management of Biological Casualties. US Army Medical Research Institute of Infectious Diseases. Maryland, Fort Detrick: Frederick; 1996
[13] **Gottschalk** R, Grünewald T, Biederbick W. Aufgaben und Funktion der Ständigen Arbeitsgemeinschaft der Kompetenz- und Behandlungszentren für hochkontagiöse, lebensbedrohliche Erkrankungen. Bundesgesundheitsbl Gesundheitsforsch Gesundheitsschutz. 2009; 52(2): 214–218
[14] **Hagen** R, Finke EJ, Sohns T. Diagnose und Therapie von Gesundheitsschäden durch biologische Waffen im Rettungsdienst. Notfallvorsorge 2001; 3: 22–26
[15] **Kekule** A et al., Hrsg. Hochpathogene Erreger und Biologische Kampfstoffe. MiQ – Qualitätsstandards in der mikrobiologisch-infektiologischen Diagnostik. Band 1–4. München: Elsevier; 2008
[16] **Meier** J, White J. Handbook of Clinical Toxicology of Animal Venoms and Poisons. Boca Raton: CRC Press; 1995
[17] **Nixdorff** K. Gefährdungen durch biologische Agenzien. S + F Vierteljahresschrift für Sicherheit und Frieden 1997; 4: 233–240
[18] **Robert Koch-Institut**, Hrsg. Nationale Referenzzentren und Konsiliarlaboratorien. Verzeichnis der Laboratorien und Leistungsübersicht. Berlin: Robert-Koch-Institut; 1999. Im Internet: www.rki.de; Stand: 09.08.2012
[19] **Rubin** GJ, Dickmann P. How to reduce the impact of "low-risk patients" following a bioterrorist incident: Lessons from SARS, anthrax, and pneumonic plague. Biosecurity and Bioterrorism 2010; 8(1): 37–43
[20] **Tomaso** H, Al Dahouk S, Fock RRE et al. Management in der Behandlung von Patienten nach Einsatz biologischer Agenzien. Notfall & Rettungsmedizin 2003; 8: 603–614
[21] **United States Army Institute of Infectious Diseases**. Im Internet: http://www.usamriid.army.mil/education/index.cfm; Stand: 09.08.2012
[22] **Wirtz** A, Gottschalk R, Weber HJ. Management biologischer Gefahrenlagen. Bundesgesundheitsbl – Gesundheitsforsch – Gesundheitsschutz 2003; 46: 1001–1009
[23] **World Health Organization**. Im Internet: www.who.int/health-topics/bioterrorism/en/; Stand: 09.08.2012

72.3 C-Gefahren

H. M. Thiermann, L. Szinicz, N. Aurbek

Definition
Chemische Kampfstoffe sind toxische Chemikalien, die in geringer Dosis bei Mensch und Tier eine vorübergehende Handlungsunfähigkeit, Dauerschäden oder den Tod verursachen können und zum Zweck der Kriegsführung synthetisiert, bevorratet und eingesetzt werden.

Am 29. April 1997 trat mit der Chemiewaffenkonvention (CWC) die internationale Vereinbarung zum Verbot chemischer Waffen und deren vollständige Abrüstung in Kraft. 2 Staaten haben das Abkommen bis heute nicht ratifiziert und 5 weitere Staaten sind nicht beigetreten. Die Kontrolle des Abkommens unterliegt der Organisation zum Verbot chemischer Waffen (OVCW).

Mit den Sarin-Anschlägen der Aum-Shinrikyo-Sekte in Matsumoto 1994 und Tokio 1995 wurde deutlich, dass auch nicht staatlich organisierte Gruppen in der Lage sind, C-Kampfmittel einzusetzen.

72.3.1 Spezielle Schutzmaßnahmen

Nach Anwendung chemischer Kampfstoffe ist mit einem Massenanfall von kontaminierten Betroffenen und Patienten mit Vergiftungssymptomen evtl. in Kombination mit konventionellen Verletzungen zu rechnen. Die Erfahrungen von Japan zeigen, dass kontaminierte Betroffene selbstständig medizinische Einrichtungen aufsuchen. Sie stellen eine mögliche Kontaminations- und Vergiftungsquelle für Rettungspersonal und medizinische Einrichtungen dar.

Schutz von *Hilfspersonal*:
- geeignete Schutzkleidung,
- ABC-Schutzmaske mit Aktivkohle- und Aerosolfilter,
- verbesserter Schutz durch schweres Atemschutzgerät.

Retten aus dem *kontaminierten Bereich*:
- Vermeidung einer sekundären Kontamination,
- Transport von Patienten in ausreichend belüfteten Fahrzeugen,
- medizinische Versorgung erst nach Dekontamination (Ausnahme: zeitkritische Verabreichung lebenswichtiger Antidote unter Erhalt des Schutzzustands, z. B.: Autoinjektoren bei Nervenkampfstoffintoxikation).

Dekontamination (Deko):
- Errichtung einer Einheit zur schnellstmöglichen Deko von Exponierten und Vergifteten mit dem Ziel der schnellen Beendigung der Exposition und dem Entfernen von Kampfstoffresten.
- Entfernen der potenziell kontaminierten Kleidung exponierter Personen.
- Deko der:
  - Haut, Schleimhäute und Wunden mit dem Dekomittel RSDL, alternativ mit wässrigen Lösungen (ggf. in Kombination mit Seife), die jedoch im Überschuss verwendet werden müssen. Zu geringe Wassermengen auf der Haut könnten die Resorption, insbesondere von Hautkampfstoffen, fördern.
  - Körperhöhlen durch Spülung mit isotoner Kochsalzlösung.
  - Augen mit isotoner, steriler 2–5%iger Natriumbikarbonatlösung, notfalls mit Wasser.
- Enzymatische Dekomittel zur Haut- und Flächendeko werden zurzeit entwickelt, um die Effektivität der Deko deutlich zu erhöhen.

Schutz *medizinischer Einrichtungen*:
- Deko vor der medizinischen Einrichtung,
- Dekopflicht für alle Helfer und Patienten vor Einschleusung.

Dauer der *Schutzmaßnahmen*:
- Aufgrund variabler Persistenz chemischer Kampfstoffe (▶ Tab. 72.2) bis nach erfolgreicher Deko.

72.3.2 Nervenkampfstoffe

Definition

Nervenkampfstoffe (NK) sind lipophile, bei Raumtemperatur flüssige Substanzen hoher Toxizität (▶ Tab. 72.3), die der Gruppe der phosphororganischen Verbindungen (OP) zuzuordnen sind. Sie werden als Flüssigkeit, Aerosol oder Dampf über die Schleimhäute (besonders Aerosole, Dampf) oder die Haut (besonders Flüssigkeiten) resorbiert und verteilen sich dann schnell im gesamten Körper.

Wirkmechanismus

Unter Verlust einer sog. Abgangsgruppe binden NK kovalent an das aktive Zentrum von Serinesterasen und bewirken dadurch ihre Hemmung. Die akute Vergiftungssymptomatik wird durch die Hemmung der Azetylcholinesterase (AChE) hervorgerufen. Dadurch kommt es zur Akkumulation von Azetylcholin (ACh) in den Synapsen des cholinergen Systems mit Überstimulation muskarinischer sowie nikotinischer ACh-Rezeptoren und Überfunktion bzw. Funktionsverlust nachgeschalteter Organe. An der quergestreiften Skelettmuskulatur folgt der initialen Überfunktion die Lähmung.

Die durch Nervenkampfstoff verursachte Hemmung der AChE kann unter biologischen Bedingungen spontan nicht behoben, eine Beseitigung der Hemmung kann aber durch Oxime erreicht werden. Unglücklicherweise kann sich von dem OP-AChE-Komplex jedoch eine zweite funktionelle Gruppe abspalten (Alterung). Gealterte OP-AChE-Komplexe können auch durch Oxime nicht mehr reaktiviert werden.

Die mit der Hemmung der Neuropathy Target Esterase (NTE) in Zusammenhang gebrachte „organophosphate-induced delayed neuropathy" (OPIDN) scheint bei Vergiftungen mit NK eher von untergeordneter Bedeutung zu sein.

Vergiftungssymptome

Die Inhalation einer flüchtigen Substanz (z. B. Sarin) ruft in kurzer Zeit eine ausgeprägte Vergiftungssymptomatik hervor, während Symptome nach Aufnahme einer sesshaften Substanz (z. B. VX) über die Haut verzögert eintreten, aber länger andauern.

Die vielfältigen Vergiftungssymptome sind in ▶ Tab. 72.4 zusammengefasst. Der Tod tritt meist durch Atemversagen (*lokal*: Bronchokonstriktion, Bronchorrhö; *zentral*: Lähmung des Atemzentrums; *peripher-muskulär*: Lähmung der Atemmuskulatur) ein.

Tab. 72.3 Angaben zur humanen Toxizität militärisch relevanter NK.

Name	Symbol (*)	LD_{50} perkutan (mg / kg)	LCt_{50} inhalativ (mg min / m³)
Tabun	GA	14–21	200–400
Sarin	GB	24	100
Soman	GD	15	70
VX	VX	0,04	36

(*) Abkürzung des US-Amerikanischen Verteidigungsministeriums

Tab. 72.2 Verweildauer von einigen chemischen Kampfstoffen im Gelände bei verschiedenen Umgebungsbedingungen.

Umgebungsbedingungen	Kampfstoff				
	Sarin	Tabun	Soman	VX	S-Lost
• Sommer • sonnig, geringer Wind • etwa 15 °C	0,25–4 h	1–4 d	2,5–5 d	3–21 d	2–7 d
• Frühjahr, Herbst • windig, regnerisch • etwa 10 °C	0,5–1 h	0,5–6 h	3–36 h	1–12 h	0,5–2 d
• Winter • kaum Wind, schneebedeckter Boden • etwa –10 °C	1–2 d	1–14 d	1–6 Wochen	1–16 Wochen	2–8 Wochen

Klinische Chemie

▶ **AChE.** Aufgrund ihrer Strukturgleichheit geht man davon aus, dass sich die AChE der Erythrozyten (Ery) als Surrogatparameter für die Hemmung, Reaktivierung und Alterung synaptischer AChE eignet. Allerdings erholt sich die gehemmte Ery-AChE allein durch Neusynthese der Erys (1 % pro Tag) und zeigt daher nach vollständiger Alterung die Regeneration synaptischer, insbesondere der Muskel-AChE (ca. 1 Woche) verzögert an. Durch Bestimmung des *AChE-Status* (▶ Tab. 72.5) können therapeutisch relevante Vorgänge analysiert werden.

▶ **BChE.** Die Butyrylcholinesterase (BChE) ist durch ihre große, interindividuelle Streubreite und die Strukturungleichheit sowie funktionelle Unterschiede zur AChE als klinisch chemischer Parameter weniger geeignet. Aufgrund ihrer schnellen Regeneration (1–3 Wochen) kann ihr Anstieg jedoch die Abwesenheit von hemmendem Gift anzeigen.

Praxistipp

Ein tragbares, leicht zu bedienendes photometrisches Testsystem zur Bestimmung der AChE- und BChE-Aktivität ist als CE-zertifiziertes Produkt auf dem Markt erhältlich. Die Parameter können aus Kapillarblut innerhalb weniger Minuten auch unter Feldbedingungen bestimmt werden.

Therapie

▶ **Atropin.** Atropin wird als kompetitiver Antagonist von ACh zur symptomatischen Therapie der muskarinischen Überstimulation (▶ Tab. 72.4) eingesetzt. Es ist zu beachten, dass häufig die ersten Symptome einer dampfförmigen Exposition ungeschützter Opfer lokale Wirkungen an den Augen verursachen. Hier ist eine lokale Behandlung mit Atropin ausreichend. Nur bei systemischen parasympathischen Symptomen ist die systemische Verabreichung von Atropin angezeigt.

Tab. 72.4 Symptomatik bei Intoxikation durch Nervenkampfstoffe.

Wirkort	R (*)	Symptomatik
Auge	M	Miosis, Akkomodationsstörung, Tränenfluss, Nachtblindheit, Kopfschmerzen
Nasen-Rachen-Raum	M	Rhinorrhö, Speichelfluss
Bronchialsystem	M	Bronchorrhö, Bronchokonstriktion
Magen-Darm-Trakt	M	Übelkeit, Erbrechen, Druckgefühl, Krämpfe, Durchfall, unwillkürliche Stuhlentleerung
Haut	M	Schweißausbruch
Urogenitalsystem	M	Harndrang, unwillkürliche Entleerung
Herz-Kreislauf-System	M	Bradykardie, Kreislaufversagen
quergestreifte Muskulatur	N	Muskelzuckungen, Faszikulationen, Krämpfe, schnelle Ermüdbarkeit, Muskelschwäche, neuromuskulärer Block mit Atemversagen
sympathische Ganglien	N	Tachykardie, Blutdruckanstieg
ZNS Atmung Verhalten Aktivität	M M + N M + N#	Abnahme der Atemfrequenz und -tiefe, zentrale Atemlähmung emotionale Labilität, Konzentrationsschwäche, Schlaflosigkeit, Albträume, Unruhe, Ängstlichkeit, Verwirrung Schwäche, Tremor, Ataxie, epileptoforme Krämpfe

(*) R = Rezeptor, M = muskarinisch, N = nikotonisch, (#) u. a.

Tab. 72.5 AChE-Status.

Parameter	Bestimmung	Interpretation
AChE-Aktivität	photometrische Messung (Bezug auf Hämoglobingehalt)	Nachweis einer Hemmung der AChE durch NK, Reaktivierung
Reaktivierbarkeit	AChE-Aktivität von Patienten-Erys nach Inkubation mit 100 µM Obidoxim für 30 min	Bestimmung der maximal möglichen Reaktivierung im Patienten durch Oxime, Alterung
Restgiftbestimmung	AChE-Aktivität von Test-Erys nach Inkubation mit Patientenplasma	schnell bestimmbarer, unspezifischer Nachweis der Anwesenheit von Gift (hemmender Aktivität) im Patientenplasma

Die initiale Dosis von 2 mg Atropin i.v. wird in diesen Fällen durch Verdoppeln (ca. alle 5 min) bis zum Erreichen einer zufriedenstellenden Wirkung auftitriert. Eine Dauerinfusion (etwa 1 mg/h) dient dem Erhalt der Atropinisierung. Die Therapiekontrolle erfolgt durch Beurteilung der klinischen Symptomatik (Kontrolle der Hypersekretion, Temperatur, Kreislaufparameter). Eine Überdosierung von Atropin ist mit unerwünschten Wirkungen verbunden und sollte vermieden werden.

▶ **Oxime.** Oxime sind Reaktivatoren der gehemmten AChE. Die zugelassenen Wirkstoffe Obidoxim (Toxogonin, in Deutschland und einigen europäischen Ländern) und Pralidoxim (im angloamerikanischen Raum) können die durch NK gehemmte AChE (Ausnahme Soman) reaktivieren. Die Reaktivierbarkeit der gehemmten AChE durch Oxime wird durch die schnelle Alterung des Enzym-Gift-Komplexes (Alterungshalbwertszeit Soman: etwa 1–2 min, Sarin: 3 h) limitiert. Deshalb müssen Oxime so früh wie möglich (Autoinjektoren) verabreicht werden. Im Plasma vorhandenes Restgift kann zur Reinhibition reaktivierter AChE führen.

Eine suffiziente Reaktivierung ist erst möglich, wenn die Giftkonzentration unter einen kritischen Wert gefallen ist. Insbesondere bei inhalativen OP-Vergiftungen sollte dieser Konzentrationsabfall innerhalb kurzer Zeit (Minuten bis Stunden) erreicht sein. Bei perkutanen Vergiftungen (VX) kann eine länger dauernde Oximgabe erforderlich sein (Alterungshalbwertszeit VX > 40 h). Als Standardmedikation werden nach initialem Bolus (250 mg Obidoxim) i.v. als Erhaltungsdosis 750 mg Obidoxim / 24 h i.v. eingesetzt.

Mithilfe des AChE-Status (▶ Tab. 72.5) können Therapieerfolg, Therapiedauer und eine mögliche Ursache eines Therapieversagens bestimmt werden.

▶ **GABA-Agonisten.** Die frühzeitige Gabe von GABA-Agonisten dient der Neuroprotektion. Die initiale Dosis von 10 mg Diazepam kann bei Auftreten zerebraler Krämpfe bis zu einer kumulativen Dosis von 40 mg und mehr gesteigert werden.

▶ **Intensivmedizinische Versorgung.** Bei schwerer Vergiftungssymptomatik wird eine intensivmedizinische Versorgung (häufig die künstliche Beatmung) notwendig.

72.3.3 Hautkampfstoffe

Definition
Zu den Hautkampfstoffen werden Schwefellost und Stickstoffanaloge (Alkylanzien), Lewisit (organischen Arsenverbindung, L) und Phosgenoxim gezählt. Da Lewisit und Phosgenoxim Substanzen von geringem militärischem Interesse sind, wird in den weiteren Ausführungen auf ihre Darstellung verzichtet.

Der militärische Nutzen von Schwefellost (Dichlordiethylsulfid, Senfgas, Yperit, HD) wurde erstmals durch die deutschen Chemiker Lommel und Steinkopf beschrieben. Sein Stickstoffanalog (HN-3) ruft eine dem Schwefellost sehr ähnliche Symptomatik hervor.

Loste sind lipophile Substanzen, die als Dampf oder Flüssigkeit über die Haut innerhalb von Minuten aufgenommen werden (▶ Tab. 72.6). Daher ist eine schnelle Deko betroffener Hautareale erforderlich. Ein Schnelltest (Lost-Detektor), der im Rahmen einer Exposition freies Losten auf der Haut detektieren kann, ist kommerziell erhältlich.

Wirkmechanismus
Infolge einer intramolekularen Zyklisierung der Chlorethylseitenketten des Lost-Moleküls kommt es zur Abspaltung von Chlorid. Die dadurch entstehenden Kationen alkylieren DNA, RNA, Proteine und Enzyme. Weiterhin reagieren sie mit Wasser zu Thiodiglykol. Die bevorzugte Bindung der Kationen an Guanin in der DNA verursacht Quervernetzungen zwischen den Nukleinsäuren oder den Nukleinsäuren und anderen Nukleophilen. Zellen mit einer hohen Proliferationsrate, in der Haut die basalen Keratinozyten, sind von einem Zellschaden durch Loste besonders betroffen. Weitere Reaktionen von Lost mit Zellbestandteilen führen zur verzögerten Heilung der verursachten Hautschäden.

Tab. 72.6 Angaben zur humanen Toxizität militärisch relevanter Hautkampfstoffe (geschätzte Werte).

Name	Symbol (*)	LD_{50} perkutan (mg / kg)	LCt_{50} inhalativ (mg min / m³)
S-Lost	HD	40–60	1500
N-Loste	HN-1	–	–
	HN-2	15	1500
	HN-3	15	0,02 mg / l (20 min)
Lewisite	L	38–54	1200–1500

(*) Abkürzung des US-Amerikanischen Verteidigungsministeriums. Die Datenlage zu Phosgenoxim ist spärlich

Vergiftungssymptome

Loste sind sehr reaktive Verbindungen mit ausgeprägter lokal schädigender Wirkung, hoher systemischer Toxizität sowie Mutagenität und Kanzerogenität. Der Erstkontakt mit Lost-Dämpfen oder flüssigem Lost ist meist schmerzlos, es wird lediglich der charakteristische Geruch der Verunreinigungen (Knoblauch, Senf, Fisch) wahrgenommen. Symptome treten nach Stunden bis Tagen auf, weswegen zunächst eine Kontamination von exponierten Personen nicht bemerkt oder ernst genommen wird. Die Symptomatik nach Lost-Exposition ist vielfältig (▶ Tab. 72.7).

Klinische Chemie

Der Nachweis von Lost im Plasma (instabil, nur für begrenzte Zeit), mit Gluthation oder Zystein konjugierte Metabolite in Plasma und Urin (spezifisch) sowie Thiodiglykol und Thiodiglykolsulfoxid im Urin (bis zu 2 Wochen nach Exposition, unspezifisch) ist in speziellen Laboratorien möglich.

Nach postexpositioneller Leukozytose sind Veränderungen klinisch chemischer Parameter abhängig von der Art und Schwere der Intoxikation der Patienten zu finden.

Therapie

Die lokale Behandlung von Hautschäden entspricht grundsätzlich der Lokaltherapie von Verbrennungen. Die Schäden werden feucht und antiseptisch versorgt.

Bei Augenschäden können regelmäßige Spülungen und sterile Vaseline Verklebungen der Augenlider und Mydriatika enthaltende Augentropfen Synechien verhindern. Topische Antibiotika und Kortikosteroide können notwendig sein.

Bei Beteiligung des Atemtrakts sollten Antitussiva verabreicht und die eingeatmete Luft befeuchtet werden. Bei Pseudomembranbildung ist eine regelmäßige bronchiale Lavage, bei rezidivierendem Laryngospasmus die Anlage eines Tracheostomas indiziert. Bei Infektionen sollte die Gabe von Antibiotika gezielt nach Identifikation des Keims erfolgen.

Bei systemischer Intoxikation sind die Patienten wie onkologische Patienten zu behandeln, die unter den Folgen einer Radio- oder Chemotherapie leiden.

> **Kernaussagen**
>
> **Spezielle Schutzmaßnahmen**
> Kontaminierte Betroffene und Vergiftete stellen eine Kontaminations- und Vergiftungsquelle für das Rettungspersonal und die medizinische Einrichtung dar.
>
> Durch Rettung Exponierter und Vergifteter aus dem kontaminierten Bereich und Deko, wird die Exposition gegenüber C-Kampfstoffen so schnell wie möglich beendet.

Tab. 72.7 Akute Vergiftungssymptomatik und Spätschäden nach Lost-Exposition.

Wirkort	Akute Vergiftunssymptomatik	Hk.*	Spätschäden
Haut	Erythem, Juckreiz, subepidermale Blasenbildung (gelbliches, giftfreies Sekret), großflächige Epidermolyse, erhöhte Empfindlichkeit schweiß- und talgdrüsenreicher Areale (Axillae, Skrotum, Analregion), späte Blasenbildung über mehrere Wochen nach Exposition, verzögerte Heilung mit Hyper- und Depigmentationen	44 %	abnorme Pigmentierung
Auge	Fremdkörpergefühl, Tränensekretion, Photophobie, Blepharospasmus, Konjunktivitis, Korneatrübung / -geschwüre mit meist reversiblem Verlust der Sehfähigkeit	36 %	chronische Konjunktivitis, Keratitis, Erblindung (selten)
Atemtrakt	Irritation der Nasen- und Rachenschleimhaut mit verstärktem Ausfluss und Verlust des Geruchs- und Geschmackssinns, schmerzhafter Reizhusten, Pharyngitis, Laryngitis, Aphonie, Schluckbeschwerden, Tracheobronchitis mit Pseudomembranbildung, Schleimhautschwellungen mit Ulzerationen und Nekrosen	78 %	chronische Bronchitis, Bronchialstenosen, asthmoide Bronchitis, Lungenfibrose, Broncholitis obliterans, *Induktion von Bronchialkarzinomen*
Systemisch	Kopfschmerzen, Übelkeit, Erbrechen, epigastrische Schmerzen, Niedergeschlagenheit, Depression, Schädigung von Gastrointestinaltrakt und Knochenmark mit allgemeinem Krankheitsgefühl, Fieber, Diarrhö, Kachexie, Knochenmarkdepression mit progressiver Leukopenie (ab dem 3. Tag), Krampfneigung	45 %	neurotische Störungen, Persönlichkeitsveränderungen

* Häufigkeit von Spätschäden bei ca. 100000 während des I. Golfkriegs gegenüber lostexponierten Patienten

Nervenkampfstoffe

NK bewirken über die Hemmung der AChE schnell eine cholinerge Krise.

Atopin und Oxime (z. B. Obidoxim) müssen so früh wie möglich verabreicht und bei persistierender Vergiftung weitergegeben werden. Unter ärztlicher Aufsicht ist die Behandlung durch Antikonvulsiva (z. B. Diazepam) und symptomatische Maßnamen (z. B. künstliche Beatmung) zu ergänzen.

Hautkampfstoffe

Hautkampfstoffe bewirken die Alkylierung von DNA, RNA, Proteinen und Enzymen. Die Vergiftungserscheinungen werden erst nach einer Latenzzeit sichtbar.

Die Therapie ist symptomatisch. Mit Spätschäden im Bereich des Respirationstrakts, der Augen und der Haut ist zu rechnen.

Literatur

Weiterführende Literatur

[1] **Aurbek** N, Worek F, Thiermann H. Aktuelle Aspekte in der Behandlung phosphororganischer Verbindungen. Wehrmedizinische Monatsschrift 2009, 53: 340–349
[2] **Eddleston** M, Buckley NA, Eyer P et al. Management of acute organophosphorus pesticide poisoning. Lancet 2008; 371(9612): 597–607
[3] **Eyer** P. The role of oximes in the management of organophosphorus pesticide poisoning.Toxicol Rev 2003; 22(3): 165–190
[4] **John** H, Thiermann H. Die Rolle und Methoden der Bioanalytik im medizinischen Schutz vor chemischen Kampfstoffen und ähnlichen Giften. Wehrmedizinische Monatsschrift 2009; 53: 330–336
[5] **Kehe** K, Thiermann H, Balszuweit F et al. Acute effects of sulfur mustard injury--Munich experiences. Toxicology 2009; 263(1): 3–8
[6] **Krivoy** A, Rotman E, Layish I et al. Medical management in the chemical terrorism scene. Harefuah 2005; 144(4): 266–271, 302
[7] **Oks** E, Kehe K, Klaus S et al. Ein neues Detektionssystem für den Nachweis von freiem S-Lost auf der Hautoberfläche. Wehrmedizinische Monatsschrift 2009; 53: 336–339
[8] **Okumura** T, Hisaoka T, Yamada A et al. The Tokyo subway sarin attack-lessons learned. Toxicol Appl Pharmacol 2005; 207(Suppl2): 471–476
[9] **Thiermann** H, Gonder S, John H et al. Chemische Kampfstoffe. In: Vohr HW, Hrsg. Toxikologie. Bd. 2 Toxikologie der Stoffe. Stuttgart: WILEY-VHC; 2010
[10] **Thiermann**, H, Szinicz, L, Eyer P et al. Lessons to be learnt from organophosphorus pesticide poisoning for the treatment of nerve agent poisoning. Toxicology 2007; 233(1–3): 145–154
[11] **Worek** F, Pfeiffer B, Eyer P et al. Optimierung labormedizinischer Verfahren zur Bestimmung der Acetylcholinesteraseaktivität im Blut für die Diagnostik und Therapiesteuerung von Nervenkampfstoffvergiftungen. Wehrmed Wschr 2005; 49: 302–305
[12] **Worek** F, Eyer P, Szinicz L et al. Simulation of cholinesterase status at different scenarios of nerve agent exposure. Toxicology 2007; 233(1–3): 155–165

73 Panikreaktion und Massenphänomene

W. R. Dombrowsky, F.-G. Pajonk

73.1 Panikereignisse und öffentliche Wahrnehmung

Im Gegensatz zu den „Angst- und Panikstörungen", wie sie die Internationale Klassifikation der Krankheiten (ICD-10 F41.0) beschreibt, meint „Panik" in den Medien und in der öffentlichen Wahrnehmung keine individuelle Erkrankung, sondern extreme Formen kollektiven Fehlverhaltens.

▶ **Druckpanik.** Jüngste Beispiele in Deutschland waren die Loveparade 2010 in Duisburg und eine Autogrammveranstaltung von „Deutschland sucht den Superstar" (DSDS) in einem Oberhausener Einkaufszentrum 2011. In beiden Fällen stauten sich die Besucher an den Engstellen zum Ereignisort derart massiv, dass Einzelne buchstäblich erstickten (vgl. Oberhagemann 2009[29], S. 123). Wie schon beim Konzert der Gruppe „Pearl Jam" am 01.07.2000 im dänischen Roskilde, beim Konzert der „Toten Hosen" am 28.06.1997 in Düsseldorf oder beim Pokal-Halbfinal-Fußballspiel im Hillsborough-Stadium in Sheffield am 15.04.1989 kamen Menschen durch extremen Bewegungsdruck hin zu einem Ort (Bühne), einem Eingang oder einer Absperrung zu Tode.

▶ **Fluchtpanik.** Weit häufiger waren bislang Panikereignisse, bei denen Menschen vor lebensbedrohlichen Gefährdungen fliehen wollten, wie vor Fanausschreitungen im Heysel-Stadion in Brüssel am 29.05.1989, vor dem Brand in der Stardust-Discothek in Dublin am 14.02.1981, vor Explosionen oder Gebäudeeinstürzen. Insbesondere die Fluchtpaniken erregen öffentliche Aufmerksamkeit, v. a. weil sie ohnehin dramatische Ereignisse wie Unfälle und Katastrophen eindrücklich unterstreichen.

▶ **Mischformen.** Als besonders aufsehenerregend erscheinen Mischformen aus Druck- und Fluchtpaniken. Sie ereigneten sich mehrfach in Mekka (2004, 2006, 1994) und bei den Maha-Kumbh-Mela Zeremonien in Indien (Haridwar 2010), bei denen es zu Unfällen durch extremen Staudruck und dem daraus folgenden Fluchtimpuls kam. Allerdings ist der Zusammenhang nicht auf religiöse oder rituelle Massenveranstaltungen beschränkt, er zeigte sich auch in Innsbruck (1999) bei einem Skatingevent (vgl. Wagner 2011[37]) sowie bei anderen Freizeitveranstaltungen.

▶ **Angstbesetzte Ereignisse.** Ebenfalls zu Panik oder zumindest panikähnlichen Erregungsformen führen Ereignisse, die hochgradig angstbesetzt sind und die eine unmittelbare Schädigung befürchten lassen. Zu Letzterem zählen „Börsenpaniken", zu Ersterem führten der Bruch einer Dampfleitung in New York (2007) und die Explosion eines Munitionslagers in Daressalam (2011), die die Schrecken terroristischer Anschläge aktualisierten. In Moskau dagegen ereigneten sich tatsächlich Anschläge, die, neben völlig besonnenem Verhalten, auch zu Druck- und Fluchtpanik und dadurch zu größeren Schäden führten (Sprengstoff mit Beimengung von Schrauben als Schrapnellwirkung in den U-Bahn-Stationen „Lubjanka" und „Park Kultury" am 29.03.2010 mit 40 Toten und mehr als 88 Schwerverletzten).

▶ **Panik als Verhaltenszuschreibung.** Zahlreiche, als „Panik" berichtete Ereignisse halten jedoch einer Überprüfung nicht stand. Offenbar ist der Versuchung schwer zu widerstehen, mithilfe derartiger Verhaltenszuschreibungen eine weitere oder besondere Dramatik hinzufügen zu wollen. Dies gilt für die meisten Flugunfälle, bei denen, wie Augenzeugen übereinstimmend berichten, eine „eigenartige Stille" vorherrsche, wie auch für die meisten Katastrophen, bei denen sich die Betroffenen überwiegend zu helfen und ihre Habe zu retten versuchen.

„Panik" wird insofern häufig als dramatisierendes, metaphorisches Element benutzt, um die Annahmen über ganz besonders chaotische und dramatische Umstände auf einen einzigen Begriff bringen zu können. Die Kluft zwischen Erwartungen und Realität zeigten die jüngsten Katastrophen in Japan (Erdbeben, Tsunami, Fukushima, 11.03.2011), bei denen sich die Medien immer wieder über das besonnene und disziplinierte Verhalten der Betroffenen wunderten.

Definition

Im Alltag, in den Medien und v. a. im Kontext von Unfällen und Katastrophen umschreibt „Panik" kollektive Ausbrüche von Unordnung, völliger Kopflosigkeit und ein dadurch bewirktes extremes Fehlverhalten.

73.1.1 Historischer Aspekt

Die mythologischen Wurzeln von Panik gehen auf die Urangst des Menschen zurück, die Beherrschung (Kultur) zu verlieren und unterzugehen. Pan personifizierte die eruptive Flüchtigkeit des Fruchtbaren (z. B. Frühjahrsflut des Nils, Regen), sein Flötenspiel die mühsam zu erwerbende Kunstfertigkeit des Zivilisierenden. In kultischen Ritualen (Bacchanalien) wurden Verfahren entwickelt und tradiert, durch die die Gefährdung des Menschen und seiner Kultur bewusst gehalten werden sollten, bis man sie schließlich in Mummenschanz und Karneval (vgl. Moser 1986[28], Weihe 2004[38]) nicht mehr als real wahrnahm. Gleichwohl ist die Urangst vor dem Verlust von Selbstbeherrschung und Naturbeherrschung nicht verschwunden. „Kulturleistung", formulierte Freud (Freud 2001[17]), sei ohne „Triebverzicht" nicht möglich; der „Macht der Liebe" stehe fortwährend und unversöhnlich die „Not von außen" und damit der „Zwang zur Arbeit" gegenüber.

> **Merke**
>
> Inhalt und historische Bedeutung von „Panik" sind verschwunden. Zurückgeblieben ist lediglich eine diffuse Angst vor einer „irgendwie" elementaren Gefährdung menschlicher Ordnung und individueller (Selbst-)Kontrolle.

73.2 Vom Pan-Kultus zum sozialen „Normenkontrollverfahren"

Auch wenn heute Inhalt und Bedeutung des Pan-Kultes nicht mehr bekannt sind, verschreckt dennoch der Begriff „Panik": *So* sollte man sich besser *nicht* verhalten. Insofern markiert „Panik" ein stillschweigendes normatives Muster, das Abläufe und Verhalten als „negativ erklärt" erscheinen lässt, ohne dass es einer empirisch inhaltlichen Aufklärung bedarf.

Bestes Beispiel ist noch immer das am 30. Oktober 1938 als Reportage ausgestrahlte Hörspiel von Orson Welles über eine Invasion aus dem Weltall, die angeblich zu Massenpanik in ganz Nordamerika führte. Obgleich Nachuntersuchungen (Rosengren et al. 1975[33]) eine massenhafte Panik als bloßes Medienereignis und das berühmte Standardwerk von Hadley Cantril (1942[9]) als Medienkolportage erweisen konnten, lebt die Legende selbst in der Polizei- und Feuerwehrausbildung (vgl. Tiedemann 1968[35], Hinkel 1978[21]) und in der Wissenschaft (vgl. Bochnik 1999[5]) fort.

▶ **Panik als Normverletzung.** Aus ordnungspolitischer Sicht kommt es auf empirische Tatsachen nicht an, solange man „Panik" im Sinne Durkheims (Durkheim 1970[15], S. 151–155) als eine „Verletzung" kollektiver Normverständnisse versteht. Wie das Verbrechen immer auch auf die Norm verweist und Empfindungen „gesteigerter Lebhaftigkeit" auslöst, wenn es bestehende Normen besonders verletzt, so verletzt und bestätigt auch „Panik" das kollektive Verständnis über „richtiges" und „falsches" Verhalten in extremen Situationen.

> **Merke**
>
> Im Sinne Durkheims „erklärt" die Selbstaussage, „in Panik" gewesen zu sein, nicht, wie „es" tatsächlich war, sondern den Kniefall vor der Norm. Die Zuflucht in eine „erlittene" Entmündigung durch eine übermächtige Biologie enthebt beide Seiten der Pein, darüber befinden zu müssen, ob ein absichtliches, also die Normen bewusst außer Kraft setzendes Handeln vorlag, oder „nur" ein „unentrinnbar" biologisch gesteuertes (Fehl-) Verhalten.

Das Eingeständnis, auf „biologische" Weise versagt zu haben, mag zwar die Kapitulation des Willens gegenüber „dem Fleisch" offenbaren, erspart aber, im Äußersten als Verweigerer, „Absentist", Saboteur oder Fahnenflüchtiger bestraft werden zu müssen, weil man sich seiner Pflichten willentlich versagte. *Das* wäre die Kündigung von Disziplin und Gehorsam, schlimmstenfalls Verstoß gegen die bestehende Ordnung. Joseph Heller (1994[20]) hat dieses „Nicht-mehr-Wollen" und deswegen „Umso-schlimmer-Müssen" nach dem Vietnamkrieg als „Catch 22" literarisch verarbeitet.

▶ **Panik auf der Symbolebene.** Auf der Symbolebene markiert Panik somit dreierlei:
- Erstens den Schreck, der ins Glied fährt, also eine aufsteigende Triebhaftigkeit, die in Gefahr bringt, die Selbstkontrolle zu verlieren.
- Zweitens den Schreck, der in die Glieder fährt angesichts äußerer Bedrohungen, die Leib und Leben in Gefahr bringen und die Chancen (v. a. des Überlebens) spürbar verringern.
- Drittens schließlich den Schreck, der in einen fährt, als Angst vor der Angst, passiv wie auch aktiv zu versagen und damit für sich und andere zu einem Risiko zu werden – was den Bogen zurück zur pathologischen Angst („Panikattacke") schlägt.

▶ **Panik auf der Wahrnehmungsebene.** Auf der Wahrnehmungsebene sind alle 3 Momente von Panik präsent. Die öffentliche, überwiegend massenmediale Darstellung von Panik ist am erfolgreichsten, wenn sie Empfindungen „gesteigerter Lebhaftigkeit" auszulösen vermag. So entzündete der Brand des Ringtheaters in Wien 1881 hitzige Fantasien über die Knäuel aus Leibern, die an den Ausgängen verbrannt waren, und bis heute herrschen Darstellungen vor, die wie Moritaten die Verwandlung des Menschen zur rücksichtslosen Bestie oder zum Triebtäter inszenieren.

Medienproduzenten wie -konsumenten ergänzen sich im Wechselspiel aus Nachfrage und Angebot, auch wenn die realen Abläufe nicht den Geschichten und Bebilderungen entsprechen mögen. Vor allem Katastrophenfilme und das Genre des „Dokudrama" haben die Panikinszenierungen perfektioniert. Sie liefern zunehmend, was Michael

Balint (1972) „Thrill" nannte: schaurig-schönen Angstgrusel. Von daher ließe sich der lustvolle Imaginations-Assoziations-Zusammenhang als funktionales Äquivalent zum Bacchanal verstehen: Man wäre gern selbst einmal „Pan", um sich über alle Normen hinwegzusetzen – bis zur Orgie, zum Schreikrampf und zum Blutrausch – und fürchtet sich zugleich vor nichts mehr als vor diesen vollkommenen Kontrollverlusten. Die sog. „Ego-Shooter" der Computerspiele machen sich diese Zusammenhänge zu eigen.

▶ **Panik auf der Handlungsebene.** Auf den Handlungsebenen des „wirklichen Lebens" wird dagegen auf Kontrolle und Kontrollhalt abgestellt (vgl. Clarke 2000[10], Johnson 1987[23]). „Panik" gilt dort als Chiffre für die Bedrohung der öffentlichen Sicherheit und Ordnung, für eine Art Virus, der zum endemischen Verfall von Disziplin und Selbstdisziplin führt und folglich ein frühzeitiges, der Seuchenbekämpfung nachgebildetes, hartes Durchgreifen erfordere: Ansteckungsfähige Personen (oft als „Rädelsführer" bezeichnet) müssten deshalb identifiziert und isoliert und die ansteckbare Masse beruhigt und zur Disziplin aufgefordert werden (vgl. Brickenstein 1982[7], Brickenstein 1993[8]).

Schaut man genauer hin, so entdeckt man die Konstitution einer Entscheidungssituation, wie sie sich v.a. in Kriegen bewährt hat: Zum Rädelsführer wird nur, wer sich willentlich versagt, also bewusst Dritte anstiftet. Die Anstiftung ist das Tatbestandsmerkmal dafür, dass nicht länger eine biologische Überschwemmung der Vernunft strafmildernd unterstellt werden kann, sondern aus einem Versagen ein willentliches Sichversagen wird, das auf Mittäterschaft abzielt.

Merke
Der Kreis der potenziell Ansteckungsfähigen muss folglich auf die Konsequenzen hingewiesen und vor die Alternative gestellt werden, sich entweder verlässlich zu verhalten oder „behandelt" zu werden. In logischer Konsequenz entstand daraus die Idee einer medikamentösen Panikprävention (vgl. Benkert u. Hippius 2000[3], Hippius 1988[22]).

73.3 Biologischer Reduktionismus versus Natur-Kultur-Interaktion

Während sich in den ordnungspolitischen Panikverständnissen noch residuale Anteile sozialer Interaktion finden, reduzieren neuere ingenieurwissenschaftliche Ansätze „Panik" auf Leittechnik für Massenströme und Menschen auf Partikel, deren Strömung optimiert werden muss (vgl. Helbig et al. 2006[19], Helbig et al. 2000[18]).

Merke
„Panik" ist in diesen Ansätzen kein multipler Schreck mehr, der durch Behauptung oder Rückgewinnung kultureller Fertigkeiten bezähmt werden kann, sondern eine Verwandlung in einen Strom von Leibern, den man mit baulichen oder technischen Maßnahmen reguliert (vgl. Kühnert 2004[26]) wie Viehherden durch Laufgatter oder Elektrozäune.

▶ **Missverständnis von Biologie und Panik.** In dieser Reduktion auf eine Biologie, die nicht mehr mental und sozial, sondern nur noch von außen gelenkt werden kann, liegt zugleich ein grundlegendes naturalistisches Missverständnis von Biologie wie von Panik. Das Werden zum Menschen ist Kultivierung und Zivilisierung des Biologischen, ist dessen Transformation in etwas Neues.

Der heutige Mensch hat sich eine Biologie erworben, die mit der eines Ägypters zu Zeiten Ramses oder eines Makedonen zu Zeiten Alexanders nicht mehr vergleichbar ist. Das gleiche gilt für Panik. Auch sie ist nichts Naturales, kein „Etwas", das aus- oder durchbricht, sondern eine psychobiologische Resultante aus einer fortlaufend kultivierten, zivilisierten Psyche und Physis. Die Ängste der Gegenwart haben mit denen der Antike oder des Mittelalters nichts mehr gemein. Mied man um 1100 den Wald, weil dort Kobolde, Geister und Ungeheuer lauerten, so ist „Wald" heute Ort der Erholung, während man sich an ganz anderen Orten vor ganz anderen „Dingen" (wie z. B. Krebs) fürchtet.

▶ **Kulturelle Durchformung des Körperlichen.** Das Körperliche, insbesondere dessen „starke" Impulse wie Sexualität, Durst, Hunger, aber auch Angst (vgl. Bandelow 2006[2], Delumeau 1985[12]) oder Schmerz, ist kulturell durchformt und somit selbst eine kulturelle Hervorbringung auf einer naturalen (Rest-)Basis. Von daher bricht zu allen Zeiten und an allen Orten eine andere „Panik" aus, die wiederum auf je andere Art entstanden ist. Sie entzieht sich damit keineswegs der Analyse, auch nicht der Vergleichbarkeit, doch bedarf es der Kontexte, um davor bewahrt zu bleiben, „Panik" als ahistorische Konstante menschlicher Biologie misszuverstehen.

▶ **Spezifische Wahrnehmung von Gefahr.** Dies gilt nochmals zugespitzt für Gefahrensituationen, unbeschadet, ob sie objektiv gegeben oder nur subjektiv so wahrgenommen werden. „Gefahr" lässt sich unmöglich ohne Affekt- und Fantasiegeladenheit, rein über „Wissen" wahrnehmen und verarbeiten.

Merke
Nicht nur die „Gefahren" wandeln sich, sondern auch die gesellschaftlichen Verfahren ihrer Wahrnehmung, Bewertung und Behandlung.

▶ **Panik als Resultante der wirkenden Vektoren.** Von daher wäre es irrig, den zu Panik führenden Schrecken von seinen historisch determinierten Vektoren lösen zu wollen. Er ist vielmehr die Resultante der wirkenden Vektoren, ganz ähnlich einem Kräfteparallelogramm aus
- sozialen,
- psychischen,
- physischen,
- politischen und
- umweltbedingten

Wirkgrößen. Zu Letzteren gehören v.a. bauliche, technische, tageszeitliche und viele weitere Determinanten, doch wäre es sträflich, eine einzige besonders zu betonen.

> **Merke**
>
> Gerade die empirische Panikforschung zeigt, dass „in situ" komplexe intra- und interpersonale „Aushandlungen" vorgenommen werden: Jeder Akteur setzt sein individuelles Kräfteparallelogramm zusammen, je nach Mischungsverhältnis seines Gewordenseins (Erziehung, Bildung), seiner situativen Einsicht, seiner Umwelt und seiner Affekt- und Fantasiegeladenheit, woraus letztlich alle beteiligten Akteure ein kollektives Kräfteparallelogramm bilden, das dann den Ablauf der Situation bestimmt.

Wenn alle Angst haben, keiner wagt, die Führung zu übernehmen, jeder nur auf den anderen schaut, dann wird tatsächlich herdenhaftes Verhalten wahrscheinlich, aber eben nicht biologisch notwendig.

73.4 Distanzierung als Panikprävention

Norbert Elias (1987[16]) hat mit seiner Interpretation des Fischers im Mahlstrom die menschliche Fähigkeit zur Distanzierung in den Mittelpunkt gerückt, die Dieter Claessens (1970[11]) als den eigentlichen Motor der Menschwerdung identifizierte.

> **Merke**
>
> Situative Distanzierungsfähigkeit bedeutet, durch Beobachtung bei gleichzeitiger Selbstbeobachtung zugleich Einsicht in die äußeren („objektiven") Wirkbedingungen und in sein eigenes („subjektives") Erleben erlangen zu können.

Indem sich der Fischer im Mahlstrom gleichsam von außen selbst beobachtet (also eine distanzierte Position zu seinem „Schicksal" einnimmt), erkennt er dadurch Struktur und Richtung des Ereignisflusses. Er kann nun absehen, dass sein Boot, an das er sich vor Angst klammerte, unweigerlich in den Strudel gezogen wird. Um zu überleben, muss er doppelt loslassen: seine Angst und das Boot.

▶ **Wille und Vermögen zur Selbst- und Prozesskontrolle.** Der von Elias propagierte Königsweg der Distanzierung verdeutlicht idealtypisch, dass Panik aus der Dominanz von Affekt- und Fantasiegeladenheit über Selbst- und Prozesskontrolle entsteht, doch gilt dies generell für jede Situation.

> **Merke**
>
> Um überhaupt Kontrolle über äußere Prozesse erlangen zu *können*, muss man dies auch *wollen*; und um dies wollen zu können, bedarf es der gesellschaftlichen Bedingungen, in und durch die dies möglich ist.

Distanzierungsfähigkeit resultiert nicht nur aus dem Willen und dem Vermögen zur Selbstkontrolle, sondern auch aus dem Glauben an die Möglichkeit zur Kontrolle beider, des Selbst wie der Situation. Wer nicht an Selbstkontrolle glaubt, wird es auch nicht wollen und nicht versuchen; wer nicht an Prozesskontrolle glaubt, wird sich unentrinnbar als Opfer „der" Verhältnisse oder übermächtiger Anderer fühlen und im Mahlstrom gefangen bleiben. Von daher muss jeder Handelnde als ein Ensemble von zahlreichen Mischungsverhältnissen aus (affektgeladenem) „Wissen", aus situativen Affektaufladungen und aus situativen Beimengungen angesehen werden (vgl. Dombrowsky 1988[14]), wobei sich die Affektaufladung aus 3 Quellen speist:
- den situativen Ängsten,
- den interaktiven Ängsten und
- den inkorporierten Affektbeimengungen des verfügbaren Wissens (weil kein Wissen frei von „Beimengungen" ist, wie der Vergleich der Bibel mit einer Enzyklopädie deutlich macht).

▶ **Kulturüberflutung.** Von daher wohnt jedem kulturellen Artefakt eine spezifische affektuelle Beimischung inne (z.B. einem Auto eine andere als einem Kernkraftwerk), die ebenso spezifische Ängste auszulösen vermag. Jede Angst wiederum bewirkt eine eigene „Destruktionsschleife"; in ihrer Gesamtwirkung ergibt sich ein Zyklus aus Kulturüberflutung durch überwältigende Affekte und danach eine Restituierung des Kulturellen (▶ Abb. 73.1).

Die Schleife zeigt die in jeder Kultur einsetzende physische Reaktion auf Extremereignisse: Gemeinhin bewirken sie eine Art Überflutung der alltäglichen, als „normal", „stabil" und „verlässlich" empfundenen kulturellen „Muster". Als Muster lassen sich Abläufe, Verhaltensweisen, Umgangsformen, Kenntnisse und Fertigkeiten beschreiben, aber auch Funktionalität von und Verfügbarkeit über Einrichtungen, Dienste und Leistungen (z.B. Verkehrsmittel, Elektrizität, Wasser, Müll).

73.4 Distanzierung als Panikprävention

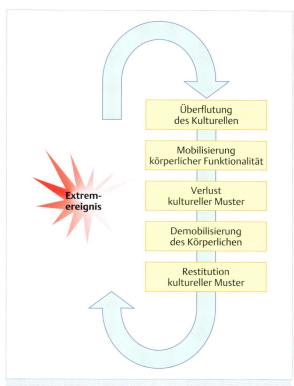

Abb. 73.1 Kulturüberflutung und Restituierung des Kulturellen.

Merke

Insofern lösen bestimmte Wahrnehmungen (auch Schreck oder Angst) ein Wechselspiel zwischen körperlicher Mobilisierung und kultureller Musterreduktion aus. Je weniger eingelebte Kulturmuster greifen, desto stärker mobilisiert der so entblößte Körper seine eigene (biologische) Funktionalität (Ungerer u. Morgenroth 2001 [36]).

▶ **Restituierung des Kulturellen.** Da jedoch die Extremereignisse der technisch-industriellen Welt nur noch marginal mit dem Sensorium des physischen Apparats detektiert und mittels körperlicher Fähigkeiten bemeistert werden können, sondern letztlich nur mit den Mitteln der Zivilisation selbst, erwachsen die Chancen auf Rettendes immer stärker dem Vermögen, die biologischen Reaktionsformen (Adrenalin, Noradrenalin, Betablocker etc.) überwinden und die kulturellen Muster so schnell wie möglich restituieren zu können.

Merke

Eine auf „Wirksamkeit" zielende Panikprävention hätte dem Rechnung zu tragen und situativ umsetzbare Restituierungstechniken beizusteuern, die die Rückkehr zum Kulturellen unterstützen oder beschleunigen (▶ Abb. 73.2).

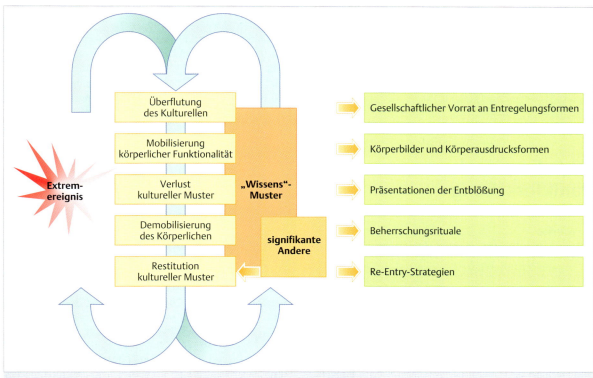

Abb. 73.2 Restituierungstechniken.

Die Pfeile neben den beiden Regelkreisen zielen auf einen spezifischen Regulierungsbedarf, der sich in Form langfristiger Sozialisationsprozesse als „Kulturmuster" herausgebildet hat. Diese Kulturmuster bilden zusammen unser „Wissen", das darüber mitentscheidet, welcher Regelkreis zur Durchsetzung gelangen kann: So verfügt jede Kultur über „Vorräte an Entregelungsformen" (z. B. Alkohol und andere Drogen, Partyspiele), so gibt es Vorlagen, nach denen wir unseren Körper formen (Schlankheits- oder Jugendideal) und auf deren Grundlage ein „Körperbewusstsein" ausgebildet wird, das „Körper" und den Umgang mit Körperlichem definiert.

▶ **Kollektiv vermittelte Traditionen.** Alle Kulturen formen ihre kindlichen, männlichen und weiblichen Körper höchst unterschiedlich, wie sie ebenso unterschiedliche Ausdrucks- und Inszenierungsformen entwickelt haben, um den Körper zu präsentieren und einsetzen oder Gefühle und Affekte zulassen oder verbieten. Ebenso formuliert jede Kultur mehr oder weniger verbindliche Vorschriften darüber, wie man sich zu präsentieren hat, was „schicklich" oder „unschicklich" ist (was insbesondere für „Nacktheit" und „Geschlecht" gilt). Die Fragen, auf welche kulturellen Muster in welcher Extremsituation Verlass ist oder welche Kulturmuster „rettender" sind als andere, beantwortet nicht nur die Erfahrung durch Extremsituationen, sondern auch die durch „signifikante Andere" (Eltern, Freunde, Lehrer etc.) kollektiv vermittelten Traditionen.

> **Merke**
>
> Allerdings zeigt die Katastrophenforschung, dass in modernen, mobilen Gesellschaften diese Traditionen immer schneller verloren gehen, sodass immer weniger Menschen wissen, wie sie sich auch in Extremsituationen verhalten *sollten*. Dem hätte jedes Verhaltenstraining, durch das „Panik" vermieden werden soll, funktional zu entsprechen.

73.5 Empirische Panikforschung

> **Merke**
>
> Die empirische Panikforschung deutet „Panik" als Endpunkt einer Chancenreduktion, also als einen Interaktionsprozess, in dessen Verlauf den Handelnden rapide und radikal alle Chancen abhanden kommen, um eine lebensbedrohliche Situation nach eigenen Bedingungen positiv beeinflussen zu können.

Ein solcher Ansatz ist unüberbrückbar entfernt von biologistischen Ansätzen oder der massenpsychologischen Philosophie des 18. und 19. Jahrhunderts. Die empirische Panikforschung, wie sie E. L. Quarantelli (2001 [32]) begründete, setzt konsequent die Erkenntnisse aus den tatsächlichen Abläufen von Ereignissen um und zeigt, dass Distanzierung und Kontrollfähigkeit erlangt werden können, sobald Menschen bereit sind, sich von überlieferten Annahmen lösen zu wollen.

▶ **Gefährdungswahrscheinlichkeiten.** Die empirische Panikforschung vermag aus den Bedingungen des Handlungsraums (z. B. Kino, Disco, Stadion, Platz o. Ä. – d. h. Architektur, Klima, Licht, Fluchtwege, Morphologie etc.), den von diesen räumlichen Bedingungen beeinflussten Reaktionen (Mensch-Raum-Interaktionen) sowie den sozialen und psychischen Interaktionen der Raumnutzer untereinander (Mensch-Mensch-Interaktionen: d. h. „typisches" Kino-, Disco- oder Fanverhalten) Gefährdungswahrscheinlichkeiten abzuleiten und die Fehler aufzuzeigen, die zu einer Panik führen können (vgl. Best 1977 [4], Johnson 1988 [24], The Hillsborough Stadium Disaster 1990 [34], Ploeger 1966 [31]).

> **Merke**
>
> Sie vermag auch zu sagen, wie es den Handelnden in einer spezifischen Belastungssituation gelingen kann, sich aus den kollektiven Abläufen zu lösen und ein Verhalten durchzusetzen, das vor Schaden bewahrt.

▶ **Anti-Panik-Training.** Hier setzt das präventive, auf Kommunikation, Interaktion und Vorbildverhalten ausgerichtete Anti-Panik-Training an, wie es im Rahmen von speziellen Berufsausbildungen (z. B. Piloten, Taucher), Einsatzpersonal (z. B. Feuerwehr, Polizei) und Soldaten zur Anwendung kommt. Dazu liegen seit Jahrzehnten sehr erfolgreiche Ausbildungs- und Trainingsverfahren vor (z. B. Lufthansa-Training gegen Flugangst, s. Kap. 45), die im Grundsatz alle auf Distanzierungstechniken und spezifischen Selbstbeeinflussungs- und Programmierungsverfahren basieren (vgl. Pajonk u. Dombrowsky 2006 [30]).

73.6 Panikmache und Angstinstrumentalisierung

Ein bislang noch nicht systematisch untersuchter Spezialfall von Panik gewinnt zunehmend an Bedeutung: die Panikmache (Clarke 2000 [10]). Zwar kennt die empirische Panikforschung seit ihren Anfängen das „Cry-Wolf-Syndrome" (Macay 1995 [27]), doch galt es bislang selbst als Fehlverhalten, das unbedingt zu unterbinden ist, weil es als wirkungsvoller „Paniktrigger" galt.

Nunmehr wird „Panik" zielstrebig von *stakeholdern* produziert, um dadurch Ängste vor der Panikangst mobilisieren und nutzen zu können. In den Medien häufen sich Berichte über „Panik" im Zuge von Terrorismus, Vogelgrippe, neuen Seuchen, Anthraxfunden oder Poloniumvergiftungen. Einerseits wird beruhigt, wie mit einem Beitrag in der Pforzheimer Zeitung (Nr. 223 vom 26.09.2001:12): „Experten warnen vor Panik", andererseits wird genau dadurch Panik zum Thema, um Maßnahmen einzufordern. Die Medien schüren damit die politische Angst vor dem klassischen Topos der Panikanfälligkeit der Massen und des Risikos der „Summationseffekte", wie es Brickenstein (1980[6]) immer wieder beschwor: In der Masse verliere sich der Einzelne und seine Selbstkontrolle, sodass sich aus der Deckung der Masse heraus ein Mob entwickele, der besonders gefährlich und grausam werden könne.

Diesem ordnungspolitischen Strang der Affektmodellierung fallen noch immer die administrativen und politischen Entscheidungsträger anheim. Sie glauben an dieses Paniknarrativ und halten den Ausbruch von Panik bei Gefahrenlagen für höchst wahrscheinlich und daher ein ordnungspolitisch motiviertes Misstrauen gegenüber Menschenmengen für gerechtfertigt.

Merke

Wer jedoch seiner Bevölkerung so gründlich misstraut (vgl. Kalcher 1987 [25]), der kann mit ihr keinen offenen Diskurs über Gefährdungen und angemessenen Schutz führen, weil man ja heimlich fürchtet, dass die zu Beschützenden die eigentliche Gefahr darstellen (vgl. Dombrowsky u. Schorr 1986 [13]).

Die Frage, warum das, was sich für Piloten, Taucher, Feuerwehr und Armee bewährt hat, nicht auf gleiche Weise als Kräfteparallelogramm in Richtung Gefahrenabwehr und Bevölkerungsschutz ergeben soll, wird eigenartigerweise gar nicht gestellt.

73.7 Panikvermeidung

Während zahlreiche Trainingsprogramme für spezielle Berufsgruppen belegen, dass auch unter extremen Bedingungen Selbstkontrolle und Funktionsfähigkeit aufrechterhalten werden können, gelingt die Übertragung dieser Einsichten auf kollektive Zusammenhänge bislang nicht. Von daher setzen die meisten Strategien von Massenmanagement nicht auf Interaktions- und Kooperationsstrategien, sondern auf organisatorische, technische und interventionistische Maßnahmen. So finden sich einschlägige Vorschriften im Bauordnungsrecht, das z.B. Rettungs- und Fluchtwege unterscheidet. Die Baumusterordnung definiert zudem Schutzziele des Brandschutzes, nach denen Rettung, Einsatztätigkeit und Kapazitäten geregelt sind, wobei die Versammlungsstättenverordnung Personen und ihren Raumbedarf standardisiert hat (P_{Norm} = 1,80 m, 75 kg bei 23 BMI).

Insofern ist also zwischen einer Panikvermeidung zu unterscheiden, die sich auf Gebäude und Gelände bezieht und von zuständigen Stellen betrieben wird, und einem Verhaltenstraining, das das Individuum adressiert. Beides müsste zusammengeführt werden. Tatsächlich aber dominiert noch immer ein ordnungspolitischer Blick, der im 19. Jahrhundert entstand und von der Angst vor der Masse (vgl. Dombrowsky u. Schorr 1986[13]) geprägt ist.

Merke

Deswegen erscheint „Panik" weitgehend als ein Problem der Aufrechterhaltung öffentlicher Sicherheit und Ordnung und individuell als bedrohliches Verhaltensrisiko.

▶ **Praktische Hilfe.** „Panik" äußert sich nur in ganz seltenen Fällen als massenhafte Fluchtbewegung. Viel häufiger finden sich extreme Verdichtungssituationen, die gerade die rettende Flucht verhindern und dadurch zu Opfern führen. Von daher helfen Anspracheformen, die den Bewegungsimpuls hin auf Flucht unterbinden. Sinnvolle Hinweise auf Reihenfolge („Reihe 1 geht zuerst, dann …"), Alternativen („Links ist noch eine Tür …") und Normen („Helfen Sie sich gegenseitig, dann schaffen es alle …") sind geeignet, eine intellektuelle Distanzierung zu ermöglichen, die Überblick zurückgewinnen lässt. Viel bedeutsamer ist es, sich vor dem Besuch von Massenveranstaltungen über Ort, Zu- und Ausgänge, Not- und Rettungswege, Sicherheitseinrichtungen und die Planungen der Veranstalter und Verantwortlichen zu informieren.

Merke

Allerdings sollte sich niemand darüber hinwegtäuschen, dass zwar eine situativ angemessene, klare, eindeutige und sinnhaft unmittelbar einleuchtende Ansprache positive Effekte erzielen kann, es aber dennoch maßgebender Einübung bedarf, um in Ausnahmesituationen den biologischen Mustern des Körperlichen bewusst und mit Überblick über die Situation Paroli bieten zu können.

Kernaussagen

Bedeutungsursprung von Panik
Die mythologischen Wurzeln von Panik gehen auf die Urangst des Menschen zurück, die Beherrschung (Kultur) zu verlieren und unterzugehen. Pan personifizierte die eruptive Flüchtigkeit des Fruchtbaren (z. B. Frühjahrsflut des Nils, Regen), sein Flötenspiel die mühsam zu erwerbende Kunstfertigkeit des Zivilisierenden.

Vom Pan-Kultus zum sozialen „Normenkontrollverfahren"

Im gegenwärtigen Verständnis bedeutet „Panik" ganz überwiegend eine spezifische, grundlegend biologisch bedingte Versagensform.

Panik wird dabei mit dem Verlust sozialer Zuverlässigkeit und Durchhaltefähigkeit gleichgesetzt und als Gefährdung der gesellschaftlichen Bindekraft angesehen.

Insofern herrscht in der Praxis ein sehr einseitiges Verständnis von „Panik" als biologischem Mechanismus vor, der bevorzugt in Bildern von „Krankheit" und „Behandlung" dargestellt wird und nicht als ein beeinflussbarer Lernprozess, dessen Inhalte zu körperlichen Vorgängen werden und nicht umgekehrt.

Biologischer Reduktionismus versus Natur-Kultur-Interaktion

Entgegen einer biologistischen Sicht auf den Menschen erscheint es angemessener, Verhalten und Handeln als Resultante wechselseitiger Bezugnahmen und Modifikationen zu verstehen, durch die die Biologie zunehmend kultureller wird und selbst starke Affekte durch Zivilisierung entscheidbar werden. In der Sozialisationstheorie wird dies als Enkulturation bezeichnet, was darauf verweist, dass Selbstbeherrschung ein lebenslanges Erfordernis darstellt.

Distanzierung als Panikprävention

Der Mechanismus der Distanzierung ermöglicht es, zugleich die Bedingungen des Handelns und das darauf Bezug nehmende Handeln wahrnehmen und analysieren zu können. Dadurch wird aus bloßem Reagieren und Verhalten souveränes Handeln. Eine solche Handlungssouveränität muss jedoch erworben werden, sie ist nicht in Tagesseminaren antrainierbar. Grundsätzlich ist Panik eine Option des Körperlichen, wenn alle kulturellen Beeinflussungen versagen. Umgekehrt aber kann man dem Körper den Ausweg in die Panik ersparen, sofern die Techniken der Distanzierung kontinuierlich eingeübt werden.

Empirische Panikforschung

Seit den 1950er-Jahren etablierte sich in den USA eine empirische Panikforschung, deren Ergebnisse in krassem Widerspruch zu den Panikfantasien stehen, wie sie die psychologisch-philosophische Reflexion der frühen Industrialisierung in Europa hervorbrachte. Ungeklärt ist nach wie vor, warum die empirische Forschung nicht rezipiert wird, obwohl ihre Ergebnisse äußerst erfolgreich zur Verhaltens- und Körpersteuerung eingesetzt werden.

Panikmache und Angstinstrumentalisierung

Ein neuer Missbrauch etabliert sich im Bereich Panikmache als eine interessengeleitete Inszenierung möglicher Panikausbrüche hin auf politische Destabilisierung. Die Drohung mit derartigen Panikausbrüchen dient zunehmend der Beeinflussung von Entscheidungen und der Durchsetzung von Interessen, v. a. im Bereich innerer Sicherheit, Infektionsschutz und Informationstechnologie. Mit der Angst vor Viren (IT wie Gesundheit) lassen sich sowohl Geschäfte machen wie auch Maßnahmen durchsetzen, die ohne solche Angstappelle gar nicht durchsetzbar wären.

Panikvermeidung

Praktisch bedürfen die potenziell von Panik betroffenen Personen unmittelbar umsetzbarer Distanzierungshilfen, wie Handlungstipps, Orientierung und konkrete Ansprache, danach komplexerer Hilfen für die Restituierung normativer Muster und Ausdrucksformen, wie sie oben im Regelkreis beschrieben wurden.

Literatur

Referenzen

[1] **Balint** M. Angstlust und Regression. Beitrag zur psychologischen Typenlehre. Mit einer Studie von Enid Balint. Reinbek b. Hamburg: Rowohlt; 1972
[2] **Bandelow** B. Das Angstbuch. Woher Ängste kommen und wie man sie bekämpfen kann. Reinbek b. Hamburg: Rowohlt; 2006
[3] **Benkert** O, Hippius H. Kompendium der Psychiatrischen Pharmakotherapie. Heidelberg: Springer; 2000
[4] **Best** RL. Reconstruction of a Tragedy: The Beverly Hills Supper Club Fire. Boston: National Fire Protection Association; 1977
[5] **Bochnik** HJ. Panikreaktionen Einzelner und Panik als Massenphänomen – Verstehen, Vermeiden, Bekämpfen. In: Hempelmann C, Adams H-A, Sefrin P, Hrsg. Notfallmedizin. Stuttgart: Georg Thieme; 1999: 604–611
[6] **Brickenstein** R. Individualreaktionen, Summationsphänomene und Kollektivreaktionen in Katastrophen. Münch Med Wochenschr 1980; 122(42): 1459–1462
[7] **Brickenstein** R. Psychiatrische Maßnahmen zur Verhütung und zur Bewältigung panischer Reaktionen. Dt Ärztebl 1982; 79: 49–54
[8] **Brickenstein** R. Wesen, Prävention und Bekämpfung der Panik. Wehrmed Monatsschr 1993; 6: 187–197
[9] **Cantril** H. The Invasion from Mars: A Study in the Psychology of Panic. New York: Doubleday; 1942
[10] **Clarke** L. Mission improbable: using Fantasy Documents to tame Disaster. Chicago: University of Chicago Press; 2000
[11] **Claessens** D. Instinkt Psyche Geltung. Zur Legitimation menschlichen Verhaltens. Eine soziologische Anthropologie. Köln: Westdeutscher Verlag; 1970
[12] **Delumeau** J. Angst im Abendland. In: Beck J et al., Hrsg. Die Geschichte kollektiver Ängste im Europa des 14. bis 18. Jahrhunderts. 2 Bde. Reinbek b. Hamburg: Rowohlt; 1985
[13] **Dombrowsky** WR, Schorr JK. Angst and the Masses. Collective Behavior Research in Germany. Int J Mass Emergencies Disasters 1986; 4(2): 61–89
[14] **Dombrowsky** WR. Katastrophenabläufe. Eine Phasendarstellung in soziologisch-praktischer Absicht. In: Messerschmidt O, Weithaler KL, Hrsg. Psychobiologie extremer Belastungssituationen. Tiroler-Bayerisches Partnerschaftssymposium '88 (15.–17. April 1988) Benediktinerabtei Ettal. Vorträge Bd. 8. München, Innsbruck; 1988: 105–118
[15] **Durkheim** E. Regeln der soziologischen Methode. In: Maus H, Fürstenberg F, Hrsg. Soziologische Texte. Bd. 3. 3. Aufl. Neuwied: Luchterhand; 1970
[16] **Elias** N. Die Fischer im Mahlstrom. In: Elias N, Hrsg. Engagement und Distanzierung. Arbeiten zur Wissenssoziologie I. Frankfurt/M.: Suhrkamp; 1987: 73–183

[17] **Freud** S. Das Unbehagen in der Kultur. In: Das Unbehagen in der Kultur und andere kulturtheoretische Schriften. Frankfurt/M.: Fischer; 2001: 29–108
[18] **Helbig** D, Farkas I, Vicsek T. Simulating dynamical features of escape panic. Nature 2000; 407: 487–490
[19] **Helbig** D, Johansson A, Mathiesen J et al. Analytical approach to continuous and intermittent bottleneck flows. Physical Review Letters 2006; 97: 16801
[20] **Heller** J. Catch-22 (Roman). London: Vintage; 1994
[21] **Hinkel** E. Panik und Feuerwehr. Erkennen und Bekämpfen. Brandschutz 1978; 1: 6–8
[22] **Hippius** H, Hrsg. Angst – Leitsymptom psychiatrischer Erkrankungen. Berlin: Springer; 1988
[23] **Johnson** NR. Panic and the breakdown of social order: popular myth, social theory, empirical evidence. Sociological Focus 1987; 20: 171–183
[24] **Johnson** NR. Fire in a crowded theatre: a descriptive investigation of the emergence of panic. Int J Mass Emergencies Disasters 1988; 6 (1): 7–26
[25] **Kalcher** K. Panik. Verhalten in Extremsituationen. Blaulicht 1987; 36(7): 8–10
[26] **Kühnert** C. Katastrophen- und Panikforschung. Vortrag zum 6. Berliner Rettungssymposium. Berlin; 21.08.2004
[27] **Macay** C. Extraordinary popular Delusions and the Madness of Crowds. Ware, Hertfordshire: Wordsworth Editions; 1995
[28] **Moser** DR. Fastnacht, Fasching, Karneval. Das Fest der „verkehrten Welt". Graz: Edition Kaleidoskop; 1986
[29] **Oberhagemann** D. Berechnung der reellen Personendichte pro m². VFDB-Zeitschrift Forschung, Technik und Management im Brandschutz 2009; 58(3): 122–125
[30] **Pajonk** FG, Dombrowsky WR. Panik bei Großschadensereignissen. Notfall Rettungsmed 2006; 9(3): 280–286
[31] **Ploeger** A. Zeiterleben in einer Extremsituation. Untersuchungen an den Bergleuten von Lengede. Z Psychother Med Psychol 1966; 16: 13–20
[32] **Quarantelli** EL. Sociology of Panic. In: International Encyclopedia of the Social and Behavioral Sciences. Oxford, UK: Pergamon; 2001
[33] **Rosengren** KE, Arvidson P, Sturesson D. The Barsebäck Panic: a radio programme in a negative summary event. Acta Sociologica 1975; 18(4): 303–321
[34] **The Hillsborough Stadium Disaster.** 15 April 1989. Inquiry by the RT Hon Lord Justice Taylor. Final Report. Presented to Parliament by the Secretary of State for the Home Department by Command of Her Majesty. London: January 1990
[35] **Tiedemann** W. Panik erkennen, verhüten, abwehren. Lübeck; 1968
[36] **Ungerer** D, Morgenroth U. Analyse des menschlichen Fehlverhaltens in Gefahrensituationen. Zivilschutzforschung Neue Folge. Bd. 43. Schriftenreihe der Schutzkommission beim Bundesminister des Innern. Bonn: Druckhaus Dresden; 2001
[37] **Wagner** U. Tödliche Zwischenfälle bei Großveranstaltungen – ein (un)vermeidbares Phänomen? Eine Untersuchung am Beispiel des Unglücks beim Air&Style Contest im Innsbrucker Bergisel-Stadion 1999 [Dissertation]. Innsbruck; 2011
[38] **Weihe** R. Die Paradoxie der Maske. Geschichte einer Form. München: Wilhelm Fink; 2004

Weiterführende Literatur
[39] **Freud** S. Hysterie und Angst. Mitscherlich et al., Hrsg. Studienausgabe Bd. VI. Frankfurt/M.: Fischer; 1982
[40] **Guggenbühl** D. Kriegspsychiatrie – die Entwicklung einer Wissenschaft und ihrer Lehre. Schweizerische Zeitschrift für Militär- und Katastrophenmedizin 1999; 76(1): 21–26

74 Umgang mit den Medien

V. Wenzel, J. Schwamberger, P. Paal

74.1 Ärzte und Medien

Viele Ärzte haben Erfahrung, in wissenschaftlichen Fachzeitschriften zu veröffentlichen. Die Vorgaben, Gepflogenheiten und Entscheidungskriterien der Fachzeitschriften sind in der Regel gut bekannt und es besteht in den seltensten Fällen Zeitnot (Wager u. Middleton 2007 [6], Wenzel et al. 2007 [8], Hopewell et al. 2008 [3]).

Wenn Ärzte mit Medien wegen öffentlichkeitswirksamer Ereignisse zusammentreffen, ist dies meist unvorbereitet. Es besteht oft ein hoher zeitlicher Druck, eine Kommunikation zwischen Gesprächspartnern mit völlig unterschiedlichen Vorkenntnissen sowie Unkenntnis über die Mechanismen der jeweiligen anderen Branche. Während Ärzte, Krankenhäuser und Rettungsdienste eine möglichst objektive Berichterstattung wünschen, steht für viele Medien eine emotionalisierte und dramatisierte Berichterstattung im Mittelpunkt, um maximale Aufmerksamkeit und Auflage (= Gewinn) zu erzielen. Der Grat zwischen einer professionellen, reflektierten Darstellung und einer unglücklichen Desinformation ist leider sehr schmal, was bei einer kompetitiven Krankenhauslandschaft und klagefreudigen Juristen schnell Imageprobleme und rechtliche Konsequenzen auslösen kann.

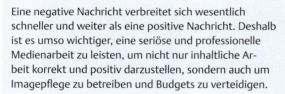

Praxistipp

Eine negative Nachricht verbreitet sich wesentlich schneller und weiter als eine positive Nachricht. Deshalb ist es umso wichtiger, eine seriöse und professionelle Medienarbeit zu leisten, um nicht nur inhaltliche Arbeit korrekt und positiv darzustellen, sondern auch um Imagepflege zu betreiben und Budgets zu verteidigen.

Medienarbeit muss im Alltag professionell und kontinuierlich geleistet werden, um auch auf akute Ereignisse gut reagieren zu können. Dazu gehört u.a. eine fundierte Kenntnis der regionalen und nationalen Medienlandschaft und vorbereitete Strategien bei einem medialen „Zwischenfall".

74.2 Was bei Medienarbeit alles schiefgehen kann

Von Innsbruck aus haben wir zwischen 1999 und 2002 in einem akademischen internationalen Forschungsprojekt den Einfluss von Vasopressin mit Adrenalin bei der kardiopulmonalen Reanimation an 1219 Patienten untersucht. Das *New England Journal of Medicine* (die weltweit beste klinische Medizinzeitschrift) sagte eine Publikation der Ergebnisse für den 08.01.2004 zu, eine Sperrfrist für die Medien bis zu dem Vortag der Publikation wurde gewünscht (Wenzel et al. 2004 [7]).

Vor Weihnachten 2003 versprach der damalige Pressesprecher des Universitätsklinikums Hilfe, verschwand aber in den Urlaub und war bis kurz vor der Publikation nicht mehr erreichbar. Aufgrund dieses Missverständnisses war keine vorbereitende Medienarbeit gemacht worden, sodass letztlich alles sehr kurzfristig improvisiert werden musste.

Der Erstautor des Artikels konnte sich nach nächtlichen, pausenlosen Notarzteinsätzen nicht mehr konzentrieren und musste daher für den Fernsehbericht die Hauptaussage der Studie 10-mal darstellen.

Für ein Live-Fernseh-Interview in den Abendnachrichten hatte sich die Moderatorin thematisch nicht vorbereitet, woraufhin sie bei einer Frage vor laufenden Kameras korrigiert werden musste (Herzinfarkt ≠ Herzstillstand). Sie gab dem Wissenschaftler die Schuld für diesen Faux-pas und verschwand nach der Sendung hinter knallenden Türen.

Die Fernsehredakteurin hatte einen „großen, österreichweiten Bericht" angekündigt, der aber durch die überraschende Heirat der damaligen österreichischen Außenministerin nur in Tirol gesendet wurde.

Am Ende des Publikationstags blieb ein erschöpfter Erstautor übrig, der sich alle Mühe gegeben hatte, aber weit unter seinen Möglichkeiten geblieben war, ein wichtiges Forschungsprojekt medial gut zu vermitteln. Trotzdem erschienen Berichte in zahlreichen Zeitungen in Österreich, der Schweiz und Deutschland, aber auch im *Wall Street Journal* und der *New York Times*. Bei weiteren Interviews ca. 4 Wochen später versorgten wir die Journalisten im Vorfeld mit detailliertem Informationsmaterial und hatten wesentlich mehr Zeit für Interviews und Telefonate für Rückfragen, woraus inhaltlich sehr gute Artikel in *Der Standard* und *Die Zeit* entstanden.

74.3 Ein Tierversuch und Emotionen

Anträge für einen Tierversuch werden von einem staatlichen Expertengremium beurteilt und bei Vorliegen korrekter Fallzahlberechnungen und plausibler wissenschaftlicher Begründung genehmigt.

Mit einer solchen Genehmigung brachen im Winter 2010 Wissenschaftler unseres Universitätsklinikums auf, um den Einfluss des „Triple H" Syndroms (*H*ypoxie, *H*yperkapnie und *H*ypothermie) bei einer simulierten Lawinenverschüttung im Tierversuch (in Vollnarkose) zu untersuchen. Der Versuch wurde in 1900 m Seehöhe in einem entlegenen Tiroler Seitental durchgeführt, damit sowohl die Schneedichte als auch der niedrige Luftdruck der Situation bei einem reellen Lawinenunfall möglichst genau entsprechen. Örtliche Vertreter waren begeistert über das Projekt und sicherten unserem Team ihre volle Unterstützung zu.

Nach Untersuchung der ersten anästhesierten Tiere erschien am Nachmittag des 3. Versuchstags ein Radioreporter am Studienort, stellte einige Fragen und verschwand wieder. Am nächsten Tag wurde ab 5 Uhr morgens in österreichischen Radiosendern halbstündlich über den Tierversuch berichtet: Er wurde meist als grausam und sinnlos hingestellt. Wenige Stunden später trafen die ersten radikalen Tierversuchsgegner und 3 Fernsehteams ein und die Telefone der Studienleiter klingelten ununterbrochen, wodurch an eine ungestörte Fortführung des Versuchs nicht mehr zu denken war.

Ein mit einer Totenmaske verkleideter Tierversuchsgegner gab dem ORF ein Interview und diskreditierte unsere Studie; das Studienteam wurde in dieser initialen Phase vom ORF nicht interviewt. Persönliche Bedrohungen der Tierversuchsgegner gegen unsere Wissenschaftler wurden ausgesprochen, die Polizei musste unser Team schützen und die Zufahrt in das ansonsten ruhige Seitental wurde gesperrt.

Am Universitätsklinikum Innsbruck versuchten radikale Tierversuchsgegner das Büro des Rektors zu stürmen, Telefonistinnen wurden angeschrien und das Sicherheitspersonal musste verdoppelt werden. Die meisten lokalen Helfer am Versuchsort verweigerten aus Angst vor negativen Auswirkungen auf den Tourismus (und ihre Hotelbetriebe) eine weitere Mithilfe.

Von den Tierversuchsgegnern wurde eine internationale Großdemonstration am Studienort ausgerufen. Letztendlich brachen wir an diesem Tag (nach 4 von 10 geplanten Versuchstagen) die Studie ab, weil die öffentliche und persönliche Sicherheit nicht mehr gewährleistet werden konnte (Brugger et al. 2010 [1], Paal et al. 2010 [4]).

Es folgten über 35000 E-Mails von Tierversuchsgegnern an unsere Versuchsleiter (teils mit Morddrohungen), Anzeigen bei der Staatsanwaltschaft gegen das Studienteam und den damaligen Wissenschaftsminister (die später alle als unbegründet abgewiesen wurden) und verschiedene parlamentarische Anfragen an die Medizinische Universität Innsbruck. Der Tiroler Landwirtschaftsminister kritisierte diesen Tierversuch auf das schärfste, meldete aber wenige Tage später stolz den Abschuss von 9000 Tiroler Rehen im Jagdjahr 2009. Verschiedene Tierschutzvereine stritten darum, die verbliebenen Versuchstiere zurückzukaufen. Ein Demonstrant im Arztkittel übergoss sich vor dem Haupteingang unseres Universitätsklinikums mit roter Farbe und fuchtelte mit einer (hoffentlich) falschen Pistole herum. Weil ein Tierversuchsgegner auf der Kleidung unseres Teams Werbung der Raiffeisen-Bank vermutete (es gab sie nicht), ging bei der örtlichen Raiffeisen-Bank eine Bombendrohung ein, woraufhin das Geldinstitut geräumt werden musste.

Dieses Spektakel wurde von einem weltweiten Mediengewitter begleitet; die Wissenschaftler am Versuchsort und in Innsbruck versuchten händeringend, wenigstens die wichtigsten Medienanfragen zu beantworten, was angesichts von pausenlos klingelnden Telefonen und der Sensationslust vieler Medien leider enorm schwierig war. Die 9 Tiroler „Lawinenschweine" (nicht 29, wie von den Medien berichtet) waren so zusammen mit den über 200000 Opfern des Erdbebens in Haiti auf den Titelseiten (▶ Abb. 74.1).

Völlig überraschend war für uns die außerordentlich emotionale Reaktion auf einen genehmigten Tierversuch, der auf jahrelanger Vorarbeit beruhte, minutiös geplant war und helfen sollte, Opfern einer Lawinenverschüttung das Leben zu retten.

Letztlich blieb ein wissenschaftlicher und finanzieller Schaden, weil der Versuch in einem Stadium abgebrochen werden musste, in dem keine statistisch gesicherte Aussage möglich war.

Hervorzuheben ist, dass eine reflektierte Berichterstattung hauptsächlich in Qualitätsmedien wie z. B. *Spiegel Online*, *Süddeutsche Zeitung*, *Neue Zürcher Zeitung*, *Nature*, *British Medical Journal*, *Sydney Morning Herald*, *Washington Post* und *New York Times* stattfand. 4 Wochen später erschien ein gut recherchierter Artikel in *Die Zeit* (wir hatten den Journalisten zu einem Gespräch eingeladen; Hamm 2010 [2]) sowie wiederum einige Wochen später eine Coverstory in *Die Zeit* zu Tierversuchen allgemein (Sentker 2010 [5]).

Umgang mit den Medien

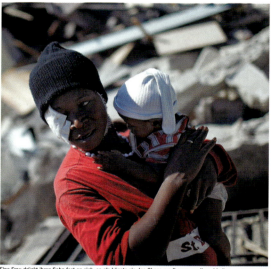

Abb. 74.1 Titelblatt der Tiroler Tageszeitung, 15. Januar 2010 (Quelle: Tiroler Tageszeitung, mit freundlicher Genehmigung).

74.4 Was haben wir gelernt?

Ein Mediengewitter kann jederzeit über Ärzte, Krankenhäuser und Rettungsdienste hereinbrechen. Dabei ist davon auszugehen, dass alles schiefgeht, was nicht detailliert und gewissenhaft vorbereitet wurde.

Eine gute Strategie ist eine Risikoanalyse vor einem wichtigen Ereignis oder im Vorfeld eines bedeutenden oder exponierten Projekts, um entsprechende Maßnahmen durchzuführen und Pläne für ein akutes Medienereignis zu erarbeiten. Dies können Reservemobiltelefone (inklusive Akkus und Ladekabel), kurze, für Laien verständliche Darstellungen des Ereignisses (die auch dem verantwortlichen Pressesprecher und der Klinik- bzw. Rettungsdienstleitung vorliegen müssen), Verfügbarkeit von weiterem Hilfspersonal, Räume für Besprechungen und vieles andere mehr sein.

Medienanfragen können zum Teil mit gezielten Provokationen kombiniert sein, um gut verwertbare „soundbites" zu erhalten – die berufliche Integrität kann bei einer emotionalen Reaktion schnell angekratzt werden. Interviews sollten deshalb nur nach Rücksprache mit und in enger Kooperation mit dem eigenen Pressesprecher durchgeführt werden.

Weiterhin ist es zu vermeiden, Medienanfragen nicht zu beantworten, da sonst eine einseitige, nicht reflektierte Berichterstattung erfolgt, die später kaum mehr zu korrigieren ist. Medien leben von Berichterstattung; daher müssen sie auch mit Informationen versorgt werden, sonst werden Informationen über Dritte oder unseriöse Quellen eingeholt. Daher sollte man die Kommunikationskanäle offen halten, regelmäßig angekündigte Pressekonferenzen abhalten sowie Kritiker ernst nehmen und nicht lapidar abweisen. Bitten um Informationen sollten zeitgerecht beantwortet werden, wobei Unterschiede beim Redaktionsschluss zwischen verschiedenen Medien unbedingt zu beachten sind: Je schneller das Medium erscheint, umso höher ist der Druck für alle Beteiligten.

74.5 Wie und wann informiert man die Medien?

Grundsätzlich empfiehlt es sich, die Medien aktiv zu informieren, denn nur dann besteht eine Chance, die eigene Sicht auch in den Medien wieder zu finden.

Wenn die Informationen von anderer Seite kommen, haben die Redakteure bereits ein bestimmtes Bild im Kopf und man selbst ist automatisch in einer ungewollten Verteidigungsrolle. Journalisten sind außerdem immer ihren Erstinformanten verpflichtet, deshalb empfiehlt es sich, selbst die Rolle dieses Informanten einzunehmen.

Ein Beispiel: Ein Institut plant eine Versuchsreihe, die 1,5 Mio Euro kostet und sich mit einer hochkomplexen Krebstherapie beschäftigt:
- Szenario eins: Niemand denkt an die Öffentlichkeit. Der Versuch beginnt und läuft einige Tage gut. Dann bekommt z. B. ein Politiker einer Oppositionspartei Wind davon und spricht einen Journalisten an. Der spricht von Geldverschwendung, von Millionen Euro, die sinnlos in Petrischalen versenkt werden. Er bedient damit die emotionale Seite; weitere Medien werden folgen. Hektische Erklärungsversuche der Mediziner sind dann vollkommen sinnlos, weil keiner mehr ausreichend zuhört, um ein komplexes Thema verarbeiten zu können.
- Szenario zwei: Vor dem Versuchsstart informiert der Studienleiter über die geplante Versuchsreihe. Er erklärt, dass damit ein Durchbruch in der Krebsbehandlung erzielt werden könnte und dass dafür natürlich kein Preis zu hoch ist. Jetzt ist das Thema der Krebs und nicht das Geld; wer dann von Verschwendung spricht, der blockiert die Krebsforschung.

Die Information der Medien sollte übrigens immer gleichzeitig erfolgen; kein Medium sollte bevorzugt werden: Ein absolut aktueller E-Mail-Verteiler ist deshalb ein Muss.

Bei größeren Ereignissen empfiehlt sich eine Pressekonferenz, da auf diesem Weg vieles auf einmal beantwortet werden kann. Die ersten Statements sollten nicht zu lange ausfallen, da der Hauptteil aus Fragen und Wünschen nach Einzelinterviews bestehen wird. Der Rahmen der Pressekonferenz ist kein strenger, vorgegebener. Man sollte immer im Kopf behalten, dass die meisten Medien auf bewegte oder unbewegte Bilder angewiesen sind. Je mehr dieser Bilder angeboten werden, umso höher die Wahrscheinlichkeit, dass die Medien das Thema aufgreifen.

Konkret bedeutet das für Presseaussendungen, dass immer Fotos in guter Qualität und hoher Auflösung dabei sein müssen. Für Pressekonferenzen bedeutet das wiederum, dass eine Verlagerung an den „Ort des Geschehens" in Betracht gezogen werden sollte. Labore, Behandlungsräume etc. bieten Fotografen und Kameraleuten ausreichend Motive; die Persönlichkeitsrechte der Patienten müssen natürlich beachtet werden. Für ein Foto sind 1 oder 2 Personen ideal, 3 sollten schon die Ausnahme sein. Gruppenfotos sind nur etwas für das Familienalbum. Kollegialität und Bescheidenheit sind hier fehl am Platz, denn sowohl die Fotografen, als auch die Journalisten und die Leser wollen eine Identifikationsfigur und nicht 20, die sie kaum erkennen.

74.6 Wie beantwortet man eine Medienanfrage?

Praxistipp

Anfragen von Medienvertretern sollten v. a. zeitnah beantwortet werden. Journalisten stehen immer unter Zeitdruck und haben kein Verständnis für unnötige Verzögerungen. Wenn man einem Redakteur Auskunft gibt, dann sollte man einfach und in kurzen Sätzen antworten und die Regeln der Höflichkeit beachten.

Zwischenmenschliche Probleme wie Antipathie und daraus resultierende (z. B. herablassende) Behandlung hat viel mehr Einfluss auf einen Artikel, Beitrag etc., als viele glauben. Häufig neigen Ärzte dazu, in ihren Ausführungen viele Fachausdrücke oder sogar medizinischen Jargon zu verwenden, was von Laien meistens nicht verstanden wird. Daraus kann schnell der Eindruck entstehen, arrogant zu sein oder etwas vertuschen zu wollen.

Ein guter Interviewpartner zeichnet sich dadurch aus, auch einen komplexen Zusammenhang einfach erklären zu können; ähnlich wie bei einer „Zusammenfassung für Laien" bei Anträgen an eine Ethikkommission. Viele Ärzte sind es im klinischen Alltag ebenfalls gewöhnt, dass ihnen zur Klärung bestimmter Fragen hinterhertelefoniert wird – diese Strategie produziert bei Kontakt mit Medien automatisch Misserfolge.

▶ **Tipps für Fernsehinterviews.** Generell empfiehlt sich für Personen, die öfters Interviews geben müssen, ein Medientraining. Das Herausforderndste ist sicher das Fernsehinterview:
- Nehmen Sie sich vor dem Termin ausreichend Zeit und ziehen Sie sich an einen ruhigen Ort zurück.
- Überlegen Sie sich ihre „Message"; was wollen Sie der Öffentlichkeit sagen? Sehen Sie es als Chance, etwas zu verbreiten, was Sie schon lange sagen wollten.
- Machen Sie Smalltalk mit dem Journalisten, bevor das Interview beginnt. Fragen Sie ihn, wann der Beitrag gesendet wird, erkundigen Sie sich aber auch, was er sie fragen will.
- Ein Interview vor der Kamera ist so gut wie nie live; sollte es live sein, dann werden Sie das merken. Für den Interviewten bedeutet das, dass er jederzeit unterbrechen kann. Scheuen Sie sich nicht davor, zu stoppen und noch einmal zu beginnen. Sagen Sie es, wenn Sie mit einer Antwort nicht zufrieden sind und sie noch einmal beginnen wollen; haben Sie keine Hemmungen öfters die gleiche Antwort zu geben. Denken Sie an Kurzbeiträge in den Nachrichten. Ein oder maximal 2 Sätze eines Interviewten sind das Maximum, was gesendet wird. Trotzdem können Interviews auch 30 min dauern. Das bedeutet nur, dass der Journalist noch nicht das gehört hat, was er hören will.
- Stehen Sie „geerdet", also mit beiden Beinen fest am Boden, man wird den festen Stand auch in Ihrer Stimme wiederfinden. Suchen Sie für das Interview einen Ort, an dem Sie sich wohlfühlen, aber verstecken Sie sich nicht hinter Ihrem Schreibtisch, denn die Tischplatte bildet eine unbewusste Barriere. Zeigen Sie Emotionen. Gerade bei negativen Themen arbeiten die Medien mit Emotionen, also zeigen Sie auch Gefühle und sprechen Sie den Journalisten ruhig mit Namen an; z. B.: „Herr Huber, Sie müssen sich in die Situation dieses Patienten versetzen. Der Mann hat sein Bein verloren! Das ist für einen Menschen in diesem Alter eine Tragödie! Er hat mein tiefstes Mitgefühl und ich verstehe vollkommen, dass er den Rechtsweg beschreitet. Uns ist es wichtig, zu klären, was passiert ist, damit wir Maßnahmen setzen können, die so etwas in Zukunft verhindern."

74.7 Wie agiert man bei unerwarteten Problemen?

Im Idealfall sollten keine unerwarteten Probleme auftreten, da man sich auch auf negative Ereignisse vorbereiten kann. Sollte es trotzdem zu unerwarteten Schwierigkeiten kommen oder droht das Medieninteresse außer Kontrolle zu geraten, hilft nur die Flucht nach vorne. Hier ist Offenheit das Schlagwort.

Merke

Alles, was Journalisten selbst herausfinden, wurde „aufgedeckt", muss also vorher vertuscht worden sein. Wenn die Informationen aktiv kommen, können sie auch gesteuert werden. Auch eine eilig einberufene und chaotische Pressekonferenz ist besser als Schweigen.

Ein Punkt sollte nie vergessen werden: Medienarbeit beginnt schon vor der Pressekonferenz, vor einem Kontakt zum Journalisten, ja sogar vor der Einrichtung einer PR-Abteilung. Medienarbeit beginnt in der eigenen Organisation und wird vom dortigen Klima bestimmt, denn allzu oft werden die Medien instrumentalisiert, um über die Schiene der Öffentlichkeit Druck bei internen Macht- und Grabenkämpfen auszuüben. Dass eine derartige Vorgangsweise mittel- und langfristig der eigenen Organisation dauerhaften Schaden zufügt, wird leider oft übersehen.

Kernaussagen

Der Grat zwischen professioneller medialer Darstellung und unglücklicher Desinformation ist sehr schmal. Eine negative Nachricht zieht wesentlich weitere Kreise als eine positive Nachricht.

Medienarbeit muss bereits vor Eintreten eines akuten medialen Zwischenfalls geleistet werden.

Jeder Krankenhausträger oder Rettungsdienst sollte eine professionelle Abteilung für Öffentlichkeitsarbeit, eine fundierte Kenntnis der regionalen und nationalen Medienlandschaft und fertige Strategien für das Eintreten eines medialen „Zwischenfalls" selbst haben oder zumindest Zugang zu einer solchen Dienstleistung haben.

Medien sollten nicht nur bei potenziell negativen Zwischenfällen mit Informationen versorgt, sondern auch regelmäßig mit positiven Nachrichten bedacht werden.

Literatur

Referenzen

[1] **Brugger** H, Paal P, Falk M. Outcry stopped approved pig study of avalanche survival. Nature 2010; 463: 877
[2] **Hamm** M. Die Wahl der Qual. Zeit online 2010. Im Internet: http://www.zeit.de/wissen/gesundheit/2010-03/schweine-im-schnee; Stand: 15.08.2012
[3] **Hopewell** S, Clarke M, Moher D et al. CONSORT for reporting randomised trials in journal and conference abstracts. Lancet 2008; 371: 281–283
[4] **Paal** P, Braun P, Brugger H et al. How the media and animal rights activists put avalanche burial study on ice. BMJ 2010; 341: c3778
[5] **Sentker** A. Respekt! In: Zeit online 2010. Im Internet: http://www.zeit.de/2010/15/Affen-Tierschutz; Stand: 15.08.2012
[6] **Wager** E, Middleton P. Technical editing of research reports in biomedical journals. Cochrane Database Syst Rev 2007; MR000002
[7] **Wenzel** V, Krismer AC, Arntz HR et al. A comparison of vasopressin and epinephrine for out-of-hospital cardiopulmonary resuscitation. N Engl J Med 2004; 350: 105–113
[8] **Wenzel** V, Dunser MW, Lindner KH. How do I write an original article? An introduction for beginners. Anaesthesist 2007; 56: 828–836

Sachverzeichnis

A

AAO *siehe* Alarm- und Ausrückeordnung
ABCD-Regel 58
ABC-Kampfmittel 686
ABC-Schutzmaske 701
Abdomen
- akutes 219, 247
  - Alter 343
  - Gynäkologie 350
  - Kindesalter 376
  - Leitsymptom 248
  - Therapie 249
  - Ursache 250, 259
- Leeraufnahme 249
- Sonografie 249
- Spülung 253

Abdomenuntersuchung 62
Abdominaltrauma 249, 250, 255
- offenes 267
- penetrierendes 255
- Prognosefaktor 511
- stumpfes 252, 255
- Untersuchung 267

Abfallentsorgung 618
Abhängigkeit 320
Abort 354
Absaugen 360
Absence-Status 304
Absperren 500
Abszess, paravertebraler 302
Abwehrspannung 219
ACD-CPR *siehe* Kompressions-Dekompressions-Reanimation, kardiopulmonale
ACE-Hemmer 180, 181, 239
Acetylcholinesterase, Reaktivierung 704
Acetylcystein 426
Achillessehnenreflex 290
Aciclovir 303
ACLS *siehe* Advanced Cardiac Life Support
ACLS-Algorithmus 119
Acute respiratory Distress-Syndrome (ARDS) 380, 692
Adaptation
- neonatale 367
- perinatale 359

Addison-Krankheit 233
Adenosin 186, 187
Adenosindiphosphat (ADP) Rezeptorantagonisten 179
Adhäsionsmolekül 147, 149
Adrenalin 115, 118
- allergische Reaktion 239
- Bradykardie 183
- Dosierung 123, 124
- Kindesalter 129, 381
- Reanimation, neonatale 365
- Wirkmechanismus 124

Adrenalinfreisetzung 143
Adrenalinlösung 371
Advanced Cardiac Life Support (ACLS) 115, 118
Advanced Trauma Life Support (ATLS) 58
Adynamie 232, 234, 235
AED *siehe* Automatic external Defibrillator
AEGL = Acute Exposure Guideline Levels 502
Affektaufladung 710
A-Gefahr 686
Aggressivität 313
Agoraphobie 315

AGW = Arbeitsplatzgrenzwert 502
AIDS 225, 234
Airbag 600
Airtrapping 213, 371, 474
Akutchirurgie 30
Akutes Abdomen 219, 247
Akutfall, Definition 46, 48
Akutklinik 333
Akutmedizin 46
Alarmierung 579
- Großschadensfall 656
- horizontale 653, 654
- Schnelleinsatzgruppe 669
- vertikale 653

Alarmierungsform, händische 648
Alarmierungssystem, automatisiertes 648
Alarmierungstelefon 648
Alarmstufe 648
Alarm- und Ausrückeordnung (AAO) 551
Alarm- und Einsatzplan 646
- Grundlage, gesetzliche 651
- spezieller 649

Aldosteronmangel 233
Alkalose 242
- metabolische 241
- respiratorische 216

Alkoholabhängigkeit 320
- Obdachlose 335

Alkoholentzug 320
Alkoholentzugssyndrom 322
Alkoholintoxikation 321
- Erregungszustand 313

Allergie 577
Allergische Reaktion 237
Alter 337
Alveolarkollaps 466
Amaurosis fugax 404
Amiodaron 124, 182
- Dosierung 123
- Kindesalter 129
- Wirkung 187

Amnesie
- anterograde 282, 322
- retrograde 282

Amnioninfusionssyndrom 356
Amphetamine 324
AMPLE-Abfrageschema 61
Amputat 271
Amputationsverletzung 263, 271
AMS = Acute Mountain Sickness 486
Amtsarzt 611
Amtshaftung 552
Amylase 253
Analgesie 160
- Alter 340
- Esketamin 159
- Kolik 411

Analgetika 160, 219
Analgosedierung
- Anamnese 61
- Schädel-Hirn-Trauma 285
- Unfallpatient 264

Anamnese 60, 277
- Hochbetagte 338
Anaphylaktische Reaktion 237
- Kriterium, klinisches 238
- Therapie 238
- Verlauf, biphasischer 239

Anaphylaktoide Reaktion 237
Anästhesie
- Ausstattung 167

Aneurysma
- Ausschaltung 299
- dissecans 202

Aneurysmaruptur 202, 219

Anfall, epileptischer 304
Angel Dust 327
Angina, pectoris 174
- Blutdrucksenkung 200
- instabile 174, 181

Angioödem 237
Angiotensin II 144
Angiotensin-II-Rezeptorantagonisten 239
Angriff, bioterroristischer 609, 689
Angst 708
Angstinstrumentalisierung 712
Angststörung 312, 314, 330
Anhedonie 316
Anilin 505
Anisokorie 379, 407
Anpassungsstörung 315
Anthrax 226, 608, 609, 690, 693
Antiarrhythmika 115, 124, 181
- Applikation 182
- Klasse-I 182, 186, 187
- Klasse-III 183, 186, 187
- Klassifizierung 182
- Kombination 182
- Leitlinie 115

Anticholinerges Syndrom 416, 423
Antidepressiva, Intoxikation 425
Antidiabetika 231
Antidottherapie 418
Antiemetika 411
Antihistaminika 239, 240
Antikoagulation 209, 211
- Komplikation 299

Antikonvulsiva 305
- Kindesalter 374
- Schwangerschaft 355

Anti-Panik-Training 712
Antiphospholipidsyndrom 211
Antipsychotika 312
Antirheumatika, nicht steroidale 178
Antischockhose 263
Antiseptika 222
Antithrombin 179
Antriebsminderung 315, 327
Antriebssteigerung 313
Antriebsstörung 311, 316, 317
ANTS-System 561
Antwort, sprachliche 280, 379
Aortenaneurysma 248
Aortendissektion 202
Aortendruck, diastolischer 117
Aortenisthmusstenose 369
Aortenruptur 271
Apathie 244
APC-Resistenz 206
APGAR-Score 367
Aphasie 303
Apnoe 98
Apparent Life-threatening Events 384
Appendizitis 249, 252, 376
Arbeiter-Samariter-Bund 31
Arbeitslosigkeit 330
Arbeitsmedizin 555
Arbeitsplatzsicherheit 660
Arbeitsunfall 31
ARDS *siehe* Acute respiratory Distress Syndrome
Arenavirus 607, 608
- Übertragung 608

Arginin-Vasopressin 124
- Ausschüttung 143

ARI *siehe* Respiratorische Insuffizienz, akute
Armut 331
Arrhythmie, ventrikuläre 123

Arteria
- carotis
  - interna 295, 391
  - Verletzung 391, 392
- centralis retinae 404
- cerebri media 294
- facialis 392
- lingualis 392
- pharyngea ascendens 392
- vertebralis 296

Arteriitis
- temporalis 406

Arteriolenspasmus 354
Arzt
- Garantenstellung 633, 636
- Grundeigenschaft 348
- Hilfspflicht 632, 636
- Medienarbeit 716
- niedergelassener 683
- Notaufnahme 556
- Pflichtenkollision 636, 637
- Pflicht zur Gefahrtragung 634

Arzt-Arzt-Gespräch 587
Ärztlicher Leiter Rettungsdienst 554, 574
- Aufgabe 625
- Qualitätsmanagement 624

Arzt-Patienten-Beziehung 39
Ascorbinataugentropfen 402
Asphyxie 127, 128, 438, 439
- Indikator 463
- perinatale 367

Aspiration 96
- Fremdkörper 397

Aspirationspneumonie, Ertrinkungsunfall 380
Aspirationsrisiko 96
Aspirationsschutz 120
Asthma
- bronchiale 213
  - Differenzialdiagnose 214
  - Exazerbation, lebensbedrohliche 214, 215
  - Therapie 215
- cardiale 173

Asthmaanfall 213
- Kleinkind 372

Asystolie 123, 185
- Adrenalingabe 124
- Elektrokardiogramm 121
- Fehldiagnose 121
- Lawinenunfall 462
- Reanimationsabbruch 42

Ataxie, Benzodiazepinintoxikation 424
Atemantrieb 360
- Dämpfung 378

Atemarbeit 110
Atembewegung, paradoxe 84, 214
Atemdepression 160
- Barbiturate 424
- Medikamentenintoxikation 416

Atemfrequenz 592, 594, 629
- Erhöhung 216
- hohe 113

Atemgeräusch
- abgeschwächtes 84, 216
- einseitig abgeschwächtes 266
- exspiratorisches 215

Ateminsuffizienz, Alkoholintoxikation 321
Atem-/Kreislaufstillstand, traumatisch bedingter 454
Atemlähmung 505, 703
Atemmaske 361
Atemmuskulatur, Paralyse 244

Sachverzeichnis

Atemnot 206
- akute 388
- allergische Reaktion 238, 239
- Angststörung 314
- Asthma bronchiale 214
- Differenzialdiagnose 173
- langsam zunehmende 388
- Larynxverletzung 393
- Reizgasinhalation 421
- Spontanpneumothorax 216

Atemnotsyndrom 368
Atemschutz 478, 500, 699
Atemstillstand 97, 577
- drohender 213
- Ketamin 323

Atemstörung
- Intoxikation 415, 416
- neonatale 360, 361, 368

Atemtechnik
- manuelle 32

Atemweg
- chirurgischer 104, 158
  - beim Kind 104
- freimachen 117, 127
- schwieriger 389
- ungeschützter 117

Atemwegsdruck, positiver 110
Atemwegserkrankung
- chronisch obstruktive (COPD)
  - Exazerbation 113
- Kindesalter 370
- obstruktive 372

Atemwegsmanagement 96
- Algorithmus 107
- erschwertes 96
- Trauma 261

Atemwegsobstruktion 67, 213
- allergische Reaktion 238
- Differenzialdiagnose 372
- Fremdkörperaspiration 372
- Laryngitis 396
- Ödem, supraglottisches 439
- stille 371
- Ursache 214

Atemwegssicherung 120
- alternative 158
- chirurgische 389
- Monitoring 98
- präklinische 97
- supraglottische 102

Atemwegsverlegung 59, 98, 392
- Fremdkörper 398
- Kind 127

Atemzugvolumen 128
- niedriges 113

ATF = Analytische Task Force 501
AT-II-Rezeptorantagonisten 180
ATLS siehe Advanced Trauma Life Support
Atmung
- insuffiziente 284
- Überprüfung 59
- Unterstützung beim Neugeborenen 360
- vertiefte 377

Atropin 125
- ACh-Antagonismus 703
- Bradykardie 183

Auffindungssituation 136
Aufklärung 39, 638
Aufnahmepflicht 632
Aufwinschen 536
Augen
- gerötete 324
- halonierte 377
- öffnen 62, 280, 379
- weit aufgerissene 327

Augeninnendruck
- Erhöhung 405

Augenverband 404

Augenverletzung, perforierende 403
Ausbildungsablauf 52
Ausbildungsinhalt 50
Ausbildungsziel 52
Auskunftsrecht 132
Autoimmunerkrankung, postinfektiöse 307
Autolyse 134
Automatic external Defibrillator (AED) 121
Autonome Störung 307
Autonomie 39
AV-Block 183
AV-Crosstalk 196
AV-Dissoziation 184, 187
AV-Knoten-Rhythmus 185
AV-Knoten-Tachykardie 188
AV-Reentrytachykardie 188
AV-Überleitung 189
Axillarlinie 85
Azetongeruch 232
Azetylcholinesterase 702, 703
Azetylcholinesterasehemmer, Intoxikation 422
Azetylsalizylsäure 178, 181
Azidose 242
- Additionsazidose 377
- metabolische 228, 241
- perinatale 366, 367
- respiratorische 233

B

Baby-Notarztwagen 520
Back-up-System 525
B-Agens 689
- Aerosoleinsatz 691
Ballontamponade 391
Ballooning, apikales 177
Barbiturate 158
Barbituratintoxikation 323
Barotrauma 474
Barrierepflege 699
Base Excess 378
Basic Life Support (BLS) 115, 116
Basic-Life-Support-Team 593
Basilaristhrombose 297
Bauchaortenaneurysma 202, 219
Baxter-Formel 435
Beatmung
- Fehler 150
- Flow-Abbruchkriterium 111
- Kindesalter 128
- Neugeborene 362
- nicht invasive (NIV) 110
  - Anwendungszeit 114
  - Indikation 111
  - Kontraindikation 112
  - Sedierung 113
- Rechtsherzbelastung 210
- Sicherheitsmonitoring 66
- Überdruck 117
- Unterstützungsdruck 113
- Zielwert 262

Beatmungsbeutel 118, 157
Beatmungsdiskonnektion 66
Beatmungsdruck 99, 117, 262
- endexspiratorischer 284
- erhöhter 84, 258
Beatmungsfrequenz 120, 128
Beatmungsgerät 32, 33, 110
- Einstellung 113
- modifiziertes 481
Beatmungshelm 111
Beatmungshilfe 117
- supraglottische 86, 102, 108
Beatmungsmaske 111
Beatmungssystem, Überprüfung 67

Beatmungsvolumen, Umverteilung 118
Beatmungszugang 111
Beckenendlage 353
Beckenschlinge 267
Beckenstabilität 267
Beckenuntersuchung 62, 267
Bedarfstachykardie 186
Beeinträchtigung 260, 276
Begründungshierarchie, ethische 38, 42
Behandlungskapazitätsnachweis 515
Behandlungspflicht 632, 639
Behandlungsplatz 656, 661, 665, 668
- Ausstattung 671
- Sichtung 680
- Terroranschlag 680
Behandlungsreihenfolge, prioritätenorientierte 261
Behandlungszeit, präklinische 146
Behandlungszentrum 612, 696
Behandlungsziel 145
Belastungsmodell 568
Belastungsreaktion 311, 313, 315, 330
- Anlaufstelle 333
- posttraumatische 656
Bell-Phänomen 406
Benzodiazepinabhängigkeit 322
Benzodiazepine 160
- Antagonist 160
- Status epilepticus 305
Benzodiazepinentzug 323
Benzodiazepinintoxikation 322, 424
Beratung, funkärztliche 71, 530
Bergetod 470
Bergrettung 539
- Auskühlungsschutz 544
- Bergung 543
- Entscheidungsalgorithmus 541
- Erstversorgung 544
- Fixation 544
- Infusionstherapie 544
- Intubation 544
- nicht sofort möglich 541
- Reanimation 544
- Rettungsrisiko 545
- sofort möglich 541
- Verlad, schwebender 540, 543
Berichterstattung 716, 717
Bestattungsgesetz 131, 133
Betablocker 180, 182, 239, 425
- Intoxikation 425
- Tachykardie 186
Beta-Strahlung 495
Betreuungsrecht 132
Betreuer 638
Betreuungsgericht 638
Betriebsstörung, eskalierende 649
Beugesynergismus 281, 283
Bewegungsapparat 260
- Notfall, nicht verletzungsbedingter 276
Bewegungseinschränkung 277, 283
Bewegungsunfähigkeit, Ketamintoxikation 323
Beweissicherung 133
Bewusstlosigkeit 60, 283
- Dauer 61
- Differenzialdiagnose 321
- Enzephalitis 224
- Hypoglykämie 231
- initiale 282
- Reanimation 116
Bewusstsein, Überprüfung 60, 61
Bewusstseinslage
- Beurteilung 293
- Einteilung 283

Bewusstseinsstörung
- Anamnese 61
- Diagnostik 63
- Schädel-Hirn-Trauma 282
- unklare 415
Bewusstseinstrübung 60
- Nierenversagen 228
- rasch progrediente 297
- sekundäre 379
Bewusstseinszustand
- Änderung 594
- Einsatzindikation 576
B-Gefahr 689
Bigeminus 192
Bikarbonat 147, 229
Bindehaut, chemotische 402
Biomonitoring 507
Biostoffverordnung 614
Biowaffe 609
BIPAP 113
Bizepssehnenreflex 290
B-Kampfstoff 689
- Diagnostik 700
- Exposition 690
- Mimikry-Potenzial 690
- Schutzmaßnahme 696
- Symptomatik 696
- umweltresistenter 691
- Versorgung, präklinische 698
- Wirkungsherd, biologischer 691, 696, 698
Black-out 474
Blasenbildung
- Erfrierung 463
- Loste 705
- Pocken 607
- Strahlensyndrom 494
Blasenentleerungsstörung 425
Blasenhalsobstruktion 411
Blasenverletzung 410
Blässe 63, 202
- Hypoglykämie 231
- periorale 397
Blausäure 504
Blepharospasmus 402, 404, 406, 407
Blickwendung 294
Blitzeinleitung 434
Blitzschlag 445, 446
- Lokalisation der Schäden 447
- Pathophysiologie 447
- Reanimationsdauer 449
- Verbrennung 448
- Versorgung 448
Blow-out-Fraktur 391
BLS siehe Basic Life Support
Blutalkoholkonzentration 321
Blutdruck 629
- systolischer 594
Blutdruckabfall 177, 207
- Anaphylaxie 238
- Ursache 200
Blutdruckanstieg, krisenhafter 199
Blutdruckdifferenz 271
Blutdruckentgleisung 577
Blutdruckerhöhung 146
Blutdruckmanschette 64
Blutdruckmessung 64
Blutdrucksenkung 200, 202
- Blutung, intrazerebrale 298
- Gestationshypertonie 355
Blutdruckwert
- seitendifferenter 64
Blutfluss
- Verbesserung 120
- zerebraler 295
Blutsperre 263
Blutstillung 263
Blutung
- anale 221
- arterielle 263

Sachverzeichnis

- äußerlich erkennbare 263
- Diagnose 144
- extrazerebrale 281
- gastrointestinale 220, 256
- innere 137, 263
- intraabdominale 256, 263
- intrakranielle 281
- intrazerebrale 281
  - marcumarassoziierte 299
  - Risiko, erhöhtes 295
  - spontane 298
- Letalität 146
- neonatale 364
- nicht kontrollierbare 151
- orale 394
- Pathophysiologie 143
- postpartale 357
- retinale 385
- retroperitoneale 256, 257
- subkonjunktivale 265
- supratentorielle 298
- Tourniquet 454
- unkontrollierbare 143, 147
- unstillbare 392
- vaginale 350
- Volumentherapie 262

Blutungskontrolle 145
Blutungsquelle
- extraperitoneale 69

Blutverlust
- Ausmaß 144
- Dehydratation 241
- geringer 146
- Kompensationsmechanismus 144
- tödlicher 134

Blutvolumen
- intrakranielles 280, 281
- zerebrales 295

Blutzuckerbestimmung 69, 126, 150
Blutzuckerkonzentration 231
Bodenrettung 517, 539
Bodypacker-Syndrom 325
Boerhaave-Syndrom 252
Bolustod 373
Bombe, schmutzige 687
Botulismus 609, 694
Boussignac-Funktionsprinzip 111
Bradyarrhythmia absoluta 184
Bradykardie 182, 183
- Hypothermie 472
- Medikamentenintoxikation 416
- neonatale 362, 365, 367
- Schädel-Hirn-Trauma 281
- Therapie 183

Brandbekämpfung 446
Brandbekämpfungseinheit 533
Brandblase 429, 437
Brandschutzordnung 649
Brandunfall 433
Brandverletztenzentrum 429
Brandverletzung 271, 428
Breitkomplextachykardie 187
Brennpunkt, sozialer 332
Brillenhämatom 391
Bronchialspasmus 215
Bronchiolitis 372
Bronchodilatation 372
Bronchospasmus 238
- Therapie 441

Brooke-Formel 435
Brucellose 694
Brückenvenen-Zerreißung 385
Brugada-Kriterien 187
Bülau-Drainage 85
Bulbärhirnsyndrom 281, 283
Bulbus
- Bewegungsunfähigkeit 405
- Tiefstand 391

Bulbusmassage 404
Bulbustrauma 404
Bundeswehr 672
Bunyavirus 607, 608
Buprenorphin 326
Burn-out 564
- Einflussfaktor 565
- Prävention 566
- Therapie 566

BURP-Manöver 100
Burst, Suppression 296
Burst, oxidativer 148
Butyrylcholinesterase 703
Bypass, kardiopulmonaler 121

C

Cannabisintoxikation 324
Cannot-intubate-cannot-ventilate-Situation 98, 100, 107
Capillary Leak Syndrome 607
Carbamate 422
Carbo medicinalis 417
- Kontraindikation 423

Cardiac Arrest Simulation Training (CAST) 52
Cardio-Angel 73
CAST *siehe* Cardiac Arrest Simulation Training
C-Gefahr 701
C-Griff 156
Chemikalienschutzhandschuhe 500, 506
Cheyne-Stokes-Atmung 281
- Heroinintoxikation 325

Chloratintoxikation 422
Chlorgas 505
Choanalatresie 361
Cholezystitis 251, 252
Cholinerges Syndrom 416
Cholinesterasehemmer 306
Ciguatera 424
Clipping 299
Clopidogrel 179, 181
C-MAC-System 101, 102
CMS = Chronic Mountain Sickness 486
COHb-Wert 503
Coiling 299
Coma, diabeticum 232
Commotio cerebri 280, 282, 379
Compliance, pulmonale 67, 99, 118
Compressio cerebri 280
Computertomografie 249
- post mortem 136

Contact-to-Balloon-Zeit 72
Continuous positive Airway Pressure (CPAP) 110, 111, 112
Contusio, bulbi 404
Cor, pulmonale 213
Couplet 192
CPAP/ASB 113
CPAP-Atemmaske 361, 362
CPAP = Continuous positive Airway Pressure 110, 111, 112
CPPV *siehe* Druckbeatmung, positive, kontinuierliche
CPR *siehe* Reanimation, kardiopulmonale
CPR-Leitlinie 115
Crack 326
C-reaktives Protein (CRP) 253
Crew Resource
- Management 558, 559
- Training 561

Crisis Resource Management (CRM) 53
CRM *siehe* Crisis Resource Management
CRM-Kernkriterium 55
CRM-Key-Points 559
CRM-Programm 559
Cushing-Response 281, 285
Cytochromoxidase 504, 505

D

Dalton-Gesetz 485
Dämmerzustand, postkonvulsiver 313
Dammschutz 352
Darm
- Geräusch 248
- Perforations 250
- Perfusionsstörung 252
- Prolabieren 267
- Ruptur 267
- Strahlenreaktion 496

Darmerkrankung, entzündliche 220
Darmischämie 250, 267
- Therapie 252

Darmverschluss 250
DDD-Schrittmacher 194, 196
D-Dimer-Test 207
Defibrillation 115, 122
- Bedeutung 121
- biphasische 122
- Energiemenge 118, 122
- intrathorakale 36
- Kindesalter 129
- Leitlinie 115
- monophasische 122
- Paddle-Position 122
- Single-Shock-Strategie 122
- synchronisierte 123

Defibrillator 36
- halbautomatischer 121, 593, 594
- portabler 64

Defibrillatorelektrode 64, 122
Defizit, neurologisches 62, 127, 294
Dehydratation 241
- hypertone 242, 377
- hypotone 242, 377
- isotone 241
- Kindesalter 377
- Notfallmaßnahme 242
- Schweregrad 377

Dekompression 599
Dekompressionskrankheit 474
- Typ I 475
- Typ II 475

Dekompressionsunfall 466, 474
Dekontamination 505, 651, 684
- C-Kampfstoff 701
- sofortige 680

Delir 322
- Alter 341
- Medikamentenintoxikation 415
- Ursache 341

delta-MEES 581
Demenz, Entgleisung 341
Denkstörung 316, 317
Depression, Alter 341
Depressives Syndrom 312
Dermatitis, seborrhoische 225
Dermatom 290
Desinfektion 610, 613
- Medizinprodukt 614

Desinfektionsmittel 617
Detergenzien 506
Detoxikation 417
Deutsche Gesellschaft zur Rettung Schiffbrüchiger (DGzRS) 530
Dexamethason 303
Dextrane 148
Dezelerationstrauma 379, 385
DGzRS-Rettungsflotte 532

Diabetes
- insipidus 234, 241
- mellitus 232, 243
  - Hyperkaliämie 243
  - Pseudoperitonitis 376
  - Stoffwechselentgleisung 343
  - Typ I 378

Diagnostik 58, 580
- apparative 59, 63
- erweiterte 59, 60

Dialyse, Hyperkaliämie 245
Diaphanoskopie 369
Diazepam 312, 704
Dickdarmperforation 250
Digitalis 186
Digitalisintoxikation 425
Dilutionsazidose 147
Diplopie *siehe* Doppelbilder
Distanzierungsfähigkeit 710
Diurese 436
- forcierte 418
- osmotische 241, 378

Diuretika 229
Divertikulitis 252
DIVI-Notfallprotokoll 622
DIVI-Protokoll 581
4-DMAP 504, 505
Dokumentation 318, 367, 581, 620
- Datenverarbeitung, elektronische 623
- Einsatzprotokoll, einheitliches 623
- Intensivtransport 588
- Notarzteinsatzprotokoll 621
- Notfall, innerklinischer 595
- papiergestützte 622
- rechnergestützte 622
- rettungsdienstliche 622, 623
- Übersichtsdokumentation 665
- Ziel 620, 623

Dokumentationsbogen 623
Dokumentationspflicht 620, 621
Donway Traction Splint 94
Door-to-Balloon-Zeit 72
Doppelbilder 231, 391, 407
Doppel-C-Griff 156
Dörges-Universalspatel 100
Dreifußzeichen 375
Drogeneinnahme 216
Drogenintoxikation 313, 320
Drogennotfall 320
Druck
- atmosphärischer 485
- intrakranieller 280
- intravesikaler 258

Druckbeatmung
- positive
  - intermittierende (IPPV) 150
  - kontinuierliche (CPPV) 150

Druckerhöhung
- intraabdominelle 258
- intrakranielle 280, 281
  - Therapie 296
  - Trias, klinische 281

Druckkammereinrichtung 475, 476
Druckpanik 707
Druckverband 263
Druck-Volumen-Kurve 280
Druckwelle 452, 453
Ductus arteriosus Botalli 369
Dünndarmblutung 257
Dünndarmileus 251
Dünndarmperforation 254
Duodenalulkus 257
DuoPAP 113
Duplexverfahren *siehe* Dopplersonografie, farbkodierte
Duraverletzung 280
Durchblutungsstörung, intestinale 251

Sachverzeichnis

Durchfall 229, 234
- Strahlensyndrom 496

Durchwanderungsperitonitis 251
Dysarthrie 296
Dysarthrophonie 296
Dysfunktion, rechtsventrikuläre 209, 210
Dyskrinie 213
Dysphagie 296
Dyspnoe *siehe* Atemnot
Dysurie 410

E

Ebola-Fieber 607, 608, 692
- Übertragung 608

Echokardiografie 209
Echolalie 317
Ecstasy 324
Edrophoniumtest 307
Effort-Reward-Imbalance-Modell 564
Eigenschutz 332
Eigensicherungstaktik 58
Einflussstauung, obere 63
Einklemmung 599
Einlassdruckventil 120
Einleitungshypnotikum 159
Einsatzablauf 579, 658
Einsatzabschnitt 655
Einsatzdokumentation, digitale 623
Einsatzfahrt 57, 517
Einsatzfahrzeug 58
Einsatzkraft, Kennzeichnung 660
Einsatzleiter 647, 654, 659
Einsatzorganisation 655
Einsatzplan 646, 653, 663
Einsatzspektrum 579
Einsatzstelle 57, 331, 332
- Absperrbereich 601
- Arbeitsbereich 601
- auf See 535
- Erkundung 600
- großflächige 660
- Maßnahme, medizinische 665
- Organisation 601
- Sicherheit 579
- Sicherung 600, 660
- unbekannte 525

Einsatzstrategie 512
Einsatztaktik 553
Einsatzvorbereitung 58
Einsatzzeit 578
Einsichtsfähigkeit 638
Einweisung, stationäre 348
Einwilligung 39, 638
- mutmaßliche 318, 639

Einwilligungsfähigkeit 317
Einwilligungsunfähigkeit 638
Eisenfremdkörper 403
EKG *siehe* Elektrokardiogramm
EKG-Gerät 64
Eklampsie 355, 357
Ektropionieren 403
Elderly Abuse 341
Elektrodenpositionierung 122
Elektrokardiogramm (EKG) 64
- Aktivität, elektrische, pulslose 121, 274
- Amplitudenverstärkung 121
- Analyse 121
- Deltawelle 188
- Entrance-Block 194
- Hyperkaliämie 229, 243
- Hyperkalzämie 245
- Hypokalzämie 245
- Infarktverdacht 178
- Ischämiezeichen 174
- Koronarsyndrom, akutes 178
- Myokardinfarkt 176

- Reanimationsmaßnahme, erweiterte 118
- Rechtsherzinfarkt 180
- Sägezahnmuster 121, 189
- Übertragung, telemetrische 73, 74

Elektrolytstörung 119, 242, 343
- Behandlung 244

Elektroschock 35
Elementardiagnostik 58, 59
Embolektomie 211
Embolie 201
- arterielle 251

Embolisation, superselektive 257
Emergotrain 684
Endless-Loop-Tachykardie 197
Endophthalmitis 404
Endoskopie 257
Enolase, neuronenspezifische 127
Enthemmung
- affektive 313
- sexuelle 325, 326
- soziale 326

Entlastungstrepanation 297
Entrance-Block 194
Entzugsdelir 322
Entzugssyndrom 311, 320
- Naloxon 326
- Therapie 312

Entzündungszeichen 276
Enzephalitis 303
- infektiöse 223

Enzephalopathie
- hyponatriämische 442

Epiduralhämatom 280
Epiglottitis 371, 396
Epilepsie 304
Epiphora 402, 404
Epistaxis 391, 394
Erblindung, plötzliche 404, 406
Erbrechen 232
- provoziertes 417
- Strahlensyndrom 496

ERC *siehe* European Resuscitation Council
ERC-Richtlinie 41, 42
Erdatmosphäre 484
Erektion, persistierende 413
Erfrierung, örtliche 463
Ergebnisqualität 626, 628
- sekundäre 629
- tertiäre 629

Erkrankung
- hochkontagiöse 607, 616, 651
- neuromuskuläre 306
- ungewöhnliche 696
- zerebrovaskuläre 294

ERPG = Emergency Response-Planning Guidelines 502
Erreger
- als Biowaffe 609
- hochkontagiöser 607

Erregungszustand 311, 313, 316
- Katatonie 317
- Krisenintervention 332
- Pharmakotherapie 312

Erste Hilfe
- Definition 48
- Kurs 547
- Vereinigung 30

Ersticken 137, 439
Erstversorgung 632
Ertrinken
- Auskultationsbefund 467
- Definition 465
- feuchtes 380
- Notfallmanagement 467
- Pathophysiologie 466
- Prognose 467
- Risikogruppe 465
- trockenes 380
- Wärmeverlust 470

Ertrinkungsunfall 28, 29, 380
Erysipel 405
Erythem, strahlenbedingtes 494
Erythrozytenkonzentrat 365
Escape Beats 192
Escharotomie 438, 440
Esketamin 159
Esmarch-Handgriff 117
Etappenlavage 254
Ethik 37
- Begründungshierarchie 38, 42
- Prinzip 38, 41

Ethylenglykol 423
Etomidat 159
ETW = Einsatztoleranzwert 502
Euler-Liljestrand-Mechanismus 213
European Resuscitation Council (ERC) 52
Evakuierung 489, 502, 651
- Unterstützung durch die Bundeswehr 672

Exanthem, makulöses 225
Exit-Block 194
Exophthalmus 406
Explosion 481
Explosionsverletzung 451, 452
- Schockraumdiagnostik 456
- Therapie 454

Exsikkose 232, 233
- hyperglykämische 343
- Koma, diabetisches 378
- Pufferung 377

Exsikkosegrad 377
Extensionsschiene 94, 264, 270
Extraktionshilfsmittel 264
Extrapyramidales Syndrom 416
Extrasystole 191
- supraventrikuläre 191
- ventrikuläre 191

Extrasystolie, komplexe 192
Extrauteringravidität 354
Extremität
- Fehlstellung 261
- Ischämietoleranz 201

Extremitätenableitung 64
Extremitätenataxie 294
Extremitätendiagnostik 62, 92
Extremitätenfraktur
- Schienung 92

Extremitätenverletzung 268
- Schienung 264
- Therapie 270

F

Facharzt 636
Fähigkeit
- nicht technische 50, 54, 55
- technische 50, 52, 54, 55

Fährschiff 534
Fahrzeug
- Dachentfernung 604
- Seitenöffnung, große 603
- Sicherheitssystem 600
- Zugang schaffen 603

Fahrzeuginsasse, eingeklemmter 599
Fahrzeugsäule 600
Fahrzeugstruktur 600
Fahrzeugtechnik 599
Fahrzeugtür 603
Fahrzeugzuteilung 517
Fallout, radioaktiver 688
Farbsehen 425
FAST *siehe* Focused abdominal Sonography for Trauma
Faszikulation 703
Fasziotomie 438
Fatigue-Syndrom 497
Fäulnis 134, 139

Faustschlag, präkordialer 34, 123
Fehlgeburt 131, 354
Fehlintubation, unerkannte 154
Fehlintubationsrate 120
Feldlazarett 31
Femurfraktur, Schienung 94
Fentanyl 161
Fernsehinterview 720
Fesselung 642
Fetus, Überwachung 351
Feuerbestattung 140
Feuerwehr 600
- Einsatzleiter 602

Feuerwehrdienstvorschrift 654
Feuerwehreinsatz 500
Fibrinolyse, prähospitale 125
Fieber 224, 232
- Epiglottitis 397
- Erkrankung, hochkontagiöse 607
- hämorrhagisches
  ○ Differenzialdiagnose 692
- hämorrhagisches, virales 607
  ○ Differenzialdiagnose 608
- Kindesalter 374
- Neugeborene 368

Fieberkrampf 374
Filovirus 607, 608
- Übertragung 608

Filterselbstretter 479
Filtrationsrate, glomeruläre 230
Fischvergiftung 424
Fixierung 637
Flächendesinfektion 617
Flächenflugzeug 673
Flammschutzausrüstung 479
Flankenschmerz 219, 409, 411
Flashbacks 327
Flow-CPAP-System 112
Flow-System 110
Fluchtbewegung, massenhafte 713
Fluchtpanik 707
Flugangsttherapie 489
Flugmedizin 483, 487
- Katastropheneinsatz 489
- Versorgungsstrategie 488

Flugpassagier
- Kreislaufkollaps 488
- Todesursache 487

Flugsicherheit 527
Fluid Creep 436
Flumazenil 323, 424
Flush 238
Flüssigkeit
- extraenterische 252
- intraabdominelle 256
- intraperitoneale, freie 68

Flüssigkeitsbedarf
- Berechnung 435

Flüssigkeitskompartiment
- Alter 338

Flusssäure 506
Focused abdominal Sonography for Trauma (FAST) 68
Fraktur 92, 270
- Alter 338, 339
- Erstmaßnahme 93

Frakturreposition 270
Frakturzeichen
- sicheres 269
- unsicheres 269

Fremdanamnese 312
Fremdgefährdung 311, 316, 318
Fremdkörper 269, 270, 285
- Bindehautsack 402
- Hornhaut 405
- intraokulärer 403
- verschlucken 383

Fremdkörperaspiration 372, 397
- Kind 127

Fremdkörperextraktion 398

Sachverzeichnis

Freudlosigkeit 315
Fruchtwasserembolie 356
Fruchtwasser, grünes 360
Fruchtwasserresorption, verzögerte 361
Frühgeborene 360, 520
- Atemhilfe 361
- Atemnotsyndrom 368
- Hämoglobinwert 365
Führungsfahrzeug 669
Führungsstab 157
Funkmeldesystem 579
Funktionsausfall, schmerzbedingter 276
Funktionsveränderung, altersphysiologische 340
Fusionsschlag 187
Fußballverletzung 275

G

GABA-Agonisten 704
Galeahämatom 282, 284
Gallenblasenruptur 254
Gammahydroxybuttersäure (GHB) 325
Gamma-Strahlung 495
GAMS-Regel 500
Gangstörung 321
Gangunsicherheit 322
Ganzkörperbestrahlung 492, 494, 496
Garantenpflicht, Pflichtenkollision 637
Garantenstellung 633, 636
Gas, toxisches 438
Gasgesetz 484
Gasgleichung, allgemeine 484
Gastrointestinalsyndrom, infektiöses 693
Gastrointestinaltrakt
- Ischämie 251
- Strahlensensibilität 496
GCS siehe Glasgow-Koma-Skala
Gebirgsmedizin 539
Geburt
- außerklinische 351
- Nachblutung, atonische 357
- schnell verlaufende 351
Geburtsgewicht 354
Geburtshilfe 352
Geburtsstress 360
Gedankenlautwerden 316
Gefahr 634, 709, 712
Gefahrenabwehr 500, 569, 570, 653
Gefahrenquelle 137
Gefahrstoff, Detektion 501
Gefahrstoffunfall 500
- Gefährdungsbeurteilung 502
- Produktionsprozess 502
- Versorgung, medizinische 503
Gefahrtragungspflicht 634
Gefäßnotfall 201
Gefäßtonus 145
Gefäßunterbindung 392
Gefäßverletzung 263, 269, 271
- Schädel-Hirn-Trauma 280
Gefäßverschluss 125
Gefäßzugang 77
- beim Kind 81
- großlumiger 146
Gehörsystem, Verletzung 453
Gelatinepräparat 148
Gelenkfraktur 269, 270
Gelenkluxation 270
Genitale
- Infektion 350
- Trauma 350, 410
Gerätewagen 670

Gerinnung, intravasale, disseminierte 356
Gerinnungsaktivierung 179
Gesetz
- nach Boyle-Mariotte 484
- nach Charles 484
- von Henry 485
Gesicht, Weichteilverletzung 390
Gesicht-Arm-Sprach-Test 74
Gesichtsmaske 616
Gesichtsschädelfraktur 389
Gesichtstrauma 390
- kindliches 390
Gesichtsverletzung 265, 280
- knöcherne 391
Gesprächsführung, klientenzentrierte 332
Gestationshypertonie 354
Gesundheitsamt 609, 610, 611, 612
Gewalt
- häusliche 333, 334
- stumpfe 137
Gewalttätigkeit 311, 313
Gewebeplasminogenaktivator, rekombinanter (rtPA) 211, 295, 297
GHB siehe Gammahydroxybuttersäure
Giemen, exspiratorisches 214
Giftaufnahme 415
Giftentfernung 383, 417
- sekundäre 418
Giftinformationszentrale 503
Giftnotruf 420
Giftnotrufzentrale 426
Giftpflanze 423
Giftstoff
- Asservierung 420
- Dekontamination 505
- lipophiler 506
Gifttier 424
Glasgow-Koma-Skala (GCS) 61, 279, 379, 629
Glaskörperblutung 406
Glaukomanfall 405
Gleichgewichtssinn 63
Gleichstrom 445, 447
Gletscherspalt 544
Glomerulonephritis 228
Glukagon 425
Glukosehomöostase 231
Glukosezufuhr 229, 231
Glykoproteinrezeptor-IIb/IIIa-Antagonisten 179
Golden Hour Disease 512
Grand-Mal-Status 304
Granulozytopenie, strahlenbedingte 495
Gratifikationskrise 564
Großraumrettungshubschrauber (GRH) 522, 672, 673
Großschadenslage 572, 650, 653
- Auskunftstelle 657, 661
- B-Angriff 698
- Einsatzplan 679
- infektiologische 684
- Sichtung 664, 680
- Terroranschlag 677
- Versorgungsstruktur 680
Grubenunglück 478, 481
Grubenwehr 478
Grubenwehrtelefon 478
Guillain-Barré-Syndrom 307

H

Haarleukoplakie 225
Haber-Regel 502
HACE = High Altitude cerebral Edema 486

Haemophilus influenzae 371, 396
Halluzination, akustische 316
Halluzinogene 327, 329
Haloperidol 312
Halsverletzung 390, 393
Halswirbelsäule 62
- Immobilisation 90, 97, 264, 290
- Schienungsmaterial, Abnahme 168
- Schutz 156
- Trauma 389, 467
Haltungsstereotypie 316
Haltungsverharren 317
Hämatemesis 220, 256
Hämatochezie 220, 256
Hämatom
- retroplazentares 356
- subdurales 137
- subkonjunktivales 391
Hämatothorax 85
Hämaturie 409
Hämoglobin, Sauerstoffsättigung 65
Hämoglobinkohlenmonoxidkonzentration 421, 503
Hämoglobinwert, Neugeborene 364
Hämolyse 355, 422
Hämoptoe 206, 217
- Pest 609
Hämorrhagische Diathese 607
Hämorrhoidalblutung 257
Händedesinfektion, hygienische 615, 617
Handeln
- ärztliches
  - Gerechtigkeitsprinzip 39, 41
  - Notfallsituation 40
- ethisch begründetes 39
- moralisches 37, 38
Handgriff nach Veit-Smellie 353
Handlungsplan, notärztlicher 59
Handlungsstereotypie 317
Handschuhe 615
HAPE = High Altitude Pulmonary Edema 486
HAPH = High Altitude Pulmonary Hypertension 486
Harndrang 410
Harnproduktion 436
Harnverhalt 410, 411
Hausnotruf, automatischer 573
Haut
- Durchblutungsstörung 270
- graue 416
- Grünverfärbung 134
- rosige 416
Hautablösung 382
Hautemphysem 84
- orbitales 391
Hautfalte, stehende 241, 377
Hautkampfstoff 704
Hautknistern 84
Hautkolorit, marmoriertes 150
Havariekommando 533
Heimlich-Manöver 373, 398
Heiserkeit 396
- Larynxkarzinom 399
Heißhunger 231
HELLP-Syndrom 355
Hemianopsie 297, 406
Hemihypästhesie 294
Hemikraniektomie 296
Hemiparese 283
- Schlaganfall 294
HEMS-Crew-Member 524
Heparin 179, 181, 209
- Kontraindikation 209
Hepatitis-B-Impfung 615
Herniation, transtentorielle 280
Heroin 325
Heroinintoxikation 325, 326

Herpes zoster 225
Herpes-simplex-Enzephalitis 303, 375
Herpes-simplex-Ulzeration, anale 225
Herz, Aktivität, elektrische, pulslose 121
Herzalarmteam 590
Herzbeuteltamponade 119
Herzerkrankung 116
- koronare (KHK) 174, 180
Herzfrequenz 181, 629
- kindliche 351
Herzindex 173
Herzinfarkt siehe Myokardinfarkt
Herzinfarktnetzwerk 73
Herzinsuffizienz 172
- akute 172
- chronische 172
  - akut dekompensierte 172
Herz-Kreislauf-Stillstand 37
- Stromunfall 447
Herz-Kreislauf-Überprüfung 59
Herzmassage 117
- Daumentechnik 128
- Einführung, historische 34
- externe 34
- Kindesalter 128
- Neugeborene 365, 367
- offene 34
- Unterbrechung 107
Herzmassage, offene 120
Herzminutenvolumen
- erhöhtes 172
- geringes 172
Herzrasen 188, 314
Herzrhythmus 629
- idioventrikulärer 185
Herzrhythmusstörung 116, 180
- Adrenalin 239
- Antipsychotika 312
- bradykarde siehe Bradykardie
- Diagnostik 181
- Hyperkaliämie 243
- Hyperkalzämie 244
- Hypermagnesiämie 244
- Krise, thyreotoxische 232
- Stromunfall 447
- supraventrikuläre 181
- tachykarde siehe Tachykardie
- Therapie 181
- ventrikuläre 124, 181
Herzschrittmacher
- Detektionsschwelle 193
- Entrance-Block 194
- Exit-Block 194
- externer 194
- Magnetauflage 194
- Notfall 193
- Oversensing 195
- Stimulationsmodus 193
- Stimulationsschwelle 193
- transthorakaler 194
Herzschrittmacherstimulation, transthorakale 123, 183
Herzschrittmachersyndrom 196
Herzstillstand, reflektorischer 373
Herzstolpern 181
Herztod, plötzlicher 626
Herzton kindlicher 353
Herzvitium, zyanotisches 369
Herzwandbewegungsstörung 177
Herzzeitvolumen 145
- niedriges 120
- Reduktion 117, 144
Hibernation 457
High-Fidelity-Simulator 50, 53
High-Output-Failure 172
Hilfeleistung 635
- Erforderlichkeit 635
- Pflichtennotstand 636
- unterlassene 634

726

Sachverzeichnis

Hilfsbedürftigkeit 637, 641
Hilfsfrist 593
- Definition 622, 625
Hilfsinstitution, psychosoziale 333
Hilfsorganisation 31
Hilfspflicht 632, 634, 635
- Ende 637
- Entfallen 635
- Grenze 640
- Pflichtenkollision 636, 637
- Zumutbarkeit 636
Hinterwandinfarkt 176, 183
Hirndrucksteigerung 280
Hirndrucktherapie 296
Hirndruckwert 146
Hirneinklemmung 280
- transtentorielle 283, 284
Hirnerkrankung 313
Hirninfarkt
- ischämischer 294
- Zirkulation
  ○ hintere 296
  ○ vordere 294
Hirnmassenblutung 327
Hirnnervendiagnostik 293
Hirnnervenlähmung 307, 609
Hirnnervenstatus 63
Hirnödem 281
- Akzentuierung 379
- Hitzeschaden 442
- Höhenkrankheit 486
- malignes 378, 385
- strahlenbedingtes 497
- Submersionstrauma 467
- Therapie 300
Hirnschädigung, hypoxische 284
Hirnschwellung 281
Hirnstamminfarkt 296
Hirnstammläsion 283
Hirnstammreflex 281
Hirnstammsymptom 293
Hirntod 139
Histaminfreisetzung 237
Histaminvergiftung 424
HITS 118
Hitzeexposition 441
Hitzekollaps 442
Hitzeschaden 428, 441
HIV-Exposition
- Postexpositions-
  prophylaxe 222
- Sofortmaßnahme 223
HIV-Infektion 225
HIV-Übertragung 226
Hochfrequenzablation 188
Hochrisiko-Lungenembolie 209, 211
Hochspannung 445, 446, 449
Hochwasser 672
Hodenabszess 412
Hodenhochstand 412
Hodentorsion 412
Höhenadaptation 487
Höhenformel, barometrische 485
Höhenkrankheit 486
- akute 486
- chronische 486
Höhenmedizin 483
Hohlorgan
- Verletzung 453
Hohlorganperforation 249, 252
Horizontalsack 543, 544
Hornhauterosion 405
Hornhautfremdkörper 405
Hornhautulkus 407
Hornhautverletzung 403
Hörstörung 453
Host Defense
- Failure Disease 260
- Response 260
4 Hs 118

Hubschrauberlandeplatz 165
Hubschraubertransport 272
Husten
- bellender 371, 396
- unproduktiver 214
Hydatidentorsion 412
Hydrocephalus occlusus 299
Hydrokortison 233
Hydroxocobalamin 421, 441
Hydroxyethylstärke 148
- Effekt, immunologischer 148
- Verbrennungstrauma 149
Hygiene 555, 614
Hygieneplan 614
Hyperästhesie 224
Hyperhydratation 241
- hypotone 242
- isotone 242
- Therapie 242
Hyperkaliämie 233, 243
- EKG-Veränderung 229
- Kreislaufstillstand 119
- schwere 243
- Therapie 229, 245
Hyperkalzämie 234, 244, 246
Hyperkapnie 233
- Beatmung 113
Hypermagnesiämie 244
Hypernatriämie 148
Hyperoxie 65
Hyperparathyreoidismus 235
Hyperpigmentation 234
Hyperreaktivität, bronchiale 213
Hyperreflexie 224, 355
Hypersalivation 306
- Alkylphosphate 422
- Intoxikation 416
- Verätzung 395
Hypertensive Dringlichkeit 199
Hypertensive Notsituation 199
Hyperthermie
- Ecstasy 325
- Intoxikation 416
- Kokainintoxikation 327
Hyperthyreose 232, 343
Hypertonie,
- arterielle 199, 281
  ○ Kokainintoxikation 327
  ○ Schädel-Hirn-Trauma 285
  ○ Schwangerschaft 354
- intraabdominelle 436
- pulmonale
  ○ persistierende des Neugeborenen 369
Hyperventilation 67, 117, 216
- Angststörung 314
- kompensatorische 377
- Medikamentenintoxikation 416
Hyperventilationstetanie 235
Hyphäma 404
Hypnotika 158
Hypoglykämie 69, 231
- neonatale 370
Hypokaliämie 244
- Therapie 245
Hypokalzämie 216, 235, 244, 245
Hypomagnesiämie 124, 244
Hyponatriämie 233, 442
- Alter 343
Hypopharynxkarzinom 399, 400
Hypophysenschädigung 234
Hypopigmentierung 234
Hypopion 407
Hypopituarismus 234
Hyporeflexie 232, 235, 307
Hyposphagma 403
Hypothermie 68, 471
- akzidentelle 457
- Auswirkung 470
- Brandverletzte 434

- Definition 457
- Ertrinkungsunfall 380
- Hirndrucktherapie 296
- Immersion 465, 469
- Intoxikation 416
- Kreislaufstillstand 119
- Lawinenverschüttung 460
- Leitlinie 115
- Maßnahme, notfallmedizinische 458
- milde, therapeutische 126, 129
- Myxödemkrise 233
- neonatale 360
- Pathophysiologie 457
- Reanimation, kardiopulmonale 458
- reversible 463
- Stadieneinteilung 457
- therapeutische 367
- Traumapatient 264
- Vermeidung 437
Hypothyreose 234, 343
Hypotonie 200
- Lungenembolie 207
- Nebennierenrindeninsuffizienz 233
- orthostatische 200, 442
- permissive 142, 146
- posttraumatische 143, 144
  ○ Operationsnotwendigkeit 145
  ○ Outcome 144
- Traumapatient 282
- Ursache 284
Hypoventilation 67, 422
- alveoläre 466
Hypovolämie 119, 143
- Anaphylaxie 238
- Kindesalter 150
- Klinik 144
- Nierenversagen 229
- Polytrauma 274
Hypoxämie
- Beatmung 112
- diffusionsbedingte 486
- histotoxische 486
- hypämische 486
- Polytrauma 274
- sauerstofffraktäre 110
- Traumapatient 282
- zelluläre 143
Hypoxie 65
- hypoxische (hypobare) 485
- Kreislaufstillstand 119
- neonatale 360
- perinatale 367
- therapierefraktäre 258
- zirkulatorische (stagnatorische) 486
Hypoxietoleranz 457
- zerebrale 381

I

Ich-Störung 316
Ileus 250
- Kompartmentsyndrom 258
- mechanischer 250, 252
Immersion 465
Immersionstrauma 465, 469, 471
- leichtes 471, 472
- Notfallmanagement 471
- schweres 471, 472
Immobilisierungshilfe 264
- Abnahme 168
Immunglobuline 307, 308
Immunglobulin-E 237
Immunkomplex 237
Immunsupression 249
Impedance Threshold Device 120

Impedanzventil 120
Impfung 223, 615
Infektfahrzeug 610
Infektion 222
- Alter 343
- B-Agens 689
- genitale 350
- hochkontagiöse 616
- intraabdominelle 253
- kontagiöse, gefährliche 615
- neonatale 368
- opportunistische 225
- Patiententransport 526
Infektionsprophylaxe 614
Infektionsrettungswagen 699
Infektionsschutzausrüstung 610, 616, 698
Infektionsschutzgesetz 612, 614
Infektionsschutzset 616
Infektionstransport, Hygienemaßnahme 615
Infektionsübertragung 118
- nosokomiale 608
Infektiös-toxisches Syndrom 694
Inflammation 144
Infrarotthermometer 68
Infusion, intraossäre 81
Infusionslösung 145, 262
- Flussrate 146
- hyperonkotische 262
- hyperosmolare 148, 152, 285
- hypertone 285, 296
- hyperton-hyperonkotische 240
- kolloidale 148, 150, 151, 240, 262
  ○ Überinfusion 436
  ○ Verbrennungskrankheit 435
- kristalline 147, 148, 150, 151, 262
  ○ Verbrennungskrankheit 435
- kristalloide
  ○ hypotone 285
  ○ isoosmolare 285
Infusionsmenge 148, 149
Infusionstherapie siehe auch Volumenersatztherapie
- exzessive 242
Ingestion 383, 395
Inhalationstrauma 262, 438
- Behandlung 440
- chemisches 439
- Diagnose 440
- Intubation 434
- system-toxisches 438
- thermisches 439
Injektionsnadel 615
Injektionsspritze 35
Inlinedrehung 270
Inline-Skating-Unfall 275
In-Line-Stabilisierung 156
In-Line-Traction-Schiene 94
Insektenstich 237
Insolationsenzephalitis 442
Insulin, Überdosierung 231
Insulininfusion 229
Insulinmangel 232
Insulinresistenz 232
Intensivpatient 519
- Transport 47
Intensivrespirator 584, 586
Intensivstation 591
Intensivtherapie 126
- vorverlagerte 550
Intensivtransport 489, 519, 584
- Beatmung 584, 588
- Dokumentation 588
- Medikamente 584, 588
- Monitoring 584, 588
- Personal 585
- Planung 587

727

Sachverzeichnis

Intensivtransporthubschrauber (ITH) 522, 526, 584, 586
Intensivtransportwagen 519, 584, 586
- Ausstattung 584

Intensivüberbrückungsteam 591
Interhospitaltransfer 583
Intermediate Care Station 166
Intermediate-Fidelity-Simulator 50
Intervall, therapiefreies 625
Intoxikation 415
- Alter 342
- Antidottherapie 418
- Benzodiazepine 322
- Diagnostik 416
- Gifteliminaton 417
- Hypoglykämie 231
- Ketamin 323
- Kindesalter 383
- Mischintoxikation 328
- Suchtmittel 320
- Symptom 415

Intubation 33, 115
- Atemwegssicherung 120
- blind nasale 100
- Durchführung 99
- endotracheale, Alternative 103
- erschwerte 96
  ○ Prädiktor 97
- Indikation 97, 99, 108, 154, 155
- Inhalationstrauma 440
- Kind 128
- Lagerung 155
- Leitlinie 115
- Material 157
- Misslingen 86, 107
- Nachteil 99
- nasotracheale 362, 363, 389
- Neugeborene 362
- Notwendigkeit 107
- orotracheale 33, 389
- ösophageale 99, 100, 154
- präklinische 108
- Schädel-Hirn-Trauma 284
- schwierige 97, 100, 400
- Stenose, subglottische 396
- Traumapatient 262
- Verbrennung 434
- Vorteil 99

Intubationsbesteck 157
Intubationsendoskop, starres 101
Intubationsfiberskop, flexibles 101
Intubationslarynxmaske 102, 103
Intubationsversuch 107, 108
- Dauer 120

Invagination 376
Inversionsmethode 28
IO-Kanüle 82
Ipecacuanha-Sirup 417, 418
IPPV *siehe* Druckbeatmung, positive, intermittierende
Ipratropiumbromid 372
Iridozyklitis 406
Irisvorfall 403
Ischämie
- distale 271
- intestinale 251
- mesenteriale, nicht okklusive 251
- schockinduzierte 251
- viszerale 219
- zerebrale
  ○ Basilaristhrombose 297
  ○ Hirninfarkt 294, 296

Ischämieschmerz 351
Ischämietoleranz 201

J

Jackson-Position 155
Jetventilation, transtracheale 88, 104
Jochbeinfraktur 391

K

Kabinensimulator 488
Kaffeesatzerbrechen 256
Kalium 242, 243
Kaliumantagonisten 182
Kaliumkanalblocker 182
Kälteschaden 457
Kältezittern 434, 443, 457
- Maximum 471
- Zeichen, prognostisches 470

Kaltwasserbehandlung 434
Kalzium 125, 243, 244
Kalziumantagonisten 182, 186
- Intoxikation 425

Kalziumchlorid 245
Kalziumchloridlösung 229
Kalziumglukonat 229
Kalziumkanalblocker 182
Kammerflattern 121, 190
Kammerflimmern 190
- Adrenalingabe 124
- Auslösung 192
- Defibrillation 121
- defibrillationsrefraktäres 124, 129
- Elektrokardiogramm 121
- Hypothermie 119, 458
  ○ therapeutische 127

Kammerfrequenz 185
Kammertachykardie *siehe* Tachykardie, ventrikuläre
Kampfstoff
- biologischer 689
- chemischer 701
  ○ Persistenz 702

Kandidose 225
Kanülierung, intraossäre 381
Kaperbergung 543
Kapilläre Rückfüllung 264
Kapillarleck 434
Kapnografie 64, 66
- Beatmung, nicht invasive 113
- Stellenwert
- Tubuslagekontrolle 106

Kapnometer 157
Kapnometrie 66, 98
Kaposi-Sarkom 225
Kardiorespiratorische Insuffizienz 213
Kardioversion 186
- Schrittmacherfehlfunktionen 194
- Tachykardie, ventrikuläre 187

Kardioverter-Defibrillator, implantierbarer
- automatischer 198

Kardioverter-Defibrillator, implantierter 123
Katastropheneinsatz 489
Katastrophenmedizin 41
Katastrophenschutz 653, 668
- abwehrender 677
- B-Gefahr 696
- vorbeugender 677

Katastrophe, Schweregradeinteilung 679
Katatones, Syndrom 312, 316
Katecholaminausschüttung 231
Katecholamine, Bradykardie 183
Katecholamintherapie 35
Katheterembolektomie 211
Kauffahrteischiff 530
Kavernitis 413

Kavitation 451
KED-System 90
Keilbeinfraktur 391
Kendrick Traction Device 94
Kennmuskel 290
Keratitis dendritica 407
Keratoconjunctivitis photoelectrica 406
Keratokonus 406
Keratose, präkanzeröse 495
Ketamin, Bronchodilatation 372
Ketaminhydrochlorid 160
Ketaminintoxikation 323
Ketoazidose 377
Kettenreaktion, unkontrollierte 688
KHK *siehe* Herzerkrankung, koronare
K-Hole 323
Kieferfraktur 391
Kiefergelenkluxation 391
Kind
- Atemwege freimachen 127
- Bauchschmerz 376
- Berührungsempfindlichkeit 375
- Defibrillation 129
- Ertrinken 465
- Infusionsrichtlinie 150
- Intoxikation 383
- Intubation 128
- Notfall 359, 370, 386
- Reanimation 116, 127
- Schocksymptom 150
- Sedierung 371
- totgeborenes 131
- Verbrennungsunfall 382
- Volumenersatztherapie 149, 436

Kinderarzt 520
Kindernotfall Lufttransport 526
Kindesmisshandlung 384
Kindstod, plötzlicher 137, 384
Kite-Surfen 275
Klammergriff 365
Kleinhirninfarkt 296, 297
Klettergurt 543
Klinik, geeignete 510
Klinikaufnahme 510
Klinikentlassungsrate 124
Kniegelenkverletzung 274
Kniekussphänomen 375
Knollenblätterpilzvergiftung 383, 423
Koagulationsnekrose 395
Kochsalz-Kolloid-Lösung, hyperosmolare 148
Kochsalzlösung 147
- hypertone 296
- physiologische 242

Kognitive Störung 244
Kohlendioxidmessung
- endexspiratorische 118

Kohlendioxidpartialdruck
- Anstieg 372
- arterieller 67
- endexspiratorischer 66, 67
- endtidaler 66, 67

Kohlendioxidrückatmung 235
Kohlenmonoxid 479, 503
Kohlenmonoxidvergiftung 134, 137, 383, 420, 439
- Maßnahme, präklinische 503

Kokain 177, 216, 326
Kokainintoxikation 327
Kokardenphänomen 249, 376
Kollaps 325
Kolliquationsnekrose 395
Kolon
- Blutung 257
- Distension 252

- Paralyse 252
- Perforation 254
- Pseudoobstruktion 252

Koma 283
- diabetisches 378
- hyperosmolares 232
- hypophysäres 234
- Intoxikation 415
- ketoazidotisches 232

Komastadium 283
Kombitubus, ösophagotrachealer 103
Kommunikation 559, 560
- verbale 61

Kommunikationsstörung 317
Kommunikationstechnik 573
- digitale 625

Kompartmentsyndrom 149, 438
- abdominelles 258, 436

Kompetenzzentrum 612, 696
Komponente, rettungsdienstliche 655, 659
Kompressions-Dekompressions-Reanimation, kardiopulmonale 120
Kompressionssyndrom 277
Konfliktlage, polizeiliche 58
Konfliktsituation, familiäre 330, 333
Koniotomie 86, 95, 104, 389
- Punktionstechnik, direkte 87
- Seldinger-Technik 88

Koniotomieset 105
Konjunktivitis 705
Kontamination 651
- radioaktive 687

Kontaminationsverschleppung 506
Kontrollverlust 313
Kontusion 280
- spinale 272

Koordinationsstörung 321
Kopf
- erhöhter 155
- Überstrecken 155

Kopfschmerz 224
- akut einsetzender 298
- heftiger 299, 302
- Höhenkrankheit 486
- persistierender 300

Kopf-tief-Position 90
Kopfverletzung 274, 280, 390
Koronarangioplastie, transluminale, perkutane (PTCA) 179
Koronardurchblutung 117
Koronarinsuffizienz 174
Koronarintervention 126
Koronarintervention, perkutane (PCI) 179
Koronarsklerose 174
Koronarsyndrom, akutes 174
- Diagnostik 175
- Kokaineinnahme 177
- Notfalltherapie 181
- Risikogruppe 175
- Risikostratifizierung 177
- Symptom 175
- Therapie 178

Körpergefühl, dissoziiertes 323, 327
Körperkerntemperatur 457
Körperoberfläche 431
- verbrannte (VKOF) 382, 428

Körperrückseite, Untersuchung 62, 270
Körpertemperatur 119, 441
- hohe 442
- Messung 68
- Regulation 469

Körperverletzung 633
Kortikosteroide 240, 290
- inhalative 372, 421

Sachverzeichnis

Kortisolmangel 233
Krampf, abdomineller 496
Krampfanfall 304
- Alter 343
- Amphetaminintoxikation 325
- Benzodiazepinintoxikation 323
- Enzephalitis 303
- Fieber 374
- Intoxikation 415
- neonataler 370
Kraniotomie 298
Krankenbeförderung 569, 572
Krankenhaus
- Alarm- und Einsatzplan 646
- Aufnahmepflicht 632
- Evakuierung 651
- Massenanfall von Verletzten 660
- Notfallplanung 683
- Patientenversorgung 591
- Räumung 651
- Störung, technische 649
Krankenhausalarmierung
- Großschadensfall 656
Krankenhausarzt 633, 636
Krankenhauseinsatzleitung 647
Krankenhausmitarbeiter
- Schulung 593
Krankentransport *siehe* Transport
Krankentransportwagen 669
Krankenwagen 517
Kreatinin 228, 341
Kreatinkinase 176, 177
Kreislauf
- fetaler 359, 361
Kreislaufdepression 159, 470
Kreislaufschock 282
Kreislaufstabilisierung 262, 284
Kreislaufstillstand
- Immersionstrauma 471
- innerklinischer 590, 593
- Kammerflimmern 190
- Kindesalter 127
- Pathophysiologie 116
- Prognose 67
- Prognosefaktor 511
- Symptom 116
- Tubuslagekontrolle 106
- Überlebenschance 122
- Ursache 118, 119
- Versorgung 512
- Zielklinik 514
Kreislaufstörung
- Querschnittssymptomatik 289
Kreißsaalprotokoll 367
Kribbeln, periorales 235
Kriegsverletzte, Versorgung 30
Krikoiddruck 118
Krikoiddruck nach Sellick 96
Krikothyreotomie *siehe* Koniotomie
Krim-Kongo-Fieber 607, 608
Krise
- cholinerge 306
- hyperkalzämische 234, 244
- hypokalzämische 235
- myasthene 306
- psychosoziale 316
- thyreotoxische 232
Krisenintervention
- verbale 332
Kriseninterventionsteam 696
Kryotherapie 275
Kühlung 271, 275, 443
Kulturüberflutung 710
Kussmaul-Atmung 228, 232

L

Laboruntersuchung 69
Lachgas 328
Lagebeurteilung 553
Lagebewältigung 553
Lagerung 89, 155, 285
Lagophthalmus 406
Lähmung
- Alkylphosphate 422
- Nervenkampfstoff 702
Laktat 435
Laktatazidose 147, 377
Laparostoma 258
Laparotomie 247, 253
- negative 255
Laryngitis, subglottische 371, 396
Laryngoskopie 101
Laryngoskopspatel 157
Laryngospasmus 380
- Loste 705
Larynxeingang, Schwellung 395
Larynxkarzinom 399
Larynxmaske 102, 103, 120
Larynxschädigung, thermische 439
Larynxtubus 102, 103
Larynxverletzung 393
Lassafieber 607, 608
Laugeningestion 395
- Neutralisation 395
Lavage, intraabdominelle 253
Lawinenunfall 459
- Algorithmus 461
- Kreislaufstillstand 462
- Triage 462
Lawinenverschüttung, simulierte 717
Lebensende 345
Lebenserhaltung 346
Lebensrettung 40, 41, 42
Leberfunktion, Reduktion, altersphysiologische 340
Leberkapselspannung 355
Leberruptur 250, 254
Leberzirrhose 253
Lehrrettungsassistent 548
Leichenschau 131
- Berechtigung 132
- Durchführung 134
- unverzügliche 132
- Veranlassung 131
- Verpflichtung 132
- vor Feuerbestattung 140
- Vorgehen 136
Leichenschauer
- Sonderpflicht 133
- Sonderrecht 132
Leichentransport 140
Leidenslinderung 42
Leitender Notarzt 654
- Einsatzplan 664
- Krankenhaus 647
- Organisationsinstrument 665
- Qualitätssicherung 666
- Wirksamkeit 663
Leitstelle *siehe* Rettungsleitstelle
- Anmeldung 273
- Bettvermittlung für Schwerbrandverletzte 429
Leitungsblock, sinuatrialer 183
Leitungsverzögerung 184
Lernpyramide 50, 56
Letalitätsrate 630
Leukozytensturz 375
Levomethadon 325
Lewisit 704
Lichtblitze 406
Lichtenberg-Muster 448
Lichtscheu 224, 404, 406
Lid
- Ektropionieren 403
- Verätzung 402
Lidemphysem 407
Liderysipel 405
Lidocain 124
Lidphlegmone 405
Lidverletzung 405
Liegezeit, Verkürzung 629
Ligamentum
- conicum 389
- cricothyroideum 86
Linksbergung 540, 541, 544
Linksherzinsuffizienz 172, 200
Linksherzversagen, Differenzialdiagnose 214
Linksschenkelblock 176
Linton-Nachlass-Sonde 220
Lipase 253
Lipide 123, 125
Liquid XTC 325
Liquor cerebrospinalis 280
Liquoruntersuchung 299
- Dissoziation, zytoalbuminäre 307
- Herpes-simplex-Enzephalitis 303
- Meningitis 302
Listerienmeningitis 302
Lkw-Rettung 604
Lokalanästhetika, Intoxikation 125
Longlinebergung 540, 541
Long-QT-Syndrom 190
Lorazepam 312
Lost-Detektor 704
Lösungsmittel 328
- Intoxikation 422
Low-Fidelity-Simulator 50, 53
Low-Output-Failure 172
LSD 327
Luftbrücke 489, 491
Luftdruck 485
Luftembolie 392, 474, 475
- Explosionsverletzung 453
Luft, freie, intraabdominale 252
Luftrettung 154, 512
- Arbeitsbedingung 527
- Bergrettung 539
- Differenzialindikation 513
- Gefahren 541
- Kontraindikation 527
- Nachteil 526
- Nachteinsatz 513, 526
- Patientenspektrum 526
Luftrettungsdienst 522
Luftrettungsstandort 523
Luftsichel, subdiaphragmale 249
Lufttransport 489
- Intensivtransport 489
Luftzusammensetzung 484
Lund-Browder-Schema 432
Lunge
- Überdehnung 474
- Zerreißung 453
Lungenbelüftung 359
Lungenbelüftungsstörung 369, 372
Lungenembolie 206
- Echokardiografie 209
- Fibrinolyse 125
- fulminante 209
- Inzidenz 206
- Pathophysiologie 207
- Rezidivprophylaxe 211
- Risikomarker 209
- Risikostratifizierung 207
- Therapie 119, 209
Lungenemphysem 213
Lungenfibrose 416
Lungenkontusion 453
Lungenmilzbrand 608
Lungenödem
- akutes 112
- alveoläres 173
- Diagnostik 173
- Ertrinken 467
- Heroinintoxikation 326
- interstitielles 173
- kardiales 173
- toxisches 505
Lungenpest 607, 692
- Differenzialdiagnose 608
- Übertragung 609
Lungenversagen 380
Luxation 270
Lymphozytopenie, strahlenbedingte 498
Lyse
- intraarterielle 297
- Lungenembolie 210
- Myokardinfarkt 179
- perioperative 211
- Schlaganfall 294, 295
- systemische 74

M

Macintosh-Technik 100
Magenbeatmung 117
Magenerosion 220
Magenperforation 254
Magensonde 156
Magenspülung 417
Magnesium 123, 190, 243, 244
Magnesiumsulfat 355
Magnetresonanztomografie
- Diffusions-/Perfusions-Mismatch 294
- Kontraindikation 403
Mainzer Emergency Evaluation Score (MEES) 581, 696
Makrozirkulation 144
Malaria 608
Mandibulafraktur 389
MANI *siehe* Massenanfall von Infektionskranken
Manie 312, 316
Manöver, vagales 186
Manualhilfe nach Bracht 353
MANV *siehe* Massenanfall von Verletzten
MANV-Plan 658
Marburg-Fieber 607, 608, 692
- Übertragung 608
Maritime Rescue Coordination Center (MRCC) Bremen 531
Maskenbeatmung 98
- erschwerte 98, 156
- Misslingen 107
- Nachteil 99
- Neugeborene 362
Maslach Burn-out Inventory 564
Massenanfall von Infektionskranken 690, 696
Massenanfall von Verletzten 533, 535, 536, 574, 650
- Dokumentation 661
- Einsatzorganisation 655
- Erstversorgung 680
- Krankenhausalarmierung 656
- LNA-Funktion 663
- Maßnahme, medizinische 665
- Materiallogistik 683
- Patientenübernahme 679
- Patientenverteilung 656
- Personalbedarf 683
- Qualitätssicherung 658
- rettungsdienstliche Komponente 655, 659
- Schnelleinsatzgruppe 668
- Strukturfrage 653
- Terroranschlag 678

Sachverzeichnis

Massenanfall von Verletzten
- Übungsplanung 661
- Unterstützung durch die Bundeswehr 672
- Versorgung, sachgerechte 679

Massenphänomen 707
Massenveranstaltung 713
Massenvernichtungsmittel 691
Maßnahme
- ärztliche
  - Aufwand 665
  - Beendigung 346
  - Beschränkung 133
  - Übermaßverbot 642
  - zulässige 641
  - Zuordnung zur Lokalisation 665
- präklinische
  - Effektivität 629

Mediahauptstammverschluss 295
Mediainfarkt, raumfordernder 296
Mediastinalemphysem 388, 474
Mediastinitis 396, 608
Mediator, proinflammatorischer 431
Mediatorenfreisetzung 237, 239
Medical Coordinator 536
Medical Emergency Team (MET) 590
Medien 716
Medikament, antiretrovirales 223
Medikamente
- Applikationsweg 123
- Kinderreanimation 129

Medikamentenanamnese 247
Medikamentenapplikation 115
- intramuskuläre 81

Medikamentenclearance 233
Medikamentenintoxikation 342, 415, 424
Medikamentennebenwirkung
- Alter 342
- Anaphylaxie 237
- Nierenversagen 228

Medikamentenvernebler 111
Medizinprodukt, Desinfektion 617
Medizinprodukte-Betreiberverordnung 614
Med-on-ix 72
MEES = Mainzer Emergency Evaluation Score 628, 696
Mehrgasmessgerät 501
Mekoniumaspiration 368
Meläna 220, 256
Meldepflicht 133
Melker-Koniotomieset 89
Membrana, cricothyroidea 88
Meningismus 293, 302
- Subarachnoidalblutung 299

Meningitis
- bakterielle 224, 302
- infektiöse 223
- Kindesalter 375
- lymphozytäre 224
- seröse 442
- virale 224

Meningoenzephalitis, Fieberkrampf 374
Meningokokkenerkrankung 375
Meningokokkeninfektion 302
Meningokokkensepsis 225, 376
Metamizol 411
Methadon 325
Methämoglobinämie 422
Methämoglobinbildner 421, 504
- Intoxikation 422

Methanol 423
Methylprednisolon 290
Midazolam 160
Mikrozirkulationsstörung 148
Millers Lernpyramide 50, 56

Milz, Kapselläsion 254
Milzbrand 226, 609, 693
Milzruptur 254, 453
Mimik 63
MIND *siehe* Notarztdatensatz, minimaler
MIND3 621
Minithorakotomie 266
Miosis 406, 416
Misshandlung 334
- Kindesalter 384

Mittelgesichtsfraktur
- Einteilung 391
- zentrale 391

Mittelgesichtsverletzung 280
Mittelhirnsyndrom 281
Monitoring
- apparatives 63
- Atemwegssicherung 98
- Intensivtransport 584

Moral 37
Morphin 178
Mortalität 59
- Senkung 629

Motorik 283
MRCC-Zone 531
MRSA-Patient 616
Multidetektor-CT-Pulmonalisangiografie 208
Multimedikation 342
Multiorganversagen
- Hitzschlag 442
- strahlenbedingtes 496

Multiparametermonitor 63
Münchhausen-by-proxy-Syndrom 385
Mundhöhle
- Inspektion 62, 117
- Weichteilödem 390

Mund-Nasen-Schutz 615, 616
Mund-zu-Mund-Beatmung 117
- Einführung, historische 28, 31, 32
- Infektionsrisiko 118, 225

Mund-zu-Mund-und-Nase-Beatmung 128
Mund-zu-Nase-Beatmung 117
Muskarinsyndrom 423
Muskeldetonisierung 275
Muskelfaszikulation 422, 423
Muskelquetschung 269
Muskelrelaxanzien 161
- depolarisierende 161
- nicht depolarisierende 161

Muskelschwäche 306, 322
Muskeltonus
- erhöhter 281
- schlaffer 281

Muskelversteifung 327
Muskelzittern 470
Muskelzuckung 228
Myasthenia gravis 306
Myelitis 224
Myocardial Stunning 421
Myoglobin 176
Myokard, kaltes 471
Myokardinfarkt
- Alter 342
- Diagnostik 176
- inferiorer 178
- Marker 178
- Pathophysiologie 175
- Reperfusionstherapie 179
- Risiko, individuelles 178
- schmerzloser 175
- Schock, kardiogener 173
- Versorgungskonzept 72

Myokardischämie
- Diagnostik 64

Myokardnekrose 175
Myxödemkoma 233

N

Nabelarterien-pH 367
Nabelschnur 353, 357
Nabelschnurvorfall 354
Nabelvene 364
Nabelvenenkatheter 364
NACA-Score 581
Nachlast, rechtsventrikuläre 207, 210
Nackensteifigkeit 224, 302
- Kindesalter 375

Nadelstichverletzung 78, 222, 608
Nahrungsmittelallergen 237
Naloxon 326
- Neugeborene 363

Narkose 154
- Ablauf 158, 162
- Blitzeinleitung 434
- Indikation 154
- Nachteil 155
- Patientenvorbereitung 155
- Vorbereitung 156
- Vorteil 155

Narkoseaufrechterhaltung 159
Narkoseeinleitung 159, 160
- Anamnese 61
- Fentanyl 161
- Midazolam 160
- Präoxygenierung 284

Narkoseführung
- Esketamin 159
- Fentanyl 161
- Midazolam 160
- Propofol 159

Narkosemedikament 158
Nasenbluten 391, 394
Nasenfluss, serosanguinöser 397
Nasenfraktur 391
Natrium 243
Natriumantagonisten 182
Natriumausscheidung 228
Natriumbikarbonat 125, 245, 378
Natriumkanalblocker 182
Natriumlösung, hypertone 435
Natriumnitroprussid 421
Natriumthiosulfat 504
Nausea 496
Nebennierenrindeninsuffizienz 234
Nebennierenrindenkrise 233
Negativsymptom 316
Nervenkampfstoff 701, 702
Nervensystem
- autonomes 416
- Störung bei Stromunfall 447

Nervenverletzung 269
Nervus-oculomotorius-Einklemmung 283
Netzhautablösung 406
Neugeborene 359
- Absaugen 360
- Adaptationsstörung 368
- Beatmung 362
- Gefäßzugang 364
- Herzmassage 365
- Hypothermie, therapeutische 367
- Intubation 362
- Kälteexposition 360
- Krampfanfall 370
- Kreislaufunterstützung 364
- Notfall 385
- Opiatüberhang 363
- Reanimation 359
- Transport 370
- Volumensubstitution 364
- Zyanose 369

Neugeborenenreanimation 31
Neunerregel 382, 431
Neuritis nervi optici 406

Neurochirurgie 279
Neuroleptika 342
Neuromonitoring 147
Neuroprotektion 285, 290, 704
Neutronenstrahlung 688
NeXSplint 91
Nichthochrisiko-Lungenembolie 207
Nicht-ST-Hebungsinfarkt (NSTEMI) 174
- Elektrokardiogramm 176
- Therapie 181
- Ursache 175

Niederspannung 445, 449
Nierenbeckenkelchsystem, Dilatation 411
Nierenfunktion, Reduktion, altersphysiologische 340
Nierengefäßstielverletzung 409
Nierenkolik 219, 411
Nierenverletzung 409
Nierenversagen
- akutes 228
- chronisches 229

Nikotiningestion 423
Nitrate 178
NIV *siehe* Beatmung, nicht invasive
N-Lost 704
Noradrenalin 240
Noradrenalinfreisetzung 143
Normokapnie 284
Normoventilation 67
Normoxämie 284
Notarzt 48, 330, 332, 602
- Aufgabe 550
- Bergrettungsarzt 539, 541
- Dokumentationspflicht 620
- Freelancer 511
- Haftung 552
- Intensivtransport 585
- Kommunikation 168
- leitender 536, 552, 574, 654, 663
  - Aufgabe 553
  - Einsatzkriterium 554
  - Fortbildung 553
- Professionalität 331
- Qualifikation 522, 551, 585
- Rechtsstellung 552
- Seerettung 531
- Weiterbildung 335, 345
- Weiterbildungsinhalt 551

Notarztdatensatz, minimaler (MIND) 581
Notarztdienst, Organisationsmodell 518
Notarzteinsatz
- Anzahl 517
- Dokumentation 581
- Indikation, psychosoziale 330
- palliativ motivierter 345

Notarzteinsatzfahrzeug 517, 518
Notarzteinsatzprotokoll 168, 581, 621, 623
- Datenerfassung, elektronische 623

Notarztindikation 550
Notarztindikationskatalog 576, 577
Notarztrucksack 480
Notarztstandort 517
Notarztwagen 517, 518
Notaufnahme 165, 333
- Arztqualifikation 556
- Voraussetzung
  - bauliche 165
  - organisatorische 166
- zentrale 625

Notaufnahme, klinische 47
Notbeatmung 467
Notdekontamination 506
Notdienst, psychosozialer 335

Notdienstarzt, kassenärztlicher 569
Notfall
 • auf See 71
 • Definition 46, 48
 • Einschätzung 517
 • endokrinologischer 231
 • gastroenterologischer 219
 • geburtshilflicher 351
 • gynäkologischer 350
 • Herzschrittmacherpatient 193
 • höhenmedizinischer 486
 • hypertensiver 199
 • innerklinischer 590
   ◦ Erstversorgung 593
   ◦ Früherkennung 590
   ◦ Frühwarnscore 591
   ◦ Handlungsalgorithmus 592
   ◦ Vermeidung 591
 • internistischer 517
 • kardiologischer 172
 • kardiozirkulatorischer 63
 • neurologischer 63, 293
 • nicht traumatologischer 60, 61
   ◦ Untersuchung 63
 • nicht verletzungs-
   bedingter 276
 • ophthalmologischer 402
 • pädiatrischer 359, 385, 579
 • peripartaler 355
 • pneumologischer 213
 • postpartaler 357
 • psychiatrischer 310, 341
 • psychosozialer 330
   ◦ Anlaufstelle 332
 • respiratorischer 63
 • traumatologischer 60, 61
 • unter Tage 478
 • urologischer 409
 • verletzungsbedingter 260, 277
 • zeitkritischer 512
Notfallausrüstung, inne-
  rklinische 594
Notfallbehandlung, inner-
  klinische 594
Notfallbeschreibung 550
Notfallbogen 639
Notfallkoordinator, inner-
  klinischer 514
Notfallmedikament 594
Notfallmedizin
 • allgemeine 46, 47
 • Aspekt, ethischer 37
 • Aufgabe 47
 • Aufgabenkatalog 330
 • Definition 46, 48
 • Eckpunktepapier 510
 • Entstehung 29
 • Faktor, erschwerender 511
 • Informations- und Kommuni-
   kationstechnologie 514, 573
 • klinische 47
 • Logistik 510
 • präklinische 47
 • spezielle 47, 172
 • Systemauftrag 335
 • Tätigkeitsbereich 47
 • Versorgungsdefizit 559
 • Weiterbildung 620
 • Zielsetzung, divergierende 346
 • Zusatzweiterbildung 551
Notfallort 515, 579
Notfallpatient 330
 • Alter 60
 • älterer 60
 • Auffindungsort 60
 • Definition 48, 49
 • eingeklemmter 601, 604
 • eingeschlossener 601
 • Entscheidungsfähigkeit 638
 • Erstversorgung 571

 • hämodynamisch insta-
   biler 209, 210
 • Schutz 599, 603
 • Übergabe 164, 165
 • Überwachung 63
 • unkooperativer 640
 • Untersuchung 61
 • unter Tage 480
 • Verladung, schwebende 540,
   543
 • Voranmeldung 514, 612
 • Weigerung 637
Notfallplan 500
Notfallprotokoll, inner-
  klinisches 596
Notfallrespirator 584
Notfallrettung 48, 49, 569
 • Definition 517, 576
 • Hilfsfrist 518
Notfallsectio 357
Notfallsimulation 50
 • Crisis Resource Mana-
   gement 53
 • Gestaltung 53
 • Grenzen 55
 • Kosten 52
 • prähospitale 53
 • Rahmenbedingung 54
 • Realitätsnähe 54
Notfallsituation 560
 • Definition 46, 48
Notfallsonografie 68
Notfallsystem
 • Organisationsversagen 558
 • Sicherheitssystem 559
 • Strukturierung 558
Notfallteam 590, 593
 • Alarmierung 593
 • Protokoll 596
Notfallthorakotomie 83
Notfalltokolyse 352
Notfallversorgung 580
 • ärztliche 47
 • Ergebnisqualität 581
 • Zeitvorgabe 72, 578
Notfallvorsorge, maritime,
  zivile 530
Notruf 569
 • Abfrage 570, 571, 577
 • Annahme 571
 • Bewertung 571
 • Zeitpunkt 121
Notruf-Klinikaufnahme-
  Intervall 510
Notruf-Rettungsdiensteintreffen-
  Intervall 578
Notstand, rechtfertigender 318,
  636
NPG-Code 193
NSTE-AKS 174, 179
NSTEMI siehe Nicht-ST-Hebungs-
  infarkt
Nuklearwaffe 688
Nysten-Regel 134

O

Obdachlosigkeit 335
Oberbauchschmerz, gürtel-
  förmiger 219
Oberkieferfraktur 391
Oberkörperhochlagerung 285, 296
Obidoxim 422, 704
Ödem
 • generalisiertes 242
 • Komplikation 436
 • laryngeales 238
 • supraglottisches 439
 • Verbrennung 431
Ogilvie-Syndrom 252
Ohnmachtsanfall 244

Ohrdruck 485
Okklusionsstörung 391
Okulomotorik 63, 283
 • Störung 297
Okzipitallappeninfarkt 297
Oligurie 258
Open-Book-Verletzung 268
Operation 249
Opfer, Schutzbedürfnis 334
Opiatentzug 326
Opiatüberhang 363
Opioide 160
 • Palliativmedizin 348
Orbitabodenfraktur 391
Orbitaphlegmone 405
Orchitis 412
Orciprenalin 183, 425
Organisatorischer Leiter Rettungs-
  dienst 574, 654
Organminderperfusion 148, 172
Organophosphate 422
Organversagen, posttrauma-
  tisches 143
Ornipressin 217
Oropharynxkarzinom 399, 400
Orthopädie 260
Ösophagusdetektions-
  methode 106
Ösophagusfremdkörper 399
Ösophagusperforation 252
Ösophagusvarize 220
Ösophagusverätzung 395
Ösophagusverschlussdruck,
  unterer 99, 117
Ovarialtumor, Torsion 351
Oxime 702, 704
Oxygenierung 98, 261
 • Alter 340
 • hyperbare 421, 440
 • perinatale, mangelhafte 359

P

Pacemaker-mediated-Tachy-
  cardia 196
Palliativmedizin 345
Palliativpatient 346, 348
Panik
 • Bedeutungsursprung 707
 • Definition 708
 • Handlungsebene 709
 • Normverletzung 708
 • Reduktionismus,
   biologischer(massenstrom) 709
 • Symbolebene 708
 • Verhaltenszuschreibung 707
 • Wahrnehmungsebene 708
Panikattacke 314, 325, 332
Panikereignis 707
Panikforschung, empirische 712
Panikmache 712
Panikprävention 710
 • Anti-Panik-Training 712
 • Restituierungstechnik 711
Panikreaktion 707, 710
 • Kulturmuster 711, 712
 • Mobilisierung, körper-
   liche 711
Panikstörung 311, 314, 330
 • Anlaufstelle 333
Panikvermeidung 713
Pankreaskontusion 254
Pankreasnekrose 253
Pankreatitis 219
 • akute 253
 • nekrotisierende 253
Paracetamolingestion 383
Paracetamolintoxikation 426
Paralyse 609
Paralytisches Syndrom 694
Paranoid-halluzinatorisches
  Syndrom 312

Paraphimose 413
Paraplegie 272
Parathion 422
Parese 283, 293
 • Schlaffe, symmetrische 307
Parkland-Formel 382, 435
Patellarsehnenreflex 290
Patient
 • alkoholisierter 641
 • ansteckungsfähiger 698
 • ansteckungsverdächtiger 698
 • geriatrischer 337
 • kontaminierter 651
 • schwergewichtiger 520
Patientenablage 506
Patientenautonomie 347
Patientensimulator 52, 54
Patiententransporteinheit 673
Patientenübergabe 164, 165, 168
 • Aufgabenverteilung 168
Patientenübernahme 164
Patientenverfügung 40, 42, 61,
  639
Patientenversorgung, Rahmen-
  bedingung 54
Patientenwille 40, 42
 • mutmaßlicher 347
Pause, kompensatorische 191
PCP = Phenylcyclidinpi-
  peridin 327, 329
Peakflowmessung 214
PEEP 112, 113
Penisverletzung 410
Perforation 252
 • Fokussanierung 252
 • Peritonitis 253
 • Therapie 254
Perfusionsdruck, zerebraler 146,
  147
Perfusionsindikator 118
Perikardiozentese 266
Perikardtamponade
 • Entlastungspunktion 266
Peristaltik, gesteigerte 220
Peritonismus 247, 252
Peritonitis 250, 252
 • diffuse 249
 • Fokussanierung 254
 • Perforation 252
 • primäre 253
 • sekundäre 253
 • tertiäre 253
 • Therapie 253
Peritonsillarabszess 396
Permeabilitätserhöhung 238
Personenbeförderung 573
Personenkraftwagen 600
Personenstandsgesetz 131, 133
Persönlichkeitsstörung 313
Perthes-Syndrom 265
Pest 608, 609, 692
 • Postexpositionsprophy-
   laxe 609
Petechien 137, 225, 265
 • Waterhouse-Friderichsen-
   Syndrom 375
Pfählungsverletzung 289, 451
PFAST siehe Prehospital focused
  abdominal Sonography for
  Trauma
Pfefferspray 402
Pferdeenzephalitis, venezo-
  lanische 694
Pflegebedürftige 331
 • Übergriff 341
Pflegenotfall 333
Pflichtennotstand 636
Pfötchenstellung 216
Phenylcyclidinpiperidin (PCP) 327,
  329
Phlebothrombose 201

Sachverzeichnis

Phlegmone 396
Phobie 315
Phosgenoxim 704
5-Phosphodiesterasehemmer 178
Physiostigmin 425
Pilzvergiftung 423
Placenta praevia 355, 364
Plaqueruptur 175, 179
Plasmapherese 307, 308
Plazenta 353
Plazentainsuffizienz 357
Plazentalösung, vorzeitige 356
Pneumokokken-Meningitis 302
Pneumonie
- atypische 609
- fulminante 608
- therapierefraktäre 373

Pneumothorax 84, 215
- Neugeborene 369
- Thoraxdrainage 85, 266

Pocken 607, 609, 692
Polizei 133, 136, 640, 641
Polizeigewahrsam 641
Polydipsie 232, 235, 378
Polyradikuloneuritis 307
Polytrauma 260
- Amputationsverletzung 271
- Anmeldung 168
- Prognosefaktor 511
- Reanimation 273
- Transport 272
- Überlebenswahrscheinlichkeit 274

Polyurie 232, 235, 241, 378
Postexpositionsprophylaxe 222, 609
Postreanimationssyndrom 126
Postresuscitation Care 367
PQ-Intervall, Verlängerung 184, 229
PQ-Zeit, verkürzte 188
Präeklampsie 200, 354
Präexzitationssyndrom 188
Präoxygenierung 155, 284
Prasugrel 179
6-P-Regel 201
Prehn-Zeichen 412
Prehospital focused abdominal Sonography for Trauma (PFAST) 68
Presbyakusis 338
Priapismus 413
Primäreinsatz 576
Primitivreaktion 313
Priorisierung 41, 664
Projektil 451, 453
Propofol 159
Protein-C-Mangel 206
Prüfungspflicht 635
Pseudokrupp 371, 396
Pseudoperitonitis 232
Pseudoperitonitis diabetica 376
Psychiatrische Störung
- Alter 341
- drogenassoziierte 310
- Exazerbation 330
- Leitsymptom 311
- Pharmakotherapie 311
- rechtliche Aspekte 317
- Statuserhebung 311

Psychopharmaka 311
Psychose
- Demenz 341
- endogene 310, 316

PTCA siehe Koronarangioplastie, transluminale, perkutane
PTC = Patient Transport Compartment 489
Pulmonalarterienembolie 125
Pulmonalisangiografie 208
Pulmonalsyndrom, akutes 692

Puls 116
- fehlender 116, 121
- zentraler 59

Pulsfrequenz 65
Pulskontrolle
- beim Kind 127

Pulslosigkeit 202, 454
Pulsoxymetrie 65, 66
- Pneumothorax 84
- Sättigungswert, falsch hoher 439

Pulsqualität 59
Pulsus paradoxus 214
Pumpversagen, myokardiales 116
Punktion
- arterielle 83
- intraossäre 81, 381
- venöse 77, 81

Pupille
- Engerwerden 118
- weite 324, 327
  ○ lichtstarre 281, 283
  ○ Intoxikation 416, 425
  ○ reaktionslose 116
  ○ ungleich weite 407

Pupillenreaktion 62
Pupillenstörung, Basilaristhrombose 297
Pupillenuntersuchung 62, 283
Pupillomotorik 265
Pyramidenbahnzeichen 289
Pyramidenspitzenfraktur 391
Pyridostigmin 307

Q

Q-Fieber 694
QRS-Komplex 181, 182
- breiter 177, 184, 186, 188, 229
- deformierter 191
- schmaler 186, 188

QRS-Verlängerung 182
QTc-Verlängerung 182
QT-Verkürzung 182, 235, 244
QT-Verlängerung 244, 245
Qualitätsmanagement 554, 575, 624
- Baden-Württemberg-Projekt 627
- Ergebnisqualität 626, 629
- Hilfsfrist 622
- Prozessqualität 625
- Strukturqualität 624

Qualitätssicherung 555
- LNA-Funktion 666
- Massenanfall von Verletzten 658

Quarantäne 612, 692, 698
Querschnittsymptomatik, inkomplette 475
Querschnittsyndrom 272, 283, 289

R

Radionuklid
- freigesetztes 687
- Identifizierung 688
- Inkorporation 688

Radionuklidszintigrafie 257
Rapid Response Team (RRT) 590
Rasselgeräusch, feuchtes 63
Rauchgas 439
Rauchgasinhalation 382, 383, 421
- Behandlung 440

R-auf-T-Phänomen 192
Rausch, pathologischer 313, 321
Rauschmittel 324
- Abfolgekonsum 328

Räusperzwang 400

Reaktion, motorische 280
Reanimation, kardiopulmonale (CPR)
- Abbruch 139
- Beendigung 273
- Begründungshierarchie, ethische 38
- Effektivitätskontrolle 118
- Einführung, historische 28, 29
- Kindesalter 32, 115, 127, 381
- Komplikation 118
- Kompressionsfrequenz 117
- Medikamentenapplikation 123, 129
- Neugeborene 359, 365
- Polytrauma 273
- Postreanimationsphase 125
- Prognose 127
- Richtlinie 273
- Stromunfall 449

Reanimationsmaßnahme
- Ausweitung 29
- Basismaßnahme 115, 116
- Einstellen 135, 366
- elektrische 35
- erweiterte 115, 118
- sinnlose 41

Reanimationsprotokoll 367
Reanimationspuppe 50
Reanimationsregister 626
Reanimationsteam 590
Reanimationsversuch
- Abbruch 42
- Dauer 139
- Verzicht 41, 42

Rechtsfragen 632
Rechtsherzbelastung 210, 213
Rechtsherzinfarkt 176, 180
Rechtsherzinsuffizienz 172
- akute 174

Rechts-links-Shunt 110
Reentrymechanismus 188
Reflexlosigkeit 134
Reflexstörung 289
Reflexverlust 290
Regurgitation 117
Regurgitationsrisiko 112
Rehydratation 377
Reisanamnese 607
Reizgas 421
- hydrophiles 439
- lipophiles 440
- Soforttyp 505

Rekapillarisierungszeit 144
Rektum, Pfählung 254
Rendezvoussystem 518
Reperfusionsschaden, postischämischer 126
Reperfusionstherapie 179
Reposition 270
Resonium-A 229
Respirator 111
- CPAP-Anwendung 112

Respiratorische Insuffizienz
- akute (ARI) 110, 111
- Grand-Mal-Status 305

Respiratorische Störung 116
Respiratorscreen 112
Respiratory syncytial Virus (RSV) 372
Retentionsazidose 377
Retentionswert 228, 229
Retroperitoneum, Lavage 254
Rettung 264, 433, 550
- horizontale 470, 536
- senkrechte 470, 536
- technische 599
  ○ Einsatzphase 603

Rettungsassistent 518, 522
- Ausbildung 548
- Dokumentationspflicht 623

- Intensivtransport 585
- Qualifikation 523

Rettungsassistentengesetz 547
Rettungsbergführer 539, 540, 541
Rettungsdienst 331
- Anmeldung 167
- Ausstattung, technische 625
- bodengebundener 517
- Dokumentationsbogen 623
- Eigensicherung 57
- Eintreffzeit 518
- Ergebnisqualität 626, 628
- Fachkundenachweis 551
- Gesetz 550, 621
- Hilfsfrist 578
- Inanspruchnahme, wiederholte 334
- Kapazität 653
- Leistungsfähigkeit 518
- Leistungsfähigkeit, regionale 679
- Leiter, ärztlicher 574
- Ordnung, räumliche 624
- Organisation 517, 565
- Protokoll 73, 282
- Prozessqualität 625
- Strukturqualität 624
- Weiterbildung 620

Rettungsdienst-Klinik-Schnittstelle 164
Rettungsdienstliche
- Komponente 655, 659
- Übung 658

Rettungsdienstpersonal 331
- Ausbildung 547
- Dokumentationspflicht 620, 621
- Eigenschutz 698
- Fortbildungspflicht 549
- Gefährdung 607
- Infektionsschutz 610, 614
- Qualifikation 547, 625
- Professionalität 331
- Sicherheit 311, 332
- Überlastung 564
- Weiterbildung 614

Rettungsfahrzeug 165
- Desinfektion 610, 613, 616
- geländegängiges 674
- Großschadensereignis 654
- spezielles 611

Rettungsgerät 600
Rettungshelfer 547
Rettungshubschrauber 273, 460, 512, 522
- Annäherung 528
- Ausstattung 525
- Bergrettung 539, 543
- Besatzung 522
- Einsatztaktik 525
- Landeplatz 528
- Landung 541
- Seenotrettung 535, 536
- Such- und Rettungsdienst 673
- Wirbelsäulenverletzung 291

Rettungsingenieurwesen 658
Rettungskasten 30
Rettungskette 517, 678
Rettungskorb 536
Rettungskorsett 90, 540, 543, 544
Rettungskraft, technische 57
Rettungsleitstelle 167, 517
- Aufgabe 569, 625
- Ausstattung 574
- Datenübertragung 573
- Dokumentation 622
- Ressourcenverschiebung 653

Rettungsmittel 569
- Alarmierung 574
- Anforderung, automatisierte 573

Sachverzeichnis

- Ausrücken 579
- Disposition 571
- Einsatzindikation 573
- Eintreffen 578
- ergänzende 572
- Lenkung 574

Rettungsmitteldisposition 515
Rettungsmodus 602, 603
- schonender 602

Rettungssack 543
Rettungssanitäter 547
- Ausbildung 548
- Dokumentationspflicht 623

Rettungsteam 519, 558
- CRM-Key-Points 559
- Kommunikation 560, 601
- Sicherheitsstrategie 562
- Teamzusammensetzung 561
- Verhaltensmerkmal 561
- Zusammenarbeit, erfolgreiche 561

Rettungstechnik 603
Rettungswache 517
- Reviergrenze 572

Rettungswagen 517, 518
- Sonderfahrzeug 520

Rettungswesen, Organisation 30
Rettungszylinder 600, 604
Rhabdomyolyse 177, 325
Rhinobasisfraktur 391
Rhinoliquorrhö 391
Ribavirin 609
RICE = Rest-Ice-Compression-Elevation 275
Ringer-Laktat-Lösung 147, 149, 262, 435
- Mengenberechnung 435

Rippenfraktur 85
- iatrogene 118

Rizinintoxikation 695
Rocuronium 161, 162
Röntgenaufnahme
- digitalisierte 71
- Fernbefundung 71

Rotz 693
rtPA *siehe* Gewebeplasminogenaktivator, rekombinanter
Rückenlage 285
Rückenmarkverletzung 288
- Diagnostik 291
- Läsionshöhe 290
- Leitsymptom 289

Rückenschmerz 229
Rücken-Schulter-Schmerz 271
Rückstrom, venöser 150
Rückwärtsversagen 172, 173
Rumpfverbrennung 440

S

SA-Blockierung 183
Sab Simplex 423
Salbutamol 245
Salzverlustsyndrom 241, 242
SAM-Splint 93
Sanitätsdienst 670
- Bundeswehr 71, 674
- Neutralität 31

Sanitätseinrichtung, modulare 674
SAR-Dienst 530, 535
- Einsatzspektrum 536

Sarin 702
SARRRAH-Projekt 473
Sauerstoff 35
Sauerstoffbedarf
- Hypothermie 457
- intrazerebraler 126

Sauerstoffdissoziationskurve 65
Sauerstoffflow 98

Sauerstoffgabe 98, 117
- Koronarsyndrom, akutes 178
- Neugeborene 361

Sauerstoffinsufflation 486
Sauerstoffmangel 116
Sauerstoffpartialdruck 65
- arterieller 485

Sauerstoffsättigung 126
- arterielle 629
  - partielle 65

Sauerstoffsättigungsmessgerät 269
Sauerstofftherapie, hyperbare 476
Sauerstoffträger 145
Sauerstofftransport, Parameter 145
Sauerstoffverbindung, reaktive 126
Sauerstoffverbrauch
- Minderung 155
- myokardialer 124, 174
  - Senkung 178
  - Steigern 183

Sauerstoffversorgung
- Alter 340
- periphere 270

Säugling 128
- Dehydratation 241
- Fremdkörperaspiration 373
- Monitorüberwachung 384

Säuglingstod, plötzlicher 384
Säureningestion 395
- Neutralisation 395

Schädelbasisverletzung 280
Schädelfraktur 281, 282
Schädel-Hirn-Trauma 279
- Algorithmus 287
- Beatmung 284
- Begleitumstände 284
- Bewusstseinslage 282
- Blutung 281, 288
- Diagnostik 282
- Einklemmung 280, 283
- Einteilung 279
- Erstversorgung, klinische 286
- Kindesalter 378
- Kleinkindalter 282
- Kreislaufstabilisierung 284
- Lagerung 285
- leichtes 279, 286
- mittelschweres 279, 287
- offenes 280
- Perfusionsdruck, zerebraler 147
- schweres 279, 287
- Therapie, medikamentöse 285
- Transportmanagement 286
- Versorgung, Zeitvorgabe 72
- Volumensubstitution 262, 285

Schädelhöhle, Kompartiment 280
Schädeltrauma 265
Schädeluntersuchung 62
Schaden, chemischer 500
Schadenereignis 554, 574, 575
Schadenersatz 633
Schadenslage 574, 650
- Alarmierung 647
- Besucherbetreuung 650
- interne 649

Schadensort 571, 574
Schadensschilderung 572
Schadensvermeidung 39
Schädlingsbekämpfungsmittel 504
Schadstoff
- Biomonitoring 507
- chemischer 683

Schadstoffreduzierung 684
Schallkopfeinstellung 68
Schaufeltrage 91, 264, 290
Schaumbildner 423
Scheintod 29, 134

Schenkelhalsfraktur 276
Schiene 270
- Abnahme 168
- pneumatische 94

Schienung 92
Schiffbrüchige 530
Schiffbrüchige, Trinkwasserbedarf 474
Schilddrüsenhormon 233
Schildknorpelunterrand 389
Schizophrenie 316
Schlaganfall 72, 294, 300
- Bildgebung, kranielle 294
- Blutdrucksenkung 200
- Differenzialdiagnose 294
- Hämatomausräumung 298
- hämorrhagischer 298
- ischämischer 294, 295
- Luftrettung 513
- Prognosefaktor 511
- Telemedizin 74
- Therapie 295
- Thrombolyse 294, 295
- Versorgung 512
- Versorgungskonzept 74
- Zielklinik 514

Schlaganfallscore 74
Schleifkorb 481
Schluckschmerz 397
Schmalkomplextachykardie 186
Schmerz 629
- abdominaler 219, 234, 253
  - Kindesalter 376
- belastungsabhängiger 277
- Bewegungseinschränkung 277
- Funktionsausfall 276
- plötzlicher, scharfer 202
- postprandialer 219
- retrosternaler 174, 175
  - Verätzung 395
- starker, plötzlicher 594
- Verbrennung 437
- viszeraler 248

Schmerzreiz 60
Schmerzzustand, akuter 63
Schnappatmung 116
Schnelleinsatzgruppe 654, 668
- Ausstattung 669
- Betreuung 669
- Führungskraft 671
- Rettungsdienst 668
- Spezialisierung 668

Schnüffelstellung 155
Schnüffelstoffe 328
Schock
- Alter 338, 339
- Dekompensationsphase 144
- hämorrhagischer 142
  - Diagnose 144
  - Pathophysiologie 143
- hypovolämischer 220
  - Verbrennung 433, 434
- kardiogener 173
  - Therapie 180
- Kindesalter 150
- septischer 255, 375
- spinaler 289

Schockgallenblase 251
Schockgeschehen, atypisches 453
Schocklagerung 90, 285
Schockniere 228
Schockraum 165, 166
- Ausstattung 167
- Evaluierungsbogen 169
- Personal 166

Schocksyndrom, infektiös-toxisches 692
Schocktherapie 145
- Zielgröße 436
- zukünftige 150

Schockwelle 451, 452, 453

Schockzeichen 63
Schonhaltung 276
Schultergürtel 62
Schulterluxation 270
Schussverletzung 451
- Therapie 454

Schütteltrauma 137, 384
Schutzausrüstung 57, 275, 480, 500
- B-Angriff 698
- Infektionstransport 616

Schutzkleidung 478
Schwächegefühl 243
Schwefellost 704
Schwefelwasserstoff 504
Schweigepflicht 132
Schwellkörperentzündung 413
Schwellkörperfibrose 413
Schwerlast-Rettungswagen 520
Schwindel 181, 196
- Angststörung 314
- Kleinhirninfarkt 296
- Lachgas 328

Schwitzen 231, 242
SCIWORA 272
Scombrotoxin 424
Seat-Belt-Sign 267, 268
SEB-Intoxikation 694
Sedativa 158
Sedierung, Kleinkind 371
Seenotrettung 473, 530
- Besonderheit 533
- Rettungsmittel 536
- Schadensfall, komplexer 533

Seenotrettungskreuzer 533, 537
Seeposition 531
Seeunfall 474
Sehnervenkopf, Apoplexie 406
Sehstörung 294, 355, 406
- Hämatom, retrobulbäres 392

Sehverlust, plötzlicher 406
Seidel-Test 403
Seitenlage, stabile 90, 285
Sekundäreinsatz 583
- Disposition 585

Sekundärtransport
- disponierbarer 164
- nicht disponierbarer 165

Selbstbestimmungsrecht 39, 347, 638
Selbstgefährdung 640
Selbstkontrolle 708, 710
Seldinger-Draht 89
Seldinger-Technik 79
Sellick-Handgriff 118
Senfgas 704
Sensibilitätsstörung 202, 216, 289
- aufsteigende 307

Sepsis
- Alter 343
- Kleinkind 375

Sepsistherapie 255
Serotoninsyndrom 416
Serumosmolarität 241, 296
Seuchenprophylaxe 133
Seuchenrechtsneuordnungsgesetz 612
Sexualdelikt 350
Shaken-Baby-Syndrom 385
Sicherheitskanüle 78
Sicherheitsmonitoring 66
Sicherheitssystem, Fahrzeug 600
Sichtung 48, 261, 637
- Algorithmus 661
- Behandlungsplatz 680
- Fehler 661
- Übung 661

Sichtungsbereich 650
Sichtungskarte 666
Sichtungskategorie 650, 661, 664
- Veränderung 682

733

Sachverzeichnis

Sichtungsstelle 650
Siebbeinfraktur 391
Silent Lung 214
Simulation, pädiatrischer 53
Simulationsszenario 52
Simulatorsystem 50
Sinusbradykardie 183
Sinus-cavernosus-Thrombose 405
Sinustachykardie 188
Sinusthrombose, aseptische 300
SIRS siehe Systemic inflammatory Response Syndrome
Skill-Trainer 50, 52
Skrotum, akutes 376, 412
S-Lost 702, 704
Small Volume Resuscitation 262, 435
Sofortreaktion Typ I 237
Soman 702
Somatisches Syndrom 315
Somnolenz 293
Sonnenstich 442
Sonografie 249
Sopor 293
Sozialstatus, niedriger 330
Spannungspneumothorax 83, 84, 119, 216
- Dekompressionsunfall 474
- Diagnose 266
- Entlastungspunktion 84
- Explosionsverletzung 454
- Thoraxtrauma 263
Spatel 100, 101
SPEED-Algorithmus 194
Spezialfahrzeug 610
Spinal Cord Injury without radiographic Abnormalities (SCIWORA) 272
Spine Board 92
Spiral-CT-Untersuchung 249
Spitzenumkehrtachykardie 187, 190
Spontanatmung, Optimieren 388
Spontanpneumothorax 215
Sportverletzung 274
Sprache
- kloßige 371, 397
- verwaschene 294, 322
Sprachstörung 294
Sprechstörung 294
Spreizer 600, 603, 604, 605
Sprengstoffanschlag 683
Spritzenpumpe 584, 588
Sprunggelenkverletzung 274
Spüldrainage 254
StAKoB 612, 696
Stammganglienblutung 298
Standardhygienemaßnahme 615
Standardlarynxmaske 102
Stanford-Klassifikation 202
Staphylococcus-Enterotoxin-B 694
Statine 180
Stationssystem 518, 519
Status epilepticus 304
- Alter 343
Steinkohlebergwerk 478
Steißlage 353
STEMI siehe ST-Hebungsinfarkt
STEMO siehe Stroke-Einsatz-Mobil
Sterbebegleitung 347
Sterben 345
Sternumfraktur 118
ST-Hebung 176, 178
- Rechtsherzinfarkt 178, 180
ST-Hebungsinfarkt (STEMI) 72, 174
- Elektrokardiogramm 176
- Luftrettung 513
- Prognosefaktor 511
- Therapie 179
- Versorgung 512
- Zielklinik 514

Stichverletzung 451
Stickstoffanalogon 704
Stickstoffbläschen 474
Stickstoffmonoxid 126, 144
- inhalatives 210
Stifneck 90, 264, 265
Stimmung 311
- dysphorische 317
- gedrückte 315
Stimulanzien 325
Stoffwechselentgleisung
- Alter 338, 343
Stoffwechselstörung 277
Störfallverordnung 500, 503
Strahlendosis
- effektive 493
- letale 494
  - mittlere 495
Strahlenexposition 686
- hohe 686
- Schweregrad 497, 498
Strahlenquelle
- umschlossene 687
- vagabundierende 687
Strahlenreaktion
- Latenzzeit 498
Strahlenrisiko 493
Strahlenschaden 492
- akuter 492
- chronischer 492
- Dekontaminationsmaßnahme 497
- deterministischer 492, 493
- Frühschaden 492, 493
- genetischer 492, 493
- Schweregrad 493
- somatischer 492
- Spätschaden 492, 494, 495, 496
- stochastischer 492
- teratogener 492, 493
Strahlensensibilität 496
Strahlensyndrom
- akutes 492, 494, 687
  - Maßnahme, klinische 498
  - Sofortmaßnahme 497
- gastrointestinales 494, 496
- hämatopoetisches 494, 495
- kutanes 492, 494, 687
- neurovaskuläres 494, 497
Strahlenunfall 686
- Dekorporationstherapie 688
- Kontamination, äußere 687
- Risikobewertung 686
Strahlenunfallmanagement, medizinisches 686
Strahlenwirkung 493
- biologische 686
- direkte 492
- indirekte 492
- Manifestationsort 494
Strahlung, ionisierende 688
Strecksynergismus 281, 283
Streptokinase 211
Stress, oxidativer 178
Stressantwort 144, 151
Stressmanagement 566
Stretcher 489, 491
Stridor
- exspiratorischer 214
  - Kind 371
- Fremdkörperaspiration 398
- inspiratorischer 214, 370
  - Larynxverletzung 393
Stroke Angel 74
Stroke-Einsatz-Mobil (STEMO) 75
Stroke Unit 295
- mobile 75
Strommarke 447
Stromtod 137

Stromunfall 382, 445
- Infusionsmenge 449
- Lokalisation der Schäden 447
- Versorgung 448
ST-Senkung 176, 178
- deszendierende 174
- Rechtsherzinfarkt 178
Stupor 317
Sturz 276
- Alter 339
- Differenzialdiagnose 339
- Kindesalter 378
Sturzhöhe 60
Subarachnoidalblutung 281
- aneurysmatische 299
- Schweregradeinteilung 299
Subduralhämatom 280
- Schütteltrauma 384
- Ursache 385
Submersion 465, 466, 470
Subtraktionsazidose 378
Succinylcholin 161, 162
Suchtmittel 320
- Mischkonsum 328
Suchtproblematik, exazerbierte 333
Such- und Rettungsdienst 530, 535, 673
- Alarmierung 675
Sudden Incapacitation 487
Sufentanil 160
Sugammadex 161
Suizidalität
- Alkoholabhängigkeit 321
- Alter 341
Suizidalität, akute 314, 315
Suizidgedanken 330
Suizidversuch 40, 311, 314, 635
- Behandlungsweigerung 639
- Halsverletzung 393
- Intoxikation 415
Surfactantmangel 368
β2-Sympathikomimetika 372
- inhalative 215
Sympathikomimetisches Syndrom 416
Symptom
- influenzaähnliches 696
- katatones 316
- vegetatives 315
Synkope 181, 196
- Lungenembolie 206
- vasovagale 201
Systemic inflammatory Response Syndrome (SIRS) 253, 431

T

Tabun 702
Tachyarrhythmia absoluta 174, 184, 190
Tachykardie 182, 188
- Differenzierung 187
- instabile 186
- Medikamentenintoxikation 416
- QRS-Komplex
  - breiter 186
  - schmaler 186, 189
- schrittmacherinduzierte 196
- supraventrikuläre 187
- Therapie 186
- ventrikuläre 186, 187
  - Einteilung 186
  - Identifizieren 187
  - monomorphe 190
  - nicht anhaltende 192
  - polymorphe 190
  - pulslose 121, 124
Tako-Tsubo-Syndrom 177
Talk-down 327

Tamponade, nasale 394
Taubheit 453
Tauchreflex 470
Tauchunfall 466, 474
- Notfallmanagement 475
- Versorgung, leitliniengerechte 476
Tauglichkeitsuntersuchung, fliegerärztliche 487
Taurettung 540
Teamarbeit 561
Teamtraining 50, 560
Telekonsultation 515
Telemedical Maritime Assistance Service (TMAS) 531
Telemedizin 71
Telemetrie 515
Temporallappensymptomatik 303
Tenside 423
Terroranschlag 677
- Materiallogistik 683
- Simulationsmethode 684
Terror, psychischer 691
Tetanie 216, 235
Tetraplegie 272
Theophyllin 372
Therapieverzicht 346
Thermometer, epitympanaler 458
Thermoregulation 359
Thiodiglykol 704, 705
Thiopental 296
Thiopental-Natrium 159
Thorakotomie 120
Thorax, instabiler 84, 266
Thoraxdrainage 85
- Anlage 266
- Anlage, präklinische 84
- Indikation 265
Thoraxkompression 115, 116, 118
- Fremdkörperaspiration 398
- Kind 128
- Leitlinie 115
- Perfusionsindikator 118
- Unterbrechung 118, 122, 128
Thoraxkompression-Beatmung-Verhältnis 118, 365
- Kind 381
Thoraxkompressionsfrequenz 117, 128
Thoraxkompressionstiefe 117, 128
Thoraxquetschung 265
Thoraxschmerz 174, 177
- Differenzialdiagnose 314
- einseitiger, stechender 216
- Lungenembolie 206
Thoraxstichverletzung 265
Thoraxtrauma 262
- penetrierendes 267
- Untersuchung 265
Thoraxuntersuchung 62, 83
Thromboembolie 206
Thrombogenese 177, 489
Thrombolyse 210, 211
- Befund, relevanter 294
- intraarterielle, lokale 295
- Schlaganfall 294, 295
Thrombolyseverfahren, mechanisches 295
Thrombolytika 210
Thrombophilie 211
Thrombophlebitis 201
Thrombose 201
- arterielle 201
Thrombozytenabfall 355
Thrombozytenaggregationshemmer 61, 179
Thrombozytopenie, Malaria 608
Thrombus 175
Thrombusfragmentation 211
Ticagrelor 179
Tidalvolumen 118, 468

Sachverzeichnis

Tierversuch 717
TMAS = Telemedical Maritime Assistance Service 531
Tod 345
- endgültiger 134
- klinischer 134
- natürlicher 135
- nicht natürlicher 133, 135
- plötzlicher 136

Todesart 135
- nicht aufgeklärte 135

Todesbescheinigung 136
- vorläufige 132

Todesfall
- Häufung 137
- traumabedingter 142
- ungeklärter 384

Todesfeststellung 131, 134
- unter Reanimationsbedingungen 139

Todesursache, Kausalkette 136
Todeszeichen
- sicheres 134, 135

Todeszeit 138
Toluidinblau 422, 505
Tonsillektomie 392, 394
Torsade de pointes 187, 190
Totenflecke 134
- schwach ausgeprägte 137

Totenstarre 134
Totgeburt 131
Tötung 134, 633
Tötungsdelikt 136
Tourniquet 454
Toxidrom 415
Toxin 689
Trachealabriss 393
Trachealstenose 400
- subglottische 104

Trachealverletzung 393
Tracheobronchitis 705
Tracheotomie 31
Tramadol 411
Tränensackentzündung 405
Transfusion, fetomaternale 351, 364
Transport 331, 580
- disponibler 517
- dringlicher 517
- Großschadenslage 656
- Hygieneanforderung 614
- Hygienemaßnahme 615
- Infektion, hochkontagiöse 609, 610
- luftgestützter 581
- Neugeborene 370
- Notarztaufgabe 550
- notarztbegleiteter 286
- Patientenfahrt 573
- qualifizierter 488
- schonender 525
- Spezialklinik 525
- Unfallpatient 264
- zentrifugaler 583
- zentripetaler 583

Transportbegleitung, ärztliche 518, 519
Transportfähigkeit 48, 272, 576
Transportinkubator 520
Transportkapazität 658
Transportpriorisierung 661, 665
Transportrespirator 110, 111, 588
Transporttrauma 587
Transport-Unfall-Informations- und Hilfeleistungssystem (TUIS) 501
Trauerreaktion, pathologische 333
Trauma 142
- Definition 260
- Erstmaßnahme 261
- Letalität 143
- Luftrettung 513
- pelvic othotic Device 267
- penetrierendes 262, 267, 271
- schweres 260
- Scoring 273
- spinales 288
- stumpfes, Schwangerschaft 351
- Transport 512
- Transportfähigkeit 272
- Zielklinik 272, 514

Traumamanagement, Fehler 150
Traumanetzwerk 75
Traumapatient
- Anamnese 61
- eingeklemmter 599
  - Befreien 603
  - Versorgen 603
  - Zugang 603
- hochbetagter 338
- Schutz 599, 603
- Versorgungskonzept 75

Traumaregister 629
Traumatic cardiorespiratory Arrest 454
Traumazentrum 272, 273
Trendelenburg-Lagerung 392
Triage 41, 42, 402
- Algorithmus 681
- IT-gestützte 515
- Lawinenunfall 462
- Ziel 680

Trichiasis 407
Trigeminus 192
Triple-H-Syndrom 459
Triplet 192
Trommelfell, Zerreißung 453
Troponin 174, 176, 178
- Lungenembolie 209

Troponinbestimmung
- semiquantitative 69

Tubenruptur 354
Tuberkulose, offene 616
Tubulusnekrose, akute 228
Tubus
- blockbarer 128
- Fixieren 158
- neonataler 362

Tubusdislokation 157
Tubusfehllage 84, 97, 105
Tubusfixation 544
Tubusgröße, Neugeborene 363
Tubuslage 66
- Kontrolle 105, 106, 157
- korrekte 158
- Neugeborene 363
- ösophageale
  - Vortäuschen 120
- Ösophagusdetektions- methode 106

Tularämie 609, 693
T-Welle 176
- zellförmige 243
- zeltförmige 229

U

Überalterung 511
Überanstrengungshitzschlag 443
Überbehandlung 346
Überdruck 453
Überinfusion 148, 149, 436
Überlastungsverletzung 274
Überlastungszustand, chronischer 564
Überlebenswahrscheinlichkeit 274
Übersichtsdokumentation 665
Überwachungsmonitor 586
Überwachungsstation 591
Überwässerung 228, 242

Ulcus
- duodeni 220
- serpens 407

Ulkusblutung 257
Ulkusperforation 247, 253
Ulzeroglanduläres Syndrom 693
Ü-MANV-Konzept 653, 679
Umgebungsbedingung 665
Umgebungstemperatur 441
Unfall 48, 57
- Einteilung 260
- Kindesalter 378

Unfallchirurgie 260
Unfallhergang 60, 61
Unfallmechanismus 60, 273
Unfallstelle 60, 275, 655
- Erkundung 601

Unglücksfall 634
Unruhe
- motorische 231
- psychomotorische 313, 314

Unterbauchschmerz 247
- plötzlicher 354

Unterbringung 318
Unterdruck, intrathorakaler 120
Unterkühlung, Brandverletzte 434
Unterlassungsdelikt
- echtes 634
- unechtes 633

Unterschenkelvarize 271
Untersuchung
- apparative 580
- des Beschuldigten 641
- körperliche 61
- neurologische 293
- rektal-digitale 248

Untersuchungspflicht 635, 641
Urethralobstruktion 411
Urethralverletzung 410
Urethrozystogramm 410
Urin-Natrium 228
Urinom 410
Urinosmolarität 228
Urinsediment 228
Urokinase 211
Urosepsis 413
Urothelkarzinom 412
Urtikaria 237
Uterotonika 357
Uterus, harter 356
Uterusruptur 356

V

Vagotonus 185
Vakuummatratze 89, 92, 168, 264
Vakuumschiene 93
Valsalva-Pressversuch 186
Vascular endothelial Growth Factor 126
Vasodilatation 237, 453
Vasokonstriktion 144
- kälteinduzierte 443
- Kokain 177
- postkapilläre 144

Vasoplegie, präkapilläre 144
Vasopressin 124
- Ausschüttung 143
- Dosierung 123

Vasopressoren 115, 124, 240
Vasoskontriktion 143
Vasospasmus
- Subarachnoidalblutung 300
- Therapie 300, 303

Vasospastik 177
Vecuroniumbromid 162
Vena
- basilica 78
- cava inferior 209
- cephalica 78
- femoralis 79
- jugularis
  - externa 79, 124
  - interna 80
    - Thrombophlebitis 396
- mediana cubiti 78
- saphena magna 79
- subclavia 80

Venenkatheter, zentraler 79
Venenpunktion 77
- beim Kind 81
- Punktionsstelle 77, 78

Venenthrombose, tiefe, akute 201
Venenverweilkanüle 77, 262
Venenverweilkanülensystem 617
Ventilation, alveoläre 110
Ventilatorische Insuffizienz, hyperkapnische 113
Ventrikeldrainage, externe 296, 299
Ventrikelseptum, Vorwölbung 209
Veränderungsverbot, spezielles 133
Verätzung 383, 395, 402
Verbrennung 271, 428
- Aerodigestivtrakt 395
- Analgesie 437
- Begleitverletzung 433
- Behandlungskategorie 428
- chemische 433
- Erstmaßnahme 382
- Erstversorgung, klinische 437
- Explosion 454
- Flüssigkeitssubstitution 434, 435
- Hypovolämie 433
- I. Grades 429
- II. Grades 429
- III. Grades 430
- Intubation 434
- IV. Grades 431
- Kindesalter 382
- leichte 428
- Misshandlung 334
- mittelschwere 428
- Pathophysiologie 429
- schwere 428
- Schweregrad 429
- Stromunfall 448
- Transportziel 428
- Versorgung, präklinische 433
- zirkuläre 438, 440

Verbrennungsausmaß 431
Verbrennungsgrad 429, 430
Verbrennungskrankheit 431
Verbrennungsödem 149, 431
Verbrennungsschorf 430, 438
Verbrennungstiefe 429, 433
Verbrennungstrauma
- Infusionsmenge 149
- Volumenersatztherapie 149

Verbrennungswunde 429
- Kaltwasserbehandlung 434
- Versorgung 437

Verbrühung 382, 429
- Aerodigestivtrakt 395

Verdünnungsanämie 145
Vereinsamung 333
Vergewaltigung 334, 350
Vergiftung 137 siehe Intoxikation
- gehäuft auftretende 651
- Nervenkampfstoff 702

Verhalten, antisoziales 330
Verhaltensmerkmal, nicht technisches 561
Verhaltensstörung 316, 317
Verhaltenstherapie 488
Verkehrsunfall 31, 289, 517
- Luftrettung 528
- Rettung, technische 599

Verkohlung 431

735

Sachverzeichnis

Verlegung 632
- horizontale 583
- vertikale 583

Verlegungsarzt 585
Verletztenablage 655, 665
Verletzung 260
- Erstmaßnahme 275
- Genitale 350
- Lawinenunfall 460
- Misshandlung 334
- nicht mit dem Leben vereinbare 134
- penetrierende 137, 262, 451
- spezielle 271
- urogenitale 409

Verletzungsfolge
- primäre 279
- sekundäre 279

Verletzungsmuster 265, 273, 602
Vernachlässigung 334
Vernichtungsschmerz 219
Verschluss
- arterieller, akuter 201
- venöser, akuter 201

Verschlussdruck, pulmonal-kapillärer
- Anstieg 173

Verschüttungsdauer 459, 460, 462
- kurze 462
- lange 462

Verschüttungsgrad 459
Versorgungsengpass 41
Versorgungskonzept, strukturiertes 72
Versorgungsstufe 591
Verwahrlosung 333, 334
Verweilkanüle 146
Verwirrtheit, Alter 338
Vicrylnetz 258
Videolaryngoskop 101, 102, 120
Vigilanzstörung 241
Virtual-Reality-Simulation 488
Visusverschlechterung 404, 406
Vitalfunktion 47, 261
- Monitoring 263
- Überprüfung 58

Vitalfunktionsstörung 550, 577
Vitalparameter 628
Vitamin-D-Intoxikation 235
VKOF *siehe* Körperoberfläche, verbrannte
Vollelektrolytlösung 262
- Kindesalter 377
- Neugeborene 364

Volumenersatztherapie 142, 262
- Blutdruckerhöhung 146
- Effekt, unerwünschter 145
- Kindesalter 149, 436
- kontrollierte 142
- Kontroverse 146, 151
- Nebenwirkung 147
- Neugeborene 364
- Verbrennung 435
- Verbrennungstrauma 149
- Verzicht 146
- Zielblutdruck 146

Volumenmangelschock 143, 256
Vorhoferregung, retrograde 197
Vorhofflattern 189
Vorhofflimmern 190
- bradykardes 184
- Differenzialdiagnose 189
- Kardioversion 186

Vorlastsenkung 178
Vorwärtsversagen 172, 173
VVI-Schrittmacher 194, 196

W

Wahn 316, 332
Wärmeabgabe 441
Wärmepackung 458
Wärmetherapie, konvektive 473
Wärmeverlust 465
Wasserhaushalt, Störung 241
Wasserrettung 669
Wasserunfall 465
Waterhouse-Friderichsen-Syndrom 375
Waterhouse-Friedrichsen-Syndrom 225
Wechselstrom 445, 447
Wehentätigkeit 352
Weichteilödem 390
Weichteilverletzung 269
- faziale 390

Wenckebach-Block 184
Widerstand, transthorakaler 122
Wiederbelebungsmethode, älteste 28
Wiedererwärmung 381, 457, 458, 463
- invasive 473
- Methode 473

Willensäußerung, freie 39
Wimper, einwärtsgerichtete 407
Windenabseilgerät 540
Windenbergung 540, 544
Windpocken 608
Wirbelsäule
- Immobilisation 90
- Stabilität 288

Wirbelsäulenfraktur, Immobilisation 264
Wirbelsäulenverletzung 270
- Algorithmus 291
- Erstversorgung, klinische 291
- instabile 288
- Intubation 284
- Lagerung 289
- Leitsymptom 289
- Lokalisation 288
- Therapie 289
- Transport 291
- Ursache 288

Wolff-Parkinson-White-Syndrom 188
Würzburger Schmerztropf 411

Z

Zeitverlust 511, 512
Zentralarterienverschluss 404
Zentralisation 144, 471
- bradykarde 380
- neonatale 362, 364

Zentralnervensystem, Erkrankung, entzündliche 302
Zentralnervöse Störung
- Intoxikation 415

Zentralvenenthrombose 406
Zervikalstütze 90
Zielklinik 272, 513, 581
- Anmeldung 588
- Infektion, hochkontagiöse 611
- Notfallversorgung 625

Zittern 231
ZNS-Syndrom, infektiös-toxisches 694
Zoster ophthalmicus 407
Zugang
- arterieller 79, 83
- endobronchialer 123
- intraossärer 81, 94, 381, 599
- intravenöser 77, 94, 123

Zustandsbeschreibung 551
Zwangsbehandlung 637, 640, 642
Zweihöhlenverletzung 267
Zwerchfellhochstand 117
Zwerchfellruptur 254
Zwischenfall 54
- Fehlerursache 55
- präklinischer, vermeidbarer 55

Zyanidintoxikation 383, 421, 439
- Antidotbehandlung 441
- Maßnahme, therapeutische 504
- Symptom 504

Zyanose 577
- differenzielle 369
- neonatale 369